主编 刘 文

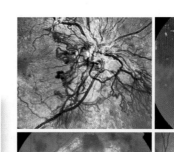

临床眼底病
内科卷

内科卷主编　文　峰　易长贤

内科卷副主编　闫　宏　于　强

名 誉 主 编　高汝龙　吴启崇　胡兆科

内科卷秘书　钟刘学颖　黄　侠

人民卫生出版社

图书在版编目（CIP）数据

临床眼底病 . 内科卷 / 刘文主编 . —北京：人民卫生出版社，2015

ISBN 978-7-117-20200-8

Ⅰ. ①临… Ⅱ. ①刘… Ⅲ. ①眼底疾病 - 内科 - 疾病 - 诊疗 Ⅳ. ①R773.4②R771.3

中国版本图书馆 CIP 数据核字（2015）第 015460 号

人卫社官网	www.pmph.com	出版物查询，在线购书
人卫医学网	www.ipmph.com	医学考试辅导，医学数据库服务，医学教育资源，大众健康资讯

临床眼底病·内科卷

主　　编：刘　文
内科卷主编：文　峰　易长贤
出版发行：人民卫生出版社（中继线 010-59780011）
地　　址：北京市朝阳区潘家园南里 19 号
邮　　编：100021
E - mail：pmph @ pmph.com
购书热线：010-59787592　010-59787584　010-65264830
印　　刷：人卫印务（北京）有限公司
经　　销：新华书店
开　　本：889×1194　1/16　印张：66
字　　数：2091 千字
版　　次：2015 年 3 月第 1 版　2023 年 3 月第 1 版第 4 次印刷
标准书号：ISBN 978-7-117-20200-8/R·20201
定　　价：428.00 元

打击盗版举报电话：010-59787491　E-mail: WQ @ pmph.com
（凡属印装质量问题请与本社市场营销中心联系退换）

编　者（按姓氏笔画排序）

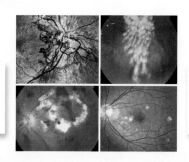

丁运刚　中山大学中山眼科中心,眼科学国家重点
　　　　实验室

于　强　中山大学中山眼科中心,眼科学国家重点
　　　　实验室,东莞市光明眼科医院

于珊珊　中山大学中山眼科中心,眼科学国家重点
　　　　实验室

王化峰　东莞市光明眼科医院

王忠浩　中山大学中山眼科中心,眼科学国家重点
　　　　实验室

文　峰　中山大学中山眼科中心,眼科学国家重点
　　　　实验室

龙崇德　中山大学中山眼科中心,眼科学国家重点
　　　　实验室

卢　彦　东莞市光明眼科医院

吉宇莹　中山大学中山眼科中心,眼科学国家重点
　　　　实验室

刘　文　中山大学中山眼科中心,眼科学国家重点
　　　　实验室,郑州市第二人民医院眼科,郑州
　　　　市眼科医院

刘　瑛　湖南长沙爱尔眼科医院

闫　宏　中山大学中山眼科中心,眼科学国家重点
　　　　实验室

孙立梅　中山大学中山眼科中心,眼科学国家重点
　　　　实验室

孙祖华　温州医科大学眼视光学医院

纪艳丽　郑州市第二人民医院眼科,郑州市眼科
　　　　医院

苏　钰　武汉大学人民医院眼科中心

杜　敏　郑州市第二人民医院眼科,郑州市眼科
　　　　医院

李　梅　中山大学中山眼科中心,眼科学国家重点
　　　　实验室

李　燕　中山大学中山眼科中心,眼科学国家重点
　　　　实验室

李永平　中山大学中山眼科中心,眼科学国家重点
　　　　实验室

杨朝忠　山东省菏泽医学专科学校眼科研究所

吴京红　中山大学中山眼科中心,眼科学国家重点
　　　　实验室

吴琨芳　中山大学附属惠州医院眼科

吴德正　中山大学中山眼科中心,眼科学国家重点
　　　　实验室

佘洁婷　暨南大学附属深圳眼科医院

沈冰奇　中山大学附属第一医院影像科

张　平　中山大学中山眼科中心,眼科学国家重点
　　　　实验室

张少冲　中山大学中山眼科中心,眼科学国家重点
　　　　实验室

张国明　暨南大学附属深圳眼科医院

张雄泽　中山大学中山眼科中心,眼科学国家重点
　　　　实验室

陈　潇　东莞市光明眼科医院

陈彦婷　中山大学中山眼科中心,眼科学国家重点
　　　　实验室

陈洁玲　中山大学中山眼科中心,眼科学国家重点
　　　　实验室

林晓峰　中山大学中山眼科中心,眼科学国家重点
　　　　实验室

易长贤　中山大学中山眼科中心,眼科学国家重点
　　　　实验室

罗光伟　中山大学中山眼科中心,眼科学国家重点
　　　　实验室

金陈进　中山大学中山眼科中心,眼科学国家重点
　　　　实验室

周金琼　首都医科大学附属同仁医院眼科,同仁眼
　　　　科中心

庞友鉴　中山大学中山眼科中心,眼科学国家重点
　　　　实验室

3

编 者

房绍华 中山大学中山眼科中心,眼科学国家重点
实验室

孟 永 常州市第三人民医院眼科

胡 洁 中山大学中山眼科中心,眼科学国家重点
实验室

钟刘学颖 中山大学中山眼科中心,眼科学国家重
点实验室

耿 燕 青岛大学医学院第二附属医院眼科

贾秀华 中山大学附属第三医院眼科

顾欣祖 中山大学中山眼科中心,眼科学国家重点
实验室

高汝龙 中山大学中山眼科中心,眼科学国家重点
实验室

郭向明 中山大学中山眼科中心,眼科学国家重点
实验室

黄 侠 郑州市第二人民医院眼科,郑州市眼科
医院

黄晶晶 中山大学中山眼科中心,眼科学国家重点
实验室

葛 坚 中山大学中山眼科中心,眼科学国家重点
实验室

曾仁攀 四川武警总医院眼科

颜建华 中山大学中山眼科中心,眼科学国家重点
实验室

戴 玲 广州市越秀区第三人民医院眼科

魏文斌 首都医科大学附属同仁医院眼科,同仁眼
科中心

4

Preface

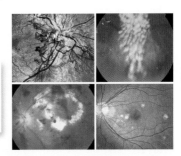

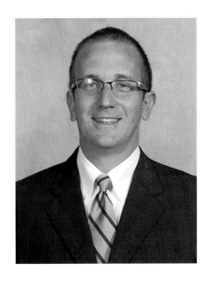

The subspecialty of retinal diseases has continued to evolve for the current generation of retinal specialists. Not long ago, the practice of retinal diseases consisted of examination and testing techniques to document macroscopic physical manifestations of diseases.Fluorescein angiography was the primary tool used to grossly document leakage of fluid from various vascular structures within or near the retina, choroid and optic nerve. Anatomical descriptions of vascular patterns were used to classify patterns of leakage without fully understanding of the etiology and alterations in biochemical pathways that lead to the leakage. Treatment of retinal disease consisted of large incision surgeries to remove unwanted tissue and to anatomically reposition tissue/retina back to its original location. Laser photocoagulation was the main tool available for treatment, usually involving using a laser to ablate tissue and/or neovascularization. The goal for the treatment of many retinal diseases was not to improve vision but to limit the extent of vision loss. In those days the field of retina was limited to surgical repair or laser ablation to most diseases.

Much has changed over the last 10 years in the advancement of the field of treatment for retinal diseases. Our goal is no longer to limit the amount of vision loss for disease. Our new standard of care is to maximize restoration of vision loss using new treatment techniques. Surgeries that once took two to three hours to repair retinal detachments with long recovery times now can be accomplished with micro-incisions without the need for sutures. Much improved surgical outcomes are now attainable using very high cut rates and improved fluidics to control the unintended movement of tissue or hemorrhaging during surgery. Recovery time is now vastly accelerated and the complication rates are much lower with the advancements in micro-incisional retinal surgeries. Medical retina is now focused on the metabolic pathways and biochemical interactions at a microscopic level. Our understanding of the microscopic genesis of retinal diseases has improved dramatically. Treatments of medical retinal diseases now is focused on blocking or altering pathologic signals in metabolic pathways that lead to vision loss through leakage, neovascularization and fibrosis in many retinal vascular and inflammatory diseases. We now have to understand how the eye is not just an organ unto itself but intimately can interact with systemic diseases in the body and that our treatments in the eye can subsequently affect metabolic pathways systemically.

I am honored to be a colleague of Dr. LiuWen and have greatly enjoyed our collaboration in China on the treatment of retinal diseases. Dr. Liu has once again written a very comprehensive textbook that exquisitely covers the modern knowledge of retinal diseases and describes the most recent medical and surgical treatments to the vast number of retinal diseases. There are thousands of images used through the textbook illustrating diseases and subsequent treatment modalities. He has superbly described, illustrated and incorporated thousands of retinal images to show modern surgical techniques using high-speed cutters and micro-incision hand held instruments used in current retinal surgeries. This is an all-encompassing text book that serves as an unparalleled resource for all medical and surgical retinal diseases. I am confident that the expansive amount of information contained in both volumes of the text with be a must have resource for ophthalmologist and retina specialists for understanding the genesis and treatment of retinal diseases. I look forward to learning more from Dr. Liu as we continue our collaboration into the future.

David S.Dyer, M.D., F.A.C.S.
Retina Associates, P.A.
Kansas City, USA

英文序译文

　　视网膜疾病亚专科为当代的视网膜专家提供了不断发展机遇。在过去,眼底病的诊治由检查和测试技术来记录肉眼观察到的疾病的临床表现。荧光素眼底血管造影检查就是最主要方法,在大体上记录视网膜、脉络膜和视神经本身和周围多种血管结构的液体渗漏。渗漏的类型按照血管解剖形态进行了分类,但这并不能完全阐明导致渗漏的病因以及生化途径的改变。以往眼底病手术的治疗是在大切口下进行,包括切除异常组织,使脱离组织(视网膜)达到解剖学复位。激光光凝术是主要的治疗手段,通常用激光消除组织和(或)新生血管。许多视网膜疾病的治疗目的并不是提高视力,而是防止视力进一步下降。在过去,大部分视网膜疾病的治疗仅限于手术修复或激光消除。

　　近10年来视网膜疾病的治疗有了很大的变化。我们的目的不再是减少视力丧失,而是使用新的治疗方法使视力下降得到最大程度的恢复,已成为我们治疗的新标准。以往视网膜脱离修复手术需要2~3个小时,术后恢复时间也很长。现在我们采用微切口免缝合的手术方法,其高速度切割和改良的灌注技术减少了手术中不必要的组织移动和出血,获得了更好的手术效果。微切口视网膜手术使手术后恢复时间大大缩短,并发症的发生率显著降低。当今眼底病内科聚焦在微观水平上疾病的代谢途径和生化交互作用,对于视网膜疾病的微观起因有了显著的了解。许多视网膜血管性和炎症性疾病是通过渗漏、新生血管和纤维化导致视力丧失,当今视网膜疾病的内科治疗在于阻断或改变这些疾病代谢途径中的病理信号。我们现在需要理解眼球不仅仅是一个孤立的器官,而是与全身疾病相互作用和密切相关,因此我们对眼部的治疗可能会影响到全身的代谢。

　　在中国,我很荣幸地成为了刘文医生的同事,并且在视网膜疾病治疗方面合作得非常愉快!刘医生再一次写出了一部非常详尽的教科书,详细地涵盖了眼底病的最新知识,并且描述了大量眼底疾病的最新内科和外科治疗方法。该书收集了几千张图片来描述疾病的表现以及相应的治疗措施,通过精彩的描述、举例说明以及数千张图片展示了目前眼底病手术治疗中最新手术技术,包括高速切割头和小切口等手术技术。这是一本包罗万象和前所未有的眼底疾病的内科学和外科学教课书。我确信这本书中的两卷内容包含的大量信息将成为眼科医生和眼底病专家理解眼底病的病因及治疗的必备书籍。我期待将来我们的持续合作会让我从刘医生这里学到更多的知识。

序

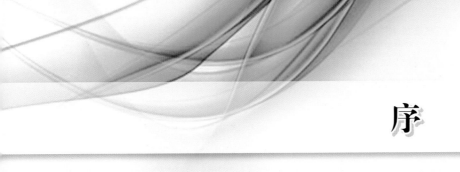

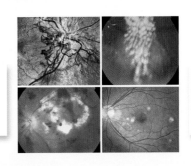

刘文教授对眼底疾病的探索和研究几乎像信仰般的执着追求精神早就给我留下了深刻的印象！当他千里迢迢到北京来看我，顺便带着已经完稿的《临床眼底病》给我展示时，我对全书的大量内容和精美图片深感震惊！该书是在国内外首次尝试将眼底疾病分成内科卷和外科卷来分别论述，突出了各亚专科治疗眼底疾病的优势，是一种大胆而有益的创新。

我从事眼底疾病临床诊治多年，深知眼底疾病的复杂性和多变性。其病因多样，治疗困难，和全身疾病关系密切。近年来各种影像诊断手段层出不穷，将各种影像诊断结果结合起来加上作者具有国人少有的长期追踪观察，充分反映出了疾病的本质。这些特点在本书中均有充分的体现。

此书我称之为巨著，分上下两卷，在外科卷就有 100 余万字，图片 1915 张。图片均从上万张中精选而出。内科卷方面涵盖了常见及少见病种，各种疾病均有大量图片和拼图。而且将荧光素眼底血管造影、吲哚青绿脉络膜血管造影和相干光断层成像等各种影像的结果一并介绍，必要时还附有病理和 CT 图像等等。特别难得的是还有长期随诊的资料，在同类书籍中也是比较少见的。在治疗方面对激光以及各种非手术治疗均有详尽的介绍。在外科卷中对各种手术的过程和结果均以大量图片展示说明，使人一目了然。本书在写作手法上，遵循了便于读者理解的通俗格式，先介绍疾病的基本概念，接着讲解疾病的病因和发病机制、临床表现、诊断和鉴别诊断、疾病的处理（包括内科治疗和外科治疗）和治疗效果，最后以典型病例治疗前后的图片真实地展示治疗经过和结果，很值得从事眼科的临床医师、特别是眼底病专业的医师学习和参考。

在此，我衷心地祝愿《临床眼底病》早日出版！

首都医科大学附属同仁医院　同仁眼科中心

王光璐

二零一四年三月于北京

前　言

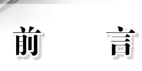
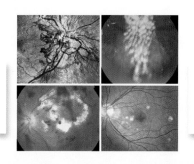

　　我的专著《视网膜脱离显微手术学》于2007年4月由人民卫生出版社出版发行后,得到国内外眼科界的一致好评。然而,当时由于受篇幅限制,很多珍贵的眼底病图片被忍痛舍去,一直是我心中的一大憾事。近年来,随着微创玻璃体手术的发展,我又陆续收集了很多典型的眼底病术前和术后照片,在我的电脑里已存有几万张。我总在想,如果这些珍贵的照片不发表出来的话,将是我辛勤劳动的极大浪费,也是对我们肩负传播知识重任的极端亵渎!另外,中山大学中山眼科中心有着国内一流的检查设备和经验丰富的临床研究专家,几十年来,各位专家学者在临床工作中收藏了大量珍贵的眼底病照片,是治疗各种眼底疾病的宝贵财富,将这些临床经验介绍给全国的眼科临床工作者,也是我们不可推卸的责任。迫于这种使命感,我联合了中山大学中山眼科中心及国内几家大的眼科中心从事与眼底病有关的多位专家,编写了这本《临床眼底病》。

　　本书是在国内外首次将眼底疾病分为内科卷、外科卷来论述,在内科卷主要描述眼底疾病的发病机制、临床表现、诊断和鉴别诊断、药物及激光治疗和治疗效果;外科卷则主要介绍手术的基本原理、手术步骤和治疗效果。本专著着重用典型的图片来诠释各种眼底病的临床表现、诊断和治疗效果,特别强调了治疗过程,是尝试用图像的直观性来向读者介绍各种眼底疾病的治疗方法,这是本书的一大特点。本书的特点是告诉读者怎样治疗各种眼底病变,通过书中一幅幅典型的眼底病治疗图片,使得看图学习各种眼底病的治疗变得更加容易理解和掌握,从而造福广大眼底病患者。

　　本书介绍了许多作者手术的新技术和新方法,都是十分有用和有效的方法,对提高手术成功率很有帮助。

　　在此,我谨向参与编写本书的各位专家表示衷心的感谢!

刘　文

目　　录

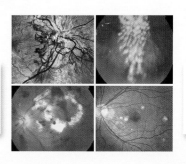

第一篇　眼底病基础

第二篇　眼底病各论

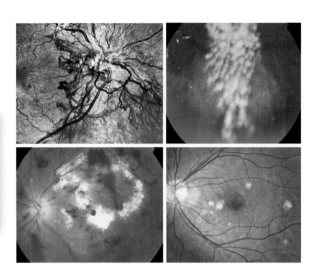

第一篇　眼底病基础

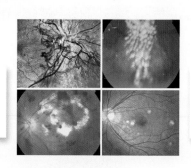

第一章
视网膜的解剖和组织学

视网膜（retina）是位于眼球壁的最内层的一层透明的膜样组织。内邻玻璃体,外面紧贴脉络膜,前面止于锯齿缘,后面与视乳头相连[1,2]。其主要功能是感受外来的光线,将外来的各种光信号转变为生物电信号,再进行初步加工后传入大脑,产生视觉。

一、眼底的主要结构

眼底（ocular fundus）是指在临床上用肉眼无法窥见的眼球内组织的总称。随着各种眼底检查方法的出现、改进和创新,医生可以在活体上观察到眼底的正常结构和病理改变。

（一）眼底外观分型

活体视网膜神经上皮层完全透明,根据视网膜色素上皮（RPE）层和脉络膜所含色素的多少、分布和脉络膜血管的排列等情况,可将眼底大致分为三型,也可有过渡性和联合型。

1. 视网膜型眼底　呈均匀的红色、橘红色或棕红色（图 1-1）。眼底颜色来自含黑色素的 RPE 层和脉络膜与脉络膜血管中的红色血液三者共同形成。因常人 RPE 含色素较多,不易看清脉络膜的形态,脉络膜血管中的颜色透过 RPE 层综合形成眼底的颜色。RPE 层和脉络膜所含的色素与皮肤色素多少相一致,故在检眼镜下眼底颜色因皮肤颜色而有所不同。皮肤黝黑者,眼底略带暗红色;黄色人种呈橘红色;白皙者,红色比较鲜明。

2. 脉络膜型眼底　又称豹纹状眼底（tigroid fundus）或纹理状眼底（tessellated fundus）,是因 RPE 色素稀少,清楚地透见到脉络膜大血管和血管之间的色素,形成了豹子皮状的纹理（图 1-2A）。多见于高度近视和成年人,尤其是老年人,亦见于正视眼和青年人,在靠近周边部眼底尤为明显。

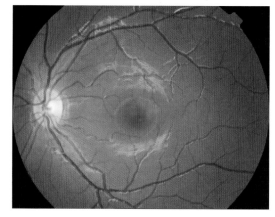

图 1-1　视网膜型眼底

呈均匀一致橘红色,这是青少年眼底,黄斑区和部分血管可见到视网膜正常反光,成年人无这些反光（易长贤提供）

3. 巩膜型眼底　又称白化病型眼底,RPE 和脉络膜的色素极少,脉络膜血管清楚,血管间可见白色的巩膜区,视网膜上的各种标志不明显（图 1-2B）,多见于白化病患者。

（二）眼底分区

为了便于眼底解剖形态的临床检查和描述,人为的对眼底进行了分区。包括象限划分和同心圆划分。象限划分以视网膜黄斑中心小凹为中心,水平及垂直划分四个象限,即颞上、颞下、鼻上、鼻下象限。同心圆划分将眼底分为后极部、赤道部和周边部（图 1-3A）。

1. 后部（posterior part）　是这是直接检眼镜和间接检眼镜（不加巩膜压迫）下所能见到的眼底部分,包括了从视乳头到赤道部的广泛区域。以各涡静脉巩膜管内口后缘连成的环形线以后的区域为后极部（posterior polar part）,此区域大约相当从黄斑中心凹到赤道一半为半径所画的圆内的区域（角膜缘前界后直线距离约 20mm 处）,包括了视乳头、黄斑和视网膜大血管弓[2]。

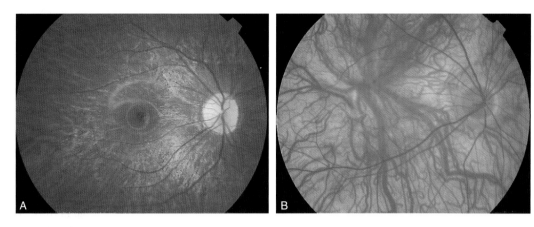

图 1-2　其他类型眼底

A.脉络膜型:青少年正常眼底,可见到脉络膜血管,呈豹纹状,黄斑区可见到视网膜正常反光影(刘文提供);B.巩膜型:脉络膜血管清楚,血管间可见白色的巩膜区;视乳头和视网膜血管可见,黄斑标志不明显(闫宏提供)

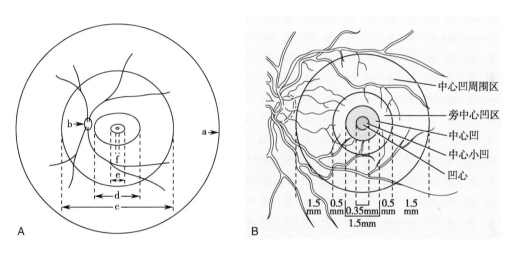

图 1-3　眼底分区

A.后部眼底分区,a:涡静脉巩膜管内口后缘连成的环形线,b:视乳头,c:后极部,d:黄斑区,e:黄斑,
f:中央小凹;B.黄斑划分

　　2. 黄斑(macula,macula lutea,macula flava)　是一个横椭圆形稍凹陷的区域,组织学上该部位视网膜有多层节细胞,含有黄色素(xanthophyll),因而在新鲜的尸体眼上呈黄色斑点,故称之为黄斑。最新黄斑分区划定为颞侧上下血管弓之间的横椭圆形区域,直径约 6~7mm,相当于中心视野 20° 的范围,基本上包括了中心凹(fovea)、旁中心凹区(parafoveal area)和中心凹周围区(perifoveal area)(图 1-3B)。黄斑中央微向后凹陷称为中心凹(central fovea),直径大约 1.5mm,是视力最敏锐的地方,检眼镜检查时可见椭圆形反光。该部仅有视锥细胞而无视杆细胞,视锥细胞外节变细长,形似视杆细胞。该处除视锥细胞、外界膜和内界膜外其他视网膜神经上皮层次缺如,故中心凹中心仅有一单层细胞核,射入眼内的光线可直接落在视锥细胞的感光部分,且此处的三级神经元又是单线联系。中心凹的中央部位称中心小凹(foveola or foveal pit),其直径大约 0.35~0.40mm,该处是视网膜最薄的部位,仅厚 0.13mm。中心小凹向外逐渐升高呈倾斜状,形成一斜坡。黄斑部中央没有视网膜毛细血管,其营养主要依靠脉络膜毛细血管网渗透过来,称为中心凹无血管区(foveal avascular zone,FAZ)[3],此处脉络膜毛细血管丰富,管腔较大,这是脉络膜炎症和肿瘤容易在后极部发生的一个原因。FAZ 直径大约 0.5mm,其范围小于中心凹,大于中心小凹,虽然检眼镜下区别中心小凹和 FAZ 范围不太实际,但眼底荧光血管造影可以确定 FAZ 的大小,而且在某些疾病诊断、治疗与预后判断中,FAZ 有其特殊意义。旁中心凹区是指大约 0.5mm 宽围绕中心凹的环带状区域。该部有内核层细胞及 6~8 层节细胞,锥杆细胞比例为 1:1,内界膜从旁中心凹向中心小凹方向过渡时迅速变薄。中

心凹周围区指大约 1.5mm 宽围绕在旁中心凹区的环状区域,组织学上该区域节细胞逐渐减少至单层,与视网膜周边部相同,视锥视杆细胞比例为 1:2。

3. 视乳头(optic disc) 又称视神经乳头(optic nerve papilla),是视神经穿出眼球的部位,是眼底最明显的结构。位于眼球后极部偏鼻侧约 3mm 处,黄斑中心凹鼻侧约 4.7mm,视乳头中心较中心凹水平面高约 0.8mm,呈淡粉红色,竖椭圆形,边界清楚,边缘轻度隆起,中央轻度凹陷称为视杯(optic cup),又称视乳头生理凹陷或视乳头陷凹。虽然视乳头不是圆形,垂直经大于水平径。但目测眼内标志距离和病变范围大小时,常以视乳头直径(disc diameter,DD)为单位,1DD 约等于 1.5mm。视乳头处无视杆和视锥细胞,对光线无感觉,称为"生理性盲点"。

4. 赤道部(equatorial retina) 角膜缘后 14.5mm 处称为赤道,其前后 2~3mm 环形区称赤道部。

5. 视网膜周边部(peripheral retina) 赤道部前缘到玻璃体基底部之间的环形区域。

6. 锯齿缘 是视网膜神经上皮和睫状体非色素上皮交界处,它以形似锯齿而得名。锯齿缘的齿突大小不一,颞侧锯齿缘的齿和凹较宽大低平,不明显,距角膜缘约 8mm。鼻侧锯齿缘的齿和凹窄和深,很明显,有时呈波浪状,距角膜缘约 6mm。齿和突的数目以鼻上象限最多,鼻下、颞上和颞下象限数目依次减少(图 1-4)。从胚胎发育的角度来看,视网膜可以分为视网膜视部和视网膜盲部,视网膜视部即通常所说的视网膜,而视网膜盲部是指睫状体内面和虹膜后面的色素上皮和非色素上皮。锯齿缘就是视网膜视部和盲部的分界线。视网膜神经组织的重要结构均在此处消失。临床上,该处与玻璃体基底部纤维粘连牢固,不会发生脱离,在外伤和眼内手术时,易于发生玻璃体基底部撕脱,撕脱的基底部包括睫状非体色素上皮或(和)色素上皮、视网膜组织和玻璃体[4]。在巩膜外表面的直肌前止端非常接近锯齿缘,但上直肌止端多在锯齿缘之后。

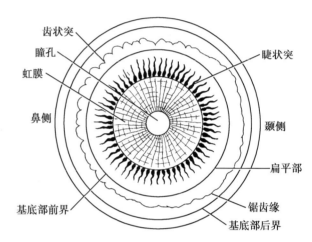

图 1-4 远周边部视网膜的后面观
晶状体已祛除,颞侧锯齿缘的齿和凹较宽大和低平,不明显,鼻侧的齿和凹窄和深,明显

7. 基底部 是锯齿缘前 1~2mm 至锯齿缘后 2~3mm 的环形区域,玻璃体在此处与睫状体非色素上皮和视网膜内界膜牢固粘连。

二、视网膜的组织学

视网膜在锯齿缘厚约 0.1mm,在后极部厚约 0.56mm。正常人眼的视网膜外观平滑、透明。在视乳头边缘与眼球壁连接最紧密,其次为前端的锯齿缘与脉络膜紧密连接。在其他部位,视网膜神经上皮层与 RPE 层疏松连接,稳定而平滑的贴在 RPE 内表面。视网膜向内与玻璃体相连接,尤其在基底部,二者之间形成环状连接,在视乳头、黄斑和视网膜血管处,也是视网膜与玻璃体粘连较牢固的部位。

组织学上视网膜由外向内共分为十层:RPE、视锥视杆层、外界膜、外核层、外网状层、内核层、内网状层、节细胞层、神经纤维层和内界膜(图 1-5)。分布于视网膜内的各层结构均具有不同的功能,其结构和功能的完整是保证视网膜行使功能的基本条件。

1. RPE 层(retinal pigment epithelium,RPE) 它是由连续的单层含黑色素的上皮细胞构成。位于神经上皮层和脉络膜之间,内面与视锥视杆细胞外节紧密相邻,其外与脉络膜的 Bruch 膜为界,向后止于视乳头边缘,向前经锯齿缘成为睫状体平部色素上皮。血供来源于其邻近的脉络膜毛细血管。此层细胞不仅与脉络膜共同起暗室作用,还具有吞噬功能,负责吞噬和处理变性衰老的视锥视杆细胞外节膜盘碎片。病理情况下,这些 RPE 可增生,向内迷走,迁移,并可化生为纤维细胞参与视网膜增生性病变的病理过程。

2. 视锥视杆层(rod and cone layer) 也叫光感受器细胞层,是视网膜的真正感光部分。为视锥和视杆细胞向外伸出的感光突起,由内节和外节构成。视锥细胞伸出的突起呈尖端向外的锥形或萝卜状,称为锥体,

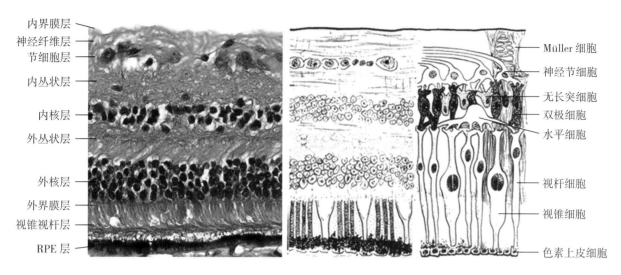

内界膜层
神经纤维层
节细胞层
内丛状层
内核层
外丛状层
外核层
外界膜层
视锥视杆层
RPE层

Müller细胞
神经节细胞
无长突细胞
双极细胞
水平细胞
视杆细胞
视锥细胞
色素上皮细胞

图 1-5　视网膜的组织结构

电镜下亦可见内外节。其数量明显少于杆体。视杆细胞伸出的突起呈较细的杆状,称为杆体。杆体又分为外节、内节两部分,外节呈圆柱状,内节比外节稍粗。锥体和杆体间无任何接触,总是被 Müller 细胞所隔离。

3. 外界膜(outer limiting membrane)　为一薄层网状膜,苏木素伊红染色均质无结构膜,从视乳头开始,延伸至锯齿缘。其实,它并不是一层真正意义上的膜,是由光感受器细胞突触与 Müller 细胞连接点构成的平面,即 Müller 神经胶质细胞的外侧突起末端在此处融合,并有锥体和杆体穿过。这种结构的确切功能尚不清楚,但可能与邻近细胞间的点信号传导及作为一种屏障限制视网膜内层细胞间物质交换有关。

4. 外核层(outer granular layer)　又称外核层(outer nuclear layer),视锥、视杆细胞的胞体及核所在地,约 8 层。视锥细胞核较大、卵圆形、染色偏淡,位于外层紧贴外界膜,非连续性的单层排列,数量较视杆细胞少,胞质相对丰富。视杆细胞核圆、染色偏深,排列成数层,位于内层。从细胞体发出的轴突(axons)伸向外网状丛,与双极细胞和水平细胞形成突触(synapse)。视乳头鼻侧外核层厚,颞侧较薄,越向周边部,外核层逐渐变薄。在黄斑中心凹,外核层均为视锥细胞核。外核层是视网膜 3 个细胞层中抵抗力最强的一层细胞,病变时其他核层的细胞改变明显,而此层的细胞变化较少。

5. 外网状层(outer plexiform layer)　又称外丛状层,呈疏松的网状结构,主要由感光细胞的轴突、双极细胞的树突、水平细胞的突起和 Müller 细胞的突起等组成。在黄斑区最厚,且网状结构消失,代之以斜行的束状结构,呈放射状纤维外观,故黄斑部该层也称 Henle 纤维层,但中心凹处几乎缺如。该层神经突间的紧密连接及许多突起的相互缠绕,构成了一个功能性的屏障,帮助维持视网膜内环境的稳定,可以阻碍液体通过及渗出,同时也可限制出血、渗出及囊样变性的扩散。这也是为什么视网膜深层出血不能弥散进入视网膜内表面及黄斑囊样变性长时间难以突破外层的原因。囊样黄斑水肿即为该层积聚液体。随着年龄的增长,外网状层开始出现囊样变性(图 1-6)及老年性视网膜劈裂。

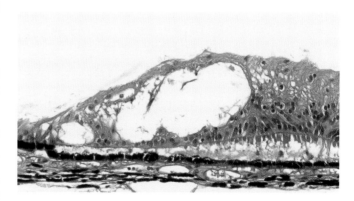

图 1-6　视网膜囊样变性
视网膜外网状层出现大小不等的的空白囊样腔隙

6. 内核层(inner granular layer)　又称内核层(inner nuclear layer),厚 30μm,较外核层稍薄,在黄斑区略增厚,但至中心凹处突然变薄,直至近乎消失。此层由双极细胞、水平细胞、无长突细胞、及 Müller 细胞的胞核及胞体组成,双极细胞为内核层的主体,核呈圆形或卵圆形。水平细胞呈连续的单层紧邻外网状层分布,细胞发出的突起呈平行于内界膜走向,止于外网状层。无长突细胞靠近内网状层分布,突起构成内

5

网状层一部分；Müller 细胞较大，在双极细胞核之间，呈椭圆形，染色深。

7. 内网状层（inner plexiform layer） 又称内丛状层，主要由内核层与节细胞层之间的神经突触构成。该层内神经节细胞树突、双极细胞轴突、无长突细胞的突起形成突触及 Müller 细胞的分支，同时包含丰富的血管网。该层毛细血管与内核层毛细血管相连续。厚约 18~36μm。在眼部外伤，炎症及血管疾病引起的视网膜萎缩，即出现明显的神经胶质增生，表现为神经胶质细胞核增多和 Müller 细胞的纤维及突起增多、变粗，轮廓明显。

8. 神经节细胞层 由神经节细胞的胞体构成，突起多、核大、呈圆形或椭圆形、核仁清楚，其胞体大小不等，直径约 12~30μm。该细胞的命名是因为它们类似于神经节内的细胞，大部分属于小型神经节细胞，只有少数体积较大。神经节细胞在视网膜大部分区域呈单层分布，但从视网膜周边部到黄斑区层数逐渐增加，黄斑区呈 6~8 层排列，然后又减少，中心凹处没有神经节细胞。另外，该层还有 Müller 细胞的细纤维、神经胶质细胞和视网膜血管。神经节细胞是视网膜的第三级神经元，传递由双极细胞到外侧膝状体的信号。

9. 神经纤维层 主要由神经节细胞发出的传出神经纤维、神经胶质细胞、Müller 纤维和丰富的血管系统组成。从视网膜各个方面发出的轴突向视乳头会聚形成视神经。电镜下可见神经纤维轴突的横径大小不一，范围约在 0.6~2.0μm 之间。神经胶质细胞和 Müller 细胞突包绕神经节细胞突参与视神经纤维层的构成，其中视网膜神经胶质细胞是参与维持眼内免疫微环境稳定的重要细胞。该层在视乳头边缘的厚度以鼻上最厚，依次为鼻下、颞上、颞下，因此视乳头水肿以鼻上侧边缘最先出现。神经纤维层血管丰富，眼底血管病引起的视网膜出血多发生在此层，因神经纤维呈束状排列，故此层的出血呈火焰状。

10. 内界膜（inner limiting membrane） 为均质性薄膜，是一真正的基底膜，由胶质细胞突和 Müller 细胞突在视网膜表面形成，与玻璃体的胶原纤维关系密切。电镜下呈丝状形态，中等电子密度。

三、视网膜的血供

视网膜具有两套血供，一是脉络膜血管供应视网膜外层，包括 RPE 层、视锥视杆层、外核层和外网状层；二是视网膜中央动脉系统供应内层，包括外网状层、内核层、内网状层、节细胞层、神经纤维层和内界膜。中央动脉在视乳头中轴分为上下 2 支，在盘缘处又分为鼻侧和颞侧各 2 支，共 4 支分布到视网膜的 4 个象限。中央动脉在行进中不断分支，终于毛细血管。视网膜毛细血管（retinal capillaries）呈板层分布，视乳头周围最厚，共 4 层，包括位于神经纤维层的视乳头周围放射状毛细血管网、内层毛细血管网（此层在后极部可形成 2 层）和外层毛细血管网。黄斑中心无毛细血管，完全由脉络膜毛细血管供应，当发生视网膜脱离累及黄斑时，往往造成不可逆损伤。视网膜血管内皮细胞间的紧密连接、周细胞及血管胶质细胞参与形成血 - 视网膜内屏障；而脉络膜血管内皮具有窗孔，RPE 细胞间的紧密连接形成血 - 视网膜外屏障，限制脉络膜血管内的水溶性分子、大分子等进入视网膜及玻璃体，使视网膜神经上皮得以保持透明。

四、视 神 经

视神经（optic nerve）属第Ⅱ对脑神经，是指视路中自视乳头至视交叉前角的一段，由视网膜神经节细胞所发出的无髓神经纤维轴突，在视乳头处汇集，经过巩膜筛板从眼球穿出变成有髓鞘神经纤维所形成。视神经由视网膜中央动脉和视神经动脉环的分支供给营养。视神经全长约 50mm，根据其部位可划分为四段：眼内段、眶内段、管内段和颅内段。

1. 眼内段 自视乳头表面开始至穿出巩膜筛板的部分，长度 0.7~1mm。在视神经穿过脉络膜和巩膜处，眼底检查时呈筛孔状，故名筛板。在筛板处的视神经纤维非常拥挤，这是视乳头容易发生水肿和淤血的可能原因之一。视神经在筛板以前的部分，也就是用检眼镜能看见的部分，叫视乳头（optic disc）或神经乳头（optic papilla），由无髓神经纤维构成。视神经球内段粗细不均匀，与脉络膜的玻璃膜交界处直径仅 1mm，筛板部后方因神经纤维有髓鞘包围，故其直径增至 3~4mm。

2. 眶内段 从筛板后到视神经管眶口部分，长 25~30mm。正常情况下，球后壁到眶尖的直线距离约 20mm，因此眶内段视神经呈 S 形弯曲，前段向下弯，后段向颞侧弯，这样眼球可随意转动，不受牵制。视神经出眼球的位置在眼球后极的鼻侧 3mm 处,稍偏上。

3. 管内段　从视神经管眶口进入,通过骨性视神经管进入颅内的部分,长 6~7mm。该段视神经截面呈卵圆形,还有眼动脉在视神经下面一起穿过。

4. 颅内段　自视神经管后面到视交叉的前缘外角之间部分,长 10~12mm,位于蛛网膜下腔内。在视神经孔附近截面呈梨形,到视交叉附近截面呈扁平形。

视神经组织学上主要由神经纤维和神经胶质细胞构成,外围有神经鞘膜。神经纤维绝大多数为视网膜神经节细胞发出的轴突构成,另外还有少许瞳孔反射纤维和大脑到视网膜的神经纤维。神经胶质主要是星形胶细胞,少量的少突神经胶质细胞和小神经胶质细胞。视乳头表面含有很丰富的神经胶质组织。视神经内,神经胶质均匀的分布于视神经束的分隔之间,为神经成分的支架结构。视神经内有成行排列的神经胶质细胞的细胞核,在筛板之前主要为星形细胞,在筛板以后多为少突胶质细胞。

视神经相当于中枢神经白质的向外延伸部分,其外周覆以三层神经鞘膜,是由颅内三层脑膜直接延续而来。最外层为硬脑膜,较厚,硬脑膜由坚韧的纤维组织束构成,系胶原纤维和弹力纤维构成,厚度约为 0.35~0.5mm,延续于巩膜后面。硬脑膜的内面衬有一层内皮细胞,硬脑膜的外围为鞘上间隙。中层为蛛网膜,蛛网膜为一层很薄的胶原纤维膜,厚度约 10μm,其内面和外面均覆以内皮细胞。此膜通过结缔组织小带将硬脑膜和软脑膜在多处连接在一起。蛛网膜向前行,外层与巩膜融合,内层与脉络膜融合,因此两腔在筛板部位呈盲端。最内层为软脑膜,为较薄的纤维结缔组织,结构近似于硬脑膜,但血管丰富,它的外侧纤维呈环行,内侧纤维呈纵行。它的大部分纤维延续于四周巩膜(穿过脉络膜),少数纤维进入脉络膜和玻璃膜。该膜与蛛网膜发出的许多小带相连系,该膜围绕视神经并分出间隔连同血管深入视神经的基质内,把视神经分成束。三层鞘膜间的鞘间隙分别叫做硬脑膜下腔与蛛网膜下腔,前为盲端止于眼球后,向后分别与颅内同名的腔隙相交通,间隙内充满脑脊液。当颅内水肿,蛛网膜下腔液体增多时,易进入视神经蛛网膜下间隙,出现视乳头水肿。

视神经任何部位的病变均可表现为视力减退及视野改变等不同程度的视功能损害,最终可引起视神经萎缩。视神经本身没有一般感觉,如果病变仅限于视神经纤维,患者不感到疼痛。视神经鞘的感觉末梢十分丰富,感觉敏锐,病变累及视神经鞘时疼痛明显。

(丁运刚　李永平)

参 考 文 献

1. 李永平. 眼科解剖学 // 韩建生,向宇燕. 眼耳鼻咽喉头颈部应用解剖学. 北京:人民卫生出版社,2010:109-144.
2. 刘文. 视网膜脱离显微手术学. 北京:人民卫生出版社,2007:3-5.
3. 易长贤,吕林,潘小燕. 关于黄斑分区及术语规范的建议. 中华眼底病杂志. 1998,4:257.
4. 刘文,龙崇德,黄素英. 玻璃体基底部撕脱新分类. 眼外伤职业眼病杂志. 2005,9:645-649.

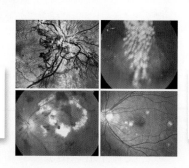

第二章
玻璃体的生理及病理

玻璃体(vitreous)为一无色透明胶状体,位于晶状体后面的玻璃体腔内,外面包有一层透明的玻璃体膜。玻璃体和晶状体、房水、角膜等一起构成了眼的屈光间质,并且对视网膜和眼球壁起支撑作用,使视网膜与脉络膜相贴。在外伤或手术中,一旦发生玻璃体丢失,就很容易造成视网膜脱离。玻璃体无血管,代谢缓慢,其营养来自于脉络膜和房水。玻璃体不能再生,因外伤或手术造成的玻璃体丢失时,其空间由房水填充。在出生至成人阶段的发育过程中,玻璃体的体积增加,其结构和大分子成分亦发生改变。在老化的过程中,玻璃体的不断改变,构成很多疾病的发病基础。临床上许多常见的玻璃体视网膜病变的发病机制都与玻璃体的改变密切相关,涉及玻璃体和视网膜的手术也都必须要考虑到玻璃体的状态及手术对玻璃体产生的影响。

第一节　玻璃体的解剖生理

玻璃体占据眼球容积的4/5,在成人眼约为4.5ml,重约4g,屈光指数为1.337。玻璃体前后方向稍扁平,超声测量显示,新生儿平均轴长男性10.48mm,女性10.22mm。13岁以后,玻璃体轴长发育完毕,男性16.09mm,女性15.59mm。

一、玻璃体的解剖

玻璃体近似球形,其前面为晶状体后囊膜、侧面为睫状体、后面为视网膜和视乳头。前方的碟状凹面称为玻璃体窝(hyaloid fossa),晶状体后面位于这一凹面内,因此也称晶状体窝(fovea lentis),玻璃体其他部分与睫状体及视网膜内表面相贴。玻璃体在锯齿缘前后与睫状体平坦部黏着较紧。玻璃体与晶状体以环形方式附着,形成玻璃体晶状体囊韧带,亦称Wieger韧带。此种环形附着区直径约8到9mm,对于年轻人和有过眼内炎症者,此种附着尤为牢固,随着年龄的增长逐渐变为松弛,所以老年人做白内障手术晶状体与玻璃体容易分离。环内中央区为一潜在空间,称为Berger间隙,在光学切面上表现为晶状体后的光学空隙区。在病理情况下这个间隙才开放,可进入血细胞、炎症细胞和色素。Berger间隙向后形成Cloquet管圆锥形的前端部分,这种胚胎玻璃体的残留,在晶状体后囊可以看到。Wieger韧带断裂可导致玻璃体前脱离,使Berger间隙的玻璃体凝胶与房水接触。

玻璃体与锯齿缘附近的睫状体上皮及视网膜内界膜有着最紧密的粘连,其范围即位于锯齿缘前1~2mm至锯齿缘后2~3mm的环形区域。即使受到严重外伤,此处也不脱离。如果撕下玻璃体,该处的睫状体上皮和牢固黏连的视网膜随同而下;并且所有玻璃体胶原纤维可以追查到这个区域,故该处称为玻璃体基底部(vitreous base),亦称玻璃体的起始部。

在老年人,玻璃体基底部后界后移,鼻侧后移少于颞侧,因此,玻璃体基底部后缘颞侧发生视网膜撕裂的频率要远高于其他部位,尤其是视网膜后部脱离。这里的玻璃体胶原的密度最大,并且胶原纤维的走向与视网膜面垂直,而其他部位的胶原纤维的走向与视网膜面相切。其次是视乳头缘环,玻璃体后皮质在视乳头前转向前,形成Cloquet管的壁,而在视乳头处Cloquet管的底部称为Martegiani区。随年龄增加,这一附着逐渐变弱,但它仍可能是玻璃体后脱离形成中最后分离的部位。在完全性玻璃体后脱离的眼,曾与视乳头附着的玻璃体环漂浮在玻璃体腔内,形成环形的混浊,称为 Weiss 环。其他部位结合很脆弱,即使有些粘连也是细小而易于分离的。玻璃体与毗邻组织的结合牢固度随年龄增加而减弱。

二、玻璃体的组织结构及分区

由于玻璃体中的水分较多,在研究中也容易受外界因素影响,所以要得到完整的标本进行研究并不容易。玻璃体组织由玻璃体界膜、玻璃体皮质、中央玻璃体、中央管及玻璃体细胞组成(图 2-1)[1]。

(一)玻璃体界膜

玻璃体界膜为玻璃体的致密浓缩,并非真正的膜,分为前界膜与后界膜。除基底部和透明管(见后面玻璃体中央管)后端以外的部分均有界膜存在。电镜观察发现,玻璃体界膜与玻璃体皮质结构相同,但其纤维更为致密,特别是从玻璃体基底向晶状体及其悬韧带周围延伸辐射的纤维尤为致密。

1. 前界膜 从锯齿缘前 1.5mm(基底部前界)处开始,玻璃体前界膜(anterior hyaloid membrane)向前延伸至晶状体赤道部,与晶状体后囊的周边形成一宽 1mm 的环形附着带,此带直径约 8~9mm,称作玻璃体晶状体囊韧带(ligamentum hyaloideocapsulare),亦称 Wieger 韧带(Wieger's ligement)。

2. 后界膜 从玻璃体基底部稍后方,基底部的纤维形成一薄层膜沿着视网膜内面向赤道部伸延至后极部。电镜观察可发现,玻璃体后界膜(posterior hyaloid membrane)的胶原微丝以不同角度进入视网膜的 Müller 细胞及胶质细胞的基底膜。

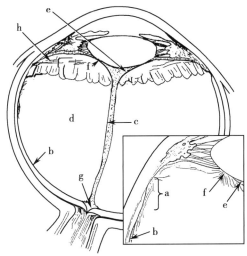

图 2-1 玻璃体的结构
a. 玻璃体基底部;b. 玻璃体皮质;c. Cloquet 管;
d. 中央玻璃体;e. Berger 间隙;f. Wieger 韧带;
g. Martegiani 点;h. 前玻璃体界膜

(二)玻璃体皮质

玻璃体皮质(vitreous cortex)是指玻璃体外周与睫状体及视网膜相贴的部分,较致密,厚度约 2~3mm,覆盖整个玻璃体。其体积仅占全部玻璃体的 2%。但由于内含玻璃体细胞及纤维细胞比中央玻璃体多见,它担负着玻璃体的新陈代谢活动,因此被称为玻璃体的代谢中心。玻璃体皮质是玻璃体的浅表部分相对致密排列的胶原纤维丝密集而成的一种网状结构,相对坚韧而表面光滑。玻璃体皮质纤维在玻璃体不同部位的排列方向不同,在基底部皮质纤维垂直眼球壁排列,直接与视网膜神经上皮和睫状体非色素上皮牢固粘连,其他部位则与眼球壁呈切线方向排列。以玻璃体基底部为界,玻璃体皮质向前延伸为玻璃体前皮质,向后形成玻璃体后皮质。玻璃体皮质具有重要的临床意义,与视网膜裂孔、增生性玻璃体视网膜病变(proliferative vitreoretinopathy,PVR)、黄斑前膜等疾病密切相关。

1. 玻璃体前皮质(anterior vitreous cortex) 玻璃体前皮质位于玻璃体的前表面,为前玻璃体的浓缩、无膜结构,但有较致密的胶原纤维,显微镜下可见到胶原纤维交织形成的网状结构。解剖上,前玻璃体皮质形成后房的后界,此区玻璃体与房水发生生理联系,从玻璃体前皮质内发出的细微纤维向后扩散逐步消失在玻璃体中。

2. 玻璃体基底部(vitreous base) 玻璃体基底部由玻璃体胶原纤维密集排列组成,包括锯齿缘前 1~2mm 的睫状体平部和后 2~3mm 视网膜,但在不同年龄和眼内不同位置有所不同。在年龄大的人,玻璃体基底部的后界后移,超过 3mm,但鼻侧比颞侧偏前。

在玻璃体基底部,纤维起源于锯齿缘附近的视网膜内面及睫状体非色素上皮的内面。在此处胶原纤维相对较粗大,与基底部的视网膜神经上皮层的 Müller 细胞或睫状体非色素上皮的基底膜相连,使玻璃体基底部牢固附着于此,其纤维在锯齿缘后的附着较锯齿缘前致密。电镜观察,形成玻璃体基底部的微丝附着在近锯齿缘睫状体平坦部无色素细胞的基底膜及视网膜周边部的内界膜,微丝的走行方向不规则。前部纤维形成玻璃体基底部"前环",对前 PVR 的发生具有重要意义;后部纤维向后粘连于锯齿缘,与视网膜内界膜相贴。另外,玻璃体基底还存在细胞成分,在锯齿缘前有成纤维样细胞,锯齿缘后可见巨噬细胞,这些细胞可能参与前段 PVR 的病理过程。

正常情况下的玻璃体基底部几乎从不脱离,但在很多情况下(如外伤或手术),玻璃体基底部的脱离是将视网膜和睫状体上皮一起撕脱。玻璃体后脱离容易对颞侧产生牵拉,发生颞侧周边部视网膜裂孔更常见。

3. 玻璃体后皮质(posterior vitreous cortex) 玻璃体后皮质与视网膜内界膜相贴,在视乳头缘转向前,与 Cloquet 管相接。由相对致密的胶原纤维组成,与视网膜呈切线方向排列。视网膜内界膜在形态学上有变异,在周边视网膜较薄,至后极部逐渐变厚或不规则。内界膜厚度在玻璃体基底部为 50nm,赤道部 300nm,后极部为 1900nm,而在黄斑中心凹处,仅 10~20nm。覆盖于视网膜血管之上的内界膜也变薄,玻璃体细丝穿过内界膜上的孔,包绕在血管周围,称为玻璃体视网膜血管带(vitreoretinovascular bands)。

(三)中央玻璃体

中央玻璃体(central vitreous)为玻璃体的中间部分,又称髓质玻璃体,占据玻璃体的大部分,从视乳头边缘开始向前伸展,与睫状体和玻璃体前膜相接触。主要为胶原和透明质酸混合物,无细胞结构。因其结构疏松,血液和炎性渗出物等易积聚于此而形成玻璃体混浊。玻璃体液化也始于此,也可因年龄、屈光状态等因素表现为凝缩或者液化状态。

在裂隙灯下,中央玻璃体前段较后段反光强,光学切面有两种成分:纤维和位于纤维之间的半透明物质。大部分纤维起源于基底部,均一整齐地从中央到达后极部;部分来源于中周部和赤道部的玻璃体皮质和 Cloquet 管,形成不规则的纤维网。纤维的屈光指数比它们之间的半透明物质屈光指数高;纤维光学切面上只看到反光加强,并在相互交叉点处表现极细微的结节。纤维间的半透明物质在光学切面上呈黑色小带,无完整的光学空间,可存在一些极细的斑点状小颗粒。

(四)中央管

中央管(central canal)为玻璃体中部一管状较透明区域,又称透明管,从晶状体后极至视乳头前,有时在裂隙灯下可见,为原始玻璃体的残留,在胚胎时曾存在玻璃体血管。管的前端扩大呈漏斗状,后端较窄止于视乳头前间隙(Martegiani 间隙)。玻璃体管壁不是真正的膜,而是一些纤维排列形成。此管呈 S 或 Z 形弯曲,先在前段下降,中间部上升,最后垂直伸向视乳头。其位置随眼球运动而改变,玻璃体液化时活动度变大。在与晶状体囊相接触的区域,有时可分辨出胚胎组织的痕迹,即为 Mittendorf 点,位于晶状体后极略偏鼻侧。

(五)玻璃体细胞

生理状态下,玻璃体的细胞成分极少,胎儿的玻璃体细胞多于成人,主要见于玻璃体皮质,与其他结缔组织相比,玻璃体内的细胞非常少,使玻璃体成为代谢最为低下的组织之一。玻璃体的细胞成分大部分为玻璃体细胞(hyalocyte),主要位于玻璃体皮质和玻璃体基底部。玻璃体细胞的形态,在不同部位有不同表现。在视网膜表面,可表现为扁平的梭形细胞;在玻璃体基底部,则表现为大的、圆形的细胞,有时表现为星形细胞。玻璃体细胞代谢活跃,含有一些线粒体和胞浆内网状组织,有微小颗粒和发育良好的高尔基体、溶酶体和残余体,细胞内可合成葡萄糖胺(glycosaminoglycans),包括透明质酸和氨基己糖,另外玻璃体细胞还具有组织细胞功能。玻璃体细胞的确切来源与功能尚不清楚,有学者认为此细胞为初级玻璃体的残余,可来源于视杯间质细胞中的单核细胞,也可来源于血液成分,这些细胞于妊娠 5 个月时聚集于玻璃体皮质。出生后,不再有细胞向玻璃体皮质迁移,已有的细胞亦不再增生。随着眼球的发育,玻璃体皮质的表面积增加,而玻璃体细胞密度则相应下降。

除了玻璃体细胞,玻璃体内还有成纤维细胞、少量透明细胞、视网膜色素上皮(retinal pigmented epithelium,RPE)细胞、大单核细胞。在变性的不同阶段,玻璃体内还可见到其他细胞。在锯齿缘,通过电镜可见到受损的视网膜细胞脱落入玻璃体基底部。玻璃体具有清除异物和变性物质的能力,其机制为吞噬细胞的参与。手术也能影响玻璃体的细胞成分,例如,冷凝可以使巨噬细胞进入玻璃体腔。

三、玻璃体的组织化学结构

正常玻璃体为透明的胶体样结构,99% 为水,1.0% 是无机盐和低分子量的有机脂质。其结构大分子有透明质酸、蛋白多糖、胶原及非胶原蛋白质。另外,玻璃体还含有非结构蛋白质,它含有大多数血清成分,但浓度要比血清低得多。玻璃体凝胶是由可结合大量水分子的带负电荷的双螺旋透明质酸分子和呈三维结构排列的胶原纤维相互作用形成的网状结构。透明质酸在溶液中呈不规则的螺旋状结构,与胶原并无化学连接。胶原细纤维间距相当松散,成束状或散射状排列,束与束之间有相当大的空间分隔,一些束与其他束成垂直角度。电镜下玻璃体是由纤细的胶原细纤维组成的随机网状组织,透明质酸充填于空隙之间,使纤维之间保持分开状态不致凝集,从而形成一种具有黏弹性的胶体。在玻璃体中加入正电荷分子,如铁和蛋白质,通过改变聚合物的结构减少玻璃体的水化容积。另外,光线照射或代谢产生的自由基也能改变透明质酸的构象,影响与蛋白多糖和胶原的联系,引起胶样基质的分裂。如此,胶原分子交联聚合成平行的胶原纤维束,而解离下来的透明质酸分子吸附水分子,汇合成液化的玻璃体腔隙。玻璃体的空间完整性丧失,导致胶原网状结构塌陷和凝缩(collapse and condensation),发生玻璃体变性(vitreous degeneration)。在某种程度上,所有成年人都发生这种玻璃体变性。蛋白多糖纤维丝规则地、特异地桥连于两条平行的胶原细纤维之间,间隔一致,呈周期性重复结构,玻璃体内平行排列的胶原细纤维通过蛋白多糖桥连在一起的方式形如梯状。玻璃体内没有血管和神经,在其外层有少量游走细胞。

(一)胶原

人眼玻璃体凝胶内含有低浓度胶原,约 300μg/ml。不同部位的胶原密度亦不同。以玻璃体基底部胶原浓度最高,中央部和后部浓度逐渐降低,再次为前玻璃体皮质。出生后数年内,胶原的总量并没有明显改变,但随着眼球的生长,人眼玻璃体胶原浓度逐渐降低。玻璃体胶原主要是主胶原细纤维,与其他组织主胶原细纤维相比,玻璃体内的胶原细纤维相当细而且不分支,电镜下观察玻璃体主胶原细纤维,其直径在 15~16nm 之间,较长的节段可达 22nm。所有胶原分子都有 3 个多肽链组成,三条链相互缠绕形成螺旋状结构。目前,至少已鉴定出 18 种不同类型的胶原分子,玻璃体内主要有 II 型、V/XI 型和 IX 型胶原,这些胶原集合在一起,形成原纤维。玻璃体原纤维的组成可有局部变异,透射电镜显示,玻璃体基底部的原纤维成分还有 VI 型纤维。

玻璃体的纤维走行有两种类型,一种起源于玻璃体基底部,平行视网膜走向视乳头,此种纤维容易在裂隙灯下辨别,老年人易见。另一种纤维由于其走行方向与裂隙灯照明光线平行,因此不易在裂隙灯下见到。摘除后的眼球,在合适的照明角度下,可发现此种纤维起于晶状体周围,走向黄斑区。由于这些纤维较牢固地黏附于晶状体后囊,止于黄斑区的基底膜,因此,手术中对于这些纤维的任何机械牵拉都可传至黄斑部,引起后玻璃体与黄斑区的病理改变,例如,玻璃体后脱离、黄斑水肿与囊样变性。

严重的炎症、温度升高(>50℃)、pH 值下降、胶原酶等可破坏胶原纤维,导致透明质酸丧失和胶原塌陷,最终导致凝胶液化。

(二)糖胺聚糖

糖胺聚糖是由重复的二糖单位组成的长链碳水化合物。除透明质酸以外的所有糖胺聚糖都附着于一个蛋白核心,因此也称之为蛋白多糖。

透明质酸是糖胺聚糖的一种,由重复的葡萄糖醛酸双糖单位和 N- 乙酰葡糖胺组成,呈线性螺旋结构。透明质酸具有高度的亲水性,非水化的透明质酸约为 0.66ml/g,而水化后可达 2000~3000ml/g。透明质酸形成高度缠绕的开放螺旋,这些分子相互缠绕,填充于液化的或凝胶玻璃体胶原纤维之间的缝隙中,使玻璃体成为稳定的凝胶结构。

透明质酸由玻璃体细胞产生,玻璃体细胞内有合成透明质酸所必需的酶。成人玻璃体透明质酸的总体浓度估计在 65~400μg/ml。透明质酸在玻璃体内分布并不均匀,在玻璃体细胞密度最高处,透明质酸浓度亦最大,因此,玻璃体皮质中的透明质酸浓度最高,从这里,这些大分子以逐渐下降的浓度梯度缓慢地向玻璃体中心扩散,最后,经过晶状体悬韧带后的玻璃体皮质进入后房,房水载着这些分子进入前房,经小梁网进入 Schlemm 管。在这一路径中,透明质酸钠的分子大小没有变化。动物试验证明,透明质酸钠分子在眼内的半衰期可达数月,说明这些大分子在胶原纤维网中的扩散速度相当慢。

（三）非胶原蛋白

玻璃体内还含有其他结构性糖蛋白和蛋白多糖。电镜下观察玻璃体内可见含微纤维蛋白的微纤维,这些微纤维在玻璃体内的结构作用目前尚不清楚。玻璃体中游离氨基酸的浓度约为血浆浓度的1/5,玻璃体的不同部位存在着游离氨基酸的浓度差,前部玻璃体高于后部玻璃体,推测为视网膜对游离氨基酸的摄取与利用所致。玻璃体中的可溶性蛋白可能来源于血浆,并且不停地更新。玻璃体中蛋白浓度随年龄增加而增加,可能与视网膜、睫状体的血管和上皮的屏障功能下降,导致血浆蛋白向玻璃体内渗漏增加有关。

玻璃体内还含有糖蛋白,为杂多糖大分子,其主要成分为蛋白,含有少量碳水化合物,其含量比血清蛋白中者为高,此为玻璃体与血清蛋白最重要的区别。

（四）其他

玻璃体中维生素C的浓度约为0.43mmol/kg,在玻璃体与血浆中的含量之比为9∶1,其机制为睫状体上皮具有对维生素C的主动转运功能,生理意义可能为清除玻璃体中光化学反应产生的活性氧、自由基,从而保护视网膜与晶状体免受光氧化损伤。

玻璃体中还含有脂质,但研究发现人类玻璃体中的脂质含量无年龄相关性改变。此外,玻璃体中尚有锶、钡、铝、钼、锰、铁、镍、铜、锌和铅等微量元素。

第二节　玻璃体的生理作用

玻璃体是眼屈光介质的重要组成部分,具有三大物理特性,即黏弹性、渗透性和透明性,对光线的散射极少,并对晶状体、视网膜等周围组织有支持、减震和营养作用。

1. **光学作用**　玻璃体有良好的透光性,可以保持玻璃体腔的高度透明。其屈光率与房水相近,是眼内屈光介质的主要组成部分。对光线的散射极少,能使进入眼内的光线顺利有效地到达视网膜。

2. **支持和减震作用**　玻璃体对毗邻的晶状体、视网膜等周围组织和结构具有支撑作用,可以保持眼球外形,维持眼内压。玻璃体凝胶具有黏弹性,对眼球运动和受外力冲击时的振荡力有吸收和分散作用,因此能保持晶状体和视网膜的稳定并减少其损伤。但是,当外力很大如在眼球钝挫伤发生时,玻璃体对外力的传递也参与眼球的间接性损伤,如后极视网膜发生挫伤性水肿。

3. **代谢作用**　玻璃体内含有葡萄糖、氨基酸,钠、钾离子和维生素C等,对晶状体和视网膜的代谢有支持和补充作用,并具有主动转运过程。

4. **屏障作用**　玻璃体皮质具有分子筛作用,构成血-玻璃体屏障,又称视网膜玻璃体屏障,能阻止视网膜血管内的大分子进入玻璃体凝胶,从而可以保持玻璃体和相邻组织内环境的稳定并阻止有害物质、细胞和病原体的侵入。

5. **对眼球生长发育的作用**　在胚胎期和出生后早期,玻璃体的发育和增长对眼球的长大有决定性作用。玻璃体发育不良和发育异常可出现小眼球及相应的并发症,如永存原始玻璃体增生症;玻璃体体积过度增大与高度近视有关。

6. **对新生血管和细胞增生的抑制作用等**　原始玻璃体内的血管和细胞成分在胚胎期经历了生长、发展和退化的过程,此后玻璃体内不再有血管成分。实验也证实正常玻璃体能抑制多种细胞的增生,这对维护玻璃体和视网膜内环境稳定有重要意义。

第三节　玻璃体的年龄性改变

玻璃体的代谢较为缓慢,不能再生。出生后,随着眼球的逐渐增大,玻璃体量也随之增多。随着年龄的增长,玻璃体在流变学、生化和结构等方面发生很大变化。

（一）年龄相关性的玻璃体结构改变

幼年时，均匀分布的胶原和透明质酸构成透明的玻璃体。成年后，规则排列的胶原纤维开始变形，黏弹性下降，玻璃体的胶原支架结构逐渐塌陷或收缩，正常透明质酸和胶原的连接破裂，水分析出，玻璃体从凝胶状态变成溶胶状态，称玻璃体液化（vitreous liquefaction or synchysis）。网状胶原纤维聚集呈不规则的束状纤维，叫玻璃体凝缩（condensation）。宏观下玻璃体中央首先出现玻璃体纤维凝缩和液化的玻璃体腔隙。

人类玻璃体液化早在4~5岁时就已经开始了，在14~18岁眼球达到正常成人大小时，玻璃体大约80%为凝胶，20%为液态。随着年龄增加，在玻璃体内形成一个或多个液化的小"腔隙"，这些腔隙可逐步扩大或融合成一个大液化腔。

与正视眼相比，近视眼发生玻璃体液化的时间更早范围也更广泛。眼内炎症性疾病、眼外伤以及视网膜病变可加速玻璃体液化。一旦玻璃体后皮质破裂，液化的玻璃体进入玻璃体后皮质和视网膜内界膜之间，导致二者之间的分离，称之为玻璃体后脱离（posterior vitreous detachment，PVD）。玻璃体后脱离是一个逐渐的过程，开始出现在眼底的某个象限（一般是上半象限），逐步向下方扩展。在没有从视乳头周围分离时，称之为不全后脱离；当与视乳头周围分离后，称为玻璃体完全后脱离。玻璃体完全后脱离的标志是在后段玻璃体腔内出现一不规则的混浊环（Weiss ring），是由玻璃体皮质粘连视乳头周的蛋白质及浓缩胶原，加之胶质细胞的增生形成。

玻璃体的液化和后脱离，至玻璃体的活动度增加，玻璃体的流变学发生很大变化；相应地，玻璃体腔内透明质酸分布和可溶性蛋白浓度等均发生改变。

（二）玻璃体视网膜界面的年龄相关性改变

玻璃体基底部后缘到锯齿缘的宽度随着年龄的增长而增长可超过3.0mm，使得基底部后缘更接近赤道，在颞侧缘更明显。玻璃体基底部向后的迁移和其内的胶原纤维聚集使得玻璃体后脱离对周边部视网膜牵拉增大，可能在周边视网膜裂孔和裂孔性视网膜脱离发病中起重要作用。

第四节　玻璃体的病理变化

玻璃体的主要病理变化是变性、脱离、纤维膜的形成和收缩、炎症以及积血。炎症、出血、外伤、眼球内异物、高度近视及老年因素都可使玻璃体液化，从原来的凝胶状态变为水样物质，其中胶原成分凝缩、飘荡不定，病人常感眼前有黑影飘动。少量的玻璃体积血可以吸收，而反复多次的出血最后可转化为致密的膜，这些膜的收缩牵拉可引起视网膜裂孔及视网膜脱离。从临床资料看，90%以上的视网膜脱离，都有玻璃体的改变。玻璃体改变与视网膜脱离之间，存在着互相影响，互为因果的关系。玻璃体的变化明显地影响到视网膜脱离手术方式的选择以及预后。因此，对玻璃体，尤其是玻璃体的各种病理性改变，必须有充分认识并给予足够的重视。

一旦玻璃体发生病变，轻者出现飞蚊症和闪光感，重者影响视力，甚至失明。所有眼内增生性疾病均与玻璃体有关，它是眼内增生疾病的支架。增生玻璃体的收缩，引起一系列眼内严重并发症，如出血、视网膜裂孔和视网膜脱离、PVR、增生性糖尿病性视网膜病变，术后并发症等。所以，玻璃体手术中，应当尽可能地将所有病变的玻璃体切除干净，预防玻璃体再增生引起手术后并发症。

一、玻璃体变性

玻璃体可受各种因素影响而发生变性，主要表现为液化和凝缩，玻璃体变性容易发生玻璃体后脱离，可牵拉视网膜出现"闪光"感，以及视网膜裂孔和视网膜脱离。高度近视眼玻璃体变性与近视度数和眼轴长度有关。近视度数越大，眼轴越长，发生玻璃体变性的机会越多。因高度近视眼视网膜周边部位常有变性，并可与玻璃体粘连，故高度近视眼玻璃体变性易发生视网膜裂孔和视网膜脱离。对视网膜周边部位变性区如格子样变性、萎缩性视网膜裂孔等，可做激光或冷凝治疗，预防视网膜脱离。

（一）玻璃体液化和浓缩

玻璃体液化及浓缩可以是老年性的改变,也可以是由于其他原因所引起的病理性改变,如:眼外伤、血液分解产物以及铜和铁锈等化学刺激、眼放射性损伤、眼部手术时的电凝或冷凝、高度近视、葡萄膜炎等。这些原因都可以使玻璃体内的透明质酸解聚而液化。在液化的同时,玻璃体网状的纤维组织脱水收缩,变得致密,形成了玻璃体凝缩,玻璃体液化与凝缩往往是同时存在的(图2-2)。由于液化及凝缩使玻璃体活动度增大并被牵拉,从而容易发生脱离。大多玻璃体脱离都是后脱离,前脱离尤其是基底部脱离很少见,主要见于眼外伤。有时由于视网膜脉络膜炎症还会产生视网膜玻璃体的粘连,这时,玻璃体后脱离有可能在粘连处产生牵拉性的视网膜皱褶、囊样变性、视网膜裂孔、视网膜脱离、出血等一系列并发症。

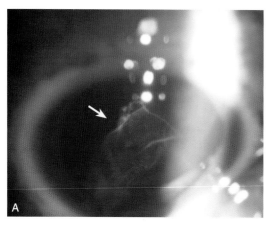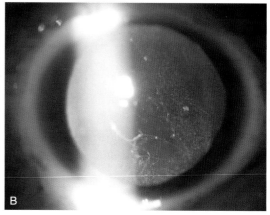

图2-2　玻璃体液化和凝缩

A.高度近视裂孔性视网膜脱离患儿,玻璃体凝缩呈灰白色混浊(箭)及透明腔隙,漂浮明显;B.红光反射检查,玻璃体腔内白色丝网状和颗粒状混浊(刘文提供)

玻璃体浓缩(vitreous concentration)是玻璃体的严重变性或增生,浓缩的玻璃体失去其固有的胶体性质,没有正常玻璃体的活动性(图2-3)。玻璃体浓缩与视网膜脱离密切相关,可以认为是PVR的临床表现之一,影响着视网膜脱离的病程发展和手术治疗。玻璃体浓缩分局限性和广泛性两种,前者见于局限性玻璃体积血、陈旧性视网膜脱离和视网膜脱离手术后反应过重。一部分玻璃体呈浓缩状态,另一部分相对正常或液化状态。后者见于玻璃体大量积血、多次手术失败、广泛电凝术后或巨大裂孔迅速恶化的病例。玻璃体与视网膜发生广泛粘连,由视网膜裂孔游走出来的胶质细胞、纤维星形细胞进入玻璃体内,常夹杂色素颗粒,看不到玻璃体后界膜和后脱离现象,此时玻璃体与视网膜广泛粘连,使视网膜形成广泛性的固定皱褶,从而加重了视网膜脱离的复杂性及治疗难度。玻璃体浓缩还见于近视患者,以及炎症,外伤,玻璃体视网膜病变等。

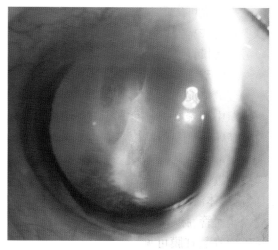

图2-3　玻璃体浓缩和出血

玻璃体牵拉引起出血,玻璃体浓缩呈灰黄色,下方见红色积血,浓缩的玻璃体不随眼球运动而活动(刘文提供)

玻璃体浓缩不同于玻璃体凝缩,可从以下几个方面区分。凝缩可见于任何年龄组,而浓缩多见于青年人或者玻璃体无液化者;凝缩是胶原纤维的聚积,浓缩是出血和增生的纤维细胞参与引起;凝缩常伴有显著的玻璃体液化和混浊的玻璃体漂浮明显,浓缩的玻璃体很少液化且漂浮不明显,但可有玻璃体后脱离;凝缩的混浊是灰白色,浓缩的混浊可含大量色素颗粒的透明状或呈浓稠的暗黄色;凝缩的玻璃体容易切除,而浓缩的玻璃体不容易切除,特别是位于玻璃体基底部的浓缩玻璃体。在病因去除后,凝缩的玻璃体将持续存在,而轻度浓缩的玻璃体可恢复正常。对于玻璃体浓缩但眼底可见的病例,在视网膜脱离外路显微手术成功后,浓缩的玻璃体可逐渐恢复透明。对混浊浓缩玻璃体影响检查眼底的病例,必须做玻璃体手术。

(二) 星状玻璃体变性

星状玻璃体变性(asteroid hyalosis)多见于 60 岁以上的老年男性,患者可无自觉症状但发病年龄可能远远早于就诊年龄,75% 为单眼发病,发病机制尚不清楚,表现为玻璃体内形成大量散在小球状或点状闪光的悬浮物即星状小体,眼球转动时,星状小体在原位抖动,静止后也不下沉,玻璃体也未发现液化现象(图 2-4)。组织学检查发现星状小体直径为0.01~0.1mm,中央具有双重折光性,周围凝聚无双重折光性的玻璃体纤维。苏木素伊红(HE)染色时呈弱嗜碱性,脂肪染色阳性。特殊染色可显示有脂肪酸、磷酸钙盐组成,酸性黏多糖染色强阳性。在其周围可有异物巨细胞反应,可见异物型巨噬细胞,细胞内可见复合脂质包涵体。B 型超声波图像具有特征性密集回声。本病病情稳定,很少严重损害视力。但有时因其密度较高及其漫反射而影响检眼镜和裂隙灯对眼底细节的检查,阻碍激光,特别是蓝 - 绿氩激光的治疗。

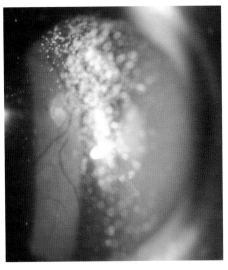

图 2-4 星状玻璃体变性
玻璃体内大量悬浮着白色颗粒,随着眼球能移动,但不下沉(刘文提供)

(三) 眼胆固醇沉着症

眼胆固醇沉着症(cholesterosis bulbi)旧称闪辉性玻璃体液化,为胆固醇结晶沉着于玻璃体内而引起的改变,胆固醇结晶一般来源于红细胞膜碎片,主要见于陈旧性外伤,玻璃体积血吸收不完全,晚期葡萄膜炎后轻度萎缩的眼球。多见于 40 岁以下的年轻人,常双眼发病,有时伴有并发性白内障或角膜混浊。临床上见玻璃体内大量金黄色或彩色发亮的结晶小体,随眼球运动而明显飘动,眼球静止后,结晶物下沉,沉积于玻璃体下部,表明玻璃体高度液化,此种结晶小体也可出现在视网膜下腔或前房内。组织学检查可见到悬浮物中典型的胆固醇结晶裂隙,也可含有少量磷酸盐及蛋白质成分,但不伴异物巨细胞反应。在无晶状体眼,胆固醇结晶可进入前房,有时可阻塞房角,引起开角性青光眼。

(四) 玻璃体淀粉样变性

玻璃体淀粉样变性(vitreous amyloidosis)是由于来自免疫球蛋白的 κ 链和 λ 链的嗜酸性无定型物质在组织中积聚所致,表现为玻璃体纤维周围有淀粉样物质沉着,常为全身性淀粉样变性的一部分,并具有家族遗传性,多见于 20 岁左右青年人,早期表现为双眼的玻璃体混浊,病变逐渐加重,可导致视力下降。因为眼部表现常出现于全身症状之前,故眼部表现对诊断尤为重要。起初,玻璃体混浊出现在后部视网膜血管附近,随后向前发展。混浊先为颗粒状,有细丝,以后增大,凝聚,玻璃体呈"玻璃丝"(glasswool)样外观,玻璃体液化或后脱离,混浊位于视轴区,引起视力下降和畏光。淀粉样沉着除发生在玻璃体外,也见于视网膜血管、脉络膜和小梁网,有视网膜出血、渗出、棉绒斑和周边部视网膜新生血管。眼眶、眼外肌、眼睑、结膜、角膜、虹膜可见异常。眼外的病变有,上、下肢多发性神经病变,中枢神经系统异常,淀粉样沉着也可发生在心脏、皮肤和消化道。应与慢性玻璃体积血鉴别。裂隙灯下表现为视网膜血管及视网膜前腔隙间有白色"玻璃绒"样沉着物,以后极部及赤道部多见。玻璃体切除标本组织学检查可发现病变。常用的特殊染色有刚果红、硫黄素染色。偏振光显微镜检查淀粉样物质呈特征性蓝绿色反应,沉着物周围无细胞反应。本病大多不需治疗,若影响视力可行玻璃体切除术,但术后易复发。可分为三种类型:①原发性淀粉样变性,无遗传和系统性改变;②继发性淀粉样变性,常与慢性系统性疾病有关;③家族遗传性淀粉样变性,其遗传方式为常染色体显性遗传。在原发性和家族性淀粉样变性中约有 8% 的病例发生玻璃体改变,且可导致视力减退。

二、玻璃体脱离

玻璃体脱离（vitreous detachment）是指玻璃体皮质与其粘连的玻璃体腔壁的分离。按照脱离部位分为三种形式，即玻璃体后脱离、玻璃体前脱离和基底部脱离。另外，当玻璃体后皮质不能顺利地与视网膜分离时，产生许多特殊的临床表现，称异常玻璃体后脱离（anomalous posterior vitreous detachment）。按照脱离的范围分，包括相对完全的玻璃体后脱离及不完全性脱离，如黄斑孔形成时的黄斑区玻璃体脱离。

（一）玻璃体后脱离

玻璃体后脱离是玻璃体最常见的年龄相关性改变，一般自发形成，50岁以上的人发生率约为58%，65岁以上人群中发病率可高达65%，其中多数病例为双眼发病。年轻人也可以发生，特别是近视或无晶状体眼者。

靠近视网膜的玻璃体皮质部分较致密，与视网膜的附着也较紧密。在玻璃体液化时随液化腔的扩大，液化的玻璃体通过后玻璃体皮质的裂孔入视网膜前，使玻璃体与视网膜之间发生分离，导致玻璃体后脱离，此种情况与裂孔性视网膜脱离的发病相似，故称之为"裂孔性玻璃体脱离"。某些病理情况下，液化的玻璃体也可穿过完整的玻璃体皮质引起缓慢的玻璃体后脱离，称为"非裂孔性玻璃体脱离"。在裂隙灯下，玻璃体后部有一大的透明"空腔"，前方为脱离并塌陷的玻璃体网状结构，随眼球运动而漂动。急性PVD伴视网膜裂孔的发生率在8%~15%，可高达46%。

眼前出现漂浮黑影或原有黑影发生变化是PVD并发症的一个重要的临床症状。患者突然发觉眼前有漂浮黑影并伴有闪光感。黑影大多数是由视乳头上脱离的胶质组织或玻璃体纤维碎片自由飘动引起，少部分由出血或变性玻璃体的膜样混浊引起。裂隙灯下表现为视乳头前方或下方有圆形或不规则的混浊物，称为视乳头前环。周边视网膜前花瓣状物，可能是牵拉撕脱的视网膜裂孔盖。症状的严重程度及持续时间，取决于混浊物的大小、位置，数目和病人的视力情况。玻璃体后脱离时，当眼球转动时，液化的玻璃体可牵动潜在的玻璃体视网膜粘连处，而发生闪光（light flash）的感觉，可持续数周或数年，也可能是裂孔性视网膜脱离的早期症状。闪光在视野中的位置，可以帮助了解玻璃体视网膜病变的位置。如鼻侧闪光感指示颞侧视网膜受到刺激。当出现畏光、视物变形或视力下降时，可提示有继发性视网膜病变。

PVD患者应该及时散瞳做充分的全眼底检查，最好在裂隙灯下前置镜和三面镜检查，可见到脱离的玻璃体后界膜下沉，支架纤维收缩，随眼球运动而飘动，待眼球静止后，位于视乳头前下方有环形裂孔样混浊物，呈圆形或半圆形，大小与视乳头相近。如果是完全性后脱离可以暂时放心，以后每年检查1次；不完全后脱离又伴有闪光应间隔3个月检查1次，伴有视网膜裂孔和出血者则按裂孔和出血处理。

（二）玻璃体前脱离

玻璃体前脱离（anterior vitreous detachment）　是指玻璃体前界膜与晶状体后囊膜和睫状体平部非色素上皮的分离。表现为玻璃体前界膜、晶状体悬韧带和晶状体后表面之间形成裂隙，常见于外伤之后，有时见于马方综合征和玻璃体严重收缩或机化的眼，偶见于裂孔性视网膜脱离。睫状体平部玻璃体的前脱离很难检查，容易漏诊，可用活体超声显微镜显示该部分的玻璃体前脱离。

（三）玻璃体基底部脱离

玻璃体基底部脱离（vitreous base detachment）　临床上较少见，常伴发有马方综合征、Dellers Darlos综合征或高度近视眼等。眼球钝挫伤或炸伤引起的脱离，多伴有基底部玻璃体撕脱，似一根鼠尾草或花环进入玻璃体腔，并有不同程度的出血，还常伴发锯齿缘附近玻璃体积血或视网膜撕裂孔。

（四）异常玻璃体后脱离

异常玻璃体后脱离（anomalous posterior vitreous detachment）　当玻璃体皮质和视网膜内界膜完全分离时，玻璃体后脱离症状就是患者的唯一主诉。然而，如果玻璃体还发生了其他改变，可影响视网膜或玻璃体后皮质，引起临床上的其他症状和体征。

1. 玻璃体劈裂（vitreoschisis）　是指玻璃体皮质本身分为两层，类似真正的PVD。劈裂的内层向前移位，留下的外层皮质仍然和视网膜粘连。可发生在糖尿病视网膜病变患者和高度近视患者，在黄斑皱纹和黄斑孔的视网膜前膜，也可能与劈裂的玻璃体后皮质部分或全部对黄斑的持续牵拉有关。

2. 玻璃体视网膜牵拉(vitreous traction on retina)　当玻璃体皮质存在与视网膜异常牢固的粘连时，PVD 到达此部位将对视网膜产生牵拉。牵拉可引起视网膜碎片、视网膜皱褶、囊样变性、视网膜劈裂、牵拉性视网膜脱离、视网膜小凹(板层视网膜裂孔)、视网膜血管撕脱和视网膜裂孔等。这些较牢固的粘连可发生在视网膜的任何部位，如视乳头周围、黄斑、大血管、格子样变性、锯齿凹融合、视网膜囊性突起、视网膜变性重建部位和玻璃体基底部。

3. 玻璃体黄斑牵拉综合征(vitreomacular traction syndrome)　玻璃体部分后脱离和黄斑区玻璃体不脱离时，会对黄斑产生牵拉。牵拉的玻璃体内含有星形纤维细胞、纤维细胞和胶原等结构。

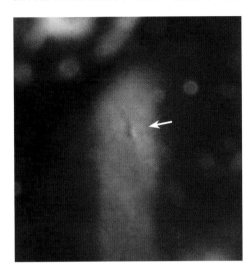

图 2-5　视网膜碎片
在周边视网膜表面见屑状翘起(箭)(刘文提供)

4. 视网膜碎片(retinal tags)　又叫颗粒样组织(granular tissue)，玻璃体视网膜牵拉的早期，引起视网膜内表面的小部分翘起，产生视网膜碎片(图 2-5)。可在玻璃体基底部见到散在视网膜碎片，在玻璃体脱离的后缘呈环形排列。

5. 视网膜皱褶(retinal folds)　单纯玻璃体牵拉相关的视网膜皱褶少见，眼球外伤可有玻璃体嵌顿或纤维组织增生进入嵌顿的玻璃体，纤维组织增生收缩可发生视网膜皱褶(图 2-6)。严重的前后收缩产生环形皱褶，环形收缩产生放射性皱褶。

6. 囊性变性(cystic degeneration)　在任何玻璃体视网膜持续粘连的部位，玻璃体的牵拉可引起视网膜内液体聚集，形成囊样变性，可进一步发展成牵拉性视网膜劈裂和牵拉性视网膜脱离。

7. 视网膜血管撕脱(avulsion of retinal vessels)　最常见于玻璃体牵拉形成的视网膜裂孔，撕裂的血管黏附着游离的裂孔盖上，或呈弓形连在翘起的马蹄形裂孔前盖上(图 2-7)。撕脱的血管可以是动脉也可是静脉，血管受到牵拉很容易发生出血，是玻璃体积血的一个重要原因。治疗视网膜血管撕脱的最好办法是封闭裂孔，减少血管活动，小的视网膜裂孔伴有视网膜内血管撕脱时采用巩膜加压手术联合冷凝视网膜裂孔可取得良好的效果。

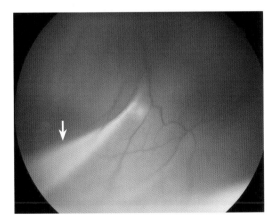

图 2-6　视网膜皱褶
8 点睫状体穿通伤，玻璃体嵌顿增生牵拉，引起
视网膜皱褶和脱离(箭)(刘文提供)

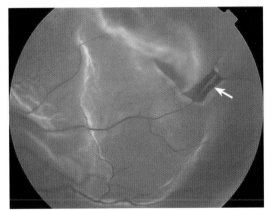

图 2-7　视网膜裂孔和视网膜血管撕脱
视网膜裂孔的前后缘之间见一裸露的视网膜血管
(箭)(刘文提供)

8. 视网膜小凹(retinal pits)　又称板层视网膜裂孔，常发生在血管旁区域。由于 PVD 和牵拉，视网膜内层撕脱，形成分散的病灶，视网膜的动脉或者静脉旁均可发生。

9. 视网膜裂孔(retinal tears)　当 PVD 脱到玻璃体与视网膜牢固粘连部位时，玻璃体对萎缩变性的视网膜的牵引，易发生视网膜神经上皮层全层裂孔。牵拉形成典型的马蹄型裂孔，开口端向前，尖端指向后，有玻璃体和视网膜裂孔盖的后缘粘连。进一步牵拉，裂孔盖撕脱，留下圆形或卵圆形的孔。游离的视网膜盖膜(operculum)可仍然和脱离的玻璃体后表面粘连,有时游离的盖膜不容易被发现。大的脱离的盖膜可形成囊样结构,并逐渐收缩呈团块状混浊物。裂孔可发生在视网膜的任何地方,表现形态多样,如血管旁的裂隙状视网膜裂孔。PVD和视网膜裂孔是玻璃体积血的常见原因。

三、玻璃体增生及机化

玻璃体增生及机化(vitreous proliferation and organization)是玻璃体的严重病理性改变,可对视网膜造成严重的损害,又称为PVR,常见于眼球穿破伤,裂孔性视网膜脱离,全葡萄膜炎,急性视网膜坏死,增生型糖尿病视网膜病变,视网膜静脉周围炎,以及视网膜中央静脉阻塞等视网膜炎症性和血管性疾病。增生的纤维条索牵拉视网膜,引起视网膜裂孔或牵拉性视网膜脱离。紧贴视网膜表面的增生膜称为视网膜前膜(epiretinal membranes)(图2-8),其收缩可形成视网膜皱褶,使视网膜僵硬和固定,增加了玻璃体手术的难度,并且影响手术效果。玻璃体手术中剥离下来的视网膜前膜为半透明不平滑膜状物,生理盐水中常卷缩成团而不见其边缘,膜上可见细胞附着。

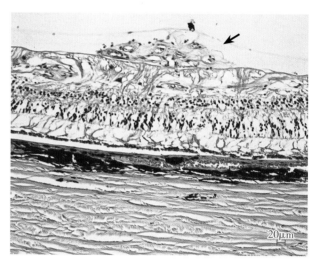

图2-8　视网膜前增生膜
在视网膜内表面,由增生细胞组成的前膜(箭)

(一)发病机制

玻璃体增生膜发生涉及多方面的因素,其机制尚不清楚,一般认为是由于血-眼屏障破坏,外来细胞及某些因子,包括各类炎症细胞、免疫细胞、RPE及纤维细胞等进入玻璃体腔并在那里增生所致。正常时,眼内尤其是视网膜内存在着多种生长因子及抑制因子,二者之间的平衡使眼内组织生长与死亡之间达到平衡。病理情况下,这种平衡被破坏,生长因子发挥趋化作用,并可促进细胞增生,促进细胞外间质合成,并最终形成增生膜。这一过程大致包括4个阶段:①细胞迁移阶段;②迁移的细胞增生形成膜阶段;③增生膜收缩;④细胞产生胶原纤维并形成固定皱褶。与PVR形成有关的生长因子主要有:血管内皮生长因子(VEGF)、成纤维细胞生长因子(FGF),血小板源性生长因子(PDGF),肿瘤坏死因子α(TNF-α)及转化生长因子β(TGF-β)等。另外基质金属蛋白酶家族及其抑制剂也可能在视网膜增生性病变中起作用。目前,这些因子间的关系及其基因调控尚在研究中。

临床上最常见的玻璃体增生膜是各种细胞增生形成的纤维细胞膜,但也可由出血和炎症渗出物转变而来。玻璃体内出血溶解变性,玻璃体胶原包绕红细胞碎片及变性产物,留下白色机化膜及漂浮物可达数月或数年之久。外伤、手术或炎症疾病的渗出物也可形成视网膜前膜。纤维细胞和其他种类细胞增生合成新胶原纤维形成纤维细胞膜。

(二)病理表现

多数增生膜是由玻璃体皮质、胶质细胞或其他细胞成分以及纤维组织共同组成的(图2-9)。增生膜的组织学检查可见细胞成分有RPE细胞、神经胶质细胞、成纤维样细胞、巨噬细胞、玻璃体细胞,慢性炎症细胞等。胶质细胞起源于Müller细胞或星形胶质细胞,胶质细胞通过内界膜裂口进入视网膜前并增生。发生PVR时,细胞增生可发生于视网膜

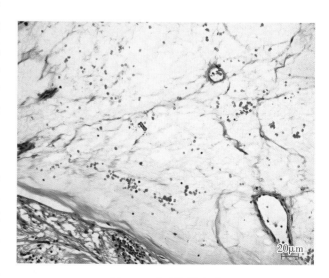

图2-9　玻璃体增生膜
增生膜由玻璃体皮质、梭形细胞和血管共同组成

表面、后面,也可进入玻璃体内。

这些细胞常需要免疫组织化学染色来鉴定。增生膜的间质主要是大量胶原纤维,直径 20~50nm,主要是由细胞成分生成。间质中还有一些蛋白质,其中重要的有纤维粘连蛋白(fibronectin)。成熟的增生膜细胞成分少而间质成分多,有的增生膜还有显著的炎症细胞且伴有其他部位的炎症浸润。

四、玻璃体炎症

玻璃体炎症可以分为感染性炎症与非感染性炎症。大多数玻璃体炎症都是由于视网膜或葡萄膜炎症导致的被动受累。

(一)感染性玻璃体炎症

正常玻璃体无血管,存在血 - 玻璃体屏障,而且是一个良好的培养基,因此,一旦感染,病程发展迅速,治疗不及时常可导致严重后果。感染源可为内源性的,即病原微生物由血流或淋巴进入眼内,或其他部位感染波及眼内,或者由于免疫功能抑制、免疫功能缺损而感染。如细菌性心内膜炎、肾盂肾炎等引起的玻璃体的细菌性感染。长期使用免疫抑制剂的病人或肿瘤化疗病人,或大量使用广谱抗生素后常发生病毒性或真菌性感染,常见为白色念珠菌。外源性感染可见于内眼手术后或眼球破裂伤和眼内异物[2]。细菌、真菌、病毒或寄生虫等均可导致玻璃体炎症。

(二)非感染性玻璃体炎症

以前部葡萄膜非肉芽肿性炎症最为多见。临床上所见前部玻璃体的"雪球"样改变是由许多小的白色渗出物所构成,"雪球"包含浓缩玻璃体、单核细胞、胶质细胞、睫状体的无色素上皮细胞、组织细胞及直径为 24nm 的胶原纤维。偶尔还有纤维样细胞存在。

五、玻璃体积血

正常玻璃体没有血管,病理状态下其血液均来自周围病变组织,出血进入玻璃体腔称为玻璃体积血(vitreous hemorrhage)。其病因可以是全身疾病在眼部的表现,如糖尿病视网膜病变、高血压性视网膜病变、白血病等,也可以是眼部病变所引起的,如眼外伤、眼部手术、视网膜血管阻塞、老年黄斑变性等。

少量的玻璃体积血易于吸收,而且多半无后遗症发生;大量出血则吸收困难。当视网膜缺血性疾病进入增生期,新生血管增生组织可通过没有脱离的玻璃体皮质长入胶原层,可引发后部玻璃体劈裂,形成特殊和复杂的玻璃体形态特征。北京同仁医院眼科翁乃清等[3]分析 74 例(79 只眼)视网膜血管炎、视网膜静脉阻塞、增生性糖尿病视网膜病变所致玻璃体积血患者,均有不同程度的玻璃体后脱离。积血积聚于玻璃体后皮质前称玻璃体积血,局限在玻璃体后皮质和视网膜内界膜之间称为玻璃体后积血,如果积血在有玻璃体后脱离腔称为血池,在玻璃体皮质劈裂腔内称血袋。玻璃体内可有胆固醇结晶沉着,血色素沉着。有时红细胞会发生变性,形成血影细胞(ghost cell),这些变性的细胞可以阻塞房角引起血影细胞性青光眼。反复的玻璃体积血可以引起玻璃体内的增生反应,形成有新生血管的纤维血管性增生膜,从而可以引起再次大出血,或者视网膜裂孔,甚至视网膜脱离。如不能得到及时治疗,晚期会出现并发性白内障及眼球萎缩。

六、玻璃体混浊

玻璃体腔内出现任何不透明体,如炎性细胞、渗出物、出血后的血细胞及其分解产物、坏死的组织细胞、色素颗粒、异物等,均可导致玻璃体混浊,轻者引起飞蚊症,重者引起不同程度的视力障碍。

按病因可分为三类。

1. **先天性**　为胚胎发育时的异常残留物,如玻璃体动脉残留等。

2. **内因性**　由玻璃体变性引起,如老年性玻璃体混浊、近视性玻璃体混浊、星状玻璃体变性等。

3. **外因性**　引起严重玻璃体混浊的主要原因是外来物质的侵入,如玻璃体积血、感染性眼内炎、炎性玻璃体混浊、硅油残留[4]及异物、肿瘤细胞、寄生虫等引起的玻璃体混浊。其中炎性玻璃体混浊以葡萄膜炎为常见,虹膜睫状体炎引起的玻璃体混浊多位于前部玻璃体,而脉络膜和视网膜炎症则主要影响后部玻璃体。在周边部葡萄膜炎和结节病中,玻璃体混浊呈雪球状堆积于玻璃体下方。

玻璃体混浊做 B 型超声波检查能显示在玻璃体液性暗区内出现强弱不等、形态各异、位置及后运动不一的高回声斑点、条索、团块或密集点状。各种玻璃体混浊又各有其特征,因此临床上,在屈光间质不清时,利用 B 型超声波检查有较大帮助(图 2-10)。

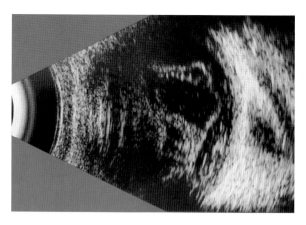

图 2-10　B 型超声波检查

玻璃体腔内不规则高回声,显示玻璃体混浊(刘文提供)

七、玻璃体异位

机械性眼外伤可引起玻璃体异位(ectopic vitreous)。常见有四种情况:①疝塞瞳孔,见于无晶状体眼和晶状体脱位病例;②脱入前房;③从眼球伤口或手术切口脱出;④脱入视网膜下。

八、先天性玻璃体异常

受各种因素影响,玻璃体在胚胎发育时期出现原始玻璃体血管成分残留、结缔组织增生及纤维血管组织过度生长等,均可导致玻璃体的发育异常。次级玻璃体的发育异常尚未明了,多与遗传或变性有关。第三玻璃体发育异常则表现为晶状体悬韧带发育不良。

(一)永存原始玻璃体增生症

永存原始玻璃体增生症(persistent hyperplastic primary vitreous,PHPV)为胚胎期原始玻璃体未正常消退所致,并在晶状体后面异常增生。晶状体后方有大量血管性中胚层组织增生,有时可伴有脂肪或软骨化生。

轻度永存原始玻璃体增生症如果视轴上屈光间质透明,无需手术治疗,对有晶状体混浊及增生纤维膜者需行玻璃体切除术,可切除混浊的晶状体和晶状体后增生纤维膜,可以帮助恢复视力和保存眼球。

(二)玻璃体动脉残留

原始玻璃体的血管成分主要包括玻璃体动脉主干、分支和晶状体血管膜,胚胎发育到 8 个月左右,这些成分可完全退化消失。如果不退化或者退化不完全,则形成玻璃体动脉残留。由于发育阶段受到影响的程度不同,可表现为完全残留和不完全残留。玻璃体动脉残留对视力影响不大,无需治疗,但某些残留若影响外界光线进入视网膜黄斑区。影响中心视力发育,可考虑行玻璃体切除术。

1. 玻璃体动脉完全残留　从视乳头到晶状体后面的玻璃体前界膜,乍看上去像是附于晶状体后囊上,残留的动脉在晶状体后方玻璃体内呈索条状、扇状或漏斗状的灰白组织,并可随眼球转动而往返运动,其中的动脉可完全闭塞,也可含有血液。

2. 玻璃体动脉不完全残留　有两种表现:①前部玻璃体动脉残留:玻璃体动脉的前部分支常残留于晶状体后表面,一般在晶状体后极鼻侧偏下方附近玻璃体,为灰白致密、直径约 1.5~2mm 大小的圆点,与晶状体后囊相接触。这种残基又称为 Miterdort's dot(Miterdort 斑),多无临床意义。如果动脉残留基较大时,可影响晶状体后部纤维的发育,引起自内障。②后部玻璃体动脉残留　在视乳头上的玻璃体动脉起始部和神经胶质细胞团组成原始上皮乳头(Bergmeister papilla)。在正常情况下,这些组织在出生前就消退,视乳头生理凹陷的深浅就取决于这些组织的吸收程度。如果这些胶质组织在出生后不消退,并在视乳头附近形成巢状胶质组织,就形成了后部玻璃体动脉残留,即永存性原始上皮乳头。轻者在视神经表面形成细小的白色混浊斑或细小的胶质囊肿,重者可在视乳头前形成纱幕状胶质增生。

(李燕　李永平)

参 考 文 献

1. 刘文.视网膜脱离显微手术学.北京:人民卫生出版社.2007:6-14.
2. Ding Y,Lin M,Liu H,et al. Outcomes of post-cataract surgery endophthalmitis referred to a tertiary center from local hospitals in the south of China. Infection. 2011;39:451-460.
3. 翁乃清,魏文斌,朱晓清,等.玻璃体积血的形态结构与玻璃体后脱离的图像特征.中华眼科杂志.2001;37:425-426.
4. 钟秀风,李永平,林健贤,等.眼内硅油填充术后硅油相关并发症的组织病理及超微结构观察.中华眼科杂志.2005;41:31-36.

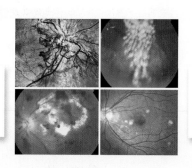

第三章
视网膜的生理

视觉功能是一个极其复杂的生理过程,视网膜作为感光组织起着重要作用。视网膜是眼球的感光部分,在眼球壁的最内层,它衬在虹膜和睫状体的部分称为视网膜盲部,无感光细胞,衬在脉络膜内面的部分称为视网膜视部。人眼视网膜厚度约0.1~0.5mm,由十层细胞组成,除了视网膜色素上皮(retinal pigment epithelium,RPE)层外,其余9层均为透明细胞层,外界光线通过屈光间质,经视网膜内界膜,穿过透明的细胞层,直接到达光感受器层,被分布在光感受器外节膜盘上的感光色素吸收。本章重点阐述视网膜的生理功能[1-6]。

一、视网膜的透明性

视网膜的透明性与其组织结构有关,视网膜内5层除血管呈红色不透明外,其他部位均透明;视网膜外5层没有血管。黄斑区中央有一无血管区且只有5层结构更有利于光线直接进入。

视网膜的透明性也与血-视网膜屏障和视网膜的正常代谢密切相关,一旦血-视网膜屏障破坏或代谢异常将导致视网膜混浊和病变,影响视网膜的正常生理功能。由于血-视网膜屏障的存在,视网膜的物质有其特殊的转运方式。

视网膜的物质转运有三种形式:被动转运、主动转运、膜动转运。

1. 被动转运(passive transport) 属于细胞膜不变形的通透性转运,分为单纯扩散(diffusion)和易化扩散(facilitated diffusion)。①单纯扩散为非特异性膜转运,当物质转运时按细胞膜两侧溶质的浓度差,也即电化学势能差,由浓度高的一侧向浓度低的一侧扩散。其转运速度与浓度差正相关。单纯扩散转运物质又分两种情况,一种是在脂质中溶解而进行扩散的脂溶性物质,另一种是通过膜上存在的非特异的小孔进行扩散的分子量极小的物质,如氨基酸、尿素、糖等中性物质可通过这种方式转运,大分子则不能通过。视网膜血管内皮细胞和RPE细胞的被动转运能力有限,荧光素钠、辣根过氧化物酶等不能通过血-视网膜屏障进入视网膜;②易化扩散是指那些不溶于脂质,或溶解度很小的物质也能由膜的高浓度一侧向低浓度一侧较容易地移动,这种有悖于单纯扩散基本原则的物质转运,是在膜结构中一些特殊蛋白分子的"协助"下完成的。易化扩散又分为由载体介导的易化扩散和由通道介导的易化扩散两种,载体蛋白质有较高的结构特异性,且载体介导的易化扩散有饱和现象和竞争性抑制现象。视网膜毛细血管有葡萄糖和氨基酸载体,当静脉注射D-葡萄糖和L-葡萄糖之后,视网膜组织优先摄入D-葡萄糖,说明视网膜毛细血管和RPE有D-葡萄糖载体。

2. 主动转运(active transport) 是指细胞通过本身的某种耗能过程,将某种物质的分子或离子由膜的低浓度一侧移向高浓度一侧的过程。主动转运存在于血-视网膜屏障细胞。如镁离子浓度在后玻璃体中最高,存在于视网膜细胞外液中,但它可通过主动转运,逆两侧浓度差跨过血-视网膜屏障而流入。反之,钾在后房和玻璃体前部眼内液中浓度高,但在无晶状体眼,玻璃体钾离子浓度明显低于血浆透析液值,提示钾离子经血-视网膜屏障主动转运出玻璃体。荧光素分子在眼内的运动也是呈主动转运的方式。当静脉内注射荧光素时,用荧光光度计几乎测不到正常眼玻璃体的荧光素量;但将荧光素注入正常眼玻璃体之后,用荧光光度计测量,从晶状体后面至视网膜表面玻璃体荧光素浓度呈梯度降低。说明荧光素通过主动转运跨过整个视网膜和视网膜血管壁而运走,且不受血液中荧光素高浓度的影响。

3. 膜动转运(cytotic transport) 是指通过细胞膜形态的变化而进行的大分子物质转运。尽管细胞膜磷脂双分子层和膜的载体能使小分子通过,但像蛋白质那样的大分子则不能通过,因此细胞对这些大分子物质或固态、液态的物质团块通过出胞和入胞进行转运。这是生物膜的转运功能中最复杂的形式,也叫吞吐过程(cytosis)。如所摄入的物质直径大于 $1\mu m$,光学显微镜下可见时,称为吞噬作用(phagocytosis),如摄入的物质直径小于 $1\mu m$ 则称为胞饮作用(pinocytosis)。视网膜毛细血管内皮细胞中有很多囊泡,是由细胞膜内陷,包围大分子物质形成的,在血管的管腔面和基底膜面均可见到。在毛细血管动脉端、管腔面液体和其他营养物质可被摄入囊泡中,穿过细胞到基底膜面释出。在毛细血管静脉端则相反,将代谢产物从基底膜面吸入管腔。故血管内皮细胞主动转运物质的方向是双向的。RPE 的功能类似一生物性滤膜,在视网膜神经上皮层和脉络膜之间进行运输和形成屏障。RPE 细胞顶端微绒毛每天卷入光感受器外节膜盘及代谢产物,吞噬、消化并从基底膜排出。而基底膜有许多内褶,从脉络膜毛细血管吸入很多营养物质,运输至视网膜神经上皮层,通过膜动转运进行新陈代谢。当胞饮活动增加时可导致血 - 视网膜屏障破裂。

二、视网膜的内外屏障

血 - 视网膜屏障(blood retina barrier,BRB)是视网膜组织生理的一个重要组成部分。屏障对物质有选择性地通透,使许多物质进出视网膜受到限制,对于维持视网膜的透明性、维持视网膜的正常代谢和视网膜的感光功能是必不可少的。

血 - 视网膜屏障的通透性分为内向通透性和外向通透性,前者是指物质经屏障进入视网膜,后者是指视网膜内物质经屏障到达视网膜毛细血管腔或脉络膜组织。正常情况下,内向通透性明显低于外向通透性,这是维持视网膜内环境稳定所必需的。血 - 视网膜屏障由内屏障和外屏障组成。

1. 内屏障　属内皮型屏障,由视网膜毛细血管内皮细胞及其连接组成。视网膜毛细血管具有严格的选择性通透作用,在内皮细胞之间由上皮栏(terminal bars)连接,其分为粘连小带和闭锁小带,后者位于近管腔侧,非常短,前者为上皮栏的大部分。但闭锁小带是内皮屏障的重要部分,因为 HRP(horseradish peroxidase,辣根过氧化物酶)可通过粘连小带,但不能越过闭锁小带。除了内皮细胞之间的紧密连接以外,视网膜毛细血管壁形态和功能的不对称性也是产生屏障作用的因素。形态上的不对称性是指内皮细胞内大量胞饮小泡分布不对称,多集中于胞浆的远管腔侧,这可能是功能不对称性的基础。功能不对称性是指单向主动运输作用,正常情况下,血管内蛋白质等通过胞饮作用向组织运输处于极低水平,而组织内物质很容易通过胞饮作用进入毛细血管腔。

2. 外屏障　属上皮型屏障,为 RPE 细胞及其连接,RPE 能有选择性地透过水、电解质和其他必须物质。RPE 细胞之间由上皮栏连接,它包括顶部的缝隙连接、中部的闭锁小带和底部的粘连小带,其中闭锁小带在外屏障作用中最为重要,已测到闭锁小带的跨 RPE 的高电阻($350\sim600\Omega/cm^2$),这是防止血液成分从 RPE 细胞间的间隙中进入到视网膜神经纤维层的部位。而缝隙连接对屏障功能的作用很小,它代表低电阻通路,在缝隙连接中,内径约 1nm 的微小细胞间的管道连接起来,离子和小分子在允许的情况下可以通过这些管道,成为细胞之间传递信息的通道。粘连小带在屏障通路上的作用也很小。RPE 基底部有许多内褶以利于物质交换。RPE 除了作为视网膜的选择性通透屏障外,还能主动运输各种离子、分子和液体,Na^+ 和 Ca^{2+} 经 RPE 顶部被主动运输进入视网膜,而 Cl^- 经 RPE 基底膜被主动运输到脉络膜,这些离子的运输伴有水分子的移动。RPE 泵对调节视网膜下和外层视网膜液体量及其组成、维持视网膜与 RPE 的贴附有重要作用。

除 RPE 细胞外,Bruch 膜(玻璃膜)类似于血管基底膜,对某些大分子形成屏障。脉络膜毛细血管内皮细胞为窗孔型,细胞膜有许多孔洞,故很多大分子物质可以自由出入脉络膜毛细血管。但有研究提示脉络膜毛细血管内皮细胞存在机能性的细胞表面电荷屏障(cell surface charge barrier)。有人利用辣根过氧化物酶和微过氧化物酶注入豚鼠或大鼠静脉后,发现辣根过氧化物酶很快穿过脉络膜毛细血管进入其周围组织,而微过氧化物酶注射后光镜下未见到脉络膜毛细血管周围组织着色。用电镜观察到经相当长时间始见脉络膜血管周围有很轻着色。辣根过氧化物酶比微过氧化物酶分子大,为什么反而容易通过脉络膜毛细血管壁?因为辣根过氧化物酶带正电荷,脉络膜毛细血管表面带负电荷,故辣根过氧化物酶分子虽大,由于电荷相吸反而易于通过血管壁。而微过氧化物酶与血管内皮表面负电荷彼此排斥,难于接近血管壁,故不容易通过。总之,脉络膜毛细血管病变可直接影响 RPE 屏障,故可将其看作是外屏障复合体成分的一部分。

三、视网膜色素上皮的结构及生理功能

RPE 层是由单层含色素上皮细胞所构成,细胞呈六角形,排列整齐。在细胞内,细胞核位于基底部,线粒体也密集在基底部。RPE 细胞内有两种色素颗粒存在,一种为黑色素(menlanin),位于细胞顶部,另一种为脂褐质(lipofuscin),位于细胞基底部。整个眼底 RPE 的形状略有不同,黄斑区的 RPE 细胞比较高和窄,而周边区 RPE 比较扁平和伸展,常常为双核的细胞。周边部 RPE 细胞内黑色素含量较高,往后极部逐渐减少,但在黄斑中心凹处又有所增加。RPE 细胞基底部有很多皱褶,附着在 Bruch 膜上,细胞的侧面细胞间连接为粘连小带(zonula adherens)和顶部的闭合小带(zonula occludens)形成的紧密连接组成,能够阻止脉络膜血管正常漏出液中大分子物质进入视网膜,起到视网膜外屏障或称视网膜 - 脉络膜屏障的作用。上皮细胞顶部朝着视锥视杆的方向伸出许多长度不同的微绒毛,部分微绒毛细长,延伸至光感受器之间的间隙,部分微绒毛粗短,包绕在视锥视杆的外节,形成光感受器外节的鞘。RPE 在视网膜中有重要的生理功能[7]。

1. 对视网膜神经纤维层的生理黏附功能　RPE 对于视网膜神经上皮的黏附起着重要作用。它通过保持视网膜下空间的脱水状态而主动维持和视网膜的黏附状态。RPE 细胞通过 Na^+-K^+ 泵主动转运离子及继发性转运 HCO_3^- 而将视网膜下腔的水分转运出去。此外,位于 RPE 细胞顶部膜上的神经细胞黏附分子(neural cell adhesion molecule,N-CAM)可能也对视网膜和 RPE 间的黏附有作用。除了离子泵的作用以外,RPE 细胞顶部的微绒毛也对视网膜感觉神经元起到一种保护作用。

2. 吞噬光感受器外节膜盘[8]　RPE 细胞最重要的功能之一就是吞噬和降解视网膜光感受器外节盘膜的作用,这种吞噬作用在一些种属中按生理节律进行,白天比黑夜旺盛。吞噬过程是一个复杂的多步骤过程,主要包括三个步骤:①RPE 识别和黏附光感受器外节膜盘,这是由受体 - 配体介导的 RPE 顶部的微绒毛和脱落的光感受器外节膜盘之间的连接反应,光感受器外节膜盘上识别配体的特性尚不清楚,可能是视紫质或糖肽等物质;②光感受器外节膜盘被吞噬入 RPE 细胞内并形成吞噬小体;③吞噬小体的降解。吞噬小体形成后和溶酶体互相作用,溶酶体内的酶将光感受器外节膜盘降解为小分子物质。被吞噬后消化的物质有些可能再用于感光细胞,有些经玻璃膜运出,有些不能消化或消化很慢的物质则存在细胞内,呈细小的荧光性色素颗粒,即脂褐质。RPE 脂褐质的量与年龄有关,到老年时脂褐质的量可超过黑色素。最近研究表明,RPE 的吞噬功能需要 PKC(protein kinase C)信号通路的激活,以及 Mertk 受体的激活来驱动 Myosin Ⅱ 的功能,才能启动吞噬功能[9,10]。

3. 血 - 视网膜屏障　见本章第二节视网膜的内外屏障。

4. 黑色素颗粒对光的吸收作用　RPE 含有丰富的黑色素颗粒,成人 RPE 细胞的黑色素颗粒位于细胞的顶部。黑色素颗粒能减少光散射和阻止光通过巩膜吸收,以形成一个能被视网膜接收的良好图像。黑色素还能吸收辐射的能量(包括可见光和紫外光谱),以消除热能。吸收光谱和辐射能量的吸收由黑色素的聚集程度和氧化还原状态来调节。此外,黑色素还能结合有氧化还原活性的金属离子,使它们失去活性状态,这样就能阻止这些潜在的光敏剂对视网膜的氧化损伤作用。在强烈的氧化作用下,RPE 的黑色素颗粒发生的结构和功能的改变可能会导致其抗氧化功能的丧失。

5. 转运物质的功能　转运物质是 RPE 的重要功能之一。外层视网膜的营养,主要来自脉络膜血液循环系统的供给,由脉络膜毛细血管带来的营养物质和氧等通过玻璃膜、RPE 转运到外层视网膜(主要是外 5 层),而外层视网膜的代谢产物和二氧化碳也是经 RPE 以相反路径到达脉络膜毛细血管。因而,RPE 是物质交换的中转站,为了充分进行物质交换,RPE 的基底膜有很多皱折,以增加细胞的表面积。在 RPE 细胞 Na^+、K^+-ATP(三磷腺苷)酶位于 RPE 细胞顶部的细胞膜,与 ATP 酶相连的细胞骨架蛋白也位于细胞顶部,而大多数其他上皮细胞这些酶及相应的细胞骨架蛋白则位于细胞底部。这说明 RPE 的物质转运功能主要位于细胞顶部的微绒毛和细胞基底部的皱折部位。在 RPE 细胞的基底部和侧面的细胞膜上有许多从脉络膜毛细血管向视网膜转运营养物质的受体,比如维生素 A 及其连接蛋白。从视网膜向脉络膜毛细血

管转运水和代谢产物对于保持视网膜的营养、维持眼内压、保持视网膜与 RPE 之间的黏附都有重要作用。在 RPE 顶部，Na$^+$、K$^+$-ATP 酶控制了钠离子和钾离子的流量，因而保持了这些离子在光感受器之间基质的适当平衡，从而建立了影响其他分子转运的膜电位。

6. 免疫功能　RPE 位于全身血液循环和视网膜神经上皮层之间的关键界面上，因此，其部分作用就是局部免疫反应调节剂。在正常眼，免疫抑制机制包括 RPE 提供的被动屏障和主动分泌免疫抑制的细胞因子，如转化生长因子 -β（TGF-β）。在炎症反应存在时，RPE 可以抑制炎症介质的活动。RPE 细胞能主动分泌肿瘤坏死因子 -α（TNF-α）受体，它能主动抑制局部 TNF-α 的活动，因此，能减少组织在炎症中的损伤。尽管 RPE 和抗原呈递（antigen-presenting）细胞有很多共同特征，它们通常情况下却不会引起抗原特异性 T 细胞增生。但在某些情况下可能会改变，比如，静止的 RPE 细胞不表达主要组织相容性复合物（major histocompatibility complex，MHC，即能引起强烈而迅速排斥反应的复合物）类抗原（HLA-DR），但用干扰素 -γ（IFN-γ）刺激后就会导致这些细胞表面分子的迅速上调，这个作用能被 TGF-β 抑制。如果血 - 视网膜屏障被破坏，就会激活 CD$_2$（cluster of differentiation，CD，白细胞分化抗原）介导的 T 细胞激活通路，通过 RPE 细胞表达 CD$_{59}$ 和 CD$_{48}$（同上，一种膜蛋白）导致非抗原特异性的淋巴细胞浸润。最近，研究显示 RPE 能表达 Fas 配体（Fas ligand，Fas 分子的配体，与受体 Fas 结合后启动死亡信号转导，使表达 Fas 的细胞发生凋亡），这种表达可能会启动淋巴细胞激活的凋亡过程。

7. 生长因子和细胞因子　RPE 细胞能以自分泌和旁分泌的形式分泌很多种细胞因子和生长因子，这些因子可以作用于自身细胞或邻近的 RPE 细胞，及邻近的光感受器细胞或脉络膜细胞。RPE 细胞只有在激活后才会分泌大量化学因子和炎症性细胞因子。体外研究显示 RPE 细胞能表达肝细胞生长因子（hepatocyte growth factor，HGF）及其受体[11]，研究表明 HGF 可能是视网膜外屏障的重要调节剂。研究显示 RPE 细胞能表达 TGF-β2、碱性成纤维细胞生长因子（basic fibroblast growth factor，bFGF）、酸性成纤维细胞生长因子（asic fibroblast growth factor，aFGF）、成纤维细胞生长因子 5（fibroblast growth factor，FGF-5）及血小板衍生生长因子 -A（platelet derivative growth factor-A，PDGF-A）以及它们相应的受体。RPE 产生的 TGF-β 具有多种效应，包括维持局部抗炎状态，抑制细胞增生，刺激吞噬作用等。FGFs 能增强 RPE 细胞的增生和迁移，但是，bFGF 可能起着促进 RPE 细胞生存的作用。RPE 还表达血管内皮生长因子（VEGF）及其受体，然而，静息状态的 RPE 或者不表达 VEGF，或者表达量极低。

8. RPE 的激活　在外伤或微环境的某些改变时，RPE 细胞不会在原位增生，而是脱离原来的位置，迁移和增生[12]，获得巨噬细胞样或成纤维细胞样的形态。这些形态和功能的改变和基因表达的改变密切相关，可以被称作激活。激活事件包括物理损伤使 RPE 细胞环境改变，眼内出血，血 - 视网膜屏障的破坏，炎症细胞浸润，细胞外基质成分的改变，脉络膜循环的改变等。激活 RPE 细胞的介质包括玻璃体、细胞外基质的成分，比如纤维连接素、TGF-β，及血源性物质如凝血酶、PDGF，巨噬细胞或淋巴细胞起源的炎症因子 TNF-α、IFN-γ、白细胞介素 -I（interleukin-I，IL-I）等，玻璃膜上的堆积产物或疣，或缺氧状态也是激活因素。主要通过激活很多细胞因子、生长因子和细胞表面的整合素受体，这些介质单独或共同作用导致 RPE 细胞基因表达、细胞表型及功能的改变。体外研究显示，在体外三维胶原基质中培养的 RPE 细胞具有成纤维细胞样的形态，而在富含纤维连接素的两维表面培养的 RPE 细胞则形成巨噬细胞样的形态。用细胞因子 TNF-α 或 TGF-β 刺激后可以看到 RPE 细胞表面某些整合素受体表达水平的改变，从而导致其对培养基黏附能力的改变。用很多因子包括 PDGF、TNF-α、VEGF 及胰岛素样生长因子（insulin-like growth factor，IGF）刺激后 RPE 细胞就会发生增生。RPE 细胞迁移是一个复杂的现象，包括细胞黏附、伸展、趋化现象和蛋白溶解过程。包括 PDGF、VEGF、TNF-α 的几种细胞因子及某些细胞外基质成分可以刺激 RPE 细胞迁移。激活的 RPE 细胞还可以表达与白细胞黏附和浸润有关的分子包括 CD$_{45}$、CD$_{48}$、CD$_{54}$、CD$_{59}$、CD$_{68}$ 及细胞间黏附分子（intercellular adhesion molecule-1，ICAM-1）等。研究表明 Ras/Raf/MEK/ERK 信号通路在控制 RPE 细胞增生方面起着关键作用。

9. 储存和参与维生素 A 的代谢　视黄醛是感光色素的重要组成部分，它来自于视黄醇（retinol，Vitamin A），血液中的全反 - 视黄醇（t-retinol）首先与从肝脏中分泌出来的血浆视黄醇结合蛋白以 1：1 相结合，尔后，此结合物再与前白蛋白（prealbumin）相结合，构成足够大的分子量物质，以免在运输过程中被滤过,当到达 RPE 时,被细胞基底膜和侧膜上的视黄醇结合蛋白受体所接受,并释放出全反 - 视黄醇进入 RPE 细胞,再供给光感受器。过多的视黄醇,则被酯化并储存在 RPE 中,一旦需要时,则视黄醇酯又可转变成视黄醇或不转换,仍以视黄醇酯形式进入光感受器外节。

四、感受器的物理特性、生理功能及再生过程

光感受器位于 RPE 层的内面,根据其结构特点由外到内分为 4 部分(图 3-1):视锥视杆层外节、视锥视杆层内节、细胞核、突触。视锥视杆层位于外界膜以外,由粗的内节、细的外节及内外节之间的连接部所组成。视锥外节呈圆锥形,视杆外节呈圆柱形。视锥视杆外节均由一系列堆积起来的圆盘所构成,圆盘周围为细胞膜所包绕。每个圆盘是由单位膜包绕而成的盘状结构,其内为一窄的扁平腔隙。连接部为细长的收缩部,由连接纤毛、纤毛周围的细胞质及细胞膜所构成,起稳定作用。视锥视杆内节均由外部的椭圆体及内部的肌样体(myoid)所组成,椭圆体由连接部与外节相连接。椭圆体内有相当多的线粒体,及糖原、神经小管、游离核糖体等,肌样体内有许多排列不规则的滑面内质网、粗面内质网、少量线粒体等。光感受器细胞核和少量细胞质组成视网膜的外核层。在黄斑中心凹处,外核层最厚,有 10 层细胞核,且均为视锥细胞核,越向周边部,细胞核层次减少。视杆细胞核呈圆形或略呈椭圆形,常可看到一个核仁。视锥细胞核也略呈椭圆形,比视杆细胞核大,且靠近外界膜。

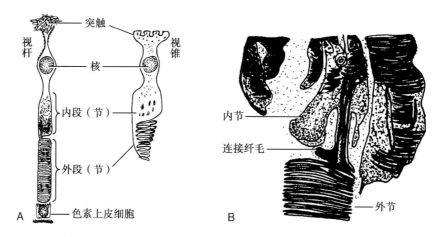

图 3-1　视锥、视杆细胞结构示意图
A. 显示视锥、视杆细胞均由光感受器、细胞核及轴突构成;B. 显示视杆细胞
连接部的连接纤毛

光感受器的一个重要特性就是它的自我更新。视蛋白在视杆细胞内节合成,通过连接部转送到外节的基部,在基部生成的视蛋白结合到最基底的膜盘中,一旦视蛋白存在于膜盘中,11- 顺 - 视黄醛被加入以形成光敏感光色素。

目前研究认为,基底部膜盘的新生最可能的就是从高尔基器中派生出来的囊泡(vesicle),囊泡含有视蛋白和类脂,位于光感受器的内、外节连接纤毛周围,与此处的细胞膜融合,在细胞膜表面积增大时,外节基部的细胞膜弯曲内陷,并发生膜外翻到细胞外的空间,形成似“开放的膜盘”,这种“开放的膜盘”逐渐生长,当长到一个成熟膜盘大小时,细胞膜自身融合,膜盘与细胞膜分离,成为游离 - 可移动的膜盘。外节膜盘的更新速度与动物种类有关,哺乳动物更新较快,一般 9~13 天完成外节的全部更新。鼠的视网膜主要为视杆细胞,每天光照后脱落 100 个膜盘(约外节长度的 1/10),两栖动物的更新率与体温有关,在 24~25℃,一般 40 天内全部更新外节。由于很难得到好的视锥细胞材料进行生化分析,视锥细胞外节的更新情况不如视杆细胞了解得详细。

与膜盘更新相关的是外节顶端的膜盘脱落。研究表明,鼠的 RPE 中吞噬体的量与光照周期有关,最少量的时间是在早上,即动物刚开始受光照时,最大量的是在光照后 1~3 小时。如果 24 小时光照,则节律性的脱落消除。但也发现在恒定暗环境中 3 天的动物,也还有外节的脱落。而在蛙的实验中发现,在正常

每日光照下,约 20%~25% 的蛙的视杆细胞将脱落一个顶端。如果遮盖蛙的一个眼,对侧眼给予每日周期性光照,则光照眼可见视杆细胞外节顶端的脱落现象,而对侧眼无此现象。

五、视网膜的突触结构

人的视网膜具有共同的基本突触结构。视网膜的五类主要神经元之间形成两个突触(synapses)层,即外网状层和内网状层。视觉信息传递的主要通路是:光感受器→双极细胞→神经节细胞→高级神经中枢。就每一个光感受器细胞来说,它又可激活很多双极细胞,一个双极细胞又可激活很多神经节细胞。因此,光刺激效应在其垂直方向传导过程中,又可有水平方向的扩散。水平细胞和无长突细胞则分别在外网状层和内网状层起着横向信息的整合作用,这样就构成了视网膜各神经元在信息传递过程中的复杂性。

视网膜的突触类型可分为化学突触和电突触,化学突触的电信号在突触处是以化学物质为中介,从突触前传递到突触后,不能逆向传递,按其传递的结果可分为使突触后膜兴奋或兴奋性上升的兴奋性突触,和使突触后膜兴奋性下降的抑制性突触。视网膜的化学突触主要有三种:常型突触、带型突触、基部连接。电突触又称为缝隙连接,在结构上虽然也是由突触前膜、突触后膜和突触间隙三个成分构成,但与化学突触不同的是,其突触前膜和突触后膜无结构分化,成为双向传递的基础。电突触在突触间隙处两神经元细胞膜间的距离由通常的 20nm 变成 3.5nm。此外,电突触的间隙不仅如此窄小,还有多条排列整齐的、长约 15nm 的缝隙连接通道(gap junction channel)将两侧突触膜连接起来。这种横穿两侧突触膜的通道为电突触所特有。

总之,由于视网膜的结构特点,光感受器的信息在垂直方向向内传递的同时,又有侧向的扩散。外网状层内水平细胞的树突和光感受器及双极细胞均有突触连接,形成三分体式突触,使信息向内传入双极细胞,向侧方传给水平细胞。来自双极细胞的信息在垂直方向上传入内网状层,在此双极细胞的轴突和神经节细胞及无长突细胞形成突触连接,而后者又和水平细胞一样,以旁路方式向侧方传递,使双极细胞的传入信息扩散到很多神经节细胞,同时也将很多双极细胞的传入信息集合至一个神经节细胞,这样就形成了神经节细胞对光斑的中心 - 外周(centre-surround)系的反应特征。

六、黄斑及其生理功能

黄斑(macula)位于后极部视网膜,视乳头颞侧 3~4mm,水平线下 0.8mm 处,直径约 1.5mm,为黄色轻度凹陷区域。黄斑中央约 350μm,此处与光感受器相联系的双极细胞和神经节细胞,均被挤到这个区域的周围,因此这个区域特别薄。在黄斑的中央是中心小凹,此处只有视锥细胞。黄斑在视网膜中有其非常特殊的功能,主要是辨别物体的颜色、精细形态、明亮程度及探测物体的距离和追随物体的运动等。

黄斑部有其独特的组织学特点及相应的生理功能。

1. 在中心凹处,视网膜内层逐渐变薄,形成倾斜面,在中心凹处视网膜厚度仅为 0.37mm,中心小凹更薄,仅为 0.13mm。在中心小凹的底部,光感受器直接暴露于表面,分布着高度密集的纯视锥细胞,其密度达到每平方毫米有 15×10^4 个细胞,这为高锐利的视敏度创造了条件,此处的视锥细胞细而长,大约 70μm 长,顶部宽 1μm,底部宽 1.5μm。

2. 在中心凹处,每一个光感受器细胞与一个双极细胞相连接,一个双极细胞与一个神经节细胞相连接,另外,视乳头黄斑束的神经纤维几乎占视神经的全部纤维的一半,这样将吸收光线所引起的反应很快地传导,并且,同时进行信息处理,达到较大程度的信息加工,所以,中心凹处视敏度高,成像清晰。

3. 在中心凹内有一无血管区(fovea avascular zone),这样可以避免血管阻挡对成像的影响,达到保持最佳功能状态。无血管区的面积与年龄有一定的关系,随年龄的增大而扩大。

4. 黄斑区的微循环研究表明中心凹区毛细血管由 4~6 支动、静脉支吻合而成,向外扩展,在中心凹旁有 8~12 支小动脉和小静脉组成。视网膜毛细血管构成的血管网形成很多网孔,在接近中心小凹的最内三层网孔是由单层微血管组成,网孔越近中心小凹处越大。这样的结构既保证黄斑区的血液供给,也减少血管对成像的阻碍。

5. 黄斑区含有较多量的叶黄素(xanthophyll),呈暗红色和褐色,此处的 RPE 细胞较瘦高,一般高

11~14μm,且 RPE 细胞内的色素含量比其他部位致密,所以黄斑部颜色较深,这样也有利于对光线的吸收。

6. 在黄斑中心凹处没有内网状层,视网膜内核层在黄斑部附近逐渐增厚,在中心凹附近又逐渐变薄,最后消失。在视网膜大部分区域,神经节细胞仅为一层,在后极部逐渐增厚,至黄斑部增加到 8~10 层,向中心凹方向,神经节细胞又逐渐减少,中心凹部神经节细胞完全消失。这样形成的中心凹的倾斜面可以避免光线的吸收和弥散。

七、光的适应性

当外界光线进入眼内刺激视网膜的光感受器后,光感受器内将产生一系列物理、化学变化,并随之产生电位变化,这个电位变化通常称之为感受器电位(receptor potential)。这个电位经过双极细胞等的传递,可使神经节细胞产生脉冲信号,此信号通过视神经、视放射传至视觉中枢,在视觉中枢整合后产生视觉[2,13-15]。

人类和其他动物都具有神奇的视觉能力,即他们都能看到从 1 千万到 1 个光子强度的范围。对光的这种大范围适应能力主要取决于视网膜功能。通常情况下,瞳孔对这种光的适应性起到一小部分作用,即当背景光线增强时瞳孔就会缩小从而减少到达视网膜的光亮度。然而,这种作用是有限的,对于光产生适应现象的主要机制在于视锥细胞的功能,当周围光亮度增加时视网膜对光的敏感度下降,从而阻止了相应的视网膜神经元的饱和和负担过重的现象,这种功能在视锥细胞中发展得特别成熟,而在视杆细胞这种功能却很有限,甚至没有。图 3-2 显示出基于细胞内电信号记录技术从乌龟视锥细胞中得到的实验结果。图中显示视锥细胞对光的敏感性的对数在超过 6 个对数单位的大范围内随着背景光的增加成比例下降。在人类,通过心理物理学的方法得到了类似实验结果,也就是 Weber 定律,公式如下:DI/I=K。DI 代表在闪烁光强度,I 代表背景光强度,K 代表常数。发生在视锥细胞上的这种适应性使得所有其他神经元都能享受到这种对光敏感性改变带来的好处。

在通常情况下,物体的外形取决于物体和背景光的对比度。这种对比度就是从物体和背景反射回来的光线的比例,它是不会随着背景光的绝对亮度改变而改变的。图 3-3 是乌龟视锥细胞对光反应的细胞内记录结果。从图中可见尽管背景光强度改变了大约 5 万倍,由固定的光亮度对比率(即闪烁光对背景光

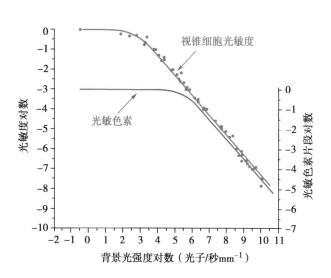

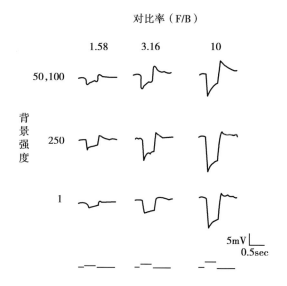

图 3-2　细胞内电信号记录显示乌龟视锥细胞对光的敏感性范围

图中显示乌龟视锥细胞对光的敏感性的对数在超过 6 个对数单位的大范围内随着背景光的增加成比例下降(来自 Miller RF. In:Ryan SJ,ed. Retina. Vol 1. fourth ed. St Louis:Elsevier Mosby,2006.187)

图 3-3　乌龟视锥细胞对光反应的细胞内记录结果

从图中可见尽管背景光强度改变了大约 5 万倍,由固定的光亮度对比率(即闪烁光对背景的比率)产生的电压幅度几乎不变(来自 Miller RF. In:Ryan SJ,ed. Retina. Vol 1. fourth ed. St Louis:Elsevier Mosby,2006.187)

的比率)产生的电压幅度几乎不变。总之,光的适应性起到维持对比视力的作用,其产生的主要机制在于视锥细胞中。在几种脊椎动物包括鱼和猴子中也得到了类似的实验结果[15,16]。

光的适应性产生的机制是什么呢?其中一种机制就是视锥细胞感光色素由于光的漂白作用而耗竭,从而介导了在一定强度的背景光的范围内产生光适应现象。如3-2所示,很明显,感光色素的量和视锥细胞的敏感性在图的上半部分是平行的,这表明感光色素的耗竭是视锥细胞敏感性下降的原因。另一方面,感光色素的漂白现象在背景光线低时是可以忽略的,因此,这时光适应性的产生就存其他的机制。最近,离子替换实验提示在低强度背景光范围的光的适应现象可能主要由于细胞内钙离子的下降及伴随的环鸟苷酸(cGMP)含量的上升。钙离子有负性调节形成 cGMP 的鸟苷酸环化酶的作用,因此,在暗光光适应时,钙离子向细胞内流动,并从而限制了由鸟苷酸环化酶形成的 cGMP 的产量。背景光强度的增加导致了更多离子通道的关闭,从而减少了光感受器的敏感性。然而,由于较少的钙离子进入细胞抑制 cGMP 的形成,光感受器的敏感性又代偿性地恢复了。就这样,更多的离子通道开放了,光感受器的敏感性也就得到了一些恢复。然而当镁离子从外向内穿越光感受器的离子通道时,却没有发现光感受器敏感性的改变。光感受器的外节有一个激活的 Na^+/Ca^{++} 交换系统,它起到维持细胞内钙离子的低浓度的作用[2]。

很多研究结果提示:视黄醛机制在光的适应性方面的作用远远超过光感受器的作用,特别是在暗视觉中[17],因为最近的研究表明视杆细胞在哺乳动物视网膜的光适应中只起到很少的作用。在中等强度的背景光中,视杆细胞变得完全没有反应,也即饱和状态[18]。这种视杆细胞感受器的饱和状态似乎可以解释在特殊的心理物理检查中发现的视杆细胞视觉(rod vision)的饱和丢失现象。然而,在通常情况下,这种饱和状态可能不会产生什么后果,因为视锥细胞在视杆细胞变成饱和状态时,甚至在其变成饱和状态之前就可以引起视力的产生,而且,由于视锥细胞的巨大的光适应能力,在强弱变化很大的背景光范围内,视锥细胞均能发挥正常功能。

众所周知,另外一种光适应现象就是暗适应,即当从强光下进入暗光时,初时眼不能感觉周围物体,随着时间的增加而逐渐能感觉到周围的物体。这种适应现象相对较慢但却极大增加了从明处到暗处时视网膜对光的敏感性。关于视网膜这种暗适应现象的机理,似乎在感光细胞内和感光细胞外都有多种机制能解释暗适应现象。目前广泛认同的机制就是感光细胞内感光色素的再生是暗适应过程中视觉敏感性增加的主要原因,但是还需要更多证据来充分阐明所有这些机制的本质及其所起作用的程度。

八、节细胞本身的感光性

脊椎动物视网膜总是被看做一种光的探测器,不停地将视觉形象传递给大脑。长期以来人们一直认为瞳孔的调节、昼夜节律都与视觉有关,并且认为,所有依赖于视网膜的功能都是由视锥、视杆细胞所启动的,因为他们含有感光色素[19-21]。但是,近几年有证据显示,在内层视网膜存在着另一种感光机制,似乎是由黑视蛋白(melanopsin)起作用的。这种感光色素首先发现在青蛙皮肤的黑色素细胞中,在青蛙皮肤,光照可以激活黑视蛋白,然后,含有黑色素的细胞器就会重新分布。在青蛙虹膜的肌细胞中也存在黑视蛋白,这样就可以直接对光产生反应而引起瞳孔的收缩[22]。黑视蛋白还存在于视网膜节细胞的亚群中,其产生的光信号直接投射到视交叉上核,从而控制昼夜节律。最近的研究显示,缺乏视锥、视杆细胞的老鼠显示出在重建生物钟时对光的正常的敏感性,并且这种现象在盲人中也存在[23]。最近的生理学研究已经得到了本身就能感光的视网膜神经节细胞(intrinsic photosensitive retinal ganglion cells,ipRGC)的全细胞电信号记录[19,24]。在这些细胞中,光刺激能够引起直接的慢兴奋信号,其电信号幅度与光刺激强度成比例,

研究显示对于野生大鼠决定昼夜节律的最敏感波长大约是 500nm。然而,在一种感光细胞变性的小鼠,决定昼夜节律变化的最敏感波长是 480nm,非常接近黑视蛋白光谱的峰值。这些结果支持黑视蛋白具有昼夜节律光感受器的作用。细胞染色和超微结构的研究已经揭示了含有黑视蛋白的 ipRGC 的神经线路连接。研究表明黑视蛋白分布于 ipRGC 的树突、细胞体及轴突。其对光反应表现为去极化,类似于非脊椎动物光感受器对光的反应[2]。

(张　平)

参 考 文 献

1. Massey SC. Functional anatomy of the mammalian retina.//Ryan SJ,ed. Retina. Vol 1. 4th ed. St Louis:Elsevier Mosby,2006:43-79.

2. Miller RF. The physiology and morphology of the vertebrate retina.//Ryan SJ,ed. Retina. Vol 1. 4th ed. St Louis:Elsevier Mosby,2006:172-205.

3. 张平,吴德正.视网膜生理学 // 李凤鸣.中华眼科学,第 2 版.北京:人民卫生出版社,2006:262-270.

4. 杨朝忠,高焕民,王冠琦,等.视网膜的组织结构 // 阎洪禄,于秀敏.眼生理学.北京:人民卫生出版社,2001:226-233.

5. 王传富,阎晓然.突触的解剖学 // 阎洪禄,于秀敏.眼生理学.北京:人民卫生出版社,2001:327-330.

6. 陈辉.视网膜 // 管怀进,龚启荣.现代基础眼科学.北京:人民军医出版社,1998:284-290.

7. Thumann G,Hoffmann S,Hinton DR. Cell biology of the retinal pigment epithelium//Ryan SJ,ed. Retina. Vol 1. 4th ed. St Louis:Elsevier Mosby,2006:137-147.

8. Finnemann SC,Boniha VL,Marmorstein AD,et al. Phagocytosis of rod outer segments by retinal pigment epithelial cells requires alpha(v)beta5 integrin for binding but not for internalization. Proc Natl Acad Sci USA 1997;94:12932-12937.

9. Irschick EU,Haas G,Troger J,et al. Involvement of protein kinase C in phagocytosis of human retinal pigment epithelial cells and induction of matrix metalloproteinase secretion. Int Ophthalmol Clin. 2009;29:333-341.

10. Strick DJ,Feng W,Vollrath D. Mertk drives myosin Ⅱ redistribution during retinal pigment epithelial phagocytosis. Invest Ophthalmol Vis Sci. 2009;50:2427-2435.

11. He PM,He S,Garner JA,et al. Retinal pigment epithelial cells secrete and respond to hepatocyte growth factor. Biochem Biophys Res Commun. 1998;249:253-257.

12. Hecquet C,Lefevre G,Valtink M,et al. Activation and role of MAP kinase-dependent pathways in retinal pigment epithelial cells:ERK and RPE cell proliferation. Invest Ophthalmol Vis Sci. 2002;43:3091-3098.

13. 吴德正.视觉电生理 // 李凤鸣.中华眼科学.第 2 版.北京:人民卫生出版社,2006:370-376.

14. 王传富,阎晓然.视网膜电生理学 // 阎洪禄,于秀敏.眼生理学.北京:人民卫生出版社,2001:298-317.

15. Schnapf JL,Nunn BJ,Meister M,et al. Visual transduction in cones of the monkey macaca fascicularis. J Physiol. 1990;427:681-713.

16. Burkhardt DA,Gottesman J. Light adaptation and responses to contrast flashes in cones of the walleye retina. Vision Res. 1987;27:1409-1420.

17. Walraven J,Enroth-Cugell C,Hood DC,et al. The control of visual sensitivity:receptoral and postreceptoral processes//Spillman L,Werneer JS. Visual perception:the neurophysiological foundations. New York:Academic Press,1990:53-102.

18. Baylor DA. Photoreceptor signals and vision. Invest Ophthalmol Vis Sci. 1987;28:24-49.

19. Berson DM. Strange vision:ganglion cells as circadian photoreceptors. Trends Neurosci. 2003;26:314-320.

20. Belenky MA,Smeraski CA,Provencio I,et al. Melanopsin retinal ganglion cells receive bipolar and amacrine cell synapses. J Comp Neurol. 2003;460:380-393.

21. Provencio I,Rodriguez IR,Jiang G,et al. A novel human opsin in the inner retina. J Neurosci. 2000;20:600-605.

22. Provencio I,Jiang G,De Grip WJ,et al. Melanopsin:an opsin in melanophores,brain,and eye. Proc Natl Acad Sci USA. 1998;95:340-345.

23. Klerman EB,Shanahan TL,Brotman DJ,et al. Photic resetting of the human circadian pacemaker in the absence of conscious vision. J Biol Rhythms. 2002;17:548-555.

24. Rollag MD,Berson DM,Provencio I. Melanopsin,ganglion-cell photoreceptors,and mammalian photoentrainment. J Biol Rhythms. 2003;18:227-234.

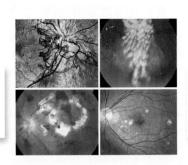

第四章
视网膜病理

视网膜是大脑的延伸,属于神经组织,损伤后很难再生,从而导致功能的永久丧失,因此,视网膜疾病应该尽可能早诊断、早治疗。很多中枢神经系统的疾病及全身病都容易影响到视网膜,所以在诊断视网膜疾病时,不要忽略全身病变的诊断和治疗。视网膜病变非常复杂,包括遗传性病变、先天性病变、血管性病变、中毒性病变、变性病变、营养不良性病变、肿瘤性病变等[1]。

第一节 视网膜先天异常

包括了与视网膜疾病相关的一些遗传性和先天性疾病,遗传性疾病是指由于基因变异引起的先天异常;而先天性疾病是指在胎儿期受到体内外因素影响或分娩时产生损伤而导致的异常。

一、白 化 病

(一) 概述

白化病(albinism)是先天性色素缺乏所致的疾病,与遗传有关。色素缺乏部位差异很大,完全性白化病者除眼部组织缺乏色素外,毛发、皮肤组织也缺乏色素。眼部白化病有时仅累及脉络膜及视网膜。酪氨酸酶的缺乏或功能不良被认为与白化病有关,但目前认为酪氨酸酶检测阴性或阳性对白化病的分类无帮助。

典型的眼部白化病是 X 连锁隐性遗传。男性患者可表现为视力低下、畏光、眼球震颤、虹膜透光,眼底无色素沉着,黄斑中心凹缺如。女性异常基因携带者,可发现虹膜透光和眼底色素沉着。

(二) 组织病理学改变

表现为视网膜色素上皮(RPE)细胞和葡萄膜黑色素细胞内的黑色素颗粒部分或完全缺乏,细胞内黑色素小体的数量减少,但每个黑色素小体却仍然充满色素。视网膜色素上皮细胞,睫状体,虹膜可见巨大黑色素小体,若伴有黄斑部发育不良则视力很差[2]。

二、脉络膜缺损

(一) 概述

大约 60% 患者的脉络膜缺损(coloboma)为双侧性[3]。典型的脉络膜缺损是胚眼的胚裂闭合不全所致,脉络膜缺损的范围大小不一,可以是整个象限缺损也可以是大小不一的一个或一个以上孤立性灶性缺损。

(二) 组织病理学改变

病理学改变为缺损区域脉络膜部分或完全缺失,脉络膜缺损处 RPE 细胞缺损,视网膜萎缩变性和胶质细胞增生,视网膜内可能含有玫瑰花环结构。脉络膜缺损区边缘 RPE 细胞常常增生。

三、视网膜发育不良

(一) 概述

视网膜发育不良(retinal dysplasia)是先天性病变,与早产无关,常双眼发病,可以累及眼球其他组织导致房角发育异常、原始玻璃体增生、小眼球等[1,4]。

双侧性视网膜发育不良可能与遗传性 13 号染色体三倍体有关,有全身病变;而单侧性视网膜发育不良与遗传性 13 号染色体三倍体无关,也无全身性病变。

(二) 组织病理学改变

视网膜发育不良表现为视网膜组织增生,呈管状、菊花团状结构,神经胶质细胞排列不规则,有丝分裂较活跃。显微镜下菊花团状结构有四种类型:三层菊花团状结构、两层菊花团状结构、单层菊花团状结构、原始单层菊花团状结构。三层菊花团表现为成熟视网膜继发折叠的结构,两层菊花团的内层细胞类似光感受器细胞,并有外界膜,腔隙相对较大,内含未分化细胞。菊花团外围是双极样细胞或分化差的细胞。单层菊花团为中等分化的神经细胞,常有数个细胞的厚度,有外界膜样的结构围成的腔,腔内通常可见大的未分化细胞。原始单层菊花团由单层未分化神经细胞围成腔隙,腔内可见一团紊乱的细纤维。管壁可见异常的视杆视锥细胞、外界膜外核层及未分化的细胞。视网膜发育不良与视网膜母细胞瘤的菊花团的鉴别点:前者菊花团呈椭圆形,体积较大,而后者菊花团较小,呈圆形。

四、视网膜囊肿

(一) 概述

视网膜囊肿(neural retinal cysts)是神经视网膜内的腔隙,其直径可以大于周围视网膜的厚度也可以小于周围视网膜的厚度,并且任何方向的长度都相等。通常分为继发性和原发性,前者常继发于其他的视网膜异常,如视网膜发育异常、小眼球和长期视网膜脱离等。后者发病原因不明,可位于视网膜周边或黄斑部,常位于颞下方。周边部病变可来源于视网膜格子样变性劈裂。黄斑部囊肿可来源于黄斑囊样水肿,囊肿大小不等,大小约 2~3 个视乳头大小。

(二) 组织病理学改变

囊肿位于内界膜与外核层之间,囊肿内的视网膜排列紊乱,囊肿边缘胶质细胞增生,囊内充满 PAS(periodic acid-Schiff,过碘酸 - 雪夫反应,细胞内含有的糖原被染成红色或紫红色为阳性)染色阳性的物质,但酸性黏多糖染色阴性[1]。

五、先天性视网膜有髓鞘神经纤维

(一) 概述

先天性视网膜有髓鞘神经纤维(myelinated nerve fibers)通常单眼发病,男性高于女性,双眼发病约占 20%,该病可有较大范围的视野缺损,一般对视力影响不大,且不会进展。本病发生率大约 0.5%,常在出生时或在婴儿早期出现,然后保持稳定。但偶然也可能出现在婴儿期以后,且会进展。眼底表现为不透明白色斑块或弓形带状病变并有羽毛状的边缘。

(二) 组织病理学改变

髓鞘位于视网膜神经纤维层,但筛板区未见髓鞘化。镜下见视网膜神经纤维层增厚,而且有典型的神经髓鞘,用 Weigert 染色法(弹力纤维染色)很容易辨认,染成黑色[1]。

六、小　口　病

(一) 概述

小口病(Oguchi's disease)表现为先天性静止性夜盲,遗传方式为常染色体隐性遗传,累及双眼,男女发病无差异。

临床检查发现刚入暗室时眼底颜色浅,呈灰色或金黄色,暗适应后,眼底恢复正常橘红色,此现象称为水尾现象(Mizuo's phenomenon)。

(二) 组织病理学改变

视网膜视锥细胞增多,几乎无视杆细胞,特别是颞侧视网膜。在 RPE 与感光细胞之间有一些无定形物质,其中可见色素颗粒。

视乳头颞侧锥细胞增多,可有视网膜色素变性改变。RPE 与感光细胞之间有一层异常色素聚集,RPE细胞中的色素颗粒聚集在内侧部,外侧基底部富含脂质。感光细胞外节出现异常空泡或管状结构,有时感光细胞核向内节迁移[5]。

七、Leber 先天性黑蒙

(一)概述

Leber 先天性黑蒙(Leber's congenital amaurosis)多为常染色体隐性遗传,也有几例显性遗传的报道[6]。患儿出生时即盲,多伴有眼球震颤和原发性视网膜色素变性。患儿眼底表现多样,可能正常,也可能表现为动脉狭窄,视乳头苍白,整个视网膜散在许多白色圆形或椭圆形小点,呈椒盐样外观,或表现为骨针状、骨片状或硬币形色素沉着。或表现为局部或广泛的脉络膜视网膜萎缩,并伴有各种色素改变。

(二)组织病理学改变

神经上皮层视网膜可能正常,也可能完全排列紊乱,或介于两者之间。早期感光细胞外节丢失,视锥细胞变为一单层细胞,视杆细胞在视网膜周边部聚集成簇。周围视网膜下间隙有巨噬细胞浸润;也有报道感光细胞内节变短,线粒体减少。甚至有报道感光细胞被一层立方上皮代替,尤其在赤道部附近区域,但RPE 细胞层可正常。神经节细胞数量减少,从而产生部分神经萎缩[7]。

第二节 视网膜血管性疾病

视网膜的血液供应系统有两个:一是来自脉络膜血管供应外侧五层的视网膜(即 RPE 层到外网状层),二是来自视网膜血管供应系统供应内五层视网膜(即内界膜到内核层)。视网膜血管性疾病包括了这两个血供系统。

一、视网膜缺血

(一)概述

视网膜缺血(retinal ischemia)由多种疾病所引起,例如动脉硬化,高血压性视网膜病变,糖尿病视网膜病变、血管栓塞、血管炎及胶原血管性疾病等。视网膜大范围的缺血可引起视力的丧失,局部缺血则引起视野缺损。

(二)组织病理学改变

1. 早期 由视网膜小动脉供应营养的内层视网膜表现为凝固性坏死。在小动脉阻塞后几小时内,视网膜神经细胞水肿,在临床上表现为视网膜灰白色混浊。如果凝固性坏死范围小而局限,在检眼镜下表现为棉绒斑,显微镜下可见细胞样体,这是水肿、断裂的视网膜神经纤维层的轴突。如果凝固性坏死区范围较大,则表现为视网膜灰白色混浊,并遮盖脉络膜的背景纹理。

2. 晚期 神经上皮层视网膜的外层(包括视锥视杆层、外核层等)可以较好的保存下来,其内层则均质化成广泛的相对无细胞区。通常可见厚壁的视网膜血管[8]。

二、视网膜中央静脉阻塞

(一)概述

视网膜中央静脉阻塞可分为非缺血性和缺血性两种类型[9,10]。非缺血性的视网膜中央静脉阻塞可分为两种亚型,一种好发于年轻人,可能与视网膜中央静脉炎症引起的静脉血栓相关,另外一种亚型好发于老年人,与动脉硬化引起的静脉阻塞有关。视网膜有多少不等的点状和火焰状出血,棉绒斑较少或没有。缺血性的视网膜病变是由于巩膜筛板处或筛板前视网膜中央静脉阻塞引起,常常造成严重的视网膜缺氧,整个视网膜广泛大片出血,出现明显的棉絮斑及视网膜毛细血管无灌注,视乳头水肿。

（二）组织病理学改变

1. **早期主要组织病理改变**　视网膜大片出血并累及全层视网膜,出血通常沿视网膜神经纤维层散布开来呈条索状或火焰状;偶然出血进入内界膜与神经纤维层之间,形成液平。组织学上常见细胞样小体,但临床上常被出血所遮蔽。随着出血的吸收,可能出现硬性蜡样渗出物。视网膜的出血坏死急性期,常并发视乳头水肿。

2. **晚期主要组织病理改变**　视网膜结构破坏,其中以视网膜内层破坏为主,视网膜内层出血机化、神经胶质增生,视网膜内含铁血黄素沉着,并可见含铁血黄素细胞及厚壁血管。如果有视网膜新生血管形成,可能会引起渗出性视网膜脱离。液体渗漏入黄斑区可引起黄斑囊样水肿。

三、高血压与小动脉硬化性视网膜病变

（一）概述

高血压眼底改变根据病变程度不同分为四级,Ⅰ级:视网膜小动脉普遍变细;Ⅱ级:Ⅰ级改变加局部管径不规则;Ⅲ级:Ⅱ级改变加视网膜出血渗出(火焰状、点状出血、棉绒斑及硬性渗出);Ⅳ级:Ⅲ级改变加视乳头水肿[11]。

动脉硬化性视网膜病变根据病变程度不同也分为四级,Ⅰ级:小动脉反光增强;Ⅱ级:Ⅰ级加动静脉交叉压迫;Ⅲ级:Ⅱ级加铜丝样动脉;Ⅳ级:Ⅱ级加银丝样动脉。

（二）组织病理学改变

浅层火焰状出血在组织学上主要发生在神经纤维,深层圆点状出血发生在内核层和外网状层,由于受到 Müller 细胞限制而呈圆形。大片的出血可累及视网膜全层,甚至可穿破内界膜达视网膜前,向后将 RPE 与感觉层分离。棉绒斑在组织学上为神经纤维微小坏死区,是由于局部毛细血管关闭所致,同时在毛细血管管壁区边界附近可见微血管瘤。硬性渗出在组织学上系视网膜水肿消退后遗留的脂性物质沉积在视网膜深层,在黄斑部由于外网状层呈放射状排列,致使沉积物沿其方向沉积而形成"星芒状"。在晚期病人,视网膜出现萎缩性改变,视网膜细胞变小,数量明显减少。组织切片上可见血管壁严重的透明样改变及硬化改变,管腔极度狭窄,即临床上所谓的银丝状动脉,系增生鞘包裹动脉所致[12]。

四、出血性视网膜病变

（一）发病原因

出血性视网膜病变(hemorrhagic retinopathy)可由不同种疾病引起,如糖尿病性视网膜病变、镰状细胞性视网膜病变、视网膜静脉性疾病、高血压、白血病、真性红细胞增多症、亚急性细菌性的心内膜炎、巨细胞病毒视网膜炎、急性视网膜坏死、淋巴瘤、外伤、多发性骨髓瘤、恶性贫血、风湿性疾病等。

（二）组织病理学改变

出血的范围大小和解剖位置不同其病理学改变也不同。Roth 斑是白色中心的感染性出血灶,细菌性心内膜炎常有此改变,白色出血点通常认为是脓毒性微栓子引起,中央部白点是细菌与中性粒细胞,周围是出血,视网膜血管炎等也可有此改变[13,14]。另外白血病患者眼底也可出现这样的改变。

五、糖尿病性视网膜病变

（一）概述

糖尿病性视网膜病变可以分为非增生型和增生型两大类,非增生型可以转化为增生型。非增生型糖尿病性视网膜病变眼底主要表现为视网膜微血管瘤、视网膜水肿、渗出、棉絮状斑、点状甚至火焰状出血,出现静脉囊袋状或串珠状扩张。增生型视网膜病变除上述表现外还有视网膜表面新生血管形成、纤维组织增生及继发性玻璃体积血、视网膜脱离等。

（二）组织病理学改变

正常青年人视网膜毛细血管周细胞与内皮细胞的比例为 1:1,而在糖尿病患者,视网膜毛细血管可发生下列改变:①周细胞减少;②内皮细胞增生;③基底膜增厚。毛细血管周细胞的损伤可导致毛细血管

壁局部张力减弱,使小血管呈囊袋状膨出,形成微血管瘤。视网膜小血管的损伤则导致血 - 视网膜屏障破坏,使得血浆成分渗出到血管外,形成视网膜内的软性及硬性渗出。硬性渗出为视网膜水肿消退后的脂类残留物,通常位于外网状层。严重者甚至发生视网膜内出血,视网膜内出血大多位于内网状层,内核层及外网状层。

上述改变逐渐导致毛细血管腔闭塞,管壁PAS 染色阳性物质出现,部分管壁晚期可有玻璃样变性。毛细血管闭塞后,毛细血管前小动脉也逐渐闭塞。接着引起严重的视网膜缺血,视网膜轴突纤维肿胀、变性、断裂形成神经纤维层微小梗死,可见细胞样小体。其中的假细胞核是由轴浆中细胞器如线粒体、内质网等水肿、变性所致,眼底表现为棉絮状斑的改变。继而神经节细胞萎缩,甚至内网状层及内核层内侧部也萎缩。严重的视网膜缺血则可诱发视网膜前表面新生血管形成和胶质细胞、成纤维细胞、肌成纤维细胞等增生(图 4-1),继而引起视网膜皱褶、牵拉性视网膜脱离和视网膜裂孔等,少数新生血管破裂大出血可达视网膜前及玻璃体内[15,16]。

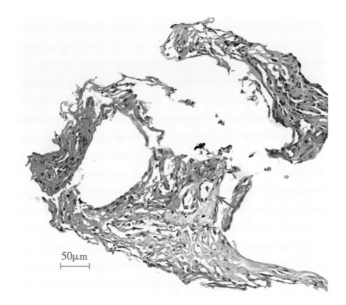

图 4-1　糖尿病增生膜
视网膜结构破坏,神经胶质增生,新生血管形成(箭)。

六、外层渗出性视网膜病变

(一)概述

外层渗出性视网膜病变(external exudative retinopathy)又名 Coats 病,或视网膜毛细血管扩张症(retinal telangiectasis)。病因不明,好发于 20 岁以前健康男性青少年,多单眼发病,极少累及双眼。

病变早期多位于颞侧,视网膜毛细血管扩张,视网膜深层黄白色渗出,位于视网膜血管下,间杂有点状发亮的胆固醇结晶,视网膜第二分支后小血管扭曲、囊状或串珠状扩张,可伴视网膜出血或新生血管。晚期主要改变为眼底后极部视网膜大量黄白色渗出,可有出血及彩色闪光的胆固醇结晶,常伴有出血及血管周白鞘,并可伴玻璃体积血及渗出性视网膜脱离或牵拉性视网膜脱离[17]。

(二)组织病理学改变

视网膜毛细血管明显扩张,形成许多微动脉瘤,基底膜增厚,内皮细胞肿胀,周围组织水肿,血管壁增厚且有大量 PAS 阳性物质。由于内皮细胞病变导致血 - 视网膜屏障破坏,从而产生大量渗出物,渗出物中含有大量蛋白质、胆固醇结晶及红细胞等(图 4-2)。视网膜下渗出物中有大量巨噬细胞,由于这些细胞吞噬大量脂质和其他物质,使其体积大为增加,在制片流程中脂质被溶解掉,切片上形成空泡状幻影细胞(ghost cell)。血管壁及周围组织可有纤维素沉着,缺血区可见新生血管形成,黄斑下可见 RPE 细胞增生。视网膜组织变性、坏死,以外层明显,视锥、视杆细胞层变性、坏死、消失,外核层细胞变性、凋亡,胶质纤维组织增生、变性,晚期可钙化和(或)骨化[18]。

七、视网膜毛细血管扩张

(一)概述

视网膜毛细血管扩张(retinal telangiectasia)可出现在 Coats 病及粟粒动脉瘤、黄斑旁毛细血管扩张症[19]。

(二)组织病理学改变

视网膜毛细血管明显扩张,形成许多微动脉瘤,管壁增厚,有脂质沉着,其基底膜增厚成多层,周细胞变性,局部内皮细胞亦变性、肿胀,周围组织水肿[20]。

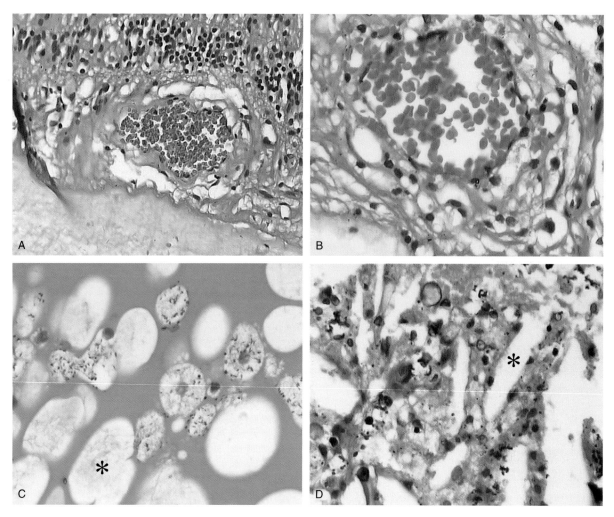

图 4-2　Coats 病病理改变

A. 病变区视网膜毛细血管扩张,血管通透性增强,周围组织水肿;B. 病变区新生血管形成,新生血管通透性增强,可见红细胞漏出;C. 视网膜下渗出物中有大量巨噬细胞,由于这些细胞吞噬大量脂质和其他物质,使其体积大为增加,在制片流程中脂质被溶解掉,切片上形成空泡状又称为幻影细胞(ghost cell)(星);D. 可见大量胆固醇结晶(星,已溶解为空泡状),其周围一些吞噬细胞,部分组织变性和钙化

八、视网膜静脉周围炎

(一)概述

视网膜静脉周围炎(Eales's disease or primary perivasculitis)是一种特发性视网膜血管闭塞性病变,主要累及视网膜周边部。多见于青年男性,常双眼发病。病因尚不明了,一般认为发病与结核、梅毒、布鲁杆菌、疱疹病毒等感染有关[21],可能与以上疾病导致的机体免疫功能异常有关。

本病早期可见周边部视网膜小静脉周围视网膜轻度、局限性水肿,可能有渗出和血管白鞘。然后,病变逐渐累及较大的静脉,并逐渐产生视网膜新生血管,新生血管进入玻璃体腔,易于引起反复出血及产生纤维血管膜,纤维血管膜的收缩及牵拉可导致继发性视网膜脱离[22]。

(二)组织病理学改变

病变主要位于视网膜周边部的小静脉,有时可累及小动脉。早期血管壁及周围有多形核细胞浸润,后期血管壁及周围可见大量淋巴细胞、单核细胞浸润。偶见浆细胞或巨噬细胞浸润并形成结节,及血管内皮细胞增生现象。晚期血管壁玻璃样变性、管壁增厚,管腔变窄或闭塞。新生血管形成及纤维组织增生,可继发出血及视网膜脱离[23]。

九、早产儿视网膜病变

（一）概述

早产儿视网膜病变（retinopathy of prematurity）又称晶状体后纤维增生症（retrolental fibroplasia），发生于有吸氧史的低体重早产儿，体重越轻越易发病。出生时体重低于1251g的婴儿患本病的概率约为66%，若体重低于1000g，则患本病的概率上升至82%。偶见于无吸氧史的非早产儿。患儿双眼发病，但双眼病情严重程度可以不一致[24]。本病是由于高氧引起视网膜血管闭塞及继发缺氧，继而诱导视网膜血管增生形成的病变。患儿出生时眼球大小正常，但随着并发症的发生可能会变成小眼球。

（二）组织病理学改变

本病为早产儿周边视网膜血管发育停止，造成周边无血管长入的视网膜缺血和缺氧，导致缺血边缘视网膜血管增生。早期为血管阻塞期，主要改变是周边部视网膜毛细血管收缩、闭塞。中期血管内皮细胞增生呈小球状，其周围纺锤状间叶细胞增生。随后新生的毛细血管芽穿破内界膜到达视网膜表面，可有小出血及水肿，甚至玻璃体积血。随病情进展，胶质细胞、成纤维细胞等增生，继而收缩引起出血或视网膜脱离。此时在晶状体后可见纤维血管膜，此膜与视网膜之间有许多纤维条索相连[25]。

第三节　视 网 膜 炎

视网膜炎是视网膜组织对致炎因子造成视网膜组织损害的反应性改变。视网膜炎的病变过程包括视网膜组织细胞的变性、血管内成分的渗出及增生性改变。按病原体致病途径常分为原发性感染和继发性感染。原发性感染指视网膜病变早于眼内其他组织病变，病原体多经血液途径感染致视网膜急性炎症，继发性视网膜炎为眼球其他部位感染蔓延至视网膜。

一、单纯疱疹病毒性视网膜炎

（一）概述

单纯疱疹病毒是一种DNA病毒，分Ⅰ型和Ⅱ型，Ⅰ型病毒多见于先天性感染，病变导致腰以上皮肤、口腔感染，及脉络膜炎、先天性小眼球等改变。Ⅱ型单纯疱疹病毒是通过性传播，常见腰以下部位感染，但新生儿可感染任何器官。大约20%感染Ⅱ型单纯疱疹病毒的新生儿有眼部症状，包括视网膜炎，常伴有视神经受累。

眼底见沿视网膜血管散在分布的细小点状、黄白色渗出、血管扩张和阻塞等炎症改变，严重者可发生坏死性视网膜炎。患者往往伴有其他部位感染病史[26]。

（二）组织病理学改变

单纯疱疹病毒性视网膜炎（herpes simplex retinitis）早期改变为视网膜水肿，细胞变性、坏死，较多淋巴细胞浸润。也可伴有血管周围炎性细胞浸润，血管内血栓形成，静脉阻塞。脉络膜和玻璃体有明显的炎性渗出。视网膜的神经细胞内有时可见核内病毒包涵体。病变恢复期，视网膜、脉络膜萎缩，胶质纤维增生、瘢痕化[27]。

二、巨细胞病毒包涵体病

（一）概述

巨细胞病毒包涵体病（cytomegalic inclusion disease）是一种由DNA病毒引起的疾病，见于慢性消耗性疾病、获得性免疫缺陷综合征及接受免疫抑制剂治疗等患者。单眼或双眼发病，病变位于后极部，常引起急性坏死性视网膜炎，眼底可见大小不等的黄白色渗出及视网膜坏死。

（二）组织病理学改变

表现为视网膜点状、片状出血、变性及坏死，血管充血、水肿，血管周围较多淋巴细胞浸润，玻璃体内可见较多淋巴细胞。神经细胞的胞浆及胞核内可见病毒包涵体。晚期,视网膜表面胶质纤维组织增生、收缩可导致孔源性视网膜脱离。

三、急性视网膜坏死

(一)病因

急性视网膜坏死(acute retinal necrosis,ARN)的病因为病毒感染,大约 46% 为水痘带状疱疹病毒(VZV)所致、约 25% 为单纯疱疹病毒 I 型所致、约 21% 为单纯疱疹病毒 II 型引起[28,29]。

(二)组织病理学改变

急性视网膜坏死病理改变为视网膜片状坏死,细胞变性、崩解(图 4-3),血管壁水肿,血管周围较多淋巴细胞浸润,玻璃体及脉络膜内可见较多淋巴细胞。视网膜细胞核内可见病毒包涵体。晚期,视网膜表面胶质纤维组织增生、收缩可导致孔源性视网膜脱离。

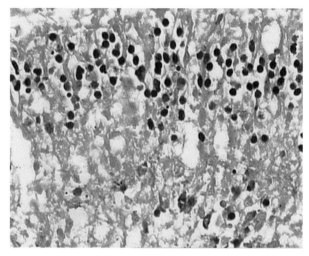

图 4-3　急性视网膜坏死
视网膜结构紊乱,片状坏死,细胞变性、坏死和崩解

第四节　视网膜退行性变

视网膜退行性变是指正常的视网膜组织被异常的组织结构或物质取代的过程。可以是某些视网膜脉络膜疾病的延续,病变过程相对缓慢。遗传性疾病、局部营养和代谢的障碍、炎症、损伤、中毒等都可导致视网膜退行性变。视网膜的退行变大多包含神经上皮的萎缩,不同程度的视力损害[30]。

一、视网膜周边囊样变性

(一)概述

视网膜周边囊样变性(retinal peripheral cystoid degeneration)倾向于双眼对称发病,发病部位颞侧多于鼻侧,上方多于下方(尤其颞上象限多见)。新生儿至老年人均可能出现视网膜周边囊样变性。病变常起自锯齿缘,逐渐向后扩展。形态为圆形,大小不一。较多的小囊腔可逐渐融合形成较大的视网膜囊肿,以致产生视网膜劈裂或裂孔,甚至导致视网膜脱离[1,31]。

(二)组织病理学改变

组织片可见周边部视网膜内一些大小不等的圆形或椭圆形的相互连接的腔隙,较小的囊腔可仅位于外网状层,大的可占据整个内界膜与外界膜之间的空间(图 4-4)。囊腔在常规苏木素 - 伊红染色(HE 染色)显示为空腔,但其内含有透明质酸钠类物质,可被酸性黏多糖染色,经透明质酸酶消化后,其染色性消失。囊腔内可见由胶质纤维组成的隔或嵴。

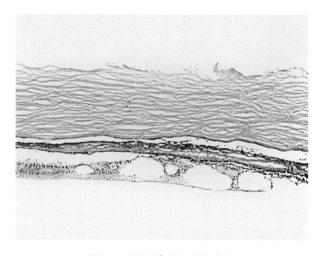

图 4-4　视网膜周边囊样变性
周边部视网膜内一些大小不等的圆形或椭圆形腔隙,位于视网膜内网状层或全层

二、周边部网状视网膜囊样变性

(一)概述

周边部网状视网膜囊样变性(reticular peripheral cystoid degeneration)可见于任何年龄。以颞侧多见,颞上象限和颞下象限发病率类似。病灶常位于典型的周边部视网膜微囊样变性之后。网状视网膜囊样变性可见细小的血管穿越病灶,而周边部视网膜微囊样变性只有较大的血管通过。约13%的尸体眼解剖可见到网状视网膜囊样变性,其中大约41%为双侧性。

(二)组织病理学改变

周边部网状视网膜囊样变性最初位于视网膜神经纤维层,以后逐渐向内网状层扩展延伸,并可形成视网膜劈裂,变性的囊腔内容物为透明质酸[32]。

三、变性视网膜劈裂

(一)概述

变性视网膜劈裂多见于40岁以上中老年人,20岁以下很少发生。多为视网膜囊样变性等疾病继发退行性变。80%以上为双侧对称性病变,约70%见于颞下象限周边部视网膜,约25%见于颞上象限周边部视网膜,较少累及后极部。

眼底可见颞下方视网膜明显的小黄白色点状病灶,表层菲薄如金属薄片,呈灰白色、半透明出现闪光,其上的血管闭塞呈白色线条状[33]。

(二)组织病理学改变

变性视网膜劈裂发生于外网状层和邻近的核层,囊腔内充满酸性黏多糖物质,偶可见由残留的神经轴索、Müller细胞组成的隔或嵴。囊壁内层是内界膜、Müller细胞的内侧成分、视网膜神经纤维层和血管;囊壁的外壁是外网状层、外核层和杆椎细胞层。若内外壁同时存在裂孔,就可能发生视网膜脱离[34]。视网膜劈裂的内壁常存在很多小洞,而在其外壁往往只有一个大洞。

四、铺路石样变性

(一)概述

铺路石样变性(paving stone degeneration)与年龄及眼轴长度有关[1]。随着年龄的增加和眼轴的变长,发病率增高,病灶逐渐增大。尸检眼球中约25%可见此病,其中约38%为双眼发病。

病变约78%位于颞下方,其次多见于鼻下象限,赤道部与锯齿缘间,与锯齿缘间有正常的视网膜相隔。检眼镜下见病灶呈黄白色、边缘锐利,扁平而非隆起,病灶可相互融合。透过病灶可见明显的脉络膜血管。

(二)组织病理学改变

铺路石样变性区域的RPE层缺如,视网膜变薄,Bruch膜(玻璃膜)正常,与神经上皮层视网膜紧密相贴。神经上皮层细胞不同程度萎缩,脉络膜毛细血管减少或消失。变性区域边缘的RPE细胞肥大和增生。

五、近视性视网膜病变

(一)概述

近视性视网膜病变(myopic retinopathy)是由于眼轴过长所引起的视网膜变性改变,在进行性、病理性和高于-600D(diopter)的高度近视患者中大多数存在这种病变。低度或中度近视通常不会引起近视性视网膜病变。虽然已经证实高度近视与遗传因素有关,但是眼轴变长的发病机理尚无满意解释[35]。眼底可见视乳头旁半月形或环形的白色弧形斑、豹纹状眼底、黄斑出血、Fuchs斑、萎缩白斑和色素沉着等改变。

(二)组织病理学改变

本病眼球扩大主要发生在眼球的后1/3,后部巩膜变薄、向外膨出形成巩膜后葡萄肿,相应部位的脉络膜、视网膜萎缩。视网膜改变主要发生在后极部和周边部。视网膜神经细胞变性、凋亡,视网膜组织变薄,以后极部外层视网膜萎缩最为明显。黄斑部 Bruch 膜常出现小的破裂,继而视网膜下新生血管形成,并继发视网膜下出血、机化、RPE 变性、萎缩或增生,形成类似黄斑盘状变性即眼底所见的 Fuch 斑。视网膜变性、萎缩、破裂可继发视网膜脱离。

六、中心性浆液性脉络膜视网膜病变

(一)概述

特发性中心性浆液性脉络膜视网膜病变(central serous choroidopathy,CSC)是脉络膜毛细管通透性改变或 Bruch 膜的变性,或两者兼有,但是潜在的病因不清楚[36]。常与情绪紧张有关。检眼镜下视网膜黄斑部水肿积液隆起,并有细小的黄色斑点,病灶边界不清。

(二)组织病理学改变

该病变的特点是视网膜黄斑部的神经上皮下积液,可伴有较小的 RPE 脱离。反复发作的病例还可有色素紊乱、黄斑区视网膜下新生血管形成、瘢痕形成等,最终导致黄斑盘状变性[37]。

七、玻 璃 膜 疣

(一)概述

玻璃膜疣(drusen)是 RPE 与 Bruch 膜之间异常沉着物堆积形成的一种退行性病变,常见于年龄相关性黄斑变性、脉络膜视网膜慢性炎症、某些眼底变性疾病、某些遗传性眼底病变及眼挫伤等[1,38,39]。

玻璃膜疣在眼底主要分布在以下区域:视网膜大血管弓附近区域、黄斑区、周边部视网膜。玻璃膜疣的大小差异很大,从 $30\mu m$ 到 $50\mu m$ 不等,若融合时会更大。

(二)玻璃膜疣的分类及病理改变

1. 硬性玻璃膜疣(hard drusen)　检眼镜下表现为黄白色、圆形、边界清楚、轻微隆起的结节状病灶。病灶较小,大小相近,直径大约 $50\mu m$。少量病灶在眼底随机散在分布。

组织病理学改变:RPE 基底膜和 Bruch 膜之间的结节状突起的无定形的物质,HE 染色为红色,PAS 染色呈紫红色,脂质特殊染色为弱阳性,其表面的 RPE 常常萎缩,而其周边区域 RPE 常常增生。早期玻璃膜疣呈嗜酸性染色,以后由于钙质沉着,逐渐呈嗜碱性染色(图 4-5)。电子显微镜下见玻璃膜疣内微细颗粒和无定形物质中含有不同数量粗糙膜的囊泡、管状结构或偶见异常的胶原,RPE 基底膜可有结节状增厚。目前研究表明基底层状沉积表型与补体因子 H(complement factor H,CFH)基因突变高度相关。

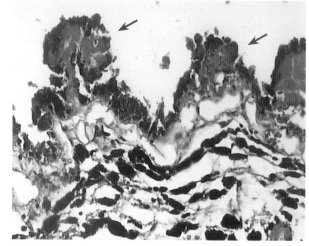

图 4-5　硬性玻璃膜疣

硬性玻璃膜疣表现为 RPE 基底膜和 Bruch 膜之间一些结节状突起的无定形的物质(箭),其表面 RPE 变性、萎缩,周边区域 RPE 增生

2. 软性玻璃膜疣(soft drusen)　常称为典型性或渗出性的玻璃膜疣,被认为是年龄相关性黄斑变性的高危因素。其在检眼镜下表现为黄白色边界不清的病灶,大小不等,周围可有色素沉着,有时病变较大并相互融合。

组织病理学改变:RPE 的基底膜与 Bruch 膜之间的淡染色无定形物质,PAS 染色阳性,可有新生血管长入,显强荧光。早期玻璃膜疣呈嗜酸性染色,以后由于钙质沉着,逐渐呈嗜碱性染色。病变部位的 RPE 细胞呈脂质变性、萎缩甚至消失,而周围的 RPE 细胞可肥大、增生。电镜下玻璃膜疣是一些含有磷脂的小囊泡及电子密度较大的物质沉积在 RPE 基底膜与 Bruch 膜的内胶原层之间,RPE 的基底膜并无明显增厚,但 Bruch 膜的内胶原层可能增厚,致使 RPE 与 Bruch 膜产生分离,引起 RPE 脱离。

八、干性年龄相关性黄斑变性

（一）病因

干性年龄相关性黄斑变性（age-related dry macular degeneration，ADMD）的致病原因尚未完全明确[40-44]。致病危险因素包括：①年龄因素，年龄越大发病风险越大，特别是 75 岁以后的妇女；②大量摄入饱和脂肪和胆固醇；③长期阳光照射；④有软性和硬性玻璃膜疣；⑤长期吸烟，特别与渗出性类型有关；⑥虹膜呈蓝色及对日光敏感的异常肤色均是高发因素；⑦高的收缩压与脉压也与此病有关[45]；⑧C 反应蛋白的增加和高同型半胱氨酸血症（hyperhomocysteinemia）是本病独立的危险因素[46]；⑨吸烟（每天一包，10 年以上）。

（二）组织病理学改变

组织学改变表现为脉络膜毛细血管部分或全部消失，Bruch 膜可变厚，也可表现为嗜碱性变。RPE 萎缩和脱色素，也可能增生。RPE、视锥视杆层及内核层细胞均发生凋亡。

最初，视网膜常常表现为微囊样甚至形成巨大囊肿性（也即视网膜劈裂）视网膜变性。内层视网膜的巨大囊肿可能会形成黄斑孔，偶然会形成全层黄斑孔，常为圆形，边界光滑。缓慢的、逐渐的视杆细胞丢失的衰老现象伴随着以视锥细胞变性为主要特征的年龄相关性黄斑变性，然后只剩下变性的视锥细胞，最终所有的视锥视杆细胞可能都消失殆尽。

在患有非渗出性及渗出性年龄相关性黄斑变性的尸体眼中，RPE 和 Bruch 膜中的铁含量增加，其中部分铁为可螯合性；且 Bruch 膜内钙含量及脂质含量也在增加[47]。

九、湿性年龄相关性黄斑变性

（一）概述

湿性年龄相关性黄斑变性（age-related exudative macular degeneration）是年龄相关性黄斑变性的一种[48-53]。在美国，年龄相关性黄斑变性是最常见的致盲原因，每年有 16 000 人因为年龄相关性黄斑变性而致盲。干性和湿性年龄相关性黄斑变性的致盲率类似[54]。

本病致病原因尚未完全明确，与干性 AMD 相似。

（二）组织学改变

早期可见年龄相关性黄斑区脉络膜变性（age-related macular choroidal degeneration），表现为黄斑区脉络膜毛细血管变性和 Bruch 膜变性。然后，新生血管形成，新的血管从脉络膜毛细血管长出，穿过 Bruch 膜，通常位于 RPE 下，很少位于 RPE 和视网膜之间，或位于二者区域。从脉络膜长出的新生血管基本上有两种类型：Ⅰ型和Ⅱ型。Ⅰ型是最常见的类型，新生血管位于 RPE 下，主要见于 50 岁以上老人，常常与年龄相关性黄斑变性有关。新生血管见于有广泛的年龄相关性黄斑脉络膜变性的患者，在脉络膜毛细血管、Bruch 膜、RPE 复合物内可见新生血管。Ⅱ型较少见，新生血管穿过 RPE 位于视网膜神经上皮层下，主要发生于 50 岁以下的患者，新生血管位于局部瘢痕化的区域。最终，Bruch 膜和 RPE 之间发生出血，出血常常突破 RPE，偶然进入脉络膜、视网膜，甚至玻璃体。

在出血机化的同时，RPE 的增生和向纤维组织转化，间质组织向内生长形成肉芽组织（图 4-6）。黄斑区纤维血管瘢痕形成，引起黄斑区 RPE 和视网膜的变性。

视网膜下机化膜由细胞及细胞外基质构成，①细胞成分包括：RPE 细胞、炎症细胞（主要为淋巴细胞、浆细胞及巨噬细胞）、血管内皮细胞、神经胶质细胞、肌成纤维细胞、光感受器细胞、纤维细胞及红细胞；②细胞外基质成分包括：纤维蛋白，Ⅰ、Ⅲ、Ⅳ、Ⅴ型胶原纤维，纤维连接蛋白、层粘连蛋白、酸性黏多糖及脂类物质。大部分细胞类型（血管内皮细胞、成纤维细胞、RPE 细胞）都含有转化生长因子 β1（TGF-β1）、血管内皮细胞生长因子（vascular endothelial growth factor，VEGF）和碱性生长因子，这些生长因子在新生血管及增生膜的形成中可能起着重要作用[55,56]。

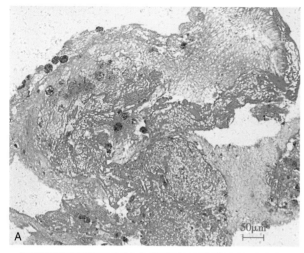

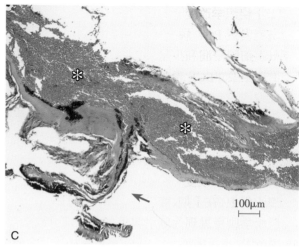

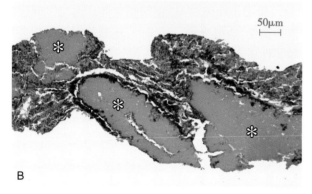

图 4-6 视网膜下出血及增生膜
A. 含大量渗出物的视网膜下出血,呈网状,颜色较红为血细胞,颜色较蓝为开始增生膜组织,其中散在 RPE 细胞;
B. 视网膜下出血呈红色颗粒状(星),周围由一层纤维增生膜包绕(箭);C. 从视网膜下取出的饼干状视网膜下出血,出血块内细胞形态消失,成均质的块状结构(星),周围是增生的 RPE 细胞,呈棕色(刘文提供)

十、继发于局灶性脉络膜炎的渗出性黄斑变性

(一)病因

继发于局灶性脉络膜炎的渗出性黄斑变性(exudative macular degeneration secondary to focal choroiditis)又称青少年盘状黄斑变性(juvenile disciform degeneration of the macula)[1],病因不明,大部分病例可能继发于局限性脉络膜炎症。

(二)组织病理学改变

可见病变区脉络膜呈现慢性非肉芽肿性炎症或肉芽肿性炎症的病理改变。病变区 Bruch 膜和 RPE 细胞可能受累,也可能不受累。视网膜下增生膜由纤维血管组织构成,位于 Bruch 膜和 RPE 之间,可能表现为非特异性肉芽组织的病理改变。其细胞成分包括:RPE、炎症细胞(主要为淋巴细胞、浆细胞、巨噬细胞)血管内皮细胞、神经胶质细胞、肌成纤维细胞、光感受器细胞、纤维细胞、平滑肌细胞和红细胞。细胞外基质成分包括:20~25nm 的胶原原纤维,10nm 的胶原原纤维,及纤维蛋白。其中大部分细胞类型(血管内皮细胞、成纤维细胞、RPE 细胞)都含有 TGF-β1 和碱性生长因子,这些生长因子在新生血管及增生膜的形成中可能起着重要作用。

十一、息肉状脉络膜血管病变

(一)病因

息肉状脉络膜血管病变(polypoidal choroidal vasculopathy,PCV)是一种特殊类型的出血渗出性眼底疾病,也有人认为 PCV 是湿性年龄相关性黄斑变性的一种特殊类型[57,58]。表现为眼底后极部反复出血性和(或)浆液性 RPE、神经上皮的脱离。病因尚不明确,但本病偏爱肤色深的人。Spaide 等(1995)发现 ICGA 显示本病具有独特的影像特征,即脉络膜分支状血管网及其末端呈簇状动脉瘤样扩张[59]。

（二）组织学改变

研究发现 PCV 病变区 Bruch 膜内有多灶性脉络膜新生血管,管腔扩张,管壁较薄,无血管周细胞,间质有巨噬细胞浸润和少量纤维,这些新生血管和脉络膜血管腔相连续。免疫组化显示 RPE 层有血管内皮细胞的存在及 VEGF 表达阳性[60,61]。

十二、特发性黄斑裂孔

（一）病因

特发性黄斑裂孔(idiopathic macular holes)的病因尚不明确[62-64]。

（二）组织学改变

组织学上,在 I 期,经玻璃体切割手术取出的黄斑前膜状物仅能见到无细胞胶原组织,在 II 和 III 期,黄斑前膜状物则可见到逐渐增加的神经胶质细胞、RPE、纤维细胞和肌成纤维细胞。

第五节 中毒性视网膜变性

一、氯喹和羟化氯喹中毒性视网膜变性

（一）概述

氯喹(chloroquine)和羟化氯喹(hydroxychloroquine)中毒性视网膜变性常常首先出现的是夜盲症,常有视物模糊、虹视等症状[65,66]。"牛眼状"的黄斑变性("bull's eye" macular degeneration)是其病变特点,即眼底表现为黄斑区靶心样改变,中心为色素沉着,周围有环状脱色素带,外围绕以色素沉着。但此种改变无特异性,它只表明这是一个晚期的不可逆的损害。停用氯喹以后,视网膜病变仍将发展,其损害程度及进展程度取决于实际使用的药物总量和患者对药物的敏感程度。

（二）组织学改变

组织学上可见 RPE 变性、萎缩或增生,视网膜各层变性、萎缩、结构不清,色素颗粒迁移至黄斑区神经上皮层视网膜。

二、放射性视网膜病变

（一）概述

放射性视网膜病变(postirradiation retinopathy)可能发生于眼部放射后数月至数年后,常见于用放射来治疗和控制视网膜母细胞瘤、恶性黑色素瘤、眼睑、眼眶、鼻咽癌或鼻窦肿瘤后[1]。

（二）组织学改变

组织学上,视网膜神经上皮可表现为毛细血管的阻塞和毛细血管微动脉瘤、毛细血管扩张、视网膜新生血管、硬性渗出、棉絮状斑点、视网膜出血,及视网膜动脉或静脉阻塞。

第六节 遗传性原发性视网膜营养不良

遗传性原发性视网膜营养不良(hereditary primary retinal dystrophies)特点为遗传性、双侧性及对称性。病变可能呈静止性或缓慢进展。很多视网膜营养不良可能为遗传所决定的视网膜细胞凋亡过程,包括青少年性视网膜劈裂、Stargardt 病、Best 病、显性进行性黄斑中心营养不良、视锥视杆营养不良等。

一、青少年性视网膜劈裂

（一）概述

青少年性视网膜劈裂（juvenile retinoschisis）其遗传特征为 X 连锁隐性遗传，但偶然表现为常染色体隐性遗传的特点，并且常常不累及黄斑[67]；或表现为常染色体显性遗传的特点且常累及黄斑[68]。

（二）组织学改变

组织学上，在视网膜劈裂区，神经纤维层和节细胞层裂开，表现为微囊样变性。主要累及神经纤维层，其次累及节细胞层。

二、Goldmann-Favre 玻璃体视网膜营养不良

（一）概述

本病由青少年视网膜劈裂和下列病变组成[1]：①玻璃体变性和液化及视网膜前线条和条索的形成；②继发性色素沉着及类似视网膜色素变性（RP）的视网膜变性改变；③视网膜血管渗漏荧光；④伴有熄灭型 ERG 的夜盲症（hemeralopia）及进行性视功能下降；⑤伴发晶状体混浊；⑥遗传特征为常染色体隐性遗传。

（二）组织学改变

同青少年视网膜劈裂。

三、Wagner 玻璃体视网膜营养不良

（一）概述

Wagner 玻璃体视网膜营养不良由青少年视网膜劈裂和下列病变组成[1]：①青少年性视网膜劈裂加上明显的玻璃体的脱水收缩；②不累及后极部视网膜；③暗适应正常，但是 ERG 异常；④伴发晶状体混浊；⑤为常染色体显性遗传，Ⅰ型病变突变位点为 5q13-14，Ⅱ型病变突变位点为 12q13-14。

（二）组织学改变

同青少年视网膜劈裂。

四、Stargardt 病

（一）概述

Stargardt 病是一种常染色体隐性遗传病，病变基因为 *ABCR* 或 *ABCA4* 位于染色体 1P21[69-71]。本病包括两个部分，这两部分病变可能同时发生，也可能单独发生，即黄斑区营养不良和斑点状视网膜病变。

1. 黄斑区营养不良　患者常在 8~15 岁之间发病。开始，病变局限于后极部，最终导致中心视力的丧失。在中心视力下降的早期阶段，黄斑可能无明显异常，然后，黄斑区逐渐出现水平椭圆形萎缩区和色素沉着。检眼镜下见黄斑区表现为"锤击过金属样萎缩"（beaten bronze atrophy），为边界清楚的 RPE 萎缩灶。黄斑区常表现为牛眼样外观。

2. 眼底黄色斑点（fundus flavimaculatus）　眼底黄色斑点的眼底表现为边界不清的黄色的、新月形的、鲨鱼鳍状的、鱼尾状的、鱼状的、斑点状的黄色斑点，病变位于 RPE 层。大约 50% 的患眼表现有 Stargardt 类型的黄斑区营养不良，伴有中心视力下降。周边部视网膜可能表现为 RP 样的眼底改变。

（二）组织学特点

1. 黄斑区营养不良　组织学上，黄斑区 RPE 和神经上皮组织完全消失。内层视网膜可能表现为囊样变性和钙沉积。

2. 眼底黄色斑点　组织学上，病变仅累及 RPE 层，因此 EOG 异常，并且 RPE 内 PAS 阳性物质增加，自发荧光增强。细胞核从基底部移位到细胞中央或近细胞顶部。细胞内色素颗粒增加，多数为脂褐质样物质，位于细胞中央或近细胞顶部的位置。RPE 细胞体积相差很大，部分细胞体积正常，部分细胞体积大于正常很多。

五、显性玻璃膜疣

（一）概述

显性玻璃膜疣（dominant drusen of Bruch's membrane）又称为 Doyne 蜂窝状营养不良（Doyne's honeycomb dystrophy）、结晶性视网膜变性（crystalline retinal degeneration）、Holthouse-Batten 表浅脉络膜炎（Holthouse-Batten superficial choroiditis）、黄斑部彩虹色结晶（iridescent crystals of the macula）或玻璃状营养不良（hyaline dystrophies）[1]。本病为常染色体显性遗传性疾病，发病年龄一般在 20 和 30 岁之间。是一种双侧性、对称性、进行性病变，病变主要累及后极部，导致视力下降。检眼镜下可见后极部中等大小到大范围玻璃膜疣，类似软疣。

（二）组织学改变

组织学上可见在 RPE 和 Bruch 膜之间有大的软疣。

六、Best 病

（一）概述

Best 病（Best's disease）又名卵黄状黄斑营养不良（vitelliform macular dystrophy），为常染色体显性遗传病，外显率逐渐下降且高度变异的表达模式[72]。其病变基因位于 11 号染色体长臂 11q13，称为 *VMD2* 基因[73]。本病是一种累及黄斑区 RPE 的双侧性、对称性、进行性病变，伴有视力下降。

（二）组织学改变

组织学上，RPE 细胞普遍增大和扁平，并且充满了异常的脂褐质和形态多样的黑色素脂褐质（melanolipofuscin）颗粒，黄斑中心病变最明显，此处外核层明显变薄。

七、显性进行性黄斑中心营养不良

（一）概述

显性进行性黄斑中心营养不良（dominant progressive foveal dystrophy）为常染色体显性遗传病[1]。本病眼底改变同 Stargardt 病很相像，但后者为隐性遗传病，且病变往往较少累及周边部视网膜，发病年龄较晚，进展较缓慢。

（二）组织学改变

组织学显示外核层和光感受器消失，RPE 细胞改变明显。

八、视锥视杆营养不良

（一）概述

视锥视杆营养不良（cone-rod dystrophy）为常染色体显性遗传，但也有常染色体隐性遗传和 X- 连锁遗传模式的报道[74,75]。本病代表了临床上一组混杂的疾病，特点为在 20 岁以前发病，视力下降，眼底正常或轻度异常。眼底检查可能正常，也可能表现为非特异性的黄斑中心 RPE 改变，牛眼状的黄斑，或视网膜周边部色素减退和色素沉着。

（二）组织学改变

组织学上，主要发生于黄斑中央的光感受器的丢失，以及 RPE 变薄。而黄斑周围及周边部视网膜视锥细胞减少的程度较轻。电镜显示 RPE 内可见异常的脂褐质颗粒的堆积和明显增大。

九、中心性色素性视网膜炎

（一）概述

中心性视网膜色素变性（central retinitis pigmentosa）是常染色体隐性遗传病，表现类似于普通的视网膜色素变性改变，但是病变局限于后极部。可能旁中央区也有病变。

（二）组织学改变

组织学改变与普通的视网膜色素变性的改变相同。

十、视网膜色素变性

（一）概述

视网膜色素变性（retinitis pigmentosa，RP），遗传模式复杂，可能为常染色体显性遗传或隐性遗传（大约40%为此种类型）、或X-连锁遗传、或线粒体遗传、或散发[76,77]。

RP是一种双侧性、对称性、进行性病变。病变起始于赤道部视网膜，然后向中央和周边部扩展。特征性眼底改变为四联征：视乳头呈蜡黄色（视神经萎缩），视网膜周边部和赤道部有骨细胞样色素沉着，视网膜血管明显变细硬化或伴有白鞘。

（二）组织学改变

组织学上，最早的改变是位于赤道部RPE和视锥视杆的变性、萎缩。随着病变的进展，除了极周边视网膜的视杆和黄斑中心的视锥以外的所有视锥和视杆细胞均消失。RPE细胞或者变性，或者增生。充满了色素的巨噬细胞和RPE细胞向视网膜神经上皮层迁移。色素往往聚集在血管周围，形成了临床上骨细胞样眼底表现。即使在病变晚期，Bruch膜也完好无损。可能在视乳头表面及视乳头周围的视网膜表面会有增生膜。

十一、聚集性色素性视网膜营养不良

（一）概述

聚集性色素性视网膜营养不良（clumped pigmentary retinal dystrophy），又称为聚集性色素性视网膜变性（clumped pigmentary retinal degeneration）可能为常染色体隐性遗传[78]。眼底表现为中周部视网膜可见大量成群聚集的色素沉着。

（二）组织学改变

组织学上可见RPE细胞内黑色素颗粒的聚集。

十二、Sorsby 眼底营养不良

（一）概述

Sorsby眼底营养不良（Sorsby fundus dystrophy）又称为遗传性黄斑营养不良（hereditary macular dystrophy），是一种常染色体显性遗传病，或偶然表现为常染色体隐性遗传模式[79]。

本病是一种双侧性、对称性疾病，发病年龄较晚，常常为50多岁发病。病变早期常常表现为Bruch膜层面的黄白色点状病灶。经过数十年时间，病变逐渐向周围扩展，留下广泛的脉络膜萎缩灶及一些色素沉积。

（二）组织学特点

组织学上可见明显的外层视网膜萎缩伴有RPE的不连续性及脉络膜毛细血管和脉络膜的萎缩。Bruch膜上可见 $3\mu m$ 厚的沉积物。

第七节 遗传性继发性视网膜营养不良

一、眼底血管样条纹

（一）概述

眼底血管样条纹（fundus streaks）可能最常见于弹性纤维性假黄瘤（pseudoxanthoma elasticum）病[80]。本病为常染色体隐性或显性遗传，属于Bruch膜营养不良性病变，常并发全身性疾病，如皮肤弹力纤维假性黄色瘤、畸形性骨炎、老年性皮肤弹力组织变性等。

(二)组织学特点

组织学上可见 Bruch 膜内弹力纤维层变性、嗜碱性改变及钙化,病变处 Bruch 膜断裂、缺损,其表面 RPE 萎缩消失。可继发脉络膜新生血管形成、纤维血管组织增生及出血。

二、原发性草酸盐贮积症

(一)概述

原发性草酸盐贮积症(primary oxalosis)为常染色体隐性遗传。特征为高草酸尿(hyperoxaluria),眼底常见黄斑区大片的、地图状的、色素紊乱的病变,伴有 RPE 斑点状病变[81,82]。

(二)组织学特点

组织学上,原发性草酸盐贮积症患者可见 RPE 细胞内草酸盐结晶。

第八节 视网膜脱离

(一)概述

视网膜脱离(retinal detachment)是视网膜神经上皮层与 RPE 之间的分离,而不是视网膜与 Bruch 膜的分离[1]。

在病理制片过程中用甲醛溶液固定的标本常出现人为的视网膜脱离,它与真正的视网膜脱离的鉴别点如下:①视网膜下为空腔;②视锥视杆层保存完好;③可见来源于 RPE 顶部的色素颗粒黏附于视锥视杆层的顶端。

(二)视网膜脱离后的病理改变

1. 视网膜萎缩 主要是视网膜外层萎缩(图 4-7A),因为视网膜脱离造成外层视网膜营养缺乏。

2. 视网膜下充满了浆液或血液、炎症细胞,甚至增生组织。

3. 胶质细胞或 RPE 细胞可以在视网膜的内表面或外表面增生形成膜状物(图 4-7B),这些膜状物收缩则引起固定性视网膜皱褶。

4. RPE 细胞可能在脱离的视网膜的前或后面增生,并可能产生大量的基底膜,在临床及病理组织学上可见到明显的增生膜界限。

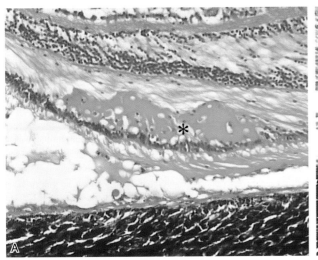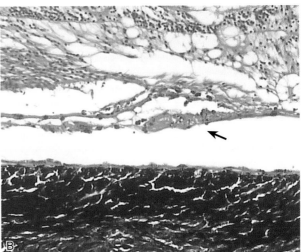

图 4-7 渗出性视网膜脱离的病理改变

A.脉络膜黑瘤所致视网膜脱离可见视网膜下一些渗液(星),RPE 层、视锥视杆层、外核层变性、萎缩;B.脉络膜黑瘤所致视网膜脱离可见胶质细胞及 RPE 细胞在视网膜下增生形成增生膜(箭)

5. 可形成 PAS 阳性但酸性黏多糖阴性的神经上皮层内视网膜囊肿。神经上皮层视网膜内还可能形成草酸钙结晶。

第九节　肿瘤及瘤样病变

一、视网膜母细胞瘤

(一) 概述

视网膜母细胞瘤(retinoblastoma,RB)是最常见的眼内恶性肿瘤,好发于婴幼儿。发病无明显种族和性别差异。双眼发病率约 20%~35%。约 40% 有家族史。典型病例检眼镜下可见视网膜上单个或多个灰白色、黄白色、乳白色或淡红色隆起的肿物,呈丘状、结节状、团块状或不规则形,有粗细不等的血管出入其中[83-86]。

(二) 组织病理学改变

基本细胞类型为对放射敏感的未分化型细胞,这种细胞圆形,胞浆较少,弥漫排列(图 4-8A)。其次较常见的细胞为形成菊花团(rosette)的细胞,菊花团有两种,一种为 Flexner-Wintersteiner 菊花团,这种菊花

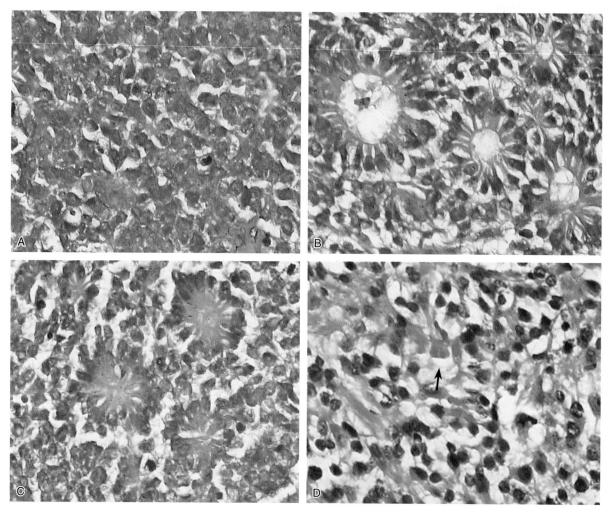

图 4-8　视网膜母细胞瘤病理改变

A. 视网膜母细胞瘤未分化型,细胞圆形、不规则形,胞浆较少,胞核大和异型明显,弥漫排列;B. 视网膜母细胞瘤细胞中见 Flexner-Wintersteiner 菊花团,这种菊花团的中央有一空腔;C. 视网膜母细胞瘤 Homer Wright 菊花团,这种菊花团的瘤细胞围成一圈,但中央没有空腔;D. 少数视网膜母细胞瘤中可见花状饰(箭),肿瘤细胞显示出向光感受器分化

团较少见,细胞围成一圈,中央有一空腔(图 4-8B)。另一种菊花团为 Homer Wright 菊花团,这种菊花团也见于髓母细胞瘤和神经母细胞瘤,偶然见于 RB 中。这种菊花团的瘤细胞也围成一圈,但中央不是空的(图 4-8C)。偶然,在 RB 中可见花状饰(fleurette),这些肿瘤细胞显示出明显的向光感受器分化(图 4-8D)。RB 的另一特点为肿瘤内常出现明显的坏死和钙化。

二、视网膜色素上皮腺瘤

(一)概述

RPE 腺瘤(adenoma of retinal pigment epithelium)极少见。本病好发于成人,女性多见,多在 50 岁左右,眼部检查为眼后段一个象限以内单发的陡然隆起的肿物[87-88]。颜色由无色至黑色不等,常有显著的视网膜供应血管,较易发生视网膜内渗出,甚至渗出性视网膜脱离。

(二)组织病理学改变

通过基底部的切片常见正常的 RPE 突然过度为肿瘤组织(图 4-9)。本肿瘤病理表现多样,一般有四种:嵌合形、管状、乳头状及无规则排列。①嵌合形排列方式者,瘤细胞呈六角形和椭圆形,细胞核小、圆形,胞浆含较多黑色素,细胞外基质很少或无;②管状排列者,细胞立方形,细胞团周围有薄的基底膜,可有少的结缔组织间质,常见成簇的黑色素颗粒位于管腔的中央;③乳头状排列方式者,细胞立方形,排列成指突状,有薄的基底膜,在乳头中央有一纤细的血管结缔组织;④无规则排列者,细胞椭圆形,胞浆空泡状,含大量黑色素,核被挤到一边。虽然 RPE 腺瘤可以侵犯视网膜、脉络膜、玻璃体,而且有时瘤细胞异型明显,组织学上可诊断为腺癌,但至今尚未发现 RPE 腺瘤或腺癌发生远处转移。尽管如此,对于间变明显的肿瘤,仍要注明组织学上为恶性。

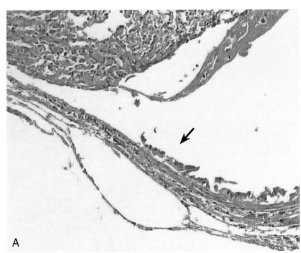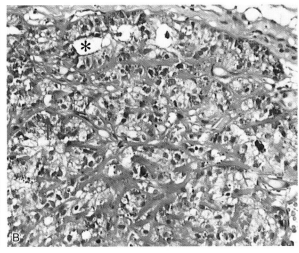

图 4-9　视网膜色素上皮腺瘤病理改变
A. RPE 腺瘤:通过基底部的切片常见正常的 RPE(箭)突然过度为肿瘤组织;B. RPE 腺瘤表现出嵌合形(箭)、管状(星)及无规则排列

三、普通型视网膜神经胶质细胞增生症

(一)概述

普通型视网膜神经胶质细胞增生症(ordinary neural retinal gliosis)可发生于视网膜内、视网膜表面、视网膜前或视网膜后(即视网膜下)[1]。病变见于各种情况,如正常眼、慢性视网膜脱离、大部分类型的慢性继发性青光眼、慢性视网膜炎或脉络膜炎、视网膜中央静脉阻塞、糖尿病视网膜病变、及巩膜环扎术、白内障吸出术、视网膜冷冻粘结术、激光视网膜光凝术等术后。

视网膜黄斑前纤维化或特发性黄斑前神经胶质细胞增生,是一种发生于黄斑区的视网膜前增生膜,没有明显病因者称为特发性黄斑皱褶、特发性黄斑前胶质纤维增生等。

（二）组织学特点

组织学上,特发性及继发性视网膜前膜,尽管胶质细胞(纤维星形胶质细胞)数量增加,视网膜结构正常或异常,尚可见其他细胞如 RPE、纤维细胞及肌成纤维细胞。免疫组化结果取决于增生膜的组成成分,细胞角蛋白(cytokerain,CK)、胶质纤维酸性蛋白(glial fibrillary acidic protein,GFAP)、波形蛋白(vimentin)、肌动蛋白(Actin)和纤维连接蛋白(Fibronectin)可能会阳性。

四、巨大胶质细胞增生症

（一）概述

巨大胶质细胞增生症(massive gliosis)是一种良性、视网膜内胶质细胞的非肿瘤性增生;是一种特发性、孤立性病变,也可能是各种因素导致的各种病理状态诱发的反应性增生,比如导致眼球萎缩的慢性炎症、先天性畸形、视网膜血管性病变、外伤等[89,90]。

（二）组织学改变

组织学上有如下特点:①神经胶质增生组织部分或全部取代视网膜组织;②增生组织内含有异常血管;③病变区视网膜增厚。

增生组织由下列成分组成:①成群的大的颜色较浅的梭形细胞成编织状排列,细胞核形态大小一致,胞浆丰富,成原纤维状,淡嗜伊红色,细胞边界不清。②异常扩张的、大的薄壁血管,常常互相吻合。③肿瘤组织及血管壁常常钙化。免疫组化 S-100 和 GFAP 阳性。电镜证实肿物起源于胶质细胞。此病需与胶质瘤鉴别。真正的胶质瘤是及其少见的,行为学上极像青少年毛细胞型星形细胞瘤(juvenile pilocytic astrocytomas)

五、反应性视网膜胶质血管增生症

（一）概述

反应性视网膜胶质血管增生症(reactionary retinal glioangiosis)有特发性和继发性两种病变。特发性病变通常是孤立性病灶,也可能是多发性、弥漫性,甚至是双侧性病变。继发性病变通常是孤立性或多发性病灶,但也可能是弥漫性,甚至是双侧性病变[1]。本病常常继发于扁平部睫状体炎(pars planitis),RP,弓形虫性视网膜炎(toxoplasmic retinitis)等病变。

（二）组织学改变

视网膜全层被良性胶质细胞增生、血管增生及主要为淋巴细胞的少量炎症细胞所取代。成群的大的颜色较浅的梭形胶质细胞成编织状排列,细胞核形态大小一致,胞浆丰富,成原纤维状,淡嗜伊红,细胞边界不清。血管异常扩张、管腔较大,管壁较薄,常常互相吻合。肿瘤组织及血管壁常常钙化。

（张平　孟永）

参 考 文 献

1. Yanoff M,Sassani JW. Ocular Pathology. 6th ed. St Louis:Elsevier Mosby. 2009:393-470,747.

2. Mietz H,Green WR,Wolff SM,et al. Foveal hypoplasia in complete oculocutaneous albinism-a histopathologic study. Retina. 1992;12:254-260.

3. Rudolph G,Haritoglou C,Kalpadakis P,et al. LEOPARD syndrome with iris-retina-choroid coloboma. Ophthalmologe. 2001;98:1101-1103.

4. Zheng MH,Zhang ZF,Zhao XC,et al. The Notch signaling pathway in retinal dysplasia and retina vascular homeostasis. J Genet Genomics. 2010;37:573-582.

5. Dryja TP. Molecular genetics of Oguchi disease,fundus albipunctatus,and other forms of stationary night blindness:LVⅡ Edward Jackson Memorial Lecture. Am J Ophthalmol. 2000;130:547-563.

6 Cremers FPM,Hurk J,Hollander AI. Molecular genetics of Leber congenital amaurosis. Hum Mol Genet. 2002;11:1169-1176.

7. Barakat MR,Rose L,Tang WX,et al. Clinicopathologic analysis of the retina of a young patient with Leber congenital amaurosis. Invest Ophth Vis Sci. 2002;43:4604-4604.

8. Kyhn MV,Warfvinge K,Scherfig E,et al. Acute retinal ischemia caused by controlled low ocular perfusion pressure in a porcine

model. Electrophysiological and histological characterisation. Exp Eye Res. 2009;88:1100-1106.

9. Central Vein Occlusion Study, G., Natural history and clinical management of central retinal vein occlusion. Arch Ophthalmol. 1997;115:486-491.

10. Eye Disease Case-control Study, G., Risk factors for central retinal vein occlusion. Arch Ophthalmol. 1996;114:545-554.

11. Genevois O, Paques M. Hypertensive retinopathy. Rev Prat. 2010;60:21-24.

12. Gudmundsdottir H, Taarnhoj NCBB, Strand AH, et al. Blood pressure development and hypertensive retinopathy: 20-year follow-up of middle-aged normotensive and hypertensive men. J Hum Hypertens. 2010;24:505-513.

13. Jalali S, Kolari RS, Pathengay A, et al. Severe hemorrhagic retinopathy as initial manifestation of acute retinal necrosis caused by herpes simplex virus. Indian J Ophthalmol. 2007;55:308-310.

14. Shaikh S, Fishman ML, Gaynon M, et al. Diffuse unilateral hemorrhagic retinopathy associated with accidental perinatal strangulation - A clinicopathologic report. Retina-J Ret Vit Dis. 2001;21:252-255.

15. Tao Y, Lu QA, Jiang YR, et al. Apelin in plasma and vitreous and in fibrovascular retinal membranes of patients with proliferative diabetic retinopathy. Invest Ophth Vis Sci. 2010;51:4237-4242.

16. Kohno RI, Hata Y, Mochizuki Y, et al. Histopathology of neovascular tissue from eyes with proliferative diabetic retinopathy after intravitreal bevacizumab injection. Am J Ophthalmol. 2010;150:223-229.

17. Junker B, Hansen LL. Coat's disease. Ophthalmologe. 2010;107:379-388.

18. He YG, Wang H, Zhao B, et al. Elevated vascular endothelial growth factor level in Coats' disease and possible therapeutic role of bevacizumab. Graef Arch Clin Exp. 2010;248:1519-1521.

19. Cahill M, O'Keefe M, Acheson R, et al. Classification of the spectrum of Coat's disease as subtypes of idiopathic retinal telangiectasis with exudation. Acta Ophthalmol Scand. 2001;79:596-602.

20. Sindt SJ, Oh K. Idiopathic juxtafoveal retinal telangiectasis: case report and literature review. Optometry. 2001;72:228-33.

21. Madhavan HN, Therese KL, Doraiswamy K. Further investigations on the association of Mycobacterium tuberculosis with Eales' disease. Indian J Ophthalmol. 2002;50:35-39.

22. Atmaca LS, Batioglu F, Sonmez PA. A long-term follow-up of Eales' disease. Ocul Immunol Inflamm. 2002;10:213-221.

23. Verma A, Biswas J, Radhakrishnan S, et al. Intra-ocular expression of vascular endothelial growth factor (VEGF) and pigment epithelial-derived factor (PEDF) in a case of Eales' disease by immunohistochemical analysis: a case report. Int Ophthalmol Clin. 2010;30:429-434.

24. Fulco E, Lira R. Retinopathy of Prematurity. Ophthalmology. 2010;117:1282.

25. Austeng D, Kallen KBM, Hellstrom A, et al. Natural history of retinopathy of prematurity in infants born before 27 weeks' gestation in sweden. Arch Ophthalmol. 2010;128:1289-1294.

26. Cibis GW, Flynn JT, Davis EB. Herpes-simplex retinitis. Arch Ophthalmol. 1978;96:299-302.

27. Heiligenhaus A, Mai H, Li J, et al. Antisense-oligonucleotides targeting tumor necrosis factor-alpha in murine herpes simplex virus type 1 retinitis. Invest Ophth Vis Sci. 2005;46(Suppl. S):1029.

28. Tibbetts MD, Shah CP, Young LH, et al. Treatment of acute retinal necrosis. Ophthalmology. 2010;117:818-824.

29. Hillenkamp J, Nölle B, Bruns C, et al. Acute retinal necrosis: clinical features, early vitrectomy, and outcomes. Ophthalmology. 2009;116:1971-1975.

30. Fletcher EL. Mechanisms of photoreceptor death during retinal degeneration. Optometry Vision Sci. 2010;87:269-275.

31. 姜德咏, 刘湘平. 视网膜疾病 // 孙为荣. 眼科病理学. 北京: 人民卫生出版社, 1997:313-367.

32. Eisner G. Reticular cystoid degeneration. Klin Monatsbl Augenh. 1978;172:584-588.

33. Riveiro-Alvarez R, Trujillo-Tiebas MJ, Gimenez-Pardo A, et al. Correlation of genetic and clinical findings in spanish patients with x-linked juvenile retinoschisis. Invest Ophthalmol Vis Sci. 2009;50:4342-4350.

34. Kjellstrom S, Vijayasarathy C, Ponjavic V, et al. Long-term 12 year follow-up of X-linked congenital retinoschisis. Ophthalmic Genet. 2010;31:114-125.

35. 郭立斌, 郑晓华, 王景文, 等. 近视性屈光不正与眼底病变. 中国医学科学院学报. 2007;29:538-542.

36. Edalati K, Roesch MT, Buchanan ML, et al. Central serous chorioretinopathy and idiopathic nonhistaminergic angioedema. Can J Ophthalmol. 2009;44:606-607.

37. Gupta Pawan, Gupta V, Dogra MR, et al. Morphological changes in the retinal pigment epithelium on spectral-domain OCT in the unaffected eyes with idiopathic central serous chorioretinopathy. Int J Ophthalmol. 2010;30:175-181.

38. Russell SR, Mullins RF, Schneider BL, et al. Location, substructure, and composition of basal laminar drusen compared with drusen associated with aging and age-related macular degeneration. Am J Ophthalmol. 2000;129:205-214.

39. Sarks SH, Arnold JJ, Killingsworth MC. Early drusen formation in the normal and aging eye and their relation to age related

maculopathy：A clinicopathologic study. Br J Ophthalmol. 1999；83：358-368.

40. Age-Related Eye Disease Study Research Group. A randomized，placebo-controlled，clinical trial of high-dose supplementation with vitamins C and E，beta carotene and zinc for age-related macular degeneration and vision loss：AREDS Report No.9. Arch Ophthalmal. 2001；119：1417-1436.

41. Curcio CA，Millican CL，Bailey T，et al. Accumulation of cholesterol with age in human Bruch's membrane. Invest Ophthalmol Vis Sci. 2001；42：265-274.

42. DeAngelis MM，Kim IK，Adams S，et al. Cigarette smoking，CFH，APOE，ELOVL4，and risk of neovascular age-related macular degeneration. Arch Ophthalmol. 2007；125：49-54.

43. Dunaif JL，Dentchez T，Ying GS，et al. The role of apoptosis in age-related macular degeneration. Arch Ophthalmol. 2002；120：1435-1442.

44. Tomany SC，Wang JJ，van Leeuwen R，et al. Risk factors for incident age-related macular degeneration. Ophthalmology. 2004；111：1280-1287.

45. Hyman L，Schachat AP，He Q，et al. Hypertension，cardiovascular disease，and age-related macular degeneration. Arch Ophthalmol. 2000；118：351-358.

46. Seddon JM，Gensler G，Milton RC，et al. Association between c-reactive protein and age-related macular degeneration. JAMA. 2004；291：704-710.

47. Hahn P，Hamilton AH，Dunaief JL. Maculas affected by age-related macular degeneration contain increased chelatable iron in the retinal pigment epithelium and Bruch's membrane. Arch Ophthalmol. 2003；121：1099-1105.

48. Ambati J，Ambati BK，Yoo SH，et al. Age-related macular degeneration：etiology，pathogenenesis，and therapeutic strategies. Surv Ophthalmol. 2003；48：257-293.

49. Arnold JJ，Sarks SH，Killingsworth MC，et al. Reticular pseudodrusen：A risk factor in age-related maculopathy. Retina. 1995；15：183-191.

50. Augood CA，Vingerling JR，de Jong PTVM，et al. Prevalence of age-related maculopathy in older Europeans-The European Eye Study. Arch Ophthalmol. 2006；124：529-535.

51. Axer-Siegel R，Bourla D，Ehrlich R，et al. Association of neovascular age-related macular degeneration and hyperhomocysteinemia. Am J Ophthalmol. 2004；137：84-89.

52. Shuler RK，Hauser MA，Caldwell J，et al. Neovascular age-related macular degeneration and its association with LOC#387715 and complement factor H polymorphism. Arch Ophthalmol. 2007；125：63-67.

53. Slakter JS，Yannuzzi LA，Schneider U，et al. Retinal choroidal anastomosis and occult choroidal neovascularization in age-related macular degeneration. Ophthalmology. 2000；107：742-753.

54. Javitt JC，Zhou Z，Maguire MG，et al. Incidence of exudative age-related macular degeneration among elderly Americans. Ophthalmology. 2003；110：1534-1539.

55. Kvanta A，Algvere，Berglin L，et al. Subfoveal fibrovascular membranes in age-related macular degeneration express vascular endothelial growth factor. Invest Ophthalmol Vis Sci. 1996；37：1929-1934.

56. Lafaut BA，Bartz-Schmidt KU，Broecke V，et al. Clinicopathological correlation in exudative age related macular degeneration：Histological differentiation between classical and occult choroidal neovascularization. Br J Ophthalmol. 2000；84：239-243.

57. Rosa RH Jr，Davis JL，Eifrig CWG. Clinicopathologic correlation of idiopathic polypoidal choroidal vasculopathy. Arch Ophthalmol. 2002；120：502-508.

58. Tsujikawa A，Sashara M，Otani A，et al. Pigment epithelial detachment in polypoidal choroidal vasculopathy. Am J Ophthalmol. 2007；143：102-111.

59. Spaide RF，Yannuzzi LA，Slakter JS，et al. Indocyanine green videoangiography of idiopathic polypoidal choroidal vasculopathy. Retina.1995；15：100-110.

60. Terasaki H，Miyake Y，Suzuki T，et al. Polypoidal choroidal vasculopathy treated with macular translocation：clinical pathological correlation. Br J Ophthalmol. 2002；86（3）：321-327.

61. Lafaut BA，Aisenbrey S，Van den Broecke C，et al. Polypoidal choroidal vasculopathy pattern in age-related macular degeneration - A clinicopathologic correlation. Retina，2000，20：650-654.

62. Cheng L，Freeman WR，Ozerdem U，et al. Prevalence，correlates，and natural history of epiretinal membranes surrounding idiopathic macular holes. Ophthalmology. 2000；107：853-859.

63. Green WR. The macular hole. Histopathologic studies. Arch Ophthalmol. 2006；124：317-321.

64. Niwa H，Terasaki H，Iro Y，et al. Macular hole development in fellow eyes of patients with unilateral macular hole. Am J Ophthalmol. 2005；140：370-375.

65. Browning DJ. Bull's-eye maculopathy associated with quinacrine therapy for malaria. Am J Ophthalmol. 2004;137:577-579.

66. Marmour MF, Carr RE, Easterbrook M, et al. Recommendations on screening for chloroquine and hydroxychloroquine retinopathy. Ophthalmology. 2002;109:1377-1382.

67. Ali A, Feroze AH, Rizvi ZH, et al. Consanguineous marriage resulting in homozygous occurrence of X-linked retinoschisis in girls. Am J Ophthalmol. 2003;136:767-769.

68. Tantri A, Vrabec TR, Cu-Unjieng, et al. X-linked retinoschisis: report of a family with a rare deletion in the XLRS1 gene. Am J Ophthalmol. 2003;136:547-549.

69. September AV, Vorster AA, Ramesar RS, et al. Mutation spectrum and founder chromosomes for the ABCA4 gene in South African patients with Stargardt disease. Invest Ophthalmol Vis Sci. 2004;45:1705-1711.

70. Shroyer NF, Lewis RA, Lupski JR. Analysis of the ABCR (ABCA4) gene in 4-aminoquinoline retinopathy: Is retinal toxicity by chloroquine and hydroxychloroquine related to Stargardt disease?. Am J Ophthalmol. 2001;131:761-766.

71. Briggs CE, Rucinbski D, Rosenfeld PJ, et al. Mutations in ABCR (ABCR4) in patients with Stargardt macular degeneration or cone-rod degeneration. Invest Ophthalmol Vis Sci. 2001;42:2229-2236.

72. Seddon JM, Sharma S, Chong BS, et al. Phenotype and genotype correlations in two Best families. Ophthalmology. 2003;110: 1724-1731.

73. Seddon JM, Afshari MA, Sharma S, et al. Assessment of mutations in the Best macular dystrophy (VMD2) gene in patients with adult-onset foveomacular vitelliform dystrophy, age-related maculopathy, and bull's-eye maculopathy. Ophthalmology. 2001;108: 2060-2067.

74. Fishman GA, Stone EM, Eliason DA, et al. ABCA4 gene sequence variations in patients with autosomal recessive cone-rod dystrophy. Arch Ophthalmol. 2003;121:851-855.

75. Michaelides M, Holder GE, Bradshaw K, et al. Cone-rod dystrophy, intrafamilial variability, and incomplete penetrance associated with the R172W mutation in the peripherin/RDS gene. Ophthalmology. 2005;112:1592-1598.

76. Berson E. Retinitis pigmentosa. Invest Ophthalmol Vis Sci. 1993;34:1659-76.

77. To K, Adamian M, Berson EL. Histologic study of retinitis pigmentosa due to a mutation in the RP13 gene (PRPC8): comparison with rhodopson Pro23His, Cys110Arg, and Glu181Lys. Am J Ophthalmol. 2004;137:946-948.

78. To KW, Adamian M, Jakobiec FA, et al. Clinical and histopathologic findings in clumped pigmentary retinal degeneration. Arch Ophthalmol. 1996;114:950-955.

79. Sukhikh GT, Soboleva GM. Sorsby fundus dystrophy-related mutation in tissue inhibitor of metalloproteinases-3 impairs regulation of its expression in mouse fibroblasts (retraction of vol 143, pg 64, 2007). Bull Exp Biol Med. 2009;147:668-668.

80. Dreyer R, Green WR. The pathology of angioid streaks: A study of twenty-one cases. Trans Pa Acad Ophthalmol Otolaryngol. 1978;31:158-67.

81. Querques G, Bouzitou-Mfoumou R, Soubrane, G, et al. Spectral-domain optical coherence tomography visualisation of retinal oxalosis in primary hyperoxaluria. Eye. 2010;24:941-943.

82. Small KW, Pollock S, Scheinman J. Optic Atrophy in Primary Oxalosis. Am J Ophthalmol. 1988;106:96-97.

83. 易玉珍. 视网膜肿瘤 // 孙为荣. 眼科病理学. 北京:人民卫生出版社,1997:367-423.

84. Jurkiewicz E, Pakula-K I, Rutynowska O, et al. Trilateral retinoblastoma: an institutional experience and review of the literature. Child Nerv Syst. 2010;26:129-132.

85. Woo KI, Harbour JW. Review of 676 second primary tumors in patients with retinoblastoma. Arch Ophthalmol. 2010;128:865-870.

86. Chantada G, Canturk S, Qaddoumi I, et al. Global systematic review and meta-analysis of survival of retinoblastoma in less-developed countries. Pediatr Blood Cancer. 2009;53:812.

87. Wei WB, Mo J, Jie Y, et al. Adenoma of the retinal pigment epithelium: a report of 3 cases. Can J Ophthalmol. 2010;45:166-170.

88. 张平,冯官光,吴金浪,等. 视网膜色素上皮腺瘤的病理形态学观察. 解剖学研究. 2002;24:30-32.

89. Inayama Y, Hanashi M, Yazawi T, et al. Massive gliosis of the retina: report of a case investigated by immunohistochemistry and clonality assays. Hum Pathol. 2005;36:702-705.

90. Houston SKS, Bourne TD, Lopes BS, et al. Bilateral massive retinal gliosis associated with retinopathy of prematurity. Arch Pathol Lab Med. 2009;133:1242-1245.

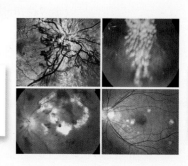

第五章
葡萄膜的解剖、生理及病理

葡萄膜（uvea）位于视网膜和巩膜之间，解剖上分为3部分，从前至后相互连续，分别为虹膜、睫状体和脉络膜。葡萄膜内含有色素和丰富的血管组织，对维持眼球组织的正常生理功能和物质代谢都起着非常重要的作用（图5-1）。

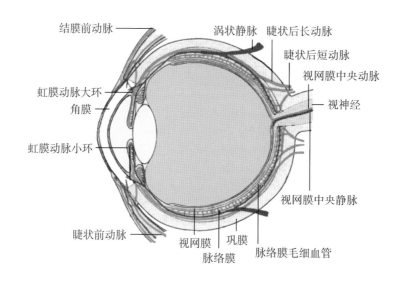

图 5-1　葡萄膜的血液供应

第一节　葡萄膜的解剖和生理

葡萄膜是眼球壁的重要组成部分。葡萄膜组织中有许多色素，曾被称为色素膜（pigment film）。又因具有丰富的血管，所以也叫血管膜（vascular membrane）。丰富的血管及大量色素使其呈现棕黑色外观，状若紫色葡萄，故称葡萄膜[1-3]。

一、虹　　膜

（一）解剖

虹膜（iris）是葡萄膜的最前部，为一圆盘形膜，直径约12mm；前面是前房，后面是晶状体前面，中央有圆孔，称为瞳孔（pupil），周边与睫状体相连。虹膜基质内环形排列的平滑肌称为括约肌，由副交感神经支配，可使瞳孔收缩。虹膜基质层后面放射状排列的平滑肌纤维称为瞳孔开大肌，由交感神经支配，可使瞳孔开大。附着于睫状体的虹膜根部较薄，眼挫伤时易发生根部离断。虹膜前面距瞳孔缘1.5mm处，有一隆起的环状条纹，即虹膜小环，或称为虹膜卷缩轮，是虹膜最厚部分。虹膜小环外部分为睫状区虹膜，小环内部分为瞳孔区虹膜。虹膜小环附近的穴状凹陷称为虹膜小窝，凹陷处房水可以直接与虹膜基质中的血管接触。瞳孔缘的虹膜依附于晶状体前并受其支持,当晶状体脱位或无晶状体时虹膜因失去支持而产生震颤。虹膜的颜色因基质中所含色素的不同而异,白种人色素较少虹膜呈浅黄色或浅蓝色;有色人种虹膜中色素多而呈棕褐色。老年人虹膜色素减少,虹膜颜色变淡。正常瞳孔缘可有花边状黑色环,为虹膜后面色素上皮的前缘。

(二)组织结构

虹膜从前向后一般可分为 5 层:内皮细胞层、前缘层、基质层、肌肉层和色素上皮层。但有人将其分为前表层、基质层、前上皮和瞳孔开大肌层和后色素上皮 4 层(图 5-2)。

1. 内皮细胞 被覆于虹膜的前面,与角膜内皮细胞相延续。一些学者认为此层与瞳孔膜一起萎缩,形成虹膜表面的隐窝。

2. 前缘层 是由成纤维细胞和黑色素细胞组成的一层组织,细胞走向与虹膜表面平行,成纤维细胞有较长的分支突起,这些细胞相互连接,形成虹膜表面的各种大小的孔,通过这些孔可以看到凹进虹膜基质中的各种大小隐窝,房水在这些部位与虹膜基质直接接触。在前缘层内有闭合的血管和神经末梢。在瞳孔缘,前缘层与两层色素上皮在后表面联合;在虹膜根部,前缘层截然中止,有时前缘层可呈丝状、带状或突状延伸至小梁网甚至达后弹力层的止端,即是房角镜下看到的虹膜突(iris processes),或虹膜梳状韧带。

3. 基质层 是含有色素细胞的结缔组织。有大量的胶原纤维和弹力纤维,这些纤维相互交织成网,网间隙中有一定的大分子物质充填。基质中疏松的结缔组织使得虹膜能自由地舒缩运动。基质中含有极为丰富的血管(图 5-3),大部分血管为放射状走行,并呈窦状弯曲,利于虹膜运动,在瞳孔缩小时血管变直,瞳孔扩大时则变弯曲。血管来源于睫状体内的虹膜大环,当这些血管行至近瞳孔缘处,又相互吻合形成虹膜小环。从小环发出细小的放射状分支,供应瞳孔括约肌。

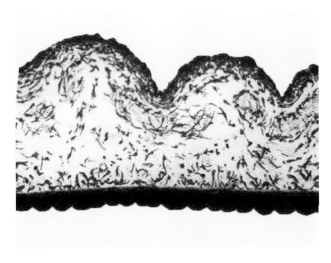

图 5-2 虹膜

虹膜组织剖面:前表层呈褐色,色素上皮层呈黑色(林红提供)

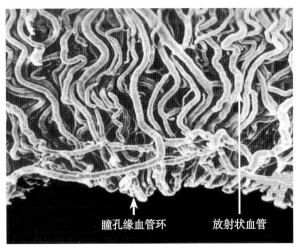

瞳孔缘血管环 放射状血管

图 5-3 虹膜的血管(电镜,张惠蓉)

(1)血管:基质层的虹膜血管有一种独特的鞘状结构,通常它们被描述为一层厚的透明样外膜,在动脉尤为明显,此外膜与基质相连续,但在它们之间有一定的空隙,此种联系既使血管固定于基质,又使其在瞳孔开大缩小的运动中不致损伤。虹膜组织中毛细血管的内皮细胞是血 - 房水屏障的重要组成部分,具有上皮栏,其基底膜与周围组织相互交织。

(2)细胞:基质中有色素细胞、非色素性基质细胞、游走细胞、浆细胞和团细胞等多种类型细胞。其中大分支的色素细胞最多,这些细胞充满了黄褐色的色素颗粒,细胞伸出细微的突起与邻近细胞形成合胞体,它们分布于基质的前后面、血管和括约肌的四周。团细胞为另一种色素细胞,这些细胞为圆形的上皮细胞,存在于瞳孔括约肌附近;团细胞有两种类型,一种为 I 型团细胞,是吞噬了色素的巨噬细胞,电镜下可见细胞核偏向一侧,致密细胞浆内充满了大小不等的色素团块,有些细胞内还可看到脂褐质,在细胞的表面有纤细的绒毛,此种细胞所占比例较大;另一种为Ⅱ型团细胞,是含有均匀一致色素颗粒的细胞,此细胞有一基底膜环绕,来源于神经上皮,顶端有微绒毛。

4. 肌肉层 含有两种平滑肌,一种是环状排列的瞳孔括约肌,另一种是放射状排列的瞳孔开大肌。瞳孔括约肌是环绕瞳孔缘的环状平滑肌,宽约0.75~1mm,位于后部虹膜基质中,前面排列成互相平行的纤维束,后面的纤维则伸入基质中。括约肌内侧缘与色素上皮密切联系,因此当瞳孔括约肌收缩时,则牵动色素上皮向内向前,因此出现色素外翻或使色素外翻更加明显。瞳孔开大肌是由来源于原始视杯的细胞组成,其中一部分保留了上皮的特征,故属上皮-肌细胞。在虹膜的横断面上可以看到瞳孔开大肌分为两层,在瞳孔收缩的切片上更为明显。前面为一膜状层或纤丝层,又叫Bruch膜、Henle膜或Fuchs后缘层,后面则为单一的色素性梭形细胞层,又被称为Fuchs前色素层,这两层位于基质层和色素上皮之间。

5. 色素上皮层 由两层具有浓集色素的细胞所组成,细胞内色素颗粒的数量及分布是相当一致的。前层为扁平梭状细胞,后层是大的多边形细胞或立方形细胞,与睫状体上皮细胞层相延续,虹膜的色素上皮构成了虹膜的后表面。

(三)虹膜的组织胚胎来源

虹膜的胚胎起源有两个,内皮细胞、前缘层和基质层来源于中胚层,而瞳孔括约肌、开大肌和色素上皮来源于神经外胚层。

(四)虹膜的神经支配

虹膜内有丰富的三叉神经感觉纤维,感觉敏锐,炎症时可引起剧烈地疼痛。瞳孔开大肌主要受交感神经支配,而瞳孔括约肌则主要受副交感神经支配。

(五)虹膜血管

来自睫状体前部与虹膜根部交界处虹膜大环的虹膜血管,从周边虹膜放射状汇集于瞳孔缘附近,改变方向形成环状的虹膜小环。虹膜的血管呈螺旋形弯曲,以适应瞳孔收缩及开大时虹膜伸展与回缩的需要。虹膜基质中的血管主要为小动脉、小静脉及毛细血管。

虹膜组织中有活跃的花生四烯酸代谢。传统认为前列腺素可以引起炎症,主要表现为结膜充血,虹膜血管扩张,血-房水屏障功能破坏,其中以前列腺素-2的作用最强,其次为前列腺素-F2α,前列腺素-D2的作用较差。眼部炎症和外伤激活了花生四烯酸的脂氧化酶通路,产生大量的白三烯和12-HETE,使白细胞在局部大量聚集,刺激钙离子内流,引起细胞内溶酶体的释放,引起或加重组织损害。对瞳孔有强烈而持久的收缩作用,还可引起血-房水屏障的破坏而使房水蛋白含量升高和短暂的眼压升高。

二、睫状体

(一)解剖

睫状体(ciliary body)是葡萄膜的中间部分,前接虹膜根部,后端以锯齿缘为界移行至脉络膜。外侧与巩膜毗邻,内侧环绕晶状体赤道部,面向后房及玻璃体。在矢状切面上睫状体呈三角形,前1/3为三角形的基底,称睫状冠(pars plicata),后2/3较窄称平坦部(pars plana)。睫状冠宽度约2mm,其内侧表面有40~80个纵行放射状突起,指向晶状体赤道部,称睫状突,与晶状体赤道部相距0.5mm。整个睫状体形成一带状环,其颞侧较宽,约6.7mm;鼻侧较窄,约5.9mm。在睫状肌和巩膜之间有潜在的睫状体上腔,当疾病引起该处睫状肌和巩膜分开时,称为睫状体脱离。

(二)组织结构

组织学上一般将其分为6层:睫状体上组织层、睫状肌层、血管层、玻璃膜、上皮细胞层、睫状体内界膜。

1. 睫状体上组织 又称睫状体棕黑板,它与脉络膜上组织相延续,但是所含的胶原板、黑色素细胞及弹力纤维组织较少,存在于脉络膜上组织中的肌层向前渐消失于睫状肌中。前面有睫状肌纤维的肌腱牢固附着于巩膜突。与脉络膜上间隙一样,睫状体上间隙仅是一潜在的间隙,但在病理情况下它可能成为一个真正的间隙。

2. 睫状肌 为一环状的平滑肌组织,由三种走向的纤维组成,从外向内依次为纵行纤维、斜行纤维和环形纤维。

(1) 纵行纤维:又叫 Bruecke 肌,大部分肌腱纤维前端起自巩膜突和虹膜梳状韧带,子午线方向沿着巩膜内表面向后行走,终止于脉络膜上组织的胶原板。该肌纤维的收缩牵拉巩膜突和小梁组织,可使小梁间隙和 Schlemm 管扩大,有利于房水的引流。

(2) 斜行纤维:又叫放射纤维,有人认为它是纵行纤维的斜行部分,与环状纤维连续。斜行纤维排列较为疏松,纤维交错形成 V 形肌束,尖端向后,开口附着于巩膜突。富含原纤维的结缔组织与虹膜基质和葡萄膜小梁组织相延续。斜行纤维的收缩可能有助于小梁网间隙的开大。

(3) 环形纤维:又称为 Müller 肌,呈环状走向,与晶状体赤道部平行,环状纤维的间质疏松,与虹膜间质相延续。环状纤维的收缩可以松弛晶状体悬韧带。

新生儿无环状纤维,出生后逐渐发育,于 5 岁后才出现此部分纤维。

3. 血管层 与脉络膜细血管相连续,几乎均为毛细血管组织,含有少量黑色素细胞。于前部构成睫状突的主体,前端膨大为睫状突的头部,后端较小为尾部。睫状突顶部色素上皮所含色素较少,而在突间凹陷处色素较深。睫状突为全眼球血管最丰富的部位,毛细血管粗大,与脉络膜毛细血管相似,内皮细胞也有孔窗有助于房水的产生。睫状肌内的毛细血管细小,没有孔窗。血管层的间质与脉络膜间质相似,有致密的结缔组织,其中有一些弹力纤维,但色素细胞较少。

4. 玻璃膜 为脉络膜 Bruch 膜向前的延续部分。Bruch 膜在锯齿缘分为两层,外层为弹性层,内层为表皮层,二层被无血管的胶原结缔组织所分开。因此,睫状体的玻璃膜自外向内可分为三层,即弹性层、结缔组织层和表皮层。

5. 上皮细胞层 由两层细胞构成,外层为色素上皮,是视网膜色素上皮(RPE)向前的延续,内层为非色素上皮,它是视网膜神经上皮向前的延续。在成年人,锯齿缘处的两层上皮细胞紧密连接,因此视网膜脱离一般不会延伸至锯齿缘以前。非色素上皮向前延伸至虹膜后表面时变成含有色素的上皮细胞。

6. 睫状体内界膜 衬于睫状体的内表面直接与房水接触,是视网膜内界膜向前的延续。此膜为一复杂的网状结构,晶状体悬韧带附着于此膜并延伸至非色素上皮。

(三)血液供应

睫状体具有丰富的血管和血流量,它主要由睫状前动脉(anterior ciliary artery)和睫状后长动脉(long posterior ciliary artery)供应,这两种动脉于睫状体前端形成虹膜大环,由此环发出分支分布于睫状体的实质内;每个睫状突内至少有一个动脉分支,但通常有几个小动脉分支,这些分支形成毛细血管网,毛细血管具有窗孔,直径 30~100nm,数量略少于脉络膜毛细血管的窗孔。

在功能上,睫状体是前葡萄膜中最复杂的组织,它有复杂的高度吻合的血管网。每一个主要睫状突都由起自虹膜大环的两种小动脉供应,即前部小动脉和后部小动脉:前者具有局部收缩的特性,供应睫状突的前部;后者供应睫状突的中央部分。由后部动脉发出的毛细血管还形成突间连接,通过睫状突的静脉与脉络膜静脉沟通。睫状突复杂的血液供应与其生成房水的功能有密切关系。

(四)神经

支配睫状体的神经是睫状长神经和睫状短神经。这些神经在视神经周围穿过巩膜进入脉络膜上腔,前行到睫状体形成神经丛。其副交感纤维分布于瞳孔括约肌和睫状肌,司虹膜和睫状体的感觉;交感神经纤维则至眼内血管,司血管舒缩。

(五)生理功能

1. 血 - 房水屏障(blood-aqueous barrier) 血 - 房水屏障是一个功能概念,在结构上包括了血液循环和房水之间的所有结构,其解剖学基础是睫状上皮细胞间与基底膜的紧密连接。在后房,屏障是由血管内皮及基底膜和两层睫状体上皮所组成。在前房,屏障则包括血管内皮、基底膜及虹膜基质。血 - 房水屏障的功能是阻止蛋白质等大分子物质透过而进入房水中。

2. 房水生成 睫状体的主要功能之一是产生房水,房水对维持眼压、眼球形状、晶状体、角膜等组织的代谢具有非常重要的作用。

（1）房水生成的机制：物质穿过上皮屏障有三种机制，即弥散、超滤和主动转运。溶质从细胞膜高浓度侧向低浓度侧移动称为弥散；物质在流体静力学力的驱使下从浓度高的一侧向浓度低的一侧穿过细胞膜称为超滤；借助于能量，物质经过特定的系统从低浓度侧向高浓度侧转移称为主动转运。三种机制可能都参与房水形成，但主动转运起主要作用。

（2）主动转运：睫状体上皮对某些溶质的主动转运是房水形成的最重要的因素。钠 - 钾 ATP 酶是存在于非色素上皮的一种能量依赖的主动转运系统，可以逆浓度梯度将组织中的 Na^+ 转运至房水。跨睫状体上皮的电位测定表明，房水对于睫状体组织来说是正电位，为了保持电位平衡，Cl^-、HCO_3^- 等阴离子则随之进入房水，这种房水渗透压的升高促使实质中的水分进入房水中。

（3）碳酸酐酶：碳酸酐酶大量存在于色素上皮细胞膜的微绒毛处，可以催化 H_2O+CO_2 转化成 $HCO_3^-+H^+$。细胞内的 H^+ 与细胞外的 Na^+、细胞内的 HCO_3^- 与细胞外的 Cl^- 在细胞膜上进行交换；从细胞中出来的 H^+ 与 HCO_3^- 又被细胞膜上的碳酸酐酶催化沿上述反应式的反方向进行，产生的 CO_2 按浓度梯度经细胞膜弥散进入细胞内，不断进行上述循环。因此，该酶对房水生成有着重要的意义。碳酸酐酶抑制剂可以明显减少房水中 HCO_3^- 的浓度，而减少房水的生成。

睫状体的非色素上皮除有分泌房水的功能外，尚有一种相似于内分泌腺体的分泌功能。但是这些分泌物质的理化特性及其意义目前尚不清楚。

3. 调节眼的屈光度　这也是睫状体的主要功能之一，是由睫状肌来完成的。当睫状肌收缩时，整个睫状体特别是睫状突向前向内移动，睫状体呈环形缩小，使悬韧带放松，晶状体前后径增加，直径缩小，表面向前凸出，晶状体的屈光力因而增加，使该眼能看清楚近距离的物体，从而起到调节作用。

4. 调整眼内压力　是睫状体的另一个主要功能，也是通过睫状肌来完成的。睫状肌的止点除巩膜突外，还止于巩膜突附近的巩膜内侧以及角巩膜小梁网。当睫状肌收缩时，巩膜突被牵引而向后移位，使 Schlemm 管开放，由裂隙状变为圆形或椭圆形，在管内产生负压，吸引房水由前房流入 Schlemm 管。此外，睫状肌收缩时，也牵动房角网状组织，使角巩膜小梁网的间隙变宽、网眼变大，增加房水流出的易度，房水较易进入 Schlemm 管。反之，当睫状肌放松时，具有弹性的房角网状组织及巩膜突回到原来的位置及形状，压迫 Schlemm 管使房水进入减慢，这样，借助于睫状肌的交替收缩和放松来调节眼内液的流动及眼压。

三、脉 络 膜

（一）解剖

脉络膜（choroid）是位于视网膜和巩膜之间的葡萄膜组织，主要由血管组成，供应视网膜外层的营养。脉络膜起于视网膜锯齿缘，向后至视神经周围，覆盖整个眼球后部。脉络膜血管来自眼动脉的睫状后短动脉与睫状后长动脉。睫状后短动脉有 10~20 小支在视神经周围穿过巩膜后，首先在脉络膜上腔中，再弯曲向前逐渐进入脉络膜，行进中不断分叉，最终形成脉络膜毛细血管。睫状后长动脉有 2 支，在视神经内、外两侧穿过巩膜在脉络膜上腔向前到睫状体，又各分为 2 支相互吻合形成虹膜大环，分支主要供给虹膜及睫状体。睫状后长动脉发出的回返支进入前部脉络膜，数量约 10~20 支，大小不一，在睫状体平坦部的许多平行静脉支之间向后，呈叉性分支，形成脉络膜前部的毛细血管，并与睫状后短动脉吻合。

脉络膜的各处静脉汇合成 4~6 支涡状静脉，视乳头处的小静脉支也加入到脉络膜静脉。静脉干在进入巩膜前呈壶腹状扩大，且因有放射状及弯曲的静脉支加入，全部外观呈漩涡状，所以称为涡静脉。在眼球赤道部后上、下直肌旁穿出巩膜，经眼静脉流入海绵窦。

脉络膜的血管分为 3 层，外层与巩膜相邻，血管管径最大，称为大血管层；内层与视网膜相邻，血管最细，称为毛细血管层；中层为中血管层。脉络膜毛细血管是脉络膜的最内层。

其动脉来源分为三个部分：①睫状后短动脉是脉络膜毛细血管的主要来源，在向赤道部延伸时发出广泛分支，各分支之间相互吻合。动脉呈扇形分布，动静脉分支相互交错，这就保证了当某一支血管发生闭塞时一般不会出现脉络膜梗死。这种血管结构在眼底血管造影和吲哚青绿脉络膜血管造影检查中表现为分叶状。在视神经附近的脉络膜动脉中分出分支在视乳头水平的视神经周围形成血管环，称为 Zinn 环。睫状视网膜血管的分支多由 Zinn 环发出。②睫状后长动脉的分支从锯齿缘向后延伸，供给锯齿缘部及赤道部脉络膜毛细血管。③来自睫状前动脉的分支穿过睫状肌进入脉络膜毛细血管网。脉络膜毛细血管的这一结构使睫状前动脉与睫状后动脉系统之间有了广泛的吻合。毛细血管回流静脉首先进入毛细血管网外侧的小静脉,然后进入涡状静脉系统。脉络膜毛细血管的管腔直径较大,黄斑部毛细血管直径约 20μm,其他部位为 18~50μm,所以红细胞通过脉络膜毛细血管的管腔时,可以 2~3 个同时并行。脉络膜血管的这种结构特点说明了脉络膜的血液循环状态与视网膜和视神经病变的重要关系。

（二）组织结构

从外向内脉络膜可以分为 4 层:脉络膜上组织、血管层、毛细血管层和 Bruch 膜。

1. 脉络膜上组织　厚约 10~35μm,由许多扁平的结缔组织小板所组成,这些小板与巩膜平行走向,位于前部的较长,呈斜向走行,而靠后部的较短,走向较直。在最前部,结缔组织消失于睫状肌中。此组织含有胶原纤维和弹力纤维、含有色素的内皮细胞、成纤维细胞、游走细胞、平滑肌细胞和色素细胞。色素细胞核呈卵圆形,有大的分支和各种各样的细胞突,这些细胞突有浓集的色素,它们往往形成合胞体。

2. 血管层　是由大血管和中血管及一些疏松的胶原和弹性组织所组成,含有成纤维细胞、黑色素细胞、巨噬细胞、淋巴细胞、肥大细胞和浆细胞,较大的血管位于外部,叫做 Haller 层,中小型的血管位于内侧,被叫做 Satter 层。实际上二者并无严格的分界。在黄斑中心凹仅见多层排列的小血管,后部脉络膜的动脉位于深层,在前部脉络膜动脉位于浅层,邻近脉络膜上组织的只有静脉,这些静脉在前部较小,但在后部较大,于黄斑区最大,它们集合形成壶腹,通过涡静脉引流至眼外。脉络膜的静脉无静脉瓣。

血管层内色素细胞在视神经周围分布最为密集。每一色素细胞有一个细胞体和数个细胞突,细胞体和细胞突的长短粗细可有很大不同。这些细胞的核呈圆形、卵圆形或肾形,核不含色素,也无明显可见的核仁,胞体内有小而均匀一致的棕黄色或棕黑色颗粒。

3. 毛细血管层　由一层致密的毛细血管网所组成,是血管层动脉的终末分支。毛细血管的管径较其他部位大,并有许多囊状扩张,其他部位的毛细血管仅能允许单个红细胞通过,而脉络膜毛细血管可允许几个红细胞同时通过。在后极部毛细血管排列致密,尤其在黄斑区最为密集,越朝向周边部排列也越疏松。

脉络膜的血供呈区域性分布,脉络膜的动脉从大到小逐渐分支,最后形成互相分割的毛细血管小叶。此种小叶呈圆形或卵圆形,由毛细血管前小动脉、毛细血管网和毛细血管后小静脉所组成。脉络膜的血流在不同的部位有很大差异,在黄斑区最大,其次为视乳头周围,赤道部较小,周边部最小,此区域性的分布与视网膜的功能及代谢有着密切的关系。

4. Bruch 膜　又叫玻璃膜,由脉络膜毛细血管和 RPE 的衍生物质所组成,以后极部较厚,向周边部逐渐变薄。由内向外分为 5 层:RPE 的基质膜、内胶原层、弹力层、外胶原层和脉络膜毛细血管基底膜。Bruch 膜功能还不十分清楚,一般认为它对脉络膜毛细血管和视网膜之间组织液的运送有一定作用。许多研究[4,5]发现随着年龄的增长 Bruch 膜不规则增厚,其中的弹力纤维逐渐减少,脆性增加、断裂,发生嗜酸性变甚至钙化、碎屑和电子颗粒物质的积聚,这种改变几乎见于所有老年人。

（三）血管

请参阅本节脉络膜解剖。

（四）神经

脉络膜血管受自主神经支配,神经纤维来自约 20 支睫状后短神经,在脉络膜上腔和血管层中分支成细微的神经丛。最细分支的终端于血管壁肌肉层呈小球状扩大。神经丛与许多交感性多极神经节细胞联络,其功能可能与血管舒缩有关。脉络膜中因无感觉性神经纤维存在,单纯的脉络膜外伤或发炎时,病人不觉疼痛。

（五）生理

脉络膜血液丰富,为眼球提供营养。

脉络膜色素丰富,为眼的成像提供暗房功能。

由于葡萄膜组织解剖和生理特点,它又是极易发生炎症的组织之一。

第二节　葡萄膜的免疫及病理学特性

葡萄膜基本的病理损害是葡萄膜的炎症、肿瘤及退行性病变,而以葡萄膜炎最为常见。由于葡萄膜的血供特点,来自全身血液中的各种有害物质,特别是一些大分子的细菌、寄生虫、肿瘤细胞等致病因子容易在此滞留,引起葡萄膜病变。同时全身免疫反应的介质容易在脉络膜沉积且不易排出,因此,葡萄膜又成为眼免疫病的好发部位。临床上由于诊疗技术的进步,对葡萄膜一些常见疾病的防治已在不断更新,对一些疑难病症也在不断地从基础和临床方面进行探索。实验室运用医学细胞与分子生物学技术已对葡萄膜的感染性疾病、遗传性疾病、肿瘤等的病因与发病机制进行了广泛和深入的研究,并已取得了显著的成就。目前人们关注的重点多集中在葡萄膜炎与免疫学,葡萄膜黑色素瘤的扩散与转移以及脉络膜新生血管的形成机制及其防治研究等。

一、葡萄膜的免疫学特性

葡萄膜是眼免疫反应的好发部位[2,3,6]。

1. 葡萄膜构成血-眼屏障的一部分　血-房水屏障的部位为葡萄膜组织中睫状体毛细血管的基质层,血-视网膜屏障的部位为 RPE 细胞,这些天然的屏障对来自血液中的病原体起阻挡作用,一旦这些屏障功能受到损害,必然引起眼内组织的严重反应[2]。

2. 葡萄膜富有血管和色素　葡萄膜分布有较多的免疫活性物质,血管内有较多的网状内皮细胞,血管周围含有较多的肥大细胞、浆细胞和淋巴细胞等。葡萄膜血供面积广,容量大,血流缓慢,小血管密集,通透性强,容易使血流中各种免疫介质和抗原抗体成分包括免疫复合物、记忆细胞以及微生物等在此沉着,且不易被排出,从而易于引发各种免疫应答反应,以至于形成长期的反复过程。

3. 葡萄膜组织存在抗原性物质　已经证明色素细胞内的蛋白质是葡萄膜组织特异性抗原,当色素细胞受到侵袭时,会改变其抗原性质成为异己抗原,眼内其他抗原物质如晶状体抗原、视网膜抗原等都容易诱发自身免疫性葡萄膜炎[4]。

4. 葡萄膜可以产生自身抗体[2,6]　葡萄膜具有类似外周免疫器官淋巴结的功能,除它的组织结构含有免疫活性细胞外,主要是它可以产生免疫活性细胞。实验证明,注入眼内的抗原同样可以经过外周免疫淋巴系统在葡萄膜形成致敏的淋巴细胞或抗体。抗体是机体发生免疫反应的重要物质基础,葡萄膜中抗体含量最多的是脉络膜,其次为睫状突,最少的是虹膜组织。

5. 葡萄膜组织中存在免疫复合物　葡萄膜组织是循环免疫复合物沉积的好发部位,正常情况下,免疫复合物的产生和清除是生理的需要,但在形成后不能被清除时则会形成免疫复合物,目前认为它是内源性葡萄膜炎病的重要机制之一[2,3,6]。

二、葡萄膜免疫结构和功能异常

葡萄膜免疫结构和功能的异常,主要表现为免疫耐受性的损害、超敏反应和自身免疫反应。

1. 葡萄膜免疫耐受性损害　免疫耐受是指对某一特殊抗原的先前接触而产生的特异性无反应状态[2]。对自身组织的耐受性是健康免疫系统的标志,这种功能体现生理的需要,使身体的自我成分不引发免疫反应。新近许多研究证明抑制性 T 淋巴细胞的活性可以诱导免疫耐受性,免疫耐受性的产生与抗原的性质、剂量和免疫系统的健全情况有关。免疫耐受性损害的原因主要是正常被隔离的蛋白抗原从组织中游离出来,T 和 B 淋巴细胞的持续存在的关系,也可以是某些异种抗原的交叉反应、新抗原的形成、物理化学因素的刺激以及免疫系统的某些缺陷等所造成。免疫耐受的损害可以引起各种疾病,晶状体蛋白诱发性葡萄膜炎就是机体对晶状体蛋白免疫耐受性破坏的结果[2]。

2. 葡萄膜的超敏反应　超敏反应又称变态反应,是过强的免疫反应导致组织损伤的免疫病理反应。葡萄膜炎主要由 4 种超敏反应引起。

(1) Ⅰ型过敏反应:是由反应素性抗体 IgE 与抗原作用,引起肥大细胞脱颗粒并释放出活性物质,如组织胺等引起的一系列生物效应反应。此类型葡萄膜炎并不多见。

(2) Ⅱ型超敏反应:又称细胞毒性反应,是抗体 IgG、IgM 等与细胞膜表面抗原结合,激活补体而损伤细胞。研究发现用葡萄膜或视网膜抗原致敏实验动物可产生对葡萄膜组织的补体结合抗体,葡萄膜炎患者有对葡萄膜抗原的补体结合抗体,但目前为止这种抗体与细胞毒性的关系仍不明确,好像是炎症的结果而不是原因。比较明确的脉络膜黑色素瘤的自身破坏反应与此型有关,色素细胞既是抗原又是靶细胞。

(3) Ⅲ型免疫复合物反应:是因机体对免疫复合物清除发生障碍时,因其沉积而导致组织的损伤,在受损的组织间隙和血管壁上发生免疫复合物性炎症,形成的局限性血管炎即 Arthus 反应,这种反应被认为是葡萄膜炎发病机制的重要因素。

(4) Ⅳ型超敏反应:又称细胞免疫反应或迟发性超敏反应,是致敏的淋巴细胞接触抗原后转化为淋巴母细胞并分泌淋巴因子,从而吸引巨噬细胞等引发以单核细胞浸润为主的炎性反应。一般认为此型依赖于 T 淋巴细胞的活动,目前多采用体外细胞免疫检测方法,如淋巴细胞转化试验、白细胞游走抑制试验等,以检查血、眼组织及眼内液体中的抗原抗体情况。

3. 葡萄膜自身免疫反应 自身免疫反应是指机体对自身抗原形成抗体和致敏的淋巴细胞,正常情况下它有助于体内退变成分的清除,为自然防御性的免疫功能。当这种免疫反应超常,以致破坏自身的正常组织引起临床症状时,则形成自身免疫性疾病。自身免疫性疾病的发病原因,目前认为主要是自身抗原的出现和免疫机制的紊乱。其发病机制主要涉及超敏反应的Ⅱ、Ⅲ和Ⅳ。目前公认自身免疫性葡萄膜炎有晶状体过敏性眼内炎和交感性眼炎,伴发葡萄膜炎的自身免疫疾病有类风湿和风湿性关节、系统性红斑狼疮等,新近认为结节病、白塞病和 Vogt- 小柳 - 原田氏病也可能与自身免疫性反应有关。

三、自身免疫相关眼组织抗原及免疫复合物

1. 相关眼组织抗原 自从 Elschling(1910)[3]首先提出葡萄膜组织抗原以后,到 20 世纪 60 年代,葡萄膜组织抗原引起自身免疫性葡萄膜炎一直是眼科研究的重点。其间大量实验研究表明,同种的葡萄膜抗原可以引起实验性自身免疫性葡萄膜炎,不同部位的葡萄膜组织具有不同的抗原。葡萄膜抗原成分非常复杂,早期认为葡萄膜中的色素是抗原,目前认为其抗原性不同于色素,葡萄膜细胞内或间质中某些成分如黑色素相关抗原等,可能是葡萄膜组织的主要抗原物质。

20 世纪 60 年代中期,人们开始重视视网膜组织抗原,起初对视网膜抗原未能做出正确定位,很长时间一直是用视网膜匀浆进行葡萄膜炎的实验研究,由此也建立了相关的自身免疫性葡萄膜炎的动物模型。Rahi(1970)[2]首先研究证实了视细胞外节的 S 抗原,实验证明接受这种抗原的动物都发生了不同程度的眼内炎,进一步的实验还证实了视网膜组织中至少有两种相关的抗原成分,即可溶性的 S 抗原和非溶性的 P 抗原,而研究最深入的是 S 抗原。随着免疫组织学和免疫电镜技术的进步,S 抗原在视细胞的分布也有了较为确切的认识;特别是在脉络膜毛细血管的内皮细胞处也发现了 S 抗原,表明 S 抗原不仅仅存在于视细胞,这为 S 抗原可诱发脉络膜炎提供了理论基础。目前视网膜 S 抗原已广泛应用于诱发自身免疫性葡萄膜炎的实验研究,为探讨人葡萄膜炎病因、发病机制及诊断治疗诸多问题提供可靠的手段。属于视网膜抗原的还有光感受器间维生素 A 类结合蛋白(IRBP),它是存在于视网膜光感受器间基质中的一种糖蛋白,具有维生素 A 转运载体功能。研究发现 IRBP 具有更强烈的抗原性,微量(0.3μg)即可诱发敏感动物的葡萄膜炎反应,还发现不同种属动物 IRBP 诱发葡萄膜炎的临床及组织学改变有很大差异,这些不同类型的葡萄膜炎可反映出人类葡萄膜炎的特征。进一步研究 IRBP 诱发葡萄膜炎的病理改变,探讨其发病机制及其与人类葡萄炎的关系对阐明人类葡萄膜炎的发病机制,以及预防和治疗都具有重要意义。

晶状体抗原由于胚胎发育的关系,不仅为晶状体内的多抗原成分,且在其他组织包括虹膜、视网膜、玻璃体以及眼以外的组织如脑、皮肤、肾等,也存在一些类似晶状体蛋白的抗原,构成晶状体的多种蛋白的抗原性。现已知晶状体内含有 α、β、γ 等几种可溶性抗原蛋白,一般认为 α 晶状体蛋白的抗原性强,γ 晶状体蛋白的抗原性最弱[2]。

2. 自身免疫复合物 免疫复合物是由于内源性或外源性抗原及其相关抗体相互作用而产生的,它可

以沉积于组织内,或在循环中沉积于敏感的血管床中,引起组织损害,因此许多疾病与此相关。葡萄膜炎组织是循环免疫复合物沉积的好发部位。

四、葡萄膜炎患者免疫功能及其调节

1. 葡萄膜炎患者体液和细胞免疫功能的检测　葡萄膜炎被认为是机体免疫功能紊乱所引起的疾病,20 世纪 60 年代以来,临床研究多采用非特异性免疫方法检测葡萄膜炎患者的体液和细胞免疫功能。体液免疫功能主要检查葡萄膜炎患者的血清和(或)房水中的免疫球蛋白的性质和水平;细胞免疫功能多采用 E 玫瑰花结试验、淋巴细胞转化试验以及白细胞移动抑制试验等。但是由于检测方法和测试对象的不同,其结论多不一致。一般认为,内因葡萄膜炎患者的免疫功能多是体液免疫功能升高,细胞免疫功能低下。

2. 葡萄膜炎患者对特异性抗原的反应　人眼抗原和牛眼抗原的特异性和功能相近,牛眼组织制剂已成功地被作为特异性抗原,目前研究最多的是葡萄膜炎患者对视网膜 S 抗原和葡萄膜提取物的敏感性。研究的结果虽然同样存在不一致,但多数认为内因葡萄膜炎患者对特异性抗原包括晶状体抗原、葡萄膜组织以及视网膜 S 抗原等的体液免疫无明显反应,而细胞免疫均有反应,且慢性和复发性更明显。

3. 葡萄膜炎患者 T 细胞亚群　T 淋巴细胞具有识别特殊性抗原、执行免疫效能、调剂免疫类型及程度的功能。应用抗人 T 细胞单克隆抗体可将成熟 T 细胞分成两个主要功能不同的亚群,即 T 辅助 / 诱导亚群和 T 抑制 / 杀伤亚群,前者具有增强免疫的功能,后者则为削弱免疫的功能。免疫调剂细胞中辅助 T 细胞和抑制 T 细胞的动态平衡是决定机体免疫状态和免疫水平的中心环节,一旦失衡会导致免疫紊乱性病理改变。临床研究多主要是对葡萄膜炎患者外周血 T 细胞上述两种亚群的检测,探讨其免疫状况。

五、葡萄膜炎与 HLA

人类白细胞抗原(human leukocyte antigen,HLA)是人类主要组织相容性系统(major histocompatibility system,MHC)的一种,免疫遗传学指出 HLA 是由复杂基因位点控制,位于人第六号染色体短臂上,主要由 A、B、C、D 四个位点,邻近相互连接构成紧密连锁基因,每个位点有不同的等位基因以数字表示,免疫遗传学研究表明,HLA 系统编码的细胞膜糖蛋白按其结构和功能的不同可以分为 I 类和 II 类抗原。前者主要与移植排斥反应有关,后者不仅与移植排斥反应有关,而且还有重要的免疫调节作用。对正常眼组织,用间接免疫荧光技术已检测葡萄膜组织中 HLA-II 类抗原的分布,其中虹膜、睫状体包括睫状肌、睫状体血管和睫状突内均有不同的 HLA-II 类抗原表达。研究指出这种正常表达体现细胞的免疫调节和防御功能,对保持眼内免疫反应的稳定性有重要意义。眼组织内某些细胞在体外合适条件下可被诱导表达出 HLA-II 类抗原,由此影响眼内正常免疫反应的稳定性,使之发生自身免疫反应和病理损害,已经证明色素上皮细胞、视网膜血管内皮细胞以及 Müller 细胞均可被诱导表达出 HLA-II 类抗原。研究 HLA 与疾病的关联,旨在了解疾病发生发展的遗传倾向,现在发现有 50 多种疾病与 HLA 有关,在眼部多种葡萄膜炎特别是伴有关节炎者最为明显,诸如前葡萄膜炎者为 HLA-B27 增高,白塞病者 HLA-B5 增高,交感性眼炎患者 HLA-A11 增高等[5]。

(杨朝忠　耿燕)

参 考 文 献

1. 李凤鸣. 眼科全书. 北京:人民卫生出版社,1996:2083-2204.

2. 杨朝忠,马升阳,杨尊之. 眼科免疫学. 天津:天津科学技术出版社,1989:3;56;145;251.

3. 杨培增,李绍珍. 葡萄膜炎. 北京:人民卫生出版社,1998:36-62;96;307-319.

4. Michael MV,Newsome DA,Tate DJ,et al. Pathologic changes intheretinal pigment epithelium and Bruchs membrane of fat-fedatherogenicmice. Curr Eye Res. 2000;20:8-16.

5. Chen L,Zwart RY,Yang P,et al. Macrophages and MHC class II positive dendritiform cells in the iris and choroids of the pig. Curr Eye. 2003;26:291-296.

6. 杨培增. 葡萄膜炎诊断和治疗. 北京:人民卫生出版社,2009:11-26.

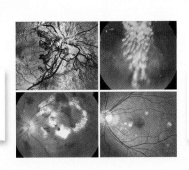

第六章 视网膜发育

视网膜(retina)是位于眼球壁最内层的半透明膜状物,内为玻璃体腔,外侧紧贴脉络膜,前始于锯齿缘,后止于视乳头。视网膜作为一个视觉器官的核心部分,其组织结构的精细与复杂的胚胎发育过程密不可分,视网膜各部分发育时间空间差异很大,以保证与其独特、精细、复杂、多样的视觉功能相一致。如要对这些差异有所了解,首先要熟识视网膜发生的胚胎过程。

第一节　胚眼的形成及相关疾病

很多视网膜疾病与视网膜先天异常有关,在这里仅简述与眼胚发育过程有关的一些视网膜疾病。

一、胚　眼　形　成

眼胚形成的过程如下[1]:人胚第 3 周,神经管前端的神经褶未闭合之前,前脑泡两侧发生一对视沟(optic sulcus),视神经管闭合过程中视沟向外膨出一对小泡,称视泡(optic vesicle)。第 4 周时,原始视泡继续向外扩大,与表面外胚层的距离越来越近,最后组成视泡的神经外胚层(neuroectoderm)与其外的表面外胚层相接触诱导和启动了整个眼部的多个组织发育,也是胚眼形成开始的关键步骤,表现在以下几个方面:①表面外胚层中央上皮增厚形成晶状体板,随视泡的内陷,形成晶状体泡进入视杯内,开始了晶状体的发育;②视泡的凹入形成视杯,后者形成视网膜等结构;视杯外层诱发毛细血管长入,环绕色素上皮外,触发了眼球壁血管膜的形成;③晶状体泡的内陷全面触发了眼泡前段中外胚层,即外胚间充质细胞分裂、增生、向中央迁移和重新布局分化,进入晶状体泡与表面外胚层间,诱发包括角膜、巩膜在内的眼球纤维壁由前向后的发育;④视泡外的表面外胚层也内陷,细胞增生、分化、迁移重新布局,启动了眼表结构的发育。故视泡与表面外胚层的接触是胚眼形成的原始动力。

随着时间推移,发育继续进行,视杯内外两层之间的腔隙变窄,最后消失成一潜在性缝隙。视杯外层形成视网膜色素上皮(RPE)层;视杯前缘向晶状体泡前方伸展,成为视网膜的睫状体部与虹膜部,即视网膜盲部。睫状体部内层分化为无色素上皮,外层分化为色素上皮;而虹膜部内层则分化为色素上皮,外层的非色素上皮分化形成虹膜的平滑肌,即瞳孔括约肌和瞳孔开大肌,该过程发育异常则会出现先天性无虹膜或虹膜缺损;而晶状体前面视杯口的间充质则形成虹膜的基质,封闭杯口,胚胎第 7 个月开始萎缩,形成瞳孔,萎缩不全则形成瞳孔膜残留。视杯内层大部分发育为视网膜视部,称神经视网膜。视泡变大时,视泡后端即接视泡与脑之间部分变窄,形成视柄(optic stalk)。当视泡内陷成视杯时,视柄腹面也相应内陷形成一条纵行裂隙,称脉络膜裂(choroidal fissure),也称为视裂(optic fissure)或胚裂(fetal fissure)。胚胎第 3 周,原始的眼动脉沿视杯腹侧生长,分出玻璃体动脉(vitreous artery),玻璃体动脉及邻近的间充质经脉络膜裂进入视杯,形成晶状体血管膜,供应晶状体发育,胚胎第 3 个月玻璃体动脉及晶状体血管膜开始萎缩,萎缩基质与血管调控因子及视网膜胶质细胞有关,出生时完全消失,萎缩不全则出现玻璃体动脉残留和晶状体血管膜残留。脉络膜裂为视泡各部生长速度不等,当视泡远端和下方停止生长时,其他部分如视杯边缘仍快速生长包围晶状体上方及两侧,第 7 周时脉络膜裂闭,未闭合或闭合不全会出现视乳头、视网膜、脉络膜、睫状体和虹膜缺损或发育不全。

视柄内随着胶质细胞的长入及视网膜神经节细胞发出的神经纤维的定向迁入,成为视神经。视杯前端外围源自神经嵴的细胞及间充质细胞聚积,分化成睫状肌、小梁网、角膜内皮、巩膜等。表面外胚层、中外胚层及随血管而来的间充质细胞的迁移、运动,眼睑褶突形成及相应的表面外胚层发育为角膜、结膜上皮等眼表上皮,标志胚眼形成。

二、视网膜发育相关性疾病

眼胚发育过程异常,可引起各种视网膜先天异常性疾病[2,3]。

1. 晶状体血管膜残留　胚胎期晶状体血管膜萎缩障碍,便有晶状体血管膜不同程度残留,致晶状体后囊有一层含血管的纤维组织膜,晶状体前移,前房常较浅,晶状体与角膜后壁接触可致角膜混浊,本病多见于足月产儿,常单眼受累,患眼常伴小眼球和(或)斜视等。

2. 脉络膜裂闭合异常　可发生不同组织的缺损如虹膜、脉络膜、视网膜、玻璃体及视神经的缺损。

3. 玻璃体动脉永存　原始的玻璃体动脉退化障碍所致完全或部分残留,90% 单眼发病,常伴有小眼球。

4. 先天性视网膜脱离　视杯发育过程中内外层生长速率不一致,发育不同步,常伴有眼和头部其他异常。

5. 先天性视网膜不贴附　视泡形成视杯过程中凹陷不深,视网膜可隆起至晶状体后面,视网膜周胶质增生呈白色团块状。

6. 先天性视网膜皱襞　与视杯发育异常有关,胚裂闭合后原始玻璃体与视杯的内层组织粘连,影响次级玻璃体形成,皱襞上可见玻璃体动脉残迹,也可有残存的玻璃体动脉牵拉视网膜内层而形成皱襞,本病可家族遗传,可伴黄斑异位、小眼球、视网膜结构不良等眼部其他发育异常。

7. 先天性视网膜劈裂　属玻璃体 - 视网膜营养不良疾病,通常被认为与 Müller 细胞的遗传性结构缺陷以及玻璃体牵拉有关,本病多为性连锁隐性遗传性疾病,极少数为常染色体隐性遗传.

8. 先天性视乳头缺损　本病主要是由于胚胎期视杯胚裂闭合不全或过早闭合所致,视乳头深凹陷,常伴脉络膜缺损。

第二节　视杯内神经上皮的起源及演变

视杯内层为视网膜神经上皮发育的始基,其早期发育至关重要。视杯内层神经上皮,其结构与早期神经管上皮相同,也分为富含细胞胞体的室管膜层和几乎无细胞胞体的网状的边缘层,最后发育成视网膜神经部。神经上皮内室管膜层内的细胞胞体称为室管膜细胞。室管膜内的细胞向内伸出的纤细的纤维状突起,构成了边缘层内的网状结构。

神经上皮内的室管膜细胞是较为原始的全或多潜能干细胞,不但具有较强的分裂增生能力,且具有分化成包括神经胶质细胞在内的各种细胞的潜能。神经上皮内的室管膜细胞在胚眼的发育过程中什么时候转化为特定的视网膜干细胞,是在视泡形成过程中,还是视杯成过程中或在视杯形成之后?对此仍一无所知。

视杯形成初期,神经上皮内聚积在外侧"外界膜"下的室管膜细胞分裂时,其方向(分裂梭)与外界膜平行,多采取对称分裂的方式,其产生的子细胞均为干细胞性质,与其母细胞性质相同,故在一段时间内,室管膜细胞数量积聚增加,此时并没有分化出现,室管膜内的细胞仍以生发细胞为主,生发细胞在短时间内能快速增加。当生发细胞达到足够数量时,室管膜细胞发生了两种变化:大多数的室管膜细胞仍采取对称分裂的方式,但分裂后的两个子细胞细胞核不再合成 DNA,其性质不同于母细胞,其方向也发生了变化,并非与外界膜平行,而是同原来的平行方向变成了垂直方向。方向的变化可能暗示视网膜干细胞的产生,即视杯内层原始神经上皮的室管膜干细胞已开始转为视网膜干细胞。

分裂后的子细胞从室管膜层向内游离出来,逐渐变成成神经细胞,聚积在室管膜的内侧,并向内伸出细长的纤维状胞突,其内出现一层无细胞胞体或胞体稀少的边缘层。成神经细胞继续向内界膜方向移动,并发生分化,接近内界膜时,细胞体积变大,胞质丰富,细胞核变得更圆,着色变淡,但更清晰,为视网膜神经节细胞。同时,室管膜细胞产生的不同代数的子细胞,干细胞的性质已发生了变化,逐渐转为双向分化能力的神经胶质干细胞,即其子细胞具有成胶质细胞和成神经细胞双向分化的能力,其子细胞可能是成神经细胞或成胶质细胞。这些细胞分布在室管膜层的内层,即内神经母细胞层,起初内神经母细胞层与室管膜层细胞并无明显的分界,只是细胞大小和形态表现不尽相同。相对原来的神经上皮的原始细胞或室管膜细胞,内神经母细胞层细胞核着色变淡,胞体略增大。值得强调的一点,内神经母细胞层内的细胞并非只是含分化成神经元的祖细胞,而是具有分化成神经元和神经胶质双向分化的干细胞。内神经母细胞层出现的同时,视网膜内原主要由室管膜细胞组成的神经上皮细胞逐渐变成外神经母细胞层,室管膜细胞只保留在视杯前缘。

　　尽管原始的室管膜细胞什么时候开始转变为具有分化成视网膜各种细胞潜能的视网膜祖细胞或干细胞(图 6-1),而不是小脑神经元或其他组织的干细胞,并不是十分清楚,机制也了解甚少,但起源于视网膜祖细胞的视网膜各种细胞发生遵循严格的时空顺序,其顺序:最早发育的为神经节细胞和水平细胞,其次为视锥细胞和无长突细胞,再视杆细胞和双极细胞,Müller 细胞出现最晚(图 6-2)。神经母细胞在空间上沿着"中央到周边"或"由后向前"和"内侧到外侧"发育途径上继续分化成新的功能细胞,但神经母细胞层分化出神经节细胞后,其分化并非由内侧到外侧发展,而是内外侧同时进行产生内、外核层,完全分离后出现外网状层。各种细胞的出现并非单一的事件,相互间互相诱导和影响,像瀑布一样呈叠级进行,发生时间部分又相互重叠,即便是同时起步,成熟的时间也不完全相同,故视网膜组织内各细胞发育的时空顺序并非分界绝对清晰。

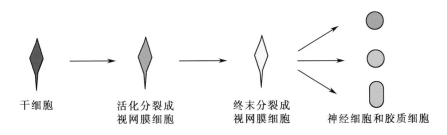

图 6-1　视网膜细胞分化大体过程[4]

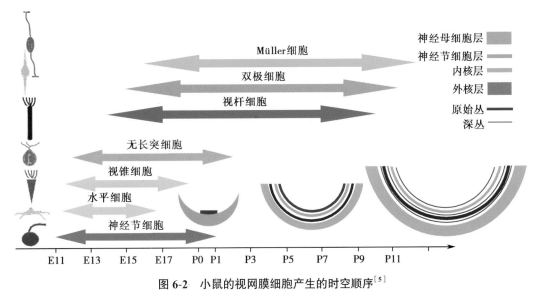

图 6-2　小鼠的视网膜细胞产生的时空顺序[5]

E 是胚胎期天数,P 是出生后天数,开始发育最早是神经节细胞,然后依次是水平细胞、视锥细胞、无长突细胞、视杆细胞、双极细胞和 Müller 细胞

第三节　视神经的发育

　　视神经为视网膜神经节细胞发出的轴突向眼球后极延伸、聚积到视柄内而成。原视柄内外层细胞增生、迁移和凋亡，发育成视柄内的胶质细胞，构成了视神经的支架，最早的胶质细胞在胚胎 13 周出现，18 周时已能清晰见到视柄内胶质细胞环绕的网眼。神经纤维最早出现在胚胎 18~19 周。第 5 个月，远端开始出现髓鞘，向眼球方向延伸，止于巩膜筛板区，出生后 3 个月发育成熟。视神经的髓鞘则是由脑部沿视神经向眼侧生长，一般出生时即止于视神经乳头之后。视神经纤维则逐渐向中枢神经系统方向生长，在垂体前形成视交叉。

（李永平　孙立梅）

参 考 文 献

1. 成令忠，王一飞．组织胚胎学，上海：科学技术文献出版社，2003：198-208.
2. 高英茂，李和．组织学与胚胎学．北京：人民卫生出版社，2010：431-432.
3. 葛坚，赵家良．眼科学，北京：人民卫生出版社，2005：22-23.
4. Bilitou A，Ohnuma S. The role of cell cycle in retinal development：cyclin-dependent kinase inhibitors co-ordinate cell-cycle inhibition，cell-fate determination and differentiation in the developing retina. Dev Dyn，2010；239：727-736.
5. Marquardt T，Gruss P. Generating neuronal diversity in the retina：one for nearly all. Trends Neurosci. 2002；25：32-38.

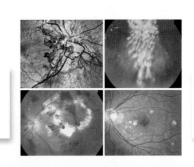

第七章
视功能检测

人类通过视觉的基本功能感受外界的光刺激,分辨刺激光的不同强弱,分辨出在空间有一定距离的两个刺激物,分辨有一定时间间隔的闪光刺激和分辨不同波长的颜色光刺激,同时又通过眼球运动,使眼球主动对准和扫描刺激物,以形成清晰的视觉。由此,人们能够接收外界丰富的信息,并在此基础上形成更复杂的图形和空间知觉。

视功能检测包括心理物理测定和视觉电生理测定,前者属主观检查方法,需要患者做出对答,后者属客观检查方法,不需要患者对答,但仍需受检者的配合(婴幼儿通过诱导方法)。以下对各类视功能检测进行概述。

第一节 视　力

一般临床上所指的视力为形觉视力,即能够区分并能辨认两个物体之间最小差异的能力,称之目标分辨能力,是最能反映黄斑中心凹功能状态。视力与多种因素有关,包括物体的亮度及对比度、视觉系统的光学及解剖学特性、及患者的心理感觉等。

视力又称为视敏度(vision),常用最小分辨视角(minimal angle of resolution,MAR)的倒数表示。视力包括远视力和近视力,可用视力表测定出视力。视力表有多种结构:标准照明下的纸视力表,灯箱视力表,也有使用由计算机控制监示器显示的视力表。视力有多种表方式:国际通用的视力表有 Snellen 视力表、C 字视力表(Landolt ring)、Sloan 视力表等。Snellen 是临床上最常用的视力表,它基于字体线条宽度和间隔的空间宽度按一定比例制成,例如 20/20 的 E 字,在 20 英尺的距离(相当于 6m)时,字体的每条边对应 1min 弧度视角,间隔的空间宽度也是 1min 弧度视角,总计整个字体对应 5min 弧度视角。传统上正常人的最小分辨视角为 1min 弧度,但实际上,大多数年轻的正常人能区分 20/15 行以上的字母。Snellen 视力值用 Snellen 分数形式表示,例如 6/12,表示测试距离在 6m 患者能确定的最小字体。目前我国主要用的国际标准视力表和对数视力表,国际标准视力表按等级数排列,即从 0.1~1.0 每一行相差 0.1,其优点为小数整齐简单,便于记忆、记录和使用。其缺点为每一行视角相差的比例并不相同,例如 0.1 至 0.2,视角大小相差一倍,但只相差一行,而 0.5 至 1.0,视角也只是相差一倍,但却相差 5 行,这样排列就会造成上疏下密。我国缪天荣提出了对数视力表,又称 5 分制对数视力表,将视力分成 5 个等级,1.0 分为光感,2.0 分表示手动,3.0 分相当于指数,4.0 分为 0.1 视力,5.0 分为正常 1.0 视力。在 4.0 分和 5.3 分之间(即视力在 0.1 至 1.5 之间),又分 14 行,视标每增加 1.2589 倍,视力减少 0.1log 单位,这样使各行之间的视角差距的比例相等,就能应用相差的行数直接进行视力比较。国际上还采用的最小分辨视角对数(log minimum angle of resolution,Log MAR)视力表和糖尿病性视网膜病变早期治疗研究组(early treatment diabetic retinopathy study,ETDRS)的视力表。另外,还有适合不同国家文字的视力表,如阿拉伯字视力表、印度文视力表、英国标准文字视力表及澳大利亚适合原居民的海龟视力表等。对婴幼儿采用特殊的视力表,如各种图形视力表(包括点状、条栅、图形等)。

近视力表的原理类同远视力表,但将受检者的眼与视力表间的距离设为 30cm。近视力表有多种方式,例用 1.5,1.2,1.0……0.1 表示,或用 J_1,J_2,……J_7 等,J_1 是正常近视力,J_2……等均表示近视力有不

67

同程度的减退。

第二节　对比敏感度

除了视力作为测定形觉功能外,对比敏感度(contrast sensitivity,简称 CS)也是形觉和光觉功能的重要指标之一。一般所指的视力是中心视力,只反映黄斑中心凹对高对比度的细小目标的空间分辨力。但是,在日常生活中,人们还需要分辨粗大及低对比度的目标,在眼科临床上也常见到有的患者自觉视力下降,但测定其中心视力确仍为正常。因而,要全面的评价视觉功能,既要检测辨认大小不同物体的能力,又要检测辨认对比度不同的图形能力[1]。

一、视觉系统的对比敏感度函数

对比度(contrast)的定义为:C=(Lmax−Lmin)/Lmax+Lmin 式中 C 是对比度,Lmax 和 Lmin 分别表示正弦光栅亮度分布的最大值和最小值,CS 则为对比度的倒数,CS 越大表示对比敏感性越高,人眼 CS 函数(contrast sensitivity function,CSF)是代表于不同空间频率的对比敏感度。CSF 包括两个部分:①眼球光学系统使外界物体在视网膜上成像;②传递视网膜上的像至大脑产生物像的感觉[1]。

正常人眼的 CSF 呈带通型(band-pass type)(图 7-1),显示在低空间频率(0.5~1cpd)和高空间频率(11.4~22.8cpd)的对比敏感度下降;在中空间频率(3~6cpd)的对比敏感度最高,为 CSF 曲线的峰值,CSF 呈带通型的特性表明视觉系统观看粗和细条纹轮廓较困难,而观看中等宽条纹(3~5cpd 左右)的轮廓最容易,这种特性与视网膜的感受野的侧抑制及马赫(Mach)效应(轮廓强调现象)等密切有关,是视觉图像信息处理的重要特性之一。

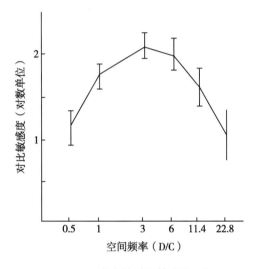

图 7-1　正常人的对比敏感度函数

二、对比敏感度的心理物理测定方法

CS 的心理物理方法的测定是主观判断刚刚能看到某个空间频率图形的对比度(或称阈值对比度)。有两种判断阈值的方法:①“探测阈值”(detection threshold),即当对比度达到某阈值时,受试者已能感到显示屏上有图形出现,但不能确定是什么样的图形;②“图形阈值”(form threshold 或 pattern threshold),是指对比度达到某阈值时,受检者能看清图形的样,例如图形是光栅,则能看清光栅的粗细,“图形阈值”要较“探测阈值”要高。一般心理物理方法所测的阈值常用“图形阈值”。在视力表的测试中也可以通过改变文字的对比度(即文字与背景亮度间的对比度)获得 CS 的测定。

第三节　色　觉

色觉是人眼的重要视功能之一,黄斑区是色觉的敏感区,正常人眼可分辨的光谱区域 380~780nm 的电磁辐射波区域,不同波长代表不同颜色,由于颜色包含着色调、亮度和饱和度三特性,因此实际上人眼能分辨 13 000 多种颜色,所以人们感受到的是一个五彩缤纷世界[1,2]。

（一）色觉检查的方法

1. 假同色图试验(pseudoisochromatic plate test)　假同色图(色觉检查图)是色觉检查方法之一,具有操作简单、方法快捷的特点。色觉检查图的主要依据光谱的颜色(包括白色)均可由三个基本色(红、绿、蓝)

之二或之三种混合而成,虽然可以得到色相同,但其构成的内容可以不同,即所谓"假同色"或称"同色异谱"。国际上比较通用假同色图有 American Optical Color Vision Test(AO 图)、American Optical Hargy-Rand-Rieele Plate(AO HRR 图)、Dvorine 图、Farnsworth F2(蓝色觉异常图)、Ishihara 图、Standard Pseudoisochromatic Plate 图(SPP 图)、Tokyo Medical College 图等。国内有俞自萍编绘的《色盲检查图》,汪芳润和贾永源等编绘的《色盲检查图》,王克长和王新宇编绘的《色觉检查图》和最近吴乐正和黄时洲编绘的《色觉检查图》。

2. 排列试验(arrange test) 为测试颜色根据相似颜色进行排列,目前使用的排列试验有:①法 - 孟二氏 100 色度试验(Farnsworth-Munsell 100 hue test),根据颜色的有关特性选用排列颜色样本,在每个样本的背后印有数字。它由 85 个可移动的色相子及 8 个固定的参考子组成,共分 4 盒,每盒由两端的两个参考子和中间有 21~22 个可移动的色相子组成。受试者仔细排列颜色接近的色相子,连续排完 4 盒后计算每一色相子的错误分(计算方法将色相子号码和前一色相子号码之差的绝对值再减去 2),将 85 个色相子的错误分相加即为总错误分,据报道我国正常人的错误总分在 113 以下,并与年龄有关。另外根据极性图上的极性可分成三类:红色觉异常(混淆区在 63~67 号色相子),绿色觉异常(混淆区在 57~61 号色相子)和蓝色觉异常(混淆区在 46~48 号色相子)(图 7-2)。②Panel D-15(Farnsworth Dichotomous test for color blindness),用于筛选有严重颜色辨别力丧失的受检者,它由 16 个色相子组成,其中一个为固定的参考子,另外 15 个有间隔相等色调阶差,但颜色不同,从参考子色相开始,由受检者依次排列,根据排列次序在记分纸上画上极性图,若相邻色相子调换为小错(差值为 1),若差值大于 2 则称跨线,根据跨线与色混淆轴的平行关系可判断为红、绿、蓝色觉异常,若跨线太多而排列无规则者则定为全色盲(图 7-3)。③其他排列试验:H-16 试验,低饱和度 D-15 试验,韩氏双 15 色彩试验,Lanthony 新色觉试验,饱和度试验等。

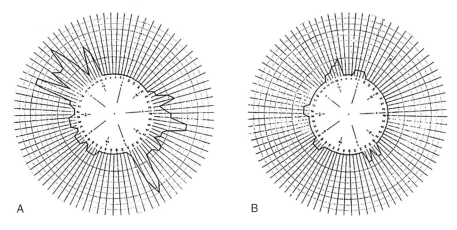

图 7-2　FM100 彩色试验

A. 正常色觉;B. 异常色觉(混淆区与绿色盲区)

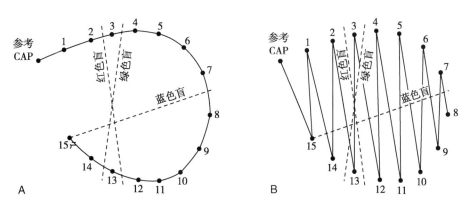

图 7-3　Panel D-15 色盘试验的排列图

A. 正常色觉;B. 右侧为异常色觉(排列与红色盲轴平行)

3. 色觉镜检查　色觉镜主要通过光学器械将观察野分成两半,一半为混色野,另一半为单色野,混色野由两种原色相混,在 Nagel 色觉镜和 Neitz 色觉镜皆由从 545nm 的绿 - 黄光至 670nm 的红光混合成的混合光,单色野为 589nm 的黄光。在仪器上有二个旋钮,一个可调节混合光的旋钮,旋转混合光的刻度在 0 刻度处为 545nm 的绿 - 黄色,随刻度增加,混合野中的绿 - 黄光成分逐渐减少,而红光成分逐渐增加,因而依次出现绿黄光、黄绿光、黄光、橙色和在最大刻度处呈现的红光,另一个旋钮是调节单色光刻度,调节光强度,使用时检查者先调节混合光于一定刻度,让受检者调节单色刻度,调节到最后受检者感到上半野的颜色和亮度与下半野的一致,再改变混合光的刻度,重复上述步骤,最后获得到匹配刻度范围值和单色光刻度范围值,以及匹配中点值(此值等于匹配范围的最小刻度值 + 最大刻度值 /2)。正常值的混合刻度和单色光刻度匹配范围较窄、混合刻度在 40~50,单色光刻度 12~15,而红色盲、绿色盲、红色弱和绿色弱等匹配范围较大(图 7-4)。

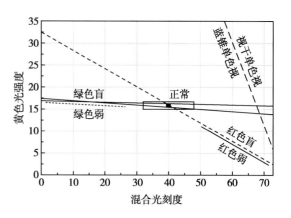

图 7-4　色觉镜检查显示各类色觉异常区域

(二) 色觉检查的临床意义

用于先天性色觉异常和后天性色觉异常(或称为获得性色觉异常)。先天性色觉异常根据色觉检查可分为异常三色视(对每一种光谱颜色感觉与正常人不同)、二色视(常见红色盲和绿色盲,蓝色盲少见)和单色视(或称为全色盲)。后天性色觉异常与眼病或各种因素导致色觉的改变,最常见的为视神经病变引起红色觉或绿色觉异常,黄斑病变常(如年龄相关性黄斑变性等)伴有蓝色觉异常。

第四节　视　野

视野(visual field)是指用单眼或双眼固视正前方注视点时所能察觉到的空间范围,在视路任何部位的异常都可能影响视野,因此,视野缺损或异常对病变的定位有重要意义,另外,视野测定对疾病的早期发现、预后估计及随访等有其临床价值[3]。

一、Traquair 的视岛概念

Traquair 描述视野为“由一个盲的海洋围绕着的视觉山”,以后人们应用这个概念定义视野的三维敏感度如视岛(图 7-5),视岛与解剖学相对应,在黄斑中心凹,为视觉山峰与固视点相对应,此处视敏度和视力最大,朝周边逐渐降低,生理盲点在固视点的颞侧约 15°,稍偏下(水平径下约 1.5°),与视乳头的定位相对应,在视岛上的任何一点作底平面的垂直线,则此点到底面的垂直高度即为该点的光敏感度(或称视野阈值),在垂直高度各相同光敏度点相连作一连线形成视岛的等高线,视野上称等视线(isopter),因此在视岛上可见呈水平椭圆的不同光敏感度的等视线,此等视线在中心视野区各等视线相间距离较大,而周边区各等视线相间距离较窄,用某一光标测绘的等视

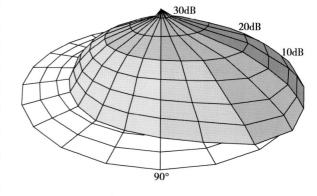

图 7-5　视岛图

线,在该等视线上,该光标为阈值,在该等视线内,该光标则属超阈值。

二、正常人等视线视野范围

正常人双眼等视线大小大致相等,形态也基本一致呈对称性,一般正常单眼视野的外界上方为60°,下方70°、鼻侧60°、颞侧100°,外界略呈不规则椭圆形,左右眼视野叠加构成双眼视野,其水平范围约200°,垂直范围约130°。正常生理盲点呈边界整齐的垂直椭圆形,垂直径约为8°,水平径约为6°。

除生理盲点之外,正常人超阈值光标在其等视线内的任何一点均应看到,若某点看不见,则表明存在视野异常。

三、视野的测定方法

常用视野测试的方法如下:

1. 对比法视野(confrontation visual field)　也称指数方法,患者和检查者面对面,距离约1m,患者遮盖一眼,注视检查者的鼻子,检查者伸出一个或多个手指,于每个象限,从周边向固视点移动,直至患者看到,可初步地、粗略确定患者视野。

2. Amsler方格表(Amsler grid)　Amsler方格表用于检查中央10°视野,当离眼0.33m距离时,方格表的每一个正方形对应着1°视角,方格表的制作,可以在白色的背底上划黑色的线条,或在黑色背底上划白色或红色线条。患者注视中心点并陈述其观察到直线消失、模糊或扭曲的区域,根据患者的报告在Amsler表格上大致绘图出视野缺失或障碍区,这种视野的检查对黄斑疾病及其他中央视野缺失病变有用。

3. 动态视野检查(kinetic visual field test)　通过患者注视固视点,移动视标,从周边看不到逐渐向固视点移动,直至刚看到,记录最先看到视标点的位置、视标大小及光的强度,可沿几条纬线重复检查,将相同敏感度的点连成线则构成等视线或称等高线;不同光敏感度等视线组成视野立体结构的视岛轮廓图。以往以Goldmann视野计为代表,最为常用。

4. 静态视野检查(static visual field test)　在视野的某一个点,给予光标刺激,光标不动,只是改变光标的刺激强度,确定该点该光标的光阈值。

自动视野计检查方法如同其他视野计检查一样,检查步骤包括:①首先要指导受检者了解视野检查全过程情况及注意点,必须让受检者理解并取得合作;②根据受检眼的屈光状态和受检者的年龄选用合适的矫正镜,即在受检眼最佳远视力所需矫正镜基础上,根据受检者年龄加用合适的矫正镜(表7-1),如同时有散光,则应加上合适的柱镜,总之要使检查的光标清晰聚焦于视网膜上;③正确输入受检者的一般资料,如姓名、年龄、出生日期、视力、矫正镜符号及度数、瞳孔直径等;④根据临床要求或不同病种选择有关的检查程序;⑤选定测试的策略;⑥检查过程,检查者需不断地观察受检眼的注视状况,观察受检眼的瞳孔正中是否落在标志十字交叉处,如有偏移,应调节上下左右扭件,以保持受检眼中心固视状态;并要求检查者不断提醒和鼓励受检者集中注意力,如受检者确实感到疲倦,则可按住应答按钮不放,视野计暂停检查,受检者可作稍许闭目休息,数分钟后再继续检查;⑦检查完毕,视野计自动打印结果,其包括受检者的一般资料,固视丢失率,假阳性、假阴性错误率,各类视野图形(如单点定性图、数字定量图、灰度图或彩色图、概率统计分析图和累积缺损曲线图等)。

表7-1　按年龄进行屈光矫正(中心30°)

年龄(岁)	矫正度数	年龄(岁)	矫正度数
40~44	+1.50D	50~54	+2.50D
45~49	+2.00D	≥55	+3.00D

在自动视野计中首先要选定测试程序,然后选定测试策略和测试参数。各类自动视野均有仪器自身设置的检查程序,基本上都包括阈值测试程序、筛选测试程序和特殊测试程序。

5. 视野结果的分析　包括手动视野计和自动视野计结果分析两大类,一般分析步骤为:①方法学参数:如应用何种视野计?何种方法或何种程序?检查范围?检查点数及间隔度数?②可靠性评价,固视丢失率(fixation loss rate)越高说明固视越差,正常人的固视丢失率<20%;假阳性错误(false positive errors)指

应该看不到的视标仍然按下应答按钮,假阴性错误(false negative errors)表示即使一个显而易见的视标出现时,仍未能按下应答按钮;③判断视野属正常或异常,根据定量比较和视野指数等指标来判断视野的正常与否,定量比较包括与正常值比较,与期望值比较,与对侧眼比较,同一眼各相应位点的比较。视野指数包括:平均光敏感度(mean sensitivity,MS)、平均缺损(mean defect,MD)或平均偏倚、丢失方差(loss variance,LV)或模式标准差(pattern standard deviation,PSD)、矫正丢失方差(corrected loss variance,CLV)或矫正模式标准差(corrected pattern standard deviation,CPSD);④缺损性质描述,如为异常视野,应进一步描述缺损种类、部位、形态、深度及大小,是否双眼性,是否对称性;⑤综合评价,视野的临床应用主要对青光眼和视路病变诊断的依据之一,应结合患者的临床资料,考虑视野缺损性质及属何种疾病(青光眼？ 神经系统疾病？ 视网膜疾病？),并与以往的视野结果作比较,判断有无进展。图 7-6 是自动视野检测计打印报告。

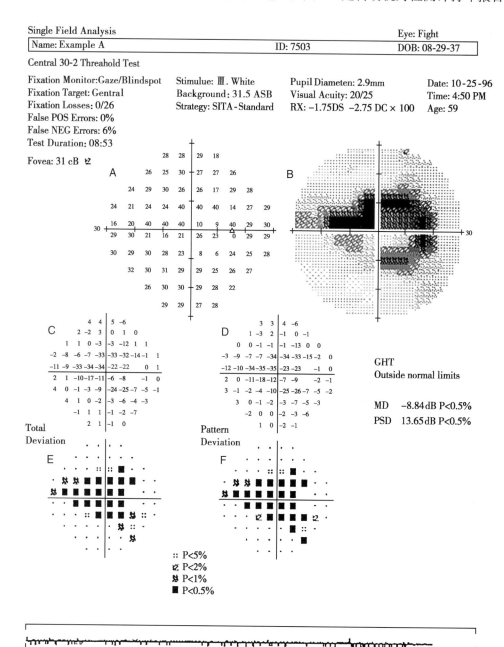

图 7-6　Humphrey 视野计单视野分析打印输出图

最上面一排是基本信息描述,A. 数字图(dB 值);B. 灰度图;C. 总体偏差图;D. 模式偏差图;
E. 总体偏差概率图;F. 模式偏差概率图

第五节　微　视　野

　　微视野(microprometry)又称为眼底视野计,对黄斑功能和形态评价有重要价值。微视野的特点为在测量视觉光敏感度的同时拍摄视网膜图像,实现视网膜形态和视功能合为一体有效组合。形态检查,例如眼底照相等,可以发现病变所在,但无法量化视觉质量。临床上,有时常可见到眼底形态已有变化,但视功能尚未发现明显异常,而有时眼底尚正常,而视功能却已有改变,因此,将眼底与视功能结合起来能更好提供临床诊断和判断其视功能改变。

　　与常规视野计对比,微视野能达到更精确更细致的病变定位。微视野创建于 20 世纪 90 年代,第一代微视野计为 Rodenstock,采用激光共焦的方法,在黑白眼底像中显示测试区域的视敏度变化的形态,采用人工眼位追踪方法,操作繁琐,仪器体积庞大,在红色背景光下用红色刺激,不易辨认,视野参数也不能改变,价格昂贵,不利于推广。2002 年第二代微视野(MP-1)问世,其特色为有彩色眼底像,有自动眼位追踪,有可改变的视野参数和较完善的软件系统,但因非共焦获取图像质量低,有限的动态刺激范围,使用不够方便。至 2009 年第三代微视野计(maia)产出,maia 集优质视网膜图像、自动眼位跟踪、自动视野计和高质量分析软件为一体的新型视野计,通过线扫描激光检眼镜方法获取免散瞳的高质量的视网膜图像,并又通过跟踪视网膜的解剖标志和相应的量化眼球运动获取活体精确视网膜图像,应用随机自动投射视野刺激,眼跟踪定位的矫正,正确测量视网膜部位的阈值敏感度,应用仪器的 EYEdB 分析软件,与年龄相对应的正常对照组比较,定量和定性确定微视野属正常、可疑或异常(图 7-7)。

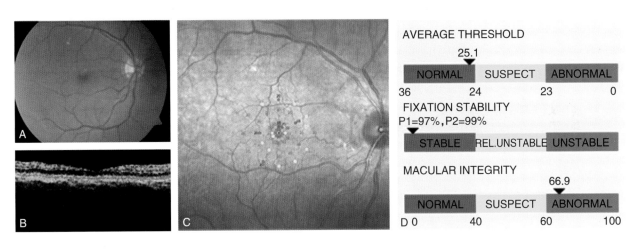

图 7-7　微视野计检查

A. 早期年龄相关性黄斑变性患者,眼底彩照;B. OCT 显示黄斑区 RPE 不均一,椭圆体(IS/OS)带缺失;C. 图示微视野计检查黄斑范围,测试点的阈值;D. 横向第一排,显示平均阈值为 25.1,落在正常范围(绿色带)。横向第二排为固视稳定性 P1 和 P2 值均在稳定范围(绿色带)。横向第三排为黄斑整体功能,落在异常区域(红色带)

第六节　临床视觉电生理

　　视觉系统如同神经组织一样,主要呈现生物电活动,1849 年德国生理学家 Du Bois-reymond 首先发现离体动物眼球的前后极间存在着电位差,开创了眼生物电研究的新纪元。1945 年 Karpe 在瑞典斯德歌尔摩开展了视网膜电图(electroretinogram,ERG)的临床检测,20 世纪 60 年代眼电图(electroocuogram,EOG)问世,随着计算机技术的发展,视觉诱发电位(visual evoked potential,VEP)也进入临床应用,20 世纪 90 年代 Sutter 创始了多部位视网膜电图(或称多焦视网膜电图 multifocal ERG,mfERG)和多部位视觉诱发电位［或称多焦视觉诱发电位(multifocal visual evoked potential,mf VEP)］,到目前为止,视觉电生理(visual electrophysiology)已广泛用于人类的视觉研究和眼科临床。

视觉电生理测定作为一种无创伤性视功能检查方法,在临床应用中的主要特点为:

1. 它属客观检查法,对于不适合作心理物理检查者,如婴幼儿,智力低下者或伪盲者等,提供了有效的检测手段。

2. 可以对视网膜至视皮层的病变部位进行分层定位,例如外层视网膜病变时,EOG 的光升(light rise)和 ERG 的早期成分受累;内层视网膜病变其 ERG 晚期成分受累,呈现 b 波和震荡电位(oscillatory potentials,OPs)降低;当 EOG 和 ERG 均正常,仅有 VEP 异常时,则视觉疾患的受累部位可能位于或主要位于视网膜神经节层或视路上,假如所有的视觉电生理检查的结果均正常,便几乎可以排除视网膜至视皮层的器质性病变。

3. 采用不同的刺激条件,分离视网膜的视锥细胞和视杆细胞的功能,例如明视 ERG(photopic ERG)主要反映视锥细胞的功能,小方格图形 VEP 主要反映黄斑区的功能,局部 ERG(local ERG 或 focal ERG)也可反映黄斑部的功能。用全刺激野,半侧刺激野,多通道记录和双眼比较法,能对视路病变定位做出判断。

4. 选用恰当的刺激光强,可克服屈光间质混浊的障碍,了解到视功能状况,如白内障术前,玻璃体混浊做玻璃体切除手术前,用强光刺激的 ERG 可帮助预测术后视力恢复情况。

5. mfERG　可对视网膜外层的局部病变进行定位分析。

一、全视野视网膜电图

全视野视网膜电图(full-field electroretinography,ffERG 或 ERG)是视网膜受光刺激时从角膜电极记录到的视网膜电反应总和。在 ERG 各波分析中,最常用的是开始的一个负相 a 波和紧接着的一个正相 b 波,a 波起源于光感受器内段,b 波起源于给和撤双极细胞。早期感受器电位(early receptor potential,ERP)是在 a 波之前的一个小的、紧接在刺激光之后的双向反应波,起源于光感受器外段。在给 - 撤 ERG(on-off ERG)中另有一个峰值期(隐含期)极长,正相反应的 c 波,起源于视网膜色素上皮层,c 波需用特殊的仪器和条件才能记录到。

(一) 常规 ERG 的记录方法

依据 2014 年国际标准化方案[4],临床上常规 ERG 记录须达到如下要求:

1. 临床测试程序

(1) 散瞳:应充分分散大瞳孔,并注明大小。

(2) 预适应:记录暗适应 ERG 前,需暗适应 20min,记录明适应 ERG 前,应明适应 10min。在暗适应红光下安装接触镜电极后,还需增加 5min 暗适应。检查前避免荧光素眼底血管造影或彩照,如已做了以上检查者,则在暗适应前应在普通室内光线下待 30min。

(3) 测试:先行暗适应较弱闪光 ERG,再行较强闪光 ERG,以避免明适应。

(4) 固视:Ganzfeld 球应有固视点,要求受试者固视,若看不到固视点者,则应告诉患者向前直看并保持眼球稳定。测试过程应监视患者,确保眼球固视。

2. 记录和测定

(1) ERG 检测项目:常规 ERG 记录方法完成下列五种条件下的记录,①暗适应 0.01ERG(视杆细胞反应):暗背景下用 0.01cd.s.m^{-2} 的暗淡白闪光刺激,二次闪光间最少间隔 2s,图 7-8 表示视杆细胞反应;②暗适应 3.0ERG(视杆细胞 - 视锥细胞混合反应):暗背景下用 3.0cd.s.m^{-2} 白色闪光刺激,二次闪光间最少间隔 10s(图 7-9);③暗适应 10.0ERG:在暗背景下用 10.0cd.s.m^{-2} 白色闪光刺激,二次闪光间最少间隔 20s;④暗适应 3.0 振荡电位:暗背景下用 3.0cd.s.m^{-2} 闪光刺激,放大器通频带的高通滤波为 75~100Hz,低通滤波为 ≥300Hz,需重复刺激,标准暗适应振荡电位二次闪光间隔 10s,明适应振荡电位相隔 1.5s,仅保留或平均第二个或以后的波形(图 7-10);⑤明适应 3.0ERG(单闪光视锥细胞反应):需要最少 10min 明适应,背景照明亮度为 30cd.m^{-2},用以抑制视杆细胞反应,再用白光 3.0cd.s.m^{-2} 闪光刺激,可得到一个稳定性和重复性较好的视锥细胞反应,重复闪光相隔至少 0.5s(图 7-11);⑥明适应 3.0 闪烁光 ERG(30Hz 闪烁光):明适应状态下,

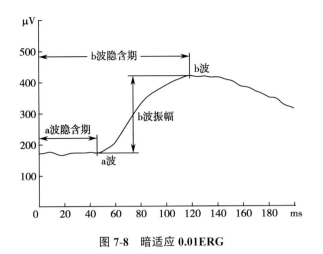

图 7-8 暗适应 0.01ERG

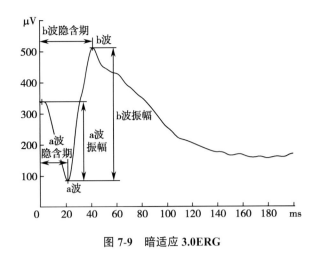

图 7-9 暗适应 3.0ERG

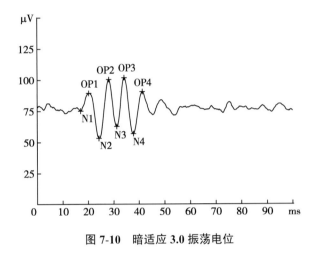

图 7-10 暗适应 3.0 振荡电位

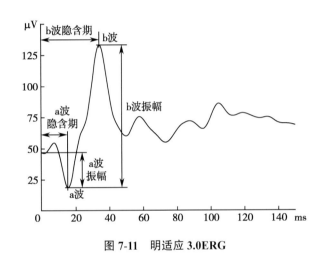

图 7-11 明适应 3.0ERG

用 3.0cd.s.m^{-2} 闪光强度,作 30 次 /s 刺激,为了达到稳定状态,除去开始数个波(图 7-12)。

(2) ERG 分析和报告:对已选取得 ERG 信号,测量其振幅和隐含期(implicidt time)或峰值期(peak time)(从刺激开始到 a 波或 b 波波峰时间)。对视杆细胞反应、最大反应和视锥细胞反应,需测量 a 波振幅(从基线到 a 波的波谷间电位值)和 b 波振幅(从 a 波波谷到 b 波波峰间的电位值),a 波和 b 波的隐含期(图 7-8、7-9、7-11)。对闪烁光 ERG,振幅从波谷到波峰测量,平均数个典型波形,隐含期从刺激开始到相应波峰(图 7-12)。振荡电位通常有三个主波和第四个的小波,无明确规定测量方法,简单观察是否存在三个波,或与自己实验室的正常波形相比较(图 7-10)。

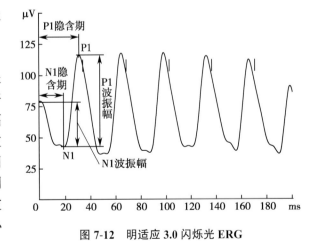

图 7-12 明适应 3.0 闪烁光 ERG

正常值:建议每个实验室建立和确认自己的正常值,某些 ERG 的参数不一定呈正态分布,在描述正常界限时,应采用中位值和包括 95% ERG 实际值的正常范围。注意年龄性影响,并注明 ERG 记录时间。

(二) 儿童 ERG 记录

6~12 月婴儿可在暗适应条件下记录 ERG,2~3 个月婴儿应进行明适应 ERG 检查,其振幅较低,隐含期较长。6 月龄以下婴儿,暗适应 3.0ERG 形成不好,选用暗适应 10.0 或 ERG,可获取较好的波形。很小婴儿或未成熟婴儿,需要特殊的记录方案,小儿童可以用布包裹,不顺从儿童可选择口服镇静剂、镇静剂联合肌松剂或全身麻醉,这些选择的适应证、危险性、医疗监护等必须按相关医疗指引来进行。全身麻醉可能改变 ERG,镇静剂和部分麻醉对 ERG 振幅或波形影响不大。每种 ERG 检查应多次重复记录,需注明合作程度和使用药物。作用电极应采用儿童尺寸接触镜电极,可减少反应振幅小、变化大和电极运动大的问题,并要求实时监视电极位置。

婴儿期 ERG 随发育逐渐成熟,婴儿后期和儿童期的 ERG 已接近成人波形和振幅。但仍需要将儿童 ERG 与同年龄组比较。

(三)ERG 的临床应用

ERG 已成为视觉电生理在临床应用中最广泛和最成熟的方法。在不同种类的视网膜病变,ERG 可以有不同类型的改变,如 Leber 先天性黑矇,视网膜发育不全,多数视网膜色素变性患者和全视网膜脱离等疾病,ERG 记录不到明视和暗视反应;视锥细胞营养不良患者则有正常的暗视 ERG 而记录不到或呈现异常的明视 ERG;先天性静止性夜盲则记录不到暗视 ERG,最大混合反应的 a 波和 b 波均降低或 a 波正常 b 波降低,而其明视 ERG 几乎正常;性连锁视网膜劈裂征呈现正常 a 波和降低的 b 波(负波型)。视网膜血管性病变,主要表现为振荡电位降低,等等。屈光间质混浊而需作白内障手术或玻璃体切除术的患者,如术前 ERG(尤其暗适应 10.0ERG)正常或轻度降低,估计术后视力恢复较好,如果术前 ERG 明显降低或记录不到,则估计术后效果较差。

二、眼 电 图

EOG 是记录暗和明适应条件下视网膜静电位的变化,它反映了视网膜色素上皮层和光感受器复合体的功能,也可用于测定眼球位置及眼球运动的生理变化。眼的静电位持续存在于眼的前后极部之间,将两个电极安置于眼的两侧,靠近内外眦部,当眼球转动一个固定角度时于两个电极可记录到眼的静电位。眼的静电位在光照不变的情况下仅有轻微的波动,但随暗适应和明适应状态的改变,静电位发生明显的变化,经暗适应后,眼的静电位降至最低值,称之为暗谷,转入明适应后,眼的静电位上升,逐渐达到最大值,称之为光升或光峰。在临床上,此方法适用于能配合者,尤其适合不能戴接触镜,不能作 ERG 检查者。

(一)记录方法

参照 2010 年国际临床视觉电生理学会的标准化建议[5]及 Arden 等提出的常规 EOG 检查法,EOG 的检查应做到以下几点:

1. 电极 用皮肤电极,记录电极安置于眼的内外眦部皮肤上,地电极置前额,任何一对电极间的阻抗 <5Ω。

2. 全视野刺激球 至少能达到在眼的后极部 60°范围内视网膜均一的漫反射照光。明适应的亮度为 100cd.m⁻²。固视灯的夹角为 30°~50°,常用 30°,灯亮的交换时间为 1s。

3. 记录系统 从电极获得的电信号经前置放大器后输入直流放大器或交流放大器,放大器的通频带为:交流放大器为 0.1~30Hz,直流放大器为 0~30Hz,监视器观察图形,记录纸上打印结果。

4. 测试过程 散瞳,避免突然从亮到暗,在非直接照明的屋内安置电极,先预适应 5~10 分钟,接着暗相测试 15min,继后转入明相测试 15min,明适应的背景光亮度为 100cd.m⁻²,从初适应最后 3 分钟开始记录,记录每分钟前 10s 的眼球运动时电位,共有 3~5 个波形,取波形的平均值表示每分钟眼的静电值。

(二)正常 EOG 及分析

正常 EOG 包括由暗谷和光峰组成的一条曲线(图 7-13),纵坐标单位以 mV 表示,横坐标单位以 min 表示,用手动或计算机测出振幅,并计算出 Arden 比值(光峰电位 / 暗谷电位),不必记录最大

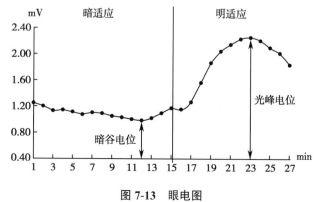

图 7-13 眼电图

和最小值。

EOG 的临床应用表明上述指标中最有用的是 Arden 比,而不是其绝对值,一般比值的下阈值为 <1.5,上阈值为 >2.0,在 1.5~2.0 之间为边缘。

EOG 的检查时间较长,约需 45 分钟,检查完毕后,可以用手动或计算机自动计算出每分钟的平均幅值,划出 EOG 曲线,并获取 Arden 比。

(三) EOG 的临床应用

临床上视网膜色素变性,药物性中毒,维生素 A 缺乏性病变、全色盲、视网膜脱离,脉络膜病变等,视网膜组织不同程度的损害,尤其色素上皮和光感受器组织受损害者,EOG 的光峰降低,Arden 比降低,严重者可为平坦波形。通常 EOG 的改变与 ERG 的变化有相平行的表现,但也有特殊的例外,如卵黄样黄斑营养不良,其 ERG 通常为正常,而 EOG 明显异常,影响脉络膜和色素上皮的病变,如脉络膜黑瘤和无脉络膜症,其 EOG 呈平坦型,Arden 比小于 1.2。另外,还发现对视网膜血管系统的病变,如高血压,糖尿病性视网膜病变,以及视网膜中央动脉,静脉阻塞和静脉周围炎等病变,EOG 呈现 Arden 比值下降,这可能与视网膜缺氧或供血不足有关,也可能说明 EOG 主要反映视网膜色素上皮和光感受器的复合功能,但也可能与视网膜内层细胞活动有关。

三、视觉诱发电位

VEP 或称视觉诱发反应(visual evoked response,VER)是表示视网膜受闪光或图形刺激后,经过视路传递,在视皮质上方颅骨记录到从脑电图活动所提取的视觉诱发电生理信号。因为视皮质主要由中心视野所激活,VEP 正常与否取决于视路中任何某一部位(包括眼、视网膜、视神经、视放射和视皮质)的功能变化与否。

(一) VEP 的记录方法

参考国际临床视觉电生理学术会议 2009 年提出的标准化建议[6]:VEP 应包括图形翻转 VEP、图形给撤 VEP 和闪光 VEP。在每例患者的每次检查中不必均使用这三种方法,可根据实际需要选择。

1. 电极 用皮肤电极,使用前先清洁皮肤,并在电极杯涂上软膏或凝胶保证电极与皮肤良好接触,在 10~100Hz 测量范围,电极电阻 ≤5kΩ,电极之间电阻差 ≤20%。电极安置的部位参照脑电图记录的国际 10/20 系统,相对骨性标志放置(图 7-14),作用电极:Oz,参考电极:Fz,地电极:前额、Cz、乳突、耳垂(A1 或 A2)。

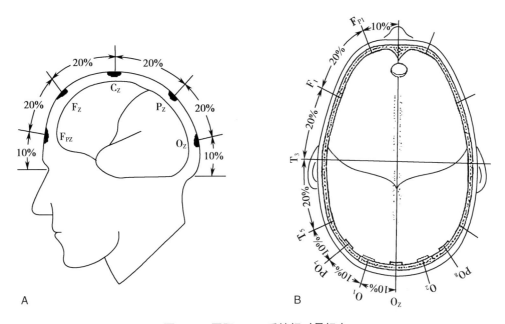

图 7-14 国际 10/20 系统相对骨标志

A. 作用电极于 Oz 位,参考电极于 Fz 位;B. 于中间 Oz 位向两侧旁开的作用电极位(O_1, O_2, PO_7, PO_8)

2. 图形刺激参数　这是临床上最常用的一种刺激方法。标准刺激采用黑白棋盘格,观察距离50~150cm,根据刺激屏大小和视野范围来调节。棋盘格的方格大小:大方格 1°(60′)±20% 和小方格0.25°(15′)±20%,呈正方形,屏上显示有相同数量亮格和暗格。刺激野的形状和范围:不必为方形视野,可为矩形,宽:高≤4:3,视野窄边≥15°,刺激野以视角度数标示,矩形视野为 a°×b°,圆形视野为 c° 直径或半径。固视点:应位于视野中心。棋盘白格亮度为 100±20cd.m⁻²,黑格亮度应足够低,白格与黑格亮度的对比度应≥80%,视屏的平均亮度为 40~67cd.m⁻²,刺激亮度和对比度在视野中央与周边之间应该均匀,从中央到周边的变异应≤30%。图形翻转期间应没有短暂性的亮度改变,无论是大方格还是小方格刺激,均记录 2 次/s 翻转的 VEP(1.0Hz)。

3. 图形给撤刺激参数:将棋盘图形与弥漫灰色背景进行快速调换,图形给时间是 200ms,接着由400ms 弥散背景分隔,弥漫背景和棋盘平均亮度相同,国际临床视觉电生理学会规定给撤反应是给反应,保证不被撤反应污染,至少两种尺寸棋盘格刺激:60′和 15′。

4. 闪光刺激参数:在暗房间,对应着至少有 20° 视野刺激器,给予短闪光刺激,刺激强度为 3(2.7~3.3)cd.m⁻²,闪光率为 1 次/s(1.0Hz±20%),可用闪光屏幕、手持频闪灯光或积分球刺激器。

5. 放大器参数　输入信号需放大 20 000~50 000 倍,输入电阻最少 100MΩ,应使用模拟滤波器,其高通和低通滤波分别设置在≥1Hz 和≤100Hz 之间,坚决不鼓励使用陷波或梳形线频率滤波器。放大器应该电学上与患者隔离。模拟信号数字化的采样率为 500 样本/s,最小分辨率为 12 字节,当信号≥±50~100μV 时,应有自动人工伪迹剔除功能。

6. 测试过程　一般取自然瞳孔,对图形 VEP,当使用散瞳剂或缩瞳剂时,应提供瞳孔大小,对闪光VEP,不能散瞳。先按上述要求安置电极,然后给予刺激,记录波形。对图形刺激,应矫正患者最佳屈光,并记录患者视力,患者注视图形视野中心,保持眼球的固视。应采用单眼刺激,但对婴儿或特殊患者,可以双眼刺激。单眼闪光刺激时,非刺激眼需用不透光遮光眼罩盖住,确保无光线进入。患者的位置应舒适和良好支持,减少肌肉和其他人工伪迹。

(二) 正常 VEP 波形及分析

正常 VEP 波形与年龄有关,各种刺激形式最典型的波显示在 18~60 岁。定义从刺激开始到最大正性或负性偏移时间称为峰时间(peak time),由波谷至波峰间的电位差为振幅值。以下均为瞬态 VEP 反应。

1. 图形翻转 VEP　图 7-15 显示图形翻转 VEP 由 N75 波、P100 波和 N135 波组成,P100 通常是一个主波,其个体间变异、眼间差异、重复测量变异较小,但会受非病理生理参数(如图形大小、图形对比、平均亮度、信号滤过、患者年龄、屈光不正、固视差和瞳孔缩小)影响。各波峰时间和振幅值的测量见图 7-15。

2. 图形给和撤 VEP　比图形翻转 VEP 较大的个体间变异,主要用于发现诈盲者和评价眼球震颤患者的视功能,成年人一般由三个主波所组成(图 7-16),接近 75ms 的正向 C1 波,接近 125ms 的负向 C2 波和接近 150ms 的正向 C3 波,振幅测量以前一个波峰至本波峰间的电位差值。

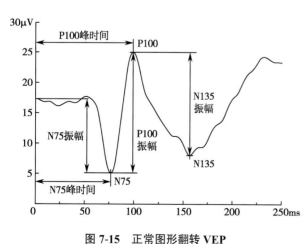

图 7-15　正常图形翻转 VEP
波形及名称、波峰值期和振幅的测量方法

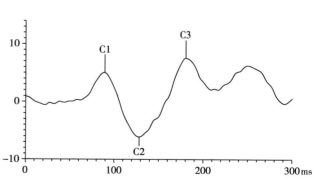

图 7-16　正常图形给撤 VEP
注意在 300ms 扫描时间内仅记录到图形给反应

3. 闪光 VEP　闪光 VEP 比图形 VEP 变异大，但双眼很相似，对不能或不愿配合图形 VEP 者、屈光间质混浊的患者需进行闪光 VEP 测试，闪光 VEP 的图形见图 7-17，从刺激开始至 300ms，包括了一系列负波和正波组成，最早成分于刺激后约 30ms 峰时间显示，各个峰被以数字顺序命名为负波（N1、N2 和 N3），正波（P1、P2 和 P3），其中最健全成分是 N2 和 P2 峰，N2 峰时间约 90ms，P2 峰时间约 120ms，P2 振幅从 N2 波谷至 P2 波峰间电位差值。

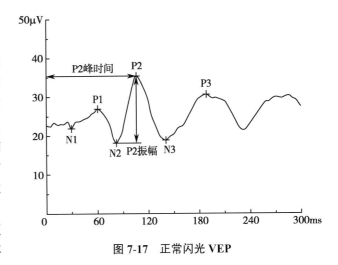

图 7-17　正常闪光 VEP

4. VEP 正常值　每个实验室应建立自己的正常值，包括年龄、性别因素和眼间不对称性，成年人正常值数据不能推广到儿童和老年人群。振幅和峰时间眼间比较可增加单眼病变的敏感性，因 VEP 属非正态分布，正常范围应当使用中位值和百分数，推荐用 95% 的参考区间作为正常值界限，即从 2.5%~97.5% 的范围。

为了估计视交叉及以后的后段视路功能，需采用特殊多通道记录程序。作为通道 VEP 记录，至少需要三个作用电极，中间位为 Oz，向两旁侧增加 O₁ 位和 O₂ 位。正常人，其 O₁ 和 O₂ 位的反应波基本对称。当发生视交叉功能不全时（即视交叉病变），刺激一个眼，在 O₁ 位和 O₂ 位记录到不对称波，而刺激另一个眼时，也记录到 O₁ 位和 O₂ 位不对称波，但这时不对称与前一眼的不对称正好反转，称此为交叉不对称性（crossed asymmetry）。当发生在视交叉后功能不全时，刺激一个眼，在 O₁ 位和 O₂ 位记录到不对称波，而刺激另一个眼时，也记录到 O₁ 位和 O₂ 位不对称波，但没有反转，称此为非交叉不对称性（uncrossed asymmetry）。图形刺激应达到 30 度刺激视野。

（三）临床检查应选择的条件

VEP 除了对基础理论，如视觉发育，视觉通道机制，空间调制特色及色觉机制等研究开辟了新的途径，而且在临床应用方面，尤其对黄斑病变和视路病变的诊断及视功能的判断有独特的作用。因 VEP 的测试条件及其多样化，对临床检查，必须选择合适的刺激参数，这样，既能对病变做出诊断，而且也能节省检查时间，下面提供临床测试条件的基本选择方法。

1. 黄斑病变　常采用图形 VEP，全刺激野，小方格，单通道记录方法，应用中线位，作用电极置 Oz 位。多数呈 P100 潜伏期延长，振幅下降。

2. 视路病变

（1）视交叉前病变：对视神经炎，多发性硬化可以用闪光刺激或图形大方格刺激，中线单通道记录方法，病变主要表现 P100 潜伏期延长。缺血性视神经病变，多数患者有水平半视野缺损，可用上方或下方半视野刺激，进行比较。多数上半视野缺损者很少出现 VEP 异常而下半视野缺损往往表现 P100 振幅降低，若累及中心视野才出现 P100 的潜伏期延迟。

（2）视交叉病变：可用全刺激视野刺激，做多通道记录，进行双眼及单眼不同侧的比较。

（3）视交叉后病变：也应用全刺激野刺激，多通道记录方法．进行双眼及单眼不同侧的比较。

（4）其他病变：①白化病，通过多通道左右两侧记录，观察 VEP 波的不对称性以确定白化病的视神经纤维的异常投射，当用半侧刺激野，多通道 VEP 建立，则表现为半侧刺激野相对侧的优势电位（正常人为同侧优势）；②青光眼，使用大方格，较高刺激频率，1/4 刺激野（左上、左下、右上和右下四个象限），多通道记录，可早期查出青光眼所致的视野缺损；③弱视，用全刺激野，图形小方格刺激，单通道记录，多数患者呈 P100 振幅降低，潜伏期延长；④色盲，可应用等亮度的红、绿或红绿图形刺激，色盲者将会对某种颜色的刺激产生 VEP 振幅的降低和潜伏期的延长。

特别值得注意的是 VEP 代表从眼前段直至枕叶视皮层整条通路的视功能，如果单看 VEP 异常，很难确定病变在视通路的哪个部位，必须结合临床或联合 ERG，才能做出病变定位的依据。

四、多焦视网膜电图

20 世纪 90 年代初 Sutter 等研制了一种多焦视网膜电图(multifocal electroretinogram,mfERG),应用 M 系列控制伪随机刺激方法,达到同时分别刺激视网膜多个不同部位,用一个常规电极记录多个不同部位的混合反应信号,再进行快速 Walsh 变换,把对应于各部位的波形分离提取出来,并将视网膜各部位的反应振幅构成二维或三维地形图,从而可定量、定位并直观评价视网膜功能,为黄斑病视功能测定开辟了新方法,2007 年国际临床视觉电生理学会修正了临床 mfERG 的指引[7,8]。

(一)基本原理

mfERG 通过在阴极射线视波器(CRT)或其他的显示器显示出多部位的刺激图形,实现对视网膜后极部多个小区域的功能测试,测试视网膜后极部可选取 61 个六边形、103 个六边形、241 个六边形或更多,也可以选择其他刺激图形,以下为了叙述方便,均选用六边形作为刺激图形来说明。此方法应用伪随机二元 M 系列环(m-sequence cycle)控制,使刺激野各小区交替、重叠进行闪光或图形翻转刺激,在 mfERG 记录中,系统(指所研究的视觉系统)获得的输入信号是多通道的(每个通道的输入信号即为每个六边形小区域所接受的刺激),输出的信号是单通道(即从一个接触镜电极得到一个总的反应),从单通道的输出信号与多通道的输入信号中,通过互相关函数变换从同一记录中分离出各小区刺激对应的视觉系统反应。

mfERG 包含有多次反应成分的生物电信号,即包含有一阶函数核(first order kernel,FOK)的线性成分和二阶函数核(second order kernel,SOK)等高次核的非线性成分,其中一阶函数核主要反映视网膜外层光感受细胞的活动,较普遍应用,二阶函数核主要视网膜内层神经节细胞的活动,较少应用。

(二)mfERG 检测和分析方法

1. 临床检测

(1)患者准备:①瞳孔,应当充分散大,并记录瞳孔大小;②屈光,推荐最佳视力屈光矫正,可在眼前的镜片架放置透镜,调整距离以补偿图像放大,避免透镜框和架阻挡注视屏;③患者的体位,舒服地坐于屏幕前面,面部和颈部肌肉放松,头架可能有帮助,良好的固视,应当监视固视;④单眼和双眼记录,一般用单眼刺激进行记录,双眼记录者会由于眼的处置错误而改变。

(2)适应:①预适应,普通室内光线中适应至少 15 分钟,在接触强的阳光或强的光线(如用于眼底彩照或检眼镜)后需要更长时间的适应;②房间照明,中等或暗的室内灯应当打开,最好产生接近于刺激屏的照明。

(3)刺激和记录参数:①刺激范围,刺激应该包括固视点两侧 20°~30°视角范围;②刺激六边形量,常用为 61 或 103 个六边形,241 个六边形用于较精确定位;③记录时间,对 61 个六边形,记录时间约 4 分钟,对 103 个六边形为 8 分钟,但可根据临床需要调整时间。整个记录时间可以分成较短的段(如 15~30 秒一段),受检者在段之间可作适当休息。

2. 分析方法

数据报告显示方式:①描记阵列:显示描记阵列是最基本的图形(图 7-18A),这些排列不仅显示地形图的变化,而且也证实记录质量,这对判断异常变异是很重要的,必须使用 100ms 以上的波形长度;②组内平均:是总结数据的有用方法,最常使用波形的同心环,大多实验室报告采用反应密度单位。如果希望了解眼底有病变区域的功能,可以将这些病变区划出来,对这些区的反应作平均;③三维图:应当小心使用,必须与波形阵列同时显示(图 7-18B)。mfERG 振幅和时间:N1 振幅测量基线到 N1 谷底间电位差值,P1 振幅测量 N1 谷底到 P1 波峰电位差值。N1 和 P1 峰时间分别测量从刺激开始至谷或峰的时间(图 7-18C)。

(三)黄斑病的应用

mfERG 对黄斑疾病功能异常的定位及治疗前后的随访是很有价值的,以下列举几种黄斑疾病的 mfERG。

1. 年龄相关性黄斑变性　年龄相关性黄斑变性的多焦 ERG 改变与视网膜受损害的程度和范围有关。一般来讲,年龄相关性黄斑变性干性型的视网膜损害较轻,因此在 mfERG 的改变上主要表现为整个刺激区的振幅不同程度的下降,中央高峰振幅降低,年龄相关性黄斑变性湿性型的视网膜损害往往较重,相应于病变区的部位振幅明显下降,中央高峰缺如或明显降低,立体图相应于病变处呈现高低不平的不规则变化(图 7-19)。

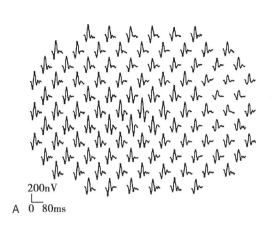

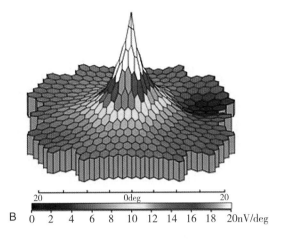

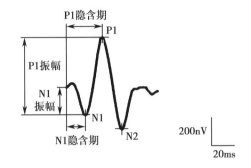

图 7-18　正常 mfERG 图形

A. 阵列图；B. 三维图；C. 各波振幅和时间测量方法

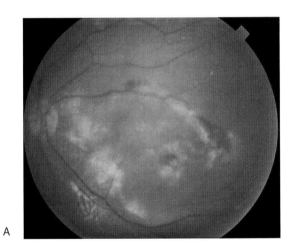

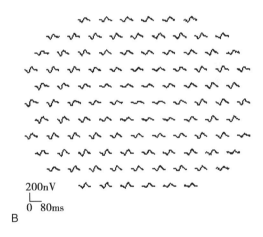

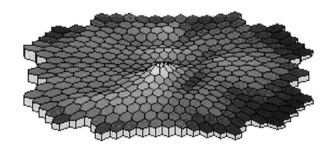

图 7-19　湿性年龄相关性黄斑变性

A. 患者男，80 岁，左眼视力指数 /15cm，黄斑区黄白色渗出物，颞上有弧形出血；B. mfERG 一阶函数核曲线阵列图，黄斑区振幅明显下降；C. mfERG 一阶函数核的三维地形图，中央高峰图缺失

2. 黄斑裂孔　黄斑全层裂孔一旦形成,中心视力就受到不可逆性的严重损害。表现为中心视力突然明显下降,视野有绝对性中心暗点,mfERG 呈现中心凹 P1 波反应密度明显降低或平坦,并伴黄斑区的 P1 波反应密度降低(图 7-20)。

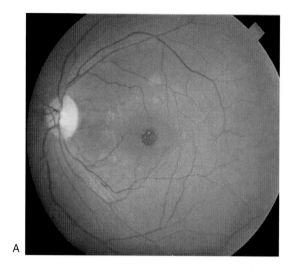

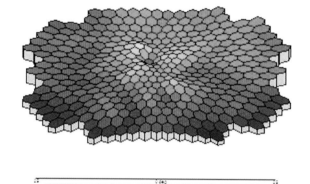

图 7-20　特发性黄斑裂孔

A. 患者女,63 岁,左眼视力 0.1,左眼黄斑全层视网膜圆形裂孔,约 1/3DD 大小;B. mfERG 一阶函数核曲线阵列图,黄斑中心振幅明显下降;C.mfERG 一阶函数核的三维地形图,无中央高峰图形

3. 特发性脉络膜新生血管　mfERG 的异常多数局限于黄斑区,呈现 P1 波反应振幅降低,潜伏期未见明显改变。

4. 中心性浆液性脉络膜视网膜病变　按 103 个六边形,对应视野 25° 分成 6 个环,则 1~2 环处的 N1 波和 P1 波平均反应密度值明显降低,其余各环的平均反应密度值与正常对照差异无显著性意义;1~3 环的 N1 波和 1~4 环的 P1 波潜伏期长于正常对照组,差异有显著性的意义,其余各环各波潜伏期与正常对照组比较无显著性的意义。中心性浆液性脉络膜视网膜病变恢复后,在脱离吸收处 mfERG 的 N1 波和 P1 波振幅明显增加,然而与正常人相比,信号保持低于正常值或在正常低值。mfERG 的 P1 波潜伏期从延长改善到正常值的中间数值。

5. 视网膜前膜　视网膜前膜的 mfERG 改变主要表现为黄斑区相应于视网膜前膜处的振幅密度降低,早期中央高峰密度轻度下降,随着病变的发展,中央高峰明显低平。

(吴德正)

参 考 文 献

1. Princeton Nadler M, Miller D, Nadler DJ. Glare and Contrast Sensitivity for Clinicians. New York, Springer-Verlag. 1990:5-23.

2. 吴乐正,黄时洲. 色觉检查图. 北京:科学技术出版社,2009.

3. 吴德正,龙时先. 临床计算机视野学. 北京:科学技术出版社,2004:27-108.

4. McCulloch DL, Marmor MF, Brigell MG, et al. ISCEV Standard for full-field clinical electroretinography (2015 update). Doc Ophthalmol, 2015, 130:1-12.

5. Marmor MF, Brigell MG, McCulloch DL, et al. ISCEV standard for clinical electro-oculography (2010 update). Doc Ophthalmol, 2011, 122:1-7.

6. Odom JV, Bach M, Brigell M, et al. ISCEV stander for clinical visual evoked potentials (2009 update). Doc Ophthalmol, 2010;120:111-119.

7. Hood DC, Bach M, Brigell M, et al. ISCEV standard for clinical multifocal elecroretinography (mfERG)(2011 edition). Doc Ophthalmol, 2012, 124:1-13.

8. 吴乐正. 临床多焦视觉电生理学, 北京:科学技术出版社, 2004:10-25;50-79;81-96.

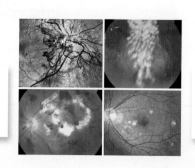

第八章
眼底检查

眼底检查(fundus examination)是利用各种仪器和设备对眼底的形态和功能进行观测的方法。在本章,主要讲解眼底检查的最基本方法,也就是用直接和间接检眼镜、前置镜和三面镜检查眼底的方法,其他使用仪器检查视网膜形态和功能的方法将在后面章节介绍。

一、病史询问

仔细地询问患者的病史,对诊断和鉴别诊断很有帮助。患病以前最好视力和视力下降原因及其时间可帮助估计术后视力。无痛性视力下降常常是眼底疾病的症状,但也可见于其他专科情况;视力急剧下降前伴眼前黑影和(或)有闪光感,常是裂孔性视网膜脱离的主要表现,最早出现黑影的对侧面就是裂孔所在方位。眼挫伤后视网膜脱离的裂孔常位于特殊部位,如:玻璃体基底部撕脱、锯齿缘离断和黄斑裂孔。早产、低体重和有吸氧史是早产儿视网膜病变特有病史。遗传史和家族史也对确诊很有帮助,家族渗出性玻璃体视网膜病变在其他直系亲属也有类似的眼底病变。

二、眼底检查方法

眼后节检查需要充分散大瞳孔。快速散瞳液如:1%复方托吡酰胺滴眼剂或美多丽滴眼剂,滴眼 1~2次,每次 1 滴,或 1% 复方托吡酰胺滴眼液和 5% 新福林滴眼液交替滴眼各 3 次每次间隔 5 分钟,滴药后用棉签按住泪囊区 15~30 分钟,瞳孔散大后进行眼底检查。

(一)直接检眼镜检查

直接检眼镜检查眼底是临床上最常用的一种方法,使用方便,容易掌握,观察眼底为正像,放大倍数大。在瞳孔极度散大的情况下能看到接近锯齿缘的视网膜。然而,直接检眼镜容易受到轻度屈光间质混浊的影响,每次观察的范围有限。当今,仅用于不能配合检查的患儿和偶尔为了确定视乳头水肿和视网膜隆起高度才使用(图 8-1)。

(二)双目间接检眼镜检查

双目间接检眼镜照明度强,不受轻度屈光间质混浊影响,观察眼底视野宽阔,成像清晰,并且是立体视觉(图 8-2)。一般可检查到周边视网膜,配合巩膜压陷,可见到睫状体平部。可用于玻璃体视网膜手术前检查、手术中检查和直视下处理眼底病变,是国内外最常用的眼底检查工具。

间接检眼镜检查的物像是倒像,检查后需将图像反转成正像,经过一定的临床训练,可完全熟练地掌握这种检查技术。在儿童和不配合的患者,在全麻后做眼底检查或做眼底激光光凝,用间接检眼镜特别有效。

(三)前置镜检查

间接检眼镜检查有着许多优点[1],但需要专门的设备和长时间的训练。前置镜检查是一种不需特设备和不接触患者眼球就能进行全眼底检查的技术。在用裂隙灯显微镜检查眼前节后,接着在裂隙灯下用前置镜就能完成眼底检查,同样具有方便、快速、观察眼底范围广、放大倍数高和立体视觉等优点,也适合术后快速检查眼底。

1. 前置镜(anterior placement lens) 有 +78D、+90D 和 Volk Super field NC(Mentor,OH,USA)等多种型号的前置镜(图 8-3)。各种型号的镜所见眼底范围不同,+78D 观察范围最小,+90D 和 Super field NC 观察

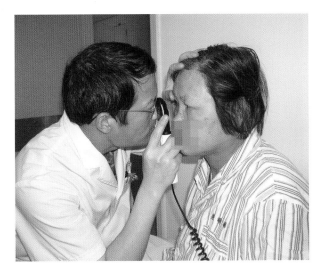

图 8-1 直接检眼镜检查

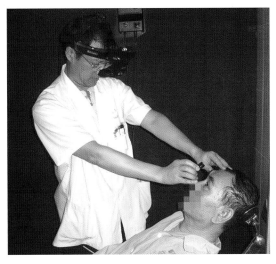

图 8-2 间接检眼镜检查

眼底范围最大,二者相似。但 Super field NC 几乎类似三面镜观察的范围,所见物像大小也类似三面镜的观察,所以十分适合与三面镜比较裂孔所在的位置。前置镜类似间接检眼镜,所见到的物像为全倒像,这一点与三面镜不同(见三面镜的描述)。

2. 检查方法 患者坐在裂隙灯显微镜前,下巴放在下颌托上,头靠在额带上固定头部(图 8-4)。医生坐在裂隙灯显微镜另一侧,左手拿前置镜放在患者眼前约 4mm 处,右手握住裂隙灯手柄,由远向近移动显微镜直到看清眼底(图 8-4)。调整前置镜与角膜的距离可改变观察眼底的范围,离角膜越近所见眼底范围越大。先检查玻璃体、后极部视乳头和黄斑,然后嘱患者转动眼球,依次检查上方、左上、左侧、左下、下方、右下、右边和右上八个方位的周边眼底(顺时针方向检查),就不会漏掉整个视网膜的检查,但前置镜不能看到接近锯齿缘区周边视网膜和前房角是其缺点。

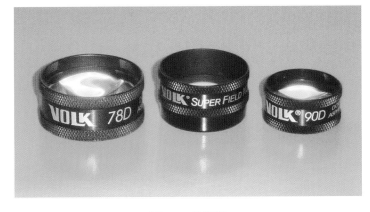

图 8-3 前置镜
Volk 公司前置镜,从左到右是 +78D 镜、Super field NC 和 +90D 镜

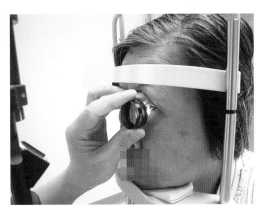

图 8-4 前置镜检查

将裂隙灯灯柱放在患者的侧 10°~30° 位置,可检查全部眼底,可避免 0° 位置引起的光线反射。如果检查患者左侧周边眼底有困难,可将灯柱转向患者的右侧 5°~10°,有利于左边眼底的检查。当检查黄斑中心凹时因 10° 的光源投照仍然反光太强,应将裂隙灯转到 15° 位置可避开黄斑的强反光。

利用裂隙灯显微镜照相设备,可在前置镜下拍眼底像,具有和间接检眼镜下眼底照相同样的优点。获得的数码照片立体感强,范围大。在本书内很多眼底照片均是用前置镜拍得。但有较多反光是其不足。

3. 小瞳下检查眼底 前置镜的另一个优点是除非瞳孔直径≤1mm,熟练掌握后可在不散瞳的情况下观察后极部和周边部眼底,同样不会遗漏眼底的病变(图 8-5)。尽管小瞳孔下检查可能是单眼视,也很容

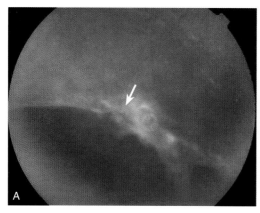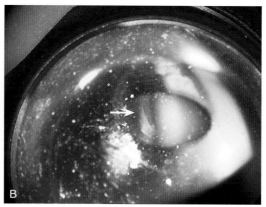

图 8-5 小瞳孔下前置镜检查
A.下方锯齿缘大裂孔(箭);B.没有散瞳情况下,用前置镜仍然可清楚地看到下方的裂孔(箭)

易观察到眼底的一些细微病变,这一点比直接检眼镜和间接检眼镜要优越。

(四)三面镜检查

三面镜的发明和在临床应用已有半个多世纪,它具有以下优点:①放大倍数高;②可用光学切面观察眼底;③通过三个镜面的检查能准确地定位视网膜裂孔。最后一点是三面镜所特有的性质,在玻璃体视网膜手术,均需要术前准确地定位视网膜裂孔,必须使用三面镜检查。

有的专著要求在间接检眼镜和三面镜检查中常规使用巩膜压陷法[2],这是一种很高的要求,能够做到将不容易漏掉锯齿缘和睫状体平部的病变。然而,这不是一种容易掌握的检查和推广的方法,因为三面镜已能看到接近锯齿缘的视网膜,即使仔细地检查没有看到视网膜裂孔,这时再用巩膜压陷法检查也不晚。如果真的考虑有锯齿缘或睫状体上皮的裂孔,外路显微镜手术中也很容易观察这些部位并进行处理。所以,仅在怀疑有锯齿缘和睫状体上皮裂孔引起的视网膜脱离时才用巩膜压陷法检查极周边眼底,再在术中进行核对。

我国老一辈视网膜脱离手术专家吴启崇教授最先总结出以准确的数字(mm)代替了传统三面镜的大概检查眼底范围的方法[3]。在临床应用中发现他的观察十分准确,在此基础上,已发展成了视网膜裂孔的准确定位、计算公式和手术设计理论体系[4,5]。

1. 裂隙灯显微镜(slit-lamp biomicroscopy) 图 8-6 是标准的瑞士 900 型裂隙灯显微镜,其结构名称和使用方法请查阅有关专业书籍[6]。在用裂隙灯显微镜联合三面镜定位视网膜裂孔中用的较多是改变裂隙光的位置,如根据定位裂孔钟点位的需要,经常将裂隙光由垂直位转到斜位或水平位。其方法是用手捏住光栏盘下方的手柄,朝右或左方向转动,裂隙光逐渐由垂直位经斜位转至水平位。

2. 三面镜 Goldmann 三面镜(Goldmann three mirror contact lens)实际上有四个镜面(图 8-7),镜面Ⅰ是接触镜,镜面Ⅱ是梯面镜,镜面Ⅲ是长方镜,镜面Ⅳ是舌面镜(半圆形镜或前房角镜)。它们各自检查视网膜的范围如下(图 8-7,表 8-1)[3],在巩膜表面的投影均是直线距离,并非弧线距离。

(1) 接触镜(contact lens):−58D(相当眼球的总屈光力),检查眼底后极部 30° 范围,能把眼底像放大。患者转动眼球,能见到后极部 60° 的范围。

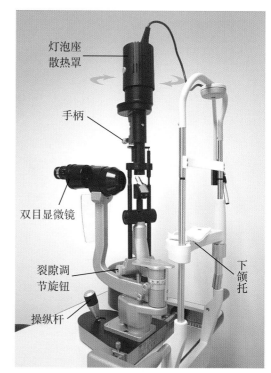

图 8-6 裂隙灯显微镜
绿色弧形箭表示用手柄转动裂隙光的方向

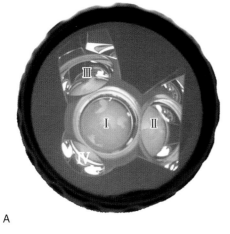

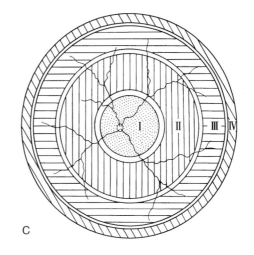

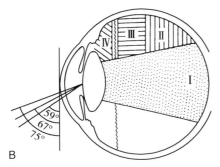

图 8-7 三面镜检查眼底范围
A. 三面镜,从 Ⅰ~Ⅳ 分别代表接触镜、梯形镜、长方镜、舌镜;B 和 C. 相对应,从侧面和正面示意 4 个镜面各自检查眼底的范围,黑点区是 Ⅰ 号接触镜检查的范围,垂直条纹为 Ⅱ 号梯面镜检查的范围,水平条纹为 Ⅲ 号长方镜检查的范围,左斜条纹为 Ⅳ 号舌面镜检查的范围,白色圈为两个镜面观察眼底重叠区域

表 8-1 三面镜检查距角膜缘后的眼底范围

三面镜	静态 *	动态 †
接触镜	后极部 30° 范围,18mm 后	后极部 60° 范围,16mm 后
梯面镜	13~17mm	11~19mm
长方镜	10~15mm	8~17mm
舌面镜	9mm	7~11mm

* 静态指两眼向前方正视的解剖体位, † 动态指患者眼球向各个方向转动时或检查者倾斜三面镜时的检查

(2) 梯形镜(oblong-shaped or equatorial mirror):倾斜 75°,检查眼底 30°~60° 之间的范围,约为角膜缘后直线距离的 13~17mm,眼球转动或倾斜镜面可扩大观察范围到 11~19mm。

(3) 长方镜(square-shaped or peripheral mirror):倾斜 67°,检查眼底 60° 以前的范围,约为角膜缘后直线距离的 10~15mm 的范围,眼球转动或倾斜镜面可扩大观察范围到 8~17mm。

(4) 舌面镜(dome-shaped or gonioscopy mirror):倾斜 59°,检查锯齿缘和前房角,约为角膜缘后 9mm 以前的范围,动态下可见角膜缘后 11mm 以前的范围。

3. **检查方法** 散大瞳孔后,滴 0.5~1% 丁卡因 3 次,每次间隔 2~3 分钟。患者坐在裂隙灯显微镜前,下颌放在下颌托上,头靠在额带上固定头部。检查者左手拿三面镜,接触镜朝上,滴 1% 甲基纤维素或抗生素眼药水在接触镜上,嘱患者眼球向下转,检查者右手拿棉签轻轻扒开患者上睑,先将接触镜的下缘放入下穹隆,迅速向上翻转三面镜,接触镜的凹面扣在角膜上。再让患者向正前方注视(解剖体位),观察接触镜凹面内无气泡即可进行检查。右手调整裂隙灯的位置,一般将裂隙灯放在检查者右侧 10~30°。当检查患者的眼底左边时,裂隙灯放在 5°~10° 位置;当检查患者眼底右边时,裂隙灯放在 15° 位置,检查上下方视网膜时,裂隙灯可放置在 10°~30° 的任何位置。

将显微镜焦点由前向后,通过 Ⅰ 号接触镜检查玻璃体,让患者上下左右转动眼球可观察到玻璃体的混浊、液化和后脱离。再向后可依次检查视乳头、视网膜血管、黄斑区和后极部视网膜,嘱患者转动眼球可扩大观察后极部视网膜的范围。然后,让患者恢复向正前方注视,在接触镜保持在角膜正中位置上(图 8-8),

依次通过梯面镜→长方镜→舌面镜检查赤道部视网膜和周边部视网膜,每个镜面都必须旋转一周,就不会漏掉阳性体征。最后用舌面镜检查前房角,观察房角宽窄和开闭,同时进行前房角色素沉着分级。在宽角病例,用长方镜观察前房角更方便。因视网膜脱离多见于近视眼,在散瞳情况下也能看到巩膜突和睫状体带。如果散瞳情况下辨别房角开闭有困难,就待瞳孔缩小后再查房角。

用梯形镜、长方镜和舌面镜观察眼底为倒像,但与间接检眼镜不同,它并不是全倒像。记录时请记住,与镜面成放射方向的物像是颠倒的,镜面两侧方向的物像并不交叉。如观察上方和下方眼底时,上下物像倒置,但左右不交叉,也就是左边的物像还是位于左边,右边的物像还是位于右边(图8-9A);当观察鼻侧或颞侧眼底时,左右颠倒而上下不交叉(图8-9B);当观察其他方向眼底时,依此类推。

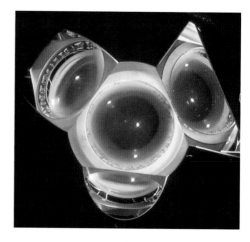

图 8-8 三面镜检查
接触镜放置在角膜中央位置

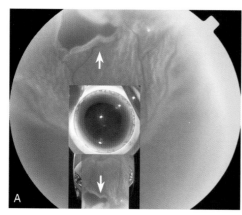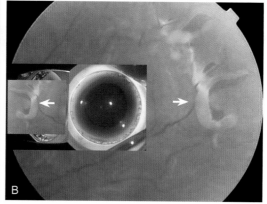

图 8-9 三面镜检查眼底的方向
A. 上方裂孔性视网膜脱离,插图表示三面镜检查时,镜面位于下方才能见到裂孔,但图像上下颠倒(箭),裂孔的左右方向并不改变;B. 位于水平方位的裂孔(箭),插图内三面镜所见裂孔左右方位颠倒,但裂孔的上下方位并不改变

4. 准确定位视网膜裂孔 术前定位视网膜裂孔是指用三面镜检查的方法,将视网膜裂孔以及其他眼底病变投影到巩膜表面的特定位置,指导术中巩膜加压的检查技术。术前能准确定位视网膜裂孔位置的益处显而易见,它可提高手术的预见性,减少术前和术中的盲目性;它可减少术中定位视网膜裂孔的时间,提高手术效率。已往定位视网膜裂孔是通过直接检眼镜和间接检眼镜进行初步检查,裂孔的准确位置在术中确定,只有三面镜能在术前将裂孔准确地定位到巩膜表面。

(1) 定位裂孔前后位置(纬线位置):嘱患者眼向正前方注视,接触镜中心与角膜中心相重叠,通过三面镜的每个镜面能定出裂孔离角膜缘的大概位置。如用接触镜见到的视网膜裂孔几乎都是后极部的视网膜裂孔。用梯面镜能见到裂孔的后界,说明裂孔后界在角膜缘后13~17mm。但在用长方镜检查时也能见到裂孔的后界,梯面镜和长方镜相互重叠的检查范围是13~15mm,这样就能准确地将裂孔的后界位置定在角膜缘后13~15mm,误差不超过2mm的范围内(图8-7垂直线和水平线重叠区)。同样,裂孔后界用长方镜和舌面镜均能见到,那么裂孔后界就在角膜缘后9~10mm之间(图8-7水平和斜线重叠区)。

(2) 定位裂孔的钟点位置(经线位置):前面已经定出了视网膜裂孔的前后位置,然而,定出视网膜裂孔的经线位置也十分重要,只有准确地定出裂孔和变性区的钟点范围,才能进行有效的冷凝和硅胶填压。定位方法是在找到裂孔后,旋转裂隙光带的方向,使之与镜面底部平面的中点垂直,在角膜中心上的光带成一条直线,并对准裂孔的位置,光带指向裂孔的方向换算成钟点位即可(图8-10)。

值得注意的是,除了定出裂孔后界的位置,还应该通过目测与视乳头相比,定出裂孔前后和环形方向的大小,以视乳头直径(DD)表示。如果裂孔较大,除了用DD表现外,还用钟点位表示,从几点到几点。不要忘了同时定出视网膜变性区的位置及钟点,在冷凝和硅胶填压时,对这些病变进行准确地处理同样重要。

5. 三面镜定位视网膜裂孔的临床意义 经过三面镜的对视网膜裂孔和变性区的准确定位(经线和纬线位),已准确地将这些病变标志在了眼球表面。根据这些裂孔和变性在巩膜表面的位置和大小,设计硅胶填压的位置、术中放液和视网膜冷凝的部位(详细设计见外科卷第七章和第十六章)。

尽管三面镜检查眼底能做到比较准确地定位,但三面镜需要接触眼球,显得既不方便和又不容易消毒;尤其是担心通过接触传播经血液和体液感染的病毒性疾病。因此,在检查每个患者后需用肥皂水仔细清洁接触镜面,并用流动水清洗干净,或用环氧乙烷气体消毒后再给另一患者检查。

(五)压陷单面镜检查

压陷单面镜(depressed three mirror contact lens) 只有一个舌面镜,其对侧附有一个压陷头(图8-11),压陷单面镜的接触镜较普通三面镜的大,在压陷头的一边设计有一切迹以便压陷头顶压巩膜。所以,在放置压陷单面镜时较难和接触镜容易漏水和进气泡。放置压陷单面镜的步骤同普通三面镜,只是先要将接触镜的切迹朝上,以减少气泡进入,接触镜面用浓度高的粘弹剂也可减少气泡进入。正位时,压陷单面镜观察范围正好在锯齿缘,动态情况下观察的前后范围增加。如向远离压陷方向转动镜子或患者向压陷侧转动眼球,可观察睫状体平部的大部分;在瞳孔极度散大和在无晶状体眼有时可见到玻璃体手术的巩膜穿刺孔内口。如向压陷方向转动镜子或眼球转向镜面,可见到锯齿缘附近的周边部视网膜。

在压陷单面镜下观察睫状体平坦部呈深棕色,锯齿缘视网膜是灰白色,其后眼底为橙色,脱离的睫状体非色素上皮呈灰白色,裂孔也呈深棕色,与脱离的睫状上皮分界明显(图8-12)。

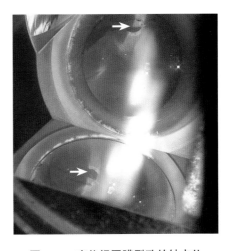

图8-10 定位视网膜裂孔的钟点位
裂隙光带与镜面底部垂直,通过角膜中心指向裂孔(箭)的方向是12:30方位,即裂孔的一边位于眼球的12:30方位

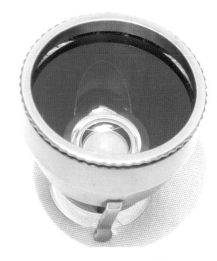

图8-11 压陷单面镜
只有一个舌面镜,在其对侧接触镜的边缘有一切迹,供压陷头顶压巩膜

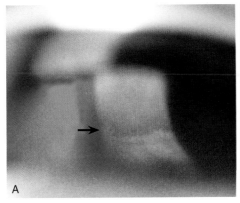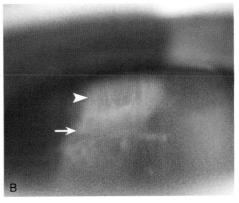

图8-12 压陷单面镜检查
A.睫状体呈棕色,锯齿缘为灰白色(箭);B.睫状体上皮裂孔呈棕色(箭头),脱离的睫状体上皮呈灰白色,箭指锯齿缘

（六）全视网膜镜

全视网膜镜（panfunduscopic lens）是由一凹面镜和一个球镜组装在同一外壳内的眼底检查和治疗的广角镜（图8-13）。当全视网膜镜的凹面放置在角膜上后，用裂隙灯显微镜通过球镜观察眼底，所看到的眼底影像为全倒置的间接检眼镜物像，目标像小和观察范围大。用不同型号的全视网膜镜，观察眼底的范围不同，有单纯观察后极部及黄斑区的镜，也有能观察到锯齿缘区视网膜的镜[7]（图8-13）。在瞳孔散大不理想的患者，全视网膜镜也很容易检查眼底。由于全视网膜镜观察的物像小和周边部分不太清楚，它主要用于激光治疗，很少用于检查目的。

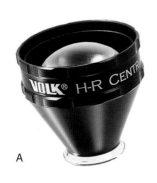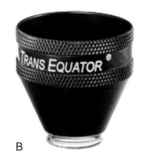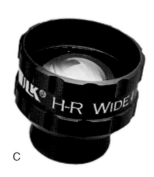

图8-13　全视网膜镜

A.后极部镜，最大视野88°，放大倍数1.08X，适合后极部观察与治疗；B.中周部镜，最大视野132°，放大倍数0.7X，适合中央及周边视网膜检查和聚焦或栅极激光疗法；C.广角镜，最大视野165°，放大倍数0.50X，用于全视网膜激光治疗

（七）巩膜透照法

在暗室内，用纤维导光头或其他相似的光源放置在巩膜表面，用关掉光源的双目间接检眼镜观察视网膜。在正常眼球壁，光线穿过巩膜和脉络膜，在眼球壁有实性色素团块时，在肿瘤处显示不透光呈黑色。在其他脉络膜病变，如浆液性脉络膜脱离，光线透过更加明亮。

另一种方法是将照明光放在角膜上，通过瞳孔照射眼内，检查者观察巩膜表面，正常眼呈均一的橘红色，而在脉络膜内的色素肿瘤或异物阻挡光线通过，在相应的巩膜面呈黑色阴影。

巩膜透照法常用于脉络膜黑色素瘤诊断和同其他不含色素的肿瘤相鉴别，还用于术中切除脉络膜黑色素瘤的定位。

（八）绘图

在仔细检查眼底后，应立即详细绘制眼底病变图，按位置、大小、比例记录视网膜裂孔和视网膜脱离范围，同时标出眼底其他病变（图8-14）。然后根据检查的结果制定手术方案。

绘制眼底图应注意以下几点：

1. 真实性　把眼底病变的实际情况表现出来。

2. 科学性　视网膜脱离的发生、发展过程和视网膜裂孔位置关系密切，有时从脱离的形态、范围就可以知道裂孔的所在位置。所画线条的粗细和形状、异常表现的形态都应该表现视网膜脱离的规律。

3. 符合比例　例如正常视网膜动脉和静脉有一定的比例和行程走向，视网膜脱离后，血管行径显得更弯曲、突出，但仍是静脉粗和动脉细。还要注意血管与病变比例合适。

4. 颜色　为了把眼底改变标志得更清楚，常常需要使用各种色彩，按国际惯例用不同颜色表示眼底病变类型（图8-14），简单介绍如下。

红色：正常视网膜用浅红色，出血用深红色，边界不清；裂孔深红色有蓝边。动脉用红色线条表示。

蓝色：静脉、视网膜脱离，格子样变性区内蓝线叉，变薄区内斜红线。

黑色：脉络膜出血和色素增生。

棕色：脉络膜脱离。

黄色：视网膜下或视网膜渗出物。

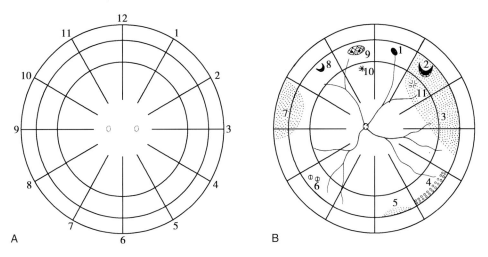

图 8-14 眼底病变绘图

A. 眼底基本图样,图中用 12 条放射线代表 12 个钟点,用 4 个同心圆代表眼底不同解剖位置,由内向外,最内的小圈是视乳头(两个分别代表左右眼),第 2 个圈是眼底赤道部,第 3 个圈是锯齿缘,第 4 个圈是角膜缘;B. 各种眼底改变示意图:1.圆形裂孔,2.马蹄形裂孔伴后唇卷边,3.视网膜脱离,4.囊样变性,5.锯齿缘离断,6.铺路石样变性,7.脉络膜脱离,8.干性马蹄形裂孔,9.格子样变性及囊样变和圆形裂孔,10.窝静脉,11.视网膜固定皱褶

绿色:玻璃体混浊物(包括玻璃体积血和异物)。

如果正面图表示病变不满意,要用侧面图帮助说明。在其他难以用颜色表示的病变,可用一般方法绘图后,加上文字解释。

(刘　文)

参 考 文 献

1. 魏文斌.双目间接检眼镜的临床应用.石家庄:河北科学技术出版社,1999:25-135.

2. Bonnet M. Microsurgery of retinal detachment. 2ed,Springer-Verlag,1989,11.

3. 吴启崇.裂孔性视网膜脱离.广东:广东科技出版社,1992:76-78.

4. 刘文,李春芳,黄素英,等.视网膜脱离外路显微手术的临床观察.中华眼底病杂志.2004;20:369-373.

5. Liu W,Li CF,Huang SY. A new microsurgery technique to correct retinal detachment. Eye Science. 2006;22:4-13.

6. 施殿熊,林利人.眼科检查与诊断.上海:上海科学技术出版社,1983:26-30.

7. Michels RG,Wilkinson CP,Rice TA. Preoperative evaluation. In:Michels RG,ed. Retinal detachment. St Louis:CV Mosby,1990:325-378.

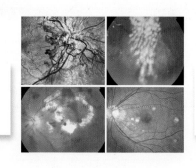

眼科辅助检查方法很多,在眼底疾病的诊治过程中具有重要的临床意义。为了更加清楚地显示各种眼底疾病临床特点,临床医生常将多种眼底成像方法用于眼底疾病的鉴别诊断,形成了一个新的名词叫多模式成像(multimodal imaging),是为了更好地发挥各种检查设备在眼底疾病诊断中的作用。临床上最常用的多模式成像技术包括荧光素眼底血管造影、吲哚青绿脉络膜血管造影、相干光断层成像仪、共焦扫描激光检眼镜、眼底自发荧光。在本章节,将重点叙述临床上最常用和与眼底病最密切的一些检查方法、适应证和临床意义。

第一节 角膜内皮计数检查

虽然眼底疾病位于眼后段,疾病本身对角膜内皮的影响很少,但玻璃体视网膜手术操作和手术后的一些并发症,常常影响和破坏角膜内皮细胞,引起角膜病变,如一些要进入前房操作的手术:白内障摘除、前房形成和房角分离、瞳孔后粘连分离和缝线开大瞳孔等,以及术后青光眼和眼内填充物进入前房(膨胀气体、重水和硅油)等。另外,一些角膜病变合并视网膜脱离需要手术的患者,也需要在术前了解角膜内皮情况,提供诊断和治疗依据。

一、设备及检查方法

(一) 设备

器械和检查原理　角膜内皮显微镜(specular microscope)。最早由 Maurice 把光学显微镜改装成镜面反射显微镜,清楚地看到离体眼球的角膜内皮细胞。之后,Laing、Bourne 及 Kaufman 又继续改进形成了最早用于临床的角膜内皮显微镜[1-5]。它利用镜面反射的原理,观察角膜内皮细胞形态和密度并进行分析处理的一种仪器。由于角膜内皮细胞和房水屈光指数不同,两者之间形成了界面,当一窄光束聚焦在这一界面上时引起反射,内皮细胞各部分反射程度的差异显示出细胞的边界。利用显微镜放大观察并照相,便可取得内皮细胞大小形态和密度等客观资料。目前,临床上的角膜内皮显微镜分为接触性(图 9-1)和非接触性(图 9-2)两种。

接触性角膜内皮镜应用圆锥形接触镜与角膜接触,成像清晰,放大后便于观察,但需要表面麻醉。非接触性角膜内皮显微镜应用裂隙灯及非接触镜面反光显微镜,调整角膜内皮镜面,将内皮细胞拍摄下来,应用计算机显示出平均细胞面积、细胞密度、最大和最小值等,观察内皮细胞的形状以及细胞的转变过程,对内皮细胞的形态改变可以做深入的了解。非接触式角膜内皮显微镜不接触角膜就可以抓拍内皮细胞,并计算出角膜厚度,避免了测量过程中疾病传染的风险,也减少了潜在的眼损伤,而且使患者的舒适度大大提高。由于它检查速度快、非侵袭性、不容易引起儿童过分的紧张等特点,特别适合儿童使用[6]。

(二) 检查方法

以非接触性角膜内皮镜(TOPCON SP-3000P)为例进行介绍。

1. 开机　接通电源,打开开关,待测量头停在初始位置后确认前节部观察屏已出现,确认摄影窗清洁。

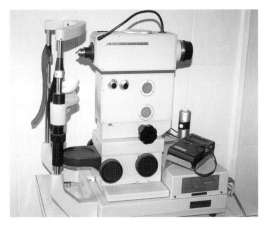

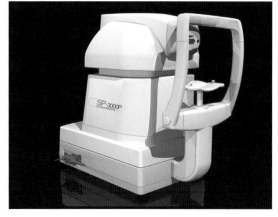

图 9-1 接触性角膜内皮显微镜 　　　　　　图 9-2 非接触角膜内皮显微镜

2. 检查体位　指导患者坐在仪器前面,调整高度,下颌放在颌托上,前额顶住前额带。调整下颌托高度,使患者的眼角与垂直定位标记处于同一高度(如图9-3)。

3. 选择需要的操作模式　分别为全自动,半自动和手动。

4. 指导患者看着前方镜头内闪烁的光,调节前后左右的距离,使要拍摄的角膜部位的校正点位于校正框中,图像清晰时进行拍摄。

5. 发报告　一般拍摄三张,选择其中最清晰一张作为报告照片,进行分析检查结果(图9-4)。

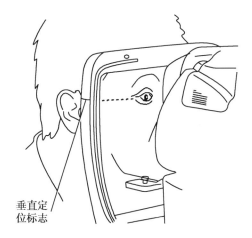

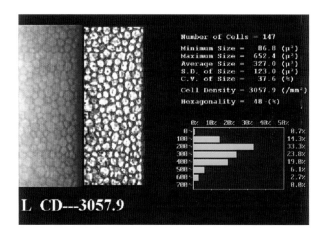

图 9-3 角膜内皮镜检查示意图

患者坐在检查仪器前,下颌放在下颌托上,前额顶住前额带,调整下颌托的高度,使受检的眼位于垂直定位标志平面

图 9-4 正常角膜内皮

非接触角膜内皮显微镜检查记录的正常人眼角膜内皮,左边为角膜内皮形态,右边是分析结果,中间是细胞密度为3057.9 个 /mm²(刘文提供)

二、正常角膜内皮

正常角膜内皮细胞为一单层扁平细胞,呈六角形、紧密镶嵌、大小均等、排列整齐,细胞边界的交叉角为 120°, 对维持角膜透明和相对脱水状态有极为重要作用。正常人的角膜内皮细胞密度(每平方毫米内皮细胞的数量)随年龄增长而降低[7]。30 岁以前,平均细胞密度为 3000~4000 个 /mm², 50 岁为 2600~2800 个 /mm²;大于 69 岁为 2150~2400 个 /mm²[8]。一般认为维持正常角膜内皮屏障功能所需最低临界密度为 300~500 个 /mm², 如低于这个密度,角膜将发生失代偿,出现角膜水肿,甚至发生大泡性角膜病变。一般来说,当角膜内皮细胞密度低于 800 个 /mm² 应避免行内眼手术。如图 9-4 为非接触角膜内皮镜检查正常角膜内皮细胞结果,其检查报告包括以下指标[9]:

T:角膜厚度,正常值为 0.5~0.57mm。

Number of Cell:被分析的细胞数量。

Minimum Size:最小细胞面积。

Maximum Size:最大细胞面积。

Average Size:平均细胞面积。

SD of Size:标准偏差。

CV of Size:变异系数,正常值为 <0.3。

Cell Density:细胞密度。

Hexagonality:六边形细胞出现率,正常值为 70%~80%,至少要大于 50% 才可以维持角膜内皮细胞的稳定性。

三、角膜内皮改变

分析角膜内皮细胞改变包括定性分析和定量分析。定性分析指观察角膜内皮细胞的大小和形态是否一致,有无细胞伸展变大、变长,细胞六角形是否发生变形,以及细胞内或细胞间有无异常结构出现。角膜内皮细胞定量分析包括细胞密度、平均细胞面积、细胞面积变异系数以及六角形细胞百分比等(图 9-5)。

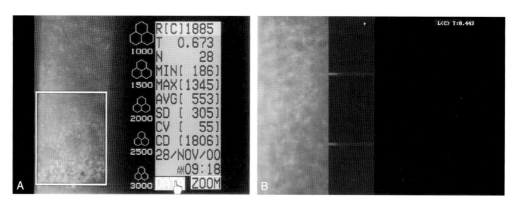

图 9-5　异常角膜形态
A. 硅油进入前房,细胞形态和排列均不规则,细胞密度 1885 个 /mm²,角膜厚度 0.673mm,平均细胞面积 553μm²;B. 内皮细胞严重受损,不能计数(刘文提供)

四、适　应　证

1. 角膜营养不良、虹膜角膜内皮综合征、Fuchs 角膜内皮营养不良的早期诊断。

2. 先天性虹膜缺失引起的角膜内皮变化[10]。

3. 角膜接触镜导致的角膜内皮细胞变化[11,12]。

4. 圆锥角膜、青光眼导致的角膜内皮受损[13-15]。

5. 眼外伤导致的角膜内皮损伤。

6. 眼内炎所致角膜内皮损伤。

7. 术前评估　可用于白内障术前及角膜移植术前的角膜评价。

8. 术后评估　对于角膜术后、白内障术后[16-18]、青光眼术后[19,20]、玻璃体手术[21-23]等术后角膜内皮情况的评估。

9. 用于玻璃体视网膜手术后填充物进入前房对角膜内皮影响的评价。

10. 判断眼部药物对角膜内皮的影响[24,25]。

五、注 意 事 项

以 TOPCON SP-3000P 为例进行介绍。

1. 在操作此仪器前,请仔细阅读"警告标记"和"安全注意事项"。

2. 为防止异常受伤,在操作期间请避免让仪器接触患者的眼睛和鼻子。

3. 请小心向上、向下移动颌托,避免卡住患者的手而造成伤害。

4. 不要让摄影窗沾上手指印或尘土,否则会影响画面质量。

5. 当室温为 10 摄氏度或以下时,打开电源 30 分钟后再使用仪器,以保持测量精度。

6. 调整仪器桌的高度,使患者处于舒适位置。如果患者在不舒适的情况下测量将无法获得内皮的摄影影像。不要在患者憋着气或紧张的情况下摄影,否则不能获得内皮的摄影影像。

7. 患者的眼睛要想固定在周边固视标上,必须盯着固视标,面部朝前。否则将得不到正确的摄影结果。

8. 打开电源后,测量头会上下移动,然后停止在初始位置。测量头还未停止在初始位置时请不要旋转操纵杆,以避免操作失误。

(林晓峰　陈彦婷)

第二节　B型超声波检查

一、检 查 方 法

1. 了解病情　首先详细了解患者的病史、眼科临床检查结果和检查申请要求,然后进行眼部 B 超检查。

2. 常规检查　使用眼科专用超声诊断仪,探头频率一般 10MHz(图 9-6A)。患者仰卧平躺在检查床上,双眼轻闭。在眼睑皮肤面涂上耦合剂,将探头置于眼睑表面,使声束垂直于被检测界面。先检查眼球正面,当看到眼球壁后视神经的"V"字形阴影时,做经过黄斑部的水平和垂直扫描(图 9-6B);然后嘱患者转动眼球或转动探头,依次从眼球上方、鼻上、鼻侧、鼻下、下方、颞下、颞侧、颞上完成 9 个方位的全面扫查。观察病变位置、形状、大小、内部及边界回声、活动度、透声性、有无声衰减、有无压缩性及与周围组织关系。

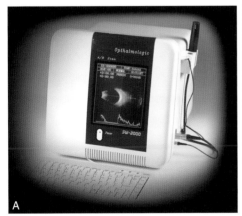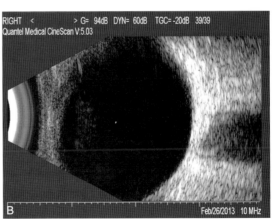

图 9-6　B 型超声玻机器及正常图形
A. SW-2000 台式 AB 一体型眼科超声波检查仪;B. 正常眼球 B 型超声波图形,眼球前段不能显示,眼球壁呈高回声,不能分辨脉络膜和视网膜,在眼球壁的后段视神经,呈一 V 形低回声区

3. 动态检查　是 B 型超声玻的一些特殊检查,用于鉴别常规检查难以发现的一些病变。

(1) 眼球后运动试验:探头不动,让患者转动眼球。观察病变回声活动度及与周围组织的关系。然后让患者停止转动眼球,再次观察。主要用于鉴别眼内膜样病变是视网膜脱离、脉络膜脱离还是玻璃体膜。玻璃体混浊和脱离后运动明显。

(2) 眼球压迫试验:眶血管性病变、眶囊肿用探头压迫眼球后,病变回声区可变形。

(3) 降低灵敏度试验:眼内、眶内病变中见到高回声光斑,可将可疑图像冻结,然后降低灰阶,若该光斑回声较球壁强,将有助于视网膜母细胞瘤、眼内或眼眶内异物、眼球内钙化和眶内肿物钙化的诊断。

(4) 颈静脉加压试验:单眼间歇性眼球突出、单眼眼球凹陷的患者,常规检查可能难以发现病变,颈静脉加压后,容易发现眶内畸形的血管。

4. 正常眼 B 型超声波形态　晶状体以前的眼球结构不能良好显示,有时可见到晶状体后界的弧形回声波。玻璃体腔内呈无回声的暗区,眼球壁光滑,呈高回声,眼球壁后面眶内组织呈稍微低于眼球壁的高回声,但在视神经处呈"V"字形低回声区,是检查时定位眼球后极部的标志(图 9-6B)。

二、适　应　证

1. 眼内疾病　玻璃体、视网膜、葡萄膜疾病(图 9-7)。

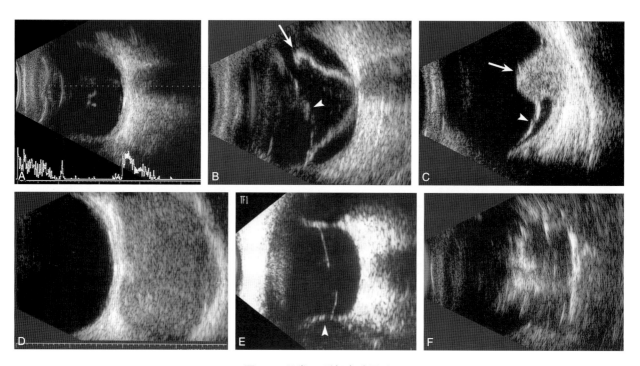

图 9-7　异常 B 型超声玻图形

A. 玻璃体混浊,玻璃体腔内片状高回声;B. 跨玻璃体腔玻璃体膜收缩(箭头),在上方牵拉出视网膜裂孔(箭),视网膜脱离呈"V"字形;C. 脉络膜肿瘤(箭),引起视网膜渗出性脱离(箭头);D. 眼眶肿瘤,眼球后致密高回声,但密度比巩膜低;E. 环扎术后,眼球周径减少(箭头);F. 玻璃体腔内重水,回声杂乱,看不清眼内结构

2. 眼眶疾病　实性占位性疾病、囊性占位性疾病、眼眶炎症、泪腺疾病、眼睑、眼外肌疾病、眼眶血管性肿瘤和血管性畸形等。

三、注　意　事　项

每一个患者均应进行 9 个方位全面扫查,并配合眼球转动,看清眼部周边部情况,以防漏诊,注意分辨伪像。若超声检查结果与临床不符,则应反复检查,力求准确。

(吴京红)

第三节 彩色多普勒超声检查

一、设备及检查方法

彩色多普勒超声检查(color doppler ultrasonography)是将多普勒与 B 型超声波联合使用检查眼眶和眼球形态与血流关系的一种技术。选用线阵探头,频率 6~18MHz。检查时,将壁滤波调整到最小幅度,取样容积 2 毫米,声速和血流夹角小于 20 度。将探头置于患者眼睑上,首先探到视神经暗区,以这一特征的超声图像为标志,再启动彩色多普勒,将血流信号叠加在 B 型超声波的灰阶图像上。以彩色表示血流方向,红色代表血流流向探头,蓝色表示背向探头的血流(图 9-8A)。最后启动血流频谱,通过脉冲多普勒频谱分析可以得到血流信号的血流特征(图 9-8B)。临床上主要用于 A 和 B 型超声波的补充检查和了解眼球及眼眶内的异常血流改变,从而提示病变的性质。

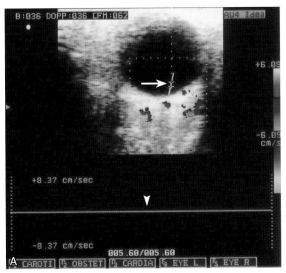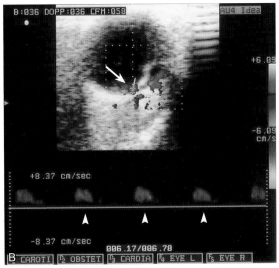

图 9-8 彩色多普勒超声检查

A. 正常眼底图形,探头探查在视乳头位置(箭),频谱基线上没有血流回声(箭头);B. 视网膜脱离,在探头探查的视乳头有血流信号(箭),频谱显示血流波峰(箭头)(刘文提供)

二、适 应 证

1. 眼内占位性疾病 视网膜母细胞瘤,脉络膜黑色素瘤,脉络膜转移癌,视网膜血管瘤、脉络膜血管瘤等。肿物光团内部多可见血流信号,视网膜下或脉络膜下出血、眶内出血光团内部无血流信号。视网膜肿物内部可见来源于视网膜中央血管的血流信号,脉络膜肿物内部可见来源于睫状血管的血流信号。

2. 眼眶占位性疾病 颈动脉海绵窦瘘、眼眶静脉曲张、眼眶血管瘤、眼眶囊肿、眼眶神经鞘瘤、眼眶脑膜瘤、眼眶淋巴瘤、眼眶横纹肌肉瘤、视神经纤维瘤、视神经胶质瘤等。

3. 眼内病变鉴别 脉络膜肿瘤与脉络膜出血的鉴别,玻璃体机化膜与视网膜脱离、脉络膜脱离鉴别。视网膜和脉络膜脱离光带上多可见血流信号,玻璃体机化膜上较少见到血流信号。

4. 眼组织血流动力学的检测 用于检测眼动脉、睫状后动脉、视网膜中央动脉与静脉血流动力学参数。眼动脉检测位置选择球后 10~15mm,紧靠视神经低回声区一侧。睫状后动脉检测位置选择球后颞侧 5 毫米处。视网膜中央动脉检测位置选择视神经暗区内视乳头后 2mm 处。进行脉冲多普勒频谱分析时,每条血管至少需要 3 个以上连续的、形态相同的频谱周期。用于原发性青光眼、糖尿病性视网膜病变、缺血性视神经病变、视网膜中央动脉阻塞和视网膜中央静脉阻塞血流检测。

三、注 意 事 项

彩色多普勒超声诊断仪的功能较眼科专用超声诊断仪要多得多,功能也复杂得多,多普勒与实时二维超声成像相结合,在临床应用,具有形象、逼真、简便、特异性高等特点。但要注意仪器的调节与设置,包括仪器面板的控制部分的调节,包括增益、时间增益补偿、动态范围、对比度、亮度和多普勒取样。功能部分包括显示方式、扫查速度的设置。医务人员对仪器操作应注意图像深度、多普勒敏感度、测量速度、取样位置和取样容积的调节。尤其在测量静脉血管的频谱,均应测量最大血流速度和最小血流速度进行定量测量。每条血管至少要 3 个心动周期以上的连续频谱进行测量,以保证测量结果的准确。

（陈洁玲）

第四节　活体超声显微镜检查

超声波检查在视网膜脱离疾病诊断中有着重要的意义,特别是在屈光间质混浊,术前不能看清眼底的患者,超声波检查是不可缺少的手段[26,27]。但目前临床上常用的眼科 A 和 B 型超声诊断仪由于探头换能器的频率多在 7~10MHz,分辨率约为 200~1000μm,并且存在眼球前段扫描的盲区,因此不能良好地显示前部玻璃体和周边部视网膜,无法观察前段增生性玻璃体视网膜病变(anterior proliferative vitreoretinopathy,APVR)[28],具有一定的局限性。20 世纪 90 年代发明的活体超声显微镜检查法(ultrasound biomicroscopy,UBM),为观察周边玻璃体、视网膜和 APVR 提供了可能[29-32]。

一、设备及检查方法

（一）设备

UBM 是一种新型眼科 B 型超声波影像学检查工具(图 9-9A),频率 35~50MHz,探查深度 5mm,采用

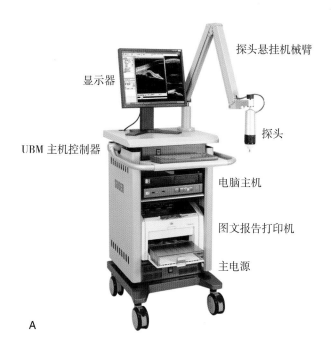
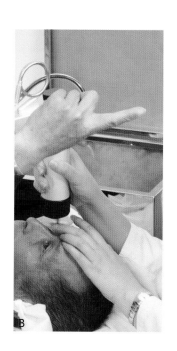

显示器
探头悬挂机械臂
探头
UBM 主机控制器
电脑主机
图文报告打印机
主电源

A

B

图 9-9　活体超声显微镜检查

A.索维活体超声显微镜;B.UBM 检查,患者仰卧,检查着坐在患者的头侧,左手扶稳眼杯,右眼持扫描探头手柄,通过监视器屏幕调整探头与眼球的距离和位置。患者注视自己的手指来转动眼球,对于双眼视力均较差的者,仍可以通过眼—手间的本体感觉较好的转动眼球

35MHz全景式扫描模式时,扫描范围可达16mm×9mm,50MH时最大轴向分辨率可达40μm[29,33],提供类似低倍光学显微镜分辨率的眼前段二维图像。

(二)检查方法

由于探头采用高频换能器,为消除空气—组织界面对超声能量的衰减,检查时需要采用"水浴"(water bath)技术。患者仰卧,结膜囊表面麻醉后,将直径为21~25mm的无底锥体状眼杯安放在患者结膜囊的上下穹隆里,眼杯内装满生理盐水,将UBM探头浸入眼杯的水中,开始检查(图9-9B)。水浴眼杯既可以用以实现水浴,又起到开睑的作用。

扫描时,手持探头通过探头上的扫描方位标记来确定扫描图像的方位。通过患者注视天花板上预先设好的标记或注视患者自己的手指转动眼球,可以对前段玻璃体和周边视网膜进行扫描。一般首先在第一眼位时获取眼前段的全景扫描图像,以分析眼前房深度、前房面积、晶状体位置、巩膜突间距等参数,了解眼球前段结构的全貌。扫描时应尽量使探头垂直眼球壁,使所获取的图像切面经过瞳孔中央、虹膜、角膜和晶状体前囊膜回声清晰锐利。在检查周边部玻璃体和视网膜时,必须让患者的眼球尽量转向所扫描方位的对侧,从12点开始,从前到后做放射状扫描,每隔1个钟点做一切面,获取图像时应在图上做好扫描方位标记。为了明确病变的形态和周边组织的关系,可以在确定病变方位后,以病变在眼球壁的对应位置为中心,做冠状扫描或多个方位的放射状扫描。

二、正常玻璃体和视网膜的图形

在一般正常人的检查中,视网膜呈现一条与睫状体上皮相延续的均一高回声带,前段玻璃体腔内无任何反射波(图9-10)。

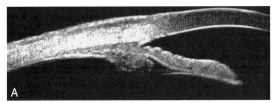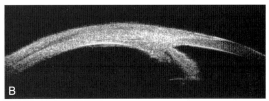

图9-10 正常玻璃体视网膜图像

A. 50MHz扫描前房角及其邻近组织结构;B. 采用35MHz全景扫描模式,扫描范围可达16mm×9mm,能够较好地显示基底部玻璃体和周边视网膜,周边视网膜呈现一条与睫状体上皮相延续的均一高回声带,前段玻璃体腔内无任何反射波

三、适 应 证

由于受到UBM检查深度的限制,UBM的最佳适应证是检查角膜、前房、前房角、虹膜、瞳孔和后房解剖结构上的改变,因此,在青光眼疾病的诊断中使用的最为广泛。但在转动眼球的情况下,UBM也能探查到睫状体平部、锯齿缘、周边视网膜和靠近这些部位的前段玻璃体。

1. 玻璃体疾病 ①玻璃体混浊,包括凝缩、液化、积血、机化和增生(图9-11);②前段玻璃体内异物(图9-11C)。

2. 睫状体疾病 睫状体水肿或脱离、睫状体分离和睫状体肿物(图9-12)。

3. 视网膜疾病 ①睫状体上皮裂孔和锯齿缘裂孔(图9-13A);②睫状体上皮脱离和周边视网膜脱离(图9-13B);③前段增生性玻璃体视网膜病变。

在屈光间质严重混浊的病例,可通过A型或B型超声波来检查玻璃体混浊和视网膜脱离,但不能检查到基底部和睫状体平部玻璃体和视网膜病变。UBM最适合于这种情况下的病例检查,而且UBM的分辨率是40μm,比一般B型超声波的分辨率高10倍[29],对玻璃体基底部的一些微细的病变也能清晰显示。

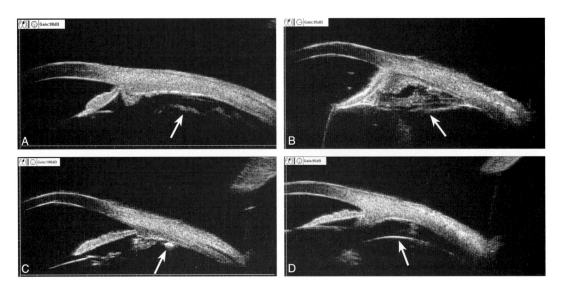

图 9-11　玻璃体病变

A. 前段玻璃体团状混浊(箭);B. 基底部玻璃体机化增生(箭);C. 睫状体平坦部表面异物(箭);D. 玻璃体腔
硅油填充(箭)

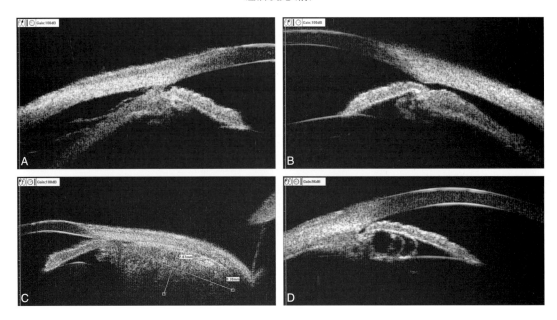

图 9-12　睫状体病变

A. 睫状体脱离,脉络膜上腔积液呈无回声暗区;B. 睫状体分离,脉络膜上腔与前房沟通;C. 睫状体及前段
脉络膜实性肿物;D. 后房内的虹膜睫状体囊性肿物

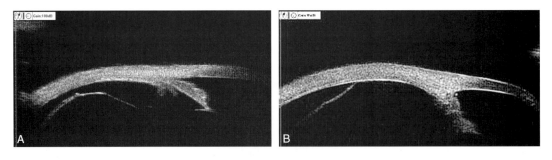

图 9-13　视网膜脱离

A. 锯齿缘截离裂孔,周边视网膜脱离;B. 周边视网膜脱离

(王忠浩　刘文)

第五节　荧光素眼底血管造影

荧光素眼底血管造影(fundus fluorescein angiography,FFA)真正应用于临床是 20 世纪 60 年代。我国的 FFA 技术起步较晚,是在 20 世纪 70 年代初期[34]。中山眼科中心 1978 年开展了这项检查方法。目前这项技术已得到了广泛普及,已成为眼科主要的检查方法之一,特别对眼底病的诊断、治疗及预后的观察和对眼底疾病的科学研究均起到了重要作用。

一、基 本 设 备

1. 眼底照相机　必须是具有特殊滤光片(激发滤光片、屏障滤光片)装置,能快速拍照(每秒 1~2 张)专门功能的眼底照相机。临床上常用黑白 FFA 观察分析眼底病变,其对比度较好,病灶较清晰。彩色 FFA 应用较少,因对比度较差。到 20 世纪 90 年代国内大部分医院还是用黑白及彩色胶片做 FFA 及眼底彩照,因冲洗胶片程序较繁杂,胶片不可重复也不利于观察,资料较难管理给工作带来很大不便。随着科学技术的飞速发展,20 世纪 90 年代中后期 FFA 技术设备上了一个新的台阶,所有设备都是将 FFA 的图片采集由原来的胶片改为用高分辨力的数码摄像机以及电脑系统联网,可以直接从电视屏幕上观察动态的 FFA 全过程,并能把图像全部储存、保管,随时进行图像分析(图 9-14A)。

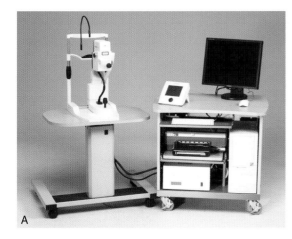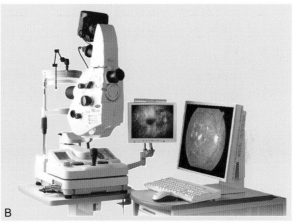

图 9-14　眼底照相机
A. Heidelberg 共焦激光眼底扫描系统;B. Topcon-TRC-50EX 眼底照相机

2. 造影剂　荧光素钠(sodium fluorescein),它是大量荧光物质中最富有荧光特性的化合物,分子式 $C_{20}H_{10}O_5Na_2$,分子量 376.3。在 pH 8 时荧光最强。荧光血管造影所用为钠盐,以便溶解于水。光线吸收的主要波长范围为 485~520nm,发射光线的波长范围为 520~530nm。静脉注射常用浓度为 10%~20%,一般剂量为 15~20mg/kg,成人常用量 600mg(20% 荧光素钠 3ml)。静脉注射后荧光素在血液中约 60% 与血清蛋白结合,少量与血液细胞结合,其余为游离荧光素[35]。荧光素大部分通过肾脏随小便排出体外,其余经胆道排出。

二、注 意 事 项

尽管荧光素对人体无害,不被人体吸收,静脉注射后 24 小时内可以从人体完全排出,很少有不良反应,但近年来不断有注射荧光素钠后引起严重反应甚至死亡的病例报道。所以静脉注射造影剂荧光素钠,要引起高度重视。

1. 较常见的副作用及处理　恶心、呕吐、打喷嚏、眩晕、皮疹等,大部分发生在注射造影剂后 10~60 秒内,均为一过性,为较轻度的过敏反应。如出现以上症状,让患者稍休息几分钟,可继续完成造影检查。出皮疹患者可服用抗过敏药,氯苯吡胺(扑尔敏)4mg 或阿司咪唑(息斯敏)3mg。有些患者由于精神过度紧张,在造影过程中可出现虚脱症状,患者可突然晕倒,全身大汗,但神志清醒,血压大部分可正常或稍有下降,应立即平卧休息,可恢复正常无需药物处理。如患者很快恢复正常造影可继续。

2. 较少见的副作用及处理　少数患者可突然出现腹痛,寒战,甚至大便失禁,应立即结束造影检查。处理以腹部及全身保暖,服抗过敏药后可缓解症状。年龄较大的患者造影过程中可能出现血压突然下降或升高,患者可突然晕倒,大部分患者神志清醒。要立即使患者平卧,吸氧,迅速建立静脉通道,可先静脉点滴生理盐水 250ml 加地塞米松 5~10mg(因一些是糖尿病患者不能用葡萄糖注射液),密切注意患者血压及脉搏情况,并立即请内科医生协助处理。更严重的过敏症状可出现喉头水肿,危及生命,必要时可行气管切开;极少数患者可出现过敏性休克甚至死亡。注射荧光素钠所致的死亡率国外统计是 1:222 000[36],而国内没有较明确的数字。不同程度的副作用发生率各家统计数字不一,梁树今统计是 1%~15%[35];陈有信等统计为 7.5%[37];作者统计为 6.5%[38]。所以,要求在做此项检查前要详细了解病史及过敏史,对碘及磺胺类严重过敏者应列为禁忌。有造影过敏史的患者尽量不再做此项检查。对有严重心、肝、肾疾病的患者要慎重,如其他检查可以替代,尽量不做此项检查。有关的全身检查(如血糖、血压、肾功能、心电图)也是必要的。造影室应备有急救药品及抢救器材,氧气等,以防意外。检查前要求患者在造影同意书上签字,造影患者要求有家人陪同。

三、检 查 方 法

1. 散瞳　患者要充分散瞳,瞳孔充分扩大是做好造影的先决条件。目前已有免散瞳照相机问世,但为了照好眼底周边部,最好散瞳检查。造影前 30 分钟可给患者服用抗过敏药及止吐药(氯苯吡胺 4mg,维生素 B_6 20mg)。

2. 告知患者造影过程　让患者提前到造影室看别的患者是怎样与医生配合,以解除患者紧张情绪。

3. 拍摄彩色眼底照片　造影前一定要拍眼底彩照,它的临床意义:①可以记录当时检眼镜下所观察到的眼底病变,如:出血或渗出的范围、肿瘤的大小、青光眼杯盘比的大小等,以便追踪观察;②一些造影图像所示病灶一定要结合彩色眼底图像才能作出较准确的判断,如出血、色素增生在造影图像中均为遮蔽荧光,要以眼底彩照对照鉴别;小的玻璃膜疣与微血管瘤在造影图像中均为高荧光,没有眼底彩照也很难鉴别,等等。除后极部眼底照相外(图 9-15A),为了解整个眼底情况,以防周边部视网膜病灶漏诊,必要时可照全方位眼底图像,通常周边部照八个方位(上方、下方、颞侧、鼻侧、颞上、颞下、鼻上、鼻下),每个方位的图之间应有一定重叠(图 9-15B),以便做成全拼图(图 9-15C)。

4. 注射造影剂　通常选用肘前静脉,但有些患者肘前静脉不好注射也可选用手臂静脉。注射前可先静脉注入 0.1% 荧光素钠稀释液 5ml,缓慢注射 5~6 分钟,观察患者无不良反应后,接 20% 荧光素钠造影剂 3ml(成人量)快速注射,注射速度以 5 秒左右注射完毕较合适(注射时护士要密切观察患者有无不良反应情况)。注射完造影剂后,操作人员要密切注意及时捕捉动脉前期及动脉期的非常有诊断价值的早期造影图像,也要密切注意患者的不良反应情况。造影剂注射后不要立即拔去静脉注射针管,至少观察 5 分钟后方可拔去针管,以防出现不良反应能迅速建立静脉通道。从肘静脉注入造影剂到达脉络膜的时间大约是 5 秒,到达视网膜血管的时间大约为 7~8 秒,即臂—视网膜循环时间(arm-retina circulation time,A-RCT)。但由于静脉注射的部位不同,每个人的血液黏滞度不同,年龄的不同,注射部位的血管粗细不同,都可以影响到 A-RCT,参考价值不大,所以,在阅读图片中一般不记录 A-RCT 时间。主要记录在造影屏幕上观察到脉络膜血管刚充盈时的朦胧荧光(背景荧光)来计算时间(详见后)。

5. FFA 拍照方法　注射造影剂前可先拍照眼底的无赤光片和黑白片,便于更好的对焦调整图片的清晰度,使造影图片更加清晰。为了详细地记录眼底血管造影的全过程,所以一定要拍照到脉络膜血管刚充盈初期的朦胧荧光及动脉充盈和静脉层流到完全充盈的全部过程,这段时间内要连续拍照,每秒 1~2 张,直到静脉全部充盈再照其他方位。正常情况下先对准眼底后极部,要包括视乳头和黄斑区,因视乳头和黄斑区的早期荧光对一些疾病的诊断及鉴别诊断至关重要。其他方位可按顺时针无遗漏拍照,一般为八

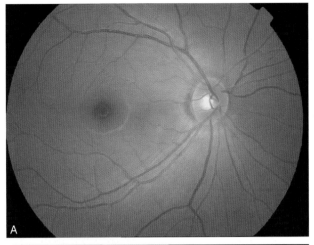
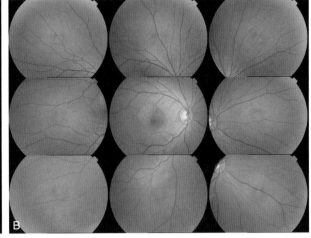
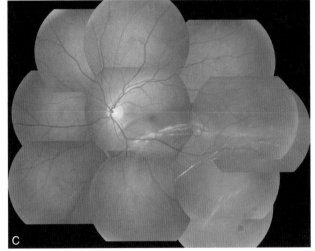

图 9-15　眼底彩照

A. 单幅后极部眼底彩照,图像大,细节清楚;B. 右眼中心性浆液性脉络膜视网膜病变(中浆),后极部加八方位拍照方法,后极部是以黄斑为中心拍照,然后围绕后极部,从上方开始,顺时针分别拍上方、右上、右边、右下、下方、左下、左边和左上,各方位的照片应与后极部照片有少量重叠,以方便拼图时血管对接;C.眼底拼图,范围大,全面,比邻关系清楚。颞下方可见视网膜脱离,颞下方周边部可见视网膜裂孔

方位(图 9-16)。有病灶的部位要求在不同的造影期重复拍照。正常情况下视网膜血管造影时间一般要求 15 分钟,特殊情况:如增生性视网膜病变,血管渗漏明显的葡萄膜炎等,造影时间有时可不到 10 分钟,由于视网膜血管及大量的新生血管膜的荧光素渗漏几乎看不到视网膜结构,造影时间可适当缩短。但有些病例造影时间过短(10 分钟内)往往观察不到造影晚期的典型荧光像(如视乳头荧光染色、色素上皮脱离的荧光积存、黄斑囊样水肿等)。

6. 结束造影　造影结束后,向患者交待如下注意事项:①注射造影剂后会出现皮肤、眼睛、尿液发黄,属正常现象,一般 1 天后恢复正常(24 小时左右造影剂可全部排出体外)。造影后应多喝水有助于造影剂的排出;②造影后如有不适要及时报告医生;③因医生读写报告需要一定时间,告知患者等待或约好取报告的时间;④让患者拿到造影报告后回到就诊医生处进行诊治。

四、适应证及临床意义

FFA 能够清楚地观察到眼底微循环的细微结构,直到毛细血管水平。它可以在活体上把检眼镜下所观察到的静止的、表面的眼底像通过眼底血管造影变成动态的、系统的造影图像,并且可以拍照下来永久保存。FFA 可以完整地系统地提供眼底循环的正常或异常状态,为眼底疾病提供客观依据,如血管的通透性是否增加、动静脉的充盈及回流时间,色素上皮病变是否有荧光素渗漏、毛细血管的扩张及闭塞等等,这些现象在检眼镜下是无法观察到的。它对眼底病的诊断、鉴别诊断、治疗、预后及疗效观察、教学、科研均起到了至关重要的作用,是一项临床上不可缺少的检查方法。所有的眼底病患者,只要没有严重的过敏史及严重的全身疾病均可进行 FFA 检查。

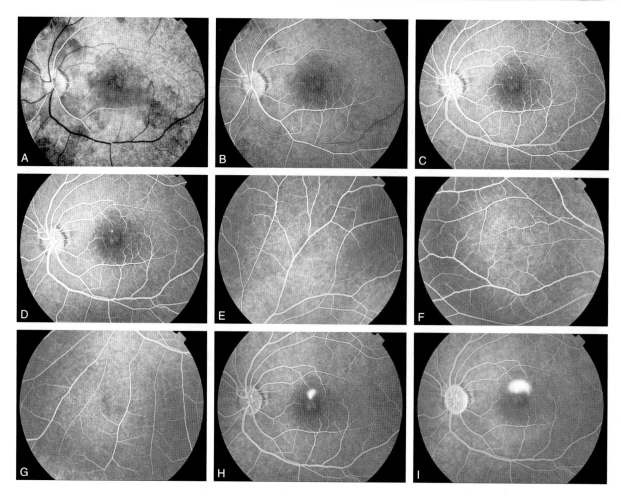

图 9-16　荧光素眼底血管造影拍照记录方法

A~D. 是从眼底朦胧荧光到视网膜静脉的完全充盈选择的 3~4 张后极部照片；E~G. 然后按顺时针方向拍 8 方位周边部照片选出 3 张为代表；H 和 I. 重点列出刚出现渗漏荧光时的图像、中期和晚期重复拍照片；本例是中浆患者，列出了早中晚期荧光渗漏过程照片

五、如何观察、分析荧光素眼底血管造影图像

首先，必须熟练掌握正常眼底荧光像及 FFA 的分期。

(一) FFA 的分期

首先要了解造影的各个分期，才能更好地分析不同的眼底病变在各期的不同表现。荧光素钠从肘前静脉注入后到达眼底(脉络膜、视网膜)的时间为 A-RCT。这段时间受各种因素的影响及个体差异很大，所以，在临床应用中很少记录这个时间，主要是观察和记录脉络膜血管刚出现朦胧荧光(背景荧光即视网膜动脉充盈前期)至荧光素在视网膜血管内逐渐充盈和逐渐减退的时间，称为视网膜循环时间(retinal circulation time, RCT)。造影剂在血管内的循环是一个连续的过程，为了方便阅片和记录，只是人为把它分成几个期。FFA 的分期各家学者有不同分法[35,39]，本文以五期为标准进行描述。

1 期　动脉前期(睫状后短动脉的充盈即脉络膜循环期)：静脉注射荧光素钠后最先到达眼底的是睫状动脉系统，首先看到的是视乳头出现淡弱的早期荧光和脉络膜斑块状或地图状的弱荧光(图 9-17)，因为脉络膜是由许多支睫状后短动脉分区供应，即使在正常情况下，各个部位的脉络膜充盈时间也不会完全一致。如有睫状视网膜动脉存在，可在这个期充盈(图 9-17B、图 9-17C)。此期比视网膜中央动脉提前充盈 0.5~1.5 秒。

2 期　动脉期：当视乳头上动脉刚刚出现荧光时，即为视网膜循环的开始，因动脉内血液流速很快，正常完全充盈仅 1~2 秒(图 9-18)，往往很难看到动脉充盈的全过程。

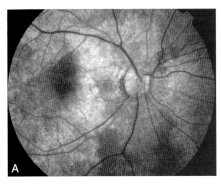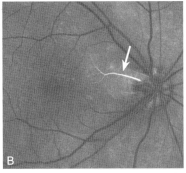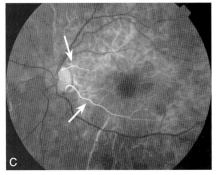

图 9-17 动脉前期

A. 动脉前期,视网膜动脉没有充盈仅见朦胧的脉络膜荧光;B. 睫状视网膜动脉,动脉前期颞侧可见一支睫状视网膜动脉充盈(箭);C. 睫状视网膜动脉,动脉前期视乳头颞侧可见两支睫状视网膜动脉充盈(箭)

3 期 动静脉期:是造影剂从微动脉经过毛细血管进入微静脉回流入静脉的时间,持续约 2~3 秒。此时的造影特征是静脉出现层流,刚开始进入视网膜大静脉的荧光素沿着静脉的一侧或两侧前进,此时可以看到静脉壁的一侧或两侧有荧光而中间没有荧光(图 9-19)。

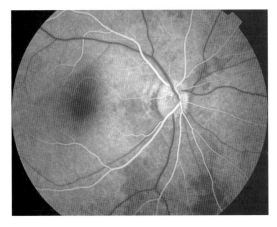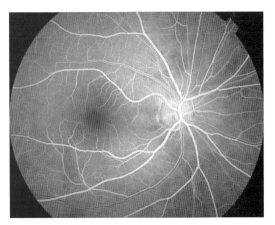

图 9-18 动脉期

静脉内还没出现层流,呈黑色线条,视网膜背景仍见斑驳状低荧光区

图 9-19 动静脉期

静脉壁两侧出现荧光,中间没有荧光即静脉层流

4 期 静脉期:是从静脉刚出现层流到静脉完全充盈过程。在静脉期,静脉荧光强度可高于动脉荧光强度(图 9-20),大约持续 5~7 分钟。血管内的荧光素可以反复循环到眼底 2~3 次,一次比一次减弱,此时也可视为静脉期的后期,因静脉内的荧光已开始减弱。

5 期 晚期:脉络膜和视乳头荧光逐渐消退(图 9-21),视网膜血管荧光由于再循环的原因部分患者仍有较强的荧光,多见于健康的年轻患者,这段时间个体差异较大。晚期荧光像观察一般为 15 分钟或 20 分钟。病理情况下在造影晚期荧光素可积存在周围组织间隙中如黄斑囊样水肿,只有在造影晚期才可清晰看到(图 9-22A)。中浆色素上皮脱离时,造影晚期荧光素积存于色素上皮下方,这些病变残留荧光可持续更长时间(图 9-22B)。

(二)视乳头的正常荧光像

视乳头由睫状血管系统和视网膜中央动脉系统供应。正常视乳头荧光与脉络膜荧光同时出现,即在动脉前期视乳头即可出现朦胧荧光(图 9-17A),随造影时间延长视乳头荧光逐渐增强,动静脉期视乳头荧光最强,在此期还可以较清晰看到视乳头周围的辐射状毛细血管,它走行平直,分支少(图 9-23)。静脉期的后期,视乳头荧光逐渐变弱,造影晚期视乳头荧光可消退,但视乳头边缘可有少量荧光染色,叫视乳头晕轮,成因不详,属正常现象(图 9-21)。

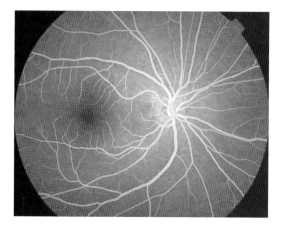

图 9-20 静脉期
静脉完全充盈,静脉荧光稍强于动脉荧光

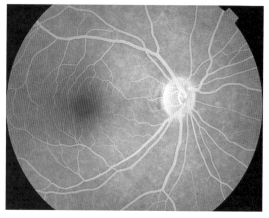

图 9-21 晚期正常荧光像
脉络膜和视乳头荧光逐渐消退,视乳头边缘仍有部分染色呈高荧光

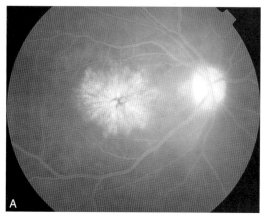

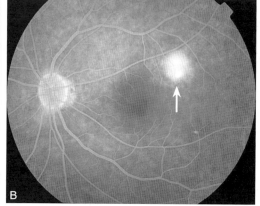

图 9-22 晚期异常荧光像
A. 视乳头荧光染色,黄斑囊样水肿,呈花瓣状;B. 视乳头视网膜血管荧光像正常,黄斑区颞上方荧光积存(箭)

(三)黄斑区的拱环区及正常暗区

视网膜毛细血管有深浅两层,到达黄斑区即中心凹附近逐渐变为一层并成环状即拱环(图 9-24),拱环内为无毛细血管区(foveal capillary-free zone,FAZ),直径约 0.5mm,个别人可以更小 0.2~0.3mm。黄斑拱环区由于色素细胞较其他部位密集,含色素也较多,所以此区荧光较暗,要与黄斑区异常的弱荧光相鉴别。

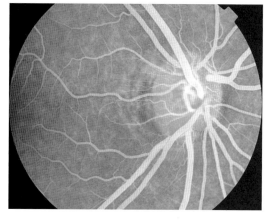

图 9-23 视乳头周围辐射状毛细血管
视乳头周围辐射状毛细血管

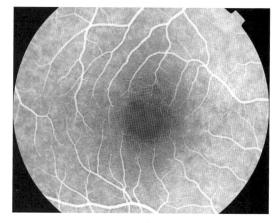

图 9-24 正常黄斑结构
黄斑区的拱环血管网及中央的无血管区

六、常见的异常荧光像

（一）视网膜血液循环时间异常

只要掌握了以上正常 FFA 的几个分期就基本上可以判断循环时间是否异常。

1. 视网膜动脉的充盈迟缓　当视乳头表面刚出现动脉充盈时，即为视网膜循环的开始，动脉血流极为迅速，正常情况下 1~2 秒所有视网膜动脉将完全充盈。造影中很难扑捉到或看到动脉充盈的全过程，如果造影中看到了动脉充盈前锋，即为动脉充盈迟缓。一些中央动脉阻塞的患者，视网膜动脉充盈极为缓慢，部分动脉可始终不能完全充盈（图 9-25）。

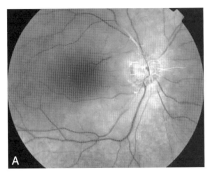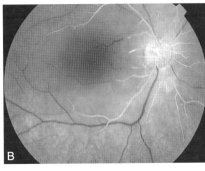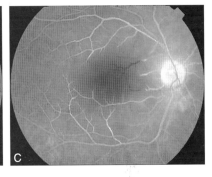

图 9-25　视网膜中央动脉阻塞

A. 造影第 30 秒，仅见视乳头周围部分动脉少量荧光充盈；B. 造影 5 分钟视乳头周围动脉及颞上颞下鼻下支动脉部分充盈，未见静脉层流；C. 造影 15 分钟黄斑周围动脉仍未见充盈，拱环区及周围血管广泛闭塞，拱环结构消失

2. 静脉回流时间的延长　造影中可以清楚地看到静脉主干上的荧光层流现象，从静脉主干任何一支出现层流算起，直到静脉完全充盈，这一时间大约 5~7 秒，超过此时间即为静脉充盈迟缓。

3. 视网膜血管阻塞　不论是视网膜动脉或视网膜静脉包括视网膜毛细血管，只要没有荧光素灌注或仅有少量造影剂充盈，即为视网膜血管阻塞或不全阻塞，造影中可看到大片的视网膜血管无灌注区（造影图像将在各章节描述）。

（二）视网膜血管形态异常

1. 动脉管径改变　正常视网膜动静脉的比例是 2∶3，当视网膜动脉硬化时动静脉比例可为 1∶2 或 1∶3，眼底表现动脉反光增强，如铜丝样或银丝样反光，动脉变细走行平直（图 9-26A）。部分动静脉较叉处

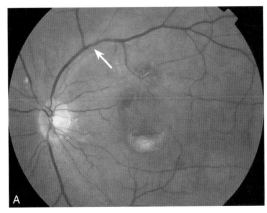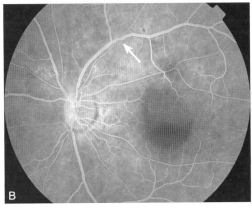

图 9-26　高血压动脉硬化

A. 视网膜动脉纤细呈铜丝状，走行平直，颞上可见动静脉交叉压迫征（箭），黄斑区可见视网膜前较陈旧的出血已呈黄白色；B. FFA 显示动脉纤细，动静脉比例 1∶3，动静脉压迹更加明显（箭），黄斑区拱环下方视网膜前出血呈舟状遮蔽荧光

可看到动静脉压迹,FFA 动静脉压迹更加明显(图 9-26B)。

2. 动脉管壁异常　视网膜动脉管壁的局限性膨胀所致的大动脉瘤,动脉瘤的周围可见大量黄白色渗出(图 9-27A),FFA 和吲哚青绿脉络膜血管造影(ICGA)图像中动脉瘤更加清晰,ICGA 清晰可见瘤体周围环形神经上皮脱离区(图 9-27B、C)。

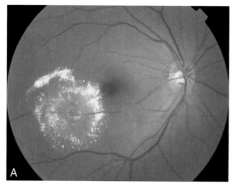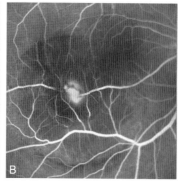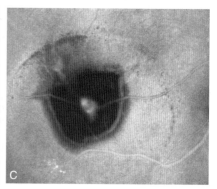

图 9-27　动脉局限扩张(视网膜大动脉瘤)

A. 视网膜颞侧动脉局部膨胀即大动脉瘤,周围大量黄白色渗出;B. FFA 见视网膜大动脉瘤处呈高荧光,瘤体周围出血渗出呈低荧光;C. ICGA 图像中清晰可见瘤体呈高荧光渗出及出血区呈低荧光,外环形圈为神经上皮脱离区

3. 视网膜静脉管径的异常　静脉扩张和迂曲,严重者血管可呈腊肠样、串珠样扩张(图 9-28、图 9-29),小静脉形态可见扭曲但不像大静脉那样明显。

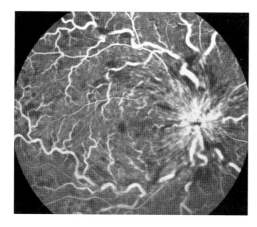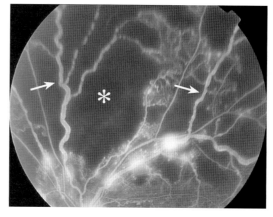

图 9-28　视网膜中央静脉阻塞
FFA 显示视网膜静脉迂曲扩张呈腊肠样

图 9-29　糖尿病视网膜病变
视网膜静脉扩张,呈串珠样部分呈腊肠样(箭)并见
大片血管闭塞区(星)

(三)视网膜血管结构异常

血管内皮细胞形成血 - 视网膜内屏障。由于种种原因(如外伤、炎症、代谢障碍、先天异常、遗传性疾病等)所致的视网膜血管内屏障受损,可使血管壁结构发生异常,引起血管壁的通透性增加,荧光素渗漏、视网膜毛细血管闭塞、毛细血管壁扩张、变薄形成微血管瘤、视网膜新生血管等异常荧光表现。

1. 血管壁改变　在大、中血管可见管壁荧光染色,血管壁不光滑(图 9-30);小静脉主要表现为血管的通透性增加。毛细血管血流淤滞,内压力增加,可使毛细血管扩张,变薄形成微血管瘤(图 9-31)或毛细血管扩张,能见度明显增加,小动脉囊样扩张呈大量的小动脉瘤(图 9-32)。

2. 毛细血管闭塞　造影图像中可看到境界清晰的毛细血管无灌注区,呈一片弱荧光区,边界清晰(图 9-29)。血管无灌注区应和出血遮蔽荧光相鉴别,出血为遮蔽荧光边界不清,颜色黑暗(图 9-33)。眼底彩照中的棉絮斑在 FFA 图像中多为血管闭塞区,边界清晰,较出血区稍淡(图 9-33)。

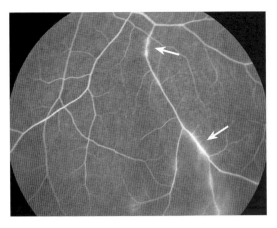

图 9-30　视网膜血管炎
视网膜静脉管壁节段状荧光染色,管壁不光滑,粗细
不均(箭)

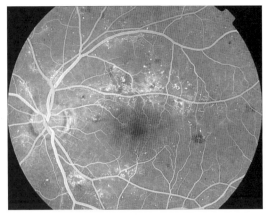

图 9-31　糖尿病视网膜病变
视网膜大量微血管瘤,FFA 呈点状高荧光

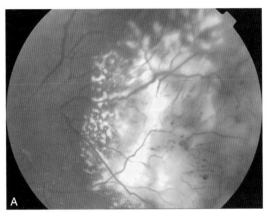
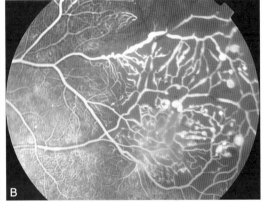

图 9-32　Coats 病
A. 左眼周边部视网膜下大量黄白色渗出物,可见新生血管和囊样小动脉瘤;B. FFA 毛细血管明显扩张,
大量囊样小动脉瘤及数小片状血管闭塞区

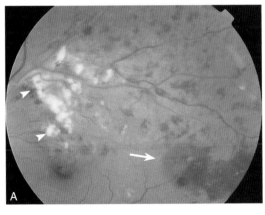
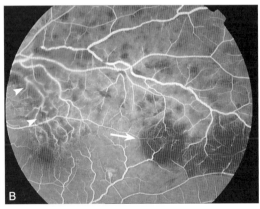

图 9-33　分支静脉阻塞
A. 颞上分支静脉阻塞,局部可见大量片状出血(箭),近乳头处可见斑片状黄白色棉絮斑(箭头);B. 左图
FFA,出血区为遮蔽荧光,边界不清(箭),棉絮斑处为血管闭塞区,较出血区色淡、边界清晰(箭头)

　　3. 毛细血管渗漏　毛细血管的通透性增加可使荧光素渗漏出血管外,往往在荧光血管造影的静脉期
出现,早期视网膜荧光像较清晰,在造影晚期,广泛的视网膜血管渗漏(包括小静脉及毛细血管)可使视网

膜荧光染色,又叫组织染色(tissue staining)。

4. 视网膜新生血管 大片的血管无灌注区可使视网膜组织缺氧,产生新生血管。新生血管的形成是组织对缺氧的一种反应,是视网膜代谢的需要。早期可生成新生血管芽,多位于静脉侧(图9-34),当静脉开始充盈时它们立即显影并开始渗漏,新生血管芽逐渐形成新生血管膜(图9-34B)。并以玻璃体为支架生长和演变,血管成分逐渐减少,纤维成分逐渐增多,最终成为纤维增生膜,呈黄白色膜状组织。膜的收缩和牵拉,可使视网膜血管扭曲和变形(图9-34B),纤维增生膜荧光素渗漏明显(图9-34C和图9-35)。

5. 视网膜血管的异常吻合 因毛细血管的广泛闭塞,动脉血流不能进入毛细血管网,只好另外建立一条通道直接通向静脉,即动静脉短路,在末端的动静脉交通叫动静脉吻合(图9-36)。还可见到静脉与静

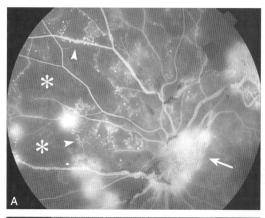
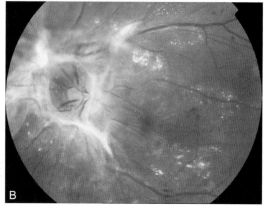
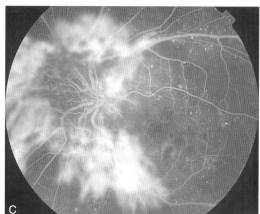

图9-34 增生性糖尿病性视网膜病变

A. 视乳头表面见新生血管膜(箭),荧光素渗漏,视乳头结构不清;静脉较迂曲、扩张,部分管壁荧光染色,视网膜可见大量微血管瘤,鼻上方血管闭塞区(星)中周部可见数片血管闭塞区,闭塞区可见新生血管芽(箭头)及数个新生血管膜呈棉团样高荧光;B. 左眼底彩照视乳头周围大片纤维增生膜呈黄白色,黄斑区视网膜被牵拉皱褶;C. B图FFA显示视乳头周围纤维增生膜荧光素渗漏明显,视乳头周围血管被牵拉、变形

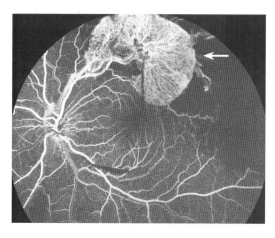
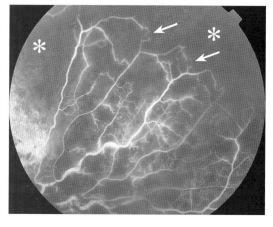

图9-35 视网膜静脉周围炎

视乳头颞上方菊花样纤维增生膜,造影早期显示高荧光(箭)

图9-36 视网膜中央静脉阻塞

颞上象限见大片无血管区(星),在接近末端和末端处可见动静脉短路和动静脉吻合(箭)

脉交通支(图 9-37)。

6. 静脉血管侧支循环 多见于中央静脉阻塞晚期,出现在视乳头上方,呈袢状迂曲,也叫静脉襻,在静脉血管充盈时出现,与动脉襻较易区别。没有荧光素渗漏(图 9-38),应与视乳头表面新生血管相鉴别,新生血管荧光素渗漏较明显(图 9-34A、9-34C)。

(四)视网膜色素上皮损害

视网膜色素上皮(retinal pigment epitheium,RPE)和玻璃膜共同构成脉络膜毛细血管层与视网膜之间的屏障,即血 - 视网膜外屏障(retinal outer barrier)。色素上皮损害的常见 FFA 表现为有以下几种类型。

1. 色素上皮脱离 在荧光造影早期即出现清晰的脱离范围,但荧光较弱,随着背景荧光的增强而逐渐增强,可有荧光素渗漏,造影晚期荧光积存,但大小形态始终不变(图 9-39A)。

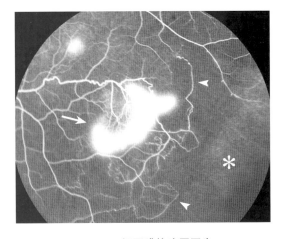

图 9-37 视网膜静脉周围炎
周边部血管广泛闭塞(星),交界区可见数条静脉与静脉交通支形成(箭头),并见新生血管膜团状高荧光(箭)

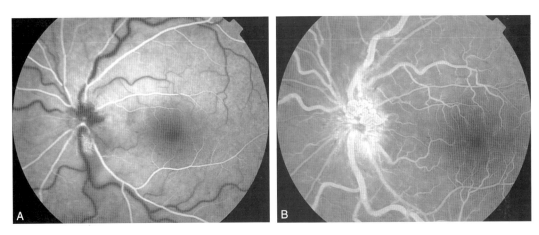

图 9-38 视网膜中央静脉阻塞
A. 在动脉期,动脉血管已有荧光素充盈,视乳头血管襻内还没有荧光素,说明为静脉襻;B. 视乳头静脉血管襻完全充盈未见荧光素渗漏,静脉迂曲扩张

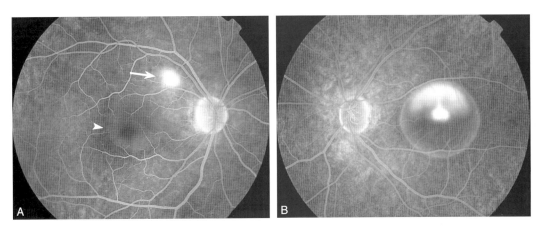

图 9-39 中心性浆液性脉络膜视网膜病变
A. 右眼 RPE 脱离,FFA 15 分 50 秒,视乳头颞上方可见一墨迹样荧光积存(箭),边界大致清晰;黄斑区可见弱荧光晕即神经上皮脱离区(箭头);B. 左眼神经上皮脱离,FFA 13 分 30 秒,黄斑区可看到一蘑菇样荧光积存的高荧光,其周围有一圈弱荧光晕

2. 神经上皮脱离　RPE 一旦缺损,屏障功能破坏,液体可通过 RPE 缺损处进入视网膜神经上皮下,脱离的范围比较大,边界不清晰(图 9-39B)。

以临床中常见的中浆为例解释这种荧光表现。本病是由于脉络膜毛细血管的高渗透性使 RPE 细胞之间的紧密连接破坏,通过脉络膜血管造影可以证实这一理论。FFA 和 ICGA 同步造影可看到在色素上皮损害处往往存在脉络膜血管的通透性增加(图 9-40),荧光素从脉络膜血管渗漏通过 RPE 损害处漏入视网膜下,渗漏点多在静脉期出现,荧光素逐渐积存于视网膜下,范围逐渐扩大,造影晚期可呈蘑菇样荧光积存(图 9-39B)或墨迹样荧光积存。荧光素进入视网膜神经上皮下继发神经上皮脱离,造影晚期可看到在荧光积存的周围一圈弱荧光晕即神经上皮脱离区。

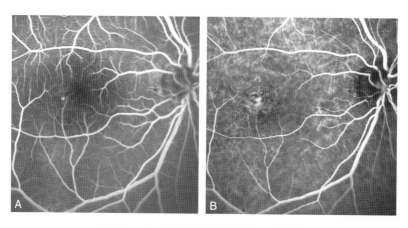

图 9-40　中心性浆液性脉络膜视网膜病变

FFA 与 ICGA 同步造影图;A. FFA 见黄斑区拱环颞侧小点状高荧光,为色素上皮损害;B. ICGA 显示与左侧图相对应高荧光区的脉络膜毛细血管通透性增加

OCT 检查对色素上皮与神经上皮脱离的解剖结构更加清晰(图 9-41)。

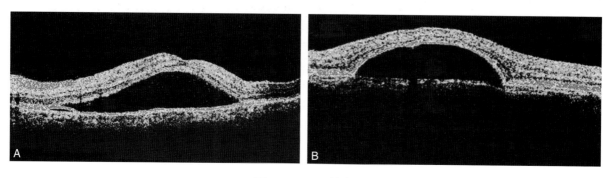

图 9-41　OCT 检查

A. 黄斑区神经上皮层脱离,左下方见极小色素上皮脱离;B. RPE 浆液性脱离

长期不愈的色素上皮脱离多为浆液性,大多见于久治不愈的中浆患者,在造影早期(动脉前期)即可出现病灶轮廓,可呈一弱荧光区,随造影时间延长由于荧光素逐渐渗漏,荧光可逐渐增强,但范围不扩大。在造影晚期,背景荧光消退后病灶区仍呈高荧光,即荧光积存。病灶边界大致清晰(图 9-42B),ICGA 显示浆液性的色素上皮脱离(PED)遮蔽脉络膜血管,始终呈低荧光(图 9-42C)。这种患者对药物治疗效果不好,对于久治不愈的色素上皮脱离患者要考虑到脉络膜新生血管(choroidal neovascularization,CNV)的可能,应作一些相应的检查及治疗。近几年发展起来的光动力疗法对长期不愈的色素上皮脱离,无论是否存在 CNV,临床证明都取得了不错的疗效。

3. 色素脱失　也叫透见荧光(transmitted fluorescence)或窗样缺损(window defect)。由于 RPE 内的色素脱失,透见了后面的脉络膜荧光(背景荧光)。可以是局限的或弥散的,但 RPE 细胞的功能正常,外屏障

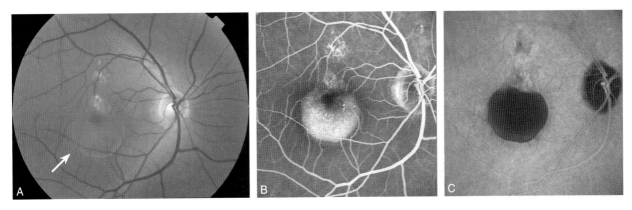

图 9-42 色素上皮脱离
A.眼底彩色照片见黄斑稍偏下方一囊泡状隆起(箭),上方有一些脱色素斑点;B. FFA 表现黄斑区大量荧光积存,边界较清晰;
C. ICGA 显示黄斑区呈近圆形的低荧光,边界清晰

未破坏,可无荧光素渗漏[40]。在脉络膜荧光出现时缺损处荧光即出现,随背景荧光增强而增强,没有荧光素渗漏,随背景荧光减弱而减弱或消失(图 9-43)。

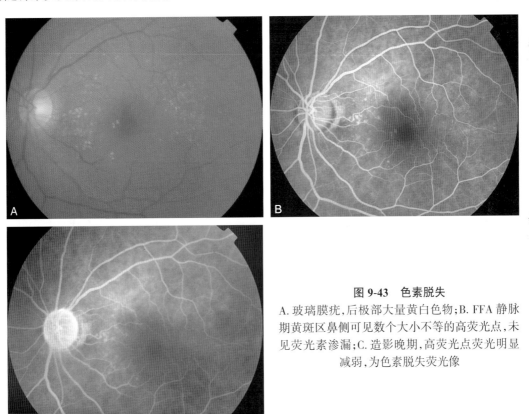

图 9-43 色素脱失
A. 玻璃膜疣,后极部大量黄白色物;B. FFA 静脉期黄斑区鼻侧可见数个大小不等的高荧光点,未见荧光素渗漏;C. 造影晚期,高荧光点荧光明显减弱,为色素脱失荧光像

4. 遮蔽荧光 或叫低荧光,多见于色素增生、出血、色素上皮下的渗出物。暗区内所有结构都看不到,荧光完全被遮蔽。视网膜血管的闭塞局部也可出现低荧光但不叫遮蔽荧光,因阻塞的血管内根本没有荧光素灌注,边界较出血清晰(图 9-29 和图 9-33)。视网膜出血为常见的低荧光或遮蔽荧光,出血可为视网膜前或视网膜下出血。

(1)视网膜前和玻璃体皮质后出血:位于视网膜内界膜和神经纤维层之间称视网膜前出血,位于玻璃体后界和视网膜内界膜之间玻璃体皮质后出血,这两种出血均可遮蔽视网膜荧光。大量的出血,由于重力的关系,红细胞沉积在下面,出血上方可见液平面(图 9-44)。FFA 表现出血区可始终为遮蔽荧光,完全遮挡了后面的视网膜结构(图 9-44B)。

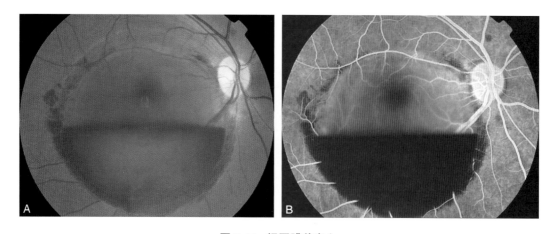

图 9-44 视网膜前出血

A. 黄斑区下方可见舟状视网膜前出血,出血上方可见液平面;B. FFA 显示视网膜前出血遮蔽荧光遮挡了
后面的视网膜结构

(2) 视网膜下出血:FFA 显示在出血区的前方视网膜血管清晰可见,在 ICGA 检查时,出血遮蔽了下方的脉络膜血管(图 9-45)。出血多来源于脉络膜血管,常见于外伤、年龄相关性黄斑变性(age-related macular degeneration,AMD)、黄斑区 CNV 和息肉样脉络膜血管病变(PCV)。

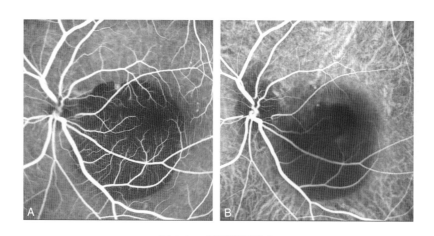

图 9-45 视网膜下出血

A. FFA 显示黄斑区的视网膜下出血,出血表面视网膜血管清晰可见;B. ICGA
显示出血区呈低荧光,出血区看不到脉络膜血管

(3) 其他病变:色素痣(图 9-46)、肿瘤组织中的出血、色素增生、坏死组织均可在 FFA 及 ICGA 图像中表现为低荧光(图 9-47)。

5. 荧光染色 一些陈旧的脉络膜视网膜病变,如瘢痕组织,荧光造影中没有荧光素渗漏,造影晚期可有荧光染色,但边界清晰,为瘢痕组织染色。这对分析是否存在活动性病灶很重要,如果是活动性病灶,高荧光边界可模糊不清。在视网膜脉络膜萎缩区造影晚期也可呈现高荧光染色,边界较清晰,即巩膜染色,多见于高度近视眼底改变(图 9-48)。

(五) 视乳头荧光异常

视乳头荧光异常包括造影过程中视乳头高荧光、低荧光或视乳头荧光不均匀,分别见于不同的视神经、脉络膜和视网膜疾病。

1. 视乳头高荧光 要以视乳头的正常荧光为标准。FFA 时看视乳头荧光是较正常增强或减弱,边界是否清晰。视乳头荧光增强和边界不清,是由于视乳头表面的毛细血管扩张并有荧光素渗漏,造影晚期视

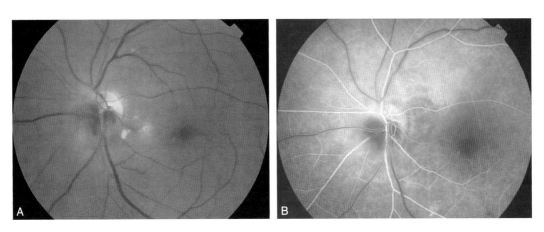

图 9-46　左眼视乳头色素痣

A. 视乳头下方可见黑色的色素痣；B. FFA 显示视乳头下半部片状遮蔽荧光

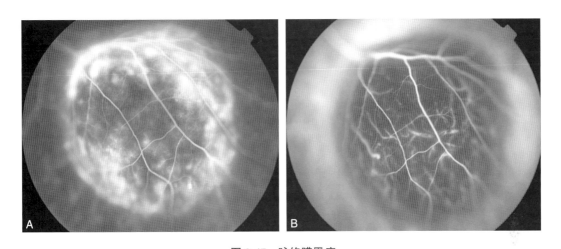

图 9-47　脉络膜黑瘤

A. FFA 见脉络膜黑瘤中央区呈不均匀的低荧光，瘤体周围为斑驳状高荧光；B. ICGA 显示脉络膜黑瘤组织中的色素及坏死组织呈大片低荧光，其内可见不规则瘤体血管

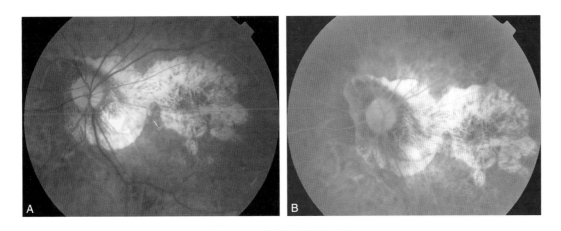

图 9-48　高度近视眼底改变

A. 视乳头颞侧及黄斑区视网膜脉络膜萎缩，可见半月形和地图状黄白色萎缩区；B. FFA 显示视乳头颞侧及黄斑区巩膜染色，呈半月形和地图状高荧光，边界清晰

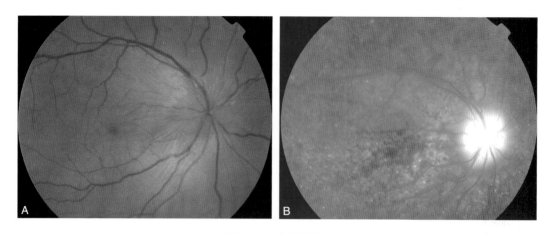

图 9-49　葡萄膜炎
A. 眼底彩照:视乳头充血水肿,周围视网膜水肿皱褶;B. FFA 15 分 17 秒,视乳头晚期高荧光染色,边界不清

乳头可呈高荧光,边界不清。主要见于视乳头水肿、视乳头血管炎、葡萄膜炎(图 9-49)和静脉回流障碍,如静脉阻塞等。

2. 视乳头荧光不均匀或低荧光　前段缺血性视神经病变可引起视乳头荧光染色,在视乳头的某一个象限边界不清,局部充血(图 9-50A)。患者可明确说出视野缺损的方位,FFA 可表现视乳头某一象限弱荧光或某一象限高荧光(图 9-50B、C),造影晚期整个视乳头可呈高荧光染色,边界不清(图 9-50D)。晚期的视神经萎缩患者,视乳头颜色苍白(图 9-51A),在造影各期视乳头可始终呈低荧光,边界清晰(图 9-51B、图 9-51C),与视乳头表面的血管萎缩有关。

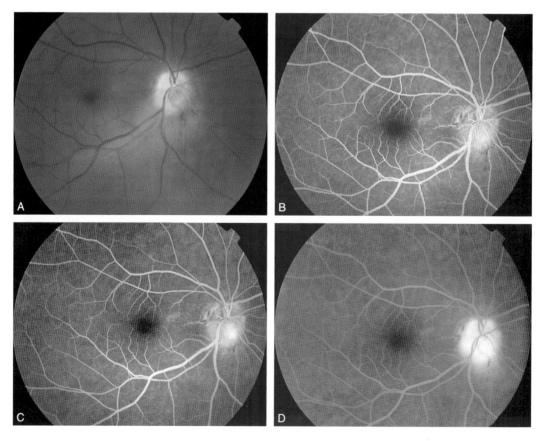

图 9-50　前段缺血性视神经病变
A. 视乳头上半部边界清晰,颜色较淡,下半部充血,边界不清,边缘有小片状出血;B. FFA 显示动静脉期下半部视乳头边界不清,可见斑点状状出血遮蔽荧光;C. 静脉期视乳头下半部荧光素渗漏,荧光明显高于上半部;D. 造影 19 分 21 秒,全部视乳头呈高荧光,上半部视乳头边界大致清晰,下半部边界模糊不清

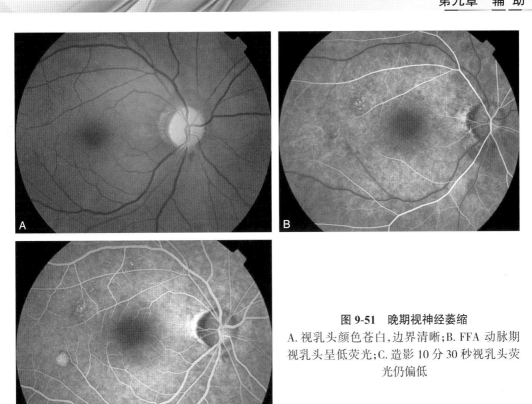

图 9-51 晚期视神经萎缩
A. 视乳头颜色苍白,边界清晰;B. FFA 动脉期视乳头呈低荧光;C. 造影 10 分 30 秒视乳头荧光仍偏低

　　阅片中常看到一些视乳头荧光在动脉期及静脉期均未见异常,但在造影晚期整个视乳头荧光染色,边界清晰。对这些患者可做一些视神经功能及视野检查,以排除视神经病变。作者也观察了一些病例,做了视功能检查均未发现异常,此现象待进一步研究。

七、阅片中注意事项

　　一定要熟练掌握 FFA 的正常及异常荧光表现,并要有扎实的眼底疾病的生理病理基础知识及一定的临床经验。检查前最好用前置镜观察一下患者眼底,详细询问一下病史,掌握第一手资料,这样对一些疾病的诊断、鉴别诊断、对眼底血管造影报告的书写是很有帮助的。尽量减少漏诊及误诊率,给临床提供更加可靠、准确的检查结果。写报告前要先浏览造影的全部图像,造影图像可能有数十张甚至上百张,但选片时一般重点选出 9 张或 12 张即可。要选有造影各期的有代表性的图像,病灶部位要有各期的荧光表现,正常的周边部选 2~3 张图像即可(图 9-16)。书写造影报告文字表达要清晰,规范,重点突出。初学者,为了避免书写遗漏,最好是按荧光血管造影时,荧光充盈的顺序书写报告,即先从视乳头荧光充盈写起,再观察动脉充盈、静脉回流的时间,视网膜动静脉血管有无异常表现,黄斑区有无异常荧光出现,然后在观察其他部位视网膜情况。这样不容易漏掉造影的每个部位又较容易掌握。但对于特殊的病例,如黄斑区的 CNV、脉络膜血管瘤等,往往在脉络膜循环期即视网膜动脉充盈前期即可看到一些弱荧光,可先描述这些部位。所以不能千篇一律。正常的简单描述,病变区重点描述。FFA 报告最好不要过早下结论或临床诊断,因 FFA 只是眼底检查的一个方面,应与病史、全身检查、眼部其他检查,如:视力、矫正视力、视野、视网膜电生理等,及其他检查资料包括实验室检查一起综合分析、判断,才能得出较正确的诊断结果。

（闫　宏）

第六节　吲哚青绿脉络膜血管造影

FFA 对视网膜血管疾患和 RPE 病变显示了其重要的临床价值,但它对脉络膜疾患的观察却有其局限性,这是由于:①FFA 采用的蓝色激发光为可见光,难以穿透 RPE 和脉络膜的色素、出血、混浊性渗出及黄斑区叶黄素等;②荧光素分子能从正常脉络膜毛细血管渗漏出来形成弥漫性背景荧光,从而阻挡了对脉络膜深层结构的进一步观察。吲哚青绿脉络膜血管造影(indocyanine green angiography,ICGA)是采用吲哚青绿(indocyanine green,ICG)为染料,在体内 98%ICG 分子和球蛋白和 α1- 脂蛋白结合,不容易迅速地穿透脉络膜毛细血管的筛眼状微孔到脉络膜基质层,就能清楚地显示脉络膜血管,弥补了上述 FFA 的不足。ICGA 采用近红外光或红外激光为激发光源,能穿透 RPE 和脉络膜色素达脉络膜深层,通过高速摄影或实时摄像,并经计算机图像处理系统来记录眼底尤其是脉络膜循环动态图像的一种技术。作为 FFA 的补充技术,近年来 ICGA 已在眼底病(尤其是脉络膜相关性疾病)获得了越来越广泛的推广应用。本章就 ICGA 的设备及检查方法、适应证及注意事项等方面作一简要叙述。

一、设备及检查方法

(一)仪器设备

ICGA 的基本仪器设备主要有近红外光眼底摄像系统、激光扫描检眼镜(scanning laser ophthalmoscope,SLO)系统、计算机图像处理系统等设备(图 9-52)。

1. 近红外光眼底摄像系统　包括:①数字化红外眼底照相机;②高分辨率的黑白摄像机;③图像监视器及同步计时器;④图像打印机;⑤计算机图像采集分析系统。

2. 激光扫描检眼镜系统　SLO 是用一聚焦的、暗的激光束扫描眼底来获取图像。其应有造影的特点为:①灵敏度高,图像对比度好;②照明亮度低(亮度不足间接检眼镜的 1/1000),患者感觉舒适;③景深大,从虹膜到视网膜均可聚焦;④高效率造影,光收集效率高,作 FFA 时荧光素需要量仅为普通量的 1/10;⑤适于小瞳孔或屈光间质混浊下造影。1995

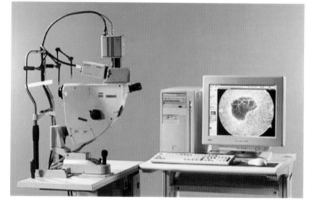

图 9-52　吲哚青绿脉络膜血管造影仪

年对 SLO 进行了改进,把单个波长的 SLO 改装成 2 个波长系统,允许同步记录 ICGA 和 FFA,且成像清晰。其原理为通过采用氩激光及红外激光作光源,配置两个相应的光接收探头,并对滤光片及计算机图像处理系统进行了改动,使其能同时接收 FFA 的黄绿色可见光及 ICGA 的红外光信息并分别记录,从而可对一个患者同时作 ICGA 和 FFA,称为 ICG 和荧光素同步造影(simultaneous indocyanine green and fluorescein angiography)。目前的同步血管造影系统还具有动态造影图像、三维造影技术及可检测 RPE 细胞内脂褐质产生的自发荧光等特性。

3. 计算机图像处理系统　由于脉络膜血流动力学特点及 ICGA 的荧光效率较低,使得 ICGA 图像不尽如人意,一些脉络膜结构难以清晰显示出来,故需进行图像处理。通过计算机软、硬件技术的高速发展,不仅可获得较清晰的 ICGA 图像,而且可对图像作定量的测量和分析,也可将不同阶段的图像或其他研究中的图像进行同画面对比分析,以获得更多的信息。

4. 其他　近年来 ICGA 技术设备新进展。

(1)高速吲哚青绿血管造影(high-speed ICGA):临床观察结果表明,用 1 帧 / 秒的拍摄速度可满足对视网膜血流动态变化的分析。但由于脉络膜血管的血流比视网膜血管大 20~30 倍,因此,用 1 帧 / 秒的拍摄速度来记录脉络膜血流的动态图像是不够的。尤其在显示 CNV 的滋养血管上,更应采用高速造影来分析。

目前的高速 ICGA 机器可达到 16 帧 / 秒(SLO 系统)或 30 帧 / 秒(眼底摄像系统)。

(2) ICGA 的序列图像减影技术(sequential image subtraction):该技术可用于增强 CNV 的滋养血管及脉络膜血流的可见性。其原理是通过对连续拍摄的相邻两张 ICGA 图片的像素进行减影分析(pixel-by-pixel subtraction),获得在像素亮度上有变化的图像,从而显示染料通过脉络膜小动脉到毛细血管的形态变化。

(二) 检查方法

现以近红外光眼底摄像系统为例简述 ICGA 的一般造影步骤[41]。

1. 询问病史　造影前应详细询问有无碘和贝壳类食物过敏史,有无严重的肝肾疾病,对妇女检查者应询问有无怀孕,若有上述情况出现应禁忌作 ICGA;若同时作 FFA,应询问有无 FFA 禁忌证,签署造影知情同意书。

2. 复习既往资料　造影前详细检查眼底或仔细阅看 FFA 片(如已做),掌握造影的位置及重点。

3. 准备患者　登记患者的一般情况及造影资料,常规散瞳及服用抗过敏和止吐药物。

4. 采集原始片　拍摄患者的彩色眼底像、无赤光眼底像及对照像。

5. 准备造影剂　将 25mg 或 50mg ICG 溶于厂家配制的注射用水 5ml 中制成 ICG 溶液(浓度 0.5% 或者 1.0%)作造影用;将 5ml 注射用水溶于装 25mg ICG 的残余瓶内,制成 ICG 稀释液,以备预试验用。造影用 ICG 的一般剂量为:0.5~1.0mg/kg,推荐剂量不超过 5mg/kg。应注意,溶解 ICG 一定要用厂家配置的注射用水,不得使用其他溶液如生理盐水等。

6. 预注射　于肘前静脉注射预试验用的 ICG 稀释剂 1ml,观察 5min 看患者有无过敏反应及其他不适。

7. 注药及检查　若无过敏反应再在 5 秒内于肘前静脉快速注入 50mg ICG,同时启动同步计时器、图像监视器,从监视器荧幕上或目镜内观察造影过程,注意早期图像与重点病变部位的拍摄,将造影图像储存于眼底图像处理系统内。每间隔 5min 拍摄 1 次,直至 30min 以上。

8. 标记注射　ICGA 造影晚期由于视网膜血管荧光的消退,使得脉络膜异常荧光的定位欠确切,为解决这一问题,可于常规注射 ICG 染料行 ICGA 后约 30min 钟左右再快速注入少量的 ICG 染料(注射量一般为第一次注入后预留下的 1ml),此时视网膜和脉络膜血管可再次清晰显影,有利于病灶的较准确定位。这种 ICG 的再注射称为"标记注射"。

9. 发报告　造影完毕后重新观察及分析储存的造影图像,并从视频打印机或图像处理系统上选择有代表性的造影图像进行打印,作为报告记录用。

10. 和 FFA 同时检查　若同时作 ICGA 和 FFA,可将 20% 荧光素钠 3ml 混溶于上述 ICG 配液内一同注入肘前静脉(如激光扫描检眼镜系统),或于注入 ICG 后 5min 再行注入荧光素,分别选择不同的滤光片组合做 ICGA 和 FFA(如红外眼底血管造影系统)。

二、适　应　证

在考虑哪个患者需要行 ICGA 上没有绝对的规则,假如 ICGA 的结果可帮助对病变情况有较全面的了解、可发现 FFA 上不能明确诊断的病变、可确定 CNV 边界以利激光治疗或基础研究需要时,进行 ICGA 就比较合理[42,43]。临床上常用于如下疾病的诊断和鉴别诊断[44]。

1. 息肉状脉络膜血管病变(PCV)　ICGA 为诊断金标准。

2. AMD　对于 FFA 诊断为隐匿性 CNV 的患眼,ICGA 可提供重要价值。

3. 视网膜血管瘤样增生(RAP)。

4. 中浆　适应与一些非典型中浆,如伴浆液性 RPE 脱离、有广泛 RPE 损害及年龄在 50 岁以上的患者[45]。

5. 急性后极部多灶性鳞状色素上皮病变(APMPPE)。

6. 高度近视性黄斑出血。

7. 脉络膜血管瘤。

8. 脉络膜恶性黑色素瘤。

9. 各种葡萄膜炎。

10. 不明原因的眼底出血。

一般来说，由于 FFA 价廉、照片分辨率较好、图像分析比较成熟，因此，用 FFA 能够明确诊断的病例就不一定需要再行 ICGA 检查。此外，尽管 ICGA 很好地补充了眼底检查和 FFA 的不足，但是 ICGA 不能代替仔细的检眼镜检查和 FFA 检查，有时还需三者一起考虑。

三、正常 ICGA 图像

ICG 分子具有两个特性：①用红外光照射时能散发荧光，不会被 RPE 阻挡，所以可以较好地显示视网膜下新生血管膜和脉络膜血管的异常[46,47]。与 FFA 相比较，ICGA 更好地穿过血液、渗出物和色素，可更好地确定视网膜下新生血管膜；② 98% 和蛋白质结合的巨分子 ICG 通过脉络膜毛细血管的大筛孔缓慢流入脉络膜基质，延长在脉络膜停留的时间，从而形成生理性脉络膜背景荧光[48]。这一点能与荧光素钠分子很快从脉络膜被排除相区别。

1. 分期　有关 ICGA 的分期尚无统一标准，目前主要有三种方法。

（1）按造影时间分期：分为造影早期（10min 内）、造影中期（10~20min）及造影晚期（20~40min）。

（2）按脉络膜血管充盈时态分为：动脉期，后极部至周边部脉络膜动脉充盈期。动 - 静脉期，涡静脉开始显影，此时黄斑区脉络膜荧光最强。静脉期，脉络膜动脉荧光减弱，静脉荧光显得更为清晰。消退期，脉络膜静脉影像模糊，脉络膜荧光呈弥漫性斑点状荧光改变。

（3）按造影的确切时间描述：如注射后 × 分 × 秒，造影 × 分 × 秒等。

2. 正常脉络膜充盈形态　大部分的睫状后短动脉从黄斑附近进入眼内，这些脉络膜动脉呈放射状分布到赤道部（图 9-53A）。最早充盈的脉络膜动脉通常位于中心凹鼻侧，此区域为眼内最高血流灌注压的部位。脉络膜动脉走行显得迂曲如蛇形，管径较细。随后为脉络膜毛细血管充盈，脉络膜毛细血管的详细结构不易分辨，但可见弱的弥漫性均匀荧光或呈薄纱状荧光改变。脉络膜静脉管径较动脉粗大，荧光亦较强，脉络膜静脉走行呈平行斜行状，由后极部向各象限赤道部汇聚，最后回流至 4~6 支涡静脉。ICGA 早期脉络膜血管显影清晰，中期染料逐渐从脉络膜毛细血管渗出，血管呈模糊状荧光，晚期脉络膜血管荧光逐渐消退，脉络膜基质层 ICG 背景荧光使的脉络膜大血管呈暗影（图 9-53D）。在造影的中、晚期，Bruch 膜和 RPE 着色[49]。在正常人中测定的眼底血管充盈平均时间值如下：脉络膜动脉—脉络膜静脉时间为 1.8s；视网膜中央动脉—视网膜静脉层流时间为 2.0s；视网膜中央动脉—视网膜静脉完全充盈时间为 6.2s；脉络膜动脉—涡静脉开始回流时间为 2.0s；脉络膜动脉—涡静脉回流峰值时间为 5.0s。

3. 生理性脉络膜分水带　分水带（watershed zone）是指睫状后动脉主干（2 支或 3 支）在脉络膜分区供应的交界处，是一个相对缺血区域（图 9-53E）。根据睫状后动脉分布的不同，分水带除了常在后极部出现外，还见于视网膜颞侧或周边区域。分水带形状主要呈水平状和垂直状分布，其他还有呈分叉状、三分状及四分状等多种形式的分布。

四、异常 ICGA 图像及临床意义

和 FFA 一样，ICGA 也是以弱荧光和强荧光来解读图像，但这些术语的含义截然不同。在炎症性疾病，脉络膜强荧光像并不意味着 FFA 的窗样缺损，因为红外光允许通过 RPE 看到脉络膜的荧光。这种强荧光像意味着炎症的脉络膜血管增加了 ICG 分子的渗透，使生理性脉络膜背景荧光增强，产生晚期脉络膜弥散高荧光[48]。脉络膜弱荧光常见于：①脉络膜毛细血管低灌注或无灌注，形态常不规则或地图状（如APMPPE）；②脉络膜基质炎症病灶占据或阻碍 ICG 分子的扩散，可是圆形和规则形态（原发基质脉络膜炎，如葡萄膜大脑炎）或不规则形态（继发基质脉络膜炎，如结核性脉络膜炎）。

1. 隐匿性 CNV 的 ICGA 分类[44]　隐匿性 CNV 是指缺乏典型 CNV 的荧光表现，在 FFA 检查中，可能由于 CNV 的边界欠清使其精确范围难以确定，或由于染料渗漏来源难以确认，或因为视网膜下出血、渗出、色素或 RPE 脱离掩盖了部分 CNV 性荧光渗漏。

（1）焦点状（focal）CNV：又称为热点状 CNV，指在 ICGA 中同时具有以下两个特征的隐匿性 CNV：

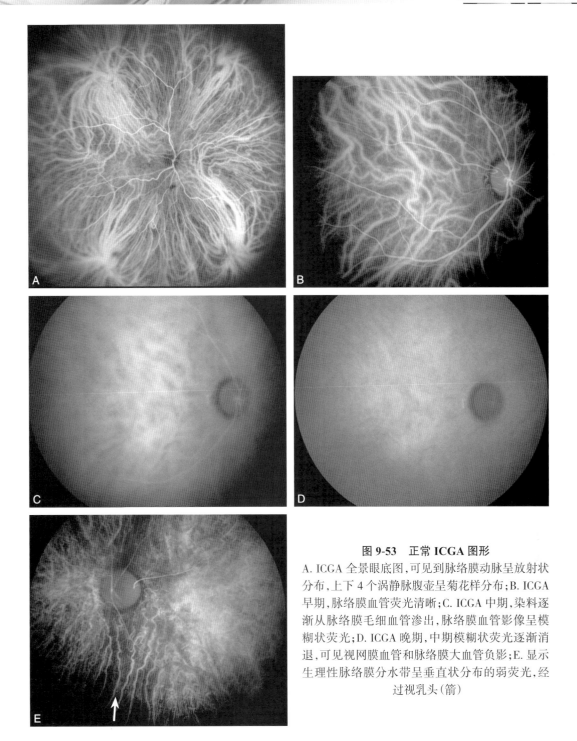

图 9-53 正常 ICGA 图形
A. ICGA 全景眼底图,可见到脉络膜动脉呈放射状分布,上下 4 个涡静脉腹壶呈菊花样分布;B. ICGA 早期,脉络膜血管荧光清晰;C. ICGA 中期,染料逐渐从脉络膜毛细血管渗出,脉络膜血管影像呈模糊状荧光;D. ICGA 晚期,中期模糊状荧光逐渐消退,可见视网膜血管和脉络膜大血管负影;E. 显示生理性脉络膜分水带呈垂直状分布的弱荧光,经过视乳头(箭)

①CNV 性强荧光范围≤1DD(disc diameter);②CNV 性强荧光的边界清晰,荧光较明亮(图 9-54)。焦点状 CNV 常适宜光凝治疗。

(2) 斑状(plaque)CNV:指任何 CNV 性强荧光斑范围 >1DD 的隐匿性 CNV。斑状 CNV 的荧光强度一般比焦点状 CNV 的要弱,根据边界清楚与否,斑状 CNV 又进一步分为以下两种形式:①边界清晰的斑状 CNV,指造影期间始终保持清晰的边界(图 9-55);②边界模糊的斑状 CNV,指边界欠清或 CNV 的某一部分仍被浓厚出血所掩盖。

(3) 活动性 CNV:指 CNV 于造影早期就出现,晚期明显染色或渗漏。这意味着 CNV 具有较强的增生能力及较高的通透性。

(4) 非活动性 CNV:又称静止性 CNV,指 CNV 造影早期不显露,造影晚期才出现染色。代表了较少增

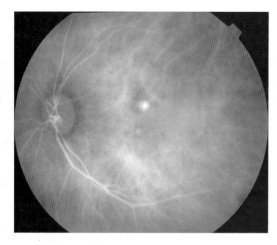

图 9-54　焦点状 CNV(热点状 CNV)
ICGA 显示黄斑区可见焦点状强荧光

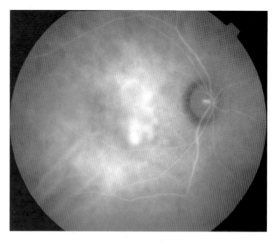

图 9-55　斑状 CNV
ICGA 显示黄斑区可见斑状强荧光

生的、含血管成分较少的、无明显渗漏的 CNV。

(5) 结合型(combination)CNV:指焦点状和斑状均存在的 CNV 损害。根据两者之间的关系分为以下三种形式:①斑缘点型(marginal spots):指焦点状 CNV 位于斑状 CNV 的边缘;②斑内点型(overlying spots):指焦点状 CNV 位于斑状 CNV 范围以内;③斑外点型(remote spots):指焦点状 CNV 与斑状 CNV 互不相关联。

(6) 混合型(mixed)CNV:指各种各样的 CNV 形式混杂在一起。如斑状 CNV 既与边缘的焦点状 CNV 相结合,但斑内又出现"热点",此种形态的 CNV 较少见。

2. 息肉状脉络膜血管病变(polypoidal choroidal vasculopathy,PCV)　ICGA 是 PCV 诊断的金标准[50-52]。在 ICGA 上 PCV 与 AMD 显影不同,PCV 于脉络膜内层可见分支状脉络膜血管网及其末梢的息肉状扩张灶[53],而 AMD 呈现焦点状 CNV 或斑状 CNV。部分息肉状病灶后期渐消退或呈"冲刷现象",而 CNV 后期染料渗漏或染色(图 9-56)。

3. 高度近视性黄斑出血的鉴别　由于 CNV 性高度近视黄斑出血和漆裂纹性高度近视黄斑出血的治疗及预后有很大的不同,因此对它们的早期鉴别诊断显得较重要。CNV 性出血 ICGA 显示其 CNV 为强荧光(图 9-57),而漆裂纹所致的出血,眼底所见一般为类圆形(因出血位于 Bruch 膜与 RPE 之间),周围无水肿、渗出,部分患眼 ICGA 可穿透出血显示其下的早期漆裂纹为弱荧光线条,并无强荧光出现(图 9-58)。漆裂纹引起的出血是由于新的漆裂纹形成过程中,Bruch 膜变性破裂牵拉其上脉络膜毛细血管破裂出血所致。出血吸收后常于原出血下出现一新的黄白色漆裂纹。

4. 孤立性脉络膜血管瘤　ICGA 有助于对孤立性脉络膜血管瘤诊断、鉴别诊断及指导激光光凝治疗[54-56]。ICGA 显示有特征性表现:①瘤体显影的前数秒内可见整个瘤体由不规则脉络膜血管网团组成(图 9-59);②造影晚期的"冲刷现象":即染料从瘤体血管部分排空,部分又渗漏至周围的脉络膜和视网膜下腔所形成的"桑葚状荧光"征象;③瘤体周围扇形脉络膜灌注不良;④能比 FFA 更精确显示瘤体的范围大小。

5. ICGA 能够发现眼底不明原因出血的原发病灶　ICGA 因其用近红外光为激发光源,能较好穿透出血、色素及渗出等,有利于探讨出血所掩盖的、FFA 发现不了的原发病灶,主要有以下几类。①CNV 形成:这是最常见的原因。一些 AMD 黄斑出血下的 CNV,FFA 发现不了,而 ICGA 可清晰显示出来;②不伴 CNV 的高度近视性黄斑出血:这种出血是由于新的漆裂纹形成过程中,Bruch 膜变性破裂牵拉其上脉络膜毛细血管破裂出血所致。FFA 和 ICGA 均未发现 CNV,部分患眼 ICGA 可显示出血下新的漆裂纹呈弱荧光条带;③脉络膜破裂:常因外伤所致,ICGA 显示破裂处脉络膜血管染料渗漏,部分患眼可并发 CNV 形成;④视网膜血管异常:如先天性视网膜粗大血管,其表面的浓厚出血可掩盖下面导致出血的血管改变,FFA 的激发光穿透不进去,但 ICGA 的近红外激发光可穿过出血而显示其下的血管异常;⑤视网膜血管瘤和巨动脉瘤:它们均可导致视网膜和玻璃体积血,有些情况下 FFA 只能显示视网膜有边界不清的强荧光及晚

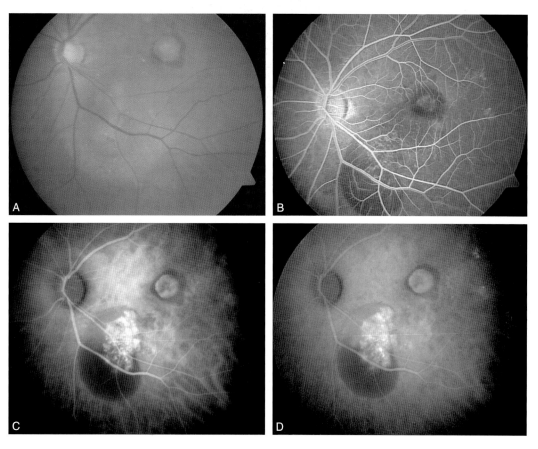

图 9-56 渗出型 AMD 合并 PCV

A. 黄斑区可见灰黄色灶,周围绕以环状出血,颞下血管弓下可见视网膜下橘红色病灶;B. FFA 静脉期像,
黄斑区可见斑状强荧光,周围绕以出血遮蔽荧光,颞下血管下可见斑点状强荧光;C. ICGA 早期像,黄斑区
可见类圆形 CNV 性强荧光,颞下血管弓下可见分支状脉络膜血管网及多个息肉状病灶;D. ICGA 后期像。
颞下血管弓下的息肉状病灶部分染色,部分消退,黄斑区 CNV 染色

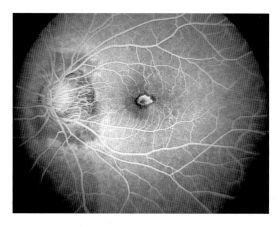

图 9-57 左眼 CNV 性高度近视黄斑出血
FFA 显示黄斑区典型 CNV

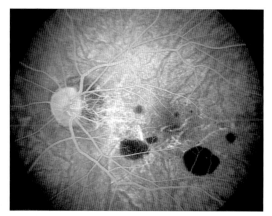

图 9-58 左眼漆裂纹性黄斑出血
FFA 显示黄斑区及周围可见多灶类圆形视网膜下出
血,出血周围无水肿及渗出

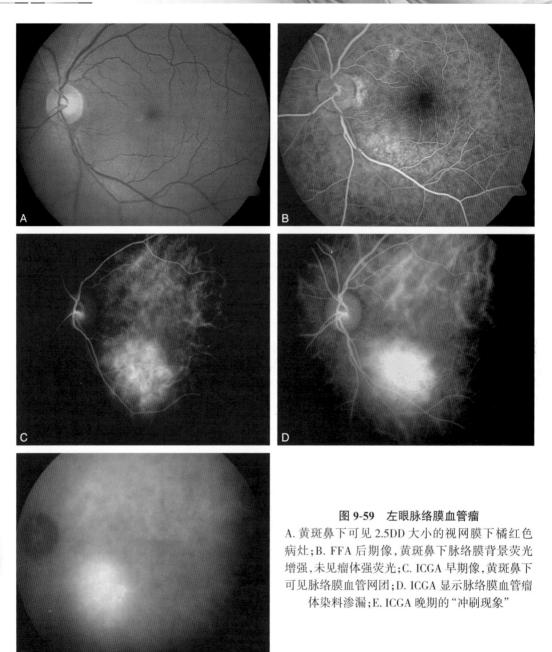

图 9-59　左眼脉络膜血管瘤

A. 黄斑鼻下可见 2.5DD 大小的视网膜下橘红色病灶；B. FFA 后期像，黄斑鼻下脉络膜背景荧光增强，未见瘤体强荧光；C. ICGA 早期像，黄斑鼻下可见脉络膜血管网团；D. ICGA 显示脉络膜血管瘤体染料渗漏；E. ICGA 晚期的"冲刷现象"

期染料渗漏，而不能找出引起出血的确切原因，而 ICGA 却能显示其原发病灶 (图 9-60)。

五、注 意 事 项

1. ICG 毒副作用　ICG 含有少量的碘，因此对碘过敏的患者应谨慎使用，尿毒症及严重肝病患者的 ICG 清除延迟，应禁止做 ICGA 检查。目前，ICG 对于孕妇和胎儿的毒害作用缺乏足够的研究，因此应谨慎对待孕妇 ICG 的使用。ICG 不良反应极少，但亦有支气管痉挛、喉痉挛、过敏性休克、心源性休克、心脏骤停甚至死亡的个别报道。所以 ICGA 检查室必须配备急救设备，做 ICGA 检查的医护人员必须熟悉急救技术。

2. 由于患者可能出现恶心或呕吐，因此最好在造影室准备有吐痰等用的容器，以便患者应用和确保工作室的清洁，在造影时要时刻注意患者的反应，发现患者有异常表情时应及时与患者进行交流。

3. 对于染料外渗，发现后应马上停止注射，最好能够局部短期压迫防治渗漏增加，可局部冷敷，24 小时后改热敷促进吸收。

4. 对于荨麻疹和其他皮疹可用抗过敏药物治疗，如氯苯吡胺(扑尔敏)4mg 或阿司咪唑(息斯敏)3mg

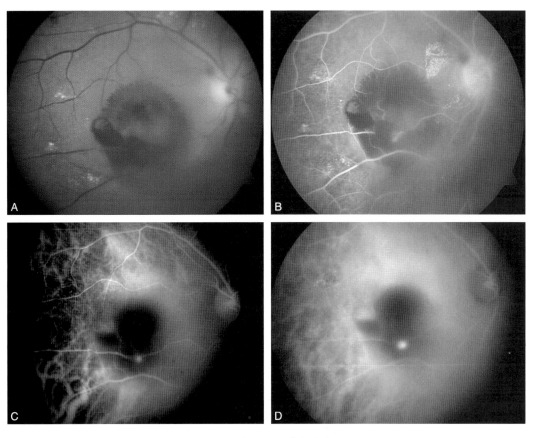

图 9-60 右眼视网膜大动脉瘤
A. 黄斑区及下方可见斑片状视网膜浅层及深层出血;B. FFA后期像,黄斑区出血遮蔽荧光,其内可见染
料渗漏;C. ICGA早期像,颞下视网膜动脉旁可见一类圆形瘤体强荧光;D. ICGA中期像,颞下视网膜动脉
旁可见一类圆形瘤体轻度染料渗漏

口服,严重者可考虑异丙嗪25mg口服或肌肉注射25mg(以上药物均为成人剂量)。

5. **注意自发荧光** 在注射ICG前,下列病变组织可能产生自发荧光:血浆蛋白的降解产物(如陈旧性
出血)、含较多脂褐质的病变组织(如某些脉络膜痣或黑色素瘤的表面沉积物)及伴色素的病变组织(如高
度近视的Fuchs斑)等。用强闪光拍摄,自发荧光更易显露。这些自发荧光,如在ICGA早期出现,则易与
异常的脉络膜血管充盈相混淆;而于造影后期出现,则可能误认为染料渗漏或组织染色(图9-61)。因此,
行ICGA时也应像FFA一样,在ICG注射前拍摄1~2张对比照。

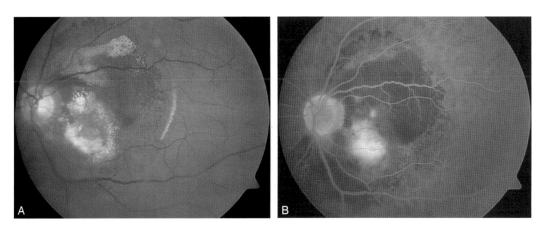

图 9-61 陈旧性出血所致的自发荧光
A. 左眼彩色眼底像,黄斑区出血、渗出,黄斑上方片状陈旧性出血;B. FFA后期像,黄斑区斑片状染料渗
漏及出血遮蔽荧光,黄斑上方片状陈旧性出血呈的假荧光

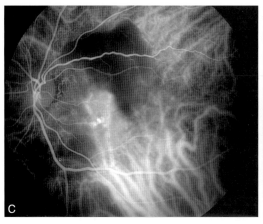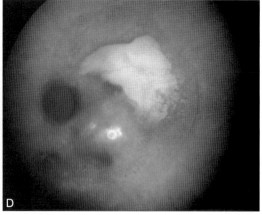

图 9-61（续）

C. ICGA 早期像，黄斑鼻下 3 个息肉状脉络膜血管扩张灶，黄斑及上方出血呈弱荧光；D. ICGA 后期像黄斑鼻下 3 个息肉状病灶呈中心为弱荧光，周围环状染色的"冲刷现象"，黄斑上方陈旧性出血呈边界清楚的自发荧光

（文峰　曾仁攀）

第七节　广角眼底血管造影

广角眼底血管造影（wide angle fundus angiography）是近年来影像技术发展的一个新产物，它突破了传统造影方法观察周边视网膜结构及血液循环状态的局限，可用于病变范围大，传统造影（30°~50°视野）难以涵盖的患眼，可直观显示周边视网膜的结构，避免了因多次拍摄所得图像不在同一时期、尽管进行了图像拼接但仍难以判断病变区血液循环状态的缺点。尤其是近期投入使用的欧堡全景激光扫描眼底成像系统（Optos 200Tx）以及海德堡"天幕"超广角造影系统，一次即可观察到较大范围的眼底，无需散大瞳孔，且不接触患眼，操作简单、高效而安全，可用于累及周边部眼底的血管性疾病的诊断，如糖尿病视网膜病变（diabetic retinopathy，DR）、视网膜静脉阻塞、视网膜血管炎、葡萄膜炎、眼底肿瘤等。

一、简　介

广角眼底血管造影技术分接触式和非接触式两种，前者包括采用全视网膜接触镜的共聚焦激光扫描眼底成像系统、Retcam 眼底成像系统，后者则为最新投入使用的 Optos 200Tx 以及海德堡"天幕"超广角造影系统。

共聚焦激光扫描眼底成像（SLO）系统通过在常规眼底成像系统前外置一接触式镜头于角膜表面，可观察到 120° 范围的眼底（图 9-62）。Retcam 眼底成像系统也是近年来投入使用的广角眼底成像系统（见后

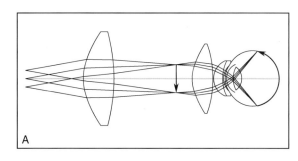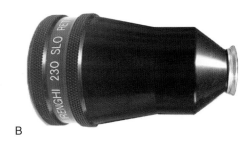

图 9-62　广角眼底成像原理和镜头
A. 共聚焦激光扫描眼底成像系统；B. 共聚焦激光扫描接触式全视网膜镜头

面叙述)。光线经过专用的角膜接触镜镜头投射到眼底,根据所选镜头的不同,可形成30°、80°、120°,最广可达150°范围的眼底图像,其内含有两种波长的光线,也可进行FFA检查。

然而,上述两种设备所使用的镜头均是接触式的,存在一定的感染风险,同时也要求患者具有较好的依从性,因此使用范围存在一定的局限性。SLO仅在传统造影过程中偶尔应用,而Retcam眼底成像系统多用于新生儿眼疾普查或儿童眼底病检查。

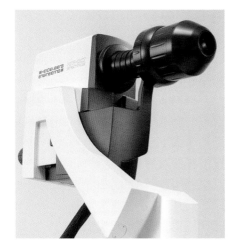

Optos 200Tx以及海德堡"天幕"超广角造影系统则是非接触式广角成像系统的代表,可扫描到150°~200°范围的眼底,无需接触,一次性成像。造影过程中所显示的图像清晰、对比度高且亮度均匀而不失真,对周边的视网膜也能清晰显示,安全而高效,是广角造影技术的一次新突破(图9-63、图9-64)。

图9-63 海德堡超广角成像镜头

以Optos 200Tx为例,其含有红(633nm)、绿(532nm)、蓝(488nm)三种不同的激光,可手动或自动成像。除可进行FFA/ICGA同步造影和同步观察视网膜、脉络膜的周边病变外,还可进行超广角自发荧光摄像(图9-64C)。

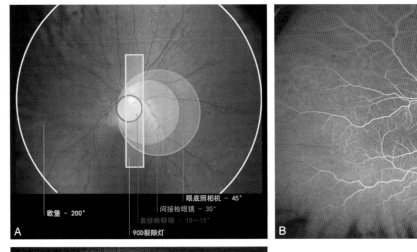

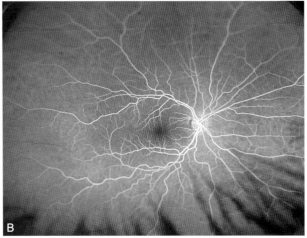

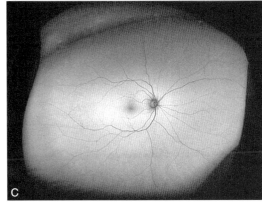

图9-64 欧堡-200成像

A. Optos 200Tx广角眼底成像系统所拍摄眼底像,与传统眼底成像系统的成像范围进行对比;B. Optos 200Tx广角眼底成像系统进行FFA图像;C. 正常眼底自发荧光图像

荧光素通过眼底血管非常快,约10~30秒,传统的广角系统可能忽略此过程。而Optos 200Tx每拍摄一张图像仅需0.25秒,成像间隔时间最小达0.9s,且观察范围较大,能在同一时间拍摄到多个病灶的渗漏情况,便于医师对其进行相互对比。

对一定程度的屈光间质不清或瞳孔较小患者也能清楚成像,为观察周边部视网膜血管、变性以及炎症性疾病提供了机会。并且还能定量测量周边部视网膜血管的渗漏情况,可为某些疾病提供一些新的特征性指标。

二、工 作 原 理

传统眼底照相机多采用同轴照明系统,物镜的周边部分主要用于将照明光线聚焦到眼底,而中央部分则用于使照相机产生清晰倒立的眼底像,所能看到的眼底范围约为 30°~60°。

以 Optos 200Tx 为例,为了克服传统同轴照明镜头系统的不足,其采用了椭圆形镜头,并进行了一系列改进。椭圆形镜头有两个共轭聚焦点,扩展到 3 维空间,旋转椭圆镜就能将眼内射出的光线聚焦到一个椭圆形平面上。具体而言,光线照射入眼,照射范围为 10°~30°,通过一个旋转镜系统聚焦到视网膜,相应处视网膜的反射光线投射到椭圆球的表面,而后投射到眼底的两个共轭焦点上。通过设备角度的转换,便可观察到周边部 180°~200° 范围的眼底[57]。不过,瞳孔过小、屈光间质不清或散光均可影响图像的质量。

另外,对于眼底检查而言,观察范围的大小与其对细节的显示之间呈反比,因此,与传统眼底成像系统相比较而言,广角眼底血管造影所观察的范围较广,但对细节的显示则存在一定的不足,因此应根据不同病变的不同要求,个性化灵活选择。

三、临 床 应 用

1. 可用于大样本人群的流行病学筛查　目前较为公认的 DR 分级方法是用 30° 眼底照相 7 个视野拼图,其仅能显示 75° 范围的后极部眼底,且需药物散大瞳孔。而广角成像系统单独的一张图像即可采集到远大于 7 个视野的眼底范围,且无需散瞳,每拍摄一张图像仅需 0.25 秒,因此能避免眼球运动出现虚影,每名患者从摆放头位开始计算到扫描结束,仅需 3~5 秒,高效而便捷,在大样本人群的 DR 筛查中具有其突出优势[58]。

2. 全面观察眼底病变　由于传统荧光造影对周边部眼底的显示欠佳,一直没有受到关注。临床上很多疾病早期和同时存在周边病变,传统眼底造影检查很易忽视这周边病变,耽误诊断与治疗,常规使用广角镜眼底检查,可提高诊断和治疗的准确性[57,59,60]。

3. 疾病的诊断与鉴别诊断　由于广角成像系统含有多种激光,利用其波长特点可以得到更多的疾病信息。红光具有较好的穿透性,能显示视网膜更深层以及脉络膜的病变,而绿光则可较好地显示浅层视网膜以及视网膜血管的改变[61]。

4. 指导治疗和随访　根据广角荧光造影的结果对无灌注区域进行定向的激光光凝,从而尽量较少激光的能量,减少对正常视网膜的损伤。对于曾行全视网膜光凝治疗的患眼,采用广角造影能直接观察眼底周边部是否还存在血管渗漏,常规治疗范围之外的分水岭处是否仍存在无灌注区[62]。由于广角造影能发现更多的视网膜无灌注区,因此有助于确定患者最合适的随访间期,并为仍然存在的病变区域制定进一步的治疗方案,如在造影引导下对视网膜无灌注区进行靶向视网膜光凝,从而减少传统全视网膜光凝治疗的副作用[63]。

(魏文斌　周金琼)

第八节　广角数码儿童视网膜成像系统

一、设备及检查方法

RetCam 是广角数码儿童视网膜成像系统(wide-field digital pediatric retinal imaging system)的简称,应用于小儿眼病诊疗的小型、集成化、广域数字成像系统(图 9-65)。

(一)概述

最初,RetCam 仅提供给全球领先的新生儿重症监护病房(neonatal intensive care units,NICU)使用,促进了小儿眼科疾病的预防保健以及诊疗水平的提高。按功能、便携性和研发先后,RetCam 分为便携式 RetCam、RetCam Shuttle、RetCam Ⅱ、RetCam 3 等,便携式 RetCam、RetCam Shuttle 体积小、重量轻,便于携带和推动,主要适用于外出会诊或门诊病房两用,RetCam 3 是 RetCamII 的新一代产品,也是目前各级医院购买的主流产品。主要由显示屏、主机、可移动摄像头手柄及镜头、键盘、打印机、脚踏、荧光素血管造影模块(供选择非标配)等组件组成。具备以下功能:①静态照相或实时录像,可存储和显示多重图像并进行图像比较;②视野大而清晰。配备 5 种不同规格的镜头,最大视野 130 度镜头可以进行视网膜照相或前房检查;120 度镜头可用于成人或儿童;80 度高对比度儿童和成人镜头;30 度高倍放大镜头和眼外观成像镜头;③操作简便。短时间内即可熟练使用,它为手持式摄像镜头,直接接触角膜,对眼位和患者配合要求较低,只需培训数天,护理人员和非眼科医师也可以轻松使用。④实时图像直观且能保存,不仅利于有效地培训人员,更有助于随访患儿和记录医疗结果,提供有力的医疗检查证据,防范医疗风险和纠纷。RetCam 可以作为教学工具,与医学生、医师、患者、专家交流,并保存病例资料进行临床研究。⑤使用广泛,适于远程会诊。RetCam 可以用于眼科、新生儿重症监护病房、手术室和儿科重症监护病房。它同时支持远程的医疗服务,可以与其他诊断中心互连,共享信息,远程诊断,极大地节省了时间和费用[64]。

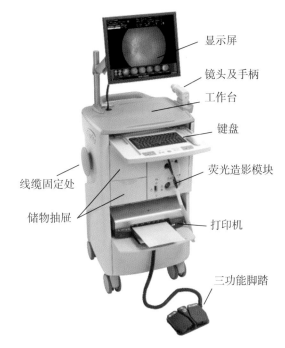

图 9-65　RetCam3 外观像
上方是显示屏,中间是可抽拉键盘、主机和打印机,主机架上是可移动摄像头手柄及镜头

(二)检查方法

1. 记录一般资料　检查前先按照要求输入患儿基本资料,如编号、姓名、性别、出生日期、怀孕周期、出生体重、眼别等,并对其按照检查日期进行编号。

2. 患儿准备　复方托吡卡胺滴眼剂(或"美多丽"眼水)散瞳 3~5 次,充分散大瞳孔。0.4% 盐酸丁卡因滴眼剂行眼结膜表面麻醉三次。进行早产儿视网膜病变(ROP)筛查时,早产儿反抗力差,一般不需要全身麻醉即可检查,但对于反抗力大、配合较差的婴幼儿检查则需要进行镇静或麻醉[65]。

3. 眼底检查　患儿躺在检查床上,检查者坐在患儿头侧(图 9-66)。放置小儿专用开睑器,根据检查部位选择合适的镜头,先检查右眼后检查左眼。先观察眼前节,如角膜是否透明、虹膜是否有粘连及血管扩张、瞳孔大小、晶状体是否有混浊等。然后,角膜表面滴卡波姆(唯地息)凝胶或氧氟沙星(迪可罗)眼膏作为屈光填充剂,将选择好 RetCam 镜头垂直放置于角膜表面,镜头凹面对准角膜凸面,缆绳方向对着检查者或患儿患眼 12 点位置。同时用脚控制踏板,调节光线强度及焦距进行眼底摄像。

4. 眼底摄像　一般有两种,分别为 still(静态照相)及 video(视频)模式。按顺序从视乳头→黄斑→上方→左侧→下方→右侧依次检查全部眼底及拍摄视网膜照片,一般拍摄六帧(图 9-67)。观察患儿视网膜及视网膜血管的发育,有无病变白线或嵴形成,有无纤维性血管增生及附加(Plus)病变等。

二、适 应 证

1. 儿童视网膜病　① ROP,在我国出生体重小于 2000 克的早产儿,或出生体重超过 2000 克但全身情况不稳定有 ROP 危险的早产儿,须在出生后 4~6 周或矫正胎龄 32 周开始进行 ROP 筛查(图 9-68A);②家族性渗出性玻璃体视网膜病变(familial exudative vitreoretinopathy,FEVR)为染色体显性遗传病,多为双眼发病,发病过程和临床表现与 ROP 相似(图 9-68B);③永存原始玻璃体增生症(persistent hyperplastic primary vitreous,PHPV),一般发生在正常出生儿,90% 为单眼发病,在晶状体后黏附有纤维血管性膜,将睫状突拉长及向中心移位(图 9-68C);④其他儿童眼底病,如视网膜母细胞瘤(图 9-68D)、Norrie 病、Coats 病(图 9-68E)、婴儿摇晃综合征、视网膜出血(图 9-68F)、脉络膜缺损等(图 9-68G)[66,67]。

2. 眼前节和房角成像　对于不能配合检查的婴幼儿眼前段疾病,如先天性白内障、瞳孔残膜、虹膜缺损等可以进行 RetCam 眼前段检查。对于先天性青光眼可使用 ROP 镜头进行房角成像(图 9-69)和使用 90 度镜头进行视神经照相[68](图 9-70)。

3. FFA　RetCam 提供了 FFA 的方法,为研究和了解儿童眼底病提供了新的手段[69]。

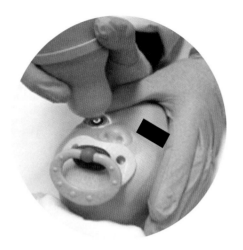

图 9-66　RetCam 检查
检查者坐在患儿头侧,一手固定患儿头部,一手
持镜头和手柄,利用脚踏调焦和拍照

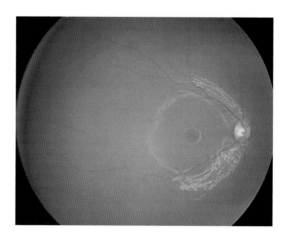

图 9-67　正常眼底照片
用 130 度广角 ROP 镜头拍摄的以黄斑外为中心的
正常眼底像,在一个视野里可达颞侧周边部眼底

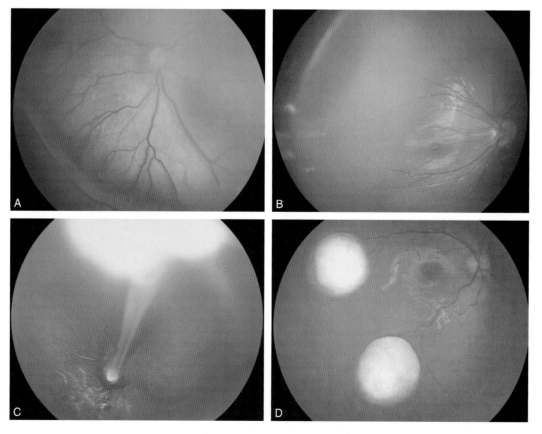

图 9-68　RetCam 检查部分眼底改变
A. ROP 3 期,左眼周边嵴样隆起伴新生血管形成;B. FEVR,右眼颞侧周边无血管区增生牵拉视网膜,血管被拉直;C. PHPV,晶状体后白色纤维膜,有一血管柱与视乳头相连;D. 视网膜母细胞瘤,后极部颞侧两个白色球形隆起;

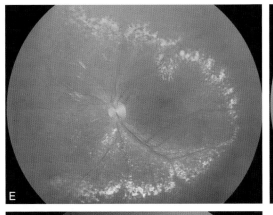

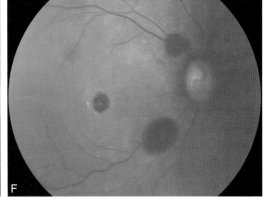

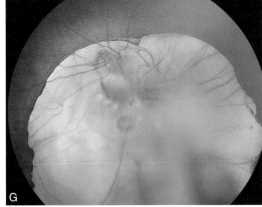

图 9-68（续）

E. Coats 病，视网膜内广泛黄白色渗出；F. 眼底出血，黄斑及后极部三处出血；G. 先天性脉络膜缺损，下方脉络膜缺损露出白色巩膜颜色，包括了视乳头和黄斑

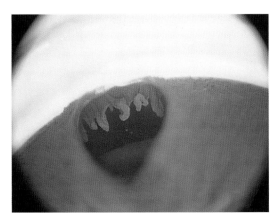

图 9-69　前房角检查

先天性虹膜缺损患儿，可见到 5 点方位虹膜呈梨形缺损及 6 个睫状突，缺损方位房角结构发育不良

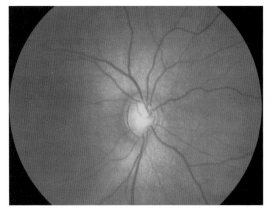

图 9-70　先天性青光眼

用 RetCam 90 度后极放大镜头检查视乳头，发现杯盘比明显扩大，达 0.9

三、注 意 事 项

1. 检查过程中注意监护　在 RetCam 检查过程中，由于早产儿全身情况不稳定，容易发生缺氧窒息、心搏骤停等意外，最好在新生儿科（NICU）进行，也可邀请新生儿科医生到 ROP 门诊帮助监护。

2. 选好适合镜头　筛查 ROP 要注意周边视网膜血管发育和病变情况，应选择 130 度广角 ROP 镜头。在检查后极部细节，如视乳头、黄斑病变等应选择 90 度放大镜头。另外，检查眼底时，切记镜头凹面与角膜凸面恰好接触好，勿施压太重导致视神经缺血、苍白。

3. 消毒　RetCam 检查时应使用一次性消毒包装好的开睑器和压迫器，镜头每次用完用 75% 酒精和生理盐水消毒，防止交叉感染。

4. 成像技巧　为保证周边视网膜成像清晰,检查前应充分散大患儿瞳孔,适当调亮光线,有时需要重新微调焦点。近锯齿缘处借助以上方法仍不能清晰成像时,可使用周边巩膜顶压或改为双目间接镜配合巩膜顶压检查。

(张国明)

第九节　激光扫描检眼镜检查

激光扫描检眼镜最常用的是共焦激光扫描检眼镜(confocal scanning laser ophthalmoscopy,CSLO),是一种客观的、可重复的、定量的、无创的对眼底进行实时成像和分析的检查方法,目前在临床上广泛应用。

一、设　　备

目前临床上用的较多的是海德堡眼底血管造影系统(Heidelberg Retina Angiograph,HRA),本节以其为代表简单介绍激光扫描检眼镜的设备特点。

HRA 采用海德堡独有的共焦激光成像技术,这是它区别于其他所有眼底血管造影设备的最主要特点。共焦激光成像原理如 9-71 所示,扫描光源发出的激光沿着一系列折射光路到达眼底组织结构,通过前后调节焦平面的位置将其调至需要观察的结构层面,焦平面上的组织结构会将部分入射光沿原路反射,反射光被分光镜反射到一个针孔样结构,来自焦平面的反射光可以穿过针孔而被影像探测器接收,进而转化为数字信号图像被记录,而非焦平面上的组织结构也会将部分入射光沿原路反射,当这部分反射光到达针孔样结构时则不能穿过针孔而被阻挡在外。因此最终只有焦平面上的信息被观察到,而非焦平面上的干扰信号则被完全滤除,从而得到了高分辨率、高对比度的图像。而其他眼底血管造影设备均是使用卤素闪光灯的传统光学方法进行拍摄,来自所有平面的反射光都会被相机感光元件接收而严重影响了图像质量[70-72]。

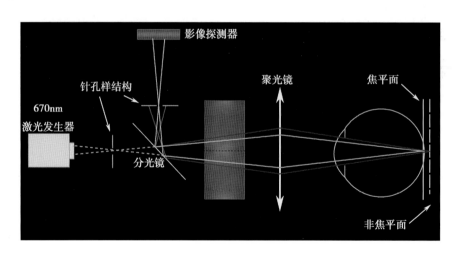

图 9-71　共焦激光成像原理

二、临　床　应　用

1. FFA　HRA 采用特定波长的激光作为激发光源,能够最大限度地激发造影剂荧光素钠和吲哚青绿产生荧光信号,即使在造影晚期依然能够呈现出清晰的图像。而传统光学造影设备使用滤光片处理后的广谱光来激发造影剂,其效率较低,造影晚期的图像质量较差,这一点在 ICGA 晚期尤为明显(图 9-72)。共焦激光扫描成像技术除了可以带来高清的图像之外,在造影检查过程中的曝光量也较传统光学造影设备大大降低,HRA 曝光量不到传统光学造影设备的 1%,被检查者的舒适度大大提高。

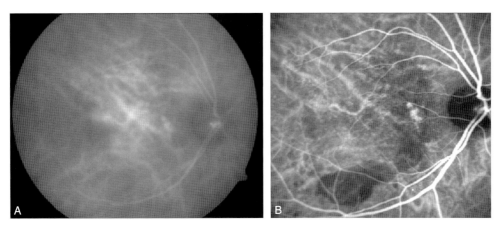

图 9-72　和传统光学造影方比较
A. 传统光学 ICGA 晚期,眼底血管朦胧欠清;B. HRA 造影,眼底病变清晰

共焦激光成像过程是一个高速扫描的过程,图像上的像素点是逐点进行成像,因此局部的光路遮挡可以被运动的扫描光束绕过,也就是说,瞳孔大小对成像质量影响较小,即使是在瞳孔未能充分散大的情况下也可以进行造影检查,如在瞳孔难以散大的 DR 患者和散瞳有危险的青光眼患者。

2. FFA 与 ICGA 同步造影　HRA 在做 FFA 和 ICGA 检查时所用激发光的波长分别是 488nm(蓝光)和 790nm(近红外光),两个激光腔可以同时工作。将荧光素钠和吲哚青绿按照一定比例混合后一起注射,即可进行 FFA 与 ICGA 同步造影,在屏幕上同时显示和记录视网膜血管造影和脉络膜血管造影(图 9-73)。对于一些起源于脉络膜的病变,通过对比分析 FFA 和 ICGA 的同步图像,可以得到许多有价值的信息。

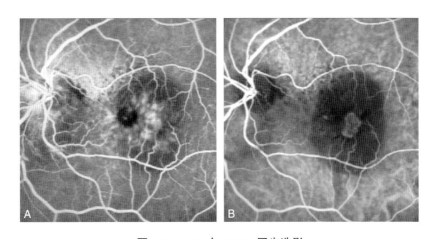

图 9-73　FFA 与 ICGA 同步造影
A. 隐匿性 CNV,FFA 仅能见到黄斑区血管渗漏荧光和出血遮蔽脉络膜荧光,
B. ICGA 显示黄斑中心凹 CNV

3. 多模式成像　利用不同波长的激光和不同的扫描模式,可以获取眼底不同层次、不同结构的形态或功能信息。这些成像模式都是非创伤性的,可以提供大量有价值的信息,因此在临床上被广泛应用。

(1) 红外线成像(infra-red, IR):采用 820nm 的红外激光成像,穿透力强,易于观察白内障等屈光间质混浊患者的眼底情况(图 9-74A),对于深部组织如脉络膜的观察可以提供比眼底彩色照片更为丰富的信息。还用于各种视网膜和脉络膜疾病的检查和鉴别诊断。另外,由于红外光是不可见光,检查过程中患者无不适感。

(2) 无赤光成像(red-free, RF):采用 488nm 的蓝激光通过反射模式成像,主要用来观察视网膜神经纤维层,后者在图像中呈现出明显的高反射信号(图 9-75)。

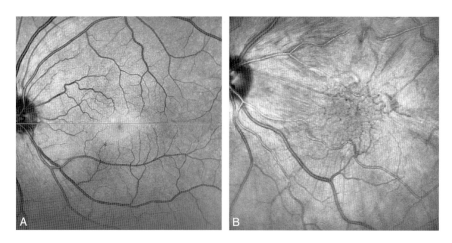

图 9-74　红外线成像
A. 正常眼底；B. 白内障患者，可见黄斑前膜形成

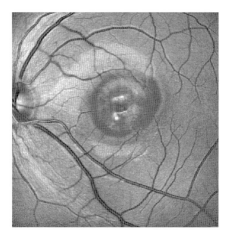

图 9-75　无赤光成像
上下血管弓附近弧形神经纤维清晰可见

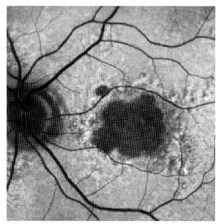

图 9-76　眼底自发荧光成像
黄斑区萎缩病灶低荧光，周围点状高荧光

（3）自发荧光成像（autofluorescence，AF）：RPE 细胞的代谢产物脂褐质在 488nm 蓝激光的激发下会产生荧光信号，这种荧光的强弱变化可以间接反映出色素上皮层甚至神经上皮层的功能状态，该成像模式无需注射任何造影剂，是一种完全无创的检查模式（图 9-76）。通过对自发荧光变化的区域面积进行随访分析，可以了解病变进展的程度，指导临床治疗。

（4）眼底炫彩成像（multicolor fundus imaging）：是采用三种不同波长的激光同时扫描眼底，由于其波长不同，对眼底组织的穿透力也各不相同（图 9-77），因此可以清晰获取眼底不同层次结构的信息，经过信号

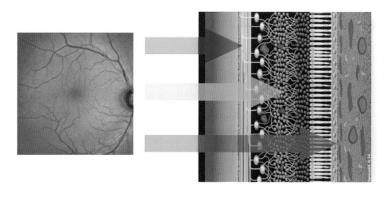

图 9-77　眼底炫彩成像原理
蓝光穿透力最弱，仅到视网膜表层，绿光可穿透到内核层，红光可穿透过 RPE 层

整合最终得到不同于普通眼底彩照的"炫彩"影像(图9-78)。通过对其颜色和强度信号的分析,可以了解到眼底不同层次结构的病变信息。

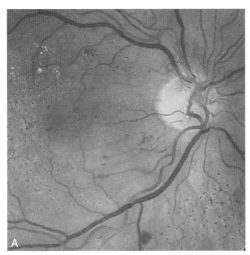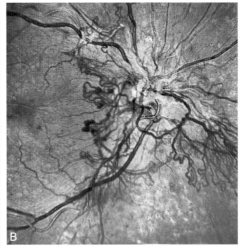

图9-78 糖尿病视网膜病变新生血管炫彩成像
A. 传统光学眼底彩色照片,视乳头前新生血管不明显;B. 红、绿、蓝三色成像显示视乳头前大量新生血管形成

致谢王超对本节指导!

(刘 文)

第十节 眼底自发荧光

RPE 内存在脂褐质(lipofusion),在蓝色光刺激下能发出荧光或亮点,这种亮光呈现白色,是自然发生的,不需要注射染料,故称为眼底自发荧光(fundus autofluorescence,FAF)。

一、基本原理及检查

自发荧光现象最早发现于1989年[73],近些年来它得到了临床医生和研究人员的广泛关注,并取得了很大进展。它能在活体眼组织上显示和观察 RPE 中脂褐质的分布情况,还可以用来分析 RPE 代谢及变化的情况,有助于某些视网膜疾病的诊断及其预后评价。

眼底分光光度计、CSLO、眼底照相机均可获取眼底自发荧光,然而对于同一疾病,这三种方法检测到的 FAF 图像存在一定的差异。眼底分光光度计最早被应用,能够在直径为2°的范围内检测来自各视网膜位点发出的荧光。目前最广泛应用于临床和研究的 CSLO 是 HRA 2 型,能够连续扫描视网膜,图像显示在计算机屏幕上,可立即进行数字化处理。眼底照相机目前广泛应用于眼底摄影术、反射摄影术及 FFA,使用改良眼底照相机采集图像时,可对更多的设置进行修改,灵活性高。

二、眼底正常自发荧光

眼底自发荧光图像凭借像素灰度值(从0到255)反映了 FAF 信号的空间分布,低灰度值代表低的信号强度,相反,高灰度值则代表高的信号强度。

正常眼底图像 自发荧光呈弥散分布,视乳头因缺乏自发荧光物质,表现为低信号;视网膜血管,因血液成分如血红蛋白等的吸收作用,自发荧光的强度也非常低;黄斑中心凹,由于黄斑部色素如叶黄素(lutein)等对短波的吸收作用,而导致荧光信号减弱,而其余后极部及其他部位的视网膜自发荧光则较强

(图 9-79)[74]。脂褐质密度随年龄增加逐渐增多,后极部的自发荧光可随年龄而增强。正常的 FAF 反映了 RPE 和光感受器解剖结构的完整性,外节膜盘的正常周转及维生素 A 的正常代谢。

三、眼底异常自发荧光

眼底异常 FAF 包括:自发荧光信号增强和减弱。

(一)导致自发荧光信号增强的原因

1. RPE 内脂褐质过度聚集　Stargardt 病进行期、Best 病、成人卵黄状黄斑营养不良、AMD[75,76]、特发性 CNV(图 9-80)和慢性中浆[77](图 9-81)。

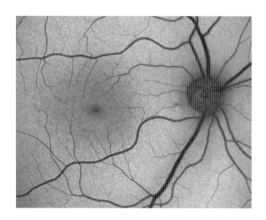

图 9-79　正常眼底自发荧光

视乳头、血管和中心凹无 FAF,黄斑呈低荧光,
余视网膜呈正常 FAF

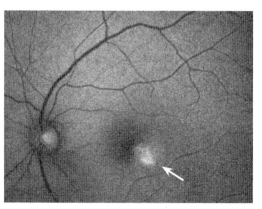

图 9-80　脉络膜新生血管

黄斑区 CNV 自发荧光呈白色,边界稍不清楚(箭)

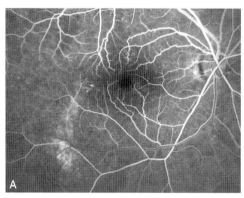

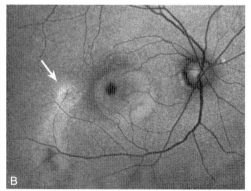

图 9-81　慢性中浆

A. FFA 图片,黄斑显得正常,黄斑外下方流沙样荧光染色;B. 黄斑区圆形自发荧光增强,黄斑外流
沙样自发荧光增强(箭)

2. RPE 邻近疾病　如黄斑水肿、RPE 脱离及 RPE 下积液、陈旧性视网膜内或下出血、脉络膜痣和黑色素瘤。

3. 缺乏吸收物质　如叶黄素损耗(特发性黄斑裂孔,特发性黄斑旁毛细血管扩张症)、叶黄素移位(黄斑囊样水肿)。

4. RPE 下玻璃膜疣和视乳头玻璃疣。

5. 伪迹。

(二)导致自发荧光信号降低的原因

1. RPE 中无脂褐质或脂褐质密度降低　如视网膜色素变性等。

2. RPE 缺失或萎缩 如地图状萎缩[75]和 Stargardt 黄斑萎缩(图 9-82)。

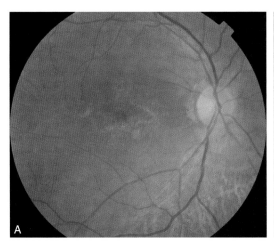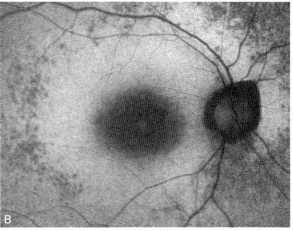

图 9-82 Stargardt 病自发荧光

A. 右眼视乳头周环形脉络膜萎缩灶,黄斑区边界不清的色素上皮萎缩,见黄白色纹理,后极部上下方均见脉络膜和视网膜萎缩区;B. FAF 检查:视乳头周环形脉络膜萎缩不显荧光,黄斑区椭圆性低荧光区,后极部见到环形点状低荧光

3. RPE 内黑色素增加 如色素上皮增生。

4. 视网膜内和视网膜下的新鲜出血。

5. 位于色素上皮前的细胞外物质、细胞或视网膜内液体对信号的吸收,如视网膜水肿、视网膜内纤维变性、激光瘢痕的边界[78]。

6. 视网膜血管中的血红蛋白以及叶黄素色素。

7. 屈光间质浑浊 玻璃体、晶状体、前房、角膜的病变。

(黄侠 刘文)

第十一节 相干光断层成像仪检查

相干光断层成像仪(optical coherence tomography,OCT)是一种能对活体视网膜进行高分辨率切面成像的技术。在 1991 年,OCT 只是作为一种科学研究的仪器面世[79],后来发现它可以达到大约 10μm 的空间分辨率,因而用于视网膜成像,用它能够观测到视网膜各层结构和精确测量视网膜的厚度[80]。1996 年,OCT 产品进入临床,OCT 硬件设备和软件的不断更新升级使得它成为了一种诊断和处理黄斑和青光眼疾病的最有用的临床工具。

一、检 查 技 术

OCT 是基于低相干干涉原理,通过光在不同组织结构中的轴向反射"回声"的时间间隔不同而测量眼内结构之间的距离和大小,类似于 A 型超声波。对检查点进行两维横断面成像,可合成组织的横切面图和地形图,这一原理类似于 B 型超声波。与超声不同,OCT 是利用眼和视网膜的光学透明性,采用红外光(波长 840nm)作为扫描光源[79,80]。

在过去几年里,OCT 的性能得到迅速发展,增加光源的宽度已使 OCT 的轴向分辨达到 3μm 的超高分辨率,选择更加合适的光学系统矫正人眼的光学像差可使其横向分辨率提至 5μm[81]。OCT 与激光扫描检眼镜联合应用,可合成 c- 扫描图像(环形扫描图像)。

时域 OCT(time domain OCT,TD-OCT)技术曾广泛应用于临床,时域技术是随着时间的推移获取不同层次视网膜信号,可用于冠状位和垂直位的扫描。最近,OCT 检查技术发生巨大革新,出现了高速成像、高信噪比和敏感度的超高分辨率频域 OCT(spectral domain OCT,SD-OCT)。传统的时域 OCT 靠参考镜的机械性移动来获取信号,从而限制了 OCT 扫描速度。而频域 OCT 的参考镜是固定的,由窄带波长的光源和光谱探测器来采集返回信号。光的延迟时间被干涉光谱所探测,通过傅里叶技术转换成数字信号,使得OCT 扫描速度提高 50 至 100 倍,有效降低了由于眼球运动造成的伪迹,能够得出更高像素的图像以及三维 OCT(3D-OCT)图像[81]。目前,市面上销售的均为 SD-OCT,能够在免散瞳情况下 1~2 秒钟内完成眼底快速扫描检查。

二、正常视网膜和视神经图像

(一)正常视网膜图像

图 9-83 是一张正常黄斑区水平切面的 OCT 图形。在玻璃体视网膜界面,其上方是无反射信号的玻璃体,下方是产生反射信号的视网膜。黄斑中心凹在图形中呈一凹陷,视网膜十层结构和脉络膜毛细血管层也都能清楚地显示(图 9-83)。第四代高分辨率的 OCT 还可将黄斑区外层视网膜结构分辨出外界膜、光感受器内节段、内 / 外节段交接处 { 又叫椭圆体(IS/OS)带,ellipsoid zone}、光感受器外节段和 RPE 与光感受器外节交叉对插(又叫嵌合体带,interdigitation zone)。由于在 OCT 图像中视网膜各层之间的高对比度,提供了便于计算机计算视网膜厚度的精确界面[82]。

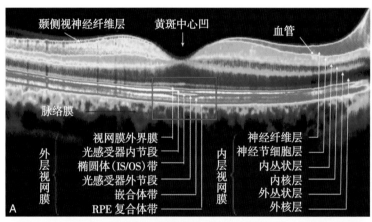

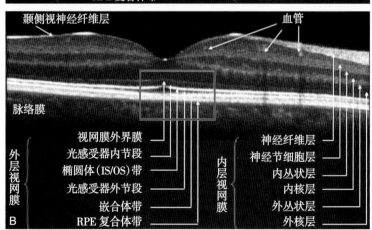

图 9-83　正常黄斑区 OCT 图形
A. 通过伪彩色,能将视网膜各层用不同颜色清楚地显示;B. 灰度图,通过
视网膜各层明暗不同来显示视网膜各层结构

在图像显示上,OCT 具有多种模式显示形态和结构的方式,最常用的是伪彩色显示(图 9-83A)和灰度显示(图 9-83B)。一般有一幅图显示扫描线部位,在另一边是扫描区视网膜的二维切面(图 9-84A)。通过多个层面扫描后计算机可模拟出视网膜横切面的立体成像(图 9-84B),有些厂家 OCT 还可分别显示视网膜神经上皮、内界膜和 RPE 的地形图成像(图 9-85)。OCT 成像系统可以实现对眼底某一点进行多次的扫描,并自动测量视网膜的厚度,而且可以通过整合图像后生成视网膜厚度地形图。在正常情况下,黄斑中心凹环形区的厚度是 $212\mu m \pm 20\mu m$ [83]。高分辨率成像和高精确性测量使临床医生在连续的随访中能对视网膜解剖结构进行仔细分析并为临床疗效提供有价值的评估。

(二) 正常视神经图像

在 OCT 横切面上,视乳头边缘微微隆起,中央是一"V"字形凹陷(图 9-86)。视乳头周围环形断层扫描了解视乳头周围神经纤维层(RNFL)厚度及其变化对青光眼和其他视神经疾病的诊断与治疗非常重要。以视乳头中心点为中心,OCT 可以作半径 1.70mm 的环形断层扫描,也可以对视乳头周围的神经纤维进行三维扫描,从而得到神经纤维层的厚度及杯盘比参数(图 9-87)。

正常视乳头垂直径约 $1.74\mu m \pm 0.17\mu m$,横径约 $1.56\mu m \pm 0.17\mu m$。视神经中央"V"形凹陷,视乳头缘稍高于周围,杯和盘的比值是 0.3。正常视神经厚度在各个部位不同,以视乳头为中心扫描 3.46mm 直径环形范围,在上方是 $141\mu m \pm 16\mu m$,颞侧是 $80\mu m \pm 11\mu m$,下方是 $147\mu m \pm 17\mu m$,鼻侧是 $78\mu m \pm 15\mu m$,全周平均厚度是 $116\mu m \pm 5\mu m$ [84]。在很多视神经疾病可发生视乳头和视乳头周围视神经厚度改变。

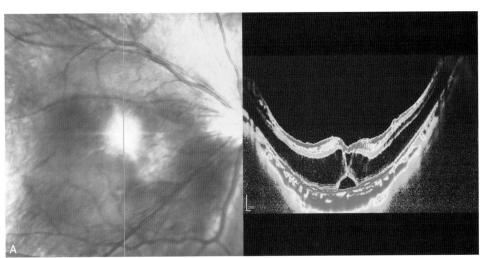

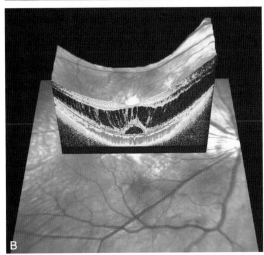

图 9-84 OCT 成像类型

A. 二维成像,左边示意扫描视网膜的纵线位置,右边显示经黄斑纵切面图;B. 三维成像,上面是视网膜表面,侧面是视网膜切面图,底部示意切面的位置

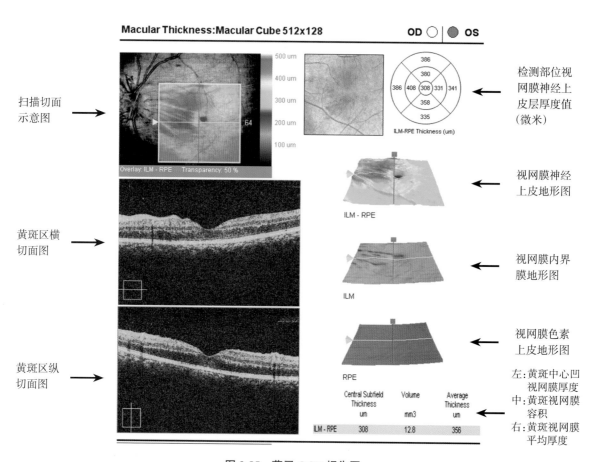

图 9-85　蔡司 OCT 报告图
最上面一排字显示扫描部位和眼别，下面打印图显示检测结果

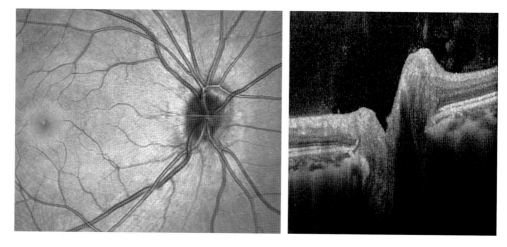

图 9-86　正常视神经图
视乳头颞侧低，鼻侧高，生理凹陷呈 V 形

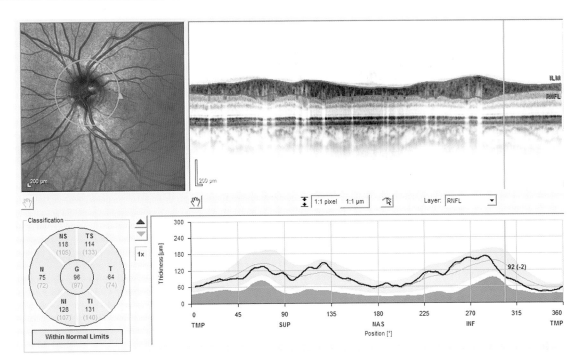

图 9-87　检查视神经厚度

左上图示视乳头周环形切面位置,右上图是左上图切面的展开图,表示从颞侧开始切面扫描,经过上方、鼻侧和下方,终止在颞侧起点;左下图列出各扫描部位的神经纤维的厚度值,右下图是列出了各个部位视神经纤维的厚度函数值

三、正常脉络膜图像

采用深层增强成像技术(enhanced depth imaging,EDI),OCT 可清楚地区分脉络膜各层和测量脉络膜厚度(图 9-88)。从图 9-88 可清楚地观察到紧接 RPE 层下脉络膜毛细血管层、中血管层及最外的大血管层。在黄斑下这三层最清楚,向周边变的层次不太清楚。在正常人群中,不同的年龄组脉络膜厚度有一定差异,但一般是黄斑中心凹处脉络膜最厚,为 $305.9\mu m \pm 78.2\mu m$,向鼻和颞侧逐渐变薄,至鼻侧 3mm 处为 $159.0\mu m \pm 67.3\mu m$,至颞侧 3mm 处为 $256.8\mu m \pm 73.6\mu m$[85]。随着年龄增加,脉络膜厚度逐渐变薄,差异有显著性,但性别无差异性。

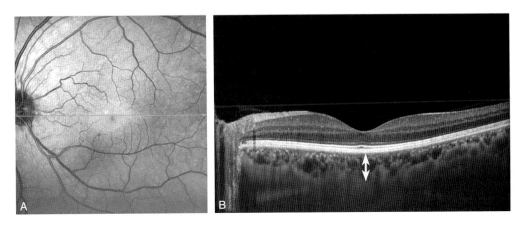

图 9-88　EDI 脉络膜成像

A. 正常眼底近红外光成像,绿色箭头示扫描切面;B. 黄斑下可区分脉络膜毛细血管层、中血管层和大血管层,脉络膜前界是玻璃膜,后界是巩膜(箭之间范围)

四、异常视网膜图像

OCT 能像全身 CT 一样对视网膜进行切面观察,开创了对视网膜疾病检查的新纪元。以前眼底检查方法只能通过间接征象(如与血管和 RPE 的关系)推断视网膜和脉络膜病变的深度,自从有了高分辨率的 OCT 之后,就能从切面上直接观察病变的位置和与周围组织的关系。

(一) 黄斑水肿

黄斑水肿(macular edema)是视网膜疾病导致的黄斑区视网膜层间液体的聚积而发生黄斑区厚度的增加。OCT 的轴向高分辨率是 $10\mu m$,能够准确测量视网膜厚度和具有可重复性。

1. 黄斑水肿三个典型的表现　①弥漫的视网膜水肿,视网膜厚度较正常增加(图 9-89A);②视网膜层间积液,在视网膜内出现没有反射空腔(图 9-89B);③黄斑囊样水肿,液体在视网膜层间的聚积,形成多个囊样低反射信号(图 9-89C)。三者之间并不是相互独立的,也不代表某个特异性疾病。

2. 检查意义　黄斑区厚度的量化对于评估不同治疗方法的疗效尤其有用。例如在糖尿病患者,OCT 可用于随访典型黄斑水肿患者行激光治疗后的临床观察、可用于评价玻璃体腔注射药物(肾上腺糖皮质激素或抗血管内皮细胞生长因子药物)后黄斑厚度变化,对指导再次注射有帮助[86]。

在渗出型 AMD 患者黄斑厚度的变化需要多次随访,OCT 可用于行光动力疗法治疗和抗血管内皮细

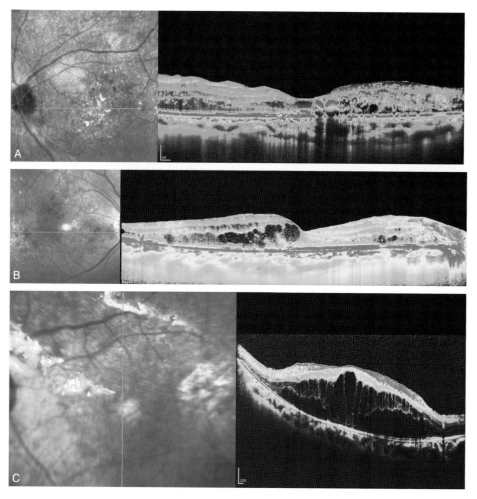

图 9-89　黄斑水肿

A.左眼糖尿病黄斑弥漫性水肿,视网膜内大量硬性渗出物高反射;B.右眼糖尿病玻璃体切除
术后黄斑层间水肿;C.左眼裂孔性视网膜脱离硅油填充术后黄斑囊样水肿

胞生长因子治疗后患者的随访指标,并为再次治疗提供依据[87]。虽然 FFA 仍然为诊断 CNV 的金标准,但是区分瘢痕组织和活动性 CNV 方面 FFA 还有不足。凭借其快速且非侵入性黄斑厚度的测量方式,OCT 已经成为临床工作中 CNV 初步诊断的工具。

(二) 脉络膜新生血管

OCT 可以定位 CNV,区分视网膜下和 RPE 层下的 CNV(图 9-90)。因此,OCT 能帮助决定 AMD 手术取出 CNV 的方式,同样也能鉴别其他原因引起的 CNV 位置。图 9-90A 所示 CNV 膜突破 RPE 层进入视网膜下结构中。在渗出型 AMD 中,OCT 可区分出隐匿性和典型性 CNV,主要通过检测病变部位在视网膜下还是在 RPE 下[88]。小的经典型的 CNV 和经典为主型 CNV 非常适合黄斑下手术剥除,但随着抗 VEGF 药物的应用,黄斑下手术剥除 CNV 的应用越来越少。

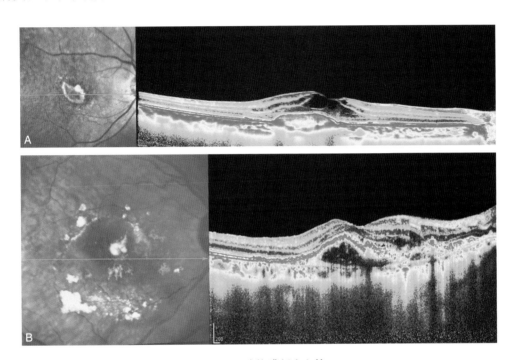

图 9-90　脉络膜新生血管
A. 年龄相关性黄斑变性,CNV 已经突破 RPE 进入到视网膜下腔;B. 息肉状脉络膜血管病变,新生血管位于 RPE 下

(三) 黄斑裂孔

OCT 的高分辨率成像,最开始就应用到黄斑裂孔的诊断。OCT 可测量黄斑裂孔的大小和深度,鉴别视网膜前膜和玻璃体后界膜,区分全层孔、假孔和板层孔,并在术前确定裂孔分型和分期[89](图 9-91)。

手术后观察黄斑裂孔是否完全闭合或融合也有赖于 OCT,在某些黄斑裂孔修复术后,眼底检查正常而视力不提高的病例中,OCT 可以发现微小的黄斑区异常,常常看到光感受器层小的囊样空腔[90]。

(四) 玻璃体黄斑牵拉

OCT 诊断玻璃体黄斑牵拉具有特异性。早期的玻璃体后脱离在生物显微镜下很难看到,但可以被 OCT 发现[91]。如果玻璃体与黄斑区牢固粘连,玻璃体后脱离就会对黄斑产生持续牵拉,导致黄斑中心凹结构的改变,这种情况称为玻璃体黄斑牵拉综合征(图 9-92)。在某些临床中原因不明的黄斑水肿病例,OCT 可以显示出玻璃体黄斑牵拉。OCT 能清楚显示玻璃体黄斑牵拉征存在和类型,这对是否必要手术和手术方案实施都很重要,还能提供术后黄斑恢复情况的观察[92]。

(五) 视网膜前膜

OCT 能清楚地显示各种原因引起的视网膜前膜,表现为视网膜前表面的中高反射信号(图 9-93)。在某些病例中,OCT 可发现临床中不易发现的视网膜前膜,除此之外,OCT 还可以精确测量视网膜前膜牵拉

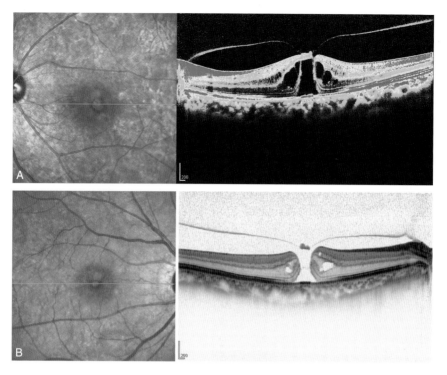

图 9-91　特发性黄斑裂孔

A. 玻璃体皮质与黄斑中心凹粘连,牵拉形成黄斑囊样水肿和即将形成Ⅱ期黄斑裂孔;B. Ⅲ期
黄斑裂孔,裂孔缘呈袖口状隆起和囊样水肿,裂孔前有与玻璃体后皮质粘连而撕脱的盖膜

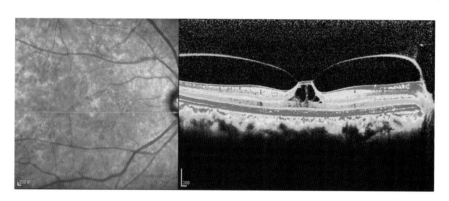

图 9-92　玻璃体黄斑牵拉综合征

玻璃体皮质与黄斑和视乳头牢固粘连,牵拉黄斑形成中心凹囊样劈裂

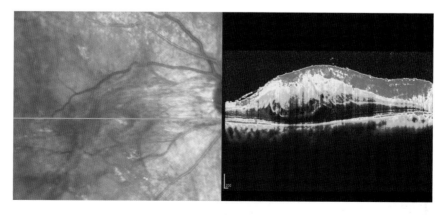

图 9-93　黄斑前膜

裂孔性视网膜脱离玻璃体手术和硅油取出术后黄斑前膜形成,拉视网膜皱缩在一起
形成视网膜皱褶

引起的继发视网膜厚度的变化[93]。

OCT检查视网膜前膜有着多方面的意义。一方面可以指导临床选择手术的时机(连续OCT图像可发现视网膜厚度的增加),另一方面,OCT亦有助于玻璃体手术和视网膜前膜剥除后患者的随访,可根据手术后黄斑厚度改变,判定患者视力预后[94]。

五、异常视神经图像

视网膜神经纤维层厚度的改变是视神经病变和青光眼临床诊断的有力证据。OCT可以对圆柱形内任一点的REFL厚度进行评价,也可以对视乳头周围线性断层扫描的RNFL厚度进行评价。计算机系统可用于评价视网膜和RNFL的厚度,可以形成RNFL的剖面图和显示视网膜的边界,RNFL厚度可以平均值、象限值或钟点值显示(图9-87)。

(一)视网膜神经纤维层增厚

视网膜神经纤维层增厚常见于有髓鞘神经纤维、视神经炎、前段缺血性视神经病变、视乳头水肿、视神经视网膜炎等。病变造成视神经纤维水肿,OCT图像中表现为神经纤维层光带增宽,反射增强(图9-94)。

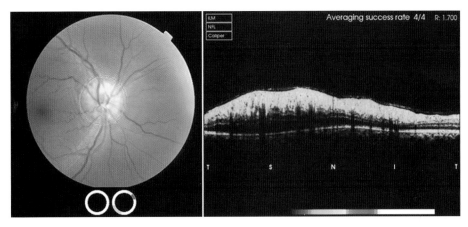

图9-94 视网膜神经纤维增厚
视网膜神经纤维层增厚,光带变宽,并遮挡下方组织反射(杜敏提供)

(二)视网膜神经纤维层变薄

视网膜神经纤维层变薄最常见于青光眼,也可见于其他原因引起的视神经萎缩。由于神经节细胞的凋亡使轴突减少,神经纤维萎缩可使OCT图像中的神经纤维层光带变窄(图9-95)。

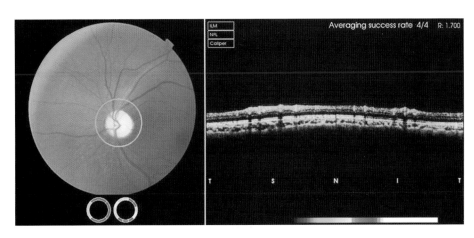

图9-95 视网膜神经纤维变薄
视网膜神经纤维层光带变窄(杜敏提供)

（三）视乳头隆起

正常视乳头 OCT 图像表现为横断面的视乳头轮廓及清晰地正常的生理性凹陷。当发生视神经炎、视神经视网膜炎、视神经挫伤、视乳头水肿时,视乳头断层图像可发生改变。轻度视乳头水肿表现为视乳头边缘隆起,仍可见生理凹陷,但较陡峭;重度视乳头水肿时,整个视乳头高度隆起,生理性凹陷消失(图 9-96)。

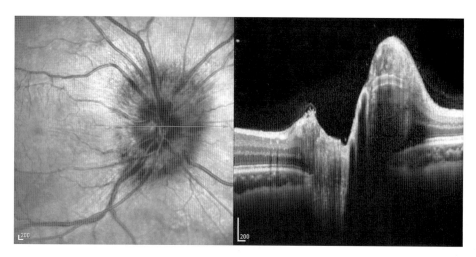

图 9-96　视神经炎
视乳头水肿,高度隆起,视乳头边缘隆起

（四）视乳头凹陷扩大

以视乳头为中心进行断层扫描,可以清晰地显示视乳头轮廓和视乳头凹陷。正常视乳头周围的 RNFL 较厚,视乳头凹陷不深、不大。青光眼视乳头改变在 OCT 图像中表现为视乳头凹陷加深、视杯扩大(图 9-97)。

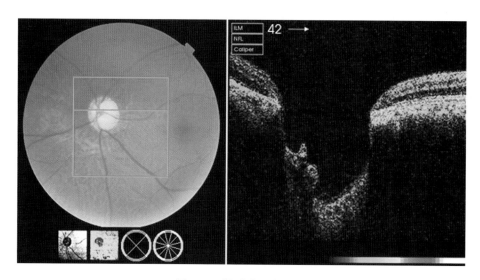

图 9-97　视乳头凹陷扩大
视乳头凹陷扩大,伴视杯加深(杜敏提供)

（五）视乳头萎缩

在视乳头 OCT 扫描中,各种原因导致的视神经萎缩可表现为相应的 RNFL 变薄,视杯可以正常。

六、异常脉络膜图像

利用 OCT 的 EDI 技术,可观察到脉络膜的一些病理改变,主要是脉络膜各层形态改变、反射密度改变和厚度改变。

1. 形态改变　脉络膜各层血管减少或消失。
2. 密度改变　脉络膜水肿反射强度减弱,炎症反应可出现点状高反射增多,炎症消退时减少(图 9-98)。
3. 厚度改变　是最常见的脉络膜异常,在各种脉络膜炎症时,由于脉络膜血管炎性渗出增加,脉络膜水肿增厚,随着炎症消退,厚度减少(图 9-98)。在脉络膜变性和萎缩性疾病,脉络膜往往变薄,甚至完全消失。

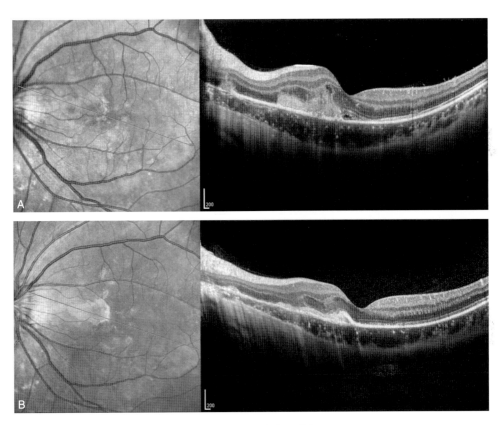

图 9-98　多灶性脉络膜炎
A. 脉络膜水肿增厚,反射减低,有较多点状高反射,黄斑视网膜下新生血管膜;B. 治疗后与上图
同一部位切面,脉络膜水肿减轻,厚度下降,反光点减少,黄斑下新生血管膜变扁平(刘文提供)

七、适　应　证

1. 黄斑部疾病　可进行图像分析和定量测量,进行早期诊断,鉴别诊断及治疗后随访。
2. 遗传性视网膜疾病　特别适宜儿童期的患者,可进行早期诊断及鉴别诊断。
3. 葡萄膜炎　观察脉络膜炎症是否累及视网膜,视网膜病变和脉络膜水肿的严重程度及治疗后的转归。
4. 脉络膜肿瘤　观察脉络膜肿瘤是否累及视网膜,对脉络膜血管瘤治疗后进行随访。
5. 青光眼　定量测量视网膜神经纤维层厚度,进行早期诊断和随访。
6. 视乳头疾病　对各种原因引起的视乳头水肿进行图像分析及随访,观察视乳头水肿的转归。

八、注 意 事 项

1. 要求患者高度配合 眼球运动和眨眼的可造成 OCT 成像伪迹。

2. 屈光间质混浊影响检查结果 如白内障或玻璃体混浊时会影响图像质量,其结果只能供临床参考。

3. 视网膜厚度计算错误 偶尔会出现系统对厚度计算错误,如黄斑前膜或视网膜下液一起计算为视网膜厚度,分析时应注意。

4. 散瞳诱发青光眼 极浅前房者和有闭角型青光眼患者,应避免散瞳,以免诱发青光眼的发生。但瞳孔太小(<3mm 直径),有可能影响检查的准确性和清晰度。

九、展 望

目前所使用的 OCT 仅能对眼组织进行解剖观察,眼底血管功能状态必须通过 FFA 和 ICGA 来显示,新一代超级 OCT(angio-OCT)能同时显示眼底解剖和血管造影功能。超级 OCT 具有运动纠正功能,避免了哪怕微小的眼球移动而产生的图像模糊;既能广角又能微细观察到血管形态(图 9-99),进行血管数量和血流指数定量,从而分析血管功能。超级 OCT 真能做到将视网膜和脉络膜各层进行解剖弧度上的分层观察,解决了普通血管造影的影像重叠缺点。总之,未来的 OCT 将给临床医生提供越来越精细和准确的眼底图像,必将极大地促进眼底疾病诊断和治疗。

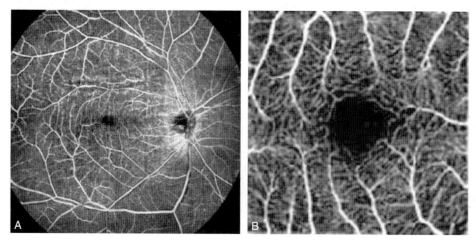

图 9-99 超级 OCT 检查
A.广角镜显示视网膜血管;B.清楚显示黄斑区微循环

(刘文 杜敏)

第十二节 眼科影像学检查

近年来,随着影像设备的不断发展,使影像检查技术从单一的 X 线诊断,发展为包括超声成像、计算机体层成像(computed tomography,CT)、磁共振成像(magnetic resonance imaging,MRI)、发射体层成像(emission computed tomography,ECT)、单光子发射体层成像(single photon emission computed tomography,SPECT)、正电子发射体层成像(positron emission computed tomography,PET)和数字血管造影术(digital subtraction angiography,DSA)等多种成像技术的学科。每种成像技术又有多种不同的检查方法。而各种成像技术都有各自的优点和缺点及适用范围,并非一种成像技术可以适用于人体所有器官的疾病诊断,也不是一种成像技术完全能取代另一种成像技术,而是相辅相成,互相补充。影像学检查在眼科有着重要的作用,检查方法主要包括有:FFA、ICGA、超声波检查、X 线检查、CT、MRI、OCT 等,本节仅着重介绍 X 线、CT 和 MRI

检查在眼科疾病中的应用[95-97]。其他检查方法请见相关章节。

一、X 线 检 查

X 线检查（X-ray examination）属于影像学常规检查，包括 X 透视和 X 线摄影。它们反映的是人体组织对 X 线吸收后到达成像材料上 X 线量的差异。其中以透视和普通 X 线平片作为首选的检查方法。

1. X 线平片　①显示眼球及眼眶内有无不透光的异物存在，以及确定其具体位置，这是眼科异物诊断常用而可靠的方法（图 9-100）；②了解眼眶内占位性病变和眶骨以及眶周病变，根据所能观察的 X 线改变，进一步推断病变的性质、范围和程度；③寻找视神经病变的某些病因；④确定眶骨先天性异常、炎症和骨折等。普通 X 线片检查简单，是查明眼部不透 X 线异物和进行定位的主要方法，可对眼球突出、眼部肿瘤、眼部外伤、炎症等作初步筛查。由于眼部大部分为软组织结构，缺乏自然对比，所以诊断效果欠佳[98]。随着各种影像诊断技术的发展和在眼科的应用，目前，普通 X 线片主要用于显示眼球及眶内不透 X 线异物等，已不再用于显示骨折和肿瘤等病变。

2. 数字减影血管造影术（digital surbttaction angiography，DSA）　包括眼动脉造影及眼眶静脉造影两种方法，主要用于颈动脉海绵窦瘘、硬脑膜海绵窦瘘、眼眶动静脉畸形和动静脉瘘以及眼动脉的动脉瘤等的诊断和血管内治疗。

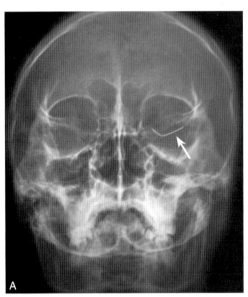
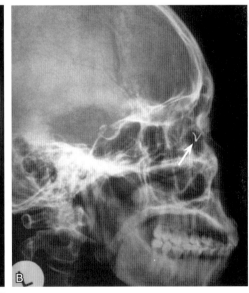
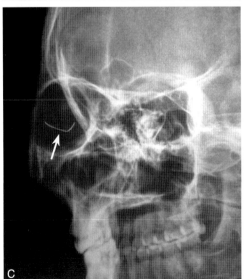

图 9-100　眼眶正侧位片
A. 眼眶正位片，左眼眶内可见到弯钩状的异物（箭）；B. 眼眶侧位片，异物呈 V 形（箭）；C. 斜位片，眼眶内异物呈弯钩形（箭）（刘文提供）

二、CT 检查

　　CT 的出现是电子计算机和 X 线技术相结合并应用到医学领域的重大突破,它使传统的 X 线检查技术进入到了计算机处理、电视图像显示的新时代。随着 CT 技术日新月异的发展,CT 检查已成为医学影像学的核心技术之一。自从 Hounsfied 发明 CT 至今,CT 的临床应用已有近 40 年的历史。根据 CT 的技术发展过程大致可以分成四个阶段:非滑环 CT、滑环 CT、螺旋 CT、多排螺旋 CT。螺旋 CT(helical or spiral CT)又称螺旋扫描 CT(MSCT)或螺旋体积 CT(SVCT),是一种通过快速连续扫描法采集螺旋体积数据的新技术。它与常规 CT 快速扫描不同,用常规床面滑行快扫序列时,床面于扫描间隔快速滑动,但在扫描时保持静止,即床面移动与扫描交替进行,互不相关。而在螺旋扫描时,球管环绕患者做快速连续 360° 旋转的同时,床面同步以等速滑动,其结果球管对患者而言,经历一螺旋形路径,也就是在 CT 传统旋转扫描的基础上,采用了滑环技术和连续进床技术从而实现了螺旋扫描。螺旋 CT 扫描的图像,经计算机处理后可形成立体图像,能更加清晰地显示病变形态(图 9-101)。

　　CT 以其良好的软组织密度分辨力,清楚显示眼部的细微结构,大大地提高了眼科疾患的影像诊断水平。它能敏感地发现病变,准确地定位,清楚地显示病变的侵犯范围,包括眶内、外联合侵犯情况(图 9-102),但对定性诊断则有一定的局限性。

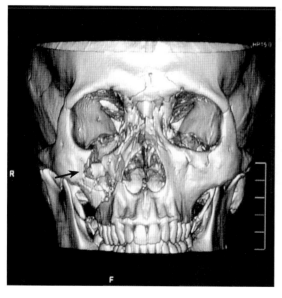

图 9-101　螺旋 CT
右侧颌面部和鼻骨骨折(箭)(刘文提供)

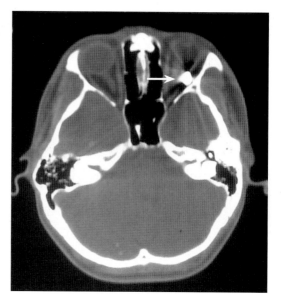

图 9-102　CT 检查
左眼球后金属异物(箭)(刘文提供)

(一) 检查方法

　　眼部 CT 扫描除应摆正头位,力求双侧对称和固定外,还应注意眼球固定向前平视不动,以免造成眼球和眼外肌显示误差。眼部 CT 常规用横断面检查,或加冠状面和矢状面检查。冠状面一般采用直接扫描图像,矢状面为重组图像。三个方向的层面检查可以互为补充,使观察更加全面、细致。横断面有利于观察眼部前、后方向结构的全貌以及与颅内结构关系,为最常用的基本位置。冠状面补充了横断面的不足,对眶顶、眶底和上、下直肌显示较为满意,可显示眶前部眶骨、眼外肌和眼球冠状层面像。而矢状面或斜面重建图像可用于观察眼眶中轴结构。

　　1. CT 平扫　眼眶 CT 检查多用横断面扫描。扫描时,患者仰卧于检查床上,头部伸入扫描架的框孔内。扫描所用基线多为人体基线(简称 AB 线)或听眦线(简称 OM 线)。OM 线即由外眦至外耳道的连线,AB 线即以外耳道 OM 线为交点,向下转 10 度。AB 线更接近视神经走向,对显示视神经及眼肌较佳,因此多采用 AB 线作为基线。扫描时要求包括眶上、下壁。扫描层厚一般不超过 3mm,通常采用层厚 1.5~3mm,

间隔 3mm。显示软组织图像时,窗位 40~50HU(亨氏单位),窗宽 300~400HU;显示骨质图像时,窗位 500~700HU,窗宽 1000~3000HU。冠状扫描时,患者取仰卧位或俯卧位,头部过伸,取颏顶位或顶颏位,扫描机架倾斜,使射线方向与 AB 线垂直,扫描范围从眼睑至眶尖或中颅窝。层厚、间隔与横断面扫描相同。

2. CT 增强检查　如果对眼球和眼睑病变 CT 平扫图像欠佳或病灶较小难以辨别时,尤其是对浸润性病变的定位以及病灶血供情况的了解,CT 增强检查有助于进一步观察。但对软组织病变或血管性病变宜行 MRI 增强扫描,一般不推荐做 CT 增强扫描,如果没有 MRI 设备时,才行 CT 增强扫描。推荐使用自动注射器和非离子型碘对比剂,总量 80~100ml,2.0~3.0ml/s,延迟扫描时间依病变及设备情况而定。

3. CT 检查的优点　①对骨质和钙化显示较好;②广泛用于眼眶外伤和有钙化的软组织病变。

(二) 适应证

眼球、眼眶及眶周邻近组织结构和形态异常,与视神经和视路疾病相关颅脑疾病检查。

三、MRI 检查

MRI 作为一种崭新的检查方法用于眼和眼眶疾病的诊断,目前已越来越被临床及放射科医师所重视。随着 MRI 技术的飞速发展,各种脉冲序列不断更新,扫描速度的提高,以及较高分辨力、多种脉冲序列、多方位多角度成像,明显提高了正常眼眶解剖结构的显示及眼眶病变的定位和定性诊断水平,使其在软组织成像及显微结构的成像方面具有独特的优势。虽然在较小钙化、新鲜出血、轻微骨改变以及骨化等方面的显示不如 CT,同时对眼球及眼睑运动所致的伪影还不能根本克服,但 MRI 能直接三维成像,主要用于眼科葡萄膜或脉络膜肿瘤、非磁性异物和球内感染、玻璃体内出血和视网膜下积液与肿瘤的鉴别、恶性肿瘤侵犯球外组织的诊断等。动态增强 MRI 对眼眶病变的诊断及鉴别具有重要价值,在定位、定性和明确范围方面优于 CT。因此,临床上 CT 及 MRI 对眼和眼眶疾病的诊断作用可相辅相成,互相补充,可明显提高诊断水平。

(一) 设备和检查方法

1. 线圈　头线圈,76.2~127mm(3~5 英寸)表面线圈,眼眶线圈,76.2mm(3 英寸)双面阵列线圈。对于眶内细小解剖结构和病变的显示,尤其是眼球的显示,后一种线圈显示效果更佳,并能明显提高图像的信噪比和分辨率,但当病变累及到颅内时,这几种线圈由于显示范围较小,会影响颅内病变的显示,应采用头线圈扫描。

2. 体位　体位取仰卧标准解剖正位,头先进,定位十字线对两侧外眼角和正中矢状面对准线圈横轴中心,双面线圈中心分别贴近两侧眼眶前方偏外侧。

3. 扫描平面选择　①定位像:三平面快速定位或横轴位定位;②矢状面:在显示眼球最大径的横轴位定位像上使成像平面平行于颅脑正中矢状面,扫描范围覆盖双侧眼眶。斜矢状位扫描以显示视神经的横轴位像定位,使成像层面平行于视神经,两侧分别扫描;③横断面:以冠状面定位像显示眼球最大径平面上使成像层面与两眼球中点连线平行扫描眼眶区域横断面。斜轴位扫描则在矢状面定位像上使成像层面与视神经平行;④冠状面:以横轴位图像定位,成像平面垂直于颅脑正中矢状面。斜冠状位扫描则使成像层面与视神经走行垂直进行扫描。

4. 扫描序列　①横断面,自旋回波序列(SE)T_1WI/T_2WI;②冠状面、斜矢状面 T_1WI,必要时行 T_2WI 扫描;③脂肪抑制技术,在显示病变的最佳断面行 T_2WI,如行增强扫描可不需要增强前脂肪抑制技术;④如 T_1WI 显示病变内有高信号时,在显示病变的最佳断面行压脂 T_1WI;⑤场强低或化学位移脂肪抑制技术效果较差的设备可行 STIR(短反转时间反转恢复序列)。增强扫描:动态扫描采用梯度回波 T_1WI,每 15~20 秒扫描 1 个序列,共扫描 10~12 次,间隔 10~15 秒;脂肪抑制后横断面、冠状面、斜矢状面 T_1WI。

5. 扫描参数　层厚 3~5mm,层间距 0~0.5mm,视野(FOV)为 16~20cm,矩阵 ≥ 256×256。

6. 造影剂的应用　MRI 造影剂的使用,可使眼和眼眶病变的检出率和诊断正确率都有不同程度的提高。常用造影剂为钆顺磁性造影剂(gadonlinium Gd-DTPA),剂量为 0.1mol/kg,多作肘静脉注射,注射时间一般为 1~2 分钟,注射完毕后即行 MRI 扫描。通常行横断面或冠状面 T_1WI 扫描,扫描范围同增强前 MRI。

（二）适应证

MRI 眼部检查适应证与 CT 扫描基本相同。

MRI 检查的优点包括：①从原子水平显示软组织变化,故对软组织分辨率高;②无 X 线的辐射损伤,尤其适合于小儿眼疾患者或拟作多次随访者;③对一些眼眶疾患具有特征性信号强度,如:眼眶脂肪瘤、眼眶皮样囊肿、葡萄膜黑色素瘤、脉络膜血肿、血管畸形等,易于定性诊断(图 9-103);④方便于多方向体层扫描;⑤没有骨性伪影;⑥很少使用造影剂。

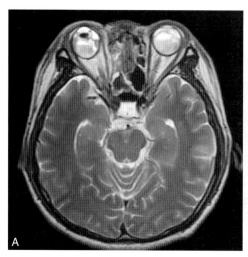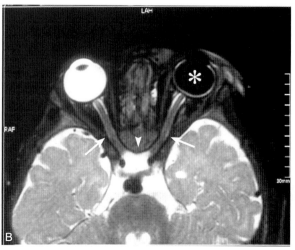

图 9-103　MRI 检查

A. T1 加权,双眼球内灰色部分即出血阴影;B. 患儿 2 岁,左眼永存原始玻璃体增生症做玻璃体切除和硅油填充术后 2 天,右眼为正常形态,左眼内充满硅油呈暗区(星),两侧视神经清晰(箭),视交叉(箭头)(刘文提供)

（三）注意事项

进行 MRI 检查时,有金属异物或有心脏起搏器植入者,禁忌检查,以免因体内异物变化而发生损伤。

（沈冰奇）

参 考 文 献

1. 谢立信,袁南勇,李勤新. 正常人角膜内皮细胞的内皮显微镜观察. 潍坊医学院学报. 1984:49-54.
2. 李贺诚,杜念祖. 用镜面反射显微镜对我国正常人活体角膜内皮的观察. 角膜病杂志. 1982,3:65-73.
3. 李子良,杨如春. 角膜内皮和角膜内皮显微镜. 国际眼科纵览. 1980:18-22.
4. Binkhorst CD, Loones LH, Nygaard P. The clinical specular microscope. Doc Ophtalmol. 1977;44:57-75.
5. 朱志忠. 临床角膜内皮显微镜. 角膜病杂志. 1980:118-124.
6. Coste R, Cornand E, Denis D. Central corneal thickness in a pediatric population using a noncontact specular microscope:a study of 405 cases. Journal Francais D Ophtalmologie. 2008;31:273-278.
7. Sanchis-Gimeno JA, Lleo-Perez A, Alonso L, et al. Corneal endothelial cell density decreases with age in emmetropic eyes. Histology and Histopathology. 2005;20:423-427.
8. 葛坚. 眼科学. 北京:人民卫生出版社,2005:107.
9. 刘家琦,李凤鸣. 实用眼科学. 北京:人民卫生出版社,1999:250-252.
10. Whitson JT, Liang C, Godfrey DG, et al. Central corneal thickness in patients with congenital aniridia. Eye Contact Lens. 2005;31:221-224.
11. Doughty MJ, Aakre BM. Central versus paracentral endothelial cell density values in relation to duration of soft contact lens wear. Eye Contact Lens. 2007;33:180-4.
12. Hamano H, Maeda N, Hamano T, et al. Corneal thickness change induced by dozing while wearing hydrogel and silicone hydrogel lenses. Eye & Contact Lens-Science and Clinical Practice. 2008;34:56-60.
13. Gorezis S, Christos G, Stefaniotou M, et al. Comparative results of central corneal thickness measurements in primary open-angle

glaucoma,pseudoexfoliation glaucoma,and ocular hypertension. Ophthalmic Surgery Lasers & Imaging. 2008;39:17-21.

14. Guigou S,Coste R,Denis D. Central corneal thickness and endothelial cell density in congenital glaucoma. Journal Francais D Ophtalmologie. 2008;31:509-514.

15. Zarnowski T,Lekawa A,Dyduch A,et al. Corneal endothelial density in glaucoma patients. Klin Oczna. 2005;107:448-451.

16. Ravalico G,Botteri E,Baccara F. Long-term endothelial changes after implantation of anterior chamber intraocular lenses in cataract surgery. Journal of Cataract and Refractive Surgery. 2003;29:1918-1923.

17. Saxena R,Boekhoorn SS,Mulder PGH,et al. Long-term follow-up of endothelial cell change after artisan phakic intraocular lens implantation. Ophthalmology. 2008;115:608-613.

18. 林晓峰,李青,龙崇德,等. 外伤性无晶体眼二期人工晶体植入术前后角膜内皮的改变. 中国实用眼科杂志. 2006;24:538-541.

19. Lee EK,Yun YJ,Lee JE,et al. Changes in corneal endothelial cells after ahmed glaucoma valve implantation:2-Year follow-up. Am J Ophthalmol. 2009;148:361-367.

20. 张雪翎,王秀丽. 小梁切除手术前后角膜内皮细胞观察. 国际眼科杂志. 2007;7:196-197.

21. 董贵安,黄一飞. 玻璃体切除术后硅油填充眼角膜内皮变化. 中国实用眼科杂志. 1999;17(10):624-625.

22. 刘冬梅,毕宏生,等. 玻璃体填充物对角膜内皮的影响. 临床眼科杂志. 2002;10:376-379.

23. 高汝龙,Neub L. 硅油进入前房后的角膜内皮改变. 中华眼科杂志. 1990;26:267-269.

24. Holley GP,Alam A,Kiri A,et al. Effect of indocyanine green intraocular stain on human and rabbit corneal endothelial structure and viability-An in vitro study. Journal of Cataract and Refractive Surgery. 2002;28:1027-1033.

25. Nam SM,Lee HK,Kim EK,et al. Comparison of corneal thickness after the instillation of topical anesthetics - Proparacaine versus oxybuprocaine. Cornea. 2006;25:51-54.

26. 曹美凤. 视网膜脱离及玻璃体增生机化的超声波检查. 中华眼科杂志. 1988;24:129-131.

27. 吕林. 超声诊断在玻璃体视网膜手术中的意义. 中华眼底病杂志. 1995;11:124-128.

28. Kendall CJ. Ophthalmic echography. Thorofare,NJ:Slack,1990:128-129.

29. Pavlin CJ,Sherar MD,Foster FS. Subsurface ultrasound microscopic imaging of the intact eye. Ophthalmology. 1990;97:244-250.

30. Pavlin CJ,Foster FS. Ultrasound biomicroscopy of the eye. New York:Springer-Verlag,1995:56-190.

31. 杨文利. 超声生物显微镜在眼科的应用. 国外医学·眼科学分册. 1996;20:166-170.

32. Yoshida S,Sasoh M,Arima M,et al. Ultrasound biomicroscopic view of detachment of the ciliary epithelium in retinal detachment with atopic dermatitis. Opthalmology. 1997;104:283-287.

33. 赖铭莹,王宁利,刘文. 活体超声显微镜检查技术 // 王宁利,刘文. 活体超声显微镜眼科学. 北京:科学出版社,2002:27-43.

34. 李凤鸣. 眼科全书(上册). 北京:人民卫生出版社,1996:816-819.

35. 梁树今,廖菊生,高育英,等. 荧光素眼底血管造影释义(上册). 石家庄:河北人民卫生出版社,1980:7-8.

36. Hope RM,Yannuzzi LA,Gragoudas ES. Adverse reactions due to indocyanine green. Ophthalmology. 1994;101:529-531.

37. 陈有信,韩保玲,张承芬. 靛青绿血管造影毒副作用的临床观察. 中国实用眼科杂志. 1998;16:158.

38. 闫宏,易长贤,胡兆科,等. 国产荧光素钠单独使用与吲哚青绿混合使用的安全性探讨. 中国眼耳鼻喉科杂志. 2000;5:90-91.

39. 张承芬. 眼底病学. 北京:人民卫生出版社,1998:100-102.

40. 魏景文. 临床眼底病彩色图谱. 天津:天津科技翻译出版公司,1995:7-8.

41. 文峰. 吲哚青绿血管造影术及其临床应用. 眼科研究. 2006;24:113-118.

42. 文峰,吴德正. 浅谈吲哚青绿血管造影的临床释义. 中华眼底病杂志. 2002;18:74-76.

43. 文峰. 加强对脉络膜新生血管的分类及临床意义的认识. 眼科. 2006;15:223-225.

44. Freund KB,Zweifel SA and Engelbert M. Do We Need a New Classification for Choroidal Neovascularization in Age-Related Macular Degeneration? Retina. 2010;30:1333-1349.

45. Moon JW,Yu HG,Kim TW,et al. Prognostic factors related to photodynamic therapy for central serous chorioretinopathy. Graefe's Arch Clin Exp Ophthalmology. 2009;247:1315-1323.

46. Keane PA and Sadda SR. Imaging chorioretinal vascular disease. Eye. 2010;24:422-427.

47. Yannuzzi LA. Indocyanine Green Angiography:A Perspective on Use in the Clinical Setting. Am Ophthalmol. 2011;151:745-751.

48. Herbort CP,LeHoang P,Guex-Crosier Y. Schematic interpretation of indocyanine green angiography in posterior uveitis using a standard angiographic protocol. Ophthalmology. 1998;105:432-440.

49. Chang AA,Morse LS,Handa JT,et al. Histologic localization of indocyanine green dye in aging primate and human ocular tissues with clinical angiographic correlation. Ophthalmology. 1998;105:1060-1068.

50. Guyomarch J, Jean-Charles A, Acis D, et al. Polypoidal choroidal vasculopathy：clinical and angiographic features. Journal Francais D Ophtalmologie. 2008；31：579-584.

51. Kang SW, Chung SE, Shin WJ, et al. Polypoidal choroidal vasculopathy and late geographic hyperfluorescence on indocyanine green angiography. Br Ophthalmol. 2009；93：759-764.

52. Wen F, Chen CZ, Wu DZ, et al. Polypoidal choroidal vasculopathy in elderly Chinese patients. Graefe's Arch Clin Exp Ophthalmol. 2004；242：625-629.

53. Imamura Y, Engelbert M, Iida T, et al. Polypoidal Choroidal Vasculopathy：A Review. Survey of Ophthalmology, 2010, 55：501-515 Imamura Y, Engelbert M, Iida T, et al. Polypoidal Choroidal Vasculopathy：A Review. Surv Ophthalmol. 2010；55：501-515.

54. Boixadera A, Arumi JG, Martinez-Castillo V, et al. Prospective Clinical Trial Evaluating the Efficacy of Photodynamic Therapy for Symptomatic Circumscribed Choroidal Hemangioma. Ophthalmology. 2009；116：100-105.

55. Wen F, Wu DZ. Indocyanine green angiographic findings in diffuse choroidal hemangioma associated with Sturge-Weber syndrome. Graefe's Arch Clin Exp Ophthalmol. 2000；238：625-627.

56. Hai TL, Wen F, Wu DZ. Polypoidal choroidal vasculopathy in a patient with circumscribed choroidal hemangioma. Retina. 2004；24：629-631.

57. Spaide RF. Peripheral areas of nonperfusion in treated central vein occlusion as imaged by wide-field fluorescein angiography. Retina. 2011；31：829-837.

58. Kernt M, SchallerUC, Stumpf C, et al. Choroidal pigmented lesions imaged by ultra-wide-field scanning laser ophthalmoscopy with two laser wavelengths（Optomap）. Clinical Ophthalmology. 2010；4：829-836.

59. Wessel MM, Nair N, Aaker GD, et al. Peripheral retinal ischaemia, as evaluated by ultra-widefield fluorescein angiography, is associated with diabetic macular edema. Br J Ophthalmol. 2012；96：694-698.

60. Prasad PS, Oliver SC, Coffee RE, et al. Ultra Wide-Field Angiographic Characteristics of Branch Retinal and Hemicentral Retinal Vein Occlusion. Ophthalmology. 2010；117：780-784.

61. Saari JM, Kivela T, Summanen P, et al. Digital imaging in differential diagnosis of small choroidal melanoma. Graefes Arch Clin Exp Ophthalmol. 2006；244：1581-1590.

62. Silva PS, Cavallerano JD, Sun JK, et al. Nonmydriatic Ultrawide Field Retinal Imaging Compared with Dilated Standard 7-Field 35-mm Photography and Retinal Specialist Examination for Evaluation of Diabetic Retinopathy. Am J Ophthalmol. 2012；154：549-559.

63. Wessel MM, Aaker GD, Parlitsis G, et al. Ultra-wide-field angiography improves the detection and classification of diabetic retinopathy. Retina. 2012；32：785-791.

64. Chiang MF, Wang L, Busuioc M, et al. Telemedical retinopathy of prematurity diagnosis：Accuracy, reliability, and image quality. Arch Ophthalmol. 2007；125：1531-1538.

65. 黄丽娜, 张国明, 吴本清. 早产儿视网膜病变. 广州：广东科学技术出版社, 2007：42-50.

66. Myung JS, Paul Chan RV, Espiritu MJ, et al. Accuracy of retinopathy of prematurity image-based diagnosis by pediatric ophthalmology fellows：implications for training. J AAPOS.2011；15：573-578.

67. Agrawal S, Peters MJ, Adams GG, et al. Prevalence of retinal hemorrhages in critically ill children. Pediatrics. 2012；129：1388-1396.

68. Erraguntla V, MacKeen LD, Atenafu E, et al. Assessment of change of optic nerve head cupping in pediatric glaucoma using the RetCam 120. J AAPOS. 2006；10：528-533.

69. Koozekanani DD, Connor TB Jr, Wirostko WJ. RetCam Ⅱ Fluorescein Angiography to Guide Treatment and Diagnosis of Coats' Disease. Ophthalmic Surg Lasers Imaging. 2010；9：1-3.

70. Helb HM, Charbel Issa P, Fleckenstein M, et al. Clinical evaluation of simultaneous confocal scanning laser ophthalmoscopy imaging combined with high-resolution, spectral-domain optical coherence tomography. Acta Ophthalmol. 2010；88：842-849.

71. Hassenstein A, Meyer CH. Clinical use and research applications of Heidelberg retinal angiography and spectral-domain optical coherence tomography-a review. Clin Exp Ophthalmol. 2009；37：130-143.

72. Lavinsky D, Romano A, Muccioli C, et al. Imaging in ocular toxoplasmosis. Int Ophthalmol Clin.2012；52：131-143.

73. Kitagawa K, Nishida S, Ogura Y. In vivo quantitation of autofluorescence in human retinal pigment epithelium. Ophtalmologica. 1989；199：116-121.

74. Robson AG, Moreland JD, Pauleikhoff D, et al. Macular heular pigment density and distribution：comparison of fundus auto fluorescence with minimum motion photometry. Vision Res. 2003；43：1765-1775.

75. Holz FG, Bindewald-Wittidh A. Fleckenstein M, etal. Progression of geographic atrophy and impact of fundus antofluorescence patterns in age-realted macular degeneration. Am J Ophthalmol. 2007；143：463-472.

76. Karadimas P, Bouzas EA. Fundus antofluorescence imaging in serous and drusenoid pigment epithelial detachments associated with age. related macular degeration. Am J Ophthalmol. 2005;140:1163-1165.

77. Garsten Framme, Andreas Walter, Bernhard Gabler, et el. Fundus autofluorescence in acute and chronic- recrrent central serous chorioretinopathy. Acta Ophthalmol Scand. 2005;83:161-167.

78. Framme C, Brinkmann R, Birngruber R. Autofluorescence imaging after selective RPE laser treatment in macular diseases and clinical outcome a pilot stdudy. Br J Ophthalmol. 2002;86:1099-1106.

79. Huang D, Swanson EA, Lin CP, et al. Optical coherence tomography. Science. 1991;254:1178-1181.

80. Hee MR, Izatt JA, Swanson EA, et al. Optical coherence tomography of the human retina. Arch Ophthalmol. 1996; 113:325-332.

81. Gabriele ML, Wollstein G, Ishikawa H, et al. Optical coherence tomography history, current status, and laboratory work. Invest Ophthalmol Vis Sci. 2011;52:2425-2436.

82. Hee MR, Puliafito CA, Wong C, et al. Quantitative assessment of macular edema with optical coherence tomography. Arch Ophthalmol. 1995;113:1019-1029.

83. Chan A, Duker JS, Ko TH, et al. Normal macular thickness measurements in healthy eyes using stratus optical coherence tomography. Arch Ophthalmol. 2006;124:193-198.

84. 凌运兰, 刘杏, 郑小平. 正常人各方位视网膜神经纤维层厚度值的测量. 中山医科大学学报. 2011;212-214.

85. 李鹏, 杨治坤, 董方田. 应用增强深部成像的相干光断层扫描测量正常人脉络膜厚度, 中华眼科杂志. 2012;48:319-323.

86. Sutter FK, Simpson JM, Gillies MC. Intravitreal triamcinolone for diabetic macular edema that persists after laser treatment: three-month efficacy and safety results of a prospective, randomized, double-madked pacebo-controlled clinical trial. Ophthalmology. 2004;111:2044-2049.

87. Rogers AH, Martidis A, Greenberg PB, et al. Optical coherence tomography findings following photodynamic therapy of choroidal neovascularization. Am J Ophthalmol. 2002;134:566-576.

88. Hughes EH, Khan J, Patel N, et al. In vivo demonstration of the anatomic differences between classic and occult choroidal neovascularization using optical coherence tomography. Am J Ophthalmol. 2005;139:344-346.

89. Haouchine B, Massin P, Gaudric A. Foveal pseudocyst as the first step in macular hole formation: a prospective study by optical coherence tomography. Opthalmology. 2001;108:15-22.

90. Villate N, Lee JE, Venkatraman A, et al. Photoreceptor layer features in eyes with closed macular holes: optical coherence tomography findings and corretaton with visual outcomes. Am J Ophthalmol. 2005;139:280-289.

91. Uchino E, Uemura A, Ohba N. Initial stages of posterior vitreous detachment in healthy eyes of older persons evaluated by optical coherence tomography. Arch Ophthalmol. 2001;119:1475-1479.

92. Yamada N, Kishi S. Tomographic features and surgical outcomes of vitreomacular traction syndrome. Am J Ophthalmol. 2005; 139:112-117.

93. Massin P, Alkouch C, Haouchine B, et al. Optical coherence tomography of idiopathic macular epiretinal membranes before and after surgery. Am J Ophthalmol. 2000;130:732-739.

94. Niwa T, Terasaki H, Kondo M, et al. Function and morphology of macula before and after removal of idiopathic epiretinal membrane. Ivest ophthalmol Vis Sci. 2003;44:1652-1656.

95. 鲜均舫, 王振常, 罗德红, 等. 头颈部影像诊断必读. 北京: 人民军医出版社, 2007:4-7.

96. 陈星荣, 沈天真, 段承祥, 等. 全身 CT 和 MRI. 上海: 上海医科大学出版社, 1994:232-237.

97. 吴中耀. 现代眼肿瘤眼眶病学. 北京: 人民军医出版社, 2022:15-35.

98. 马晓芬. 磁共振成像技术在眼部的应用进展. 医学综述. 2011;17:1543-1547.

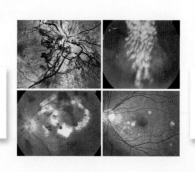

第十章
实验室检查

眼科实验室检查主要包括微生物学检查、临床免疫学检查、临床生物化学检查和血液流变学检查。在眼科多种疾病的诊断和治疗中具有重要的临床意义。

第一节　微生物学检查

微生物学检查也称病原生物学检查,随着对病原生物研究的不断深入以及诊断方法和技术的标准化,眼科病原生物诊断和治疗的特异性和敏感性不断提高,显著提高了感染性眼病的防治效果,进一步降低了病原生物致盲的发生率。当机体免疫力低下、菌群失调或眼表结构受到创伤时,正常防御屏障遭到破坏,可引起感染性眼病。

一、细　菌

(一) 检查方法

实验室检查方法包括样本采集、显微镜镜检、分离培养、生化试验鉴定、药物敏感试验或血清学反应。

1. 采样　采样注意在发病初期和未使用抗生素之前采集。用于细菌培养的标本注意无菌操作,避免杂菌污染,尽可能采集病变明显部位的组织或分泌物,标本采集后立即送检,以提高病原菌的检出率。

2. 显微镜镜检　显微镜检查是细菌鉴定的基本方法。根据细菌的形态和染色特性,显微镜镜检可有助于诊断。对于形态和染色无特异性的细菌,需通过培养进一步鉴定。

革兰染色为细菌检查的常规染色方法。此方法将细菌分为两大类,革兰氏阳性菌呈紫色,阴性菌呈红色。大多数革兰氏阳性菌对青霉素敏感,致病物质为外毒素;大多数革兰阴性菌对青霉素不敏感,致病物质为内毒素。

抗酸染色用于鉴别抗酸杆菌(结核杆菌、麻风杆菌),抗酸杆菌染成红色,非抗酸杆菌染成蓝色。

3. 细菌培养与鉴定　原则上所有标本均应进行分离培养。血平板培养基最为常用,适用于培养各类细菌。厌氧菌在有氧的环境中不能生长,因此,培养厌氧菌时,应除去培养基及周围环境中的氧气。

4. 药物敏感试验　检测从标本中分离出来的病原菌对某些抗生素的敏感性,从而指导临床合理用药。

(二) 眼部常见细菌[1]

1. 革兰阳性球菌　在显微镜下呈紫色球状排列。

(1) 葡萄球菌属[2]:又分为血浆凝固酶阳性球菌和凝固酶阴性球菌,前者为金黄色葡萄球菌,后者主要有表皮葡萄球菌。

1) 金黄色葡萄球菌:可见于正常结膜囊,正常免疫情况下暂时存在,是眼部感染最常见的细菌之一,对青霉素、头孢菌素等敏感。

2) 表皮葡萄球菌:致病性较弱,为正常眼睑和结膜的常生菌,是眼部重要的致病菌,而且耐药性比金黄色葡萄球菌更强。表皮葡萄球菌对万古霉素敏感。

(2) 链球菌属[3]:其中的 A 群链球菌也称化脓性链球菌,是人类细菌感染常见的病原菌之一。有较强的侵袭力,并产生多种外毒素和胞外酶。链球菌对青霉素、先锋霉素和万古霉素等敏感。

2. 革兰阴性球菌　在显微镜下表现红色球状,眼科主要为奈瑟菌属。

(1)淋球菌:是人类淋病的病原菌,人类为淋球菌的唯一宿主。对理化因素抵抗力弱,干燥易死亡,对酒精和硝酸银敏感。淋球菌主要通过性接触传播淋病,产妇分娩时可通过产道感染新生儿,引起新生儿淋菌性眼炎。也可引起成人超急性化脓性结膜炎,化脓性角膜溃疡和眼内炎等。淋球菌对青霉素、红霉素敏感。耐药菌株对氨苄西林、第三代头孢菌素和氟喹诺酮敏感。用1%硝酸银一次性滴眼或红霉素、四环素眼膏常规性预防新生儿淋菌性眼炎。

(2)脑膜炎球菌:抵抗力弱,对寒冷、日光、干燥及常用消毒剂均很敏感。内毒素是脑膜炎球菌最重要的致病物。流行性脑膜炎菌血症期可引起转移性眼内炎。该菌对青霉素和磺胺嘧啶等敏感。

3. 革兰阴性杆菌　在显微镜下呈红色短棒状。

(1)假单胞菌属:铜绿假单胞菌是致眼感染最严重且常见的革兰阴性杆菌之一。为人皮肤、肠道和呼吸道的正常菌群,偶见于正常结膜囊。对紫外线、干燥抵抗力强。铜绿假单胞菌是医源性感染、院内交叉感染的重要致病菌。该菌是对眼部有严重危害性的条件致病菌,其重要性在细菌性角膜溃疡、眼内感染中居首位。铜绿假单胞菌能在一般抗生素、磺胺滴眼剂中存活,易污染眼科检查治疗用药物。眼黏膜上皮屏障受损如角膜异物伤、眼外伤、内眼手术时滴用污染该菌药物或手术野、器械消毒不善感染该菌则导致急性发病,常致盲。与配戴软角膜接触镜有关的细菌性角膜溃疡中2/3为铜绿假单胞菌。铜绿假单胞菌能天然抵抗多种抗生素,对多粘菌素、妥布霉素、阿米卡星、羧苄西林等药物敏感。铜绿假单胞菌感染者应严格隔离,防止交叉感染。

(2)嗜血杆菌属:因在生长过程中需含有生长因子X和(或)V的血液琼脂而得名。本属细菌为无运动性的革兰氏染色阴性小杆菌,不形成芽胞,需氧或兼性厌氧。仅寄生于人或动物的黏膜上,对氯霉素、四环素和磺胺等药物较敏感。

1)埃及嗜血杆菌:细菌通过眼分泌物、污染物品接触传播,有高度传染性。易在儿童中引起流行性结膜炎,常与沙眼衣原体混合感染。

2)流感嗜血杆菌:可致急性卡他性结膜炎、急性泪囊炎、儿童眼眶脓肿。

(3)莫阿菌属:莫 - 阿双杆菌偶见于正常结膜囊和睑缘。一般寄生于睑缘尤其是眦部睑缘,可产生溶蛋白酶,浸渍皮肤形成非化脓性糜烂,导致眦部睑缘炎,在缺乏维生素B2、B6更明显。该菌对锌离子敏感,常用0.5%硫酸锌来治疗。

(4)肠杆菌科:眼科中沙门菌属常见,为条件致病菌,可污染医疗器械而造成医源性感染,常污染软角膜接触镜用系列物品,仅次于铜绿假单胞菌。沙门菌属对多种抗生素抵抗,有些菌株对庆大霉素、妥布霉素、阿米卡星等敏感。

4. 革兰阳性杆菌　在显微镜下呈紫色短棒状。

(1)棒状杆菌属:白喉棒状杆菌可产生极强的外毒素,形成灰白色膜状渗出,可致眼外肌麻痹、调节麻痹。治疗需用大剂量白喉抗毒素。抗生素首选青霉素,它可以通过抑制白喉杆菌细胞壁的合成而起较强杀菌、抑菌作用;一般使用时间为7~10天;用至症状消失和白喉杆菌培养阴转为止。如果感染者对青霉素过敏,或应用青霉素1周后培养仍是阳性者,也可以使用红霉素和四环素。其他抗菌药物,比如阿莫西林、利福平等也可能有效。

(2)梭状芽胞杆菌:包括一群厌氧或微需氧的粗大芽胞杆菌。革兰染色阳性,芽胞呈圆形或卵圆形,直径大于菌体,位于菌体中央、极端或次极端,使菌体膨大呈梭状,故得名。本菌属细菌在自然界分布广泛,常存在于土壤、人和动物肠道以及腐败物中。多为腐物寄生菌,少数为致病菌,能分泌外毒素和侵袭性酶类,引起人和动物治病。

1)破伤风杆菌:眼睑、眼眶、眼球深部创伤污染泥土或异物含有破伤风杆菌时,厌氧环境下破伤风杆菌繁殖致病。清创、开放伤口、注射破伤风抗毒素可紧急预防。对万古霉素、青霉素敏感。

2)产气荚膜杆菌:可产生气体及强烈外毒素。眼球穿通伤、眼内异物、眶内异物感染该菌时急剧发生气性坏疽性眼内炎、全眼球炎、眶蜂窝织炎,对青霉素、红霉素、甲硝唑等药物敏感。

3）肉毒杆菌：进食带毒素的食物后发生食物中毒，眼部表现为复视、斜视、眼睑下垂、眼肌麻痹、瞳孔散大。用肉毒杆菌毒素 A 治疗特发性眼睑痉挛、麻痹性斜视有良好的疗效。

二、真　菌

真菌是真核生物中的一大类群，包含酵母、真菌之类的微生物，是最为人熟知的菇类。

（一）检查方法[4]

1. 采样涂片检查　常用角膜刮片法，在无菌条件下采集角膜病变组织或分泌物，进行涂片，经干燥固定后染色镜检。刮片取材时最好在裂隙灯下进行，以免过深引起角膜穿孔。

2. 真菌培养　当角膜刮片法不能确诊时，应进行真菌培养，因为组织培养是确诊真菌感染的最可靠证据，同时也可进行菌种鉴定。沙保罗培养基是最敏感的真菌培养基，大多数真菌可在 5~7 天生长形成菌落，部分需要 14 天以上。

3. 血清学检查　应用酶联免疫吸附试验可测定血清抗体，有助于诊断。

（二）眼部常见真菌

1. 曲霉菌属　为最常见的腐生真菌，是条件致病菌。直接镜检和分离培养是确诊的唯一办法。分离培养一般选择沙保罗培养基。角膜真菌感染时，应采取病变边缘部位的标本，分离率高。眼内炎则应取玻璃体液，过滤后镜检或培养，分离率高。对于角膜真菌感染效果较好的抗曲霉菌药物有氟康唑、咪康唑、二性霉素 B 等。

2. 其他真菌菌属　镰刀菌属、青霉菌属、念珠菌属、毛霉菌及荚膜组织胞浆菌。其中荚膜组织胞浆菌是禽类致病真菌，可通过其粪便污染或孢子播撒经呼吸道而感染人类。感染后机体可产生抗体，应用组织胞浆菌素皮肤试验呈阳性反应，有利于诊断。

三、病　毒

（一）检查方法[5]

1. 标本采集　在发病初期从感染部位采集足量标本，置冰壶中低温保存，尽快送检。

2. 电子显微镜检查　主要检查病毒包涵体、病毒颗粒或病毒抗原。

3. 病毒分离培养　采集发病初期的病变上皮组织或病变分泌物，置于 Hank 液中，加抗生素除菌处理后离心取上清液，进行病毒培养。主要方法有组织培养、鸡胚接种和动物接种。组织培养是将人或动物离体组织块或分散的活细胞，模拟体内的生理条件在试管或培养瓶内加以培养，使之生存和生长。鸡胚接种是指某些病毒在发育鸡胚中生长，将待检标本种植于鸡胚绒毛尿囊膜、卵黄囊或尿囊腔中孵育，病毒增生后可在绒毛膜上形成痘斑或导致鸡胚死亡，常用于疱疹病毒、痘类病毒等的原代培养。动物接种需要选择敏感动物及合适的接种部位。

4. 病毒的鉴定　通过血清学方法（中和试验、补体结合试验、血凝抑制试验）和分子生物学方法进行最终鉴定。

5. 血清抗病毒抗体测定　单次血清抗病毒抗体测定的诊断价值不大，从急性期到恢复期（6 周以上）需有 4 倍血清效价升高才有临床意义。

（二）眼部常见病毒

1. 疱疹病毒　主要有单纯疱疹病毒、水痘带状疱疹病毒、巨细胞病毒。采集病变分泌物或组织标本接种培养，进行病毒分离或直接检查病毒或抗原。酶联免疫吸附试验是常用的血清抗体测定方法。由于人感染单纯疱疹病毒非常普遍，感染率达 80%~90%，原发感染后 1 周左右血中可出现中和抗体，3~4 周达高峰，可持续多年，因此血清抗体测定不能用于复发性单纯疱疹病毒感染的诊断。用于急性感染诊断，应采取急性期和恢复期双份血清，同时检测血清中的 IgG 和 IgM。

2. 人类免疫缺陷病毒　是艾滋病（获得性免疫缺陷综合征，AIDS）的致病病毒。检查分为筛查试验和确诊试验，应用酶联免疫吸附试验等测定血清抗体作为粗筛，抗体阳性或可疑者再应用免疫印记试验或放射免疫沉淀试验法进行确诊。聚合酶链反应是目前检测艾滋病毒抗原最敏感的方法，有助于感染的早期诊断。病毒分离培养是最特异的诊断方法,培养后应用酶免疫法或核酸探针技术检测培养物上清液中的逆转录酶活性或检测病毒抗原。

四、寄 生 虫

1. 弓形虫 人畜共患的寄生性原虫[6]。

(1)病原学检查:是确诊弓形虫感染的主要依据。在急性感染期取患者的脑脊液、血液、房水、玻璃体等标本,直接涂片或离心浓缩后涂片,染色后镜检,查找弓形虫原虫或包囊。应用聚合酶链反应或 DNA 探针技术可快速、敏感地检测血液或眼内液中的弓形虫抗原。

(2)血清抗弓形虫抗体测定:抗体阳性仅能提示既往有弓形虫感染,因此,血清弓形虫抗体对眼弓形虫病的诊断价值有限。

2. 棘阿米巴[7]

(1)病原体镜检:刮取角膜病灶组织,涂片染色,查找滋养体或包囊。

(2)病原体培养:取病变角膜组织,用血琼脂、巧克力琼脂或沙保罗培养基培养 2~5 天后,镜下检查找滋养体或包囊。对患者角膜接触镜用品培养有助于诊断。

五、螺 旋 体

1. 梅毒螺旋体[8] 血清学检查是诊断梅毒的常用实验室方法。性病实验室试验(venereal disease research laboratory,VDRL)和快速血浆素试验(rapid plasma reagent,RPR)为非特异性的类脂质抗原试验,用于初筛;荧光素螺旋体抗体吸收试验(fluorescent treponemal antibody absorption,FTA-ABS)和梅毒螺旋体血凝试验(treponema pallidum hemagglutination test,TPHA)为特异性抗原试验,用于确诊。

2. 莱姆病螺旋体 血清抗体检查是主要辅助诊断方法。注意与梅毒抗体有交叉反应,阳性者应同时行梅毒血清学检查。

第二节 临床免疫学检查

眼科免疫学检查方法主要包括细胞免疫功能测定和体液免疫功能测定,可用于确定某些眼部感染类型或确定与眼部疾病相关的全身病。

一、细胞免疫功能测定

测定细胞免疫功能,可衡量机体的免疫功能状态,也可探讨与多种眼病的发生发展的关系。

1. 结核菌素皮肤试验 结核菌素纯化衍生物(PPD)皮肤试验不适用于对所有葡萄膜炎筛检,仅适用于有肺部症状者、肉芽肿性葡萄膜炎并已排除结节病(类肉瘤病)者、对全身类固醇激素治疗无反应者、慢性虹膜睫状体炎或脉络膜炎患者。结核病患者中仅 67% 皮肤试验阳性。对于人类免疫缺陷病毒(HIV)感染者,由于细胞免疫功能破坏,结核菌素试验常为阴性。另外,免疫功能底下、应用类固醇激素或免疫抑制剂的患者也可为阴性。对于结核菌素试验阳性的葡萄膜炎患者,无全身结核病体征时,较难确定是否为感染结核所致。

2. 植物血凝素皮试(PHA) 用于测定 T 细胞功能。

3. T 淋巴细胞亚群测定 T 淋巴细胞具有产生淋巴因子,辅助 B 淋巴细胞产生抗体,直接杀伤靶细胞的功能。根据 T 淋巴细胞表面标志(CD)的不同,可将 T 淋巴细胞分成若干亚群。CD_4 为辅助性/诱导性 T 淋巴细胞,具有协助 B 淋巴细胞产生抗体、协助巨噬细胞发挥作用。CD_8 为抑制性/细胞毒性 T 淋巴细胞,抑制 B 淋巴细胞产生抗体、抑制巨噬细胞发挥作用。CD_4/CD_8 正常比值是 1.4~2.0,可反映机体免疫系统的变化。恶性肿瘤、免疫系统缺陷、艾滋病或应用免疫抑制剂患者的 CD_4 细胞明显下降。CD_4/CD_8 比值还可用于检测器官移植后的排斥反应,若移植后 CD_4/CD_8 比值升高,提示有可能发生排斥反应。HIV 感染后主

要危及 CD_4 细胞,引起 CD_4 细胞减少和 CD_4/CD_8 比值下降。

4. T淋巴细胞转化试验 可反映细胞免疫功能状态。当细胞免疫功能缺陷或功能低下时,T淋巴细胞转化率明显下降,如恶性肿瘤、淋巴瘤、重症真菌感染等。T淋巴细胞转化试验也用于评价疾病的疗效或预后,免疫功能低下者经免疫增强剂治疗后,转化率恢复正常者提示预后良好,反之则预后不良。

5. B淋巴细胞功能测定 B淋巴细胞是免疫活性细胞,在抗原刺激下转化为浆细胞,然后分泌抗体,参与免疫应答。B淋巴细胞数目可从一个侧面反映机体的细胞免疫功能状态。

6. 血尿常规检查 血尿常规检查对眼部感染性疾病的诊断价值不大,嗜酸性粒细胞升高常提示寄生虫感染,白细胞升高提示细菌感染,淋巴细胞升高提示病毒感染或结核。白细胞计数、血红蛋白和血小板计数用于监视免疫抑制剂治疗的毒副作用。

二、体液免疫学检查

主要测定体液中的一些可溶性成分,如免疫球蛋白、补体、循环免疫复合物等,也测定体液中的某些抗原或抗体。

1. 免疫球蛋白测定 免疫球蛋白是在抗原刺激下,由浆细胞分泌产生的一类免疫活性球蛋白,具有与抗原特异性结合、凝集病原体、中和病毒或毒素、活化补体和调理作用。IgG 在血清中含量最多,也是唯一能通过胎盘的免疫球蛋白,在新生儿抗感染中起重要作用。分泌型 IgA 分布于黏膜或结膜表面,在局部免疫中起作用。IgM 分子量最大,具有溶菌和中和病毒的作用,在抗感染免疫中出现最早。IgD 的功能尚不明确,升高见于妊娠末期或大量吸烟者。IgE 在血清中含量最少,在 I 型超敏反应中明显升高。

2. 免疫复合物 又称抗原抗体复合物,是内源性或外源性抗原刺激免疫系统产生抗体,并与相应抗体结合所形成的产物,以两种形式存在:沉积于组织中的局部免疫复合物和存在于血循环中的循环免疫复合物。免疫复合物是在机体防御系统中有助于维持机体的稳定,但也是引起自身免疫性疾病的一个重要因素,尤其在病毒感染中起着重要作用。循环免疫复合物的检测有助于观察自身免疫性疾病的活动性、治疗效果及预后,如类风湿性关节炎、系统性红斑狼疮、结节性多动脉炎、慢性活动型肝炎或血管炎等。多种眼病患者的局部组织或血清中有免疫复合物存在,如葡萄膜炎、白塞病、蚕食性角膜炎、视网膜色素变性、视网膜母细胞瘤等。

3. 类风湿因子 类风湿因子是类风湿性关节炎患者血清中常见的一种自身抗体,其靶抗原是变性 IgG 的 Fc 部分。类风湿性关节炎患者 90% 为阳性,也可见于其他一些自身免疫性疾病,如多发性硬化、干燥综合征、系统性红斑狼疮等。也见于梅毒、结核病和感染性心内膜炎等疾病。健康人阳性率为3%~5%,并随年龄的增加而升高。青少年型类风湿性关节炎是发生于 16 岁以下的关节炎,类风湿因子检查常为阴性。人类白细胞抗原 B27 相关性脊柱关节炎患者的类风湿因子检查也常为阴性,又称血清阴性关节炎。

4. 抗链"O" 又称抗"O",是抗链球菌溶血素"O"的简称。用于链球菌感染后葡萄膜炎的辅助诊断,链球菌感染后综合征主要包括风湿热、反应性关节炎、急性肾小球肾炎及双眼非肉芽肿性前葡萄膜炎。

5. 抗核抗体 以真核细胞的核成分为靶抗原的自身抗体的总称,细胞核内的许多核成分如核蛋白、核糖核蛋白及 DNA 等,在某些因素作用下,如细菌、病毒、药物等,使核成分发生改变,激发机体免疫系统产生抗不同核成分的抗体。最常见于系统性红斑狼疮,也可见于其他一些自身免疫疾病,如青少年型类风湿性关节炎、全身性硬皮病、多发性硬化、重症肌无力、皮肌炎、类风湿关节炎及干燥综合征等。

6. 人类白细胞抗原(HLA) HLA-B27 相关性前葡萄膜炎约占前葡萄膜炎的 30%~50%,表现为急性单侧非肉芽肿性虹膜睫状体炎,多伴有强直性脊柱炎、赖特(Reiter)综合征、炎症性肠病或银屑病样关节炎。HLA-B27 阳性提示脊柱关节病变,对慢性葡萄膜炎无临床意义。

7. C反应蛋白 C反应蛋白在机体受细菌感染、手术或外伤、心肌梗死等刺激后早期数小时后,血清中含量就急剧升高,病变好转后可迅速恢复正常。病毒感染后常不升高。血清中 C 反应蛋白含量与年龄有关,儿童:0.17~2.2mg/L,成人:0.42~5.2mg/L。

三、细胞因子检查

1. 白细胞介素　由免疫细胞产生的可溶性蛋白,参与免疫调节、炎症反应、组织修复或病理损害。
2. 干扰素　具有抗病毒、抗肿瘤和参与免疫调节的作用。
3. 肿瘤坏死因子(TNF)可分为 TNF-α 和 TNF-β 两类,其基本的生物学活性相似,具有杀伤肿瘤细胞、免疫调节的作用,也参与发热和炎症的发生。

四、试验结果分析

1. 血清学方法的敏感性和特异性　分析试验结果时,应考虑试验方法的敏感性、特异性和阳性预测值,阳性预测值越高,诊断可靠性就越高。当某种抗体阳性时,还应考虑有无交叉反应,如莱姆病与梅毒有交叉反应。某种抗体阴性时,也不能完全排除某种微生物感染的可能,需考虑该方法的敏感性、患者的免疫功能是否低下,是否接受过治疗等,如 HIV 感染可导致结核菌素皮试或弓形虫抗体试验阴性。

2. 分析血清学试验结果　IgG 代表近期和既往感染,IgM 代表近期感染,IgA 代表黏膜感染,IgE 常与过敏反应或寄生虫感染有关。IgG 抗体阳性表明该患者曾有感染,只有 4 倍抗体效价的变化才有诊断意义。例如诊断弓形虫感染,IgG 小于 1∶16 无意义,1∶16~1∶256 提示既往感染,大于 1∶256 提示近期感染,1∶1024 提示活动性感染。IgM 抗体在儿童测到即为活动性感染,而成人大于 1∶64 则是活动性感染。

3. 临床诊断　血清抗体阳性只能提示该微生物可能与眼病相关。如果需确定是该微生物感染,则必须具备该微生物感染所特有的眼外症状和流行病学特征。例如,急性期抗体效价至少升高 4 倍,眼局部抗体浓度大于血清浓度,或应用特异性治疗后病情好转。如果缺乏特征性全身症状或体征,仅有眼部表现和血清抗体阳性(尤其低效价时),则不能确诊该眼病是某种微生物感染所致。诊断莱姆病需有蜱叮咬史和游走性关节病变,诊断获得性弓形虫病常有流感样症状或淋巴结肿大等。即使血清效价较高,也只能进行拟似诊断,如拟眼弓形虫病、拟眼组织胞浆菌病等。在阐述阳性结果时,临床表现和治疗反应远比阳性效价重要。

第三节　眼科临床生物化学检查

一、肝功能检查

肝脏是人体重要的代谢器官,是蛋白质、糖类、脂肪代谢以及药物或毒物解毒的重要场所。肝功能检查的目的是了解肝功能状态,判定患者对眼科手术或治疗的承受能力以及有无用药禁忌。

1. 血清丙氨酸氨基转移酶(alanine transaminase,ALT)　又称谷氨酸丙氨酸转氨酶,主要存在于肝脏、心肌、骨骼肌和肾脏。当这些器官受损时,该指标可明显升高。
(1) 正常参考值:5~40U/L。
(2) 临床意义:升高见于:①肝胆疾病,如急慢性肝炎、药物性肝损害、脂肪肝、肝硬化及胆道疾病;②心血管疾病,如心肌梗死、心肌炎;③骨骼肌疾病,如多发性肌炎;④药物中毒,如氯丙嗪、异烟肼等。
2. 血清碱性磷酸酶　主要来源于肝脏和骨骼。
(1) 正常参考值:12 岁以下 <500U/L,12~15 岁 <750U/L,15 岁以上 40~150U/L。
(2) 临床意义:升高见于:①肝胆疾病,如肝癌、肝硬化、黄疸型肝炎;②骨骼疾病,如骨转移癌,骨折恢复期。少年儿童在生长发育期因骨骼系统活跃,可使血清碱性磷酸酶增高。
3. 血清总蛋白
(1) 正常参考值:60~80g/L。
(2) 临床意义:增高见于脱水(如腹泻、呕吐、休克、高热)和合成增加(多发性骨髓瘤)。降低见于合成障碍(肝硬化、肝功能受损)、营养吸收障碍(恶性肿瘤、重症结核)、蛋白质丢失(失血、烧伤、溃疡性结肠炎、肾病综合征)。

4. 血清白蛋白

(1) 正常参考值:35~55g/L。

(2) 临床意义:增高见于严重脱水。降低同总蛋白相同,更常见于肝脏或肾脏疾病。

5. 血清总胆红素 主要来源于衰老的红细胞,当肝功能受损时,血清中的胆红素含量可明显升高。血清总胆红素升高的值反映黄疸的程度,但不能鉴别是哪种类型的黄疸。

(1) 正常参考值:5.1~19mmol/L。

(2) 临床意义:增高见于肝脏疾病、慢性活动期肝炎、病毒性肝炎、肝硬化、溶血性黄疸、阻塞性黄疸、急性黄疸性肝炎、胰头癌等。

二、肾功能检查

肾功能检查的目的是了解肾功能状态,判定患者对眼科手术或治疗的承受能力以及有无用药禁忌。

1. 血清尿素

(1) 正常参考值:2.86~8.2mmol/L。

(2) 临床意义:轻度升高见于尿素产生过剩(高蛋白饮食、糖尿病、重症肝病、高热)或尿素排泄障碍(轻度肾功能低下、高血压、痛风等)。中度升高见于尿毒症前期、肝硬化等。重度升高见于严重肾衰竭、尿毒症。降低见于肝脏疾病、蛋白质摄入不足等。

2. 血清肌酐 对肾脏疾病有较大的诊断价值。肌酐经肾小球滤过后,不被肾小管重吸收,通过肾小管排泄。在肾病初期,血清肌酐通常不升高,直至肾脏实质性损害,血清肌酐才增高。

(1) 正常参考值:男性44~133μmol/L,女性70~106μmol/L。

(2) 临床意义:增高见于肾脏排泄功能严重受损等。降低见于肌萎缩、营养不良、高龄、多尿。

3. 血清尿酸 痛风是由于长期高尿酸血症,尿酸盐沉积于关节腔及周围软组织,引起的强烈的炎症反应。泌尿系尿酸结石也是由于高尿酸血症,尿酸盐在输尿管等处析出形成结石。当尿的pH值低于6.0时,即使血尿酸浓度不是很高,尿酸也较碱性尿更易析出形成结石。

(1) 正常参考值:90~420μmol/L。

(2) 临床意义:升高见于痛风、白血病、红细胞增多症、肾小球肾炎、重症肝病、铅及氯仿中毒等。降低见于恶性贫血或应用类固醇激素后。

三、糖代谢测定

1. 血清葡萄糖 机体血糖浓度受神经系统和激素调节而保持相对恒定的水平。

(1) 正常参考值:3.89~6.11mmol/L。

(2) 临床意义:生理性高血糖见于情绪紧张,饭后1~2小时或静脉注射肾上腺素。病理性增高见于糖尿病、慢性胰腺炎、心肌梗死、甲状腺功能亢进、肾上腺功能亢进、颅内出血或颅外伤等。生理性低血糖见于饥饿或剧烈运动之后。病理性低血糖见于糖代谢异常、胰岛细胞瘤、严重肝病、新生儿低血糖症、妊娠、哺乳等。

2. 糖化血红蛋白 糖化血红蛋白测定是指糖化血红蛋白占总血红蛋白的百分率,反映测定前1~2个月内的平均血糖水平,可以更好地了解糖尿病病情的控制情况。糖尿病控制不良时,糖化血红蛋白浓度就升高。

(1) 正常参考值:7%±0.9%。

(2) 临床意义:评定糖尿病的控制程度,尤其是I型糖尿病。

四、血脂测定

血脂测定的目的是了解某些眼病是否与血脂代谢有关,以及有无用药禁忌。血脂水平主要取决于人们的生活方式、年龄、性别和地区。

1. 血清甘油三酯　甘油三酯有随年龄上升而增高的趋势。

(1) 正常参考值:<2.3mmol/L。

(2) 临床意义:增高可由遗传或饮食因素引起,也可见于糖尿病、甲状腺功能低下和肾病等。降低见于甲状腺功能亢进、肾上腺皮质功能低下和肝实质性病变等。

2. 血清总胆固醇测定　血清高胆固醇与动脉粥样硬化有关。降低和控制血清胆固醇可降低冠心病发病率并停止粥样斑块进展。血清胆固醇易受饮食、年龄和性别多种因素影响。

(1) 正常参考值:<5.17mmol/L。

(2) 临床意义:主要用于高脂蛋白血症的诊断及分类,心脑血管疾病危险因素的判断,高胆固醇血症是冠心病的主要危险因素。胆固醇增高主要见于原发性家族性高胆固醇血症、营养因素或继发于甲状腺疾病、糖尿病或肾病等。

3. 血清高密度脂蛋白(high density lipoprotein,HDL)　HDL 的含量与心血管疾病的发病率以及病变程度呈显著负相关。HDL 是具有抗动脉粥样硬化功能的脂蛋白。适当运动锻炼可增加血中 HDL 的含量,仅仅饮食控制对 HDL 没有明显的影响。

(1) 正常参考值:男性 1.16~1.42mmol/L,女性 1.29~1.55mmol/L。

(2) 临床意义:高密度脂蛋白的含量与冠心病的发生呈负相关。低于 0.9mmol/L 是冠心病的危险因素,增高见于原发性高密度脂蛋白血症,应用胰岛素、雌激素等。降低见于低脂蛋白血症、冠心病、脑血管病、冠状动脉硬化、慢性肾功能不全、肝硬化、糖尿病、肥胖等。

4. 血清低密度脂蛋白(low density lipoprotein,LDL)　低密度脂蛋白增高是动脉粥样硬化的主要危险指标,其临床意义同胆固醇,但更为敏感和精确。

(1) 正常参考值:2.7~3.1mmol/L。

(2) 临床意义:LDL 增多主要是胆固醇增多并可伴有甘油三酯的增高。可见于饮食中富含胆固醇和饱和脂肪酸、动脉粥样硬化、吸烟、慢性肾功能衰竭、妊娠等。降低见于营养不良肠吸收不良慢性贫血、骨髓瘤、急性心肌梗死、创伤、饥饿和甲状腺功能亢进等。

五、其 他 测 定

1. 血清钠

(1) 正常参考值:136~145mmol/L。

(2) 临床意义:高钠血症见于严重脱水、大量出汗、高烧、烧伤、肾上腺皮质功能亢进和醛固酮增多症。低钠血症见于肾脏疾病,如肾上腺皮质功能不全、重症肾盂肾炎、糖尿病性多尿;胃肠疾病,如胃肠道引流、呕吐及腹泻;抗利尿激素过多等。

2. 血清钾

(1) 正常参考值:3.5~5.3mmol/L。

(2) 临床意义:升高见于肾上腺皮质功能不全、肾衰竭、休克或重度溶血。降低见于严重腹泻、呕吐、肾上腺皮质功能亢进、应用利尿剂或胰岛素。

3. 血清氯

(1) 正常参考值:96~108mmol/L。

(2) 临床意义:升高见于高钠血症、呼吸性碱中毒、高渗脱水、肾炎少尿及尿道梗死。降低见于低钠血症、严重呕吐、腹泻、胃液、胰液或胆汁大量丢失、肾功能减退。

第四节　血液流变学检查

血液流变学是研究血液的变形性与流动性的一门科学。高血压、冠心病、脑血管病、糖尿病、肺心病、恶性肿瘤以及血液病、烧伤、休克等疾病都伴有血液流变性质的改变,配合其他实验室检查,有利于对这些疾病进行早期诊断。血液流变学的改变主要与心脑血管血栓性疾病的发生、发展及其预后等密切相关。相关的眼部疾病有各种类型的青光眼、视网膜动脉或静脉血栓性疾病、糖尿病性视网膜病变、前部缺血性视神经病变等。原发性开角型青光眼患者常表现为全血粘度、红细胞比容和红细胞聚集性明显升高,红细胞变形能力下降。视网膜中央静脉阻塞患者也表现为全血粘度、红细胞比容、红细胞聚集性和纤维蛋白原明显升高,红细胞变形能力抵于正常人。这些患者需在内科医生的会诊协助下治疗,有助于眼部的治疗和减少全身其他器官相似病变的发生[9]。

(一) 全血粘度测定

全血粘度测定是衡量血液流动性的最基本指标,红细胞比容是最主要的影响因素,红细胞体积越大,血粘度越高。因为白细胞和血小板的数量远远小于红细胞,所以影响作用相对很小。影响血浆黏度的主要因素有血浆纤维蛋白原含量、血清球蛋白和白蛋白含量。纤维蛋白原浓度升高,可引起血浆黏度升高,进而全血粘度升高,红细胞变形性降低。

全血粘度升高主要见于各种原因引起的高凝状态和血栓性疾病。全血粘度降低可见于上消化道出血、子宫出血等出血性疾病。血浆黏度增高见于多发性骨髓瘤、高血脂症、高血压、高纤维蛋白原血症、弥漫性血管内凝血等。

(二) 血液黏弹性测定

主要检测血液在低切变率下的黏弹特性,既代表液体的黏滞性,也代表固体的弹性特点。

(三) 红细胞流变性测定

主要指标有红细胞变形性、红细胞聚集性和红细胞沉降率测定。红细胞聚集性增强是引起血管内血栓形成的主要危险因素。红细胞变形能力下降主要见于缺血性血管病,如冠心病、脑梗死、动脉硬化,也可见于糖尿病、肾病、肺心病、肿瘤、肝病、血液病等。

(四) 血小板粘附性和聚集性测定

正常情况下,血小板粘附性和聚集性对血液流动性和黏度无明显影响。在某些病理情况下,才对血液流动性和黏度产生明显影响。血小板聚集性增高见于高凝状态和血栓性疾病。

(李　梅)

参 考 文 献

1. Gurtler V, Mayall BC. Genomic approaches to typing, taxonomy and evolution of bacterial isolates. Int J Syst Evol Microbiol. 2001; 51:3-16.

2. McCulley JP, Dougherty JM, Deneau DG. Classification of chronic blepharitis. Ophthalmology. 1982;89;1173-1180.

3. Miller D, Alfonso EC. Comparative in vitro activity of levofloxacin, ofloxacin, and ciprofloxacin against ocular streptococcal isolates. Cornea.2004;23:289-293.

4. Gaudio PA, Gopinathan U, Sangwan V, et al. Polymerase chain reaction based detection of fungi in infected corneas. Br J Ophthalmol. 2002;86:755-760.

5. McIntosh K. Diagnostic virology. In:Fields BN, Knipe DM, Howley PM, et al. Fields virology. Philadelphia. 1996;401-430.

6. Rollins DF, Tabbara KF. Detection of toxoplasmal antigen and antibody in ocular fluids in experimental ocular toxoplasmosis. Arch Ophthalmol. 1983;101:455-457.

7. Tay-Kearney ML, McGhee CN, Crawford GJ, et al. Acanthamoeba keratitis:a masquerade of presentation in sic cases. Aust N Z J Ophthalmol. 1993;21:237-245.

8. Tramont EC. The impact of syphilis on humankind. Infect Dis Clin N Am. 2004;18:101-110.

9. 陈灏珠. 实用内科学. 第 11 版. 北京:人民卫生出版社.1998:5-11.

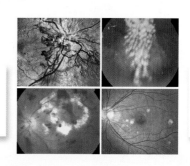

第十一章
眼底疾病的激光治疗

由于激光在眼底病治疗领域的应用广泛,疗效确实,激光疗法已成为诸多眼底疾病的主要治疗方法之一,在现代眼科手术中占有重要地位。激光疗法(laser therapy)是以激光光束作为工具,利用其多种生物效应,以较小的组织损害达到较好治疗效果的一种治疗方法。

自从 1961 年激光用于治疗眼底病以来,无论是激光器还是激光治疗的适应证以及激光治疗参数都在不断的发展之中。从第一台红宝石激光治疗眼病以来,已有十余种激光相继应用于眼科,新的激光不是性能更优越,就是应用范围更为广泛。电子计算机等高科技在眼科激光的应用,不仅使激光器的性能大为提高,而且也给眼科医生操作和应用带来极大的方便。如目前的眼科多波长激光(multi-wavelength lasers)和多点模式扫描激光(multi-spot scanning laser),前者可根据临床不同部位、不同靶组织以及屈光介质的清晰度选择最佳波长,后者可根据不同性质及不同部位的病变选择不同的激光发射模式,使治疗更加精确,效率更高,副作用更轻。

本章将重点介绍常见眼底病激光治疗的适应证和治疗方法等。

第一节　设　备

一、氩离子激光

氩离子(Argon,简称:Ar⁺)激光是气体激光,其波长为 488.0nm 和 514.5nm。Ar⁺ 激光为连续光,功率最大可达 3~5W,Ar⁺ 激光不仅被视网膜色素上皮及脉络膜色素颗粒吸收,而且可被血红蛋白吸收,因此,常用于视网膜裂孔、变性,开角性青光眼,也可用于血管系统疾病,如糖尿病性视网膜病变、分支静脉阻塞等病变。Ar⁺ 激光还可通过导光纤维及眼内激光头,在经睫状体平坦部的玻璃体手术中行眼内光凝。

二、氪离子多波长激光

氪离子(Krypton,简称:Kr⁺)激光也是气体激光器。可产生 647.1nm 波长的红光、568.2nm 的黄光和 530.8nm 的绿光。组织学上,氪离子红激光主要作用于视网膜深层的色素上皮和脉络膜,前者约 45%,后者约 55%。同 Ar⁺ 相比,Kr⁺ 红激光被黄斑区叶黄素吸收更少,对视网膜内层损害更小,因此,理论上更适宜治疗黄斑病变,尤其是视网膜下脉络膜新生血管膜。Kr⁺ 黄激光被血红蛋白吸收率高,利用这一特性来治疗血管瘤可获得较好疗效。为了达到以最低激光能量取得最佳治疗反应,要求针对不同的眼底病病灶以及屈光间质的透明度采用不同波长的激光,从这个意义上讲多波长激光是治疗眼底病的较好选择。

三、倍频 Nd:YAG 激光

倍频 Nd:YAG 激光(double frequency Nd:YAG laser)波长为 532nm(绿光),它是波长为 1064nm 的 Nd:YAG 激光经过倍频而获得,与气体激光相比体积小、能耗低、易于散热。功率可达 1.5~3W。其应用范围与氩离子激光类似,是目前临床上最常用的激光器之一,也是氩离子激光的替代者。

四、固体多波长激光

随着激光技术的进一步发展,以 Nd:YAG 为激光工作物质的固体多波长激光(solid muti-wavelength)问世,它包括 532nm 的绿光、561nm 的黄光、659nm 的红光。与氩离子气体多波长激光相比,固体多波长激光体积小、能耗低、易于散热。是目前临床应用最主要的激光器之一,也是氩离子气体多波长激光的替代者。

五、多点模式扫描激光

激光器的进步不仅表现在输出波长的多样化,近年来激光器的另一重大进展则是表现在输出模式的多样化,即由单点模式发展到多点及多种扫描模式,治疗的效率大为提高。这种新型激光采用的曝光时间较传统激光短,一般 10~30ms,产生的光斑反应也更淡,因此对视网膜的损伤较轻。多点扫描激光是对传统激光的补充,并不意味否定传统单点治疗模式,治疗过程中如何选择输出模式要看具体情况而定,不能一概而论。

六、半导体二极管激光

最常用的半导体激光(diode laser)为 GaAlAs(砷化镓)其输出波长在 800~850nm 之间。目前,二极管激光可治疗视网膜疾病,还可用于经瞳孔温热疗法和光动力疗法。二极管激光的优点在于机器体积小,便于携带,不用冷却,缺点是视网膜光凝时激光散射角大,治疗时有痛感。

第二节　治疗方法和适应证

一、激光前准备[1]

1. 了解病情　复习病历和激光申请,了解治疗目的,按疾病类型和各种激光机的特性选择好激光类型。

2. 签署知情同意书　在门诊进行激光前,应向患者及家属讲解激光的目的和意义,注意事项,可能出现的激光中和激光后的并发症。在患者或家属理解并同意激光治疗,签名后才进行光凝治疗。

3. 充分散瞳　用快速散瞳剂间隔 5 分钟三次。

4. 麻醉　一般表麻足够,用 1% 丁卡因滴眼三次,每次间隔 3 分钟。个别疼痛明显的患者可做球周或球后神经阻滞麻醉。还可通过缩小光斑直径、缩短曝光时间、波长调至较短端及分次少量光凝有助减少疼痛。

5. 接触镜选择　用于眼底激光治疗的接触镜种类繁多,但最常用的是全视网膜镜、三面镜和压陷单面镜。全视网膜镜和三面镜均适合全视网膜光凝和局部视网膜光凝,但全视网膜镜观察范围广泛和操作灵活,更适合做一般眼底激光治疗。压陷单面镜仅适合基底部附近视网膜光凝治疗。

6. 双目间接检眼镜下光凝　是用导光纤维将激光发射头镶嵌在双目间接检眼镜上,通过间接检眼镜上反光镜将激光输送到眼内进行光凝,配合巩膜压陷,可进行周边部视网膜光凝。适合小儿和不配合患者的眼底激光治疗。

7. 前置镜下光凝　在一些特殊情况下也可不用接触镜,直接在前置镜下进行眼底光凝。适合刚做完手术和接触镜不方便光凝部位。

二、光凝反应

按光凝斑的反应程度不同分为四级[2]。

Ⅰ级斑:光凝处有边缘不清的浅灰白色斑,灼伤 RPE 水平,脉络膜毛细血管轻度水肿。

Ⅱ级斑:光凝斑边界清楚,呈乳白色,较Ⅰ级斑大。RPE 损伤和视网膜外核层坏死,脉络膜毛细血管栓塞。

Ⅲ级斑:白色光凝斑内出现小出血点,内核层和RPE均坏死,脉络膜毛细血管阻塞。

Ⅳ级斑:出血量多并流入玻璃体,视网膜全层坏死和邻近RPE坏死,脉络膜毛细血管出血。

Ⅰ级斑仅用于黄斑区病变的治疗;Ⅱ级斑为最佳治疗反应;Ⅲ级和Ⅳ级斑为光凝过度,对视网膜和脉络膜毛细血管已有损伤,穿透了视网膜全层,可能会出现视网膜裂孔或视网膜下新生血管膜形成的并发症。因此,当出现Ⅲ级以上光凝斑时,应在该光凝斑的周围再围上1~2圈激光斑,预防可能的并发症。

另外,过高的能量可产生爆破(激光)斑,伴有清脆"啪"的爆破声,是激光的一种气化现象,使辐照的组织瞬间消失,留下缺损区和少量组织碎屑。主要用于睫状突光凝治疗难治性青光眼。在光凝视网膜和睫状体平部时也可出现爆破斑,尤其在气体填充的情况下和视网膜稍不平伏时容易产生,可听到爆破声和看到冒出青烟。遇到这种情况,应在爆破斑周围光凝一圈。

三、光凝方法选择

(一)全视网膜光凝术

全视网膜光凝(panretinal photocoagulation,PRP)是空出黄斑区和视神经1DD范围外所有视网膜按照一定光斑间隔行光凝治疗的技术(图11-1)。

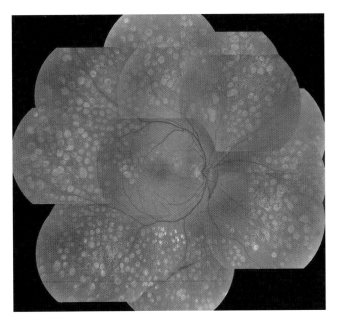

图11-1　全视网膜光凝
糖尿病视网膜病变,光凝黄斑区及视乳头周围以外的所有视网膜,光凝斑大部分呈白点状色素脱失,少部分为点状色素增生,大小不一(刘文提供)

1. 激光方法　光斑直径的选择应根据光凝的部位而定,一般周边部选择300~500μm的较大光斑,近血管弓则选择200μm的较小光斑,此外还要考虑接触镜的类型及放大率,三面镜放大率1.08倍,广视野镜(Mainster Wide-Field lens)1.47倍,超视野镜(Mainster Ultra Field PRP lens)1.89倍。通常绿或黄光,屈光介质混浊时红和红外光较好。曝光时间0.1~0.2秒。输出功率从200mW开始,逐渐增加,每次增加50mW,光斑反应Ⅱ级。通常先打下方,再打鼻侧或颞侧,最后打上方象限,总共约1200~1600有效激光斑。一次完成PRP后脉络膜渗漏严重甚至会诱发急性闭角性青光眼,因此应分3~4次完成,每次间隔一周左右。光斑距鼻侧视乳头缘1个视乳头直径(DD),距黄斑上下2~3DD,距黄斑颞侧2~3DD。光斑与光斑之间间隔1~1.5光斑直径[3]。

2. 多点扫描模式激光[4]　参数与传统光凝有所不同,曝光时间10~30ms,光斑大小经角膜接触镜1.5倍放大后是200~300μm,光斑模式可选择矩阵、环形和弧形等,输出功率从最低开始,一般在100~800mW之间;能量密度从8mj(毫焦耳)/cm²起,一般不超过20mj/cm²;每次光凝点数在间隔1个光斑距离时需2500~3000个,光斑反应在Ⅰ~Ⅱ级之间。全视网膜光凝可一次或多次完成(图11-2)。

3. 适应证　增生性和严重非增生期糖尿病视网膜病变,视网膜中央静脉阻塞,视网膜静脉周围炎(图11-2),视网膜血管炎,早产儿视网膜病变,镰状细胞贫血性或地中海贫血性视网膜病变,缺血性眼病综合征和各种原因引起的眼内新生血管形成(视乳头、视网膜和虹膜新生血管形成)等。

(二)局部视网膜光凝术

1. 局部视网膜光凝(local retinal photocoagulation)　是相对全视网膜光凝而言,即局限于某个或某几个区域性的视网膜光凝术。其治疗方法和激光参数依据不同的病种而不同。对于缺血型分支静脉阻塞或其他原因导致的局部缺血性视网膜病变,激光参数的设置基本与全视网膜光凝相似。对于周边视网膜裂孔或变性区的激光治疗有别于光凝治疗缺血性视网膜病变,一般要求黄光或绿光,光斑与光斑相连,光斑反应较强,光斑 2~3 排呈堤坝样包围病变区。对于视网膜血管瘤病、Coats 病的微血管瘤等疾病最好用黄激光,以便更好地以较低功率有效封闭活动性渗漏的病变。

适应局限性视网膜缺血、渗出性病变以及视网膜裂孔和变性[5]。包括:视网膜分支静脉阻塞,缺血性视网膜血管炎,Coats 病,局限性毛细血管扩张或新生血管性病变等,视网膜血管瘤和脉络膜血管瘤等。

2. 黄斑区栅格样光凝(macular grid photocoagulation)[6]　在黄斑中心 500μm 以外作 C 形(留下视乳头黄斑束不作光凝)或环形光凝。格栅样光凝可延伸至所有方向,直到黄斑中心 2DD 的边缘或全视网膜光凝边界。光斑切忌打在距视乳头 500μm 以内,同时要避免大能量,高密度光斑。光斑大小以 50~100μm 为宜,间隔一个光斑直径,时间 0.05~0.1s,I 级光凝斑。适合糖尿病黄斑水肿以及分支静脉阻塞所致的持续性黄斑水肿(图 11-3)。

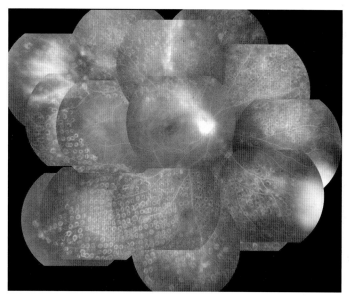

图 11-2　多点扫描模式全视网膜光凝
视网膜血管炎患者,颞下为多点扫描模式激光,排列整齐
(刘文提供)

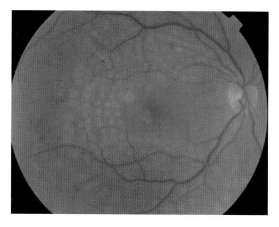

图 11-3　黄斑区栅格样光凝
在黄斑周可见到白色的激光斑点,呈 C 字形,留出
视乳头黄斑束区(杜敏提供)

(三)黄斑光凝术

黄斑光凝术(macular photocoagulation)是指黄斑区活动性病变的激光光凝治疗,包括脉络膜新生血管、息肉样脉络膜血管病变、浆液性视网膜色素上皮渗漏以及某些早期黄斑水肿等病症,但对黄斑中心无血管区内的病变不宜直接光凝治疗。

1. 方法　黄斑区有叶黄素,因此黄斑光凝一定要考虑波长,禁止使用蓝光如氩蓝激光,以免导致黄斑神经纤维损伤,在不同情况下均可使用。一般情况下脉络膜新生血管的治疗用绿光、黄光和红光均可,但若合并出血时,出血处禁用黄激光,宜采用红激光。光斑 50~100μm,曝光时间 0.1~0.2 秒,功率100~300mW,反应以 I 级激光斑为宜。

2. 适应证　中心凹外脉络膜新生血管、视网膜色素上皮渗漏。

(四)玻璃体条索激光切断术

是用 Nd:YAG 激光将玻璃体腔内增生牵拉条索切断,解除对视网膜的牵拉(图 11-4)。

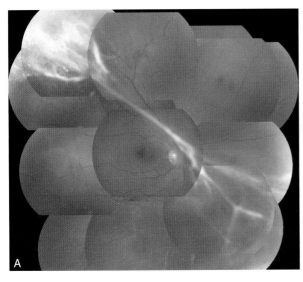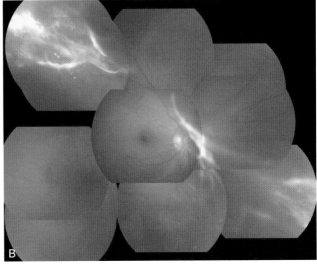

图 11-4　跨玻璃体腔条索激光切断

A.静脉周围炎患者,颞上和鼻下见两个新生血管纤维增生区,两者之间有横跨玻璃体腔的白色增生条索;B.用 Nd:YAG 激光切断条索后,解除了颞上和鼻下之间视网膜的牵拉(刘文提供)

1. 方法　必须应用专用角膜接触镜以便将光束聚焦于玻璃体腔,焦点尽可能聚于具有牵张力的玻璃体条索上,能量 4~12mJ,若玻璃体条索含有血管应先用绿或黄激光将血管封闭后再用 Nd:YAG 激光切断之[7]。

2. 适应证　少量位于视轴的和对视网膜产生牵引的玻璃体条索,其前段条索需离开晶状体 3mm,后段条索离开视网膜至少 1.5mm。

四、激光后处理

激光治疗后,患者会感到眼部轻度不适,嘱患者闭眼休息一会就会消失。如接触镜引起角膜上皮缺损,在表面麻醉药作用消失后会出现剧烈眼球磨痛,应眼部涂抗生素眼膏包眼,第二天复诊。常规给患者开妥布霉素和地塞米松滴眼剂滴眼 3~7 天,预防感染和眼内炎症反应。

刚打完的眼底激光斑呈白色圆形和边缘锐利,一会就见到边缘呈模糊状。白色激光斑可持续一周,大约在二周后出现激光斑色素增生,呈黑色;大约在第四周,激光斑色素沉着变得很明显(图 11-5B)。用 OCT 观察激光后视网膜反应,显示Ⅱ级激光斑损伤视网膜外层和 RPE 层,引起损伤处脉络膜和外核层水肿增厚,激光斑呈圆团状高反射达外网状层(图 11-5D)。一个月后,脉络膜和外核层水肿消退,激光斑形成外网

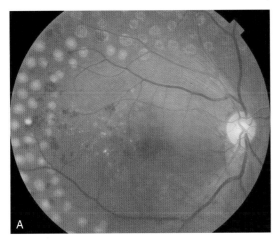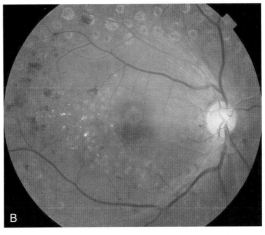

图 11-5　激光后视网膜解剖改变

A.糖尿病视网膜病变激光治疗,黄斑外侧新近激光后 24 小时,激光斑呈白色,上方陈旧激光斑呈灰白色,中央有程度不等的色素增生;B.补充激光后 1 个月,黄斑外侧激光斑灰白色环中央有色素增生

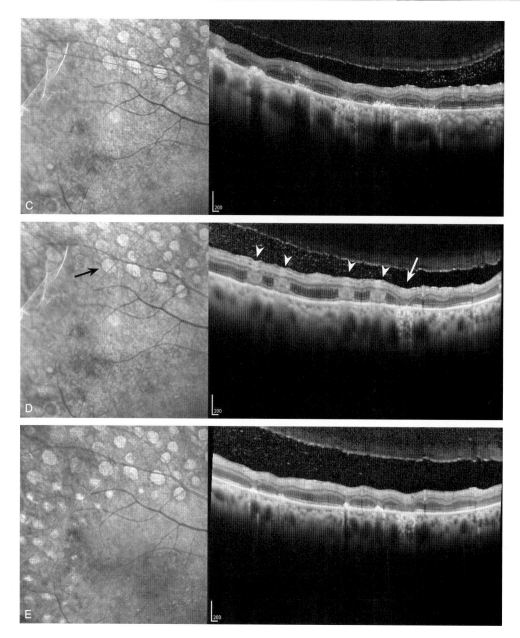

图 11-5(续)

C.经过上方陈旧激光斑切面 OCT 检查,激光斑处视网膜外网状层和 RPE 粘连,相应处脉络膜毛
细血管层消失;D.经过陈旧激光斑(左图黑箭)和新近激光斑切面显示,脉络膜和外核层水肿增
厚,激光烧伤达外网状层,反射增强(箭头),陈旧病灶外网状层直接和 RPE 粘连(箭);E.激光后
一个月和 D 图同一个位置切面比较,脉络膜和外核层水肿消失,激光斑形成外网状层和 RPE 粘连
(刘文提供)

状层直接和 RPE 粘连的瘢痕,瘢痕处脉络膜毛细血管层消失(图 11-5C、E)。眼底激光后,在第 2~4 周后复
诊,可观察激光效果。

第三节　激光防护和注意事项

　　多种激光用于眼底病的治疗,所用激光波长主要是可见光及部分近红外光,如果使用不当,它们都可
能给患者和医生带来潜在的危害,所以正确认识激光的安全性、潜在危害性以及如何预防十分必要。

一、激光安全等级划分

根据激光产品对使用者的安全程度,国内外均把激光产品的安全等级大致划分为以下四级[8]。

第一级激光器:即无害免控激光器,这一级激光器发射的激光,在使用过程中对人体无任何危险,即使用眼睛直视也不会损害眼睛。对这类激光器不需任何控制。

第二级激光器:即低功率激光器,输出激光功率虽低,用眼睛偶尔看一下不至造成眼损伤,但不可长时间直视激光束。否则,眼底细胞受光子作用而损害视网膜。但这类激光对人体皮肤无热损伤。

第三级激光器:即中功率激光器,这种激光器的输出功率如聚焦时,直视光束会造成眼损伤,但将光改变成非聚焦,漫反射的激光一般无危险,这类激光对皮肤尚无热损伤。

第四级激光器:即大功率激光器,此类激光不但其直射光束及镜式反射光束对眼和皮肤损伤,而且损伤相当严重,并且其漫反射光也可能给人眼造成损伤。

眼底病治疗用激光多属于三级或四级激光。

二、激光安全防护

(一)最大允许辐射量[9]

美国国家激光安全标准 Z136.1(2000)规定了从事激光操作的工作人员的个人最大允许辐射量(maximum permissible exposure,MPE)[3,6,7]。我国的国家标准[GB 7247.1-2001]定义了 MPE 为人体活组织经激光辐射后立即或在稍后不引起重大伤害的激光辐射最大值,其单位为 $W \cdot m^{-2}$ 或 $J \cdot m^{-2}$。MPE 水平指眼或皮肤受到照射后即刻或长时间后无损伤发生的最大照射水平,它与辐射波长、脉宽或照射时间、处于危险状态的生物组织以及暴露在 400~1400nm 的可见和近红外辐射中的视网膜成像的大小等有关。MPE 的值要低于已知的危害水平。国际标准中还具体规定了人体各部位的 MPE 值(就现有的认识水平),表 11-1 举例给出了激光辐照人体皮肤的 MPE。国际标准中还给出了不同情况下 MPE 值的计算方法。计算 MPE 值要参考以下条件。

1. 所使用激光的安全等级。

2. 受激光辐射时间。

3. 激光辐射波长。

4. 激光的输出功率或能量。

5. 激光的脉冲持续时间和脉冲重复频率。

6. 激光的光束尺寸。

表 11-1　激光辐照人体皮肤的最大允许辐照量

波长 λ(nm)	辐照时间 t(s)				
	<10^{-9}	10^{-9}~10^{-7}	10^{-7}~10^{1}	10^{1}~10^{3}	10^{3}~3×10^{4}
180~302.5			30J·m^{-2}		
302.5~315	3×10^{10}W·m^{-2}	C_1(J·m^{-2})		C_2(J·m^{-2})	
315~400			C_1(J·m^{-2})	10^{4} J·m^{-2}	10W·m^{-2}
400~700	2×10^{11}W·m^{-2}	200J·m^{-2}	$1.1 \times 10^{4} t^{0.25}$(J·$m^{-2}$)		2000W·m^{-2}
700~1400	$2 \times 10^{11} C_4$(W·m^{-2})	$200 C_4$(J·m^{-2})	$1.1 \times 10^{4} t^{0.25} C_4$(J·$m^{-2}$)		$2000 C_4$(W·m^{-2})
1400~10^{6}	10^{11}W·m^{-2}	100J·m^{-2}	$5600 t^{0.25}$(J·m^{-2})		1000W·m^{-2}

注:表中 C 为修正因子,根据不同情况可以在国际标准中查到相关的数值

(二)激光对人体的安全危害

强烈的激光辐射通常会干扰人体的生物钟,导致人体生态平衡紊乱和神经功能失调,出现头疼、乏力、困倦、激动、记忆力衰退、注意力不集中、皮肤发热、脱发、心悸、心律失常和血压失常等症状。

激光辐射对脑和神经系统的影响,表现为松果体素分泌减少,节律紊乱,产生一系列临床症状。激光

辐射还可以损伤细胞膜,影响儿童发育,造成妇女经期紊乱以及男性性功能减退,甚至导致男性精液中精子数量骤减或无精子。直接的激光辐射会对人的视力造成永久性伤害甚至失明,直接的激光辐射还会灼伤人的皮肤,特别是紫外到蓝光波段的激光对皮肤的伤害最严重。

(三)激光防护的管理措施

管理措施包括制定及时更新的标准操作规程、应急措施和激光安全标志,并提供激光安全措施手册指南。另外还包括定期视力检查、眼睛皮肤正确保护及操作人员安全培训等。相关技术设备控制的措施主要包括:

1. 激光器与地面固定要牢靠。
2. 激光光学元件应该能阻挡杂散光。
3. 用滤光片降低光束能量密度。
4. 高能激光束采用光纤传输。
5. 激光室内门窗应该关闭。
6. 避免激光光路中存在反射材料。
7. 在显著位置挂上醒目的激光危险的警示标志及表示激光正在工作的醒目的图像或声音标志。
8. 具备有效的关断激光或减小激光辐射量的硬件设备。
9. 单位要有行政条例,要求进入激光室的工作人员必须受过培训并配备个人防护眼镜。

(金陈进　刘文)

参 考 文 献

1. Esperence L, et al. Ophthalmic Lasers, 3rd ed. St Louis: The CV Mosby Company, 1983: 113-152.
2. 刘文. 视网膜脱离显微手术学. 北京: 人民卫生出版社, 2007: 133.
3. The Diabetic Retinopathy Study Research Group. Photocoagulation treatment of proliferative diabetic retinopathy, clinical application of diabetic retinopathy study findings, DRS report number 8. Ophthalmology. 1981; 88: 583-600.
4. Muqit MMK, Marcellino GR, Henson DB, et al. Pascal panretinal photocoagulation and regression analysis in proliferative diabetic retinopathy: Manchest pascal study report 4. eye. 2011; 25: 1447-1456.
5. Branch vein occlusion study group. Argon laser scatter photocoagulation for prevention of neovascularization and vitreous hemorrhage in branch vein occlusion. Arch Opthalmol. 1986; 104: 34-41.
6. Early Treatment of Diabetic Retinopathy Study Research Group. Treatment techniques and clinical guidelines for photocoagulation of diabetic macular edema. ETDRS Report Number 2, Ophthalmology. 1987; 94: 761-774
7. Belcher CD. Neodymium: YAG laser photodisrupter: A basic guide to their use. Ophthalmic Laser Therapy. 1985; 1: 3-2l.
8. David H. Sliney. Ophthalmic laser safty. In Lasers in Ophthalmology, edited by Franz Frankhauser and Sylvia Kwasniewska. Kugler Publication, The Hugue, The Netherlands .2003; 1-10.
9. 陈日升, 张贵忠. 激光安全等级与防护. 辐射防护. 2007; 5: 314-320.

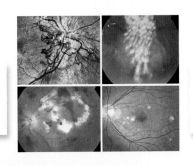

第十二章
光动力疗法

光动力疗法（photodynamic therapy，PDT）是利用光动力效应进行疾病治疗的一种新技术。近些年来临床上治疗黄斑中心凹下脉络膜新生血管（choriodal neovascularization，CNV）性病变，如湿性年龄相关性黄斑变性（age-related macular degeneration，AMD）和病理性近视（pathologic myopia，PM）等疾病的一种安全可靠的新方法，也可以用于治疗脉络膜血管瘤等疾病。它可以选择性作用于 CNV，引起血栓形成最终导致血管闭塞，而对周围正常组织影响较小。AMD 光动力治疗研究小组（TAP）、维替泊芬光动力治疗研究小组（VIP）以及维替泊芬可疑眼组织胞浆菌病研究小组（VOH）等经过长期大量多中心研究显示[1-9]，PDT 对于多种类型的黄斑中心凹下的 CNV 均有一定的疗效，可以减少病变组织的出血、水肿和渗出、稳定患眼视力、提高患者生活质量。

第一节 设 备

（一）药品

维替泊芬（Verteporfin）[1-3]是苯卟啉衍生物单酸（benzoporphyrin derivative monoacaid，BPD），商品名为维速达尔（Visudyne），为第二代光敏剂，亲脂类药物，是目前唯一获得批准用于 PDT 治疗 CNV 的光敏剂。新生血管内皮细胞含丰富脂蛋白受体，BPD 能与脂质体相结合，使 BPD 聚集在血管壁上，发挥选择性治疗作用。该药排泄快，半衰期 5~6 小时。

维替泊芬是 15mg 的绿色干冻粉剂，治疗前与 7.0ml 的无菌注射用水混合制成 2mg/ml 溶液。制成溶液后，药物必须避光保存并在 4 小时内使用。根据患者身高（height，H）及体重（weight，W），计算体表面积（body surface area，BSA），（BSA）=1/6（W×H）$^{1/2}$（m^2），其中身高和体重的单位分别为米（meter，M）和公斤（Kilogram，Kg）。按 6mg/m^2 计算剂量（D）=BSA×6（mg）。因为溶液的浓度为 2mg/ml，被溶解的维替泊芬的体积（V）=D/2=1/2（W×H）$^{1/2}$（ml）。已经被溶解的维替泊芬要用 5% 的葡萄糖溶液或 5% 的右旋糖酐稀释方可注入病人体内。5% 的葡萄糖或者 5% 的右旋糖酐的体积（V$_g$）=30-V（ml）。例如，假定患者身高 1.65m，体重 60kg，根据 V=1/2（W×H）$^{1/2}$ 得 4.97ml。即将已溶解的维替泊芬溶液 5ml 稀释在 25ml 5% 的葡萄糖或者 5% 的右旋糖酐溶液中制成 30 毫升的混合液。

（二）激光机

目前配合光敏剂维替泊芬进行光动力治疗的激光系统为波长 689nm±3nm 的半导体激光。激光通过导光纤维、裂隙灯和一定放大倍率角膜接触镜在视网膜上形成单一的圆形光斑。现阶段各国所采用的 PDT 治疗参数为 TAP 研究小组所提供的所谓标准参数，即激光的能量密度为 50J（焦耳）/cm^2，功率密度为 600mW/cm^2，光照时间为 83s[2,3]。

第二节 治疗原理

光辐照化学系统引起的化学反应叫光化反应（photochemical reaction），用光照射某种物质，使其发生改变(致敏),从而作用另一物质发生的化学反应叫做光致敏化(photosensitization)[2-4]。PDT 是一种有氧分子参与的光致敏化反应,其过程是在特定波长的激光照射使组织吸收的光敏剂受到激发,而激发态的光敏剂又把能量传递给周围的氧,生成活性很强的单态氧,单态氧和相邻的生物大分子发生氧化反应,产生细胞毒性作用,进而导致细胞受损乃至死亡(图 12-1)。

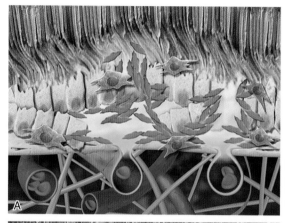
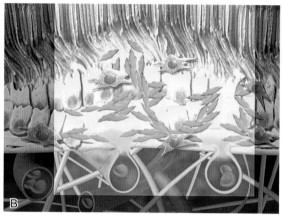
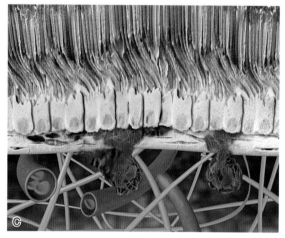

图 12-1　光动力疗法示意图

A.图中红色表示正常脉络膜毛细血管,绿色表示新生血管和纤维增生,突破基底膜长入视网膜色素上皮(棕色)下,引起色素上皮排列紊乱;B.图示用光敏剂致敏新生血管后,用激光照射新生血管;C.治疗后,新生血管和纤维增生萎缩,色素上皮细胞恢复正常排列,正常血管不受影响

第三节　治疗方法

(一)术前准备

1. 全身情况评估　详细询问患者既往疾病史、外伤史、手术史、家族史、生育史、药物过敏史以及不良嗜好(吸烟、饮酒等),并记录患者生命体征。对于有心肺功能不全、肝肾功能不全的患者要慎重,耐心解释,尽量消除因应激引起的原发疾病加重。患者术前 2 天应休息良好,避免过劳或者过度紧张。

2. 眼部情况评估　对患者进行视力(裸眼和矫正视力)、眼压、裂隙灯、眼底检查包括荧光素眼底血管造影(FFA)、吲哚青绿脉络膜血管造影(ICGA)及相干光断层成像仪(OCT)等。对于眼底大片视网膜下出血者,应先用药物治疗一段时间,待出血大部分吸收后再行光动力治疗。对晶状体混浊明显并影响眼底观察者,建议先行白内障手术再行光动力治疗。

3. 签署手术同意书　治疗前应充分向患者详细解释和说明有关情况,取得患者同意并签字后方可进行。

4. 治疗的效果　视力预后取决于病变类型、中心凹有无受累和现有视力等因素,治疗后大部分患者视力趋于稳定或改善,视物变形和黑影有所好转,但仍有部分患者可能出现视力下降。

5. 重复治疗的可能性及必要性　根据国内外文献记载,对于 CNV 类疾病,一次光动力治疗后病灶可能仍然有活动性渗漏,或者出现新的病灶,需要重复治疗。重复治疗有助于阻止病情进一步发展。

（二）操作步骤

1. **充分散大瞳孔**　利用短效快速散瞳药散瞳 3 次。

2. **计算照射范围**　FFA 较准确记录了 CNV 的病变大小、位置以及组成成分。临床上所用光斑依据 PDT 治疗病灶的最大线性距离（GLD）而定。GLD 应包括整个 CNV、色素上皮脱离（PED）和邻近出血区域。对以往曾接受光凝者，光凝斑所留下的瘢痕并不计算在内，因为这并不是由于活动性 CNV 所引起的。尽管目前用于 PDT 治疗的激光可以产生更大的光斑，但 TAP 规定用于治疗的病变的最大线性距离必须小于 4500μm（9 个视盘面积）[1-4,10]。

GLD 两边各加上 500μm 即为最后的光斑直径。视盘颞侧 200μm 以内的 CNV 不宜进行 PDT 治疗，以免导致视神经损伤。

3. **PDT 治疗过程包括两个步骤**　静脉注射光敏剂和激光照射 CNV 病灶[1-3]。

（1）静脉注射光敏剂：为了减少药物由小静脉渗出而引起的一系列并发症，通常在臂静脉插入导管来建立静脉通道。静脉推注的速度设定为 3ml/min，10 分钟内推注完毕，结束时再用 5% 的葡萄糖或者 5% 的右旋糖酐冲洗延长管 1 分钟。在注射过程中必须小心监测病人的情况。如果发生药液渗漏的情况，必须立即停止注射。

（2）激光照射　药物注射 15 分钟后开始激光照射，激光参数见激光机节。将光斑大小和接触镜放大倍数输入机器，给患者安上角膜接触镜（图 12-2），要求病人眼睛保持眼球固定并向前直视，然后开始激光照射。如果治疗中出现眼球移动等异常情况则必须暂停治疗，待眼位调整好后再继续照射，治疗时间应足够 83 秒。

（三）**双侧治疗，重复治疗，终止治疗和随访**

双眼都有明确病变的病人可先治疗一只眼。如果术程顺利，术后无异常，则可在一周内对另一只眼按照同样的方案进行治疗。对于重复治疗的病例，可以在注射一次药物后治疗双眼。在注药后 15 分钟，先治疗病情进展较快的眼。在第一眼光照结束后立即调整第二眼的光斑直径，采用同第一眼相同的激光剂量，在输液后不晚于 20 分钟开始治疗。

术后定期进行随访，并复查视力、眼底情况、FFA、OCT 等，以判定病变是否稳定。笔者通常在术后 1 个月、三个月对病人进行检查以评估病情

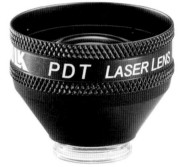

图 12-2　PDT 专用全视网膜镜

的进展情况。如果有证据表明新生血管仍然有活动性渗漏，则必须按照首次治疗的方案进行重复治疗。

PDT 虽能选择性封闭 CNV，但不能从根本上去除 CNV 发生的病因，对残存、复发和新发生的 CNV 病灶需 PDT 重复治疗。目前临床上 PDT 重复和终止治疗的基本准则为[2,3]：前次 PDT 治疗后 FFA 显示 CNV 病灶仍有渗漏或复发，无与 PDT 治疗相关的严重不良反应，患者同意并对重复 PDT 治疗表示理解方可进行。CNV 渗漏消失或有严重不良反应者则终止治疗。在 TAP、JAP[10] 等目前大多数临床研究中重复治疗间隔时间为 3 个月。随着 PDT 治疗的临床经验增多，患眼 PDT 治疗后视功能亦是重要参考因素之一。2002 年 TAP 研究组将重复和终止治疗的标准进一步细化，在遵循其基本准则基础上，建议在单次 PDT 治疗 3 个月随诊期中，视力稳定或提高、病灶变平呈瘢痕样、检眼镜和 FFA 显示病灶无进展或病变区仅有少量渗漏，但不超过 PDT 治疗前范围，无或仅有少量黄斑区视网膜下液，尤其是渗漏与积液未累及中心凹区域，这类病例称为稳定病例，可考虑暂缓再次治疗。对于病灶面积大且视力差，估计再次治疗预后不佳的病例称为无效病例，这类病例不论有无 CNV 渗漏应终止治疗[4]。

（四）**其他治疗**

利用 PDT 还可治疗一些其他眼底疾病。

1. **息肉状脉络膜血管病变**　PDT 方法同上述标准方法，最好参考近期 ICGA 以及 OCT 检查结果，注意光斑不仅要覆盖活动性息肉样病变，还要覆盖活动性分支状脉络膜血管网。

2. **中心性浆液性脉络膜视网膜病变**　适用于渗漏点累及中心凹的中心性浆液性脉络膜视网膜病变。注意光敏剂剂量不能与标准 PDT 治疗 CNV 的光敏剂剂量相同，通常光敏剂剂量为标准使用的一半，激光照射剂量保持不变。

第四节　适应证和禁忌证

2005 年维替泊芬圆桌会议在总结以前有关资料以及本领域权威专家经验的基础上,讨论制定了 PDT 治疗患者的入选标准[1]。

(一) 适应证

1. 有下列条件之一的 AMD 的患者

(1) 典型性为主型 CNV。

(2) 隐匿型非典型性 CNV 具有近期疾病进展(图 12-3)。

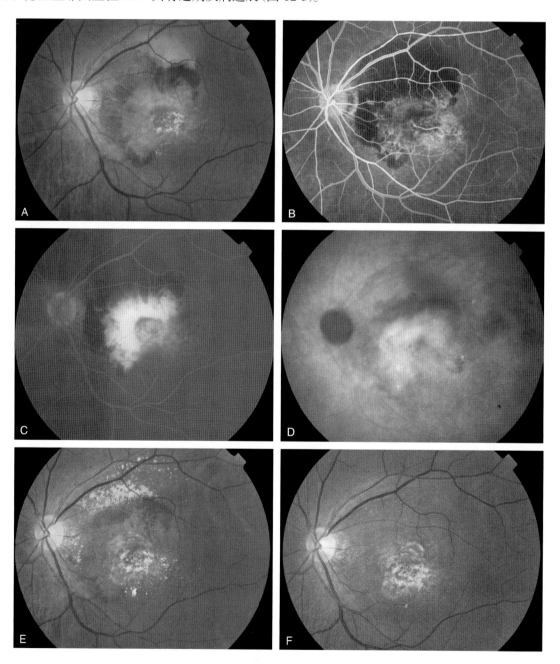

图 12-3　年龄相关性黄斑变性

A. 隐匿型 CNV,治疗前检查,病灶周围 "C" 字形出血灶,包以灰绿色隆起及渗出;B. FFA 早期未见明确新生血管形态;C. 造影晚期显示黄斑强荧光;D. ICGA 晚期显示与 FFA 晚期相对应的弱荧光;E. 治疗一周后,出血较前吸收;F. 治疗后 8 个月复诊,显示原病灶出血完全吸收

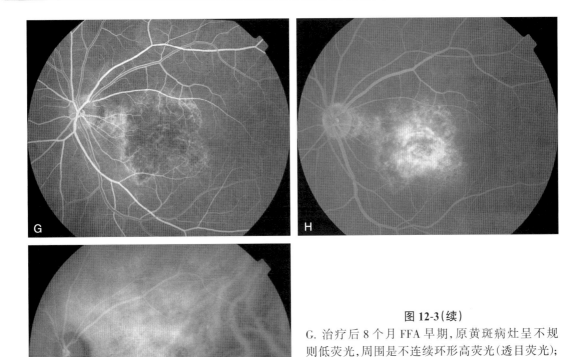

图 12-3（续）
G. 治疗后 8 个月 FFA 早期,原黄斑病灶呈不规则低荧光,周围是不连续环形高荧光(透目荧光);
H. 晚期,黄斑区瘢痕强荧光,其间有不规则低荧光;
I. ICGA 晚期,显示荧光渗漏完全停止,病灶瘢痕染色

（3）相对较小的轻微典型性病变。

2. CNV 位于中心凹下或者非常靠近中心凹,以致传统激光光凝治疗极易损伤黄斑中心凹者。

3. 如不经治疗预后会较接受治疗差的 AMD、病理性近视或者其他原因导致的 CNV 病变(图 12-4)。

4. 如果视力进一步下降会使患者的生活质量受到损害者。

5. 其他　PDT 也有用于其他某些眼科新生血管性疾病和非新生血管性疾病,如息肉状脉络膜血管病变(PCV),慢性中心性浆液性脉络膜视网膜病变,脉络膜血管瘤、视网膜血管瘤、早期小的视网膜母细胞瘤、角膜和虹膜新生血管等。

（二）禁忌证

怀孕、卟啉症、严重肝功能损害以及对本药物过敏者应禁用,心肺功能不全以及全身情况较差的患者慎用。

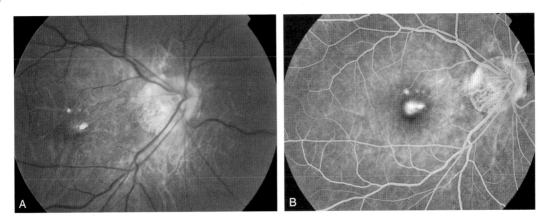

图 12-4　高度近视脉络膜新生血管
A~B. 患者双眼治疗前可见黄斑区 CNV 形成

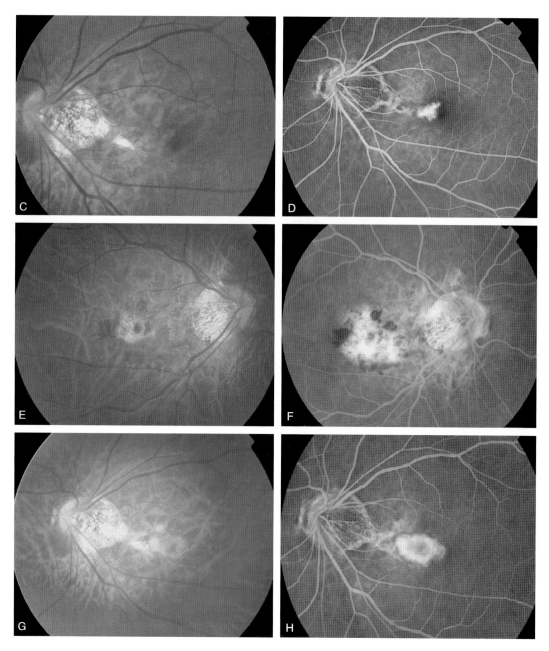

图 12-4（续）

C~D. 患者左眼治疗前可见黄斑区 CNV 形成；E. 右眼先发病，未接受治疗，一年后黄斑区生成约 2/3 视乳头直径（DD）黄白色瘢痕，周有活动性片状出血；F. FFA 显示大于 1DD 范围的荧光素渗漏区，边缘有出血遮蔽荧光；G. 左眼发病后 1 年接受 PDT 治疗，治疗 1 年后，左眼黄斑区呈斑痕化改变，但受损面积明显小于右眼；H. FFA 显示黄斑区椭圆形荧光渗漏，小于右眼荧光速渗漏范围

第五节 不良反应

TAP 研究小组[2-5]、VIP 研究小组[5-8]和 VOH 研究小组[9]等大样本多中心随机对照研究证明，按照公认的治疗指南[1]来进行 PDT 治疗，是一个安全的过程。虽然 PDT 治疗的眼部并发症罕见，但后果严重，危害性大，应引起足够的注意。

（一）全身不良反应

1. 注射的局部反应　主要指 PDT 治疗中及治疗后，注射部位疼痛、肿胀、炎症反应、药液渗漏到静脉周围区域和局部注射部位出血等。TAP 研究中,治疗组与对照组的发生率第一年为 11.9% 和 1.9%[2],第二年增至 14.4% 和 4.8%[3]。这种事件的发生率在 VIP[6-8] 和 VOH[9] 研究中要低。如果严格遵守输液程序,此类不良事件的发生率可降到最低,尤其是药液渗漏的发生率。一旦发生药液渗漏应立即停止注射,局部冰敷 24 小时,如果皮肤变色,要至少避光五天并请皮肤科会诊。

2. 注射相关性背痛   两年内,TAP 报道的治疗组注射相关性背痛的发生率为 2.5%[2,3],在 VIP 实验中,AMD 患者的发生率为 2.2%(5 例)[6],PM 患者的发生率为 1.2%(1 例)[7,8]。VOH[9] 研究中没有此类报道。此类反应的机制不明,一般认为与溶血、过敏或者肾毒性无关,通常在注射结束时缓解。

3. 光敏反应   治疗后光敏反应是皮肤将变红、肿胀,有时出现水泡。在 TAP 中为 12 例[2,3],VIP 中为 4 例[6-8],VOH[9] 中未见,占总人数的 2.2%。此类反应通常发生于治疗 3 天内直接暴露于阳光引起的,为轻度或中度,持续时间短,在一周内缓解。尽管 VIP 试验的避光时间只有 24 小时,短于 TAP 试验的 48 小时,但其光敏反应却较少发生。故而可认为减少光敏反应的发生与患者的依从性有关,与避光时间长短无关。

PDT 治疗完毕后必须采取一定的措施预防光敏反应的发生。建议病人 48 小时内避免阳光直接照射,如果必须在白天出门,身体所有暴露出来的部分应给予保护,如使用墨镜、长袖衣和宽边帽。其他一些来源的光照也必须避免,如:家里或办公室内的卤素灯,外科或牙科手术灯。应告知患者,防止紫外线的产品不能避免光敏反应。适当暴露皮肤于正常的室内光线有助于皮肤中药物的灭活。

4. 其他   头晕、嗜睡、血压偏高、发热、感觉减退、恶心和呕吐等,极为少见。

(二)眼部不良反应

1. 一过性视觉紊乱   视觉紊乱(visual disturbance)是 PDT 术后最见的眼部不良反应,它包括异常视觉,视力下降和视野缺损等。在 TAP 研究中,视觉紊乱在维替泊芬治疗组的生率为 22%,在安慰剂组为 16%[2]。VIP 试验中,AMD 患者视觉紊乱的发生率为 42%,安慰剂组为 23%[6];PM 患者 1 年内治疗组与对照组发生视觉紊乱的概率为 21%[7],第 2 年的后继治疗中维替泊芬组也仅增了 2 例[8]。此不良反应多发生在 PDT 术后几日,通常为一过性的,轻到中度的视觉紊乱,几周内可缓解。

该反应发生的机制尚不清楚。有学者在 PDT 治疗后即行 FFA 和 OCT 检查,发现视网膜水肿,积液增多,推测可能与急性炎症反应有关。有人认为 TAP 及 VIP 结果的不同,提示此类反应可能与 CNV 的构成有关。

2. 急性重度视力下降   治疗后 7 天内视力下降 4 行或以上(或者至少 20 个字母)者称为急性重度视力下降(severe visual acuity decrease)。此类反应在 PDT 治疗中十分少见。TAP 和 VIP 的 AMD 患者中仅有 14 例[2-3,6],而 VIP 的 PM 患者中无此类反应[7,8]。此类反应多在第一次接受治疗时出现,可发现患者有不同程度的视网膜下积液、出血,部分患者通过多次治疗视力有所改善。

目前尚无直接证据证明此类反应和治疗剂量有关,但是在 TAP 和 VIP 治疗组中的发生率不一致,据此有人推论此类不良反应与受试者的入选标准有关。因为 TAP 组以典型性 CNV 为主,其视力受损程度和眼底病变均较以隐匿性 CNV 为主要对象的 VIP 组严重。

3. 视网膜下出血和玻璃体积血   传统观点认为视网膜下出血是由于新的或者复发的 CNV 形成所致。但是,对有大量的纤维成分的病变进行 PDT 治疗常常导致在新生血管复合体边缘的出血。这可能是由于纤维病变收缩造成对营养血管的牵拉引起。在维替泊芬的一期和二期研究中,8.6% 的治疗病人出现了视网膜下出血的加重,3.1% 的病人出现了新的视网膜下的出血[11]。TAP[2,3] 研究报道了 5 例视网膜下出血和 2 例玻璃体积血。在 AMD 患者的 VIP 研究中例数分别为 4 例和 3 例[6]。而在 PM 患者的 VIP 研究和 VOH 研究中均未发现[7,9]。但是这种反应究竟是疾病的自然病程所致,还是 PDT 治疗引起的,目前尚不可知。

4. 其他   PDT 治疗的益处在于通过视网膜下的纤维化来阻止活动性 CNV 的渗漏。相比新生血管自然进程最后所形成的盘状瘢痕来说,PDT 治疗后的最终暗点要小一些。但是,对有大量纤维化成分的视网膜下的 CNV 病变的 PDT 治疗,似乎会增加发生视网膜下过度纤维化的危险,伴随的后果是很明显的视力下降。在维替泊芬的一期和二期研究中,Miller 报道的发生率为 9%[12],Schmidt-Erfurth 等对 AMD 患者重复治疗的发生率为 39%[11]。有人认为,使用光敏剂时纤维成分会逐渐染色(相似于荧光素染色),最后在新生血管部位的光敏剂物质形成高浓度积存,导致在这些病例的有效的"过量"。由于长期的新生血管的影响,上面的视网膜会变薄,因此对于光动力治疗后的损伤更为敏感。而且在纤维化的新生血管部位的脉络膜血液循环会改变,从而改变光敏剂聚集和清除的药代学作用,加重瘢痕形成。

(金陈进)

参 考 文 献

1. Verteporfin roundtable participants. Guidelines for using verteporfin(visudyne) in photodynamic therapy for choroidal neovasularition due to age-related macular degeneration and other causes:update. Retina. 2005;25:119-134.

2. Treatment of Age-related Macular Degeneration with Photodynamic Therapy(TAP) Study Group. Photodynamic therapy of subfoveal choroidal neovascularization in age-related macular degeneration with verteporfin:one-year results of 2 randomized clinical trials-TAP report 1. Arch Ophthalmol. 1999;117:1329-1345.

3. Treatment of Age-related Macular Degeneration with Photodynamic Therapy(TAP) Study Group. Photodynamic therapy of subfoveal choroidal neovascularization in age—related macular degeneration with verteporfin:two-year results of 2 randomized clinical trials-TAP report 2. Arch Ophthalmol. 2001;119:198-207.

4. Verteporfin roundtable 2000 and 2001 participants,treatment of age-related macular degeneration with photodynamic therapy(TAP) study group principal investigators,vertiporfin in photodynamic therapy(VIP) study group principal investigators.Guidelines for using verteporfin(visudyne) in photodynamic therapy to treat choroidal neovascularization due to age-related macular degeneration and other causes. Retina. 2002;22:6-18.

5. Treatment of age-related macular degeneration with photodynamic therapy(TAP) study group. Verreporfin therapy for subfoveal choroidal neovasucularitionin age-related macular degeneration :three-year results of an open-label extension of 2 randomized clinical trails-TAP report 5. Arch Ophthalmol. 2002;120:1307-1314.

6. Verteprofin in photodynamic therapy study group. Veteporfin therapy of subfoveal choroidal neovascularition in age-related macular degeneration:two-year results of a randomized clinical trial including lesion with occult with no classic choroidal neovascularization-VIP report 2. Am J Ophthalmol. 2001;131:541-560.

7. Verteporfin in photodynamic therapy study group. Photodynamic therapy of subfoveal choroidal neovascularition in pathologic myopia with Verteporfin:1-year results of a randomized clinical trial-VIP report 2. Am J Ophthalmol. 2001;131:541-560.

8. Verteporfin in photodynamic therapy study group. Verteporfin therapy of subfoveal choroidal neovascularition in pathologic myopia:2-year results of a randomized clinical trial-VIP report 3. Ophthalmology. 2003;110:667-673.

9. Rosenfeld PJ,Saperstein DA,Bressler NM,et al. Photodynamic therapy with verteporfin in ocular histoplasmosis:uncontrolled, open-label-2-year study. Ophthalmology. 2004;111:1725-1733.

10. Japanese Age—related Macular Degeneration Trial(JAT)Study Group. One-year results of photodynamic therapy with verteporfin in Japanese patients with subfoveal choroidal neovascularization secondary to age-related macular degeneration. Am J Ophthalmol. 2003;131:1049-1061.

11. Schmidt-Erfurth U,Miller JW,Sickenberg M,et al. Photodynamic therapy with verteporfin for choroidal neovascularization caused by age-related macular degeneration:results of retreatments in a phase 1 and phase 2 study. Arch Ophthalmol. 1999;17:1177-1187.

12. Miller JW,Schmidt-Erfurth U,Sickenberg M,et al. Photodynamic therapy with verteporfin for choroidal neovascularization caused by age-related macular degeneration:results of a single treatment in a phase 1 and phase 2 study. Arch Ophthalmol. 1999;17:1161-1173.

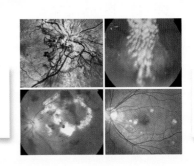

第十三章
经瞳孔温热疗法

经瞳孔温热疗法(transpupillary thermotherapy,TTT)是将近红外或红外激光束经瞳孔将热能输送到脉络膜、视网膜色素上皮及眼底异常组织,以达到治疗眼底肿瘤、新生血管等病变的一种技术。1992年,由Journee-de Korver等最早介绍到临床应用[1]。自2000年以来由于光动力疗法(PDT)在眼科的应用和普及,TTT在眼科应用得越来越少。

一、设备及使用

(一)设备及原理

通常采用波长为810nm的半导体激光进行治疗(图13-1),该波长激光主要被视网膜色素上皮和脉络膜组织中的色素细胞吸收,引起相应部位局部组织温度升高,细胞凋亡,血栓形成,从而引起肿瘤组织的萎缩坏死和脉络膜新生血管(CNV)的封闭等效应。与传统激光相比,在治疗眼底肿瘤方面,该疗法可使病灶温度升高至45~65℃,产生不可逆的细胞毒性作用,从而可使瘤体坏死灶深达3~4.5mm[2];传统激光光凝瘤体时,温度达到>75℃,是直接破坏瘤体,深度通常小于1mm。但在治疗黄斑CNV方面,TTT使被照射组织温度升高幅度较小,最多约为10℃,而且是一种阈值下的激光治疗(subthreshold photogoagulation),所以对邻近组织损伤相对较轻[3]。

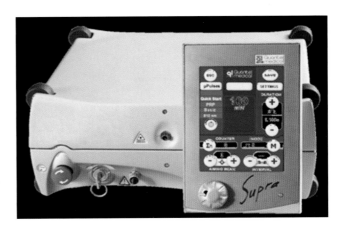

图13-1 810半导体激光机

(二)治疗参数

1. 脉络膜肿瘤 目前尚无标准的治疗参数,一般采用0.5~4.5mm大直径光斑,低功率(最大12W/cm²)和长曝光时间,达1~10min。对于眼底肿瘤,可根据肿瘤的性质、大小、部位以及渗出多少选择治疗参数。通常光斑要尽量覆盖整个瘤体,必要时采用多个光斑。瘤体较大或伴有渗出,光斑反应欠佳时,需分次治疗。反应以病灶刚刚出现轻微灰白色反应即可。

2. CNV 必须慎重治疗,与眼底肿瘤相比,应采取更低的能量,通常采用阈下治疗,以治疗末出现视网膜颜色改变为准。有研究表明TTT可以稳定隐匿性湿性年龄相关性黄斑变性患者的视力,但也有大样本量的对照研究指出TTT对治疗该类型病灶与安慰剂相比并无显著效果[4],有文献报道此类型病灶的患者在接受TTT治疗后有急性视力下降(Snellen视力表大于等于6行)的风险[5]。因此欧洲年龄相关性黄斑变性治疗指南中并不主张对隐匿性病灶采用TTT疗法[6]。但在随后的研究中发现,TTT的治疗能量对保护视网膜功能至关重要,同时治疗CNV的有效能量与引起视网膜损害的能量间差距很小,采取更低能量(136mW/mm²)治疗参数TTT治疗,可达到与PDT相同疗效[7]。因此把握好TTT的治疗参数成为影响疗效的重要因素。但目前国内外仍无明确的治疗参数,治疗能量也从80~1200mW不等。

(三)治疗步骤

1. 向患者交代治疗方案和患者签署知情同意书。

2. 充分散大瞳孔　用短效快速散瞳药散瞳三次。

3. 局部麻醉　表面麻醉。

4. 选择好激光参数。

5. 放置全视网膜镜。

6. 激光治疗　因 810 激光是不可见激光,医生和其他在场医务人员应戴上特殊防护眼镜。调节裂隙灯显微镜前后焦距,当通过全视网膜镜看清指示光斑和病变位置清晰地重合后,开始治疗。

7. 治疗后处理　治疗结束,清洁患者睑裂周围泪水和粘弹剂,滴一次抗生素滴眼剂。没有角膜上皮缺损,不用遮盖治疗眼。在病历上记录激光照射眼底部位及使用参数,给患者开一支含有肾上腺糖皮质激素的抗生素滴眼剂,每日滴治疗眼 4 次共 7 天。并交代患者下次复诊时间。

二、适 应 证

1. 眼底肿瘤　目前,国内外 TTT 对眼内肿瘤治疗的研究大多数针对脉络膜黑色素瘤。较小的脉络膜黑色素瘤(病灶厚度小于 4mm)可以通过 TTT 进行治疗,尤其是位于视乳头旁或中心凹旁,难以通过放疗治疗的病灶[8-10],研究证明该疗法对于大多数是有效的。该疗法还可用于脉络膜黑色素瘤放疗的辅助疗法,有文献报道通过巩膜外的局部放疗和经瞳孔的红外光照射这种"三明治疗法",平均病灶厚度为 6.2mm的病灶有 70% 恢复至扁平[11]。但也有研究指出单纯通过该疗法治疗较小病灶仍易复发,需要重复治疗,且治疗后需长期随访[12]。对于其他眼部肿瘤,包括视网膜母细胞瘤、孤立性脉络膜血管瘤、脉络膜骨瘤、视网膜细胞瘤、视乳头毛细血管瘤、恶性肿瘤脉络膜转移等[13],也有小样本量的研究,多数疗效得以肯定,但缺乏大样本量长期疗效分析。

2. CNV 性疾病　目前研究主要集中于年龄相关性黄斑变性所引起的 CNV 性疾病,一般认为 TTT 适用于视力较差的 CNV。对于息肉状脉络膜血管病变也是一种可选择的治疗手段,但其有效性及安全性还需随机对照临床试验来验证。TTT 对于病理性近视等所引起的 CNV 亦有小样本量研究,但远期疗效仍不明确[14]。

三、禁 忌 证

1. 屈光间质欠清　激光光线不能有效地达到眼底。

2. 病灶位置靠前　尤其位于赤道部以前时,或瞳孔无法扩大等原因不能充分暴露病灶,通过角膜接触镜激光仍无法对病灶进行照射。

3. 相对禁忌证　瘤体的高度,病灶直径,色素多少,视网膜下积液的多少均会影响到激光的治疗效果。有文献报道,对 78 例脉络膜黑色素瘤进行 TTT 治疗,高度大于 3mm,直径大于 10.2mm 的病灶因未能完全控制而再次接受其他手术治疗[15]。当肿瘤等因素引起视网膜下积液较多,尤其厚度大于 3mm 时,会影响到激光的热效应,从而影响治疗效果[16]。

四、并 发 症

大多数患者可出现轻度前房及玻璃体炎症,均为一过性反应,可在治疗后局部应用肾上腺糖皮质激素滴眼剂。其他包括视网膜分支动静脉阻塞,视网膜前膜形成,视网膜和脉络膜出血,玻璃体的积血,视网膜神经纤维层的损伤,视野缺损,黄斑或视乳头水肿,CNV 形成等[17]。

值得注意的是,TTT 虽然较传统激光对邻近组织损伤较轻,但仍会产生脉络膜视网膜瘢痕,且有瘢痕扩大的可能性,从而有可能损害患者视力。因此对黄斑区病灶,尤其是 CNV 患者,应综合评估病灶性质、已造成的视功能损害程度、患者的预期及经济承受力等各方面因素,以权衡治疗方案的选择。同时在治疗过程中,光斑尽量避开黄斑视乳头束,最好距黄斑中心凹 1 个视乳头直径以上,以尽量减少视功能的损害。TTT 治疗脉络膜黑色素瘤后可以引起光斑下方肿瘤组织毛细血管扩张,有可能会加重巩膜外转移,这一点应该引起重视。

五、典 型 病 例

脉络膜血管瘤 TTT 治疗

1. 病例　患者男,32 岁,左眼视力下降两年,不伴眼胀,眼痛等不适,于 2006 年在当地医院就诊为"左眼脉络膜血管瘤",给予激光治疗,具体不详。于 2009 年 7 月到东莞光明眼科医院门诊就诊,检查:左眼视力 0.02,不能矫正;左眼球前段未见明显异常,左眼视乳头鼻侧、下方及黄斑区视网膜高度隆起,散在点状出血(图 13-2A)。B 型超声波提示视网膜脱离,视网膜下实性占位性病变。荧光素眼底血管造影(FFA)显示左眼视乳头偏鼻侧及鼻下视约 6 个视乳头直径范围不规则荧光斑,动静脉期荧光斑增强密集,扩大融合,鼻下中周边视网膜可见毛细血管扩张、动静脉短路,毛细血管闭塞等改变(图 13-2B)。

2. 诊断　左眼脉络膜血管瘤。

3. 治疗　给予 TTT 治疗,能量 600mW,光斑 600mm,时间 60s,每次治疗 20 分钟,以形成浅灰色反应斑为准,共治疗 4 次。每次治疗间隔时间 2 周至 4 周。

4. 治疗效果　2010 年 9 月 3 日最后一次复诊,左眼视力 0.3,矫正无提高,视乳头边界清,颜色正常,后极网膜平伏,原黄斑区水肿消退,脉络膜血管瘤进一步萎缩,出现白色瘢痕及散在激光色素斑(图 13-2D),眼压 14mmHg。

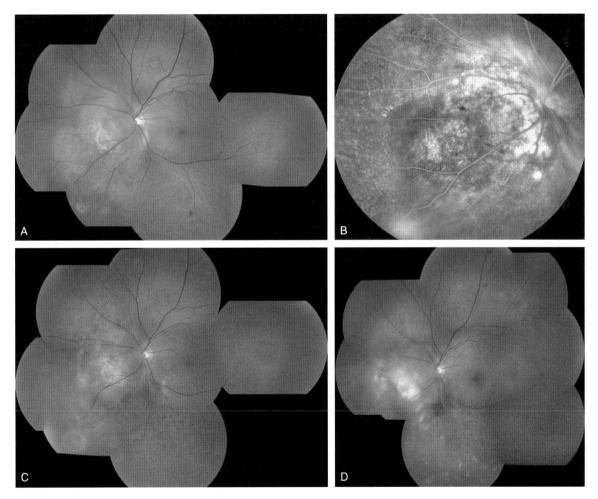

图 13-2　脉络膜血管瘤

A. 左眼视乳头旁鼻侧脉络膜血管瘤,约 6 个视乳头直径,高度隆起遮盖鼻侧视乳头,散在点状出血;B. FFA 12 分钟显示肿瘤仍呈不规则强荧光,周围渗漏荧光,肿瘤颞侧呈点状强荧光;C. TTT 治疗 4 次后,肿瘤萎缩,有色素沉着,视乳头结构清晰,下方可见到激光治疗色素斑点;D. TTT 治疗 13 个月,肿瘤进一步萎缩,出现白色瘢痕(戴玲提供)

(金陈进　刘文)

参 考 文 献

1. Journee-de Korver JG, Oosterhuis JA, Kakebeeke-Kemme HM, et al. Transpupillsry thermotherapy (TTT)by infrared irradiation of choroidal melanoma. Doc Ophthalmol. 1992;82:185-191.

2. Journee-de Korver JG, Keunen JE. Thermotherapy in the management of choroidal melanoma. Prog Retin Eye Res. 2002, ;21:303-317.

3. Subramanian ML, Reichel E. Current indications of transpupillary thermotherapy for the treatment of posterior segment diseases. Curr Opin Ophthalmol. 2003;14:155-158.

4. Reichel E, Musch DC, Blodi BA, et al. Results from the TTT4CNV clinical trial. Invest Ophthalmol Vis Sci. 2005; ARVO abstract, 2311.

5. Mason JO 3rd, Colagross CC, Feist RM, et al. Risk factors for severe vision loss immediately after transpupillary thermotherapy for occult subfoveal choroidal neovascularization. Ophthalmic Surg Lasers Imaging. 2008;39:460-465.

6. Chakravarthy U, Soubrane G. Evolving European guidance on the medical management of neovascular age related macular degeneration. Br J Ophthalmol. 2006;90:1188-1196.

7. Odergren PV, Algvere A. prospective randomised study on low-dose trans- pupillary thermotherapy versus photodynamic therapy for neovascular age-related macular degeneration. Br J Ophthalmol. 2008;92:757-761.

8. Shields CL, Shields JA, Cater J, et al. Transpupillary thermotherapy for choroidal melanoma: tumor control and visual results in 100 consecutive cases. Ophthalmology. 1998;105:581-590.

9. Oosterhuis JA, Journee-de Korver HG, Kakebeeke-Kemme HM, et al. Transpupillary thermotherapy in choroidal melanomas. Arch Ophthalmol. 1995;113:315-321.

10. Shields CL, Shields JA, DePotter P, et al. Transpupillary thermotherapy in the management of choroidal melanoma. Ophthalmology. 1996;103:1642-1650.

11. Oosterhuis J, Journee-de Korver HG, Keunen JEE. Transpupillary thermotherapy: results in 50 patients with choroidal melanoma. Arch Ophthalmol. 1998;116:157-162.

12. Pan Y, Diddie K, Lim JI. Primary transpupillary thermotherapy for small choroidal melanomas. Br J Ophthalmol. 2008, ;92:747-750.

13. Gill HS, Simpson R. Transpupillary thermotherapy in the management of juxtapapillary and parafoveal circumscribed choroidal hemangioma. Can J Ophthalmol. 2005;40:729-733.

14. Ozdek S, Hondur A, Gurelik G, et al. Transpupillary thermotherapy for myopic choroidal neovascularization: 1-year follow-up: TTT for myopic CNV. Int Ophthalmol. 2005;26:127-133.

15. Yarovoy AA, Magaramov DA. Which choroidal melanoma should be treated with primary transpupillary thermotherapy？ Our experience from 78 patients. Eur J Ophthalmol. 2010;20:186-193.

16. Shields CL, Shields JA. Transpupillary thermotherapy for choroidal melanoma. Curr Opin Ophthalmol. 1999;10:197-203.

17. Parrozzani R, Boccassini B, De Belvis V, et al. Long-term outcome of transpupillary thermotherapy as primary treatment of selected choroidal melanoma. Acta Ophthalmol. 2009;87:789-792.

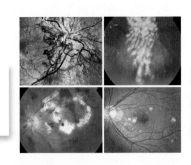

第十四章
玻璃体腔内注药

治疗玻璃体和视网膜等眼后段疾病的传统给药方式包括局部用药以及全身给药,但由于角膜组织的紧密构造,局部眼用制剂难以透过角膜到达眼后段;并且由于血液-房水屏障及血液-视网膜屏障等的存在,全身用药到达眼后段组织的药量很少,难以达到有效的眼内药物浓度,因此治疗效果存在较大局限性。玻璃体腔内注射是将药物经睫状体平坦部位直接注射至玻璃体腔内,是目前治疗眼后段疾病较常用的方法之一,在临床应用较为广泛。根据疾病的不同注射的药物可分为抗血管内皮生长因子类、肾上腺糖皮质激素类、抗生素类和抗真菌类药物。

第一节 抗 VEGF 治疗法

一、血管内皮生长因子

血管内皮生长因子(vascular endothelial growth factor, VEGF)是一种具有高度特异性的促血管内皮细胞有丝分裂原,有多种异构体,如 $VEGF_{121}$,$VEGF_{145}$,$VEGF_{165}$,$VEGF_{189}$ 等,通过选择性与表达于血管内皮细胞中 VEGF 受体结合,使血管内皮细胞增生、分化,促进新生血管形成和增加毛细血管通透性。其中 $VEGF_{165}$ 的活性最高,促新生血管生成作用最强。在生理状态下,促血管生长因子与抑制因子相互制约,处于平衡状态,有利于维持眼部血管系统的正常功能。在病理状态下,如缺血缺氧、光损伤、氧化应激等反应,使 VEGF 表达异常增加,引起多种眼部新生血管性疾病,如年龄相关性黄斑变性(age-related macular degeneration, AMD)、糖尿病性视网膜病变、新生血管性青光眼等,并由于血管通透性的增加及血-视网膜屏障的破坏,导致黄斑水肿。

VEGF 与受体结合后,引起一系列级联反应,激活大量下游蛋白,诱导血管内皮细胞增生。针对此过程,已研发多种药物通过不同环节阻断 VEGF 发挥作用。

1. 与 VEGF 结合的单克隆抗体或诱饵受体。

2. 阻断 VEGF 与受体结合后下游细胞信号传导的药物。

3. 封闭 VEGF 基因表达的药物。

目前临床应用较多的是抗 VEGF 单克隆抗体,其他尚处于临床试验或动物实验阶段。

二、抗 VEGF 药物

1. 哌加他尼钠(pegaptanib sodium,商品名 Macugen) 是以 28 个核苷酸的核糖核酸(RNA)为主链,与两个聚乙二醇链共价相连的抗 VEGF 受体药物,能与人可溶性 VEGF 同分异构体 $VEGF_{165}$ 受体高度亲和并特异性结合,阻止 VEGF 与血管内皮细胞表面的 VEGF 受体结合,从而抑制新生血管形成。

经多项研究表明[1-3],哌加他尼钠能有效抑制各种类型新生血管生长,对湿性 AMD、糖尿病性视网膜病变等新生血管性疾病有良好疗效,能有效维持视力,其显效性与注射剂量无关,即 0.3mg、1mg、3mg 三个不同剂量组与安慰剂组相比疗效均有显著差异(分别为 $P<0.001$, $P<0.001$, $P=0.03$)[1]。美国药品与食物管理局(US Food and Drug Administration, FDA)于 2004 年 12 月 20 日正式批准其用于治疗 AMD,推荐使

用剂量为玻璃体腔注射 0.3mg。

药物的总体不良反应发生率低,多与注射操作过程相关[4]。常见的眼部不良反应为眼痛(25%)、玻璃体漂浮物(22%)、点状角膜炎(23%)、眼压升高(24%),多为暂时性、轻微或中等程度。较严重的不良反应为眼内炎(0.16%~1.3%)、晶状体损伤(0.07%~0.7%)、视网膜脱离(0.15%~0.6%)[1,5]。

2. 贝伐单抗(Bevacizumab,Avastin)　是一种抗 VEGF 的人源化单克隆抗体,针对 VEGF 全长,能结合 VEGF 有生物活性的所有亚型。

2004 年贝伐单抗被 FDA 批准用于结肠癌的治疗,近年来开始应用于眼科(为非标签使用,即没有药监部门批准在眼科使用),不但能抑制新生血管生长,还能减轻血管渗漏,治疗黄斑水肿。使用方法为经睫状体平坦部注入玻璃体腔,常用注射剂量为 1.25mg/0.05ml 或 1.5mg/0.06ml,适用于治疗多种眼部新生血管性疾病,如湿性 AMD、糖尿病性视网膜病变、视网膜中央或分支静脉阻塞、新生血管性青光眼等[6-9]。玻璃体腔注射贝伐单抗能有效抑制糖尿病性视网膜病变新生血管生长,减轻血管渗漏,降低玻璃体手术中出血的风险,使手术更顺利进行;可促使虹膜及房角新生血管消退,使新生血管性青光眼的眼压得到控制或为进一步行抗青光眼手术打下基础,减少术中出血。

贝伐单抗玻璃体腔注射的眼部并发症发生率为 1.27%(9/707),包括角膜上皮损伤、晶状体损伤、眼内炎、视网膜色素上皮撕裂、急性视力丧失等。全身并发症发生率 1.13%(8/707),包括脑梗死、血压升高、颜面部皮肤发红、轻度瘙痒、月经失调等[10]。

3. 雷珠单抗(Ranibizumab,Lucentis)　是重组的抗 VEGF 单克隆抗体的 Fab 片段,即在贝伐单抗基础上将抗原抗体结合部的片段分离出来,这个片段同样能够结合所有 VEGF 亚型使之失活,且与 VEGF 的亲和力增加 100 倍[11],理论上较全长的抗体更有效穿透视网膜发挥作用。

FDA 和欧盟药品管理局分别于 2006 年和 2007 年批准雷珠单抗用于湿性 AMD 的治疗。2011 年 12 月 31 日中国国家食品药品监督管理局批准其用于治疗湿性 AMD。

每月注射雷珠单抗 0.5mg 一次,可有效地改善湿性 AMD 患者视力。随机对比贝伐单抗和雷珠单抗治疗湿性 AMD,两种药物在稳定或提高视力方面同样有效(P=0.21)。在减轻视网膜水肿方面,雷珠单抗较贝伐单抗更有效(P=0.03)。两者在全身不良反应方面无差别(P=0.22),死亡率或血管阻塞事件发生率相近(P>0.06)[12-14]。

眼部严重不良事件发生率 1%~2%,类似贝伐单抗。

4. VEGF 诱饵受体　是以阿柏西普(Aflibercept,VEGF Trap-Eye)和康柏西普(Conbercept,KH902)为代表的新型抗 VEGF 重组融合蛋白。阿柏西普与康柏西普两者结构类似,主要有 VEGF 受体 1 和受体 2 的胞外区与人类免疫球蛋白 IgG1 的 FC 段融合而成,能与 VEGF-A 所有亚型、VEGF-B、胎盘生长因子(Placental growth factor,PIGF)广泛结合,并具有较高的亲和力,从而竞争抑制 VEGF 与其受体结合。

阿柏西普于 2011 年获得 FDA 批准用于治疗湿性 AMD。康柏西普也于 2013 年获得中国国家食品药品监督局批准用于治疗湿性 AMD。目前临床试验研究结果显示,两者均能改善湿性 AMD 患者视力,并具有良好的安全性和耐受性。此外,该类药物对于贝伐单抗和雷珠单抗治疗抵抗或者无反应的 AMD 患者也具有一定效果。但由于两者临床应用时间较短,其长期有效性和安全性仍需进一步观察[15]。

5. 其他抗 VEGF 药物

(1) 阻断 VEGF 与受体结合后下游细胞信号传导的药物:酪氨酸激酶是 VEGF 与受体结合后细胞信号传导下游的重要激酶,阻断其活性可阻止 VEGF 发挥作用。目前针对酪氨酸激酶的抑制剂大多数处于动物实验阶段[16]。

(2) 封闭 VEGF 基因表达的药物:可使 VEGF 表达减少或抑制,但对已经生成的 VEGF 无效,目前仍处于实验阶段,若联合 VEGF 单克隆抗体或诱饵受体治疗,进一步抑制已生成的 VEGF,治疗效果会更好[17]。

三、适 应 证

1. 各种类型的 AMD　经典为主型、微小经典型和隐匿型的湿性 AMD;中心凹下、中心凹旁、中心凹外型的湿性 AMD。

2. 特发性息肉样脉络膜血管病变。

3. 各种眼内新生血管性疾病　增生期糖尿病视网膜病变、视网膜血管炎、视网膜静脉阻塞、早产儿视网膜病变、高度近视、Coats 病和外伤等继发的视网膜新生血管。

4. 各种眼内疾病引起的黄斑水肿　糖尿病性黄斑水肿、视网膜静脉阻塞、白内障术后黄斑水肿、非感染性葡萄膜炎、视网膜血管炎等所致的黄斑水肿。

5. 新生血管性青光眼。

四、注 射 方 法

玻璃体腔内注射抗 VEGF 药物应严格按照眼内手术的规章制度行事，做好术前、术中和术后临床观察和处理。

1. 签署知情同意书　术前应向患者及家属讲明治疗目的和意义、术中和术后可能出现的并发症和围术期应注意的事项。如果是纳入科学研究，还应让患者了解研究的方法及意义，签署医学伦理学知情同意书。

2. 术前准备　常规做全身体格检查，做术前血、尿、大便常规检查。查血液生化、血凝实验、肝肾功能检测，做心电图和胸片检查。只有以上检查都符合手术标准，才能安排手术。

3. 手术前用药　拟注射抗 VEGF 药物前 3 天，要常规滴含有肾上腺糖皮质激素的抗生素滴眼剂 4 次 / 日。

4. 手术步骤　常规消毒术眼，表面麻醉 3 次，开睑器开睑，5% 聚维酮碘溶液冲洗结膜囊后再用生理盐水冲洗干净。严格按照无菌操作用 1ml 注射器抽取抗 VEGF 药物，换上 30 号针头后，排空注射器前端空气后（此时可先用 30 号针头做前房穿刺排出约 0.1ml 前房水降低眼压），经 11 点睫状体平坦部（角膜缘后 3.5~4mm）注入玻璃体腔，当在直视下见到玻璃体腔内的针头后，注入预定好的药物剂量。拔出针头同时，用显微有齿镊夹住巩膜穿刺孔 1 分钟，防止药液或玻璃体外溢。指测眼压正常或患者光感存在，取出开睑器，结膜囊内涂抗生素眼膏后包术眼。

5. 术后处理　手术当天，涂抗生素眼膏包眼，回病房或回家后，半坐位休息。术后第一天常规复诊，检查视力和眼压，观察眼表和眼内，如没有手术并发症，继续用术前抗生素滴眼约 3~5 天。

五、并 发 症

（一）与注射操作相关的并发症

1. 注射部位结膜下出血　一般可自行吸收，不需处理。

2. 眼内出血　与进针位置刺破睫状体血管有关，出血量少可自行吸收，大出血罕见。若发生大量出血需使用止血药，4 周不能吸收者考虑行玻璃体切除术。

3. 眼压升高　多为暂时性、轻微或中等程度，极少数需要加用降眼压药物治疗。

4. 损伤晶状体　与进针位置及方向错误有关。注意进针部位在角膜缘后 3.5~4mm，进针方向指向眼球中心。如发生晶状体混浊影响视力，可做白内障手术。

5. 眼内炎　不按规定无菌操作，或围术期不注意眼部卫生、未滴用抗生素滴眼剂等，虽然发生率低，但对眼球破坏性大。注射时要严格按照无菌手术操作步骤，术后滴用抗生素滴眼剂 3~5 天，一旦出现眼内炎的早期表现，按眼内炎处理，必要时行玻璃体切除术联合玻璃体腔注射抗生素。

6. 视网膜脱离　发生率低，可能与基底部玻璃体牵拉有关。

（二）与药物相关的并发症

1. 视网膜缺血　抗 VEGF 药物在抑制新生血管的同时也可能对视网膜的正常血循环造成干扰，在部分病例观察到出现黄斑缺血、视力下降表现。目前仍有待更大样本的病例观察及探讨。

2. 心脑血管意外　如心肌梗死、脑梗死等，推测可能与药物经眼部进入全身血液循环，阻碍梗死部位的侧枝循环重建有关。目前未有足够的证据表明抗 VEGF 药物比安慰剂引起更高的血管阻塞事件发生率，有待样本量更大的多中心随机对照研究进一步探讨。

第二节　曲安奈德治疗

曲安奈德(triamcinolone acetonide,TA)是一种长效肾上腺糖皮质激素,为乳白色混悬液,具有较强的抗炎、抑制细胞增生和抗新生血管作用。

1. 作用机制　TA通过抑制花生四烯酸途径减少前列腺素的产生,下调细胞黏附分子及免疫蛋白的表达,削弱淋巴细胞、单核细胞、巨噬细胞等免疫细胞的迁移和聚集,从而抑制免疫反应过程。它又通过维护细胞间的紧密连接的完整性,抑制金属蛋白酶的表达,限制纤维蛋白渗出,降低血管通透性,从而维护血-眼屏障的稳定性。它还可以抑制纤维细胞和新生血管的生长,下调血管内皮生长因子水平[18]。单次注射后,其作用可维持数月,已被广泛用于治疗多种眼部疾病,包括黄斑水肿、葡萄膜炎、增生性玻璃体视网膜病变、眼部新生血管性疾病等。

2. 药代动力学　TA在眼内停留的时间及浓度取决于注射剂量及玻璃体状态,在液化状态的玻璃体(如高度近视眼、曾行玻璃体切除术)、无晶状体眼或人工晶状体眼,TA的代谢加快。玻璃体腔内注射4mg TA后,玻璃体内浓度为 $1.22 \pm 0.24 \mu g/ml$,远高于 tenon's 囊下注射之浓度($<0.001 \mu g/ml$)[19]。在未行玻璃体切除术的玻璃体腔注射4mg TA,其浓度在三个月后仍可检测到。常用的玻璃体腔内注射剂量为4mg,也有用2mg或更高剂量(11~25mg)均能获得良好效果[20]。

3. 适应证　①各种原因所致黄斑水肿,如糖尿病性黄斑水肿、视网膜静脉阻塞引起的黄斑水肿、白内障术后黄斑水肿、非感染性葡萄膜炎等所致的黄斑水肿;②非感染性眼内炎,减轻眼内炎症及水肿;③玻璃体染色,TA辅助玻璃体切除术不但可以增加玻璃体可见度,使手术过程更安全,还能减轻术后血-视网膜屏障破坏。

单独玻璃体腔注射TA治疗CNV的方法并不能很好的视力提高,与其抑制新生血管生长的作用不强有关,目前使用的较多的是TA联合光动力学治疗(PDT)或(和)抗VEGF药物一起用于治疗湿性AMD,取得了较好的疗效[21-24]。

4. 不良反应　玻璃体腔注射TA最常见的并发症之一是眼压升高,与激素性青光眼发病机制类似,由于小梁网细胞外物质的沉积导致房水外流受阻。另外一个常见的并发症是白内障,两年内的发生率33%~81%,以后囊下型为主[25]。在一个比较TA与格栅样光凝治疗黄斑水肿的多中心研究中显示,TA引起的眼压升高及白内障发生率具有剂量依赖性,即4mg TA玻璃体腔内注射比1mg TA注射引起眼压升高及白内障发生率更显著[26]。其他发生率低但严重的并发症包括感染性眼内炎、假性眼内炎。据一些大样本回顾性研究,TA引起的感染性眼内炎的发生率在0.5%~0.87%,感染的高危因素包括糖尿病、曾行青光眼滤过术、睑缘炎等[27]。假性眼内炎可能是药物或药物载体对眼部所产生的毒性反应,通常无明显眼痛,细菌培养阴性,局部抗炎治疗后迅速好转。有时玻璃体腔注射的TA颗粒可游离至前房并沉积于下方,外观上酷似前房积脓,但无眼红眼痛等感染的体征,可能引起误诊,可自发性好转。

第三节　抗生素治疗

一、细菌性眼内炎

细菌性眼内炎是一种眼科急症,及时诊断和正确处理非常重要。有关眼内炎的处理原则及方法,详见本书外科卷第五十一章。

二、真菌性眼内炎

真菌性眼内炎可见于外源性感染或内源性感染,前者多见于植物性眼外伤或内眼手术后感染,后者见于免疫力低下,身体其他部位存在真菌感染灶的患者。真菌性眼内炎发病较缓慢,眼红痛症状较轻。眼部检查见玻璃体白色絮状或团块状混浊,视网膜血管炎伴单个或多个黄白色团块状渗出灶,前方积脓可有或无,呈白色黏稠外观。确诊依赖于病原学检测,可抽取前房水或玻璃体液作真菌涂片及培养,镰刀菌和曲霉菌较常见。

常用的眼部抗真菌药物为两性霉素B、氟康唑、咪康唑、5-氟胞嘧啶。真菌性眼内炎属于深部真菌感染,治疗一定要全身和局部联合用药,且足够疗程,否则容易复发。玻璃体切除术联合两性霉素B玻璃体腔内注射是治疗真菌性眼内炎的有效方法,玻璃体注射常用浓度为5~10μg/0.1ml。伏立康唑是一种新型抗真菌药物,属第2代三唑类,具有抗菌谱广,抗菌效力强的特点,对酵母菌和真菌疗效好,对氟康唑耐药的白色念珠菌也有效,对两性霉素B有抗药性的曲霉菌类对伏立康唑敏感。伏立康唑口服生物利用度高,穿透力强,给药后眼内血药浓度时是全身血药浓度的6~8倍,药物可蓄积于眼球,治疗眼部真菌感染具有独特优势。目前临床上多采用局部点眼或玻璃体腔注射联合全身用药,玻璃体腔注射浓度为50~100μg/0.1ml[28-29]。注射前,先抽取玻璃体腔液体做真菌和细菌培养加药物敏感试验。

(张少冲　佘洁婷)

参 考 文 献

1. Gragoudas ES, Adamis AP, Cunningham ET Jr, et al. Pegaptanib for neovascular age-related macular degeneration. N Engl J Me. 2004;351:2805-2816.

2. Sivaprasad S, Hykin P, Saeed A, et al. Intraveitreal pegaptanib sodium for choroidal neovascularisation secondary to age-related macular degeneration: Pan-European experience. Eye. 2010;24:793-798.

3. Adamis AP, Altaweel M, Bressler NM, et al. Changes in retinal neovascularization after pegaptanib(Macugen)therapy in diabetic individuals. Ophthalmology. 2006;113:23-28.

4. Macugen AMD Study Group, Apte RS, Modi M, Masonson H, et al. Pegaptanib 1-year systemic safety results from a safety-pharmacokinetic trial in patients with neovascular age-related macular degeneration. Ophthalmology. 2007;114:1702-1712.

5. VEGF Inhibition Study in Ocular Neovascularization(V.I.S.I.O.N.)Clinical Trial Group, Chakravarthy U, Adamis AP, Cunningham ET Jr, et al. Year 2 efficacy results of 2 randomized controlled clinical trials of pegaptanib for neovascular age-related macular degeneration. Ophthalmology. 2006;113:1508.e1-25.

6. Avery RL, Pieramici DJ, Rabena MD, et al. Intravitreal bevacizumab(Avastin)for neovascular age-related macular degeneration. Ophthalmology. 2006;113:363-372.

7. Ushida H, Kachi S, Asami T, et al. Influence of preoperative intravitreal bevacizumab on visual function in eyes with proliferative diabetic retinopathy. Ophthalmic Res. 2012;49:30-36.

8. Algvere PV, Epstein D, von Wendt G, et al. Intravitreal bevacizumab in central retinal vein occlusion: 18-month results of a prospective clinical trial. Eur J Ophthalmol. 2011;21:789-795.

9. Wakabayashi T, Oshima T, Sakaguchi H, et al. Intravitreal bevacizumab to treat iris neovascularization and neovascular glaucoma secondary to ischemic retinal diseases in 41 consecutive cases. Ophthalmology. 2008;115:1517-1580.

10. Shima C, Sakaguchi H, Gomi F, et al. Complications in patients after intravitreal injection of bevacizumab. Acta Ophthalmol. 2008;86:372-376.

11. Chen Y, Wiesmann C, Fuh G, et al. Selection and analysis of an optimized anti-VEGF antibody: crystal structure of an affinity-matured Fab in complex with antigen. J Mol Biol. 1999;293:865-881.

12. Tufail A, Patel PJ, Egan C, et al. Bevacizumab for neovascular age related macular degeneration(ABC Trial): multicentre randomized double masked study. BMJ. 2010;340:2459.

13. CATT Research Group, Martin DF, Maguire MG, Ying GS, et al. Ranibizumab and bevacizumab for neovascular age-related macular degeneration. N Engl J Med. 2011;364:1897-1908.

14. Comparison of Age-related Macular Degeneration Treatments Trials(CATT)Research Group, Martin DF, Maguire MG, Fine SL, et al. Ranibizumab and bevacizumab for treatment of neovascular age-related macular degeneration: two-year results. Ophthalmology. 2012;119:1388-1398.

15. 雷春燕,雷博.眼科新一代抗血管内皮生长因子药物的基础研究及临床试验新进展.中华实验眼科杂志,2014,32:938-942.

16. Mousa SA, Mousa SS. Current status of vascular endothelial growth factor inhibition in age-related macular degeneration. BioDrugs. 2010;24:183-194.

17. Singerman L. Combination therapy using the small interfering RNA bevasiranib. Retina. 2009;29:S49-50.

18. Wang YS,Friedrichs U,Eichler W,et al. Inhibitory effects of triamcinolone acetonide on bFGF-induced migration and tube formation in choroidal microvascular endothelial cells. Graefes Arch Clin Exp Ophthalmol. 2002;240:42-48.

19. Inoue M,Takeda K,Morita K,et al. Vitreous concentrations of tramcinolone acetonide in human eyes after intravitreal or subtenon injection. Am J Ophthalmol. 2004;138:1046-1048.

20. Iwama D,Otani A,Sasahara M,et al. Photodynamic therapy combined with low-dose intravitreal triamcinolone acetonide for age-related macular degeneration refractory to photodynamic therapy alone. Br J Ophthalmol. 2008;92:1352-1356.

21. Colucciello M. Intravitreal bevacizumab and triamcinolone acetonide combination therapy for exudative neovascular age-related macular degeneration:short-term optical coherence tomography results. J Ocul Pharmacol Ther. 2008;24:15-24.

22. Jonas JB,Libondi T,Golubkina L,et al. Combined intravitreal bevacizumab and triamcinolone in exudative age-related macular degeneration. Acta Ophthalmol. 2010;88:630-634.

23. Tao Y,Jonas JB. Intravitreal bevacizumab combined with intravitreal triamcinolone for therapy-resistant exudative age-related macular degeneration. J Ocul Pharmacol Ther. 2010;26:207-212.

24. Yip PP,Woo CF,Tang HH,et al. Triple therapy for neovascular age-related macular degeneration using single-session photodynamic therapy combined with intravitreal bevacizumab and triamcinolone. Br J Ophthalmol. 2009;93:754-758.

25. Ruiz-Moreno JM,Montero JA,Amat P,et al. Secondary elevated IOP and cataracts after hige-dose intravitreal triamcinolone and photodynamic therapy to treat choroidal neovascularization. J Glaucoma. 2009;18:69-72.

26. Ip MS,Scott IU,VanVeldhuisen PC,et al. SCORE Study Research Group. A randomized tral comparing the efficacy and safety of intravitreal triamcinolone with observation to treat vision loss associated with macular edema secondary to central retinal vein occlusion:the Standard Care vs. Corticosteroid for Retinal Vein Occlusion(SCORE)study report 5. Arch Ophthalmol. 2009;127:1412-1419.

27. Nelson ML,Tennant MT,Sivalingam A,et al. Infectious and presumed noninfectious endophthalmitis after intravitreal triamcinolone acetonide injection. Retina. 2003;23:686-691.

28. Kramer M,Kramer MR,Blau H,et al. Intravitreal voriconazole for the treatment of endogenous Aspergillus endophthalmitis. Ophthalmololgy. 2006;113:1184-1186.

29. Sen P,Gopal L,Sen PR. Intravitreal voriconazole for drug-resistant fungal endophthalmitis:case series. Retina. 2006;26:935-939.

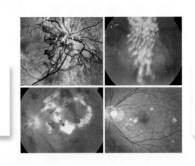

第十五章
放 射 治 疗

放射治疗（radiotherapy）是眼内恶性肿瘤的主要治疗方法之一，指利用放射线照射眼部肿瘤以达到全部或部分消灭肿瘤细胞的目的，分为外放射治疗（external beam radiotherapy）和放射性巩膜板敷贴治疗（episcleral plaque radiotherapy）。两种治疗方法各有其适应证，有时可以互相补充。

一、外放射治疗

外放射治疗是利用外来射线束治疗肿瘤的一种方法，70%以上的葡萄膜恶性黑色素瘤患者需用放射治疗，视网膜母细胞瘤（retinoblastoma，Rb）对放疗高度敏感，是最经典、至今仍被采用的治疗措施。

（一）外放射治疗的适应证

有关外放射治疗视网膜母细胞瘤的适应证仍有争论，多数学者同意适合于以下情况[1-3]。

1. 双眼 Rb 一眼（严重眼）已行眼球摘除，另眼肿瘤较大、直径≥15mm，但瘤体未累及 50% 的视网膜。

2. 患眼视网膜有多个肿瘤 但当多个肿瘤都十分细小（<4 视乳头直径），且位于非危险视网膜区如周边部视网膜时，有些学者推荐先应用冷冻或氙弧激光治疗。

3. 患眼有广泛的瘤细胞玻璃体内种植。

4. 肿瘤距视乳头或黄斑在 3mm 以内者。

5. 单眼 Rb 眼球摘除术后，病理检查示切除的视神经远端有瘤细胞侵犯。

6. 单眼 Rb 眼球摘除术后出现眼眶内 Rb 复发的病例。

（二）外照射技术

眼内肿瘤的放射治疗，放射线采用超高压光子线，对于靠近晶状体缘可采用半野照射技术或低熔点铅挡块技术，提高精确度，保护晶状体。治疗时保持眼球正视前方位置很重要，放疗时病儿多不合作，需要应用镇静剂。照射时，应采用同一体位，同一头颅眼球固定器，以保证较好的重复性。照射剂量 45~50Gy（分 20~25 次）可达到根治。

如果视网膜赤道部前有肿瘤侵犯，尤其是鼻侧的肿瘤，由于颞侧外放射治疗的射线到达眼球前部的剂量不够，常有较高的放疗失败率。因此宜在应用外放射治疗前先行冷冻治疗和（或）激光治疗控制眼球前部的肿瘤。如果肿瘤未侵犯视神经，则不必照射全部后眶组织，以尽最减少眶骨和垂体组织的放射损伤[2]；如果肿瘤侵犯到了视神经，则整个后眶组织都应包含在射野内。

欧洲国家多采用前放射治疗（anterior beam irradiation），即射线直接从眼前向球后照射，这样可以照射到全部视网膜与玻璃体，适合于瘤体较大和广泛玻璃体种植的病例。缺点是射线性白内障发生率高以及脑组织会接受较多剂量照射。根据实际情况可结合外放射和前放射治疗[1,2]。

（三）Rb 瘤体对放射治疗的反应模式

外放射治疗后，肿瘤开始退变，Rb 瘤体对的治疗的反应有几种模式。一般在放疗完成 6 周后随访，进行全身麻醉或患儿服药安睡下扩瞳检查，可见几种肿瘤退变模式[1-3]。

Ⅰ型 乳酪型，肿瘤改变呈凸凹不平钙化块，乳酪样外观。

Ⅱ型 肿瘤和血管减少，灰色增加。

Ⅲ型 最常见是Ⅰ型与Ⅱ型结合模式。

Ⅳ型 视网膜肿瘤完全消失，遗留光秃巩膜。

通常,大肿瘤显示Ⅰ型或Ⅲ型退变,较小肿瘤显示Ⅱ型或Ⅲ型退变模式,十分细小肿瘤可完全消失而没有留下痕迹,而大的肿瘤倾向逐渐皱缩若干年,有时肿瘤外观并无改变但不能生长,只要肿瘤不增大,可认为已被放射治疗局部控制。

（四）外放射治疗的结果和并发症

外放射治疗 Rb 的疗效较好,50%~80% 的肿瘤可得到有效控制,部分需要加用其他治疗方法。因放射剂量和部位关系可产生下列各种并发症。

1. 放射性白内障、放射性视网膜病变和放射性视神经病变　为外放射治疗常见的并发症,其发生率占 12%~20%。视网膜水肿、视网膜小血管扩张、渗出和小血管阻塞是放射性视网膜病变的特征性改变,后期可导致视网膜前新生血管形成、玻璃体积血和视网膜脱离等。部分病人由于视网膜血管对放射线特别敏感,会引起视网膜广泛血管闭塞。放射性视神经病变急性期表现为视乳头充血和水肿等,后期则表现为视神经苍白萎缩。其他眼部并发症包括角膜干燥混浊、角结膜干燥症,泪小点阻塞,前葡萄膜炎,巩膜坏死和玻璃体积血等。

2. 眼窝下陷和颞窝萎缩等面部畸形　治疗时年龄越少,越容易出现颞窝萎缩等面部畸形,因此,提出年龄小于 18 月的小儿不宜用外放射治疗[2]。眼眶下陷及颞侧面部骨萎缩等畸形可通过矫形手术矫正。

3. 第二肿瘤　外放射治疗最重要的远期并发症为射线引起的第二肿瘤[1]。其中最常见的第二肿瘤为放射野内即眼眶部位的肉瘤,尤其是骨肉瘤,其发生率可高达 35%~54%。其他肿瘤如淋巴瘤和白血病等也可发生。其他少见第二肿瘤如睑板腺癌、眶恶性纤维组织细胞瘤、膀胱和盆腔平滑肌肉瘤等也有报告。放射治疗的年龄越早,第二肿瘤的发生率越高。自从放射总剂量由 80Gy 减少到 40Gy 后,第二肿瘤的发生率已有明显下降。

二、敷贴疗法

巩膜板贴敷放射治疗（plague radiotherapy）是一种近距离的放射疗法（brachytherapy）。它是把一个附有放射性同位素植入物放置在患眼瘤体基底的巩膜上,通过巩膜对肿瘤作短时间直接放疗,又称敷贴放疗。敷贴放疗对周围正常组织影响较少,并发症少,已逐渐成为临床上常用的治疗方法。Stallard（1956）首先报告应用放射性 ^{60}CO 巩膜板成功治疗 Rb 患者。现多用 ^{192} 铱（^{192}Ir）、^{125} 碘（^{125}I）、^{106} 钌（^{106}Ru）等进行治疗[1]。目前在发达国家应用于治疗脉络膜黑瘤、Rb 及转移癌等恶性肿瘤较多,其优点是可根据肿瘤大小厚度,计算所需放疗剂量,用含放射性物质的巩膜板直接对肿瘤进行局部放疗,放射范围较小,放疗时间短,对正常组织损伤少,放疗并发症明显少于外放射治疗。

（一）巩膜板贴敷放射治疗适应证

1. 治疗 Rb 的适应证[1-8]。

（1）肿瘤基底直径 <15mm,厚度≤7mm,通常用于治疗瘤体直径 10~15mm 和瘤体厚度 3~7mm 的单眼或双眼 Rb 患者。

（2）瘤体距视乳头或黄斑至少 2mm 以上。

（3）肿瘤附近有轻、中度玻璃体种植。

（4）外放射治疗、冷冻、光凝、化疗或温热治疗后未控制的残留 Rb 或复发性 Rb。

巩膜板贴敷放射治疗的相对禁忌证包括瘤体直径 >15mm,瘤体累及黄斑和（或）视乳头以及全玻璃体广泛种植的患者。近来可用立体定向放疗治疗近视乳头和黄斑的肿瘤[9]。

2. 治疗脉络膜恶性黑色素瘤的适应证[1-8]。

（1）观察到肿瘤有长大或初诊时有明确活动征象的小肿瘤。

（2）有可能保存视力的大部分中等大小与一部分大的肿瘤。

（3）如果肿瘤位于唯一有视力的眼,即使是视力很差,则无论大小如何都可用放射治疗。

当瘤体直径超过 15mm,厚度超过 10mm,则宜作眼球摘除。

（二）巩膜板贴敷放射治疗技术

将钴 -60（^{60}Co）、铱 -192（^{192}Ir）、碘 -125（^{125}I）、钌 -106（^{106}Ru）等施源器或称放射性巩膜板通过手术植入

巩膜外表面进行近距离放疗,属于低剂量放射治疗。因近距离放疗,剂量分布不均匀,剂量梯度较大,对于直径大于 10mm 的肿瘤效果较差,一般给量 40Gy/7 天,但靠近施源器表面巩膜的剂量会高达 400~500Gy,如果照射范围太大会出现局部坏死,血管出血。

1. 技术要求　根据肿瘤大小厚度,计算分发给瘤体基底顶端所需放射总剂量、一般顶端需 35~40cGY,基底接近 200GY,巩膜板直径为 6~15mm,前端设计两个圆孔便于缝合固定,可供选择应用的巩膜板放疗有钴 -60、碘 -125、铱 -129 和钌 -106。碘 -125 比较多用,其原因是比较容易得到且照射安全。含放射性碘的巩膜板均需由专业人员在有防护设施下进行制作、存放和携带。

2. 技术操作　放射性巩膜板的放置需在全麻或基础麻醉加局部麻醉下进行手术,术中沿角膜缘切开球结膜作眼肌牵引缝线,暴露肿瘤所在区域巩膜,用间接检眼镜和有电烙尖端的巩膜压迫器对肿瘤定位,在相当于瘤体边缘之巩膜外 1mm 处作电烙标记,随后放置一模型巩膜板,用带针的 4-0 非吸收缝线对准模型板上 2 个小孔作预置巩膜固定缝线,取出模型膜板并放置放射性活动性板,结扎预置固定缝线,使放射性巩膜板准确放置在与肿瘤基底相对应巩膜面上,除去牵引缝线、缝合球结膜切口、涂眼膏包眼。

3. 术后处理　根据巩膜板分发给瘤体基底部放射剂量已接近总量时,(一般平均 2~4 天)患者需回手术室,打开球结膜切口,暴露和拆除巩膜板固定缝线,并取出放射性巩膜板,结膜伤口用 8-0 可吸收缝线缝合。

(三)巩膜板贴敷放射治疗的结果和并发症

大多数 Rb 对放疗敏感,在取出巩膜板后 3 周内,Rb 发生皱缩,其退变模式与外放射治疗相似[1]。治疗成功者多表现为放疗后乳酪样白色缩小的肿物,缩小的瘤体周围有色素沉着和瘢痕形成。

用巩膜板放射治疗的 Rb 患者,5 年肿瘤控制率达 79%,特别对于其他治疗方法如化疗、激光治疗、温热治疗和冷冻治疗等失败的病例再用巩膜板放射治疗很有效,但患者有玻璃体种植和视网膜下有肿瘤浸润者用巩膜板放射治疗易于复发[4]。

要注意的是尽管放射治疗对肿瘤细胞 DNA 的损伤是即刻发生的,但肿瘤细胞必须等进入分裂期后才能死亡。由于葡萄膜恶性黑色素瘤细胞分裂周期长,倍增时间超过 60 天,因此放射治疗后需数月才能观察到瘤体的消退并可持续多年,放射治疗后一段时期内肿瘤不消退并非一定是治疗无效,只要肿瘤不增大,可继续观察而不予处理。相反,如果治疗后肿瘤消退特别快则常常说明此肿瘤细胞的分裂周期短,恶性度高,由于恶性度高的葡萄膜恶性黑色素瘤常在治疗前已发生全身转移,部分患者为微转移,且由亚临床灶到产生临床表现所需的时间也短,故经放射治疗后肿瘤消退特别快的患者往往预后差。另外,要注意的是经组织学检查,大部分放射治疗后的病人其肿瘤细胞并未完全杀死,因此,有作者提出保留眼球的治疗仅限于小的肿瘤、病人因其他严重的全身病不会生存很长者、肿瘤发生在病人唯一有用的眼或病人拒绝手术摘除眼球等情况[4]。葡萄膜恶性黑色素瘤的放射治疗还需要更多的基础与临床研究来验证其远期效果。

巩膜板贴敷放疗可引起放射性视网膜病变和放射性白内障,尤其是巩膜板放置较前接近晶状体时,白内障较易发生。此外,放置巩膜板处可有巩膜局限性坏死,较为少见,大多在放疗数月后发生[1-3]。Shields 等报告随访 5 年的并发症包括:27% 有非增生性视网膜病变;15% 有增生性视网膜病变;25% 有黄斑病变;26% 有视乳头病变;31% 发生了放射性白内障;11% 有继发性青光眼[4]。另外放射性巩膜板的放置会引起眼外肌功能障碍致复视与斜视等。

(颜建华)

参　考　文　献

1. Shields JA,Shields CL. Management and prognosis of retinoblastoma. In:Intraocular tumors:A text and atlas Philadelphia:W.B.Saunders Co. 1992;377-391.

2. Char DH. Retinoblastoma Therapy. In:Clinical Ocular Oncology. Second Edition,Philadelphia:Lippincott-Raven Publishers. 1997;235-258.

3. 吴中耀主编 . 现代眼肿瘤眼眶病学 . 北京:人民军医出版社,2002:251-272.

4. Shields CL, Shields JA, Cater J, et al. Plaque radiotherapy for retinoblastoma: long-term tumor control and treatment complications in 208 tumors. Ophthalomology. 2001;108:2116-2121.

5. Stanard C, Sealy R, Hering E, et al. Postenucleation orbits in retinoblastoma: treatment with ^{125}I brachyhterapy. Int J Radiat Oncol Biol Phys. 2002;54:1446-1454

6. Shields CL, Mashayekhi A, Sun H, et al. Iodine 125 plaque radiotherapy as salvage treatment for retinoblastoma recurrence after chemoreduction in 84 tumors. Ophthalmology. 2006;113:2087-2092.

7. Schueler AO, Fluhs D, Anastassiou G, et al. Beta-ray brachytherapy with 106Ru plaques for retinoblastoma. Int J Radiat Oncol Biol Phys. 2006;65:1212-1221.

8. Merchant TE, Gould CJ, Wilson MW, et al. Episcleral plaque brachytherapy for retinoblastoma. Pediatr Blood Cancer.2004;43: 134-139.

9. Sahgal A, Millar BA, Michaels H, et al. Focal stereotactic external beam radiotherapy as a vision-sparing method for the treatment of peripapillary and perimacular retinoblastoma: preliminary results. Clin Oncol. 2006;18:628-634.

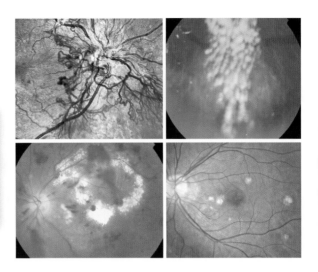

第二篇　眼底病各论

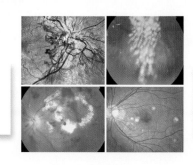

第十六章
眼底先天性异常疾病

眼底先天性异常疾病包括了遗传基因异常和胎儿期生长发育异常所致的眼底疾病,是常见的眼科疾病。很多眼底先天异常并不出现临床症状,还有很多是在成年以后发病。随着新的诊疗技术发展,如广角数码儿童视网膜成像系统和微创玻璃体手术的出现,使小儿眼底疾病的诊断和治疗进入一个新的发展阶段。

第一节 玻璃体先天异常

正常发育的玻璃体是透明的胶质样结构,主要由胶原纤维和透明质酸以及很少的细胞成分构成。但如果在玻璃体的发育过程中出现异常,尤其是晶状体血管膜退化不全就可能引起一系列的异常表现,部分严重患者甚至可能失明。

一、先天性玻璃体囊肿

先天性玻璃体囊肿(congenital hyaloid cysts)是出生就存在玻璃体腔内的囊样物体。比较少见,因小儿不能叙述视力下降或囊肿位于视轴以外眼底,多在年龄较大时才发现[1,2]。

(一)发病机制

先天性玻璃体囊肿的准确发病机制尚不清楚,可能的来源有三种学说[1,3,4]:①对先天性玻璃体囊肿的组织学检查以及超微结构的研究发现这些囊肿壁是由色素或非色素上皮细胞构成,可能在胚胎发育过程中葡萄膜或睫状体上皮脱落于玻璃体中而形成;②来自视网膜色素上皮;③起源于玻璃体动脉,或原始玻璃体中残留的中胚叶组织。

(二)临床表现

小儿常不能主诉视力下降,常因斜视或弱视常规检查时被发现。成人常以黑影飘动或反复视力下降为主诉来就诊[1]。常见是单眼发病,也可双眼同时发病。眼球前段和眼底检查一般正常,玻璃体发生不同程度的液化。在玻璃体内某一方向(一般在下方)见到半透明囊泡物体,球形或椭圆形,直径多为2~12mm,能轻微晃动或眼球运动时有漂浮,视网膜面可有囊肿的投影。囊肿一般呈半透明状,可透见后面视网膜血管,也可含有色素。囊肿的一端可带有半透明条索,或游离或与视乳头相连。

(三)诊断和鉴别诊断

1. 诊断 在排除外伤、感染性和炎症性疾病后,在玻璃体腔内见到半透明或带色素的囊样物体,可诊断先天性玻璃体囊肿。

2. 鉴别诊断 需要同玻璃体囊尾蚴病和继发性囊肿相鉴别[1]。

(1)玻璃体囊尾蚴病:囊肿混浊,光照囊肿边缘有金黄色反光,囊肿内可见到虫体的头部和吸盘。

(2)继发性玻璃体囊肿:玻璃体内转移性肿瘤、外伤性玻璃体囊肿、视网膜炎症或退行性变性引起的后天性玻璃体囊肿。根据病史、原发疾病表现和囊肿缺乏移动可与先天性玻璃体囊肿相鉴别。

(四)治疗

位于视轴以外不影响视力,可不用处理。如果严重影响视力,玻璃体手术切除混浊的囊肿可恢复视力。

二、永存玻璃体动脉

永存玻璃体动脉(persistent hyaloid artery)是玻璃体动脉在出生后仍未完全消失,残留在玻璃体腔内,引起的玻璃体条索样混浊。因该病很难同永存原始玻璃体增生症截然区分,所以,国外专业书籍将本病合在永存原始玻璃体增生症一起叙述(见下节)。

三、永存原始玻璃体增生症

永存原始玻璃体增生症(persistent hyperplastic primary vitreous,PHPV)又叫永存胎儿血管综合征(persistent fetal vasculature syndrome,PRVS),中文还有原始玻璃体持续增生,持续性胚胎血管症等不同名词,但本质上都是一样,指胎儿原始玻璃体血管系统不全退化所引起的玻璃体内异常纤维血管性增生改变。由于其严重程度不同,临床表现复杂多变。轻度的PHPV可以只表现为少量的非血管性纤维组织增生,而严重的则可以发展为小眼球,视网膜脱离,玻璃体严重的纤维血管性增生和牵拉等。

(一)病因与发病机制

晶状体血管膜(tunica vasculosa lentis)由玻璃体动脉、固有玻璃体血管(vasa hyaloidea propria)和睫状前血管组成。固有玻璃体血管是玻璃体动脉系统发育最高峰时,由充满整个原始玻璃体内互相吻合的玻璃体动脉分支组成,供给原始玻璃体和晶状体赤道部的血液。而睫状前血管是供应晶状体前囊和虹膜的血管。原始玻璃体形成过程中伴有晶状体、中胚层和弥勒细胞(Müller cell)的微细原纤维形成,在怀孕第8周达到发育的顶峰。研究证实,从怀孕第8周起,晶状体血管膜的过度发育和以后不完全退化与PHPV有关[5]。

视网膜皱褶的病理机制是原始玻璃体的一部分持续与原始神经视网膜粘连妨碍了第二玻璃体进入这个子午线位置[6]。当第二玻璃体的体积扩大和原始玻璃体皱缩到晶状体后面时,与原始玻璃体粘连的视网膜被牵拉形成皱褶。临床上,常见到残留原始玻璃体在睫状体和晶状体后形成的以视网膜皱褶为中心的向两侧扩展的扇形白色机化组织,严重程度变化很大,轻者仅见环形白色机化膜,不做巩膜压陷见不到,重者用一般检眼镜就能见到。皱褶内包含有视网膜成分,不与下面的RPE接触,由于这种视网膜组织缺乏和RPE的相互作用,皱褶内的视网膜细胞失去了正常分化的机会。

(二)临床表现

90%的PHPV是单眼发病。临床上一般根据胎儿血管退化不完全的程度,增生性改变发生的部位不同,将PHPA的表现大致分为以下三种情况[7]。

1. 前部型　是前段胎儿玻璃体血管系统残留并增生。

(1)米顿道夫点(Mittendorf dot):是指玻璃体血管基本退化完全,仅在晶状体后囊中央或其他部位残留一个小的白色小点,一般不引起明显的视力下降(图16-1)。

(2)晶状体后纤维增生:如果退化不全程度更加严重,则可在晶状体后形成纤维血管增生性团块(retrolental fibrovascular tissue plate),常在一侧晶状体后较厚(图16-2),位于睫状体平坦部和锯齿缘向两侧延伸,逐渐变薄,在基底部可牵拉视网膜前移位和视网膜劈裂。严重的在整个晶状体后形成厚厚的机化膜,拉睫状突伸长。将严重影响患儿视力。

(3)前房改变:患者可能出现前房变浅,严重时甚至可以出现房角关闭。

(4)白内障以及晶状体移位:由于晶状体后部出现纤维血管增生膜,因此晶状体代谢发生障碍,出现晶状体混浊,以及由于膜的牵拉而向后移位。

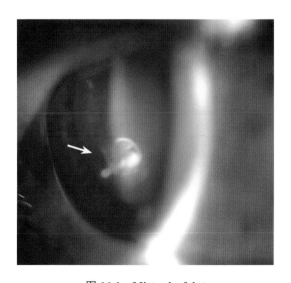

图16-1　Mittendorf dot
颞下方晶状体后白色局限混浊,后端游离(刘文提供)

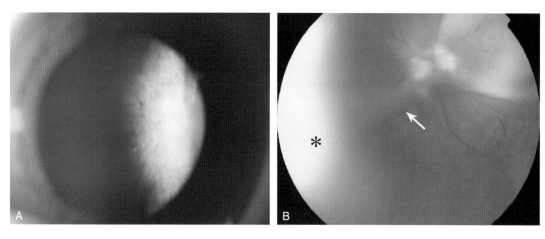

图 16-2　永存原始玻璃体动脉

A. 晶状体鼻侧局限白色混浊,与后面的永存原始玻璃体动脉相连;B. 患儿女,7 岁,左眼先天性白内障做过抽吸联合 IOL 植入和后囊激光切开,视力 0.1,恒定内斜约 10°,鼻侧晶状体后囊乳白色混(星),有一白色柱状物与视乳头相连(箭),视乳头黄斑区是有髓鞘神经纤维(刘文提供)

(5)小眼球。

2. 后部型　是后段胎儿玻璃体血管系统残留并增生。

(1) Bergmeister 视乳头:这是指玻璃体动脉不完全退化在视乳头表面的形成的残余膜状组织(图 16-3),这一病理改变通常不会影响视力。

(2)晶状体后纤维血管组织:如果与视乳头柱状增生物相连,就称为"永存胎儿血管"(persistent fetal vasculature, PFV)(图 16-4)。

(3)视网膜皱褶:多表现为纤维血管性结缔组织条索,条索的基地部较宽。一般从视乳头到颞侧视网膜周边部,在视网膜表现牵起的一个厚实的幕帘,伴有其他部位视网膜血管走形改变,黄斑异位(图 16-5)。

(4)牵拉性视网膜脱离:严重的视网膜皱褶可能导致视网膜牵拉性脱离(图 16-6)。

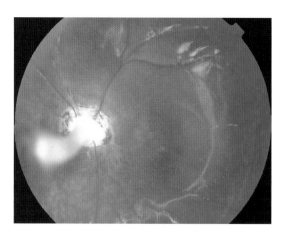

图 16-3　Bergmeister 视乳头

孤立的原始玻璃体动脉,视乳头苍白,黄斑轻度向鼻侧异位(戴玲提供)

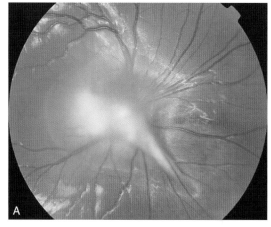
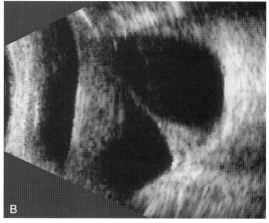

图 16-4　永存原始玻璃体动脉增生症

A. 后段原始玻璃体动脉增生,拉黄斑脱离;B. B 型超声波见视乳头黄斑区三角型隆起,尖端有丝状物达前段周边(刘文提供)

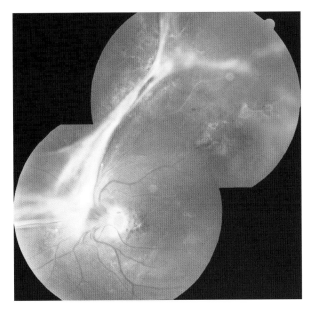

图 16-5　视网膜皱褶
视乳头向鼻侧见一视网膜皱褶,向上方有增生组织,黄斑
受到牵拉向鼻侧移位(刘文提供)

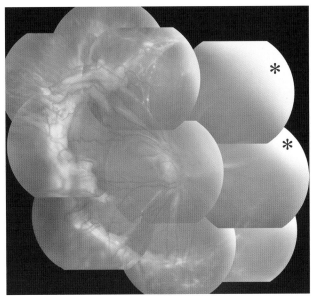

图 16-6　继发视网膜脱离
混合型 PHPV,视乳头前增生物呈圆柱状,拉黄斑向视乳头移
位,向前与晶状体鼻侧后混浊膜相连,呈白色(星),视网膜全
脱离,表面无明显增生,广泛视网膜下膜形成,形成颞侧赤道
部环形皱褶(刘文提供)

3. 混合型　是前部与后部眼血管退化不全所造成的各种改变并存的情况。由于玻璃体基底部的收缩牵拉,可能引起视网膜劈裂,视网膜牵拉皱褶,视网膜内层裂孔,视网膜下渗出,视网膜脱离,玻璃体积血以及诸如玻璃体混浊,条索形成等等(图 16-5)。牵拉引起的视网膜脱离,睫状体脱离等又可能进一步导致低眼压,进而形成小眼球,或者闭角性青光眼。

(三)辅助检查

B 型超声波见到玻璃体腔内条索与视乳头锥形相连(图 6-4B)。活体超声生物显微镜可显示基底部和睫状体平坦部的增生性病变,可表现牵拉视网膜向前移位或睫状突被拉长。彩色多普勒超声波可见到玻璃体腔内残留动脉的血流。

(四)诊断和鉴别诊断

1. 诊断　在玻璃体内出现纤维血管增生的结构,无论出现在晶状体后或者视乳头前或者从晶状体一直到视乳头,无论是否合并白内障,在排除了早产儿视网膜病变以及视网膜母细胞瘤之后,即可作出临床诊断。通常 PHPV 的诊断是在健康的足月婴儿中发现。国外文献平均确诊年龄是在 1.5 个月左右[8],但我国的诊断可能更晚。

2. 鉴别诊断　主要是同其他白瞳症患儿相鉴别,如早产儿视网膜病变,视网膜母细胞瘤,Coats 病等。详细询问病史,及辅以 B 型超声波和 CT 检查,都可以提供有价值的鉴别根据。

(1)早产儿视网膜病变:在视网膜皱褶和牵拉性视网膜脱离方面与 PHPV 相似,但是依据早产病史,出生低体重,有吸氧史,双眼发病,伴有周边无血管区与有血管区之间的分界线或者嵴样隆起,以及新生血管长入玻璃体腔等特征改变,可与 PHPV 相鉴别。

(2)视网膜母细胞瘤:临床上表现白瞳症与 PHPV 相似。但视网膜母细胞瘤是以视网膜局限性的实质性肿块为特征,肿瘤为白色隆起,圆形或椭圆形,边界一般清楚,视网膜脱离为渗出性。B 型超声波和 X 线检查有时可见到钙化斑,可与 PHPV 相鉴别。

(3)Coats 病:又称外层渗出性视网膜病变,一般单眼发病,主要表现毛细血管及小血管的异常扩张,范围广泛,合并大量的黄白色渗出及渗出性视网膜脱离,严重患儿有眼底出血。病情发展,出现视网膜前和视网膜下增生,而且没有规律,一般并不起始于视乳头。

值得特别提醒的是先天性白内障很可能就是一种严重PHPV的表现,而这种表现又很可能掩盖其后面的问题,因此,对所有先天性白内障的患者都应该仔细进行B型超声波检查,排除PHPV。

(五)治疗

主要是通过手术处理白内障,青光眼,以及通过玻璃体视网膜手术解除牵拉,使视网膜复位,清除玻璃体内非透明的各种增生和混浊,恢复眼球的正常解剖形态[9,10]。术后,及时矫正屈光不正和治疗弱视。

(六)治疗效果

永存原始玻璃体增生症对视力的影响相差很大。不引起白内障的单纯的前部和不累及黄斑的后部局部残留对视力几乎没有影响,而严重的混合型,或者视网膜被牵拉甚至脱离的患者视力可完全消失。及时的手术可能挽救部分视力,使眼压比较接近正常,从而维持大致正常的眼球形态,避免视网膜脱离。早期的白内障摘除手术可能使晶状体和视网膜长出的纤维增生之间实现无创性分离。总之早期的手术干预有可能保持有价值的视力[11,12]。

(易长贤　刘文)

第二节　视神经发育异常

视神经发育异常,只是眼底先天性异常的一部分。在胚胎发育期,可能因某种原因:如母亲在妊娠早期的健康状况不佳、环境因素、感染性疾病、家族遗传等多种因素使胎儿某些器官发育异常。视神经发育异常可有多种表现,将在以下章节中描述。

一、先天性视乳头缺损

先天性视乳头缺损(congenital coloboma of the optic nervehead),是视乳头发育异常之一。表现为视乳头部分或全部缺损,眼底可观察到位于视神经入口处的缺陷。临床上很少见到视乳头完全未发育,有的患者可合并视网膜和脉络膜缺损。

(一)病因与发病机制

先天性视乳头缺损或部分缺损可有家族史,多为显性遗传。母体在怀孕早期受到药物或感染性疾病影响也可能有关。在胚胎时期由于以上或某种不清楚的原因使视杯外胚叶发生畸变导致胚裂在视乳头处闭合不全,如累及胚裂全层则为完全性缺损,仅累及部分胚裂者可为部分性缺损。

(二)临床表现

1. 症状　一般视力较差,但视力与视乳头发育不全的程度有关,完全缺损者可致全盲。

2. 体征　视乳头完全缺损者临床极为罕见,多为单眼,偶有双眼者。视乳头部分缺损的患儿,视力较弱者常有斜视和眼球震颤。视乳头比正常视乳头大约2~4倍,缺损大小不一,严重病例视杯可呈现大而深的凹陷,深陷可达7~10mm。缺损区色白或灰白,其血管多呈不正常分布(图16-7)。缺损处的视乳头凹陷可呈不规则漏斗状,缺损常包括视乳头周围或下方脉络膜及视网膜在内(图16-8)。视乳头缺损可继发视网膜脱离。

3. 辅助检查　超声波检查在视乳头缺损处可看到一个较深的空腔,视杯扩大深凹(图16-9A)。相干光断层成像仪(OCT)可清楚地显示视乳头轮廓和视乳头的凹陷深度及大小。因视乳头缺损的大小及深度不同,OCT检查可有不同的表现,有的可在开口处有一层低密度的组织,形态不规则,有的直接显示深凹的缺损区(图16-9B、16-9C)。

(三)诊断和鉴别诊断

1. 诊断　根据自幼视力差和眼球震颤,视乳头比正常大,视杯大和深度凹陷,较易诊断。但部分发育不全,没有典型临床表现者较易误诊。

2. 鉴别诊断　在视乳头和视杯都不是很典型扩大,视力下降不明显的患者,需要和视乳头小凹、牵牛花综合征、单纯型青光眼、高度近视和视神经萎缩相鉴别。

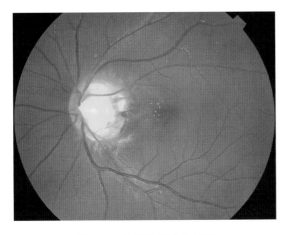

图 16-7　先天性视乳头缺损

视杯深凹，达颞侧边缘，血管偏向鼻侧。由于视乳头比正常大约一倍，中心凹离视乳头边缘小于 1 个视乳头直径，黄斑鼻侧浅脱离，有黄白色细点（刘文提供）

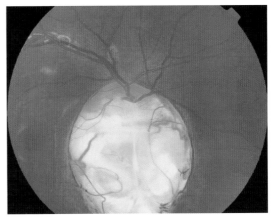

图 16-8　先天性视乳头缺损合并脉络膜缺损

患者后极部见椭圆形脉络膜缺损区，累及下方约 3/5 视乳头，上半视乳头颜色正常，能见到上半动静脉分支，缺损区内见不到正常视网膜血管，呈瓷白色

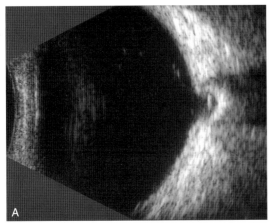

图 16-9　先天性视乳头缺损辅助检查

图 16-7 患儿，B 型超声波见视杯扩大深凹（A），OCT 检查颞侧视乳头缺损，视网膜浅脱离达黄斑（B），在另一个切面，可见到视乳头缺损区内视网膜全层裂孔（C）（刘文提供）

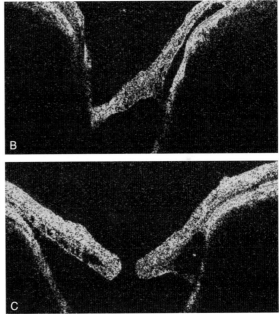

（1）视乳头小凹：一般视乳头大小和颜色正常，仅在视乳头的一侧见到一圆形或椭圆形、边缘陡峭的深凹，直径大约 0.2~0.4 视乳头直径（disk diameter，DD）。荧光素眼底血管造影（FFA）或 OCT 检查可明确诊断。

（2）牵牛花综合征：相当视乳头的部位，可见一个大的视乳头，血管呈放射状分布，形似牵牛花。视乳头较正常大约 2~6 倍，部分患者视乳头周围的动静脉血管很难区分。

（3）单纯型青光眼：发病年轻的较晚期患者视杯扩大，较深和苍白，类似先天性视乳头缺损。但患者眼压高，视乳头直径正常，有着典型的青光眼视野改变，可协助诊断。

（4）高度近视：高度近视患者因巩膜后葡萄肿使得视乳头变形和颜色蜡黄，类似先天性视乳头缺损。但高度近视患者眼轴较长，眼球壁向后凸出，视乳头颞侧可看到近视弧甚至环绕整个视乳头近视弧，眼底呈豹纹状。根据病史、眼底表现及验光检查可鉴别。

（四）治疗

因属于先天性发育异常，无特殊治疗方法。患儿视力差，可试行散瞳检影验光，早期佩戴眼镜矫正屈光不正和进一步弱视治疗。如并发孔源性视网膜脱离，裂孔位于周边，做常规视网膜脱离外路显微手术；

如裂孔位于缺损区内,做玻璃体手术,激光围住缺损区边缘,用硅油填充。

（五）典型病例

1. 病例 患儿男,7岁,发现左眼视力下降1月,以"左眼视网膜脱离和先天性视乳头缺损"于2008年10月27日收入中山大学中山眼科中心。患儿一月前被家属偶然发现左眼视力下降,不伴红痛、畏光和流泪。曾到当地医院就诊,未做特殊处理转来我院。患者发病以来,无发热、意识和大小便正常。患儿足月顺产,出生体重3.2kg,无吸氧史。常规预防接种,平素身体健康,无家族遗传病史。入院体格检查,生长发育正常,其他检查无异常。眼科检查:右眼视力0.1,矫正无提高,眼睑外观正常,结膜无充血,角膜透明,直径8mm,前房、虹膜和晶状体无异常(图16-10)。玻璃体无混浊,视乳头扩大约1.5DD×3DD,深陷和苍白,颞侧边缘达黄斑中心凹处,下方与脉络膜缺损区相连,约4.5DD大小,缺损区呈白色,有视网膜血管跨过,余视网膜平伏,呈豹纹状(图16-11A)。左眼视力0.2,矫正无提高,眼球前段检查无异常,玻璃体透明,视乳头较正常人扩大,颞下2/3缺损,血管从缺损边缘伸出,4点~

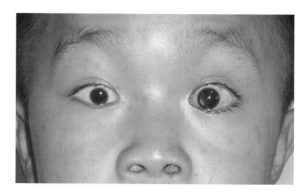

图 16-10 右眼先天性小角膜

9点视乳头边缘有色素弧,血管比例和行径大致正常;黄斑上移,1点~9点视网膜浅脱离,表面光滑,有白色细点状渗出,未见到裂孔(图16-11B)。B型超声波检查:右眼球大小正常,在视乳头缺损呈一空腔,前表面是一层膜形成(图16-12A),左眼可清楚地见到视乳头缺损的凹陷,下方是浅脱离的视网膜(图16-12B)。OCT检查:右眼视乳头缺损开口处有一层低密度的组织,形态不规则,后面是深凹的缺损区(图16-13A)。左眼视乳头缺损,视网膜位于缺损区表面,黄斑区视网膜浅脱离(图16-13B)。

2. 诊断 ①左眼先天性视乳头缺损合并孔源性视网膜脱离;②右眼先天性视乳头视网膜脉络膜缺损;③右眼小角膜。

3. 治疗思路 术前检查虽然没有见到视网膜裂孔,但患儿合并有先天性视乳头缺损,视网膜脱离达缺损区内,高度怀疑是孔源性,而不是渗出性。根据以往经验,裂孔可能位于视乳头缺损区内或是周边小裂孔。因倾向缺损区内视网膜裂孔,而直接做玻璃体手术。

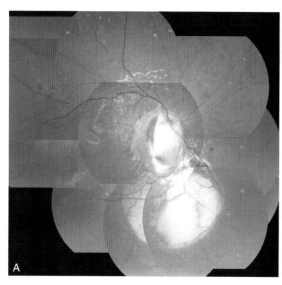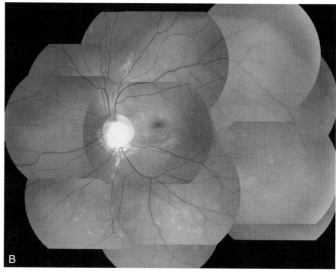

图 16-11 双眼先天性视乳头缺损和右眼合并视网膜脉络膜缺损

A.右眼视乳头下方部分缺损合并下方视网膜脉络膜缺损,缺损边缘达黄斑中心凹,无视网膜脱离;B.左眼视乳头颞下2/3缺损,血管从缺损边缘伸出,由于视乳头较正常扩大,显得黄斑上移,1点~9点视网膜浅脱离(刘文提供)

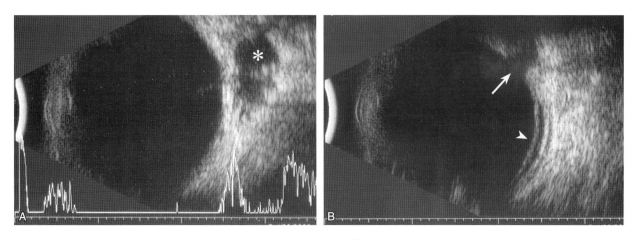

图 16-12　B 型超声波检查

A. 右眼球大小正常,视乳头缺损呈一空腔(星),前表面是一层膜形成;B. 可清楚地见到视乳头缺损的凹陷(箭),
下方是浅脱离的视网膜(箭头)(刘文提供)

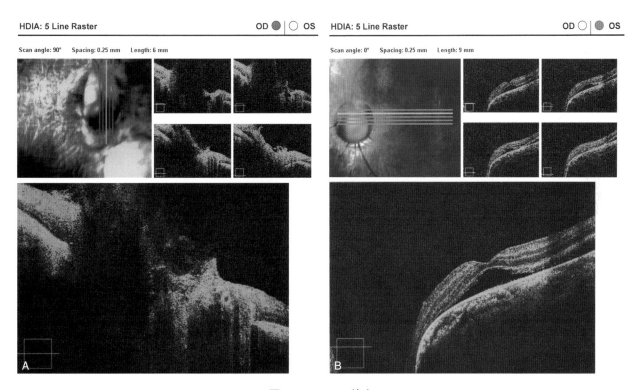

图 16-13　OCT 检查

A. 右眼视乳头缺损开口处有一层低密度的组织,形态不规则,后面是深凹的缺损区;B. 左眼视乳头缺损,视网膜位于缺损区
表面,黄斑区视网膜浅脱离(刘文提供)

4. 手术　2008 年 10 月 29 日在全身麻醉下行"左眼玻璃体切除术"。术中通过吸拉法顺利剥离玻璃体后皮质、巩膜压陷切除 360° 基底部和睫状体平坦部玻璃体。发现视乳头缺损区内颞下血管旁裂隙状裂孔约 1/4DD,通过气 / 液交换—换水—再气 / 液交换,从该裂孔将视网膜下液排干净。眼内光凝视乳头缺损边缘二排后用硅油填充(图 16-14A)。术后面朝下体位一月,常规防感染和抗炎等对症处理。

5. 手术效果　2009 年 2 月 24 日在全麻下做了"左眼硅油取出和气 / 液交换四次",手术顺利。硅油取出术后 1 个半月,左眼视力 0.1,视网膜和黄斑平伏,视乳头周围见激光斑(图 16-14B)。

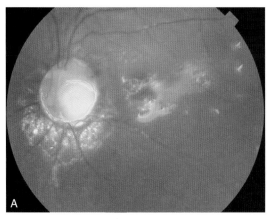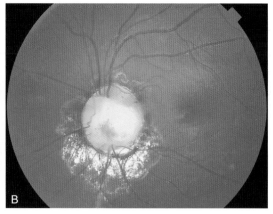

图 16-14　手术后眼底彩照

A. 左眼玻璃体切除,玻璃体后皮质吸拉剥离,气/液交换,眼内光凝和硅油填充术后 4 个月,视网膜平伏,视乳头周围见 1~2 圈激光斑,黄斑区是硅油反光;B. 硅油取出术后 1 个半月,视网膜和黄斑平伏,视乳头周围见激光斑(刘文提供)

二、先天性视乳头小凹

先天性视乳头小凹(congenital disc pits)是一种较少见的视乳头发育不良,是视乳头小凹处的神经组织局部的先天性缺损。

(一)病因与发病机制

先天性视乳头小凹,是神经外胚叶的发育缺陷。可伴有其他先天异常,如视乳头部分缺损,脉络膜缺损,视乳头下弧,视乳头前膜,残存玻璃体动脉等。多为单眼发病,15% 双眼发病,散发性无明显遗传倾向[13]。小凹生前已经存在,早年可能被胚胎残留物充填或遮盖。随着残留物的逐步被吸收,小凹逐渐暴露[14]。所以在临床工作中经常看到一些患者年龄较大时才发现。中山眼科中心观察的病例中,年龄最小 6 岁,最大 48 岁。

(二)临床表现

1. 症状　视力一般正常,如不合并黄斑区浆液性视网膜脱离,多无症状,如合并浆液性视网膜脱离则引起视力下降、视物变形而就诊。

2. 眼底表现　一般视乳头大小和颜色正常,仅在视乳头的一侧见到一圆形或椭圆形、边缘陡峭的深凹,直径大约0.2~0.4DD。视乳头小凹颜色呈青灰、浅灰或黄白色,深度不等。半数以上发生在视乳头颞侧,也可出现在下方或鼻侧,多数只有一个(图 16-15,图 16-16)。

3. 辅助检查　包括 OCT 检查、FFA 和视野。

(1) OCT:由于筛板组织的缺失在视乳头小坑处为一无组织反射的暗区(图 16-15B)。如合并视网膜劈裂或黄斑区视网膜脱离,可显示劈裂区与视乳头小凹相连(图 16-17C)。

(2) FFA:动脉前期视乳头开始荧光充盈,但在视乳头小凹处可看到边缘清楚的圆形弱荧光区(图 16-16B),随着造影时间的延长,弱荧光处内(小凹处)逐渐出现荧光增强,

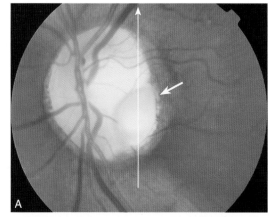

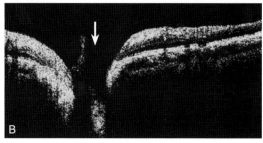

图 16-15　先天性视乳头小凹

A. 在视乳头的颞下可见到椭圆形凹陷(箭),约占视乳头 1/3,长箭表示 OCT 切面;B. OCT 显示视乳头小凹深陷视神经内(箭)

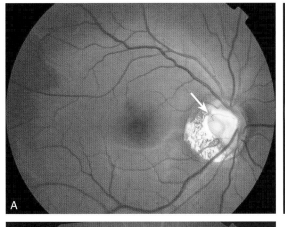

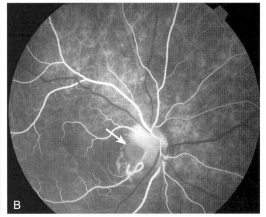

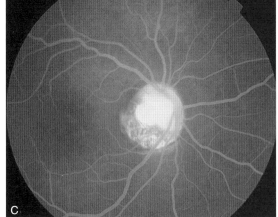

图 16-16　视乳头小凹

A. 视乳头小凹位于视乳头颞侧(箭),其外侧是脉络膜缺损区;B. FFA 的动脉期视乳头颞侧小凹处呈弱荧光(箭);C. FFA 的晚期,视乳头颞侧小凹处呈强荧光,脉络膜缺损低荧光,其间条状高荧光

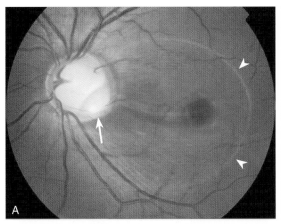

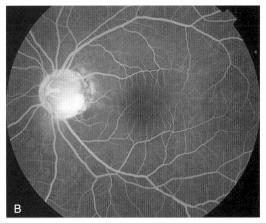

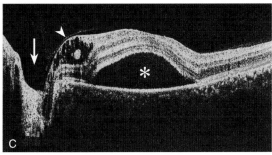

图 16-17　视乳头小凹合并黄斑区视网膜脱离

A. 患者杯/盘比大,颞下见一椭圆形凹陷(箭),黄斑区视网膜浅脱离(箭头);B. FFA 晚期视乳头小凹强荧光,黄斑神经上皮脱离脱离区弱荧光;C. OCT 清楚地显示深陷的视乳头小凹(箭)和黄斑区神经上皮脱离(星),在靠近视乳头处有局限性视网膜水肿(箭头)

主要由荧光素渗漏引起,晚期小凹处可呈现强荧光(图 16-16C)。如合并黄斑区浆液性神经上皮脱离,造影晚期视乳头颞侧及黄斑区可呈现一片弱荧光区即神经上皮脱离区(图 16-17B)。

(3)视野检查:主要为生理盲点扩大和弓形暗点。

（三）诊断与鉴别诊断

1. 诊断　视乳头一侧圆形或椭圆形深凹陷,OCT 和 FFA 的典型表现,确诊并不难。

2. 鉴别诊断

(1)中心性浆液性脉络膜视网膜病变(中浆):如合并黄斑区浆液性神经上皮脱离,应与中浆相鉴别。中浆患者 FFA 表现视乳头荧光充盈正常,在动静脉期或静脉期视网膜上可看到荧光素渗漏点,渗漏逐渐扩大,晚期呈不同形态的荧光积存。而视乳头小凹合并黄斑区神经上皮脱离,FFA 显示视乳头荧光异常,在造影早期黄斑区即可看到边界大致清楚的神经上皮脱离区,视网膜看不到荧光素渗漏点。

(2)青光眼:慢性单纯型和慢性闭角型青光眼,可出现生理凹陷扩大,但 FFA 检查视乳头荧光,看不到像视乳头小凹的弱荧光区,可根据病史、眼压、视野及视乳头小凹的临床特点进行鉴别。

（四）治疗

未发生黄斑区神经上皮脱离,无特殊处理,定期观察。如果发生了黄斑区劈裂和浆液性神经上皮脱离,将会造成永久性的视功能损害,应及时做玻璃体手术,剥离黄斑区内界膜(详见外科卷)[15,16]。

三、牵牛花综合征

牵牛花综合征(morning glory syndrome)是先天性视乳头发育不全的一种表现,1970 年由 kindler 首先报道[17]。根据畸形的视乳头形似盛开的牵牛花而命名,是一种特殊类型的视神经缺损。本病可合并永存原始玻璃体增生症、先天性白内障、小眼球、视网膜或脉络膜缺损、中枢神经系统和正中颅面部异常如脑膨出、神经垂体异位等[18]。

（一）病因与发病机制

目前尚未发现有明确的遗传学特征。这种先天畸形的形成机制尚不清楚。可能是视神经入口缺损的一种特殊类型,视乳头在视神经入口处缺损并伴有神经胶质增生。

（二）临床表现

1. 症状　本病大多为单眼发病,患儿多不能自述视力不好,被家长发现视力差或斜视而就诊。中山大学中山眼科中心所观察的牵牛花综合征患者中,视力最差为眼前指数,最好的矫正视力为 0.8。当继发孔源性视网膜脱离时,视力明显下降。

2. 体征　相当视乳头的部位,可见一个大的视乳头,较正常大约 2~6 倍,形似开放的牵牛花。因牵牛花综合征形态各异,为便于认识、辨别和掌握,不引起漏诊和误诊,根据视乳头的形态把牵牛花综合征分为三型。

(1)三种类型的共同特征:①视乳头比正常大 2~6 倍以上;②视乳头边缘有萎缩环及色素;③视网膜血管走向和数量异常。

(2)三种类型不同特征如下。

Ⅰ型:视乳头凹陷呈垂直斗状,底部与边缘深度相差 6~9D(diopter,屈光度),盘底无血管,血管从边缘出来(图 16-18A、B)。

Ⅱ型:视乳头凹陷呈锅底状,血管从盘中央出来走向接近正常,黄斑的位置大致正常,动静脉血管易区分(图 16-18C、16-18D、16-18E)。此类型临床较常见,视力相对较好。

Ⅲ型:视乳头至少比正常大 4 倍以上,看不到黄斑部位,黄斑可位于脉络膜视网膜萎缩环内,视乳头边缘难于区分,血管数量最多,可达 20 支左右,动静脉血管难于区分(图 16-18F)。

3. 并发症　在牵牛花综合征的并发症中,视网膜脱离最为常见,脱离多位于视乳头周围及后极部,或脱离范围更广泛。视网膜裂孔多位于缺损区边缘或凹陷内,往往不易查找。

（三）辅助检查

1. B 型超声波检查　牵牛花综合征具有典型的 B 型超声波特征,视乳头及周围组织向眼球后极部凹

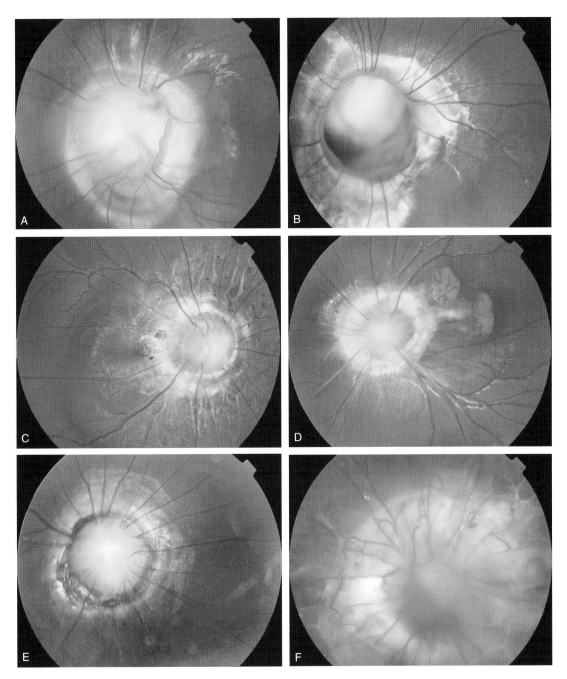

图 16-18 牵牛花综合征分型

A 和 B.牵牛花综合征 Ⅰ 型,视乳头凹陷呈漏斗状,血管从边缘出来;C~E.牵牛花综合征 Ⅱ 型,视乳头凹陷呈锅底状,血管从盘中央出来,走向接近正常,动静脉血管较易区分;F.Ⅲ 型,视乳头较大视乳头边缘动静脉较难区分,血管数量较多

陷,在视神经所在处呈一不规则暗区,常常在暗区内有些不规则的条状回声(图 16-19),可以是脱离的视网膜或增生的玻璃体。

2. FFA 可以清晰显示眼底凹陷区及视乳头周围的畸形血管,并有助于同其他眼部疾病相鉴别,如视乳头缺损等。FFA 可见视乳头漏斗状凹陷中心的白色组织早期呈弱荧光(图 16-20A),晚期由于视乳头上增生的组织染色,视乳头可呈强荧光(图 16-20B)。视乳头周围脉络膜萎缩环可透见荧光,边缘视网膜脉络膜色素可呈遮蔽荧光。视乳头周围可见众多的放射状的血管分布,动静脉血管较有些较难区分,血管不渗漏荧光素(图 16-20B)。

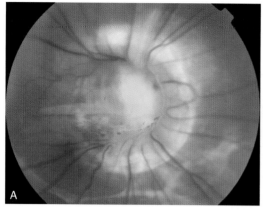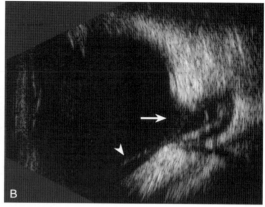

图 16-19　B 型超声波检查

A. 眼底彩照显示视乳头深陷,血管从凹陷边缘伸出,似一朵开放的牵牛花,相当黄斑的位置可见到一放射状视网膜皱褶,后极部视网膜浅脱离,见广泛视网膜下膜;B. 超声波水平切面,视乳头处组织缺损,向视神经内凹陷(箭),凹陷内有膜状物,视网膜脱离(箭头)(刘文提供)

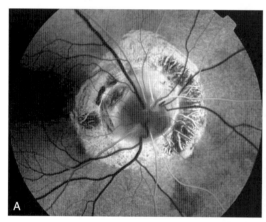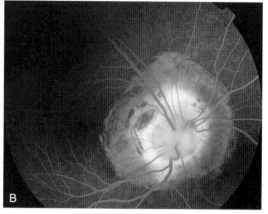

图 16-20　牵牛花综合征荧光素眼底血管造影

A. FFA 早期显示视乳头凹陷呈弱荧光,周围视网膜脉络膜萎缩呈透见荧光及弱荧光,动静脉血管较易区分;B. 造影晚期视乳头凹陷呈强荧光,周围有点条状色素遮蔽荧光,此型为牵牛花综合征Ⅱ型

(四)诊断与鉴别诊断

1. 诊断　牵牛花综合征因眼底表现特别,出生后即有视力差的病史,较易作出诊断。

2. 鉴别诊断　Ⅱ型病例比较容易和其他先天性视乳头异常和高度近视眼相混淆。

(1)先天性视乳头大凹陷:患者视乳头凹陷大,但不到边缘,视乳头大小正常,血管正常。

(2)高度近视眼:视乳头周围可见视网膜脉络膜萎缩,但视乳头周围无众多平直血管,动静脉血管正常。

(五)治疗

因视乳头是先天发育异常,无特殊治疗。如出现视网膜脱离,需手术治疗。对合并全身异常的患者应高度重视,积极与相关专科合作治疗。

四、先天性视网膜有髓鞘神经纤维

先天性视网膜有髓鞘神经纤维(congenital retinal myelinated nerve fibers)是一种视网膜的发育异常,正常视神经纤维的髓鞘终止在视乳头的巩膜筛板,如视神经髓鞘越过筛板进入眼底即为有髓鞘神经纤维,在眼底可见到特殊的眼底形态。

(一)病因与发病机制

在胚胎发育 48mm 时视束已形成。胎儿发育 5 个月时,由视神经脑端出现髓鞘并向前生长,出生时视神经髓鞘达到并止于视乳头筛板后端,出生后眼底检查看不到有髓鞘的神经纤维。若出生后几个月内髓鞘继续生长,超过筛板水平到达视网膜甚至周边部,眼底会形成白色混浊的有髓鞘纤维。这种发育异常病因不明,有人认为可能与筛板发育异常有关,或少量的神经胶质异位所致。此病大多无遗传倾向,或为常染色体隐性遗传,少数为显性遗传[19]。

（二）临床表现

1. 症状　多见单眼偶尔见双眼,视力一般不受影响,但位于黄斑区的有髓鞘神经纤维,可有中心暗点而影响中心视力。

2. 眼底表现　有髓鞘神经纤维沿视网膜神经纤维分布,其部位、形状和疏密度变异较大。常见于视乳头周围或沿上下血管弓分布,甚至可以包绕黄斑(图 16-21)。有些在视网膜中周部或周边部可见一片孤

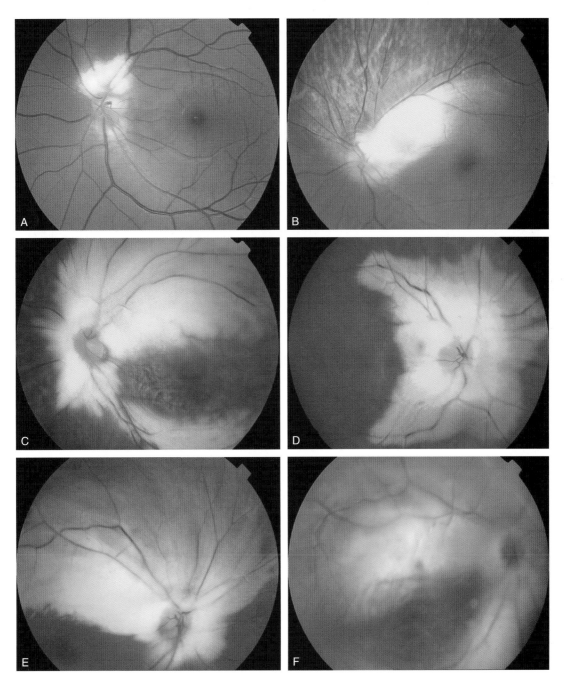

图 16-21　有髓鞘神经纤维

A. 视乳头上方局限性有髓鞘神经纤维;B. 视乳头颞上方视网膜有髓鞘神经纤维;C. 视乳头上方及围绕黄斑区的有髓鞘神经纤维;D. 视乳头周围视网膜有髓鞘神经纤维;E. 视乳头上半部视网膜有髓鞘神经纤维;F. 整个后极部有髓鞘神经纤维

立的羽毛状白斑,形态各异(图 16-22),较浓密的有髓鞘神经纤维可遮盖该处的视网膜血管。FFA 所见:有髓神经纤维处视网膜可见弱荧光,可透见到下方的视网膜血管(图 16-23B),无渗漏荧光。

3. 并发症 视网膜有髓神经纤维也可发生黄斑裂孔性视网膜脱离和周边裂孔性视网膜脱离,处理方法同一般裂孔性视网膜脱离。

(三) 诊断与鉴别诊断

诊断较容易,但应与纤维增生膜相鉴别。纤维增生膜表现极不规则(图 16-24、图 16-25A),FFA 表现纤维增生膜呈强荧光,甚至可牵拉局部视网膜血管,使血管变形,或不规则(图 16-25B)。

(四) 治疗

本病无特殊治疗方法,如出现视网膜脱离需手术治疗。

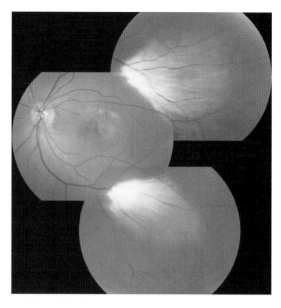

图 16-22 视网膜颞上及颞下方中周部有髓神经纤维

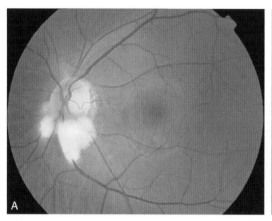
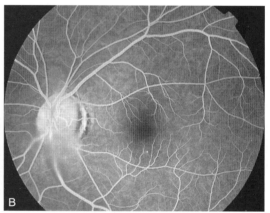

图 16-23 视乳头下方视网膜有髓鞘神经纤维
A. 视乳头边缘 4~6:30 和 7~8 点见大小两片白色羽毛状有髓鞘神经纤维;B. FFA 显示视乳头下方有髓鞘神经纤维局部呈模糊状弱荧光,可透见下方视网膜血管

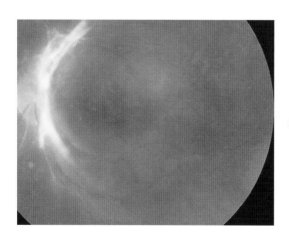

图 16-24 视乳头表面增生膜
增生膜沿大血管行走,在视乳头和颞侧大血管弓表面膜后极部呈弧形

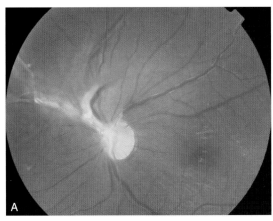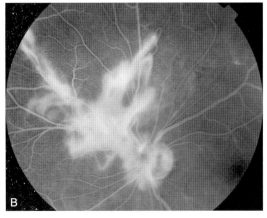

图 16-25　视网膜增生膜

A. 视乳头鼻上方纤维增生膜局部血管变形;B. FFA 显示增生膜呈强荧光形态,极不规则,遮蔽下方的血管

五、视乳头形态异常

视乳头形态异常包括大小的异常,形状的异常,位置的异常,数量的异常,先天性视乳头大凹陷,假性视神经炎等。

(一)临床表现

1. 大视乳头　较罕见,形成原因不明。正常视乳头直径约 1.5mm,大小变异为 1.6±0.2mm。大视神经盘常超过正常平均值 3 个标准差,通常单眼发病,视力不受影响,生理盲点相应扩大,未发现有遗传倾向。

2. 小视乳头　视乳头比正常明显小(图 16-26A、16-26B),多有屈光不正,远视多见。

3. 视乳头形状异常　较多见,可呈较显著的半圆形、斜椭圆形、竖或横椭圆形、卵圆形、半月形(图 16-26C)和肾形。在 FFA 图像中视乳头缺损区边缘更加清晰(图 16-26D)。高度变形的视乳头边缘常有弧形斑,如一些高度近视眼,视乳头有时可呈月牙形或梭形,在颞侧常有大的弧形斑,即视网膜脉络膜萎缩(图 16-26E、16-26F)。视乳头的位置异常较少见,数量异常即多个视乳头较罕见。

4. 先天性视乳头大凹陷(congenital optic large excavation)　是视杯比正常增大和加深。正常生理凹陷与视乳头的比例最大值(杯盘比)为 0.4。先天性视乳头大凹陷杯盘比往往超过 0.4,视网膜血管在越过视乳头边缘时亦可以呈屈膝样(图 16-26G)。但先天性视乳头大凹陷一般双眼较对称,为静止性,多年复查形态不会改变。眼压、视野多年复查都在正常范围。在临床中,先天性大视杯很容易和青光眼大视杯相混淆。可从以下几个方面进行鉴别诊断,青光眼视乳头凹陷可是单眼或两眼不对称,杯盘比可呈进行性扩大,眼压、视野、视网膜神经纤维层均有异常。

视乳头大凹陷的患者不要轻易诊断为先天性,要定期复查眼压、视野及眼底检查。现在用 OCT 和视网膜断层扫描系统(HRT)检查,可对视杯的深度及神经纤维层的厚度进行更为准确和客观的测量,追踪和观察,一般要 3~5 年。

5. 假性视神经炎(pseudoneuritis)　或称假性视乳头水肿。为视乳头处的神经纤维堆积并有过量的神经胶质增生。视乳头外观隆起,边界不清,颜色较红,生理凹陷很小或消失。视乳头周围血管看不到迂曲和扩张的表现,血管走行和管径正常,视乳头周围视网膜无水肿、渗出、出血,多双眼对称(图 16-27)。可有远视屈光不正,矫正视力可正常。

假性视神经炎易与病理性(或真性)视神经炎相混淆,病理性视神经炎的视乳头周围静脉血管明显迂曲和扩张,FFA 显示视乳头表面血管扩张,荧光素渗漏明显,晚期强荧光染色,边界不清。假性视神经炎视乳头表面毛细血管及视网膜静脉血管无扩张,FFA 没有荧光素渗漏,但不能作为主要的鉴别要点。主要鉴别是视力和视野检查,病理性视神经炎生理盲点可扩大而假性视神经炎视野检查可正常,矫正视力可大致正常。

(二)治疗

视乳头形态先天异常无特殊治疗。对视力不良患儿,应充分散瞳检影验光,佩戴眼镜矫正屈光不正,

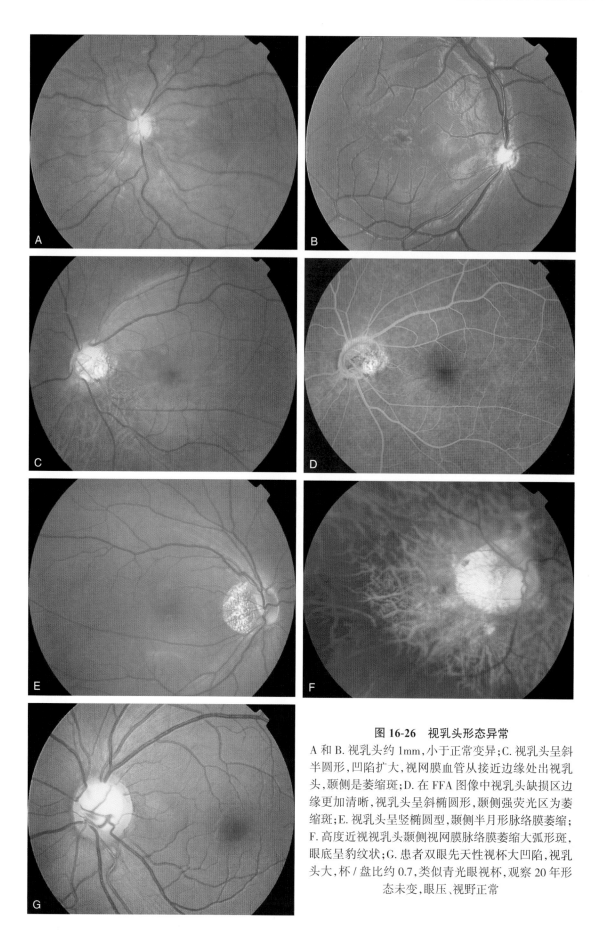

图 16-26　视乳头形态异常

A 和 B. 视乳头约 1mm, 小于正常变异; C. 视乳头呈斜半圆形, 凹陷扩大, 视网膜血管从接近边缘处出视乳头, 颞侧是萎缩斑; D. 在 FFA 图像中视乳头缺损区边缘更加清晰, 视乳头呈斜椭圆形, 颞侧强荧光区为萎缩斑; E. 视乳头呈竖椭圆型, 颞侧半月形脉络膜萎缩; F. 高度近视视乳头颞侧视网膜脉络膜萎缩大弧形斑, 眼底呈豹纹状; G. 患者双眼先天性视杯大凹陷, 视乳头大, 杯 / 盘比约 0.7, 类似青光眼视杯, 观察 20 年形态未变, 眼压、视野正常

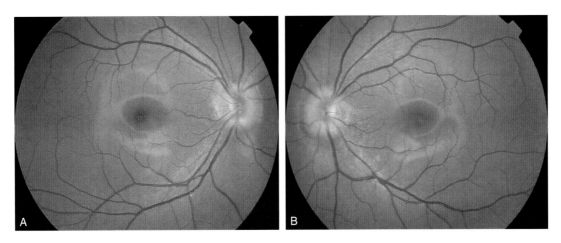

图 16-27　假性视神经炎

A. 右眼矫正视力 1.0,视乳头边界不清,看不到生理凹陷,视网膜血管正常;B. 左眼矫正视力 1.2,视乳头边界
不清,视网膜血管正常

同时治疗弱视。

（三）典型病例

1. 病例　患儿女,12 岁,因"双眼视力下降 3 个月,在当地治疗无效"来中山大学中山眼科中心求治。3 个月前,患儿诉看黑板字不清,在当地医院诊断为"双眼视神经炎",即用肾上腺糖皮质激素治疗三个月(具体剂量不详),视力无改善来诊。患儿已出现了肾上腺糖皮质激素性副作用体征。详细询问病史无其他特殊病史,全身检查无特殊发现。检查患儿双眼视力 0.2,眼压正常,裂隙灯检查眼前段未发现任何异常。散瞳后前置镜检查眼底,屈光间质清晰,视乳头轻度充血稍有隆起,边界不清晰,视网膜血管及黄斑区均未见异常(图 16-27)。

2. 诊断　假性视神经炎可能性大。

3. 治疗　先行验光检查。

4. 治疗效果　验光后矫正视力右眼 1.0,左眼 1.2,中心及周边视野、VEP、ERG 检查均正常。

5. 专家点评　该患儿由于误诊,给予了肾上腺糖皮质激素长期治疗,给正在发育期的患儿身心均造成了不应有的伤害。临床上遇到这种患者应首先去验光检查,再结合一些其他临床辅助检查,如 FFA 和视功能、视野等检查,很容易进行鉴别。

（闫　宏）

第三节　视网膜脉络膜发育异常

先天性视网膜发育异常是指视网膜始基形成后所发生的分化发育异常[20]。常有一种或数种视网膜结构发生异常,如视网膜皱襞、先天性黄斑缺损、黄斑异位、白化病等。脉络膜发育异常,多见于脉络膜缺损,为眼球先天性组织缺损的一部分,多于胚裂的发育异常相关(详见相关章节)。

一、视网膜血管先天异常

先天性视网膜血管异常是指视网膜血管的走行、分支与分布的先天性改变,一般对视力无影响,FFA检查无荧光素渗漏。

（一）临床表现

1. 睫状视网膜动脉　先天性睫状视网膜动脉由后短睫状动脉直接发出,分布到视网膜的动脉。典型的睫状视网膜动脉从视乳头边缘出现,呈弯钩拐杖形向颞侧走行(图 16-28A),大多位于颞侧,形态各异,一或两支。FFA 更加清晰,在动脉前期早于视网膜中央动脉显影就能清晰看见(图 16-28B),它可供应黄斑区的部分血流。在视网膜中央动脉阻塞的患者,如有睫状视网膜动脉分布在黄斑区(图 16-29),可保留有用的视力,不会完全丧失视力。但分布在黄斑区的睫状视网膜动脉出现了阻塞,也将引起严重的视力下降。在检查时,不要把在动脉前期即出现的睫状视网膜动脉,而后出现的视网膜动脉,误诊为动脉充盈迟缓。睫状视网膜静脉很少看到。

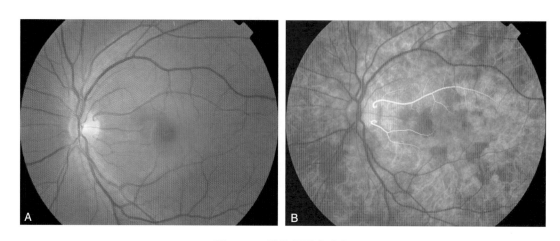

图 16-28　睫状视网膜动脉
A. 视乳头颞侧可见 2 条睫状视网膜动脉呈弯钩拐杖样走行;B. FFA 显示睫状视网膜动脉在
动脉前期即出现

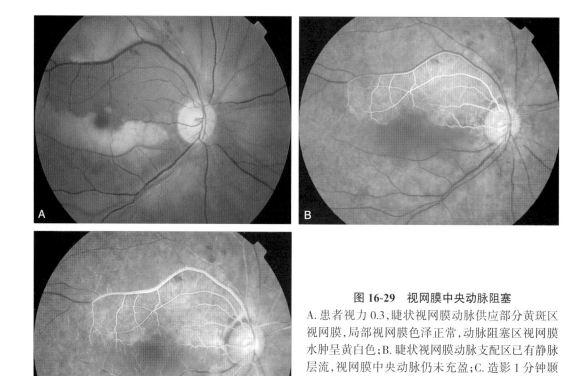

图 16-29　视网膜中央动脉阻塞
A. 患者视力 0.3,睫状视网膜动脉供应部分黄斑区
视网膜,局部视网膜色泽正常,动脉阻塞区视网膜
水肿呈黄白色;B. 睫状视网膜动脉支配区已有静脉
层流,视网膜中央动脉仍未充盈;C. 造影 1 分钟颞
下支视网膜动脉部分充盈

2. 视乳头血管先天异常　正常的视网膜血管在视乳头进出、走行规则。但有些视乳头上的血管走行扭曲、扩张(图 16-30)。在检眼镜下有时较难区分是动脉还是静脉异常,FFA 能清楚地显示(图 16-30B)。动脉异常造影时可随动脉血管的充盈而迅速充盈,静脉异常则随静脉的回流时充盈,血管没有荧光素渗漏,静脉管径大致正常。不像静脉阻塞时出现明显的迂曲、扩张,造影时可有染料渗漏。一般先天异常的视网膜血管不会渗漏,不影响视力,无特殊临床意义,但偶见先天异常扩张的血管引起出血和渗出性病变。

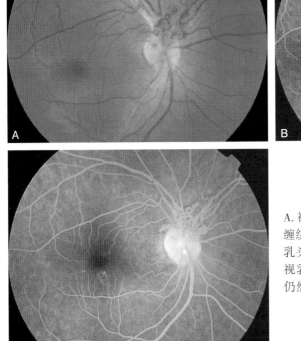
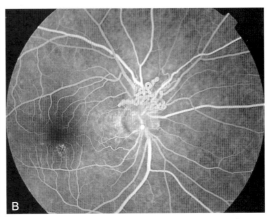

图 16-30　视乳头异常静脉

A. 视乳头上半部见扭曲在一起的静脉呈襻状血管缠绕,血管边界不清;B. FFA 显示动静脉期异常视乳头血管为静脉性,无荧光素渗漏;C. 造影晚期,视乳头异常静脉荧光渐减弱,视乳头呈强荧光,仍然没有明显渗漏,与视网膜新生血管完全不同
(易长贤提供)

3. 视网膜血管分布异常　正常情况下视网膜中央动脉在视乳头中央进入眼内,首先分为上支和下支,然后再分支形成颞上、颞下、鼻上和鼻下支,视网膜中央静脉与动脉相伴行,颞上和颞下血管发出的分支在黄斑区形成环状血管环,即拱环。但一些异常的血管分布没有一定规律(图 16-31),视网膜颞上支血管直达黄斑区,看不到拱环结构,FFA 检查异常血管分布更加清晰(图 16-31B)。ICGA 检查可显示脉络膜血管正常(图 16-31D~F)。

(二) 诊断和鉴别诊断

1. 诊断　根据血管走行、分布、形态与正常不同,而没有任何炎症、外伤、循环障碍等疾病,FFA 检查异常视网膜血管没有荧光素渗漏,容易做出诊断。

2. 鉴别诊断　很多眼底疾病均可引起视网膜血管异常,如长期的视网膜中央静脉阻塞,视乳头可出现代偿性的静脉襻(如视网膜静脉周围炎)、视网膜交通支和动静脉短路等(图 16-32)。在炎症性或循环障碍性疾病引起的血管异常(图 16-33),周围视网膜血管可出现一些病理性表现,应与先天异常相鉴别。要根据病史、临床表现,最重要的是 FFA 检查。目前 FFA 是诊断眼底血管疾病、鉴别是否血管先天异常的重要检查手段。根据这些检查才能做出较准确的诊断,以免引起误诊,延误治疗。

(三) 治疗

只要确诊为先天性血管发育异常,无需治疗。

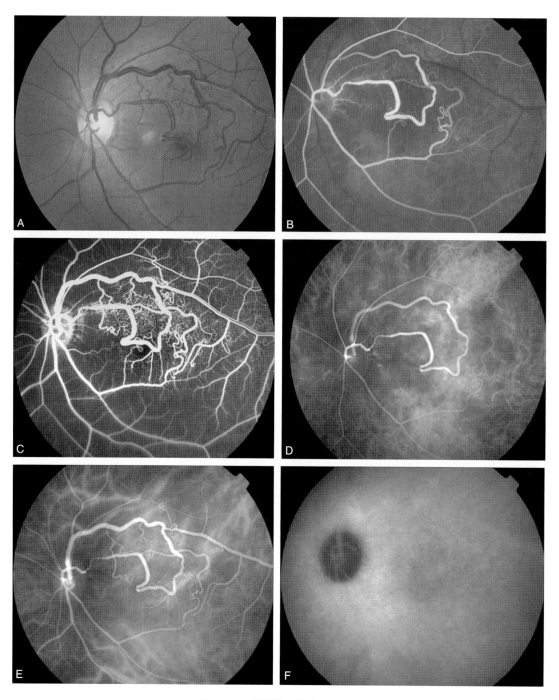

图 16-31 视网膜血管先天异常

A. 视网膜颞上动脉第一分支从视乳头发出后在黄斑中心凹上方与视网膜静脉吻合和构成动静脉异常吻合；
B. FFA 动脉期可清楚观察到异常的动静脉吻合襻,静脉端荧光较低；C. 黄斑上方及颞侧大量视网膜静脉异常吻合,大量视网膜小血管扩张扭曲以及微血管瘤,吻合的动静脉血管异常粗大,未见异常渗漏,与视网膜新生血管不同；D. 吲哚青绿脉络膜血管造影(ICGA)早期,可以观察到异常的视网膜血管与脉络膜显影几乎同时充盈；E. ICGA 中期没有发现异常的视网膜血管与脉络膜血管相连；F. ICGA 晚期荧光消退,没有留下异常荧光

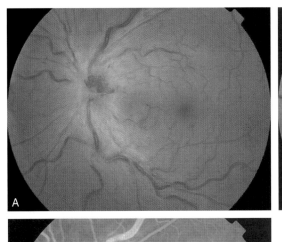
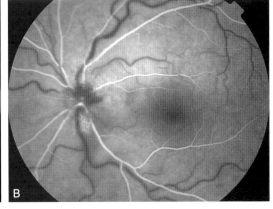
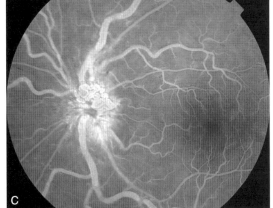

图 16-32　视网膜中央静脉阻塞
A. 视乳头表面可见团状血管襻,视网膜静脉迁曲、扩张;B. FFA 动脉期视乳头上方血管襻没有荧光素充盈,动脉血管已有荧光素;C. 静脉期血管襻充盈提示为静脉襻并见视网膜静脉明显迁曲扩张,管壁荧光染色

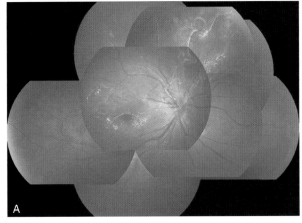
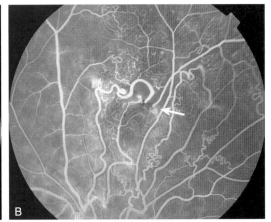
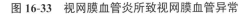
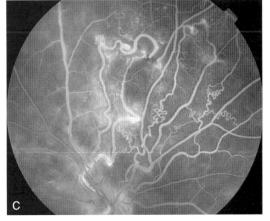

图 16-33　视网膜血管炎所致视网膜血管异常
A. 视网膜血管炎,部分视网膜血管呈白线状,血管走行迁曲;B. FFA 1 分 36 秒,视网膜血管与脉络膜吻合(箭),视网膜血管麻花状迁曲,大片视网膜毛细血管无灌注,广泛的视网膜毛细血管扩张和大量毛细血管瘤;C. 造影 20 分 59 秒,视网膜毛细血管通透性普遍增加,渗漏明显,但未见明显视网膜新生血管(易长贤提供)

二、先天性黄斑缺损

先天性黄斑缺损（congenital macular coloboma）是一种遗传及发育障碍性眼底异常。有家族或遗传史，有些可能与早期宫内感染引起的发育障碍有关。

（一）病因与发病机制

病因不十分清楚，可能为外胚叶缺陷或中胚叶缺陷，前者可能是一种视杯的原发性缺陷，后者表现为脉络膜发育异常[21,22]。遗传学分析认为，多数先天性黄斑缺损属于常染色体显性遗传，少数为常染色体隐性遗传。常有家族史并伴有手足畸形。宫内感染学说认为，胚胎时如感染了梅毒、结核或弓形体病等，导致胚胎内脉络膜炎症所致组织破坏性改变，属于先天性病理改变。但无论是遗传性或是胎内感染性所致的眼底表现大都是一样的。本病多为单眼也可双眼，常因患儿视力不佳或斜视检查眼底时被发现。

（二）临床表现

1. 症状　自幼视力障碍，可伴有斜视或眼球震颤。如果黄斑缺损较小可保持有用的视力或旁中心视力。

2. 眼底检查　缺损的部位可正位于黄斑，或黄斑附近。缺损的大小、形状和颜色变异较大，多呈圆形、椭圆形或不规则形（图16-34），边界清楚，缺损表面平坦或轻度凹陷，范围大部分为2~6DD，有些可达7~8DD不等。

3. 分型　临床上根据缺损部位的色素多少、视网膜、脉络膜缺损程度及血管的走行及分布分为三个类型，即色素型、无色素型、黄斑缺损合并异常血管吻合型。

（1）色素型：临床所见大多为色素型，在黄斑缺损区及边缘有大量色素，浓淡不均，色素堆积处几乎覆盖全部暴露的巩膜，色素稀少处可透见巩膜，缺损区可看到脉络膜大血管，表面视网膜较菲薄但可看到视网膜血管走行正常或弯曲（图16-34）。

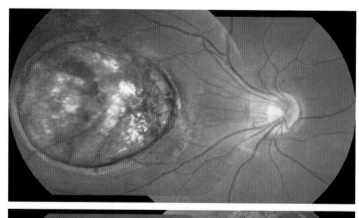
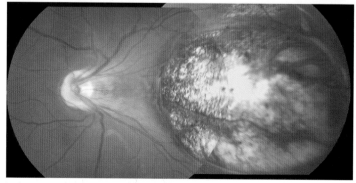

图16-34　色素型先天性黄斑缺损
患者双眼先天性黄斑及颞侧脉络膜、视网膜缺损，缺损区边缘有大量色素，浓淡不均，色素堆积处几乎覆盖全部暴露的巩膜，色素稀少处可透见巩膜，缺损区可看到脉络膜大血管

（2）无色素型：缺损区内色素稀少，仅在缺损处的边缘可见色素沉着。巩膜明显暴露，缺损区内没有视网膜和脉络膜血管，视网膜血管在缺损边缘可突然终止，或视网膜血管只沿着缺损的边缘走行，不进入缺损区，病灶边缘锐利，境界清晰。无色素型黄斑缺损较少见。

（3）黄斑缺损合并血管异常型：此型更少见，脉络膜血管与视网膜血管异常吻合或血管自缺损底部走出后进入玻璃体或伸向晶状体。

4. FFA　黄斑缺损区脉络膜血管稀疏粗大，局部色素增生可见遮蔽荧光（图 16-35）。

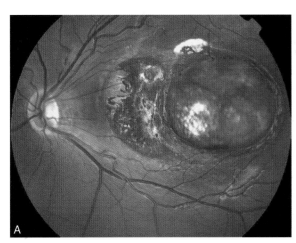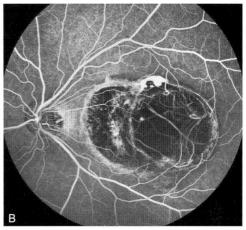

图 16-35　先天性黄斑缺损

A. 黄斑及颞侧脉络膜、视网膜缺损，缺损区边缘有大量色素，浓淡不均；B. FFA 显示缺损区仅见稀疏粗大脉络膜血管，局部荧光较暗，缺损区边界清晰

（三）诊断与鉴别诊断

1. 诊断　眼底有以上典型表现，在婴幼儿期发病，病变不会继续发展，可伴有眼球震颤或其他先天异常，没有炎症及外伤史，不难诊断。

2. 鉴别诊断　需要同一些黄斑区陈旧性病变相鉴别。

（1）年龄相关性黄斑变性的瘢痕期：发病年龄多在 50 岁以上，以往可有黄斑出血病史，眼底可见玻璃膜疣。

（2）脉络膜炎：在陈旧性脉络膜炎，眼底可见大小不等的视网膜脉络膜萎缩病灶，萎缩区可在眼底任何部位，不一定在后极部，萎缩灶内可见大量色素增生（图 16-36）。

（3）高度近视眼：患者有高度近视病史和巩膜后葡萄肿，黄斑区大片视网膜和脉络膜萎缩，呈白色合并有不同程度的色素增生，边界常不规则，可与先天性黄斑缺损相鉴别。

（四）治疗

本病无特效治疗方法，如果还有旁中心视力，可以屈光矫正及弱视训练。

三、黄 斑 异 位

黄斑异位（heterotopia of the macula）指黄斑未能位于正常的光学位置，距视乳头过近或过远，或正常黄斑位置的上方或下方，多在颞侧，偏鼻侧的较少见。黄斑异位常伴有其他先天异常，如视网膜皱襞、有髓神经纤维、先天性视网膜劈裂、视乳头脉络膜缺损、玻璃体动脉残留、小眼球、小角膜等，提示有遗传或先天性发病因素。

（一）病因与发病机制

周边增生组织的牵拉是黄斑异位的主要原因，常伴有血管被拉直或血管向牵拉方向转向。如果这种牵拉发生在患儿出生前，就是先天性黄斑异位，如永存原始玻璃体增生症。临床上，婴幼儿常常不能主诉视力不好或配合检查，而且，不是每个新生儿都进行眼底检查或记录。在出生后发生的周边增生组织的牵拉形成的黄斑异位，并不能及时被发现，等到发现时，往往已经不知道发生黄斑异位的具体日期，所以，很

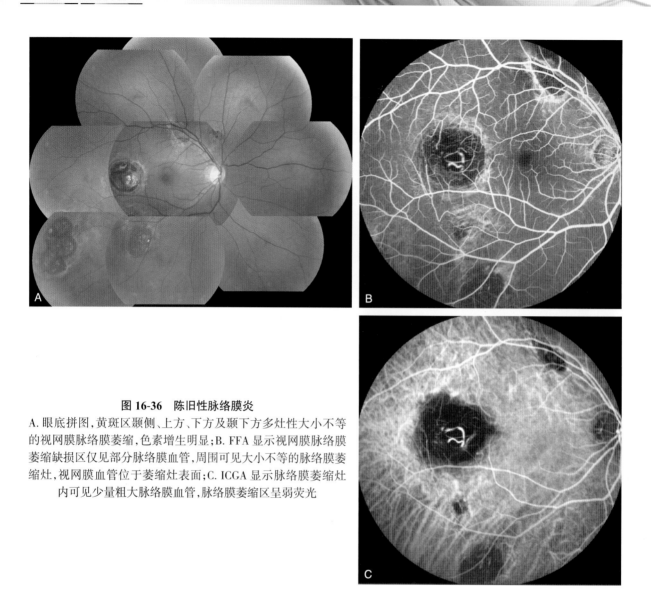

图 16-36　陈旧性脉络膜炎

A.眼底拼图,黄斑区颞侧、上方、下方及颞下方多灶性大小不等的视网膜脉络膜萎缩,色素增生明显;B. FFA 显示视网膜脉络膜萎缩缺损区仅见部分脉络膜血管,周围可见大小不等的脉络膜萎缩灶,视网膜血管位于萎缩灶表面;C. ICGA 显示脉络膜萎缩灶内可见少量粗大脉络膜血管,脉络膜萎缩区呈弱荧光

多出生后的黄斑异位,也归到了先天性的范畴。血管形态正常,但黄斑位置异常的患者,才可能是真正的先天性黄斑异位(图 16-37A、B)。

（二）临床表现

黄斑异位可单眼或双眼,一般无双眼单视功能,视力减退,可出现斜视外观,但眼肌运动可平衡(假性斜视)。

黄斑异位的眼底表现变化很大,可向上、下、鼻侧或颞侧移位,移位距离从 <1DD 到 >5DD 不等(图 16-37)。血管可正常(图 16-37A、B)和伴有血管异常(图 16-37C~F),血管异常主要是大血管被拉直和周边病变处血管扭曲(图 16-38),在有些疾病会出现周边血管增多、闭塞、异常血管吻合和新生血管形成,如永存原始玻璃体增生症。伴有血管异常的患眼均可在周边见到牵拉因素,如机化膜或其他先天性病变。因有些牵拉机化组织位于远周边部,不散大瞳孔和巩膜压陷检查很难发现。黄斑中心凹反光弥散或稍模糊。

（三）诊断与鉴别诊断

1. 诊断　明显的黄斑位置异常容易确立诊断,特别合并有先天异常的更易发现。单纯黄斑异位少见,很多黄斑异位只是先天性眼底疾病的一个表现,因此,对黄斑异位要做出病因诊断。对于异位较少而又不合作的患者(大多为儿童),很难判断是否有黄斑异位,最简单的方法,散瞳后行双眼底彩色照相,进行对比或测量黄斑与视乳头的距离及位置,不难作出正确诊断。

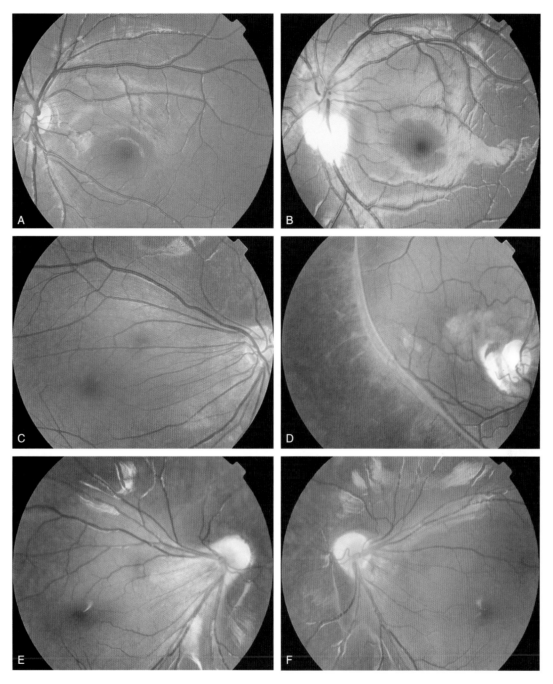

图 16-37　黄斑异位

A. 黄斑向颞下方异位,视乳头视网膜血管正常;B. 视乳头下方有髓神经纤维,黄斑向颞下方向异位,血管形态正常;C. 黄斑向颞下方异位,视乳头颞侧血管走行平直,视力 1.0;D. 黄斑向视乳头颞上方异位,颞侧视网膜劈裂;E. 右眼黄斑颞下方异位,视力 0.5;F. 左眼黄斑颞下方异位,视力 0.4(E 和 F 是同一患者,血管向颞侧移位,为不完全性视网膜皱襞)

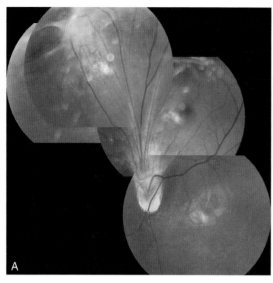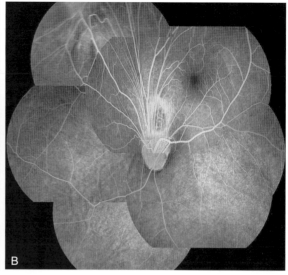

图 16-38　先天性视网膜皱襞黄斑区向视乳头上方异位

A. 视乳头上方至周边部可见视网膜皱襞,拉黄斑向视乳头上方异位,上方周边部可见局限性黄白色增生膜;

B. FFA 显示视网膜皱襞起自视乳头上方,皱襞处血管呈束状,走行平直,未见荧光素渗漏,黄斑向视乳头上方偏颞侧异位,黄斑拱环区位置可见,上方周边部血管较扭曲为增生膜处

2. 鉴别诊断　很多后天因素可引起黄斑异位,如早产儿视网膜病变、家族渗出性玻璃体视网膜病变、外伤、增生性玻璃体视网膜病变、炎症和肿瘤等疾病(图 16-39)。它们的共同特点是引起周边部玻璃体增生,牵拉黄斑,导致黄斑异位。鉴别要点是:有典型的病史或家族史及典型的眼底表现,与先天性黄斑异位不难鉴别。

(四)治疗

先天性黄斑异位常引起患儿视力低下,应早期给予验光配镜和增视治疗。伴有斜视多为外斜视,如明显影响外观,可考虑行眼肌手术矫正外斜,但矫正外斜后若不能建立双眼单视功能,远期仍有再发生外斜视的可能[23]。

四、先天性视网膜皱襞

先天性视网膜皱襞(congenital retinal fold)又称先天性视网膜皱褶或先天性视网膜镰状脱离,是一种较少见的先天性视网膜发育异常[24]。

(一)病因与发病机制

病因不详。多数学者认为是由于玻璃体系统发育异常有关,由于原始玻璃体与视杯的内层组织发生粘连,因而影响第二玻璃体的形成。残存的玻璃体动脉将视网膜内层牵拉而形成皱襞,隆起于视网膜平面。本病有家族发病倾向,具有遗传性。

(二)临床表现

1. 症状　患者自幼视力低下,常伴有眼球震颤和斜视。

2. 体征　可为双眼或单眼发病,双眼发病皱襞多对称,男性多于女性。可伴有其他眼部的先天异常,如小眼球、永存瞳孔膜、白内障、高度屈光不正、黄斑异位等。视网膜皱襞可位于视网膜的各个象限,但以颞侧较多见,在皱襞外端的基底部均可见到白色机化组织,有些甚至达中周部(图 16-40)。按程度分为完全性和不完全性,完全性者多起自视乳头,终止于锯齿缘,也可止于晶状体赤道部;不完全性者皱襞起自视乳头多止于黄斑部[20],视力较好。

(1)完全性视网膜皱襞:从视乳头发出一束隆起的视网膜皱襞,向周边部走行达锯齿缘或睫状体平坦部(图 16-41)。视乳头可受到牵拉但视乳头位置大致正常。皱襞位于视乳头或视乳头一侧,明显高出视网膜,严重的呈帘状,需用 +10D 左右才可看清顶部。皱襞上有来自视网膜血管系统的血管,走行于皱襞内;

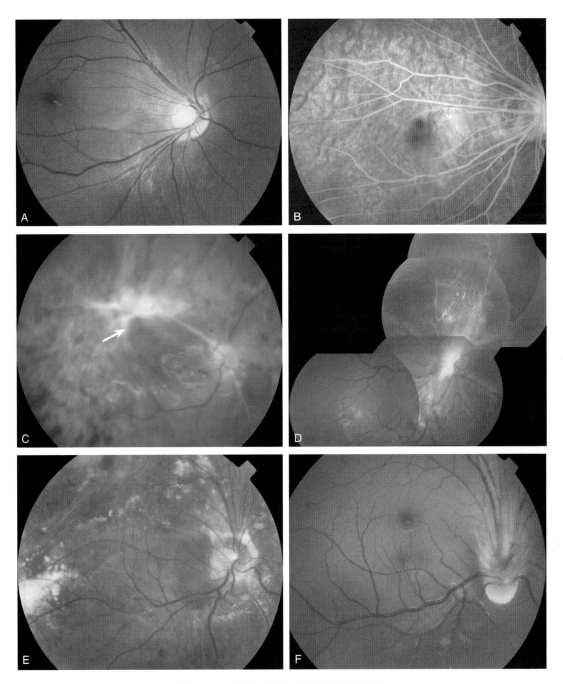

图 16-39　各种后天因素引起的黄斑异位

A. 早产儿视网膜病变；B. 家族渗出性玻璃体视网膜病变；C. 开放性眼外伤，上方后极部视网膜纤维增生膜形成，牵拉黄斑向颞上移位（箭）；D. 陈旧性外层渗出性玻璃体视网膜病变，由于视乳头上方至周边部纤维增生膜形成，牵拉黄斑区向鼻上移位；E. 视网膜血管炎增生膜牵拉黄斑向颞上移位；F. 上方视网膜血管瘤牵拉黄斑向上移位，视力 1.0（刘文提供）

其他象限的血管也受到皱襞的牵拉而向皱襞移位，形成典型的弓箭状（皱襞是箭，两侧血管如拉满的弓）或乌贼状（图 16-41A），视乳头是头，血管和皱襞形成体和尾。在永存原始玻璃体增生症患者，还可在皱襞上见到残留的玻璃体动脉。黄斑常位于颞侧的视网膜皱襞内，即使皱襞位于其他象限，黄斑也常常受到牵拉而移位。在晶状体赤道部后面，皱襞的末端常形成典型的以皱襞为中心、沿基底部向周边逐渐变薄的环形白色机化组织。这些机化组织与晶状体接触或与之有一定的间隙，和晶状体接触者可引起接触部位局限性白内障。患者的视力与皱襞的位置而有所不同，若皱襞跨过黄斑部则视力很差，甚至仅有光感或手动；不累及黄斑的皱襞，可有一定视力。

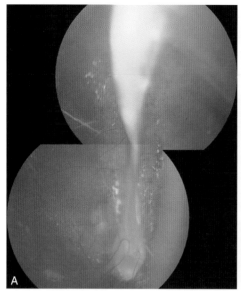
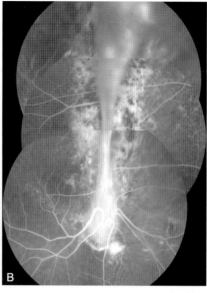

图 16-40 先天性视网膜皱襞
A.完全性视网膜皱襞,皱襞起自视乳头直达上方视网膜周边部,周边部皱褶表面有白色机化组织;B. FFA 皱襞起自视乳头,视乳头结构视网膜血管走行均不规则,上方皱襞两旁可见大量色素增生

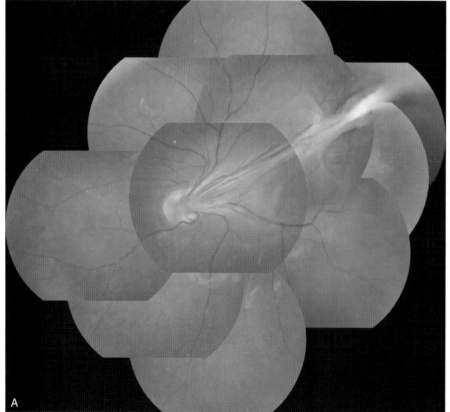

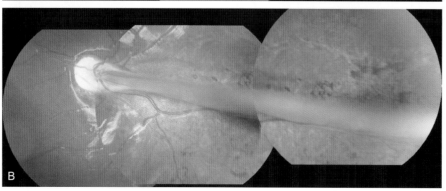

图 16-41 完全性视网膜皱襞
A.从视乳头发出一束黄白色视网膜皱襞向颞上方延伸,周边视网膜血管向皱襞移位,黄斑区结构消失;B.从视乳头向颞侧周边发出一束粉白色隆起的视网膜皱襞,呈典型的弓箭状,黄斑位于皱襞内,皱襞周围视网膜大量色素增生

（2）不完全性视网膜皱襞：皱襞从视乳头发出或邻近视乳头发出呈扇形散开只达到黄斑区,有血管向一侧集中,但还没有明显的皱褶形成。皱褶可位于任何象限,但以颞侧多见,由于皱襞牵拉可使黄斑异位或变形,但可看到黄斑区的位置(图16-42A)。FFA检查视乳头在皱襞的起始部、血管的分布及黄斑区的位置更加清晰(图16-42B)。患者双眼单视功能消失,如患者仍用中心注视(即用异位的中心凹注视),往往可保存有用的视力,有些患者视力可正常。但用旁中心注视者视力不能矫正[24]。

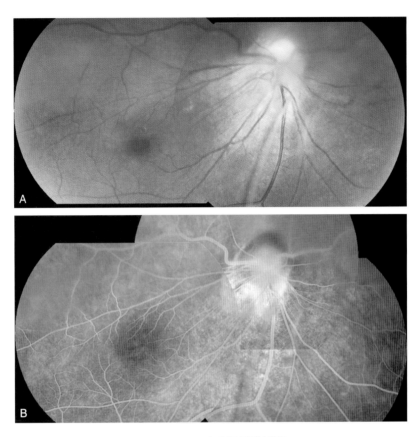

图16-42　不完全视网膜皱襞

A. 视网膜皱襞从视乳头下半部发出后即分散,黄斑区已看不到皱襞,黄斑向颞下方异位;B. FFA视乳头下半部视网膜皱襞起始处荧光较强,看不到下方视乳头边界,血管向颞下方走行平直,黄斑向颞下方中周部异位

（三）诊断与鉴别诊断

自幼视力低下和一眼或双眼偏斜的患儿,眼底检查发现从视乳头到周边的典型视网膜皱褶隆起,可诊断先天性视网膜皱襞。先天性视网膜皱襞常见于早产儿视网膜病变、家族性渗出性玻璃体视网膜病变和永存原始玻璃体增生症。应追问患儿孕期情况、出生时情况和体重、吸氧等病史,询问家族史,进行病因的鉴别诊断。很多后天因素也可引起视网膜皱襞样眼底表现,如外伤和眼内炎症引起的增生性视网膜病变(图16-43),需进行鉴别诊断。外伤性、炎症性、增生性玻璃体视网膜病变所引起的视网膜条索样增生,形态不规则,它可发生在任何部位,先天性视网膜皱襞起始部往往在视乳头。可根据病史,发病前的视力,眼底表现及眼底血管造影检查,不难做出正确诊断。

（四）治疗

视网膜皱襞伴有裂孔时可发生视网膜脱离,需手术治疗。如不发生视网膜脱离,无需治疗。

五、先天性视网膜色素上皮肥大

先天性视网膜色素上皮肥大(congenital retinal pigment epithelium hypertrophy)是一种少见的眼底色素异常,1975年Buettner根据其病理学特性正式命名为先天性视网膜色素上皮肥大[25]。在临床上主要表现

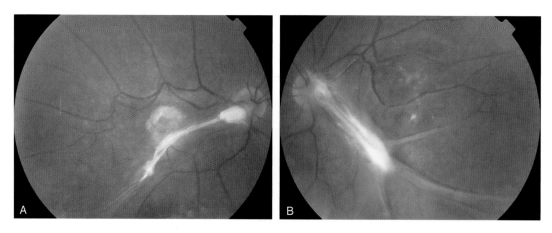

图 16-43 外伤性后视网膜条索样增生膜形成

A. 右眼眼外伤,视乳头至颞下方视网膜增生膜呈黄白色,牵拉周围血管酷似先天性视网膜皱襞,但增生膜不规则;B. 眼穿通伤后左眼:视乳头颞下方条状视网膜前增生膜形成,牵拉视网膜形成皱褶,黄斑区变形和拱环结构消失

为单个孤立的圆形视网膜色素上皮增厚,故也称之为孤立性视网膜色素沉着[20]。

（一）病因与发病机制

无明显的眼病及全身病史,无种族和家族遗传因素。色素上皮肥大的色素来自视网膜色素上皮细胞的黑色素颗粒增多,为良性的色素性眼底改变。

（二）临床表现

1. 症状 先天性视网膜色素上皮肥大多单眼发病,偶见于双眼。病变只要不在黄斑区,患者通常没有任何症状。视力和视野一般正常,多由于其他眼病或体检时被发现。

2. 眼底表现 色素上皮肥大的典型眼底改变是一个孤立的、近圆形、平坦或略有隆起、境界清楚的黑色或青灰色斑块,色素斑块内色素可不均匀,表面的视网膜和血管正常。发生的部位可在眼底的各个部位,大小不等(图 16-44A)。

3. FFA 色素斑块区始终为遮蔽荧光,表面可有小点状的色素脱失呈强荧光。造影各期没有荧光素渗漏,表面视网膜血管正常(图 16-44B)。ICGA 表现透过病灶可以看到下方的脉络膜血管走行正常,没有染料渗漏(图 16-44C),晚期色素斑块周围边界清晰(图 16-44D)。

（三）诊断与鉴别诊断

1. 诊断 在视网膜的任何部位出现扁平的色素斑块,边界清晰,不伴有其他异常表现,可考虑视网膜色素上皮肥大的可能。

2. 鉴别诊断 外伤、炎症也可导致局部色素沉着,但外伤或炎症可影响到视网膜脉络膜的正常结构,形状不规则,较易鉴别。主要和眼底色素异常疾病相鉴别。

(1) 脉络膜黑色素瘤:黑色隆起,呈生长趋势,眼底可见色素斑块。FFA 显示瘤体表面视网膜可见斑驳状强荧光,表面视网膜血管可有扩张、通透性增加荧光素渗漏。在血管丰富的瘤体,FFA 早期可见瘤体内血管和视网膜血管同时显影,呈双循环现象。瘤体较大而发病时间长的病例的可引起继发性视网膜脱离。ICGA 检查,早期瘤体内不规则血管(见第五十章)。与先天性视网膜色素上皮肥大不同。

(2) 脉络膜色素痣:往往位于色素上皮深层,颜色较淡,界限不像色素上皮细胞肥大那样清楚,较易鉴别(见脉络膜色素痣章节)。

(3) 陈旧性脉络膜视网膜炎:炎症消退后局部可出现大量色素增生可为数个大小不等,先天性色素上皮肥大多为孤立的色素斑块较易鉴别。

（四）治疗

无需治疗,但要定期观察。

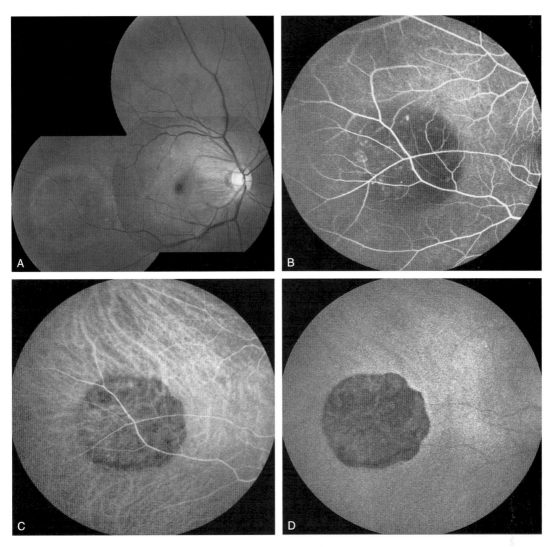

图 16-44 先天性视网膜色素上皮肥大

A. 患者女,55 岁,右眼视力 0.7,左眼 1.2。右眼颞侧近周边部一圆形约 5DD 大小的色素斑块,斑块内色素不均匀,眼底其他部位未见异常;B. FFA 显示颞侧色素斑块呈圆形遮蔽荧光,表面可见到少量点状强荧光(色素脱失);C. ICGA 显示颞侧圆形色素斑块的后面有正常走行的脉络膜血管;D. ICGA 晚期荧光像显示色素斑块周围边界清晰,脉络膜血管未见异常

六、脉络膜色素痣

脉络膜色素痣(choroidal nevus)是指发生于脉络膜的黑色素细胞性病变,最大基底径小于 5mm,高度小于 2mm。因脉络膜色素痣在视网膜色素上皮下较易被遮盖,色素痣与周围组织的反差较小,所以眼底检查时不易被发现。

(一) 病因与发病机制

脉络膜色素痣为先天性,在胚胎出生时,色素母细胞逐渐发育成长,在细胞内产生色素,演变成黑色素细胞。来源于神经嵴细胞的不典型的黑色素细胞(痣细胞)组成脉络膜色素痣。

(二) 临床表现

1. 症状 一般无症状,大多在检查眼底时、甚至在做 FFA 时才被发现。因色素痣本身对脉络膜毛细血管和视网膜没有破坏作用,一般不影响视力。但靠近黄斑区的色素痣有时可出现渗出性神经上皮脱离,患者可出现视力下降(图 16-45A)。

2. 眼底表现 脉络膜色素痣的形态多呈圆形或椭圆形,大小约 1~3DD 不等。多位于颞上及颞下象

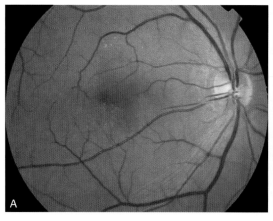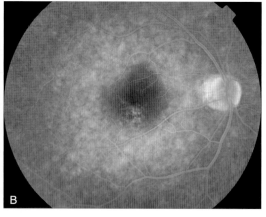

图 16-45　黄斑区的脉络膜色素痣

A. 上方黄斑区脉络膜色素痣,呈青灰色;B. FFA 显示黄斑区的脉络膜色素痣部位呈弱荧光,痣的下方可见少量斑点状强荧光,患者视力 0.8,不能矫正

限、中周部及后极部,根据痣的色素多少色泽可有不同,呈青灰色或棕黑色,边界不清晰(图 16-46),厚度一般不超过2mm。少部分脉络膜色素痣的表面可有玻璃膜疣。

3. 辅助检查　① FFA 检查:从动脉前期至造影晚期,在有脉络膜色素痣的视网膜下,始终呈弱荧光并遮蔽脉络膜荧光,边界不清。如果痣的表面有玻璃膜疣或色素脱失,可呈现点状透见荧光(图 16-45B);② ICGA 能清晰的显示脉络膜色素痣,整个过程都呈弱荧光,无染料渗漏(图 16-47),如果出现渗漏应注意排除脉络膜肿瘤、转移癌等,应做相应的检查。

(三) 诊断与鉴别诊断

1. 诊断　根据以上眼底及造影表现,脉络膜色素痣不难诊断。

2. 鉴别诊断　脉络膜色素痣应与脉络膜转移癌、脉络膜黑色素瘤、黄斑区的浆液性色素上皮脱离相鉴别。

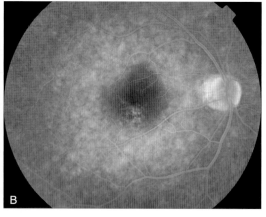

> 注：右侧 ICGA 图

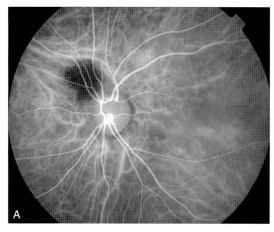

（此处为右侧图注文字）

图 16-46　脉络膜色素痣

在视网膜颞下方可看到一片青灰色暗区即为脉络膜色素痣,边界不清(星)

(1) 脉络膜转移癌:可出现在眼底的任何象限,局部稍隆起,表现类似脉络膜血管瘤,眼底彩照呈橘红

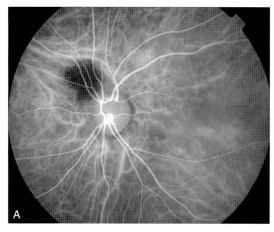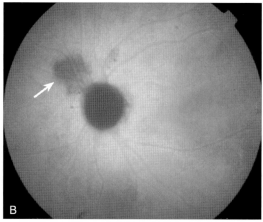

图 16-47　脉络膜色素痣

A. ICGA 在鼻上方可见一约 1DD 的弱荧光;B. ICGA 晚期像鼻上方色素痣仍呈弱荧光(箭)

色或暗黄色,边界不清(图 16-48A)。FFA 在瘤体中央可见斑片状强荧光,强荧光周围可见密集针尖样荧光点(图 16-48B)亦可称为卫星灶。ICGA 看不到瘤体血管(转移癌瘤体内很少有血管),局部荧光偏低,未见染料渗漏,边界清晰(图 16-48C)。脉络膜色素痣在 FFA 图像中看不到密集小点状强荧光,较易鉴别。

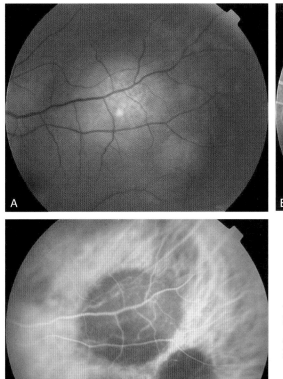
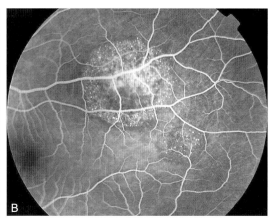
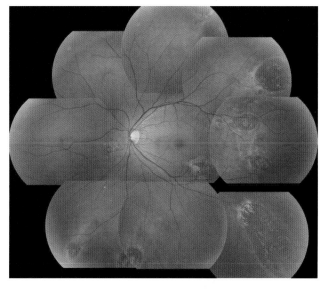

图 16-48　脉络膜转移癌

A. 眼底表现可看到 2 个橘红色大小不等边界不清的病灶;B. FFA 在大的瘤体中央可见斑片状强荧光,周围密集针尖样强荧光(卫星灶),颞下方的小瘤体表面可见密集针尖样强荧光;C. ICGA 瘤体内看不到异常血管,未见染料渗漏

　　(2) 脉络膜黑色素瘤:瘤体隆起较高。FFA 造影后期瘤体部位呈斑驳样强荧光,视网膜血管通透性增加,可合并视网膜脱离。ICGA 瘤体内可看到异常瘤体内血管(详见色素上皮肥大症鉴别诊断)。

　　(3) 黄斑区浆液性色素上皮脱离:FFA 检查色素上皮脱离区由于荧光素积存可呈强荧光,边界清晰。ICGA 图像中在色素上皮脱离的对应区脉络膜可始终呈弱荧光,边界清晰,由于局部的浆液性脱离遮蔽了脉络膜血管。

　　(4) 陈旧性脉络膜视网膜炎:视网膜可见广泛性的大小不等的色素增生(图 16-49),多见于寄生虫感染。

(四) 治疗

　　脉络膜色素痣无特殊治疗。国外有学者报道脉络膜色素痣可以转化为恶性黑色素瘤[26,27],特别是位于后极部和鼻侧的色素痣比较容易恶变,应每年检查一次,包括视野、FFA 和 ICGA,发现病变有增大和(或)增厚,应考虑恶变的可能[28]。目前尚未见有关中国人脉络膜色素痣转

图 16-49　陈旧性脉络膜视网膜炎

弓形虫感染的患者,视网膜颞侧及下方可见多个大小不等的色素斑块,炎症消退后局部视网膜脉络膜萎缩及色素增生

化为恶性肿瘤的报道,但应密切观察。

七、脉络膜缺损

脉络膜缺损(choroidal coloboma)是指脉络膜组织的部分缺失,可分为先天性和后天性。先天性与眼球发育缺陷有关,后天性与外伤和手术有关。本节仅介绍先天性脉络膜缺损。

(一)病因与发病机制

典型的脉络膜缺损和视乳头缺损的病因与发病机制大致相同,是由于眼泡胚裂闭锁不全所致。由于胚裂闭合不全而程度不等,大的缺损可包括虹膜和睫状体缺损,并一直到黄斑和视乳头都受累及;小的缺损可仅表现为先天性视乳头小凹或先天性视乳头缺损。有报道同家族中可有数人患此病,可有遗传性,可为不规则显性遗传或隐性遗传,也有散发病例[29]。

(二)临床表现

临床表现各异,往往伴有眼球内陷、小眼球、小角膜、虹膜缺损、黄斑、视乳头发育不良等。

脉络膜缺损可单眼或双眼发病,中山眼科中心荧光素眼底血管造影室共观察了46例脉络膜缺损患者,70%为双眼发病,男女发病率无明显差别。

1. 症状　根据先天性脉络膜缺损的部位不同,视力变化较大。黄斑没有累及的患者,视力可以正常,如果黄斑在缺损范围内,可仅有光感或眼前指数。

2. 体征　患者常伴有斜视、眼球震颤、鼻下虹膜缺损、晶状体混浊或眼球其他发育异常。检查视野缺损。脉络膜缺损多位于视乳头下方,缺损的面积大小不等,大者可超过1个象限。缺损区看不到脉络膜,呈黄白色或灰白色,即巩膜的颜色,上方有菲薄的视网膜覆盖。有些病例缺损区可看到少量色素及较少的脉络膜血管,缺损区边缘清晰、锐利并有色素增生(图16-50)。一些缺损可包括视乳头在内,即视乳头缺损合并脉络膜缺损(图16-51),脉络膜缺损形态可多种(图16-51)。在脉络膜缺损处的视网膜常有萎缩、变性、发育不良,出现裂孔时可导致视网膜脱离。

(三)诊断与鉴别诊断

1. 诊断　典型的脉络膜缺损不难诊断。但对于缺损面积较小、孤立的脉络膜缺损(图16-52),应于局限性脉络膜视网膜炎症或外伤引起的视网膜脉络膜萎缩相鉴别。

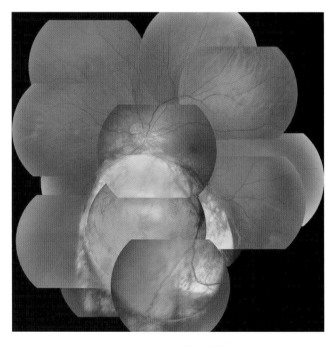

图 16-50　先天性脉络膜缺损
视乳头下方脉络膜缺损,缺损区可看到少量色素,边缘锐利,视乳头和黄斑未累及

2. 鉴别诊断

(1)局限性脉络膜视网膜炎:如寄生虫、结核病、梅毒、或弓形虫感染所致的脉络膜视网膜炎,多为局限性,炎症消退后在病灶区脉络膜视网膜多有灰白色萎缩斑,萎缩区可看到大的脉络膜血管及大量的色素增生,可为多个病灶,大小不等。应详细询问病史、实验室检查予以鉴别。

(2)眼外伤:有外伤史或手术史。多见于眼内异物,异物取出后局部可引起脉络膜视网膜萎缩,也可能是孤立的,范围大小不等,局部可有纤维增生膜形成。

(3)先天性黄斑缺损　缺损区位于黄斑区。

(四)治疗

尚未有效的治疗方法。如并发视网膜脱离,应手术治疗。脉络膜缺损合并视网膜脱离的裂孔多在缺损区内,应仔细查找。

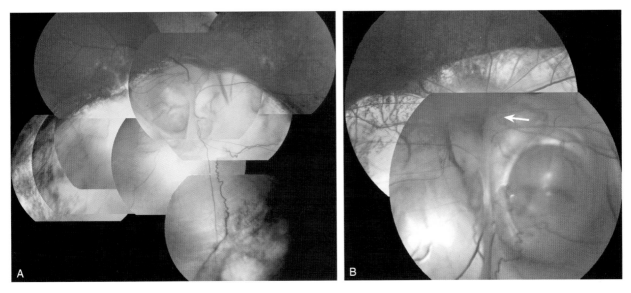

图 16-51　先天性脉络膜缺损伴视乳头缺损

A. 视乳头及下半部络膜缺损;B. 包括视乳头的下方 2/3 脉络膜缺损,累及黄斑,箭指视乳头

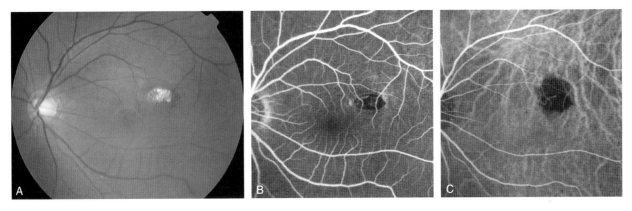

图 16-52　小灶性脉络膜缺损

A. 黄斑区颞上方可见孤立的小灶性脉络膜缺损,缺损区可透见黄白色巩膜,边界清晰;B. FFA 缺损区视网膜血管正常,隐约可见脉络膜血管;C. ICGA 缺损区仅见到一条脉络膜血管

八、白 化 病

白化病(albinism)是一种先天性色素缺乏,这里主要讲眼白化病,它是全身白化病的一部分,但眼白化病也可单独存在。

(一) 病因与发病机制

白化病是一组由黑色素合成相关基因突变导致的黑色素代谢障碍,使眼、皮肤和毛发黑色素缺乏为特征的遗传性疾病,为常染色体隐性遗传。根据色素缺失的部位及有无其他异常可分为三个类型,即:眼、皮肤和毛发均有色素缺乏的眼 - 皮肤白化病;仅有眼色素缺乏的眼白化病;既有眼 - 皮肤白化病表现又伴有其他系统疾病的白化病相关综合征。

(二) 临床表现

1. 皮肤表现　以上三种类型的共同特征均存在眼部色素的缺乏。白化病中眼皮肤白化病是最为常见的类型,只有少数病例病变仅局限于眼部。患者的皮肤由于色素的缺乏毛细血管显露而使呈粉红色皮肤,毛发呈白色或淡黄色。

2. 眼部表现　眼部的眉毛、睫毛和眼睑皮肤呈白色或淡黄色(图 16-53A),虹膜为浅灰色,瞳孔内呈红色反光。患者虹膜颜色浅淡可透光,使光线大量进入眼内,进入眼内的光线发生散射,患者常有眩晕及畏

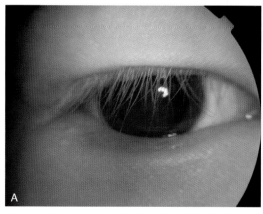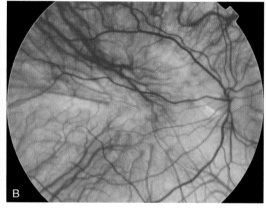

图 16-53　白化病

A.睫毛及眼睑皮肤呈白色;B.患者双眼底呈橙色,与视乳头较难分辨,因视网膜及脉络膜色素完全缺如,
脉络膜血管减少,在黄色的巩膜背景下,视网膜和脉络膜血管清晰可见,黄斑区及中心凹不能观察

光。患者常有视力低下且不能矫正,多有高度屈光不正及斜视。大部分患者可出现眼球震颤,多为水平震颤[30]。白化病患者的黄斑发育可受到影响,使黄斑发育不良。有学者发现白化病患者的视觉通路也存在异常,主要是白化病患者的视觉纤维投射发生了变化[29]。临床上可用视觉诱发电位(VEP)来检查白化病患者的这种异常情况。有研究表明这种视觉通路的异常可能与患者黑色素的缺乏有关[29]。

3. 眼底表现　眼底呈橙色,由于眼底的橙色与视乳头的橘红色较难分辨(图 16-53B),视网膜色素缺乏使视网膜、脉络膜血管清晰可见,黄斑区及中心凹常不易发现(图 16-53B)。因患者常伴有黄斑发育不良,OCT 检查发现黄斑中心凹界限不清,中心凹处的视网膜增厚。

(三) 诊断与鉴别诊断

本病因外观与大众明显不同,不难诊断。但白化病仅限于眼球者,全身和眼外部(眼睑皮肤、眉毛、睫毛)可无白化病改变,应引起注意。

(四) 治疗

目前没有特殊的治疗方法。如有畏光,可佩戴有色眼镜。

(闫　宏)

参 考 文 献

1. 崔立飞,乔光,陈雅静.先天性玻璃体囊肿 2 例.实用眼科杂志.1989;7:364-365.

2. Cruciani F,Santino G,Salandri AG. Monolateral idiopathic cyst of the vitreous. Acta Ophthalmol Scand. 1999;77:601-603.

3. Lisch W,Rochels R. Pathogenesis of congenital vitreous cysts. Klin Monbl Augenheilkd. 1989;195:375-378.

4. Orellana J,O'Malley RE,McPherson AR,et al. Pigmented free-floating vitreous cysts in two young adults:Electron microscopic observations. Ophthalmology. 1985;92:297-316.

5. Boeve,MH,van der Linde-Sipman T. Early morphogenesis of persistent hyperplastic tunica vasculosa lentis and primary vitreous: the dog as an ontogenetic model. Invest Ophthalmol Vis Sci. 1988;29:1076-1086.

6. Mann I. Congenital retinal fold. Br J Ophthalmol. 1935;19:640-659.

7. Pollard Z. Results of treatment of persistent hyperplastic primary vitreous. Ophthalmic surg. 1991;22:48-52.

8. Reese A:Persistent hyperplastic primary vitreous. Am J Ophthalmol. 1955;40:317-331.

9. Karr D,Scott W. Visual acuity resluts following treatment of Persistent hyperplastic primary vitreous. Arch Ophthalmol. 1986;104:662-667.

10. Gloor B. Persistierender Hyperplastischer Primarer Glaskorper. Differentialdiagnose und Probleme der chirurgischen Therapie. Klin Monatsbl Augenheilk. 1975;166:293-297.

11. Karr D,Scott W. Visual acuity results following treatment of persistent hyperplastic primary vitreous. Arch Ophthalmol. 1986; 104:662-667.

12. Mackool R,Chhatiawala H. Pediatric cataract surgery and intraocular lens implantation:A new technique for preventing or excising postoperative secondary membranes. J Cataract Refract Surg. 1991;17:62-66.

13. 李凤鸣主编．眼科全书．北京：人民卫生出版社，1996：2219-2220.

14. 张承芬主编．眼底病学．北京：人民卫生出版社，1998：146-148.

15. Bartz-Schmidt KU,Heimannk R. Vitrectomy for macular detachment associated with optic nerve pits. Int Ophthalmol. 1995;96, 19:323-329.

16. Theodassiadis GP. Treatment of maculopathy associated with optic discpit by sponge explant. Am J Ophthalmol. 1996;121:630-637.

17. Kindler P. Morning glory syndrome:unusual congenital optic disk anomaly. Am J Ophthalmol. 1970;69:376-384.

18. Pierre-Filho Pde T,Limeira-Soares PH,Marcondes AM. Morning glory syndrome associated with posterior pituitary ectopia and hypopituitarism. Acta Ophthalmol Scand. 2004;82:89-92.

19. 魏景文主编．临床眼底病彩色图．天津科技翻译出版公司，1995:225-228.

20. 张承芬．眼底先天异常．眼底病学．北京：人民卫生出版社，1998:158-159；162-165；168-171.

21. Gregory-Evans CY,Williams MJ,Halford S,et al. Ocularcoloboma:a reassessment in the age of molecular neuroscience. J Med. 2004;41:881-891.

22. 罗成仁．葡萄膜缺损．见：李凤鸣主编．眼科全书．北京：人民卫生出版社，1996:2083-2085.

23. 韩凤荣,付晶．先天性视网膜皱襞合并黄斑异位交替外斜视一例．眼科，2005:14:61.

24. 黄叔仁．眼底先天异常性疾病．见：黄叔仁、张晓峰主编．眼底病诊断与治疗．北京：人民卫生出版社，2002:40-41.

25. Buettner H. Congenital hypertrophy of the retinal pigment epithelium. Am J Ophthalmol. 1975;79:177-189.

26. Singh AD,Kalyani P,Topham A. Estimating the risk of malignant transforemation of a choroidal nevus. Ophthalmology. 2005;112:1784-1789.

27. Sumich P,Mitchell P,Wang JJ. Choroidal nevi in a white population:the Blue Mountains Eye Study. Arch Ophthalmol. 1998;116:645-650.

28. 世界核心医学期刊文摘．眼科学．2006;2:42-43.

29. Morland A B,Hoffmann M B,Neveu M,et al. Abnormal visual projection in a human albino studied with functional magnetic resonance imaging and visual evoked potentials. J Neurol Neurosurg Psychiatry. 2002;72:523-526.

30. Brodsky M C,Fray K J. Positive angle kappa:a sign of albinism in patients with congenital nystagmus. Am J Ophthalmol. 2004;137:625-629.

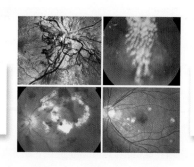

第十七章
玻璃体疾病

玻璃体在眼球中占有最大的空间位置,是维持正常眼球形状,眼压,构成正常屈光状态,维持和支持视网膜功能和正常解剖不可或缺的重要结构。同时由于他本身没有或者很少细胞,发育正常的玻璃体也没有血管分布,因此玻璃体疾病有其固有的特点。常见的有以下四个大类,①先天异常:包括 X 性连锁视网膜劈裂,家族性渗出性玻璃体视网膜病变,Wagner 病,Stickler 病,永存原始玻璃体增生,玻璃体囊肿;②各种原因导致的玻璃体粘连或者玻璃体后脱离;③玻璃体炎症,其中又可以分为医源性炎症,中间葡萄膜炎,结节病,鸟枪弹样脉络膜视网膜病变,梅毒,结核,细菌,真菌,寄生虫,弓形体,弓蛔虫感染,淋巴瘤等各种感染性玻璃体疾病;④全身疾病对玻璃体的影响,包括血管性疾病,玻璃体积血,淀粉样变性,肿瘤,外伤,特发性,比如星状玻璃体变性等。其中多数疾病已经在相关的疾病中阐述或者提及,本章主要集中在以下几种病症。

第一节 玻璃体后脱离

玻璃体后脱离(posterior vitreous detachements,PVD)是相对玻璃体前脱离而言,玻璃体与晶状体后囊和睫状体之间出现分离称为玻璃体前脱离,玻璃体与视网膜内界膜的分离就是 PVD。临床上十分常见,可以是部分后脱离和完全后脱离,典型的后脱离是在玻璃体腔出现混浊的 Weiss 环。

一、病因与发病机制

正常情况下的玻璃体是一透明结缔组织,其主要成分是玻璃酸和胶原纤维。随着年龄的增加、或物理和化学因素的影响,玻璃体胶原纤维网塌陷而聚集,发生凝缩(syneresis),这是 PVD 的早期表现[1]。玻璃体内出现无玻璃体胶原纤维的空腔,即发生液化。最初这些玻璃体的凝缩和液化腔很小,以后逐渐发展扩大到整个玻璃体腔。液化和凝缩的玻璃体活动度增加,随着眼球运动的惯性对和视网膜粘连的玻璃体皮质产生牵拉。牵拉的结果,可引起一系列眼内并发症。

1. 玻璃体劈裂 当牵拉引起玻璃体皮质本身分为两层时,形成玻璃体劈裂(vitreoschisis)。因玻璃体与视网膜之间的粘连在不同部位是不同的,玻璃体劈裂可单独发生,也可合并有 PVD。

2. PVD 当牵拉引起玻璃体皮质出现裂口,液化腔内的液体从裂口进入到玻璃体与视网膜之间的潜在腔隙,就发生 PVD。牵拉和玻璃体液体不断对残存的玻璃体视网膜粘连部分进行冲击,最终可形成玻璃体与视网膜和视乳头完全分离的 PVD。

PVD 发生的早晚和严重程度与年龄增加、无晶状体眼和人工晶状体眼、眼轴增长、有过眼内炎症疾病史、糖尿病、视网膜中央静脉阻塞等等有关。有着以上因素的眼球,容易发生玻璃体液化,也就容易发生 PVD。

3. PVD 并发症 玻璃体纤维凝缩后形成半透明或不透明物,其阴影投射到视网膜上,形成内视现象,即患者主诉的"飞蚊症"。玻璃体完全后脱离形成的 Weiss 环也不透明,患者往往能叙述有环形物在眼前漂浮。玻璃体皮质在视乳头、黄斑和视网膜血管处粘连较牢固,在一些视网膜病理改变(裂孔前期病变)处也粘连的特别牢固,如视网膜格子样变性、视网膜囊性突起和玻璃体斑。在 PVD 过程中,牵拉与视网膜牢固粘连处的血管,可引起出血;牵拉黄斑区,可引起黄斑囊样水肿或黄斑裂孔,损伤内界膜后,刺激胶质细胞迁移到视网膜表面并且增生形成黄斑前膜;玻璃体牵拉裂孔前期病变,形成视网膜裂孔,是裂孔性视网膜脱离的主要原因。

4. 玻璃体基底部裂孔　玻璃体基底部是个特殊的解剖部位,在此处玻璃体纤维与视网膜和睫状体上皮的基底膜牢固粘连,不会像后脱离一样分离,只会形成连视网膜神经上皮一起脱离的基底部撕脱。当PVD达到基底部时,可对基底部视网膜产生牵拉,产生基底部后界的裂孔,这种裂孔一般很小,呈小的三角形,尖端朝向后极部,多见于无晶状体眼和IOL眼。在很少情况下,可形成巨大裂孔,多见于高度近视周边视网膜较薄弱的患者。

二、临床表现

虽然PVD的发生可以肯定与年龄有关,但是由于检查技术上的困难,目前仍然没有一个确切发病率数据。临床上曾经有报告50岁以上的人群中58%的人有PVD,而如果年龄在65岁以上,PVD的发生率可高达65%~75% [2]。

（一）症状

1. 眼前黑影　看见飘动的半透明或不透明的阴影。大约三分之一的患者可能自觉有眼前飘动阴影,其形态可呈飞蚊样、絮状、蝌蚪样、环状,点状,线状等各种形态,原因是凝缩的玻璃体在视野中飘动。

2. 闪光感(photopsias)　如果玻璃体对视网膜表面有粘连和牵拉,当眼球活动时这种粘连就可刺激视网膜形成闪电样(flashing light)症状。

3. 视力下降　玻璃体牵拉发生在黄斑水肿、黄斑前膜或黄斑裂孔时,可出现视物变形和视力下降。

（二）体征

1. 玻璃体混浊　根据玻璃体液化与凝缩程度的不同或者玻璃体后脱离发生的诱发因素不同,其表现可以多种多样。轻度混浊可以表现为单个不规则的半透明细丝,或者细小点状,云雾状等形式。严重的则可以表现为团块状,膜状并以不同的致密外观呈现。在充分散瞳的情况下裂隙灯显微镜可直接检查前部玻璃体,检查时尽可能将裂隙灯与显微镜的夹角加大,有利于观察。检查后段玻璃体时,可利用前置镜检查方法,将检查的聚焦点从前向后缓慢推进,常可见到玻璃体液化的空腔和玻璃体纤维凝缩形成的灰白色丝网状漂浮物(图17-1)。

2. 玻璃体积血和视网膜裂孔　是严重的玻璃体牵拉结果。在视网膜血管、格子样变性处和囊性视网膜突起处,玻璃体粘连较牢固,PVD的牵拉可导致视网膜小血管破裂出血(图17-2)、血管撕脱或视网膜裂孔。有些患者可主诉有烟雾样黑影从下往上涌出,或者细条的烟雾升起,这些表现提示小量的血液从上向下流出,形成所谓红色烟雾表现(red smoke)。大约15%的急性PVD患者合并有视网膜裂孔,如果合并有

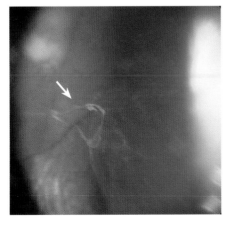

图 17-1　玻璃体后脱离的 Weiss 环（箭）

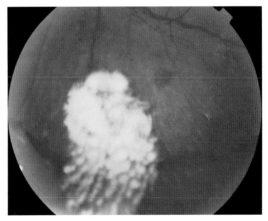

图 17-2　玻璃体后脱离引起出血
血色素吸收后出血呈白色菊花状,下方可见一环形
出血带(刘文提供)

出血的话,视网膜裂孔的发生率大约为70%。如果没有出血,大约只有5%左右[3]。此外晶状体后出现血色素细胞(又叫Shafer's sign,tobacco dust)也是一个提示视网膜裂孔的体征[4]。由于重力作用,PVD上方玻璃体脱离发生比较早,这一原因也可以解释为什么视网膜裂孔多发生在上方视网膜。

3. 黄斑前膜形成 早期在黄斑区出现一层锡箔反光或者叫玻璃纸样反光,中心凹陷消失,黄斑区见不到皱纹或皱折,OCT能清楚地显示这层玻璃体皮质样膜。膜的进一步发展,形成白色的混浊膜,收缩形成黄斑皱褶(图17-3)。荧光素眼底血管造影(FFA)中可见明显的黄斑区小血管的不规则弯曲也可作为诊断的依据。偶尔,PVD连黄斑前膜一起拉脱,黄斑前膜消失。严重的黄斑前膜收缩,形成粗大的黄斑皱褶。

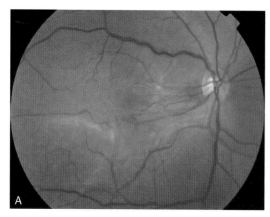
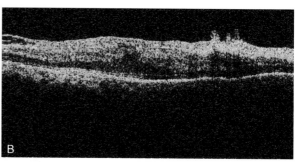

图 17-3 特发性黄斑前膜
A. 黄斑区半透明前膜,引起血管行径扭曲;B. OCT显示黄斑前膜为玻璃体皮质,拉中心凹消失和黄斑区水肿
(刘文提供)

(三)分类

按脱离程度把PVD分为不完全后脱离和完全后脱离。不完全后脱离是指玻璃体后皮质没有和视乳头分离,而其他部位玻璃体后皮质可不同范围的和视网膜内界膜分离;完全后脱离是指玻璃体后皮质已经从视乳头表面分离。这种分类的意义不仅在于描述了PVD的严重程度,同时也有重要的临床意义。一般讲,如果PVD是完全性的,就意味着玻璃体不再与中后段视网膜有重要的粘连牵拉作用,因此,发生中后段视网膜裂孔和视网膜脱离的机会减少。相反如果只是部分的后脱落,提示仍有局部的玻璃体视网膜粘连,在粘连部位就有发生视网膜破孔和视网膜脱离的风险。

三、诊断和鉴别诊断

(一)诊断

有眼前黑影飘动,可以伴有视力下降或无视力下降。眼底检查在玻璃体后皮质和视网膜之间出现透明空腔,就可诊断PVD;如果见到视网膜前漂浮的Weiss环,就可以诊断玻璃体完全后脱离。

(二)鉴别诊断

在诊断PVD时需要注意排除以下疾病。

1. 玻璃体炎性混浊 部分葡萄膜炎患者可能出现玻璃体混浊,尤其是中间葡萄膜炎的患者,可能早期视力下降不明显,黄斑水肿或者前膜都不明显。散瞳仔细检查可能发现周边玻璃体的雪球样改变,或者白色点状串珠样改变,甚至远周边部检查时要特别注意是否有前房和后房的炎症表现。双眼玻璃体对比,自觉症状的仔细分析是早期发现炎症的关键。

2. 玻璃体血性混浊 新鲜的玻璃体积血多呈红色,时间长的出血脱色素后呈黄白色。临床表现根据出血量的多少而不同,二者均可表现尘状、条片状、大小不同的团块状或膜状;由于重力的作用,积血是下方浓稠,上方稀薄。这些表现很容易和PVD的半透明膜相区别,需要鉴别的是PVD牵拉撕裂视网膜血管引起的玻璃体积血。PVD引起的玻璃体积血最常见的是视网膜裂孔,少量出血可见到出血部位或视网膜裂孔,大量积血致眼底不可见,就需要和其他可能引起玻璃体积血的疾病相鉴别,如视网膜血管性疾病、视网膜血管炎性疾病和脉络膜血管疾病,对侧眼的检查有时可提供有意义的诊断线索。如果出血不是很大量,FFA 可以显示出相应的血管病变。看不清眼底的病例,应常规每周做 B 型超声波检查,一旦探查到视网膜脱离,就高度疑似裂孔性视网膜脱离,应立即进行玻璃体手术(有关玻璃积血的鉴别诊断和处理请见本章第六节)。

四、治　　疗

(一) 单纯 PVD

对单纯 PVD,尽管有黑影骚扰,一般不影响视力。但应散大瞳孔详细检查全部眼底,排除裂孔前期病变和视网膜裂孔,如无这些病变,不需要特殊治疗。仅需向患者解释是一种年龄相关性改变,嘱咐在确实出现视力急剧下降、黑影突然增多和有闪光感时,应及时到有条件的医院检查眼底,以便发现新病变,进行及时处理。部分患者由于玻璃体脱离,液化进一步发展,混浊的漂浮暗点可能下沉到玻璃体下方,因而不再明显的干扰中央视野,部分混浊团块还可能分解缩小,患者自觉症状改善甚至消失。

药物治疗的效果是有限,理论上讲,PVD 是一种玻璃体老化相关的改变。随着人口老龄化的发展,PVD 的患者可能逐渐增多。可以尝试使用碘制剂,比如沃丽汀,碘化钾等药物。

(二) PVD 引起的并发症

PVD 的并发症主要是玻璃体积血和视网膜裂孔形成。

1. 玻璃体积血　首先应积极寻找积血的原因,有针对性地进行治疗。如是单纯小血管破裂引起的出血,可药物治疗或用激光封闭出血部位视网膜。如果是视网膜裂孔引起的出血,没有视网膜脱离的话,应及时用激光光凝视网膜裂孔周视网膜,防止发生视网膜脱离。

(1) 少量积血:指玻璃体腔可见团状和丝状积血,大部分视网膜情况可见,主要用药物治疗,包括止血药物和中成药的活血化瘀药物,少量的玻璃体积血可能逐渐自行吸收。

部分患者可以卧床休息,佩戴小孔眼镜,半卧体位,目的是让血液下沉,数天之后可能观察到上方的视网膜裂孔,并给予相应的激光或者手术治疗。

(2) 大量积血:指出血遮盖玻璃体腔一半以上,眼底大部分模糊不清。因玻璃体积血也常见于其他视网膜疾病,如高血压病、视网膜动脉或静脉阻塞、视网膜血管炎等。所以,应仔细询问患者是否有这些病史,检查患者对侧眼可能有些提示病变。如果病因诊断不明,应高度怀疑是视网膜裂孔出血引起,应常规做 B 型超声波检查,最好每周检查一次,发现有视网膜脱离图形,应立即做玻璃体手术。眼压降低,特别是与对侧眼比较眼压明显下降,大于 5mmHg,也应高度怀疑视网膜脱离。

大量玻璃体积血经药物治疗一个月不吸收,影响视力,应该及时做玻璃体手术,切除积血的玻璃体,找出出血原因,针对性处理。

2. 视网膜裂孔和视网膜脱离　在黑影突然增多和扩大,或视力下降伴有闪光感,很可能是出现视网膜裂孔和视网膜脱离,应及时散瞳检查,发现干性视网膜裂孔,给予激光光凝封闭裂孔周视网膜三圈。如果已经有裂孔性视网膜脱离,要尽快手术复位视网膜[5]。

(易长贤　刘文)

第二节　星状玻璃体变性

星状玻璃体变性(asteroid hyalosis,或 Benson's diseases)是指主要发生在老年人的一种比较有特征性的玻璃体混浊。表现为整个玻璃体的分散的圆形白色颗粒,主要由钙盐和脂质构成的混浊。

一、病因与发病机制

确切的发病机制目前并不清楚,一般认为这是一种不构成视力威胁的玻璃体变性过程。多发生在 60 岁以上患者且多为单眼发病[6]。

其点状致密的玻璃体小点主要是由钙盐和脂质成分构成。一般讲这类患者没有或者很少有玻璃体液化,因此这些星状混浊点仍然附着在玻璃体的胶原纤维之上,不会由于重力作用下沉到下方玻璃体。

糖尿病患者以及曾经有过视网膜静脉阻塞等眼科疾病的患者发生本病的机会增多[7]。

二、临 床 表 现

本病的一个特点是多数或者是在例行眼科检查或者偶尔因为其他眼科原因检查时发现,而且症状与眼科所见极不一致。

(一)症状

大多数患者没有或者很少出现视力减退或者眼前暗影飘动。如果出现明显的视力下降,应更多考虑合并有其他眼科疾病。

(二)体征

整个玻璃体可见圆点状或星状白色颗粒,大小不等(直径大约在 10~100μm 之间)(图 17-4)。眼底检查常有漫天星星的感觉(star in the sky),眼球运动时,这些颗粒运动,眼球静止时,这些颗粒悬浮在玻璃体中,并不下沉。在做 B 型超声波检查时,这些颗粒呈密集点状高回声,即使眼底清晰可见,B 型超声波上也显示是混浊回声[6]。

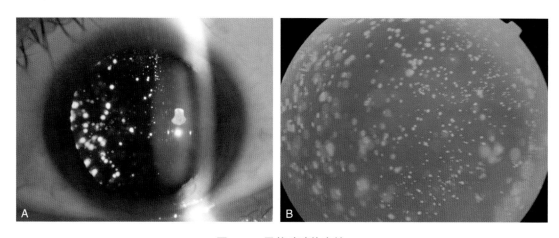

图 17-4　星状玻璃体变性
A.静脉周围炎患者,玻璃体腔内白色点状颗粒,大小不一,悬浮在玻璃体腔内(刘文提供);
B.玻璃体腔内大量白色颗粒

三、诊断和鉴别诊断

(一)诊断

依据玻璃体腔内悬浮和散在白色颗粒的典型玻璃体改变,一般可以作出临床诊断。重要的是通过详细的眼底检查发现引起该疾病的原因,做 FFA 有可能发现其他累及视网膜和血管的疾病。

(二)鉴别诊断

鉴别重点应该放在如果出现视力明显下降,眼底检查困难的患者。常见易混淆的疾病如下。

1. 闪辉性玻璃体液化　多数为玻璃体积血吸收不完全形成。其主要的特点是注意"闪辉"的概念,这种混浊物常表现为金黄色或者白色反光很强的结晶小体,实质上是胆固醇结晶而不是钙盐。有明显的玻璃体液化,因此其白色或者黄白色的颗粒多沉积在眼球下方,甚至前房,随眼球运动而飘动,这与颗粒均匀分布悬浮在玻璃体腔的星状玻璃体变性有着明显的不同。

2. 玻璃体积血　多数情况下出血的颜色是红色比较容易区别,但是当出血时间比较长,并且发生某些生化改变之后,出血可以表现为白色混浊。但多数可能发现存在引起玻璃体积血的原发疾病,包括分支静脉阻塞,年龄相关性黄斑变性。

四、治 疗

典型的星状玻璃体变性不需要治疗。但是如果眼底无法检查,且视力严重下降,可考虑做玻璃体切除。手术的主要目的不仅是使屈光间质透明,而是手术后才可以清楚检查和处理其他引起视力下降的疾病。

(易长贤)

第三节 闪辉性玻璃体液化

闪辉性玻璃体液化(cholesterolosis or synchysis scintinllans or hemophthalmos)玻璃体腔内出现了细小的胆固醇结晶同时伴有玻璃体液化。

一、病因与发病机制

其病因主要是由于玻璃体腔内出血不完全分解吸收所引起的病理改变。通常发生在严重的外伤或者炎症之后[8]。

二、临 床 表 现

多数患者是因为其他眼科问题进行眼底检查而发现,一般并无明显的近期视力下降,但病史中往往可能发现曾经玻璃体积血或者眼内炎症等疾病,尤其是糖尿病比较常见。少数患者可能出现眼前点状阴影或者视力下降的症状。在前房下方或玻璃体腔下方有漂浮后沉淀的细小黄白色或金黄色反光很强的胆固醇结晶,玻璃体液化[8]。

三、诊断和鉴别诊断

这种结晶状改变应当与星状玻璃体变性进行鉴别,最根本的区别是前者发生在玻璃体液化的患者中,因此在眼球静止不动时,结晶颗粒会下沉到玻璃体底部,或者前房底部,而星状玻璃体变性患者的玻璃体并没有液化,因此不会下沉到玻璃体底部。

四、治 疗

单纯的闪辉性玻璃体液化并不需要给予治疗,而且目前也没有确切有效的药物。因不影响视力,一般不需要手术治疗。

(易长贤)

第四节 玻璃体淀粉样变性

玻璃体淀粉样变性(vitreous amyloidosis)是一种变性疾病,可以由多种原因引起。比如多发性骨髓瘤,还有很多所谓原发性或特发性淀粉样变性。该病可发生在各种器官和组织内。典型表现是无定形的透明样变性物沉积在身体各种组织,包括血管,神经,肌肉,皮肤,脾脏,肾上腺,肝脏,心脏,眼眶,玻璃体组织。目前分为两个大类,一是局限在眼部没有其他全身系统的损害,二是眼部同时合并全身多组织出现淀粉样变[9]。

一、病因与发病机制

目前认为玻璃体淀粉样变性是一种家族性显性遗传性疾病的早期表现。极少发现没有家族史的患者出现玻璃体淀粉样病变。

临床病理,淀粉样变性的临床表现因其发生部位不同而有千差万别。在眼科范畴内如果血管发生淀粉样变,就可能出现结膜下出血,而如果眼外肌受累及则可能出现上睑下垂,或者眼球转动受限。实际上眼眶或者眼球的任何组织都可能发生淀粉样变性。

手术切除玻璃体淀粉样变性患者的标本做组织病理研究表明,其混浊的玻璃体是由直径为 5~10nm 的淀粉样纤维构成,这种纤维与玻璃体本身的胶原纤维不同,后者一般直径约为 10~15nm,而且这种玻璃体纤维笔直,较长。使用电子显微镜和免疫化学方法已经证实淀粉样变的主要成分是类似前白蛋白(prealbumin)的成分。

二、临床表现

(一)眼部表现

大多数玻璃体的淀粉样变性是全身性改变的一个表现,但玻璃体的改变常常比较早出现。有家族史的患者通常出现症状的时间较早,平均 42 岁,而无家族史的患者则平均在 67 岁才出现视力方面的改变。

可以是单眼发病,也可以双眼同时发生,如果双眼同时发生多提示是家族性显性遗传性淀粉样变性。

有白色混浊物附着在晶状体后囊,附着部位又可称为脚板(foot plates),大约 50% 的患者可以有类似的改变。眼底检查玻璃体白色絮状混浊物沉积,玻璃体的混浊首先出现在玻璃体皮质部位,开始像细丝样改变之后逐渐变成像玻璃绒一样的外观。如果这些混浊物发展成条索状,就可能形成一端与视网膜相连,另一端与晶状体后面相连的牵引条索,最终导致 PVD 形成。此时可以比较清楚地观察到玻璃体后皮质增厚,以及沿视网膜血管走行的线状混浊。除玻璃体之外,由于淀粉样变的浸润还可出现视网膜血管炎,血管阻塞和青光眼。

(二)全身表现

由于淀粉样变性发生的部位不同,其全身表现也复杂多样,主要有下肢多发性神经病变和中枢神经系统异常。如果发生淀粉样变性出现在心脏,甲状腺,胰腺和肌肉则可引起相应器官的临床表现。

三、诊断和鉴别诊断

一般是根据临床表现而诊断淀粉样变性,但明确的诊断则取决于组织化学检查。单纯的眼组织结构的淀粉样变性不能作为一个完整的诊断。如果是全身性淀粉样变,可以通过抽取玻璃体做病理检查确定。同时还要考虑是否有眼外淀粉样变性,其他眼部疾病,白血病以及免疫球蛋白异常等问题。在浆细胞性骨髓瘤的患者中,大约 10% 的患者可能发生全身性淀粉样变性病。

四、治　疗

到目前为止,还没有肯定的药物治疗。曾经有人报道使用大剂量的二甲基亚砜(dimethyl sulfoxide)取得一定效果。如果玻璃体混浊而导致视力明显下降,应行玻璃体切除手术。手术后可以迅速提高视力,但常会复发。大约 24% 的患者需要再次玻璃体切除。

(易长贤)

第五节　玻璃体积血

玻璃体积血(vitreous hemorrhage)是指玻璃体周围组织发生病变,血管破裂出血进入玻璃体腔。玻璃体腔内原始玻璃体血管在胚胎发育早期已基本退化,在正常发育的个体玻璃体本身没有血管,因此无从产生出血。正是这个原因,使用玻璃体积血来描述玻璃体内出现的血液更为恰当。但是在临床上也时有玻璃体积血和出血交换使用的现象,本质上是同一个概念。

一、病因与发病机制

在正常生理情况下玻璃体内本身并无血管,因此玻璃体内的积血都只能是来自与玻璃体相邻的视网膜血管或者脉络膜血管,比如在湿性年龄相关性黄斑变性中的视网膜下脉络膜新生血管就可能穿过玻璃膜、视网膜色素上皮以及视网膜之后进入到玻璃体腔,因此所有波及视网膜或者脉络膜血管受损的病理改变都可以直接或间接导致玻璃体内积血,临床上比较常见的原因如下。

(一)病因

1. 视网膜血管阻塞性疾病　中央静脉阻塞,分支静脉阻塞,糖尿病视网膜病变中小血管改变[10]。

2. 视网膜血管炎症性疾病　各种葡萄膜炎引起的视网膜血管炎症,尤其是白塞病,视网膜血管炎。

3. 视网膜增生性疾病　视网膜缺血,比如早产儿视网膜病变,永存原始玻璃体增生,家族性渗出性玻璃体视网膜病变。

4. 视网膜血管异常疾病　视网膜血管瘤,Coats病。

5. 外伤　剧烈的视网膜挫伤,远达性视网膜病变,Terson综合征,眼球穿通伤,眼内异物,脉络膜破裂,虹膜和睫状体裂伤等[11]。

6. 局部小血管牵拉性破裂　PVD可直接牵拉小血管破裂出血进入玻璃体腔;在玻璃体和视网膜牢固粘连处,玻璃体的牵拉引起视网膜裂孔,视网膜血管破裂导致玻璃体积血(图17-5)。

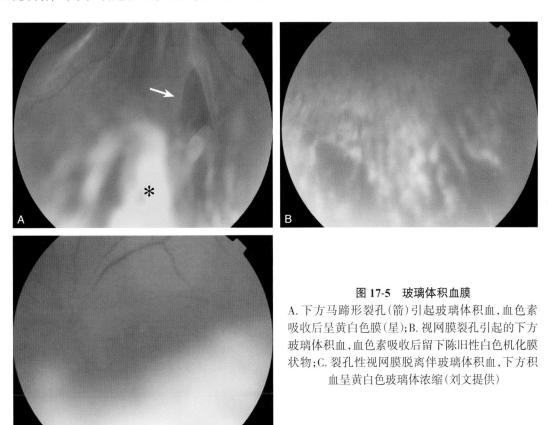

图17-5　玻璃体积血膜

A.下方马蹄形裂孔(箭)引起玻璃体积血,血色素吸收后呈黄白色膜(星);B.视网膜裂孔引起的下方玻璃体积血,血色素吸收后留下陈旧性白色机化膜状物;C.裂孔性视网膜脱离伴玻璃体积血,下方积血呈黄白色玻璃体浓缩(刘文提供)

7. 脉络膜新生血管疾病　年龄相关性黄斑病变,息肉状脉络膜血管病变,视网膜下新生血管破裂出血,突破黄斑中心凹的内界膜进入玻璃体腔。

8. 高血压视网膜病变　高血压危象和高血压脑病的血压急剧升高可直接导致视网膜血管破裂出血,晚期高血压视网膜病变可因视网膜新生血管引起玻璃体腔出血。

9. 血液病　镰状细胞性贫血,白血病,出血性疾病。

10. 原发性疾病　硬皮病,皮肌炎,结节性多动脉炎,系统性红斑狼疮。

11. 肿瘤 视网膜血管瘤,恶性黑色素瘤。当肿瘤发展到某一阶段时,均可能因为血管畸形,血管异常增生,牵拉等原因导致结构破坏而引起出血。

（二）病理生理过程

玻璃体积血表现取决于出血量的多少,是否合并玻璃体液化,出血时间长短,红细胞分解吸收,以及复杂多变的玻璃体内化学成分改变所导致的血红蛋白分解,铁质析出等生化改变综合作用的结果。少量出血和玻璃体明显液化患者,出血容易吸收;大量出血和玻璃体没有明显液化患者,红细胞血色素分解后,留下黄白色的膜状物,称为出血膜,长久不能吸收(图 17-5)。也可表现下方玻璃体黄白色浓厚的混浊(图 17-5C)。长期不吸收的玻璃体积血可刺激眼内增生,变性红细胞随房水流入前房,阻塞小梁网可引起血影细胞性青光眼。

二、临床表现

玻璃体积血的自觉症状与多种因素有关,比如出血的部位,出血的速度,出血的量,是否同时合并其他眼部病理变化等。

（一）症状

出血很少者可能并无自觉症状,或者以飞蚊症来求医。出血量较大的新鲜出血可能会有红色粉尘样或烟雾样黑影遮挡视野等自我描述。出血浓厚,玻璃体液化轻的患者,可能出现局部的暗点或黑影遮挡,更大量的出血则可能出现迅速的视力下降直至接近无光感。除非大量出血引起青光眼或原发疾病症状,玻璃体积血患者一般无眼球红痛。

（二）体征

1. 玻璃体混浊 在散大瞳孔下,使用裂隙灯前置镜检查玻璃体,发现红细胞或者红色素细胞明显增多(图 17-6)。部分患者出血时间较长,可发现玻璃体内出现云块状黄色、黄白色、或者白色混浊物,这些都是比较有力的玻璃体积血证据(图 17-6)。大量出血后,可见玻璃体浓缩,充满玻璃体腔,呈灰黄色,这种情况多见于外伤和视网膜下出血。视网膜下出血引起,还可见到含有细白色结晶样颗粒或呈暗黄色泥沙样出血变性产物,偶尔进入前房,引起眼压剧烈升高。寻找玻璃体积血时要特别注意玻璃体下方,陈旧性出血多沉积在下方玻璃体内。

2. 原发疾病表现 在出血量少,眼底可见的患者,应仔细查找引起玻璃体积血的原发疾病。新近发生的 PVD,可在视乳头上拉出小出血或在周边拉出视网膜裂孔。应特别注意视网膜血管的形态,在视网膜血管炎和陈旧性视网膜血管阻塞患者,都有相应视网膜血管白鞘或闭塞血管呈白线状。在先天性和后天性视网膜脉络膜增生性眼内疾患,有视网膜血管行径改变和视网膜新生血管等。除此之外,视网膜下新生血管也可引起玻璃体积血。另外,无论患眼眼底可见还是不能见,均应常规做对侧眼的散瞳检查,往往能发现一些和患眼相同早期眼底改变,对确立诊断很有帮助。

（三）分类

根据出血的部位不同,玻璃体积血可以再细分为以下不同类型。

1. 玻璃体皮质后积血 是指视网膜出血进入视网膜内界膜与玻璃体后皮质之间,这些患者玻璃体后皮质完整,没有液化,因此血液被局限在视网膜内界膜与玻璃体后皮质之间的腔隙里,边界清楚。往往由于血液中细胞的沉积,形成下方半月形的红色积血,上方则是血清成分(图 17-7)。另外,位于视网膜神经纤维层和内界膜之间的出血叫视网膜前出血,临床表现与玻璃体皮质后出血相似,属于视网膜疾病。

2. 玻璃体积血 指出血突破了玻璃体后皮质,进入到玻璃体腔,由于在不同患者中玻璃体腔液化程度不同,玻璃体腔的出血表现形态也相差甚远。可以是团块状,也可以是薄纱样,可以边界清晰如球形,也可是均匀分布的混浊液态状(图 17-6C、17-6E)。

（四）辅助检查

1. B 型超声波检查 玻璃体积血致眼底窥不清楚的患者,应常规做 B 型超声波检查。在 B 型超声波图形上,玻璃体积血少,呈点状和团状高回声,大量积血呈致密高回声(图 17-8A)。位于 PVD 后间隙的积血,可见到玻璃体后皮质前较透明的玻璃体和后皮质后的致密积血回声(图 17-8B)。PVD 伴增生收缩,可

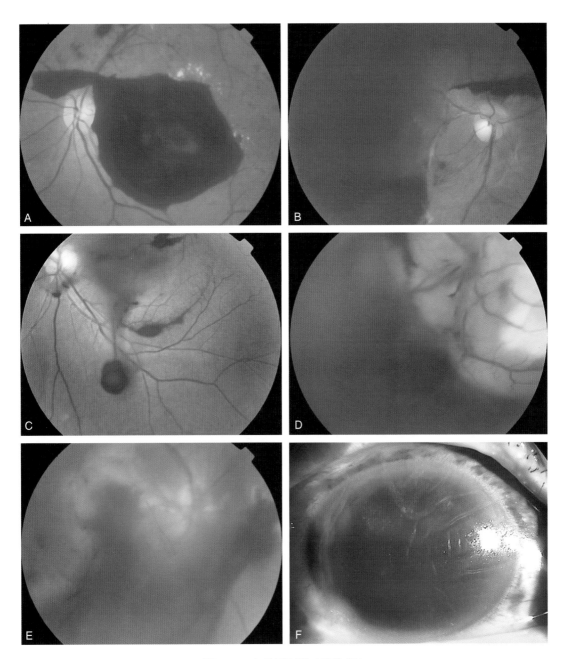

图 17-6　各种原因的玻璃体积血

A. 糖尿病性视网膜病变玻璃体无后脱离,出血进入视网膜前和玻璃体后皮质后间隙(刘文提供);B. 视网膜
血管炎(易长贤提供);C. 系统性红斑狼疮(易长贤提供);D. Coats 病(刘文提供);E. 巩膜穿通伤和眼内异物
取出术后(刘文提供);F. 眼球破裂伤,玻璃体腔积血进入前房(刘文提供)

形成 V 形或 Y 形(图 17-9)。在视网膜脱离和增生性眼内疾病,B 型超声波也能查到相应的图形改变,给手
术治疗提供依据。在病因不明的玻璃体积血,应每周做一次 B 型超声波检查,可尽早发现裂孔性视网膜脱
离,及时手术治疗。

2. FFA　应常规双眼检查,对一些血管性疾病引起的玻璃体积血具有确诊意义。在玻璃体混浊,眼底
隐约可见的但不清楚的患者,FFA 可清楚地显示血管的改变。

三、诊断和鉴别诊断

(一) 诊断

大多数情况下,如果眼底检查发现玻璃体内有明确的红色出血,或者黄色、黄白色云块状陈旧出血,诊

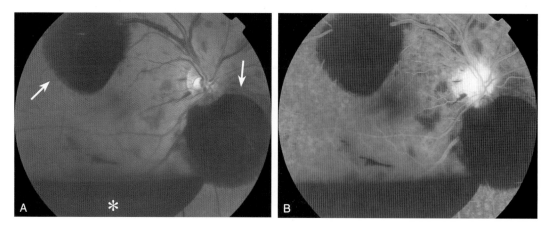

图 17-7 视网膜前出血

A. 视乳头血管炎患者,视乳头周可见放射状片状视网膜出血,另可见两个圆形(箭)和一个船形(星)视网膜前出血;B. 造影晚期,视乳头高荧光,视乳头周围可见片状荧光遮蔽,视网膜前出血为遮蔽荧光(刘文提供)

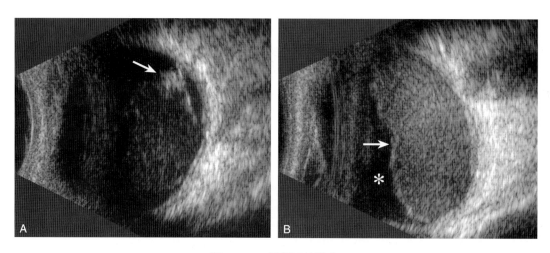

图 17-8 B 型超声波检查

A. 视网膜血管炎患者,玻璃体腔内密集点状高回声,可见增生膜样物(箭);B. 箭指玻璃体后皮质界限,前面是透明的玻璃体(星),后面是致密的玻璃体后间隙积血(刘文提供)

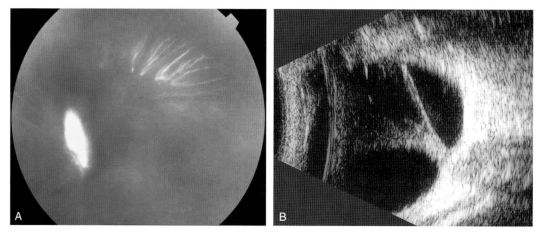

图 17-9 眼球挫伤玻璃体积血

A. 患儿 4 岁,左眼铁轮碰伤后半年,乳头前机化物,术中见为陈旧性出血;B. B 型超声波见从视乳头到周边的 r 形玻璃体机化膜(刘文提供)

断可以成立。部分患者如果有比较严重白内障存在,或者瞳孔后粘连,角膜混浊等无法检查玻璃体。这种情况下,B型超声波检查就非常重要,可提供有意义的诊断。同时视力的突然下降以及对侧眼的改变也可能提供某些线索。

（二）鉴别诊断

临床上容易和玻璃体积血相混淆的疾病主要有核性白内障、玻璃体炎性混浊、玻璃体液化和凝缩。

1. 白内障　核性白内障的患者由于晶状体可以变为棕红色(图17-10),因此容易使检查者错误的认为玻璃体也是红色,从而得出玻璃体积血的诊断。鉴别的方法主要是仔细观察晶状体是否发红,如果晶状体本身变为棕红色,那么玻璃体的颜色就无从判别了。这种情况下除非有相应的玻璃体积血症状和引起玻璃体积血的病理改变存在,视力迅速的下降等,一般不要轻易诊断玻璃体积血。

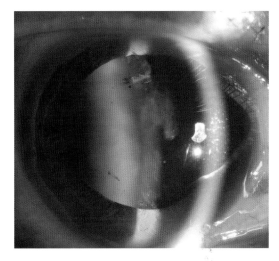

图 17-10　核性白内障
晶状体核呈棕红色(刘文提供)

2. 玻璃体炎性混浊　炎症引起的玻璃体混浊,一般讲炎性混浊不形成团块状,当然不可能变成红色。如果出现白色,或者黄白色边界不清楚的小点状混浊(图17-11),一般提示有玻璃体炎症改变。这种浓缩的黄色或黄白色改变多附着在眼球壁。在诊断上要特别注意收集炎症的证据。比如多数可能发现前房的炎症或者房水闪辉。FFA可能发现视网膜血管广泛的染色或渗漏等炎症改变。另外如果玻璃体出现局限性雾状混浊,尤其是合并非血管增生性改变时要考虑到急性视网膜坏死综合征及其他严重感染。需要排除细菌性或真菌性眼内炎,弓形体病等。

3. 玻璃体液化和凝缩　可能形成玻璃体混浊团块(图17-12)。除了没有炎症表现之外,一般这种团块并不十分致密,多不具有下沉于下方玻璃体的特征。不存在导致视网膜血管出血的各种病变,多数情况还可发现悬浮于视乳头前的环状混浊(Weiss环)。

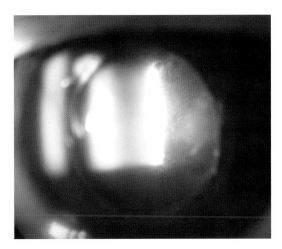

图 17-11　玻璃体炎性混浊
玻璃体腔见到白色混浊(易长贤提供)

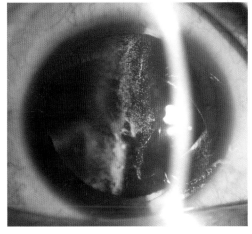

图 17-12　玻璃体液化和凝缩
玻璃体腔大量色素颗粒(刘文提供)

四、治　疗

玻璃体积血的治疗方案取决于出血的性质,出血量的多少,积血自行吸收的速度,发生增生或者视网膜脱离的风险,是否需要及时的激光治疗等而有很大差别。

玻璃体积血的处理包括两方面的内容,一是对玻璃体内的积血处理,二是对出血原因的处理。后者将在各个相关章节里展开讨论。在本节只针对玻璃体积血本身的处理进行描述。

（一）治疗选择

根据玻璃体积血量的多少,按以下原则进行处理。

1. 少量的玻璃体积血　位于视网膜前和玻璃体腔内,特别是新鲜的出血,可能自行吸收(图17-13)。吸收时间长短可能相差很大,一周到半年不等。另外,如果积血虽然比较浓厚,但没有在视轴线上,比较常见的是集中在玻璃体下方,这种情况如果不影响对出血的原发疾病的处理,积血本身没有或者较少影响视力也可采用药物治疗。

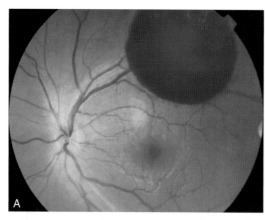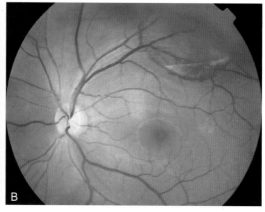

图17-13　外伤性视网膜前出血

A.颞上视网膜前圆形半球状隆起出血;B.药物治疗两个月,颞上出血已大部分吸收,仅留下半月形黄白色血细胞变性物(刘文提供)

2. 中等量的玻璃体积血　则需要根据疾病的种类、性质决定是药物治疗还是手术治疗。比如出血是源自于年龄相关性黄斑变性,那么手术的意义就十分有限。

3. 大量的出血　或者长时间积血吸收不良的玻璃体积血,如果清除玻璃体积血,改善屈光间质有望带来视力明显改善,或者对进一步治疗原发疾病有重要意义,比如糖尿病性视网膜病变的患者在激光治疗之前就发生玻璃体积血,那么玻璃体切割手术的意义就不单单是清除积血,而且也创造了条件进行视网膜光凝。大量的玻璃体积血导致无法进行眼底检查的患者一般不应长时间观察。因为长时间的玻璃体积血可能促进增生形成,或者延误了其他可治疗的眼底改变。现代微创全玻璃体切除术已经能够做到最低手术并发症,所以,大量出血患者药物治疗一个月不吸收,就要做玻璃体手术。

视网膜裂孔是玻璃体积血原因之一,在排除其他明确病因后,一次B型超声波检查没有发现视网膜脱离,仍不能排除裂孔引起的可能,应每隔一周定期检查B型超声波,在发现或怀疑有视网膜脱离情况病例,应及时做玻璃体手术。

（二）药物治疗

药物治疗的目的是促进玻璃体积血吸收,恢复患者视功能。

1. 新鲜出血　还在继续或者有继续出血的可能,这种情况应当给予止血药物,比如立止血、止血敏、止血芳酸、云南白药、丹红化瘀口服液和(或)止血祛瘀明目片。可以选用其中2~3种药物同时使用,西药类一般用药不超过两周,中成药可以使用大约一月左右。

2. 出血已经停止　不再有活动性出血,可以给予活血化瘀的中药或中成药。中医认为,出血的一个重要原因是血气不通,因此主张活血化瘀,比如复方血栓通胶囊3粒、丹参川芎嗪胶囊3粒或活血通脉片3片口服,每日三次,丹红化瘀口服液10ml口服,每日三次。这类中药种类繁多,其中的成分也非常不同,因此必要时可以试用不同的活血化瘀,疏通血脉的药物,以求最佳疗效。

（三）激光治疗

新鲜的黄斑前出血,影响视力,稍长时间,液体吸收后留下黄白色饼干样出血,很长时间才能吸收。在出血还是液态时,可在早期用Nd:YAG激光在出血下方的内界膜烧灼一小孔,让视网膜前的出血流入玻璃体腔,解除出血对视力的影响,加速出血的吸收,防止黄斑前血液机化等病理过程(图17-14)。

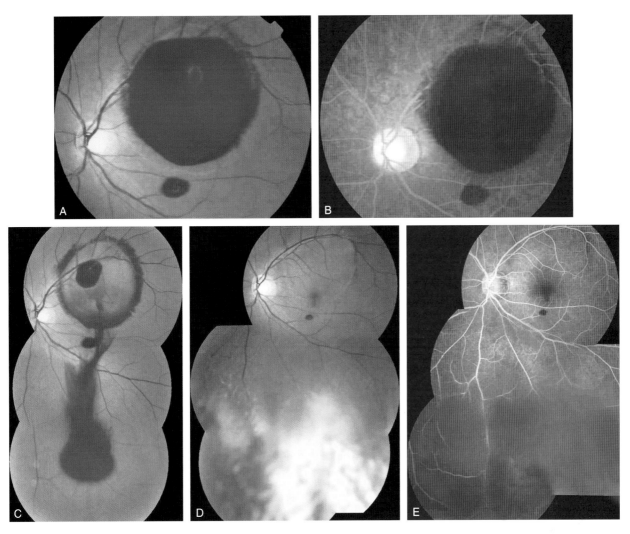

图 17-14　视网膜前出血激光治疗

A. 患者男,25 岁,左眼视力突然下降 3 天,诊断"左眼视网膜前出血"(不明原因)。左眼视力 0.05,不能矫正,后极部可见 7DD 大小呈深红色半球状隆起,上方可见液平面,遮蔽黄斑区及后极部视网膜及血管;B. FFA 21 分钟,黄斑前出血始终是弱荧光,无荧光渗漏;C. 在积血的最下方,用 Nd：YAG 激光,以 1.2mV 的能量(可以从最低能量开始)将玻璃体后皮质和视网膜内界膜打破一小孔后,视网膜前出血缓缓流入玻璃体腔,露出黄斑区和后极部视网膜;D. 激光治疗后 36 天,视力 1.5,黄斑前出血吸收,下方玻璃体腔出血膜形成;E. FFA 显示除黄斑下方小片状视网膜前出血和玻璃体积血荧光遮蔽外,未见其他异常荧光(戴玲提供)

(四) 玻璃体手术

　　是直接将积血的玻璃体混浊物清除,恢复屈光间质的透明性。在开放性眼外伤、裂孔性视网膜脱离和牵拉性视网膜脱离累及黄斑的病例,均要及时进行玻璃体手术。在其他玻璃体积血影响视力的病例,药物治疗一个月不吸收,就可手术治疗。这样既清除了混浊的玻璃体,能有效的治疗原发疾病,又给患者带来了早日恢复视功能的希望。有关玻璃体手术的技巧、手术并发症及其处理已在眼底外科卷内详细讨论。

(易长贤　刘文)

参 考 文 献

1. Yanoff M,Rahn EL,Zimmerman LE：Histopathologic of juvenile retinoschisis. Arch Ophthalmol. 1968；79：49-53.

2. Jaffe NS：Complications of acute posterior vitreous detachment. Arch Ophthalmol. 1968；79：568-571

3. Brown GC,Tasman WS：Vitrectomy and Wagner's vitreoretinal degeneration. Am J Ophthalmol. 1978；86：485-488

4. Shafer DM：Comment,in Schepens CL,Regan CDJ(eds)：Continuing spects of the management of retinal detachment. Boston：Little,Brown. 1965；61.

5. Tasman W. Posterior vitreous detachment and peripheral retinal breaks. Trans Am Acad Ophthalmol Otolaryngol. 1968;72:217-224.

6. Topilow HW, Kenyon KR, Takahashi M, et al. Asteroid hyalosis: Biomicroscopy, ultrastructure, and composition. Arch Ophthalmol. 1982;100:964-968.

7. Smith L. Asteroid hyalitis: incidence of diabetes mellitus and hypercholesterolemia. J Am Med Assoc. 1956;168:891-893

8. Duke-Elder S. Diseases of the lens, vitreous, glaucoma and hypotony in Duke-Elder S (ed): system of Ophthalmology, Vol 11. St. Louis: CV Mosby. 1969;2:326-328.

9. Spencer WH (ed). Ophthalmic Pathology: An Atlas and Textbook. Philadelphia, WB Saunders Co. 1985;571-572.

10. Winslow RL, Taylor BC. Spontaneous vitreous hemorrhage: Etiology and management. Southern Med J. 1980;73:1450-1452.

11. Sternberg P Jr. Trauma: Principles and techniques of treatment, in Ryan SJ (ed): Retina St. Louis, CV Mosby Co. 1989; Vol 3, 469-495.

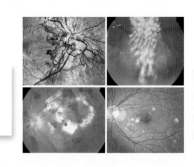

第十八章
视网膜动脉阻塞

视网膜动脉阻塞可导致受累血管供应区视网膜视功能严重损害。虽然视网膜动脉阻塞发生率低，但视功能损害严重，同时提示患者可能患有危及生命的全身性疾病，需进一步治疗。视网膜中央动脉阻塞的平均发病年龄为60岁，但动脉阻塞可发生于任何年龄。男性稍多于女性，无种族差异。视网膜动脉阻塞的发病机制复杂，最常见的病因为栓子、血栓形成、血管炎和血管痉挛。

第一节　视网膜中央动脉阻塞

视网膜中央动脉阻塞（central retinal artery occlusions，CRAO）是眼科急诊疾病之一，临床表现为无痛性单眼视力严重下降。发病起始，90% 的患眼视力低于 0.05。该病视力下降严重，预后差，临床上需尽早抢救治疗，并注意患者的全身状况。

一、病因与发病机制

发病率约为万分之一，多见于中老年人，也可见于儿童[1]。平均发病年龄为六十岁，男性比女性多见。双眼发病率约占 1%~2%。当双眼同时发病时，要考虑到其他疾病，如心血管疾病、巨细胞动脉炎和其他血管炎性疾病[2]。

CRAO 的主要病因有栓子、腔内血栓、动脉粥样硬化斑下的出血、血管炎、血管痉挛、动脉瘤、循环障碍和高血压动脉病变。CRAO 的病因与相关全身病变密切相关。CRAO 患者中，三分之二有高血压病史，四分之一的患者有糖尿病病史。

1. 血栓形成　高血压（动脉粥样硬化斑形成）、颈动脉粥样硬化、心血管疾病（风湿、二尖瓣脱垂等）、左心室肥大、心脏黏液病、心肌梗死后血栓形成、静脉内药物滥用、脂质栓子（胰腺炎）、医学检查与治疗（头颈部皮质类固醇注射、球后注射、血管照相术、淋巴造影术、子宫输卵管 X 线摄影术）、肿瘤等。眼动脉的分支通过泪腺动脉、额动脉、滑车上动脉和鼻背动脉广泛分布额面部，并与同侧和对侧额面部动脉有着丰富吻合支，在面部注射药物压力过高，导致逆行栓塞机制（retrograde embolic mechanism），可引起 CRAO 和脑部动脉血管栓塞表现。

心源性视网膜栓子的多中心研究（The Retinal Emboli of Cardiac Origin Study）发现，心脏疾病与急性视网膜动脉阻塞密切相关[3]。CRAO 患者中，约 50% 存在器质性心脏疾病，但这些病人中只有 10% 的病情严重到需要抗凝治疗或手术。

CRAO 患者中，45% 会存在同侧颈动脉粥样硬化斑或狭窄。很多多中心研究已表明，颈动脉内膜切除术对治疗明显的颈动脉狭窄具有较好的效果[4]。

2. 创伤（挤压、痉挛或直接的血管损害）　眶骨折修复手术、麻醉、穿通伤、鼻部手术、眼睑毛细血管瘤注射、药物或酒精性昏迷等。

3. 凝血性疾病　镰状细胞贫血、高胱氨酸尿症、口服避孕药、血小板异常、妊娠、抗血栓形成素缺乏等。

4. 眼部相关疾病　视乳头玻璃疣、眼压升高、弓形体病、耳神经炎等。

5. 胶质 - 血管性疾病　红斑狼疮、多发性动脉炎性结节、巨细胞动脉炎、韦格纳肉芽肿等。

6. 血管炎　毛霉菌病、放射性视网膜病变、白塞病。

7. 其他相关疾病　心室造影术、偏头痛、低血压、舞蹈病等。

二、临床表现

(一) 症状

发病前,部分患者会出现有短暂黑矇(即无光感)发作的先兆症状或无任何先兆,突然发生无痛性视力急剧下降(几秒钟内),完全性表现无光感,不完全性阻塞可残留部分视力,而有先天性睫状视网膜动脉患者,中心视力可保持正常。

(二) 体征

急性 CRAO 患者的眼前段正常。如果同时伴有眼前段虹膜新生血管,则要考虑到是否同时存在颈动脉阻塞。颈动脉阻塞可导致虹膜新生血管,从而引起眼压升高。如果眼压超过视网膜中央动脉的灌注压,则很容易发生视网膜动脉阻塞。

CRAO 发生后的几秒钟,就可出现患眼瞳孔中度散大和相对性瞳孔传入阻滞的体征(直接光反射迟钝或消失,间接光反射灵敏)[5]。在阻塞的早期阶段(2 小时内),眼底看起来是正常的,但相对性瞳孔传入阻滞检查表现为阳性,如果阻塞是一过性或阻塞已自发消除,也可表现阴性。

全视网膜灰白水肿,但以后极部明显,呈弥漫性乳白色,黄斑呈现樱桃红点(cherry red spot)(图 18-1),是诊断 CRAO 的重要临床体征[6]。视网膜内层的缺血坏死使视网膜呈现乳白色水肿混浊,黄斑区的视网膜菲薄,很容易透见到视网膜的色素上皮层和脉络膜,因此显示樱桃红点(紫红色)。最初视乳头可正常或边界不清,最终表现为视乳头苍白。视网膜的混浊水肿需要 4~6 周才能消失,视网膜血管狭窄和视乳头受损区的神经纤维层萎缩缺失。

视网膜动脉血管变细,血管颜色发暗。不完全阻塞的病例可见到节段性红细胞血柱缓慢移动(图 18-2)。有睫状视网膜动脉的患者,由于该动脉起自睫状后短动脉,在发生 CRAO 时,该动脉供应血流正常。在大片灰白色视网膜水肿衬托下,视乳头颞侧保留一舌状正常视网膜颜色区域(图 18-3)。

CRAO 中 20%~40% 的患眼可在视网膜动脉中看到栓子。最常见的是黄色闪光的胆固醇栓子(图 18-4)。这种栓子主要来自颈动脉的动脉粥样硬化斑块。除此之外,还可能来自于主动脉弓、眼动脉,甚至是视网膜中央动脉。胆固醇栓子通常很小,常不会完全阻塞视网膜动脉,因此常表现无临床表现。还有一种少见的栓子是来自额部皮下注射泼尼松,引起 CRAO(图 18-5)。

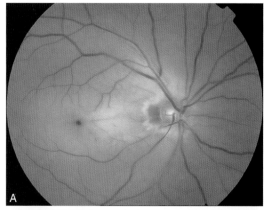
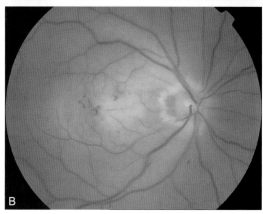

图 18-1　视网膜中央动脉阻塞

A. 视网膜灰白水肿,黄斑中心凹见樱桃红,视乳头旁颞侧为小睫状视网膜动脉;B. 5 天后,视网膜动脉复通,视网膜水肿好转,复通后黄斑区出现小点状视网膜内出血

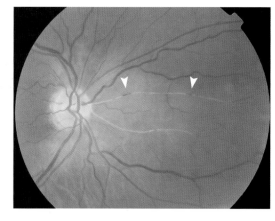

图 18-2　不全阻塞血管内的血柱

鼻侧两支白线状的动脉中,上面一支可见到两个血柱(箭头)(易长贤提供)

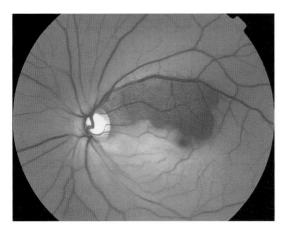

图 18-3　视网膜中央动脉阻塞伴睫状视网膜动脉
视网膜灰白水肿,黄斑樱桃红点,视乳头颞侧视网膜
舌状无水肿区

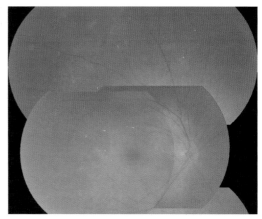

图 18-4　视网膜动脉栓塞
视网膜颞上方小分支动脉可见多个黄白色
闪光的栓子

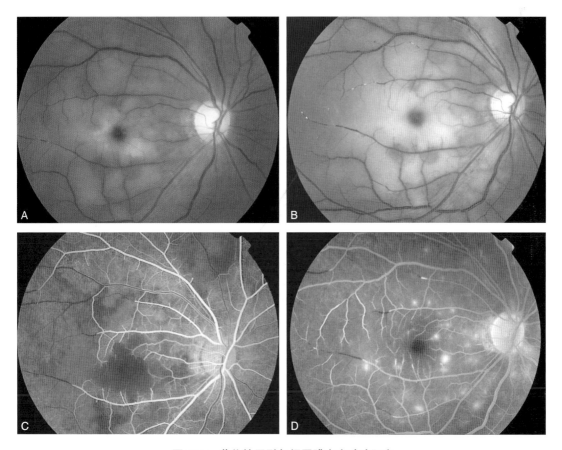

图 18-5　药物栓子引起视网膜中央动脉阻塞
患者男,45 岁,因入院前 6 小时在诊所行"额部皮下注射泼尼松针"时,突然出现双眼视力丧失(右眼无光感,
左眼光感)。A. 右眼后极部视网膜灰白水肿,黄斑中心凹樱桃红斑;B. 右眼底无赤光照片,后极部视网膜斑
片状白色水肿,视网膜分支动脉多个白色栓子;C. FFA17 秒,黄斑区毛细血管拱环无灌注,后极部多片状视
网膜血管无灌注;D. 右眼造影晚期(16 分 33 秒)图像,后极部局部毛细血管始终充盈缺损,散在荧光渗漏点
(左眼底改变相似)

在有些患眼中,会观察到视乳头上的视网膜中央动脉中有不闪光的大栓子,周围视网膜动脉中有很多小的胆固醇栓子。虽然大小栓子在检眼镜下看起来有差异,但其实它们来源一致,只是大栓子周围聚集了大量的纤维蛋白 - 血小板组织。钙化栓子较胆固醇栓子少见,通常体积较大,阻塞程度更严重,一般来源于心脏瓣膜。视网膜动脉可见栓子的出现率与死亡率相关。可见栓子的病例死亡率为 56%,而无栓子的病例死亡率为 27%。与眼缺血综合征相似,其主要死亡病因为心脏疾病。但急性视网膜动脉阻塞中,发现栓子,并不提示颈动脉具有病理性狭窄或心脏病需要抗凝治疗或手术,需看心血管专科。

约 20% 的急性视网膜动脉阻塞会发展出现虹膜红变[7]。视网膜中央静脉阻塞时,虹膜新生血管平均出现于阻塞后的 5 个月;而 CRAO 时,虹膜新生血管平均出现于阻塞后的 4~5 周,最早为 1 周,最晚为 15 周。阻塞严重且阻塞时间长的患眼更容易发生虹膜红变。如果阻塞在发病的最初几天得到解决,则很少发生虹膜红变。虹膜红变患眼 65% 可通过全视网膜光凝进行治疗。2%~3% 的 CRAO 患眼可发展出现视乳头新生血管。与出现虹膜新生血管相似,假如在急性阻塞时同时出现视乳头新生血管,要高度怀疑是否存在潜在的颈动脉阻塞。

(三)辅助检查

1. 荧光素眼底血管造影(FFA)　可表现为视网膜动脉充盈迟缓或可见动脉充盈的前锋(最具特异性的表现)。但最常见的特征为视网膜动静脉期延长(从视网膜动脉出现荧光素到相应静脉完全充盈的这段时间)。有时会出现视乳头晚期染色,但很少看到视网膜血管壁染色(图 18-6)。视网膜动脉完全无充盈极少出现(小于 2%)。

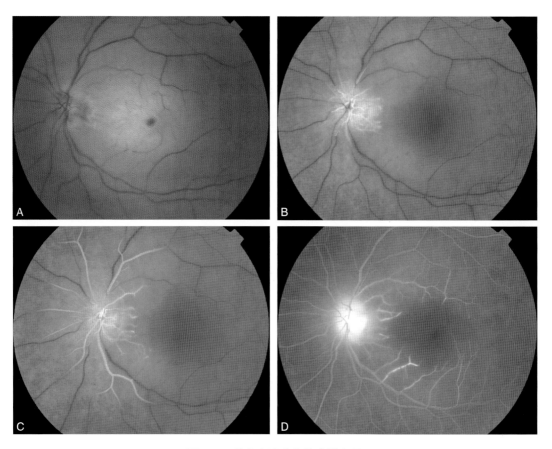

图 18-6　荧光素眼底血管造影表现

A. 患者男,43 岁,左眼突然无痛性视力丧失一天,视力无光感,视乳头旁颞侧视网膜相对透明带,视网膜灰白色水肿,黄斑部樱桃红斑;B. FFA 29 秒,视乳头周毛细血管充盈区扩大,视网膜动脉逆行回流后正向充盈;C. 造影 48 秒,视网膜动脉充盈区扩大,主干逆行充盈,视网膜静脉荧光素区无扩大;D. 造影 14 分 43 秒,视乳头高荧光,边界不清,黄斑区视网膜血管红细胞填塞,未达到拱环,黄斑区无荧光充盈

正常眼的脉络膜在视网膜动脉充盈前 1 到 2 秒开始充盈,5 秒钟即可完成全部充盈。CRAO 患眼的脉络血管床通常可正常充盈,只有 10% 的病例会出现 5 秒以上的充盈延迟。CRAO 患眼检查时,如脉络膜充盈明显延迟,应考虑到眼动脉阻塞或颈动脉阻塞的可能性。

视网膜循环在发生急性 CRAO 后,有明显的重建循环倾向。因此,虽然动脉狭窄和视力损害将持续存在,但 FFA 检查可在一定的时间恢复正常。

2. 相干光断层成像仪(OCT)　在 CRAO 的急性期,后极部视网膜神经上皮层水肿增厚,内核层以内各层结构不清,外丛状层以内反射增强,内核层反射性减弱,呈一低反射带;光感受器外节不完整,RPE 层正常(图 18-7A)。在 CRAO 的萎缩期,后极部视网膜神经上皮层均明显变薄且反射性减弱,外界膜以外各层可表现正常(图 18-7B)[8,9]。

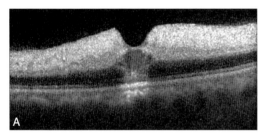 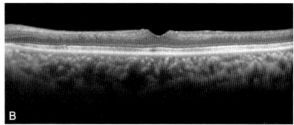

图 18-7　OCT 检查

A. CRAO 早期,黄斑区视网膜水肿增厚,各层结构模糊不清,外丛状层以内反射增强,外颗粒层呈低反射,光感受器外节带不完整,RPE 层完整;B. CRAO 后二月,视网膜变薄,内核层以内的各层结构不清,外界膜以外的各层均存在,脉络膜无变化(刘文提供)

3. 眼电生理检查　CRAO 发生时,因内层视网膜缺血,视网膜电图(ERG)表现为 b 波波幅下降(b 波对应 Müller 和(或)双极细胞的功能)。对应光感受器功能的波通常不受影响。但也有某些患眼视力下降而 ERG 检查正常,可能与视网膜血流重建有关。

4. 视野检查　CRAO 患眼视野,通常残留颞侧视岛,可能因为脉络膜营养其相应的鼻侧视网膜。在拥有睫状视网膜动脉的患眼,可会保留小范围的中心视力。根据阻塞的程度和范围不同,周边视野也会有不同程度的保留。

三、诊　　断

突然发生或多次短暂发作黑矇后单侧无痛性视力急剧下降,患眼相对性瞳孔传入阻滞阳性。视网膜动脉变细或有节段性血柱缓慢移动、视网膜苍白水肿和黄斑樱桃红点外观,可确诊 CRAO。辅助检查有助于早期确诊。还应积极寻找发生 CRAO 的原因,做出病因诊断。

四、治　　疗

动物实验表明,CRAO90~100 分钟后,视网膜就会造成不可逆的损害。但事实上,在临床上视网膜中央动脉很少发生完全性阻塞。另外,动物模型制作时,是在视网膜中央动脉进入视神经处造成阻塞,而临床上患者发生 CRAO 时不一定都在该部位发生阻塞。临床上,视网膜动脉阻塞发生后的 3 天内一般都会有视力的恢复。因此,推荐 CRAO 视力损害后的 24 小时内都要给予积极的眼部治疗。

1. 按摩眼球　可以应用 Goldmann 接触镜或通过手指按摩完成,持续压迫眼球 10~15 秒,然后突然放松,这样不断重复。虽然眼球按摩很难冲走阻塞的栓子,但眼球按摩可扩张视网膜动脉,提高视网膜血流灌注量。眼内压突然升高后又突然下降可以增加 86% 的血流量[10]。

2. 吸氧　持续低流量吸入 95% 氧和 5% 二氧化碳混合气体。虽然高浓度氧可使视网膜动脉收缩,但 CRAO 患者吸入 95% 氧后,氧可通过脉络膜扩散在视网膜表面维持正常的氧压力。另外,二氧化碳可使血管舒张,也可提高视网膜的血流量。

3. 前房穿刺放液术　也曾在临床应用,原理与眼球按摩相似。但因为有创伤性,且临床效果有限[11],现在很少应用。

4. 溶栓治疗　但疗效有争议,且要注意该治疗的全身并发症,以防脑血管意外。眶上动脉注射溶纤维蛋白剂治疗 CRAO 也有报道,但未见更多的临床应用报告。

5. 其他治疗　球后注射或全身应用血管扩张剂,但球后注射存在球后出血的风险,球后血肿可使视网膜动脉的血流进一步减少。舌下应用硝酸甘油(强效血管扩张剂)有时可使视网膜血流恢复正常。全身抗凝剂一般不应用于 CRAO 的治疗。

四、治疗效果和典型病例

(一) 治疗效果

发病初期,患眼的视力 90% 为指数和光感。如眼底可见栓子,则患眼视力普遍较差。CRAO 患眼中,约 25% 患眼会存在睫状视网膜动脉供应黄斑区(图 18-3),其中 80% 患眼在两周后视力可提高至 0.4 以上;即使发病时只有中心视岛的可见视野,但治疗后其周边视野可以明显恢复。

CRAO 患眼的最终视力通常为指数。但是对于存在睫状视网膜血管供应黄斑的患眼,视力可提高至1.0。受累视网膜对应的视野永久性缺损。CRAO 发生后期,眼底改变包括视神经萎缩、视网膜动静脉变细和视网膜变薄。

(二) 典型病例

病例一:视网膜中央动脉阻塞

1. 病例　患者男,43 岁,因"左眼视物不见 1 天",以"左眼 CRAO"于 2011 年 5 月 11 日收入中山大学中山眼科中心。入院检查:右眼裸眼视力 0.8,针孔矫正到 1.0,左眼视力无光感。眼压测量:右眼 15mmHg,左眼 16mmHg。右眼球前段及眼底未见明显异常。左眼前段检查无异常,眼底视乳头轻度水肿、隆起,A:V=1:3,视网膜灰白水肿,以后极部明显,黄斑樱桃红斑(图 18-6)。心脏彩超提示"风湿性心脏病"。颈动脉彩超提示"双侧颈动脉硬化伴斑块形成,斑块分级Ⅱ级"。

2. 诊断　①左眼 CRAO;②风湿性心脏病;③右眼屈光不正。

3. 治疗过程　入院后予左眼眼球按摩,中流量吸氧,扩张血管,改善循环,降低血粘度治疗(疏血通、低分子右旋糖静脉滴注,复方樟柳碱左太阳穴处皮下注射)。

4. 治疗结果　出院时左眼视力仍为无光感,左眼眼底视网膜灰白水肿减轻,黄斑部樱桃红斑消失。

病例二:药物性栓子引起 CRAO

1. 病例　患者女,59 岁,因"双眼突然视物不见 19 小时"于 2010 年 4 月 27 日以"双眼 CRAO"收入中山大学中山眼科中心。患者入院前 19 小时在当地卫生院因头面部慢性湿疹,用"泼尼松龙"和"利多卡因"在皮肤瘙痒处行局部皮下注射,当注射到前额时,患者突然出现双眼视物不见,眼前黑蒙,伴头晕,自用手搓眼两分钟后右眼视力恢复,左眼仍视物不见。入院检查:视力右眼 0.6,左眼指数 /40cm,眼压右眼 15mmHg,左眼 16.5mmHg。双眼前节检查未见异常。右眼眼底视乳头边界清,黄斑中心凹反光存,A:V=1:2,后极部视网膜平伏,未见明显视网膜水肿和血管栓子(图 18-8A)。左眼眼底视乳头边界清,C/D=0.3,黄斑樱桃红色改变,后极部视网膜灰白水肿明显,A:V=1:2,周边视网膜血管见散在多个白色栓子(图 18-8B)。FFA 显示:左眼多个小叶小动脉充盈迟缓,后极部多片状视网膜血管无灌注区(图 18-9)。否认其他全身病史。

入院后行 OCT 检查右眼黄斑中心凹视网膜厚度变薄,颞下方 RPE 光带不规则断裂、局部隆起,左眼黄斑区及后极部视网膜水肿,光感受器暗区增宽,视网膜内层反射增强,中心凹视网膜神经上皮层局部浆液性脱离。多焦 ERG 检查右眼中央振幅高峰明显降低,其余部位 ERG 振幅在正常范围;左眼后极部 25 度范围内各部位 ERG 振幅不同程度下降,尤以中心凹颞侧及上方处降低明显,中央振幅高峰消失。

2. 诊断　双眼 CRAO。

3. 治疗经过　入院后予吸氧、扩张血管、改善循环、营养神经、降低血粘度治疗。用药后左眼视力提高,眼底视网膜水肿减轻。

4. 治疗结果　2010 年 6 月 4 日出院时视力右眼 0.9,左眼 0.6。双眼前段检查未见异常,右眼底视乳

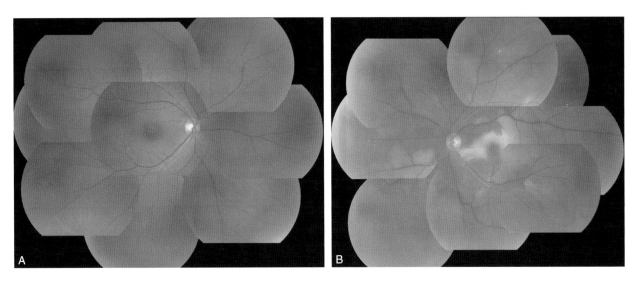

图 18-8 双眼药物栓子引起视网膜中央动脉阻塞

A. 入院第二天右眼底拼图,大致正常;B. 入院第二天左眼拼图,后极部及中周部多个片状视网膜灰白色水肿,黄斑部及
中周部视网膜小动脉上见白色药物性栓子

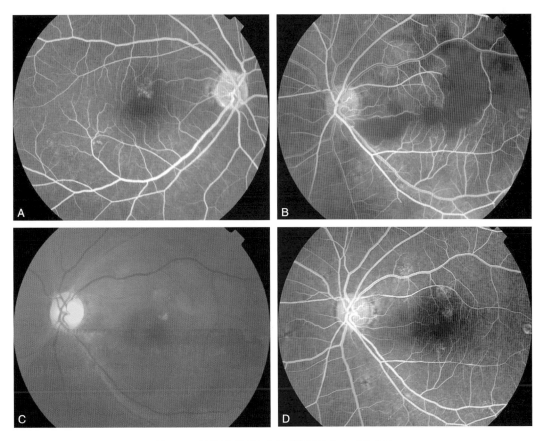

图 18-9 双眼药物栓子引起视网膜中央动脉阻塞

A. 右眼 FFA 2 分 52 秒,视网膜血管灌注正常,黄斑区多灶性色素上皮损害和色素脱失;B. 左眼 FFA 15 秒,
后极部多片状视网膜血管无灌注区;C. 左眼 2010 年 6 月 1 日眼底彩照,后极部视网膜水肿消失;D. 复查
FFA 18 秒,显示阻塞部分视网膜动脉复通

头边界清,A:V=1:2,后极部视网膜平伏,黄斑中心凹反光可见;左眼眼底视乳头边界清,A:V=1:2,上
下方血管弓旁视网膜仍有水肿(图 18-9D),黄斑中心凹反光可见。

(李 梅)

255

第二节　视网膜分支动脉阻塞

视网膜分支动脉阻塞(branch retinal article occlusion,BRAO)发生于视网膜的分支动脉,表现为阻塞血管供应区视野的无痛性缺损。与CRAO相比,范围较小,但同样对视网膜功能损害严重,也需急诊尽早治疗。

一、病因与发病机制

在急性视网膜动脉阻塞病例中,CRAO约占57%,BRAO约占38%,睫状视网膜动脉阻塞约占5%[12]。BRAO中,90%以上为颞侧视网膜动脉阻塞。目前尚不清楚原因。

BRAO的病因与CRAO相似。如果阻塞发生在动脉分叉点,一般都是栓子阻塞。

二、临床表现

(一) 症状

不累及黄斑患者,可感觉不到视力改变,或仅感到视力模糊或有固定黑影,累及黄斑者,可感到视力急性下降。

(二) 体征

BRAO表现为阻塞血管支配区域的视网膜变白(后极部最明显),而缺血区边缘处视网膜的白色更明显(图18-10)。推测与视神经纤维到达缺血区视网膜时轴浆流动受阻有关。30%的患者可发现动脉栓子。

BRAO后,病变区有时会出现新生血管,多见于糖尿病患者[13]也有极少数病例会出现虹膜新生血管。检查时,可见到视网膜动脉侧支循环的形成,这也是BRAO后的特征性改变。BRAO后的数周或数月后眼底外观可恢复正常。

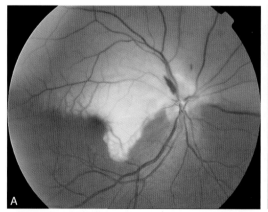
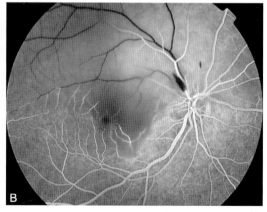
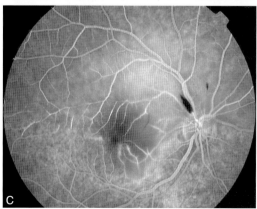

图18-10　视网膜分支动脉阻塞

A.上半分支动脉阻塞,分布区视网膜缺血水肿呈白色,与下方正常视网膜分界清楚,上方视乳头边缘可见到小条状出血;B.造影27秒,上半动脉仍充盈不全,静脉完全没有充盈呈黑色,下半视网膜动静脉均充盈正常;C.造影2分41秒,上方阻塞区动静脉充盈,黄斑区正常和阻塞区交界处正常毛细血管开始渗漏荧光(易长贤提供)

三、诊　　断

临床上表现为单眼无痛性视力急剧下降。后极部阻塞血管分布区视网膜明显苍白。FFA 可见受累血管充盈延迟,后期有时可见逆向充盈。

四、治　　疗

BRAO 的治疗与 CRAO 相同。因为 BRAO 的视力预后明显好于 CRAO,因此,一般不采用具有创伤性的治疗手段,如前房穿刺,球后注射。

五、治疗效果和典型病例

(一) 治疗效果

BRAO 发生时,因黄斑区仍有部分正常血供,因此视力通常相对较好。80% 以上患眼的最终视力可达到 0.5 以上,但视野缺损会一直存在[14]。视力预后与黄斑受累程度相关,波动于 0.05~1.0 之间,如果黄斑中心凹周围的视网膜全部变白,则视力预后差。

(二) 典型病例

病例一:视网膜分支动脉阻塞

1. 病例　患者男,44 岁,因"左眼突发上方黑影遮挡 20 小时",以"左眼 BRAO"于 2009 年 7 月 19 收入中山大学中山眼科中心。患者入院前 5 个月曾有左眼前黑影遮挡发生,但黑影很快消失。入院检查:右眼视力 0.5,矫正视力 1.5,右眼球前段及眼底检查正常。左眼视力 0.4,矫正视力 1.2。左眼前段检查未见异常;视乳头色正常,边界清,C/D=0.3,上半视网膜血管正常,下半视网膜动脉细,动静脉比 1:2;黄斑无水肿,中心凹反光正常,下方紧接灰白视网膜水肿边缘;下方分支动脉阻塞,血流缓慢,下方视网膜苍白水肿(图 18-11)。眼压测量:右眼 12mmHg,左眼 10mmHg。无全身病史。

2. 诊断　①左眼 BRAO;②双眼屈光不正。

3. 治疗方案　入院后予中流量吸氧,扩张血管,改善循环,降低血粘度,营养神经治疗(疏血通、低分子右旋糖酐、神经节苷脂静脉滴注,复方樟柳碱左眼太阳穴处皮下注射),抗炎治疗促进水肿消除(口服尤金片 32mg,一周后减量为 24mg)。

4. 治疗结果　出院时左眼视力 0.4,矫正到 1.2,眼底视网膜水肿明显减轻。

病例二:外伤性视网膜分支动脉阻塞

1. 病例　患者男,32 岁,因"右眼拳击伤伴视力下降 3 天",以"右眼眼球挫伤"于 2004 年 4 月 24 日收入中山大学中山眼科中心。患者入院前 3 天右眼被拳头击伤,当时感眼痛、眼胀,伴流泪、视物不清。入院检查:右眼视力 0.4,针孔不能矫正;右眼睑轻度肿胀,结膜混合充血,角膜透明,角膜后面粉尘样沉着物,前房闪辉(+),前房下方可见积血液平约 3~4mm,虹膜纹理清,瞳孔散大,6×6mm,对光反射减弱,晶状体透明,后极部玻璃体可见凝血块,眼底视乳头边界清,鼻上视乳头外 1 个视乳头直径(DD)处脉络膜弧形破裂,鼻上方视网膜灰白色水肿,视网膜表面可见出血斑块,黄斑周围视网膜皱褶明显,黄斑水肿,中心凹反光消失(图 18-12)。左眼视力 1.2,眼球前段及眼底未见明显异常。眼压:右眼 10.3mmHg,左眼 11.7mmHg。无全身病史

2. 诊断　右眼闭合性眼外伤:①右眼鼻上分支动脉阻塞;②右眼前房积血;③右眼玻璃体积血;④右眼脉络膜破裂。

3. 治疗方案　入院后予半坐卧位,抗炎止血治疗(口服泼尼松 40mg,每日一次,口服安络血,肌注维生素 K4),营养神经治疗,右眼局部抗炎治疗(复方妥布霉素滴眼剂和眼膏)。

4. 治疗结果　出院时右眼裸眼视力 0.4,-2.50D=1.0,右眼眼前节炎症控制,眼内积血明显吸收。

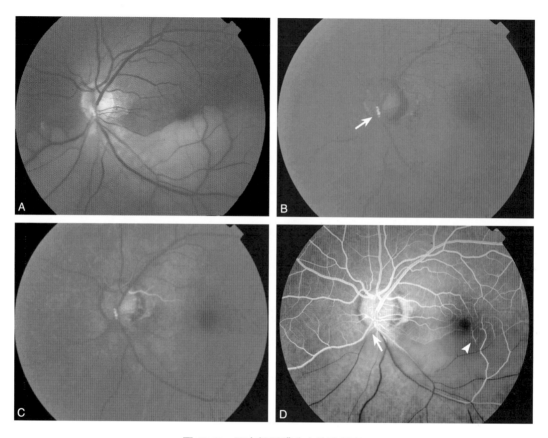

图 18-11 下方视网膜分支动脉阻塞

A. 左眼下方视网膜动脉阻塞区域视网膜水肿呈灰白色,与正常橙红色视网膜分界清楚;B. FFA9 秒,栓子处视乳头动脉鞘自发荧光(箭);C. 造影 15 秒,视乳头动脉上自发荧光,睫状动脉充盈;D. 造影 25 秒,上半侧动脉充盈,下半侧动脉无充盈视乳头旁动脉串珠样充盈(箭),黄斑末梢动脉逆行充盈(箭头)

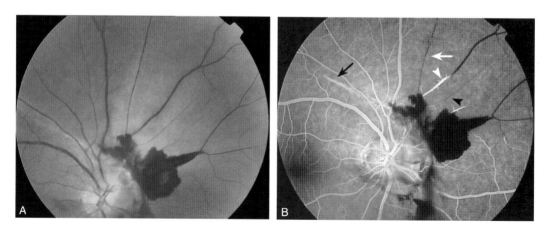

图 18-12 外伤性视网膜分支动脉阻塞

A. 视乳头旁鼻上方视网膜灰白色水肿,脉络膜破裂,鼻上分支动脉粗细不均,视乳头鼻上方视网膜前出血;B. FFA49 秒,视网膜前出血遮蔽荧光,脉络膜破裂线性强荧光(黑箭),鼻上动脉无充盈(白箭),鼻上静脉逆行回流(白箭头),鼻侧小分支动脉逆行回流(黑箭头)

(李 梅)

258

第三节　睫状视网膜动脉阻塞

睫状视网膜动脉阻塞(cilioretinal artery occlusions)是指睫状视网膜动脉阻塞引起的眼部损害。大约35%的眼和50%的人存在睫状视网膜动脉。

一、病因与发病机制

睫状视网膜动脉来自睫状后短动脉,一般是与视网膜中央动脉分开,从视乳头的颞侧进入视网膜。荧光造影检查中,约32%的眼底可见到睫状视网膜动脉,它与脉络膜循环同时充盈,比视网膜动脉充盈时间提前1到2秒。

二、临床表现

(一)症状

典型的临床表现为睫状视网膜血管分布对应区的旁中心暗点,经常不被患者察觉。

(二)体征

睫状视网膜动脉阻塞时,表现为其血管支配区域的视网膜变白。一般为以下三种情况[15]:①单纯睫状动脉阻塞;②睫状视网膜动脉阻塞合并视网膜中央静脉阻塞(CRVO);③睫状视网膜动脉阻塞合并前段缺血性视神经病变。

1. 单纯睫状动脉阻塞　一般视力预后良好。90%可恢复到0.5以上,其中60%可达到1.0。

2. 睫状视网膜动脉阻塞合并CRVO　约70%的患眼视力预后好于0.5,视力下降的主要原因可能与CRVO有关。CRVO的患者中约5%合并睫状视网膜动脉阻塞。目前病因尚不明确,推测可能因为睫状视网膜动脉的流体静力学压力与视网膜中央动脉相比,相对较低,当静脉血管系统压力升高时,睫状视网膜动脉容易发生血流郁积和血栓形成[16]。睫状视网膜动脉阻塞合并CRVO时,静脉阻塞一般为非缺血型,因此很少发生虹膜红变和新生血管性青光眼。但是,如果此时CRVO为缺血型时,则很难发现同时存在的睫状视网膜动脉阻塞。

3. 睫状视网膜动脉阻塞合并前段缺血性视神经病变　睫状视网膜动脉阻塞合并前段缺血性视神经病变约占睫状视网膜动脉阻塞的15%。因视神经受损,视力预后很差,一般在无光感到0.05之间。检查时,可见睫状视网膜动脉支配区视网膜变白,同时视乳头充血水肿或苍白水肿。视乳头苍白水肿提示病因为巨细胞动脉炎,视力预后比视乳头充血水肿更差。

睫状视网膜动脉阻塞的病因与CRAO的病因相似。如合并前段缺血性视神经病变,则需注意是否存在巨细胞动脉炎。

三、诊　　断

旁中心暗点,眼底检查可见睫状视网膜动脉供应区的视网膜变白。因阻塞后视网膜受累面积较小,相对性瞳孔传入障碍通常为阴性。

四、治　　疗

同BRVO。

五、治疗效果和典型病例

(一)治疗效果

睫状视网膜动脉单独发生时,预后等同甚至好于BRAO,90%患者视力可恢复到0.5以上。睫状视网膜动脉阻塞合并视网膜中央静脉阻塞时,其预后与视网膜中央静脉阻塞的并发症相关,如黄斑水肿、视网膜缺血和出血[17]。

（二）典型病例

睫状视网膜动脉阻塞

1. 病例　患者女，34岁，因"右眼突发性视力下降10小时"于2008年4月6日以"右眼睫状视网膜动脉阻塞"收入中山大学中山眼科中心。患者入院当天清晨起床后突然发现右眼视力下降伴黑矇，无眼红、眼痛。入院检查：右眼视力0.03，负镜片矫正到0.4，眼前段检查无异常。眼底视乳头边界清晰，C/D=0.3，A：V=2：3，近视乳头处鼻侧和颞下分支动脉纤细，局部消失，黄斑下方视网膜大片水肿，黄斑中心凹反光暗（图18-13A）。左眼视力0.03，负镜片矫正到0.6，眼球前段及眼底未见明显异常。眼压测量：右眼13mmHg，左眼14mmHg。FFA显示供养黄斑区颞下分支动脉为睫状视网膜动脉，其小分支阻塞，可见充盈前锋，充盈迟缓（图18-13B、图18-13C）。OCT：右眼黄斑区颞侧及下方视网膜内层反射增强，相应部位光感受器暗区略增宽。多焦ERG：右眼鼻侧及下方视网膜有低反应区域累及中心凹。视野：右眼周边视野上方缺损。

2. 诊断　①右眼睫状视网膜动脉阻塞；②双眼近视。

3. 治疗经过　入院后予吸氧、按摩眼球、降低血粘度、扩张血管、改善循环治疗，并予尤金片32mg口

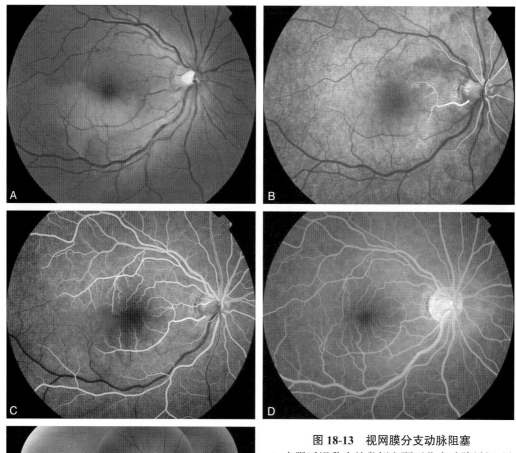

图18-13　视网膜分支动脉阻塞

A. 右眼近视乳头处鼻侧和颞下分支动脉纤细，局部消失，黄斑下方视网膜大片水肿，黄斑中心凹反光暗；B. FFA 13秒，睫状动脉颞下分支见充盈前锋，视网膜动脉充盈；C. 造影21秒，颞下静脉回流缓慢（相对上端），睫状视网膜视网膜动脉下方黄斑分支见充盈前锋，颞上黄斑分支见充盈前锋；D. 造影15分19秒，下半侧近端视乳头内静脉主干染色；E. 治疗15天后，视乳头环形出血，视网膜静脉轻度迂曲，视网膜水肿消退，后极部视网膜散在出血点

服。治疗后右眼视力提高、眼底视网膜水肿减轻。入院 4 天后尤金片减量为 24mg,5 天后再减为 16mg。住院治疗 15 天,出院时双眼视力 1.0。眼压右眼 10.7mmHg,左眼 13.3mmHg。右眼底视乳头边界清晰,后极部视网膜平伏,黄斑中心凹反光(+),视乳头颞侧及沿颞下分支静脉走行处见小出血点,出现视乳头血管炎表现,视网膜无明显水肿(图 18-13E)。

(李　梅)

第四节　毛细血管前小动脉阻塞

视网膜毛细血管前小动脉阻塞(precapillary arteriole occlusion)表现为棉绒斑(cotton-wool spots),临床中常见的棉绒斑为毛细血管前小动脉阻塞,不单独出现,常合并高血压视网膜病变、糖尿病视网膜病变、白血病等出现[18,19]。

一、病因与发病机制

视网膜前毛细血管小动脉急性阻塞可能与血管内皮受损,血栓形成,血管炎症或红细胞阻塞等有关。可见于高血压、糖尿病或放射性视网膜病变或红斑狼疮、白血病、妊娠高血压综合征等全身疾病。

二、临床表现

(一) 症状
多无症状,常为其他眼底病变的一个表现,如高血压视网膜病变,糖尿病视网膜病变等。

(二) 体征
视网膜前小动脉阻塞,导致视网膜局部缺血,视网膜棉绒斑。FFA 表现为斑片状无灌注区,邻近毛细血管扩张,有的呈瘤样扩张,晚期荧光渗漏。前小动脉阻塞的部位和大小不同,视力表现也不同。数天或数周后,小动脉重新灌注,重建的毛细血管床迂曲。晚期受累的视网膜局部变薄,透明度增加,形成局限凹面反光区,表示此处视网膜曾有缺血改变。

三、诊断和鉴别诊断

(一) 诊断
眼底可见局部水肿的棉绒斑,走行与视网膜神经纤维走行一致,边界不清。

(二) 鉴别诊断
需要与有髓神经纤维,硬性渗出等鉴别。有髓神经纤维多位于视乳头旁,走行同神经纤维一致,但多数范围较棉绒斑大,有特征性的彗星尾样形态。硬性渗出为视网膜血浆成分,细胞间的水肿,边界清楚,与棉绒斑细胞内水肿不同。

四、治　疗

原则同 CRAO,要注意原发病的治疗。

(李　梅)

第五节　眼动脉阻塞

眼动脉阻塞(ophthalmic artery occlusions)因视网膜循环和脉络膜循环同时被阻断,因此视功能损害非常严重。

261

一、病因与发病机制

在颈内动脉阻塞的患者中发病率约为 5%，其发病机制主要为血管闭塞、血管栓塞、眼内压升高或全身低血压、动脉痉挛几方面的原因导致视网膜动脉灌注不足而造成视功能的损害。

另外，由于眼动脉大多来自颈内动脉，少数来自颈外动脉的脑膜中动脉，鼻部有连接颈外和颈内动脉的筛前动脉、筛后动脉、滑车动脉、鼻背动脉，故鼻、眶部注药时，栓子都有逆行进入眼动脉的可能。

二、临床表现

（一）症状

眼动脉阻塞患者主要表现为单侧视力骤然无痛性丧失，视力波动于指数与无光感，无光感多见。部分病人感到眼球和眼眶疼痛以及同侧偏头痛，这种疼痛多是因为缺血，而非高眼压所致。其他少见症状还有结膜血管扩张，突眼等。

（二）体征

由于眼内供血减少可以产生类似感染、毒素、免疫反应、外伤等炎症反应，角膜后沉着物和房水闪辉阳性，玻璃体轻度混浊。视乳头水肿，视网膜动脉纤细如线，血管管腔内无血柱而呈银丝状，视网膜苍白水肿。由于脉络膜循环障碍，黄斑部呈黄色或樱桃红斑[20]。眼压常比健眼低约 4mmHg。患眼相对性瞳孔传入阻滞明显。

但对于不完全阻塞的可疑病人，则需要作特殊检查以资鉴别诊断[21]，这些检查方法有：①FFA 表现为脉络膜弱荧光，臂 - 脉络膜循环时间和臂 - 视网膜循环时间明显延长，动脉充盈延迟并可见动脉前锋，静脉回流迟缓与弱荧光；②ERG 见 a 和 b 波平坦或消失；③经颅彩色多普勒可以测定颈、眼动脉狭窄处管腔的血流频谱低平、血流速度降低；④眼和眶部 MRI 显示眼动脉供血的视神经鞘、眶脂肪、眼外肌的信号增强。

因视网膜内外层均无血液供应，故视网膜乳白色水肿比 CRAO 更严重。因此，视力损害也比 CRAO 严重，常为无光感。40% 患者眼底无"樱桃红点"表现，原因为脉络膜与视网膜中央动脉血供同时受阻，脉络膜和视网膜色素上皮层也因缺血而混浊水肿。晚期可见后极部特别是黄斑区色素紊乱严重。

三、诊断和鉴别诊断

患者出现单侧视力骤然无痛性丧失，降至指数或无光感。典型的眼底改变为视乳头苍白水肿，视网膜血流可呈节段性流动，视网膜广泛变白，呈急性梗死状，无樱桃红点表现。FFA 显示无脉络膜背景充盈或脉络膜背景充盈明显延迟，视网膜血管充盈不足或明显延迟。

主要同 CRAO 相鉴别，眼动脉阻塞时，无黄斑樱桃红表现，ERG 的 a 波和 b 波同时消失，FFA 脉络膜背景荧光异常。而 CRAO 时，因脉络膜循环正常，因此可见黄斑樱桃红改变，a 波存在，FFA 背景荧光正常。

四、治　疗

对于眼动脉阻塞及 CRAO 的患者，要早期发现、早期检查、早期治疗，尽早恢复血循环，抢救患者的视功能。目前采取多种措施进行综合治疗，包括眼球按摩、扩张血管药物等，但收效甚微。

值得注意的是，近年来，随着头面部整形手术、注射胶原蛋白或曲安奈德等治疗的增多，眼动脉阻塞病例偶有发生。因此，眼部、鼻、眶部注药前，首先需排空注射器内空气，其次是注药时必须回抽无血才能注入，以保证患者安全。

五、治疗效果和典型病例

（一）治疗效果

治疗后，视力仍然很少提高。眼动脉阻塞的后期眼底表现为视乳头苍白，视网膜动静脉变细。因发病时，视网膜色素上皮和脉络膜毛细血管层明显缺血，因此，后期也可表现出视网膜色素上皮异常。

（二）典型病例

左上臂无脉症（高安病，Takayasu's disease）

1. 病例　患者女，24岁，因"左眼反复一过性黑矇1年余，双眼视力骤降13天"于2007年6月2日以"视网膜病变性质待查"收入中山大学中山眼科中心。患者1年前反复出现头痛、眉弓痛，伴左眼一过性黑矇，可自行缓解，未予诊治，入院前13天突发双眼视力骤降，以左眼明显，伴眼红和眼痛，到当地医院就诊，诊为"双眼视网膜静脉阻塞"予"扩张血管、改善循环治疗"后双眼视力有少许提高，后转诊我院。在外院曾行头颅血管多普勒检查提示"大脑椎基底动脉血管痉挛"。入院眼部检查：右眼视力1.2，眼前段检

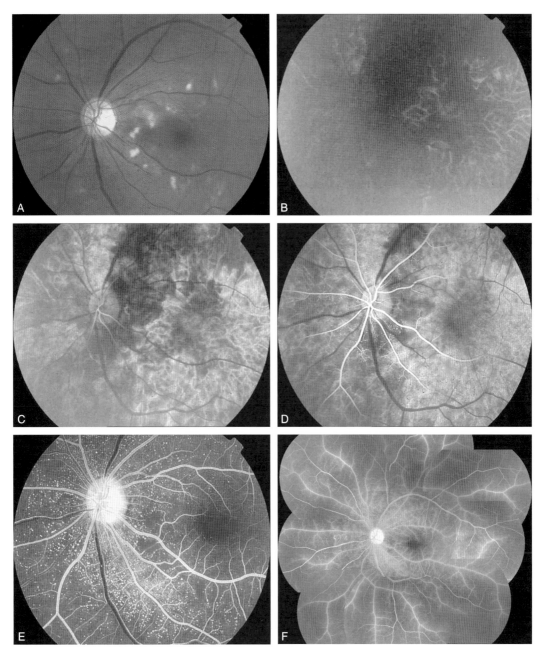

图18-14　眼缺血综合征

A. 左眼视乳头色淡，后极部视网膜散在棉绒斑、微血管瘤；B. FFA18秒，脉络膜大血管充盈；C. 造影22秒，视网膜动脉主干充盈，脉络膜毛细血管充盈，脉络膜充盈迟缓；D. 造影27秒，视网膜动脉可见充盈前锋，视网膜动脉充盈迟缓；E. 造影51秒，视网膜静脉层流，毛细血管部分闭塞，毛细血管弥漫性扩张，大量视网膜微血管瘤；F. FFA晚期拼图显示视网膜毛细血管弥漫性扩张，视网膜静脉迂曲扩张，散在微血管瘤点状强荧光，视网膜小动脉管壁荧光染色

查无异常,眼底视乳头边界清,C/D=0.3,A:V=1:3,黄斑中心凹反光(+),后极部血管旁可见少许深层点状出血灶,余视网膜平伏。左眼矫正视力0.02,结膜无充血,角膜透明,前房中度深,虹膜纹理清晰,4~8点周边虹膜可见新生血管,瞳孔圆,直径6mm,直接对光反应消失,晶状体透明。视乳头边界清,A:V=1:3,静脉充盈迂曲,周边静脉可见白鞘,视乳头与黄斑间视网膜水肿皱褶,黄斑中心凹反光暗,后极部可见大量散在细点状微血管瘤,色暗红,散在棉绒斑(图18-14A)。FFA显示视网膜动脉充盈迟缓,小动脉管壁染色,通透性增加,静脉迂曲扩张,散在视网膜微血管瘤点状高荧光(图18-14B、18-14F)。眼压右眼5mmHg,左眼4.3mmHg。全身检查:左上臂无脉症,右上臂血压:64/46mmHg,其余检查无特殊。

2. 诊断　多发性大动脉炎合并双眼眼部缺血综合征。

3. 治疗经过　入院后予以扩张血管、改善循环治疗。住院第二天晨起后出现左眼黑矇,持续数分钟后自行缓解,当时测视力右眼1.0,左眼无光感,双侧脉搏未触及,右上肢血压64/40mmHg,左上肢血压测不出,右侧颈动脉搏动可触及,震颤,左侧颈动脉搏动未触及。听诊可闻及右侧颈动脉区喷射样血管杂音,考虑为"多发性大动脉炎"可能性大。请风湿科和心内科会诊,行超声心动图及颈动脉彩色多普勒超声等检查,超声心动图显示"轻微主动脉瓣关闭不全、轻度肺动脉瓣关闭不全",颈动脉彩色多普勒超声示"右侧颈动脉血流通畅,左侧颈动脉炎性改变,考虑大动脉炎,左侧颈总动脉狭窄50%,左颈内动脉狭窄100%,左颈外动脉通畅",血沉、抗链球菌O抗体、C反映蛋白均明显增高,风湿科及心内科均同意"多发性大动脉炎"诊断。予甲氨蝶呤10mg静脉注射每周一次,泼尼松10mg口服每天一次。考虑左眼缺血缺氧严重,予行左眼全周边视网膜光凝,以增加后极部视网膜血氧供应。

4. 治疗结果　出院时眼部检查:视力右眼1.0,右眼检查同入院。左眼0.02,左眼结膜充血,角膜透明,房水闪辉(+),瞳孔6×6mm,直接对光反应消失,下方周边虹膜可见新生血管,眼底视乳头边界清,色稍苍白,A:V=1:3,静脉充盈扩张,血流缓慢,后极部可见棉绒斑及散在微血管瘤,黄斑中心凹反光消失,视乳头与黄斑间视网膜皱褶,360度周边视网膜可见散在激光斑。双眼眼压9.3mmHg。

(李梅　于珊珊)

第六节　视网膜★动脉瘤

视网膜大动脉瘤(retinal arterial macroaneurysm,RAMA)是视网膜动脉管壁局限性纺锤状或梭形膨胀,产生不同程度的视网膜出血、渗出或玻璃体积血,常引起视力下降[22,23]。

一、病因与发病机制

RAMA是特发性获得性视网膜大动脉扩张,主要发生在视网膜动脉第二及第三分支、分岔点或动静脉交叉处。最常见颞上动脉分支,较少见睫状视网膜动脉或视乳头动脉。RAMA的病理生理还没有完全被了解。假设之一是动脉硬化导致血管壁纤维化,结果减少了管壁的弹性,管内压力升高导致管壁局限扩张。另一假设是栓子栓塞(原已经存在血管巨大动脉瘤)或动脉内血栓形成导致机械损伤内皮细胞或外膜血管壁,使血管壁容易形成血管瘤。高血压是最常见的相关危险因素,慢性静脉血液淤滞和动脉硬化起到一定作用,其他危险因素包括高血脂和全身血管性疾病(如:结节性多动脉炎、结节病、糖尿病、类风湿性关节炎和雷诺病)[22,24,25]。

二、临　床　表　现

RAMA最常见60岁以上的老年人(平均57~71岁),也有报告发生在16岁的年轻人[22]。女性多见,占约71%~80%,多是单眼,但有10%是双眼发病,20%患者是沿着同一条血管或多条血管的多个动脉瘤[22]。

1. 症状　典型表现为突然无痛性视力下降,玻璃体腔内积血可引起黑影。很多患者也可无症状,只是在常规检查才发现,尤其在RAMA没有累及到黄斑的渗出、水肿或视网膜下出血时。

2. 体征　眼球前段检查一般正常。RAMA多数位于颞侧视网膜动脉的第二和第三级处,没有并发症的动脉瘤呈橘红色囊样或梭形。有眼底出血表现为多层:视网膜前、内界膜下、视网膜内和视网膜下。玻璃体内见条状或团块状暗红色积血,位于大动脉瘤附近;内界膜下和视网膜内出血呈暗红色圆形,视网膜下出血形态不规则,视网膜血管走形其表面(图 18-15A)。大量黄白色脂质渗出物环绕动脉瘤周围,在 10% 的患者可见到动脉瘤搏动[22]。不伴渗出的黄斑水肿很少见,在单纯黄斑区神经上皮脱离可不伴有渗出。

　　3. 辅助检查　FFA 显示瘤样扩张的动脉立即充盈和渗漏荧光,如果有内界膜下和视网膜内出血遮挡,可在出血周围见到环形强荧光(图 18-15B)。受累及的动脉可显示变细和不规则,周围的毛细血管渗漏荧光。ICGA 检查:因 ICGA 的激发光谱为红外光,能穿透致密出血,比 FFA 显示大动脉瘤更加清楚。造影早期动脉瘤就显示强荧光,晚期动脉瘤完全充盈呈圆形或椭圆形[26](图 18-15C)。OCT 检查:最初病灶处的视网膜结构正常,后来黄斑发生变性,尤其是黄斑区视网膜外层;渗出引起广泛的视网膜水肿,以视网膜外层水肿最显著,还能显示黄斑区神经上皮脱离[27]。

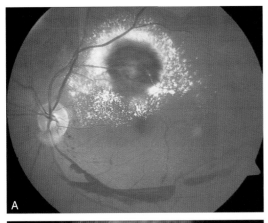
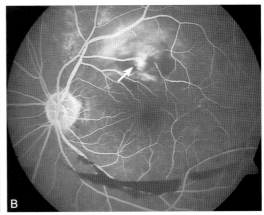
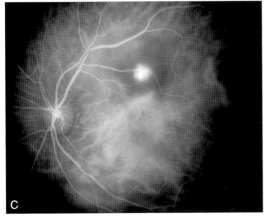

图 18-15　视网膜大动脉瘤
A. 左眼颞上动脉局部扩张橙红色,周围约 2DD 范围暗红色出血,出血外是黄白色硬性渗出达黄斑中心凹上,下方大血管弓前见条状暗红色出血;B. FFA 显示颞上大动脉瘤呈圆形强荧光(箭),周围有不规则遮蔽荧光和渗漏强荧光,视乳头上方、颞侧和黄斑外见毛细血管渗漏,下方大血管弓前有玻璃体出血遮蔽荧光;C. ICGA 显示动脉瘤圆形强荧光,周有模糊强荧光,外有一圈出血的遮蔽脉络膜背景荧光(文峰提供)

三、诊断和鉴别诊断

(一)诊断

　　老年患者,突然无痛性视力下降和眼前黑影,眼底见到多层出血,视网膜动脉一处和多处局限扩张伴动脉瘤周围大量黄白色渗漏,FFA 和 ICGA 显示病变血管梭形扩张和渗漏,可确诊。

(二)鉴别诊断

　　1. 外伤性多层出血:患者有外伤后视力下降病史不难和 RAMA 鉴别。

　　2. 分支静脉阻塞:眼底的渗出和出血是以静脉阻塞处为顶端呈扇形,FFA 显示是静脉异常阻塞可与发生在动脉的大动脉瘤相鉴别。

　　3. 视网膜血管瘤病(von Hippel Lindau):大多发生在视网膜周边部,有较粗大的输入和输出滋养血管,容易区别。

　　4. 海绵状血管瘤:在眼底呈蔓状暗红色隆起,FFA 早期充盈不良,中晚期充盈不均匀,呈雪片状,无荧光渗漏。

5. 动静脉畸形:可形成瘤样红色扩张,但 FFA 无荧光渗漏。

6. 糖尿病视网膜病变:双眼发病,严重程度相似,视网膜散在出血点、微动脉瘤;FFA 显示广泛微动脉瘤、毛细血管闭塞和新生血管形成。容易和 RAMA 相鉴别。

7. 渗出性年龄相关性黄斑病变:出血常发生黄斑区,扩张和渗漏的新生血管位于黄斑区内,与视网膜动脉无联系,OCT 常显示玻璃膜疣,可与 RAMA 相鉴别。

8. 黄斑毛细血管扩张症:是双眼中心凹旁毛细血管扩张和渗漏。

9. 成人 Coats 病:是中心凹旁毛细血管粟粒样扩张伴大量黄白色渗出,与 RAMA 发生在视网膜动脉第二及第三级分支处不同。

四、治　疗

1. 观察　因大多数动脉瘤能自行退化,能恢复良好视力,所以对该病能很安全地进行观察。

2. 治疗全身疾病　应适当地治疗高血压和其他全身性危险因素。

3. 激光治疗　激光适应证是慢性黄斑渗漏或水肿引起视力下降。用激光直接照射大动脉瘤可改善一些患者的视力[28],但也有研究认为直接光凝血管瘤并不能提高视力,还可引起 BRAO[29]。用激光治疗动脉瘤周围的区域也可改善某些黄斑水肿患者的视力。位于黄斑区视网膜前出血,如果出血尚未凝固,可用 Nd:YAG 激光在出血灶的下端切穿表面透明玻璃体膜或内界膜,让出血进入玻璃体腔,改善视力,但有冒损伤黄斑的风险[30]。

4. 玻璃体腔内注射抗血管内皮生长因子　玻璃体腔内注射贝伐单抗组与没注射组对比,平均观察 >10 个月,注射后早期黄斑区视网膜水肿明显减轻,但最终随访,注射组和对照组在最佳矫正视力和黄斑区视网膜厚度没有显著的不同[31]。

5. 玻璃体手术　严重的玻璃体腔积血观察一个月不吸收,做玻璃体切除手术清除。

五、治 疗 效 果

许多 RAMA 保持多年不变,但大部分患者最终发展成血栓形成、纤维化和(或)退化。除非发生广泛的视网膜下出血或慢性黄斑水肿,多数患者视力保持不变或恢复到原来视力。视网膜下出血位置和严重性以及黄斑水肿决定患者最终视力[22]。

(刘　文)

参 考 文 献

1. Simonsen,SE. The value of the oscillatory potential in selecting juvenile diabetics at risk of developing proliferative retinopathy, Metab Pediatr Ophthalmol. 1981;5:55-61.

2. Gold D. Retinal arterial occlusion.Trans Am Acad Ophthalmol Otolaryngol. 1977;83:392-408.

3. Sharma S,Grown FC,Cruess AF for the RECO Study Group. The accuracy of visible retinal emboli for the detection fo cardio-emboli lesions requiring anticoagulation or cardiac surgery. Br J Ophthalmol. 1998;82:655-658.

4. Asymptomatic Carotid Atherosclerosis Study Group. Carotid endarterectomy for patients with symptomatic internal carotid artery stenosis. JAMA. 1995;273:1421-1428.

5. Brown,GC,Shields JA. Amaurosis fugax secondary to presumed cavernous hemangioma of the orbit,Am Ophthalmol. 1981;13:1205-1209.

6. Sharma S,ten Hove MW,Pinkerton RMH,et al. Interobserver agreement in the evaluation of acute retinal artery occlusion. Can J Ophthalmol. 1997;32:441-444.

7. Duker JS,Brown,GC. Iris neovascularization associated with obstruction of the central retinal artery. Ophthalmology. 1988;95:1244-1249.

8. 李梅,凌运兰,刘杏. 视网膜中央动脉阻塞性缺血对黄斑区视网膜神经上皮的影响. 中国病理生理杂志. 2001;17:749-751.

9. 刘杏,凌运兰,李梅. 视网膜中央动脉阻塞的光相干断层扫描病理形态学改变. 中华眼底病杂志. 2005;21:74-78.

10. Ffytche TJ,Pulpitt CJ,Hohner EM,et al. Effects of changes in intraocular pressure on the retinal microcirculation,Br J

Ophthalmol. 1974;58:514-522.

11. Atebara N,Brown GC,Cater J. Efficacy of anterior chamber paracentesis and carbogen in treating nonarteritic central retinal arterial occlusion. Am J Ophthalmol. 1995;102:2029-2035.

12. Brown GC,Reber R. An unusual presentation of branch retinal artery obstruction in association with ocular neovascularization. Can J Ophthalmol. 1986;21:103-106.

13. Kraushar MF,Brown GC. Retinal neovascularization agter branch retinal arterial obstruction. Am J Ophthalmol. 1987;104:294-296.

14. Ros MA,Magargal LE,Uram M. Branch retinal-artery obstruction:a review of 201 eyes. Ann Ophthalmol. 1989;21:103-107.

15. Brown GC,Moffat K,Cruess AF,et al. Cilioretinal artery obstruction. Retina. 1983;3:182-187.

16. McLeod D,Rig CP. Cilio-retinal infarction after retinal vein occlusion. Br J Ophthalmol. 1976;60:419-427.

17. Keyser BJ,Duker JS,Brown GC,et al. Combined central retinal vein occlusion and cilioretinal artery occlusion associated with prolonged retinal arterial filling. Am J Ophthalmol. 1994;117:308-313.

18. Brown GC,Brown MM,Hiller T,Fischer D,Benson WE,Magargal LE. Cotton-wool spots. Retina. 1985;5:206-214.

19. Arroyo JG,Irvine AR. Retinal distortion and cotton-wool spots associated with epiretinal membrane contraction. Ophthalmology. 1995;102:662-668.

20. Waybright EA,Selhorst JB,Combs J. Anterior ischemic optic neuropathy with internal carotid artery occlusion. Am J Ophthalmol. 1982;93:42-47.

21. Dugan JD,Green WR. Ophthalmic manifestations of carotid occlusive disease. Eye. 1991;5:226-238.

22. Rabb M,Gagliano DA,Teske,MP. Retinal arteriolar macroaneurysms. Surv Ophthalmol. 1988;33:73-96.

23. Pitkänen L,Tommila P,Kaarniranta K,et al. Retinal arterial macroaneurysms. 2014;92:101-104.

24. DellaCroce JT,Vitale AT. Hypertension and the eye. Curr Opin Ophthalmol. 2008;19:493-498.

25. Moosavi RA,Fong KC,Chopdar A. Retinal artery macroaneurysms:clinical and fluorescein angiographic features in 34 patients. Eye. 2006;20:1011-1020.

26. Moradian S,Masoud Soheilian M. Periretinal hemorrhage due to retinal arterial macroaneurysm:The role of ICG angiography in solving a diagnostic dilemma. J Ophthalmic Vis Res. 2009;4:125-126.

27. Tsujikawa A,Sakamoto A,Ota M,et al. Retinal structural changes associated with retinal arterial macroaneurysm examined with optical coherence tomography. 2009;29:782-792.

28. Abdel-Khalek MN,Richardson J. Retinal macroaneurysm:Natural history and guidelines for treatment. Br J Ophthalmol. 1986;70:2-11.

29. Brown DM,Sobol WM,Folk JC,et al. Retinal arteriolar macroaneurysms:long-term visual outcome. Br J Ophthalmol. 1994;78:534-538.

30. Tassignon MJ,Stempels N,Van Mulders L. Retrohyaloid premacular hemorrhage treated by Q-switched Nd-YAG laser. A case report. Graefes Arch Clin Exp Ophthalmol. 1989;227:440-442.

31. Cho HJ,Rhee TK,Kim HS,et al. Intravitreal bevacizumab for symptomatic retinal arterial macroaneurysm. 2013;155:898-904.

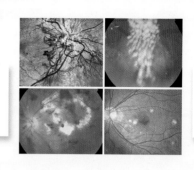

第十九章
视网膜静脉阻塞

视网膜静脉阻塞(retinal vein occlusion,RVO)是多种原因引起的视网膜静脉血流受阻的眼底病变,发病率仅次于糖尿病视网膜病变。因视网膜静脉回流受阻,眼底主要表现为视网膜静脉迂曲扩张,视网膜内出血、视网膜水肿和黄斑区水肿。根据阻塞部位的不同分为视网膜中央静脉阻塞和分支静脉阻塞。

第一节 视网膜中央静脉阻塞

视网膜中央静脉阻塞(central retinal vein occlusion,CRVO)是发生在视乳头处视网膜静脉总干的阻塞。常为单眼发病,男女发病率相等。尽管也可发生在较年轻的年龄组,但90%患者发病年龄大于50岁。引起本病的病因,老年人与青壮年有很大差异,前者绝大多数继发于视网膜动脉硬化,后者则多为静脉本身的炎症。全身疾病如糖尿病、高血压、冠心病是CRVO发生的危险因素[1],但是CRVO与这些全身疾病的直接关系并未得到证实。研究表明积极治疗全身相关疾病能够减少眼部并发症的发生以及对侧眼中央静脉阻塞的发生率。

一、病因与发病机制

关于CRVO的确切的发病机制还不是很清楚,多数的观点认为是筛板处或筛板后的视网膜中央静脉的血栓形成[2]。由于血栓的形成,继而发生血管内皮细胞的增生以及炎性细胞浸润。造成血栓形成的原因可能有以下几个方面。

1. 血流动力学改变 由于视网膜静脉系统是一个高阻力、低灌注的系统,所以对于血流动力学的变化十分敏感。血液循环动力障碍引起视网膜血流速度的改变容易形成血栓,例如高血压患者长期小动脉痉挛,心脏功能代偿不全、心动过缓、严重心率不齐,血压突然降低、血压黏滞度改变等原因都会导致血流速度减慢而造成血栓形成。

2. 血管壁的改变 巩膜的筛板处,视网膜中央动脉和中央静脉在同一个血管鞘中,当动脉硬化时,静脉受压导致管腔变窄,且管壁内皮细胞受刺激增生,管腔变得更窄,血流变慢,导致血栓的形成。另外一些全身以及局部炎症侵犯视网膜静脉时,毒素导致静脉管壁的内面粗糙,继发血栓形成,管腔闭合。

3. 血液流变学改变 大多数静脉阻塞的患者都患有高脂血症,血浆黏度以及全血粘度高于正常人群。有研究表明视网膜静脉阻塞患者血液里血细胞比容、纤维蛋白酶原和免疫球蛋白增高[3]。当这些脂类和纤维蛋白原增多后,可包裹于红细胞表面使其失去表面的负电荷,因而容易聚集并与血管壁黏附。而且纤维蛋白原含量增加以及脂蛋白等成分增加使血液黏稠度增高,增加血流阻力而导致了血栓的形成。

4. 邻近组织疾病 对视神经的压迫、视神经的炎症、眼眶疾病、筛板结构的改变也会造成视网膜静脉血栓的形成。另外一些眼病,如青光眼与CRVO有关。有研究者认为青光眼导致眼压升高压迫筛板,导致血管的功能异常,血流阻力增高最终导致血栓的形成,发生CRVO[4]。

5. 其他 研究表明CRVO的患者除了红细胞沉降率和部分凝血酶的升高外,还有血细胞比容、同型半胱氨酸和纤维蛋白原的升高,血液中出现狼疮抗凝血因子和抗磷脂抗体,另外还有激活的蛋白C和蛋白S的缺乏[5-7]。这些因素是否与CRVO相关还并不确定。

二、临床表现

(一)症状

患眼视力突然无痛性下降。少量出血或黄斑受累较轻的患者,视力下降不严重;大量出血者,视力可能降至数指或者手动。发病前,患者可能有持续数秒至数分钟的短暂视物模糊病史,然后恢复到完全正常。这些症状可能在数天或数个星期后重复出现,直到发病。

(二)体征

1. 眼前节检查 单纯 CRVO,眼前节检查一般正常,视力下降明显的患者同侧瞳孔中等程度散大,直接光反射迟钝,间接光反射灵敏。少数患者初次发作可发生玻璃体积血,少量积血造成玻璃体腔内有漂浮的血细胞;大量积血则出现玻璃体红色混浊,眼底窥不清。

2. 眼底检查 典型眼底改变是以视乳头为中心的点状和片状出血。中央静脉阻塞不完全的病例,视网膜出血量少,可见到围绕视乳头的放射状片状和火焰状出血,靠周边部是散在的点状和片状边界清楚的出血;还可见到,视乳头无水肿,边界尚清;视网膜动脉形态正常或硬化变细,视网膜静脉扩张和迂曲;黄斑和视网膜水肿不明显(图 19-1A)。如果没治疗或治疗无效,不完全阻塞可转变成完全阻塞(图 19-1B)。

也可一开始就是完全型阻塞,眼底出现大量以视乳头为中心的放射状大片状和火焰状的视网膜出血,在黄斑周围,与视神经纤维走行一致呈弧形,往周边,视网膜出血程度逐渐减少和减轻(图 19-2)。视

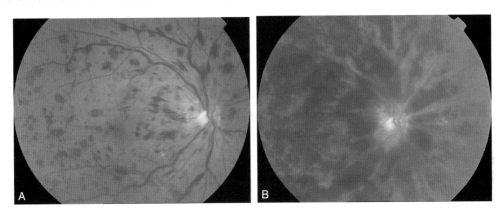

图 19-1 视网膜中央静脉阻塞

A. 不完全阻塞,围绕视乳头的放射状片状和(或)火焰状出血,视网膜静脉扩张,行走迂曲,靠周边部是点状和片状边界清楚的出血,眼底的其他结构还能清楚地见到;B. 左图患者 50 天后照片,视乳头水肿和边界不清,眼底出现大量以视乳头为中心的放射状大片状视网膜出血,将后极部视网膜完全遮蔽,仅见视网膜血管痕迹(易长贤提供)

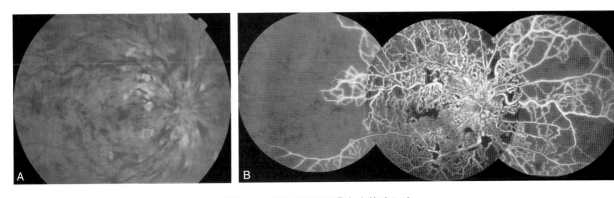

图 19-2 缺血型视网膜中央静脉阻塞

A. 以视乳头为中心的大量放射状的视网膜出血,呈边界不清的火焰状和不规则点片状;视乳头水肿,边界不清;中央静脉迂曲扩张,呈腊肠或者结节状,部分节段掩埋在出血下见不到;视网膜和黄斑水肿,视乳头周可见大量棉绒斑;B. FFA 视乳头毛细血管扩张,荧光素渗漏;静脉血管高度扩张迂曲,视网膜水肿,多处遮蔽荧光,周边见无血管灌注区

乳头水肿,边界不清,生理凹陷消失和视乳头表面大量出血。中央静脉迂曲怒张,呈腊肠或者结节状,部分节段掩埋在出血下见不到。动脉也相应增粗,但有原发硬化者,可见到视网膜动脉铜丝状或银丝状并不增粗,可见到动静脉交叉压迫征。视网膜和黄斑水肿,缺血病例可见到棉绒斑(图19-2)。随着病程进展,出血逐步减少甚至完全吸收,出血吸收的时间取决于静脉阻塞的严重程度。出血吸收后,部分患者睫状视网膜侧支循环形成,黄斑水肿可持续存在很久,部分患者黄斑前膜形成。如出现新生血管,病程中还可能突然发生玻璃体积血。少数情况还可能合并视网膜动脉阻塞,尤其在缺血型 CRVO 比较常见。

(三)半侧视网膜中央静脉阻塞

约 20% 的人在视网膜中央静脉进入视神经的时候分为上下两支,在筛板后合并为一支。约 80% 的人上下两支没有合并,如果其中的一支阻塞则会发生半侧 CRVO(图19-3)。半侧阻塞所引起的病变范围大于分支阻塞,占整个眼底的 1/2 至 2/3。视乳头出现与阻塞部位一致的区域性水肿混浊。尽管只有半侧的视网膜被侵及,但是半侧 CRVO 在发病机制以及临床特点上都更接近 CRVO,而并非视网膜分支静脉阻塞。

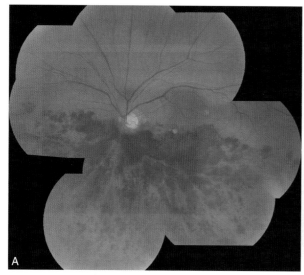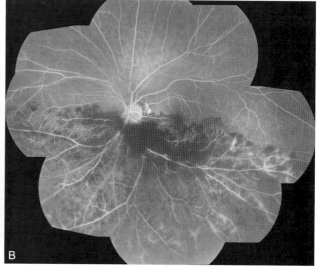

图 19-3　半侧视网膜中央静脉阻塞

A. 下半侧中央静脉阻塞,视网膜出血呈大片火焰状,遮蔽下半侧视乳头和后极部视网膜及血管,上半视网膜和血管行径正常;
B. FFA 见下半侧视乳头水肿,边界不清,下方静脉扩张迂曲,荧光渗漏,出血区为遮蔽荧光

(四)辅助检查

1. 眼底荧光血管造影(FFA)　非缺血性 CRVO 可见视乳头毛细血管扩张、沿着视网膜静脉分布的荧光渗漏和微血管瘤;黄斑正常或者有轻度点状荧光素渗漏(图19-4B)。阻塞恢复后,FFA 可能表现正常;少数黄斑呈暗红色囊样水肿者,FFA 显示花瓣状荧光素渗漏,最终可能形成囊样瘢痕,导致视力下降。

缺血性 CRVO 显示视网膜循环时间延长,视乳头毛细血管扩张,荧光素渗漏。毛细血管高度扩张迂曲,微血管瘤形成。黄斑区能够见到点状或者弥漫的荧光渗漏,囊样水肿呈花瓣状荧光素渗漏(图19-5B)。毛细血管闭塞形成大片无灌注区,无灌注区附近可见动静脉短路,微血管瘤和新生血管(图19-2B)。疾病晚期可见视乳头的粗大侧支循环以及新生血管的荧光渗漏。黄斑正常或者残留点状渗漏、花瓣状渗漏,或者色素上皮损害的点状或者片状透见荧光。

研究认为 FFA 检查发现有 10 个视乳头直径(DD)以上毛细血管无灌注区的患者产生前部新生血管的危险性提高,因此应该被划分为缺血型[8]。无灌注区为 30 个 DD 以上的患者是发生新生血管的高危人群。所以 FFA 对于判断新生血管的形成很有帮助,对于判断预后和决定正确的随访有重大的意义。

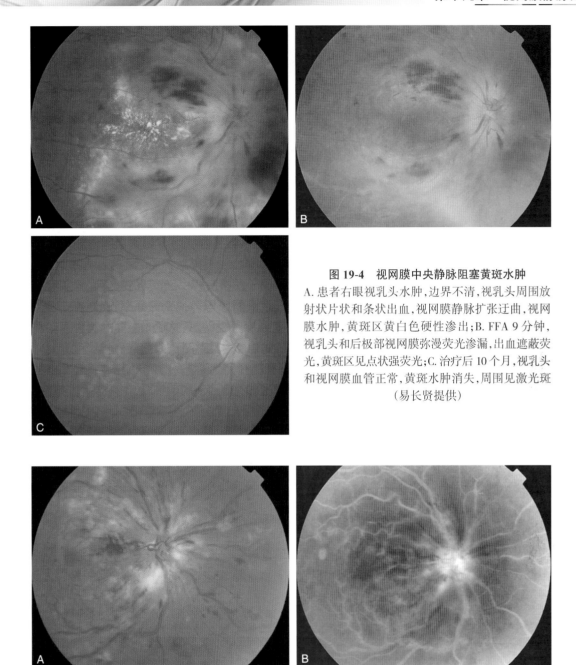

图 19-4 视网膜中央静脉阻塞黄斑水肿
A. 患者右眼视乳头水肿,边界不清,视乳头周围放射状片状和条状出血,视网膜静脉扩张迂曲,视网膜水肿,黄斑区黄白色硬性渗出;B. FFA 9 分钟,视乳头和后极部视网膜弥漫荧光渗漏,出血遮蔽荧光,黄斑区见点状强荧光;C. 治疗后 10 个月,视乳头和视网膜血管正常,黄斑水肿消失,周围见激光斑(易长贤提供)

图 19-5 黄斑囊样水肿
A. 缺血型黄斑水肿,视乳头边界不清,视乳头周大量棉绒斑和片状出血,黄斑水肿;B. FFA 晚期,视乳头渗漏荧光,边界不清,视乳头周血管渗漏荧光,大片无灌注区,黄斑区花瓣状渗漏荧光(刘文提供)

2. 相干光断层成像仪(OCT) 黄斑囊样水肿表现为黄斑中心凹明显隆起,外丛状层和内核层之间出现囊腔(图 19-6)。神经上皮层浆液性脱离可见脱离区呈低或者无反射暗区,其下方为高反射视网膜色素上皮(RPE)层。视网膜浅层出血在视网膜内表层呈高反射光带或散在点状高反射;深层出血表现为视网膜内高反射带,同时遮挡深层组织的反射。当发生黄斑区前膜时可见黄斑区视网膜前高反射带。

3. 全身检查 对每个患者应详细询问病史和做包括血压在内的全身体格检查。实验室检查包括血常规、糖耐量试验、血脂、血清蛋白电泳、血液生化和梅毒血清学检查。如果有凝血异常的病史,那么还要做进一步的血液检查,例如狼疮抗凝血因子、抗心磷脂抗体以及血清中蛋白 S 和蛋白 C 的量。

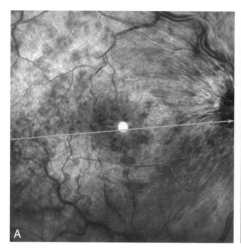
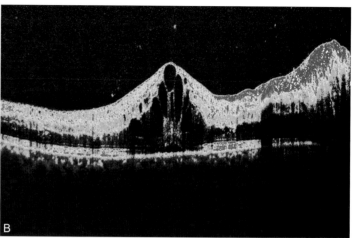

图 19-6　OCT 检查
A. 中央静脉阻塞；B. 黄斑囊样水肿（刘文提供）

三、分　类

根据病变程度和 FFA 的特征，可将 CRVO 分为缺血型和非缺血型两种类型，这种分型对治疗和预后具有指导意义。

（一）非缺血性 CRVO

又称作部分或不完全性 CRVO，也称作静脉淤血性视网膜病变。CRVO 患者中有 75%~80% 属于这种症状较轻的类型，患者视力轻度到中度下降。

视网膜静脉充血和迂曲是特征性表现。偶尔可能出现棉绒斑，位置靠近后极部（图 19-7）。如果出现黄斑水肿或者黄斑出血，视力会受到显著影响。黄斑水肿可能是囊样水肿，也可能是弥漫性黄斑增厚，或者两者都存在。大部分非缺血型 CRVO 的眼底改变在疾病诊断后的 6~12 个月消失。视网膜出血可以完全消退，视神经看起来正常，但是视乳头可出现静脉侧支血管。黄斑水肿消退后黄斑表现正常，但是持续的黄斑囊样水肿会导致永久的视力损伤，眼底可以观察到黄斑区色素沉着、视网膜前膜形成或网膜下纤维血管增生。

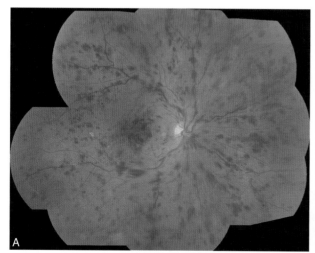
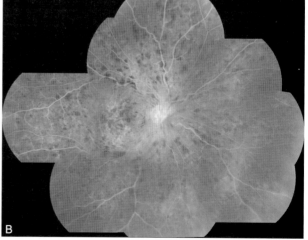

图 19-7　非缺血性视网膜中央静脉阻塞
A. 视乳头边界清，静脉血管迂曲扩张，在视乳头周围散在片状出血点；B. FFA 显示视乳头轻度渗漏荧光，视网膜散在片状遮蔽荧光，黄斑区弥漫性荧光渗漏

在非缺血性 CRVO 病例中,发生视网膜新生血管很少见(低于 2% 的发病率)。但是非缺血型 CRVO 亦可以发展为缺血型,研究发现 15% 的非缺血型患者在疾病发生四个月内就进展为缺血型(图 19-8),在三年内则有 34% 的非缺血型 CRVO 的患者发展为缺血型[8]。

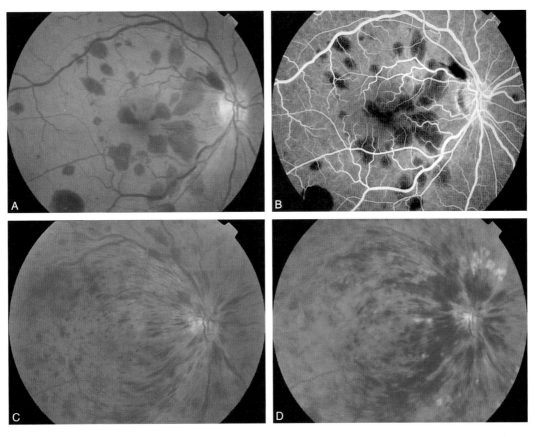

图 19-8　药物引起的中央静脉阻塞
A. 女,40 岁,取节育环后口服葆宫止血颗粒和奥硝唑分散片过敏,出现眼睛不适,发现颞侧后极部到赤道部视网膜内大小不等的片状出血;B. FFA 显示出血位于视网膜血管后,片状,边界清楚;C. 尽管用扩血管等药治疗,25 天后演变成典型的 CRVO,未见棉绒斑;D. 发病约两个月后,出血近一步加重,发展成缺血性 CRVO,视乳头周围和后极部见大量棉绒斑(易长贤提供)

(二) 缺血型 CRVO

缺血型 CRVO 是完全的静脉阻塞并伴有视网膜大量出血。这种类型占了 CRVO 的 20%~25%。患者视力突然明显下降,传入性瞳孔功能障碍很明显,中晚期出现新生血管性青光眼时患者会感觉剧烈疼痛。

典型的临床表现如图 19-2A,如果大量出血有可能突破内界膜而形成玻璃体积血。6~12 个月后进入疾病晚期,视乳头水肿消退,颜色变淡,可出现视乳头血管侧支循环。黄斑水肿消退,可出现黄斑区色素紊乱,严重者出现视网膜前膜或色素瘢痕形成,严重影响视力。

缺血型 CRVO 的容易发生视乳头或视网膜新生血管,导致增生性玻璃体视网膜病变。发生虹膜或者房角新生血管的概率为 60% 或者更高,最早可在 9 周内出现。新生血管性青光眼往往在起病后 3 个月内出现,导致顽固性的高眼压。

四、诊断和鉴别诊断

(一) 诊断

视力突然下降,以视乳头为中心的放射状和火焰状出血,静脉血管迂曲扩张呈腊肠状,可诊断 CRVO。仅凭眼底表现很难准确区分缺血性和非缺血性,FFA 可帮助区别二者,同时还可帮助确诊黄斑水肿。有部分患者在疾病发生数月后来就诊,症状和体征往往不典型,仅发现轻度静脉充血和迂曲以及少量视网膜出血,需加以注意。

（二）鉴别诊断

1. 眼部缺血综合征　急性 CRVO 容易和眼缺部血综合征相鉴别,但病程较长的非缺血型 CRVO 的临床表现与眼部缺血综合征相似。两种疾病都有视物模糊的症状,也都可有出现短暂失明。CRVO 患者常常可以看到黄斑水肿,但是在眼部缺血综合征中少见。两种疾病都有静脉充血,但是眼部缺血综合征一般没有静脉迁曲。眼部缺血综合征视网膜出血一般位于中周部,CRVO 的视网膜出血位于后极部。

2. 血液高黏度综合征　双眼发生类似 CRVO 的症状,可能是血栓形成导致的 CRVO。CRVO 很少两侧同时发病,它经常发生于全身高凝疾病和血液高黏滞疾病的情况下。当双侧 CRVO,同时在身体其他部位发生静脉阻塞,应高度怀疑血液高黏度综合征,做相应的实验室检查。

3. 高血压视网膜病变　当高血压视网膜病变引起视乳头水肿时,临床表现与 CRVO 相似。但 CRVO 很少两侧同时发病,而高血压视网膜病变常常双眼发病,眼底静脉有扩张,但并不发暗,无明显迁曲;常常可以见到棉絮斑和黄斑区星芒状渗出;眼底有动脉硬化的表现,动脉呈铜丝或者银丝样改变,动静脉压迹明显。

4. 视网膜血管炎　可伴发视乳头血管炎症,可引起非缺血性 CRVO,与 CRVO 非缺血型的临床表现相似。血管炎性 CRVO 患者多为年轻男性,病程呈自限性,视力预后较好。视网膜出血在视乳头及邻近视网膜,如果疾病控制不佳,静脉阻塞发展,视网膜出血渗出加重,黄斑水肿明显,演变为缺血型 CRVO。在治疗上,采用肾上腺糖皮质激素抗炎,如果反应好,可确诊为视乳头血管炎。

五、治　疗

针对其发病机制和病理改变,在临床上出现了多种多样治疗方法,但仍没有公认的安全有效的治疗方法。

（一）药物治疗

1. 活血化淤　目前一些药物对 CRVO 的治疗,包括应用抗凝剂和抗血小板凝聚药物(阿司匹林、肝素等),以及溶栓疗法和血液稀释疗法等[9],临床报道疗效不一,且不能对因治疗,并发症较多,很难为广大临床医生所接受。中医药经多年的临床应用证明有一定的疗效,所以,在我国临床广泛地应用各种活血化淤的中药方剂或中成药用于本病的治疗。在临床多用复方血栓通、复方丹参或云南白药等,但因疗效标准不一致,多数结果未有大量随机双盲对照研究,使推广应用缺乏足够临床证据。

2. 肾上腺糖皮质激素　主要用于减轻黄斑水肿,玻璃体腔内或后 Tenon 囊下注射曲安奈德(TA)均可减轻 CRVO 引起的黄斑水肿,使视力有所提高或者稳定,但作用时间短,有多种的副作用包括加速白内障进展、眼压升高以及眼内炎风险[10,11]。

3. 玻璃体腔注射抗血管内皮生长因子(VEGF)　近年已有多个报告证实玻璃体腔注射贝伐单抗(Avastin)、雷珠单抗(Lucentis),治疗 CRVO 引起的黄斑水肿,在早期对视力的提高是明显的,但需重复注射[12,13]。这些报告病例较少,且缺乏随机和对照。

4. 其他药物　维脑路通(曲克芦丁,troxerutin)可以改善视力,促进视网膜循环和减轻黄斑水肿;但是小样本、追踪期短及视力提高没有统计学意义[14]。噻氯匹定(ticlopidine)是抗血小板聚集药,可以稳定和提高视力,但结果没有统计学意义,而且治疗组腹泻发生率增加。己酮可可碱(pentoxifylline、巡能泰)是血流改善剂,可以减低血液黏滞度,改善局部血流,减轻黄斑的水肿,但视力并没有得到显著改善。这些药物的疗效有待进一步临床研究[14]。

（二）激光治疗

1. 治疗原则　①CRVO 发生后 6 个月内是虹膜新生血管出现的高危期,故最少每月随访 1 次,检查包括视力、裂隙灯、眼压和散瞳眼底检查,由于部分虹膜新生血管先出现在前房角,因此推荐作常规房角检查,如出现虹膜新生血管应立即进行全视网膜光凝术(PRP);②对缺血型 CRVO,缺血范围 >30DD、视力低于 0.1 的患眼可作为预防性 PRP 的指征;从长期来看,较一旦发现虹膜新生血管后即作 PRP 者无突出的优点,但要坚持常做(每月)随访检查,对不可能做密切随访的患者,则应该进行预防性 PRP;③PRP 后患眼须每月随访,仔细观察虹膜新生血管,以决定是否再做 PRP 补充治疗或其他治疗,如证实虹膜新生血管已退缩,随访密度可渐渐减低。

2. 治疗方法　光斑 200~500μm,时间 0.1~0.5s,功率 0.3~1.0w,以产生 II 级反应斑,两光斑间隔一个光斑直径的密度,激光光凝斑覆盖全部无灌注区,分别在激光光凝术后 12 周和 24 周行 FFA 复查,如有新的或光凝不全的无灌注区则进行补充光凝。适时治疗、定期随诊以及行 FFA 是提高治愈率的关键。早期预防性全视网膜光凝治疗缺血型视网膜静脉阻塞,一般需 1000~2000 个光凝点,分 3~5 次完成,并随访观察光凝前后眼部新生血管的消退和视力变化以及远期并发症的发生情况。

对非缺血性中央或分支静脉阻塞的黄斑水肿眼,可使用氩红激光诱导脉络膜视网膜静脉吻合,可防止其发展至缺血状态。在非缺血型黄斑水肿未发展至囊样变性之前,应用氩激光或 Nd-YAG 激光直接针对分支静脉光凝,激光能量的释放使静脉后壁和 Bruch 膜破裂,诱导建立脉络膜视网膜静脉吻合,可使非缺血型视网膜静脉阻塞所致黄斑水肿消退或减轻,从而改善视功能[15]。由于激光脉络膜视网膜静脉吻合会加重缺血型 CRVO 纤维血管增生性并发症的危险,所以对于缺血型 CRVO 不推荐该项治疗。

（三）手术治疗

1. 玻璃体积血　适应 CRVO 出现玻璃体积血,治疗观察一个月不能自行吸收。术中清除视网膜前膜并行全视网膜光凝。

2. 视神经巩膜环切开术　是玻璃体切除联合视神经鼻侧巩膜环切开以解除对该处视网膜中央静脉压迫,有利于静脉的回流[16]。适应于单纯 CRVO。这种手术有一定的并发症,要确定手术效果仍需要大量的临床随机对照研究及长期的临床观察。

六、治　疗　效　果

目前,药物治疗效果仍不确切,需要更多的研究。激光光凝治疗 CRVO 可以封闭视网膜无灌注区,抑制新生血管的发生和发展,减少新生血管性青光眼的发生;还可制止视网膜出血,减少玻璃体积血,促进出血和黄斑水肿吸收,有利于恢复中心视力。玻璃体腔内注射抗 VEGF 药物和 TA 能使黄斑水肿很快消退,但药物吸收后黄斑水肿可能复发。视神经巩膜环切开术患者的视力预后与自然病程比较没有统计学的差异,而且手术风险较大,该手术还存在较大的争议[17,18]。对非缺血型 CRVO 应用激光造成脉络膜血管与视网膜静脉吻合[19],以改善阻塞静脉血循环,减少非缺血型 CRVO 转变成缺血型 CRVO 发生率,减轻黄斑水肿,增进视力。在临床研究中,获得一些成功,但该方法成功率不高,而且存在形成吻合部位纤维增生的问题,甚至可以使相应血管产生闭塞。

七、典　型　病　例

病例一:非缺血型 CRVO 伴黄斑水肿的治疗

1. 病例　患者女,19 岁,因"左眼视力突然下降一月"来中山大学中山眼科中心就诊。患者否认眼红、眼痛病史,否认眼部外伤或全身其他病史。于 2011 年 6 月 10 日收入中山大学中山眼科中心进一步检查治疗。眼部检查:右眼视力 0.5,-1.25DS-0.50DC×75=1.2,右眼球前段及眼底未见明显异常。左眼视力 0.04,+0.50DS×25=0.04,左眼前段未见异常;眼底检查见视乳头水肿,边界不清,生理凹陷消失,静脉血管扩张迂曲,部分埋藏在出血中见不到,视乳头周放射状片状出血,沿视神经纤维走行,黄斑水肿(图 19-9A)。眼压测量:右眼 20mmHg,左眼 21mmHg。左眼底 FFA 显示视乳头毛细血管扩张和荧光渗漏,视网膜较多遮蔽荧光,视网膜静脉血管高度扩张迂曲,毛细血管弥漫的荧光渗漏(图 19-9B)。OCT 显示黄斑区水肿和中心凹视网膜囊样脱离(图 19-9C)。

2. 诊断　左眼 CRVO。

3. 治疗经过　入院后即以全身肾上腺糖皮质激素抗炎,血栓通针静脉注射,及营养神经等药物治疗。2011 年 7 月 26 日,左眼视力 0.2,-1.25DS-0.25DC×95=0.4,眼压 21mmHg,眼底没有继续出血而出院继续以小剂量激素口服治疗。2011 年 8 月 10 日,自觉视力下降来复诊,查左眼视力 0.1-1.25DS-0.25DC×95=0.2。眼压测量,右眼 17mmHg,左眼 18mmHg,左眼底出血已经大部分吸收,后极部见片状白色棉绒斑,黄斑仍水肿(图 19-10A)。FFA 和 OCT 都显示黄斑囊样水肿(图 19-10B、C)。行曲安奈德 40mg 球周注射,继续予

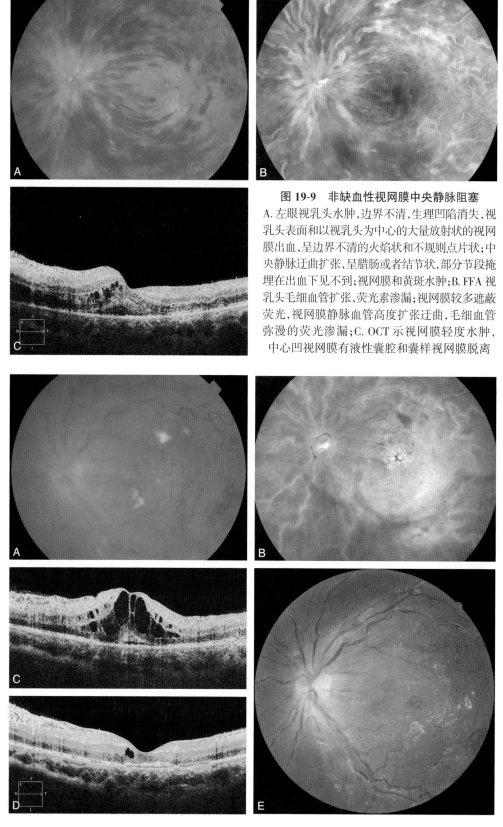

图 19-9　非缺血性视网膜中央静脉阻塞
A. 左眼视乳头水肿,边界不清,生理凹陷消失,视乳头表面和以视乳头为中心的大量放射状的视网膜出血,呈边界不清的火焰状和不规则点片状;中央静脉迂曲扩张,呈腊肠或者结节状,部分节段掩埋在出血下见不到;视网膜和黄斑水肿;B. FFA 视乳头毛细血管扩张,荧光素渗漏;视网膜较多遮蔽荧光,视网膜静脉血管高度扩张迂曲,毛细血管弥漫的荧光渗漏;C. OCT 示视网膜轻度水肿,中心凹视网膜有液性囊腔和囊样视网膜脱离

图 19-10　非缺血性视网膜中央静脉阻塞引起黄斑囊样水肿
A. 两个月后,视乳头水肿减轻,中央静脉仍迂曲扩张,视网膜出血大部分吸收,可见几处棉绒斑,视网膜和黄斑水肿;B. FFA 视乳头毛细血管扩张,荧光素渗漏减轻,视网膜静脉血管高度扩张迂曲,毛细血管弥漫的荧光渗漏,黄斑囊样水肿;C. OCT 示黄斑囊样水肿;D. 治疗八个月后,OCT 显示黄斑水肿基本消失,仍残留一个小囊腔;E. 治疗八个月后,视乳头水肿减轻,视网膜出血大部分吸收,中央静脉仍迂曲扩张,黄斑轻度水肿

以改善微循环,营养神经等药物治疗。

4. 治疗效果　2012 年 2 月 10 日复查,左眼视力 0.2,−1.25DS−0.25DC×95=0.6,视乳头颜色基本正常,边界清楚,静脉血管稍迂曲,黄斑水肿基本消失,视网膜出血完全吸收(图 19-10D、E)。眼压测量:右眼 21mmHg,左眼 20mmHg。

5. 专家点评　本例患者为年轻人,故考虑是炎症引起的中央静脉阻塞,应用全身肾上腺糖皮质激素抗炎治疗及局部长效激素的使用,疗效较好。

病例二:缺血型 CRVO

1. 病例　患者男,42 岁,因"左眼视力突然下降 6 天",无伴眼胀、头痛;有高血压病史。于 2007 年 8 月 11 日到中山大学中山眼科中心门诊就诊,查左眼视力 0.1,不能矫正,左眼前节未见异常,左眼底视乳头边界尚清,静脉血管扩展迂曲,眼底散在放射状出血(图 19-11A)。右眼视力 1.5,眼部检查未见异常。眼压测量:右眼 14mmHg,左眼 15mmHg。在门诊用扩血管药物治疗。2007 年 8 月 25 日因左眼视力进一步下降来就诊,检查左眼眼前节未见异常,眼底视乳头边界欠清,视乳头表面出血,围绕视乳头视网膜火焰状出血较前增多,静脉血管迂曲明显(图 19-11B)。FFA 检查,视乳头及视网膜静脉血管荧光渗漏,部分出血处荧光遮蔽,颞侧及鼻下方出现无灌注区(图 19-11C)。

2. 诊断　左眼 CRVO(缺血型)。

3. 治疗　行降血压、给予活血化瘀、改善微循环等药物治疗及眼底激光治疗。

4. 治疗效果　激光治疗三个月后检查见左眼底视乳头边界清晰,视网膜血管未见明显渗漏,视网膜出血大部分吸收(图 19-12),黄斑未见水肿,无新生血管等并发症,左眼视力恢复至 0.3。

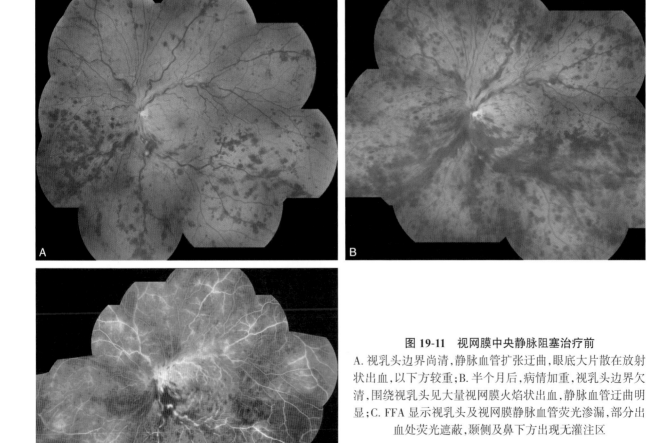

图 19-11　视网膜中央静脉阻塞治疗前

A. 视乳头边界尚清,静脉血管扩张迂曲,眼底大片散在放射状出血,以下方较重;B. 半个月后,病情加重,视乳头边界欠清,围绕视乳头见大量视网膜火焰状出血,静脉血管迂曲明显;C. FFA 显示视乳头及视网膜静脉血管荧光渗漏,部分出血处荧光遮蔽,颞侧及鼻下方出现无灌注区

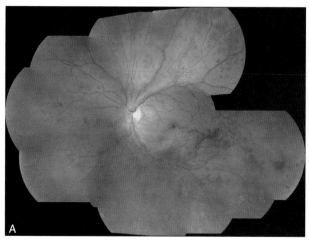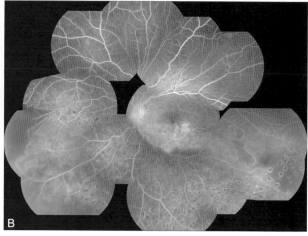

图 19-12　视网膜中央静脉阻塞治疗后

A.激光治疗三月后,视乳头边界清,黄斑区颞侧少量出血点,大部分积血已吸收,中周部视网膜见激光斑;B.FFA 视网膜及黄斑区未见明显渗漏,中周部视网膜见激光斑,鼻侧周边仍见无血管灌注区

第二节　视网膜分支静脉阻塞

视网膜分支静脉阻塞(branch retinal vein occulusion,BRVO)是发生在视网膜的分支静脉的血液回流受阻,其发病率高于 CRVO,男女发病比率相当,发病年龄在 60~70 岁之间。流行病学和组织病理学研究提示动脉疾病是发病的根本原因。该病常常是单眼发病,只有 9% 的患者双眼受累。

一、病因与发病机制

BRVO 的部位主要出现在动静脉交叉的位置,在这个位置上动静脉有共同的血管鞘,动脉一般位于静脉前方,硬化的动脉压迫静脉而导致血流动力学紊乱和血管内皮的损伤,最终导致血栓形成和静脉阻塞[20,21]。多数的 BRVO 出现在颞侧分支,可能是因为这里是动静脉交叉最为集中的地方。血管性疾病还包括巨大血管瘤、Coats 病、视网膜毛细血管瘤等往往会引起 BRVO。

高血压是 BRVO 最常见的全身相关疾病,研究证明了静脉阻塞和高血压之间的重要关系[22]。该研究还发现了分支静脉阻塞和糖尿病、高脂血症、青光眼、吸烟以及动脉硬化有关。而视网膜分支静脉的阻塞与饮酒和高密度脂蛋白的水平呈负相关[22]。

组织病理学研究表明阻塞的血管都有新鲜或者陈旧的血栓形成[23,24]。部分的病例能看到阻塞区域的视网膜缺血萎缩。所有的病例都有不同程度的动脉粥样硬化,但未发现同时有动脉血栓形成。

二、临床表现

(一)症状

一般患者主诉为突然开始的视物模糊或者视野缺损,视力在 1.0 到指数不等。黄斑外区域的阻塞,视力较好,当黄斑分支受累时,视力明显下降。

(二)体征

眼球前段检查一般正常。分支静脉阻塞位于眼底一个或偶尔的两个象限,阻塞部位一般靠近视乳头,视网膜出血仅限于阻塞的分支静脉分布区域,以阻塞部位为顶点,呈扇形或三角形排列,以火焰状出血为主(图 19-13)。也可少见地远离视乳头的后极部,如黄斑分支静脉阻塞(图 19-14)。阻塞引起的血管异常,也可引起大量渗漏,呈黄白色,类似 Coats 病(图 19-15)。

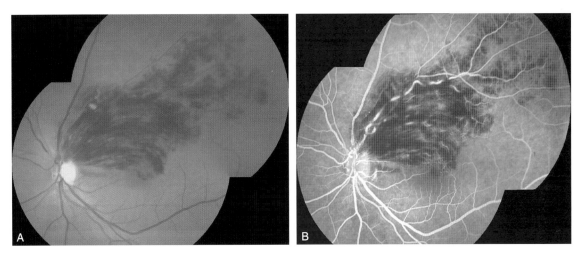

图 19-13　视网膜分支静脉阻塞
A.视乳头颞上方扇形火焰状出血,遮蔽部分血管走行;B.FFA 显示颞上支分支静脉迂曲扩张,充盈迟缓,上方
近后极部大片遮蔽荧光

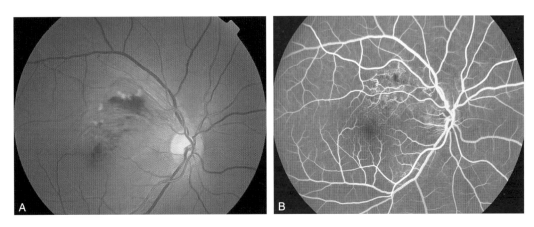

图 19-14　视网膜黄斑分支静脉阻塞
A.视乳头边界清,黄斑区上方视网膜内火焰状出血,可见数个棉绒斑;B.FFA 早期显示视乳头边界清,
颞上黄斑分支小静脉部分迂曲扩张,动静脉异常吻合,见微血管瘤和小缺血区,部分被荧光遮蔽,

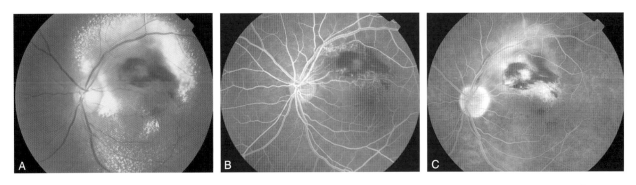

图 19-15　视网膜小分支静脉阻塞
A.黄斑上静脉小分支阻塞,引起出血和周围黄白色渗出,黄斑区星芒状渗出,类似 Coats 病;B.FFA 显示局部小静脉分支阻
塞,缺血,周围血管扩张,其他部位视网膜正常;C.造影晚期,视乳头染色,病变部位荧光渗漏,均围绕阻塞部位,视网膜染色,
部分出血形成的遮蔽荧光,但未见微血管瘤(易长贤提供)

（三）分类

按临床表现和 FFA,分支静脉阻塞分为非缺血型和缺血型两类。

1. 非缺血型　轻微阻塞出血量较小,静脉血管迂曲扩张也不明显,如果黄斑区未受损害,患者可能表现出无症状,只有在眼底常规检查时才发现。如果黄斑区受累,出现黄斑水肿和黄斑出血,视力也随之下降(图 19-13)。偶尔的情况下有少量出血的 BRVO 会进展为完全静脉阻塞,眼底出血和水肿也相应增多,同时视力下降。

2. 缺血型　完全阻塞就会出现网膜大范围出血,形成棉绒斑以及广泛的毛细血管无灌注区(图 19-16)。20% 的缺血型分支静脉阻塞患者发生视网膜新生血管,视网膜新生血管的出现与毛细血管无灌注区的大小呈正相关,视网膜新生血管一般出现在疾病发生后 6~12 个月,也可能几年后出现。接着可能会玻璃体积血,则需要做玻璃体切割。分支静脉阻塞的患者很少出现虹膜新生血管。急性 BRVO 的患者的症状在一段时间后会明显减轻,出血吸收后眼底看起来几乎正常。侧支血管的形成和一系列微血管的改变有助于出血的吸收。晚期出血吸收后可以看到毛细血管无灌注区,以及由于慢性黄斑囊样水肿引起的视网膜前膜和黄斑色素沉着。牵拉性或渗出性视网膜脱离少见。当有严重缺血情况存在的时候,阻塞的分支血管分布的区域可见视网膜脱离。

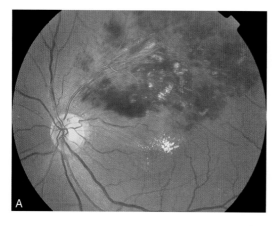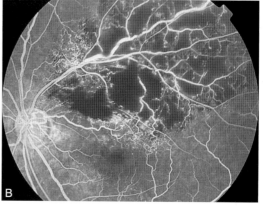

图 19-16　缺血型分支静脉阻塞

A. 靠近视乳头的颞上分支静脉阻塞,鲜红色视网膜出血呈片状或火焰状排列,其中可见到白色的棉绒斑,黄斑区可见到星芒状硬性渗出,视网膜血管稍变细;B. FFA 显示与彩图相对应区域的病变中,有出血的荧光遮蔽和无血管区,阻塞的静脉血管扭曲,粗细不均,在缺血区内和边界已有新生血管芽和新生血管形成,黄斑区有渗漏荧光(刘文提供)

（四）辅助检查

1. FFA　对于分支静脉阻塞的诊断和治疗有重要的指导意义。动脉充盈一般正常,但是阻塞的静脉充盈延迟,由于大量出血和毛细血管无灌注造成片状弱荧光,可见扩张迂曲的毛细血管,阻塞部位的视网膜静脉出现静脉壁荧光染色。病情较长患者,可出现动静脉异常吻合和新生血管大量的渗漏荧光,但是侧支循环血管无荧光渗漏。分支静脉阻塞累及黄斑则会出现黄斑水肿,黄斑花瓣样水肿可能包括整个黄斑区,也可能是部分,这取决于阻塞血管的分布。

2. OCT　用于观察分支静脉阻塞后有无黄斑囊样水肿或视网膜弥漫水肿(图 19-17)、神经上皮层脱离、视网膜出血、视网膜前膜、视乳头水肿等。在治疗过程中,可准确观察黄斑水肿消退情况。

三、诊断和鉴别诊断

（一）诊断

主要依据典型的临床表现和 FFA 特征,确诊并不难,但应区分缺血型还是非缺血型,并应努力寻找引起分支静脉阻塞的原因。

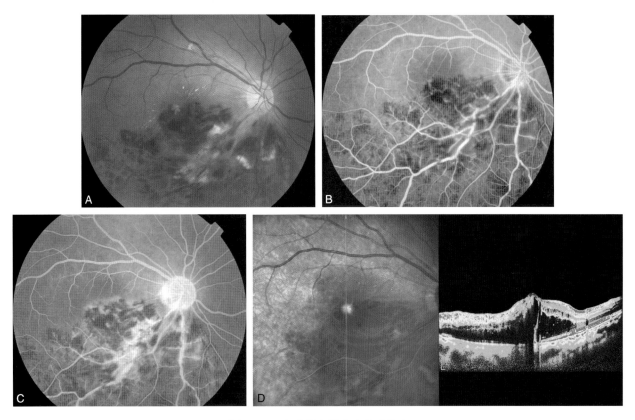

图 19-17 部分缺血性分支静脉阻塞

A. 颞下分支静脉阻塞,见棉绒斑和大量点和片状出血,累及黄斑,上半黄斑可见星芒状渗出;B. FFA 的动静脉期见遮蔽荧光和靠近乳头的缺血区;C. 晚期缺血区血管渗漏荧光;D. OCT 检查黄斑水肿和下方视网膜水肿增厚(刘文提供)

(二)鉴别诊断

1. 糖尿病视网膜病变 该病为血糖升高引起,一般为双眼发病,出血可位于眼底任何部位,散在点状和片状。在缺血区常可见散在微血管瘤和硬性渗出。静脉迂曲扩张没有 BRVO 明显。但是静脉阻塞患者有时也可能合并有糖尿病,容易与单眼发病的糖尿病视网膜病变相混淆。

2. 高血压视网膜病变 有明显动静脉交叉改变和视网膜出血的高血压视网膜病变容易与 BRVO 相混淆。高血压视网膜病变常常是双眼发病,眼底有动脉硬化,动脉呈铜丝或者银丝样改变,有动静脉交叉压迫征。静脉有扩张,但并不发暗,无明显迂曲。眼底出血表浅而稀疏,常常可以见到棉絮斑和黄斑区星芒状渗出。而 BRVO 患者多为单眼发病,静脉高度迂曲扩张,血液淤滞于静脉血管呈暗红色。

3. 黄斑毛细血管扩张症 该病患者多为男性,近黄斑中心凹或者黄斑区的毛细血管扩张。临床表现为视物模糊、变形以及中心暗点,容易与伴有毛细血管扩张的慢性视网膜黄斑分支静脉阻塞相混淆。但该疾病眼底没有明显的静脉迂曲以及出血。

四、治　疗

(一)全身药物治疗(参阅本章第一节)

(二)激光治疗

BRVO 研究组的研究结果对于黄斑水肿和新生血管这两个 BRVO 最主要的特征性病变的治疗有着很大的指导意义[25,26]。

1. 黄斑水肿 由于部分 BRVO 患者有一定自愈倾向,视力有时都能自行恢复,所以患者在发病后的三个月内一般不建议采用激光光凝治疗。光凝范围在黄斑无血管区的边缘与大血管弓之间,光斑大小为100μm,视网膜产生灰白色(I级)反应斑。4~6 周后复查 FFA。黄斑持续水肿的患者需要在残留的渗漏区补充光凝。

2. 视网膜新生血管　FFA 发现有视网膜缺血区,就要及时进行缺血区视网膜光凝,预防发生新生血管,从而降低玻璃体积血发生率[27]。已经发生视网膜新生血管者,仍要在视网膜缺血区及周围补打激光。激光光斑大小为 500μm,视网膜出现白色(Ⅱ级)反应斑。

(三)视网膜动静脉鞘膜切开术

动静脉鞘切开术　适应动静脉交叉压迫引起的 BRVO[28]。因视网膜动脉和静脉被包裹在一个鞘膜内,动脉硬化对相对缺乏弹性的静脉产生压迫,通过切除该鞘膜可解除压迫。该手术对恢复视网膜的血液灌注,使视网膜内出血和黄斑水肿减轻有较好的效果,但不能改善已出现的视网膜无灌注状态[29],所以该手术适宜在 BRVO 早期进行。

(四)玻璃体腔注药

肾上腺糖皮质激素以及贝伐单抗(Avastin)、雷珠单抗(Lucentis)等玻璃体腔注药术(参阅本章第一节)。

五、治 疗 效 果

分支静脉阻塞研究小组发现对于视力在≤0.5、FFA 显示黄斑水肿的患者,做黄斑区格子样光凝,可以减轻黄斑水肿和提高视力,平均视力提高一至两行[26]。激光治疗黄斑囊样水肿有一定疗效,但玻璃体腔注射曲安奈德疗效尤为显著,两者可以结合使用,治疗后黄斑水肿以及视力有明显改善。动静脉鞘切开术有一定疗效,在 15 例患者中有 10 例手术后视力提高,平均 4 行以上(Snellen 视力表),有 3 例视力下降,平均下降 2 行,所有的患者的网膜下出血以及黄斑水肿均有减轻[29,30]。关于玻璃体手术联合或不联合内界膜剥离术治疗黄斑水肿,其临床治疗效果和经济性,安全性尚待进一步考证。

六、典 型 病 例

病例一:非缺血型分支静脉阻塞治疗

1. 病例　患者女,65 岁,因"左眼视力突然下降半月",无伴眼胀、头痛,有高血压病史。于 2003 年 5 月 21 日来东莞光明眼科医院门诊首次就诊。检查右眼视力 0.9,左眼 0.2,不能矫正。眼压测量:右眼 18mmHg,左眼 16mmHg。右眼晶状体轻度混浊,余未见异常。左眼晶状体轻度混浊,左眼视乳头边界清,颞下静脉血管扩展迂曲、散在点片状出血,视网膜及黄斑区未见水肿(图 19-18A),因患者荧光素钠过敏未能行 FFA 检查。

2. 诊断　左眼颞下分支静脉阻塞(非缺血型)。

3. 治疗经过　给以降血压,活血化瘀及改善微循环等药物治疗,视力略有提高。2003 年 8 月 20 日因

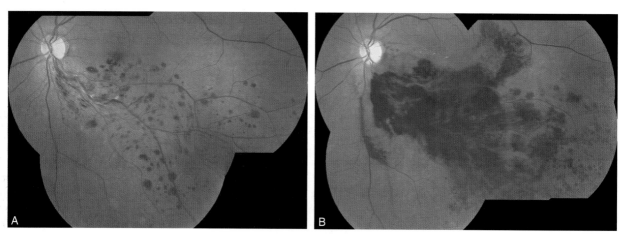

图 19-18　颞下分支静脉阻塞

A. 视乳头边界清,颞下静脉血管扩展迂曲、散在点片状出血,视网膜及黄斑区未见水肿;B. 三个月后,颞下方视网膜大片火焰状出血,遮盖血管行径,黄斑区也被出血遮盖,隐约见部分静脉血管闭塞

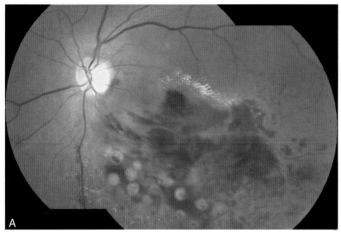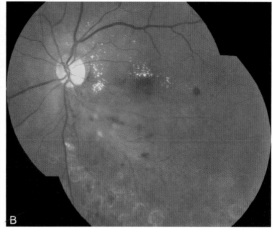

图 19-19　治疗后

A. 激光治疗一月后,可见较多陈旧激光斑,在部分出血吸收处进行补充光凝,呈灰白色光凝斑;B. 治疗 10 个月后,视网膜出血大部分吸收,可见较多激光斑,黄斑区未见明显水肿

自觉视力进一步下降来诊。查左眼视力 0.06,不能矫正。眼底检查:左眼底出血较三月前加重,视乳头颞下方大片火焰状出血,遮盖血管和部分黄斑区,隐约见部分静脉血管闭塞,提示分支静脉阻塞由非缺血型向缺血型转变(图 19-18B)。鉴于患者随诊条件欠佳,行局部视网膜光凝治疗,一月后来诊予补充激光光凝(图 19-19A)。

4. 治疗效果　经过降血压、活血化瘀、改善微循环等药物治疗和眼底激光治疗,左眼底出血逐渐吸收,至 2004 年 4 月 19 日门诊复诊,左眼视力恢复至 0.6,眼底出血大部分吸收,激光斑色素沉(图 19-19B)。

5. 专家点评　在 BRVO 的患者(除单纯黄斑分支静脉阻塞者),最好适时进行局部的视网膜激光光凝,以预防新生血管的出现。同时,要积极治疗全身相关病,给予活血化瘀、改善微循环等药物治疗。

病例二:缺血性分支静脉阻塞治疗

1. 病例　患者女,49 岁,因“右眼视力突然下降 20 天”于 2011 年 6 月 8 日来中山眼科中心门诊就诊。患者 20 天前突发右眼视力下降,不伴红痛。无高血压和糖尿病史,既往双眼视力好。检查全身情况无异常,血压 155/88mmHg。眼部检查,右眼视力 0.4,矫正无提高,眼球前段正常,玻璃体清,视乳头颞下稍模糊,血管行径正常,动脉呈铜丝状。颞下视网膜见大片出血,累及下半黄斑,出血内可见棉绒斑(图 19-17)。左眼视力 1.5,眼球前段及眼底检查正常。眼压测量:右眼 14.7mmHg,左眼 17mmHg。FFA 显示右眼为典型的缺血型分支静脉阻塞(图 19-17B、C)。OCT 显示黄斑囊样水肿(图 19-17D)。

2. 诊断　右眼分支静脉阻塞(缺血型)。

3. 治疗　患者诊断明确,全身无其他病变。给予眼底光凝视网膜缺血区,辅以复方血栓通 2 片,每日 3 次,维生素 C 0.2g,每日 3 次,维生素 Bco 2 片,每日 3 次,肌苷 0.2g 每日 3 次。

4. 治疗效果　患者一直在门诊复诊。2012 年 12 月 28 日复诊,右眼视力 0.5,矫正不提高。眼底出血完全吸收,病变区见激光斑色素沉着(图 19-20A)。FFA 显示颞下仍见缺血区,新生血管和包括黄斑下半的颞下荧光渗漏(图 19-20B、C)。OCT 提示黄斑下方仍有轻度水肿(图 19-20D)。以后复诊视力和眼底变化不明显。

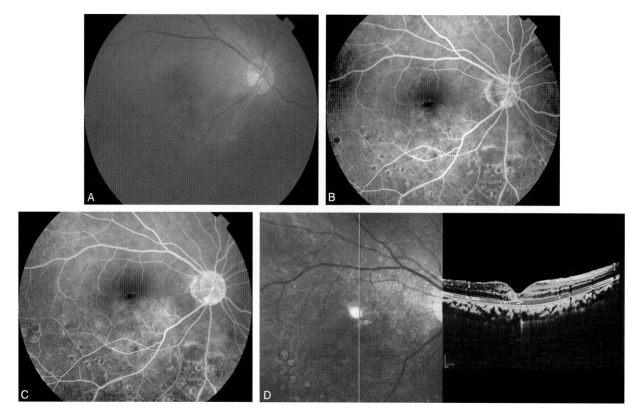

图 19-20 部分缺血性分支静脉阻塞治疗后

A. 治疗半年后,颞下出血完全吸收,颞下支静脉呈铜丝状,颞下象限视网膜见黑色激光斑;B. FFA 三分钟,大血管行径正常,可见缺血区和新生血管,黄斑下方有大片荧光渗漏;C. 造影 13 分钟,颞下方染料沉积;D. OCT 检查下方黄斑轻度水肿,层间有高反射颗粒(刘文提供)

(陈潇 于强)

参 考 文 献

1. Hayreh SS, Zimmerman B, McCarthy MJ, et al. Systemic diseases associated with various types of retinal vein occlusion. Am J Ophthalmol. 2001;131:61-77.

2. Green W, Chan C, Huutchins G, at al. Central retinal vein occlusions: a prospective histopathologic study of 29 eyes in 28 cases. Retina. 1981;1:27-55.

3. Abu El-Astar AM, Abdel Gader AG, Al-Amro S et al. Hypercoagulable states in patients with retinal venous occlusion. Doc Ophthlmol. 1998;95:133-143.

4. The Eye Disease Case-Control Study Group. Risk factors for central retinal vein occlusion. Arch Ophthalmol. 1996;114:545-554.

5. Lahey JM, Tunc M, Kearney J, et al. Laboratory evaluation of hypercoagulable states in patients with central vein occlusion. Br J Ophthalmol. 2002;86:774-776.

6. Williamson TH, Rumley A, Lowe GD. Blood viscosity, coagulation, and activated protein C resistance in central retinal vein occlusion: a population controlled study. Br J Ophthalmol. 1996;80:203-208.

7. Gottlieb JL, Blice JP, Mestichelli B, et al. Activated protein C resistance, factor V leiden, and central retinal vein occlusion in young adults. Arch Ophthalmol. 1998;116:577-579.

8. The Central Vein Occlusion Study Group. Baseline and early natural history report: the Central Vein Occlusion Study. Arch Ophthalmol. 1993;11:1087-1095.

9. Mohamed Q, Mclntosh RL, Saw SM, et al. Interventions for central retinal vein occlusion: an evidence-based systematic review. Ophthalmology. 2007;114:507-519.

10. Park CH, Jaffe GJ, Fekrat S. Intravitreal triamcinolone acetonide in eyes with cystoid macular edema associated with central retinal vein occlusion. Am J Ophthalmol. 2003;136:419-425.

11. Lin JM, Chiu YT, Hung PT et al. Early treatment of severe cystoid macular edema in central retinal vein occlusion with posterior subtenon triamcinolone acetonide. Retina. 2007;27:180-189.

12. Costa RA, Jorge R, Calucci D et al. Intravitreal bevacizumab (avastin) for central and hemicentral retinal vein occlusions: IBeVO study. Retina. 2007; 27: 141-149.

13. Hsu J, Kaiser RS, Sivalingam A, et al. Intravitreal bevacizumab (avastin) in central retinal vein occlusion. Retina. 2007; 27: 1013-1019.

14. Mohamed Q, Mclntosh RL, Saw SM et al. Intraventions for central retinal vein occlusion: an evidence-based systematic review. Ophthalmology. 2007; 114: 507-519.

15. McAllister IL, Constable IJ. Laser-induced chorioretinal venous anastomosis for treatment of non-ischemic central retinal vein occlusion. Arch Ophthalmol. 1995; 113: 456-462.

16. Opremcak EM, Bruce RA, Lomeo MD, et al. Radial optic neurotomy for central vein occlusion: A retrospective pilot stydy of 11 consecutive cases. Retina. 2001; 21: 408-415.

17. Garcia-Arumi J, Boixadera A, Martinez-Castillo V, et al. Chorioretinal anastomosis after radial optic neurotomy for central retinal vein occlusion. Arch Ophthalmol. 2003; 121: 1385-1391.

18. Williamson TH, Poon W, Whitefield L, et al. A pilot study of pars plana vitrectomy, intraocular gas, and radial neurotomy in ischaemic central retinal vein occlusion. Br J Ophthalmol. 2003; 87: 1126-1129.

19. Opremcak EM, Bruce RA. Surgical decompression of branch retinalvein occlusion via arteriovenous crossing sheathotomy: a prospective review of 15 cases. Retina. 1999; 19: 1-5.

20. Weinberg D, Dodwell DG, Fern SA, et al. Anatomy of arterriovenos crossing in branch retinal vein occlusion. Am J Ophthalmol. 1990; 109: 298-302.

21. Duker JS, Brown GC. Anterior location of the crossing artery in branch retinal vein occlusion. Arch Ophthalmol. 1989; 107: 998-1000.

22. The Eye Disease Case-Control Study Group. Risk factors for branch retinal vein occlusion. Am J Ophthalmol. 1993; 116: 286-296.

23. Browers DK, Finkelstrin D, Wolff SM, et al. Branch vein occlusion: a clinicopathological case report. Retina. 1987; 7: 252-259.

24. Frangieh GT, Green WR, Barraquer-Somers E, et al. Histopathologic study of nine branch retinal vein occlusions. Arch Ophthalmol. 1982; 100: 1132-1140.

25. Finkelstein D. Argon laser photocoagulation for macular edema in branch vein occlusion. Ophthalmology. 1986; 93: 975-977.

26. The Branch Vein Occlusion Study Group. Argon laser photocoagulation for macular edema in branch vein occlusion. Am J Ophthalmol. 1984; 98: 271-282.

27. The Branch Vein Occlusion Study Group. Argon laser scatter photocoagulation for prevention of neovascularization and vitreous hemorrhage in branch vein occlusion. Arch Ophthalmol. 1986; 104: 34-41.

28. Stahl A, Struebin I, Hansen LL, et al. Bevacizumab in central retinal vein occlusion: a retrospective analysis after 2 years of treatment. Eur J Ophthalmol. 2010; 20: 180-185.

29. Ostelah MD, Chades S. Surgical decompression of branch retinal vein occlusions. Arch Ophthalmol. 1998; 106: 1469-1471.

30. Opremcak EM, Bruce RA. Surgical decompression of branch retinal vein occlusions via arteriovenous crossing sheathotomy: a prospective review of 15 cases. Retina. 1999; 19: 1-5.

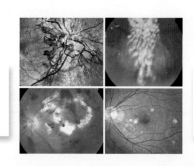

第二十章
低灌注眼底病变

低灌注视网膜病变（hypoperfusion retinopathy）是指供应眼部血管病变引起的眼球血流量不足而产生视网膜病理改变。包括了眼部缺血综合征和大动脉炎等疾病。

第一节　眼部缺血综合征

眼部缺血综合征（ocular ischemic syndrome）指血液供应不足而引起眼部病变[1]。眼缺血性改变可以由不同的病因引起，眼科医生比较熟悉的是医源性或外伤性眼缺血，比如视网膜脱离的巩膜外环扎手术，如果环扎带过紧，就可能导致眼缺血。又比如眼外伤或者眼肌手术同时切断两条以上的眼外肌也可能引起眼部缺血，出现视力下降，角膜，结膜水肿，前房细胞增多，出现房水闪辉，白内障，眼部疼痛，视网膜水肿等一系列改变，这些内容将在外科卷给予讨论。本章主要集中在内科疾病引起的眼部缺血性改变并且以眼底改变为讨论重点。

一、病因与发病机制

≥90% 的眼部缺血综合征是同侧颈动脉狭窄或闭塞引起，可以是颈总动脉或颈内动脉，动脉粥样硬化是主要原因[1]。极少的报道还包括颈动脉瘤剥除、巨细胞动脉炎，脑基底异常血管网（moyamoya disease）、纤维肌性发育异常（fibromuscular dysplasia）、白塞病、外伤、炎症和放射性疾病，在中国比较常见的是鼻咽癌患者接受放射治疗之后[2]。颈动脉疾病可以表现为眼部或者非眼部的症状。眼科表现的重要性不仅在于其发生率较高，而且常常是颈动脉疾病的首先表现，其表现形式可以多种多样。一些人表现为一过性脑缺血（transient ischemic attach，TIA），如果这种缺血由颈动脉系统引起，可能出现半侧偏瘫，半侧感觉丧失，一过性黑矇。也有一些人只有眼部表现，比如动脉阻塞引起部分或者完全性的视力丧失，或者仅仅是视力下降，或者由于眼缺血而出现的眼部疼痛。眼科医生需要熟悉一过性黑矇的临床表现，因为它常常是由于身体同侧颈动脉溃疡性动脉粥样硬化栓子脱落引起[3]。大约全部短暂性脑缺血发作的患者中约 1/3 可能发生中风。这一比例大概是同龄人群的 4 倍[4]。并不是所有一过性黑矇都是颈动脉疾病引起，其他可能引起一过性黑矇疾病还包括：偏头痛，心脏结构缺陷，眼动脉狭窄，眼动脉血管瘤，血液系统疾病以及高眼压，动脉低压以及一些不明原因的疾病。

二、临床表现

多见于年纪大患者，平均年龄约 65 岁（50~80 岁），没有种族差异，男性多于女性，约 2∶1。两眼均可发病，有 20% 的患者是双眼发病。每年发病率不详，但 Mueller 估计是 7.5 例 / 百万[5]。

（一）症状

颈动脉狭窄缓慢发展患者，开始时可没有症状。仅仅在偶然发生视网膜动脉微小栓塞和严重动脉狭窄时，才出现眼部症状。

1. 一过性黑矇（amaurosis fugax）　是视力短时间丧失几秒或几分钟。大约 10% 的患者有此发作史。可以是颈动脉缺血引起短暂性脑缺血发作的表现[6]，也可是栓子引起的视网膜中央动脉栓塞，血管痉挛也可是原因之一,最少见的是眼动脉狭窄引起[2]。

2. 闪辉性暗点(scintillating scotomas)　又称暂时性不完全黑矇,是在视野中央或附近的一个闪烁光点(暗点),暗点区不是全黑,但妨碍视觉,暗点以外视觉正常。一般是偏头痛先兆,在脑动脉痉挛和视网膜小动脉痉挛也可出现。

3. 延长光照恢复(prolonged light recovery)　是暴露强光后恢复视力时间延长,见于严重颈动脉阻塞患者,同时伴有视觉诱发电位(VEP)降低,与黄斑区视网膜缺血有关。在双侧严重颈动脉阻塞患者,暴露强光后,可发生双眼视力丧失。

4. 视力下降　突然的无痛性的单眼视力消失,患者通常描述为视觉突然变暗或变黑,之后视觉从一个象限开始恢复,然后扩展到全部视野或者表现为由暗变亮的过程,偶尔还有描述像拉开窗帘一样。一般持续2~10分钟,视力都可以恢复到以前的水平。发作频率变化没有太多规律,可以是每周1~2次,也可多到每天10~20次。多数下降比较快速甚至在几周内视力丧失,除非发生新生血管性青光眼,无光感少见。个别患者表现为突然的视力丧失,出现典型的黄斑樱桃红斑的视网膜中央动脉阻塞表现。

5. 眼部疼痛　是眼缺血的常见表现,多数患者表现为眼眶疼痛,胀痛或者钝痛。部分患者可能是由于继发性新生血管性青光眼导致的眼部疼痛,或者缺血导致角膜水肿进而引起疼痛。

(二) 体征

1. 眼外表现　偶尔在额部见到显著的侧支循环血管(collateral vessels),在额头的一边与颈外动脉系统相沟通。这种侧支血管无触痛,可与扩张有触痛的巨细胞动脉炎相区别。

2. 眼前节改变　房水闪辉和浮游细胞,是缺血性葡萄膜炎的一种表现。大部分患者(2/3)首次就诊时有虹膜新生血管,即使前房角由纤维血管组织全部关闭,也仅约一半人有和发展到眼压轻度增高[1]。眼部缺血对睫状体的血供减少,同时减少了房水生成,可解释高眼压少的这种现象[7]。在虹膜红变患者,角膜后细沉着物、房水闪辉和浮游细胞阳性[8],瞳孔反应迟钝。在单侧眼部缺血患者,可发现患侧晶状体较健眼混浊,晚期可发展成完全混浊。

3. 眼后节改变　早期玻璃体透明,在继发新生血管出血患者,玻璃体积血。视网膜动脉常变细,而视网膜静脉则扩张,伴有出血(图20-1A),但不如糖尿病视网膜病变明显,可能是对血流减少的一种非特异性反应。在某些缺血眼,视网膜动静脉可以都变细。由于缺血损伤视网膜血管内皮细胞,在80%的患者可见到视网膜出血。出血通常位于中周部眼底,但也可扩展到后极部。出血形态以点和片状多见,偶尔见到视网膜表层的神经纤维层内出血。常见到微动脉瘤和毛细血管扩,部分患者可出现棉绒斑(图20-2A)、自发性视网膜动脉搏动或视网膜动脉胆固醇栓子(cholesterol emboli);也可出现前段缺血性视神经病变和极少数出现视网膜动静脉吻合。疾病发展,可在视乳头和视网膜表面形成新生血管,玻璃体的收缩牵拉可引起玻璃体积血,严重病例发展成纤维血管增生。

黄斑樱桃红斑视网膜水肿仅发生在视网膜中央动脉急性阻塞患者,可以是栓子栓塞视网膜中央动脉,或是眼内压大于灌注压,后者多见于新生血管性青光眼。

4. 全身情况　眼部缺血综合征常常在一个或几个方面与动脉粥样硬化相关,常有动脉高血压病(73%)和同时存在糖尿病(56%)[9]。还有一些患者同时有周边血管性疾病和做过旁路吻合手术病史。少见但非常严重的全身疾病是巨细胞动脉炎,可引起双眼缺血综合征。眼部缺血综合征患者的5年死亡率是40%[9],排在心血管疾病死亡的首要原因,占疾病的2/3,中风是第二个主要原因。因此,对眼部缺血综合征患者应该请心血管医生会诊,确立治疗方案。

(三) 辅助检查

1. 荧光素眼底血管造影(FFA)　眼部缺血综合征患者臂-脉络膜循环时间和臂-视网膜循环时间延长。注射造影剂后到脉络膜出现充盈是5秒钟,在眼部缺血患者,出现斑片状和(或)延迟脉络膜充盈(图20-1D)。延迟充盈脉络膜血管的时间可达一分钟或更长时间,脉络膜充盈时间延迟是眼部缺血综合征最特异的FFA表现。视网膜动静脉过渡时间延长也是最常见的表现(尽管也能在视网膜中央动脉阻塞和中央静脉阻塞见到),视网膜动脉见到荧光素充盈的前锋和视网膜静脉在动脉充盈后长时间不充盈(图20-1B、图20-2B),都是典型的眼部缺血综合征表现。在晚期,出现视网膜血管染色,动脉比静脉更明显

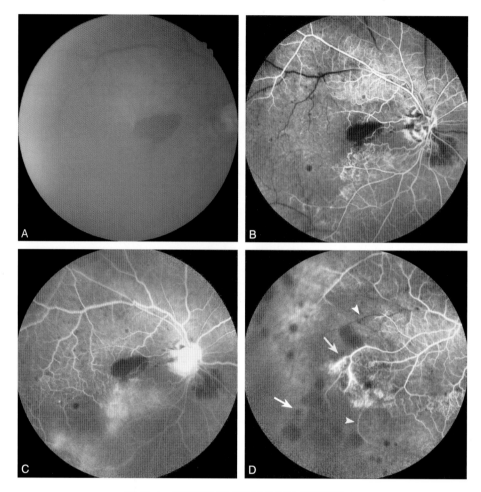

图 20-1　低舒张压引起的脉络膜和视网膜缺血

A.患者男,70 岁,长期血压在 110/50mmHg,右眼屈光间质混浊致眼底不清,视乳头边有火焰状出血,动静脉比 1:2,黄斑区有视网膜前椭圆形出血;B.荧光素眼底血管造影(FFA)38 秒,视乳头出现不规则高荧光,视乳头旁鼻下见片状脉络膜低荧光,下半静脉充盈,上半静脉出现层流,黄斑颞侧无荧光充盈,黄斑下方缺血边缘处毛细血管扩张和开始渗漏荧光,可见微动脉瘤;C.造影 6 分 3 秒,视乳头高荧光,黄斑颞侧血管充盈,黄斑下方视网膜见大量无灌注区和渗漏荧光,视乳头旁鼻下仍见片状脉络膜弱荧光;D.造影 1 分 51 秒,在颞侧周边无灌注区见多个斑块和圆点状脉络膜无充盈区(白箭),仍见到未充盈的静脉血管(白箭头)和分支闭塞后孤独的血管(黄箭头),动静脉毛细血管扩张和异常吻合(黄箭)

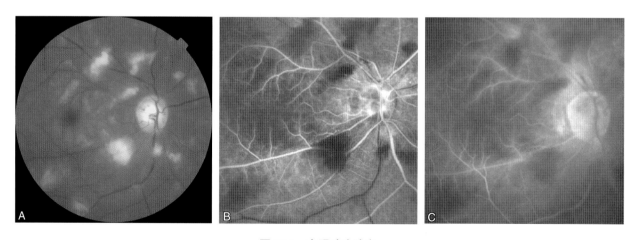

图 20-2　右眼动脉狭窄

A.患者女,65 岁,右眼视力缓慢下降一月,视力 0.1,矫正无提高,血管超声波发现右眼动脉狭窄。眼底检查:右眼视乳头色淡,边界清,血管行径正常,动脉细,A:V=1:2,静脉暗红,黄斑区灰白水肿,后极部视网膜散在大小不等的片状棉绒斑;B. FFA检查 52 秒钟,视乳头片状强荧光,动脉血管充盈,上方静脉出现层流,下方大静脉仍没充盈,棉绒斑呈遮蔽荧光;C.造影 29 分钟,视乳头及周围荧光染色,动脉壁染色,片状遮蔽荧光没变化(赵英杰提供)

（图 20-2C），慢性缺氧损伤血管内皮细胞是血管壁染色的原因。而在单纯视网膜中央动脉阻塞，视网膜血管壁不染色。缺氧和继发血管内皮损伤以及微动脉瘤渗漏可引起黄斑渗漏和水肿荧光染色，而视乳头是弱荧光染色。FFA 还可发现毛细血管无灌注，微血管瘤，一般在疾病发展一段时间才出现。

2. 视网膜电图（ERG）　因为眼部缺血征患者脉络膜和视网膜同时缺血，所以 ERG 同时出现 a 波和 b 波峰值降低，单纯视网膜中央动脉阻塞仅出现明显的 b 波降低。

3. 颈动脉成像　颈部血管造影常用于可能有手术指征者或诊断不明患者，有≥90% 的眼部缺血综合征患者造影发现单侧颈内动脉或颈总动脉阻塞（图 20-3）。即使用非侵入式检查，如双超声波检查（duplex ultrasonography）、视网膜血压测量（ophthalmodynamometry）、眼体积描记法（oculoplethysmography）和眼充气体积描记法（oculopneumoplethysmography），也能在大多数患者发现颈动脉狭窄[10,11-13]。

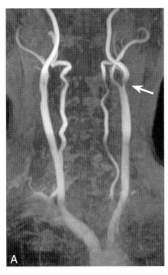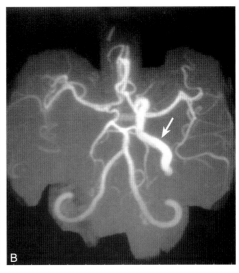

图 20-3　颈内动脉狭窄和阻塞
A. 患者 72 岁，核磁共振（MR）血管成像，左侧颈内动脉起始处重度狭窄（箭），左基底动脉硬化，粗细不均（沈冰奇提供）；B. 患者男，45 岁，以右眼视力下降为主诉就诊，MR 血管成像示右侧颈内动脉闭塞不显影，左侧颈内动脉正常（箭）

三、诊断和鉴别诊断

（一）诊断

1. 视力下降　有一过性黑矇或闪辉性暗点病史，突然无痛性的单眼或双眼视力下降。

2. 眼部疼痛　可表现为眼眶疼痛，胀痛或者钝痛。

3. 眼底改变　视网膜动脉变细，静脉扩张或变细，中周部视网膜内点状和片状出血。FFA 表现脉络膜和视网膜血管充盈时间延长，有动脉血管充盈前锋。

4. 全身疾病　引起颈外血管狭窄的各种疾病病史，比如鼻咽癌放射治疗之后，动脉粥样硬化等。对颈动脉狭窄患者，可以用手触摸双侧颈动脉的搏动力量，在颈动脉完全或者几乎完全闭塞的情况下，颈动脉的搏动会明显减弱甚至消失。听诊检查有时也有帮助，颈动脉狭窄时可能出现异常的血管杂音，杂音出现可以帮助诊断，但没有杂音并不能肯定排除颈动脉狭窄。而且如果颈动脉完全性闭塞时也不再会有杂音出现[14]。

（二）鉴别诊断

眼部缺血综合征最容易和视网膜中央静脉阻塞和糖尿病性视网膜病变相混淆，鉴别要点列在表 20-1。

表 20-1　眼部缺血综合征与视网膜中央静脉阻塞和糖尿病性视网膜病变鉴别

临床表现	眼部缺血综合征	视网膜中央静脉阻塞	糖尿病性视网膜病变
眼别	80%单眼	通常单眼	双眼
年龄	50~80岁	50~80岁	不定
静脉状态	扩张但不扭曲,串珠状	扩张和扭曲	扩张和串珠状
出血	周边,点状和片状	后极部,神经纤维层	后极部,点状和片状
微动脉瘤	中周部	不定	后极部
渗出	缺乏	少见	常见
视乳头	正常	肿胀	在视乳头病变时有改变
视网膜动脉灌注压	降低	正常	正常
脉络膜充盈	延迟和斑块状充盈	正常	正常
动静脉过渡时间	延长	延长	可以延长
视网膜血管染色	动脉	静脉	常缺乏

四、治　疗

1. 内科治疗　因为动脉粥样硬化是眼部缺血综合征最常见的原因,应介绍患者见内科医生,控制引起动脉粥样硬化疾病的危险因素,如高血压、抽烟、糖尿病和高脂血症等。

2. 病因治疗　详细的治疗方案需请内科或外科医生会诊后作出,这里只是简单介绍其基本的方法。①颈动脉内膜切除(endarterectomy)适应患有溃疡性或者明显影响到血流动力学改变,但又没有完全阻塞的颅外颈动脉病变患者。单纯颈动脉明显狭窄,但没有出现短暂性脑缺血发作(TIA),不是外科手术的指针;②表浅颞侧动脉与中脑动脉搭桥术适应颈动脉完全闭塞患者。

对于不适合手术的患者,可以考虑使用抗血小板凝集药物,应首选阿司匹林[15],但阿司匹林的最佳剂量还不能肯定。

3. 眼科治疗　主要是针对眼部缺血综合征引起的并发症。当发生虹膜红变和(或)视网膜新生血管时,要做全视网膜激光光凝,光凝后大约仅有 36% 的患者虹膜新生血管会消退[16]。如果发生新生血管性青光眼,可首先使用局部和全身抗青光眼药物。局部点多种抗青光眼滴眼剂仍不能控制眼压,就要做青光眼滤过手术或引流阀植入。如果玻璃体混浊和眼压难以控制,可做玻璃体和晶状体切除术联合眼内睫状突光凝。在视力恢复无望和难以控制的新生血管性青光眼伴眼部疼痛,可选择经巩膜睫状突光凝或经巩膜冷冻睫状体。同时颈动脉内膜切除手术和外科搭桥手术都有减轻前段缺血,缓解眼疼痛的作用。

五、治 疗 效 果

眼部缺血综合征患者视力的自然过程尚不清楚,但在完全发展成眼部缺血的患者,视力将长期下降。当发生虹膜红变时,在一年内,超过 90% 的眼成为法律意义上的盲。

(刘文　易长贤)

第二节　大 动 脉 炎

大动脉炎(Takayasu's arteritis)又称非特异性主动脉炎(nonspecific aortoarteritis)和无脉病(pulseless disease),是一种大血管的肉芽肿性炎症,出现血管内膜大量纤维化和血管狭窄[17]。主动脉弓分支阻塞导致低灌注性视网膜病变(hypoperfusive retinopathy),而累及肾动脉或肾下动脉,导致难以控制的高血压,则引起高血压性视网膜病变(hypertensive retinopathy),两种情况可同时在一个患者身上出现[17,18]。

一、病因与发病机制

病因仍然不明确[19],准确地致病机制也还没有弄清楚[20]。相关的研究认为与风湿病、类风湿病、动脉硬化、结核、巨细胞动脉炎、结缔组织病、梅毒、内分泌异常、代谢异常和自身免疫等疾病有关。发病机制有以下几种学说。

1. 自身免疫因素[21] 该学说认为本病可能与病原体感染后体内发生的免疫过程有关[22]。其特点:①血沉快;②血清蛋白电泳常见有 7 种球蛋白、α1 及 α2 球蛋白增高;③C 反应蛋白、抗链 "O" 及抗黏多糖酶异常;④主动脉弓综合征与风湿性和类风湿性主动脉炎相类似;⑤肾上腺糖皮质激素治疗有明显疗效[23]。

2. 内分泌异常 本病多见于年轻女性,故认为可能与内分泌因素有关。有研究发现女性大动脉炎患者在卵泡及黄体期 24h 尿标本检查中发现雌性激素的排泄量较健康妇女明显增高。临床上,大剂量应用雌性激素易损害血管壁,如前列腺癌患者服用此药可使血管疾病及脑卒中的发生率增高。长期服用避孕药可发生血栓形成的并发症。故认为雌性激素分泌过多与营养不良因素(结核)相结合可能为本病发病率高的原因。累及肾动脉,可引起严重的高血压,导致高血压视网膜病变[18]。

3. 遗传因素 近几年来,关于大动脉炎与遗传的关系受到重视。有比较典型的家族病例被发现,HLA 分析也发现某些 HLA 抗原出现频率高,有统计学意义,如 B5、B27、B51、Bw60、DR7、DRw10[24,25]。

二、临 床 表 现

大动脉炎患者的年龄可是 9~61 岁,但以青年女性(15~30 岁)较为多见,并不是每个大动脉炎患者都出现眼部表现[17]。

(一) 症状

1. 全身症状 分为急性期(又称炎症期)和慢性期。急性期主要有不适、头痛、发热、盗汗、疲劳、厌食、体重减轻、呼吸困难、心悸、心绞痛、晕厥、偏瘫关节痛、肢体跛行和局部压痛。慢性期的突出表现则是全身各部位血管狭窄或闭塞所造成的一系列相应部位缺血性改变。由于病变部位和血管狭窄程度不同,临床表现非常广泛而不同,其主要的类型有头臂动脉型,胸、腹主动脉型;广泛型和肺动脉型。由于波及的器官和部位不同,因此产生的临床症状也千变万化。

2. 眼部症状 无论是慢性眼部缺血引起的眼部缺血综合征还是高血压引起的视网膜病变,视觉异常占大动脉炎患者的 30%[17]。可表视力缓慢下降或急性下降,可有一过性黑矇,部分患者在转动头部时出现一过性视力丧失[26]。前段缺血性视乳头病变可出现视野缺损。发病时,可有眼部痛或无[17,27]。

(二) 体征

1. 全身表现 血压升高或各肢体血压不同和下降,常有贫血。由于大动脉炎症部位不同,从升主动脉到腹主动脉和肾动脉及其分支受累及的表现各不相同,出现血管狭窄或阻塞后相应器官的病变体征,病变同侧桡动脉搏动可能消失,出现所谓 "无脉症" 表现(请参阅内科专业书籍)。

2. 眼部表现 一般眼部无充血,前房闪辉和浮游细胞可是阳性,长期病变可发生白内障、虹膜红变和新生血管性青光眼[18]。低灌注视网膜病变的体征主要是眼部缺血综合征表现[18],视网膜动脉变细,静脉充盈,可见棉绒斑(图 18-14)和视网膜血管栓塞[26];中周部视网膜点片状多灶性出血,出血点大小不等。前段缺血性视神经病变可以是大动脉炎患者的首发症状[28](图 20-4),应注意检查是否由大动脉炎引起。晚期可能出现视乳头萎缩,以及视网膜新生血管等表现[19]。高血压性视网膜病变可出现长期视乳头水肿、黄斑色素改变和渗出性视网膜脱离[17,18]。

(三) 分型

Uyama 对大动脉炎视网膜病变分为四型(表 20-2)[18]。

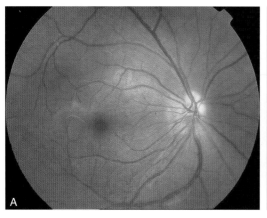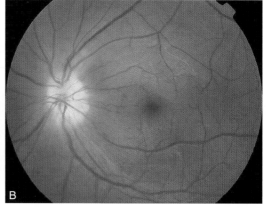

图 20-4　大动脉炎

大动脉炎引起无脉病患者,以双眼缺血性视神经病变为首发表现,A. 右眼下方视乳头水肿,边界不清,鼻
上视乳头颜色较淡,动脉较细,以下方明显,颞下静脉充盈迂曲;B. 左眼视乳头色淡,边界不清,视网膜血
管行径正常,动静脉比例正常

表 20-2　大动脉炎视网膜病变分型

分型	临床特征
Ⅰ型	视网膜静脉扩张
Ⅱ型	微动脉瘤形成
Ⅲ型	动静脉吻合
Ⅳ型	眼部并发症(白内障、虹膜红变、视网膜缺血、新生血管化和玻璃体积血)

三、辅 助 检 查

1. 实验室检查　疾病活动时血沉增快,病情稳定血沉恢复正常。C 反应蛋白(一种非特异性炎症标志)
增加,其临床意义与血沉相同。抗链球菌溶血素"O"抗体增加,但本病仅少数患者出现阳性反应。结核菌
素试验,少数患者在疾病活动期白细胞增高或血小板增高,也为炎症活动的一种反应[22]。

2. 影像学检查

(1) 数字减影血管造影(DSA):也就是数字图像处理系统,目前检查费用在不断下降,是一种较好的筛
选方法。反差分辨率高,对低反差区域病变也可显示,检查时间短。对头颅部动脉,颈动脉,胸腹主动脉,
肾动脉,四肢动脉,肺动脉及心腔等均可进行造影,一般可代替肾动脉造影,但是对器官内小动脉,如肾内
小动脉分支显示不清,必要时仍需进行选择性动脉造影。

(2) 动脉造影:可直接显示受累血管管腔变化,管径的大小,管壁是否光滑,影响血管的范围和受累血
管的长度。

(3) 电子计算扫描(CT):特别是增强 CT 可显示部分受累血管的病变。其表现包括血管腔管径不一,
甚至官腔完全闭塞,管壁密度不均。

3. FFA　在晚期患者,臂-视网膜循环时间延长[29]。造影表现有视乳头缺血或水肿、视网膜动脉变细、
静脉充盈、动静脉充盈时间延长、血管壁染色(图 18-14)、毛细血管闭塞、微动脉瘤和动静脉吻合[26]。

4. 视网膜中央动脉压测量　部分患者可低于 35mmHg,即使有高血压,也可出现视网膜中央动脉压
降低[29]。

四、诊断和鉴别诊断

(一)诊断主要依据

40 岁以下,特别是女性,出现典型症状和体征一个月以上;明确的缺血症状伴肢体和脑部颈动脉搏动
减弱或消失或者血管杂音,桡动脉脉搏消失。血压降低或测不出。

（二）鉴别诊断

1. 视网膜中央静脉阻塞　多是以视乳头为中心的出血，主要表现为火焰状，其出血走行分布是与视网膜 Helen 氏纤维走行一致。呈放射性分布，视网膜静脉血管迂曲和扩张。而大动脉炎视乳头可以正常，充血或者呈现出前段缺血性视神经病变类似的改变。

2. 前段缺血性视神经病变　本病可以是大动脉炎的眼部表现形式之一，因此在追查前段缺血性视神经病变的病因时，需要注意大动脉炎的可能。通过询问全身症状及测量各肢体血压，做心血管系统检查和相关的实验室检查以排除大动脉炎。

3. 眼部缺血综合征　可以是大动脉炎的眼部表现之一，因此重要的是在病因排查时要进行相关的检查，包括血压，动脉血管造影，血沉和 C 反应蛋白。通过相关检查明确眼部缺血综合征。

五、治　疗

1. 内科治疗　包括控制大动脉炎引起的各种并发症，使用肾上腺糖皮质激素药物改善症状，控制病情，必要时可以使用免疫抑制剂。长期使用肾上腺糖皮质激素应注意激素的并发症，如肾上腺糖皮质激素性白内障和青光眼。对高血压引起的视网膜病变，应及时使用降血压药物控制血压[18]。扩血管抗凝改善血循环药物能部分改善因血管狭窄较明显病人的临床症状[30]。

2. 外科治疗　包括使用球囊扩张介入治疗，但它与动脉硬化闭塞症不同，有的因全动脉壁炎症纤维增厚而扩张困难甚至数月后弹性回缩，再出现狭窄，这种情况可考虑放置内支架。由于创伤小，方法简单，目前技术比较成熟也可首选。如果仍然不成功或复发可试行手术治疗，手术治疗目的是重建狭窄或阻塞血管的血液循环，从而达到保护重要脏器的功能[31-33]。

3. 眼科治疗　若发生视网膜缺血性改变，做全视网膜光凝，预防新生血管形成和新生血管性青光眼。对眼部的缺血综合征的治疗，请参考本章第一节。

（易长贤　刘文）

参 考 文 献

1. Brown GC, Margargal LE. The ocular ischemic syndrome. Clinical, fluorescein angiographic and carotid angiographic features. Int Ophthalmol. 1988;11:239-251.

2. Brown GC, Sharma S. Ocular Ischemic syndrome. In: Ryan SJ, ed. Retina. Vol 2. fifth ed. St Louis: Elsevier Saunder. 2013; 1091-1012.

3. Sandok BA, Trautmann JC, Ramirez-Lassepas M, et al. Clinical-angiographic correlations in amaurosis fugax. Am J Ophthalmol. 1974;79:137-142.

4. Goldner JC, Wisnant JP, Taylor WF. Long-term prognosis of transient cerebral ischemic attacks. Stroke, 1971,2:160-167.

5. Sturrock GD, Mueller HR. Chronic ocular ischaemia. Br J Ophthalmol. 1984;68:716-723.

6. Hollenhorst RW. Ocular manifestations of insufficiency or thrombosis of the internal carotid artery. Trans Am Ophthalmol Soc. 1958;56:474-485.

7. Knox DL. Ischemic ocular inflammation. Am J Ophthalmol. 1965;60:995-1002.

8. Brown GC, Magargal LE, Sachachat A, et al. Neovascular glaucoma. Etiologic considerations, Ophthalmology. 1984;91:315-320.

9. Sivalingham A, Brown GC, Magargal LE, et al. The ocular ischemic syndrome Ⅱ. Mortality and systemic morbidity. Int Ophthalmol. 1989;13:187-191.

10. O'Donnell TF, Erdoes L, Mackey WC, et al. Correlation of B-mode ultrasound imaging and arteriography with pathologic findings at carotid endarterectomy. Arch Surg. 1985;120:443-449.

11. Sanborn GE, Miller NR, McGuire M, et al. Clinical-angio-graphic correlation of ophthalmodynamometry in suspected carotid artery disease. Prospective study. Arch Ophthalmol. 1981;99:1811-1813.

12. Kartchner MM, McRae LP, Morrison FD. Noninvasive detection and evaluation of carotid occlusive disease. Arch Surg. 1973; 106:528-535.

13. Castaldo JE, Nicholas GG, Gee W, et al. Duplex ultrasound and ocular pneumoplethysmography concordance in detecting severe carotid stenosis. Arch Neurol. 1989;46:518-522.

14. Riles TS, Lieberman A, Kopelman I, et al. Symptoms, stenosis, and bruit: Interrelationships in carotid artery disease. Arch Surg.

1981;116:218-224.

15. The Canadian Cooperative Study Group. A randomized trial of aspirin and sulfinpyrazone in threatened stroke. N Engl J Med. 1978;299:53-59.

16. Sivalingam A, Brown GC, Magargal LE. The ocular ischemic syndrome Ⅲ. Visual prognosis and the effect of treatment. Int Ophthalmol. 1991;15:15-21.

17. Peter J, David S, Danda D, et al. Ocular manifestations of Takayasu arteritis: a cross-sectional study. 2011;31:1170-1178.

18. Peter J, David S, Joseph G, et al. Hypoperfusive and hypertensive ocular manifestations in Takayasu arteritis. Clin Ophthalmol. 2010;4:1173-1176.

19. Gosi G, Pencz Z, Laczko A. Takayasu's arteritis: rare disease with special consideration. Magy Seb. 2005;58:9-15.

20. Arnaud L, Haroche J, Mathian A, et al. Pathogenesis of Takayasu's arteritis: a 2011 update. Autoimm Rev. 2011;11:61-67.

21. Kumar Chauhan S, Kumar Tripathy N, Sinha N, et al. Cellular and humoral immune responses to mycobacterial heat shock protein-65 and its human homologue in Takayasu's arteritis. Clin Exp Immunol. 2004;138:547-553.

22. Karadag O, Aksu K, Sahin A, et al. Assessment of latent tuberculosis infection in Takayasu arteritis with tuberculin skin test and Quantifieron-TB Gold test. Rheumatol int. 2010;30:1483-1487.

23. Brunette MG, Bonny Y, Spigelblatt L, et al. Long-term immunosuppressive treatment of a child with Takayasu's arteritis and high IgE immunoglobulins. Pediatr Nephrol. 1996;10:67-69.

24. Sahin Z, Bıcakcıgil M, Aksu K, et al. Takayasu's arteritis is associated with HLA-B*52, but not with HLA-B*51, in Turkey. Turkish Takayasu Study Group. Arthritis Res Ther. 2012;14:R27. doi:10.1186/ar3730.

25. Terao C, Yoshifuji H, Ohmura K, et al. Association of Takayasu arteritis with HLA-B 67:01 and two amino acids in HLA-B protein. Rheumatology(Oxford). 2013;52:1769-1774.

26. Karam EZ, Muci-Mendoza R, Hedges TR 3rd. Retinal findings in Takayasu's arteritis. 1999;77:209-213.

27. Chun YS, Park S, Park I, et al. The clinical and ocular manifestations of Takayasu arteritis. Retina. 2001;21:132-140.

28. Schmidt MH, Fox AJ, Nicolle DA. Bilateral anterior ischemic optic neuropathy as a presentation of Takayasu's disease. J Neuroophthalmol. 1997;17:156-161.

29. Sagar S, Kar S, Gupta A, et al. Ocular changes in Takayasu's arteritis in India. Jpn J Ophthalmol. 1994;38:97-102.

30. Keser G, Direskeneli H, Aksu K. Management of Takayasu arteritis: a systematic review. Rheumatology(Oxford). 2014;53:793-801.

31. Giordan JM, Hoffman GS. Takayasu's Disease: Nonspecific aortoarteritis. In: Rotherford RB. Eds. Vascular Surgery. 5th ed. Philadelphia: W.B. Saunders Company. 2000;364-373.

32. Mishima Y. Leriche Memorial Lecture at 24th World Congress 'Taksyasu's arteritis in Asia'. Cardiovasc Surg. 2001;9:3-10.

33. Lee G, Jeon P, Do YS, et al. Comparison of outcomes between endovascular treatment and bypass surgery in Takayasu arteritis. Scand J Rheumatol. 2014;43:153-161.

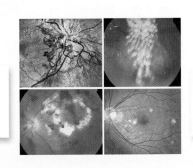

第二十一章 视网膜血管炎

视网膜血管炎(retinal vasculitis)是一种包括动脉和静脉的眼内血管炎症,可由多种原因引起,由于病因与发病机制的复杂性,至今没有明确的定义。视网膜血管炎可由全身或眼局部的病变引起,包括:①感染性:如病毒、细菌、真菌、弓形体感染或免疫复合物侵犯血管壁,如视网膜静脉周围炎、颞动脉炎、急性视网膜坏死等;②全身性疾患:如系统性红斑狼疮、全身病毒感染、结核、梅毒、免疫缺陷性疾病、白塞(Behcet)病等;③眼局部的炎症:中间葡萄膜炎、鸟枪弹样脉络膜视网膜病变、霜样树枝样视网膜血管炎、节段状视网膜动脉周围炎等。以上这些病因均可产生异常的视网膜血管反应,使血管壁的屏障功能被破坏,导致视网膜血管渗漏和组织水肿、出血、血管闭塞、新生血管膜形成等。由于视网膜血管炎病种较多,现仅分述以下几种视网膜血管炎。

第一节 视网膜静脉周围炎

视网膜静脉周围炎(retinal periphlebitis)是由 Eales 于 1882 年首先报道[1],该病常发生于健康青年男性,以视网膜静脉炎症改变为特征,并有反复玻璃体积血,故又称为 Eales 病。后来研究者发现,这种炎症不但累及视网膜静脉,视网膜动脉也可累及。该病严重影响视力,是青年致盲的原因之一。

一、病因与发病机制

视网膜静脉周围炎的病因与发病机制至今不明,许多学者提出与结核感染有关,但结核杆菌直接引起该病的可能性较小[2]。Das 提出 Eales 病的发病机制是对视网膜自身抗原的免疫反应[3]。在 Eales 病患者的玻璃体中发现血管内皮生长因子(VEGF)含量明显升高[4],提示它们可能参与了眼内新生血管增生反应,视网膜缺血缺氧可能是 VEGF 释放增多的直接原因。还有一些报道认为与神经系统疾病、多发性硬化等因素有关[5]。

二、临床表现

双眼可同时发病或先后发病,大多在一年之内,双眼严重程度可不一致。

（一）症状

早期病变只是在周边部,患者常无自觉症状。当周边部的小血管有病变但出血量不多者,患者仅有飞蚊症现象,视力正常或轻度下降,常不被患者注意。当病变侵及较大静脉,出血量增多而突破内界膜进入玻璃体时,患者感觉视力突然下降至眼前指数、手动,甚至仅有光感。如黄斑未受损害,玻璃体积血吸收后,视力可恢复正常。临床上经常看到大多数病人直到视力出现突然下降时才来就诊。

（二）体征

1. 眼球前段　大多无异常,在有些患者会出现虹膜红变和房角新生血管,引起青光眼。

2. 视网膜血管改变　早期视网膜静脉的改变常见于周边部眼底的小静脉扩张,扭曲呈螺旋状,最初仅见某一支或几支周边部小静脉受累(图 21-1)。受累的静脉周围视网膜水肿,附近有火焰状或片状出血(图 21-2)。病情继续发展可逐渐累及整个周边部小静脉,并波及后极部及大静脉。一些静脉可变狭窄,周

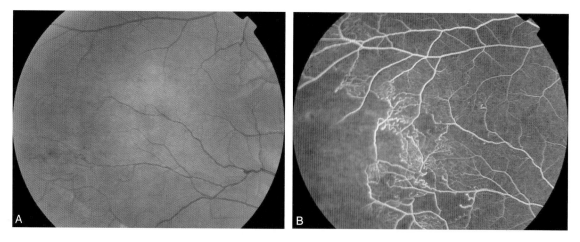

图 21-1 视网膜静脉周围炎的早期周边视网膜血管异常

A.颞侧周边血管行径异常,部分扭曲呈螺旋状,可见到斑点状出血;B.FFA 证实周边血管广泛闭塞,无灌注区形成,还可见大量视网膜毛细血管扩张及异常血管吻合(刘文提供)

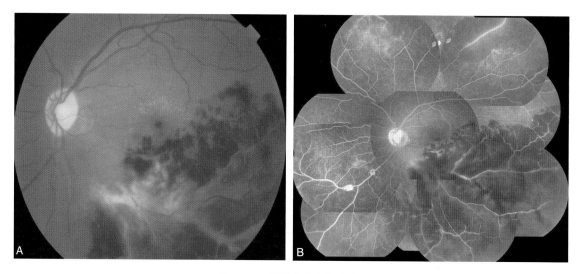

图 21-2 视网膜出血和渗出

A.黄斑区上方可见星芒状黄色渗出,颞下方大片出血和血管白鞘;B.FFA 拼图见上方血管闭塞区,裸露血管壁染色,缺血区边缘见毛细血管扩张和微动脉瘤,视网膜颞下象限大片血管闭塞区及片状出血遮蔽荧光,鼻下支静脉可见囊样扩张,荧光素渗漏呈高荧光

边部或一个象限小血管可逐渐闭塞,可见到血管呈白线状,荧光素眼底血管造影(FFA)显示大片无灌注区(图 21-2、图 21-3)。也有一开始就有大静脉受累。静脉周围可有白色渗出鞘,大静脉局部扩张扭曲和小静脉扭曲、异常吻合(图 21-4)。

3. 视网膜渗出 当视乳头附近静脉被波及时,可引起视乳头水肿。静脉血管渗漏可形成血管白鞘(图 21-4)。严重病例可有黄斑水肿甚至囊样水肿,黄斑区有时可见星芒状渗出(图 21-2)。渗出明显的病例,在视网膜下形成大量黄白色渗出物,类似外层渗出性视网膜病变。

4. 玻璃体积血 较严重病例病变波及后极部,可在视乳头上方形成新生血管膜,新生血管容易破裂出血,进入玻璃体(图 21-5A)。如有大量出血进入玻璃体内,眼底将无法窥见。裂隙灯显微镜检查,看到前部玻璃体内暗红色血性混浊,可看到大量血细胞漂浮。开始 1~2 次的玻璃体积血较容易吸收,一般经过 4~8 周可大部分吸收或沉积于玻璃体下方,后极部眼底可见。本病的特点是易复发,反复性玻璃体积血,积血越来越不易吸收。

5. 并发症 反复的玻璃体积血可使视网膜机化膜形成,在与视网膜的粘连处收缩牵拉视网膜,导致

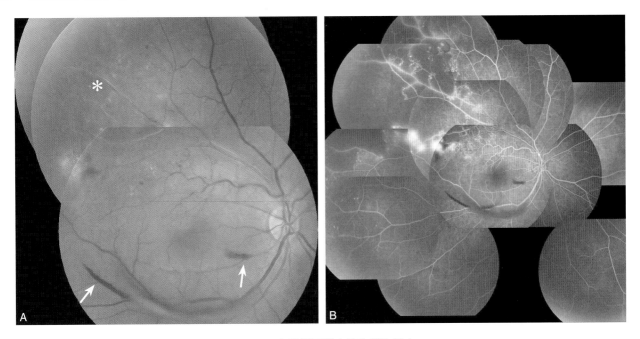

图 21-3　右眼视网膜血管白鞘和缺血
A. 颞上方可见视网膜血管白线和白鞘(星),见斑片状出血(箭);B. 黄斑区鼻侧及下方可见片状出血遮蔽荧光,颞上象限中周部至周边部血管广泛闭塞,新生血管膜形成荧光素渗漏呈棉花团样高荧光

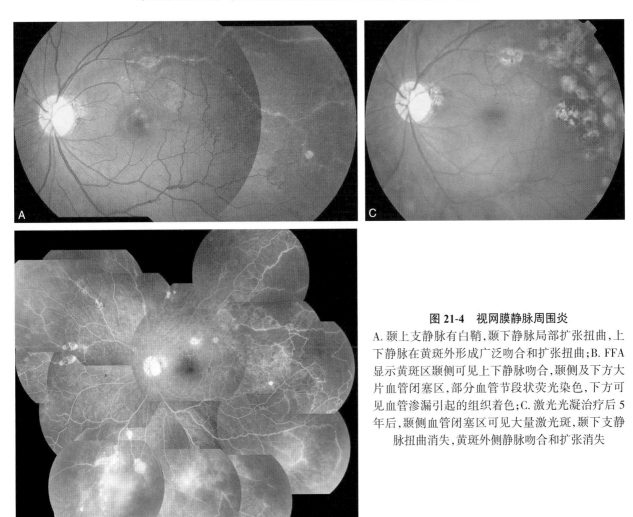

图 21-4　视网膜静脉周围炎
A. 颞上支静脉有白鞘,颞下静脉局部扩张扭曲,上下静脉在黄斑外形成广泛吻合和扩张扭曲;B. FFA显示黄斑区颞侧可见上下静脉吻合,颞侧及下方大片血管闭塞区,部分血管节段状荧光染色,下方可见血管渗漏引起的组织着色;C. 激光光凝治疗后5年后,颞侧血管闭塞区可见大量激光斑,颞下支静脉扭曲消失,黄斑外侧静脉吻合和扩张消失

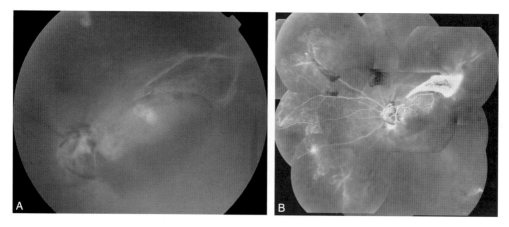

图 21-5　新生血管形成和继发玻璃体积血

A. 左眼视乳头及颞上方新生血管膜形成,玻璃体大量积血,视网膜血管看不清;B. FFA 显示视乳头
及颞上方纤维增生膜形成,荧光素渗漏明显,周边血管广泛闭塞,鼻上方视网膜血管前可见小片状
出血遮蔽荧光,黄斑区及颞下方玻璃体混浊,看不清下方视网膜血管及黄斑区结构

视网膜裂孔和视网膜脱离。黄斑受累的表现多为黄斑水肿、渗出、黄斑前膜形成。晚期病例可产生虹膜红变,继发性青光眼和并发性白内障等。

（三）辅助检查

1. FFA　在视网膜静脉周围炎的诊断中,FFA 起到至关重要的作用。当病人视力还是 1.5 的时候,后极部视网膜血管及黄斑区可看不到任何异常,但在周边部或周边部的某一个象限可能已出现了小静脉的扭曲,荧光素渗漏,甚至已出现大片血管闭塞区(图 21-6)。如果波及大静脉可在后极部或中周部发现某支静脉或某个象限静脉扩张,荧光素渗漏,甚至大片血管闭塞区和出现新生血管膜,说明病情已久。新生血管膜荧光素渗漏可表现棉花团样高荧光(图 21-3B),较晚期病例新生血管膜可演变为纤维增生膜(图 21-5)。出血不太多的病例,在 FFA 中可看到玻璃体内片状飘浮物呈低荧光,可遮蔽不同的视网膜部位但很快飘过。玻璃体积血由于重力的原因往往沉积在下方,呈遮蔽荧光,在造影过程中可始终遮蔽局部的视网膜结构,所以下方玻璃体积血吸收后要再次进行 FFA 检查,若发现血管闭塞应及时视网膜光凝治疗。造影要求进行双眼检查,并注意周边部,尽早发现另一只眼的早期病变,以免延误治疗[6]。

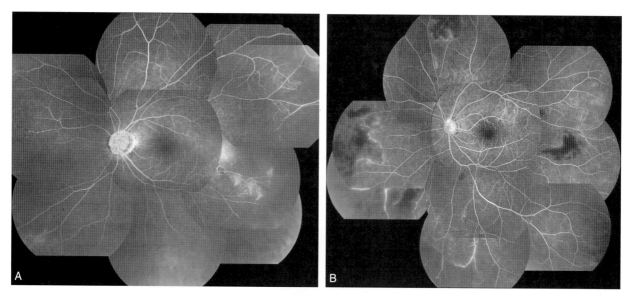

图 21-6　周边视网膜静脉炎症

A. FFA后极部及黄斑区荧光像未见异常,但颞侧及鼻侧周边部血管已有大片血管闭塞,视力 1.5;B. FFA 后极部荧光像大致
正常,周边部血管广泛闭塞,闭塞区近端血管通透性增加,视力 1.2

2. B 型超声波检查　适用于玻璃体大量积血的病人(图 21-7)。因很多眼底疾病可以引起玻璃体积血,为排除裂孔性因素引起的玻璃体积血,应每周做一次 B 型超声波检查,发现有视网膜脱离图形,要立即手术治疗。

3. OCT 检查　大量的血管渗漏可引起黄斑水肿,增生膜的形成,OCT 可协助了解黄斑区的病变(图 21-8)。

三、诊断和鉴别诊断

(一)诊断

青壮年反复的玻璃体积血,主诉眼前黑影飘动或仅有飞蚊症。眼底检查,周边部无论是见到一支或数支静脉小分支血管扭曲,部分血管有白鞘,附近有小片状出血或渗出,即可做为本病的诊断依据。FFA 可明确诊断。

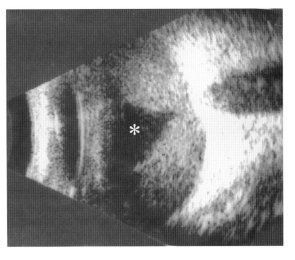

图 21-7　B 型超声波检查
视网膜血管炎引起的玻璃体积血,玻璃体后脱离呈"V"字形(星),其后是积血血池(刘文提供)

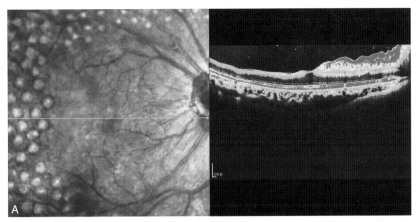

图 21-8　OCT 检查
A. 右眼血管炎黄斑水肿,已做过激光治疗,黄斑区萎缩变薄;B. 静脉周围炎,视乳头黄斑前增生膜,引起黄斑区视网膜脱离(刘文提供)

(二)鉴别诊断

因静脉周围炎是一种以视网膜血管病变为主的临床疾病,容易和其他视网膜血管疾病相混淆,需要进行鉴别诊断。

1. 外层渗出性视网膜病变(又名 Coats 病)　本病是以毛细血管异常扩张,视网膜内、下大量黄白色渗出,血管异常,小动脉可呈球形瘤样扩张、呈梭形或串珠状,动静脉均可受累。可有血管闭塞及继发性视网膜脱离,早期病变多见于周边部(图 21-9)。静脉周围炎的早期病变也发生在周边部,病程晚期视网膜也可出现大量渗出,视网膜血管闭塞和微血管瘤形成。但静脉周围炎没有像 Coats 病那样的异常毛细血管扩张,

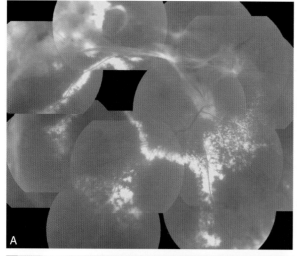

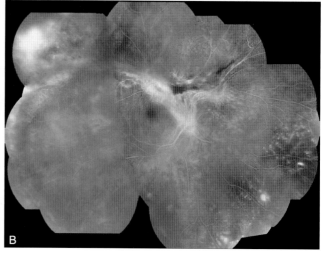

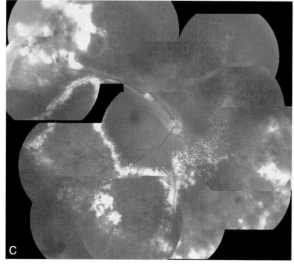

图 21-9　外层渗出性视网膜病变
A. 视乳头上方纤维增生,牵拉黄斑向颞上移位,后极部和周边见多个血管瘤样扩张,大量渗出围绕在其周围,呈黄白色,尤其以颞上方为重;B. FFA 显示视乳头上方血管渗漏明显,视网膜弥漫性高荧光,颞上周边强荧光渗漏,鼻下周边见毛细血管扩张和闭塞区,粟粒状血管瘤渗漏荧光;C. 玻璃体切除、膜剥离和眼内光凝术后 17 天,视乳头上方纤维增生膜切除,仅残留小岛状白色纤维膜,黄斑仍然上移,眼底黄白色渗出稍微减少
（刘文提供）

发病年龄没有 Coats 病早,病程较短,玻璃体可反复出血。Coats 病多单眼发病,静脉周围炎多双眼先后发病。根据病史及眼底表现不难鉴别。

2. 急性视网膜坏死　初发视网膜坏死病灶也多见于视网膜周边部,动静脉均有闭塞。但视网膜坏死较早出现黄白色点团状渗出病灶,如未及时治疗很快发展到中后大动脉闭塞和出血,伴玻璃体炎症和视网膜坏死穿孔。FFA 检查,血管闭塞区更加清晰,周边部动静脉血管均有闭塞,并可看到血管闭塞的影子。但患者没有反复玻璃体积血的病史,抗病毒治疗效果较好。

3. 视网膜中央静脉阻塞　以视乳头为中心至视网膜周边部可见广泛性火焰状、放射状出血,中央静脉迂曲、扩张,FFA 检查与视网膜静脉周围炎明显不同。

4. 视网膜分支静脉阻塞　也应与本病相鉴别。视网膜静脉阻塞病人可有高血压病史,发病年龄较大,FFA 除阻塞的静脉所属血管有闭塞区或血管变形、通透性增加外,余象限血管大致正常。

5. 糖尿病视网膜病变　部分病例视网膜也可出现大量渗出,血管扩张,微血管瘤及血管异常,血管闭塞(见相关章节),但多双眼发病,实验室检查可明确诊断。

还要排除各种类型的葡萄膜炎及其他全身性疾病引起的眼底血管病变等。

四、治　疗

对于病变发展的不同阶段采用不同的治疗方法,主要治疗措施为药物、激光、玻璃体视网膜手术。

（一）药物治疗

在刚出现玻璃体积血的病例,要注意休息,半卧位,让积血沉到下方,不会遮住黄斑而影响视力。

1. **止血及活血化淤药物**　中西药物结合治疗,少量玻璃体积血,可完全吸收[7]。

2. **肾上腺糖皮质激素**　可抑制炎症反应和减轻黄斑水肿,激素的用量要根据病人的临床反应、病情的变化适当调整。泼尼松 30~60mg,每日 1 次,病情好转后渐减量,维持数月,以防复发。

3. **抗结核药物**　如发现全身有活动性结核病灶,应抗结核治疗。未发现身体其他部位结核病变者,其在 Eales 病治疗中所起的作用仍存在争议[7]。

(二)激光治疗

适应视网膜血管无灌注及新生血管形成(图 21-4),其原理是减少视网膜耗氧量,从而减少新生血管生长因子的形成,并封闭视网膜微血管异常渗漏[8]。视网膜光凝可以阻止玻璃体积血等并发症的出现,并能加速视网膜出血及黄斑水肿的吸收。激光治疗后仍应定期复查,一些患者病情仍会发展,血管闭塞区可继续扩大,新生血管可继续产生。激光治疗后一个月应复查 FFA,不但是判断病情是否发展,而且是检验光凝治疗效果的重要手段,如发现新的血管闭塞区或新生血管可再次行激光治疗。

(三)玻璃体手术

大量玻璃体积血观察 1 个月不吸收,就要及时做玻璃体手术,清除玻璃体积血,同时也清除玻璃体内炎性因子、分解产物和渗出物,减轻对视网膜的刺激,从而阻止病情的发展。术中对增生膜要尽量剥除,解除对视网膜的牵拉,防止发生视网膜脱离;对血管闭塞区要进行眼内视网膜光凝,以防再增生和出血(图 21-10)。

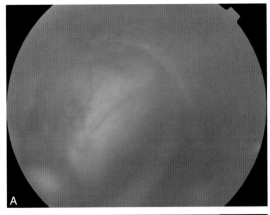
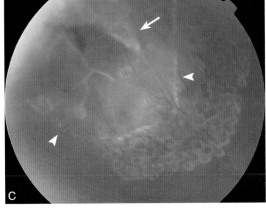
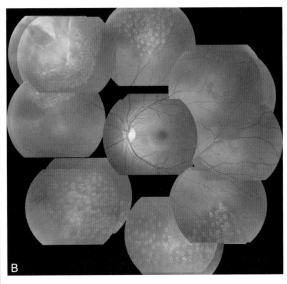

图 21-10　静脉周围炎引起的玻璃体积血

A. 玻璃体积血致眼底朦胧不清,但隐约可见到视乳头及上方大血管;B. 玻璃体切除和眼内光凝术后,上下方周边均见激光斑色素沉着,10~11 点周边见局限视网膜脱离,随访 2 年半,视力 1.5;C. B 图视网膜脱离区局部放大照片,周围有激光斑和 10 点边缘的冷凝色素沉着,玻璃体增生条索(箭)牵拉视网膜脱离(箭头),脱离区内可见到血管白线(刘文提供)

五、治　疗　效　果

Eales 病的自然病程大约 3~5 年,有的甚至更长。70%~80% 的患者发展成双眼受累,但双眼同时失明较少。视力预后与病情严重程度和是否治疗及时有关,及时做眼底激光光凝封闭视网膜缺血区和做玻璃体手术清除玻璃体积血和增生膜,可保持或恢复到患者原有的视力。出现并发症的患者预后不好。常见的并发症为继发性新生血管性青光眼,增生性视网膜病变、继发性视网膜脱离等。在每次复诊病人时,一定要详细检查虹膜是否出现新生血管,以防止新生血管性青光眼的发生。

六、典型病例

病例一：视网膜静脉周围炎光凝和手术治疗

1. 病例　患者男，24岁，一月前，无明显原因左眼视力突然下降，不伴眼红痛和畏光流泪，在当地医院就诊后转入中山大学中山眼科中心，2008年8月26日在门诊FFA显示右眼中周部视网膜血管广泛闭塞，血管渗漏，即在门诊做右眼上方视网膜激光光凝。2008年9月3日以"左眼玻璃体积血"收住院。患者患病以来，意识清楚，无发热和恶心呕吐。入院全身检查无异常。眼科检查，右眼视力1.0，眼球前段无异常发现，玻璃体透明，上下方中周部视网膜血管白线状，上方中周部见白色激光斑（图21-11A），余眼底检查正常。左眼视力手动/眼前，矫正无提高，眼球前段检查无异常，玻璃体积血混浊，眼底窥不清楚，隐约见后极部视网膜大血管（图21-10A）。双眼眼压8mmHg。左眼B型超声波检查显示玻璃体混浊和后脱离，玻璃体后皮质后血池，上方周边有纤维机化膜牵拉视网膜。

2. 诊断　①双眼视网膜静脉周围炎；②左眼玻璃体积血；③左眼牵拉性视网膜脱离。

3. 治疗　右眼视网膜血管闭塞区补充激光光凝，左眼玻璃体切除。

4. 治疗效果　右眼底两次激光和左眼玻璃体切除、冷凝和激光后2年，在门诊复诊，右眼视力1.5，视网膜平伏，上下方中周部视网膜见激光斑（图21-11B）。左眼视力1.5，眼球前段正常，视网膜平伏，上方和下方中周部均见激光斑（图20-10B），11点周边见局限性视网膜隆起，隆起表面视网膜呈白线状，周围有激光斑和冷凝斑围绕（图20-10C）。

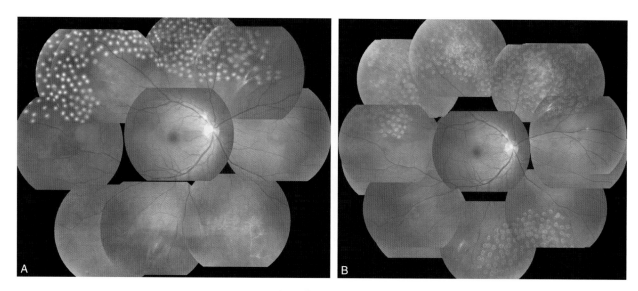

图 21-11　视网膜静脉周围炎光凝治疗
A. 患者的上方及下方周边视网膜均有血管闭塞区和血管白线，已经做了上方光凝；B. 上方及下方均光凝术后，随访2年半，视网膜病变稳定，视力1.5（刘文提供）

病例二：视网膜静脉周围炎致反复玻璃体积血药物及手术治疗

1. 病例　患者男性，年龄47岁，左眼视力突然下降2天于2008年5月来中山眼科中心就诊。近1年来左眼曾多次出现过眼前黑影，视力稍有模糊但不曾在意。近3个月黑影逐渐增多，视力不同程度下降。曾在当地医院治疗有所好转，诊断不详。既往体健，否认全身病史。眼科检查：左眼视力眼前指数，右眼视力正常。眼压：双眼正常。裂隙灯检查双眼前段未见异常。散瞳前置镜检查：右眼底未见异常。左眼玻璃体明显混浊（玻璃体积血）仅见视乳头上方网状新生血管膜形成及片状出血，视乳头结构不清，视乳头颞上方一膜状物，视网膜血管及后极部视网膜结构均看不到（图21-5A）。

2. 诊断　左眼视网膜静脉周围炎；左眼玻璃体积血。

3. 经止血祛瘀等中西医结合治疗1个月，出血少量吸收，此时做FFA检查已明显看到视乳头表面及颞上方纤维增生膜(图 21-5B),玻璃体内仍有大量积血不能吸收,黄斑区结构看不到,视力提高不明显。即收住院行玻璃体切割手术,术后激光治疗,住院一周出院。门诊定期随访并服用一些活血化瘀的中药,病情稳定。2009 年 4 月复诊,患者眼压正常,双眼前段未见异常,左眼底清晰可见,视乳头正常,边界清楚,仅见颞上方中周部白色纤维膜残留,黄斑区未见水肿,结构清晰,颞上至颞下方周边部可见大量色素性激光斑点(图 21-12),视力恢复至 1.0。

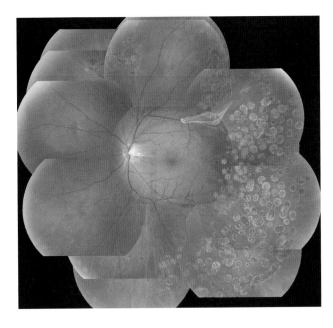

图 21-12 静脉周围炎手术治疗后
左眼颞上方残留小块纤维膜,视网膜周围
大量陈旧性激光斑,视力恢复至 1.0

(闫 宏)

第二节 节段性视网膜动脉周围炎

节段状视网膜动脉周围炎(segmental retinal periarteritis)是一种比较少见的视网膜血管性疾病,炎症性病变主要发生于视网膜动脉管壁外层及其周围组织。好发于青壮年,多单眼发病。

一、病因与发病机制

病因与发病机制至今仍不明确。一些学者认为,本病是多种原因致机体免疫功能异常引起的自身免疫性血管炎[9]。可能是视网膜动脉对不同抗原的一种免疫反应[10]。很多病例报道与一些全身病如结核、梅毒、红斑狼疮、弓形体、鼻窦炎及疱疹病毒感染等疾病有关,并根据以上病因处理后病情及眼底炎症明显好转。

二、临床表现

(一)症状

患者视力轻度或中度减退,眼前有黑点飘动,有时视物变形或有闪光感。

(二)体征

本病常合并葡萄膜炎,如全葡萄膜炎,眼前节可有睫状充血,角膜后灰白色点状沉着物,房水混浊,玻璃体有点状或絮状混浊,屈光间质不清晰,眼底无法看清。当炎症好转,玻璃体混浊减轻后,可发现视网膜动脉壁上呈节段排列、如指环状或袖套样的黄白色渗出斑,此种表现在邻近视乳头的一、二级分支和动静脉交叉处更明显。动脉管径可狭窄,炎症处动脉管壁不透明,一些小分支动脉可呈白线状[11]。视网膜静脉大多数正常,少数静脉可有扩张。在病变的动脉附近,视网膜有水肿和出血,在后极部也可出现脉络膜炎的病灶。当动脉周围的炎症消退时,动脉管壁的指环状渗出可逐渐变淡变小,常为黄白色亮点,最后逐渐消失,不留痕迹。

(三)荧光素眼底血管造影

视网膜动脉充盈和静脉回流时间较迟缓,动脉管径不规则,但血流通畅,甚至呈白线状的血管仍有血流通过。造影晚期动脉管壁可有荧光染色。如有静脉受累,静脉可迂曲、扩张、管壁染色。

三、诊断和鉴别诊断

此病较少见,但根据眼底的特殊表现,视网膜动脉呈现节段状指环状白鞘,动脉管径狭窄,一些动脉小分支白线化,视网膜静脉大多正常,可确定诊断。早期易误诊为全葡萄膜炎,但只要看清眼底的典型表现不难鉴别、还应于不全动脉阻塞等疾病相鉴别。这些疾病可结合病史、眼底表现、眼底血管造影,实验室检查明确诊断。

四、治　疗

因病因不明,只能采取对症治疗。在病变活动期间可全身或局部应用肾上腺糖皮质激素、血管扩张剂、维生素类和中医中药等治疗。如合并前葡萄膜炎除局部应于肾用腺糖皮质激素外,应加入散瞳和局部热敷等治疗。一些学者报道,诊断性抗结核治疗取得明显疗效[12]。但一些患者可能是其他疾病引起,国外Crouch报告一例合并梅毒性全葡萄膜炎患者,抗梅毒治疗病情好转[13]。但有些患者找不到病因,被认为是一种不明原因的变态反应,用肾上腺糖皮质激素治疗效果较好[14]。

五、治疗效果

本病发病较急但病程较缓慢,可持续数月或更久。预后较好,只要炎症不累及黄斑,大多数视力可恢复正常或接近正常。治愈后一般不再复发。

(闫　宏)

第三节　霜样树枝状视网膜血管炎

霜样树枝状视网膜血管炎(prosted branch retinal vasculitis)由 Ito 等于 1976 年首次报道,其后其他国家及国内也相继有报道。本病因广泛性视网膜血管壁呈霜样白色渗出,像挂满冰霜的树枝而得名。是一种非常少见的双眼急性视网膜血管周围炎症。

一、病因与发病机制

病因不十分明了,大多病例报道可能与病毒感染有关。但一些患者发病前无任何诱因,全身检查无特殊表现,多见于健康青少年,对短期肾上腺糖皮质激素治疗敏感,患者预后良好。一些学者把此类患者称之为特发型[15]。而另一些病人有一定病因,如 HIV(人类免疫缺陷病毒)和巨细胞病毒感染,除有本病典型的眼底表现外多合并全身疾病,此种患者年龄较大,并发症较多,较难治愈,这种类型有学者称为全身型[16]。

二、临床表现

(一)症状
多无任何诱因发病。常为双眼,可突发眼红,视力不同程度下降,视力最差可致光感。

(二)体征
眼前段可正常或睫状充血,角膜后可见沉着物,房水、玻璃体可有尘状或雾状混浊。眼底检查,视乳头多正常,或有轻度充血水肿。视网膜血管无明显迂曲、扩张,特征性的眼底表现为视网膜血管周围白色渗出,像挂满冰霜的树枝,从后极部直达周边部视网膜均可见,多以中周部显著,少数以后极部为主[17]。动静脉均可受累,但多以静脉受累更为明显(图 21-13)。有些病例视网膜可有点状或片状出血,黄斑部可出

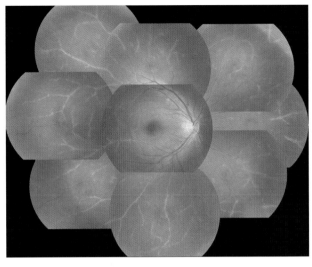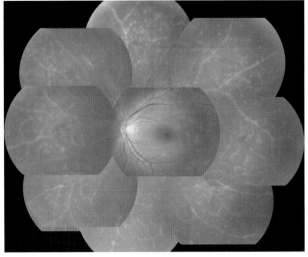

图 21-13　双眼霜样树枝状视网膜血管炎
双眼视网膜血管呈霜样树枝状表现,后极部至周边部血管周围霜样渗出

现水肿,严重病例视网膜水肿、渗出,可出现渗出性视网膜脱离。病情好转后,静脉管壁白色渗出吸收或留下白鞘,黄斑水肿消退后局部可有色素紊乱或陈旧渗出。根据黄斑水肿的时间和程度,视力可有不同程度的恢复。较严重病例视网膜血管可闭塞,新生血管膜形成等并发症。

(三) 荧光素眼底血管造影

FFA 早期视网膜可无异常表现,静脉期视网膜血管出现渗漏,随造影时间延长,视网膜可出现广泛性血管通透性增加,静脉更为明显。如有视乳头水肿,造影晚期视乳头荧光染色,边界不清,黄斑区毛细血管的渗漏,造影晚期可见黄斑囊样水肿。

三、诊断和鉴别诊断

(一) 诊断

根据典型的眼底改变及 FFA 大多可确诊。对于可疑病例可做全身检查,实验室检查,血清 HIV 抗体检查,以排除全身并发症。

(二) 鉴别诊断

该病应与急性视网膜坏死、Eales 病、中间葡萄膜炎相鉴别。

1. 急性视网膜坏死综合征　是以动脉为主的视网膜血管炎,病灶多从周边部开始,可有黄白色大量渗出及出血,根据 FFA 和临床表现可鉴别。

2. Eales 病　累及的血管也多为静脉,管壁可伴有白鞘,但多为周边部静脉受累(见视网膜静脉周围炎章节),玻璃体可反复出血。

3. 中间葡萄膜炎　睫状体平坦部呈雪堤样改变,而霜样树枝状视网膜血管炎不会有这些改变。

四、治　疗

特发型患者对肾上腺糖皮质激素反应良好[18]。如有或病毒感染的患者,可在抗病毒同时使用肾上腺糖皮质激素治疗。

五、治 疗 效 果

肾上腺糖皮质激素治疗后血管霜样改变可完全消失,如不出现并发症视力预后较好。如出现视网膜血管闭塞新生血管膜形成、玻璃体积血、黄斑区长期水肿、黄斑区发生纤维瘢痕等并发症,视力预后较差。

六、典 型 病 例

1. 病例　患者女,7岁。因双眼红肿8天,视力下降4天,于2009年6月16日收入中山大学中山眼科中心。发病前无任何诱因。既往体健,否认传染病接触史。全身检查未发现异常。眼科检查:视力右眼0.3,左眼0.2,不能矫正。双眼压正常。结膜无充血,角膜透明,Kp(+),房水闪辉(+),虹膜纹理不太清晰,瞳孔不圆,散在后粘连。晶状体透明,玻璃体轻度混浊。眼底检查,视乳头稍充血,边界清晰,视网膜血管周围广泛霜样树枝状改变(图21-14),黄斑囊样水肿,视网膜水肿。OCT检查:双眼黄斑区及后极部视网膜内散在点状反射增强。实验室检查:血常规、小便常规、肝、肾功能正常,血沉正常。HIV抗体和梅毒螺旋体抗体阴性;单纯疱疹病毒Ⅰ型IgG阴性,IgM弱阳性;单纯疱疹病毒Ⅱ型IgG阴性,IgM阳性;巨细胞病毒抗体IgG阳性。心、肺、脑正常。FFA显示早期视网膜荧光像大致正常,静脉期视网膜血管通透性普遍增加(图21-14C、D),未见毛细血管闭塞区,造影晚期视乳头荧光染色,边界不清,黄斑水肿(图21-14C、D)。

2. 入院诊断　双眼霜样树枝状视网膜血管炎(特发型)。

3. 治疗　入院后眼局部给予散瞳,含肾上腺糖皮质激素类滴眼剂滴双眼。全身应用肾上腺糖皮质激素、扩张血管药物及多种维生素、中医中药等辅助治疗。

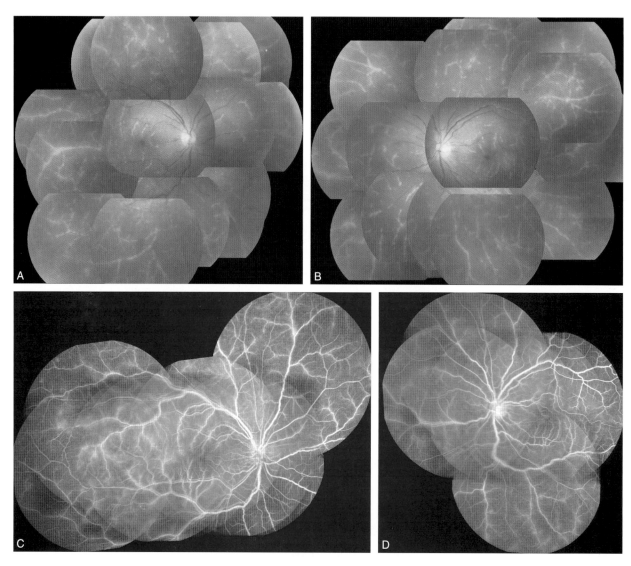

图 21-14　双眼霜样树枝状视网膜血管炎

A 和 B. 双眼中周部至周边部视网膜动静脉血管周围见黄白色霜样渗出;C 和 D. FFA 显示双眼视乳头荧光染色,边界不清,黄斑区水肿,视网膜动静脉血管通透性普遍增加,未见血管闭塞区

4. 治疗效果　7月2日双眼视力提高至0.7,眼底血管霜样改变部分消退,黄斑区可见放射状硬性渗出,视网膜水肿基本消退。于7月7日出院,出院时视力:右眼0.8,左眼1.0。眼部检查:角膜透明,Kp(-),瞳孔圆形,房水及玻璃体透明。眼底:双眼视乳头色泽正常,边界清晰,视网膜血管霜样改变大部分消退,视网膜水肿消退,黄斑区水肿消退但仍有少量黄白色硬性渗出(图21-15)。出院后,在门诊复诊,肾上腺糖皮质激素逐渐减量到停止。一直追踪未复发。

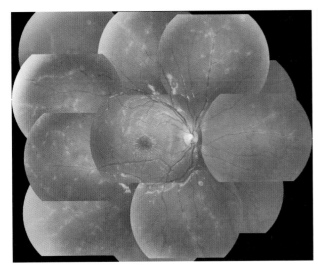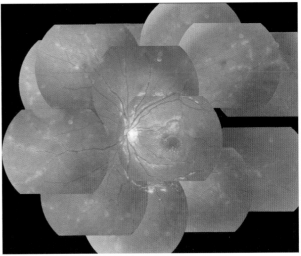

图 21-15　双眼霜样树枝状血管炎治疗后

双眼视网膜血管霜样改变大部分消退,黄斑区仍有少量黄色渗出,但水肿消退

(闫　宏)

第四节　双侧视网膜动脉炎伴多发性瘤样动脉扩张

双侧视网膜动脉炎伴多发性瘤样动脉扩张(bilateral retinal arteritis with multiple aneurismal dilatations, BRAMAD)又称特发性视网膜血管炎、动脉瘤和视神经视网膜炎(idiopathic retinal vasculitis, aneurysms, and neuroretinitis, IRVAN)。1983 年 Kincaid 和 Schatz 首次报告,是一种少见眼底病,原因不明,多发生于中青年患者(7~49 岁),女性较男性多见,没有全身相关疾病。通常双眼发病。

一、病因与发病机制

IRVAN 的病因和发病机制尚不明了。

二、临床表现

(一)症状

多数患者无症状,于体检时发现,或因玻璃体混浊引起的眼前黑影飘动而就诊,就诊时通常视力较好。当发生黄斑区渗出或缺血、玻璃体积血和新生血管性青光眼时,患者视力明显下降[19]。

(二)体征

在发病前,可先有前段葡萄膜炎和(或)玻璃体炎[20]。但多数患者眼前节正常和玻璃体无炎症改变。该病的眼底特点是在视乳头附近的动脉和动脉分叉处出现瘤样动脉扩张(图21-16A),也可分布整个视网膜。视乳头充血和边界不清,视乳头动脉也可出现瘤样扩张,常引起视乳头周围视网膜内硬性渗出(图21-17A)。视乳头周可有放射状出血和(或)散在视网膜内出血(图21-17、图21-18)。静脉不规则扩张和有血管鞘膜,周边部小血管广泛闭塞,交界处毛细血管扩张和异常吻合(图21-19)。在严重的病例可发生从周边到黄斑的血管闭塞和缺血(图21-17B)、玻璃体积血(图21-20)和新生血管性青光眼[20]。最终,视

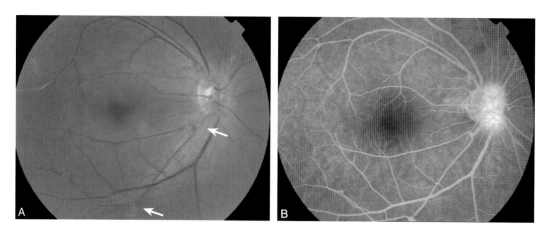

图 21-16　IRVAN

A. 右眼鼻侧视乳头稍充血,边界欠清,颞下支动脉见多个瘤样扩张,主要位于分叉处(箭);B. FFA 显示视乳头鼻侧渗漏荧光素,扩张动脉瘤位于动脉血管分叉处,未见渗漏荧光(杜敏提供)

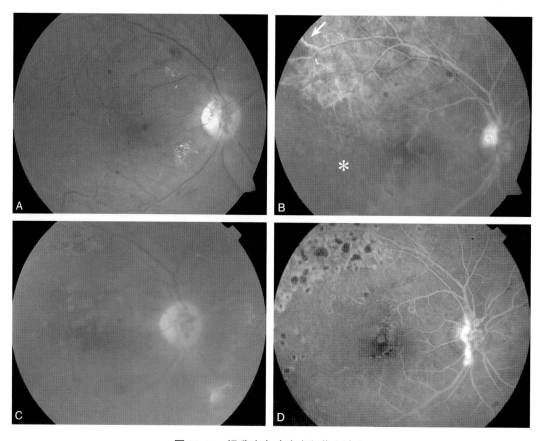

图 21-17　视乳头大动脉瘤和黄斑缺血

A. 右眼视乳头边界不清,表面血管瘤样扩张和新生血管膜形成,视乳头周围黄白色硬性渗出,后极部斑片状视网膜内出血,后极部视网膜见多个动脉瘤,颞侧视网膜血管闭塞累及黄斑区;B. FFA 显示视乳头边界不清,新生血管膜渗漏荧光,视乳头动脉瘤低荧光;后极部视网膜见多个动脉瘤,颞上静脉管壁着色(箭);颞侧及黄斑区颞侧视网膜血管闭锁,黄斑区可见毛细血管无灌注区(星);C. 激光治疗后,视乳头新生血管萎缩,视乳头周渗出减少,后极部仍见少量出血点;D. 视乳头上残留新生血管渗漏荧光,激光斑反应良好,颞侧视网膜无灌注区基本封闭,黄斑区毛细血管无灌注区未行激光治疗,仍见扩张的毛细血管,无明显渗漏(杜敏提供)

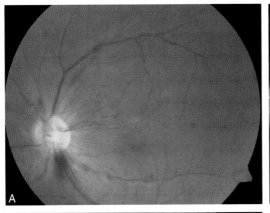

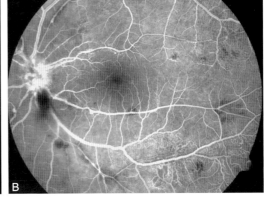

图 21-18　动脉瘤和毛细血管扩张
A. 左眼视乳头边界不清,表面有膜性增生物及新生血管,后极部视网膜多个动脉瘤,视乳头周围及后极部斑片状出血;B. FFA 显示视乳头上动脉扩张渗漏荧光,视乳头边界不清,视乳头边缘上下方均有放射状出血荧光遮蔽,动脉细,呈串珠状扩张,静脉充盈,A∶V=1∶3,黄斑颞侧小静脉扭曲、毛细血管扩张和无灌注区,视网膜散在出血点荧光遮蔽;C. 广泛视网膜光凝治疗后,视乳头仍有渗漏荧光,但边界清楚,动脉扩张大部分消失,静脉充盈减轻,A∶V=1∶2,视网膜点状出血吸收,后极部见广泛激光斑,视网膜无渗漏荧光(杜敏提供)

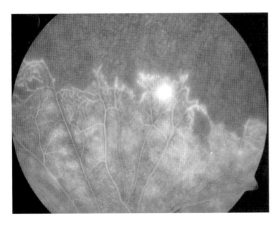

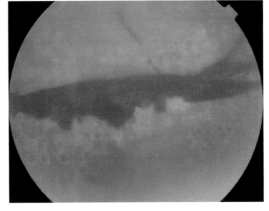

图 21-19　周边缺血区
周边视网膜血管闭锁,交界处毛细血管扩张,并伴视网膜新生血管形成和渗漏(杜敏提供)

图 21-20　玻璃体积血
左眼周边部视网膜前带状出血,周边缺血区已经激光,但激光不充分(杜敏提供)

神经萎缩和无光感[21]。长期追踪发现眼底的动脉瘤可增加或自发消退[19,22],表现是一种血管炎性的游走性改变,受影响的动脉节段性炎症使得血管壁强度减弱,在流体静压力的作用下可变成囊状或典型的纺锤形扩张,当血管炎症消失时,血管壁的强度恢复,动脉瘤减小,甚至恢复到正常血管轮廓[23]。

　　(三) 分期

　　Samuel 根据对大量患者的观察,将 IRVAN 的临床经过细分为五个不同时期[24],这个分期系统概括了IRVAN 的自然病程,为评价视网膜缺血的严重程度和治疗提供了依据(表 21-1)。

　　(四) 辅助检查

　　1. FFA　能清楚显示视乳头和周边视网膜成串的大动脉瘤,一般位于动脉的分叉处,并有荧光素渗漏(图 21-18B),周边部视网膜可见广泛毛细血管无灌注区(图 21-19)。

表 21-1　IRVAN 分期

分期	特征
Ⅰ期	大动脉瘤,渗出,视神经视网膜炎,视网膜血管炎
Ⅱ期	血管造影显示毛细血管无灌注
Ⅲ期	后段视乳头或其他地方有新生血管,合并或者玻璃体积血
Ⅳ期	前段新生血管
Ⅴ期	新生血管性青光眼

2. ICGA　能显示在眼底检查和 FFA 都不能发现的脉络膜血管异常,造影早期显示脉络膜大血管扩张和渗漏荧光。中期,进一步显示脉络膜血管有炎症性改变,有异常的血管灌注和血管壁损伤,在周边有斑片状低荧光区,证实有脉络膜小血管的阻塞。可是全层或者部分的脉络膜炎症损伤,或者是脉络膜基质层萎缩,使脉络膜显示异常[20]。ICGA 也能显示扩张的视网膜动脉瘤,在整个 ICGA 造影过程中能保持因 FFA 渗漏荧光而模糊的血管壁的轮廓[20]。

3. OCT　可显示视网膜水肿和黄斑下局限性视网膜脱离[25]。

4. 实验室检查　中性粒细胞胞浆抗体(antineutrophil cytoplasmic antibody,ANCA)是各种血管炎症活动期的标志,用患者血清做间接免疫荧光法检测该抗体,已发现核周亚型(P-ANCA)为阳性,而胞浆亚型(C-ANCA)为阴性。P-ANCA 与微小结节状多动脉炎和其他全身血管炎相关,对 IRVAN 的诊断有帮助[21]。

三、诊断和鉴别诊断

(一)诊断

双眼发病,视网膜血管炎,视网膜动脉分叉处瘤样扩张和视神经视网膜炎,具备这三个主要体征可确诊 IRVAN,三个次要体征是周边毛细血管无灌注、视网膜新生血管和黄斑水肿。FFA 可清楚地显示这些病变,有着确诊意义。ICGA 和血清学检查可协助诊断。

(二)鉴别诊断

主要和视网膜动脉扩张和血管炎症性疾病相鉴别。

1. 视网膜大动脉瘤　常见于老年人,多伴有高血压、糖尿病者病史。多为单眼发病。后极部视网膜大动脉处动脉瘤样扩张,一般只有一个,呈圆形,多有出血,周边部没有无灌注区。

2. 视网膜静脉周围炎　周边部眼底病变与视网膜静脉周围炎相似,但后者多为中青年男性,病变以静脉受累为主,不伴有视网膜中央动脉主干分支的瘤样动脉扩张。此外有反复发作病史。

3. 成人 Coats 病　可有粟粒样扩张的血管瘤,一般位于周边部视网膜,伴有较多的硬性渗出,广泛的毛细血管扩张呈梭形、囊样或串珠样。

4. 其他　一些和视网膜血管炎相关疾病也要鉴别排除,如白塞病、韦格纳肉芽肿、结节性多动脉炎、系统性红斑狼疮、结核和梅毒等。

四、治　疗

包括肾上腺糖皮质激素、激光治疗和玻璃体切除术[24,26-28]。

1. 药物治疗　该病是一种视网膜血管炎症性的改变,可使用肾上腺糖皮质激素治疗,但口服泼尼松 30mg/日无效,静脉滴注甲泼尼龙 500mg/日效果较好[26],但只是单个病例的报告,效果并不肯定,需要进一步证实[20]。

2. 激光治疗　①治疗的目的是促使视网膜新生血管消退或预防新生血管的发生,消除黄斑水肿;②适应证:视网膜毛细血管无灌注区和渗漏,黄斑水肿;③治疗方法:直接光凝视网膜无血管区和渗漏的毛细血管,黄斑水肿采用栅格样光凝渗漏点;④注意事项:避免直接光凝瘤样扩张的动脉,以免引起动脉的阻塞,但黄斑颞侧的动脉瘤可以直接光凝,因为它是末端血管[25]。

3. 玻璃体腔内注药 对有视网膜新生血管和黄斑水肿患者,可玻璃体腔内注射抗 VEGF 药物(雷珠单抗或贝伐单抗),能显著地抑制视网膜新生血管。抗 VEGF 很少单独使用,一般是作为其他治疗的辅助治疗,必要时可补充多次注射[29,30]。也有单个病例报告玻璃体腔内注射曲安奈德或植入地塞米松缓释剂能有效减轻黄斑水肿和提高视力[31,32]。

4. 玻璃体手术 发生大量玻璃体积血和增生前膜影响视力,需玻璃体手术治疗。

五、治疗效果和典型病例

(一)治疗效果

部分动脉瘤可自行消退,多数患者保持较好视力。少数患者视力预后差,视力下降与周边部视网膜缺血和新生血管性并发症有关。在 IRVAN 第 Ⅱ 期及时进行治疗的眼效果较好,所有治疗眼的视力保持在1.0,没有一只眼加重[24]。在 Ⅲ 期才开始治疗的大多数眼也能保持≥0.5 视力,约有 25% 的眼继续恶化,视力下降到≤0.01,另有 21% 继续发展到虹膜红变或新生血管性青光眼[24]。在第 Ⅲ 期才开始做全视网膜光凝有可能不能阻止新生血管的后遗症,导致视力严重丧失的发生率很高。在第 Ⅳ 期或第 Ⅴ 期才开始做全视网膜光凝治疗眼约 50% 发生严重的视力下降(≤0.01)。因此,当 FFA 一发现有视网膜缺血表现就做缺血区广泛视网膜激光治疗,能维持长期视力稳定,预防发生增生性玻璃体视网膜病变[27]。

抗炎治疗的效果还不肯定[26,28]。IRVAN 表现前房细胞和玻璃体炎症提示可能是炎症病因引起,但使用皮质类固醇药物并没显示出减少血管炎症或停止视网膜或虹膜新生血管的发展[26]。仅有几只眼使用了抗代谢药物环孢霉素或甲氨蝶呤治疗,但疗效尚不肯定[28]。

(二)典型病例

1. 病例 患者女,29 岁,一月前,无明显原因右眼前黑影飘动,不伴眼红痛和畏光流泪。视力右眼 0.6,左眼 0.8。2005 年 7 月 27 日在郑州市第二人民医院门诊查 FFA 显示双眼视乳头及附近动脉和动脉分叉近旁,可见瘤样动脉扩张,视乳头渗漏荧光素(图 21-16),周边部小血管广泛闭塞,可见大片毛细血管无灌注区(图 21-21A)。

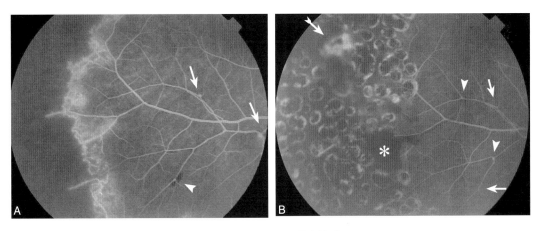

图 21-21 IRVAN 激光治疗
A.图 21-16患者,可见分叉处的动脉瘤(箭)和动脉瘤出血引起的荧光遮蔽(箭头),周边部小血管广泛闭塞,
大片无灌注区,交界处毛细血管扩张、异常动静脉吻合和渗漏荧光;B. 激光治疗 6 月后,原交叉处动脉瘤
消失或减轻(箭),动脉瘤移位(箭头),视网膜微血管异常消失,毛细血管无灌注区基本封闭,激光斑均匀分
布,但见出血荧光遮蔽(星)和少量荧光渗漏(射箭)(杜敏提供)

2. 诊断 双眼 IRVAN。

3. 治疗 双眼视网膜血管闭塞区激光光凝。

4. 治疗效果 双眼行三次视网膜激光光凝,在门诊复诊,右眼视力 0.8,左眼视力 0.8,周边部视网膜可见激光斑,毛细血管无灌注区已封闭(图 21-21B)。

(刘文 杜敏)

参 考 文 献

1. Eales H. Cases of retinal haemorrhage associated with epistaxis and constipation. Br Med Rev,1880,9:262-273.

2. Biswas J,Therese L,Madhavan HN. Use of polymerase chain reaction in detection of Mycobacterium tuberculosis complex DNA from vitreous sample of Eales' disease. Br J Ophthalmol,1999,83:994.

3. Das T,Biswas J,Kumar A,et al. Eales' disease. Indina J Ophthalmol,2000,42:3-18.

4. 杨萍,张惠蓉.视网膜静脉阻塞和Eales病患者玻璃体内皮生长因子含量测定.中华眼底病杂志,1997,13:171-173.

5. Bis was J,Raghavendran R,Pinakin G,et al. Presumed Eales disease with neurol ogic involvemene report of three cases. Retina,2001,21:141-145

6. 钱彤,黎晓新.视网膜静脉周围炎的激光治疗.中国实用眼科杂志,2007,25:784-785.

7. Jyotrimay B,Tarun S. Eales disease an update. Surv Ophthalmol,2002,47:197-212.

8. 黄琴.视网膜血管炎的研究进展.眼科研究,2008,26:77-80.

9. 孙为荣.眼科病理学.北京:人民卫生出版社,1997,335-336.

10. 张惠荣.眼循环及相关疾病.北京:北京医科大学、中国协和医科大学联合出版社,1993,109-110.

11. 黄叔仁.临床眼底病学.合肥:安徽科学技术出版社,1994,57-59.

12. 赵容,茹海霞.节段性视网膜动脉周围炎治疗一例分析.中国误诊学杂志,2008,8:6289.

13. Crouch ER,Goldberg MF. Retinal periarteritis secondary t o syphilis. Arch Ophthalmol,1975,93:384-387.

14. 徐永宁,吴有华,陈滨.节段状视网膜动脉周围炎.中华眼科杂志,2003,39:115.

15. 杨培增,李绍珍.葡萄膜炎.北京:人民卫生出版社,1998,199-216.

16. 金浩丽,杨培增.霜样树枝状视网膜血管炎.眼底病,1998,14:197-198.

17. Spaide RF,Vitale AT,Toth IR,et al. Frosted branch angiitis associated with cytomegalovirus retinitis. Am J Ophthalmol,1992,113:522-528.

18. 张惠蓉.眼底病图谱.北京:人民卫生出版社,2007,326-327.

19. Chang TS,Aylward GW,Davis JL,et al. Idiopathic retinal vasculitis,aneurisms,and neuro-retinitis. Retinal Vasculitis Study. Ophthalmology,1995,102:1089-1097.

20. Pichi F,Ciardella AP. Imaging in the diagnosis and management of idiopathic retinal vasculitis,aneurysms,and neuroretinitis(IRVAN). Int Ophthalmol Clin,2012,52:275-282.

21. Nourinia R,Montahai T,Amoohashemi N,et al. Idiopathic retinal vasculitis,aneurysms and neuroretinitis syndrome associated with positive perinuclear antineutophil cytoplasmic antibody. Opthalmic Vis Res,2011,6:330-333.

22. Yeshurm I,Recillas-Gispert C,Navarro-Lopez P,et al. Extensive dynamics in location shape and size of aneurysms in a patient with idiopathic retinal vasculitis,aneurysms,and neuroretinitis(IRVAN)syndrome. Am J Ophthalmol,2003,135:118-120.

23. Gedik S,Yilmaz G,Akca S,et al. An atpyical case of idiopathic retinal vasculitis,aneurysms,and neuroretinitis(IRVAN)syndrome. Eye,2005,19:469-471.

24. Samuel MA,Equi RA,Chang TS,et al. Idiopathic retinitis,vasculitis,aneurysms,and neuroretinitis(IRVAN):new observations and a proposed staging system. Ophthalmology,2007,114:1526-1529.

25. Rouvas A,Nikita E,Markomichelakis N,et al. Idiopathic retinal vasculitis,arteriolar macroaneurysms and neuroretinitis:clinical course and treatment. J Ophthalmol Inflam Infect,2013,3:21.

26. Ishikawa F,Ohguro H,Sato S,et al. A case of idiopathic retinal vasculitis,aneurysm,and neuroretinitis effectively treated by steroid pulse therapy. Jpn J Ophthalmol,2006,50:181-185.

27. Tomita M,Matsubara T,Yamada H,et al. Long term follow up in a case of successfully treated idiopathic retinal vasculitis,aneurysms,and neuroretinitis(IRVAN). Br J Ophthalmol,2004,88:302-303.

28. Cheema RA,Al-Askar E,Cheema HR. Infliximab therapy for idiopthic retinal vasculitis,aneurysm,and neuroretinitis syndrome. J Ocul Pharmacol Ther,2011,27:407-410.

29. Sawhney GK,Payne JF,Ray R,et al. Combination anti-VEGF and corticosteroid therapy for idiopathic retinal vasculitis,aneurysms,and neuroretinitis syndrome. Ophthalmic Surg Lasers Imaging Retina,2013,44:599-602.

30. Faghihi H,Safizadeh MS,Faghihi S,et al. Idiopathic retinal vasculitis,aneurysm,neuroretinitis:a significant increase in visual acuity after treatment with one session of panretinal photocoagulation,retinopexy and three consecutive intravitreal Bevacizumab(avastin)injection. Iranian J Ophthalmol,2012,24:65-71.

31. Soong TK,Subrayan V,Choo MM. Treatment of macular oedema secondary to idiopathic retinitis,vasculitis,aneurysms,and neuroretinitis with intravitreal triamcinolone. Int J Ophthalmol,2010,10:2058-2059.

32. Empeslidis T,Banerjee S,Vardarinos A,et al. Dexamethasone intravitreal implant for idiopathic retinal vasculitis,aneurysms,and neuroretinitis. Eur J Opthalmol,2013,23:757-760.

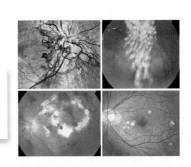

第二十二章
糖尿病性视网膜病变

糖尿病性视网膜病变(diabetic retinopathy,DR)是人体内血糖值长期高于正常引起的一种眼底疾病,是糖尿病(diabetes mellitus,DM)患者常见的眼部并发症之一,严重者常致盲,其致盲风险是健康人群的 25 倍[1]。

糖尿病通常分为两种类型,1 型糖尿病(胰岛素依赖型,insulin-dependent diabetes mellitus,IDDM)及 2 型糖尿病(非胰岛素依赖型,non-insulin-dependent diabetes mellitus,NIDDM)。大多数流行病学调查均发现 1 型糖尿病比 2 型糖尿病更易引起 DR,且更易发展成增生性糖尿病视网膜病变(proliferitive diabetic retinopathy,PDR)。尽管 1 型糖尿病患者发生眼部并发症的比率更高,病情也更严重,但只占所有糖尿病患者的 5%~10%[2],2 型糖尿病患者占绝大多数。因此,有 DR 而导致的视功能损伤实际上主要来自于 2 型糖尿病患者这组人群。

过去的 30 年里,国际上关于 DR 的诊治进行了多项前瞻性临床研究,包括:DR 研究(Diabetic Retinopathy Study,DRS)、DR 早期治疗研究(the Early Treatment Diabetic Retinopathy Study,ETDRS)、DR 玻璃体切除术研究(Diabetic Retinopathy Vitrectomy Study,DRVS)和糖尿病控制及并发症临床研究(Diabetic Control and Complications Trial,DCCT),英国前瞻性糖尿病研究(the United Kingdom Diabetes Prospective Study,UKPDS),这些研究为指导临床诊断和治疗提供了翔实的资料。

第一节 流行病学

Wisconsin 糖尿病视网膜病变流行病学研究(WESDR)发现:1 型糖尿病患者,DR 的患病率达 71%,PDR 患病率为 23%,其中会引起严重视力下降的高危 PDR 患者占到 9.5%,有临床意义的黄斑水肿患病率为 6%;2 型糖尿病不需注射胰岛素的患者,DR 的患病率为 39%,PDR 患病率为 3%,其中会引起严重视力下降的高危 PDR 患者占到 1.4%,有临床意义的黄斑水肿为患病率 4%;2 型糖尿病需注射胰岛素的患者,DR 的患病率为 70%,PDR 患病率为 14%,其中会引起严重视力下降的高危 PDR 患者占到 5%,有临床意义的黄斑水肿患病率为 11%[3]。

DR 的平均年发病率在 1 型糖尿病患者中为 19%~20%,2 型糖尿病需注射胰岛素的患者平均年发病率为 15%,2 型糖尿病不需注射胰岛素的患者为 10%。而 DR 有进展的患者在 1 型糖尿病患者中为 13%,2 型糖尿病需注射胰岛素的患者为 12%,2 型糖尿病不需注射胰岛素的患者为 7%~9%。每年由非 PDR 进展到 PDR 的患者比例分别为 1 型糖尿病患者中为 3%~4%,2 型糖尿病需注射胰岛素的患者为 2%~3%,2 型糖尿病不需注射胰岛素的患者为 1%[4]。

第二节 病因与发病机制

一、危险因素

1. 病程　以人群为基础的糖尿病流行病学研究表明,DR 的患病率、发病率和严重程度与糖尿病病程均有直接的关系,是 DR 的一个独立危险因素。WESDR 发现:在 1 型糖尿病患者,病程 5 年以上者,出现 DR 约有 25%,病程 10 年以上者约为 60%,病程 15 年以上者约为 80%,25 年以上发病率为 97%[5]。在 2 型糖尿病患者中,病程小于 5 年的,使用胰岛素和未使用胰岛素的患者中,发生 DR 分别是 40% 和 24%;当病程长达 19 年时,这个比例分别增加到 84% 和 53%;当病程为 25 年以上时,将有 25% 的 2 型糖尿病患者发展为 PDR[6]。

2. 血糖 高血糖是糖尿病患者发生和加速 DR、增加黄斑水肿的一个重要的危险因素。2 型糖尿病患者的空腹血糖水平与视网膜病变的严重程度有相关,随着空腹血糖水平的增高,视网膜病变的严重程度增高的危险性亦增加[7]。WESDR 进行的 25 年追踪研究也证实在 1 型糖尿病患者中血糖增高是 DR 发生的最重要的危险因素。尽管建议严格控制血糖,但一些 1 型糖尿病患者从长期高血糖迅速降低可能会增加第一年内 DR 进展的危险性,临床发现一过性棉絮斑数量会暂时增多。因此,当患者血糖控制的较正常时,也要经常进行眼底检查[8,9]。

3. 血脂 有研究表明,DR 患者血清中总胆固醇、甘油三酯及低密度脂蛋白等均较 DM 不伴 DR 的患者增加,而高密度脂蛋白等较 DM 不伴 DR 的患者降低[10]。血总胆固醇、甘油三酯、低密度脂蛋白等的升高及高密度脂蛋白等的降低会增加血液的黏滞度,减慢血流速度,加重视网膜组织的缺血和缺氧,导致其微血管内皮损伤,管腔堵塞,从而引起 DR 的发生。

4. 血压 收缩压和舒张压的增高与 DR 严重性存在关联,高血压尤其是收缩压升高可能是 DR 的一个重要危险因素。高血压对糖尿病微血管病变的发生和发展起促进作用。高血压影响 DR 的机制主要为:高血压造成血管内皮细胞损伤,使血小板易于附着,引起血栓的形成,从而造成组织的缺氧及新生血管的产生[11]。

5. 基因 除高血糖及环境因素外,遗传因素在 DM 慢性并发症的发生中同样起着重要作用。就目前所知,醛糖还原酶基因、糖基化终末产物受体基因、一氧化氮合酶基因、血管内皮生长因子基因、肿瘤坏死因子基因、血管紧张素转换酶基因等数种基因的多态性均与 DR 的发生有不同程度的相关性[7,12,13]。

6. 种族 Harris 等对 2 型 DM 患者随访 4 年后发现,黑种人较白种人更易发生 DR,并指出此种种族差异可能是对血糖水平升高的基因易感性的差别所致[14]。

7. 妊娠 近年研究证明妊娠可以加速 DR 的发展。有研究表明,与未妊娠妇女相比,妊娠妇女 DR 进展的风险较妊娠前增加 1.63~2.48 倍,但 DR 进展的远期风险不随妊娠而增加[15]。

二、发 病 机 制

DR 发病机制较为复杂,目前仍在探索中。现研究认为 DR 发生和发展与高血糖引起一系列的生化改变及细胞增生调控失常有关[16]。

1. 视网膜毛细血管周细胞受损 早期 DR 的发生是与选择性毛细血管周细胞丧失、微血管瘤形成和毛细血管基膜增厚等病理改变有关。正常的毛细血管周细胞是围在视网膜微血管内皮细胞外面,二者比值约 1:1,两者相互作用维持血管的完整性。周细胞突接触或靠近内皮细胞时能起到抑制内皮细胞增生的作用,实验证实周细胞通过释放抑制性因子—转化生长因子 β 来发挥此作用。如果视网膜周细胞选择性死亡,则对微血管内皮细胞增生的抑制作用减弱和使毛细血管壁张力受损,导致微血管瘤和新生血管形成[17]。李维业的研究已表明 DR 的周细胞衰亡与肌醇代谢有关,高糖抑制了周细胞对肌醇的摄取与合成,造成肌醇磷脂前体的减少和代谢异常,因而周细胞 DNA 合成降低,细胞增生活力下降,最后死亡[18]。

2. 代谢异常 葡萄糖及其他糖类大分子物质可以引起体内蛋白质、脂类和 DNA 非酶促的糖基化反应,在血液、细胞和组织内形成糖基化终产物(AGEs),长期高血糖引起机体蛋白质非酶糖化所形成的 AGEs 大量堆积,AGEs 在基底膜和细胞内的蓄积,引起糖尿病视网膜微血管内皮细胞功能失调,血 - 视网膜屏障破坏,血管通透性增加,基底膜增厚,周细胞丧失,引起视网膜血流动力学改变。此外,AGEs 还可以通过诱导细胞因子的产生以及活化蛋白激酶 C(protein kinase C,PKC)参与 DR 的发生。高血糖可提高组织内甘油三脂的含量,继而激活了 PKC 的活性。PKC 可促进多种细胞因子的表达,如血管内皮细胞生长因子(vascular endothelial growth factor,VEGF)、血小板衍生生长因子等,促进新生血管的形成;可诱导型一氧化氮(NO)生成增加,损伤内皮细胞和周细胞;PKC 还可抑制 Na^+-K^+ATP 酶的活性。蛋白的非酶糖化可使自由基产生的速率增加 50 倍,自由基可使膜发生脂质过氧化,产生交链反应,使膜通透性增高;自由基通过攻击膜蛋白及胞内的酶系统和核酸,使细胞增生周期延长,并可诱导细胞凋亡[19,20]。

3. 血管基底膜改变　正常的毛细血管基底膜中的肝素可结合碱性成纤维细胞生长因子(basic fibroblast growth factor,bFGF),限制了 bFGF 促进内皮细胞增生和血管生成的作用。当糖尿病出现时,基底膜的化学成分改变,硫酸肝素蛋白多糖减少,纤维连结蛋白和层粘蛋白增多,使基底膜与 bFGF 结合能力降低,致基底膜抑制血管内皮细胞增生的作用减弱;同时,基底膜增厚使周细胞突不能接触内皮细胞,则周细胞抑制细胞增生的能力下降而产生细胞增生,诱发新生血管的形成。毛细血管基底膜增厚的机制尚不完全明了,可能是糖代谢改变导致基底膜大分子物质如胶原、基底膜蛋白合成增加来代偿糖蛋白的减少,或与胶原中多元醇的水合作用有关[17]。

4. 血液流变学改变　由于毛细血管周细胞及内皮细胞病变可造成无细胞结构的毛细血管,血管失去正常的调节功能,出现高灌注现象,血流增加使毛细血管损害加重,引起这些毛细血管关闭,造成视网膜缺血。另一方面,糖尿病引起垂体生长激素分泌过多导致血小板凝集性增加、红细胞聚集性增高,血糖增高也会导致血浆蛋白异常,如血浆纤维蛋白原、α_2 球蛋白含量增加及白蛋白降低等因素共同导致血液流速减慢,使视网膜毛细血管闭塞,产生无灌注区,导致视网膜缺血[18]。

5. 生长因子　由于视网膜的缺血诱导了血管生长因子释放,启动了视网膜增生性反应,目前研究已发现与 DR 有关的生长因子有成纤维细胞生长因子、胰岛素样生长因子 -1、VEGF 和表皮生长因子,这些生长因子能介导血管内皮细胞增生,血管基底膜退化溶解,新生血管形成及可介导视网膜成纤维细胞和色素上皮细胞的增生。而转化生长因子 -β 则为多功能调节因子,能有力的抑制内皮细胞增生。正常时,眼内有各种血管生长因子和血管生长抑制因子处于动态平衡,而糖尿病时此平衡被打破,可产生细胞增生和新生血管形成,促进 DR 及 PDR 的发生和发展[16]。

VEGF 表达增加已经成为目前 DR 以及其他视网膜和脉络膜血管疾病发病机制的研究焦点。VEGF 是血管内皮细胞促有丝分裂素,可以特异性促进血管内皮细胞有丝分裂、调节血管生成,并可独自诱导新生血管形成,增加血管通透性。生理状态下 VEGF 呈低水平表达状态,对于维持血管的功能是必要的。在缺氧状态下,VEGF 基因表达增加,其活性受到其他一些因素调控,包括炎症细胞因子、胰岛素样生长因子、氧自由基和糖基化终末产物等。随着 VEGF 表达增加,糖基化终末产物还会促进白细胞瘀滞和激活细胞间黏附分子 -1。在 DR 中,细胞和体液中 VEGF 的含量高于正常水平。VEGF 增高,引起毛细血管通透性改变,造成血 - 视网膜屏障破坏,引起视网膜渗出,出血及视网膜黄斑水肿。由于 VEGF 还可以诱导血管内皮细胞高表达细胞间黏附分子 -1,引发白细胞停滞,加重视网膜缺血缺氧,形成恶性循环[21]。

6. 炎症　与 DR 的进展密切相关,在 PDR 患者的血清和玻璃体内发现炎性细胞因子水平升高。DR 具有慢性炎症的大多数特征,慢性炎症的特点是血管通透性增加,水肿,炎性细胞浸润,细胞因子和趋化因子的表达,组织破坏,新生血管形成及组织修复。最近的证据有力地表明,无论在实验性或人体的视网膜病变涉及血管及神经组织的早期炎症,均包含有体液免疫和细胞免疫成分[22]。

7. 血 - 视网膜屏障的破坏　血 - 视网膜屏障(blood-retinal barrier,BRB)是存在于视网膜神经组织与血液之间具有选择通透性的组织结构,血 - 视网膜屏障被破坏和通透性增加在糖尿病早期就开始,并随着视网膜病变的进展而继续发展。Birgit 测定 DR 黄斑水肿患者荧光素通过血 - 视网膜屏障的转运,发现荧光素的渗透性较对照组明显增加,且与视网膜病变严重程度呈正相关;而 BRB 主动重吸收也代偿性增加,但不足以阻止视网膜水肿[23]。

三、病　理

1. 非增生型 DR 病理组织学改变特征　①毛细血管病变:包括微血管瘤,基底膜增厚,周细胞丢失,微血管渗出、闭塞,毛细血管无灌注,视网膜内微血管异常;②静脉异常:视网膜静脉扩张和串珠状,中央或分支静脉阻塞;③视网膜改变:视网膜内出血,硬性渗出、棉絮样斑和黄斑病变(水肿和缺血)。

2. PDR 病理组织学改变特征　以视网膜新生血管和纤维化为特征。因血管闭塞,引起视网膜缺血和缺氧,在缺血区和非缺血区的交界处,长出新生血管芽,逐步生长成新生血管,向缺血区和玻璃体内生长。长入玻璃体内的新生血管常伴有纤维组织,和新生血管一起成为新生血管膜(图22-1)。新生血管膜的牵拉和收缩,可引起视网膜皱褶或牵拉性视网膜脱离。玻璃体的收缩和后脱离,很容易引起玻璃体界面处的新生血管破裂,引起玻璃体后皮质后和视网膜前出血,反复出血在玻璃体后皮质后间隙形成不凝固的"血池"。也可以一开始新生血管出血就进入玻璃体腔,少量出血可见眼底,大量出血至眼底不清。眼内反复出血更加重了PDR的发展。

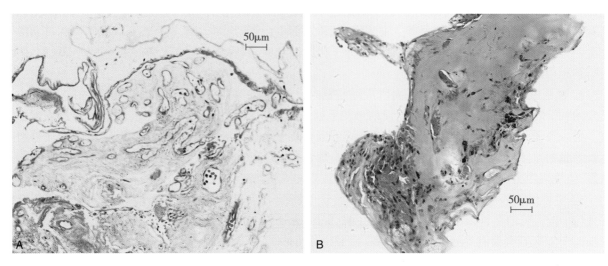

图 22-1 新生血管膜
A.糖尿病视网膜病变V期患者,从视乳头和黄斑前剥离的一层半透明膜,病理切片见玻璃体内大量新生血管,HE染色×20;B.再次玻璃体手术患者,从鼻侧视网膜表面剥离的残留白色机化膜,纤维组织较多,新生血管较少,较大的新生血管内含有红细胞,HE染色×20(刘文提供)

第三节 临床表现

糖尿病是一种全身性疾病,可引起多个系统的病变,在作DR检查时,一定要注意患者的全身情况及做相应处理。糖尿病引起的全身疾病请参考有关书籍。在本节,仅探讨糖尿病引起的视网膜疾病和相关的眼前段病变。

一、症 状

早期DR眼部一般无自觉症状。随着病变发展,可引起不同程度的视力下降。当病变侵犯黄斑,出现视野中央暗影,中心视力下降和(或)视物变形等症状。视网膜小血管破裂,少量出血入玻璃体,患者可自觉眼前有黑影飘动。当新生血管大量出血到玻璃体腔,视力可严重丧失,仅存光感。黄斑区以外的视网膜血管闭塞,或增生性视网膜病变导致视网膜脱离,视野会出现较大面积的缺损。晚期及严重者,将最终导致失明;伴有新生血管性青光眼的患者有眼部及头部疼痛症状。

二、体 征

(一)眼前段表现

DR患者一般无结膜充血和角膜混浊,但发生新生血管性青光眼,可出现睫状充血或混合充血,角膜水肿。因为DR引起血-眼屏障功能破坏,常见到角膜后沉着物、房水闪辉和浮游细胞阳性,FFA检查后,房水可呈绿色。虹膜和瞳孔一般正常,在严重DR患者可发生虹膜红变和瞳孔缘色素外翻;在新生血管性青光眼患者,瞳孔中等程度散大和对光反应迟钝或消失(图22-2)。长期和严重患者,可出现晶状体后囊混浊白内障(图22-3),玻璃体腔大量积血,可在裂隙下就见到玻璃体腔暗红色积血,时间久的,呈灰黄色玻璃体混浊。

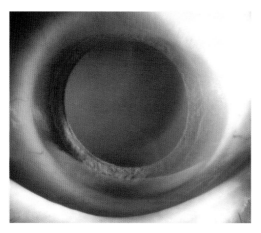

图 22-2　虹膜红变
瞳孔中等程度散大,在瞳孔缘可见到虹膜红变,
瞳孔缘色素轻度外翻(刘文提供)

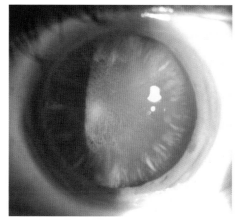

图 22-3　并发白内障
患者长期糖尿病,糖尿病视网膜病变Ⅵ期,晶
状体后囊下混浊Ⅲ级,皮质可见到放射状混
浊(刘文提供)

(二)眼底表现

1. 非增生性糖尿病视网膜病变(nonproliferative diabetic retinopathy,NPDR)　是 DR 的早期眼底改变,根据病情进展又可分为轻度、中度和重度 NPDR(详见临床分型)。主要的眼底表现为微血管瘤,视网膜内出血、硬性渗出、棉絮斑和视网膜水肿等。

(1) 微血管瘤(microaneurysm):是 DR 最早出现的病变,常常发生于毛细血管无灌注区周围。检眼镜下观察视网膜呈现针尖大的小红点,有的可大约 1/2 血管直径。多分布在黄斑周围或散在后极部视网膜。早期由于数量很少检眼镜常不易发现,荧光素眼底血管造影(FFA)发现微血管瘤呈小点状荧光充盈。随着视网膜病变的加重,微血管瘤数量加多,围绕视乳头的后极部呈弥漫红点(图 22-4)。微血管瘤渗漏可引

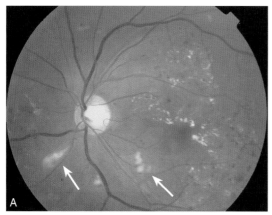

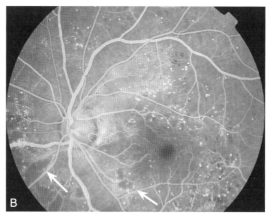

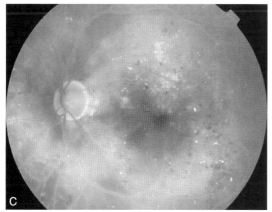

图 22-4　非增生性糖尿病视网膜病变
A. 视网膜后极部见较多微血管瘤、出血及硬性渗出,视乳头下方见边界不清的棉绒斑(箭);B. FFA显示微血管瘤高荧光,如满天星斗,出血显示遮蔽荧光,棉绒斑处显示岛状低荧光,为缺血区(箭);
C. 造影晚期,大量荧光素渗漏,整个视网膜呈一片灰白色,黄斑上半呈花瓣状染色(黄斑囊样水肿)

起附近视网膜的水肿,微血管瘤周围也常有出血。点状出血检眼镜下常不易与微血管瘤区分,前者边界模糊,荧光不充盈,经过一段时间吸收消失,后者边界清楚,有荧光充盈,且经久不退可以鉴别。血管瘤长大时囊壁增厚,可有玻璃样变,引起管腔闭塞,FFA 不充盈。如果微血管瘤数量不断增加提示病情向加重发展。视网膜缺血区周边点状高荧光并有渗漏要与新生血管芽区别。

(2)视网膜内出血(retinal hemorrhage):主要原因是毛细血管异常或微血管瘤破裂引起,出血可位于视网膜各层。根据出血部位不同而有不同形态,出血位于表浅的神经纤维层者呈火焰状,位于深层者(内丛状层和内核层)呈点状或斑状。如果出血位于黄斑则影响视力。如果有多发性大的点状出血提示小动脉闭塞。随着病情加重,视网膜出血增多,表示血-视网膜屏障受损更严重,为进入增生前期的信号,也有产生新生血管的危险。

(3)硬性渗出(hand exudates):由于糖尿病致视网膜毛细血管周细胞和内皮细胞受损,血-视网膜屏障破裂,毛细血管扩张,液体和血浆成分从异常的视网膜毛细血管和微血管瘤渗出,进入视网膜。

硬性渗出边界比较清楚,呈蜡黄色点片状斑,大小不等;多位于黄斑部,也可分散在后极部,或呈环状,围绕黄斑。硬性渗出环的中心或附近可见成簇微血管瘤。硬性渗出本质是来源于视网膜水肿消退后残留脂质成分以及变性的视网膜神经成分所分解出的脂质。硬性渗出的吸收主要依赖巨噬细胞的吞噬作用。由于硬性渗出通常位于外丛状层内,为无血管区,以及脂质的排出较为困难,所以吸收过程非常缓慢,需数月之久。有时旧的渗出吸收,新的渗出又出现,表示病情继续发展。

(4)棉绒斑(cotton-wool spots):为灰白色或乳脂色,边界模糊呈棉絮样,常分布在后极部视网膜距视乳头 2~4 个视乳头直径(disk diameter,DD)范围内,多沿大血管附近分布,存在于毛细血管阻塞和无灌注区附近(图 22-5)。棉绒斑常与视网膜缺血和缺氧有关,主要为局部组织急性缺血和缺氧,引起神经纤维组织肿胀、坏死所致。有学者认为大量棉绒斑如数量超过 8 个以上则是向增生型发展的危险信号,因为它们表

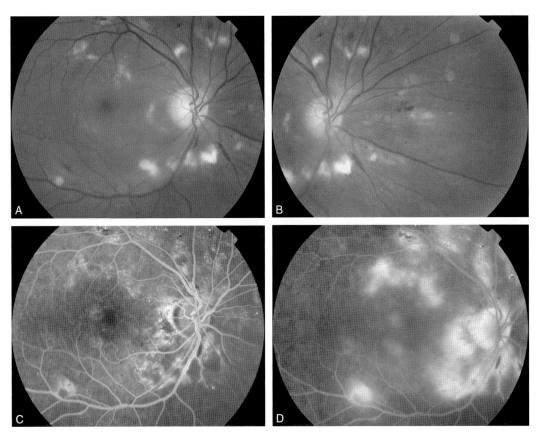

图 22-5 棉绒斑

A 和 B.患者双眼视乳头周围多个灰白色片状棉绒斑,边界模糊;C. FFA 早期右眼棉绒斑处显示低荧光;
D. 右眼造影晚期,棉绒斑处大量荧光渗漏,组织染色

明有较多的毛细血管和前小动脉闭塞,导致大片无灌注区形成[24]。棉绒斑经过数月可逐渐吸收,也有存留较长时间者,棉绒斑吸收后,神经纤维和节细胞萎缩。检眼镜检查萎缩的视网膜内表面形成凹陷,产生异常的光反射,称为凹陷征(depression syndrome)。

(5) 黄斑病变:主要表现为黄斑水肿和缺血,黄斑病变的程度和引起的视力损害并不一定与 DR 的分期规律同步出现。

1) 黄斑水肿:是由于黄斑部视网膜血管通透性增加和黄斑部缺血而造成的。临床上分为局灶性水肿和弥漫性水肿。局灶性水肿常来自微血管瘤的渗漏,导致局部视网膜水肿增厚(图 22-6)。而弥漫水肿常来自整个后极部扩张毛细血管的渗漏,导致后极部视网膜的弥漫水肿,长期黄斑弥漫水肿常可导致囊样水肿形成。弥漫水肿可逐渐消退,水肿消退后,渗出液中固体成分围绕中心凹沉积,形成星芒状渗出或环状硬性渗出,但黄斑囊样水肿消退很慢,中心视力严重受损。全身疾病如高血压、肾病或心血管病所致的全身水肿可加剧黄斑弥漫水肿,因治疗后全身状况好转黄斑水肿也可改善。

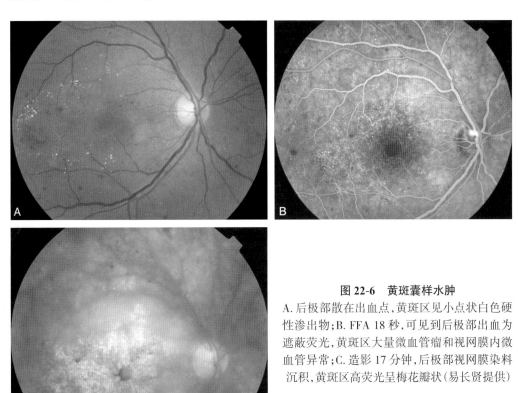

图 22-6 黄斑囊样水肿
A. 后极部散在出血点,黄斑区见小点状白色硬性渗出物;B. FFA 18 秒,可见到后极部出血为遮蔽荧光,黄斑区大量微血管瘤和视网膜内微血管异常;C. 造影 17 分钟,后极部视网膜染料沉积,黄斑区高荧光呈梅花瓣状(易长贤提供)

2) 黄斑缺血:黄斑区内或周围有棉绒斑或有变白变细的小动脉,而 FFA 是评价黄斑血供的最准确手段。造影可见局部毛细血管无灌注或中心凹无血管区扩大(图 22-7),这均可由中心凹周围毛细血管闭塞,以及较大的毛细血管前小动脉阻塞所引起。黄斑部缺血使视力严重损害,这种视力损害可同时合并有黄斑水肿的影响。

(6) 静脉异常:静脉普遍扩张是 DR 的一个特征。早期视网膜静脉呈均匀扩张,色暗红,充盈饱满。进一步发展,静脉呈串珠状或腊肠状扩张,特别在小动脉阻塞处静脉迂曲扩张或呈环状,是对局部缺血的反应(图 22-8)。视网膜分支或中央静脉阻塞发生在有糖尿病者比非糖尿病者多,当双眼不对称,一只眼沿静脉出血增多,静脉高度扩张迂曲,黄斑水肿,应考虑同时合并有静脉阻塞的可能。

(7) 视网膜内微血管异常:DR 的一个最严重的结果是破坏视网膜毛细血管,当毛细血管结构不断被破坏和这些破坏区发生融合时,供应它们的终末小动脉也会发生闭塞。在这些无灌注区域周围,有成簇的微血管瘤和扭曲的血管形成。视网膜内微血管异常(intraretinal microvascular abnormalitis)是指视网膜内

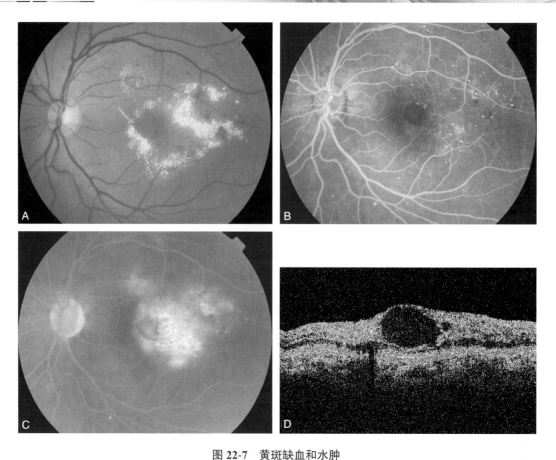

图 22-7　黄斑缺血和水肿
A. 黄斑区大片黄白色渗出,水肿;B. FFA 显示黄斑区颞侧微血管瘤高荧光及出血遮蔽荧光,局部荧光素渗漏,黄斑无血管区扩大;C. FFA 晚期示黄斑水肿;D. OCT 示黄斑水肿和囊肿形成

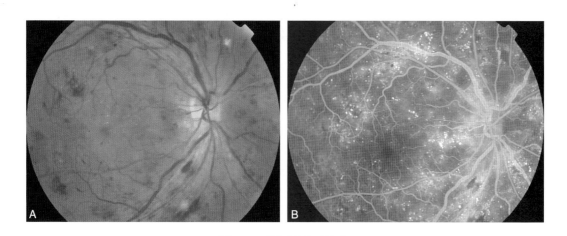

图 22-8　视网膜静脉扩张
A. 视网膜静脉扩张迂曲,颞上支静脉呈腊肠样,动静脉比 1:2,视网膜散在大量片状出血;B. FFA 清楚地显示整个视网膜静脉扩张迂曲,动静脉比 1:2,后极部视网膜大量微动脉瘤,缺血区和大量渗漏荧光
(刘文提供)

血管迂曲,管径粗细不一,常出现于毛细血管闭塞区的周围。小片的毛细血管闭塞区周围尚有残留的未闭塞的毛细血管网,此时或残端畸形扩张,扭曲;或因反应性内皮细胞增生,毛细血管呈节段性增粗;或无灌注区内连接微动脉和微静脉的微血管短路等各种改变都称为视网膜内微血管异常。视网膜内微血管异常有时很难与新生血管相区别,通过 FFA 可以进一步鉴别(图 22-9)。视网膜内微血管异常的出现常预示病情进展到严重阶段。

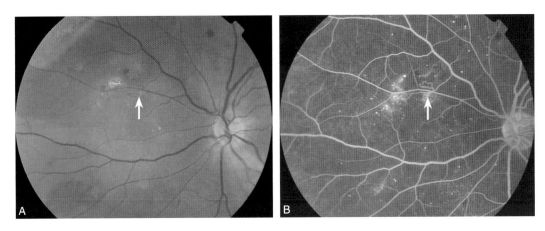

图 22-9 视网膜内微血管异常

A. 可见未闭塞的毛细血管网畸形扩张,扭曲(箭头);B. FFA 见闭塞区周围毛细血管扭曲扩张,未见渗漏(箭头)

当视网膜静脉异常和视网膜内微血管异常,以及视网膜出血和渗出增加,这些表现继续进展并超过一个阈值时(见临床分型重度 NPDR 标准),即可诊断为重度 NPDR。应给予尽可能广泛的达周边的视网膜激光光凝治疗。

(8) 糖尿病性视神经病变(diabetic papillopathy,DP):是糖尿病患者发生的一眼或双眼视乳头水肿(图 22-10)。常双眼发病,约 70% DP 发生于I型糖尿病患者,视功能检测及神经系统检查多无阳性发现,DP 患者视力可不变,或出现轻中度视力下降,预后良好;视力下降明显者多伴有明显的 DR 或黄斑水肿。

2. 增生性糖尿病视网膜病变 当 DR 发展到新生血管和纤维增生膜形成时,就进入了此期。

(1) 新生血管(neovascularization):几乎都发生于赤道以后,特别好发于视乳头及其 45° 范围的视网膜。新生血管位于视乳头或视网膜表面,多数突破内界膜并向玻璃体内生长。

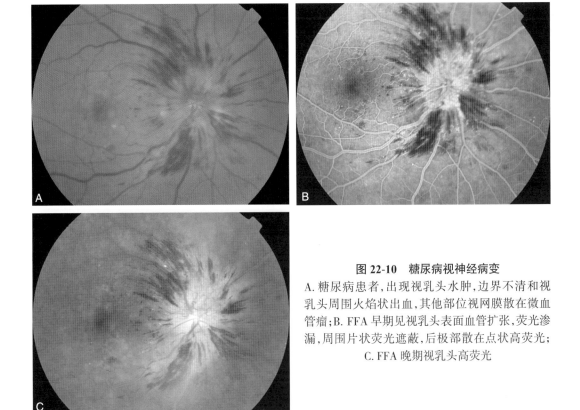

图 22-10 糖尿病视神经病变

A. 糖尿病患者,出现视乳头水肿、边界不清和视乳头周围火焰状出血,其他部位视网膜散在微血管瘤;B. FFA 早期见视乳头表面血管扩张,荧光渗漏,周围片状荧光遮蔽,后极部散在点状高荧光;

C. FFA 晚期视乳头高荧光

1) 视乳头新生血管:是指在视乳头上或视乳头周围 1DD 范围内的新生血管,呈小的襻状或网状,可逐渐增粗到视乳头上视网膜静脉直径的 1/8~1/4(图 22-11)。

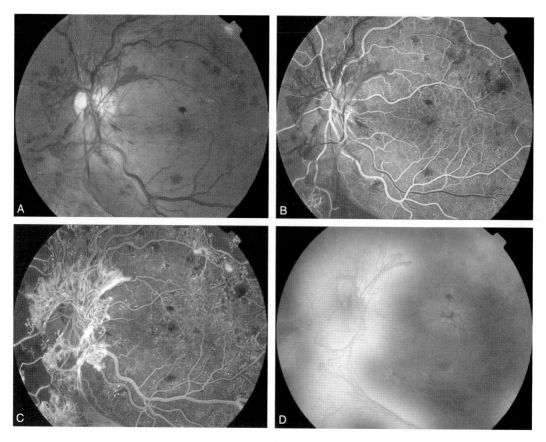

图 22-11 视乳头新生血管
A. 视乳头前和其周围 <1DD 范围视网膜前新生血管,呈网状,视网膜静脉扩张迂曲,后极部还可见到大量视网膜内出血斑;B. FFA 12 秒,视乳头前新生血管还没显影,呈低荧光遮蔽网;C. 造影 21 秒,视乳头前新生血管高荧光,并开始有渗漏,乳头鼻侧可见到大片无血管区;D. 造影到 14 分钟,新生血管大量渗漏荧光,视网膜荧光积存和黄斑囊样高荧光(易长贤提供)

2) 视网膜新生血管:是视乳头周围 1DD 外形成的视网膜新生血管,多发生在有毛细血管闭塞、棉绒斑、出血和微血管瘤的区域。新生血管呈网状和襻状(图 22-12),检查时注意与视网膜内微血管异常鉴别。

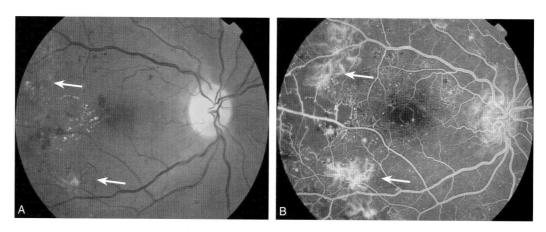

图 22-12 视网膜新生血管
A. 视网膜静脉迂曲扩张,黄斑区颞侧广泛出血斑点,硬性渗出,颞侧上下方缺血区见新生血管形成(箭);
B. FFA 清楚显示视网膜静脉迂曲扩张,黄斑区颞侧上下方缺血区新生血管形成和渗漏荧光(箭),后极部见广泛微血管瘤和遮蔽荧光斑点

视网膜内微血管异常是对走行不规则和节段扩张的视网膜毛细血管的描述,该表现提示视网膜有新生血管前期改变或视网膜内血管短路的现象,荧光造影视网膜内微血管异常并不出现新生血管样的明显渗漏。

(2) 视网膜前出血及玻璃体积血:在后极部玻璃体未出现脱离和新生血管增生局限于视网膜内或刚生长到视网膜前时,不易发生出血,无临床症状出现。如发生出血,多为小的出血,并局限于玻璃体和视网膜前的间隙内。随着玻璃体发生凝缩引起玻璃体后皮质脱离,对视网膜与玻璃体之间有增生的纤维血管组织的区域产生牵拉,撕裂新生血管,引起出血,亦可引起局部的视网膜静脉的撕裂出血。部分出血可因咳嗽、呕吐或因胰岛素过敏反应(注射胰岛素后伴恶心、呕吐、腹泻等胃肠道症状)而引起,但大多数可发生于睡眠中,与上述诱因无关。出血可积蓄在脱离的玻璃体后界膜与视网膜前的间隙内,形成大片视网膜前出血(preretinal hemorrhage)(图 22-13)。出血突破玻璃体后皮质,进入玻璃体内,就形成玻璃体积血(图 22-14)。出血的形态随出血量的多少而不同,局限在视网膜前的出血,为暗红不规则形状,边界较清楚;进入玻璃体腔的出血,形态变化很大,边界不清,有丝状、条索状,片状或整个玻璃体充满暗红色积血。这些出血在数周或数月内可被吸收,如果积血发生在成形的玻璃体内,则需数月才能被吸收。牵拉继续存在,可反复出血,越来越重。出血不但影响了患者的视力,而且会加速了玻璃体增生的病理过程。

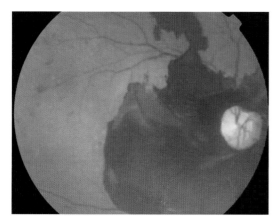 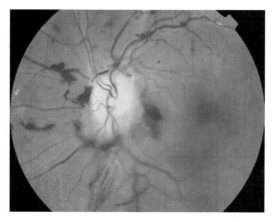

图 22-13　视网膜前出血　　　　　　　　图 22-14　玻璃体积血
出血位于视乳头周围和黄斑区,边界清楚,色暗红　　出血从视乳头前进入玻璃体腔,呈不规则条索状和
（刘文提供）　　　　　　　　　　　　片状,边界不清

(3) 玻璃体纤维增生及视网膜脱离:DR 如果没有得到及时治疗,新生血管继续生长,同时伴有纤维组织的增生,形成典型的纤维血管膜。因为鼻侧的血管和颞侧大血管弓的血管相对集中,视网膜缺血缺氧,引起这些大血管新生血管最活跃,纤维血管性组织常常沿这些血管长入玻璃体皮质内(图 22-15A),形成致密的白色机化膜,与视网膜形成牢固的粘连(图 22-15B)。这些前膜的剧烈收缩和牵拉,常常导致牵拉性视网膜脱离(图 22-15B),是 DR 患者失明主要的原因。纤维血管膜与某处视网膜牢固粘连和长期牵拉,可引起该部视网膜萎缩和穿孔,导致孔源性视网膜脱离,这种既有牵拉因素又有裂孔因素引起的视网膜脱离称为牵拉裂孔性视网膜脱离(tractional rhegmatogenous retinal detachment)(图 22-16)。黄斑区出现纤维血管膜可明显影响视力,前膜收缩,可形成黄斑皱褶或牵拉黄斑异位(图 22-17)。

（三）并发症

PDR 引起的玻璃体积血、牵拉性视网膜脱离、牵拉裂孔性视网膜脱离和黄斑前膜等并发症已在前面描述,这里不再赘述。此处仅介绍 PDR 引起的新生血管性青光眼。

新生血管性青光眼是 DR 的严重并发症,是视网膜严重缺血缺氧引起的新生血管生长因子大量增加而导致。最初新生血管出现在房角处,跨过睫状体带和巩膜突长向小梁,逐步发展引起周边虹膜和小梁粘连。在虹膜面,最先从瞳孔缘出现红变,逐步发展到全部虹膜红变,伴有瞳孔缘色素外翻和瞳孔中等程度散大,对光反应迟钝或消失。眼压多在 40mmHg 以上,且难以降低。

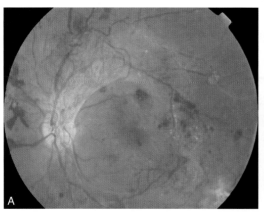
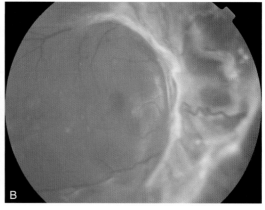

图 22-15　新生血管膜

A. 视网膜新生血管从视乳头及大血管弓表面长入玻璃体内,呈网状,有半透明的纤维膜伴随;B. 在视乳
头、鼻侧后极部和颞侧大血管弓表面形成致密白色纤维组织增生,牵拉性视网膜脱离,黄斑向鼻侧移位

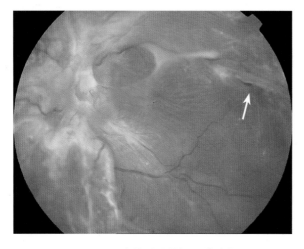

图 22-16　牵拉裂孔性视网膜脱离

视乳头、鼻侧和颞侧大血管弓增生前膜,在颞上血管旁牵拉
出视网膜裂孔(箭),引起牵拉裂孔性视网膜脱离(刘文提供)

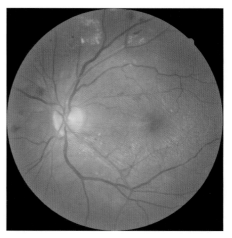

图 22-17　黄斑前膜

黄斑区可见不规则灰白色膜,周边小血管迂
曲,该部视网膜呈现放射状皱褶

(四)辅助检查

1. 眼底照相　美国 DR 早期治疗研究组为使 DR
的多中心研究有统一的观察对比标准,而规定应用 30°
镜头对眼底 7 个标准区进行彩照与荧光造影[25-27]。
因糖尿病鼻侧常常比颞侧严重,该照片没有视乳头鼻
侧中周部分照相,本节加上了这个位置的眼底照相
(图 22-18 中 6)。

分区标准:1 区以视乳头为中心,2 区以黄斑中心凹
为中心,3 区位于黄斑颞侧,4~8 区分别围绕视乳头的 1
区。这一分类法的优点是重复性好,非常有效,适用于
临床研究[25-27]。

2. FFA　通过造影可以估计 DR 的严重程度,为 DR
的治疗提供依据。造影可动态地观察 DR 引起的血管
病变,在 NPDR 患者表现:①局部小的强荧光,微血管
瘤可见渗漏;②局限的视网膜出血和渗出表现为荧光遮

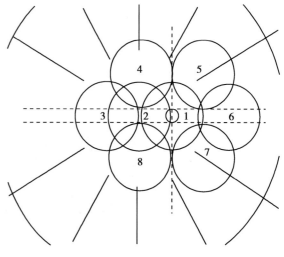

图 22-18　眼底彩照标准示意图

蔽;③毛细血管扩张渗漏或闭塞,可出现局部毛细血管无灌注区。在 PDR 患者,可表现:①视乳头周围及视网膜出现新生血管,广泛渗漏荧光;②若已施行全视网膜光凝术,可见新生血管萎缩,管径变细,血管充盈迟缓,渗漏减轻。

在检眼镜下观察认为"正常"的眼底,造影时常可发现有微血管瘤和微血管的改变(图 22-19)。早期的新生血管芽和无血管灌注区在检眼镜下不易发现,但通过 FFA 可以清楚地观察到(图 22-19B)。在指导治疗有临床意义的黄斑水肿时,FFA 可以显示局部或弥漫性渗漏的区域(图 22-4C、图 22-6C、图 22-19B)。

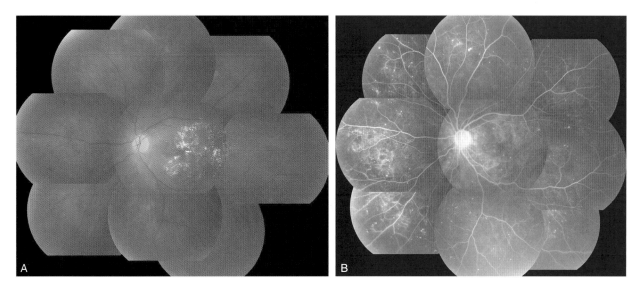

图 22-19　非增生性糖尿病视网膜病变
A. 眼底仅见到黄斑区硬性渗出物,PDR 分期为第 2 期,其他部位视网膜似乎"正常";B. FFA 显示视网膜大量无血管区,微血管瘤和缺血区边缘交界处新生血管芽形成,广泛视网膜渗漏(刘文提供)

3. 超声波检查　当糖尿病患者因屈光间质浑浊(通常为白内障或玻璃体积血)而无法直接检查眼底情况时,B 超检查可以协助诊断玻璃体视网膜增生牵拉或视网膜脱离情况[28],为手术治疗提供重要的依据(图 22-20)。

4. 相干光断层成像议(OCT)　可以定量测量视网膜厚度,检查黄斑水肿程度和视网膜前膜(图 22-21)。当没有明显 PDR 改变而视力下降明显时,应做 OCT 检查,了解是否有黄斑结构的改变。在用激光治疗黄斑水肿时,用 OCT 观察治疗效果具有良好可重复性[28]。

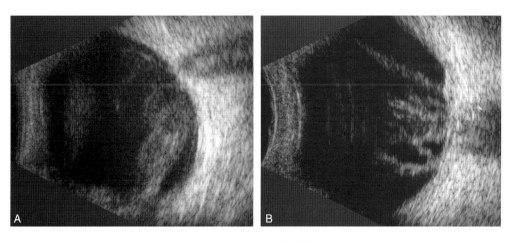

图 22-20　B 型超声波检查
A. 玻璃体积血,没有完全后脱离,见不到增生机化条索,手术较易处理;B. 玻璃体有增生,向前牵拉,
后极部视网膜浅脱离,剥离后极部机化膜较难

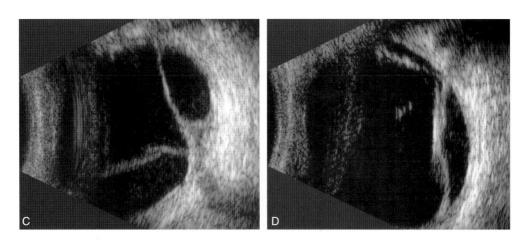

图 22-20(续)

C. 周边玻璃体后脱离并增生,但在后极部没有脱离,牵拉视网膜呈帐篷样隆起,手术较难;D. 玻璃体增生,无后脱离,呈"平板状"或"桌布状"粘在视网膜表面,牵拉视网膜脱离,这种类型的增生膜最难剥离(刘文提供)

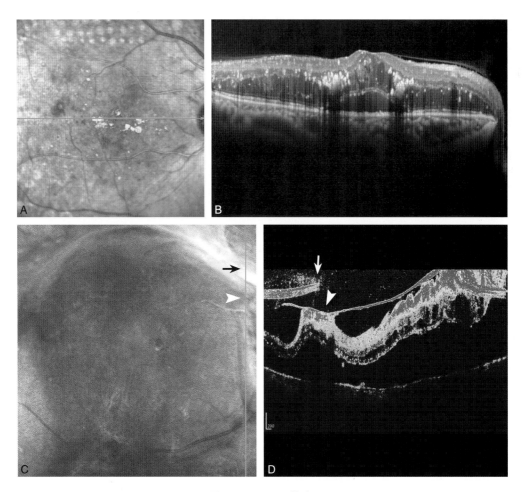

图 22-21 OCT 检查

A. 糖尿病视网膜病变已经做了全视网膜光凝,黄斑区仍有硬性渗出和水肿;B. 视网膜前可见到玻璃体皮质没有与视网膜分离,黄斑囊样水肿和硬性渗出物高反射,后面有阴影,中心凹脱离;C. PDR 眼底图,上方血管弓纤维增生膜,箭指切面上致密的增生膜,与视网膜之间有一定间隙,箭头指与视网膜牢固粘连的玻璃体;D. 切面上,纤维增生膜(箭)和玻璃体皮质共同牵拉视网膜呈帐篷样隆起(箭头)(刘文提供)

第四节 临床分型

DR 的分期对指导临床的诊断和治疗有重要的意义,文献中曾提出多种的临床分期方法。

国际上关于 DR 和黄斑水肿的临床严重程度分级标准,有利于世界范围内眼科医师、内科医师和全科医师诊治糖尿病眼部病变的交流(表 22-1 和表 22-2)。

我国现广泛采用的分期标准是 1985 年第 3 届全国眼底病学术会议通过并推荐的糖尿病分期,主要将 DR 分为单纯性 DR 和 PDR,详见表 22-3。

该分类不足是没有考虑到引起 DR 患者视力下降最重要的黄斑区病变因素,黄斑病变的程度和引起的视力损害并不与国内 DR 的分期严重程度相一致,故对黄斑区发生的病变进行单独分期对详细观察和研究 DR 的黄斑区组织与功能损害有着重要的临床意义。随着认识的深入,发现国内分级的指标存在诸多不足,已经不能客观反映疾病发展的实际情况,因此,现提倡采用国际分期标准逐渐成为共识[29]。

表 22-1 国际临床糖尿病视网膜病变严重程度分级标准

建议疾病严重程度	散瞳眼病检查所见
无明显视网膜病变	无异常
轻度非增生性糖尿病性视网膜病变	仅有微血管瘤
中度非增生性糖尿病性视网膜病变	除微血管瘤外,还存在轻于重度非增生性糖尿病性视网膜病变的改变
重度非增生性糖尿病性视网膜病变	出现以下任一改变,但无增生性视网膜病变的体征 四个象限中任何一个象限中出现多于 20 处视网膜内出血 在 2 个或以上象限出现静脉串珠样改变 至少有一个象限出现明显的视网膜内微血管异常 此外,无增生性糖尿病性视网膜病变的改变
增生性糖尿病性视网膜病变	出现下列一种或一种以上改变 新生血管 玻璃体积血或视网膜前出血

表 22-2 国际临床糖尿病视网膜病变黄斑水肿严重程度分级标准

建议疾病严重程度	散瞳检眼镜所见
无明显的 DME	后极部无明显的视网膜增厚或硬性渗出
有明显的 DME	后极部有明显的视网膜增厚或硬性渗出
轻	眼底后极部可见一定程度的视网膜增厚或硬性渗出,但距离黄斑中心凹较远
中	眼底后极部可见视网膜增厚或硬性渗出,但没有累及黄斑中央部
重	视网膜增厚或硬性渗出累及黄斑中央部

表 22-3 国内糖尿病视网膜病变的分期

分期		眼病检查所见	
单纯性	I	有微血管瘤或有小出血	(+)较少,易数;(++)较多,不易数
	II	有黄色"硬性渗出"或并有出血	(+)较少,易数;(++)较多,不易数
	III	有白色"软性渗出"或并有出血	(+)较少,易数;(++)较多,不易数
增生性	IV	眼底有新生血管或并有玻璃体积血	
	V	眼底有新生血管和纤维增生	
	VI	眼底有新生血管和纤维增生,并发视网膜脱离	

注:"较少,易数;较多,不易数"均包括出血斑点

第五节　诊断和鉴别诊断

(一) 诊断

1. 糖尿病病史。

2. 双眼底病变　微血管瘤,散在视网膜点状或片状出血,后极部硬性渗出或棉绒斑,可诊断 NPDR。出现视乳头或视网膜前新生血管膜,可确诊 PDR。

3. FFA　双眼程度不等的视网膜微血管瘤形成、视网膜血管闭塞、视网膜新生血管和荧光渗漏。

(二) 鉴别诊断

1. 高血压视网膜病变　主要发生在慢性高血压晚期或急进性高血压舒张压超过 130mmHg 以上和患者。患者视网膜动脉出现缩窄,有动静脉交叉压迫征,视网膜出现散在的或多发性片状出血灶,并有浅层团状或棉絮状软性渗出斑,严重时可出现视乳头水肿,但很少出现微血管瘤。而在 DR 的早期主要表现是视网膜微血管瘤为主的病变,有明显的糖尿病史。

2. 视网膜中央静脉阻塞　多为单眼,突然发病。根据静脉阻塞程度不同,可以呈现不同程度的视网膜静脉曲张和视网膜呈浅层火焰状出血,主要分布在视乳头周、后极部及黄斑区。而 DR 多为双眼发病,有一缓慢发病过程。其静脉曲张较轻,主要呈串珠状改变为主,视网膜出血表现多样,如:点状、斑状、片状出血均可并存,有较多量的微血管瘤,晚期可出现新生血管。

第六节　治　疗

糖尿病是一种全身性疾病,DR 只是其在眼部并发症的表现之一。因此,对 DR 的治疗,应考虑全身和局部同时治疗。应和内科医师密切合作,从源头上根本控制糖尿病,达到治本的目的。

一、全　身　治　疗

1. 控制血糖　DR 是糖尿病的并发症,故根本的治疗是治疗糖尿病。已有的临床试验显示强化控制血糖将减少或减缓 DR 的发生和发展。DCCT 的结果表明,对 1 型糖尿病进行强化胰岛素治疗虽不能预防视网膜病变的发生,但能延缓视网膜病变的发生和发展 70% 以上[30-32]。在治疗的头两年因部分患者出现视网膜病变早期加重的现象,所以不能显示出强化治疗与常规治疗的差异,但在第三年及以后就显示出强化治疗的益处,强化治疗的长期益处(减少视网膜光凝的需要和视力的损害)大大超过其危险性。

在血糖控制方面,根据患者的情况尽可能把血糖控制在正常或接近正常水平和把糖化血红蛋白 (HbA$_{1C}$) 控制在 6.5% 以下,但血糖下降速度要缓慢,避免出现视网膜病变早期变重现象。欧洲糖尿病学会的现行指南要求 HbA$_{1C}$ 控制在 6.5% 以下,血压控制在 130/80 或以下,低密度脂蛋白 - 胆固醇控制在 1.8mmol/L 和甘油三酯控制在 1.7mmol/L 以下[33]。

2. 控制高血压　研究已证明控制血压是预防和减少 DR 发展的重要治疗手段,一个长达 10 年的研究已证实基础收缩压的升高与发病年龄较轻的糖尿病患者的 DR 发病风险中度增高有关[11]。UKPDS 显示在糖尿病 2 型患者血压控制组较常规组视网膜病变发展减轻 34%、视网膜光凝减少 35% 和视力降低 3 行或以上者减少 47%。

3. 控制高血脂　控制高血脂可减少微血管的病变和减少硬性渗出,所以在控制血糖和血压的同时控制高血脂对减少 DR 的发生和发展是必要的。

4. 药物治疗　现阶段,还没有足够的证据证明任何药物对 DR 的确切治疗价值,主要是因为已经进行的一些临床研究都存在样本量小,控制不严格,结论往往带有主观倾向性而非独立实验研究结果[34]。

目前,已有用羟苯磺酸钙(calcium dobesilate)治疗 DR,其作用为改善毛细血管的通透性、改善血液的高黏滞性和改善血小板的高凝聚性,以延缓 DR 的发生和发展。亦有学者的研究显示应用醛糖还原酶抑制剂(sorbinil)对稳定糖尿病时血-视网膜屏障有一定作用。已有临床试验进行研究一些新的药物如蛋白激酶 C 抑制剂(protein kinase C inhibitors),生长抑素类似物(somatostatin analogues),这些药物可能在 DR 的发病机制中起一定作用[35]。递法明属黄酮类的药物,是欧洲越桔花青苷的提取物和胡萝卜素组合而成,它在改善视网膜毛细血管的通透性及强度方面起到很好的促进作用。

二、视网膜激光光凝与冷凝治疗

经过大量的前瞻性临床对照研究已证实,视网膜激光光凝是治疗 DR 的有效措施[30,36]。视网膜光凝使脉络膜视网膜瘢痕形成,视网膜新陈代谢活力减退,对氧的需求减少,因而刺激新生血管形成的血管增生因子相应减少。如较大面积的视网膜受光凝破坏,耗氧高的视网膜视锥细胞和视杆细胞被耗氧低的瘢痕组织所替代,视网膜对氧的总需求量减少,从而保障了后极部视网膜的氧供。光凝后视网膜变薄,也有利于来自脉络膜血循环的氧供应至视网膜内层,从而改善视网膜缺氧状态,以维持正常的氧张力。也可直接封闭新生血管,凝固有渗漏的微血管瘤。

(一)临床有意义黄斑水肿

临床有意义黄斑水肿(clinical significant macular edema,CSME)是早期治疗 DR 研究组提出临床有意义黄斑水肿的指标,①视网膜水肿增厚在距黄斑中心 500μm 区域,或小于 500μm;②硬性渗出位于距黄斑中心 500μm 区域,或小于 500μm,并伴有邻近视网膜增厚;③视网膜增厚至少有 1 个视乳头直径范围,其任何部位病变皆距黄斑中心 1DD 范围之内。只要达到上述 3 个指标中的任何一个,则具备了临床有意义黄斑水肿。当出现 CSME 时,可考虑行局部或格栅样激光光凝治疗。

(二)高危 PDR

当 PDR 出现如下特征时:①距视乳头 1DD 范围内有新生血管,其面积≥1/3~1/4DD;②玻璃体或视网膜前出血,并伴有范围≤1/4DD 的视乳头新生血管或视网膜新生血管≥1/2DD 时,可引起严重的视力下降的,称为高危 PDR,应当尽快接受弥散性视网膜激光光凝治疗。

(三)视网膜激光光凝方法

根据美国 DR 研究(DRS)和早期治疗 DR 研究组(ETDRs)的研究结果,对不同程度的 DR 采用不同的激光方法[37,38]。

1. 局部光凝(focal photocoagulation)　适用于局灶性黄斑水肿,治疗目的是对微血管瘤及其他局部渗漏处作局部光凝,范围包括距离中心凹 500~3000μm 范围内所有的微动脉瘤或局部渗漏处进行光凝(图 22-22)。主要针对轻至中度非增生性 DR 患者的临床有意义黄斑水肿的治疗。

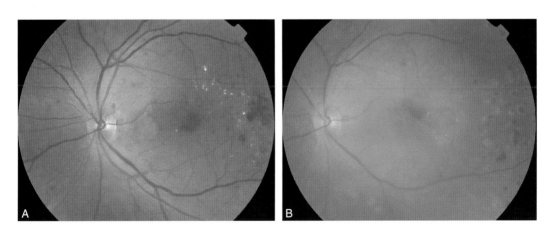

图 22-22　局部光凝

A. 黄斑区颞侧出血、渗出,黄斑水肿;B. 行局部视网膜激光光凝 1 年后出血、渗出吸收,水肿消失

2. 格栅样光凝 主要针对有临床意义的弥漫性黄斑水肿的治疗,治疗目的是凝固弥漫性渗漏的视网膜增厚及毛细血管无灌注区。在黄斑中心 500μm 以外,直到黄斑中心外 2DD 的边缘,作 C 形或环形光凝。C 形光凝为围绕黄斑区作光凝,只留黄斑视乳头之间区域不做光凝。环形光凝为围绕黄斑区作环形光凝,即黄斑视乳头之间区域有渗漏也可作少量光凝。大部分患者激光治疗后黄斑水肿减轻或消退,视力提高,但有部分水肿不退或加重。

3. 全视网膜光凝(panretinal photocoagulation,PRP) 主要用于治疗严重的非 PDR(大面积毛细血管无灌注及视网膜广泛水肿)和 PDR。方法为激光光凝黄斑区血管弓以外,视乳头鼻侧 1~2DD,黄斑颞侧 2DD 以外,上下以血管弓为界的几乎全部视网膜部分(图 22-23)。因 PRP 可引起脉络膜水肿和加重黄斑水肿,所以通常全视网膜光凝将分 3~4 次完成。为防止出血影响下方光凝,先光凝下方视网膜及黄斑周围,再完成上方及视乳头周围光凝。

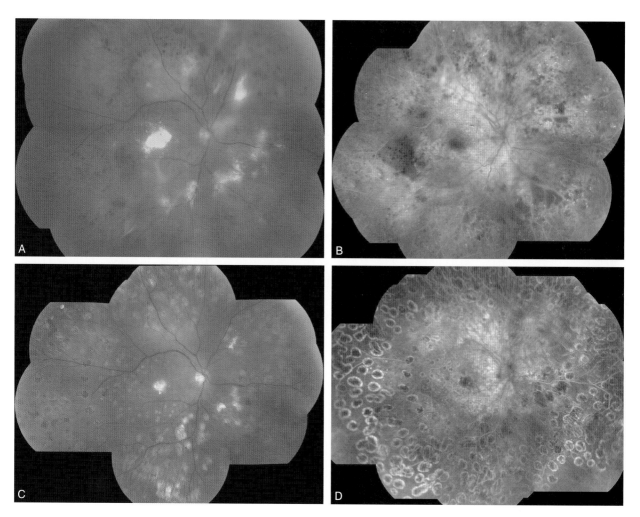

图 22-23 全视网膜光凝术

A. 视网膜大片渗出,出血;B. FFA 显示渗漏明显,有较大面积缺血区形成;C. 全视网膜激光光凝后,渗出和出血明显吸收,见较多激光斑;D. 造影显示渗漏减少,未见明显新生血管形成

4. 全视网膜光凝 + 局部光凝 对需要全视网膜光凝的患者同时存在黄斑水肿就要在全视网膜光凝前或第一次视网膜光凝的同时做局部光凝。

全视网膜光凝术后,所有患者均需定期随诊。随诊做 FFA 发现有新生血管和毛细血管无灌注区,应补充视网膜光凝。经光凝治疗后的微血管瘤于 2 周内萎缩;新生血管由于部位、数量的不同,萎缩时间亦有所不同,约经 6 周至数月出现萎缩;硬性渗出需经 2~3 月才逐渐被吸收。

视网膜激光光凝的具体操作技术及注意事项在本书的第十一章介绍。

三、玻璃体腔注药

1. **皮质类固醇激素**[39-43]　球周或眼内注射曲安耐德被用来治疗糖尿病性黄斑水肿,尤其是对激光治疗不敏感的黄斑囊样水肿或弥漫性黄斑水肿。曲安耐德玻璃体腔注药最主要的并发症是引起眼内压升高,其次是白内障的发生、发展,以及眼内炎,视网膜脱离,晶状体损伤,玻璃体积血等。曲安耐德球周注药可减少眼内炎等并发症的发生,但较之玻璃体腔注药,对糖尿病性黄斑水肿的作用有限。而无论曲安耐德球周或璃体腔注药,都难以提供对糖尿病性黄斑水肿治疗的长期效果,因此一些缓释药物的开发研究也在进行中。

2. **抗新生血管因子**[44-50]　雷珠单抗是一种重组人源化抗体片段,玻璃体腔内注射可治疗糖尿病性黄斑水肿和 PDR 的新生血管,减轻视网膜水肿,促进虹膜、视乳头和视网膜新生血管的消退。一些临床实验发现,璃体腔注射抗 VEGF 药物短期抑制新生血管的作用可以减少 PDR 患者眼前后节手术中和术后出血的风险。

四、玻璃体切除手术

1. **手术目的**　是把混浊的玻璃体清除,并将机化膜及增生膜从视网膜表面分离并切除,松解对视网膜的牵拉,恢复正常的视网膜解剖关系及使屈光间质清晰,以便作激光光凝。

2. **适应证**　①严重的玻璃体积血,妨碍眼底检查;②增生性玻璃体视网膜病变牵拉视网膜血管导致反复出血;③已发生牵拉性视网膜脱离,特别是已侵犯黄斑区;④纤维增生膜侵犯黄斑引起黄斑皱褶或异位致严重视力丧失;⑤发生牵拉孔源性视网膜脱离;⑥前节新生血管合并后节屈光间质混浊(具体手术方法详见外科卷第二十七章)。

对已有新生血管性青光眼而又不能看见眼底的 PDR 而又不能手术的患者可用冷凝治疗。

第七节　预　　防

对糖尿病患者的首次检查应包括详细的病史采集和对眼部的综合评估,很有必要做散瞳详细检查眼底。根据 DR 和黄斑水肿的分级标准决定进行干预和随诊时间。美国眼科指南提出对糖尿病患者的治疗建议如下(表 22-4)。

表 22-4　糖尿病患者的治疗建议

视网膜病变的严重程度	有无 CSME	随诊时间(月)	全视网膜光凝	FFA	局部光凝
正常或轻微 NPDR	否	12	否	否	否
轻度到中度 NPDR	否	6~12	否	否	否
	是	2~4	否	经常	经常
重度或非常重度 NPDR	否	2~4	有时	很少	否
	是	2~4	有时	经常	经常
非高危 PDR	否	2~4	有时	很少	否
	是	2~4	有时	经常	经常
不宜光凝的治疗高危 PDR	—	1~6	不可能	偶尔	不可能

注:CSME:临床有意义黄斑小肿

美国眼科学会在 DR 筛检指南提出:①1 型糖尿病患者在发病 5 年以后开始进行筛检;②2 型糖尿病患者在糖尿病诊断成立后开始进行筛检,如果应用散瞳检眼镜进行筛检,就要每年检查 1 次;如果在初次筛检为熟练的阅片者确认 8 个标准区的立体照相无视网膜病变,则在 4 年内无须作检查,但 4 年后必须用立体照相或散瞳检眼镜进行筛检,每年检查一次。患者有持续的高血糖或蛋白尿必须每年检查一次;③糖尿病的妇女怀孕有加速视网膜病变发生和发展的危险,故在妊娠的头 3 个月需做眼科检查,并在妊娠期需密切随访;④患者伴有黄斑水肿、中度至严重的非增生性视网膜病变或任何程度的增生性视网膜病变均需有经验的眼科医生进行处理[51]。

第八节　典型病例

1. 病例　患者男性,49 岁,因"双眼视力下降 3 年,右眼加重 2 月余"于 2005 年 5 月 27 日收入东莞光明眼科医院。患者因视力下降曾在外院就诊并行双眼视网膜激光光凝治疗,具体不详。患者患有 1 型糖尿病 10 年,现注射胰岛素血糖控制较好,全身未见其他并发症。眼科检查:右眼视力 HM/30cm,矫正无提高,左眼视力 0.1,矫正无提高。右眼眼压 14mmHg,左眼 15mmHg。双眼球前段检查正常。右眼晶状体中度混浊(C2、N1、P1),玻璃体积血(++++),眼底窥不清。左眼晶状体轻度混浊(C1、N1、P0),玻璃体透明,视乳头及沿颞上方血管弓新生血管膜形成,达黄斑外侧,颞下方视网膜前有团块状出血,周边部视网膜可见散在少量激光斑(图 22-24A)。FFA 检查示左眼视乳头周围,各象限视网膜大量新生血管形成,鼻侧、下方视网膜大片毛细血管无灌注区,黄斑无血管区扩大(图 22-24B)。B 型超声波检查示右眼玻璃体混浊及视网膜扁平脱离(增生牵拉)声像。

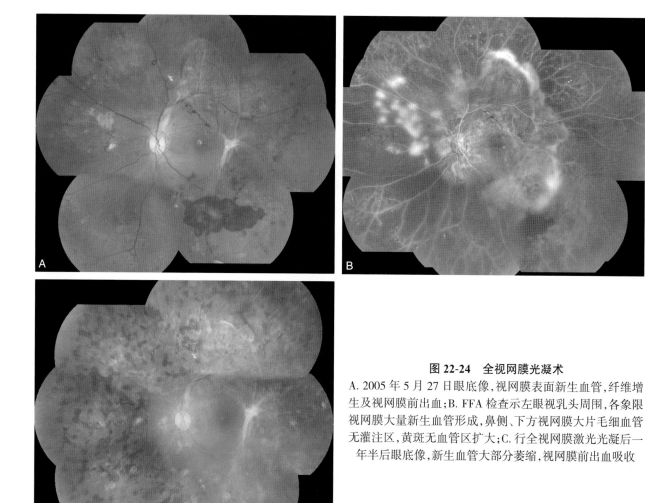

图 22-24　全视网膜光凝术
A. 2005 年 5 月 27 日眼底像,视网膜表面新生血管,纤维增生及视网膜前出血;B. FFA 检查示左眼视乳头周围,各象限视网膜大量新生血管形成,鼻侧、下方视网膜大片毛细血管无灌注区,黄斑无血管区扩大;C.行全视网膜激光光凝后一年半后眼底像,新生血管大部分萎缩,视网膜前出血吸收

2. 诊断　①双眼增生性糖尿病视网膜病变(右眼Ⅵ期,左眼Ⅴ期);②双眼代谢性白内障。

3. 治疗经过　2005 年 5 月 28 日行左眼底全视网膜光凝术,右眼因 B 型超声波检查显示玻璃体混浊及视网膜扁平脱离(增生牵拉)声像,建议患者右眼行白内障摘除联合后段玻璃体切割术,患者拒绝手术而出院。2005 年 7 月 1 日患者要求在东莞光明眼科医院先行右眼白内障超声乳化和人工晶状体植入术,然后视右眼底情况决定是否行玻璃体切除手术,故当时只做右眼白内障超声乳化和人工晶状体植入术。2006 年 11 月 26 日患者再次到东莞光明眼科医院诊治,检查右眼视力 FC/30cm,左眼 0.1。右眼人工晶状体位置正常,玻璃体混浊 ++,眼底视乳头及视网膜后极部广泛纤维增值膜牵拉,视网膜未见明显激光斑,B 型超声波示上方牵拉性视网膜脱离声像。左眼部晶状体轻度混浊,眼底视网膜中周部见大量激光斑,视乳头边界尚清,色淡,部分血管闭塞,视网膜未见明显新生血管膜,黄斑区颞侧纤维增生膜较前未有增加。经患者同意做了右眼后段玻璃体切割、膜剥离、眼内重水置换、眼内光凝、气液交换和 C_3F_8 填充术,术后右眼视力 HM/30cm。2009 年 3 月 4 日患者复查,右眼已无光感,右眼人工晶状体在位,后囊膜混浊明显,眼底情况难以窥清,隐约见眼底视乳头色苍白,大部分视网膜血管闭塞;左眼视力为 0.08,左眼晶状体混浊(C3、N3、P2),故在我院行左眼白内障超声乳化联合人工晶状体植入术,术后左眼视力达 0.1,眼底情况平稳(图 22-24C)。

4. 专家点评　本患者在就诊时已为高危的 PDR,但左眼经全视网膜光凝后视力得以保留,说明 PDR 在眼底可见的情况下,及时地应用全视网膜光凝治疗是保存患者视力的有效方法;而右眼因未能及时进行手术及全视网膜光凝,尽管最后做了后段玻璃体切除,亦未能挽回视力。本病例显示对 DR 的早期发现、早期治疗的重要性。

(王化峰　于强)

参 考 文 献

1. Hilary king. Global burden of diabetes, 1995-2025. Diabetes Care. 1998;2 1:1414-1431.

2. Singh R, Ramasamy K, Abraham C, et al. Diabetic retinopathy:An update. Indian J Ophthalmol. 2008;56:178-188.

3. Ronald Klein, Michael D. Knudtson, , et al . The Wisconsin Epidemiologic Study of Diabetic Retinopathy XXII:the twenty-five-year incidence of macular edema in persons with type 1 diabetes. Ophthalmology.2008;115:1859-1868.

4. Sanchez-Thorin JC. The epidemiology of diabetes mellitus and diabetic retinopathy. Inte Ophthalmol Clin.1998;38:11-18.

5. Klein R, Klein BE, Moss SE, et al.The Wisconsin epidemiologic study of diabetic retinopathy. Ⅱ. Prevalence and risk of diabetic retinopathy when age at diagnosis is less than 30 years. Arch Ophthalmol. 1984;102:520-526.

6. Klein R, Klein BE, Moss SE, et al. The Wisconsin epidemiologic study of diabetic retinopathy. Ⅲ. Prevalence and risk of diabetic retinopathy when age at diagnosis is 30 or more years. Arch Ophthalmol. 1984;102:527-532.

7. Kohner EM, Aldington SJ, Stratton IM, et al . United Kingdom prospective diabetes study 30:Diabetic retinopathy at diagnosis of non-insulin-dependent diabetes mellitus and associated risk factors. Arch Ophthalmol. 1998;116:297-303.

8. Davis MD. Early worsening of diabetic retinopathy in the Diabetes Control and Complications Trial. Arch Ophthalmol. 1998;116:874-886.

9. 卢彦,于强,蓝育青 . 2 型糖尿病强化治疗中视网膜变坏的危险因素分析 . 中国实用眼科杂志 . 2008;26:315-319.

10. Lyons TJ, Jenkins AJ, Zheng D, et al. Diabetic retinopathy and serum lipoprotein subclasses in the DCCT/EDIC cohort. Invest Ophthalmol Vis Sci.2004;45:910-918.

11. Klein BEK, Klein R, Moss SE, at el. A cohort study of relationship of diabetic retinopathy to blood pressure. Arch Ophthalmol.1995;113:601-606.

12. 于强,王化峰 . 增生型糖尿病视网膜病变与肿瘤坏死因子β基因多态性的相关性研究 . 中国糖尿病杂志 . 2006;14:420-421.

13. 王化峰,于强 . 醛糖还原酶基因多态性与糖尿病视网膜病变的相关性研究 . 中国实用眼科杂志 . 2004;22:422-424.

14. Harris EL, Sherman SH, Georgopoulos A, et al. Black-White differences in risk of developing retinopathy among individuals with typeⅡ diabetes. Diabetes Care. 1999;22:779-783.

15. Soubrane G, Coscas G. Influence of pregnancy on the evolution of diabetic retinopathy. Inte Ophthalmol Clin.1998;38:1187-1194.

16. Lu BY, Wu ZF. Progress of research on pathogenesis of diabetic retinopathy. Int J Ophthalmol.2008;8:2308-2311.

17. Takamura Y, Tomomatsu T, Kubo E, et al. Role of the polyol pathway in high glucose induced apoptosis of retinal pericytes and

proliferation of endothelial cells. Invest Ophthalmol Vis Sci.2008;49:3216-3223.

18. Li W,Liu X,Yanoff M. Cultured retinal capillary pericetes die by apoptosis after an abruptfluctuation from hyperglycemic levels: a comparative study with retinal capillary endothelial cells. Diabetologia. 1996;39:537-547.

19. Wautier JL,Guillausseau PJ. Advanced glycation end products,their receptors and diabetic angiopathy. Diabete Metab. 2001;27: 535-542.

20. Stitt AW,Li YM,Gardiner TA,et al. Advanced glycation end products(AGEs) co localize with AGE receptors in the retinal vasculature of diabetic and of AGE infused rats. Am J Pathol.1997;150:523-531.

21. Renu A,Kowluru,Pooi-See Chan,et al. Oxidative stress and diabetic retinopathy. Exp Diabetes Res.2007;43:603-606.

22. Antonetti DA,Barber AJ,Bronson SK,et al. Diabetic Retinopathy Seeing Beyond Glucose-Induced Microvascular Disease. Diabetes.2006;55:2401-2411.

23. Birgit S,Michael L,Birgltte M,et al. Diabetic macular edema:passive and active transport of fluorescein through the blood-retina barrier.Invest ophthalmol Vis Sci. 200l;42:433-438.

24. Apple DJ,Rabb M.F. Ocular pathology-clinical applications and assessment. 5th editions. St Louis. Mosby. 1998;374-381.

25. Early treatment diabetic retinopathy study research group. Grading diabetic retinopathy from stereoscopic color fundus photographs—An extension of the modified airlie house classification. Ophthalmology.1991;98(suppl):786-806.

26. Early treatment diabetic retinopathy study research group. Classification of diabetic retinopathy from fluorescein angiograms. Ophthalmology.1991;98(suppl):807-822.

27. 刘万丽,于强,闫宏. 糖尿病视网膜病变筛查方法的比较研究. 中华眼底病杂志.2006;22:45-46.

28. 美国眼科学会,编. 眼科临床指南. 中华医学会眼科分会,编译. 北京:人民卫生出版社,2006:8.

29. 罗成仁. 关于我国制订的糖尿病视网膜病变的分期标准. 中华眼底病杂志.1998;14:131.

30. Arango JL,Pavan PR. Diabetic retinopathy treatment trials:A review. Inte Ophthalmol Clin.1998;38:123-154.

31. Rydén L,Standl E,Bartnik M,et al. Guidelines on diabetes,pre-diabetes,and cardiovascular diseases:executive summary. The Task Force on Diabetes and Cardiovascular Diseases of the European Society of Cardiology(ESC)and of the European Association for the Study of Diabetes(EASD). Eur Heart J. 2007;28:88-136.

32. 张承芬. 眼底病学. 北京:人民卫生出版社. 1997:250-254.

33. Rydén L,Standl E,Bartnik M,et al. Guidelines on diabetes,pre-diabetes,and cardiovascular diseases:executive summary. The Task Force on Diabetes and Cardiovascular Diseases of the European Society of Cardiology(ESC)and of the European Association for the Study of Diabetes(EASD). Eur Heart J. 2007;28:88-136.

34. Richard W,Liam S,Katherine H,et al. Evidence-based Ophthalmology. Section X:Diabetic retinopathy. BMJ publishing Group, 2004:331-340.

35. Gabriele E. Lang pharmacological treatment of diabetic retinopathy. Ophthalmologica.2007;221:112-117.

36. Albert DM,Jakobiec FA. Principles and practice of ophthalmology:Clinical Practice. Philadelphia:W.B. Saunders company. 1994:747-780.

37. Early treatment diabetic retinopathy study group. Photocoagulation for diabetic macular edema[Early treatment diabetic retinopathy study rep. no.1]. Arch Ophthalmol. 1985;103:1796-1806.

38. Early treatment diabetic retinopathy study group. Treatment techniques and clinical quidelines for Photocoagulation of diabetic macular edema[Early treatment diabetic retinopathy study rep. no.2]. Ophthalmology. 1987;94:761-774.

39. Jonas JB,Hayler JK,Söfker A,et al. Intravitreal injection of crystalline cortisone as adjunctive treatment of proliferative diabetic retinopathy. Am J Ophthalmol. 2001;131:468-471.

40. Gillies MC,Sutter FKP,Simpson JM,et al. Intravitreal triamcinolone for refractory diabetic macular edema:two-year results of a double-masked,placebo-controlled,randomized clinical trial. Ophthalmology. 2006;113:1533-1538.

41. Lam DS,Chan CK,Mohamed S,et al. A prospective randomised trial of different doses of intravitreal triamcinolone for diabetic macular oedema. Br J Ophthalmol.2007;91:199-203.

42. Bandello F,Polito A,Pognuz DR,et al. Triamcinolone as adjunctive treatment to laser panretinal photocoagulation for proliferative diabetic retinopathy. Arch Ophthalmol. 2006;124:643-650.

43. Zacks DN,Johnson MW. Combined intravitreal injection of triamcinolone acetonide and panretinal photocoagulation for concomitant diabetic macular edema and proliferative diabetic retinopathy. Retina.2005;25:135-140.

44. Chun DW,Heier JS,Topping TM,et al. A pilot study of multiple intravitreal injections of ranibizumab in patients with center-involving clinically significant diabetic macular edema. Ophthalmology.2006;113:1706-1712.

45. Nguyen QD,Tatlipinar S,Shah SM,et al. Vascular endothelial growth factor is a critical stimulus for diabetic macular edema. Am J Ophthalmol. 2006;142:961-969.

46. Avery RL,Pearlman J,Pieramici DJ,et al. Intravitreal bevacizumab(Avastin)in the treatment of proliferative diabetic retinopathy. Ophthalmology.2006;113:1695-1705.

47. Chen E,Park CH. Use of intravitreal bevacizumab as a preoperative adjunct for tractional retinal detachment repair in severe proliferative diabetic retinopathy. Retina.2006;26:699-700.

48. Krzystolik MG,Filippopoulos T,Ducharme JF,et al. Pegaptanib as an adjunctive treatment for complicated neovascular diabetic retinopathy. Arch Ophthalmol. 2006;124:920-921.

49. Mason JO,Yunker JJ,Vail R,et al. Intravitreal bevacizumab(Avastin)prevention of panretinal photocoagulation-induced complications in patients with severe proliferative diabetic retinopathy. Retina. 2008;28:1319-1324.

50. Schwartz SG,Flynn HW. Pharmacotherapies for diabetic retinopathy:present and future. Exp Diabetes Res. 2007;10:1155-1163.

51. American college of physicians,American diabetes association,and American academy of ophthalmology. Screening guidelines for diabetic retinopathy-Clinical guideline. Ophthalmology. 1992;99:1626-1629.

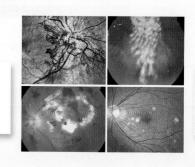

第二十三章
外层渗出性视网膜病变

外层渗出性视网病变（external exudative retinopathy）又称 Coats 病（Coats'disease），是一种以视网膜血管扩张（telangiectasis）、广泛视网膜渗出和引起的渗出性视网膜脱离为特征的眼部病变。1908 年 George Coats 首次描述了一种发生于男性儿童，单侧视网膜渗出伴毛细血管扩张的眼底病，称为 Coats 病。4 年后，Leber 命名了一种"Leber 多发性粟粒性视网膜动脉瘤病"，表现为视网膜血管瘤伴渗出[1]。1955 年 Reese 指出这两种病为同一种疾病的不同表现时期[2]。Shields 等人[3]定义其为特发毛细血管扩张伴随视网膜渗出，常有渗出性视网膜脱离，而无视网膜或玻璃体牵拉。另有很多其他命名，如原发性视网膜毛细血管扩张（primary retinal telangiectasias），先天性视网膜毛细血管扩张（congenital retinal telangiectasis），大量渗出性视网膜炎（massive exudative retinitis），视网膜毛细血管扩张（retinal telangiectasia）。

一、病因与发病机制

Coats 病的病因仍不完全明确，可能与炎症、内分泌失调引起的代谢障碍有关。目前也有研究表明 Coats 病与遗传因素有关，NDP 基因的变异引起 norrie（一种在视网膜发育及血管形成中起重要作用的蛋白）的缺乏，可能引起 Coats 病发生[4]。

Coats 病的初始改变在视网膜血管，视网膜小动脉和毛细血管异常扩张，管壁增厚，形成了 Egbert 曾描述的"腊肠"样血管外观[5]。除此以外，还有类似糖尿病视网膜病变的改变，即毛细血管周细胞缺失，微动脉瘤形成[6]。由于血管内皮细胞的玻璃样变性和分离引起通透性异常，内皮细胞和周细胞的破坏引起血-视网膜屏障破坏，从而导致血液内高脂质成分渗入视网膜组织和视网膜下间隙，视网膜出现肿胀、囊腔和渗出性视网膜脱离[7]。

病理改变，光镜检查可见血管扩张、管腔内狭窄，缺乏内皮细胞的微动脉瘤改变，围绕血管、血管内可见多形核白细胞，嗜酸性粒细胞，单核细胞[8-10]。视网膜内层不规则增厚，囊腔形成，PAS 阳性的嗜酸性液体，泡沫细胞和血影细胞浸润。也可观察到视网膜下纤维蛋白、胆固醇、巨噬细胞（图 23-1）。电镜检查可见管腔狭窄，基底膜样物质，内皮细胞和周细胞的不规则缺失，动脉瘤伴随浆液和纤维蛋白样物质浸润，血管壁扩张[9,11]。视网膜内层泡沫细胞、血影细胞浸润，巨噬细胞、肥大的 Müller 细胞，血管周围胶质细胞增生，视网膜外层不均匀变性，光感受器萎缩。

角膜、小梁、虹膜、睫状体、玻璃膜、脉络膜通常正常[3]。

二、临 床 表 现

Coats 病是一种常见病，无种族特异性。多见于健康男性儿童，男性发病率是女性 3 倍，一般在 10~20 岁之内发病；也有少数成人患者，多伴有高胆固醇血症。多为单眼发病，患儿（者）常以视力低下，斜视，白瞳症而就诊。

（一）症状

当病变位于周边部时，对视力影响不大，但随着病情发展，累及黄斑、甚至引起黄斑水肿和视网膜脱离时，出现明显视力下降。但在儿童患者中，由于患儿一般不会主动表述视力下降，多数患者直到出现明显的后极部大量黄白色渗出或甚至严重的视网膜脱离，瞳孔区形成白色反光才引起家长的重视而就医。此时患儿视力几乎丧失，瞳孔散大（图 23-2）。也有的患儿出现斜视，才引起家长注意而来就诊。

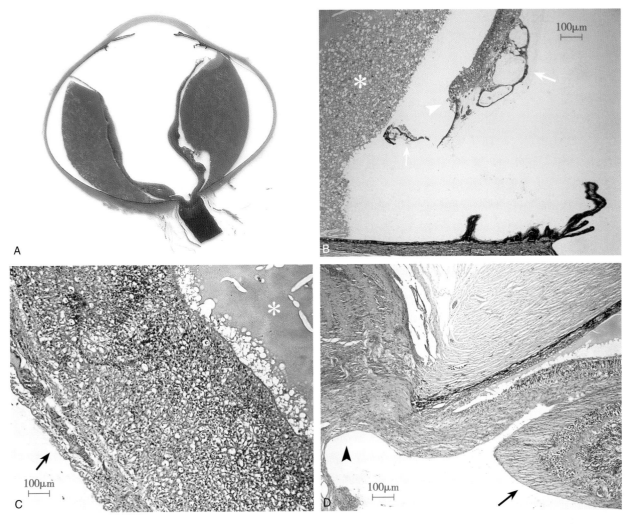

图 23-1 外层渗出性视网膜病变病理改变

A. 摘除 Coats 病继发虹膜新生血管和闭角青光眼右眼球,虹膜在房角处与角膜相粘;视杯深凹,视网膜全脱离,增厚,表面一层纤维膜形成,黄斑区形成视网膜皱褶,视网膜下大量实性渗出,鼻侧近锯齿缘处有三个视网膜表面囊肿;B. 鼻侧基底部视网膜增厚,失去正常视网膜结构,表面有三个囊肿(白箭),制片过程中睫状体非色素上皮脱离(黄箭),睫状体上皮无增厚,可清楚见到锯齿缘(箭头),视网膜下是大量核位于中央的胞浆为空泡的细胞(星)(HE 染色×5);C. 颞侧赤道部切片,视网膜各层结构消失,代之以不规则细胞和纤维组织,表面见粗大血管的纤维膜(箭),视网膜下腔呈均匀的物质(星),靠近视网膜形成很多空泡样结构(HE 染色×10);D. 视乳头深陷(箭头),表面一层纤维膜形成,黄斑区形成视网膜皱褶,视网膜内外核层尚能分辨,表面一层厚厚的增生膜形成(箭)(HE 染色×5)(刘文提供)

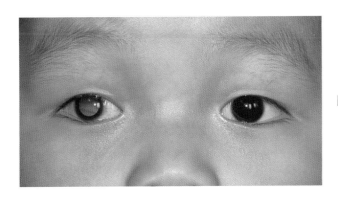

图 23-2 白瞳症

图 23-1 患儿摘除右眼球前,右眼瞳孔呈现黄色反光(刘文提供)

（二）体征

1. **眼前段表现** 早期没有明显改变，随着病情发展，可出现眼前节继发性改变，包括角膜水肿、球形角膜或角膜带状变性；前房胆固醇沉积而继发性开角型青光眼；虹膜新生血管，和周边前粘连，而继发闭角性新生血管性青光眼（图23-3）和白内障。

2. **眼底表现** 早期病变极轻微，可以仅仅是周边或黄斑区局限点状黄白色渗出，不做荧光素眼底血管造影（FFA）检查很容易漏诊或误诊。

（1）视网膜血管异常：眼底检查可见视网膜血管第二级分支后，多数发生在颞侧和下方象限[3]，动静脉均可受累，以小动脉明显，表现为血管变直或扭曲、囊样或串珠状扩张，FFA可见缺血区，并可伴有视网膜新生血管和血管交通支（图23-4）。

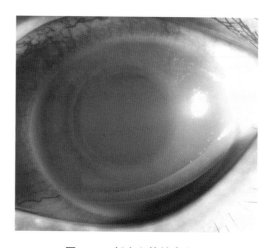

图23-3 新生血管性青光眼
结膜混合充血，虹膜红变，瞳孔缘色素外翻（刘文提供）

（2）视网膜渗出：渗出灶多位于颞侧及后极部，与视网膜血管异常所在位置契合或环绕视网膜血管异常区域，呈一个或多个大斑块状黄白色渗出灶，扁平或隆起，多位于视网膜血管下。渗出灶周围可见胆固醇结晶沉着及点和片状出血。黄斑受累时可呈星芒状或环形硬性渗出（图23-4、图23-5）。

（3）渗出性视网膜脱离：渗出明显者可导致视网膜球形隆起，引起渗出性视网膜脱离。视网膜下液可是浆液性，更多是混合性，含有胆固醇结晶（图23-6）。

（4）增生性改变：长期的渗出性视网膜脱离可引起视网膜下增生，呈瘤样，一个或多个，孤立或多个相连[2]。多与视网膜粘连，也可与脉络膜粘连。一般位于颞侧周边部，也可位于其他象限甚至后极部（图23-7）。部分患者由于大量的硬性渗出，血管异常，产生缺血性改变，也可刺激产生视网膜前的新生血管纤维膜形成。甚至视网膜完全被增生纤维和胶质组织代替。

（5）玻璃体改变：玻璃体一般清晰，偶有轻度混浊，伴有新生血管患者可有玻璃体积血。积血可是局限，也可是大量积血致眼底窥不清（图23-7）。

（6）其他：少见临床改变是发生黄斑板层裂孔，视网膜色素上皮增生、变性和脱落，眼球萎缩等。

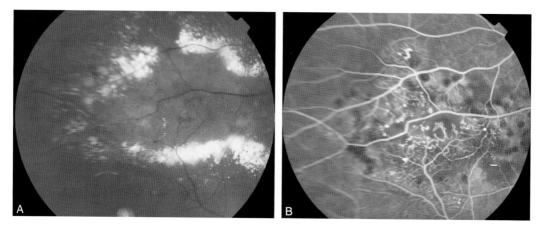

图23-4 异常视网膜血管
A. 颞侧视网膜大量黄白色渗出及大量小动脉瘤；B. FFA显示颞侧视网膜毛细血管明显扩张，血管串珠状扩张，大量小动脉瘤及小片状毛细血管闭塞区（刘文提供）

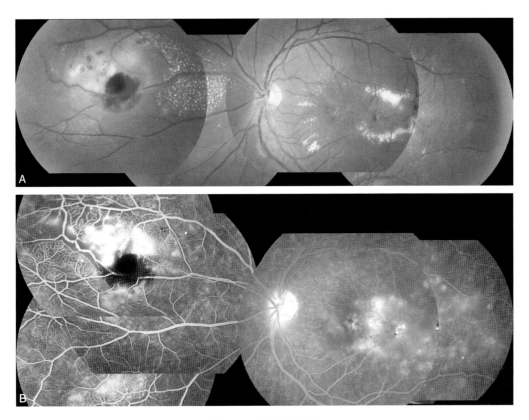

图 23-5 渗出性病灶

A. 眼底彩照可见黄斑区黄白色渗出,少量视网膜内出血,视乳头鼻侧中周部可见毛细血管串珠样扩张,视网膜水肿,及斑点状硬性渗出,约 1 个视乳头直径大小的视网膜内出血;B. FFA 显示黄斑区毛细血管扩张渗漏,视网膜弥散性水肿,鼻侧中周部视网膜血管串珠样扩张,渗漏明显,片状视网膜内出血遮蔽荧光(易长贤提供)

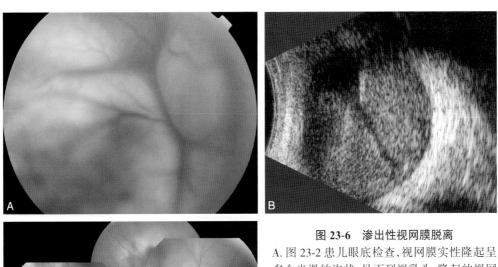

图 23-6 渗出性视网膜脱离

A. 图 23-2 患儿眼底检查,视网膜实性隆起呈多个光滑的泡状,见不到视乳头,隆起的视网膜表面有出血;B. B 型超声波显示视网膜下渗出物为致密物,两个半球状隆起相互接触,呈"接吻状";C. 用肾上腺糖皮质激素滴眼剂滴眼一周后,视网膜脱离减轻,可见到颞侧周边血管行径扭曲,异常吻合,新生血管形成和出血,很可惜,患儿因眼压 40mmHg,不能控制,有光感,做了眼球摘除,证实为 Coats 病(见图 23-1)(刘文提供)

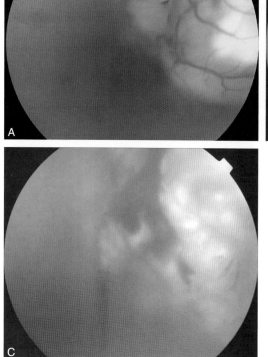
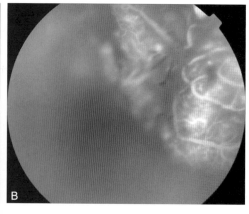

图 23-7 视网膜下瘤样增生

A.玻璃体积血,眼底后极部窥不清楚,鼻上周边部视网膜局部隆起,呈多个光滑肿瘤样,表面视网膜血管扩张,有出血斑;B. FFA 45分钟,视网膜血管和瘤体血管双重显影,瘤体内有高荧光点,表面有出血遮蔽荧光;C.造影5分32秒,视网膜血管显影渐退,瘤体内点状高荧光,视网膜渗漏荧光,表面有出血遮蔽荧光(刘文提供)

(三)成人 Coats 病

成人 Coats 病与儿童患者具有相似的特征性视网膜血管异常和广泛的视网膜渗出,但受累范围较局限,出血少,黄斑受损害轻,较容易出现局部脂质沉积,大动脉瘤旁出血。随诊过程中病变发展缓慢,视力预后较好。激光治疗后绝大数者视力提高。

(四)分期

在疾病的不同时期,有不同的眼底表现。Shields 等人[6]将 Coats 病分为五期,见表 23-1。

表 23-1 眼底表现分期

分期	眼部表现	分期	眼部表现
1 期	仅有毛细血管扩张		a. 未累及黄斑中心凹
2 期	毛细血管扩张和渗出		b. 累及黄斑中心凹
	A:渗出位于黄斑中心凹外		B:完全性视网膜脱离
	B:渗出位于黄斑中心凹	4 期	完全性视网膜脱离合并继发青光眼
3 期	渗出性视网膜脱离	5 期	疾病终末期(眼球萎缩)
	A:局限性视网膜脱离		

(五)辅助检查

1. FFA 在 Coats 病的诊断及治疗方面有重要作用。视网膜血管异常的病变区小动脉和静脉迂曲扩张,管壁呈囊样、梭形或串珠状瘤样改变(图 23-4B)。血管通透性增加,染料渗漏,晚期呈现片状强荧光。亦可见毛细血管无灌注区及周围的毛细血管扩张,微血管瘤形成,部分可见视网膜新生血管性团状强荧光(图 23-8)。脱离区视网膜血管迂曲及聚焦不良。晚期浓厚的视网膜渗出灶可显示视网膜大、中血管的浅淡遮蔽荧光。

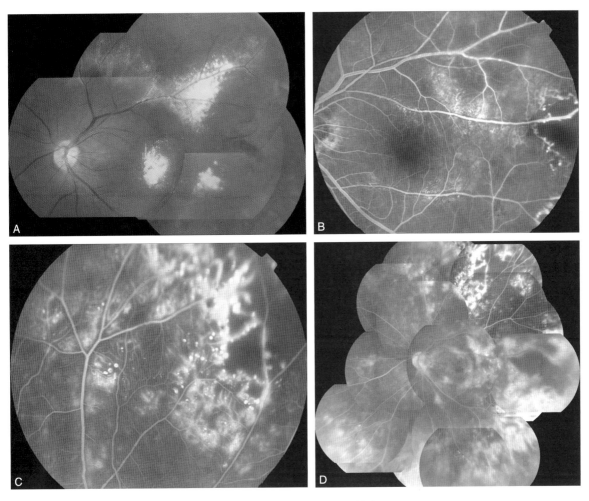

图 23-8　眼底荧光血管造影检查

A. 视网膜下大量黄白色渗出物,边界不清,有颗粒状物,还可见到出血斑;B. FFA 39 秒,动静脉血管壁局部染色,黄斑颞侧毛细血管扩张,外侧见无血管区及周围血管扩张的微血管瘤;C. 造影 2 分 12 秒,颞上病变区粟粒状血管瘤,毛细血管扩张,多簇状荧光渗漏,右上可见无血管区和血管壁染色;D. 造影拼图见整个视网膜均有渗漏荧光,以颞侧严重,有大片无灌注区和粟粒状血管瘤

2. 吲哚青绿脉络膜血管造影　所见脉络膜血管基本正常。

3. OCT　在疾病发展中对黄斑水肿程度,浆液性视网膜脱离等观察起到了一定作用,频域 OCT 可以更清楚地观察 Coats 病患者视网膜每一层的结构变化[12]。最近有种新型的手持便携式 SD-OCT 作为术中工具[13],用来鉴别视网膜母细胞瘤及观察治疗过程中视网膜下液体吸收的情况。

4. 超声波检查　视网膜脱离在 A 型超声波表现玻璃体腔出现锐利的高波峰,为脱离的视网膜的回声,其后多个低峰,是渗出液内胆固醇颗粒的回声,波峰的密度取决于胆固醇颗粒含量,颗粒越多低波峰也越多。B 型超声波可显示视网膜脱离形态,大量视网膜下胆固醇结晶显示为视网膜下间隙密集的点状高回声(图 23-6B)。视网膜瘤样增生表现视网膜增厚的实性高回声。

5. CT　Coats 病早期渗出位于视网膜内,CT 可见眼环增厚,当渗出物增多,形成浆液性视网膜脱离时,可较好显示视网膜下液的形态、密度。如渗出液中蛋白含量较高,CT 值高于玻璃体;以血细胞成分为主,CT 值可更高;以胆固醇成分为主,CT 值与玻璃体相近。

6. MRI　在显示视网膜脱离、出血、渗出方面更为清晰。渗出液中以蛋白含量为主,T_1 高信号,T_2 中等或高信号;蛋白含量低时,T_1 低信号,T_2 高信号。Coats 病的视网膜下液的结晶在 T_1、T_2 均表现为高信号[14]。

三、诊断和鉴别诊断

(一) 诊断

根据患者年龄、单眼发病、出现原因不明的血管变直、扭曲、囊样扩张或串珠状改变伴广泛渗出,FFA显示异常血管明显渗漏,不难诊断。但不典型病例需要同白瞳症及其他会表现为视网膜扩张、血管性疾病相鉴别。

(二) 鉴别诊断

1. 早产儿视网膜病变　有早产和出生低体重病史,多为双眼发病,当发生白瞳症时,已发生增生膜牵拉视网膜脱离。

2. 糖尿病视网膜病变　患病年龄较大,有糖尿病的病史,多为双眼患病。静脉血管迂曲和扩张,视乳头和视网膜前新生血管膜,表现牵拉性视网膜脱离。Coats 病发病年龄较小,单眼发病。常有成群的微血管瘤和较大一些的粟粒状动脉瘤,以及迂曲扩张的毛细血管其周围绕以硬性渗出环。

3. 转移性眼内炎　常继发于全身急性感染性病变,特别是肺部感染。眼前节常有不同程度的炎症表现,如角膜后沉着物,前房闪辉等葡萄膜炎体征[15]。

4. 家族性渗出性玻璃体视网膜病变　本病也可能出现大量黄白色视网膜渗出和渗出性视网膜脱离。但本病一般有家族史,双眼发病,早期视网膜无血管区和血管异常位于周边视网膜,以颞侧最明显。可见颞侧赤道部视网膜血管走行变直,分支增多,且在赤道部以前突然中止,血管末端形成扇形边缘。而 Coats病多为单眼,血管异常可发生在眼底任何部位,以血管串珠状扩张、血管白鞘、异常血管吻合及大量黄白色渗出为特征。

5. 视网膜血管炎　本病多双眼发病,较少出现视网膜内黄色渗出,而更多表现为周边视网膜广泛的血管鞘样改变、缺血和新生血管,容易反复玻璃体积血。

6. 视网膜血管瘤　也可引起黄白色视网膜渗出,但一般比较局限,范围一般较小,比较大的血管瘤多可见到扩张的 2~3 支滋养血管。通常视网膜血管瘤并没有广泛的毛细血管扩张表现,而是以团块状血管瘤为特征。另外视网膜血管瘤还可合并出现肝肾或者脑部的囊肿或血管瘤,及所谓 von Hipple Linda 综合征。

7. 视网膜母细胞瘤　是常见的白瞳症,较易与 Coats 病混淆。视网膜母细胞瘤玻璃体内常见灰白色片状、块状浑浊,眼底可见视网膜灰白色实性隆起,有卫星样结节,肿瘤隆起处血管扩张,有时继发青光眼。B 型超声波显示其内为弱回声或中强回声,60%~80% 有强光斑回声(钙化斑),彩色多普勒超声成像(CDI)于实性隆起强光斑内,可见与视网膜血管相延续的、红蓝相伴行的血流。MRI 检查在 T1 呈高信号,T2 呈低信号,增强时肿瘤明显强化。而 Coats 病为视网膜大量广泛黄白色渗出,瘤样增生位于视网膜下。视网膜脱离的近周边处有串珠状动脉瘤、微血管瘤和毛细血管异常,B 型超声波检查脱离的视网膜下有细弱、均匀、可移动的点状回声。Coats 病的视网膜下液结晶在 MRI 检查 T_1 长 T_2 均为高信号,增强时无强化。

8. 急性视网膜坏死　眼底有大量黄色渗出类似 Coats 病,但本病起病急,多个大血管炎症,渗出形成血管白线,晚期血管变细成闭塞性白线状,明显的玻璃体炎和葡萄膜炎,渗出往往伴有视网膜内的出血和边界清晰的白色视网膜坏死病灶。坏死病灶多数从视网膜周围向中央发展,坏死灶逐渐相连呈环形。这些改变都与 Coats 病有很大差别。

9. 其他　还需要与先天性白内障、视网膜分支静脉阻塞、睫状体平坦部炎、色素失调症(incontinentia pigmenti)、弓蛔虫病(ocular toxocariasis)、永存原始玻璃体增生症、Norrie 病、特发性黄斑旁毛细血管扩张症和放射性视网膜病变相鉴别[1,4]。

四、并　发　症

本病如果没有在早期得到有效控制,疾病发展加重,最终可形成渗出性视网膜脱离,虹膜红变,青光眼,葡萄膜炎以及低眼压及眼球萎缩。部分患者经治疗后炎症消退,如果病灶波及黄斑,可出现继发性黄斑前膜,或者由于长时间的炎症和水肿,最终导致黄斑部视网膜萎缩变薄,视功能严重受损。

五、治 疗

治疗的目的是保存或提高视力,防止视网膜病变进一步发展。当视力损害不能恢复时,尽量维持视网膜在位和眼球的完整。根据疾病不同分期选择不同治疗方案(表23-2)。

表 23-2　Coats 病的治疗方案选择[11]

疾病分期	治疗方案	疾病分期	治疗方案
轻度病变(1 期,2 期)	激光或冷冻	进展期病变(5 期),眼球无不适	观察
轻度病变(1 期,2 期)病变无进展	密切观察	辅助治疗	玻璃体腔内注射曲安奈德
进展期病变(3 期,4 期)	玻璃体视网膜手术	辅助治疗	抗 VEGF 治疗
进展期病变(5 期),眼球疼痛	眼内容物剜除术		

1. 口服药物治疗　目前没有特异性治疗 Coats 病的药物。针对视网膜出血可有给予某些中成药,比如止血祛瘀明目片和丹红化瘀口服液等。维生素 C 理论上有减少血管通透性的作用,羟苯磺酸钙(利倍思,昊畅,导升明)0.5g 每日两次可能对减少渗出有好处。

2. 肾上腺糖皮质激素　有促进视网膜水肿和渗出吸收的作用,使病情暂时缓解。玻璃体腔内注射曲安奈德是一种较为有效的辅助和替代治疗手段。Othman[16]等人报道了 15 例病人,采用玻璃体腔注射曲安奈德 4mg 联合冷凝或激光治疗后,均获得视力提高、视网膜下液体和渗出吸收。高眼压、白内障、孔源性视网膜脱离是较为常见的并发症[16,17]。Ghazi[18]等人建议在玻璃体腔注射曲安奈德后密切观察视网膜下液体量,并在注射 4 周内进行激光治疗,可有效促进视网膜下液吸收,阻止病变进一步发展。猜测曲安奈德通过其抗炎、抗血管通透性的特性起到保护作用。

3. 激光光凝治疗　根据 Shields 的分期(表 23-1 和表 23-2),激光光凝治疗是病情较轻、渗出局限病例的最佳选择,可以封闭异常血管,减少渗出并促进吸收(图 23-9)。可使用各种类型的眼底激光。Schefler 等人[19]回顾性研究了重复激光光凝治疗 Coats 病的疗效,16 个首次被诊断为 Coats 病、病情分期在 2A 至 3B 的患者,平均治疗次数为 4.8 次,其中的 50% 的患者治疗后获得了中等以上视力(1.0~0.2)。Schefler[19] 在 6 个进展期病人中发现激光光凝可以有效防止视力下降,但同时应注意随访。

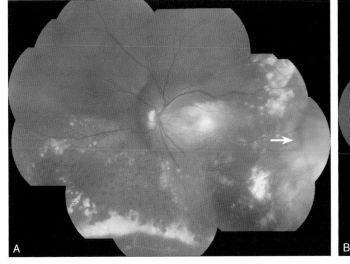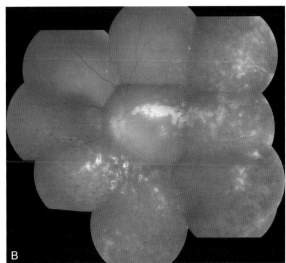

图 23-9　Coats 病激光光凝治疗

A. 患者左眼视力 0.1,左眼黄斑、鼻侧及下方大量黄白色渗出物,已经激光治疗一次,视网膜下渗出未完全吸收,颞侧周边视网膜下瘤样增生物(箭);B. 颞侧及下方补充光凝后 5 个月,左眼视力提高到 0.5,左眼视网膜下渗出物完全吸收,颞侧瘤样增生消失(戴玲提供)

4. 冷凝治疗　适应渗出性视网膜脱离和视网膜下瘤样增生,但在视网膜下液黏稠和较多胆固醇结晶患者可能会阻碍视网膜下液引流,影响视网膜复位。因为过多的冷凝反而可以引起网膜下渗出、增加视网膜脱离程度,所以一次冷凝不超过 2 个象限,每次治疗间隔 1 个月。

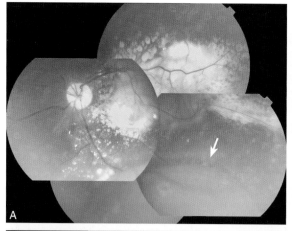
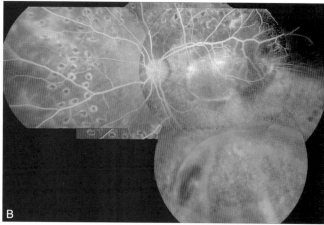
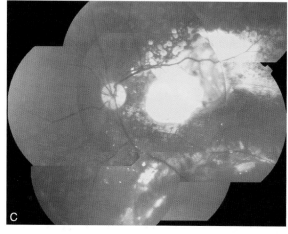

图 23-10　Coats 病冷凝治疗

A. 患儿男,5 岁,左眼视力手动,后极部大量黄色渗出物,已做过激光治疗,但颞下仍出现半球状渗出性视网膜脱离(箭),颞侧周边视网膜新生血管瘤样增生;B. FFA 显示黄斑及颞下大量渗出,其他方位可见到激光斑;C. 冷凝颞侧周边瘤样新生血管和间断冷凝鼻侧周边新生血管增生后一个半月,视力 0.1,黄斑及后极部渗出部分吸收,颞下渗出性视网膜脱离完全吸收(刘文提供)

5. 玻璃体手术　适应合并有玻璃体增生牵拉的视网膜脱离和黄斑前膜形成患者,另外,视网膜下液致密回声和较多胆固醇结晶患儿(者)也是玻璃体手术适应证。

6. 眼球摘除术　在 Coats 病终末期,无光感且伴眼球疼痛时,可采取眼球摘除术 + 异眼座植入术。

7. 抗血管内皮生长因子(抗 VEGF)药物　作为辅助治疗手段也越来越多的应用在 Coats 病的治疗[20,21]。有报道[22-24]检测出 Coats 病患者眼内 VEGF 含量增高,其中 He YG、Sun Y 等人[23,24]观察到在玻璃体腔注射抗 VEGF 药物后联合其他治疗,患者病情好转,伴随眼内 VEGF 含量显著降低。以上研究均提示 Coats 病可能与 VEGF 失调控后,引起的血管生成有关。近年来有数例[25-30]在 Coats 病中应用抗 VEGF 药物,如贝伐单抗(bevacizumab)、雷珠单抗[31](ranibizumab)、哌加他尼钠[24](pegaptanib sodium)等玻璃体腔注射的报道。大部分报道均在病变 2、3 期使用抗 VEGF 药物,剂量贝伐单抗为 1.25mg 或 2.5mg,雷珠单抗 0.5mg,哌加他尼钠 0.3mg,依据病情 1 次或多次重复注射。随访结果表明玻璃体腔注射抗 VEGF 药物或联合曲安奈德注射、PDT、激光或冷凝治疗,可有效地减少视网膜下渗出,消退异常扩张血管,减轻视网膜水肿,提高或稳定视力。但到目前为止还没有就玻璃体腔内注射抗 VEGF 剂量及次数达成共识,其引起全身或局部并发症的情况亦未见报道。Ramasubramanian 等人[32]提出贝伐单抗应用要小心,因为其有潜在引起玻璃体视网膜纤维化,牵拉性视网膜脱离的风险。抗 VEGF 药物玻璃体腔内注射的长期效果还未知,需要前瞻性多中心的临床研究。

六、治　疗　效　果

早期当血管及渗出病变限于周边时,治疗后有望保留正常视力。当病情进入后期,黄斑区大量渗出甚至出现机化时,不可避免产生永久性视力障碍。因此,关键是病变波及的部位以及是否得到及时正确的早期治疗。通过恰当的治疗,多数渗出可以缓慢吸收,范围逐步缩小。对于眼内增生严重患者,常需要进行玻璃体切割,眼内放视网膜下液,进行眼内光凝或经巩膜冷冻,采用硅油填充;如果黄斑部损伤不严重,仍然有部分视力恢复的可能[33]。对于成年型的 Coats 病患者,及时的视网膜光凝或者经巩膜视网膜冷冻,大多数情况下仍然可能取得良好效果。部分患者可能在冷冻手术之后短期内出现视网膜渗出增加,甚至视网膜脱离范围扩大,但再次冷冻仍然可能使渗出逐渐吸收[34]。近年来随着诊治水平提高,大部分患者即使视力恢复无望,也可保持解剖结构的稳定,免于摘除眼球[35]。

七、典型病例

1. 病例　患者男,12 岁。体检发现右眼视力差一周,于 2011 年 8 月 5 日到东莞光明眼科医院门诊就诊。检查:右眼视力 0.05,矫正无提高;左眼 1.2。双眼球前段检查无异常,左眼底未见异常;右眼底视乳头

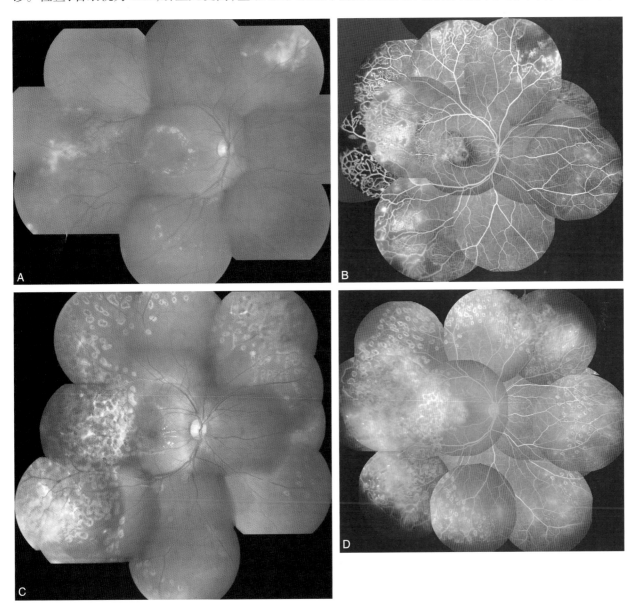

图 23-11　Coat's 病激光治疗

A. 患儿右眼底颞下和鼻上血管囊样或串珠状扩张,周围视网膜内大量黄色斑状和点状渗出物,已累及到黄斑;B. FFA 显示 360°周边毛细血管扩张、无血管区、血管囊样扩张和渗漏荧光,以黄斑、颞侧和鼻上较重;C. 多次眼底激光后,360°见激光斑,颞侧达黄斑中心凹旁,黄斑鼻侧见星芒状渗出,其他部位渗漏斑点消失;D. 多次激光后 FFA,与激光前相比,视网膜渗漏荧光明显减轻,周边仍见散在点状高荧光(戴玲提供)

边界清,色正常,颞侧及鼻上中周网膜血管扩张、迂曲、血管瘤形成、出血,视网膜可见黄色渗出等。黄斑区毛细血管扩张、渗出和水肿(图23-11A)。FFA显示360°周边毛细血管扩张、有无血管区、动静脉短路、血管渗漏和瘤样扩张,以颞侧及鼻上严重;黄斑区毛细血管扩张、微血管瘤、渗漏和黄斑水肿(图23-11B)。

2. 诊断 右眼Coats病(黄斑区毛细血管扩张型)。

3. 治疗 在门诊先后做了6次右眼底氩激光治疗,光斑直径200微米,能量300~500mW,时间0.1~0.2秒,I~II级反应共击3050点。

4. 治疗效果 2014年1月18日最近一次到本院门诊复诊:右眼视力0.1,+1.75DS/+1.50DC×90=0.3,右眼底视乳头边界清,色正常,颞侧中周边及鼻上视网膜可见大片激光色素斑形成,黄斑区微血管扩张减轻(图23-11C)。FFA检查提示:颞侧激光治疗区及黄斑区有荧光渗漏,晚期扩散(图23-11D)。于2014年1月21日补充眼底激光:给予颞侧周边视网膜渗漏区氩激光光凝:能量550mW,时间0.2秒,共322击,II级反应。黄斑区给予经瞳孔温热疗法(TTT):光斑600mm,时间60秒,能量:800mW,共22击。

(吉宇莹 文峰 易长贤)

参 考 文 献

1. Rubin MP, Mukai S. Coats'disease. Int Ophthalmol Clin. 2008;48:149-158.

2. Reese A B. Telangiectasis of the retina and Coats'disease. Am J Ophthalmol. 1956;42:1-8.

3. Shields JA, Shields CL, Honavar SG, et al. Clinical variations and complications of Coats disease in 150 cases:the 2000 Sanford Gifford Memorial Lecture. Am J Ophthalmol.2001;131:561-571.

4. Black GC, Perveen R, Bonshek R, et al. Coats'disease of the retina(unilateral retinal telangiectasis) caused by somatic mutation in the NDP gene:a role for norrin in retinal angiogenesis. Hum Mol Genet.1999;8:2031-2035.

5. Ghorbanian S, Jaulim A, Chatziralli IP. Diagnosis and treatment of coats'disease:a review of the literature. Ophthalmologica.2012;227:175-182.

6. Jones JH, Kroll AJ, Lou PL, et al. Coats'disease. Int Ophthalmol Clin. 2001;41:189-198.

7. Jampol LM, Orth D, Daily MJ, et al. Subretinal neovascularization with geographic (serpiginous) choroiditis. Am J Ophthalmol.1979;88:683-689.

8. Chang M M, Mclean I W, Merritt J C. Coats'disease:a study of 62 histologically confirmed cases. J Pediatr Ophthalmol Strabismus. 1984;21:163-168.

9. Kremer I, Nissenkorn I, Ben-Sira I. Cytologic and biochemical examination of the subretinal fluid in diagnosis of Coats'disease. Acta Ophthalmol.1989;67:342-346.

10. Fernandes BF, Odashiro AN, Maloney S, et al. Clinical-histopathological correlation in a case of Coats'disease. Diagn Pathol. 2006;1:24.

11. Tripathi R, Ashton N. Electron microscopical study of Coat's disease. Br J Ophthalmol.1971;55:289-301.

12. Kessner R, Barak A, Neudorfer M. Intraretinal Exudates in Coats'Disease as Demonstrated by Spectral-Domain OCT. Case Report Ophthalmol. 2012;3:11-15.

13. Henry CR, Berrocal AM, Hess DJ, et al. Intraoperative spectral-domain optical coherence tomography in coats'disease. Ophthalmic Surg Lasers Imaging.2012;43:80-84.

14. 李文华. 眼科影像学. 北京:人民卫生出版社,2004:436.

15. 李凤鸣. 中华眼科学. 北京:人民卫生出版社,2005:2092.

16. Othman IS, Moussa M, Bouhaimed M. Management of lipid exudates in Coats disease by adjuvant intravitreal triamcinolone:effects and complications. Br J Ophthalmol. 2010;94:606-610.

17. Bergstrom CS, Hubbard GR. Combination intravitreal triamcinolone injection and cryotherapy for exudative retinal detachments in severe Coats disease. Retina.2008;28(Suppl):33-37.

18. Ghazi NG, Al Shamsi H, Larsson J, et al. Intravitreal triamcinolone in Coats'disease. Ophthalmology. 2012;119:648-649.

19. Schefler AC, Berrocal AM, Murray TG. Advanced Coats'disease. Management with repetitive aggressive laser ablation therapy. Retina.2008;28(Suppl):38-41.

20. Kaul S, Uparkar M, Mody K, et al. Intravitreal anti-vascular endothelial growth factor agents as an adjunct in the management of Coats'disease in children. Indian J Ophthalmol.2010;58:76-78.

21. Lin KL, Hirose T, Kroll AJ, et al. Prospects for treatment of pediatric vitreoretinal diseases with vascular endothelial growth factor inhibition. Semin Ophthalmol.2009;24:70-76.

22. Zhang H, Liu Z L. Increased nitric oxide and vascular endothelial growth factor levels in the aqueous humor of patients with coats'disease. J Ocul Pharmacol Ther.2012;28;397-401.

23. He YG, Wang H, Zhao B, et al. Elevated vascular endothelial growth factor level in Coats'disease and possible therapeutic role of bevacizumab. Graefes Arch Clin Exp Ophthalmol.2010;248;1519-1521.

24. Sun Y, Jain A, Moshfeghi DM. Elevated vascular endothelial growth factor levels in Coats disease；rapid response to pegaptanib sodium. Graefes Arch Clin Exp Ophthalmol.2007;245;1387-1388.

25. Wells JR, Hubbard GR. The effect of intravitreal bevacizumab in the treatment of Coats disease in children. Retina.2011;31;427-428.

26. Bohm MR, Uhlig CE. Use of intravitreal triamcinolone and bevacizumab in Coats'disease with central macular edema. Graefes Arch Clin Exp Ophthalmol. 2011;249;1099-1101.

27. Wang KY, Cheng CK. A combination of intravitreal bevacizumab injection with tunable argon yellow laser photocoagulation as a treatment for adult-onset Coats'disease. J Ocul Pharmacol Ther.2011;27;525-530.

28. Zhao T, Wang K, Ma Y, et al. Resolution of total retinal detachment in Coats'disease with intravitreal injection of bevacizumab. Graefes Arch Clin Exp Ophthalmol. 2011;249;1745-1746.

29. Kim J, Park KH, Woo SJ. Combined photodynamic therapy and intravitreal bevacizumab injection for the treatment of adult Coats'disease；a case report. Korean J Ophthalmol. 2010;24;374-376.

30. Lin CJ, Hwang JF, Chen YT, et al. The effect of intravitreal bevacizumab in the treatment of Coats disease in children. Retina.2010;30;617-622.

31. Theoulakis PE, Halki A, Petropoulos IK, et al. Coats disease in a 14-year-old boy treated with intravitreal ranibizumab and retinal laser photocoagulation. Klin Monbl Augenheilkd.2012;229;447-450.

32. Ramasubramanian A, Shields CL. Bevacizumab for Coats'disease with exudative retinal detachment and risk of vitreoretinal traction. Br J Ophthalmol.2012;96;356-359.

33. Muftuoglu G, Gulkilik G. Pars plana vitrectomy in advanced coats'disease. Case Report Ophthalmol.2011;2;15-22.

34. Otani T, Yasuda K, Aizawa N, et al. Over 10 years follow-up of Coats'disease in adulthood. Clin Ophthalmol.2011;5;1729-1732.

35. Mulvihill A, Morris B. A population-based study of Coats disease in the United Kingdom Ⅱ；investigation, treatment, and outcomes. Eye. 2010;24;1802-1807.

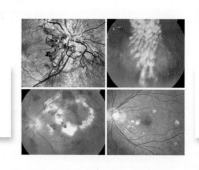

第二十四章
早产儿视网膜病变

早产儿视网膜病变又叫未成熟儿视网膜病变(retinopathy of prematurity, ROP),是一种发生于未足月出生或孕期营养不良、出生时低体重儿的视网膜血管增生性眼病,可引起部分患儿失明。1942年由Terry首先报道了该病,当时称之为晶状体后纤维增生症(retrolental fibroplasia)[1],1951年Heath正式命名为ROP,沿用至今[2]。ROP占世界范围内儿童失明原因的19%,也是盲童学校首位的致盲眼病。据估计,美国每年有15 000例出生体重<1250g的早产儿,其中1万例发生ROP,1200例需要治疗,500例不治疗会引起法定盲[3]。中国尚无确切统计学数字,据推断每年有50万例出生体重<1500g早产儿,其中12万例发生ROP,2万~3万例需要治疗,1万~1.5万例不治疗会失明。ROP发病机制至今不清,但明确与不规范吸氧、母体及患儿全身病等因素相关。ROP是一种常见病,但规范筛查与早期治疗可以防止大部分高危早产儿失明。

第一节　病因与发病机制

ROP的发病机制至今尚未完全明确,发病原因也多种多样,以下就相关发病因素展开论述。

一、病　　因

(一)早产和低出生体重

早产和低出生体重作为ROP发病的根本原因已被人们所公认。研究表明,出生胎龄越小,体重越低,ROP的患病率越高。出生胎龄在25~27周、体重500~749g的早产儿ROP的患病率高达70%~80%。而出生胎龄在34~36周、体重在1250~1499g的早产儿ROP的患病率为20%左右。可见预防低体重早产儿出生是预防ROP的重要措施。

(二)氧疗

氧疗是抢救早产儿生命的重要措施,大多数极低出生体重儿与超低出生体重儿在抢救过程中采用过不同方式的氧疗。1951年Campbell发现在吸氧收费的私立医院早产儿晶状体后纤维膜增生的发生率明显低于吸氧不收费的公立医院(7%对17%),因此提示其发生与较多吸氧有关[4]。于是便强调随意吸氧是造成早产儿晶状体后纤维膜增生的重要原因,并提出应避免预防性吸氧。建议只有患儿出现发绀时才使用氧疗。以后的许多临床和实验研究均已证实ROP的发生与吸氧有关。控制早产儿吸氧后,晶状体后纤维膜增生的发生率从20世纪50年代初的50%下降到20世纪60年代中期的4%。但随着本病发生率的降低却伴随着新生儿肺透明膜病死亡率的明显增高。早产、低出生体重儿由于呼吸系统发育不成熟,出生早期的新生儿肺透明膜病和出生后的呼吸暂停及其他各种因素的影响,通气和换气都可能出现功能障碍。在出生后治疗过程中给予一定量的氧气吸入才能提高血氧浓度,减少组织器官缺氧,尤其是脑组织缺氧,从而维持生命体征对氧的基本需求。

长时间吸入高浓度氧曾被认为是导致ROP的主要原因。但有学者发现不是所有接受氧疗的早产儿都发生ROP,即使从未吸过氧的早产、低出生体重儿也会发生ROP。提示可能存在比氧疗更重要的影响因素。直到20世纪60年代以后,吸氧是形成ROP的主要原因的观点才被逐渐修正。认为组织相对缺氧才是诱发形成ROP的因素。有的学者则提出相反的观点,Gaynon认为适当给氧可延缓ROP的进展,可以减少 ROP 阈值前期病变向阈值期病变发展,未发现其阻碍视网膜血管的成熟[5]。STOP-ROP 多中心研究组进行了一项多中心前瞻性随机研究[6],649 例早产儿随机分为传统治疗组(325 例,血氧饱和度维持在89%~94%)和补充供氧组(324 例,血氧饱和度维持在 96%~99%)。结果发现传统治疗组 ROP 阈值病变发生率为 48%,补充供氧组 ROP 阈值病变发生率为 41%。黄斑牵拉移位两组均为 3.9%。据此认为补充供氧并未引起 ROP 阈值病变增多,但也没有减少需要手术治疗的病例。

氧疗能否引起 ROP 主要取决于吸氧的浓度和吸氧时间。目前学术界有争论的是吸多高浓度的氧及吸多长时间的氧才是 ROP 的危险因素。有人认为接受吸入氧浓度(FiO_2)>0.40 治疗的早产、低体重儿,应警惕视网膜病的发生。意大利 ROP 多中心研究小组认为早产儿吸氧 60 天才具有预测 ROP 发生的价值。而 Kellner 则把吸氧时间超过 30 天作为 ROP 筛查标准之一[7]。也有学者认为 ROP 的产生与"相对缺氧"有关。即高浓度给氧后迅速停止应用氧气,从而造成组织相对缺氧,而与吸氧时间无关,提示动脉氧分压的波动与 ROP 的发生更为密切。ROP 的产生与"相对缺氧"有关,其毒理作用是在相对缺氧状态下,氧自由基和同期相应的氧化代谢产物形成过快。而早产低出生体重儿的抗氧化系统存在缺陷,组织内抗氧化防御机制无法同步解毒,从而造成组织损害,导致 ROP 的发生。关键问题是要尽量保证血氧水平的相对稳定,尤其在出生早期尽量避免血氧大范围的波动。低氧血症和高氧血症均可诱发相似的视网膜血管增生性改变。生后第 1 周内动脉血氧分压波动越大,ROP 发生率越高,程度越重[8]。

(三) 母亲因素

1. 遗传因素　在新生儿监护中具有同样临床特点的早产儿为什么有的发生严重的 ROP 而有的不发生?用遗传差别可解释这一现象。在 20 世纪 90 年代,就有人做了有关遗传的观察,他们发现不同种族人群中 ROP 的发病率不同。非洲和南美的黑人比白种人的发病率低;阿拉斯加本土人的发病率比非本土人要低。这表明遗传、社会经济和饮食等多方面因素参与了 ROP 的发病。Norrie 病基因研究为 ROP 的研究提供了参考。Shastry 等的研究发现,12 例重度 ROP 患儿,有 4 例患儿家长有 Norrie 病基因的第三外显子突变。在 100 例进展期 ROP 患儿中,有 2 例患儿的 Norrie 病基因的第一外显子 CT 重复片段有插入或缺失现象[9-11]。遗传的多态性也可改变正常控制视网膜血管化基因的功能,如血管内皮生长因子(vascular endothelial growth factor, VEGF)可参与 ROP 的发病机制。筛查和评估基因的多态性可以鉴别和及时发现、治疗高危新生儿的 ROP[12]。

2. 小于胎龄儿(small gestational age children, SGA)　如果相同胎龄婴儿的出生体重是正态分布,那么SGA 是指出生体重在体重轻一侧百分之十的婴儿。提示其在宫内可能存在着缺氧、感染和营养不良。有人曾报道 SGA 更易发生 ROP。但在新加坡的一项研究中认为 ROP 的发生在 SGA 与适于胎龄儿之间无显著差异。

3. 其他　围生期还存在许多尚未确定的影响因素,如多胎、宫内感染、母亲妊娠高血压、分娩方式、母亲用药如 β 受体阻滞剂等。

(四) 新生儿因素

多项 ROP 的新生儿临床危险因素的研究中发现 ROP 形成的主要影响因素有以下几个方面。

1. 感染　是 ROP 发生和发展的重要因素,尤其是真菌感染。真菌菌血症可作为 ROP 发生的独立危险因素,同样可导致 ROP 的发生。

2. 贫血和输血　早产儿贫血,体内红细胞携氧能力低,引起相对低氧和缺氧是早产儿 ROP 形成的危险因素。早产儿反复输血也是 ROP 形成的危险因素。其可能解释为成人与新生儿有不同的血氧饱和度曲线,理论上成人血输给新生儿,成人的血红蛋白会供给新生儿视网膜更多的氧气,并在输血时会造成血压和血氧的波动。反复的血氧和血压波动可成为 ROP 发生和发展的重要因素。而且需要输血的新生儿可能并发症更多,全身情况更差,更易发展成为 ROP。

3. 肺表面活性物质(pulmonary surfactant, PS)　由于小胎龄、低出生体重的早产儿大多肺发育未成熟,肺泡表面物质缺乏,易导致呼吸窘迫综合征(respiratory distress syndrome, RDS)。补充 PS 可明显降低 RDS 的发生和发展。在 PS 应用于临床以前,曾有报道极低体重(very low-birth-weight children, VLBW)患儿ROP 的发生率为 11%~60%。在接受 PS 治疗的 VLBW 中,可明显降低 RDS 的发病率及严重性,ROP 阈值病变发病率亦明显降低。但也有动物实验表明应用 PS 后,由于肺顺应性在短时间内发生较大的变化,造成动脉氧分压在较大范围内波动,导致 ROP 加重。

4. 血压波动　出生早期患儿血压的波动可以影响视网膜血流灌注。低血压是早产低出生体重儿常见的并发症。低血压往往伴有低心排出量、肾脏灌注减少、尿量减少、代谢性酸中毒等。低血压最初采用胶体液扩容,如清蛋白、血浆或其他血制品。这些措施反应不良时,使用多巴胺提升血压,多巴胺的使用增加了 ROP 发生的危险。

(五) 其他因素

1. 微量元素　人体中的微量元素参与各种金属酶的组成,与 ROP 的发病也有一定的关系。铜的缺乏可导致视网膜组织抵抗氧化损伤的作用减弱,削弱抗氧化酶的活性。此外,铜的缺乏还能增加血栓素 A2 (TXA2)的合成同时降低前列腺素 I2(PGI2)的合成,从而导致视网膜血管持续收缩,进一步使视网膜缺血,导致 VEGF 产生,形成新生血管,最终导致 ROP 的形成。还有研究表明硒的缺乏可能是 ROP 发病因素之一。

2. 二氧化碳　目前对二氧化碳在 ROP 发生作用的研究尚少。已有研究表明高血二氧化碳可能与视网膜病有关,而 Gellen 等[13]的回顾性临床观察发现,血二氧化碳分压的变化和二氧化碳浓度的高低与 ROP 的发生并没有关联。

3. 其他　其他可能诱因有支气管和肺发育不良,肠外营养(静脉营养)、坏死性小肠结肠炎、母亲曾用过 β 受体阻滞剂或怀孕期营养不良。另外,换血、吲哚美辛(消炎痛)的应用、呼吸暂停、心率缓慢、宫内慢性缺氧、呼吸窘迫综合征、机械通气、抽搐、颅内出血、血液黏稠、体温变化,利用体外受精技术受孕等均可能与 ROP 有一定关系。

二、发 病 机 制

ROP 的发病机制尚未完全阐明。未成熟的视网膜血管对氧极为敏感,高浓度氧使视网膜血管收缩或阻塞,从而使正常发育的视网膜血管停止,已形成的视网膜血管关闭导致视网膜缺氧。由于缺氧而产生血管增生因子,刺激视网膜血管增生,新生血管出现形态和功能上的异常,特别是未能形成正常的血管屏障。ROP 多发生在视网膜周边部,尤以颞侧周边部为著。先是视网膜内层发生新生血管,血管逐渐从视网膜内长到表面,进而延伸入玻璃体内。新生血管都伴有纤维组织增生,纤维血管膜沿玻璃体前面生长,在晶状体后方形成晶状体后纤维膜。膜的收缩将周边部视网膜拉向眼球中心,引起牵拉性视网膜脱离,最后导致眼球萎缩和失明。

研究显示,视网膜新生血管形成在 ROP 的发生机制中起主导作用。有关新生血管的生成有以下三种学说。

(一) 细胞因子学说

现已发现有多种因子参与新生血管生成,其中促进血管增生的因子有 VEGF、碱性成纤维细胞生长因子(bFGF)、肝细胞生长因子(HGF)、表皮生长因子、血小板衍生的血管内皮生长因子(PDGF)、β 转化生长因子(β-TGF)、促血管新生蛋白因子(angiopoietin)等。抑制血管增生的因子有色素上皮衍生因子(PEDF)及一氧化氮(NO)等。当血管生成物质与抑制物质达到平衡时,血管增生的"开关"关闭。若这一平衡被打破,血管生成物质占优势,"开关"打开,血管生成。

1. VEGF　是血管内皮特异性生长因子,是一种可溶性二聚体糖蛋白,相对分子质量为 45~48kD。研究表明,VEGF 在血管生成的过程中起中心调控作用,是启动新生血管形成所必须的最重要和最有效物质。VEGF 参与调节正常视网膜血管化过程,由于视网膜 VEGF 的正常表达,血管可长到最初的无血管区和缺氧区。任何扰乱 VEGF 正常表达的因素均可破坏视网膜血管化,再恢复 VEGF 表达不仅无助于解决问题,反而使情况进一步恶化,最终导致视网膜功能破坏。

2. 促血管新生蛋白因子　也是血管内皮特异性的生长因子。

3. HGF　可诱导内皮细胞和上皮细胞的许多细胞反应,如分散、增生、移行。HGF 的功能并不局限于内皮细胞,还参与 ROP 形成的许多方面,如促进周细胞、神经细胞和锥细胞的生长。通过调节内皮细胞和周细胞的联系影响血管生成,通过调节细胞外基质产物而促进视网膜脱离形成等。

4. b-FGF　可促进血管生成,对视网膜有营养作用,减少视网膜细胞的死亡。

5. PEDF　是一种抑制血管生成的物质。它由视网膜色素上皮细胞产生,相对分子质量50kD。生后7 d的新生小鼠暴露于75%高氧环境,PEDF含量较吸空气的对照组明显升高,且视网膜感光细胞层PEDF含量最高。生后18d内,视网膜血管还在发育中,视网膜PEDF免疫荧光染色很弱甚至无;生后21d时视网膜已完全血管化,PEDF染色非常强烈。低氧使PEDF水平下降,促进血管生成;高氧使PEDF水平升高,抑制血管生长。

6. NO　临床试验发现,吸入一定剂量的NO可以减轻早产儿肺动脉高压,改善肺循环和机体供氧。在人视网膜上皮细胞实验中证实NO可以诱导VEGF基因表达,并呈剂量依赖性和时间相关性。提示其在ROP的发病中可能起一定作用。

(二) 氧自由基学说

过度吸氧可以形成大量氧自由基,组织内抗氧化防御机制无法同步解毒,从而造成视网膜组织损害。不成熟的视网膜含有低水平的抗氧化剂如NO系统,当吸入高浓度的氧时导致了视网膜高氧,高氧产生过氧化物,包括前列腺素的产生,导致了血管的收缩和血管细胞毒性,从而导致视网膜缺血,进一步导致了血管增生。

(三) 梭形细胞学说

周边视网膜无血管区存在着原始梭形细胞,它们是视网膜毛细血管的前身。在子宫内低氧环境下,梭形细胞增生成"条索块",条索块进一步管道化形成毛细血管。当早产儿突然暴露于高氧环境时,梭形细胞受损,刺激血管增生。先是视网膜内层发生新生血管,血管逐渐从视网膜内长到视网膜表面,进而延伸至玻璃体中。新生血管都伴有纤维组织,纤维血管膜沿玻璃体前面生长,在晶状体后方形成晶状体后纤维膜,在视网膜表面形成ROP病变。膜的收缩将周边视网膜拉向眼球中心,重则引起视网膜脱离。

第二节　国际分类法和临床表现

一、国际分类法

1984年在美国眼科年会上,来自11个国家23名专家组成的ROP命名委员会,推荐在世界范围内采用统一的国际分类法,并确定2个基本的指标即分区及分期。1987年ROP命名委员会的国际分类法[14],保留了1984年国际分类法中2个基本指标[15],将ROP从分区、病变范围和分期三方面来描述,并被全世界广泛采用至今,现描述如下。

(一) ROP分区

是把视网膜划分为3个区域,方便指导ROP的诊治(图24-1)。

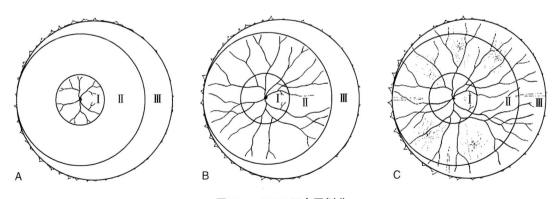

图 24-1　ROP三个区划分

A. Ⅰ区视网膜血管形成,Ⅱ、Ⅲ区无血管形成;B. Ⅰ、Ⅱ区视网膜血管形成,Ⅲ区无血管形成;C. Ⅲ区视网膜血管形成,眼底视网膜血管完全发育形成

Ⅰ区:以视乳头中央为中心,视乳头到黄斑中心小凹距离的两倍为半径画圆。

Ⅱ区:以视乳头中央为中心,视乳头到鼻侧锯齿缘为半径画圆的Ⅰ区以外环形区域,鼻侧到锯齿缘,颞侧大约在赤道部。

Ⅲ区:Ⅱ区以外剩余的部位。

（二）ROP 范围

为了表达病变在所在区域的范围,沿用传统眼底表示的方法,用上方、下方、鼻侧、颞侧,依顺时针方向(1~12 点钟)所在的钟点位置来表示。

（三）ROP 分期

根据病变严重程度,ROP(急性)分为 1~5 期(详细描述请看下面的临床表现)。

1 期　视网膜分界线。

2 期　视网膜分界嵴。

3 期　视网膜嵴上发生视网膜血管扩张、迂曲,伴随视网膜表面纤维血管组织增生。

4 期　发生部分视网膜脱离,4A 期:黄斑没有脱离;4B 期:伴有黄斑脱离。

5 期　发生完全性视网膜脱离。

2005 年国际 ROP 命名委员会召集 1987 年命名委员会老专家及补充的新专家,对 1987 年的国际分类法进一步讨论,吸收自 1987 年以来的工作成绩并做了以下 3 点补充[16]:①提出了"急进性后部 ROP(aggressive posterior ROP,APROP)"的概念;②提出了"前附加病变"的概念;③介绍了双目间接镜进行眼底检查时确定Ⅰ区范围可行性方法。随着全世界欠发达国家、发展中国家、发达国家更多的临床工作及基础研究,将来会有更新的知识和补充内容。

二、临 床 表 现

ROP 的临床表现分急性期和瘢痕性(退行性)病变,以下分别描述。

（一）急性期 ROP 临床表现

ROP 共分 5 期,各期的表现如下。

1 期:在周边部视网膜有血管区与无血管区之间出现大致与锯齿缘平行的灰白色分界线。分界线较多在颞侧出现,其细小、低平、界限清楚,呈灰白色或略微奶黄色,位于视网膜内。紧邻分界线后有异常分枝状、有时呈扫帚状小血管。虽然常有异常形态的小血管先于分界线出现,诊断本期必须有明确的"分界线"(图 24-2A)。

2 期:分界线隆起,变宽呈嵴样改变,视网膜内组织增生。分界线发展,变高变宽,体积增加,增生组织仍在视网膜内,"嵴"呈白色或奶油色。在嵴后,视网膜血管高于视网膜平面进入嵴,小丛状的视网膜血管位于视网膜表面。隆起的嵴要注意与局部浆液性渗出性视网膜脱离相鉴别(图 24-2B)。

3 期:"嵴"上发生视网膜血管扩张、增生,伴随纤维组织增生。2期时的"嵴"因视网膜内增生组织发展,继续增高、增宽。嵴上新生的纤维血管组织突破视网膜内界膜进入到玻璃体腔,变得绒毛状,粗糙和参差不齐。新生血管可来自于嵴的后缘处或嵴顶处的小血管丛,丛状小血管互相吻合,扭结,成不规则状。互相吻合的血管呈腊肠状,平行于嵴行走。进入嵴内的视网膜血管扩张、充血。嵴上或嵴周视网膜出血较常见(图 24-2C)。

4 期:不完全性视网膜脱离。颞侧出现纤维性血管组织增生,黄斑区、血管弓被牵拉,血管分支之间角度变小,走行变直。以后在增生部位发生牵拉性视网膜脱离,始于周边逐渐向后极部发展。黄斑区视网膜没脱离为 4A 期(图 24-3A),黄斑区视网膜脱离为 4B 期(图 24-3B)。

嵴后区发生视网膜脱离,可因来自于纤维血管性增生组织形成的嵴内不成熟的血管浆液渗漏引起的渗出性视网膜脱离,或因视网膜外纤维性增生组织瘢痕化引起的牵拉性视网膜脱离,二者可以同时存在。

5 期:漏斗状视网膜全脱离(图 24-3C)。病变晚期前房变浅,继发青光眼,角膜变性,晶状体后全部为纤维组织占据,最终导致失明和眼球萎缩(图 24-4)。

漏斗状视网膜脱离的形状依前部分与后部分改变的不同组合,细分为 4 种。①前部开口后部开口形

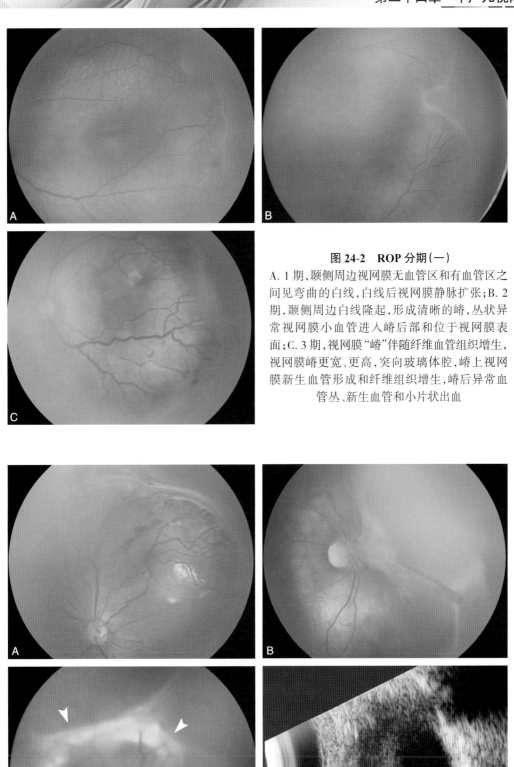

图 24-2 ROP 分期(一)

A. 1 期,颞侧周边视网膜无血管区和有血管区之间见弯曲的白线,白线后视网膜静脉扩张;B. 2 期,颞侧周边白线隆起,形成清晰的嵴,丛状异常视网膜小血管进入嵴后部和位于视网膜表面;C. 3 期,视网膜"嵴"伴随纤维血管组织增生,视网膜嵴更宽、更高,突向玻璃体腔,嵴上视网膜新生血管形成和纤维组织增生,嵴后异常血管丛、新生血管和小片状出血

图 24-3 ROP 分期(二)

A. 4A 期 ROP,颞上象限视网膜脱离未累及黄斑区;B. 4B 期 ROP,视网膜外纤维血管性组织牵拉黄斑区及视乳头,颞侧视网膜及黄斑区脱离;C. 5 期 ROP,视网膜全脱离,后面呈闭斗(箭)、前部开口(箭头);D. 左图患者 B 型超声波检查发现视网膜脱离呈 "T" 形,后部呈索状,前面开口状

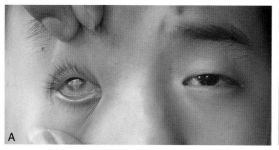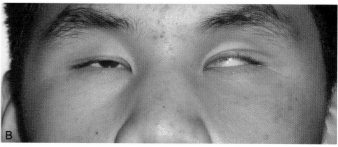

图 24-4　ROP 眼球萎缩

A. 患儿右眼球萎缩,角膜变小和带状变性,轻度外斜;B. 左眼球萎缩,角膜白斑和向内上斜(刘文提供)

漏斗;②前部窄口后部窄口的闭斗形漏斗;③前部开口后部窄口形漏斗;④前部窄口后部开口形漏斗状视网膜脱离。若混浊的晶状体后膜形成,妨碍了眼底观察,可以借助 B 型超声波扫描了解漏斗状视网膜脱离的形状。

(二)瘢痕期 ROP(退行性病变)临床表现

大部分急性期 ROP 退化,并不发展成视网膜脱离,但形成的瘢痕性(退行性)病变(regressive disease),按部位分为周边部和后极部病变,表现为血管性和视网膜退行性病变(表 24-1)(图 24-5)。

表 24-1　早产儿视网膜病变的瘢痕性病变表现

周边部视网膜改变		后极部视网膜改变	
1. 血管 视网膜血管化停止 无视网膜血管分支发育 小分支形成异常 血管弓与周边部组织环 　形相连接 毛细血管扩张	2. 视网膜 色素性变化 视网膜变薄 视网膜皱褶 玻璃体膜形成 与视网膜黏着或无黏着的玻 　璃体视网膜内界面变化 格子样变性改变 视网膜裂孔形成 牵拉性或孔源性视网膜脱离	1. 血管 血管迂曲 颞侧血管变直 颞侧血管弓血管 　分支夹角变小	2. 视网膜 色素性变化 黄斑异位 自黄斑区到周边部视网膜 　牵拉和皱褶形成 玻璃体视网膜界面改变 玻璃体膜形成 视乳头表面的增生性条索 牵拉性或孔源性视网膜脱 离

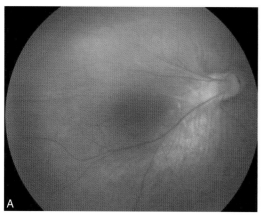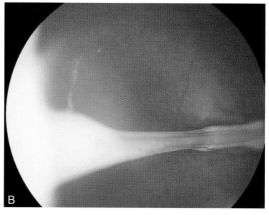

图 24-5　视网膜皱襞形成

A. 视网膜在位,颞侧血管成束状且向颞侧移位,血管分支夹角变小,且视网膜轻度皱褶;B. 视网膜皱褶形成,黄斑位于皱褶内

三、名词解释及表现

1. 附加病变(plus disease) 包括虹膜血管充血、扩张(在放大镜下易于发现),瞳孔散大困难;玻璃体混浊,出血,随病程进展可能增加;视网膜前出血和后极部视网膜血管扩张、迂曲、变形。这些病变可部分或全部、程度不同地出现在 ROP 的分区与分期中,最常见最主要的附加病变是眼底视网膜血管扩张、迂曲(图 24-6)。诊断时附在分区、分期的后面,表明病变的严重性与危险性高于无附加病变者。阈值前期 1 型与 2 型分类法的引用,使附加病变的诊断意义也上升到更重要的位置,它们是否伴随出现成为决定早期治疗的一个典型的指征。2005 年,ROP 国际分类法最新修订方案对附加病变做了更详细的解释:轻度的附加病变需由眼科专家会诊及经标准化眼底图对照来辨认,眼底至少 2 个象限的少量视网膜血管扩张、迂曲,才能诊断附加病变。前附加病变(pre-plus)表现为眼底后极部血管异常,视网膜动脉较正常者迂曲,静脉较正常者扩张但尚不足以诊断为附加病变的眼底血管异常。

2. 暴发(急进)性病变(rush disease) 罕见,发生在极低体重、弱小的高危早产儿。后极部视网膜动脉、静脉迂曲。眼底Ⅰ区、Ⅱ区非寻常快速新生血管发生和发展,它不循常规或者因十分迅速未能观察到循序的各期演进变化。短时间内发生广泛的浆液性视网膜脱离,纤维血管性组织瘢痕化退变及牵拉性视网膜脱离。病程发展迅速,一旦未能在 3~4 天内诊断及治疗,就发展到 5 期病变,其预后十分差。2005 年 ROP 国际分类法最新修订方案把出生极低体重早产儿急性极重型视网膜病变正式命名为"急进型后极部ROP"(aggressive posterior ROP,APROP)(图 24-7),与暴发性病变概念相似。

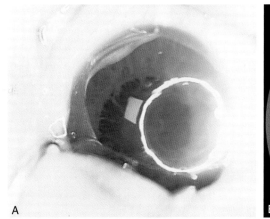
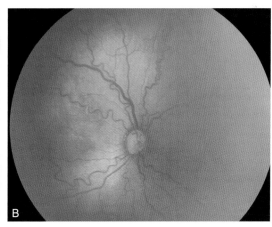

图 24-6 附加病变
A.附加病变时虹膜红变,瞳孔区有晶状体血管膜残留;B.附加病变表现四个象限静脉扩张、动脉扭曲

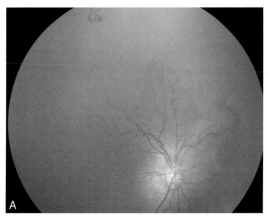
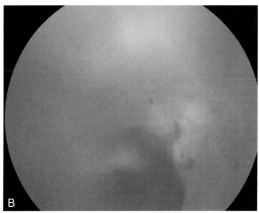

图 24-7 急进型后极部 ROP
A.视网膜血管发育仅达Ⅰ区,远端血管异常分支,扩张、扭曲;B.为左图患儿病变发展迅速,光凝反应不佳,
2 周内后极部视网膜脱离,玻璃体积血

3. 阈值期病变(threshold disease)　ROP 命名委员会及随后组织的"早产儿视网膜病变冷冻治疗协作组"[17]、早产儿视网膜病变激光治疗研究[18-20]提出阈值期ROP概念,用于指导治疗、评判疗效和评估预后,并指导ROP病变基础研究。阈值期病变是指:①Ⅰ区和Ⅱ区的3期病变,范围达到5个连续钟点合并附加性病变;②Ⅰ区和Ⅱ区的3期病变,间断范围达到8个钟点合并附加病变(图24-8)。

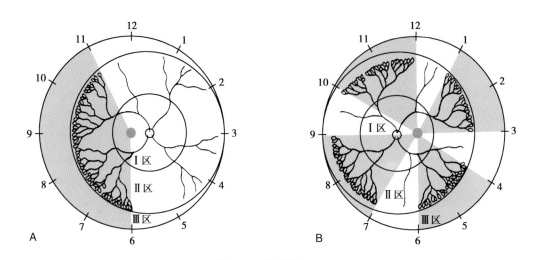

图 24-8　阈值期 ROP

阈值期病变示意图,A.Ⅱ区3期病变连续达到5个钟点;B.Ⅱ区3期病变间断达到8个钟点

4. 阈值前期病变(pre-threshold disease)　美国三个治疗协作组及命名委员会成员观察研究了大量ROP病例,连续有5年、10年及更长时间的研究报告。随着人们对该病变认识的加深,近年来研究的重点转向更加注意筛查和治疗更早期的高危性ROP。"早产儿视网膜病变早期治疗协作组"进一步引出阈值前期病变的概念[21]。

(1) 定义:①发生在Ⅰ区和Ⅱ区任何期ROP;②Ⅱ区2期病变合并附加病变;③Ⅱ区尚未达到阈值期的3期病变。

(2) 分型:①1型,Ⅰ区伴有附加病变的各期ROP(图24-9A);Ⅰ区不伴附加性病变的3期ROP;Ⅱ区伴附加病变2或3期ROP。②2型:Ⅰ区不伴附加病变的1或2期ROP;Ⅱ区不伴附加性病变的3期ROP(图24-9B)。1型也称高危性阈值前期病变,其不良预后结局的比例≥15%。2型也称低危性阈值前期病变,其不良预后结局的比例<15%。由于高危早产儿成活率提高,位于Ⅰ区或Ⅱ区的ROP的婴儿数量增加了。阈值期和阈值前期1型病变,必须及时按规定施行治疗。

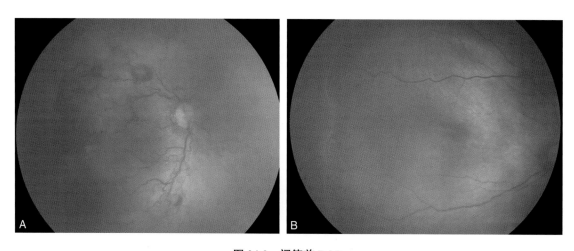

图 24-9　阈值前 ROP

A.1型:Ⅰ区伴有附加病变的1期ROP;B.2型:Ⅱ区不伴附加性病变的3期ROP

第三节 检 查

因 ROP 的检查不同于一般小儿和成人,特在此处开辟一节进行新生儿检查的描述。

一、筛 查 对 象

不同国家和地区的 ROP 筛查对象不尽相同,我国卫生部 2004 年颁发的《早产儿治疗用氧和视网膜病变防治指南》明确规定[22]:①对出生体重 <2000g 的早产儿和低体重儿必须进行眼底病变筛查;②对于患有严重疾病的早产儿筛查范围可适当扩大。

二、初次检查时间和随访

(一)初次检查时间

一般在生后 4~6 周或矫正胎龄 32 周,超低出生体重儿或怀疑 APROP 者可适当提前至出生后 3 周。

(二)随访

ROP 随访频率一般根据眼底病变情况确定。没有 ROP 者 2~3 周一次,早期 ROP 者 1~2 周一次,2 型阈值前 ROP 随访间隔应少于 1 周。

(三)随访终止时间

以视网膜完全血管化或病变静止、瘢痕化为标准,一般在矫正胎龄 42~45 周。

三、眼 科 检 查

在新生儿科给早产儿进行眼科检查,因为患儿小,反抗力差,仅需护士或助理护士轻轻固定婴儿头部即可。检查时将婴儿放于专用检查台上,危重患儿可在温箱中进行。给已出院的较大新生儿进行眼科检查,通常要在眼科诊室进行,需要一名新生儿科护士配合。最好用一大小合适的浴巾将新生儿手脚一起包裹起来,固定患儿头部,并观察生命体征。早产儿眼科检查极少需要麻醉镇静后进行,但检查过程中要注意眼心反射引起的心动过缓甚至骤停等情况发生,现场应有抢救药品与设备。

(一)检查前准备

首先对早产儿家属宣教,宣教的形式包括口头介绍、分发提前印好的宣传资料及电视录像等。内容包括疾病简介,检查前散瞳注意事项,开始检查前 30 分钟不要喂奶,检查中患儿会哭闹,检查后有短暂眼睑红肿甚至结膜下出血等。为防止感染,检查结束后需用 2~3 天抗生素滴眼剂,如有病变或视网膜血管发育不全需定期随访或及时治疗,延误治疗会导致严重后果。以上内容一定要有书面告知,并让患儿家属在知情同意书上签字。

(二)眼外观检查

应注意外眼的任何异常,包括眼睑异常,如血管瘤;是否流泪、分泌物等;眼球是否萎缩或突出等。是否斜视则一般要等 6 个月后才能判断。

(三)眼球前段检查

包括角膜、前房、虹膜、瞳孔和晶状体。角膜可用 +20D 或 +14D 的间接镜镜头作放大器来检查其清晰度和大小。晶状体后纤维增生、瞳孔残膜及后粘连也要注意,还要检查和记录瞳孔直接、间接对光反应。ROP 晚期通常发生继发性青光眼,导致前房变浅、角膜混浊(图 24-10A);急性期 ROP 发生附加病变时通常会出现虹膜血管扩张或新生血管,瞳孔强直,对光反应迟钝,散瞳困难等;早产儿有时会发现白内障(图 24-10B),部分是一过性,不需要治疗,而严重白内障影响眼底观查,则需要及时手术摘除,以便于 ROP 治疗或观察。

(四)眼球后段检查

1. 仪器和设备 主要用双目间接检眼镜或广角数码儿童视网膜成像系统(wide-field digital pediatric retinal imaging system,简称 Retcam)。双目间接检眼镜可配合巩膜压陷检查到锯齿缘,被视为 ROP 眼底检

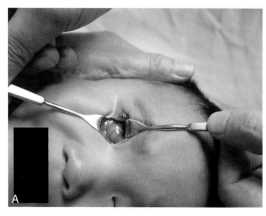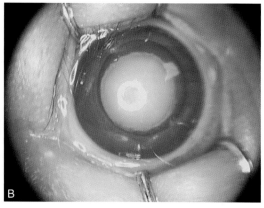

图 24-10　眼前节检查
A. 晚期 ROP 发生角膜混浊；B. ROP 筛查过程中发现的先天性白内障

查的"金标准"。检查时采用透镜有 +28D 或 +20D、小儿开睑器，顶压巩膜用的小儿专用顶压器(可用小晶状体套圈或小斜视钩代替)。Retcam 是 1998 年美国 MASSIE 公司生产的，专门用于观察并记录婴幼儿视网膜图像的广角成像系统，它成像范围广，一次成像角度达 130°，配合眼位有时可以观察到锯齿缘。优点是检查结果自动保存，为医学诊疗提供客观证据，也为远程会诊提供操作可能。以后新生儿科技师可以按既定的要求对患儿进行检查，然后将影像结果汇总到 ROP 筛查中心圆片，既准确客观，又安全、节省人力。Retcam 的缺点是设备昂贵，在发展中国家普及不是一件容易的事；目前设备笨重，便携性能差，另外对 ROP 周边病变的辨别程度尚不及双目间接检眼镜。鉴于以上两种检查方法的优缺点，在 ROP 筛查实践中，应将两者结合起来使用，有病变的 ROP 尽量用 Retcam 检查，没有病变的早产儿也要保证在筛查随访过程中至少做一次 Retcam 检查。

2. **散瞳**　ROP 眼底检查前须充分散瞳，一般于检查前 30~45 分钟开始，每 10 分钟滴 1 次。散瞳滴眼剂通常采用抗胆碱能药和肾上腺素拟似药的混合液，如可选用 0.5% 托吡卡胺和 0.5% 盐酸去氧肾上腺素混合滴眼剂(日本参天制药株式会社产，商品名"美多丽")，也可用国产复方托吡卡胺滴眼剂，前者起效快，但维持时间短，后者起效慢，但维持时间长。早产儿散瞳时无需压迫泪囊，但滴完散瞳滴眼剂后须迅速拭去溢出结膜囊的多余滴眼剂。瞳孔难以散大时应想到是否有 ROP 附加病变引起瞳孔强直现象。散瞳滴眼剂一般极少引起血压升高和肠梗阻等全身异常。

3. **检查方法**　进行 ROP 眼底检查的医生应该有足够眼底检查经验，并熟悉早产儿眼底正常表现，国外一般由眼底病医生或小儿眼科医生承担。屈光间质混浊包括瞳孔残膜、白内障、玻璃体血管残余、玻璃体混浊等可能会影响眼底检查。检查前为减轻新生儿不舒适感，结膜囊可滴表面麻醉药。开睑器开睑，为避免交叉感染，开睑器和巩膜压迫器必须分装消毒，每人一套。检查者需消毒双手，特殊患儿穿隔离衣，戴手套操作。检查者依次检查屈光间质、视乳头、黄斑和周边部眼底(借助巩膜压迫)，并将眼底情况记录于专用记录单上。

(1) 正常婴幼儿眼底表现：由于新生儿期眼底色素颗粒较少而稀疏，视网膜神经纤维呈透明状，故巩膜颜色及脉络膜血管可透见。眼底因色素多寡色泽差异比较大，脉络膜血管清晰可见，整个眼底多呈轻度豹纹状，视网膜血管向周边视网膜走行过程中逐渐变细，还可以透见睫状后长神经。

(2) 未完全血管化的视网膜眼底表现：早产儿出生时视网膜尚未完全血管化，特别是颞侧周边视网膜，视网膜未血管化的程度与早产程度一致。动静脉隐约可以分辨，周边血管没有扩张或充血，从有血管到无血管逐渐过渡。周边视网膜和视网膜无血管区呈现银灰色、不透明、闪亮的丝绸样表现，这可能是由于周边视网膜缺少或几乎没有血液供应，加之检查时光线阴暗所致。

(3) 急性期 ROP 表现：根据国际 ROP 分类(International classification of retinopathy of prematurity，ICROP)标准，急性期 ROP 应从分区(部位)、分期、范围和是否出现附加病变四个方面进行描述。

(4) 瘢痕期 ROP 表现：应注意周边部和后极部的血管及视网膜的改变。

第四节　诊断和鉴别诊断

一、诊　　断

(一) 病史

诊断ROP首先须详细采纳病史,ROP多发生于低体重、早产儿。早产儿吸氧情况(如吸氧方式、浓度、持续时间等)也很重要。另外,还要了解母亲怀孕期间有无感染病史、全身病史、外伤史、药物应用史、流产史等;胎儿出生方式是剖宫产还是顺产;分娩过程(如是否臀先露)、贫血、颅内出血、败血症、呼吸窘迫综合征、输血等,也是引起ROP的重要危险因素。

(二) 临床表现

病变早期在视网膜有血管区和无血管区之间出现特征性分界线或嵴;分界处增生性病变,视网膜血管走行异常;有附加病变预示着ROP病变急性进展。不同程度的牵拉或渗出性视网膜脱离以及晶状体后纤维增生、前房变浅甚至消失、角膜水肿或眼球萎缩可能是ROP晚期改变。

(三) 辅助检查

在屈光间质混浊不能见到眼底和已经发生视网膜脱离的患儿,应常规进行B型超声波检查。在未发生视网膜脱离的ROP,B型超声波难以发现异常,但对4、5期ROP有较为典型的表现。在4期ROP患儿中,B型超声波可显示周边视网膜的牵拉机化膜样形成,可伴有周边视网膜脱离(图24-11A)。5期ROP特点为晶状体后前部玻璃体内不规则回声光点,后运动不明显,玻璃体内强回声条索状物与脱离处相连,考虑为玻璃体内机化条索形成,有的视网膜脱离呈漏斗状(图24-11B)。

二、鉴 别 诊 断

ROP常需与一些临床表现相似的疾病和白瞳症进行鉴别,如:永存原始玻璃体增生症、玻璃体动脉残留、家族渗出性玻璃体视网膜病变、Norrie病、Coats病,色素失禁症及视网膜母细胞瘤等。

1. 永存原始玻璃体增生症(persistent hyperplastic primary vitreous,PHPV)　一般发生在正常出生儿。90%为单眼发病,另眼也可能有不同程度的玻璃体异常。在晶状体后粘附有纤维血管性膜,将睫状突拉长及向中心移位。如果有与晶状体后的纤维性组织相连的永存性玻璃体动脉,可见到血流灌注。病变严重者,

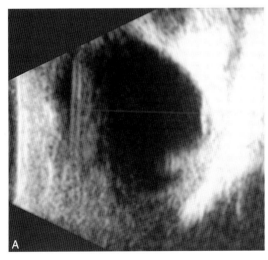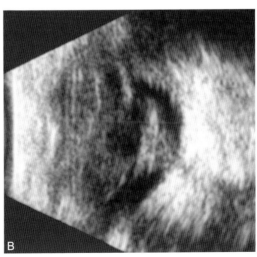

图 24-11　B 型超声波检查

A. 4期ROP,图下方显示局部玻璃体增生组织和牵拉性视网膜脱离;B. 5期ROP,视网膜漏斗状脱离

呈小眼球,晶状体 - 虹膜隔前移位,发生浅前房和青光眼。眼后部型的牵拉性组织来起自乳头,引起"镰刀状"视网膜皱褶,甚至"帐篷状"先天性视网膜皱褶,罕见发生牵拉性和(或)孔源性视网膜脱离。

2. 家族渗出性玻璃体视网膜病变(familial exudative vitreoretinopathy,FEVR) 胚胎期玻璃体和视网膜发育异常,为染色体显性遗传。85% 为双眼发病,但双眼病变可能不同。发病过程与 ROP 几乎相同,有 ROP 样眼底表现。但本病见于成熟新生儿,无吸氧史,大约 55% 有家族史,直系亲属的双眼或单眼周边有血管异常和渗出,可与 ROP 区别。

3. Norrie 病(Norrie disease) 目前主要认为是一种性连锁隐性遗传性疾病。出生 8 天至 60 岁均有发生,仅见于男性。婴儿期发病,眼部表现为:早期,晶状体轻度混浊,进而晶状体后部出现灰黄色团块状物,逐渐变成白内障。玻璃体灰黄色条块状混浊,与晶状体后部混浊可能相连,或伴有新生血管。少数病例有视网膜前增生,脉络膜、视网膜增生性结节形同假性肿瘤。另外尚有小眼球,虹膜粘连、萎缩,前房深浅不均。全身性方面,患儿智力迟钝,精神障碍,大脑发育不全。约 1/3 病例呈进行性耳聋。

4. Coats 病(Coats' disease) 多见于儿童,12 岁以下儿童占 97.2%,最小者见于 4 个月大的婴儿。多见单眼,眼底病变主要包括视网膜血管异常和渗出。视网膜血管异常主要为毛细血管扩张,微血管瘤形成,小血管管径不规则、变细、球形扩张或梭形瘤样局部扩张,或呈纽结状。新生血管形成,血管短路和交通支形成。视网膜下和视网膜内大量黄白色渗出,视网膜下液内含大量胆固醇结晶。

5. 视网膜色素失禁症(incontinentia pigment) 又称为 Bloch-Sulzberger 综合征,是一种 X- 性连锁显性遗传病。它的特点:线状及轮状的皮肤色素沉着,皮肤白斑,牙齿异常;球结膜色素沉着,眼球震颤,先天性白内障,视神经萎缩,视网膜脉络膜色素沉着,周边部视网膜存在无血管区。眼底的表现可有较大差异,有的近似 ROP 样眼底表现。

6. 视网膜母细胞瘤(retinoblastoma,RB) 当眼内肿瘤较大时,发生白瞳症,类似 ROP 白瞳症。但 RB 患儿无早产和低体重病史,单眼或双眼发病。眼底检查肿瘤呈圆形或椭圆形,边界清楚,白色或粉白色实性肿块,表面有或无血管。一个或多个,当肿瘤向玻璃体种植转移时,引起玻璃体混浊。B 型超声波和 X 线拍片检查眼内实性肿块,能发现肿瘤内钙化斑,彩色多普勒超声波发现叠加血流信号均有助于同 ROP 相鉴别。

第五节 治 疗

对于 1、2 期 ROP 一般无需特殊治疗,应进行密切观察,大部分可以自然回退,90% 以上的 1、2 期 ROP 不会发展到阈值期病变;对于阈值期 ROP 或阈值前期 1 型 ROP,经典地一般采用双目间接镜激光光凝或冷凝术。近年来,随着抗 VEGF 药物在眼部新生血管类疾病的广泛应用,玻璃体腔内注射抗 VEGF 药物在治疗 ROP,特别是 APROP 治疗方面起到独特的效果,但由于药物和早产儿体质的特殊性,目前大部分专家还仍把它作为光凝治疗的补充疗法。4、5 期 ROP 尽管可以进行冷冻、硅胶填压或玻璃体手术治疗(详见外科卷),但效果往往很差。因此,目前 ROP 治疗的关键,还是强调通过筛查发现阈值期或阈值前期 1 型 ROP,并及时进行光凝或冷凝治疗。

一、玻璃体腔注射抗 VEGF 药物

1. 手术指征 主要适用于急进型后极部 ROP 和某些尚有活动性病变 4 期 ROP。国内外部分学者主张用于阈值期和阈值前期 1 型 ROP,抗 VEGF 治疗取得了促进患眼视网膜血管继续正常发育和不需要激光治疗的效果,具有减少远期屈光不正等并发症的优点,但尚未得到 ROP 防治指南的肯定,也缺乏长期疗效观察。

2. 术前准备和药物选择 术前与新生儿科医生、患儿家属充分沟通,讲明用药范围和治疗风险,并按医学伦理和知情同意要求签署"特殊药物使用和治疗风险同意书"。目前治疗 ROP 常用的抗 VEGF 药物包括雷珠单抗(诺华公司生产,剂型 10mg/ml,每瓶装量 0.2ml)和贝伐单抗(美国罗氏公司生产,剂型

100mg/4ml）。国产康伯西普（Conbercept）也上市，但在 ROP 治疗经验还欠缺。近一两年可能还有其他药物陆续上市。

3. 注药方法　注药前常规局部用妥布霉素滴眼剂滴眼 2 天。须在眼科手术室进行，并由新生儿医生监护。0.5% 布比卡因表面麻醉后，开睑器开睑，用 0.1% 碘伏冲洗结膜囊，于颞下方角膜缘后 1~1.5mm 平行于眼轴进针，避免损伤透明晶状体，每只患眼注入 0.02~0.04ml，术毕以妥布霉素眼膏包眼。术后第一天开始日间用妥布霉素滴眼剂滴眼，每日 6 次，夜间用妥布霉素眼膏包眼，每日用复方托品酰胺滴眼剂滴眼一次，共用 1 周。期间密切观察前房及眼内情况，谨防眼内炎发生。

4. 并发症　注射抗 VEGF 后可能会引起极少数病例 ROP 病情加重，发生玻璃体积血、纤维血管收缩导致牵拉性视网膜脱离，应密切观察和及时处理。发生眼内炎的概率极低，但对新生儿眼球是一种毁灭性的并发症。

二、激光光凝治疗

（一）适应证
阈值期或阈值前期 1 型 ROP，应在 72 小时内进行光凝治疗。

（二）设备
用双目间接镜激光输出系统，激光波长可以选择 810nm（红外）激光或 532nm（可见光）激光，但 810nm 半导体激光有通透力强的优点，不容易被晶状体吸收产生白内障，是治疗 ROP 的首选。

（三）麻醉
配合好、病变轻的患儿可以选择表面麻醉，在镇静状态下光凝，否则选择全身麻醉。镇静或麻醉时最好由新生儿科医生监护，术前建立静脉通道，连接新生儿监护设备，准备好氧气、复苏球囊和气管插管装置。

（四）方法
光凝用双目间接镜激光输出系统，透镜选择 +20D 或 +28D，将患儿瞳孔完全放大后进行。初始设置要根据激光的波长和眼底色素情况，能量从 110mW 开始，不足再逐步增加能量；时间为 0.15~0.2 秒，使用近融合光斑（即每一光斑之间相隔半个光斑距离），光斑强度以视网膜产生灰白反应为宜。中周部视网膜一般可直接光凝，而周边部视网膜通过巩膜压迫后进行光凝。一般 360° 范围从锯齿缘到嵴，但不包括嵴（图 24-12A）。若病变进展较快接近 4 期或嵴后有"爆米花"样改变，嵴后也可适度光凝（图 24-12B）。光凝完成后要检查有无"遗漏区"，若有发现即补充光凝。术后局部应用含皮质类固醇激素和睫状肌麻痹剂一周，如妥布霉素地塞米松滴眼剂、复方托吡卡胺滴眼剂或阿托品眼膏。1 周复查，若附加征持续不退或纤维血管增生继续发展，表明可能有"遗漏区"，说明光凝不足，需补充光凝。为减少光凝遗漏区，张国明等[23]建议术中使用 Retcam 仪器指导，每只眼光凝结束前均对视网膜无血管区进行 Retcam 检查，可以有效减少"遗漏"现象（图 24-12C、24-12D）。

（五）并发症
较少见，急性前节并发症包括角膜、虹膜或晶状体血管膜烧伤。中度的眼前节炎症较常见，会导致瞳孔后粘连。激光能量过高可能导致 Bruch 膜破裂，引起急性局部脉络膜出血，或迟发性渗出性脉络膜脱离。临床明显的眼前段出血很少发生。如果激光不慎烧灼到视网膜外新生血管膜，可能会引起玻璃体积血。白内障是最常见的迟发并发症，估计达 1%。眼前段缺血非常罕见，可表现为虹膜萎缩、白内障、低眼压和眼球萎缩等。远期并发症主要为视网膜不良结构（包括后极部视网膜脱离、晶状体后纤维血管膜和后极部视网膜皱褶）、视功能不良。

（六）疗效评价
1. 评价指标　ROP 光凝或冷冻治疗的疗效评价主要包括近期和远期观察指标。①近期观察指标：时限为光凝手术后 3 个月内，主要观察病变消退情况，术后激光反应良好者表现为附加病变消退，血管嵴消失，光凝斑融合形成色素斑块。②远期观察指标：时限为光凝手术 3 个月后，根据美国多中心 ROP 冷冻研究（Cryo-ROP 研究），ROP 术后远期主要观察视网膜不良结构后果，包括后极部视网膜脱离、晶状体后纤维血管膜和后极部视网膜皱褶（通常累及黄斑）。

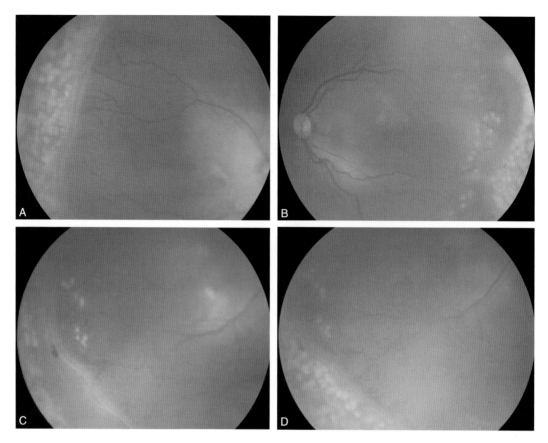

图 24-12　光凝后眼底图

A. 光凝完成后光凝斑反应为Ⅱ级光斑,光凝范围均在无血管区,嵴后无激光斑;B. 部分患眼血管嵴后适度
光凝;C. 光凝术后检查发现光凝遗漏区;D. 马上补充光凝后眼底像

2. 治疗效果

(1) 光凝与冷冻:对于光凝和冷冻的治疗比较研究,大多数作者认为光凝与冷冻效果至少相同。但光凝更方便、容易操作,患儿更容易耐受,对阈值 ROP 的治疗效果相同。Ng 等[24]和 Connolly 等[25]研究发现,在治疗眼的眼底结构和视功能远期结果方面,光凝优于冷冻。Paysse 等[26]研究发现,观察视网膜结构和视力的长期效果,用半导体激光治疗阈值 ROP 比冷冻好。

(2) 光凝效果:深圳市眼科医院 2005 年 8 月至 2006 年 8 月对 30 例 58 只阈值前Ⅰ型 ROP 或阈值 ROP 患眼行光凝治疗,54 只眼(93.1%)进行了一次光凝手术,4 只眼(6.9%)因Ⅰ区 ROP 进行了两次光凝,随访终末视网膜不良结构发生率仅为 3.4%。而 Foroozan 等[27]光凝治疗 120 只阈值 ROP 观察发现,视网膜不良结构发生率为 9.0%。ROP 早期治疗研究组(ETROP)两年结构研究结果表明,阈值 ROP 治疗组的视网膜不良结构发生率为 15.4%,而阈值前 ROP 治疗组的视网膜不良结构发生率为 9.1%,两组有显著性差异(P=0.002)[28]。

三、手　术　治　疗

手术治疗的适应证和具体手术方法见外科卷。

第六节　典型病例

病例一:阈值前期 1 型 ROP 光凝治疗

1. 病例　患儿男,胎龄 27 周,出生体重 1000 克,顺产,双胎之一。持续吸氧 2 个月,以呼吸机机械通气和高浓度吸氧为主,生后第6周(矫正胎龄33周)发现ROP(图24-13A),生后第9周(矫正胎龄36周)进行激光治疗。

2. 诊断 双眼阈值前期1型ROP。

3. 治疗 双眼底周边无血管区光凝治疗1次。

4. 治疗效果 术后随访1年,眼底结构正常,达同龄儿童视功能(图24-13B)。

病例二:阈值期 ROP 光凝治疗

1. 病例 患儿男,三胞胎之大婴,胎龄27周5天,顺产,出生体重1100克,持续吸氧3个月,以呼吸机机械通气和高浓度吸氧为主,生后第8周(矫正胎龄35周)发现ROP(图24-14A),行激光光凝术。

2. 诊断 双眼阈值期ROP。

3. 治疗 双目间接检眼镜嵴前周边无血管区激光光凝。

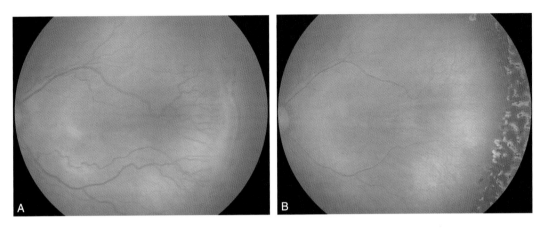

图 24-13 左眼周边无血管区光凝

A. 阈值前期1型ROP,见附加病变和2区嵴形成;B. 光凝术后1月,plus病变消退,嵴消失,病变完全控制

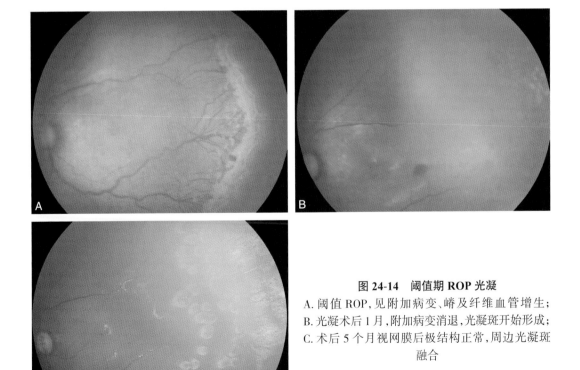

图 24-14 阈值期 ROP 光凝

A. 阈值ROP,见附加病变、嵴及纤维血管增生;

B. 光凝术后1月,附加病变消退,光凝斑开始形成;

C. 术后5个月视网膜后极结构正常,周边光凝斑融合

4. 治疗效果　随访 4 年，眼底结构正常，视功能与同龄无异(图 24-14C)。

病例三:急进型后极部 ROP 光凝治疗

1. 病例　患儿男，胎龄 26 周 4 天，双胎之大婴，顺产，出生体重 800g，呼吸机机械通气及吸入高浓度氧 1 月余，生后第 8 周(矫正胎龄 34 周)发现 APROP(图 24-15A)，即行光凝术。

2. 诊断　双眼 APROP。

3. 治疗　经两次光凝病变仍未能控制(图 24-15D)，最终进行玻璃体手术。

4. 治疗效果　两次光凝后，因局限性牵拉性视网膜脱离进行了玻璃体手术，随访 4 年余，目前右眼近视屈光不正 14D，散光 1.50D，左眼近视屈光不正 13D，能看到地上的头发。

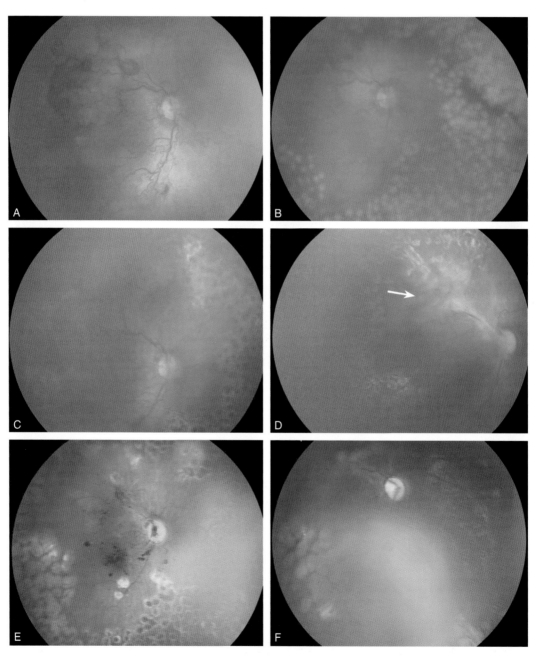

图 24-15　急进型后极部 ROP 光凝治疗

A. 生后第 8 周，眼底检查发现双眼 APROP，这是右眼；B. 右眼光凝 2 天后灰白色激光斑布满周边视网膜无血管区；C. 光凝术后 2 周，附加病变减轻，光凝斑开始形成；D. 光凝术后 1 个月，光凝斑反应好，plus 病变减轻，但后极部发生牵拉性视网膜脱离(箭)，随后进行了玻璃体手术；E. 玻璃体手术后 1 个月，牵拉解除，视网膜复位；F. 术后 1 年眼底像，周边激光斑融合，视网膜结构保持正常

5. 专家点评:APROP 一般发生于出生体重超低,胎龄很小的早产儿,发病早,与经典 ROP 临床表现不同,发病机制也可能有差异,治疗上对激光反应不敏感,本例 2 次激光术后病变仍继续发展,最终经玻璃体手术病情控制。

病例四:急进型后极部 ROP 玻璃体腔注射贝伐单抗治疗

1. 病例　患儿男,胎龄 28 周,出生体重 960g,呼吸机机械通气或持续高浓度吸氧 1.5 个月,出生后第 6 周(矫正胎龄 34 周)发现 APROP 并进行治疗(图 24-16A)。

2. 诊断　双眼 APROP。

3. 治疗　双眼玻璃体腔注射贝伐单抗。

4. 治疗效果　术后 1 周复查 plus 病变消退,随访 2 个月病变控制(图 24-16B、24-16C)。

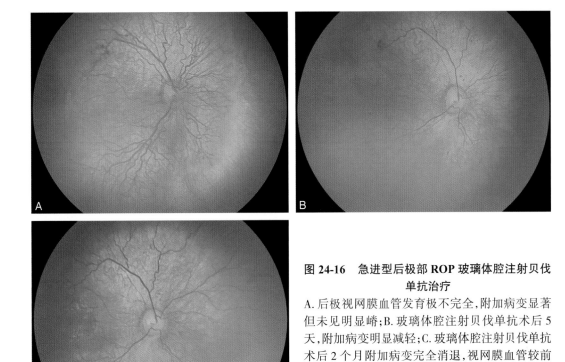

图 24-16　急进型后极部 ROP 玻璃体腔注射贝伐单抗治疗

A.后极视网膜血管发育极不完全,附加病变显著但未见明显嵴;B.玻璃体腔注射贝伐单抗术后 5 天,附加病变明显减轻;C.玻璃体腔注射贝伐单抗术后 2 个月附加病变完全消退,视网膜血管较前有发育,病情控制

5. 专家点评　玻璃体腔注射抗 VEGF 药物是治疗 APROP 的理想方法,它不仅能迅速控制病情,还有允许视网膜血管继续发育的可能,但远期效果还有待考证。

病例五:阈值期 ROP 玻璃体腔注射贝伐单抗联合光凝治疗

1. 病例　患儿女,胎龄 26 周,出生体重 700g,呼吸机机械通气和高浓度持续吸氧 3 个月,生后第 9 周(矫正胎龄 35 周)发现阈值期 ROP(图 24-17A),即行玻璃体腔注射贝伐单抗术,之后联合激光光凝术。

2. 诊断　双眼阈值期 ROP。

3. 治疗　生后第 9 周(矫正胎龄 35 周)行玻璃体腔注射贝伐单抗术,注药后 5 周(矫正胎龄 40 周)行激光光凝术。

4. 治疗效果　玻璃体腔注射贝伐单抗术后 1 周附加病变明显减轻,血管嵴变扁平(图 24-17 B),经联合激光治疗后嵴完全消退,病变控制(图 24-17C)。

病例六:APROP 激光光凝联合玻璃体腔注射贝伐单抗术

1. 病例　患儿女,胎龄 28 周,出生体重 1150g,持续吸入高浓度氧气 1 个月,生后 4 周(矫正胎龄 32 周)检查发现 APROP(图 24-18A),进行了激光光凝联合玻璃体腔注射贝伐单抗术。

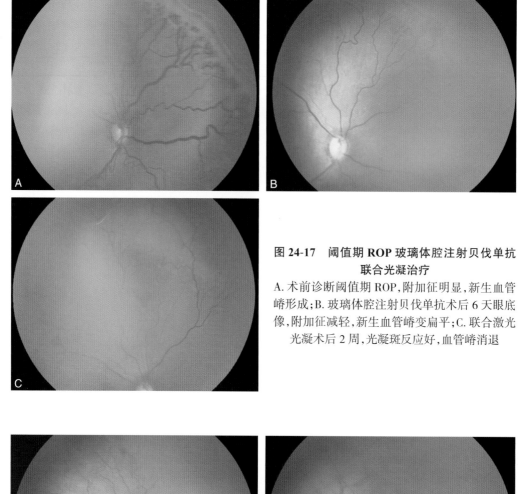

图 24-17　阈值期 ROP 玻璃体腔注射贝伐单抗联合光凝治疗
A. 术前诊断阈值期 ROP,附加征明显,新生血管嵴形成;B. 玻璃体腔注射贝伐单抗后 6 天眼底像,附加征减轻,新生血管嵴变扁平;C. 联合激光光凝术后 2 周,光凝斑反应好,血管嵴消退

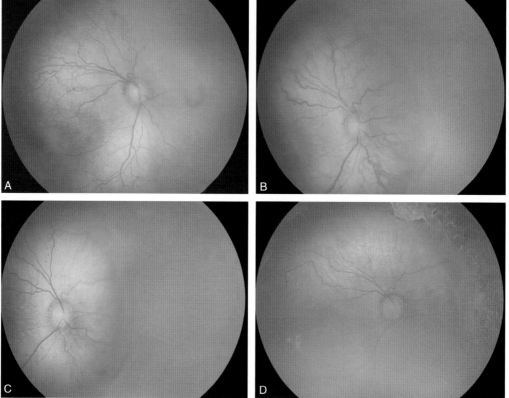

图 24-18　APROP 激光光凝联合玻璃体腔注射贝伐单抗术
A. 光凝术前眼底像,附加征明显,局部视网膜出血;B. 光凝术后两周眼底像,附加征进一步加重,新生血管嵴继续发展;C. 玻璃体腔注射贝伐单抗术后 2 周眼底像。附加征减轻,新生血管嵴消退明显,激光斑反应好;D. 玻璃体腔注射贝伐单抗术后 4 周眼底像,附加征消退,新生血管膜萎缩,激光斑反应好

2. 诊断　双眼 APROP。

3. 治疗　行双眼光凝术,术后病情进一步发展(图 24-18B),进行玻璃体腔注射贝伐单抗术及补充光凝术,病变控制(图 24-18C、D)。

4. 治疗效果　第一次光凝后病情继续发展,后经玻璃体腔注射贝伐单抗术及补充光凝术,plus 病变完全控制,随访 2 年,视功能与同龄儿童无异。

(张国明　高汝龙)

参 考 文 献

1. Terry TL. Retrolental fibroplasia in the premature infant: V. Further Studies on fibroplastic over growth of the persistent tunica vasculosa lentis. Trans Am Ophthalmol Soc. 1944;42:383-396.

2. Heath P. Pathology of the retinopathy of prematurity: retrolental fibroplasia. Am J Ophthalmol. 1951;34:1249-1259.

3. Elizabeth HM. Pediatric retina. Philadelphia, PA: Lippincott Williams & wilkins, 2005:387-409.

4. Campbell PB, Bull MJ, Ellis FD, et al. Incidence of retinopathy of prematurity in a tertiary newborn intensive care unit. Arch Ophthalmol. 1983;101:1686-1688.

5. Gaynon MW, Stevenson DK, Sunshine P, et al. Supplemental oxygen may decrease progression of prethreshold disease to threshold retinopathy of prematurity. J Perinatol. 1997;17:434-438.

6. Supplemental therapeutic oxygen for prethreshold retinopathy of prematurity (STOP-ROP), a randomized, controlled trial. I: primary outcomes. Pediatrics. 2000;105:295-310.

7. Jandeck C, Kellner U, Foerster MH. Retinopathy of prematurity. Klin Monbl Augenheilkd. 2004;221:147-159.

8. 黄丽娜,张国明,吴本清.早产儿视网膜病变.广州:广东科技出版社.2007:22-26.

9. Shastry BS. Assessment of the contribution of insulin-like growth factor I receptor 3174 G → A polymorphism to the progression of advanced retinopathy of prematurity. Eur J Ophthalmol.2007;17:950-953.

10. Shastry BS, Qu X. Lack of association of the VEGF gene promoter (-634 G → C and -460 C → T) polymorphism and the risk of advanced retinopathy of prematurity. Graefes Arch Clin Exp Ophthalmol. 2007;245:741-743.

11. Shastry BS, Pendergast SD, Hartzer MK, et al. Identification of missense mutations in the Norrie disease gene associated with advanced retinopathy of prematurity. Arch Ophthalmol.1997;115:651-655.

12. 黄丽娜,吴政根,张国明,等.血管内皮生长因子基因多态性与早产儿视网膜病变预后的相关性研究.中华眼底病杂志.2008;24:45-48.

13. Gellen B, McIntosh N, McColm JR, et al. Is the partial pressure of carbon dioxide in the blood related to the development of retinopathy of prematurity? Br J Ophthalmol.2001;85:1044-1045.

14. An international classification of retinopathy of prematurity. II. The classification of retinal detachment. The international committee for the classification of the late stages of retinopathy of prematurity. Arch Ophthalmol.1987;105:906-912.

15. An international classification of retinopathy of prematurity. The committee for the classification of retinopathy of prematurity. Arch Ophthalmol.1984;102:1130-1134.

16. International Committee for the Classification of Retinopathy of Prematurity.The International Classification of Retinopathy of Prematurity revisited. Arch Ophthalmol.2005;123:991-999.

17. Multicenter trial of cryotherapy for retinopathy of prematurity. Preliminary results. Cryotherapy for retinopathy of prematurity cooperative group. Arch Ophthalmol.1988;106:471-479.

18. McNamara JA, Tasman W, Brown GC, et al. Laser photocoagulation for stage 3+retinopathy of prematurity. Ophthalmology. 1991; 98:576-580.

19. White JE, Repka MX. Randomized comparison of diode laser photocoagulation versus cryotherapy for threshold retinopathy of prematurity: 3-year outcome. J Pediatr Ophthalmol Strabismus. 1997;34:83-87.

20. Shalev B, Farr AK, Repka MX. Randomized comparison of diode laser photocoagulation versus cryotherapy for threshold retinopathy of prematurity: seven-year outcome. Am J Ophthalmol.2001;132:76-80.

21. Early Treatment For Retinopathy Of Prematurity Cooperative Group. Revised indications for the treatment of retinopathy of prematurity: results of the early treatment for retinopathy of prematurity randomized trial. Arch Ophthalmol.2003;121:1684-1694.

22. 中华医学会.早产儿治疗用氧和视网膜病变防治指南.中国生育健康杂志.2004;15:132-133.

23. 张国明,曾键,黄丽娜,等.广角数码儿童视网膜成像系统引导下激光光凝治疗早产儿视网膜病变.中华眼底病杂志.2008;24:17-19.

24. Ng EY, Connolly BP, McNamara JA, et al. A comparison of laser photocoagulation with cryotherapy for threshold retinopathy of

prematurity at 10 years：part 1. Visual function and structural outcome. Ophthalmology. 2002；109：928-934.

25. Connolly BP, Ng EY, McNamara JA, et al. A comparison of laser photocoagulation with cryotherapy for threshold retinopathy of prematurity at 10 years：part 2. Refractive outcome. Ophthalmology. 2002；109：936-941.

26. Paysse EA, Lindsey JL, Coats DK, et al. Therapeutic outcomes of cryotherapy versus transpupillary diode laser photocoagulation for threshold retinopathy of prematurity. J AAPOS.1999；3：234-240.

27. Foroozan R, Connolly BP, Tasman WS. Outcomes after laser therapy for threshold retinopathy of prematurity. Ophthalmology. 2001；108：1644-1646.

28. Good WV, Hardy RJ. The multicenter study of Early Treatment for Retinopathy of Prematurity (ETROP). Ophthalmology. 2001；108：1013-1014.

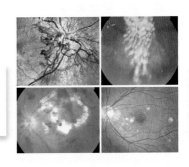

第二十五章
黄斑毛细血管扩张

黄斑毛细血管扩张(macular telangiectasia,MacTel)或称为特发性中心凹旁毛细血管扩张(idiopathic parafoveal or juxtafoveal telangiectasis,IJFT),是多种疾病在眼底后极部黄斑中心凹旁引起的局限性毛细血管网扩张或膨大,产生的一系列临床表现[1,2]。

第一节 分 类

视网膜毛细血管扩张的概念已存在一个多世纪了,最初由 Graefe(1808 年)提出[1]。一百年以后(1908年),Coats 描述了一种渗出性视网膜炎,临床表现为血管异常和大量视网膜下渗出,当今先天性毛细血管扩张就是以他的名字来命名[1]。四年以后,Leber 描述了一种粟粒状动脉瘤(miliary aneurysms),在临床表现上与 Coats 见到非常相似[1]。到了 1956 年,Reese 提出 Coats 病和 Leber 粟粒状动脉瘤是同一种病,既可在小儿发病也可发生在成年人[3]。1968 年,Gass 证实了 Reese 的观察,提出这两种病属同一疾病的范畴,同时介绍了一种完全不同新病种叫做"特发性中心凹旁视网膜毛细血管扩张(IJFT)",以便同 Coats 病相区别[4]。从此,对这种疾病产生了多个详细的分类。

1993 年,Gass 提出了 IJFT 的分类(表 25-1)[5]。分类将 Leber 粟粒状动脉瘤划分在 IJFT 第一组的 A和 B 亚型中(B 型是指病变范围≤2 个钟点),是先天性的单眼血管异常。第二组包括了在中年和老年患者常见的双眼 IJFT,原因不明,其特征是双眼毛细血管改变和神经上皮变性。但在 2B 中,仅有一对兄弟发展到视网膜下新生血管(SRNV)。第三组包括了 3A 的毛细血管扩张改变、血管阻塞和最少量的渗出,3B除 3A 的表现外另有神经上皮的改变。在第三组的 3A 和 3B 中,各自仅有 3 个患者。

表 25-1 特发性中心凹旁毛细血管扩张分类

分组	名称	分组	名称
1 组		2B	青年隐匿性黄斑旁毛细血管扩张
1A	先天性单眼黄斑旁毛细血管扩张	3 组	
1B	特发性单眼黄斑旁毛细血管扩张	3A	闭塞小性黄斑旁毛细血管扩张
2 组		3B	闭塞性黄斑旁毛细血管扩张伴中枢神经系统血管病变
2A	后天特发性双眼黄斑旁毛细血管扩张		

在 2006 年,随着光学相干断层成像仪(OCT)和高速立体血管造影技术的出现,Yannuzzi 观察了 36 个MacTel 患者后提出了新的分类[6]。新的分类将 MacTel 分为两型,将 MacTel 的 1A 和 1B 亚型合并为动脉瘤型毛细血管扩张即 MacTel Ⅰ型,第二组的 2A 被保留即 MacTel Ⅱ型。由于病例中缺乏 2B、3A 和 3B 患者,这三个亚型在分类中被删除[6]。下面仅按 Yannuzzi 的分类法进行描述。

第二节　黄斑毛细血管扩张I型

黄斑毛细血管扩张I型又称为动脉瘤型毛细血管扩张(aneurysmal telangiectasia),比II型少见,主要发生在单眼和年轻男性患者。病理生理和自然病程知之很少[7]。在 Gass(1993 年)分类中属于 1 组 A 和 B 亚型(表 25-1)[5],代表同一疾病的不同时期,而不是不同疾病。

一、病因与发病机制

目前认为 MacTelI型就是 Coats 病和 Leber's 粟粒状动脉瘤的轻微变异,是疾病发展阶段表现[8]。病情的轻重与发病年龄有关,发病越早,病情越重[8]。没有发现与全身疾病和眼部其他疾病相关。

二、临 床 表 现

1. 症状　患者常因对侧眼正常,当发现患眼有病时都已经发展到晚期。早期黄斑中心旁血管异常,不治疗视力也可很好,以后发展到病理状态,视力下降和模糊,少见视物变形和绝对暗点。初次就诊视力一般在 0.5 左右。随着毛细血管扩张范围增加、明显的黄斑囊样水肿和(或)脂质渗出物进入黄斑中心凹,视力进行性下降,但有些患者病情可自发好转[5]。

2. 体征　典型眼底改变是黄斑区血管明显瘤样扩张,主要位于颞侧区域,伴有黄斑囊样水肿和黄色渗出物(图 25-1)[5,6]。病情发展,可环绕中心凹形成环形毛细血管扩张和渗出(图 25-2)。黄斑区的微动脉瘤可将 MacTelI型和无微动脉瘤的II型区别开来,I型是单眼,II型常常是双眼。I型可发展到浆液性或渗出性的黄斑视网膜脱离、黄斑盘状瘢痕和出血[6];异常血管在中心凹的颞侧形成不规则或卵圆形带,同时存在黄斑以外区域的局灶性血管异常,占 20%~50%[6],也有报告没有观察到眼底其他部位有血管异常[9]。

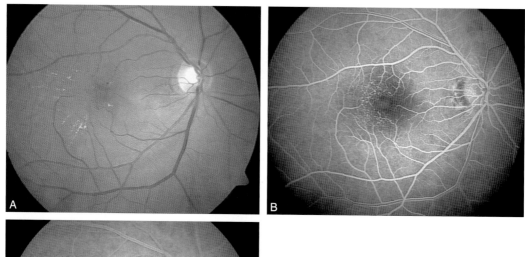

图 25-1　黄斑毛细血管扩张I型
A. 右眼中心凹颞侧毛细血管扩张,动脉瘤和颞侧典型的脂质沉着;B. 荧光素眼底血管造影(FFA)早期显示中心凹颞侧毛细血管扩张、微动脉瘤,中心凹低荧光,鼻侧环形遮蔽荧光;C. 造影晚期,中心凹颞侧弥漫性荧光染色,但不均匀,见点状高荧光,中心凹呈均匀低荧光,中心凹鼻侧见环形遮蔽荧光(文峰提供)

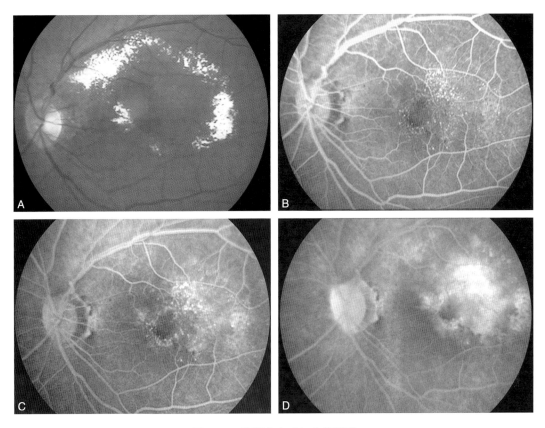

图 25-2　单眼黄斑毛细血管扩张

A.患者男,46岁,自述"左眼年轻时视力不好,近日视力下降"来就诊,无高血压、糖尿病史;左眼视力 0.25,
矫正无提高;左眼黄斑区毛细血管扩张,下方有点状出血点,见环状黄白色渗出物;B.造影早期,中心凹周
见扩张的毛细血管和血管瘤,以颞侧明显;C.FFA 中期,扩张的毛细血管渗出荧光,血管瘤仍然很明显;
D.晚期黄斑区环形弥漫性渗漏荧光,颞侧范围广泛,下方出血点为遮蔽荧光(江崇祥提供)

3. 辅助检查

(1) FFA:扩张毛细血管位于黄斑颞侧水平线上下,荧光素很快就充满表层和深层扩张的毛细血管
网,伴弥漫性渗漏。早期有时可见到细小的无灌注或毛细血管缺血区(图 25-1B),晚期黄斑囊样水肿
(图 25-1C)[5,6]。

(2) 吲哚青绿脉络膜血管造影(ICGA):在晚期,常见异常的微动脉瘤染色,而在Ⅱ型常常见不到此表现[6]。

(3) OCT:早期光感受器内节和外节交界处中断,扩张的血管位于外核层[10],病情发展出现黄斑囊样
水肿和视网膜增厚[6]。

三、诊断和鉴别诊断

1. 诊断　视力正常或下降,单眼中心凹颞侧见到毛细血管扩张、动脉瘤样扩张血管、黄斑囊样水肿和
硬性渗出物;FFA 可显示这些改变,并能在早期发现有毛细血管闭塞,可以确诊 MacTel Ⅰ型。OCT 发现中
心凹囊样水肿增厚和中心凹脱离,有助于诊断。

2. 鉴别诊断[2]　当怀疑是 MacTel 时,必须同继发于视网膜血管性疾病的毛细血管扩张症相区别[2],
包括:视网膜静脉阻塞、糖尿病性视网膜病变、放射性视网膜病变、镰状细胞黄斑病变、炎性视网膜病变
(Irvine-Gass syndrome)、眼缺血综合征、高血压视网膜病变、真性红细胞增多症视网膜病变和局部视网膜毛
细血管瘤。还必须同有玻璃体细胞浸润的中心凹旁毛细血管扩张相区别,如:获得性炎症性疾病、毯(层)
视网膜萎缩或有大范围病变的 Coats 病。有些少见疾病也可表现有中心凹旁毛细血管扩张,需要鉴别的
有筋膜肩胛肱骨肌肉萎缩、色素失禁、累及后极部的家族渗出性玻璃体视网膜病变。这些疾病的详细描述
请参考相关章节。

四、治　疗

1. 激光治疗　用激光直接凝固毛细血管扩张和动脉瘤可减少血管渗出和改善某些患者的视力[5],有些患者需要重复激光治疗。采用栅格样光凝,小光斑(100~200μm)和I级反应斑。初次激光并不需要将每个扩张的血管都封掉,应避免光凝中心凹无血管区[5]。

2. 玻璃体腔内注药　玻璃体腔内注射曲安奈德可减少黄斑水肿[11],注入抗新生血管药物雷珠单抗也能减轻视网膜水肿和增加视力[12]。这两种药物并不能消除血管的改变,所以药物的效果仅仅是暂时的,在药效消失后又会复发黄斑水肿。

(刘　文)

第三节　黄斑毛细血管扩张Ⅱ型

黄斑毛细血管扩张Ⅱ型(MacTel Ⅱ型)原因不明,是双眼黄斑毛细血管网改变和神经上皮萎缩为特征的一种疾病。患者出现典型症状多在 50 岁或 60 岁阶段,最初表现在中心凹颞侧,以后发展到环绕在中心凹周围呈水平椭圆形的区域。由于该病早期表现不明显和出现新生血管时类似年龄相关性黄斑病变,常在临床上被漏诊或误诊[7]。

一、病因与发病机制

本病病因和发病机制至今未明,有以下几种学说。

1. 血管异常学说　最早由 Gass 和他的同事根据 FFA 检查提出视网膜毛细血管起着主要作用[13]。毛细血管壁受到代谢障碍的影响,扩张和内皮通透性增加,引起视网膜慢性营养不良性损害,尤其是 Müller 细胞。进一步发展,外层毛细血管床的改变引起静脉流出模式改变,形成直角血管。视网膜中层营养障碍,导致包括光感受器的外层视网膜变性和萎缩,引起视力逐渐丧失和促进视网膜下和视网膜内色素上皮移形和增生,在直角血管附近形成色素斑块。光感受器萎缩也促进毛细血管增生和侵入视网膜下腔,形成视网膜下新生血管,新生血管可进一步发展与脉络膜血管吻合[5]。但随着后来的进一步研究,Gass 发现毛细血管的扩张在疾病的较晚期才出现,并且光感受器萎缩导致的中心视力丧失不伴有黄斑水肿,从而对血管异常起源学说提出了否定[14]。

2. 神经细胞学说　Green 等[15]对 MacTelⅡ型患者眼组织切片进行光镜和电镜检查,并没发现有血管的扩张,主要是管壁呈多层表现和基底膜显著增生导致视网膜毛细血管增厚和管腔缩小。周细胞或偶尔可见内皮细胞变性,不仅局限在受累及的中心凹旁毛细血管,而且在整个视网膜的血管都有轻微的改变[15]。在毛细血管基底膜的多层改变之间可见到来自内皮细胞和周细胞的细胞碎片和多膜样片状脂质。旁中心凹颞侧的血管内皮局限缺损,可能就是 FFA 荧光渗漏进入管壁的位置和毛细血管壁增厚的原因。视网膜(尤其是内层视网膜)细胞内和细胞间水肿,视网膜毛细血管增生进入外层视网膜和光感受器层[15]。在疾病的更晚期,扩张和增生的视网膜毛细血管进入外层视网膜和视网膜下腔,与络膜血管吻合,视网膜色素上皮(RPE)沿扩张的毛细血管向视网膜内迁移[16]。所有这些组织学的改变与 Gass 等的临床观察相一致。尽管中心凹旁视网膜毛细血管病变是本病的主要组织,但毛细血管扩张实际上发生疾病的后期[14]。组织病理学发现 IJFT 中的 2A 型黄斑区表面结晶样沉着物位于 Müller 细胞和内界膜之间,可能是 Müller 细胞变性的残余物[5]。

根据以上观察,Green 提出这些病变可能是 Müller 细胞功能异常之后出现的继发性改变[15]。中心凹旁 Müller 细胞的先出现变性或功能异常,导致以下病变:①视网膜内皮细胞变性或加速细胞的死亡率,启动视网膜毛细血管增生机制;②视网膜变薄,伴随晚期中心凹旁视网膜毛细血管的血-视网膜屏障破坏,并发局限性水肿和继发视细胞萎缩。然而,视网膜毛细血管增生的准确机制仍不明确。

3. 遗传　在单卵双生、同胞兄弟姊妹和家族发病的报道提示 MacTelⅡ型有遗传因素[5,17,18],垂直传递模型也提示是一种常染色体显性遗传,但在单卵双生子的表达或外显率变化很大,发病的严重程度有差异[17]。环境因素或基因对基因的相互作用可解释这些变异。一种引起共济失调 - 毛细血管扩张症的变异基因与MacTelⅡ型的致病机制有关[19]。但MacTelⅡ型的准确致病基因目前仍然没有确定[7,18]。

二、临 床 表 现

患者多发病在50~60岁左右,男女差异不大。双眼患病,但可一只眼重和另一只眼轻。

(一)症状

在疾病早期,可无任何症状,较重的患者可感觉到视物变形或中心凹旁暗点。随着病情进展,患眼的视力逐渐下降,但很少低于0.1。在中心凹光感受器萎缩和继发新生血管患者,视力可低于0.1。

(二)体征

病变先从中心凹颞侧开始,日后累及中心凹全周,呈水平椭圆形。最开始是中心凹颞侧视网膜透明度稍微降低呈灰白色(图25-3A),以后变得明显和颞侧中心凹旁毛细血管扩张,渐扩展到整个中心凹旁(图25-3B)。这些稍微扩张的毛细血管主要是较深层的毛细血管网,或累及内层和外层视网膜循环[6]。在整个疾病过程中,在玻璃体视网膜界面可见到病变区结晶样沉着物[7]。部分患者还可能发现局限性视网膜水肿,小血管球形扩张,少量点状黄色渗出,甚至视网膜下新生血管。但一般不出现明显的黄斑囊样水肿[7]。

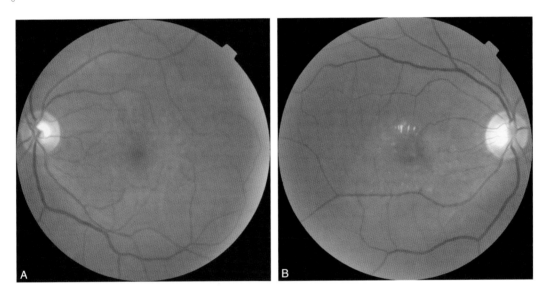

图25-3　双眼黄斑毛细血管扩张

A.女,70岁,左眼视力1.0,黄斑旁灰白色,以颞侧明显,上方见白色细点状结晶物;B.右眼视力0.07,中心凹有新生血管和扩张的毛细血管,周色素轻度脱失和黄白色渗出物

一支或多支钝头的扩张静脉与膨胀的毛细血管相连,向下成直角进入深层视网膜,最终,视网膜内色素和RPE沿着这些插入的扩张静脉血管移形和增生(图25-4A)。除外,视网膜神经上皮层常发生萎缩。在某些眼有明显的黄斑中心凹黄色点和中心凹轻微变浅[6]。其他黄斑改变包括与变性和萎缩相关的板层或全层黄斑洞,由于结构和功能均受损,这种黄斑孔不需要手术。

该病常发生新生血管,位于中心凹颞侧,常先有成直角静脉和视网膜内色素增生后出现,但也可在他们之前和本病自然病程的任何时间点出现[5,6]。这些新生血管复合物起源于视网膜,可见到来自视网膜动脉的供给血管和流出的静脉,但在某些眼,新生血管进入视网膜下腔和与脉络膜血管沟通,这与来自脉络膜新生血管的年龄相关性黄斑病变难以区别。新生血管常伴发视网膜硬性渗出、视网膜水肿、视网膜下或视网膜内出血,出血可在几周内吸收。疾病晚期,在黄斑区出现盘状瘢痕(图25-4B)。

(三)分期

1. 按疾病发展过程分期　Gass和他的同事根据大量的眼底照片和长期的临床观察,得出各种Ⅱ型黄

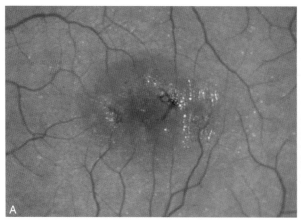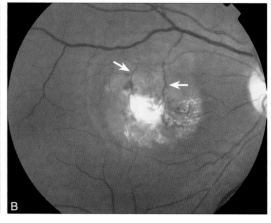

图 25-4 增生期黄斑毛细血管扩张

A. MacTelⅡ型 4 期患者眼底,黄斑病灶内星样视网膜内色素上皮斑块和视网膜结晶样反光;B. 没有做过任何治疗的 MacTelⅡ型 5 期患者眼底,黄斑区纤维血管组织增生呈黄白色,上方增粗的小静脉插入纤维组织内(箭),病变内有不规则的色素斑块和表浅的视网膜结晶(Nowilaty SR 提供[2])

斑旁毛细血管扩张有着相同的发展过程,并进行了分期(表 25-2)[5]。由于当时没有 OCT、眼底自发荧光和黄斑微视野检查方法,从图片上看早期的改变容易被忽视,现在来看这个分期并不完善。新的分期应该融入 OCT 这样的新技术,从结构和功能关系这两个方面来制定[7]。

表 25-2 Ⅱ型黄斑旁毛细血管扩张分期

分期	临床表现
1 期	用生物显微镜看不到异常,外层黄斑旁轻度高荧光
2 期	黄斑旁轻微灰白色,用生物显微镜看不到或能见到极少的颞侧毛细血管扩张血管
3 期	一支或几支呈直角扩张和变钝的视网膜小静脉下降进入外侧中心凹旁,最典型是位于颞侧
4 期	色素增生,一般围绕着成直角的小静脉
5 期	视网膜下新生血管,一般在视网膜内色素沉着的附近

2. 按有无新生血管进行分期 Yannuzzi 将 MacTelⅡ型分为非增生期和增生期,前者为无新生血管,后者为有新生血管[6]。因新生血管可出现在 Gass 分为 5 期(表 25-2)中的任何时期,所以,以新生血管的有无来进行疾病分期并不能客观地反映本病是一种由轻到重发展的本质,还是以 Gass 的 5 期来分期更为合适[7]。

(四)辅助检查

1. Amsler 表格检查 如果患者有视物变形,在约 83% 的患者可发现中心视野鼻侧或鼻上变形,与眼底可见的中心凹旁典型病灶相一致,但与 FFA 渗漏的严重程度不相关[20]。视物变形常发生在微视野检查出中心凹旁暗点之前,所以,视物变形是该疾病的较早期表现[7]。

2. FFA 造影早期见到中心凹颞侧毛细血管扩张,晚期这些扩张的血管渗漏形成弥漫高荧光。这种改变是从黄斑中心凹的颞侧开始,最终发展到中心凹全周,浅层和深层的毛细血管均受到影响[5]。

3. OCT 比 FFA 更敏感发现早期 MacTelⅡ型改变,可提供诊断 MacTelⅡ型有价值的信息和观察它的自然病程。最轻微的早期改变是黄斑中心凹颞侧毛细血管扩张,导致颞侧比鼻侧变薄(图 25-5A),出现不对称的小凹[17]。如果出现渗出,这种颞侧变薄的现象可没有。在外核层和(或)光感受器层也有相应的改变。随着时间的推移,中心凹颞侧光感受器层的内外节段层出现中断(图 25-5D)。再发展,内层视网膜出现低反射空腔,临床检查上被描述为"假性板层黄斑孔",这种空腔在 FFA 上并不显示染料沉积。最终发展中心凹及周围黄斑神经视网膜萎缩。黄斑区结晶样沉着物呈在视神经纤维层前表面形成高反射点。RPE 增生和移形到内层视网膜的病灶,在 OCT 上表现为高反射的视网膜内病变,在其后出现阴影[1]。

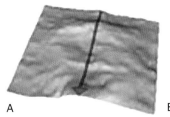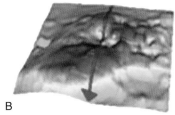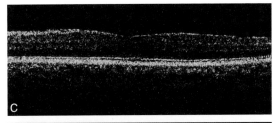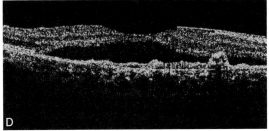

图 25-5　OCT 检查

图 25-3 患者;A. 左眼黄斑区地形图,黄斑上下方隆起明显,颞侧低平;B. 右眼黄斑区地形图明显隆起;C. 左眼黄斑增厚,颞侧较薄;D. 右眼黄斑区神经上皮脱离,光感受器外核层均萎缩,RPE 不规则隆起

4. 眼底自发荧光(FAF)　由于黄斑色素吸收蓝色光,正常黄斑中心凹在蓝光(488nm)自发荧光下呈现圆形低荧光(遮蔽荧光),由于 MacTelⅡ型减少黄斑区色素密度或(和)改变色素的分布,最早期就表现黄斑中心凹高 FAF[1,7]。即使在没有任何荧光渗漏或任何其他体征,尤其是不对称的病例更是如此[1]。由于黄斑色素很少吸收绿光,这种效果用绿光刺激(514nm)就显示不出来[7]。在视网膜色素增生的区域,眼底自发荧光表现为低荧光。

5. 微视野计检查(microperimetry)　在 MacTelⅡ型的第 1 和第 2 期,常显示黄斑区视野正常,到第 3 期,黄斑区视野可正常或出现中心凹颞侧 2° 的敏感度降低,与黄斑中心凹颞侧光感受器萎缩相一致。到第 4 期和第 5 期,出现中心凹旁或中心凹绝对暗点,与 OCT 显示外层视网膜萎缩、黄斑色素增生和新生血管相一致[21]。

6. 共焦反射成像(confocal reflectance imaging)　是共焦扫描激光眼底镜(confocal scanning laser ophthalmoscope,cSLO)的一种检查方法,使用 488nm 的蓝激光可增加 MacTelⅡ型中心凹旁的反射,其部位与 FFA 后期发现的渗漏区域相对应,但范围稍大,可用于 MacTelⅡ型的早期和晚期表现的诊断和鉴别诊断[20,22]。产生这种现象的机制是因为 MacTelⅡ型黄斑区吸收蓝色光的色素减少,从而增加了蓝色光的反射。在疾病的晚期,这种反射光可以减弱[7]。共焦红外反射成像(confocal infrared reflectance)使用 820nm 激光源,可帮助观察病情发展。在 MacTelⅡ型的早期可显示与 FFA 荧光渗漏区域相一致的反射增强,而在晚期,当有色素斑块或者视网膜下新生血管形成时,在荧光渗漏区的反射减弱[22]。共焦反射成像不能替代 FFA,但二者结合可提高诊断 MacTelⅡ型的敏感性。

7. 电生理检查　全视野电生理检查 MacTelⅡ型正常,但多焦视网膜电图(mfERG)可发现黄斑区异常,需要大样本研究[7]。

三、诊断和鉴别诊断

(一)诊断

中年以上,双眼发病,早期黄斑中心凹颞侧灰白毛细血管扩张,疾病发展到中心凹全周的椭圆形黄斑毛细血管扩张,有呈直角钝尖的扩张血管进入扩张毛细血管、病变区结晶样沉着物和 RPE 萎缩,较晚新生血管形成和色素增生,晚期出现黄斑盘状瘢痕。FFA 检查发现中心凹旁毛细血管扩张和渗漏、OCT 显示黄斑颞侧变薄和光感受器内外节段缺损。

(二)鉴别诊断

需要和其他类似或获得性黄斑毛细血管扩张的疾病相鉴别[1]。

1. 黄斑毛细血管扩张Ⅰ型　患者为单眼黄斑旁毛细血管扩张、微动脉瘤、黄斑区视网膜增厚、黄白色渗出和渗出性黄斑浅脱离,可伴有黄斑出血和盘状瘢痕。而 MacTelⅡ型为双眼,没有动脉瘤样扩张血管,有呈直角钝尖扩张血管进入扩张毛细血管,有黄斑 RPE 萎缩和结晶样沉着物,较晚新生血管形成和色素增生。

2. 视网膜分支静脉阻塞 在黄斑分支小静脉阻塞时,可出现局限的视网膜水肿、荧光素渗漏及毛细血管无灌注,与 MacTelⅡ型较相似。但在分支静脉阻塞,病变范围常超过黄斑区,有出血和梗死病灶,病变的近端是动静脉交叉处,末端不超过水平线。FFA 可见病变是沿着阻塞血管所在区域分布,与 MacTelⅡ型不同。

3. 放射性视网膜病变 常常累及较大的视网膜范围,伴有棉绒斑和视网膜前新生血管,而 MacTelⅡ型不出现这些表现。结合有眼部、眼眶或头部放射治疗的病史,很容易被排除。

4. 年龄相关性黄斑变性 MacTelⅡ型的新生血管类似于新生血管型年龄相关性黄斑变性(nAMD)。在 nAMD,常常有玻璃膜疣、RPE 或脉络膜新生血管改变,而视网膜毛细血管病变不常见。晚期新生血管化的 MacTelⅡ型能同 nAMD 伴有脉络膜视网膜血管吻合的盘状瘢痕相区别。

5. 局限性 Coats 病早期 早期 Coats 病的中心凹旁毛细血管扩张表现为视网膜血管异常较轻,一般只局限在黄斑,可出现微血管瘤、毛细血管无灌注和毛细血管扩张,容易和 MacTelⅡ型相混淆。如果在黄斑范围外发现大量毛细血管扩张、微动脉瘤和黄白色渗出,就可确诊为 Coats 病。

6. 糖尿病性视网膜病变的黄斑水肿 主要表现黄斑区毛细血管扩张和小量出血的病例,类似 MacTelⅡ型。但糖尿病视网膜病变患者有糖尿病史,眼底其他部位偶尔可见到微血管瘤和小出血点,FFA 可证实这些病变;OCT 检查黄斑区视网膜无萎缩变薄,可显示黄斑囊样水肿。

7. Stargards 病 是一种遗传性双眼对称的黄斑变性,早期的临床表现可与中心凹旁毛细血管扩张类似,视力轻微下降,黄斑轻度水肿,轻度色素改变。但 FFA 可出现典型牛眼样高荧光,没有典型的毛细血管扩张,且没有相应的全身或者眼科疾病伴随,多发生在青年患者。

四、治 疗

进入到神经上皮萎缩和纤维增生阶段,任何治疗的效果都不好,因此,针对 MacTetⅡ型的治疗应尽量早期发现和早期治疗[7]。

1. 激光治疗 对黄斑旁扩张的毛细血管和 SRNV 用激光凝固,由于激光后疗效不明显,常出现一些并发症,如新生血管和色素沉着增多,视网膜内和视网膜下出血;即使新生血管膜在无血管区以外也没益处,故已经不提倡对 MacTelⅡ型使用激光治疗[7]。

2. 曲安奈德治疗(TA) 肾上腺糖皮质激素具有抗炎、抑制血管内皮生长因子(VEGF)的产生和稳定血-视网膜屏障的作用[23]。玻璃体腔内注入 TA 取得了一定疗效,注入量为 2~4mg[24],另外还有报导 Tenon's 囊下注射 TA 20mg 也取得较好效果[25]。当 TA 在 3~6 个月吸收后,黄斑水肿可复发。TA 的一个严重并发症是青光眼,应高度重视和及时处理。

3. 抗 VEGF 治疗 适应于非增生期和增生期所有患者。玻璃体腔内注入贝伐单抗 1.25mg 或雷珠单抗 1mg 治疗 IJFT,可减少黄斑水肿和血管渗出,视力提高[7,26-28]。但可复发,需多次注射。

4. 光动力疗法(PDT) PDT 治疗非增生性和增生性 MacTelⅡ型均取得一定疗效[29-31]。理论上讲,扩张血管也渗漏 PDT 的光敏剂,当光照它们被激活时,可引起相应组织损伤[31]。PDT 联合玻璃体腔内注射 TA 或雷珠单抗有着更好的治疗效果[32,33]。

5. 经瞳孔温热疗法(TTT) 仅用于 SRNV 治疗,可使 SRNV 消退,对扩张的血管和扩张血管的渗漏没有任何效果[34]。参数 150~500mW,平均 325mW。

6. 手术 因为手术取出 SRNV 的手术难度很大,对黄斑区 RPE 损伤严重,手术效果不好[35],所以不提倡取出 MacTelⅡ型患者 SRNV。

五、治 疗 效 果

没有经过治疗的 MacTelⅡ型自然结果很差,80% 的患者视力≤0.1[36]。在文献里,把 MacTelⅡ型分为非增生期和增生期的治疗[2,7]。

1. 非增生期 激光治疗无临床效果,还出现一些并发症[5],已否定用激光治疗。PDT 治疗病例较少,效果不显著[29]。Wu 等[37]观察了 TA 注入玻璃体腔内治疗 MacTelⅡ型的长期效果,并没发现视力有提高。近年来出现的抗 VEGF 药物显示治疗 MacTelⅡ型效果良好[38],初次注入后就发现视力提高,黄斑区厚度和渗漏减少,但易于复发,需多次注射。研究显示,当发生黄斑下囊样缺损和视网膜神经上皮已经萎缩,尽管多次注入抗 VEGF 药物也不能提高视力[39]。因为抗 VEGF 药物治疗 MacTelⅡ型的疗效并不肯定,重复多次注射具有潜在有害影响,包括眼内炎和巨额费用,目前,继续用该疗法治疗 MacTelⅡ型尚有疑问[2]。

2. 增生期　在抗 VEGF 制剂出现前,增生期 MacTelⅡ型的治疗是激光、PDT、玻璃体腔内注射 TA 和手术。激光消除视网膜下新生血管仅适合于远离中心凹的病例,并可产生永久性固视旁暗点[5,36],因此激光不适合中心凹处及邻近新生血管的治疗。PDT 用于 MacTelⅡ型治疗后,视力提高一行,新生血管渗漏停止,但中心凹旁扩张的血管仍渗漏[27],需要多次治疗[30]。而且,光敏剂通过扩张的毛细血管外漏造成的激光损害有可能对黄斑区造成永久的损伤[30,31],引起医师担心 PDT 治疗 MacTelⅡ型的安全性[2]。PDT 联合 TA 4mg 玻璃体腔内注射治疗新生血管的 MacTelⅡ型患者,取得了视力提高六行的好效果,但仅一例报告[32],需要大样本研究。TTT 治疗新生血管的 MacTelⅡ型患者,在一组 13 只眼中有 12 只眼取得了视力稳定和提高效果[34]。尽管 TTT 引起视网膜下新生血管退化,但对扩张的毛细血管和他的渗漏没有作用。手术取出 MacTelⅡ型视网膜下新生血管效果非常差,基本被放弃[35]。

VEGF 参与了 MacTelⅡ型的新生血管化[2],抗 VEGF 治疗可用于 MacTelⅡ型新生血管期的治疗,尤其是在有视网膜和脉络膜血管吻合的病例。玻璃体腔内注入贝伐单抗(1.25mg)一次后,所有眼视力提高,视网膜下液、视网膜水肿、视网膜出血和毛细血管扩张及新生血管渗漏均减轻[40]。和 PDT 联合应用,可以提高视力和使视网膜下新生血管萎缩和结疤[33]。纵观这些初步研究结果提示单独或联合 PDT 玻璃体腔内注射抗 VEGF 药物效果良好,应该作为治疗 MacTelⅡ型增生期的选择,但需要大样本和长期追踪的长期治疗效果,还应研究对这种疾病的抗 VEGF 治疗的次数和特殊副作用和并发症[2]。

(刘文　易长贤)

参 考 文 献

1. Engelbert M,Chew EY,Yannuzzi LA. Macular telangiectasia. In:Ryan SJ,ed. Retina. Vol 2. fifth ed. St Louis:Elsevier Saunders, 2013:1050-1057.

2. Nowilaty SR,Al-Shamsi HN,Al-Khars W. Idiopathic juxtafoveolar retinal telangiectasis:a current review. Middle East Afr J Ophthalmol. 2010;17:224-241.

3. Reese A. Telangiectasis of the retina and Coats' disease. Am J Ophthalmol. 1956;42:1.

4. Gass JD. A fluorescein angiographic study of macular dysfunction secondary to retinal vascular disease. V. Retinal telangiectasis. Arch Ophthalmol. 1968;80:592-605.

5. Gass JD,Blodi BA. Idiopathic juxtafoveolar retinal telangiectasis. Update of classification and follow-up study. Ophthalmology. 1993;100:1536-1546.

6. Yannuzzi LA,Bardal AM,Freund KB,et al. Idiopathic macular telangiectasia. Arch Ophthalmol. 2006;24:450-460.

7. Issa PC,Gillies MC,Chew EY,et al. Macular telangiectasia type 2. Prog Retin Eye Res. 2013;34:49-77.

8. Cahill M,O'Keefe M,Acheson R,et al. Classification of the spectrum of Coats' disease as sutypes of idiopathic retinal telangiectasis with exudation. Acta Ophthalmol.2001;79:596-602.

9. Abujamra S,Bonanomi MT,Cresta FB,et al. Idiopathic juxtafoveolar retinal telangiectasis:clinical pattern in 19 cases Ophthalmologica. 2000;214:406-411.

10. Paunescu LA,Ko TH,Duker JS,et al. Idiopathic juxtafoveal retinal telangiectasis:New findings by ultrahigh-resolution optical coherence tomography. Ophthalmology. 2006;113:48-57.

11. Li KK,Goh TY,Parsons H,et al. Use of intravitreal triamcinolone acetonide injecton in unilateral idiopathic juxtafoveal telangiectasis. Clin Expe Ophthalmol. 2005;33:542-544.

12. Takayama K,Ooto S,Tamura H,et al Intravitreal bevacizumab for type 1 idiopathic macular telangiectasia. Eye. 2010;24:1492-1497.

13. Gass JD,Oyakawa RT. Idiopathic juxtafoveolar retinal telangiectasis. Arch Ophthalmol. 1982;10:769-780.

14. Gass JD. Histopathologic study of presumed parafoveal telangiectasis. Retina. 2000;20:226-227.

15. Green WR,Quigley HA,De la Cruz Z,et al. Parafoveal retinal telangiectasis. Light and electron microscopy studies. Trans

Ophthalmol Soc UK. 1980;100:162-170.

16. Eliassi-Rad B, Green WR. Histopathologic study of presumed parafoveal telangiectasis. Retina. 1999;19:332-335.

17. Gillies MC, Zhu M, Chew EY, et al. Familial asymptomatic macular telangiectasia type 2. Ophthalmology.2009;116:2422-2429.

18. Siddiqui N, Fekrat S. Group 2A idiopathic juxtafoveolar retinal telangiectasia in monozygotic twins. Am J Ophthalmol. 2005;139: 568-570.

19. Barbazetto IA, Room M, Yannuzzi NA, et al. ATM gene variants in patients with idiopathic perifoveal telangiectasia. Invest Ophthalmol Vis Sci. 2008;49:3806-3811.

20. Issa PC, Holz FG, Scholl HPN. Metamorhpopsia in patients with macular telangiectasia type 2. Doc Ophthalmol. 2009;119:133-140.

21. Issa PC, Helb HM, Holz FG, et al. Correlation of macular function with retinal thickness in nonproliferative type 2 idiopathic macular telangiectasia. Am J Ophthalmol. 2008;245:169-175.

22. Issa PC, Finger RP, Helb HM, et al. A new diagnostic approach in patients with type 2 macular telangiectasia:confocal reflectance imaging. Acta Ophthalmol. 2008;86:464-465.

23. Chopdar A. Retinal telangiectasis in adults:fluorescein angiographic findings and treatment by argon laser. Br J Ophthalmol. 1978;62:243-250.

24. Cakir M, Kapran Z, Basar D, et al. Optical coherence tomography evaluation of macular edema after intravitreal triamcinolone acetonide in patients with parafoveal telangiectasis. Eur J Ophthalmol. 2006;16:711-717.

25. Hirano Y, Yasukawa T, Usui Y, et al. Indocyanine green angiography-guided laser photocoagulation combined with sub-Tenon's capsule injection of triamcinolone acetonide for idiopathic macular telangiectasia. Br J Ophthalmol. 2010;94:600-605.

26. Moon SJ, Berger AS, Tolentino MJ, et al. Intravitreal bevacizumab for macular edema from idiopathic juxtafoveal retinal telangiectasis. Ophthalmic Surg Lasers Imaging. 2007;38:164-166.

27. Potter MJ, Szabo SM, Chan Ey, et al. Photodynamic therapy of a subretinal neovascular membrane in type 2A idiopathic juxtafoveolar retinal telangiectasis. Am J Ophthalmol. 2002;133:149-151.

28. Toy BC, Koo E, Cukras C, et al. Treatment of nonneovascular idiopathic macular telangiectasia type 2 with intravitreal ranibizumab:results of a phase 2 clinical trial. Retina. 2012;32:996-1006.

29. De Lahitte GD, Cohen SY, Gaudric A. Lack of apparent short-term benefit of photodynamic therapy in bilateral, acquired, parafoveal telangiectasis without subretinal neovascularizatio. Am J Ophthalmol. 2004;138:892-894.

30. Potter MJ, Szabo S M, Sarraf D, et al. Photodynamic therapy for subretinal neovascularization in type 2A idiopathic juxtafoveolar telangiectasis. Can J Ophthalmol. 2006;41:34-37.

31. Hussain N, Das T, Sumasri K, et al. Bilateral sequential photodynamic therapy for sub-retinal neovascularization with tpye 2A parafoveal telangiectasis. Am J Ophthalmol. 2005;140:333-335.

32. Smithen LM, Spaide RF. Photodynamic therapy and intravitreal triamcinolone for a subretinal neovascularization in bilateral idiopathic juxtafoveal telangiectasis. Am J Ophthalmol. 2004;138:884-885.

33. Rishi P, Shroff D, Rishi E. Combined photodynamic therapy and intravitreal ranibizumab as primary treatment for subretinal neovascular membrane(SRNVM) associated with type 2 idiopathic macular telangiectasia. Graefes Arch Clin Exp. 2008;246: 619-621.

34. Shukla D, Singh J, Kolluru, CM, et al. Transpupillary thermotherapy for subfoveal neovascularization secondary to proup 2A idiopathic juxtafoveolar telangiectasis. Am J Ophthalmol. 2004;138:147-149.

35. Berger AS, Mccuen BN, Brown GC, et al. Surgical removal of subfoveal neovascularization in idiopathic juxtafoveolar retinal telangiectasis. Retina. 1997;17:94-98.

36. Engelbrecht NE, Aaberg TM Jr, Sung J, et al Neovascular membranes associatecd with idiopathic juxtafoveolar telangiectasis. Arch Ophthalmol. 2002;120:320-324.

37. Wu L, Evans T, Arevalo JF, et al. Long-term effect of intravitreal triamcinolone in the nonproliferative stage of tpe II idiopathic parafoveal telangiectasia. Retina. 2008;28:314-319.

38. Issa PC, Holz FG, Scholl HP. Findings in fluorescein angiography and optical coherence tomography after intravitreal bevacizumab in type 2 idiopathic macular telangiectasia. Ophthalmolgy. 2007;114:1736-1742.

39. Gamulescu MA, Walter A Sachs H, et al. Bevacizumab in the treatment of idiopathic macular telangiectasia. Graefes Arch Cllin Exp Ophthalmol. 2008;246:1189-1193.

40. Mandal S, Venkatesh P, Abbas Z, et al. Intravitreal bevacizumab(Avastin) for subretinal neovascularization secondary to type 2A idiopathic juxtafoveal telangiectasia. Graefes Arch Clin Exp Ophthalmol. 2007;245:1825-1829.

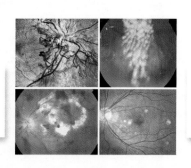

第二十六章
黄斑疾病

黄斑疾病(macular diseases)是特指黄斑区的病变引起临床病症,包括中心性浆液性脉络膜视网膜病变、特发性脉络膜新生血管、遗传性黄斑变性和急性特发性黄斑病变等。年龄相关性黄斑病变属于黄斑疾病范畴,但习惯上放在单独一章论述。而黄斑水肿不是一个独立的疾病,常是其他疾病的一个体征,但对视力影响很大,特安排在本章内讨论。

第一节　中心性浆液性脉络膜视网膜病变

中心性浆液性脉络膜视网膜病变(central serous chorioretinopathy,CSC)是主要累及黄斑区的局限性视网膜神经上皮脱离为主要特征的眼底病变,通常简称"中浆"。以往曾用名"中心性视网膜炎,中心性浆液性脉络膜视网膜炎"。它的发病机制虽然不是非常明确,但随着荧光素眼底血管造影(FFA)及吲哚菁绿脉络膜血管造影(ICGA)的出现,人们对中浆的发病机制有了进一步的了解。

一、病因与发病机制

中浆的流行病学特征是好发于中青年男性,男女比例约5~10∶1,常单眼发病,较容易复发。中浆患者通常是A型性格的人,并常有紧张、劳累以及睡眠不足的因素[1],并且在一些柯兴氏综合征,长期应用肾上腺糖皮质激素的患者,或者妊娠期妇女也可见到[1-5]。推测其可能与体内皮质激素的失衡,以及交感神经的兴奋有关,已在相关研究中得到证实[1]。

20世纪60年代随着FFA的出现,人们对中浆的发病机制有了进一步认识。在FFA检查中,荧光素从视网膜色素上皮(retinal pigment epithelium,RPE)层点状渗漏,聚集在神经上皮下,说明视网膜的外屏障RPE连接复合体功能的失代偿。随着病情的恢复,荧光造影中RPE的功能可以完全恢复,不留任何渗漏荧光的痕迹,说明中浆的异常荧光渗漏是RPE细胞连续性中断,而非RPE细胞死亡。若患者病情迁延不愈,部分病人同样可出现不同程度的RPE的色素脱失,以及不同程度色素上皮和神经上皮的损害。因此部分学者提出了RPE功能异常学说[6-9],他们认为中浆的发病机制是RPE个别细胞功能异常,或者广泛RPE细胞功能异常导致的液体渗漏到神经上皮下。

近年来随着ICGA的出现,对中浆的病理机制有了更新的认识。ICGA中发现部分中浆患者的不仅仅有RPE的渗漏,相应位置的脉络膜,甚至是非病灶区的脉络膜出现早期局部脉络膜毛细血管的充盈迟缓,大中静脉的扩张,和局部脉络膜毛细血管扩张渗漏(图9-40);而且往往在对侧未发病的眼也常常见到多灶性的脉络膜毛细血管通透性增加。这也提示中浆其实是双眼的疾病。ICGA中表现为中晚期多个弥散的高荧光斑,提示了某种因素引起的脉络膜局部血管的痉挛,灌注不良,以及周围脉络膜血管代偿性的扩张,通透性增加。因此,一些学者提出了脉络膜血管异常学说,他们认为病变根本在脉络膜血管,往往脉络膜血管通透性增加的范围远大于RPE的损害的范围,RPE下液体压力过高,RPE是继发的功能失代偿[10,11]。然而,在中山大学中山眼科中心所做ICGA中,并非所有的中浆患者都会出现脉络膜血管通透性增加的改变。

其他因素包括:感染[5],妊娠[12]等等,其致病的准确机制尚不清楚。

二、临 床 表 现

中浆有着多种临床表现,又随着病情的轻重缓急不同,展现出很多复杂的变化。视力的变化与黄斑是否受累及密切相关。

(一) 症状

急性期的患者,仅仅感到患眼视力稍模糊,检查视力可以正常或轻度远视,但常有视物变暗和(或)变色,逐步视力下降。大多患者是突然出现单眼视力下降,中心暗影和视物变小。慢性患者,因病程迁延不愈,通常会有不同程度的视力下降,严重的患者也可导致失明。慢性患者多数是双眼先后出现视力下降,程度不同,或单眼反复发作,或症状持续性超过半年。

(二) 体征

初次起病或急性期的患者视力一般不低于0.5,可矫正。眼部无炎症表现。多数患者眼底可见黄斑区或旁黄斑区圆形或类圆形的神经上皮脱离区(图26-1A,图26-2A)。部分患者可以见到局灶性的RPE脱离区(图26-3),表现为边界清晰的圆形病灶,前置镜下呈边界清晰的浆液性泡状隆起。慢性的患者视力可下降到0.1甚至更低,其原因主要是长期黄斑区脱离导致感光细胞的损害,以及RPE的萎缩。眼底表现可出现局灶的色素脱失和增生(图26-4),少数严重的患者可出现下方大泡状视网膜脱离(图26-5)。严重的患者甚至出现继发性视网膜色素变性样改变。

(三) 分类

一般根据发病的时间分为急性(病程小于6个月)和慢性(病程大于6个月)或称为迁延性[7]。这里要注意时间并非是分类的绝对指标,还要结合病人的临床特点进行分类,并非小于6个月就一定是急性。另外一种特殊的类型是弥散性视网膜色素上皮病变(diffused retinal pigment epitheliopathy,DRPE)[13],国内常常称其为大泡性视网膜脱离(概念不准确,大泡性视网膜脱离指凡是渗出性视网膜脱离成泡状都称为大泡性视网膜脱离),其病理机制与中浆相同,有些学者把其归为慢性中浆,有些学者也有把它另列出来为一

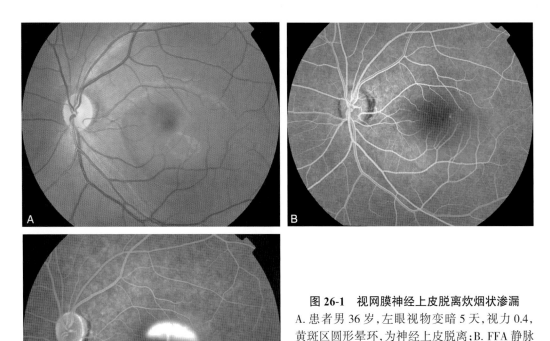

图26-1　视网膜神经上皮脱离炊烟状渗漏
A. 患者男36岁,左眼视物变暗5天,视力0.4,黄斑区圆形晕环,为神经上皮脱离;B. FFA静脉期黄斑旁中心凹位置出现点状高荧光,为色素上皮渗漏点;C. 造影晚期,渗漏点呈"炊烟样"高荧光,黄斑区见盘状荧光素积存

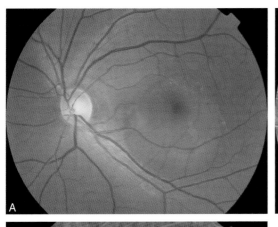

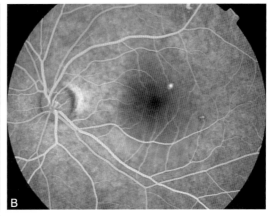

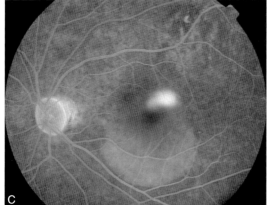

图 26-2　视网膜神经上皮脱离墨迹状渗漏

A. 左眼黄斑区圆形晕环,示神经上皮脱离;B. FFA 静脉期黄斑区上方渐出现一点状高荧光,为色素上皮渗漏点;C. 造影晚期,渗漏荧光素呈墨迹样扩大,黄斑区荧光积存,神经上皮脱离区中度荧光染色,边界清晰可见

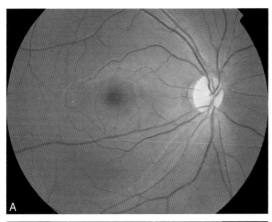

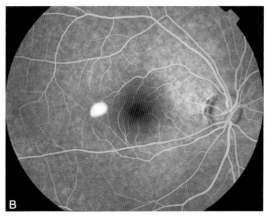

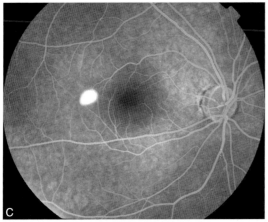

图 26-3　视网膜色素上皮脱离

A. 图 26-1 患者右眼,黄斑中心凹颞侧可见一边界清晰的类圆形泡状病灶,约 1/2DD 大小;B 和 C. FFA 早期和晚期,渗出泡的大小不变和边界清晰,逐渐增强的高荧光斑,提示为浆液性色素上皮脱离

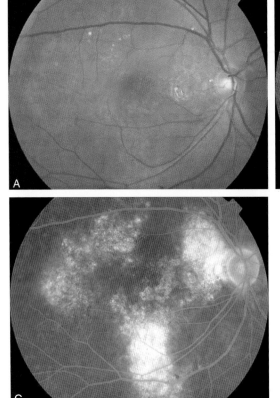

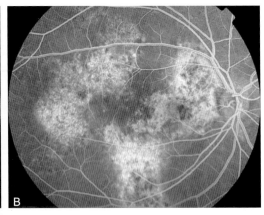

图 26-4　慢性中浆

A. 患者男,46 岁,双眼反复视力下降 3 年,右眼视力 0.5,左眼 0.2,眼前节检查正常,彩照显示眼底色素紊乱,RPE 脱失和增生;B 和 C. FFA 显示弥散的色素上皮色素脱失,渗漏荧光,色素增生遮蔽荧光,黄斑区下方呈沙漏样改变,渗漏点不明确

个单独的病[7,13,14]。本节还是把这一类型归入到慢性中浆。临床工作中常常与葡萄膜大脑炎相混淆,因两种病的治疗方法相悖,所以应特别加以注意鉴别。

1. 急性中浆　病程时间一般小于 6 个月,FFA 显示单个或者少数几个荧光素渗漏点,眼底色素上皮没有脱色素,萎缩等改变[15]。

2. 慢性中浆　病程时间一般大于 6 个月,或反复发作,相干光断层成像仪(OCT)或眼底观察证实持续的黄斑区神经上皮脱离;或者 FFA 显示多个不规则的荧光素渗漏,通常伴有大片的 RPE 的脱色素、色素增生或萎缩。RPE 萎缩区多位于黄斑区的下方,或者渗漏点的下方,呈轨迹样改变,这是由于长期渗出的液体不吸收,在重力的作用下,往渗漏点下方走行,时间久了引起 RPE 的损害(图 26-4)。若伴有渗出性视网膜脱离,脱离区的视网膜毛细血管通透性会增加,远端的毛细血管甚至会闭塞[7,14]。慢性中浆很多都为双眼患病,尤其合并全身疾病的时候,如长期肾上腺糖皮质激素服用史,妊娠,以及柯兴综合征的患者。

(四) 辅助检查

1. FFA　典型的 FFA 表现为静脉期出现色素上皮损害的点状高荧光,荧光素可呈炊烟样渗漏(图 26-1)或墨迹样渗漏(图 26-2);晚期可见神经上皮脱离的弱荧光晕环荧光积存(图 26-1C、26-2C),部分病例出现浆液性 RPE 脱离,表现为边界清晰、范围大小不变的随造影时间逐渐增强的高荧光斑(图 26-3),部分病例渗漏点位于 RPE 脱离区。

不典型的 FFA 表现多为迁延性的或反复发作的病例,新旧病灶混杂,表现为多灶性的色素上皮损害,呈现出局灶性的斑片状高荧光,渗漏点可不明确。RPE 色素脱失表现为透见荧光、增生表现遮蔽荧光。因长期神经上皮脱离,液体受重力作用往下方走,所以,RPE 可呈沙漏样改变(图 26-4)。

若出现视网膜脱离,浅脱离一般在下方中周部,脱离时间久了脱离区视网膜血管通透性会增加,毛细血管可从下方周边部开始闭塞(图 26-5D),而上方非脱离区视网膜血管不会有改变;严重的病例,下方可出现泡状的视网膜脱离。部分患者可出现 RPE 撕裂(RPE tear),多出现在 DRPE 的患者,因常伴有多个 RPE 浆液性脱离(图 26-6)。

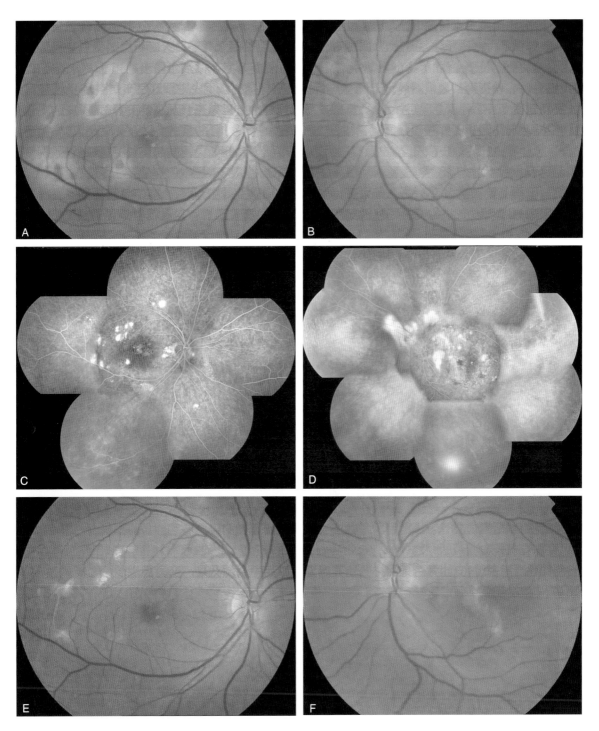

图 26-5 慢性中浆合并大泡性视网膜脱离

患者男,41 岁,双眼视力下降 2 个月余来诊,无伴眼红眼痛。在当地就诊,拟诊为"葡萄膜炎"用肾上腺糖皮质激素治疗后病情加重。右眼视力 0.2,左眼 0.1,眼前节检查正常。眼底彩照可见多个黄白色的视网膜下渗出灶,边界不清(A 和 B)。FFA 拼图可见后极部多个荧光素渗漏点,墨迹样,双眼下方均伴有视网膜脱离,并且脱离区视网膜毛细血管通透性增加呈毛绒状高荧光,左眼下方周边部血管闭塞,小片新生血管膜形成呈团状高荧光;非脱离区未见视网膜血管异常(C 和 D)。激光封闭渗漏点一个月后复诊,光凝斑呈灰白色瘢痕,视网膜复位(E 和 F)

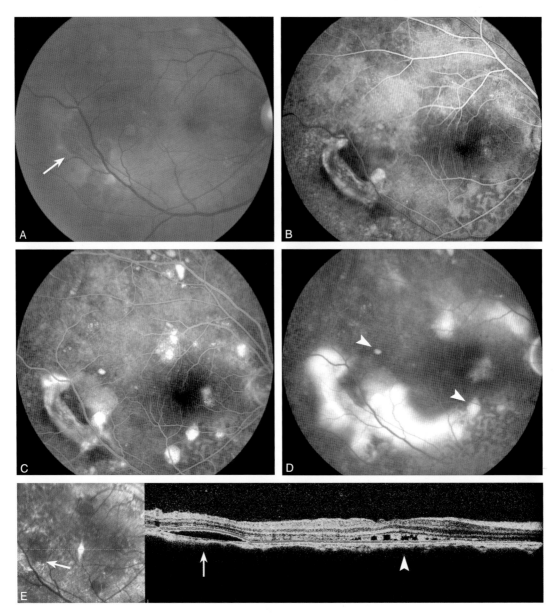

图 26-6　视网膜色素上皮撕裂

A. 患者以右眼下方视网膜脱离来就诊,眼底见黄斑颞下一马蹄形色素沉着区,即 RPE 撕裂孔(箭);B. 动静脉期,RPE 撕裂呈边界清晰的高荧光,呈新月状,透见脉络膜,病灶内侧边缘可见卷曲的 RPE 遮蔽荧光;C. 静脉期,撕裂孔处渗漏荧光素渗漏,以及后极部见多个渗漏点;D. 造影晚期,渗漏点融合呈大片状高荧光(神经上皮脱离),仍可见不融合和形态始终不变的孤立高荧光点,是 RPE 浆液性脱离(箭头);E. OCT 显示色素上皮脱离(箭)和黄斑区神经上皮脱离,脱离的神经上皮下有点状高回声(箭头)(刘文提供)

2. ICGA　造影早期脉络膜毛细血管局部小叶充盈迟缓,呈相应的低荧光(图 26-7B),相应的区域脉络膜大中静脉毛细血管扩张以及毛细血管通透性增加,在造影中期可见扩张的血管以及斑片状的弥散的高荧光斑(图 26-7C)。迁延的病例局部脉络膜毛细血管闭塞,在晚期可见清晰的低荧光灶。RPE 脱离在 ICGA 表现为早期相应的低荧光,中晚期可见高荧光,边界清晰(图 26-8)。神经上皮脱离表现为晚期可见一个弱荧光晕环(图 26-7D)。很多患者对侧正常眼也会有局灶性脉络膜血管扩张,通透性增加的改变(图 26-8B、C),说明的中浆是双眼的疾病。

3. OCT　神经上皮脱离表现为神经上皮层隆起,其下为液体积聚的低反射或无反射区,底部见一高反射光为 RPE 与脉络膜毛细血管层(图 26-9A)[16]。RPE 脱离显示为视网膜神经上皮层与一高反射的RPE 层一起隆起,脱离区下方为清亮的液体,低反射(图 26-9B 和 C)。脉络膜层反射光带要比非脱离区脉

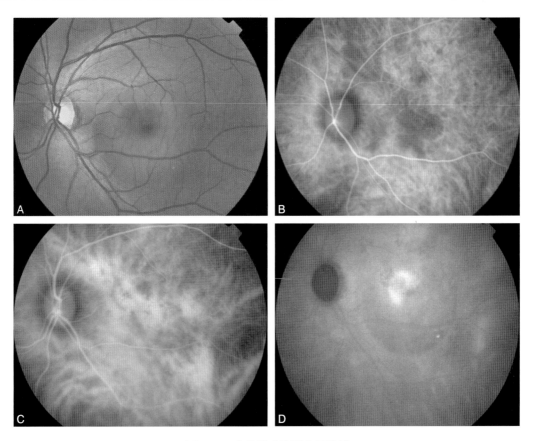

图 26-7　中浆的脉络膜血管造影

A.黄斑区见盘状视网膜隆起;B.ICGA早期,黄斑区脉络膜毛细血管局部小叶相对缺血充盈迟缓,呈相应的低荧光;C.造影中期相应的区域脉络膜大中静脉和毛细血管扩张;D.毛细血管通透性增加,在造影中期可见扩张的血管以及斑片状的弥散的高荧光斑

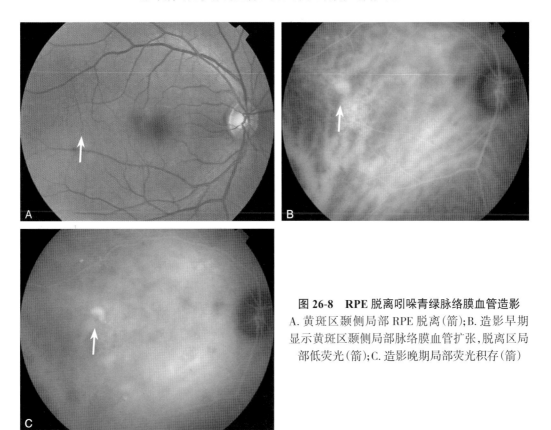

图 26-8　RPE 脱离吲哚青绿脉络膜血管造影

A.黄斑区颞侧局部 RPE 脱离(箭);B.造影早期显示黄斑区颞侧局部脉络膜血管扩张,脱离区局部低荧光(箭);C.造影晚期局部荧光积存(箭)

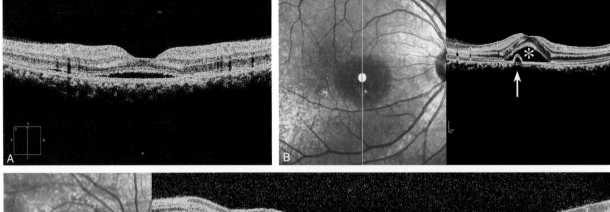

图 26-9　OCT 检查

A. 单纯黄斑区神经上皮脱离;B. 黄斑区神经上皮脱离(星)合并有色素上皮小囊泡状脱离(箭);C. 图 26-6 患者,黄斑下方小泡状 RPE 脱离(箭)(刘文提供)

络膜反射低[16]。Imamura 等研究显示了中浆脉络膜厚度较正常人明显增厚[17]。

4. 眼底自发荧光(FAF)　可用来观察中浆不同时期的改变。在急性期,RPE 脱离和渗漏点为低 FAF,在有视网膜下黄色点的地方可表现高 FAF。当浆液性脱离持续一段时间,脱离区 FAF 增加(图 9-81B),在弥漫自发荧光相中有分散的点状高荧光。当视网膜下液吸收后,视网膜复位,自发高荧光相消失[18]。在慢性中浆有着各种程度不同的萎缩,呈一种混合性 FAF,既可有低荧光也可有高荧光,脂质沉淀和视网膜下纤维不产生自发荧光[18]。

三、诊断和鉴别诊断

(一) 诊断

突然出现视物变形或变色,眼底后极部见到边界清楚的盘状或小泡状隆起,OCT 证实黄斑区神经上皮脱离或色素上皮脱离,以及 FFA 显示"炊烟状"或"墨迹状"荧光渗漏,可以确诊中浆。部分患者有中浆反复发作病史,病程迁延不愈,超过半年;视力矫正不佳,中心固定暗点;OCT 提示黄斑区神经上皮脱离,FFA 显示多灶性 RPE 损害,或弥漫性 RPE 脱色素透见荧光;以及一些长期神经上皮脱离继发的改变可诊断为慢性中浆。

(二) 鉴别诊断

中浆容易和一些黄斑区水肿和渗出的疾病相混淆,需要与以下一些疾病相鉴别。

1. 黄斑囊样水肿　一般伴有原发病变如糖尿病性视网膜病变,视网膜中央静脉阻塞,或葡萄膜炎引起的黄斑囊样水肿。很少伴有神经上皮的脱离,是神经视网膜的增厚。OCT 检查显示视网膜内有多个囊腔形成,FFA 显示晚期黄斑区荧光渗漏呈花瓣状,可以与中浆相区别。

2. 特发性息肉状脉络膜血管病变(PCV)　部分 PCV 可以以中浆样的改变发病,伴有神经上皮的脱离;或者以 RPE 脱色素脉络膜萎缩改变的 PCV 较容易与慢性中浆混淆(图 26-10)。PCV 患者年龄较中浆发病年龄大,从眼底上,PCV 患者常伴有视网膜下出血,以及橘红色的结节病灶。ICGA 是主要的鉴别要点,PCV 做 ICGA 可见异常的脉络膜血管网,末端扩张呈囊袋样,晚期囊袋可见冲刷现象,血管网部分晚期可见地图样高荧光染色。这些现象在中浆的 ICGA 检查中都没有。

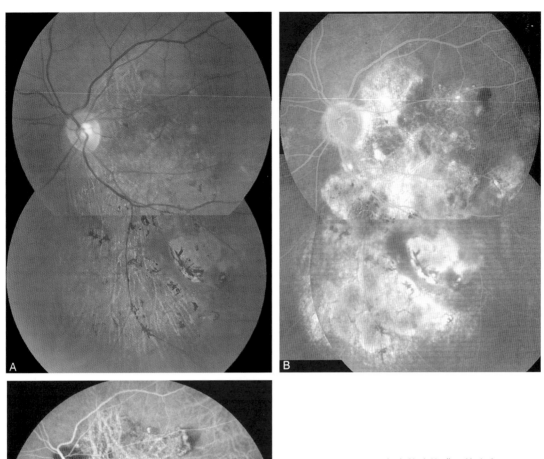

图 26-10 息肉状脉络膜血管病变

A. 眼底彩照示黄斑区及其下方弥散的 RPE 脱色素,
散在一些 RPE 色素增生;B. 荧光造影显示大片的脱
色素区高光,黄斑区可见一些血管网样的高荧光,部
分末端有瘤样的扩张;C. ICGA 显示后极部脉络膜
大片的异常血管网,末端部分有囊袋样扩张,萎缩区
低荧光

3. 特发性脉络膜新生血管(ICNV) 患者视力较差,多伴有视物变形,一般在黄斑区可看到一个灰白色的病灶,周围多伴有水肿,仔细观察有些可见到视网膜层或视网膜下的出血点,或环状的出血。FFA 检查,在动脉期一般可见到边界清晰的脉络膜新生血管网,随时间荧光素渗漏,晚期高荧光染色(图 26-11)。中浆的渗漏点一般出现在静脉期后,可作为两者的鉴别点。

4. 葡萄膜大脑炎 又称为 Vogt- 小柳原田综合征(VKH)和中浆二者都为双眼的渗出性视网膜脱离,严重时都可引起大泡性视网膜脱离,临床上较难鉴别。

(1) 眼底改变特征:VKH 患者的视力下降比较快,而且常伴有全身症状。初发的 VKH 常常出现视乳头充血,轻微水肿,且严重的患者有炎症的表现,包括前段炎症的表现,如果早期炎症不明显,一般看到的视网膜 RPE 层的色素比较均匀。而 DRPE 的患者,多数病程较长,反复出现,有些有长期应用肾上腺糖皮质激素病史,应用激素过程中症状加重,若病灶不累及黄斑区视力可比较好。从眼底表现来看,多数视乳头没有水肿充血,RPE 层的色素比较紊乱,而且经常可见到局灶性的病灶,有些呈视网膜神经上皮下的黄白色纤维素渗出灶,有些患者伴有多个 RPE 脱离。

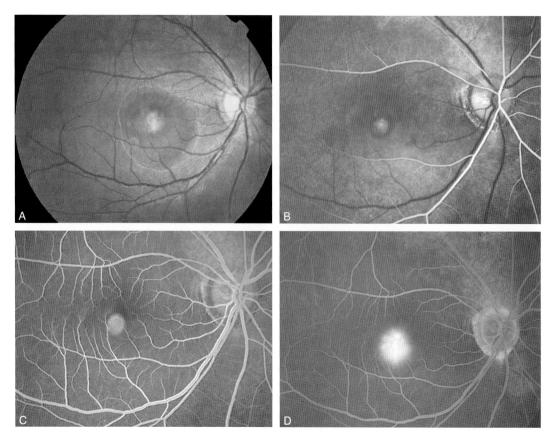

图 26-11　特发性脉络膜新生血管

A. 黄斑中心凹一稍隆起的灰白色病灶,周围神经上皮脱离晕环;B. FFA 动脉期即见血管网的点状高荧光;
C. 造影静脉期脉络膜新生血管网呈边界清晰的高荧光病灶;D. 造影晚期可见荧光素渗漏,黄斑区囊样水
肿,周围弱荧光积存的晕环示(神经上皮脱离区)

(2) FFA:在造影早期,VKH 常会出现脉络膜充盈的斑驳状荧光(脉络膜炎症以及水肿的原因);静脉期 RPE 色素上皮的活动性损害多是弥散的针尖点的高荧光(自身免疫攻击 RPE 细胞,所以病变很弥散,分布较均匀),渗漏较均匀,后期融合成片,可见到多个神经上皮脱离的湖样积存的荧光;视乳头晚期多数会有强荧光染色(视神经炎症)。而 DRPE 的渗漏点多数在眼底的黄白色病灶处,渗漏点外的 RPE 较正常,渗漏点分布不均,呈局灶性。渗漏点多数较明显,墨迹样的扩大。视乳头多数荧光像正常,但有些患者时间久,下方视网膜脱离区的视网膜血管通透性会增加(容易与血管炎混淆)。且时间长了之后会出现脱离区远端视网膜毛细血管闭塞,但在上方非脱离区,视网膜血管一般正常。

5. 其他　在裂孔性视网膜脱离、肿瘤、视乳头小凹等疾病引起的黄斑区神经上皮浅脱离,小瞳孔下看到黄斑区反光消失和水肿样改变,容易误诊为中浆。只要散瞳仔细检查眼底,很容易鉴别。在这里强调考虑眼底病变时,散瞳检查的必要性。

四、治　疗

1. 患者教育　如果患者是明显的 A 型性格,并且有诱因:睡眠不足,精神紧张,劳累,以及在使用肾上腺糖皮质激素,应告知患者纠正不良生活习惯,尽可能从根本上消除诱因。

2. 观察　中浆有着良好的自愈特性,最适合的一线治疗是观察。已知高水平的内源性或外源性皮质类固醇是发生中浆的病因,应询问患者是否正在使用含有该类药物的鼻腔喷雾剂、关节内注射或其他隐含皮质类固醇药物,应停止使用,将内源性和外源性皮质类固醇调整到正常后,90% 患者可自愈。研究证实,中浆患者在有明显症状近 4 个月的时候,中心凹感光细胞发生萎缩[19]。因此,如果 3 个月症状不消失,考虑给予积极的治疗。如果对侧眼因同样的病已经造成了视力下降,先发眼应马上考虑给予治疗[6]。

3. 药物治疗 可服用一些活血的中成药和营养神经类药物,如复方血栓通和多种维生素,但这些药物没有特异性。最近有用抗皮质类固醇疗法治疗急性和慢性中浆取得较好效果的报道[20],用利福平600mg/日。副作用有头痛和恶心,具体疗效尚需大量病例观察。大量临床资料表明,肾上腺糖皮质激素使用后可加重病情,可能诱发大泡性视网膜脱离,应避免使用。肾上腺糖皮质激素导致病变加重的机制尚不明确,烟酸也可加重本病,应避免使用。

4. 激光治疗 视网膜光凝治疗是目前较有效、安全且并发症少的方法。虽然中浆部分是自限性疾病,视力恢复良好,但一部分病人的视功能如对比敏感度可下降。目前认为早期光凝可以缩短病程,减少长期黄斑区视网膜脱离引起的视功能的损害,但激光治疗不能预防复发。

光凝的方法:可选用绿色、黄色或红色激光作为治疗光源,但是黄斑部无血管区及黄斑乳头束的光凝应选用氪红激光。治疗光斑应比渗漏点稍大,一般为200μm,能量100~200mW,时间0.2~0.3秒,致RPE变为灰白色,Ⅰ级光斑。一个激光斑仅能封闭一个非常小的渗漏点,因此通常使用3~5个点来完成治疗。

5. 光动力疗法(PDT) 一些慢性的中浆,或渗漏点不明确的中浆,可考虑行光动力疗法。PDT要根据ICGA的中期脉络膜高荧光斑的范围作为指导。具体方法详见激光治疗章。

6. 大泡性中浆的治疗 大泡性中浆容易复发,预后不好。传统的治疗是观察或激光封闭渗漏点,但光凝治疗的益处尚不能肯定[21]。采用半量的维替泊芬做PDT治疗,封闭渗漏点,取得了较好的效果[22]。

五、治 疗 效 果

治疗中浆仍然面临着挑战,90%急性中浆病例不治疗在几个月内有自行愈合的特性,可先观察。用激光直接光凝渗漏点,有治疗后诱导脉络膜新生血管(CNV)的风险。复发或持续性脱离常常与更弥漫的RPE萎缩或增生相关,大约50%的患者可能复发[23],复发间隔时间不定,约50%是在初发后1年内再发,有精神疾病史与较高复发率相关[23]。少部分患者视力不可逆丧失与RPE萎缩、继发视网膜下新生血管和转变成PCV有关。即使患者视力完全恢复到正常,仍可有残余症状,如视物变形、暗点和对比敏感度减少,这些症状可能与中浆减少了黄斑锥细胞的密度有关[24]。PDT是最适合治疗慢性中浆的长期渗出性视网膜脱离,解剖和功能上都恢复良好。最近使用抗血管内皮生长因子(vascular endothelial growth factor, VEGF)药物来治疗中浆合并有CNV情况,是一种新的疗法,但需要进一步研究观察。

六、典 型 病 例

病例一:单纯中浆激光治疗

1. 病例 患者女,43岁,因"双眼视物模糊,伴眼前黑影10天",于2013年12月9日来郑州市第二人民医院眼科就诊。患者10天前无明显诱因出现双眼视力下降,有黑影,无眼红眼痛。患者身体健康,无高血压和糖尿病史。眼部检查,右眼视力0.4,+0.50DS+0.25DC×85=0.8;左眼0.5,+0.75DS+0.25DC×65=0.8。双眼无充血,眼球前段和玻璃体检查正常。右眼底视乳头和血管正常,黄斑区隆起,其颞下见灰白色病灶,鼻上有不规则色素沉着,其他部位视网膜未见异常(图26-12A)。左眼黄斑区隆起,鼻侧有两处桔红色病灶,其他眼底检查未见明显异常(图26-12B)。双眼眼压正常。FFA检查:右眼黄斑区见三个渗漏点,晚期有神经上皮脱离的染料聚积(图26-12C、D)。左眼黄斑区见三个渗漏荧光点,晚期增强,但没有显示神经上皮脱离的染料聚积(图26-12E、F)。OCT检查显示双眼黄斑区神经上皮脱离(图26-13A、B)。

2. 诊断 双眼中浆。

3. 治疗 双眼底渗漏点激光治疗一次。给予复方血栓通胶囊2粒、维生素C 0.2g、复合维生素B 2片和弥可保0.5mg口服三次/日。

4. 治疗效果 激光和药物治疗半年复诊,右眼视力0.8,+0.25DS+0.5DC×75°=1.0,左眼视力0.8,+0.50DS0.25DC×75°=1.0。双眼黄斑区未见明显异常,FFA双眼无渗漏荧光(图26-14)。OCT显示黄斑区正常(图26-13C、D)。

病例二:慢性中浆光动力治疗

1. 病例 患者男,58岁,因"右眼视力渐下降6年"于2013年12月31日来郑州市第二人民医院眼

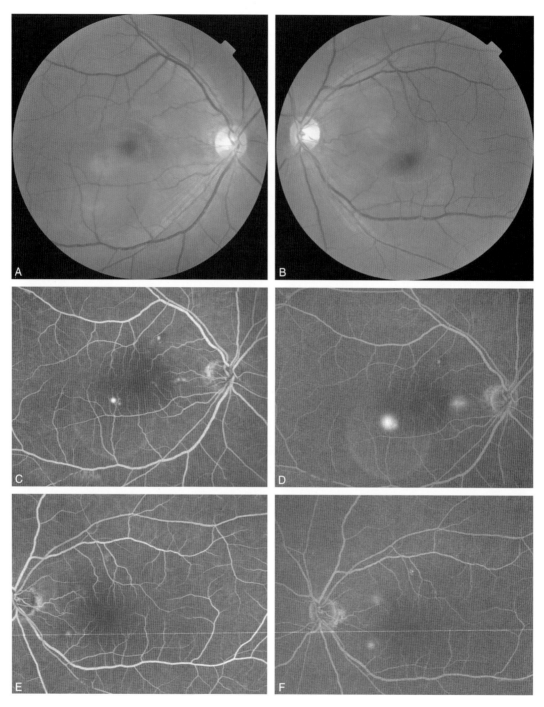

图 26-12　双眼中浆

A. 右眼黄斑隆起,偏颞下有一灰白病灶和鼻上有一不规则色素沉着;B. 左眼黄斑隆起,鼻侧有两处桔红色病灶;C. 右眼 FFA 早期见黄斑周有三个强荧光点,黄斑颞下有一低荧光弧形圈;D. 造影晚期荧光渗漏点扩大,边界模糊,颞下圆形高荧光;E. 左眼 FFA 造影早期,黄斑鼻侧从上到下有三个高荧光点;F. 造影晚期,渗漏点扩大,未见神经上皮脱离的高荧光(刘文提供)

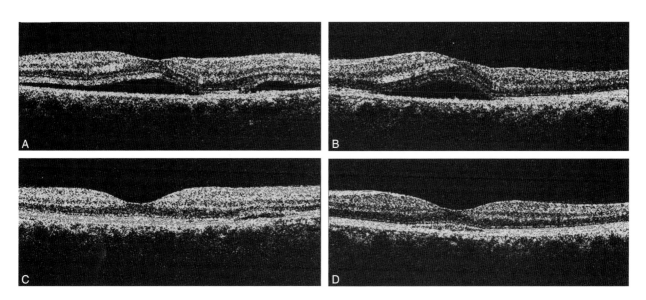

图 26-13 OCT 检查
A. 右眼黄斑区水平切面,见到两个神经上皮脱离区;B. 左眼中心凹神经上皮脱离;C. 治疗后右眼中心凹下神经上皮已复位,靠近乳头侧有极浅神经上皮脱离;D. 治疗后左眼中心凹神经上皮基本复位,但仍有极浅脱离(刘文提供)

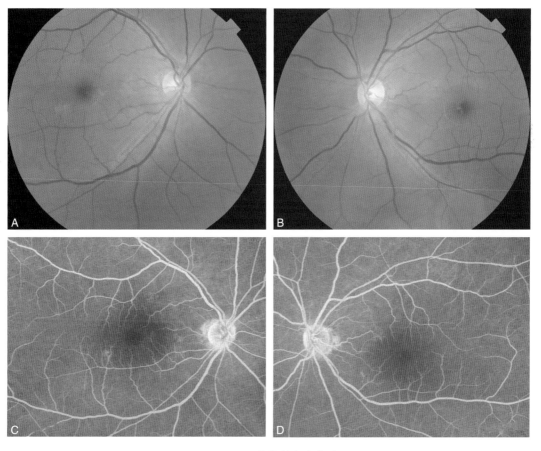

图 26-14 中浆激光治疗后
A. 右眼底彩照,黄斑区无隆起,颞下见激光点脱色素,呈白色,鼻上大血管处色素斑块没变;B. 左眼底彩照,黄斑区无隆起,原黄斑鼻侧桔红色消失,激光斑不明显;C. 右眼底 FFA,除黄斑颞下点状透见荧光外,没有见到荧光渗漏;D. 左眼 FFA 晚期也没有见到荧光渗漏,仅在黄斑鼻侧原渗漏荧光点处见到不规则点状透见荧光(刘文提供)

科就诊。患者 6 年前无明显诱因出现右眼视力下降,无眼红痛,在当地医院就诊,做 FFA 检查发现右眼黄斑区轻度渗漏荧光,黄斑鼻下有一点状高荧光,随着时间增强但无扩大。左 OCT 检查未见黄斑区水肿和脱离,诊断"右眼陈旧性中浆",给予观察。6 年来,视力缓慢下降,一直未治疗。近来发现右眼中心黑影加重,影响看书,才来郑州市第二人民医院眼科求治。门诊检查右眼视力 0.3,−0.50DC×110=0.4,左眼视力 1.0。双眼无充血,眼球前段检查正常。双眼底视乳头正常,血管行径正常,动脉∶静脉 =1∶2,黄斑区隆起,有白色点状物,以右眼明显,余眼底检查未见异常(图 26-15)。2013 年 12 月 28 日 FFA 检查右眼黄斑区约 1.5×1DD 范围早期环形点状高荧光,晚期高荧光点渗漏;视乳头颞下点状高荧光,造影过程形态不变(图 26-15C)。左眼中心凹鼻上 2 个点状高荧光,造影过程形态不变,晚期边界毛边(图 26-15D)。OCT 检查显示右眼黄斑区神经上皮脱离,视乳头颞下 RPE 局限脱离(图 26-16A);左眼中心凹下 RPE 局限脱离(图 26-16B)。

2. 诊断　双眼慢性中浆。

3. 治疗　双眼半量光动力学治疗。

4. 治疗效果　光动力学治疗半年后门诊复诊,右眼视力 0.25,矫正无提高;左眼视力 0.8,矫正无提高。双眼球前段检查正常,右眼黄斑盘状轻度低色素区,余未见异常;左眼黄斑中心凹见深棕色轻度隆起。2014 年 5 月 6 日 FFA:右眼造影早期黄斑区多个高荧光点,致晚期形态不变,视乳头颞下强荧光斑边缘清晰,晚期无明显变化(图 26-17)。左眼黄斑鼻上两个高荧光点,造影晚期轻度渗漏荧光(图 26-17)。2014 年

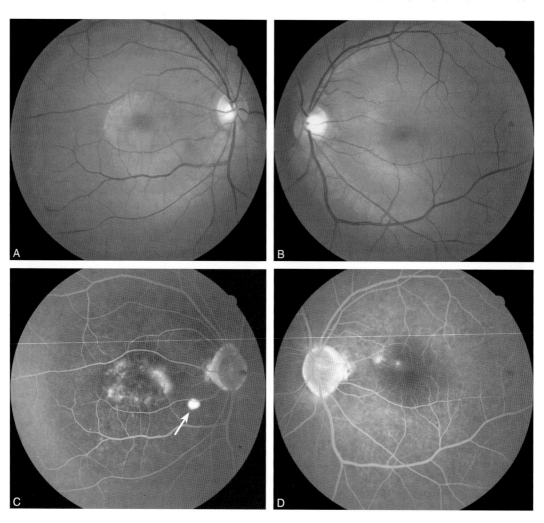

图 26-15　双眼慢性中浆

A. 右眼黄斑区椭圆形隆起;B. 左眼黄斑约 2/3DD 范围隆起;C. 右眼黄斑区约 1.5×1DD 范围早期环形点状
高荧光,晚期高荧光点渗漏;视乳头颞下点状逐渐增强高荧光,造影过程形态不变(箭);D. 左眼中心凹鼻上
2 个点状高荧光,造影过程形态不变,晚期边界毛边(刘文提供)

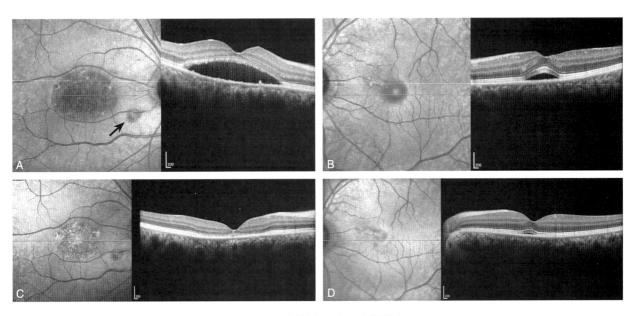

图 26-16　慢性中浆光动力学治疗

A. 近红外光检查黄斑区横椭圆性低反射区夹杂白点,视乳头颞下圆形低反射(箭),经黄斑中心凹横扫显示黄斑区神经上皮脱离;B. 左眼近红外光检查黄斑区圆形低反射区,经中心凹横切面显示中心凹下 RPE 脱离;C. 半量 PDT 治疗后半年,近红外光检查右眼黄斑区点状高反射和低反射点组成横椭圆形,视乳头颞下低反射形态不变,切面图显示黄斑区神经上皮脱离消失,但原脱离范围光感受器外层缺失,色素上皮表面点状高反射;D. 半量 PDT 治疗后半年,近红外光显示左眼黄斑中心凹反射紊乱,切面图显示中心凹仍有 RPE 浅脱离,但较治疗前减轻(刘文提供)

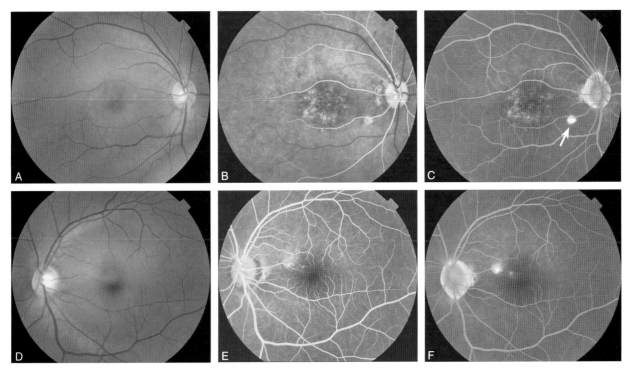

图 26-17　光动力学治疗后

A. 右眼黄斑盘状轻度低色素区和上方色素沉着;B. FFA 右眼造影早期黄斑区多个高荧光点;C. 造影晚期黄斑高荧光形态不变,视乳头颞下强荧光斑边缘清晰,晚期无明显变化(箭);D. 左眼黄斑中心凹见深棕色轻度隆起;E. FFA 显示左眼黄斑鼻上两个高荧光点;F. 造影晚期轻度渗漏荧光,与治疗前相似(刘文提供)

6月18日,右眼视力0.4,矫正无提高,左眼1.2,双眼底检查大致同前。OCT检查:右眼黄斑区神经上皮复位,左眼黄斑中心凹脱离减轻(图26-16D)。

(于珊珊 刘文)

第二节 特发性脉络膜新生血管

特发性脉络膜新生血管(idiopathic choroidal neovascularization,ICNV)是一种发生于黄斑部孤立的渗出性脉络膜视网膜病变,伴有脉络膜新生血管(choroidal neovascularization,CNV)和出血。以前也被称为中心性渗出性脉络膜视网膜病变(central exudative chorioretinopathy,CEC)。

一、病因与发病机制

本病病因与发病机制尚不清楚,患者多为中青年,单眼发病居多,病程持久,呈间歇性发作,最后形成机化瘢痕,常常导致视力严重损害[25]。

二、临床表现

(一)症状

主要症状为中心视力下降,视物变形。

(二)体征

黄斑部灰色浸润病灶伴视网膜下出血,呈类圆形,大小约1/4视乳头直径(disc diameter,DD),很少超过1个DD。在急性阶段,病灶周围可有盘状视网膜脱离。病程较长的患者,病灶周围可见亮白色的硬性渗出。FFA早期可见脉络膜新生血管显影,呈花边状、轮辐状、树枝状或者不规则形,荧光素很快渗漏形成强荧光病灶,后期强荧光病灶范围扩大,边界模糊(图26-18)。

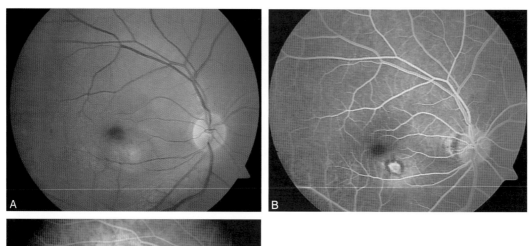

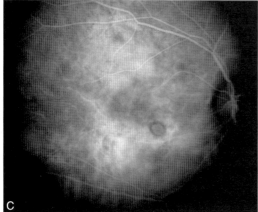

图26-18 特发性脉络膜新生血管

A.右眼黄斑中心凹鼻下方可见约1/3DD大小的类圆形灰色病灶,周围局限环形水肿和小片出血;B.FFA示右眼黄斑拱环鼻下方可见约1/3DD大小花边状CNV性强荧光,周围绕以环形弱荧光;C.ICGA示右眼黄斑区约1/3DD大小网状CNV性强荧光,周围绕以环形弱荧光

(三)辅助检查

相干光断层成像仪(OCT) 表现为 RPE 和脉络膜毛细血管层的反射光带局限增强。较小的 CNV 通常表现为梭形的强反光团,大的 CNV 则是较大范围的不规则增厚,同时伴有 RPE 和脉络膜毛细血管层的变形,如果 CNV 突破 RPE 层进入视网膜神经上皮层下,则表现为神经上皮内的锥形隆起高反射,锥体内为低反射[25](图 26-19)。

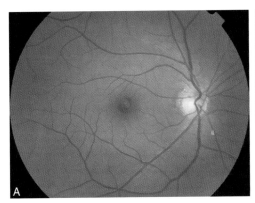
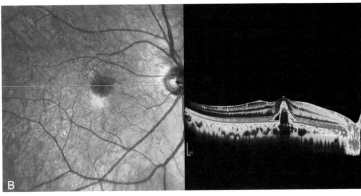

图 26-19 相干光断层成像仪检查

A. 患者右眼黄斑区中心凹灰白色,周有一圈出血;B. OCT 发现在黄斑中心凹脉络膜病变向前突起(刘文提供)

三、诊断和鉴别诊断

(一)诊断

1. 发生于中青年,中心视力下降,视物变形。
2. 眼底黄斑区灰色病灶伴视网膜下出血。
3. 眼底无高度近视及其他眼底改变。
4. FFA 呈典型 CNV。

(二)鉴别诊断

本病需要与产生 CNV 的其他疾病相鉴别,如年龄相关性黄斑变性(渗出型)、多灶性脉络膜炎、弓形体脉络膜视网膜炎、点状内层脉络膜病变、高度近视性脉络膜新生血管及息肉状脉络膜血管病变等。

1. 年龄相关性黄斑变性(渗出型) 发病年龄较大,多数在 50 岁以上。病变范围较大(常常超过 1DD),常累及双眼(可先后发病)。有玻璃膜疣及色素的改变等(图 26-20)。而 ICNV 多发生于中青年,多单眼发病,眼底病灶很少超过 1DD 直径,无其他眼底改变。

2. 多灶性脉络膜炎 多灶性脉络膜炎(multifocal choroiditis,MFC)可并发 CNV,与 ICNV 相比两者临床症状类似,均好发于中青年,预后较差,不同之处如下。

(1)眼别:多灶性脉络膜炎常双眼发病。而 ICNV 常单眼发病。

(2)眼前节改变:MFC 早期有前葡萄膜炎临床表现,而 ICNV 无前葡萄膜炎临床表现。

(3)眼底表现:ICNV 患者黄斑区灰色病灶伴视网膜下出血,无高度近视及其他眼底改变。MFC 患者视乳头周围、后极部及中周部散在多发性(3 个～数百个)圆形或椭圆形灰黄色病灶(>300μm)(图 26-21A)。

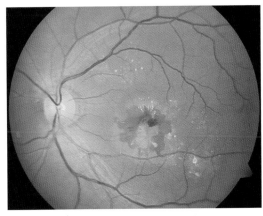

图 26-20 年龄相关性黄斑变性(渗出型)

黄斑及周围见约 1DD 的灰色病灶伴视网膜下出血,周围可见硬性渗出,后极部散在玻璃膜疣

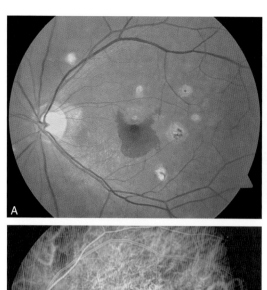
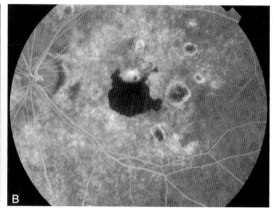
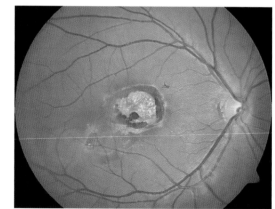

图 26-21 多灶性脉络膜炎

A. 左眼底视乳头颞上和鼻下、后极部散在多发性圆形或类圆形灰黄色病灶,部分病灶中心伴有色素沉着,黄斑区视网膜下大片出血;B. FFA 早期左眼视乳头颞上、后极部散在圆形或类圆形弱荧光病灶,边缘强荧光,黄斑拱环内见 CNV 性强荧光,黄斑区大片出血遮蔽荧光;C. ICGA 早期黄斑出血病灶呈弱荧光,黄斑周 MFC 病灶遮蔽荧光

(4) FFA:ICNV 呈典型 CNV,无再需行 ICGA,黄斑区及周围无或见少于 2 个的病灶染色。MFC 伴发 CNV 在活动性病灶造影早期呈弱荧光,后期染色(图 26-21B)。在非活动性病灶造影呈挖凿样改变(圆形或类圆形萎缩凹陷灶,边界清楚),透见荧光和色素遮蔽。1/3 病例伴发典型 CNV 表现,ICGA 检查病灶呈弱荧光(图 26-21C),有助于发现早期病灶。

3. 弓形体脉络膜视网膜炎 患者有猫狗接触史,常伴有前房及玻璃体炎症反应,黄斑区及周围和中周部挖凿样病灶。如为陈旧性则表现为 2~3DD 大小的类圆形瘢痕病灶,中央灰白色纤维组织,周围色素圈(图 26-22)。如为再发性则表现为新鲜的坏死灶,卵圆形轻隆起的白色绒毛病灶,周围伴色素性瘢痕。FFA 检查病灶染色,0.3%~19% 的患者并发 CNV。血清弓形体抗体检查 Ig G 和 Ig M 阳性,与 ICNV 容易鉴别。

4. 点状内层脉络膜病变(punctate inner choroidopathy, PIC) 是一种主要累及内层脉络膜和 RPE 的炎症性疾病,目前病因与发病机制未明。PIC 好发于中青年女性,多数伴中高度近视,黄斑区 CNV 病灶伴后极部深层视网膜下黄白色奶油状小病灶及陈旧性色素性萎缩灶[26](图 26-

图 26-22 先天性弓形体性视网膜脉络膜病变

黄斑区及周围色素性瘢痕,围绕中央的色素性瘢痕周围可见放射状视网膜皱纹

23A)。FFA 显示活动性病灶早期呈强荧光,后期染色或轻渗漏(图 26-23B)。ICNV 好发于中青年,男女发病无明显差异,黄斑区单个 CNV 病灶,无高度近视及其他眼底改变。

5. 高度近视性脉络膜新生血管 CNV 是病理性近视的严重并发症,常导致黄斑出血和瘢痕形成,造成严重视力丧失。患者有高度近视病史及高度近视眼底改变(脉络膜视网膜萎缩灶、漆裂纹、视网膜劈裂、黄斑裂孔等)(图 26-24)可与 ICNV 相鉴别。

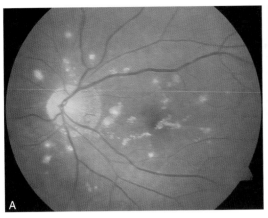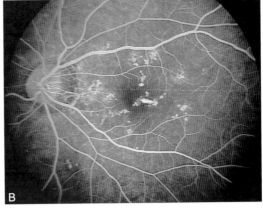

图 26-23 点状内层脉络膜病变

A. 黄斑区灰色病灶伴黄斑区和视乳头周围深层视网膜下黄白色奶油状小病灶;B. 动静脉期,奶油状病灶
呈强荧光伴轻渗漏,黄斑区 CNV 性强荧光伴轻渗漏

6. 息肉状脉络膜血管病变(polypoidal choroidal vasculopathy,PCV) 是源于内层脉络膜的异常分支状脉络膜血管网及其末梢息肉状扩张为特征,常导致反复发生的浆液性或出血性 RPE 脱离(图 26-25A),与 ICNV 相比:①PCV 发病年龄更大,多为 50 岁以上的老年人。ICNV 多发生于中青年;②PCV 眼底常见橘红色病灶(图 26-25A),ICNV 呈黄斑区灰色病灶;③FFA 检查 PCV 常表现为隐匿性 CNV(可为多处),ICNV 呈典型 CNV;④PCV 患者 ICGA 检查有特征性改变,显示内层脉络膜异常分支血管网,末端呈息肉状或呈动脉瘤样簇状扩张的强荧光(图 26-25B),随造影时间延长局部荧光素渗漏,晚期管壁着染,出现"冲刷现象"。

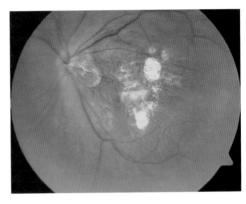

图 26-24 高度近视呈豹纹状眼底

视乳头颞侧近视弧斑,黄斑区见漆样裂纹和黄白色类圆形萎缩灶

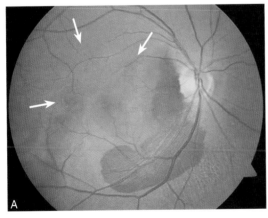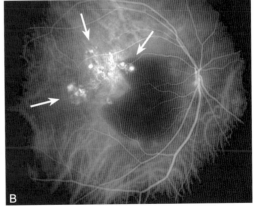

图 26-25 息肉状脉络膜血管病变

A. 视乳头颞侧及颞下方见大片视网膜下出血,形成出血性色素上皮脱离,后极部见多个橘红色病灶(箭);
B. ICGA 检查显示与左图相对应的黄斑区内层脉络膜异常分支血管网,末端呈息肉状或呈动脉瘤样簇状扩张的强荧光(箭),出血为遮蔽荧光

四、治 疗

治疗目的是封闭 CNV,使现有的视功能能得以保存。目前的主要方法是激光光凝治疗、PDT、玻璃体腔

内注射抗血管内皮生长因子(vascular endothelial growth factor,VEGF)药物治疗以及联合治疗。

1. 激光光凝　是利用激光的光凝固原理,眼内色素性物质吸收激光光能转化为热能,使眼内组织发生凝固。激光光凝曾被广泛应用于 CNV 的治疗,但是仅适用于位于黄斑中心凹 500μm 以外的边界清楚的 CNV。而且激光光凝不能阻止新的 CNV 形成,光凝后 CNV 的复发率也较高。所以目前已逐渐被 PDT 及抗 VEGF 治疗所取代。

2. PDT　是通过静脉注射一种光活性物质——维替泊芬,联合低能量激光照射引起光化学反应,造成细胞的直接损伤,包括血管内皮细胞损伤和血管内血栓形成,达到破坏 CNV 组织的作用。它的优势在于能够选择性破坏 CNV 组织,而不损伤 CNV 周围组织的正常功能。适用于所有 CNV 患者(包括黄斑中心凹下 CNV),是 ICNV 的有效治疗之一。根据患者的体表面积计算维替泊芬的用量,使用电子输液泵在固定的时间内进行注射。照射激光光斑大小取决于 FFA 记录的 CNV 病灶大小,设置为 CNV 最大直径再加上 1000μm,激光能量通常设置为 $50J/cm^2$,照射 83 秒。嘱咐患者术后 48 小时内避免阳光照射,建议户外活动时穿长袖衣服,戴防护眼镜。目前抗 VEGF 药物的应用使 PDT 的应用有所减少。

3. 玻璃体腔内抗 VEGF 药物治疗　经睫状体平坦部,穿刺玻璃体腔内注入抗 VEGF 溶液 0.1ml。由于当前使用的抗 VEGF 药物作用持续时间较短,通常需要重复注射以控制病情。

4. 联合治疗　研究表明,PDT 联合玻璃体腔内抗 VEGF 药物治疗较单一治疗能更好地促使 CNV 的消退,视力恢复更快及减少再治疗次数[27,28]。还有学者研究 PDT 联合玻璃体腔注射曲安奈德治疗 CNV 疗效良好[29]。支持联合治疗的理论是光动力治疗可能增加了 VEGF 和色素上皮衍生因子(PEDF)的表达,从而促进新生血管膜的生成,而抗 VEGF 药物及长效皮质类固醇激素具有抑制新生血管膜形成、生长和复发的优势,故联合治疗能够发挥协同作用。

5. 其他治疗　本病多考虑炎症为其主要病因,其发病与结核、弓形体病等感染相关,如果全身有或曾有结核感染、结核菌素纯蛋白衍生物试验(purified protein derivative,PPD)阳性的患者可试用抗结核治疗。

(1) 手术治疗(黄斑下 CNV 摘除、黄斑转位手术等)　因手术难度高,术中、术后并发症多,术后视力恢复不理想,现已较少使用[30]。

(2) 经瞳孔温热疗法(transpupillary thermotherapy,TTT)　因是非特异性治疗,目前也较少单独使用,有报道称 TTT 联合曲安奈德球后注射治疗 ICNV 取得较好疗效,激光能量小,参数较易掌握,治疗后 73% 患者视力提高[31];

(3) 吲哚青绿介导的光栓疗法　研究报道[32,33]吲哚青绿(indocyannine green,ICG)介导的光栓疗法治疗特发性脉络膜新生血管,根据 ICG 的吸收峰(805nm)与 810nm 半导体激光波长相近,使其可成为治疗 ICNV 的光敏剂,该方法被称为吲哚青绿介导的光栓疗法(indocyanine green mediated photothrombosis,IMP),研究结果显示,IMP 对 ICNV 有一定治疗效果,该方法安全、经济。但 IMP 的治疗参数、远期疗效及并发症需更大样本的长期临床观察。此外,对 IMP 确切的作用机制也需进一步探讨。

(4) 其他　国外学者研究认为曲安奈德仍是一种辅助和联合治疗 CNV 的有效方法[34]。有病例报告利用玻璃体腔注射甲氨蝶呤治疗 CNV,特别是对抗 VEGF 治疗耐受的难治病例[35]。放射治疗能够破坏快速增长的新生血管组织,关于这一方法是否有效的研究结果缺乏一致性[36-39]。

五、治 疗 效 果

目前,针对 ICNV 的治疗主要是玻璃体腔注射抗 VEGF 药物、PDT 治疗及两者的联合治疗。Zhang 等[40]研究了 40 例(40 眼)中心凹下 ICNV,采用玻璃体腔注射贝伐单抗 1.25mg,之后按需给药,随访 12 个月,平均 logMAR 由 0.53 提高到 0.29,平均中心凹视网膜厚度由 321μm 降至 237μm,所有眼(100%)视力保持稳定或者得到提高,28 眼(70%)视力提高≥2 行(Snellen),所有 CNV 灶在随访 12 个月后进入瘢痕期,FFA 晚期未见荧光素渗漏,OCT 检查未见视网膜内水肿、视网膜下积液和 PED,而且没有发现药物相关的系统或眼局部的副作用。Qi 等[41]回顾性研究了 77 例(77 眼)ICNV 患者,所有患者均给以玻璃体腔注射贝伐单抗(1.25mg/0.05mL),平均随访 14.3 个月,平均 logMAR 由 0.66 提高到 0.25,61 眼(79%)视力提高≥2 行(Snellen),1 眼(1%)视力下降≥2 行(Snellen),平均中心凹视网膜厚度由 365μm 降至 211μm,62 眼(81%)需要再次注射。同样也没有发现严重的眼部或系统性不良反应。Chen 等[42]报道了经 PDT 治疗的 45 例(45 眼)活动性中心凹下 ICNV 患者,其中 28 例只接受了一次 PDT 治疗,在 PDT 术后 3 月视力有明显的提高,另外 17 例接受了多次治疗(平均 2.29 次),在随访了 24 月后视力才有显著提高。所有患者在随访 24 月后,平均 logMAR 由 0.8 提高到 0.46,而且在年轻组患者 PDT 似乎可以更快的稳定视功能。肖云等[43]观察了 PDT 联合贝伐单抗治疗 ICNV 临床疗效与安全性。研究了 40 例患者(40 眼),平均年龄 35.5 岁,所有患眼 PDT 均治疗 1 次,1 月后 30 眼 CNV 完全闭合,10 眼 CNV 部分或未完全闭合。CNV 部分或未完全闭合眼给予贝伐单抗 1.5mg 玻璃体腔内注射。随访 3 个月后,30 眼 CNV 完全闭合中 5 眼 CNV 再次渗漏并给予贝伐单抗 1.5mg 玻璃体腔注射。随访 12 个月,联合治疗视力提高≥2 行者 34 眼(85%),视力稳定 5 眼(12.5%),视力下降 2 行者 1 眼(2.5%),FFA 显示 34 眼 CNV 完全闭合,5 眼 CNV 部分闭合,1 眼 CNV 扩大。显示联合治疗可以减少 PDT 次数,提高 CNV 闭合率,安全经济有效。

六、典型病例

(一)药物治疗

病例一

1. 病例 患者女 37 岁,因"左眼视力下降半月"来中山大学中山眼科中心就诊。无外伤和全身疾病。右眼视力 1.5,左眼 0.2,矫正无提高。双眼球前段正常,右眼底未见明显异常;左眼底黄斑色素紊乱,黄斑拱环鼻上缘见灰色点,有不规则出血围绕和周有一圈视网膜脱离晕影,余眼底未见明显异常(图 26-26A)。FFA 显示黄斑区点状高荧光渗漏(图 26-26B、C)。OCT 显示左眼黄斑区神经上皮层水肿,局限性脱离,视网膜下有团状高反射(图 26-26D)。

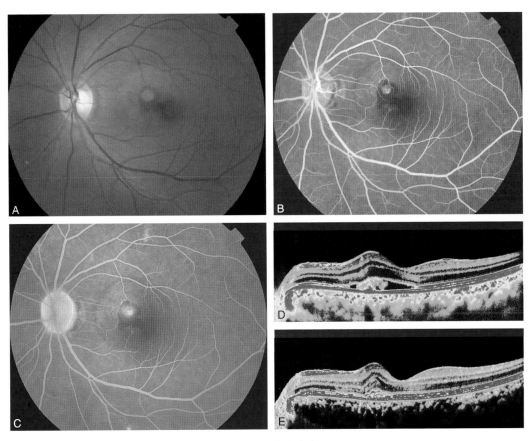

图 26-26 药物治疗

A. 黄斑区圆盘状隆起,偏鼻上有一灰色圆点,有不规则出血围绕;B. FFA 早期,灰色圆点呈高荧光,周围有遮蔽荧光,黄斑盘状隆起呈低荧光;C. 造影晚期,白色圆点轻度渗漏荧光,出血仍是遮蔽荧光,盘状隆起荧光增强;D. OCT 显示黄斑区神经上皮局限脱离和水肿,视网膜下有团状高反射;E. 药物治疗后,黄斑脱离消失,局部视网膜仍水肿,视网膜下仍见高反射(刘文提供)

2. 诊断 左眼特发性脉络膜新生血管。

3. 治疗 卵磷脂络合碘 3 片,3 次 / 日,银杏叶片 5 片,3 次 / 日,甲钴胺片 0.5mg,3 次 / 日,胡萝卜素 6mg,1 次 / 日。

4. 治疗效果 上述治疗 25 天后,左眼视力恢复到 1.2,眼底检查大致同治疗前,OCT 显示视网膜下出血吸收,黄斑水肿明显减轻,中心凹恢复正常(图 26-26E)。

5. 专家点评 本例药物治疗效果好是因为 CNV 不是位于中心凹下,而且患眼的 CNV 病灶较小,边界清楚,渗漏较轻,黄斑水肿轻,所以药物治疗效果好。另外对比前后 OCT 也可见脉络膜血管通透性明显改善。

病例二:PDT 治疗

1. 病例 患者女,37 岁,左眼视力下降伴视物变性 3 月,无特殊病史。检查左眼视力 0.2,初诊眼底情况见黄斑区灰色病灶,周围伴环形视网膜下出血(图 26-27A~C)。

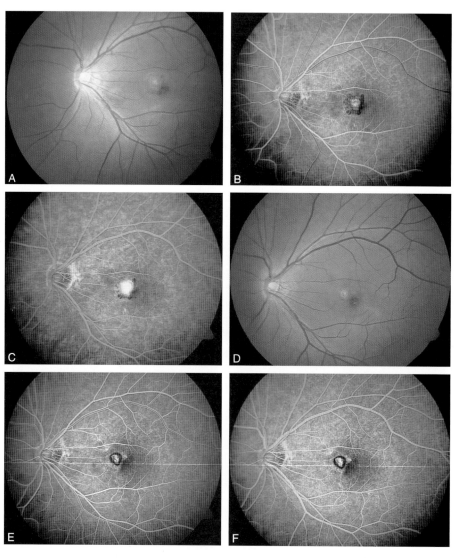

图 26-27 光动力学治疗

A. 黄斑区灰色病灶伴视网膜下小片出血,无高度近视及其他眼底改变;B. FFA 动静脉早期可见黄斑拱环内 1/2DD 大小脉络膜新生血管显影,呈类圆形,视网膜下小片出血呈遮蔽荧光,其他血管充盈未见异常;C. FFA 晚期荧光素渗漏形成强荧光病灶,范围扩大,边界模糊,视网膜下小片出血呈遮蔽荧光;D. PDT 术后黄斑区灰色病灶范围缩小,局部视网膜下出血吸收;E. FFA 动静脉早期可见黄斑拱环内 1/3DD 大小脉络膜新生血管显影,呈类圆形,其他血管充盈未见异常;F. 造影晚期未见荧光素渗漏

2. 诊断　左眼特发性脉络膜新生血管。

3. 治疗　PDT 治疗。

4. 治疗效果　3 个月后复诊,视力恢复至 0.5,眼底情况灰色灶明显缩小,其周围出血吸收(图 26-27D~F)。

(曾仁攀　文峰)

第三节　黄斑水肿

黄斑水肿(macular edema)是一种严重威胁视功能的常见眼底表现,而非一种独立的眼病[44]。它是液体在黄斑区视网膜内异常聚集,即黄斑区的视网膜水肿。当液体积聚在外丛状层和内核层之间的蜂房样空隙时,呈放射状排列的黄斑区外丛状层 Henle 纤维将积液分隔成多个特征性的囊样小腔,称为黄斑囊样水肿(cystoid macular edema,CME)[45]。黄斑水肿主要表现为中心视力下降、黄斑区视网膜神经上皮层增厚,长期不愈可以造成光感受器的凋亡、视力不可逆的丧失[46]。

一、病因与发病机制

多种原因可以导致黄斑水肿,如视网膜血管病变、眼内炎症、眼内手术、视网膜变性、外伤、药物、黄斑前膜等(表 26-1)。不同病因所致的黄斑水肿的发病机制各有不同,目前尚无定论。黄斑水肿的病因与发病机制如下。

表 26-1　黄斑水肿的病因分类

Ⅰ		视网膜血管疾病	Ⅳ		手术后
	A	糖尿病(Ⅰ型、Ⅱ型)		A	白内障手术
	B	视网膜静脉阻塞		B	Nd：YAG 激光晶状体后囊切开术
	C	放射性视网膜病变		C	视网膜光凝治疗 2 型糖尿病性视网膜病变
Ⅱ		眼部炎症性疾病	Ⅴ		遗传性营养不良
	A	中间葡萄膜炎			视网膜色素变性
	B	艾滋病相关巨细胞病毒性视网膜炎	Ⅵ		眼内肿瘤
	C	免疫复合物性葡萄膜炎		A	脉络膜黑色素瘤
	D	HLA-B27 相关急性前葡萄膜炎		B	视网膜毛细血管瘤
	E	结节病		C	脉络膜血管瘤
	F	鸟枪弹样视网膜病变	Ⅶ		药物
	G	白塞病		A	局部使用肾上腺素样抗青光眼药物
	H	弓形体病		B	长期使用他莫昔芬
	I	视网膜血管炎(包括静脉周围炎)		C	高剂量烟酸或其衍生物
	J	Vogt- 小柳原田综合征		D	拉坦前列素等前列腺素衍生物
	K	巩膜炎		E	噻吗洛尔及其防腐剂苯扎氯铵
Ⅲ		视神经疾病	Ⅷ		异常牵拉
	A	视神经视网膜炎		A	黄斑视网膜前膜
	B	视乳头血管炎		B	玻璃体黄斑牵引综合征

(一)血 - 视网膜屏障破坏

视网膜和血液循环系统之间有两种屏障:外屏障(视网膜与脉络膜之间,由 RPE 细胞间的紧密连接构成)和内屏障(由视网膜毛细血管壁内皮细胞间的闭锁小带构成)。正常时内、外屏障可以通过主动转运和被动转运过程阻止血浆成分自由进入视网膜。当缺血、缺氧、炎症、变性、外伤、手术等原因损伤血 - 视网膜屏障时,VEGF 和炎症相关因子生成增多,致使血管通透性改变,大分子物质及大量水分子从血管内渗出到管外,最终导致黄斑水肿[47-49],如糖尿病性视网膜病变黄斑水肿、视网膜静脉阻塞引起黄斑水肿等。

(二) Starling 组织水肿理论

Starling 理论是指静水压和渗透压共同作用下液体流动方向发生改变而导致组织水肿形成的理论。血管阻塞引起血管内压力增高,加上视网膜组织处于缺血状态,血管发生自身调节性扩张[50]。根据 Poiseuille 理论,动脉扩张,动脉压下降使静脉和毛细血管内静水压增加,从而导致血液成分渗漏到血管外。

(三) Müller 细胞活性改变

Müller 细胞是视网膜的主要胶质细胞,其突起包绕毛细血管周围,可以将血液中的营养物质传递到神经元,排出代谢废物,维持包括离子渗透压、pH 值等细胞外微环境的稳定[51]。在缺氧、炎症、高血糖等病理情况下 Müller 细胞活性改变,VEGF、基质金属蛋白酶合成增加,使紧密连接蛋白降解,血 - 视网膜屏障通透性增加,视网膜内液体清除减少,导致黄斑水肿[52]。

(四) 机械牵拉作用

黄斑前膜或玻璃体对黄斑及其周围视网膜血管的牵拉可导致视网膜毛细血管扭曲、血视网膜屏障受损,从而引起黄斑水肿[53,54]。

(五) 内界膜增厚

内界膜(internal limiting membrane, ILM)是 Müller 细胞的基底膜,是视网膜与玻璃体之间的屏障。而内界膜的增厚之所以能参与黄斑水肿的形成,是因为多种原因引起的内界膜增厚可以阻止视网膜内的大分子物质从视网膜进入到玻璃体腔,造成视网膜内高渗透压,从而减缓黄斑水肿的消退[55,56]。

二、临 床 表 现

(一) 症状

视物变形、变暗及视力下降,部分病人可能出现中心暗点。

(二) 体征

黄斑区视网膜增厚,中心凹反光不规则且模糊,大部分反光消失(图 26-28)。当中心凹区视网膜内囊腔形成,中心凹颜色可加深或有蜂窝状外观。严重者出现视乳头水肿和点状出血,甚至发生黄斑板层裂孔。黄斑水肿常由眼部其他疾病引起(表 26-1),因此,应注意检查眼部的原发疾病表现,进行相应的描述和诊断。

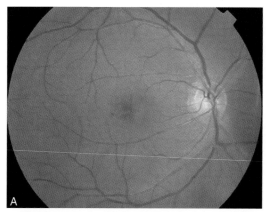
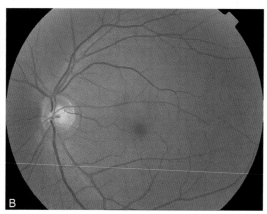
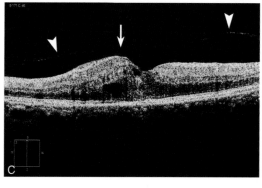

图 26-28　黄斑水肿

A. 患者男,66 岁,右眼视力下降来就诊,右眼黄斑颜色加深,范围扩大并不规则;B. 患者左眼为正常黄斑,与左图对照黄斑中心凹规则;C. OCT 显示右眼黄斑中心凹水肿增厚,玻璃体皮质(箭头)在中心凹处粘连(箭),牵拉引起黄斑水肿(刘文提供)

三、辅 助 检 查

1. FFA　可以很好的评估难治性黄斑水肿的渗漏程度,作为诊断的金标准广泛运用于临床。不同病因导致的黄斑水肿,除各自相应体征外,还可见黄斑部弥漫性的深层荧光渗漏或呈花瓣样强荧光(图 26-29、26-30)。如糖尿病黄斑水肿(DME)中可见由微血管瘤、小血管及毛细血管异常导致与病变部位及疾病进展有关的弥漫性深层荧光渗漏[44];视网膜静脉阻塞(RVO)引起的黄斑水肿则为静脉扩张迂曲,晚期静脉管壁着染;葡萄膜炎表现为后极部静脉广泛渗漏如圣诞树状,伴有视乳头渗漏[57]。

2. ICGA　单纯黄斑水肿只影响视网膜层,除了黄斑水肿增厚的遮蔽荧光斑外,一般脉络膜血管造影为正常表现(图 26-30)。在葡萄膜炎患者,可出现脉络膜低荧光和高荧光等改变。

3. OCT　黄斑水肿表现中心凹消失,严重可隆起,神经上皮层较正常明显增厚,节细胞层、内外丛状层以及光感受细胞层的光反射下降(图 26-31)。CME 可见有数个反射均匀的囊样暗区(图 26-32)。

4. 视野检查　中心相对或绝对暗点,Amsler 表中心暗点和变形更明显。

5. 多焦 ERG(mfERG)　在黄斑水肿时可以发现波幅下降及变宽,显示潜伏期延长的电生理反应刺激[58]。

四、诊断和鉴别诊断

(一) 诊断

有视力下降和(或)视物变形,眼底检查中心凹反光消失或有蜂窝状改变,可诊断疑似黄斑水肿。OCT检查有典型黄斑区视网膜增厚或出现液性囊腔、FFA 显示晚期黄斑区荧光染色或出现花瓣状荧光素沉积(图 26-29、图 26-30),可确诊黄斑水肿或黄斑囊样水肿。

(二) 病因诊断

黄斑水肿不是一个独立的疾病,它是多种疾病引起的一种相同的临床表现,因此,在诊断黄斑水肿时,一定要找出原发疾病,也就是病因诊断。可根据表26-1列出的各种疾病,进行仔细的眼底检查和辅助检查,

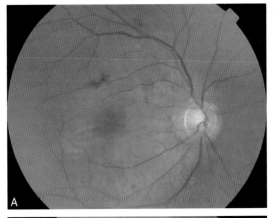
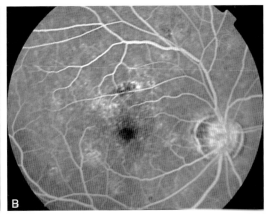
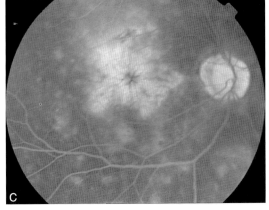

图 26-29　黄斑囊样水肿荧光素眼底血管造影
A. 人工晶状体植入术后,黄斑上方有片状出血;
B. FFA 38 秒,黄斑区点状高荧光渗漏;C. FFA 11
分钟,黄斑区花瓣状荧光渗漏(刘文提供)

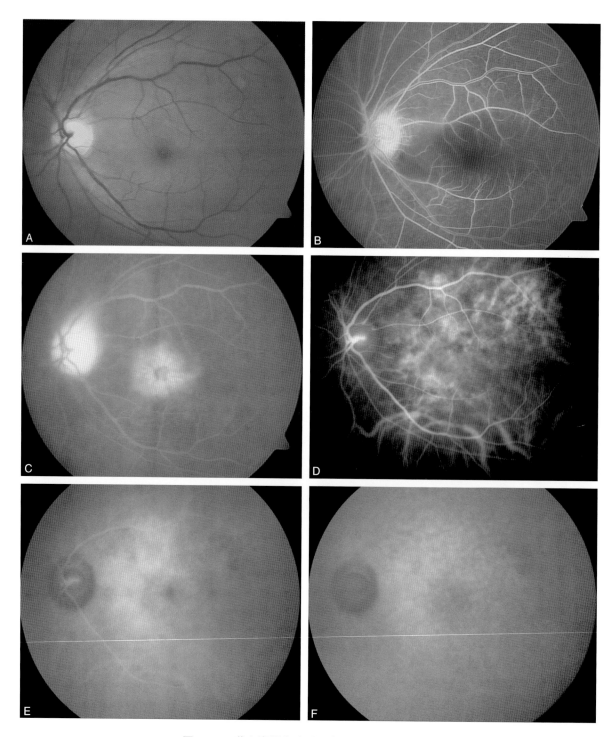

图 26-30　黄斑囊样水肿吲哚青绿脉络膜血管造影

A. 眼底彩照见视乳头颜色正常,边界清;黄斑区反光消失,中心凹呈蜂窝状;B. FFA 早期,视乳头高荧光,血管行径正常,无渗漏,黄斑周围视网膜点状高荧光;C. FFA 晚期,视乳头呈高荧光,边界不清,黄斑区染料沉积成花瓣状高荧光;D. ICGA 造影早期,黄斑区显示遮蔽低荧光;E. ICGA 造影中期,视乳头低荧光,黄斑区盘状遮蔽低荧光;F. ICGA 晚期,黄斑区持续盘状遮蔽低荧光(刘文提供)

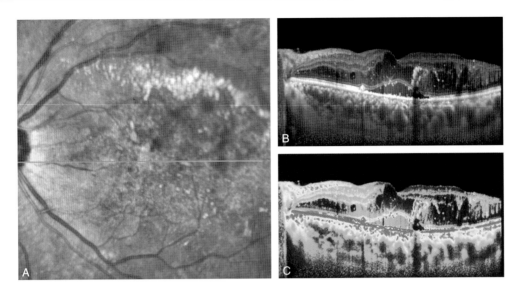

图 26-31 黄斑弥漫性水肿

A. 左眼糖尿病性视网膜病变,后极部较密点状硬性渗出;B. OCT 图显示后极部视网膜弥漫性水肿、
增厚伴斑点状高反射(硬性渗出),中心凹下神经上皮渗出性脱离;C. B 图彩色 OCT 图

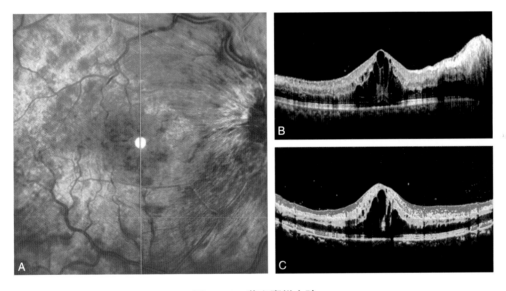

图 26-32 黄斑囊样水肿

A. 右眼视网膜中央静脉阻塞,血管迂曲,乳头周大量片状视网膜内出血;B. OCT 水平切面灰度图,
黄斑区视网膜增厚,中心凹囊样水肿;C. OCT 垂直切面彩色图,黄斑囊样水肿隆起(刘文提供)

鉴别出引起黄斑水肿的病因诊断,为针对病因治疗提供确实的依据。

(三) 鉴别诊断

1. 先天性视网膜劈裂 一种 X 连锁遗传疾病,由于视网膜劈裂基因(*RSl* 基因)发生突变而导致的一种遗传性眼底疾病,是引起男性青少年黄斑变性的主要原因。常为年幼时起病,眼底彩照可发现黄斑区存在囊样微隙(蜂窝状),纤细的微褶皱,黄斑色素紊乱;周边型则多在颞下出现光滑视网膜扁平或球形隆起,部分患者可见到萎缩形内层卵圆形裂孔或大的视网膜裂孔,因劈裂的内层含有视网膜血管而呈血管幕帘状。大多数患者黄斑和周边部病变同时存在。OCT 显示黄斑区外丛状层出现许多纵形空腔,空腔之间被纵隔分开,劈裂的范围可超过黄斑旁达周边黄斑区。mfERG 可发现,b 波降低,a 波正常[59]。而黄斑水肿多由其他眼部疾病引起,患者发病年纪较大。

2. 特发性黄斑裂孔 中心视力下降,视物变形、变色、变暗。临床特征为黄斑中心凹全层裂孔,孔周有积液环。多由玻璃体对视网膜的切线牵拉导致[60]。OCT 显示特发性黄斑裂孔呈黄斑区视网膜神经上皮全层缺损。

五、治　疗

黄斑水肿分为病因治疗和对症治疗两个方面,后者是通过药物、激光和手术来减轻黄斑水肿或促进黄斑水肿消失。病因治疗请参照各个疾病章节,这里主要介绍治疗黄斑水肿新进展。

(一)曲安奈德

曲安奈德(TA)能显著减低细胞间的通透性,同时下调细胞间黏附分子 -1 的表达,还可以抑制花生四烯酸和前列腺素的生成,减少血管内皮生长因子基因的表达,并且通过稳定细胞膜和增强紧密连接,从而加强血 - 视网膜屏障功能。

1. 适应证　用于治疗糖尿病性视网膜病变(DR)、RVO、葡萄膜炎或内眼手术引起的黄斑水肿。

2. 方法　在无菌条件下表面麻醉后进行,向玻璃体腔中央注入 TA 2~4mg,必要时 3~6 个月之后重复一次。详细注药步骤和并发症请看第十四章。

(二)地塞米松缓释植入物

近年研制的一种可降解的地塞米松缓释植入物(Ozurdex,0.7mg)植入玻璃体腔内,可长时间保持玻璃体腔内地塞米松的有效浓度,有效提高了继发于 DR、RVO、非感染性葡萄膜炎和放射性黄斑水肿的治疗水平,改善视力。Ahmad 研究表明,对继发于 RVO 的黄斑水肿患者,地塞米松缓释剂的剂量对视力提高无明显差异,最好矫正视力(BCVA)提高大于 15 个字母[61]。植入后随访 6 个月发现,植入缓释剂的 BCVA 提高速度在 30 天到 90 天时明显快于对照组,但无论是 0.35mg 还是 0.7mg,BCVA 很难维持到 180 天[61]。而且反复植入地塞米松缓释物是否对水肿的消退更加有效,还有赖于进一步长期随访。在国内目前还处于Ⅲ期临床试验阶段。

1. 适应证　用于治疗 DR、RVO、葡萄膜炎、放射性治疗后或内眼手术引起的黄斑水肿。

2. 注入方法　结膜表面麻醉后,注入物通过一个特制的仪器连接 22G 注射管将其注入玻璃体中。

3. 并发症　与 TA 类似,详细叙述请参看第十四章,但青光眼、白内障的发生率较 TA 低[61]。有极少数的病例报道称注入植入物后眼压降低。

4. 禁忌证　眼部或邻近部位有感染灶(如疱疹病毒、水痘、牛痘或真菌),进展性青光眼,对类固醇或植入物上的载体过敏的患者禁用。

(三)碳酸酐酶抑制剂

碳酸酐酶Ⅱ在睫状体和视网膜分布较多,调控水电平衡。各种病因导致血 - 视网膜屏障破坏,水电平衡紊乱,内皮细胞受损,VEGF 表达增加,视网膜血管通透性改变,最终引起黄斑水肿。通过抑制碳酸酐酶活性除改善细胞内外的离子分布以外,还可以减低激肽系统活性,导致细胞外基质的 pH 值恢复,改变视网膜血管通透性,促使液体从视网膜主动转运到脉络膜血管[62]。

1. 适应证　可用于 DR、RVO、视网膜色素变性、内眼手术等引起的非难治性黄斑水肿[63,64]。

2. 方法　可口服用药醋甲唑胺,50mg/ 次,2 次 / 天,通常连续使用不超过 3 天。也有眼部局部滴用多佐胺滴眼液,一次 1~2 滴,每日 2 次,持续用药 1 月,后根据病情需要调整用药时间。

3. 并发症　长期口服使用可引起水、电解质紊乱,对肝肾功能有所损害。

4. 副作用　滴眼剂最常见的报道为雾视和味觉异常,少部分患者称使用后可出现视物模糊、异物感、眼干燥等不适。

(四)VEGF 抑制剂

VEGF 能通过促进细胞紧密连接中角蛋白磷酸化,破坏毛细血管内皮细胞的转运功能,从而增加视网膜血管的通透性,引起黄斑水肿。基于此机制,VEGF 抑制剂越来越广泛的应用于临床。VEGF 抑制剂与 VEGF 分子结合后能够阻断 VEGF 与受体结合,使 VEGF 的作用下降,从而降低视网膜血管通透性,改善血 - 视网膜屏障功能。

1. 适应证　临床上多用于治疗由 DR 和视网膜静脉阻塞引起的黄斑水肿及其他眼部疾病引起的黄斑

水肿。

2. 方法 玻璃体腔内注射方法同 TA 注入法,所用注射剂量根据具体药物不同而异,如贝伐单抗为 1.5mg,雷珠单抗为 0.5mg。有关详细步骤及注药后的并发症请详见本书第十四章。

（五）激光治疗

通过激光直接封闭渗漏的视网膜血管和脉络膜毛细血管,封闭渗漏点。在血管闭塞和新生血管性疾病,通过光凝这些部位,减少视网膜的耗氧量和促进组织修复,从而减轻渗漏。常用氩绿激光(514.5nm),近年也有提倡采用黄色激光。

1. 适应证 目前主要用于治疗 DR 及 RVO 引起的黄斑水肿。

2. 方法 具体治疗方法请见本书第十一章。

（六）手术治疗

是通过手术解除玻璃体对黄斑的机械性牵拉,还有去除了原玻璃体腔内积聚的一些促进视网膜微血管渗漏的相关因子(如 VEGF 等)及术中使用的富含氧的灌注液提高了眼内视网膜面的氧含量,促进微血管收缩,缓解了渗漏的发生,并且增加了黄斑旁毛细血管的血流量[65,66]。玻璃体切除联合视网膜内界膜剥除,不但消除了内界膜对黄斑部的机械性牵引,还去除了作为 Müller 细胞基底膜的内界膜,理论上可导致视网膜原生质构架改变,进而加快弥漫性黄斑水肿的吸收。最近有文献提出,弥漫性 DME 的内界膜增厚并与大量炎性细胞黏附,如 VEGF,剥除内界膜可以缓解血 - 视网膜屏障的炎症反应[44]。有研究证明玻璃体切割联合内界膜剥除术后,黄斑水肿明显减退,视力提高[67],但长期随访发现,进行内界膜剥除的疗效与单纯玻璃体切除的疗效相似。

1. 适应证 由玻璃体或前膜牵拉引起的黄斑水肿和一些药物治疗经久不愈或对激光光凝等非手术治疗无反应的黄斑水肿。

2. 手术时机 对于手术时机的选择,目前尚无定论,但需符合以下特点:①美国糖尿病视网膜病变早期治疗研究组(ETDRS)定义的有临床意义的黄斑水肿(clinical significant macular edema,CSME);②对光凝治疗没有反应的弥漫性黄斑水肿;③OCT 检查无玻璃体后脱离,有后部玻璃体皮质增厚并对黄斑区产生牵拉[68]。

3. 手术方式的选择 ①静脉分叉处鞘膜切开术适应分支静脉阻塞引起的黄斑水肿;②视乳头放射状切开术适应视网膜中央静脉阻塞引起的黄斑水肿,其实际效果需要进一步证实;③玻璃体切除联合眼内光凝和 TA 玻璃体腔注入适应血管性疾病和视网膜血管炎性疾病;④联合内界膜剥除适应弥漫性 DME 患者对光凝没有反应的黄斑水肿[69-71];⑤单纯玻璃体切除适应黄斑前膜、玻璃体黄斑牵拉综合征和格栅样光凝治疗无效的 DME[69]。

4. 手术步骤 参考临床眼底病外科卷的相关章节。

六、治 疗 效 果

无论是玻璃体腔内还是球周注入 TA,对于糖尿病性黄斑水肿或视网膜静脉阻塞患者的疗效均较明显[72];而对葡萄膜炎的患者,则有文献报道注入 VEGF 抑制剂比 TA 的疗效好[73]。近几年国内有学者提出将玻璃体切除与玻璃体腔内注入 TA 联合,发现相比单纯切除玻璃体而言,该法更能缓解黄斑水肿、提高视力[74]。

Ahmad 的研究表明对视网膜中央静脉阻塞患者注入 0.5mg 的雷珠单抗后,视力提高多于 15 个 ETDRS 字母(早期糖尿病视网膜病变治疗研究组制定的视力表),中心凹水肿消退明显[61]。Arevalo 等报道白内障术后的病人在注入贝伐单抗后中心凹厚度 499.9μm 降至 286.1μm[75]。

根据 ETDRSR 报道,DR 早期局部激光可降低治疗组中心凹厚度,随访三年发现,治疗组发生中心视力丧失的危险是 13%,而未治疗组则为 33%[76]。

Ahmad 的报道视网膜静脉阻塞患者行玻璃体切除术后中心凹厚度降低明显[61,77]。Pendergast 等报道白内障术后黄斑水肿的病人在玻璃体切除术后视力可以较术前提高 3.3 行 Snellen 视力[78]。有国外学者发现对葡萄膜炎性黄斑水肿行玻璃体切除术可以有效控制炎症反应,术后辅以葡萄膜炎的常规治疗疗效更佳[73]。玻璃体切除联合视网膜内界膜剥离组患者的短期疗效较单纯玻璃体切除组好,而长期随访未发现差异,表明联合内界膜剥除的疗效可能并不明显[79]。

七、典型病例

1. 病例　患者女,52岁,因"右眼视力突然下降一月,不伴红痛"就诊。在当地医院诊断为"右眼内出血",给予活血化瘀治疗无好转,转来中山大学中山眼科中心。三年前,左眼视力缓慢下降,未治疗。无高血压病、糖尿病和外伤病史。门诊检查,右眼视力0.6,矫正无提高;左眼视力0.1,+0.75DC×170=0.2。双眼球前段检查未见异常。右眼玻璃体无明显混浊,视乳头上半色正常,边界清,颞上和鼻上血管行径正常,A:V=1:2,上半视网膜未见出血和水肿。下半视乳头充血,边界不清,下半视网膜前广泛出血,遮蔽视网膜血管(图26-33)。左眼视乳头正常,血管行径正常,A:V=1:2,黄斑裂孔形成;视网膜无渗出和出血(图26-33C)。FFA:右眼视乳头表面毛细血管扩张,通透性增加,晚期视乳头高荧光,边界不清。下半视网膜毛细血管扩张,未见血管闭塞区,下半广泛荧光遮蔽。晚期黄斑水肿(图26-33B)。左眼视乳头表面毛细血管扩张,通透性增加,晚期视乳头染色。视网膜后极部到中周部毛细血管扩张,通透性增加,无血管闭塞区。黄斑中心凹透见荧光。OCT检查:右眼黄斑囊样水肿(图26-34A),左眼板层黄斑孔(图26-34B)。

2. 诊断　①右眼半侧视网膜分支静脉阻塞(非缺血型);②右眼黄斑囊样水肿;③左眼继发性黄斑板层裂孔;④左眼陈旧性分支静脉阻塞。

3. 治疗　口服止血祛瘀明目片5片,每日三次,弥可保0.5mg,每日三次,维生素C 0.2g每日三次,复

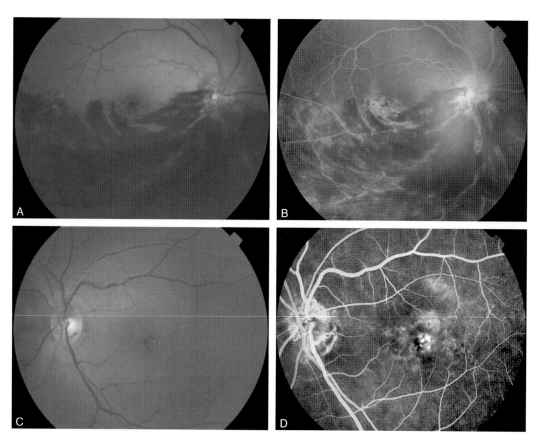

图26-33　右眼半侧分支静脉阻塞引起黄斑囊样水肿

A.视乳头上半色正常,边界清,颞上和鼻上血管行径正常,A:V=1:2,上半视网膜未见出血和水肿;下半视乳头充血,边界不清,下半视网膜广泛出血,遮蔽视网膜血管;B.右眼视乳头表面毛细血管扩张,通透性增加,晚期视乳头高荧光,边界不清。下半视网膜毛细血管扩张,未见血管闭塞区,下半广泛荧光遮蔽。晚期黄斑水肿;C.黄斑裂孔形成,黄斑周血管旁见点状黄白色斑;D.左眼视乳头表面毛细血管扩张,通透性增加,晚期视乳头染色。视网膜后极部到中周部毛细血管扩张,通透性增加,无血管闭塞区。黄斑中心凹透见荧光(刘文提供)

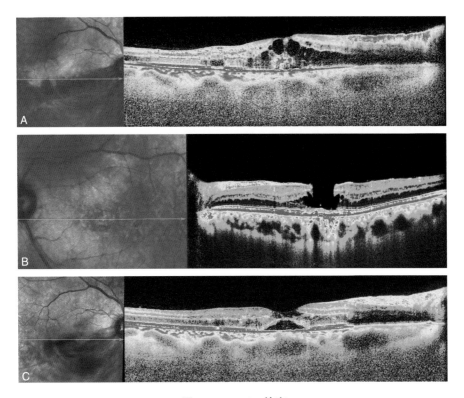

图 26-34　OCT 检查
A. 右眼分支静脉引起的黄斑囊样水肿;B. 左眼黄斑板层裂孔;C. 注药后八天,黄斑水肿
明显减轻,仍有黄斑下积液(刘文提供)

合维生素 B 2 片,每日三次。2012 年 11 月 27 日在局麻下行双眼玻璃体腔内注入曲安奈德各 2mg。

4. 治疗效果　注药术后 8 天复诊,右眼视力 1.0,眼部检查同术前,OCT 检查黄斑囊样水肿明显减轻(图 26-34C)。左眼视力同术前,OCT 无显著改变。双眼眼压 11mmHg。

（胡　洁）

第四节　遗传性黄斑变性

遗传性黄斑变性(hereditary macular degeneration)又称为黄斑营养不良,是一组由遗传因素引起的主要累及黄斑部的视网膜脉络膜退行性病变。此类病变的共同特点为:发病时间较早,一般双眼对称性受累,并呈慢性进行性发展,同时中心视力逐渐下降。大部分该类疾病已找到致病基因。包括卵黄状黄斑营养不良、Stargardt 病、视锥细胞营养不良等 20 余种。

一、卵黄状黄斑营养不良

卵黄状黄斑营养不良(vitelliform macular dystrophy)又称 Best 病,是一种常染色体显性遗传黄斑变性,常在幼年及青年时期发病。患者双眼黄斑区常有对称性鸡蛋黄样特征性的损害,位于 RPE 水平,其黄斑病变呈进行性的动态发展过程,晚期可形成瘢痕或萎缩。

（一）病因与发病机制

此病为不规则的常染色体显性遗传性疾病,但亦有散发病例。致病基因位于 11 号染色体的 q13 上,此基因表达 RPE 上的一种功能未定的跨膜蛋白[80]。男女发病几率相等,患者或基因携带者的后代有 50% 的发病几率。

有报道认为 Best 病是由于遗传导致的部分酶代谢障碍引起的,原发病变在 RPE 层,是由于异常物质

(如脂褐质)等堆积于 RPE 和视网膜下吞噬细胞中[81]，但目前对于脂褐质在该病中出现并造成卵黄样损伤的机制尚不清楚。

(二)临床表现

1. 症状　发病人群常为幼年及青年，早期视力正常，可稳定于 0.4~0.6 多年，直至卵黄病灶内出血或破碎，可导致突发性视力显著下降。

2. 体征　常为双眼对称性发病，部分先后发病。根据病情进展分四个阶段，各阶段特点如下。

(1)卵黄病变前期：中心凹处可见黄色小点，似微小蜂窝状结构。

(2)卵黄病变期：此期为典型表现，黄斑中央有橘黄色类圆形或椭圆形轻微隆起，约 0.5~3DD 大小，边界清楚，呈半透明状，周围一圈黑色镶边，视网膜血管横跨其上(图 26-35)。形态类似煎鸡蛋时中央的蛋黄。病灶常单个出现，但部分患者在后极部会看到多个大小不一呈卵黄样损伤的病灶。此期因病变位于 RPE 下，感光细胞尚未受损，视力多正常或轻度异常。

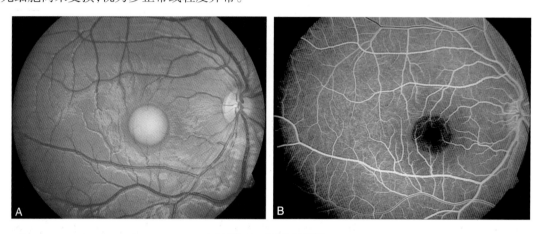

图 26-35　卵黄病变期

患者男，6 岁，双眼视力下降 2 年，右眼眼底彩照示卵黄病变期，黄斑区有类圆形卵黄状橘黄色轻微隆起，边界清楚(A)；FFA 显示造影期间黄斑区可见一约 1DD 大小遮蔽荧光区，边界清楚(B)

(3)卵黄破碎期：似蛋黄打碎的形状(图 26-36)，由于黄色损害突破 RPE 进入视网膜下腔，部分形成假性蓄脓外观(病灶内物质脱水沉降在囊下部，上方为液体，并可见液平面)。另外部分患者可伴有视网膜下新生血管形成，出现渗出、出血。此期视力可突然下降。

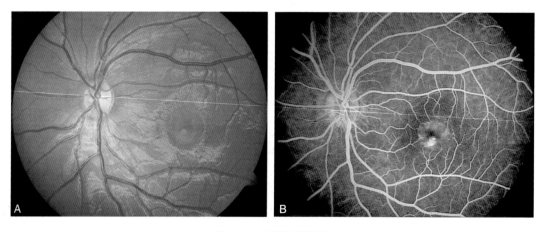

图 26-36　卵黄破碎期

图 26-1 者的左眼，左眼底卵黄破碎期，似蛋黄打碎的形状(A)；FFA 显示造影期间黄斑区可见约 1DD 大小范围内呈不规则的透见荧光和遮蔽荧光相混杂区域

(4)萎缩期：后期病变吸收，在黄斑区形成脉络膜视网膜萎缩灶，可见新生血管的纤维瘢痕及色素增生形成。视力中度到重度减退。

（三）辅助检查

1. FFA　早期卵黄完整时,呈遮蔽荧光(图26-35B)。卵黄破裂时,可见不规则的透见荧光和遮蔽荧光相混杂的状态,假性蓄脓液平下方呈遮蔽荧光,上方呈透见荧光(图26-36B、图26-37C)。若已有视网膜下新生血管形成,则呈现新生血管造影表现。萎缩期为透见荧光,其中可夹杂斑点、斑片状遮蔽荧光,如有瘢痕形成,晚期纤维团块染色呈强荧光,甚至萎缩致脉络膜中大血管清晰可见。

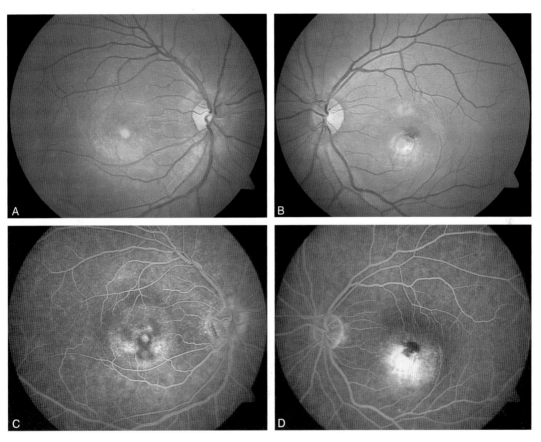

图26-37　卵黄状黄斑营养不良荧光素眼底血管造影
A.右黄斑区及周围可见类圆形淡黄色灶(破碎期);B.左眼彩照黄斑区可见瘢痕病灶形成,并含有少量色素,伴小片状出血;C.右眼造影期间于黄斑区可见斑驳状透见荧光;D.左眼造影期间于黄斑区可见一CNV瘢痕染色,伴色素增生

2. OCT　表现为黄斑区光感受器层和RPE之间中度密度反射区域,大小与眼底检查所示淡黄色隆起病灶相近。随病情进展,该中度密度反射区域变厚,使其上的神经视网膜层抬高,中心凹结构消失(图26-38)。卵黄破碎期可见感受器层和RPE之间形成空腔,内可见散在高反射物质。萎缩期可见RPE与脉络膜复合体萎缩变薄,神经视网膜层变薄,若并发CNV时可见高反射的新生血管膜,RPE连续性中断。

3. 眼电图(electro-oculogram,EOG)特征性改变常早于临床症状出现,所有本病患者及携带者的EOG均异常,光峰/暗谷比(Arden比)常低于1.5。

4. ERG和暗适应　一般完全正常。

5. 视野　视敏度不同程度下降,病变严重者视野可出现绝对中心暗点。

6. 色觉　轻微的红绿色觉障碍。

（四）诊断和鉴别诊断

1. 诊断　根据本病的临床表现:①有明显的家族史;②黄斑区典型的卵黄样损伤,但视功能良好;③典型的FFA改变;④ERG正常而EOG异常。本病的诊断并不困难。

2. 鉴别诊断　主要与成年型Best病鉴别。

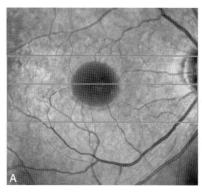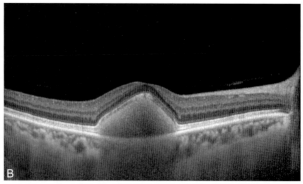

图 26-38　OCT 检查

A. 眼底红外光扫描,黄斑卵黄样病灶呈圆盘形低反射;B. 黄斑区光感受器层和 RPE 之间中度密度反
射区域变厚,使其上神经视网膜层抬高,中心凹结构消失

(1) 年龄相关性黄斑变性:当年龄较大的卵黄状黄斑营养不良患者眼底出现 RPE 萎缩或脉络膜新生血管膜及脉络膜视网膜萎缩斑时,眼底病变易与老年性黄斑变性相混淆,结合患者是否有家族史及电生理检查异常可以鉴别。

(2) 黄斑区炎症性病变:如由弓形虫引起的视网膜脉络膜炎。当卵黄样物质破碎后,黄色物质分布在黄斑区呈大小不等的片块,与黄斑区炎症非常相似,但炎症病变在前房及玻璃体中有细胞,无家族史,EOG 正常。

(3) 眼底陈旧性出血:眼外伤或脉络膜新生血管膜可引起黄斑中心凹下出血,血红蛋白分解后表现为黄色,类似于卵黄状黄斑营养不良的卵黄样病变,但根据后者有家族史、病变累及双眼、ERG 正常但 EOG 异常,而前者有外伤史或其他易并发脉络膜新生血管病变史等可资鉴别。

(4) 玻璃膜疣:多发的小卵黄样病变与玻璃膜疣相似,但后者一般较小,FFA 呈透见荧光,EOG 正常。而卵黄样病变较大,荧光造影呈弱荧光,EOG 异常。

（五）治疗

Best 病的视力预后一般较好,本病无特殊治疗。当并发 CNV 时,可考虑行 PDT 或抗 VEGF 治疗。

（六）典型病例

1. 病例　患者男,27 岁,因"左眼视物变形 7 天"于 2013 年 6 月 9 日收住院。7 天前无明显诱因出现左眼视物变形和视物模糊,到当地医院求治,做 FFA 检查后诊断"双眼 Best 病"。随后 来郑州市第二人民医院眼科就诊,以上述诊断收入院。患病以来,意识清楚,无发热和头痛,饮食和大小便正常。入院检查全身情况正常。眼科检查:右眼视力 0.25,左眼视力 0.2,双眼矫正无提高。检查双眼球前段和玻璃体正常。右眼黄斑区水肿,中心凹反光点消失,偏中心凹颞侧有一边界清楚的橘黄色隆起,约 1/3DD,余眼底检查无异常(图 26-39A)。左眼黄斑区水肿,中心凹颞侧及上方可见到一大和一小两个黄白色斑点,外见两个同心圆的淡黄色圈,余眼底检查无异常(图 26-39B)。眼压测量:右眼 13mmHg,左眼 17mmHg。2013 年 6 月 3 日 FFA:右眼黄斑区透见荧光,晚期减退,无荧光渗漏;左眼早期颞侧半环形高荧光,中央遮蔽荧光,晚期环状强荧光(图 26-39C)。OCT 检查显示右眼呈卵黄病变期,可见黄斑区光感受器层和 RPE 之间中度密度反射区域,大小与眼底检查所示橘黄色隆起病灶相近(图 26-39D)。左眼呈卵黄破碎期并发 CNV,可见高反射的新生血管膜,RPE 连续性中断,感受器层和新生血管膜之间可见散在高反射物质,神经视网膜抬高,中心凹结构消失(图 26-39E)。

2. 诊断　①双眼 Best 病;②左眼继发视网膜下新生血管。

3. 治疗　入院检查无手术禁忌证,于 2013 年 6 月 12 日表面麻醉下行双眼先后前房穿刺各放出约 0.08ml 前房水,双眼玻璃体腔内各注射雷珠单抗注射液 0.08mg,术后给予抗炎滴眼剂点眼及预防感染。

4. 治疗结果　术后第一天检查眼部无异常出院。半月后复查,右眼视力 0.3,左眼视力 0.5。眼部检查同术前,右眼 OCT 图类似术前(图 26-40A),但左眼黄斑区视网膜水肿和视网膜下渗出较术前明显减轻(图 26-40B)。术后 45 天复查,右眼视力 0.3,-1.50DS-1.25DS × 90=1.0,左眼 0.5,-1.00DS=1.0。右眼黄斑下病

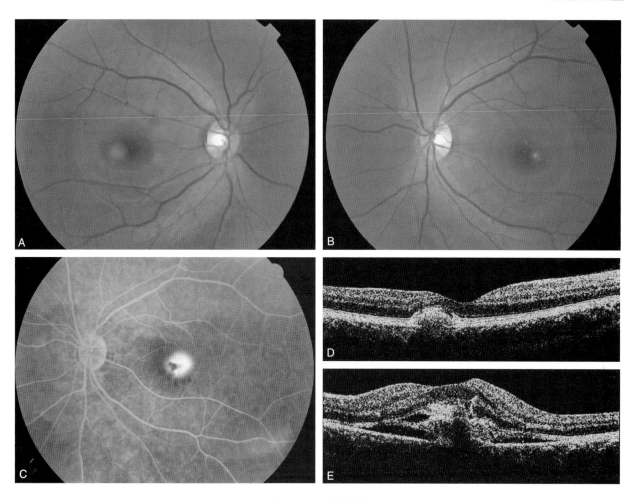

图 26-39 术前检查

A. 右眼黄斑区水肿,中心凹反光点消失,偏中心凹颞侧有一边界清楚的橘黄色隆起,约 1/3DD,余眼底检查无异常;B. 左眼黄斑区水肿,中心凹颞侧及上方可见到一大和一小两个黄白色斑点,外见两个同心圆的淡黄色圈,余眼底检查无异常;C. FFA 晚期,左眼黄斑区环状强荧光,中央点状遮蔽荧光(出血);D. 右眼呈卵黄病变期,可见黄斑区光感受器层和 RPE 之间中度密度反射区域;E. 左眼呈卵黄破碎期并发 CNV,可见高反射的新生血管膜,RPE 连续性中断,感受器层和新生血管膜之间可见散在高反射物质,神经视网膜抬高和浅脱离,中心凹结构消失(刘文提供)

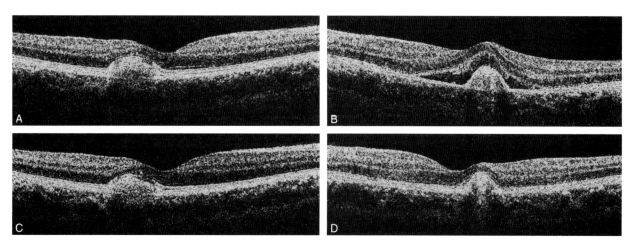

图 26-40 术后 OCT 检查

A. 右眼术后半月复查,图像与术前相似;B. 左眼术后半月复查,黄斑水肿明显减轻,但仍有神经上皮脱离;C. 右眼术后 45 天复查,黄斑下病变较术前稍缩小;D. 左眼术后 45 天复查,左眼黄斑区水肿基本消退,视网膜下液吸收,视网膜下新生血管减小(刘文提供)

变较术前稍缩小(图 26-40C);左眼黄斑区水肿基本消退,视网膜下液吸收,视网膜下新生血管减小(图 26-40D)。双眼眼压 14mmHg。一年后电话随访,视力无改变。

二、Stargardt 病

Stargardt 病是一种遗传性黄斑萎缩性变性类疾病,常双眼对称发病,为常染色体隐性遗传,少数为常染色体显性遗传,但临床常见散发病例。具有 2 种特殊表现:黄斑椭圆形萎缩区和其周围视网膜的黄色斑点[82]。根据眼底改变可将 Stargardt 病分为四型:①无黄色斑点的黄斑变性;②中心凹周围有黄色斑点的黄斑变性;③后极部有弥散性黄色斑点的黄斑变性;④无黄斑变性的后极部弥散性黄色斑点。

(一) 病因与发病机制

主要为常染色体隐性遗传,常发生于近亲结婚的后代,也有显性遗传的报道。受累基因是 ATP 结合转运基因(ABCA4 基因)[83]。Stargardt 病的发病过程可归纳如下:首先由于 ABCR4 基因的突变导致其编码产物 Rim 蛋白的缺陷,而视杆细胞外节膜盘上 Rim 蛋白的缺陷又可导致外节中 N- 亚视黄基磷脂酰乙醇胺(N-RPE)的积聚,含 N-RPE 的膜盘被 RPE 细胞吞噬后,N-RPE 的副产物 A2E 在 RPE 细胞中积聚引起 RPE 细胞的功能障碍或死亡,该产物为一种酸性黏多糖堆积在 RPE 细胞内侧面,可诱发黄斑区光感受器细胞(视锥和视杆细胞)的变性及萎缩。

(二) 临床表现

Stargardt 病占所有视网膜变性疾病的 7%,在人群中的发病率是 1/ 万。常在儿童或青少期发病,也有晚期发病报告。男女发病相同,没有种族特异性。

1. 症状 可没有症状,但最常见的是双眼视力对称性进行性下降,大部分视力逐渐下降至 0.1,无法矫正,部分下降至指数。伴有畏光、色觉异常、中心暗点和暗适应缓慢。视觉预后与发病年龄相关,发病越早预后越差。

2. 体征

(1) 早期:眼底完全正常,易被误诊为癔症性弱视、球后视神经炎或伪盲。

(2) 进展期:最早出现中心凹反光消失,继而黄斑区出现颗粒状色素及黄色斑点,中心凹似乎蒙上一层透明漆或蜗牛黏液(snail slime)。斑点是 RPE 细胞内脂褐质的聚积,也可是局部脱色素和萎缩区域。分布的区域随着时间而变化,与视力下降无关。斑点呈颗粒状或融合状,分布于中心位置,可表现中央深棕色,外面是环形灰黄色颗粒,状如牛眼样(图 26-41A)。逐渐形成双眼对称横椭圆形境界清楚的萎缩区,横径约为 2DD,纵径为 1.5DD 豌豆状,如同被锤击过的青铜片样外观,眼底检查时呈灰黄色或金箔样反光(图 26-41B)。

(3) 晚期:后极部 RPE、视网膜神经上皮及脉络膜毛细血管层进一步萎缩,裸露脉络膜大中血管及白色巩膜(图 26-41C)。

(三) 眼底黄色斑点

眼底黄色斑点(fundus flavimaculatus)是从后极部到周边部视网膜深层的灰黄色斑点,形态可呈圈点状、鱼尾状等,大小在 100~200μm 之间。在病情发展过程中,常不断吸收又不断出现。曾经被描绘成一种与 Stargardt 病完全不同的疾病,现在一致认为眼底黄色斑点和 Stargardt 病在基因上相连,前者代表了 Stargardt 病临床上的一个亚型。然而,眼底黄色斑点与 Stargardt 病有着很多不同,眼底黄色斑点患者发病较晚和视力下降较慢,病情较轻;眼底表现为广泛视网膜受累及,斑点密集散布在后极部并一直达中周部眼底(图 26-42),但很少累及黄斑,所以患者的视力较好。

(四) 辅助检查

1. FFA FFA 在诊断 Stargardt 病的作用有限,不作为常规检查。然而,当眼底改变不明显时,FFA 可提供有意义的线索。

(1) 早期:当眼底表现正常时,FFA 可显示斑点状透见荧光,由中央区 RPE 早期萎缩引起。因此,此阶段 FFA 敏感性较高,对早期病例的诊断起较大作用。

(2) 进展期:双眼黄斑部对称性椭圆形斑驳状透见荧光,病程较久者双眼黄斑区可见典型的对称性"牛眼"(靶心)状色素上皮萎缩区,呈斑点状透见荧光杂以斑点状遮蔽荧光(图 26-43)。脉络膜背景荧光

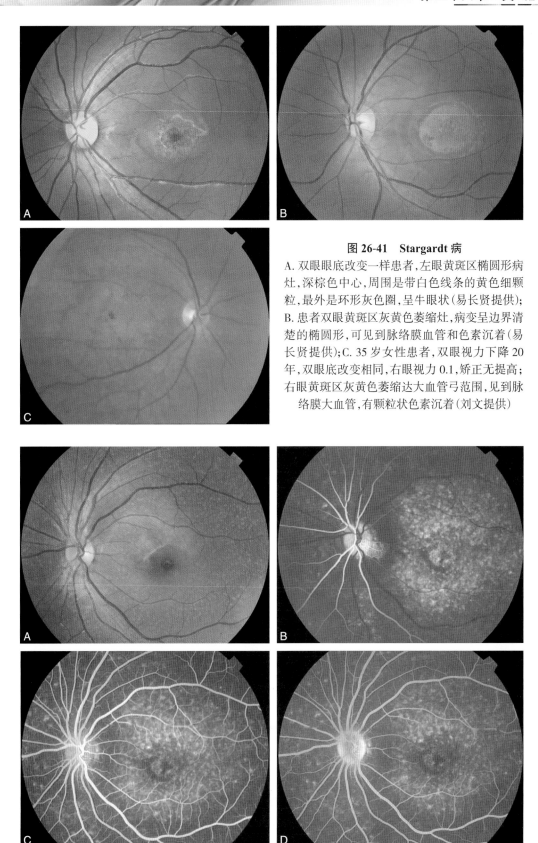

图 26-41　Stargardt 病

A. 双眼眼底改变一样患者,左眼黄斑区椭圆形病灶,深棕色中心,周围是带白色线条的黄色细颗粒,最外是环形灰色圈,呈牛眼状(易长贤提供);B. 患者双眼黄斑区灰黄色萎缩灶,病变呈边界清楚的椭圆形,可见到脉络膜血管和色素沉着(易长贤提供);C. 35 岁女性患者,双眼视力下降 20 年,双眼底改变相同,右眼视力 0.1,矫正无提高;右眼黄斑区灰黄色萎缩达大血管弓范围,见到脉络膜大血管,有颗粒状色素沉着(刘文提供)

图 26-42　眼底黄色斑点

A. 双眼均是同样改变,这是左眼,黄斑色素稍深,从后极到中周部密集大小不等的黄色斑点;B. FFA9 秒,脉络膜背景荧光不明显,黄斑及黄色斑点透见荧光;C. 造影 31 秒,脉络膜背景荧光仍湮灭,黄斑中心星状低荧光,鼻侧环形低荧光,呈牛眼状,后极部弥散点状高荧光,无荧光渗漏;D. 造影 17 分 30 秒,视乳头出现荧光染色,边界欠清,原斑点状高荧光渐消退(易长贤提供)

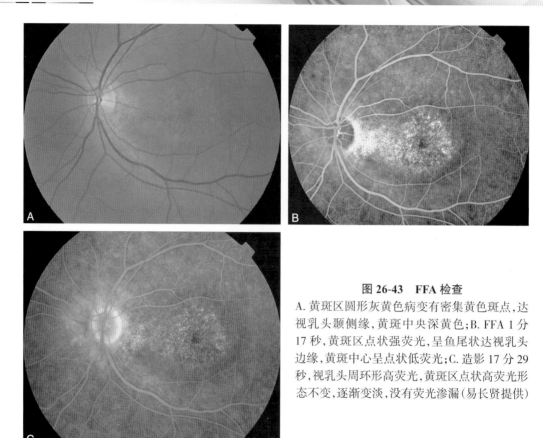

图 26-43　FFA 检查
A. 黄斑区圆形灰黄色病变有密集黄色斑点,达视乳头颞侧缘,黄斑中央深黄色;B. FFA 1 分 17 秒,黄斑区点状强荧光,呈鱼尾状达视乳头边缘,黄斑中心呈点状低荧光;C. 造影 17 分 29 秒,视乳头周环形高荧光,黄斑区点状高荧光形态不变,逐渐变淡,没有荧光渗漏(易长贤提供)

减弱或消失,这是由于 RPE 细胞内脂褐质沉积,使得脉络膜荧光受阻,导致背景荧光普遍减弱,此时可见视网膜毛细血管更为清晰,称为脉络膜湮灭(dark choroids)(图 26-44),大约 62% 的患者有这个表现。周围视网膜黄色斑点呈透见荧光。

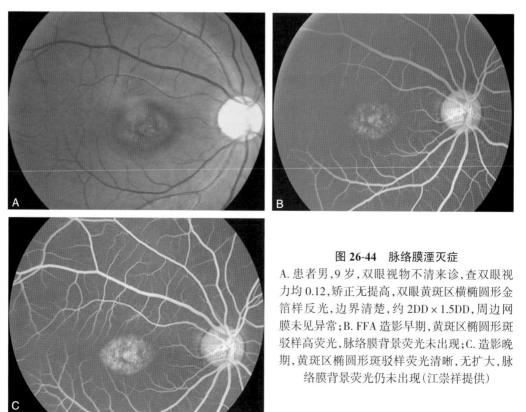

图 26-44　脉络膜湮灭症
A. 患者男,9 岁,双眼视物不清来诊,查双眼视力均 0.12,矫正无提高,双眼黄斑区横椭圆形金箔样反光,边界清楚,约 2DD × 1.5DD,周边网膜未见异常;B. FFA 造影早期,黄斑区椭圆形斑驳样高荧光,脉络膜背景荧光未出现;C. 造影晚期,黄斑区椭圆形斑驳样荧光清晰,无扩大,脉络膜背景荧光仍未出现(江崇祥提供)

（3）晚期：原有的椭圆形透见荧光边界更清楚，在其内出现类圆形或不规则的 RPE 合并脉络膜毛细血管萎缩，其下脉络膜中大血管清晰可见。

2. FAF　FAF 异常增加代表了 RPE 内脂褐质的过度聚积，相反，FAF 减少与 RPE 代谢活性降低相关，常有局部萎缩伴继发光感受器丧失。异常的 FAF 强度是 *ABCA4* 相关疾病的早期表现，并与严重性相关。

3. OCT　可早期发现 RPE 内的脂褐质沉积和光感受器缺损，比 FAF 能更精确地发现局部病变的严重性，当 FFA 尚未显示黄斑有病变时，OCT 能发现光感受器缺损的程度（图 26-45A）。这些发现提示光感受器丧失发生在 RPE 死亡之前，为探讨 Stargardt 病的病理生理提供了新的理论基础。晚期，视网膜外层完全萎缩，视网膜和脉络膜均变薄（图 26-45B）。

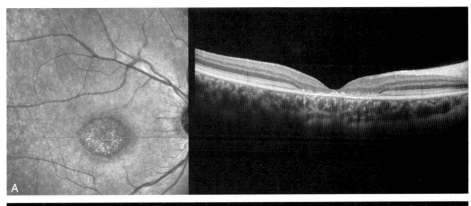
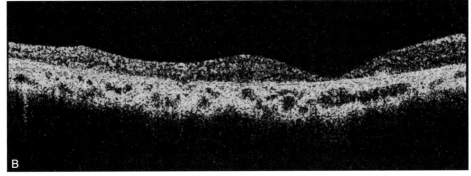

图 26-45　OCT 检查
A. 左图是扫描示意图，右边是黄斑区水平切面图，见黄斑区神经上皮变薄，光感受器层消失，色素上皮层萎缩变薄，RPE 层表面和光感受器层内有高反射颗粒；B. 图 26-6C 患者，黄斑视网膜各层和脉络膜毛细血管萎缩，脉络膜中大血管层可见（刘文提供）

4. 视野　早期视野正常，病情发展，出现相对性中心暗点，晚期有绝对性中心暗点。周边视野一般正常，在广泛视网膜萎缩的严重病例，可出现视野缩小。另外，当发生绝对中心暗点时，患者出现旁中心固视，多位于在黄斑上方。

5. 色觉　在病变的早期色觉损害较轻，主要是轻微的红绿色觉障碍，在较晚期阶段则以后天获得性色觉障碍为主，法 - 孟二氏 100 色度试验检查主要表现为蓝色盲。

6. ERG　早期患者眼底仅表现为黄斑变性，但已有广泛的视锥、视杆细胞受损，ERG 表现为明视 ERG 的 b 波振幅下降，但峰时正常，因此 ERG 检测比检眼镜检查能较早且更好反映视网膜功能的变化。

7. EOG　多数患者 EOG 略低于正常。因本病的损害主要位于 RPE，故大部分患者的 EOG 检查有异常，主要表现为 P-T 曲线平坦、基值电位严重下降。

8. 基因筛查　为了克服筛查 *ABCA4* 基因的困难，已发展了一种 ABCE400 扩大排列（microarray），包含了当今所有与已知疾病相关基因变异和许多常见的 *ABCA4* 多态性。阳性筛查率在 65%~75%。

（五）诊断和鉴别诊断

根据本病的视功能检查，以及特征性的眼底表现及 FFA 所见不难做出诊断。本病应与下列遗传性疾病相鉴别。

1. 视锥细胞营养不良　多为常染色体显性遗传,起病年龄分布较广。中心视力下降,伴有明显的畏光、昼盲及眼球震颤。电生理检查可见明视 ERG 异常或不能记录,暗视 ERG 正常,EOG 正常或轻度异常。暗适应视锥部分异常,视杆细胞大部分正常。色觉表现为严重的红蓝色觉损害或全色盲。

2. 视网膜色素变性　常染色体显性、常染色体隐性及性连锁隐性遗传方式均有报道。以夜盲、视野缩小、眼底骨细胞样色素沉着和光感受器功能不良为特征。FFA 表现为斑驳状强荧光,病变发展明显时有大面积强烈的透见荧光,色素沉着处为遮蔽。视野检查有中周部暗点或环形暗点,ERG 表现为 a、b 波波峰重度降低或熄灭。EOG 光峰 / 暗谷明显降低或熄灭。

3. 卵黄状黄斑营养不良　常染色体显性遗传,有明显家族史。多发生于 5~15 岁的幼儿及少年。黄斑区有对称的圆形或卵圆形黄色或橘黄色囊性隆起,边界较清,大小 0.2~2DD。ERG 正常,EOG 光峰 / 暗谷降低。

4. 先天性视网膜劈裂　X 性连锁隐性遗传,患者几乎全为男性儿童。劈裂多见于黄斑区及颞下方中周部及周边部视网膜上,可见银灰色闪光的斑状区域,还可见灰白色树枝或网状结构。FFA 可见黄斑区放射状皱褶,周围绕以许多小囊肿,形成花瓣样外观。ERG 表现 b 波下降。EOG 无异常。OCT 黄斑区呈囊性改变,神经纤维层分离。

(六) 治疗

目前尚无有效治疗方法。病变呈进行性发展,出现黄斑变性者视力预后较差。嘱患者避免长时间的户外日光直射,可通过戴防蓝光眼镜来避免强光对黄斑的损伤。

因为维生素 A 促进 RPE 沉积脂褐质,长期补充维生素 A 有增加维生素二聚体形成,有利于脂褐质合成和沉淀。因此,Stargardt 病患者应避免补充维生素 A。可给予叶黄素、玉米黄质、血管扩张剂,维生素 B、C 等支持药物。基因治疗是一个方向,但还没有在人类应用的报告。

三、视锥细胞营养不良

先天性视锥细胞营养不良(congenital cone dystrophy)是一组累及视锥细胞功能的遗传性视网膜变性类疾病,表现为视力进行性减退、色觉、光觉异常及视网膜电图异常降低等。按病程的发展和疾病特点可分为静止型和进展型两类,晚期可出现黄斑区萎缩表现。视锥细胞营养不良的遗传方式不尽相同,可见常染色体显性、隐性或 X 性连锁隐性遗传。

(一) 病因与发病机制

本病选择性地损害视锥细胞,伴不同程度视杆细胞损害,现认为与视锥细胞自身结构或酶异常有关,发现与鸟苷酸环化酶激活剂 1A(GUCA1A)基因的突变密切相关[84]。临床和病理检查均证实病变主要累及视网膜黄斑部,表现为视锥细胞萎缩、黄斑部 RPE 萎缩、色素脱失和细胞内积聚大量的脂褐质颗粒,部分病例可有视网膜血管变细或脉络膜毛细血管萎缩。

(二) 临床表现

1. 症状　20 岁前发生视力下降或色觉障碍、白天畏光、视物模糊,而夜间好转的现象等。视力进行性下降,也可迅速降至 0.1,甚至指数或手动,视力低下时可出现眼球震颤。

视锥细胞营养不良分为静止型和进展型两类。前者主要表现为色觉障碍,视力下降不明显,偶有弱视和眼球震颤;后者常在 20 岁前发生进行性色觉和视力下降,伴有昼盲或畏光,极少发生夜盲。

2. 体征

(1) 静止型视锥营养不良:黄斑区多表现正常。

(2) 进展型视锥营养不良:眼底病变双眼对称,早期眼底基本正常或双眼黄斑区对称性的靶心样脱色素改变,中心凹反光消失(图 26-46)。随着病情进展,黄斑部可见青灰色或金箔样反光,RPE 萎缩,呈牛眼状或圆形变性灶。部分为弥漫性色素脱失,边界不清。晚期可见脉络膜毛细血管萎缩。周边部偶可见局灶性色素沉着。

(三) 辅助检查

1. FFA　常可有四种眼底表现,造影过程中均无荧光素渗漏。

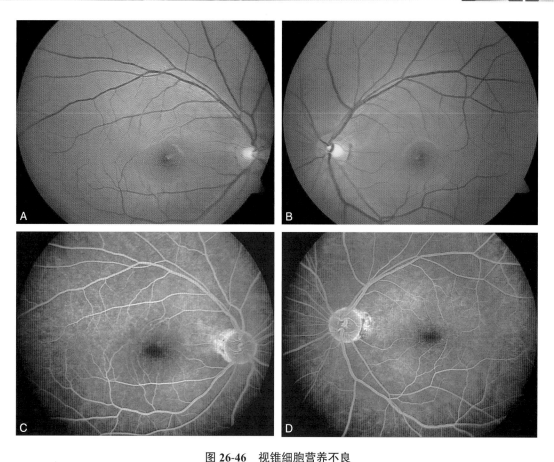

图 26-46　视锥细胞营养不良
双眼眼底彩照,黄斑区可见少量点状脱色素及色素增生灶(A 和 B),双眼 FFA 示黄斑拱环少量斑点透见荧光及点状色素遮蔽荧光(C 和 D)

(1) 牛眼征:最典型且常见,横椭圆形强荧光区域,环绕着呈弱荧光的靶心。

(2) 后极部大片状强荧光区,与无荧光区分界清楚。

(3) 黄斑区弱荧光灶,并可透见其下萎缩的脉络膜中大血管。

(4) 类似于 Stargardt 病及眼底黄色斑点表现。

2. OCT　可早期发现 RPE 内的脂褐质沉积和光感受器缺损,主要表现为黄斑区光感受器层消失,RPE 萎缩变薄,其上可见散在高反射颗粒样沉积物,中心凹的外层视网膜变薄(图 26-47)。

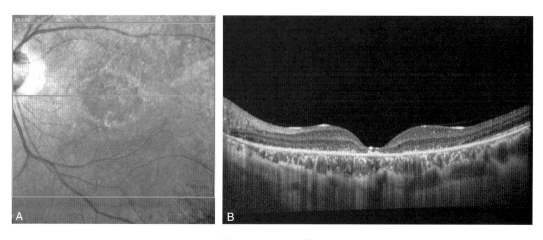

图 26-47　OCT 检查
A. 近红外光成像显示黄斑区细白点状高反射,有一点条状组成的高反射环;B. OCT 可见黄斑区光感受器层消失,RPE 萎缩变薄,其上可见散在高反射颗粒样沉积物,中心凹的外层视网膜明显变薄

3. 视野检查　进展型可见中心暗点。

4. 色觉　一般于视力下降到 0.3 的时候才出现色觉异常,早期为红绿色盲,晚期为全色盲,呈全色盲是本病的重要特征之一。

5. 电生理检查　EOG 正常或轻微改变。ERG 明适应和闪光反应无波形或波形很低,暗适应基本正常(图 26-48)。

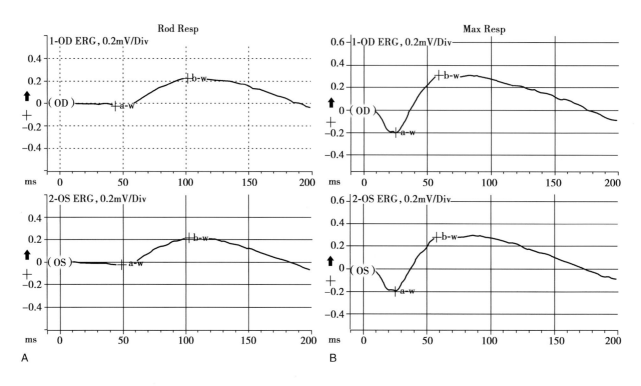

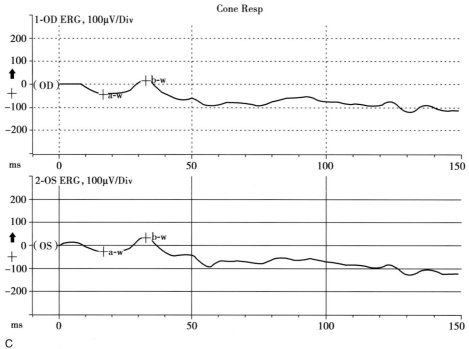

图 26-48　双眼电生理检查

图 26-46 患者双眼电生理检查,上方为右眼,下方为左眼,A. ERG 示双眼神杆细胞反应(rod resp)基本正常;B. 混合(最大)反应(max resy)振幅降低;C. 视锥细胞反应(cone resp)明显异常

（四）诊断和鉴别诊断

根据本病的临床表现和各项检查所出现的特征性现象很容易诊断。但本病应与下列疾病相鉴别。

1. Stargardt 病 除黄斑区有对称的靶心状色素上皮萎缩区外，萎缩区边界不清，周围还有散在的眼底黄色斑点，萎缩区边界不清，ERG 明适应不会出现无波形或波形很低。

2. 中心性晕轮状脉络膜营养不良 视乳头周围常有环状萎缩，黄斑部见对称性界限清楚的脉络膜萎缩。

（五）治疗

暂无特殊治疗。但在疾病早期给予改善血液循环药物、脑源性神经营养因子或维生素 E，或可延缓疾病的进展。随着基因诊断和治疗水平的不断提高，从基因水平治疗本病的前景较乐观。

（六）典型病例

患者女，48 岁，因"双眼视力渐进性下降 10 余年"来郑州市第二人民医院眼科就诊。患者 10 多年前双眼视力开始缓慢下降，伴轻度畏光，无夜盲和眼红痛。无家族遗传病史。2011 年 8 月 10 日曾到我院就诊，查右眼视力 0.3，+0.25DS=0.4，左眼 0.25，+1.00DS=0.4，双眼球前段无异常，双眼底视乳头周围脉络膜萎缩和黄斑区色素改变，眼压测量：右眼 11mmHg，左眼 12mmHg。查 FFA 证实双眼视乳头周围透见荧光和黄斑区密集细点状透见荧光，无荧光渗漏。未做特殊处理。两年来双眼视力继续下降，本次复诊右眼视力 0.08，+1.25DS=0.1；左眼 0.12，+1.25DS=0.2。双眼球前段未见异常，瞳孔等大等圆，间接和直接光反射灵敏。双眼底视乳头周围环形 RPE 膜萎缩，双眼黄斑区色素紊乱，右眼颞下血管弓处见 1DD 大小圆形 RPE 萎缩斑；黄斑中心凹暗红，周边黄斑灰黄色，视网膜未见色素沉着和结晶（图 26-49A、26-49B）。眼压测量正常。色觉检查：红绿色盲。眼底自发荧光检查：双眼视乳头周围和右眼黄斑下及颞下血管弓 RPE 萎缩呈暗区，

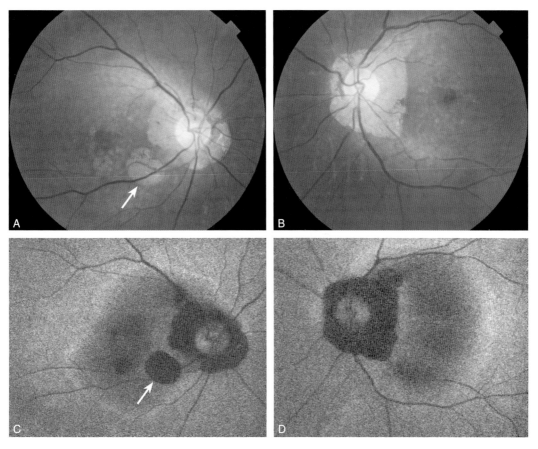

图 26-49 晚期视锥细胞营养不良

A 和 B. 双眼底视乳头周围环形 RPE 萎缩，双眼黄斑区色素紊乱，黄斑中心凹暗红，周边黄斑灰黄色；右眼黄斑下方和颞下血管弓处各见 1/3DD、1DD 大小圆形 RPE 萎缩斑（箭）；C 和 D. 双眼视乳头周围和右眼黄斑下及颞下血管弓 RPE 萎缩呈暗区，黄斑区低荧光，边缘环形高荧光（刘文提供）

黄斑区低荧光,边缘环形高荧光(图 26-49C、D)。视野检查:右眼生理盲点扩大,上方弓形暗点,左眼中央视野缺损(图 26-50)。

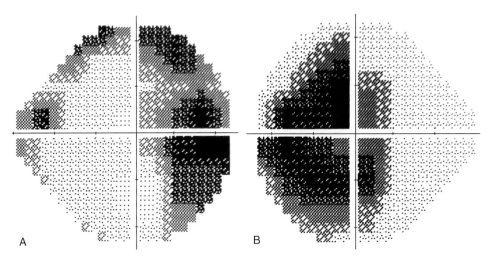

图 26-50　视野检查
A. 右眼生理盲点扩大,上方弓形暗点;B. 左眼与生理盲点相连的中央视野缺损(刘文提供)

EOG 检查:双眼 Arden 比中度降低;ERG 检查明适应明显降低,暗适应轻度降低;VEP 检查:P2 潜伏期延迟。OCT 检查:双眼视乳头周色素上皮脱失,黄斑区色素上皮表面有密集颗粒状隆起,光感受消失,中心凹萎缩变薄,黄斑区各层结构均变薄(图 26-51)。

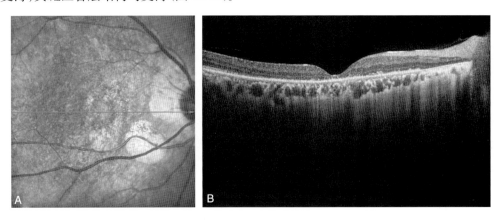

图 26-51　OCT 检查
A. 近红外线成像,黄斑区密集细点状高反射,部分连接成纹理状,视乳头周围和黄斑下方 RPE 脱失区成强反射区;B. 双眼视乳头周色素上皮脱失,黄斑区色素上皮表面有密集颗粒状隆起,光感受消失,中心凹萎缩变薄,黄斑区各层结构均变薄,这是右眼(刘文提供)

1. 诊断　①双眼视锥细胞营养不良(晚期);②双眼远视眼。
2. 处理　未治疗。

四、其他遗传性黄斑变性

(一) Haab 病

Haab 病,又称为老年性遗传性黄斑营养不良症(senile heredo-macular dystrophy),病理可见病灶区色素上皮、感光细胞及外核层完全消失,仅见内核层和神经节细胞,视网膜和脉络膜非炎性融合一起。

1. 症状　此病患者在 50 岁开始出现中心视力下降,但眼底无明显改变,常在 70 岁及以后才出现明显眼底改变。

2. 体征　早期黄斑区色素点状沉着,其后色素呈团块状,散在分布,后期形成瘢痕与老年黄斑变性相似,但无出血、脉络膜血管硬化等表现。

3. 治疗 暂无特殊治疗。

(二)中心凹蝶形样色素上皮营养不良

中心凹蝶形样色素上皮营养不良(butterfly-shaped pigment dystrophy of the fovea)是一种常染色体显性遗传病。原发功能损害主要位于 RPE 层[85]。人类外周蛋白/RDS 基因上的几种基因突变已被发现与该病有关[86]。属于图案状色素上皮营养不良,两侧呈对称性改变。

1. 症状 大部分视力无明显下降,部分患者可伴有视力下降,也可有视物变形。但是,几乎所有的病例,都只是体检发现病变。

2. 体征 双眼后极部对称性 RPE 色素沉着,中心呈斑块状,由此向外延伸出色素条纹,呈蝴蝶形或其他形状。色素堆积基本上不累及 RPE 层以内或以外的层。其旁有脱色素区镶边。视网膜血管保持原有形态走形其上,视乳头、视网膜和脉络膜组织均正常。

3. 辅助检查

(1) FFA:中心凹处蝴蝶状色素遮蔽荧光,周围常有强荧光环绕(脱色素区),眼底未见荧光素渗漏和着色。

(2) EOG:异常,说明色素上皮弥漫性损害。

(3) ERG:正常。

(4) 视野:除了有轻度的中心敏感度降低外,视野基本正常。

(5) 暗适应及色觉:正常。

4. 诊断和鉴别诊断 由于本病特殊的蝶形眼底变化,诊断与鉴别诊断不难。

5. 治疗 暂无特殊治疗。

(三)视网膜色素上皮网状营养不良

视网膜色素上皮网状营养不良(Sjögren reticular dystrophies)由 Sjögren 于 1950 年首次报道[87],是一种常染色体隐性或显性遗传病。眼底特点是黄斑中心凹见色素堆积,周围可见细小的多边形网眼状结构包绕(图 26-52)。网状结构可能在婴儿时期就出现。

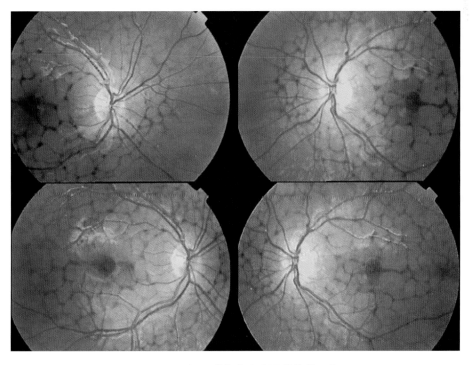

图 26-52 视网膜色素上皮网状营养不良

彩照可见双眼对称性的中心凹处色素沉着伴有向周边辐射状的"鱼网状结构",网状结构交汇处似有结点(图片引自 Arch Ophthalmol. 2007,125(6):850)[88]

1. 症状　视力早期无影响,进展期轻度受损。一般为常规眼底检查才发现眼底异常。

2. 体征

(1) 初期:黄斑中心凹处可见色素颗粒聚集,逐渐形成网状结构,并且向外延伸,网状结构可延伸约4~5DD。

(2) 进展期:网状结构呈不规则形,颜色稍变淡。

(3) 晚期:病灶色素逐渐脱失,网状结构的网眼存在于色素沉着周围,一般小于1DD,形状不规则。

3. FFA　造影期间在黄斑网状结构网眼区可见强荧光,色素沉着区呈遮蔽荧光,视网膜血管正常,造影期间未见明显渗漏灶。

4. 视功能检查　视野、色觉、暗适应、ERG正常,EOG一般在正常值的低限。

5. 诊断和鉴别诊断

根据特殊的眼底特点:黄斑中心凹色素堆积及周围细小的多边形网眼结构包绕可诊断。

鉴别诊断不难,偶尔眼底黄色斑点征、眼底血管样条纹的患者也可见这样的网状结构,需注意鉴别。

6. 治疗　暂无特殊治疗。

(四) 北卡罗来纳黄斑营养不良

北卡罗来纳黄斑营养不良(North Carolina macular dystrophy,NCMD)是一种极少见的常染色体显性遗传病,病情严重且表现多样[89],位于6q14-q16.2,但具体致病基因尚不清楚[90]。有时患者会出现严重的眼底表现而视力仍较好,部分出现视网膜下新生血管、纤维瘢痕化而导致视力严重下降。

1. 症状　常发生在20多岁,无明显症状时已出现眼底改变。

2. 体征 根据1989年Small观察对其进行的分级[91]:

(1) 1级(Grade 1):黄斑区和周边部视网膜可见散在黄白色、玻璃膜疣样沉着物,偶尔排成线状,此时患者往往无症状。

(2) 2级(Grade 2):黄斑区沉着病灶渐融合,部分患者伴有渗出及视网膜下新生血管形成,患者视力稍有下降。

(3) 3级(Grade 3):双眼黄斑区对称性、边界清楚的缺损样病灶,可见下方的脉络膜中大血管,病灶周围可见色素沉着,此时视力有中到重度的损害。

3. 辅助检查　周边视野、ERG和EOG往往正常。而多焦ERG则会出现中心反应峰值下降。

4. 诊断和鉴别诊断

本病最特征性的眼底表现为双眼对称性玻璃膜疣样沉着物,渐融合成片,甚至出现萎缩或瘢痕,部分出现新生血管。

由于出现中心视力的损害、玻璃膜疣样沉着物、RPE萎缩及CNV,这些临床表现与年龄相关性黄斑变性(AMD)及其相似,因此两者需要鉴别。鉴别要点主要有:NCMD为常染色体显性遗传,常发生于年轻人,有很强的遗传倾向和家族聚集性,而AMD则发生于老年人,且无明显的家族聚集性。

5. 治疗　暂无特殊治疗。若出现脉络膜新生血管,则可使用PDT联合玻璃体腔注射抗VEGF治疗。

(五) Sorsby眼底营养不良

Sorsby眼底营养不良(Sorsby's fundus dystrophy,SFD)是一种少见的常染色体显性遗传病,又有人曾称为"假性炎症性黄斑营养不良"(Sorsby's pseudoinflammatory macular dystrophy)。由Sorsby等人于1949年首次报道,主要特征为40~50岁以后由于黄斑部CNV及周边部视网膜脉络膜萎缩而出现严重的视力下降,部分患者在视力下降之前出现夜盲和黄蓝色觉异常[92]。现已发现数个不同的*TIMP-3*基因与SFD相关[93]。SFD最显著的病理学特点为与视网膜上黄白色沉积对应的是Bruch膜上大量的嗜酸性聚集体。

1. 症状　患者大约在40~50岁时,出现明显中心视力下降,往往在数月内降低至极低水平。

2. 体征

(1) 早期:后极部视网膜可见黄白色玻璃膜疣样沉积,为本病特征性改变。

(2) 进展期:玻璃膜疣样沉积逐渐向周边部扩展,并可见黄斑水肿、出血、渗出和由于CNV形成的大片蝶形斑。病变将进行性向周边部发展。

(3) 晚期:出现瘢痕及大片状视网膜脉络膜萎缩,部分透见脉络膜中大血管。

3. 辅助检查

(1) FFA:早期黄白色沉积为遮蔽荧光,或表现为斑驳状强弱不等荧光。进展期可见典型的 CNV 形成伴荧光素渗漏。而周边萎缩的视网膜脉络膜则出现弱荧光表现,部分透见脉络膜中大血管。

(2) ICGA:于脉络膜萎缩区相邻处可见斑片状强荧光区。眼底黄白色沉积表现为染色。

(3) 视野:中心暗点很快出现,暗点的大小和程度进行性加重,最后大部分中心视野受累。

(4) 色觉:同其他多数黄斑疾病一样,色觉受到影响。

(5) 暗适应:有明确黄白色沉积的部位暗适应时间延长。

(6) ERG:最初正常,但在晚期,大片视网膜受累时,低于正常。

(7) EOG:尚未见 EOG 变化的报道,推测在初期,EOG 应为正常,晚期将低于正常。

4. 诊断与鉴别诊断 此病表现为中年以后的中心视力进行性下降,病情进展使得周边视力也下降,部分患者伴有色盲和色觉异常。为单基因遗传病,公认致病基因为 TIMP-3,而在临床诊断缺乏统一标准,因此基因诊断尤为重要。主要鉴别诊断为渗出性 AMD;而 SFD 发病年龄比渗出性 AMD 要早约 20 年,且病程进展期周边视力持续下降,并且有很强的遗传倾向,致病基因为 *TIMP-3*,而渗出性 AMD 少有累及周边视力,且无如此明显的家族聚集性。

5. 治疗

(1) 抗新生血管治疗:若出现脉络膜新生血管,则可使用 PDT 治疗联合玻璃体腔注射抗 VEGF 治疗。

(2) 肾上腺糖皮质激素治疗:部分学者提出早期使用类固醇激素干预有一定效果[94]。眼内较高水平的地塞米松可减弱基质金属蛋白酶的表达,从而刺激 *TIMP-3* 的表达,以干预细胞外基质的分解及新生血管生成。

(3) 维生素 A 治疗:部分学者报道了使用维生素 A 成功治疗 SFD 早期的夜盲。

(4) 基因治疗:重组 *TIMP-3* 基因或合成基质金属蛋白酶抑制剂为治疗该病提供了新的思路。

(吴琨芳 孙祖华 文峰)

第五节 急性特发性黄斑病变

急性特发性黄斑病变(acute idiopathic maculopathy,AIM)是一种原因不明以黄斑区损害为特征的急性自限性视网膜疾病,1991 年由 Yannuzzi 等最早报道[95],患者在出现流感样症状后突然发生一侧眼视力减退和渗出性黄斑病变。最初把这种疾病命名为单眼急性特发性黄斑病变,后来临床上发现可表现为双眼病变[96],因此,这种病现在被称为急性特发性黄斑病变。

一、病因与发病机制

AIM 准确发病机制不明,是一种 RPE 的炎症过程和较小的程度的视神经炎症。OCT 显示是一种黄斑感光细胞外层缺损和 RPE 细胞损伤和增生的表现。有报告发现疾病经过 RPE 层增厚和恢复后增厚消失,故认为 RPE 层增厚是水肿而不是 RPE 增生[97]。患者发病前多有上呼吸道感染症状,因此 AIM 的发病可能与柯萨奇病毒感染有关[98]。急性期视力下降与黄斑区视网膜外层损伤有关,随着视网膜外层恢复,患者视力也逐渐提高。

二、临床表现

急性特发性黄斑病变多发生于 15~45 岁,平均年龄为 32 岁,无性别差异。报告的病例当中,以白种人多见。

(一) 症状

发病前有流感样或高烧等前驱症状,在发烧同时或高烧退却后突然发生单眼严重的视力下降至 0.1

或更低的水平,伴中央暗点及视物变形。视力下降与病灶的位置有关,位于黄斑中心凹者视力下降明显,位于偏中心凹者可以没有或视力下降在 0.2~0.3 之间。不会出现眼红痛、闪光和黑影飘动。

(二)体征

单眼或双眼发病,患眼无充血,眼球前段检查正常。玻璃体多正常或通过接触镜才能见到的少量玻璃体细胞。典型表现是黄斑区约 1DD 大小圆形浅黄色区,边界清楚,病变内可见到金黄色细点或环形带(图 26-53)。有浆液性视网膜神经上皮层脱离者,可见到病变不规则隆起,在色素上皮层可见小的灰色斑。病变一般位于黄斑的中心位置,也可是偏中心,偏中心患者的视力相对好些,在 0.2~0.3 之间。某些病例可有视网膜下渗出,呈绒毛状,白色的外观显示为炎性细胞或碎屑[99]。还可能出现其他的炎症表现,如:视乳头炎,静脉炎,视网膜内出血等。

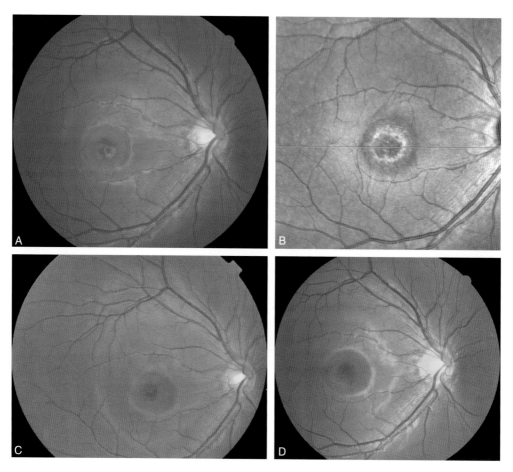

图 26-53　右眼急性特发性黄斑病变

A. 发热 39.3℃两天后右眼视力下降第 5 天眼底彩照,黄斑区圆形淡黄色区,中间有不规则的环形深黄色,其他部位眼底正常;B. 用 OCT 的红外光成像黄斑病变,更清楚地显示病变,中央是密度不均的暗区,外是一圈密集细点组成的光亮的环,最外是一圈灰度比正常视网膜高的环;C. 用泼尼松龙治疗半个月后,黄斑区环形淡棕色,中央圆形深棕色,黄斑区病变呈"牛眼"状;D. 治疗后半年,右眼视力 −4.00DS=1.0,中心凹色素减少,黄斑反光可见

大多数 AIM 患者的自然病程是在几周内渗出性改变完全吸收和视力几乎完全恢复正常(视力到 0.8 或更好),遗留下病变区色素上皮萎缩性改变和中央不规则的多色素沉着,表现为"牛眼样外观"[100](图 26-53C)。如果并发有视乳头炎,随着黄斑病变恢复正常而视乳头炎也消失。

(三)辅助检查

1. FFA　在 AIM 急性期,FFA 早期阶段,RPE 病变部位出现不规则高荧光;在晚期,黄斑区湖泊状高荧光,中央可有不规则斑状低荧光(图 26-54)。有神经上皮层脱离者,视网膜下染料聚积和达到神经上皮脱离区 RPE 以外的区域,也会发生强荧光,类似于浆液性色素上皮脱离的表现。在恢复期,中央低荧光(遮

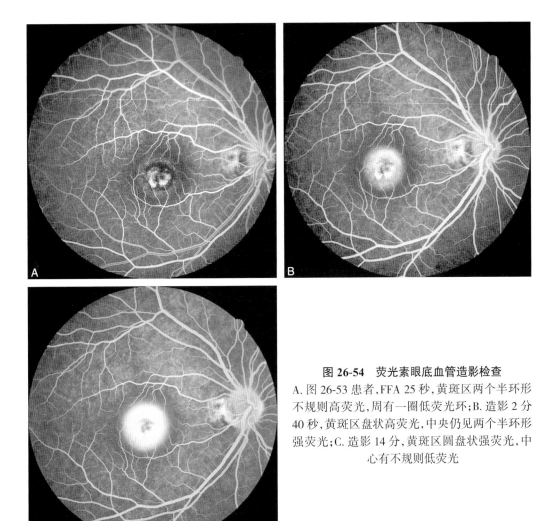

图 26-54　荧光素眼底血管造影检查
A. 图 26-53 患者,FFA 25 秒,黄斑区两个半环形不规则高荧光,周有一圈低荧光环;B. 造影 2 分 40 秒,黄斑区盘状高荧光,中央仍见两个半环形强荧光;C. 造影 14 分,黄斑区圆盘状强荧光,中心有不规则低荧光

蔽荧光)和环形高荧光(窗样缺损)的牛眼外观,与典型的 RPE 损伤愈合后改变相一致[100]。在合并视乳头炎的病例,视乳头荧光染色,极少出现轻微静脉周荧光染色。

2. ICGA　除了与渗出性脱离相一致的轻微低荧光和色素增生的遮蔽脉络膜荧光外,没有其他明显表现,低荧光表现在造影的晚期才最明显。在无渗出性黄斑脱离和色素上皮增生患者,造影早期病灶呈环形低荧光,中央色素细胞遮蔽荧光(图 26-55A)。造影中期,中央遮蔽荧光不变,病灶呈环形点状高荧光(图 26-55B)。造影晚期,脉络膜荧光消退,黄斑环形高荧光也完全消退,仅留下圆形阴影(图 26-55C)。整个造影过程没有早期血管强荧光和后期渗漏的 CNV 表现。

3. OCT　急性期黄斑区神经上皮外核层和外丛状层增厚,组织水肿和结构不清,外界膜可见但高低不平,光感受器内外节段均缺失(图 26-56A)。病变恢复期,RPE 增生而增厚,视网膜外层增厚可消失,光感受器内外节段层可恢复(图 26-56B)[97]。长期随访,高清晰 OCT 仍可见到光感受器外节不完整,增厚的 RPE 层可逐步回退到接近正常厚度,可遗留局部隆起(图 26-56D)。

三、诊断和鉴别诊断

(一)诊断

有感冒发烧病史,突然出现单眼或双眼视力模糊伴中心黑影,黄斑区出现盘状色素紊乱和恢复后表现牛眼样外观。OCT 显示早期黄斑区外层视网膜水肿增厚,感光细胞内外节段缺失,恢复期色素上皮层增生增厚。FFA 显示早期病变区低荧光,晚期呈"湖泊状"染色。

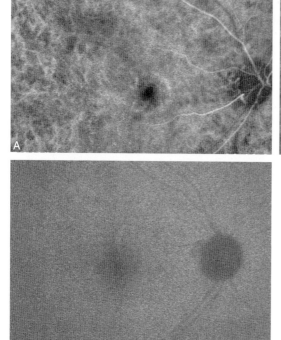
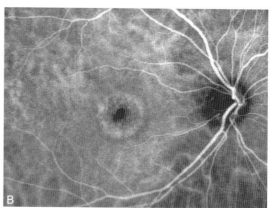

图 26-55　吲哚青绿脉络膜血管造影

A. 图 26-53 患者, 发病 23 天, 造影 18 秒, 黄斑区环形低荧光, 中央三角形遮蔽荧光; B. 造影 2 分 13 秒, 黄斑环形点状高荧光, 中央椭圆形遮蔽荧光; C. 造影晚期, 脉络膜荧光消退, 黄斑盘状阴影, 无荧光渗漏

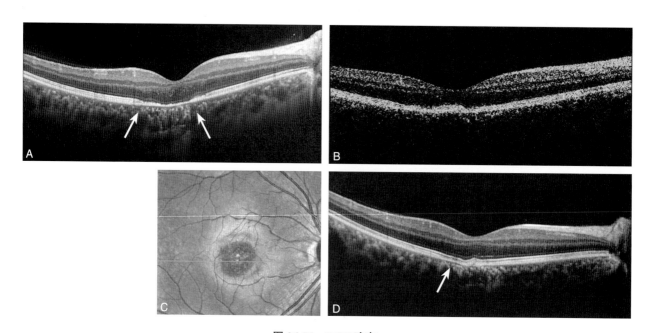

图 26-56　OCT 改变

A. 图 26-53 患者, 发病第 5 天 OCT 图, 黄斑区外核层和外丛状层增厚, 组织水肿和结构不清, 有细点状高反射, 外界膜可见但高低不平, 光感受器内外节段均缺失(箭指范围); B. 用泼尼松龙治疗半个月(发病 23 天)后, 视网膜外层水肿明显减轻, 光感受器内外节段部分恢复, 但不完整, 中心凹下色素上皮增厚; C. 治疗半年后, 黄斑区红外成像仍呈密集点状低反光, 中有强反光点, 与图 26-53B 相比明显好转; D. C 图扫描显示黄斑区形态大致正常, 中心凹下有锥状 RPE 隆起, 其颞侧旁光感受器外节仍不完整(箭)

（二）鉴别诊断

1. 中浆　AIM 在黄斑区形成圆形病灶和浆液性神经上皮脱离，容易和中浆相混淆。OCT 和 FFA 可用于区别二者，OCT 检查：AIM 表现黄斑区视网膜光感受器内外节段缺失和色素上皮增厚，中浆表现是神经上皮和（或）色素上皮脱离。FFA 检查 AIM 表现是早期低荧光和晚期湖泊状高荧光，中浆是墨迹样或炊烟样荧光渗漏。

2. 特发性脉络膜新生血管　AIM 患者的 ICGA 不会出现与 CNV 相一致的早期新生血管高荧光和晚期的荧光渗漏表现[101]；OCT 表现早期光感受器内外节段缺失和恢复期色素上皮增生可与特发性脉络膜新生血管相区别。

3. 葡萄膜大脑炎　单个眼底病灶类似 AIM，但葡萄膜大脑炎伴有全身表现，如头痛、听力下降和白癜风；FFA 表现多个点状高荧光渗漏呈"葫芦形"视网膜脱离，可与 AIM 相鉴别。

4. 急性后极部多灶性鳞状色素上皮病变（APMPPE）　AIM 和 APMPPE 临床表现上有很多相似之处，都是 RPE 改变。APMPPE 病灶位于后极部，多个灰白色病灶，边界欠清晰，产生色素上皮斑驳状改变、萎缩和色素增生；大多数患者视力恢复到 0.6~0.8 以上；病灶 FFA 表现早期低荧光，晚期边界不清的高荧光。AIM 病灶位于黄斑，边界清楚，呈黄色或浅棕色，急性期 FFA 表现早期不规则高荧光，晚期呈湖泊状边界清楚的高荧光，这些特点不出现在 APMPPE 病例中。

5. 梅毒性后极部鳞状脉络膜视网膜炎[102,103]（syphilitic posterior placoid chorioretinitis）　该病在视网膜后极部形成黄白色片状病灶，中央颜色稍浅，病灶内有点状色素沉着；FFA 显示早期病灶低荧光，晚期高荧光，很容易和 AIM 相混淆[103]。但梅毒性鳞状脉络膜视网膜炎一般玻璃体炎症较重，梅毒反应素抗体滴度明显增高，用青霉素治疗效果良好，可与 AIM 相鉴别。

6. 其他疾病　鉴别诊断还应包括匍行性脉络膜病变、后巩膜炎和急性弓形体性视网膜炎。

四、治　　疗

1. 观察　国外学者认为这种疾病的是自限性的，并且多数患者最终视力恢复良好，没有必要治疗急性期病变。

2. 肾上腺糖皮质激素治疗　因 AIM 是一种炎症过程，早期全身使用肾上腺糖皮质激素，可抑制视网膜炎症反应，加快黄斑功能恢复[97]。

五、治疗效果和典型病例

（一）治疗效果

文献报告 AIM 是一种自限性疾病，大多数患者在 3 周至 6 个月内视力几乎完全恢复正常（视力到 0.8 或更好）[100]。到目前为止，仅报告 1 例复发[104]。发病后会留下色素上皮萎缩性改变痕迹，表现为不规则的色素沉着。有个别报告 AIM 会并发脉络膜新生血管和继发于 RPE 紊乱的盘状瘢痕，视力长期受到影响[100]。

（二）典型病例

1. 病例　患者女，24 岁，因"发烧后左眼视物模糊 10 天"于 2013 年 9 月 17 日来郑州市第二人民医院眼科就诊。患者 10 天前出现发烧（39℃），在当地医院就诊为"扁桃体炎"，用"抗感冒药"治疗 2 天后退烧，同时出现左眼视力模糊，中央黑影，不伴头痛和闪光感。在当地诊断为"左眼黄斑水肿"，给予金维他和"沃丽汀"治疗无好转而来郑州市第二人民医院，门诊以"左眼急性特发性黄斑病变"收住院。入院体检全身情况正常。眼科检查：右眼视力 0.8，–1.00DS=1.0，眼球前段及眼底检查无异常。左眼视力 0.1，–0.25DS/–0.75DC×5=0.1，眼球前段检查无异常，玻璃体透明，黄斑区约 1.2DD 直径圆形淡黄色区，隐约见色素紊乱，其他部位眼底检查正常（图 26-57）。FFA 显示左眼黄斑区动脉期及动静脉期的中央低荧光，周围环形珊瑚状高荧光，最外面是一圈模糊状遮蔽脉络膜背景荧光（图 26-57B）。动静脉中期及晚期出现"湖泊状"染色，中间仍相对点状低荧光，最外是环状低荧光（图 26-57C），其他部位眼底造影过程正常。OCT 检查显示：右眼黄斑区椭圆体（IS/OS）带缺失和中心凹下色素上皮增厚，无浆液性脱离，局部 RPE 排列不均匀（图 26-57D）。

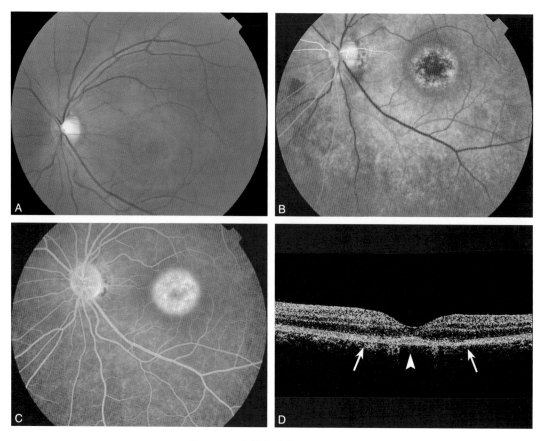

图 26-57　急性期特发性黄斑病变

A. 发病 10 天,黄斑区圆形淡黄色病变,边界清楚,中央棕色,余眼底无异常;B. FFA 动脉期中央低荧光,周围环形珊瑚状高荧光,最外面是一圈模糊状遮蔽脉络膜背景荧光;C. 造影晚期出现"湖泊状"染色,中间仍点状相对低荧光,最外是环状低荧光;D. OCT 显示黄斑下椭圆体带缺损(两箭之间)和色素上皮增厚(箭头)

2. 诊断　①左眼急性特发性黄斑病变;②双眼近视散光。

3. 治疗经过　入院后,静脉滴注泼尼松龙 500mg/ 日,治疗第 7 天,发现黄斑中心凹消失,色素增厚(图 16-58A),OCT 显示黄斑中心凹下色素上皮层实性高反射(图 26-58B),考虑继发黄斑新生血管。做 ICGA 显示仅中心凹遮蔽荧光,无脉络膜新生血管样渗漏(图 26-58C~26-58E)。故考虑为炎症引起的色素上皮细胞增生,继续抗炎和营养神经药物治疗。泼尼松逐渐减量到一个月后 10mg/ 日停止。

4. 治疗效果　2013 年 11 月 18 日复诊,诉视物变形消失,仍视物稍暗,左眼视力 0.3,−1.50DS/−0.75DC × 180=0.8。左眼黄斑深棕色圆,中央约 1/4DD 直径圆形色素沉着,余未见异常。OCT 显示光感受器外节明显恢复,黄斑中心凹出现,黄斑下色素上皮仍增厚隆起(图 26-58F)。

5. 专家点评　根据本章对两例 AIM 的观察可发现,病变主要位于黄斑区视网膜外层,色素上皮增生为代偿性改变。病理改变可归纳如下:上呼吸道感染和发热引起黄斑外核层和外丛状层的炎症,水肿增厚,导致光感受器内外节段均变性坏死。急性期过后(约一周),疾病的自限性和组织开始修复,视网膜外层炎症水肿逐渐消退,光感受器内外节段逐渐恢复。色素上皮开始增生,在黄斑中心凹下隆起,形成牛眼外观的"黑眼珠"。因本病早期是一种炎症水肿和变性坏死改变,早期使用肾上腺糖皮质激素可减轻炎症的损伤。

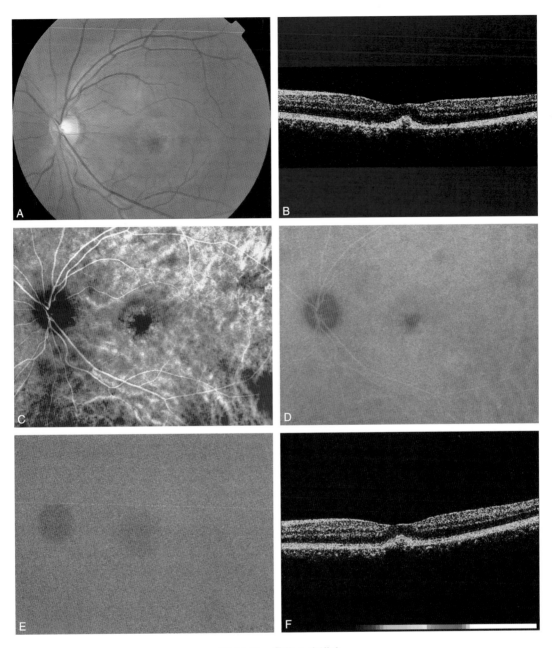

图 26-58　色素上皮增生

A. 肾上腺糖皮质激素和活血通络治疗一周,黄斑中心色素增加,中心凹变浅;B. OCT 显示中心凹基本消失,椭圆体带部分恢复,间断起毛状,中心凹下色素上皮明显增厚隆起;C. ICGA 早期,中心凹遮蔽荧光,病灶边缘不规则透见荧光;D. ICGA 5 分钟,黄斑中心凹遮蔽阴影,脉络膜荧光渐消退,未见异常高荧光;E. ICGA29 分,脉络膜荧光消退,留下隐约可见的黄斑区圆形影;F. 治疗后一个月,左眼视力矫正到 0.8,黄斑中心凹色素上皮层仍增厚,光感受器内外节段层明显恢复,但仍较稀疏

(刘　文)

第六节　急性黄斑神经视网膜病变

急性黄斑神经视网膜病变(acute macular neuroretinopathy,AMN)是一种罕见的疾病,至今在英文期刊上报告的还不到一百例[105]。由 Bos 最先描述,认为是一种内层视网膜疾病[106],通过当今 OCT 检查,已经非常清楚地显示 AMN 是影响外层视网膜结构的疾病[107]。

一、病因与发病机制

发病机制至今不明,有认为是免疫因素和血管因素[108,109]。有报告静脉注射拟交感神经药物或含碘造影剂、或蜜蜂蜇伤过敏休克后发生 AMN,还有报告 AMN 与口服避孕药物、外伤、头痛或偏头痛病史和产后低血压相关,但都是单个病例报告[108]。在某些病例,一过性脉络膜缺血可能起到一定作用。

二、临床表现

单眼或双眼发病,发病年龄在 12~53 岁,大多是女性。

(一)症状

发病前可有流感样发病史,视力突然下降到 0.5~0.6,伴一过性或永久性中心或旁中心暗点。

(二)体征

患者眼球前节、玻璃体、视乳头和视网膜血管正常。在黄斑区围绕中心凹排列多个灰色或微红褐色病灶,"泪珠状"或"花瓣状",楔形和互相融合,泪珠尖指向中心凹(图 26-59)[108]。在不典型病例,仅在黄斑中心或旁中心区隐约见到多个卵圆形和圆形的淡红色斑,是因为视网膜外层受损变薄而透过脉络膜颜色增加形成。受累及的视网膜不隆起(有时甚至凹陷),有时可见到小片火焰状出血。黄斑区的病灶可能很细微,用一般眼底彩照不容易辨别,眼底无赤光照相可以显示病变,但最能清楚显示病灶轮廓的是近红外光成像,病灶呈低反射(图 26-59)[110]。

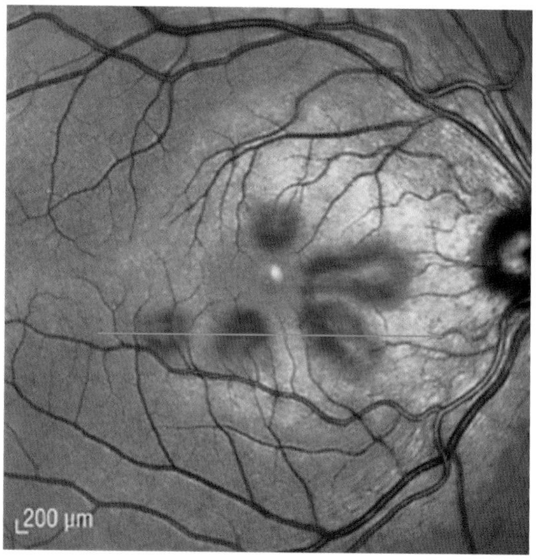

图 26-59　急性黄斑神经视网膜病变
近红外光成像,围绕黄斑中心有 5 个大小不等的病灶(contributed by Sutton DK,From EyeWiki net web)

(三)分型

最近根据 AMN 的频域 OCT 表现,Sarraf 把此病分为两型[111]:Ⅰ型也称为旁中央急性中间型黄斑病变(paracentral acute middle maculopathy,PAMM),主要是外丛状层和内核层高反射,以后发生内核层变薄;Ⅱ型主要是外丛状层和外核层高反射,以后发生外核层变薄,往往伴随椭圆体(IS/OS)带缺损。

(四)辅助检查

1. Amsler 表检查　可发现与眼底改变相一致的暗点。

2. FFA　在诊断 AMN 的作用不大,仅在发展典型的病例在黄斑区见到微弱的低荧光。但 FFA 可以用作区别其他眼底疾病,如脉络膜新生血管、视网膜血管阻塞疾病、中浆、多发性一过性白点综合征、急性后极部多灶性鳞状色素上皮病变和急性特发性黄斑病变。

3. ICGA　不能显示 AMN 的病变,也跟 FFA 一样,可用于鉴别其他眼底疾病。

4. OCT　能清楚地显示 AMN 患者外层视网膜紊乱,在发病初期,椭圆体(IS/OS)带丧失,相应部位的外核层变薄,外界膜不受影响。以后椭圆体(IS/OS)带可恢复正常或部分恢复正常,然而,变薄的外核层常持续不变[112]。采用深层增强成像技术(enhanced depth imaging,EDI),OCT 可显示 AMN 患者黄斑区脉络膜增厚,随着疾病缓解,脉络膜厚度有所减少[113]。

5. FAF 在 AMN 患者,FAF 显示正常,提示 AMN 对 RPE 影响很小,仅报告过一例病灶处呈轻微低自发荧光[112]。

6. 视野检查 能发现与黄斑区病灶相一致的旁中心暗点[108]。

三、诊断和鉴别诊断

(一)诊断

青年女性,视力突然下降伴中心凹旁暗点,眼底仅见黄斑区楔形微红褐色斑或模糊的微红色花瓣状斑,应考虑 AMN。近红外线成像和 OCT 检查能提供确诊的依据。

(二)鉴别诊断

需要和黄斑区的一些病变相鉴别,如脉络膜新生血管、视网膜血管阻塞疾病、中浆、多发性一过性白点综合征、急性后极部多灶性鳞状色素上皮病变和急性特发性黄斑病变。这些病变的典型临床表现,结合 FFA、ICGA 和 OCT 检查,很容易和 AMN 鉴别。

四、治　疗

该病预后较好,没有治疗能影响 AMN 的自然病程[109]。

(刘　文)

参 考 文 献

1. Lawrence A. Yannuzzi. Type-A behavior and central serous chorioretinopathy. Retina. 1987;7:799-845.

2. Cynthia A, Carvalho-Recchia, Lawrence A. Yannuzzi. Corticosteroids and central serous chorioretinopathy. Ophthalmology. 2002;109:1834-1837.

3. Bouzas EA, Karadimas P, Pournaras CJ, et al. Central serous chorioretinopathy and glucocorticoids. Surv Ophthalmol. 2002;47:431-448.

4. Bouzas, EA, Scott MH, Mastorakos G, et al. Central serous chorioretinopathy in endogenous hypercortisolism. Arch Ophthalmol. 1993;111:1229-1233.

5. Haimovici R, Koh S, Gagnon DR, et al. Risk factors for central serous chorioretinopathy:a case-control study. Ophthalmology. 2004;111:244-249.

6. Gemenetzi M, G. De Salvo, Lotery AJ. Central serous chorioretinopathy:an update on pathogenesis and treatment. Eye. 2010;24:1743-1756.

7. Klais CM, Ober MD, Ciardella AP, et al. Central serous chorioretinopathy. In:Ryan SJ, ed. Retina. 4th ed. China:Elsevier,2:1135-1162.

8. Spitznas M. Pathogenesis of central serous retinopathy:a new working hypothesis. Graefe's Arch Clin Exp Ophthalmol. 1986;224:321-324.

9. Marmor MF. New hypothesis on the pathogenesis and treatment of serous retinal detachment. Graefe's Arch Clin Exp Ophthalmol. 1988;226:548-552.

10. Guyer DR, Yannuzzi LA, Slakter JS, et al. Digital indocyanine-green videoangiography of central serous chorioretinopathy. Arch Ophthalmol. 1994;112:1057-1062.

11. Gass JD. Specific diseases causing disciform macular detachment. Stereoscopic Atlas of Macular Diseases. 1997;1:52-70.

12. Quillen DA, Gass DM, Brod RD, et al. Central serous chorioretinopathy in women. Ophthalmology. 1996;103:72-79.

13. Cohen D, Gaudric A, Coscas G, et al. Diffuse retinal epitheliopathy and central serous chorioretinopathy. J Fr Ophtalmol. 1983;6:339-349.

14. Wang M, Munch IC, Hasler PW, et al. Central serous chorioretinopathy. Acta Ophthalmol. 2008;86:126-145.

15. Eandi CM, Ober M, Iranmanesh R, et al. Acute central serous chorioretinopathy and fundus autofluorescence. Retina. 2005;25:989-993.

16. 刘杏,凌运兰,黄时洲.中心性浆液性脉络膜视网膜病变 // 刘杏主编;眼科临床光学相干断层成像学.第1版.广州:广东科学技术出版社,2006:91-94.

17. Imamura Y, Fujiwara T, Margolis R, et al. Enhanced depth imaging optical coherence tomography of the choroid in central serous chorioretinopathy. Retina. 2009;29:1469-1473.

18. Spaide R. Autofluorescence from the outer retina and subretinal space, hypothesis and review. Retina. 2008;28:5-35.

19. Wang MS, Sander B, Larsen M. Retinal atrophy in idiopathic central serous chorioretinopathy. Am J Ophthalmol. 2002;133:787-793.

20. Ravage ZB, Packo KH. Rifampin for treatment of central serous chorioretinopathy. ARVO Abstract. 2011;2137/A107.

21. Otsuka S, Ohba N, Nakao K. A long-term follow up study of severe variant of central serous chorioretinopathy. Retina. 2002;22:25-32.

22. Ng WW, Wu ZH, Lai TY. Half-dose verteporfin photodynamic therapy for bullous variant of cetral serous chorioretinopathy: a case report. J Med Case Reports. 2011;5:529-536.

23. Spaide RF, Yannuzzi LA, Slakter JS, et al. Indocyanine green videoangiography of idiopathic polypoidal choroidal vasculopathy. Retina. 1995;15:100-110.

24. Sharma T Shah N, Rao M, et al. Visual outcome after discontinuation of corticosteroids in atypical severe central serous chorioretinopathy. Ophthalmology. 2004;111:1708-1714.

25. Wang WQ, Liu HY, Lu FQ, et al. Evaluation of visual functional and morphology change in young patients with idiopathic choroidal neovascularization. Chin Med J (Engl). 2011;124:1647-52.

26. Zhang X1, Wen F, Zuo C, et al. Clinical features of punctate inner choroidopathy in Chinese patients. Retina. 2011;31:1680-1691.

27. Gomi F, Sawa M, Wakabayashi T, et al. Efficacy of Intravitreal Bevacizumab Combined With Photodynamic Therapy for Polypoidal Choroidal Vasculopathy. Am J Ophthalmol. 2010;150:48-54.

28. Yoon JU, Byun YJ, Koh HJ. Intravitreal Anti-Vegf Versus Photodynamic Therapy with Verteporfin for Treatment of Myopic Choroidal Neovascularization. Retina. 2010;30:418-424.

29. Chan WM, Lai TYY, Wong AL, et al. Combined photodynamic therapy and intravitreal triamcinolone injection for the treatment of choroidal neovascularisation secondary to pathological myopia: a pilot study. Br J Ophthalmol. 2007;91:174-179.

30. Hubbard GB, Sternberg P, Capone A, et al. Surgical removal vs observation for subfoveal choroidal neovascularization, either associated with the ocular histoplasmosis syndrome or idiopathic - I. Ophthalmic findings from a randomized clinical trial: Submacular Surgery Trials (SST) Group H Trial: SST report no. 9. Arch Ophthalmol. 2004;122:1597-1611.

31. 郑波,叶璐,孙文涛,等. 经瞳孔温热疗法联合曲安奈德球后注射治疗脉络膜特发性新生血管. 国际眼科杂志. 2007;7:571-573.

32. Arevalo JF, Garcia RA, Mendoza AJ, et al. Indocyanine green-mediated photothrombosis (IMP) with and without intravitreal triamcinolone acetonide for subfoveal choroidal neovascularization in age-related macular degeneration. Invest Ophthalmol Vis Sci. 2005;46:291.

33. Farah ME, Malerbi FK, Huang SJ, et al. Indocyanine green mediated photothrombosis for choroidal neovascularization in angioid streaks. Invest Ophthalmol Vis Sci. 2005;46:295.

34. Yong T and Jonas JB. Intravitreal Triamcinolone. Ophthalmologica. 2011;225:1-20.

35. Kurup SK, Gee C and Greven CM. Intravitreal methotrexate in therapeutically resistant exudative age-related macular degeneration. Acta Ophthalmol. 2010;88:e145-e146.

36. Avila MP, Farah ME, Santos A, et al. Twelve-Month Safety and Visual Acuity Results from a Feasibility Study of Intraocular, Epiretinal Radiation Therapy for the Treatment of Subfoveal Cnv Secondary to Amd. Retina. 2009;29:157-169.

37. Holmes SM, Micka JA, DeWerd LA. Investigation of a Sr-90/Y-90 source for intra-ocular treatment of wet age-related macular degeneration. Medical Physics. 2009;36:4370-4378.

38. Kaiser PK. Overview of Radiation Trials for Age-Related Macular Degeneration. Retina. 2009;29:S34-S35.

39. Evans JR, Sivagnanavel V, Chong V. Radiotherapy for neovascular age-related macular degeneration. Clin Ophthalmol. 2011;5:57-63.

40. Zhang H, Liu ZL, Sun P, et al. Intravitreal Bevacizumab for Treatment of Subfoveal Idiopathic Choroidal Neovascularization: Results of a 1-Year Prospective Trial. Am J Ophthalmol. 2012;153:300-306.

41. Qi HJ, Li XX, Tao Y. Outcome of intravitreal bevacizumab for idiopathic choroidal neovascularization in the Chinese population. Can J Ophthalmol. 2010;45:381-385.

42. Chen YS, Lin JY, Tseng SY, et al. Photodynamic therapy of idiopathic subfoveal choroidal neovascularization in Taiwanese patients: a 2-year follow-up. Eye. 2009;23:314-319.

43. 肖云,范银波,渠岚,等. 光动力疗法联合 Bevacizumab 球内注射治疗 CEC 临床观察. 国际眼科杂志. 2010;10:1777-1780.

44. 葛坚. 眼科学. 第 2 版. 北京:人民卫生出版社,2010;66;302;303;306;307;317.

45. Riordan-Eva P,Whitcher JP. 眼科学总论 . 第 16 版 . 北京 : 人民卫生出版社 , 2006 : 377, 387.

46. 徐亮 , 吴晓 , 魏文斌 . 同仁眼科手册 . 第 2 版 . 北京 : 科学出版社 , 2011 : 356.

47. Caidwell RB,Bartoli M,Behzadian MA,et al. Vascular endothelial growth factor and diabetic retinopathy : pathophysiological mechanisms and treatment perspectives. Diabetes Metab Res Rev. 2003 ; 19 : 442-455.

48. Funatsu H,Yamashita H,Nakamura S,et al. Vitreous levels of pigment epithelium-derived factor and vascular endothelial growth factor are related to diabetic macular edema. Ophthalmology. 2006 ; 113 : 294-301.

49. Hofman P,Blaauwgeers HC,Tolentino MJ,et al. VEGF-A induced hyperpermeability of blood-retinal barrier endothelium in vivo is predominantly associated with pinocytotic vesicular transport and not with formation of fenestrations. Vascular endothelial growth factor-A. Curr Eye Res. 2000 ; 21 : 637-645.

50. Kfisfinsson JK,Gottfredsdottir MS,Stefansson E. Retinal vessel dilatalion and elongation precedes diabetic macular oedema. Br J Ophthalmol. 1997 ; 81 : 274-278.

51. Bringmann A,Pannieke T,Grosehe J,et al. Müller cells in the healthy and diseased retina. Prog Retin Eye Res. 2006 ; 25 : 397-424.

52. Behzadian MA,Wang XL,Windsor U. TGF-β increases retinal endothelial cell permeability by increasing MMP-9 : possible role of glial cells in endothelial barrier function. Invest Ophthalmol Vis Sci. 2001 ; 42 : 853-859.

53. Nasrallah FP,Jalkh AE,Van Coppenolle F,et a1. The role of the vitreous in diabctic edema. Ophthalmology. 1988 ; 95 : 1335-1339.

54. Yamaguchi Y,OtaniT,Kishi S. Resolution of diabetic cystoid macular edema associated with spontaneous vitreofoveal separation. Am J Ophthalmol. 2003 ; 135 : 116-118.

55. Gandorfer A,Messmer EM,Ulbig MW,et a1. Resolution of diabetic macular edema after surgical removal ofthe posterior hyaloid and the inner limitmg membrane. Retina. 2000 ; 20 : 126-133.

56. Marmor ME. Mechanisms of fluid accumulation in retinal edema. Doc Ophthalmol. 1999 ; 97 : 239-249.

57. 唐仕波 . 黄斑部疾病手术学 . 北京 : 人民卫生出版社 , 2005 : 127-129 ; 134-136 ; 138-139 ; 251-253.

58. Dartt DA,Besharse JC,Dana R. Encyclopedia of eye. Elsevier, 2010. 11.

59. 李加青 , 唐仕波 , 朱晓波 , 等 . 玻璃体手术治疗先天性视网膜劈裂 . 中华眼底病杂志 . 2005 ; 21 : 127-128.

60. 唐仕波 , 李加青 , 黄素英 , 等 . 视网膜内界膜剥除对特发性黄斑裂孔患者术后裂孔愈合的影响 . 中华眼科杂志 . 2002 ; 38 : 663-666.

61. Aref AA,Scott IU. Management of Macular Edema Secondary to Central Retinal Vein Occlusion : an Evidence-Based Update Adv Ther. 2011 ; 28 : 40-50.

62. Gao BB,Clermont A,Rook S,et al. Extracellular carbonic anhydrase mediates hemorrhagic retinal and cerebral vascular permeability through prekallikrein activation. Nat Med. 2007 ; 13 : 18l-188.

63. Ikeda Y,Hisatom T,Yoshida N,et al. The clinical efficacy of a topical dorzolamide in the management of cystoid macular edema in patients with retinitis pigmentosa. Graefes Arch Clin Exp Ophthalmol. 2012 ; 250 : 809-814.

64. Zur D,Fischer N,Tufail A,et al. Postsurgical cystoid macular edema. Eur J Ophthalmol. 2010 ; 21 : 62-68.

65. Ikeda T,Sato K,Katano T,et al. Vitrectomy for cystoid macular edema with attached posterior rhyaloid membrane in patients with diabetes. Br J Ophthalmol. 1999 ; 83 : l2-l4.

66. Kadonosono K,Itoh N,Ohno S. Perlfoveal microcirculafion before and after vitrectomy for diabetic cystoid macular edema. Am J Ophthalmol. 2000 ; 130 : 740-744.

67. Stefaniotou M,Aspiotis M,Kalogeropoulos C,et al. Vitrectomy resulets for diffuse diabetic macular edema with and without inner limiting membrane removal. Eur J Ophthalmol. 2004 ; 14 : 137-143,

68. 程朝晖 , 赵培泉 . 糖尿病性黄斑水肿的手术治疗 . 国外医学眼科学分册 . 2003 ; 27 : 106-110.

69. Tamura K.,Yokoyama T,Ebihara N,et al.,Histopathologic analysis of the internal limiting membrane surgically peeled from eyes with diffuse diabetic macular edema. Jpn J Ophthalmol. 2012 ; 56 : 280-287.

70. Joussen AM,Weiss C,Bauer D,et al. Triamcinolone versus inner-limiting membrane peeling in persistent diabetic macular edema (TIME study) : design issues and implications. Graefes Arch Clin Exp Ophthalmol. 2007 ; 245 : 1781-1787.

71. Gandorfer A,Kampik A. Pars plana vitrectomy with and without peeling of the inner limiting membrane (ILM) for diabetic macular edema. Retina. 2008 ; 28 : 187-188.

72. Gillies MC,Islam FM,Zhu M,et al. Efficacy and safety of multiple intravitreal triamcinolone injections for refractory diabetic macular oedema. Br J Ophthalmol. 2007 ; 91 : 1323-1326.

73. Figueroa MS,Noval S,Contreras I,et al. Pars plana vitrectomy as anti-inflammatory therapy for intermediate uveitis in children. Arch Soc Esp Oftalmol. 2010 ; 85 : 390-394.

74. 马成,黄洁成,茅彦.玻璃体切割术联合曲安奈德治疗难治性黄斑水肿的疗效分析.中国实用眼科杂志.2006;24:562-564.

75. Arevalo JF, Maia M, Garcia-Amaris RA, et al; Pan-American Collaborative Retina Study Group (PACORES). Intravitreal bevacizumab for refractory pseudophakic cystoid macular edema: the Pan-American Collaborative Retina Study Group results. Ophthalmology. 2009;116:1481-1487.

76. Early Treatment Diabetic Retinopathy Study Research Gruup. Early photocoagulation for diabelie rctinopathy. ETDRS report number 9. Ophthahnomlgy. 1991;98:766-785.

77. Ahmad A. Aref, Ingrid U. Scott. management of macular edema secondary to branch retinal vein occlusion: an evidence-based update. Adv Ther. 2011;28:28-39.

78. Pendergast SD, Margherio RR, Williams GA, et al. Vitrectomy for chronic pseudophakic cystoid macular edema. Am J Ophthalmol. 1999;128:317-323.

79. Kumagai K, Furukawa M, Ogino N, et al. Long-term follow-up of vitrectomy for diffuse nontractional diabetic macular edema. Retina. 2009;29:464-472.

80. Marquardt A, Stohr H, Passmore LA, et al. Mutations in a novel gene, VMD2, encoding a protein of unknown properties cause juvenile-onset vitelliform macular dystrophy (Best's disease). Hum Mol Genet. 1998;7:1517-1525.

81. Frangieh GT, Green WR, Fine SL. A histopathologic study of Best's macular dystrophy. Arch Ophthalmol. 1982;100:1115-1121.

82. Noble KG, Carr RE. Stargardt's disease and fundus flavimaculatus. Arch Ophthalmol. 1979;97:1281-1285.

83. Nasonkin I, Illing M, Koehler MR, et al. Mapping of the rod photoreceptor ABC transporter (ABCR) to 1p21-p22.1 and identification of novel mutations in Stargardt's disease. Hum Genet. 1998;102:21-26.

84. Payne AM, Downes SM, Bessant DA, et al. A mutation in guanylate cyclase activator 1A (GUCA1A) in an autosomal dominant cone dystrophy pedigree mapping to a new locus on chromosome 6p21.1. Hum Mol Genet. 1998;7:273-277.

85. Deutman AF, van Blommestein JD, Henkes HE, et al. Butterfly-shaped pigment dystrophy of the fovea. Arch Ophthalmol. 1970;83:558-569.

86. Nichols BE, Sheffield VC, Vandenburgh K, et al. Butterfly-shaped pigment dystrophy of the fovea caused by a point mutation in codon 167 of the RDS gene. Nat Genet. 1993;3:202-207.

87. Sjogren H. Dystrophia reticularis laminae pigmentosae retinae, an earlier not described hereditary eye disease. Acta Ophthalmol. 1950;28:279-295.

88. McGimpsey S J, Rankin S J. Case of Sjogren reticular dystrophy. Arch Ophthalmol. 2007;125:850.

89. Khurana RN, Sun X, Pearson E, et al. A reappraisal of the clinical spectrum of North Carolina macular dystrophy. Ophthalmology. 2009;116:1976-1983.

90. Small KW, Weber J, Roses A, et al. North Carolina macular dystrophy (MCDR1). A review and refined mapping to 6q14-q16.2. Ophthalmic Paediatr Genet. 1993;14:143-150.

91. Small KW. North Carolina macular dystrophy, revisited. Ophthalmology. 1989;96:1747-1754.

92. Polkinghorne P J, Capon M R, Berninger T, et al. Sorsby's fundus dystrophy. A clinical study. Ophthalmology. 1989;96:1763-1768.

93. Weber BH, Vogt G, Pruett RC, et al. Mutations in the tissue inhibitor of metalloproteinases-3 (TIMP3) in patients with Sorsby's fundus dystrophy. Nat Genet. 1994;8:352-356.

94. Atan D, Gregory ECY, Louis D, et al. Sorsby fundus dystrophy presenting with choroidal neovascularisation showing good response to steroid treatment. Br J Ophthalmol. 2004;88:440-441.

95. Yannuzzi LA, Jampol LM, Rabb MF, et al. Unilateral acute idiopathic maculopathy. Arch Ophthalmol. 1991;109:1411-1416.

96. Freund KB, Yannuzzi LA, Barile GR, et al. The expanding clinical spectrum of unilateral acute idiopathic maculopath. Arch Ophthalmol. 1996;114:555-559.

97. Miguel A. de la Fuente and Rubén Cuadrado. Unilateral acute idiopathic maculopathy: angiography, optical coherence tomography and microperimetry findings. J Ophthalmic Inflamm Infect. 2011;1:125-127.

98. Beck AP, Jampol LM, Glaser DA, et al. Is coxsackievirus the cause of unilateral acute idiopathic maculopathy? Arch Ophthalmol. 2004;122:121-123.

99. Fish RH, Territo C, Anand R. Pseudohypopyon in unilateral acute idiopathic maculopathy. Retina. 1993;13:26-28.

100. Hoang QV, Strauss DS, Pappas A, et al. Imaging in the diagnosis and management of acute idiopahtic maculopathy. Int Ophthalmol Clin. 2012;52:263-268.

101. Yannuzzi LA, Slakter JS, Sorenson JA, et al. Digital indocyanine green videoangiography and choroidal neovascularizaton. Retina. 1992;12:191-223.

102. Eandi CM, Neri P, Adelman RA, et al. Acute syphilitic posterior placoid chorioretinitis: report of a case series and comprehensive review of the literature. Retina. 2012;32:1915-1941.

103. Chen J, Lee L Posterior placoid chorioretinitis: An unusual ocular manifestation of syphilis. Clin Ophthalmol. 2008;2:669-673.

104. Xu H, Lin P. Unilateral recurrent acute idiopathic maculopathy. Graefes Arch Clin Exp Ophthalmol. 2011;249:941-944.

105. Yzer S, Rreund KB, Engelbert M. Imaging in the diagnosis and management of acute macular neuroretinopathy. Inte Ophthalmol Clin. 2012;52:269-273.

106. Bos PJ, Deutman AF. Acute macular neuroretinopathy. Am J Ophthalmol. 1975;80:573-584.

107. Hughes EH, Siow YC, Hunyor AP. Acute macular neuroretinopathy: anatomic localization of the lesion with high-resolution OCT. Eye. 2009;23:2132-2134.

108. Turbeville SD, Cowan LD, Gass JD. Acute macular neuroretinopathy: a review of the literature. Surv Ophthalmol. 2003;48:1-11.

109. Douglas IS, Cockburn DM. Acute macular neuroretinopathy. Clin Exp Optom. 2003;86:121-126.

110. Gandorfer A, Ubig MW. Scanning laser ophthalmoscope findings in acute macular neuroretinopathy. Am J Ophthalmol. 2002; 133:413-415.

111. Sarraf D, Rahimy E, Fawzi AA, et al. Paracentral acute middle maculopathy: a new variant of acute macular neuroretinopathy associated with retinal capillary ischemia. JAMA Ophthalmol. 2013;131:1275-1287.

112. Yeh S, Hwang TS, Weleber RG, et al. Acute macular outer retinopathy (AMOR): a reappraisal of acute macular neuroretinopathy using multimodality diagnostic testing. Arch Ophthalmol. 2011;129:365-368.

113. Sanjari N, Moein HR, Soheilian R, et al. Enhanced depth imaging OCT and indocyanine green angiography changes in acute macular neuroretinopathy. Ophthalmic Surg Lasers Imaging Retina. 2013;44:S36-S39.

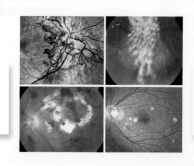

第二十七章
年龄相关性黄斑变性

年龄相关性黄斑变性(age-related macular degeneration,AMD)是当前50岁以上人群致盲的主要原因之一[1]。近年来,由于眼科显微手术、人工晶状体植入术及角膜移植术的广泛开展,白内障、角膜病等疾病致盲的危险性已明显减少,由AMD引起的致盲显得更加严重和突出,将近四分之一的65岁以上老人有与AMD相关的表现。据报告预测,到2030年仅美国就将有630万AMD患者。在我国不同地区,本病的发病率不同,据统计从6.4%~15.5%,并且随着我国人均寿命的延长,发病率有逐渐增长的趋势。

第一节　病因与发病机制

(一)病因

现认为本病是由多种因素引起的综合病征,可能与年龄、遗传、种族、慢性光损伤、营养缺乏、中毒、免疫异常、吸烟、全身疾病(如冠心病)及眼部的某些改变(如远视)等因素有关。但确切的病因尚不清楚。

(二)发病机制

本病的发病机制尚不完全清楚,目前主要有以下三种学说。

1. 慢性光损伤学说　认为长期的慢性光照会诱发视网膜内自由基的形成,自由基可损伤感光细胞外节,当视网膜色素上皮(retinal pigment epithelium,RPE)消化这些受损细胞的能力下降时,未消化的残余体可干扰RPE正常的新陈代谢,致使残余体及一些细胞碎屑在RPE下和Bruch膜内逐渐积蓄,从而导致AMD的一系列病理生理改变。

2. 变性学说　认为由于年龄的增长引起老年性衰退,或其他因素的病理改变,导致RPE对视细胞外节膜盘吞噬消化能力下降,未被完全消化的膜盘残余小体潴留于基底部细胞原浆中,并向细胞外排出,沉积于Bruch膜,形成玻璃膜疣。Bruch膜变性断裂,脉络膜毛细血管通过破裂的Bruch膜进入RPE下及视网膜神经上皮下,形成脉络膜新生血管。由于新生血管壁的结构异常,导致血管的渗漏和出血,进而引发一系列的继发性病理改变。RPE和下方Bruch膜变性,从而影响光感受器的代谢与功能,导致光感受器的继发性损害。

3. 排泄障碍学说　认为黄斑区窦状毛细血管网被管状毛细血管网取代,或其他因素使得脉络膜毛细血管循环发生障碍,视网膜的生物废物排出系统受损,致使Bruch膜变性及RPE和光感受器的损害。

近年来通过对双生子AMD及AMD分子基因的研究,认为某些患者的发病与遗传基因有关。此外,免疫病理研究表明AMD的发展可能有慢性炎症过程参与。

总之,AMD的确切发病机制尚未完全阐明。但普遍认为,AMD是一种与年龄增长相关的脉络膜毛细血管层-Bruch膜-色素上皮-外层视网膜的变性,是多种因素综合作用的结果[1]。最终导致RPE与Bruch膜局部微环境中生长因子失衡,多种因子如转化生长因子、成纤维生长因子、血管生成素、胰岛素样生长因子等参与调控,造成促进血管生成因子(如血管内皮生长因子,VEGF)上调,而抑制血管生成因子(如色素上皮衍生因子,PDGF)下调,其平衡被打破,最终导致了脉络膜新生血管(choroidal neovascularization,CNV)的形成,造成病变的进展及恶化[2]。

第二节 临床表现

临床上一般将 AMD 分为干性型(又称萎缩型或非渗出型)和湿性型(又称渗出型)两型。约 90% 的 AMD 为干性型,然而 90% 左右的严重视力丧失却是由湿性型 AMD 所致[2]。

一、干性型 AMD

萎缩型(或称干性型、非渗出型)AMD 的早期主要改变为黄斑区玻璃膜疣及 RPE 色素脱失、萎缩和局部色素增生,晚期可发展为脉络膜视网膜地图状萎缩。

(一)玻璃膜疣

临床表现多种多样,各种玻璃膜疣的大小、形状、数量、隆起程度、色素变化及荧光素眼底血管造影(FFA)的表现各不相同,迄今尚无一种完整的分类方法能令人满意地概括各种玻璃膜疣的特征。

1. 硬性玻璃膜疣(hard drusen) 较为常见,是 Bruch 膜内、外胶原层之间的 PAS 阳性玻璃样积聚物,其上的 RPE 可变薄或萎缩。随着病程的发展,硬性玻璃膜疣可转化为软性玻璃膜疣,或发展为地图状萎缩,也可消失不见。检眼镜下表现为视网膜深层的黄白色小圆点状沉着物,边界清楚(图 27-1A),覆盖于其表面的 RPE 常有色素脱失改变,周围 RPE 增生呈一色素晕轮。硬性玻璃膜疣的直径小于 63μm。据报道,硬性玻璃膜疣的发生与年龄不相关,约 83% 的正常成人眼存在有硬性玻璃膜疣。此外,硬性玻璃膜疣与 CNV 的发生也不相关。因此,硬性玻璃膜疣并不是 AMD 的特征表现。一般认为,硬性玻璃膜疣的出现意味着 RPE 存在局部病理改变。

2. 软性玻璃膜疣(soft drusen) 较硬性玻璃膜疣大,其直径≥63μm,呈板状或团块状,边界模糊,有融合趋势,临床上又称为融合性、浆液性或弥散性玻璃膜疣(图 27-1B、C)。有两种表现:一种是覆盖软性玻璃膜疣区域的 RPE 为低色素,其下的 Bruch 膜内层有扩散性增厚;另一种是不定形物质沉积在分离、增厚的 Bruch 膜内层与 Bruch 膜其他几层之间。软性玻璃膜疣的内容物由不定形物质、囊胞和膜样碎屑组成,部分患者还可见脉络膜毛细血管长入,使疣内贮有液体。较大的软性玻璃膜疣若进一步发展往往导致浅的色素上皮脱离,或伴发 CNV,也可吸收消退形成萎缩灶。软性玻璃膜疣的出现意味着 RPE 存在扩散性病理改变,与 AMD 密切相关。

3. 基底层玻璃膜疣(basal laminar drusen) 又称角质性玻璃膜疣(cuticular drusen)。检眼镜下,这种玻璃膜疣较小(25~75μm),为位于视网膜下的微隆起的孤立黄色圆点状沉积物,其数量众多,分布均匀(图 27-1D)。FFA 能更清晰显示这种玻璃膜疣,表现为数目众多且分布均匀的圆点状高荧光,其荧光相就似深夜的"满天星星"或壮观的"银河"景象一般格外醒目。Sarks 认为一般的玻璃膜疣位于 RPE 基底膜与 Bruch 膜其他几层之间,而基底层玻璃膜疣则位于 RPE 的胞浆内褶与 RPE 基底膜之间[3]。值得注意的是,基底层玻璃膜疣不要与基底膜沉积物(basal laminar deposits)相混淆。后者指的是 Bruch 膜内层的扩散性增厚,代表了软性玻璃膜疣的病理改变。

4. 钙化玻璃膜疣(calcified drusen) 上述各种玻璃膜疣在其漫长的发生发展及衰退过程中,都可能出现钙质的沉着而发生钙化。检眼镜下,钙化玻璃膜疣呈白而硬的外观,并具发亮现象(图 27-1E)。临床上,一些学者将有形成地图状萎缩倾向的玻璃膜疣及发生了钙化的融合性玻璃膜疣称为退化性玻璃膜疣。疣内的膜碎屑成分减少,这可能是巨噬细胞吞噬作用的结果。钙化玻璃膜疣的最终结局是疣的消退,遗留下 RPE 萎缩病灶。

5. 视网膜下疣样沉着物(subretinal drusenoid deposits) 是 AMD 的早期改变,呈白色颗粒状,位于视网膜下和 RPE 表面,呈圆锥形或扁平形,大小类似基底层玻璃膜疣,也可像软性疣一样很大(图 27-1F)。可和玻璃膜疣同时存在,可向内发展侵蚀椭圆体(IS/OS)带。也可呈网状,称网状假性玻璃膜疣(reticular pseudodrusen,RPD)。这两种病变在蓝光下更为明显[4],其主要成分与玻璃膜疣的成分类似,为细胞膜碎片(主要是外节细胞碎片)、未酯化的胆固醇及补体因子等。

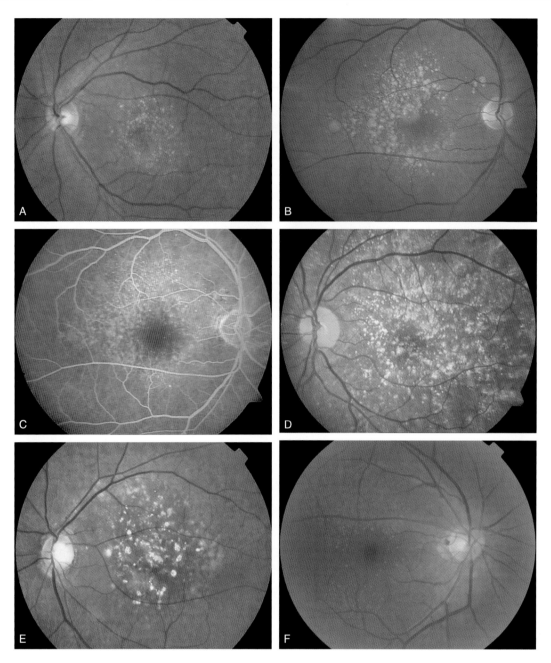

图 27-1 玻璃膜疣和视网膜下疣样沉着物

A. 硬性玻璃膜疣,黄斑区呈细小黄白色颗粒,边界清楚,部分有融合;B. 软性玻璃膜疣,患者男,75 岁,右眼视力下降半年,有高血压病史,右眼视力 0.8,干性 AMD。眼底后极部可见大量散在软性、融合性及硬性的黄白色玻璃膜疣;C. FFA 晚期像,大多数玻璃膜疣表现为色素脱失所致透见荧光;D. 基底层玻璃膜疣,患者双眼底病变一样,这是左眼后极部散在数量众多黄色圆点状沉着物,分布较为均匀,有簇状聚集倾向;E. 钙化性玻璃膜疣,黄斑区大小不等的白色斑点(易长贤提供);F. 视网膜下疣样沉着物,黄斑颞侧见密集的细白色点,位于视网膜深层,上下方达大血管弓(刘文提供)

6. 玻璃膜疣的大小 根据玻璃疣的大小可分为小玻璃疣(<63μm,即相当于小于 1/2 视乳头旁静脉直径)、中玻璃疣(大小在 63~124μm 之间)及大玻璃疣(>125μm,即相当于大于视乳头旁静脉直径)三种类型。

7. 辅助检查 包括 FFA、吲哚青绿脉络膜血管造影(ICGA)和相干光断层成像仪(OCT)。

(1) FFA:根据玻璃膜疣内容物的化学组成成分及其上 RPE 的改变,可有以下几种表现。

1) 透见荧光:玻璃膜疣最常见的 FFA 表现为透见荧光或称窗样缺损,主要是由于覆盖玻璃膜疣的 RPE 细胞色素含量减少及细胞变薄所致。硬性和软性玻璃膜疣均可呈现这种荧光表现(图 27-1C)。

2）染色：一些软性玻璃膜疣可因染料进入疣内而呈现晚期染色。进入疣内的染料有两种来源：一是从脉络膜毛细血管渗出的荧光素通过 Bruch 膜进入疣内，二是疣本身含有的毛细血管渗漏染料。

3）浅小的色素上皮脱离：较大的软性或融合性玻璃膜疣可致 Bruch 膜内、外层之间或 Bruch 膜与 RPE 之间发现分离而形成浅小的色素上皮脱离（pigment epithelium detachment，PED），称为玻璃膜疣性 PED（图 27-2）。FFA 显示于动脉期出现类圆形高荧光，随时间延长，其荧光大小形态不变，边界清晰，晚期不消退。

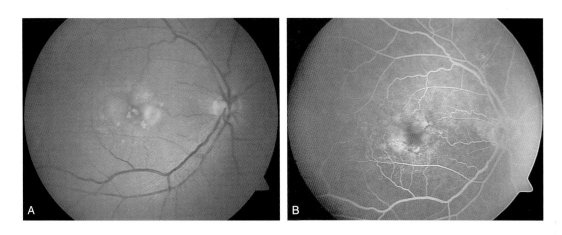

图 27-2　玻璃膜疣性 PED
A. 右眼黄斑区可见数个软性玻璃膜疣融合，形成色素上皮脱离；B. FFA 显示黄斑区不规则形片状强荧光区，大小形态不变

4）弱荧光：玻璃膜疣呈弱荧光的原因主要是由于疣内含有较多的脂质成分，尤其是中性脂肪，具有疏水性，阻滞了水溶性染料进入疣内。有学者认为，这种弱荧光玻璃膜疣是导致色素上皮脱离的危险因素。

（2）吲哚青绿脉络膜血管造影：玻璃膜疣在吲哚青绿脉络膜血管造影（indocyanine green angiography，ICGA）呈现 4 种荧光表现：①造影期间一直为弱荧光；②早期为强荧光，晚期强荧光更明显，且数量增多；③早期为弱荧光，晚期为强荧光，数量增多；④正常荧光。同一患眼可存在上述 4 种表现。

（3）OCT：表现玻璃膜疣位于 RPE 和 Bruch 膜之间呈圆锥状、半球状、扁平单个或弥漫的隆起，引起其表面 RPE 相应隆起，严重者表面 RPE 变薄和光感受器外层变薄（图 27-3）。

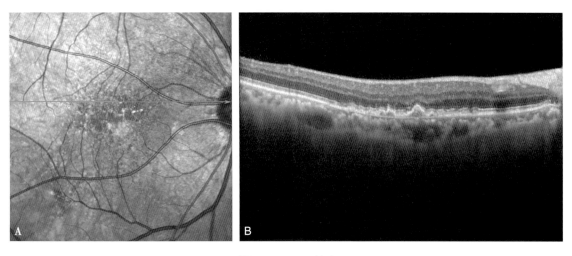

图 27-3　OCT 检查
A. 红外光成像眼底，黄斑区黑点状硬性玻璃膜疣，有些融合呈条状，绿色线条示意扫描切面；B. 黄斑区 RPE 下和 Bruch 膜之间有均质低反射，呈锥状、半球状和低平弧形隆起，其表面 RPE 层和光感受器外层均隆起或中断（刘文提供）

（二）视网膜色素上皮的异常

是 RPE 色素脱失、萎缩和局部色素增生，晚期可发展为脉络膜视网膜地图状萎缩。

1. RPE 增生、脱失和萎缩　在萎缩型 AMD 的黄斑区可存在一个或多个色素增生的斑点状高色素区域，称为局部的高色素（focal hyperpigmentation），是发生渗出型 AMD 的危险因素。

（1）临床表现：AMD 的早期除了玻璃膜疣外，另一个较常见的改变是黄斑区有一个或多个孤立的 RPE 色素脱失、萎缩灶，称为非地图状萎缩（nongeographic atrophy）。这种非地图状的斑片样 RPE 萎缩灶常始发于旁中心凹区域，并且萎缩灶向各个方向发展的快慢不等，但很少向中心凹方向发展。RPE 萎缩灶的最终结局是萎缩灶的进一步发展或多个萎缩灶互相融合形成地图状萎缩。一旦形成广泛的地图状萎缩，其发生 CNV 的危险性就大大降低（图 27-4）。

（2）FFA　显示 RPE 色素增生为遮蔽荧光，色素脱失为透见荧光，色素萎缩则为稍弱荧光，透见其下脉络膜中大血管，晚期可见巩膜染色。三者均出现则表现为斑、片、点状荧光相掺杂的 RPE 色素损害病灶（图 27-4B）。

（3）ICGA　显示 RPE 色素脱失和色素增生改变不如 FFA 清楚。ICGA 早期，由于脉络膜血管荧光较强，往往干扰了 RPE 色素脱失病灶的显示，而到了造影晚期才出现点状高低荧光相掺杂的 RPE 色素损害病灶。ICGA 晚期的斑、片、点状高低荧光相掺杂损害可由以下三种情况引起，应注意分析鉴别：① RPE 色素脱失、萎缩和色素增生：造影早期不出现，晚期才显露；②局灶性脉络膜充盈缺损：造影早期有相应区域的弱荧光区，晚期仍存在；③ RPE 色素改变与脉络膜充盈缺损同时存在：造影晚期的弱荧光可能是两种作

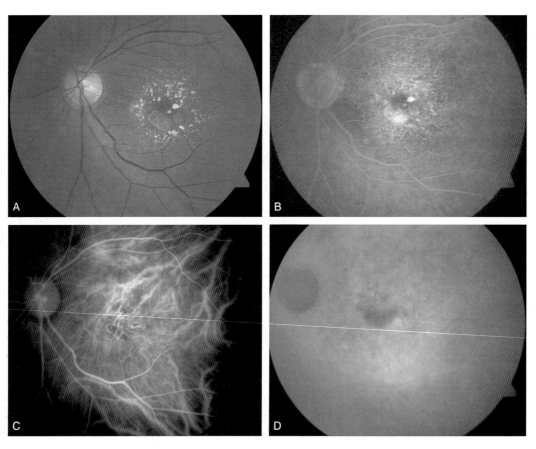

图 27-4　黄斑区局灶性萎缩

A. 左眼黄斑区及周围可见散在大小不一的黄白色玻璃膜疣形成，黄斑中心偏下方可见两小片萎缩灶形成；B. FFA 显示黄斑区及周围黄白色玻璃膜疣的强荧光灶（色素脱失所致的透见荧光），并可见萎缩灶呈稍强荧光，隐约可见其下的脉络膜血管；C. ICGA 早期可见与 A 图萎缩灶相对应的脉络膜毛细血管萎缩区，脉络膜中大血管清晰可见；D. ICGA 晚期可见黄斑区萎缩灶呈片状弱荧光，周围可见脉络膜血管通透性增强所致的片状强荧光

用的结果。

此外,在 RPE 色素脱失、萎缩区域,除了有脉络膜灌注不良外,ICGA 还可显示出病灶区域及其周围的脉络膜血管的代偿扩张,表现为造影早期脉络血管变粗、边缘粗糙及腊肠样外观,晚期因受累的脉络膜血管通透性增强而出现斑片状强荧光(图 27-4D)。

(4) 眼底自发荧光检查　高荧光点常越过黄斑病灶散在分布在眼底后极部。

2. 地图状萎缩(geographic atrophy)

(1) 临床表现:中心凹光反光消失,脉络膜视网膜的萎缩,呈现地图样外观。大部分干性型 AMD 的最终结局是黄斑区形成地图状萎缩(图 27-5)。有萎缩倾向的区域,其颜色比周围正常视网膜更显粉红。由于光感受器的正常新陈代谢依赖于 RPE 的功能正常,因此地图状萎缩区域的光感受器细胞多有丧失。相应区域的脉络膜毛细血管也因其基底膜的增厚而发生硬化,最终导致脉络膜毛细血管萎缩。AMD 地图状萎缩的发展很少累及黄斑中心凹或向中心凹扩展时受到了抵抗,这种"中心凹回避现象"是由于中心凹下含有丰富的叶黄醇具有防护作用的结果。

(2) FFA:表现为造影早期于萎缩灶内可透见脉络膜大中血管,晚期由于残余的脉络膜毛细血管染料渗漏而使巩膜着染。由于萎缩区内残余脉络膜血管的多少及染料渗漏程度不同,晚期可出现轻重不一的巩膜染色,再加上萎缩灶边缘脉络膜毛细血管的染料渗漏,常常导致 FFA 难以精确显示地图状萎缩的范围大小。因此,在评价地图状萎缩的病变损害方面,ICGA 优于 FFA,可提供更多有关脉络膜循环障碍的信息。

(3) ICGA:可较好地显示脉络膜视网膜地图状萎缩的形状及范围。地图状萎缩于 ICGA 早期就呈现因脉络膜血管缺乏而致的弱荧光区,其内残余的脉络膜大中血管清晰可辨,造影晚期地图状萎缩的弱荧光区显得更清楚。

(4) OCT:黄斑区地图状萎缩的视网膜神经上皮层厚度变薄,光感受器外层和 RPE 层缺失(图 27-5B),玻璃膜疣呈 RPE 层下方数个大小不等的半弧形隆起,脉络膜层变薄。

(5) FAF:萎缩病灶低荧光,围绕萎缩病灶呈弥散分支状、细颗粒状或涓流状高荧光,大多数萎缩 AMD 可见到网状玻璃膜疣高荧光。

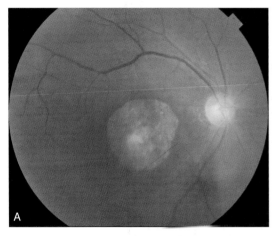
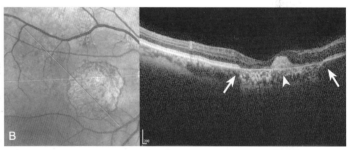

图 27-5　黄斑区地图状萎缩

A. 患者男,84 岁,右眼视力下降 5 年,黄斑近圆形黄白色萎缩,透见脉络膜大血管,病灶中偏颞侧有一黄色斑;B. OCT 显示 RPE 和光感受器外节消失(箭),中心凹旁有一增生膜隆起(箭头)(刘文提供)

二、新生血管性 AMD

(一) 临床表现

湿性型年龄相关性黄斑变性(exudative age-related macular degeneration,AMD),又称渗出型 AMD。广义的渗出性 AMD 包括新生血管性年龄相关性黄斑变性(neovascular AMD,nAMD),息肉状脉络膜新生血管(PCV)和视网膜瘤样增生(RAP)。因此,在此使用 nAMD 的名称更为贴切。nAMD 的主要表现有 CNV 形成、浆液性和出血性 PED、黄斑区纤维血管性瘢痕等,此外还有少见的 RPE 撕裂(RPE tear)[4]。

1. 症状　老年患者出现视力突然下降伴视物变形、变小,或眼前出现新的暗点,或 Amsler 表检查线条、方格变形时,就应高度怀疑可能发生了湿性型 AMD。

2. 体征 眼底检查时,在黄斑区见到有视网膜下出血、黄白色渗出或青灰色隆起病灶等,就更进一步说明有湿性型 AMD 之 CNV 的存在(图 27-6)。黄斑下新生血管大量出血,引起出血性视网膜脱离(hemorrhagic retinal detachment)。当视网膜下腔因出血压力增高,突破黄斑中心凹内界膜,进入玻璃体腔,引起玻璃体积血和严重混浊(图 27-7)。当出血停止时,黄斑内界膜通过再生而封闭。

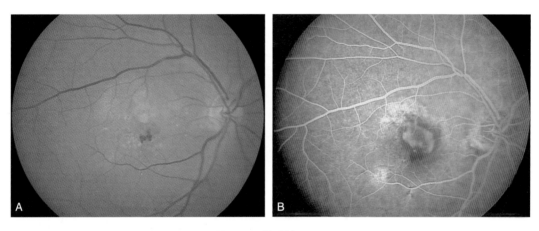

图 27-6 典型性 CNV

A. 右眼底彩照示黄斑区可见片状灰白色微隆起灶,伴下方小片状出血;B. 右眼 FFA 早期示黄斑区可见片状新生血管网性强荧光,伴轻度渗漏,周围一圈低荧光环,下方出血为遮蔽荧光,其外见片状不规则透见荧光

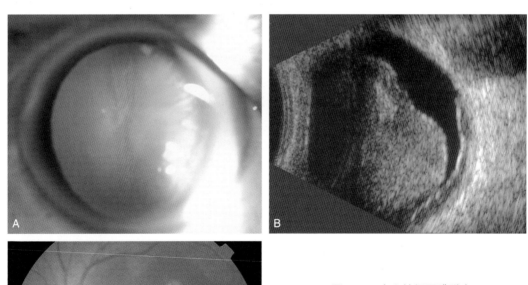

图 27-7 出血性视网膜脱离

A. 年龄相关性黄斑变性出血进入玻璃体腔引起玻璃体浓缩,呈灰黄色;B. B 型超声波显示玻璃体浓缩和完全后脱离,下方视网膜浅脱离,视网膜下腔内高回声,提示是出血;C. 玻璃体切除术后,显示黄斑下大量出血,下方视网膜大片黄白色饼干状出血(刘文提供)

　　CNV 的形成是 nAMD 的最主要特征,也是导致患者视力严重下降的最主要原因。检眼镜下,CNV 处表现为视网膜深层的青灰色隆起灶,周围常伴斑片状视网膜下出血、渗出及脂质沉着,或伴有神经上皮脱离、视网膜下积液等(图 27-8)。这种青灰色表现可能是 RPE 对 CNV 的反应性增生所致。病程的晚期反复出血机化,形成盘状瘢痕,眼底呈灰白色类圆盘状外观,其内可见色素增生(图 27-9)。

　　RPE 撕裂指在 PED 患眼及激光光凝 PED 或 CNV 导致 RPE 裂开,撕裂的 RPE 从撕裂缘处起卷曲到一边,使得一侧为 RPE 为多层,而另一侧(撕裂侧)为 RPE 缺失,暴露 Bruch 膜和脉络膜毛细血管。RPE

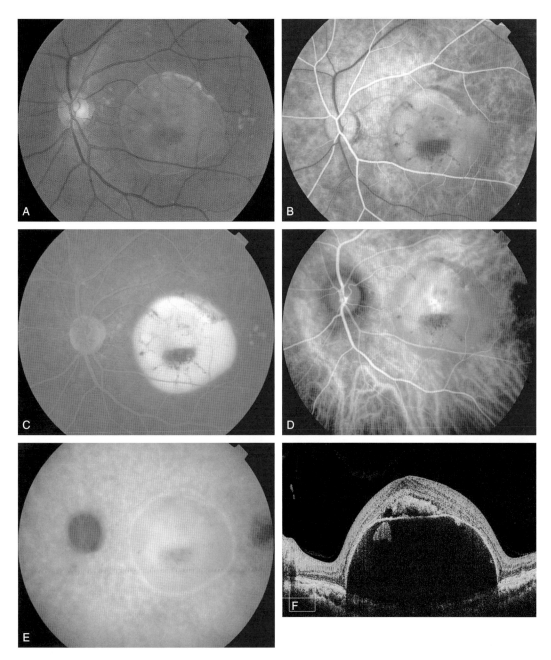

图 27-8　视网膜色素上皮脱离合并色素沉着

A. 左眼黄斑区见类圆形 RPE 脱离区,中央可见红色片状视网膜出血,其鼻侧和颞侧见黄白色渗出;B. FFA 19 秒,黄斑区 3×3 视乳头直径大小片状稍强荧光(PED),中央出血呈遮蔽荧光,周围可见放射状色素沉着性遮蔽荧光;C. 造影 15 分 23 秒,晚期可见 PED 荧光增强,大小形态不变,仍可见出血及色素遮蔽荧光;D. ICGA 35 秒,可见与 FFA 对应的类圆形片状强荧光区,中央可见对应的出血及色素沉着;E. ICGA 28 分 22 秒,晚期 PED 荧光稍增强,勾勒出清晰的边界;F. OCT 显示黄斑区色素上皮层泡状脱离,中心凹下腔有高反射物质(视网膜出血)(刘文提供)

撕裂是 RPE 损害较少见的一种形(图 27-10)。

(二) 辅助检查

1. FFA 无论对典型 CNV 的诊断和定位,还是对浆液性 PED 的范围、形态及部位的确定都有着其重要的价值。

CNV 的典型表现为动脉前期或动脉期出现的花边状或车辐样强荧光及随后的染料渗漏,FFA 能确定 CNV 与中心凹无血管区(foveal avascular zone,FAZ)的位置,是位于中心凹外(距 FAZ 中心 200μm 以外)、中心凹旁(在 FAZ 中心 1~200μm 之间),还是中心凹下(累及 FAZ 中心)。

但大多数 CNV 的 FFA 呈现多种形式的改变。为指导治疗,根据 FFA 中显示的 CNV 病灶内含典型性 CNV 成分的多少将 CNV 分为完全典型性(指整个病灶区域均为典型性 CNV 成分,图 27-6)、典型为主性(指典型性 CNV 成分占整个病变区域的 50% 或以上)、轻微典型性(指典型性

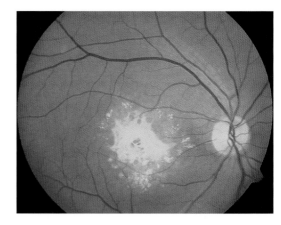

图 27-9 nAMD 机化瘢痕形成
右眼后极部可见片状黄白色机化增生膜形成,未见明显的色素增生灶

CNV 成分占整个病变区域的 50% 以下)及隐匿性(指整个病灶区域均为隐匿性 CNV 成分)CNV 等四种类型。若是 CNV 成分是典型性或典型为主性,那么无论是否出现了近期病变进展的证据(如三个月内视力下降或病灶扩大、出血等),都应该予以治疗;若是轻微典型性或者不含有典型成分,那么只有在近期病变进展

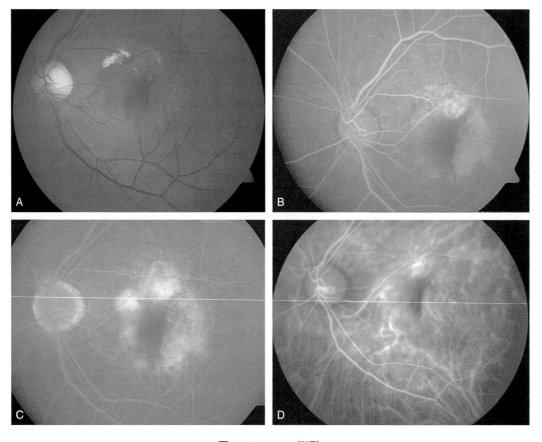

图 27-10 RPE 撕裂
A. 左眼黄斑中心可见带状褐色灶(RPE 卷起折叠处),其颞侧可见片状 RPE 缺失区,隐约透见其下的脉络膜血管,上方可见少量黄白色渗出灶;B 和 C. 左眼 FFA 可见黄斑拱环处呈带状遮蔽荧光(RPE 卷起折叠处),其颞侧可见梭形强荧光区(RPE 撕裂区),边界清楚,鼻侧及上方见片状强荧光(隐匿性 CNV),渐有染料渗漏,晚期范围稍扩大;D. ICGA 早期可见 RPE 卷起折叠所致的带状遮蔽荧光更为明显,其颞侧由于 RPE 缺失而脉络膜血管更为清晰可见

的情况下才考虑治疗。

而晚期盘状瘢痕的 FFA 表现因其内残余活动性 CNV 的多少、RPE 萎缩程度及色素增生情况等的不同而表现为多样化,但一般情况下,造影早期盘状瘢痕表现为相对弱荧光区,其内有花斑状强荧光,后期由于残余CNV和(或)脉络膜毛细血管渗漏染料,使盘状瘢痕组织着染,病灶内的色素增生斑块呈遮蔽荧光(图27-11)。偶尔,白色的瘢痕组织可有自发荧光。

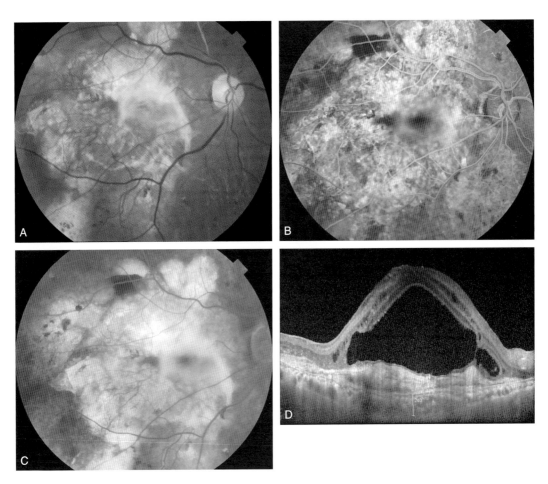

图 27-11　瘢痕活动病灶

A.患者男,74岁,双眼视力下降4年,诊断"双眼 AMD",右眼黄斑区黄白色瘢痕超过大血管弓范围,边界不规则和质地不均,有增生色素斑和颞侧边缘有出血;B. FFA35秒,后极部高荧光,散在点状和不规则片状低荧光区,出血为遮蔽荧光;C.造影10分钟,后极部大片强荧光区,可见到片状低荧光及异常血管阴影;D. OCT 显示黄斑区外核层形成大囊腔,呈泡状隆起,囊腔底部是新生血管瘢痕,脉络膜增厚约240μm(刘文提供)

　　RPE 撕裂的 FFA 具有特征性的荧光形态,RPE 撕裂侧呈不均匀强荧光,晚期更明显(图 27-12)。而RPE 卷曲侧呈多层 RPE 性遮蔽荧光,同时两侧之间有清晰的分界(图 27-10B、C)。若伴 CNV,CNV 常位于RPE 卷曲侧,呈 CNV 性强荧光表现。

　　2. ICGA　对 FFA 诊为隐匿性 CNV 的患眼(约占整个 CNV 的87%)提供了重要的价值,以下将从几个方面阐述渗出型 AMD CNV 的 ICGA 特征及其临床意义。

　　(1) 不伴 PED 的隐匿性 CNV 的 ICGA 特征:按 CNV 的 ICGA 形态特征可分为焦点状(边界清晰、荧光较明亮且强荧光范围≤1 视乳头直径(DD)的 CNV)、斑状(边界清楚或模糊且强荧光斑范围 >1DD 的CNV)(图 27-13)、结合型(指焦点状和斑状均存在的 CNV 损害)及混合型(各种各样的 CNV 形式混杂在一起)四种类型。对不伴 PED 的隐匿性 CNV 来说,了解其 ICGA 的以下特征对判断预后很有意义,确定其

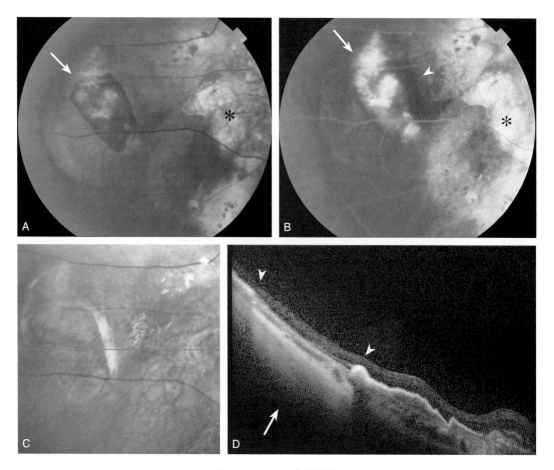

图 27-12　RPE 大片撕裂

A. 图 27-11 患者，右眼 AMD 瘢痕（星）颞侧外见一"刀形"RPE 撕裂，边界清楚，内有不规则出血，清楚透
见脉络膜大血管（箭）；B. FFA 5 分钟，RPE 撕脱呈透见荧光，出血遮蔽处呈弱荧光（箭），撕裂的颞侧见半圆
形低荧光，鼻侧遮蔽背景荧光（箭头），AMD 呈高荧光（星）；C. 近红外光扫描 RPE 撕裂区和周围视网膜反射
相似，但边界有一圈不完整的环形高反射，鼻侧边较宽和明显（RPE 卷曲边）；D. OCT 显示 RPE 撕脱区轻度
凹陷（两箭头之间），缺乏 RPE 屏蔽有强烈的透照影（箭），鼻侧 RPE 撕裂边缘隆起呈强反射影（刘文提供）

CNV 性强荧光是造影早期就出现，还是中晚期才出现，若造影早期就为强荧光，晚期染料渗漏或明显染色，
则意味着此 CNV 为活动性 CNV；若造影中晚期才出现染色，则多为静止性或非活动性 CNV。

　　（2）伴 PED 的隐匿性 CNV 的 ICGA 特征：ICGA 应用于这类病例的优势在于可以较准确地将 FFA 难
以鉴别的非血管性 PED（即不由新生血管引起的浆液性 PED）从血管性 PED（即由 CNV 或 PCV 引起的
PED）中区分开来，ICGA 显示非血管性 PED 为弱荧光区，无晚期染色或隐匿性 CNV 荧光征象，这样可以
避免对这些浆液性 PED 作不必要的激发光凝治疗。可较精确确定 CNV 的大小、形态以及边界清楚与否，
将其分为焦点状 CNV 和斑状 CNV；可较好判断 CNV 的状态，根据强荧光出现的时间及强度，确定其为活
动性的还是静止性的 CNV；对一些 FFA 认为不适合光凝的病例，ICGA 可重新确定适于光凝治疗；有利于
选择激光光凝的方式：如是采用格子样、扩散性光凝还是融合性光凝，并可避免错误光凝浆液性 PED；由
于 ICGA 可较精确定位 CNV，有利于指导黄斑下膜剥离的范围及深度；有利于药物治疗疗效的评价；通过
CNV 病灶范围的重新判定，指导 PDT 治疗。

　　而部分患者出现 RPE 撕裂，其 ICGA 表现有：早期可清晰显示 RPE 撕裂区的脉络膜血管结构，而 RPE
卷曲区为相对弱荧光；晚期撕裂区呈现相对正常的脉络膜荧光，这是由于脉络膜荧光很快消退的缘故，也
有些患眼撕裂区为强荧光，其原因可能是 RPE 的急性撕裂导致撕裂区内的脉络膜毛细血管通透性增高所
致（图 27-10D）。

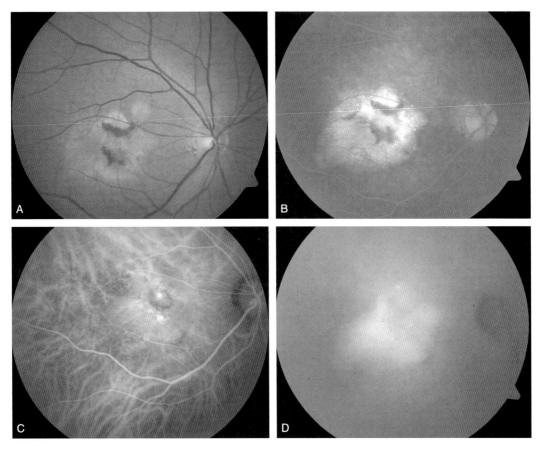

图 27-13 斑状 CNV

A. 右眼黄斑区约 2DD 大小橙黄色病灶,其上可见少量的视网膜下出血;B. FFA 示黄斑区约 3DD×2DD 大小的类圆形强荧光,其内可见不规则出血遮蔽荧光,随时间延长未见染料渗漏,晚期仍为强荧光,大小形态不变,其内可见点状稍强荧光灶(非典型性浆液性 PED);C 和 D. 右眼 ICGA 示造影早期于黄斑区可见约 3DD×2DD 大小异常血管扩张,随时间延长染料渗漏,晚期呈 4DD×3DD 大小的边界清楚之斑状强荧光(斑状 CNV)

3. OCT 湿性型 AMD 的 OCT 图像组成较为复杂,如 CNV、出血、渗出和瘢痕。

(1) CNV:若未突破 RPE,则可见 RPE/脉络膜毛细血管层的红色反射光带变形(OCT 伪彩色)、伴局限性增厚。若已突破 RPE,则可见红色反射光团位于神经上皮腔隙下(图 27-14)。

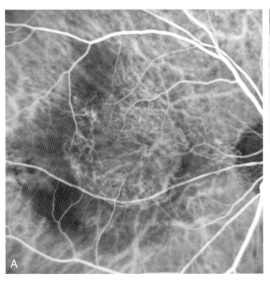

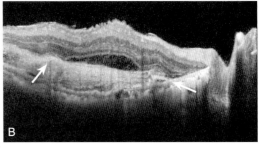

图 27-14 脉络膜新生血管网

A. ICGA 早期,于黄斑区清晰可见一脉络膜新生血管网状结构,约 2DD 大小;B. 黄斑区视网膜浅脱离,CNV 突破 RPE 位于神经上皮下(箭)

（2）出血和渗出：均导致出血性或（和）浆液性 PED 的产生。出血性 PED 则呈中等度强反射，并遮蔽其后组织（图 27-15A），浆液性 PED 表现为无反光的腔隙或囊状腔隙（图 27-15B）。

（3）瘢痕：RPE/脉络膜毛细血管层光带局限性增厚伴反光增强，边界较清楚（图 27-15C）。

（4）脉络膜厚度：用增强深度成像 OCT 测量 AMD 患者中心凹脉络膜厚度，发现湿性 AMD 患者的脉络膜厚度无论是与对侧健眼相比或与正常对照组相比均无差异性，在渗出性和非渗出性亚组之间比较也无显著性差异[5]。但临床上确实测量有脉络膜厚度增加病例（图 27-15D）。

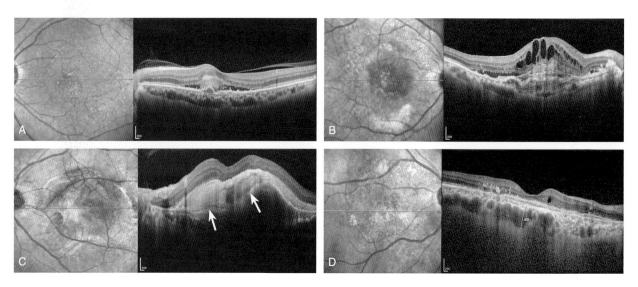

图 27-15　湿性年龄相关性黄斑变性 OCT 检查
A. 患者在干性 AMD 基础上发生了 CNV，引起黄斑区视网膜下浅脱离；B. 黄斑区 CNV 引起视网膜下积液和黄斑囊样水肿；C. AMD 瘢痕化，已经注射过一次雷珠单抗，视力仍然手动，OCT 显示黄斑区高度隆起，视网膜下致密高反射，瘢痕组织位于视网膜下和 RPE 下，隐约见 RPE 反射带（箭）；D. 湿性 AMD，黄斑中心凹脉络膜厚度增加，约 409μm（刘文提供）

4. B 型超声波检查　AMD 大量出血进入玻璃体腔，引起玻璃体积血或混浊，眼底不能见到，应常规做 B 型超声波检查。AMD 的 B 型超声波检查在形态上具有一定特殊性，玻璃体可以是完全后脱离、玻璃体黄斑粘连，视网膜出血性脱离呈弧形（图 27-16A、B），视网膜下液混浊合并玻璃体混浊（图 27-16C）。

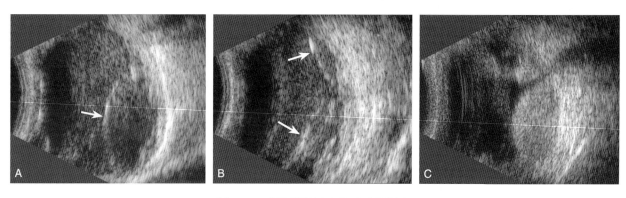

图 27-16　视网膜下出血和玻璃体混浊
A. 玻璃体致密混浊，在混浊的中央，可见到与视盘相连的脱离视网膜（箭）B. 左图同一患者水平超声致密混浊的玻璃体腔中，上下各见脱离的弧形视网膜回声（箭）；C. 较新鲜的视网膜下出血，上下各见半球状隆起，上半球内可见较透明的空腔，下半球为实性（刘文提供）

三、视网膜血管瘤样增生

视网膜血管瘤样增生（retinal angiomatous proliferation，RAP）是一种年龄相关性黄斑变性的特殊类型，早期表现为黄斑中心凹外视网膜内核层毛细血管瘤样增生,不断增生突破视网膜下间隙,最终与CNV吻合。RAP作为新生血管性AMD的一种亚型或特殊形式,在白色人种较多(约占整个新生血管性AMD的10%~15%)[6],而亚洲人种相对少见(约占整个新生血管性AMD的5%)[1]。

（一）临床表现

1. 视力　早期视力较好,随着病程进展视力预后较差。

2. 眼底表现　散在小片视网膜内出血、视网膜前出血和视网膜下出血,局限性视网膜内水肿,黄斑区大玻璃膜疣,片状环形渗出,视网膜小血管进入灰黄色病灶内,黄斑区浆液性PED或血管性PED(图27-17)。

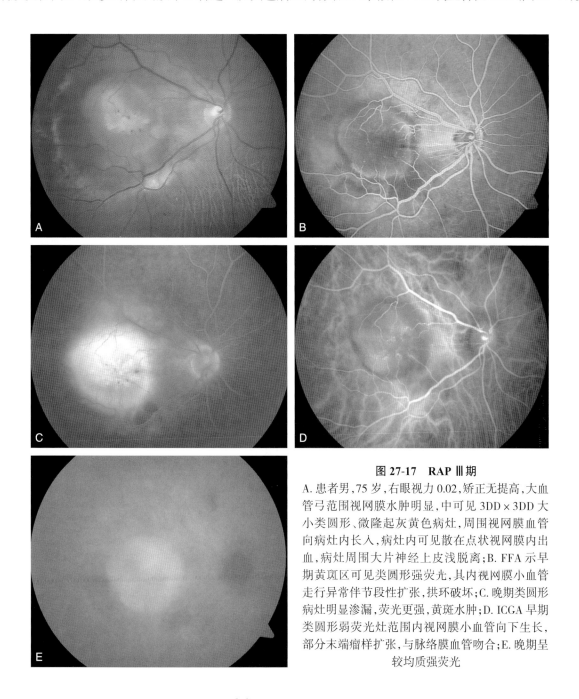

图27-17　RAP Ⅲ期

A.患者男,75岁,右眼视力0.02,矫正无提高,大血管弓范围视网膜水肿明显,中可见3DD×3DD大小类圆形、微隆起灰黄色病灶,周围视网膜血管向病灶内长入,病灶内可见散在点状视网膜内出血,病灶周围大片神经上皮浅脱离;B.FFA示早期黄斑区可见类圆形强荧光,其内视网膜小血管走行异常伴节段性扩张,拱环破坏;C.晚期类圆形病灶明显渗漏,荧光更强,黄斑水肿;D.ICGA早期类圆形弱荧光灶范围内视网膜小血管向下生长,部分末端瘤样扩张,与脉络膜血管吻合;E.晚期呈较均质强荧光

3. 分期　国际上主要采取Yannuzzi等[7]的提出的分期:

（1）Ⅰ期:视网膜内新生血管期(intraretinal neovascularization,IRN),以视网膜中层和内层可见簇状血管瘤样增生,散在视网膜内出血及环绕增生血管簇的局限性视网膜内水肿为特征,约30%伴发视网膜-视网膜血管吻合(rerinal-retinal anastomoses,RRA)、视网膜内点状出血及水肿。

（2）Ⅱ期：视网膜下新生血管期（subretinal neovascularization，SRN），视网膜内新生血管呈双向生长并进展到视网膜下腔。眼底表现除视网膜内出血外，尚可见视网膜下出血或视网膜前出血，局限性视网膜内水肿加重伴神经上皮脱离，伴有或不伴有浆液性 PED。约 40% 伴发 RRA。

（3）Ⅲ期：脉络膜新生血管期，以视网膜下新生血管发展至 RPE 并与 CNV 交通形成视网膜 - 脉络膜血管吻合（retina-choroid anastomoses，RCA）为特征，眼底存在大的鳞状 CNV 损害灶及其内小斑状 IRN 和 SRN 损害，以及血管性 PED 及 RRA 等，临床上证实有 CNV 存在即进入该期。

（二）辅助检查

1. FFA　Ⅰ期常表现为与血管瘤样病灶相连的早期局灶强荧光，晚期可见视网膜内边界不清的局部病灶染色。Ⅱ期与Ⅲ期无典型表现，较难与 CNV 鉴别，若伴有 PED 则为片状强荧光。

2. ICGA　Ⅰ期表现为与新生血管相对应的视网膜内局部强荧光（热点）。Ⅱ期常在中晚期表现为逐渐增强的强荧光，若伴有 PED 则为片状强荧光。Ⅲ期表现为 RAP 的滋养血管及回流血管与 CNV 的强荧光相连。

3. OCT　可确定新生血管复合体的纵向深浅位置，对 RAP 的诊断有帮助。Ⅰ期表现为视网膜内高反射灶，伴视网膜神经上皮层水肿，或与新生血管或出血相对应的高反射灶，RPE 层反光带完整，其下无增生性病变，不伴有 PED 形成。Ⅱ期可见 RPE 前高反射灶，可发现黄斑区增厚，视网膜神经纤维层可见圆形透亮区域（黄斑囊样水肿）。PED 则表现为 RPE 层与 Bruch 膜之间存在无反射暗区。Ⅲ期可见视网膜内的高反射灶与 RPE 下的高反射灶融合。

第三节　诊断和鉴别诊断

（一）诊断

1. 干性 AMD　患者常大于 50 岁，双眼视力渐进性下降，眼底存在多个硬性或软性玻璃膜疣，伴脱色素、低色素或色素沉着区，或后极部视网膜脉络膜萎缩病灶。

2. nAMD　常发生于 50 岁以上老年人，患眼突然视力下降，伴视物变形或眼前黑影，黄斑区出现灰白色新生血管膜和（或）由 CNV 引起的浆液性或血液性 PED，常伴周围片状神经上皮脱离。部分病人可见黄斑区黄白色盘状瘢痕形成。FFA 检查可见典型性或隐匿性 CNV 渗漏，ICGA 可见边界清楚的点状或斑状 CNV 形成。OCT 检查见黄斑区 RPE 层断裂及其上的强反光团（CNV）。

3. RAP　常双眼前后发病，若患者出现视网膜内出血点和环形渗出灶、PED 及 ICGA 中出现与滋养血管及回流血管相连的"热点"时，应高度怀疑。

（二）鉴别诊断

1. 和干性 AMD 鉴别诊断

（1）Stargardt 病：此病多发生于青少年（约 6~20 岁），自幼双眼视力对称性进行性下降，双眼对称横椭圆形境界清楚的萎缩区，眼底检查时可见金箔样反光，部分周围绕以散在大小、形态不一的视网膜深层灰黄色斑点。

（2）中心晕轮状脉络膜营养不良：此病患者常于 30~50 岁时视力开始下降，晚期常呈双眼对称性类圆形境界清楚的萎缩区，累及中心凹，其中掺杂有棕黑色及黄白色小点，可见金箔样反光，其下脉络膜中大血管及巩膜清晰可见，并常常伴有视盘周围的脉络膜萎缩。

2. 和 nAMD 鉴别诊断

（1）PCV：①PCV 相对好发于有色人种，而湿性型 AMD 却白色人种易罹患；②PCV 患眼或对侧眼眼底较少有软性玻璃膜疣及局部色素沉着等 CNV 易患因素改变；③如无遮挡，可见息肉状病灶呈橘红色结节样隆起，而 CNV 病灶一般呈青灰色改变；④典型性 CNV 的 FFA 表现及隐匿性 CNV 在 ICGA 显示出的"热点"（hot-spot）现象或晚期"斑状"强荧光，与 PCV 的晚期"冲刷现象"有明显不同；⑤PCV 患眼病情发展相对平缓、最终较少瘢痕化、视力预后较好。

（2）RAP：RAP 渗出较多，常呈片状环形。ICGA 显示来自视网膜和脉络膜的新生血管交通，形成视网膜 - 脉络膜血管吻合。

（3）特发性脉络膜新生血管：此病多发生于年轻女性，常为单眼发病，CNV 病变范围较小，约 1/2DD 大小左右，边界清楚。

（4）眼底血管样条纹：可见从视盘发出的放射状条纹，部分走向后极部的条纹可并发 CNV，FFA 可见条纹呈透见荧光。

（5）获得性视网膜大动脉瘤：当视网膜下或视网膜前出血发生在视网膜的主要动脉上，应考虑到大动脉瘤所致。ICGA 可较好显示大动脉瘤的存在。

（6）慢性中心性浆液性脉络膜视网膜病变（慢性中浆）：慢性中浆可见多灶性 RPE 渗漏，渗漏灶于造影中期可见多灶性强荧光点。ICGA 显示慢性中浆脉络膜血管通透性增强，造影中期最为明显，晚期可见脉络膜血管负影。造影期间未见焦点状或斑状 CNV 性强荧光。

（7）黄斑毛细血管扩张Ⅱ型：结合 FFA 和 ICGA 可见渗漏来自于视网膜血管而非脉络膜新生血管，具有相对完整的 RPE 层，OCT 未见突破 RPE 的高反射团块（CNV）可鉴别，且较少发生浆液性 PED。

3. 和 RAP 鉴别诊断

（1）PCV：发病年龄较轻，有色人种比较多见，ICG 检查 PCV 晚期常有"冲刷现象"，而 RAP 一般不出现。且 PCV 的强荧光病灶常出现在中心凹外。

（2）nAMD：只可见 CNV 的强荧光灶，而无视网膜和脉络膜的新生血管交通，且 PED 的发生率较低。

（3）黄斑毛细血管扩张Ⅱ型：二者早期都来源于视网膜血管，而 RAP 常表现为视网膜新生血管纵向发展，易出现视网膜内点状出血及 RPE 功能失调，而黄斑毛细血管扩张Ⅱ型较少出现浆液性 PED、RCA 等表现。

第四节　治　疗

（一）药物治疗

选择性补充叶黄素、玉米黄质、微量元素和抗氧化剂等；同时在饮食中适当增加富含叶黄素及玉米黄质的蔬菜和水果，可减缓干性型 AMD 的病变进展及视力下降。佩戴防护阳光中蓝色光线照射的眼镜。

扩血管和活血通络类中成药，如复方血栓通、益脉康、银杏叶滴丸等。

同时控制高血压、高血脂及戒烟。

（二）激光光凝治疗

激光光凝封闭 CNV 仍被认为是对 nAMD 之 CNV 有效的治疗方法。ICGA 可显示一些隐匿性 CNV 为边界清晰的强荧光，若其大小、位置符合光凝标准，那么就可采用直接光凝法光凝这些 CNV 性强荧光，促使出血、渗出或积液早日消退，从而使视力稳定或提高[8]。可有直接完全光凝治疗、选择性直接光凝治疗、间接光凝治疗、光凝滋养血管、ICG 染料增强的二极管激光光凝等多种光凝方法。但是也有其局限性，如伴 PED 的 CNV 的光凝效果均不如不伴 PED 者；如较浓厚的出血、严重的脂质渗出及 PED 腔内的浊性积液都可因 ICGA 的近红外光难以完全穿透而掩盖部分 CNV 边界，使得不能精确定位 CNV 等。

（三）光动力学疗法

光动力学疗法（photodynamic therapy，PDT）的基本原理是通过静脉注射能与 CNV 的内皮细胞特异结合的光敏剂（如维速达尔），当受适当波长激光（如 689nm 的半导体激光）照射后，激活光敏剂，产生光氧化反应杀伤 CNV 内皮细胞，从而起到破坏 CNV 的作用。研究表明 PDT 不但可以选择性地消除 CNV，而且不损伤视网膜和脉络膜组织，因此可在消除 CNV 的同时而不影响黄斑区的功能和结构，从而保留患者的有用视力，这对中心凹下 CNV 的治疗有特殊价值。

ICGA 应用于 PDT 主要有两个作用：一是将 FFA 显示为边界欠清的隐匿性 CNV 转化边界清楚的

CNV,从而有利于 PDT 的定位和治疗;二是通过显示 CNV 的供养血管来判断 PDT 对 CNV 治疗的预后。如果 ICGA 发现 CNV 有良好的供养血管,那么 PDT 后 CNV 有很高的复发率,需多次 PDT 治疗。

(四)抗血管内皮细胞生长因子治疗

玻璃体腔注射抗血管内皮生长因子(VEGF)药物较常用的有雷珠单抗(Lucentis)、康柏西普(conbercep)和贝伐单抗(Avastin,目前应用于眼科治疗属于标签外使用),主要用于湿性 AMD。起始每月 1 次,连续 3 个月,以后每季度一次或按需要多次玻璃体腔内注射,可提高或稳定湿性 AMD 患者的视功能[9]。目前使用 PDT 联合抗 VEGF 治疗起到更为理想的效果,并可减少治疗次数[10]。

(五)经瞳孔温热疗法

经瞳孔温热疗法(transpupillary thermotherapy,TTT)能使照射区局部温度升高,从而封闭 CNV。但由于其为非特异性疗法,是否有正常组织的远期反应尚需进一步研究。

(六)手术治疗

如黄斑下 CNV 摘除术和黄斑转位术等。因黄斑下 CNV 手术中常常同时将黄斑区色素上皮一起损伤,手术效果差,现已不提倡单纯手术取出黄斑下出血和机化膜。

第五节　治疗效果和典型病例

一、治疗效果

1. 干性 AMD　氧化应激是引起 AMD 的重要机制,因此,使用抗氧化剂治疗可抑制活性氧中间体(ROI)的产生,加速其清除或抑制其对大分子氧化损伤作用,可减缓 AMD 的进展[11]。

(1)维生素:补充维生素 E 对维持视网膜活性氧分子的完整性及清除 ROI 具有重要意义。另外补充 β-胡萝卜素对 AMD 具有保护作用,研究提示高剂量的 β- 胡萝卜素(20~30mg)可使吸烟者肺癌的发病风险增加,因此建议具有吸烟史者避免服用这种营养素。

(2)矿物质:锌可参与维生素 A 还原酶和视黄醇结合蛋白的合成,低剂量的锌对于 RPE 氧化应激有保护作用。另外铜和锰等微量元素也能协同自由基的清除。

(3)黄斑色素(MP):主要指玉米黄素和叶黄素,由于人体不能自身合成,因此需要从食物中获取,如玉米、南瓜和绿色花椰菜等。研究证明,摄入这两类营养素可降低 AMD 的危险性[12]。

2. nAMD　nAMD 的自然病程经过是最终黄斑区瘢痕化和视力丧失(图 27-18)。对于 nAMD 来说,目前最常用的治疗方法是光动力学疗法、玻璃体腔内注射抗 VEGF 治疗以及将两者结合的联合治疗。

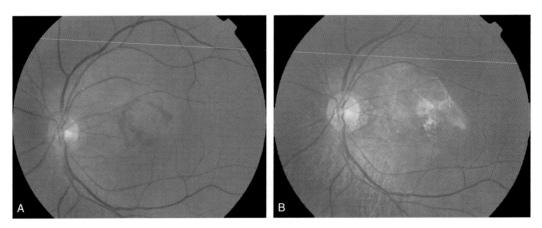

图 27-18　湿性 AMD 治疗后瘢痕化
A. 黄斑区视网膜环形出血和盘状隆起;B. 三年后,黄斑区黄白色瘢痕形成(易长贤提供)

（1）PDT 治疗：美国和欧洲 AMD 光动力治疗研究小组（TAP）连续报道了多中心临床试验 PDT 对于 AMD 的随访一至五年的治疗效果[13-17]，PDT 治疗可以明显减少自然病程所造成的中至重度的视力减退，1 年后其中 61% 的治疗组患者视力下降小于 15 个字母，而且对典型性 CNV 治疗效果更为显著。2 年后 53% 的治疗组患者视力下降小于 15 个字母，往后随访患者视力仍较稳定。

（2）玻璃体腔内注射抗 VEGF 治疗：近期《新英格兰医学杂志》发表了美国对于 1208 名 nAMD 患者的多中心大型 CATT 临床试验中发现，在一年的随访中，每月一次的贝伐单抗或雷珠单抗对患者视力恢复的效果相仿，而且均使视网膜内液体量大幅减少；而两者按需注射与每月一次注射几乎同等有效，且在严重的全身不良反应发生率，没有统计学差异[18]。

（3）联合治疗：Hara 等人[19]通过研究对比发现使用 PDT 联合玻璃体腔内注射抗 VEGF 治疗比单独使用 PDT 治疗效果好，联合治疗组和单独 PDT 组各为 86%、43% 的单次治疗率，前一组视力恢复也明显较好（P<0.05）。而 Mataix 等人也通过研究表明，PDT 联合玻璃体腔内注射雷珠单抗治疗与单独每月注射雷珠单抗效果相当，且可以减少玻璃体腔内注射次数，另外还可以减少潜在的不良反应[20]。

3. RAP　由于 RAP 自然病程的特殊性，任何治疗方法都未得到最终肯定。

（1）激光疗法：适用于中心凹外的病灶，因此对Ⅰ期、Ⅱ期 RAP 成功率较高，而随着病程的发展，病灶越来越接近中心凹，且伴 PED，CNV 等，此时光凝则无效或不合适[21]。

（2）PDT：部分研究表明，PDT 对于Ⅰ期及较小的病灶的患者有效，而对于伴有较大 PED 的Ⅱ期、Ⅲ期患者，可能会加速病变进程，或出现 RPE 撕裂[22]。因此，其安全性还有待于进一步研究。

（3）玻璃体腔内注射抗 VEGF 治疗：为期一年的随访研究表明，注药治疗可以提高Ⅰ期、Ⅱ期 RAP 患者的视力[23]，但是需要反复注药治疗[24]。

（4）联合治疗：一系列研究发现，PDT 联合规范的抗 VEGF 治疗 RAP 是安全且有效的，可以减轻视网膜水肿，提高视力，但是仍然需要反复注药治疗[25-27]。Ⅲ期患眼即使联合疗法效果亦欠佳且易复发

二、典　型　病　例

病例一：抗 VEGF 治疗

1. 病例　患者女，68 岁，右眼视力下降、视物变形 3 年余。右眼视力 0.1。初诊时行眼底检查，可见片状灰白色隆起灶，周围可见片状出血及渗出（图 27-19）。

2. 诊断　右眼 nAMD。

3. 治疗　玻璃体腔内注射雷珠单抗，0.5mg，每月一次。

4. 治疗效果　10 个月后复诊，右眼视力 0.1。眼底检查，CNV 病灶瘢痕化，未见明显渗漏，病情趋于稳定（图 27-19D~F）。

病例二：光动力学治疗

1. 病例　患者男，65 岁，于 2011 年 6 月 30 日因"右眼视物模糊、变形 2 年"就诊。右眼最佳矫正视力为 0.06，眼前节未见明显异常，眼底检查可见后极部大片状黄白色渗出灶，伴水肿、出血。遂行右眼 FFA+ICGA 检查，证实为隐性 CNV（图 27-20）。

2. 诊断　右眼 nAMD。

3. 治疗　于 2011 年 7 月 15 日行 PDT 治疗，按 60mg/m² 剂量取光敏剂维替泊芬（维速达尔），稀释后注入肘静脉，开始注射药物 15min 后，应用波长为 685nm、能量为 50j/cm² 照射 83s，直径为 ICGA 显示病灶区域的直径。治疗后避光 48h。

4. 治疗效果　患者于 2011 年 12 月 13 日复诊，右眼最佳矫正视力 0.08，眼前节未见明显异常，直接检眼镜检查示黄斑区片状瘢痕灶形成，未见出血、渗出等。遂行 FF+ICGA 复查（图 27-21）。

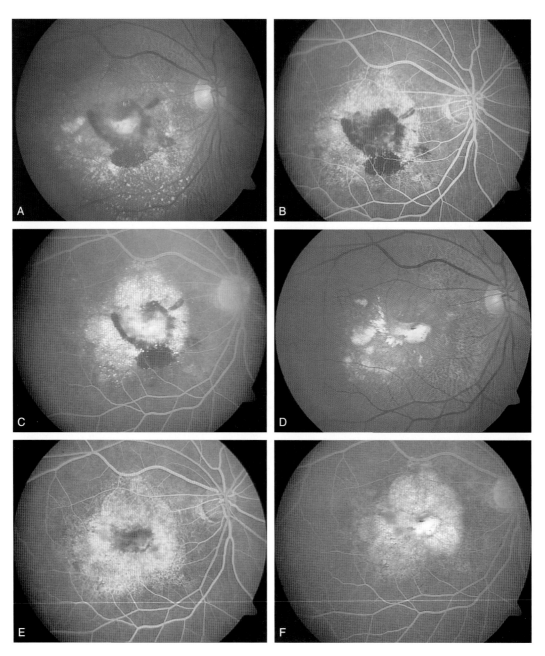

图 27-19 抗 VEGF 治疗

A. 右眼黄斑区见片状灰白色隆起灶,周围可见片状出血及渗出;B. FFA 早期见黄斑区一新生血管网性强荧光,周围可见片状出血遮蔽荧光,及斑驳状强荧光;C. 造影晚期可见大片状强荧光区伴渗漏(轻微典型性 CNV);D. 治疗后右眼黄斑区可见黄白色纤维血管瘢痕形成,伴少量色素增生;E. FFA 造影早期于黄斑区可见 CNV 性强荧光,周围可见斑驳状强荧光;F. FFA 造影晚期可见片状强荧光,未见明显渗漏,大小形态未见明显改变(瘢痕染色)

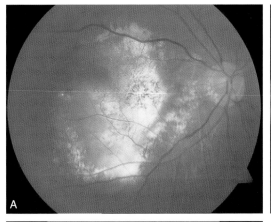

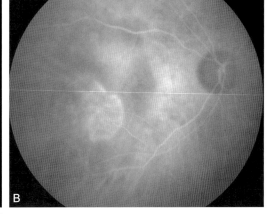

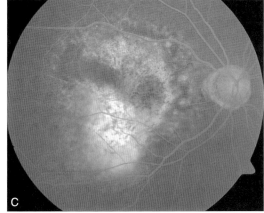

图 27-20　光动力学治疗前

A. 右眼后极部可见大片状黄白色渗出灶,伴出血;
B. ICGA 显示右眼黄斑拱环颞下方见约 2DD 大小的异常脉络膜新生血管网,渗漏 ICG,晚期呈约 2DD 的边界尚清的斑状强荧光;C. FFA 显示晚期黄斑区片状强荧光区

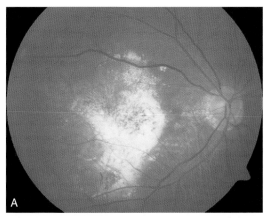

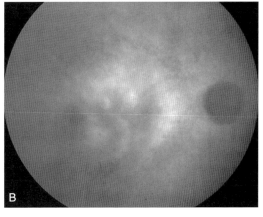

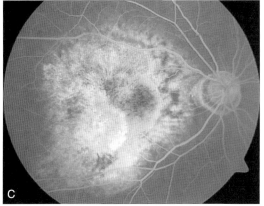

图 27-21　光动力学治疗后

A. 右眼底彩照可见黄斑区及周围片状黄白色瘢痕病灶形成,未见出血、渗出等;B. ICGA 显示右眼黄斑区可见 CNV 网较前次造影明显消退,部分轻微染料渗漏,晚期呈约 1DD 大小的模糊状强荧光;C. 右眼 FFA 造影晚期可见片状强荧光,边界清晰(瘢痕染色),未见明显染料渗漏

（文峰　吴琨芳）

参 考 文 献

1. Liu Y,Wen F,Huang S,et al. Subtype lesions of neovascular age-related macular degeneration in Chinese patients. Graefes Arch Clin Exp Ophthalmol. 2007;245:1441-1445.

2. Campochiaro PA,Nguyen QD,Shah SM,et al. Adenoviral vector-delivered pigment epithelium-derived factor for neovascular age-related macular degeneration:Results of a phase I clinical trial. Hum Gene Ther. 2006;17:167-176.

3. Sarks S,Cherepanoff S,Killingsworth M,et al. Relationship of basal laminar deposit and membranous debris to the clinical presentation of early age-related macular degeneration. Invest Ophthalmol Vis Sci. 2007;48:968-977.

4. Zweifel SA,Spaide RF,Curcio CA,et al. Reticular pseudodrusen are subretinal drusenoid deposits. Ophthalmology. 2010;117:303-312.

5. Jonas JB,Forster TM,Steinmetz P,et al. Choroidal thickness in age-related macular degeneration. Retina. 2014;34:1149-1155.

6. Boscia F,Furino C,Prascina F,et al. Combined surgical ablation and intravitreal triamcinolone acetonide for retinal angiomatous proliferation. Eur J Ophthalmol. 2005;15:513-516.

7. Yannuzzi LA,Freund KB,Takahashi BS. Review of retinal angiomatous proliferation or type 3 neovascularization. Retina. 2008;28:375-384.

8. Slakter JS,Yannuzzi LA,Sorenson JA,et al. A pilot study of indocyanine green videoangiography-guided laser photocoagulation of occult choroidal neovascularization in age-related macular degeneration. Arch Ophthalmol. 1994;112:465-472.

9. Bhatnagar P,Spaide RF,Takahashi BS,et al. Ranibizumab for treatment of choroidal neovascularization secondary to age-related macular degeneration. Retina. 2007;27:846-850.

10. Liu Y,Wen F,Li J,et al. Transitions of multifocal electroretinography in patients with age-related macular degeneration after combination therapy with photodynamic therapy and intravitreal bevacizumab. Doc Ophthalmol. 2009;119:163-169.

11. Tan JSL,Wang JJ,Flood V,et al. Dietary antioxidants and the long-term incidence of age-related macular degeneration - The Blue Mountains Eye Study. Ophthalmology. 2008;115:334-341.

12. Chucair AJ,Rotstein NP,SanGiovanni JP,et al. Lutein and zeaxanthin protect photoreceptors from apoptosis induced by oxidative stress:Relation with docosahexaenoic acid. Invest Ophth Vis Sci. 2007;48:5168-5177.

13. Kaiser PK. Verteporfin therapy of subfoveal choroidal neovascularization in age-related macular degeneration:5-year results of two randomized clinical trials with an open-label extension:TAP report no. 8. Graefes Arch Clin Exp Ophthalmol. 2006;244:1132-1142.

14. Bressler NM,Bressler SB,Haynes LA,et al. Verteporfin therapy for subfoveal choroidal neovascularization in age-related macular degeneration:four-year results of an open-label extension of 2 randomized clinical trials:TAP Report No. 7. Arch Ophthalmol. 2005;123:1283-1285.

15. Blumenkranz MS,Bressler NM,Bressler SB,et al. Verteporfin therapy for subfoveal choroidal neovascularization in age-related macular degeneration:three-year results of an open-label extension of 2 randomized clinical trials—TAP Report no. 5. Arch Ophthalmol. 2002;120:1307-1314.

16. Bressler NM. Photodynamic therapy of subfoveal choroidal neovascularization in age-related macular degeneration with verteporfin:two-year results of 2 randomized clinical trials-tap report 2. Arch Ophthalmol. 2001;119:198-207.

17. Photodynamic therapy of subfoveal choroidal neovascularization in age-related macular degeneration with verteporfin:one-year results of 2 randomized clinical trials--TAP report. Treatment of age-related macular degeneration with photodynamic therapy (TAP) Study Group. Arch Ophthalmol. 1999;117:1329-1345.

18. Martin DF,Maguire MG. ,Ying G. S,et al. Ranibizumab and bevacizumab for neovascular age-related macular degeneration. N Engl J Med. 2011;364:1897-1908.

19. Hara R,Kawaji T,Inomata Y,et al. Photodynamic therapy alone versus combined with intravitreal bevacizumab for neovascular age-related macular degeneration without polypoidal choroidal vasculopathy in Japanese patients. Graefes Arch Clin Exp Ophthalmol. 2010;248:931-936.

20. Mataix J,Palacios E,Carmen DM,et al. Combined ranibizumab and photodynamic therapy to treat exudative age-related macular degeneration:an option for improving treatment efficiency. Retina. 2010;30:1190-1196.

21. Johnson TM,Glaser BM. Focal laser ablation of retinal angiomatous proliferation. Retina,2006,26:765-772.

22. Boscia F,Parodi MB,Furino C,et al. Photodynamic therapy with verteporfin for retinal angiomatous proliferation. Graefes Arch Clin Exp Ophthalmol. 2006;244:1224-1232.

23. Parodi MB,Iacono P,Menchini F,et al. Intravitreal bevacizumab versus ranibizumab for the treatment of retinal angiomatous proliferation. Acta Ophthalmol. 2013;91:267-273.

24. Hemeida TS,Keane PA,Dustin L,et al. Long-term visual and anatomical outcomes following anti-VEGF monotherapy for retinal

angiomatous proliferation. Br J Ophthalmol. 2010;94:701-705.

25. Seidel G. ,Werner C,Weger M,et al. Combination treatment of photodynamic therapy with verteporfin and intravitreal ranibizumab in patients with retinal angiomatous proliferation. Acta Ophthalmol. 2013;91:482-485.

26. Lo Giudice G. ,Gismondi M,De Belvis V,et al. Single-session photodynamic therapy combined with intravitreal bevacizumab for retinal angiomatous proliferation. Retina. 2009;29:949-955.

27. Viola F,Mapelli C,Villani E,et al. Sequential combined treatment with intravitreal bevacizumab and photodynamic therapy for retinal angiomatous proliferation. Eye. 2010;24:1344-1351.

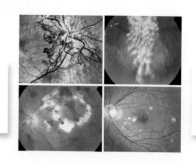

第二十八章
急性后极部多灶性鳞状色素上皮病变

急性后极部多灶性鳞状色素上皮病变(acute posterior multifocal placoid pigment epitheliopathy,APMPPE)由Gass[1]在1968年首次描述,是一种以后极部视网膜色素上皮和脉络膜毛细血管层面多发性、黄白色、扁平鳞状病灶为特征的眼底病变。多见于年轻人。

一、病因与发病机制

具体的病因尚不清楚,推测可能是非特异性炎症表现。Gass[1]认为病变的始发部位在视网膜色素上皮(RPE),混浊的色素上皮细胞胞浆,阻挡了脉络膜背景荧光。他认为以下三点用脉络膜毛细血管阻塞无法解释,①病变形状、大小的多样性,与脉络膜毛细血管的解剖形态无直接关系;②急性病灶区域并未被周围的脉络膜毛细血管渗透的荧光素染色;③视力恢复的时间较快。另外一些学者如Deutman[2]认为,脉络膜小动脉炎性阻塞和脉络膜毛细血管无灌注也参与了发病过程,建议称之为急性多灶性缺血性脉络膜病变(acute multifocal ischemic choroidopathy,AMIC)更合适。随着研究深入,越来越多证据表明脉络膜也参与了发病过程,包括APMPPE患者行吲哚青绿脉络膜血管造影(ICGA)检查发现存在脉络膜毛细血管无灌注,病人多同时伴有眼部及全身血管炎症,及荧光素眼底血管造影(FFA)显示的脉络膜毛细血管灌注时呈现出的"蜂窝状"的外观等,以上这些都提示脉络膜可能也与该病发病相关[3-6]。

Wolf[7]等人报道了HLA-B7、HLA-DR2抗原在APMPPE中增高。

二、临床表现

(一)一般情况

青年健康患者多见,发病年龄多在20~50岁,平均发病年龄25岁。没有性别和种族差异。约1/3患者起病前有感冒样症状,尤其是头痛,常为双眼发病,也有单眼发病后数日或数周另眼发作。多表现为急性或亚急性的中心视力下降,轻重不一,可伴视物变形及中心暗点,1~3周后视力逐渐恢复。发病6个月内小部分患者可有病情反复,绝大多数无复发。有报道与疫苗注射(如水痘病毒疫苗[8]、流感疫苗[9])等有关,也有报道与结节病、脑血管炎[10,11]、伯氏疏螺旋体[12]、透明细胞肾细胞癌[13]、腺病毒感染[14,15]、系统性血管炎[16,17]、溃疡性结肠炎[18]、韦格纳(Wegener)肉芽肿[19]、甲状腺炎[20]、结节性红斑[21],急性肾炎[22]等疾病有关。部分病人可以合并神经系统的症状,有的可出现于眼部病变数月之后,如短暂性四肢轻瘫、脑膜脑炎、脑血管炎、感觉异常、眩晕[23]、第6脑神经麻痹[24]等;甚至出现中风如脑梗死的并发症[25-27],也有死于脑部并发症者[11,28],尤其是当口服激素减量较快时。Thomas BS[23]等提议应仔细询问神经系统方面的症状,遇到可疑病人,最好进行MRI和脑脊液检查,尤其是在治疗过程中,神经系统方面的症状如头痛仍不能缓解者,必要时可重复检查。

(二)症状

视力急性下降,多数视力下降明显,但视力下降幅度可变化很大,从1.0到手动均有可能。

(三)体征

典型的急性期眼底表现为视网膜下散在多发的灰白色病灶,鳞状,边缘不规则,边界不清,可扩大、融合或出现新的病灶(图28-1A)。病灶多位于后极部,数量不等,很少超过赤道部,在发病6个月内可不断有新发病灶出现,1~2周内急性病灶开始消退,边界渐清晰,最终所有病灶愈合,产生以色素上皮斑驳状改

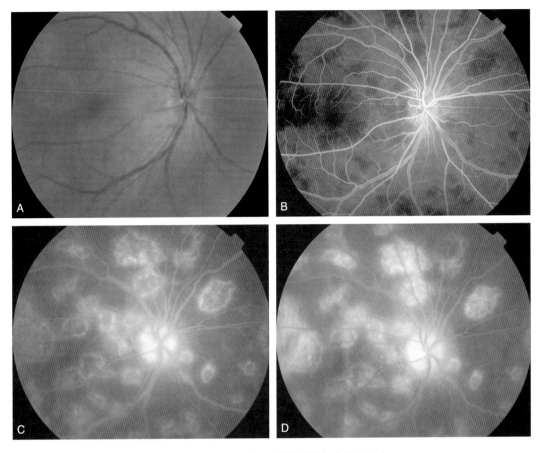

图 28-1　急性后极部多灶性鳞状色素上皮病变

A.患者女,30 岁,右眼视力手动,左眼视力 1.0;双眼底改变相同。隐约可见右眼底多个病灶性改变,但并不明显,视乳头稍有充血,轻度水肿;B.造影 26 秒,后极部散在多个不规则低荧光区;C.造影 6 分 53 秒,视乳头高荧光,后极部病灶荧光逐渐增强,强荧光从病灶周边开始,呈珊瑚礁样,向中央扩散;D.造影 18 分 47 秒,视乳头和病灶均为高荧光,病灶边界比较清晰,分散,病灶直径大小约 400~1000μm 不等

(易长贤提供)

变、萎缩和高色素为特点的典型外观。但是其视力恢复通常比较缓慢,通常在病灶吸收之后数周甚至数月才逐渐恢复。大多数患者视力达到 0.6~0.8 以上。

偶有复发病例,眼底可见现陈旧的色素上皮萎缩斑和新鲜的灰白色病灶共存。

其他眼科检查发现因病人不同差异较大,包括角膜后沉着物、前房和后房细胞、巩膜外层炎、玻璃体炎、视网膜血管炎[5]、视乳头炎、浆液性视网膜脱离[29]、视网膜下出血和静脉阻塞等[30]。

(四)辅助检查

1. FFA　急性期病灶早期表现为视网膜下稍弱荧光,同时在病灶外某些区域可观察到不规则的脉络膜充盈缺损,随时间延长,病灶渐染色,晚期呈边界欠清的强荧光斑(图 28-1B、C)。伴有浆液性视网膜脱离者在 FFA 早期为遮蔽荧光,晚期染料积存勾勒出神经上皮脱离区轮廓。

亚急性病例,病灶早期的弱荧光轻度减轻,晚期的荧光染色也较轻。鳞状病灶的中央部分显示出相似于活动性病灶(早期遮蔽荧光和晚期强荧光)的造影特点。病灶的周边部分相似于非活动期,显示出不规则透见荧光且无晚期染色。

陈旧性病灶,由于色素上皮的色素脱失,呈现典型的透见荧光,与急性病灶的地图样边界相似,伴有椒盐状斑驳样荧光,没有渗漏或染色。

如果新病灶与痊愈的病灶相邻,FFA 早期显示环形脉络膜弱荧光(代表急性 APMPPE 病灶)并围绕脉络膜强荧光区域(代表痊愈期 APMPPE 病灶)。

2. ICGA　APMPPE 急性和亚急性损害显示全程弱荧光,尤其在造影的后期。早期像显示弱荧光区(似乎是在脉络膜毛细血管层)下面的脉络膜大血管灌注。弱荧光持续到晚期,为边界清楚、形状不规则的区域(图28-2)。

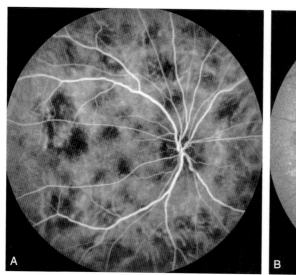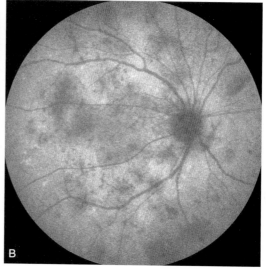

图 28-2 ICGA 检查

A. 图 28-1 患者,ICGA 1 分 16 秒,后极部病灶呈不规则低荧光;B. ICGA 晚期,片状病灶仍呈低荧光,但见密度更高的点状核心,片状低荧光之间散在小黑点和高荧光点(易长贤提供)

APMPPE 痊愈后的 ICGA 也表现为早期弱荧光,后期边界较清楚,相似于急性期的改变,但形态和大小不同,后期的病灶形态一般小于急性期的改变。

3. 相干光断层成像仪(OCT)检查 病变可累及 RPE 及相邻的光感受器(图28-3),急性期可见 RPE 结构异常,而恢复期可恢复正常。对应病灶处可见浅的视网膜下积液。也有学者观察到视网膜内囊腔形成[31]。Fiore 在发现外核层与椭圆体(IS/OS)带之间高反射病灶,与 FFA 晚期高荧光病灶、鳞状病灶一致[32]。Goldenberg[33]等人观察了 12 只眼(6 个病人)的 SD-OCT,将其分为四期:

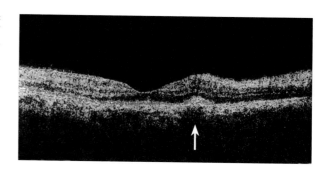

图 28-3 OCT

图 28-1 患者,显示病变位于色素上皮层,色素上皮局部增厚(箭)(易长贤提供)

1 期:1a 期,超急性期,发病时椭圆体(IS/OS)带下圆顶状隆起伴随椭圆体(IS/OS)带断裂。

1b 期,急性期,发病后 2 至 4 天,病灶短期内变平,外核层高反射信号。

2 期:亚急性期,发病 2 周后,椭圆体(IS/OS)带与 RPE 明显的分开,网膜下微量液体积聚,外核层高反射信号渐减弱。

3 期:晚期,发病后 6 周,RPE 增厚,与椭圆体(IS/OS)带融合。

4 期:恢复期,3 个月后椭圆体(IS/OS)带及 RPE 层清晰可见。

4. 全身表现 没有特异性,可合并出现炎症性疾病表现,如中枢神经系疾病脑膜炎,偶尔伴有大脑血管炎,红斑狼疮,肾炎等。可有病毒感染先兆,可发生在呼吸道感染之后,或者有服用抗菌素病史。

三、诊断和鉴别诊断

(一)诊断

双眼出现的多灶性视网膜色素上皮改变,没有明显的玻璃体及前葡萄膜炎症改变,FFA 出现早期低荧光,晚期高荧光,病变比较集中在后极部,临床诊断便可成立。

（二）鉴别诊断

1. 匐行性脉络膜炎　早期眼底改变和 FFA 都与 APMPPE 相近似。但本病多发生于 30 岁以后,病灶先环绕视乳头发生,逐渐向周围匐行扩展,且边界不整齐。本病比 APMPPE 吸收慢,反复迁延不愈。在眼底可同时见到炎症活动期、部分静止期和部分瘢痕期病灶。最后产生明显的脉络膜萎缩,视力恢复较差,较常复发。

2. Vogt-小柳原田综合征（VKH）　部分 APMPPE 患者出现多发浆液性视网膜脱离及视乳头水肿,同时伴有急性听觉障碍和耳鸣等表现,此时与 VKH 难以鉴别。VKH 常双眼起病,急性视力下降,有浆液性视网膜脱离,FFA 早期可见后极部多发的点状强荧光,晚期染料积存勾勒出"多湖样"外观。病情晚期眼底呈晚霞状,可见 Dalen-Fuchs 结节,部分患者出现毛发变白和白癜风。而 APMPPE 患者浆液性视网膜脱离平复后常出现典型的病灶。

3. 多发性一过性白点综合征　多见于女性和单眼发病。眼底可见视网膜下多发浅白色或橙色点状病灶,大小 100~500μm,边界模糊。病灶吸收快,而且不留色素,视力恢复良好。FFA 显示病灶早期正常荧光或强荧光,视乳头表面毛细血管常扩张,晚期病灶染色,可围绕黄斑拱环呈"花冠"征;消退期病灶多为窗样缺损,可与 APMPPE 相鉴别。

4. 多灶性脉络膜炎合并全葡萄膜炎　多见于 30~40 岁女性,多数患者有近视。病灶多发,多位于黄斑周围而少累及黄斑。病变晚期为萎缩灶,常有色素环。

5. 鸟枪弹样脉络膜视网膜病变　可以表现为多灶性改变,通常情况下视网膜色素上皮改变并不是其主要改变,而且大多慢性迁延不愈。与 APMPPE 相比,鸟枪弹样脉络膜视网膜病变的多灶性改变分布范围更广,预后较差。部分患者对免疫抑制剂治疗有一定反应,最终形成瘢痕而稳定。

6. 点状内层脉络膜病变（punctate inner choroidopathy,PIC）　多见平均年龄为 20~30 岁的女性,无前节和玻璃体炎症,病灶绝大多数位于后极部,大小多在 150μm 左右,活动病灶在 FFA 动脉期或动静脉早期表现为强荧光,晚期染色,可伴有轻微渗漏。

7. 其他　需与单侧弥漫性亚急性视神经视网膜炎、眼拟组织胞浆菌病、交感性眼炎等进行鉴别（请看相关章节）。

四、治　疗

1. 寻找病因,对因治疗。

2. 激素治疗　一直存在争议,目前认为对于视力受损严重、黄斑受累、视乳头水肿、合并全身并发症者可给予中小剂量肾上腺糖皮质激素口服治疗。也有玻璃体腔注射曲安奈德治疗有黄斑水肿的病例报道,Yenerel 等给一位 29 岁男性,病程 3 个月,合并黄斑囊样水肿的病人曲安奈德 4mg 玻璃体腔内注射,三周后,观察到视力由治疗前的 20/28 提高至 20/20,OCT 检查中心凹厚度由治疗前 543μm 降至 266μm,随访 6 个月,未观察到副作用及病情复发[34]。

3. 免疫抑制剂　有学者也将免疫抑制剂米托蒽醌用于治疗 APMPPE 合并脑血管炎的病人[35]。患者为 22 岁男性,表现视力突然下降,流感样症状及剧烈头痛,脑脊液检查淋巴细胞异常增多,MRI 检查提示双侧顶枕叶梗死灶,给予米托蒽醌静脉注射联合甲泼尼龙治疗后,患者头痛缓解,视力逐渐提高,脑脊液恢复正常,MRI 检查病灶消退。

4. 辅助治疗　可用扩血管药物及视网膜神经营养药物。

五、治 疗 效 果

患者多为自限性病程,视力预后较好,视力恢复时间可达 6 个月,部分病人仍可遗留旁中心暗点。Fiore 等人通过分析 1990~2002 年麻省总医院眼耳科病人资料及文献资料,共 187 位病人,发现约 50% 病人视力不能完全恢复[36]。

六、典型病例

病例一：急性后极部多灶性鳞状色素上皮病变

1. 病例　患者男，20岁，以"右眼视力下降1周"就诊。否认全身病史。眼部检查：右眼视力0.05，矫正到0.6，眼前节未见异常，玻璃体混浊，后极部部眼底散在分布鳞状灰白色病灶，大小不一，边界稍模糊（图28-4A）。左眼0.05，矫正到0.9，眼球前段及眼底未见明显异常。FFA检查，右眼早期可见后极部散在分布大小不等病灶呈弱荧光，随造影时间延长，荧光渐强，晚期病灶染色呈强荧光（图28-4B、C）。全身查体及辅助检查未见明显异常。

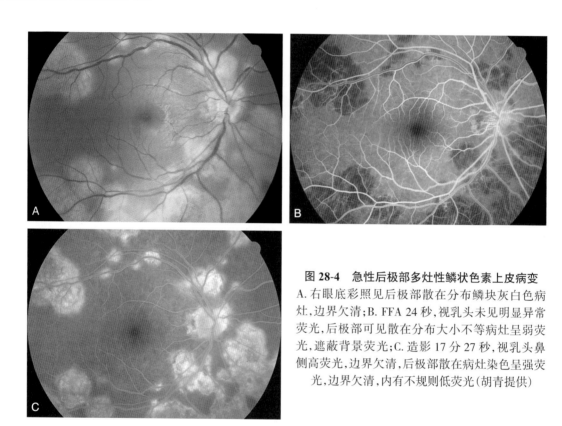

图28-4　急性后极部多灶性鳞状色素上皮病变

A. 右眼底彩照见后极部散在分布鳞块灰白色病灶，边界欠清；B. FFA 24秒，视乳头未见明显异常荧光，后极部可见散在分布大小不等病灶呈弱荧光，遮蔽背景荧光；C. 造影17分27秒，视乳头鼻侧高荧光，边界欠清，后极部散在病灶染色呈强荧光，边界欠清，内有不规则低荧光（胡青提供）

2. 诊断　右眼急性后极部多灶性鳞状色素上皮病变。
3. 治疗　给予泼尼松0.5mg/kg/日口服治疗。
4. 治疗效果　正在观察中。

病例二：急性后极部多灶性鳞状色素上皮病变继发脉络膜新生血管

1. 病例 患者女，32岁，主诉"左眼视物变形、眼前黑影遮挡3月"就诊。否认全身病史。眼部检查：视力右眼0.9，左眼0.7，矫正无提高。双眼前节未见异常和玻璃体无混浊。散瞳后眼底检查示双眼后极部散在分布鳞块状不同程度的色素脱失灶，呈斑驳样外观，右眼为甚（图28-5A）。左眼黄斑中心可见视网膜下青灰色隆起灶，上方小斑状视网膜下出血（图28-5B）。FFA显示双眼后极部散在分布鳞状透见荧光。左眼黄斑中心凹下脉络膜新生血管形成伴明显渗漏（图28-5E、F）。

2. 诊断　①左眼继发性脉络膜新生血管；②双眼陈旧性急性后极部多灶性鳞状色素上皮病变。
3. 治疗　给予左眼玻璃体腔贝伐单抗0.5mg注射治疗。
4. 治疗效果　正在随访中。

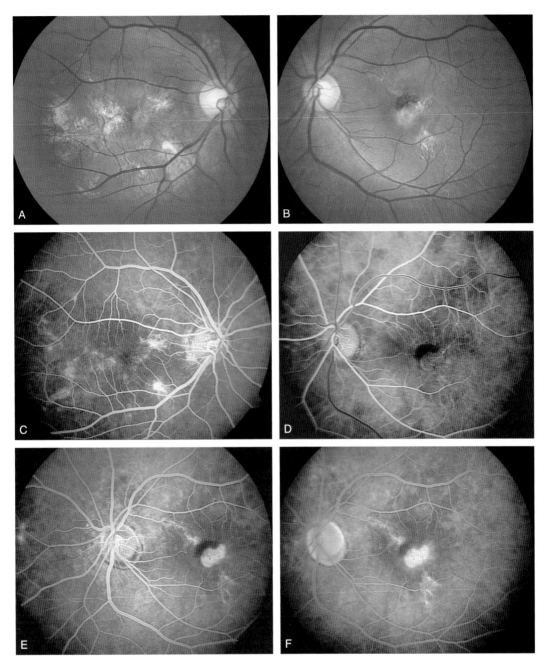

图 28-5　急性后极部多灶性鳞状色素上皮病变继发脉络膜新生血管

A 和 B. 双眼彩照见后极部散在分布鳞块状不同程度的色素脱失灶,呈斑驳样外观,右眼为甚;左眼黄斑中心可见视网膜下青灰色隆起灶,上方小斑状视网膜下出血;C. FFA 示右眼后极部散在分布鳞状透见荧光;D~F. FFA 示左眼后极部散在分布鳞状透见荧光,黄斑中心凹下脉络膜新生血管形成伴明显渗漏

(吉宇莹　文峰　易长贤)

参 考 文 献

1. Gass JD. Acute posterior multifocal placoid pigment epitheliopathy. Arch Ophthalmol. 1968;80:177-185.
2. Deutman AF. Acute multifocal ischaemic choroidopathy and the choriocapillaris. Int Ophthalmol. 1983;6:155-160.
3. Dhaliwal RS,Maguire AM,Flower RW,et al. Acute posterior multifocal placoid pigment epitheliopathy. An indocyanine green angiographic study. Retina. 1993;13:317-325.
4. Sigelman J,Behrens M,Hilal S. Acute posterior multifocal placoid pigment epitheliopathy associated with cerebral vasculitis and homonymous hemianopia. Am J Ophthalmol. 1979;88:919-924.

5. Isashiki M,Koide H,Yamashita T,et al. Acute posterior multifocal placoid pigment epitheliopathy associated with diffuse retinal vasculitis and late haemorrhagic macular detachment. Br J Ophthalmol. 1986;70:255-259.

6. Hayreh SS. Recent advances in fluorescein fundus angiography. Br J Ophthalmol. 1974;58:391-412.

7. Wolf M D,Folk JC,Panknen CA,et al. HLA-B7 and HLA-DR2 antigens and acute posterior multifocal placoid pigment epitheliopathy. Arch Ophthalmol. 1990;108:698-700.

8. Fine H F,Kim E,Flynn T E,et al. Acute posterior multifocal placoid pigment epitheliopathy following varicella vaccination. Br J Ophthalmol. 2010;94:282-283,363.

9. Mendrinos E,Baglivo E. Acute posterior multifocal placoid pigment epitheliopathy following influenza vaccination. Eye. 2010;24: 180-181.

10. Prokosch V,Becker H,Thanos S,et al. Acute posterior multifocal placoid pigment epitheliopathy with concurrent cerebral vasculitis and sarcoidosis. Graefes Arch Clin Exp Ophthalmol. 2010;248:151-152.

11. EI Sanhouri A,Sisk RA,Petersen MR. Mortality from cerebral vasculitis associated with rapid steroid taper during treatment of acute posterior multifocal placoid pigment epitheliopathy. Arch Ophthalmol. 2012;130:935-937.

12. Augsten R,Pfister W,Konigsdorffer E. Acute posterior multifocal placoid pigment epitheliopathy (APMPPE) and borreliosis. Klin Monbl Augenheilkd. 2009;226:512-513.

13. Parmeggiani F,Costagliola C,D'Angelo S,et al. Clear cell renal cell carcinoma associated with bilateral atypical acute posterior multifocal placoid pigment epitheliopathy. Oncology. 2004;66:502-509.

14. Thomson SP,Roxburgh ST. Acute posterior multifocal placoid pigment epitheliopathy associated with adenovirus infection. Eye. 2003;17:542-544.

15. Azar PJ,Gohd RS,Waltman D,et al. Acute posterior multifocal placoid pigment epitheliopathy associated with an adenovirus type 5 infection. Am J Ophthalmol. 1975;80:1003-1005.

16. Hsu CT,Harlan JB,Goldberg MF,et al. Acute posterior multifocal placoid pigment epitheliopathy associated with a systemic necrotizing vasculitis. Retina. 2003;23:64-68.

17. Matsuo T,Horikoshi T,Nagai C. Acute posterior multifocal placoid pigment epitheliopathy and scleritis in a patient with pANCA-positive systemic vasculitis. Am J Ophthalmol. 2002;133:566-568.

18. Di Crecchio L,Parodi MB,Saviano S,et al. Acute posterior multifocal placoid pigment epitheliopathy and ulcerative colitis:a possible association. Acta Ophthalmol Scand. 2001;79:319-321.

19. Chiquet C,Lumbroso L,Denis P,et al. Acute posterior multifocal placoid pigment epitheliopathy associated with Wegener's granulomatosis. Retina. 1999;19:309-313.

20. Jacklin HN. Acute posterior multifocal placoid pigment epitheliopathy and thyroiditis. Arch Ophthalmol. 1977;95:995-997.

21. Van Buskirk EM,Lessell S,Friedman E. Pigmentary epitheliopathy and erythema nodosum. Arch Ophthalmol. 1971;85:369-372.

22. Laatikainen LT,Immonen IJ. Acute posterior multifocal placoid pigment epitheliopathy in connection with acute nephritis. Retina. 1988;8:122-124.

23. Thomas BC,Jacobi C,Korporal M,et al. Ocular outcome and frequency of neurological manifestations in patients with acute posterior multifocal placoid pigment epitheliopathy (APMPPE). J Ophthalmic Inflamm Infect. 2012;2:125-131.

24. Gibelalde A,Bidaguren A,Ostolaza JI,et al. Pigmentary epitheliopathy multifocal acute placoid associated with paralysis of VI cranial par. Arch Soc Esp Oftalmol. 2009;84:159-162.

25. Luneau K,Newman NJ,Srivastava S,et al. A case of acute posterior multifocal placoid pigment epitheliopathy with recurrent stroke. J Neuroophthalmol. 2009;29:111-118.

26. Bugnone AN,Hartker F,Shapiro M,et al. Acute and chronic brain infarcts on MR imaging in a 20-year-old woman with acute posterior multifocal placoid pigment epitheliopathy. AJNR Am J Neuroradiol. 2006;27:67-69.

27. Jaramillo A,Gaete G,Romero P,et al. Acute pontine infarct in a 16-year-old man with acute posterior multifocal placoid pigment epitheliopathy. A case report. J Stroke Cerebrovasc Dis. 2009;18:164-166.

28. Wilson CA,Choromokos EA,Sheppard R. Acute posterior multifocal placoid pigment epitheliopathy and cerebral vasculitis. Arch Ophthalmol. 1988;106:796-800.

29. Garg S,Jampol L M. Macular serous detachment in acute posterior multifocal placoid pigment epitheliopathy. Retina. 2004;24: 650-651.

30. Charteris DG,Khanna V,Dhillon B. Acute posterior multifocal placoid pigment epitheliopathy complicated by central retinal vein occlusion. Br J Ophthalmol. 1989;73:765-768.

31. Montero JA,Ruiz-Moreno JM,Fernandez-Munoz M. Spectral domain optical coherence tomography findings in acute posterior multifocal placoid pigment epitheliopathy. Ocul Immunol Inflamm. 2011;19:48-50.

32. Hirano Y, Yasukawa T, Nagai H, et al. Spatio-temporal understanding of the pathology of acute posterior multifocal placoid pigment epitheliopathy. Jpn J Ophthalmol. 2012;56:371-374.

33. Goldenberg D, Habot-Wilner Z, Loewenstein A, et al. Spectral domain optical coherence tomography classification of acute posterior multifocal placoid pigment epitheliopathy. Retina. 2012;32:1403-1410.

34. Yenerel NM, Gorgun E, Dinc UA, et al. Treatment of cystoid macular edema due to acute posterior multifocal placoid pigment epitheliopathy. Ocul Immunol Inflamm. 2008;16:67-71.

35. Masse H, Guyomard JL, Baudet D, et al. Mitoxantrone therapy for acute posterior multifocal placoid pigment epitheliopathy with cerebral vasculitis. Case Report Med. 2009;2009:481512.

36. Fiore T, Iaccheri B, Androudi S, et al. Acute posterior multifocal placoid pigment epitheliopathy: outcome and visual prognosis. Retina. 2009;29:994-1001.

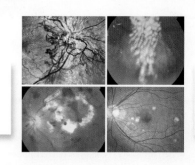

第二十九章
急性视网膜色素上皮炎

急性视网膜色素上皮炎（acute retinal pigment epithelitis，ARPE）由 Krill 在 1972 年首次描述，是一种较少见的黄斑区视网膜色素上皮层面的特发性自限性炎症病变。多见于健康的年轻人，可累及单眼或双眼，以单眼常见。全身检查多无异常。

一、病因与发病机制

本病的病因及发病机制仍不清楚。一直认为本病是视网膜色素上皮的炎症改变[1]，其病程表现为急性过程，因而怀疑与病毒感染有关（如登革热病毒、肝炎病毒）[2,3]。也有报道静脉注射唑来膦酸后出现 ARPE 的病例[4]。

二、临床表现

（一）症状

大部分病人起病前无明显病史。可表现为突发的中心视力下降，视物变形，部分病人无明显症状。视力一般在 0.1~1.0 之间，约 3/4 病人视力在 0.7 以上。

（二）体症

一般无眼前节表现，一些病例偶见轻度玻璃体炎。

眼底检查可见黄斑区散在的视网膜下成簇排列的略呈灰褐色的针点状病灶，周围环绕淡黄色的脱色素晕环，黄斑中心凹反光弥散或不可见（图 29-1）。病灶在 1~3 个月后渐消退，患者视力多恢复，但黄斑区可遗留轻度的色素紊乱。病变一般限于黄斑区，有时也可见到黄斑外病灶，但很罕见。视神经、视网膜和视网膜血管正常，没有视网膜下液体、视网膜水肿和血管周围炎。

（三）辅助检查

1. 荧光素眼底血管造影（FFA） 病灶中央的成簇的针点状病灶表现为全程弱荧光，周围的晕环表现为多发点状透见荧光，呈蜂巢样"中黑外亮"外观，部分晚期可有染色（图 29-2B）。极少数情况下，FFA 不能发现黄斑病变。

有时，视乳头周围区域可能受累，罕见情况下，强荧光点在造影后期出现轻微的边缘模糊。

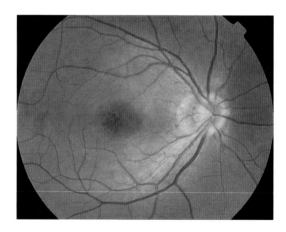

图 29-1　急性视网膜色素上皮炎
右眼视力下降，自觉有暗影；黄斑中心反光消失，可见多个小的色素性病灶，周围有淡黄色环（易长贤提供）

2. 吲哚青绿脉络膜血管造影（ICGA） 早期黄斑区斑驳状强荧光，后期黄斑区花结状强荧光[1]。

3. 相干光断层扫描仪（OCT） 显示[1,5-7]椭圆体（IS/OS）带局部较窄的断裂、模糊（图 29-3），嵌合体带有较宽的断裂，两者之间可见圆顶状强反射灶。几项 OCT 研究提示病变部位位于神经视网膜外层及其与 RPE 相关的区域[5-7]，而另一项利用 OCT 观察了 4 例病人的病例报道提示病变最初累及光感受器外节与 RPE 细胞顶面之间连接处[1]。视网膜内、视网膜下、RPE 下液体很少见[6]。部分患者在恢复期可观察到椭圆体（IS/OS）带断裂的修复，视力也多恢复正常[1]，而部分视力未完全恢复患者仍可观察到椭圆体

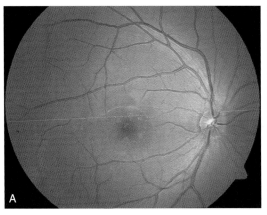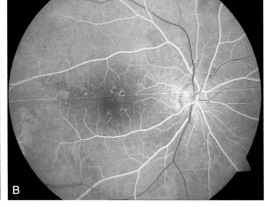

图 29-2　急性视网膜色素上皮炎眼底彩照及典型 FFA 表现

A. 右眼黄斑区散在的视网膜下成簇排列的略呈灰褐色的针点状病灶,周围环绕淡黄色的脱色素晕环;

B. FFA 动脉期可见数个"中黑外亮"型病灶(文峰提供)

(IS/OS)带的断裂,提示视力恢复可能与恢复期时椭圆体(IS/OS)带是否断裂有关[6]。

4. Amsler 检查　可发现中心视野区有扭曲变形。

5. 视野检查　可发现中心暗点,多表现为相对暗点。

6. 色觉检查　可有异常。

7. 眼电图检查　可正常或因广泛的 RPE 改变而异常,但随着临床表现的消失,上述客观检查也可完全恢复正常。

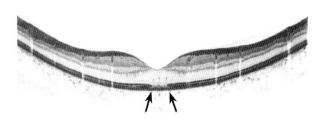

图 29-3　急性视网膜色素上皮炎的 OCT 表现

可见中心凹下光感受器外节断裂(箭之间的区域)

(文峰提供)

三、诊断和鉴别诊断

(一)诊断

依据年轻健康成年人急性视力下降和视物变形的病史,眼底改变、FFA、ICGA 和 OCT 检查结果,一般可诊断,需要与以下疾病鉴别。

(二)鉴别诊断

1. 慢性中心性浆液性脉络膜视网膜病变(慢性中浆)　急性视网膜色素上皮炎与慢性中浆在眼底镜和 FFA 检查中较难鉴别。慢性中浆的 OCT 表现为 RPE 局部的单个结节状突起,小色素上皮脱离,神经上皮浅脱离,与 ARPE 不同,慢性中浆的 ICGA 表现为多灶性脉络膜通透性增强,这些均有助于与 ARPE 的鉴别。

2. 急性后极部多灶性鳞状色素上皮病变(APMPPE)　APMPPE 多急性起病,典型表现为视网膜下的多发的灰白色扁平鳞状病灶,病灶比 APRE 的大。FFA 早期病灶呈弱荧光,随时间延长,病灶渐染色,与 ARPE 的"中黑外亮"表现不同。

3. 多发性一过性白点综合征　本病起病急和眼底出现灰白色点状病变类似 ARPE,但其特征是包括黄斑的后极广泛区域的多灶性、灰白色浅淡斑点,边界模糊,大小约 100~200μm,位于视网膜深层或视网膜色素上皮层。

4. 多灶性脉络膜炎合并全葡萄膜炎(MCP)　常双眼发病,伴有前葡萄膜炎和玻璃体炎。急性期眼底散在多个圆形、椭圆形或多边形边界模糊的黄白色或灰黄色病灶,直径在 50~350μm 之间,最终可萎缩伴色素脱失或瘢痕形成。急性期病灶在 FFA 早期强荧光,晚期渗漏,ICGA 表现为弱荧光,OCT 显示病灶位于视网膜外层和脉络膜内层,急性期在 RPE 下有驼峰状隆起,恢复期瘢痕处出现视网膜挖凿征。

四、治 疗

治疗禁忌用皮质类固醇药物,严重者可用非甾体类激素。考虑为病毒感染者可用抗病毒药物治疗。可使用改善眼底微循环及营养视网膜药物,如卵磷脂络合碘、复方血栓通、维生素 A、E,以及甲钴胺类。也可考虑用高压氧治疗。

五、治 疗 效 果

大多数有自限性,在 3 个月内完全恢复,视力预后良好,很少复发。

(吉宇莹　易长贤　文峰)

参 考 文 献

1. Baillif S,Wolff B,Paoli V,et al. Retinal fluorescein and indocyanine green angiography and spectral-domain optical coherence tomography findings in acute retinal pigment epitheliitis. Retina. 2011;31:1156-1163.

2. Loh BK,Chee SP. Optical coherence tomography findings in acute retinal pigment epitheliitis. Am J Ophthalmol. 2007;143:1071.

3. Quillen DA,Zurlo JJ,Cunningham D,et al. Acute retinal pigment epitheliitis and hepatitis C. Am J Ophthalmol. 1994;118:120-121.

4. Gilhotra JS,Gilhotra AK,Holdaway IM,et al. Acute retinal pigment epitheliitis associated with intravenous bisphosphonate. Br J Ophthalmol. 2006;90:798-799.

5. Merkoudis N,Granstam E. Acute retinal pigment epitheliitis:optical coherence tomography findings at onset and follow-up. Acta Ophthalmol. 2013;91:e84-e85.

6. Cho HJ,Lee D W,Kim CG,et al. Spectral domain optical coherence tomography findings in acute retinal pigment epitheliitis. Can J Ophthalmol. 2011;46:498-500.

7. Hsu J,Fineman MS,Kaiser RS. Optical coherence tomography findings in acute retinal pigment epitheliitis. Am J Ophthalmol. 2007;143:163-165.

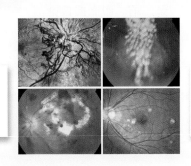

第三十章
多发性一过性白点综合征

多发性一过性白点综合征（multiple evanescent white dot syndrome，MEWDS）是一种急性多灶性脉络膜视网膜病变。最早由 Jarnpol 于 1984 年报道，主要侵犯视网膜色素上皮（RPE）层和视网膜感光外层[1,2]。该疾病由于缺乏特征性的眼底改变，在临床上经常出现漏诊或误诊，目前主要通过荧光素眼底血管造影（fundus fluorescein angiography，FFA）、吲哚青绿脉络膜血管造影（indocyanine green angiography，ICGA）和相干光断层成像仪（OCT）等辅助检查帮助确诊。

一、发病机制及病理生理学

其发病原因及发病机制尚未明确，普遍认为 MEWDS 属于自身免疫性疾病。患者通常急性发病，部分患者在发病前曾有感冒和发热病史，感染因子（最可能是病毒）进入到视乳头和锯齿缘附近的光感受器细胞，触发以后的自身免疫疾病[3]。有研究表明，部分 MEWDS 患者发病前有水痘、甲型肝炎、乙型肝炎等病毒感染史[4,5]。急性期可出现血浆 IgG、IgM、集落刺激因子蛋白水平升高。另外，有研究发现 HLA-B51 是正常人的 3.7 倍[6]。而近年口服避孕药物导致的体内激素水平失衡也是诱发因素之一[7]。

疾病早期，RPE 和光感受器细胞最先受累。由于光感受器细胞椭圆体（IS/OS）带不仅在解剖上与 RPE-Bruch 膜 - 脉络膜毛细血管复合层毗邻，在营养供给上也依赖于 RPE 或脉络膜毛细血管层，后者的炎症或缺血性改变可能会直接影响光感受器细胞的正常新陈代谢[8]。由于视乳头边缘缺乏神经上皮层，因此该处可最先观察到病灶。随病程发展，病变范围可呈环形带状扩大。当并发静脉周围炎时，全层视网膜受累[7]。

二、临 床 表 现

好发于有近视的年青人，尤其是青年女性，最常发病年龄 17~44 岁，无种族或遗传特异性。

（一）症状

多为单眼急性发病，也可累及双眼，发病前常有病毒样感冒或发烧病史。视力突然下降，伴中心凹旁视野缺损或生理盲点扩大，偶有闪光幻觉（如闪烁感或闪光感）和色觉障碍。

（二）体征

患眼视力在 0.5~1.0 之间，眼前节一般正常。玻璃体透明或可见灰色颗粒状细胞。视乳头可出现充血及水肿，后极部到赤道部散在边界不清的白点状或黄白色的小点，位于视网膜外层，大小约 100μm~1/2 视乳头直径（DD）。在黄斑周围密度最大，在视乳头周围和沿着大血管弓可互相融合（图 30-1）。高放大倍数下，这些白点是由许多更小的损害簇积而成。偶尔见到视网膜血管下白点排列成线状和形成孤立的静脉白鞘。病变多于 4~14 周后自行消失，大多患者愈合后在黄斑 RPE 遗留橘黄色颗粒状改变，视力可恢复至正常水平。10% 人群可反复发作。

（三）不典型表现

由于视网膜内屏障的破坏，MEWDS 可并发黄斑囊样水肿，甚至黄斑脉络膜新生血管形成。MEWDS 可与其他炎症疾病相关，在发病前或发病后出现如急性黄斑神经视网膜病变（acute macular neuroretinopathy）、多灶性脉络膜炎、全葡萄膜炎或急性区域性隐匿性外层视网膜病变（acute zonal occult outer retinopathy）[3]。

（四）辅助检查

1. FFA　早期病灶均呈圆形或环形的强荧光斑点，为炎症反应所致的 RPE 短暂性缺失或局灶性变薄

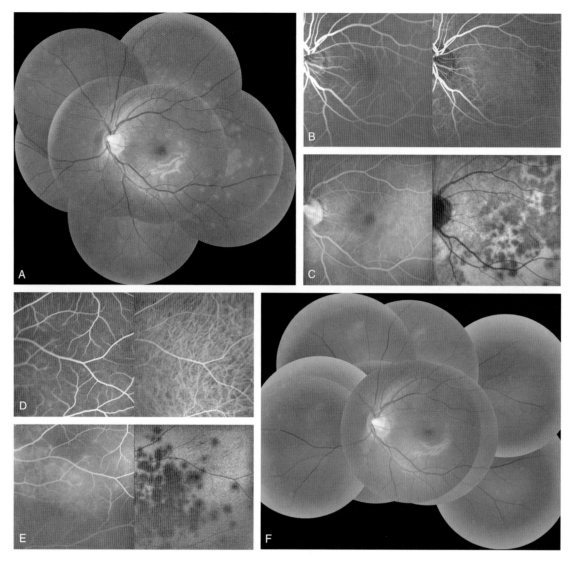

图 30-1　多发性一过性白点综合征

A. 患者后极部散在白色边界不清斑点,位于血管下;B. 左眼 FFA+ICGA 造影 1 分 37 秒,后极部显示无异常;
C. FFA+ICGA 造影 53 分 19 秒,FFA 显示视乳头高荧光,边界稍模糊,后极部荧光渗漏(左),ICGA 显示后极部
簇状遮蔽荧光(右);D. FFA+ICGA 造影 3 分 42 秒,FFA 显示黄斑外上毛细血管渗漏(左),ICGA 无明显改变(右);
E. FFA+ICGA 造影 29 分 35 秒,FFA 显示血管荧光渗漏增强(左),ICGA 显示后极部大片圆点(中央致密黑点和
环绕低密度圈)和相互融合的荧光遮蔽;F. 治疗后,眼底白色斑点完全吸收(查优优提供)

所致[1];静脉期视乳头周围视网膜内层小血管扩张及周边部视网膜小血管管壁荧光渗漏;晚期,视乳头荧光着染,病灶周围荧光渗漏染色,部分可出现强荧光病灶融合[1]。急性 MEWDS 的早期也可是白点处低荧光,或者同时存在高荧光和低荧光[9]。产生低荧光的原因是内层脉络膜灌注受损或者脉络膜的炎症遮蔽了荧光[9]。在疾病发展过程中,眼底荧光像可发生变化,即早期低荧光可转变成早期高荧光像,也可持续不变,或这两种现象均存在,反映了不同视网膜和脉络膜层面病变的修复或继续存在[9]。6~8 周后随着炎症的消退,RPE 功能逐渐恢复正常。因此,MEWDS 恢复后眼底不会遗留白点样病灶,FFA 检查显示强荧光斑消失,部分患眼可遗留淡淡的透见荧光灶。

2. ICGA　显示多个小圆形的低荧光点,在数量上明显超过眼底或 FFA 检查所见[9]。这些低荧光点是许多极细微的点组成或表现中央一个致密黑点及围绕密度较低的圈[2],这两种表现可同时出现;这些点大小不一,可单独存在和互相融合(图 30-1C、E)。低荧光区可出现在造影的早期、中期或晚期,有时在对侧检眼镜检查为正常的眼也可见到[3]。常在视乳头周围见到 ICGA 造影显示的低荧光环形区,与视野中生理盲点扩大相关[3]。产生低荧光的原因如下:①脉络膜炎症沉淀物质干扰了外层 RPE 血视网膜屏障;

②由于阻塞、低灌注压或炎症介导的分流损害了脉络膜毛细血管血流;③与 ICG 分子没有亲和力的炎症碎屑;④变性的 RPE 减少了对染料的摄取。弱荧光病灶与 FFA 检查中的强荧光灶对应,但数量较 FFA 检查显示的强荧光病灶数量多,因此 IGGA 比 FFA 更具有特异性。

3. OCT　主要表现为视网膜神经上皮椭圆体(IS/OS)带多处或弥漫性变薄和中断(图 30-2A),也可见到白点处视网膜下腔的圆顶样高反射[10]。内层神经上皮和 RPE-Bruch 膜 - 脉络膜毛细血管复合层反光带均正常[3]。视网膜神经上皮层变薄或局部缺失的椭圆体(IS/OS)带均随着病情的恢复而逐渐出现和增厚,伴反射增强,于 1~2 个月后完全恢复正常[10]。复发的病例可引起外核层变薄,造成永久的光感受器萎缩。

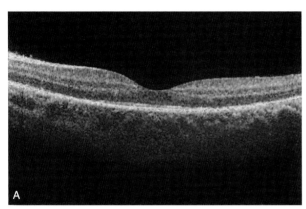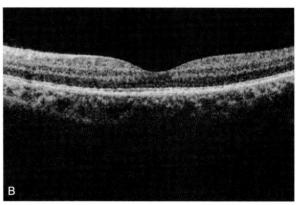

图 30-2　OCT 检查
A. 急性期显示椭圆体(IS/OS)带间断缺损;B. 药物治疗后 20 天,椭圆体(IS/OS)带基本正常(查优优提供)

4. 眼底自发荧光(FAF)　在疾病的急性期,白点处的 FAF 增强,在视乳头周围和黄斑黄色颗粒的微小区域 FAF 减少,还可显示出 FFA 和 ICGA 不能发现的自发强荧光[3]。白点处增加的 FAF 可能与 RPE 改变或光感受器外节中断有关[3]。FAF 异常像可持续数月,并且在某些患者,FFA 和 ICGA 显示病变已消失,但 FAF 仍然显示明显的异常。

5. 视野检查　MEWDS 可以出现各种不同的视野表现,生理盲点扩大或颞侧视野缺损最为常见。弧形暗点、旁中心暗点、中心暗点、弥漫性光敏度下降等亦有人报道[11]。视野改变有时重于眼部体征。

6. 电生理　急性期视网膜电图(ERG)的 a 波及早期电位波峰均显著降低,显示该期光感受器已受累,视锥细胞受累更为明显[11]。急性期 2 周内多焦 ERG 超常反应,以后逐步恢复正常。急性期眼电图(EOG)轻度异常,提示 RPE 受累及。

三、诊断和鉴别诊断

(一)诊断

MEWDS 的临床特点:①多发生于青、中年健康女性,多为单眼发病;②起病急,视力轻~中度下降;③视网膜深层散在边界不清的白点灶,多位于后极部及中周部,部分可融合,黄斑部可出现橘黄色颗粒状改变;④视野表现为生理盲点扩大,电生理轻度异常;⑤急性期 FFA 早期呈圆形或环形的强荧光斑点,晚期呈强荧光染色;ICGA 则为与 FFA 强荧光灶相对应的斑点状弱荧光灶;⑥ OCT 表现为椭圆体(IS/OS)带紊乱、变薄,反射减弱或消失;⑦自限性,病程 4~14 周,愈后眼底仅留有轻度色素上皮改变,视力可恢复至正常水平。

(二)鉴别诊断

MEWDS 需要与其他伴有眼底白点病灶的 RPE、脉络膜、视网膜炎症性疾病相鉴别。临床及影像学检查的特征性表现有助于鉴别诊断[7,11]。

1. 点状内层脉络膜病变　也多见于年轻女性。大部分患者双眼发病,而仅单眼有自觉症状。临床上表现为视物模糊,旁中心暗点或闪光感。无前房和玻璃体炎症表现。眼底可见后极部特征性散在的灰黄色点状病灶,大小与 MEWDS 相近,位于 RPE 和内层脉络膜层面,病灶区视网膜浆液性脱离。FFA 早期点状高荧光,晚期荧光渗漏致神经上皮脱离。愈合病灶形成萎缩斑,部分逐渐为色素所替代,少数患者黄斑中心凹旁的萎缩斑可发生视网膜下新生血管。

2. 多灶性脉络膜炎伴全葡萄膜炎　也多见于健康的近视女性。是 RPE- 脉络膜炎性疾病,病程迁延,可反复发作。通常双眼发病,可仅单眼有自觉症状。常伴有较明显的前房和玻璃体的炎症,或并发视乳头炎、视网膜血管炎等。其病灶通常较 MEWDS 的大,浓厚并可散布于周边部,炎症消退后病灶呈现为伴有色素的萎缩斑、色素增殖或瘢痕形成。视力恢复较为缓慢,常出现黄斑囊样水肿和视网膜下新生血管膜。多焦 ERG 检查表现为持续性弥漫性的损害。

3. 急性视网膜色素上皮炎　同样多为年轻患者,病程与 MEWDS 相似,但典型的病灶为深色素的斑点外围绕一脱色素的晕环,荧光素血管造影表现为弱荧光的斑点为一强荧光环所环绕。

4. 急性后极部多灶性鳞状色素上皮病变(APMPPE)　也多见于年轻患者,临床上具有视力短暂下降后迅速恢复的病程。APMPPE 多为双眼发病,眼底出现多个扁平灰白色病灶,位于 RPE 平面,较 MEWDS 的斑点更大,并伴有玻璃体的炎症和视乳头炎等特征。FFA 早期为遮蔽荧光,晚期为强荧光。在病变痊愈后发生广泛 RPE 改变。

5. 鸟枪弹样视网膜脉络膜炎　为发生在 RPE 或更深层脉络膜的多发性奶油色样的病灶,常伴有较明显的玻璃体炎症细胞浸润,多见于老年人且双眼发病,慢性经过。FFA 所见病灶常较间接检眼镜所见少且不明显,病灶早期为遮蔽荧光,后期为轻微强荧光。

四、治　疗

目前对本病的治疗尚无统一意见。有人认为其为自限性疾病,无需治疗[1,2,7]。有人建议可采取免疫抑制剂、肾上腺糖皮质激素等治疗方法。

1. 肾上腺糖皮质激素　短期小剂量肾上腺糖皮质激素治疗对视乳头炎症的改善有益,可给予甲基泼尼松龙 30~40mg/d,每 5 天逐渐减量。眼底斑点状病灶改变多于发病后 20 天消失。复查 FFA 多不再有相应强荧光改变,但 ICGA 仍可见到强荧光斑点及黄斑部多个较大的斑片状弱荧光且有融合倾向,视力改善需 3 个月左右。

2. 免疫抑制剂　对于反复发作的病例,酌情使用免疫抑制剂如环孢霉素可有效抑制疾病复发[12]。

3. 抗新生血管治疗　MEWDS 发生黄斑下新生血管者可采用抗血管内皮细胞生长因子(VEGF)玻璃体腔注药或光动力疗法[13]。

4. 其他　肌苷、维生素 E 和维生素 C 等药物对病情恢复有辅助作用。

五、治疗效果和典型病例

(一)治疗效果

本病是一种自限性疾病,所引起的眼部异常能迅速消失,多数患者在发病 3~10 周内恢复至病前视力。有些患者在眼底白点消失后很长时间内仍有视觉不适,如视野缺损、闪光幻觉或视物变暗。但黄斑中心橙色颗粒通常持续存在。本病易复发,当出现脉络膜新生血管时病情加重,晚期发展成脉络膜视网膜瘢痕[14]。

(二)典型病例

病例一:多发性一过性白点综合征

1. 患者女,20 岁,因左眼无明显诱因出现视力下降 5 天,无眼痛或其它眼部不适。发病前 1 周曾有轻微感冒,既往无眼病史。检查:全身状况良好。眼部检查:右眼视力 1.2,眼球前段及眼底检查无异常。左眼视力 0.1,矫正无提高,眼球前段无明显异常。左眼视乳头稍水肿及充血,黄斑中心凹反光消失,呈颗粒样外观。内界膜反光不规则,与对侧眼比较稍有增强。大量白色小点均匀的散布在后极与中周部(图 30-1A)。FFA 检查:左眼视乳头早期正常,晚期有少量渗漏(图 30-1C)。从静脉期开始出现病灶处毛细血管渗漏荧光,同时白点处开始显荧光,晚期二者均增强(图 30-1C、30-1E)。ICGA 检查:早期见不到明显异常,晚期出现与白点相一致的遮蔽荧光斑点和融合片,每个斑点又由许多更小的针尖样改变聚集构成(图 30-1B~30-1E)。OCT 检查,白点处椭圆体(IS/OS)带间断缺失(图 30-2)。图形视觉诱发电位检查左眼在各个频率均出现明显的振幅降低和潜伏期延长。视野检查发现左眼生理盲点扩大,中央视野光敏感度下降,与黄斑部改变相符。右眼辅助检查均正常。

2. 诊断　左眼 MEWDS。

3. 治疗　给予甲基泼尼松龙 40mg/d,连续 5 天以及肌苷、维生素 E 和维生素 C 等药,并密切随访患者,因视力提高显著,以及眼底病灶迅速消退,故激素逐渐减量,2 周停药。

4. 治疗效果　20 天后复查眼底,其特征性的点状病灶消失(图 30-1F)。FFA 检查不再有其相应的强荧光改变,但在 ICGA 仍可见到强荧光光斑以及黄斑部多个较大的斑片状弱荧光且有融合倾向。该患者视力在以后随访中,视力稳定在 1.0。但患者在起病后 3 个月仍然自觉有轻微视觉异常。

病例二:多发性一过性白点综合征继发脉络膜新生血管

1. 病例　患者女,26 岁,因"右眼视力突然下降 2 天"于 2013 年 4 月 4 日就诊于郑州大学第一附属医院眼科门诊。2 天前,患者感冒后出现右眼视力下降,伴视物光线变暗、闪光感。眼科检查:右眼矫正视力 –1.00DS–0.5DC × 175=0.2,眼球前段检查无异常,玻璃体未见明显混浊,眼底视乳头界清、色淡红,C/D 约 0.3,后极部和视乳头周围隐约见弥散灰白色斑点,中心凹见黄色颗粒,中心凹偏鼻侧可见一圆形灰黄色病灶,直径约 2/3DD(图 30-3A)。左眼矫正视力 –1.00DS/–0.5DC × 175=1.0,眼球前段及眼底检查无异常。

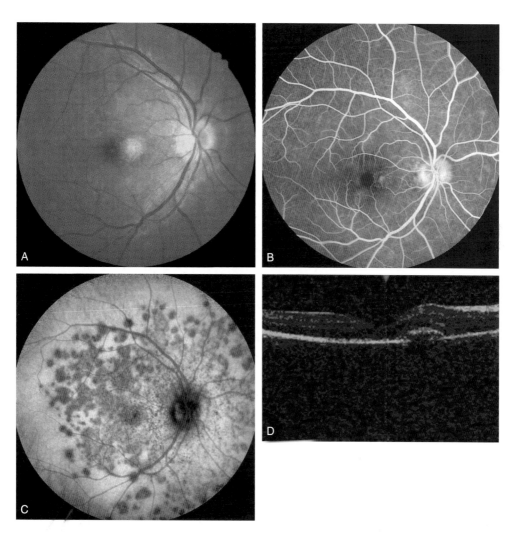

图 30-3　多发性一过性白点综合征伴黄斑下新生血管

A. 右眼底后极部视网膜深层隐约可见多个灰白色斑点,黄斑区中心凹黄色颗粒状改变,中心凹偏鼻侧可见一圆形灰黄色病灶,直径约 2/3DD;B. 右眼 FFA 显示视乳头毛细血管扩张,伴少量渗漏,视网膜深层灰白色斑点相应部位毛细血管扩张,晚期荧光染色;C. ICGA 晚期显示视网膜深层灰白色斑点相应部位簇集低荧光斑点,中心凹鼻侧病灶未见异常荧光;D. OCT 显示视网膜色素上皮层隆起,其后未见明显异常的高反射区,黄斑区椭圆体(IO/OS)带间断状(金学民,董淑倩提供)

FFA 显示右眼视乳头毛细血管扩张,伴少量渗漏,视网膜深层灰白色斑点相应部位毛细血管扩张,晚期荧光着染,黄斑区病灶相应部位可见点状强荧光,未见明显渗漏(图 30-3B)。ICGA 显示灰白色斑点病灶相应部位的晚期呈低荧光斑点,部分融合,黄斑区病灶相应部位未见异常的强荧光(图 30-3C)。OCT 显示黄斑灰黄色病灶 RPE 层隆起,其后未见明显异常的高反射区,黄斑区椭圆体(IS/OS)带间断状(图 30-3D)。

2. 诊断　右眼多发性一过性白点综合征伴脉络膜新生血管。

3. 处理　未特殊治疗,定期随诊。

4. 治疗效果　随访 2 月,患者诉右眼视力逐渐好转,视物光线变暗和闪光感的症状缓解。患者于 2013 年 6 月 6 日再次就诊于我院眼科门诊,诉 3 天前饮酒和劳累后出现右眼视力明显下降,伴视物变形。眼科检查:右眼矫正视力 –1.00DS/–0.5DC × 175=0.5,视网膜深层灰白色斑点消失,黄斑中心凹偏鼻侧仍可见一圆形灰黄色病灶,直径约 2/3DD(图 30-4A)。FFA 显示右眼黄斑病灶早期边界清楚的强荧光区,其内为小新生血管团;晚期荧光逐渐增强并扩大(图 30-4B)。ICGA 显示右眼早期中心凹偏鼻侧隐约可见颗粒状强荧光灶,晚期边界清楚圆形强荧光灶,视乳头周丝点状低荧光(图 30-4C)。OCT 显示黄斑中心凹形态尚可,中心凹鼻侧 RPE 复合体光带不规则增厚,并向前明显隆起,黄斑区视网膜水肿,中心凹神经上皮层局

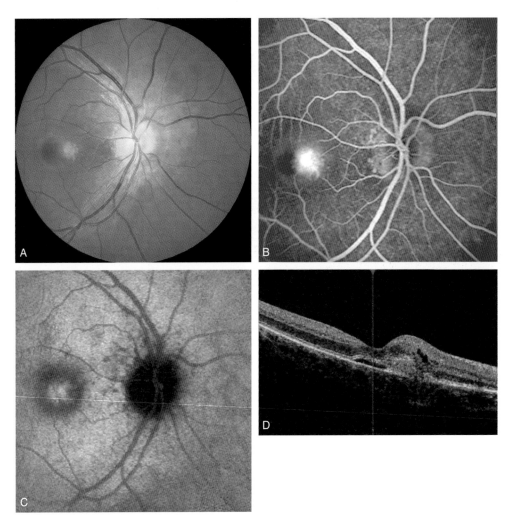

图 30-4　多发性一过性白点综合征伴黄斑下新生血管
A. 右眼视网膜深层灰白色斑点消失,黄斑中心凹偏鼻侧仍可见一圆形灰黄色病灶,直径约 2/3DD;
B. FFA 显示黄斑区早期边界清楚的强荧光区,其内为小新生血管团,晚期荧光逐渐增强并扩大;
C. ICGA 显示右眼早期中心凹偏鼻侧隐约可见颗粒状强荧光灶,晚期边界清楚圆形强荧光灶,视乳头周残留丝点状低荧光;D. OCT 显示黄斑中心凹变浅,中心凹鼻侧 RPE 复合体光带不规则增厚,并向前明显隆起,视网膜水肿,中心凹神经上皮层局限性脱离(金学民,董书倩提供)

限性脱离(图 30-4D)。2013 年 6 月 7 日雷珠单抗 0.5mg,右眼玻璃体腔注射 1 次。

右眼玻璃体腔雷珠单抗注射 2 个月后,右眼矫正视力 –1.00DS/–0.5DC×175=0.5,眼底视网膜未见明显灰白色斑点,黄斑中心凹偏鼻侧仍可见一圆形灰黄色病灶(图 30-5A)。FFA 显示右眼视乳头边界欠清,颞侧少量毛细血管渗漏,黄斑区可见圆形荧光着染(图 30-5B)。右眼 ICGA 显示视乳头颞侧点状低荧光,黄斑点状遮蔽荧光(图 30-5C)。OCT 显示右眼视网膜下局限性高反射区,鼻侧缘 RPE 中断,视网膜呈挖凿状。中心凹椭圆体(IS/OS)带中断,原中心凹下积液消失(图 30-5D)。

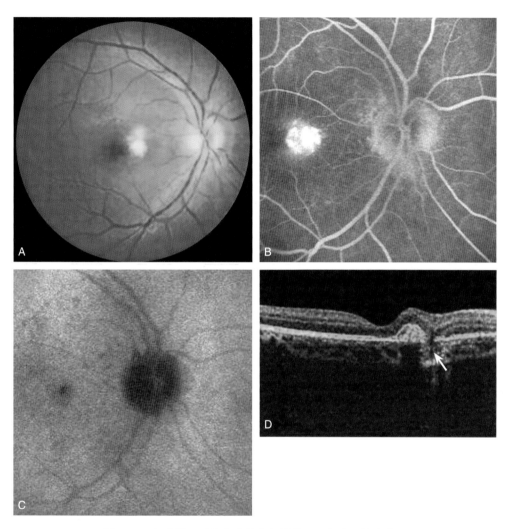

图 30-5 多发性一过性白点综合征伴黄斑下新生血管治疗后

A. 右眼视网膜未见明显灰白色斑点,黄斑中心凹偏鼻侧仍可见一圆形灰黄色病灶;B. 右眼 FFA 显示右眼视乳头边界欠清,颞侧少量毛细血管渗漏,黄斑区可见圆形不均匀荧光着染;C. 右眼 ICGA 显示视乳头颞侧点状低荧光,黄斑点状遮蔽荧光;D. OCT 显示视网膜下局限性高反射鼻侧缘 RPE 中断,视网膜呈挖凿状(箭),中心凹椭圆体(IS/OS)带中断,原中心凹下积液消失(金学民,董淑倩提供)

5. 专家点评 多发性一过性白点综合征通常不需要特殊治疗,视力逐渐提高,但有文献报道患者在 4~8 周时出现络膜新生血管,本例患者在 8 周后形成典型的脉络膜新生血管,予以玻璃体腔雷珠单抗注射,2 月后,脉络膜新生血管区域趋于稳定。

(钟刘学颖 刘文)

参 考 文 献

1. Jampol LM,Sieving PA,Pugh D,et al. Multiple evanescent white dot syndrome,Clinical findings. Arch Ophthalmol. 1984;102:671-674.

2. Gross NE,Yannuzzi LA,Freund B,et al. Multiple evanescent white dot syndrome. Arch Ophthalmol. 2006;124:493-500.

3. Dell' Omo R,Pavesio CE. Multiople evanescent white dot syndrome(mewds). Int Ophthalmol Clin. 2012;52:221-228.

4. Fine L,Fine A,Cunningham ET Jr. Multiple evanescent white dot syndrome following hepatitis A vaccination. Arch Ophthalmol. 2001;119:1856-1858.

5. Baglivo E,Safran AB,Borruat FX. Multiple evanescent white dot syndrome following hepatitis B vaccine. Am J Ophthalmol;1996;122:431-432.

6. Borruat FX,Herbort CP,Spertini F,er al. HLA typing in patients with multiple evanescent white dot syndrome(MEWDS). Ocul Immunol Inflamm. 1998;6:39-41.

7. 卢宁,王光璐,张风,等.多发性一过性白点综合征的临床观察.中华眼底病杂志.1997;13:31-32.

8. 周才喜,苑志峰,刘立民,等.多发性一过性白点综合征的频域光相干断层扫描检查特征.中华眼底病杂志.2012;28:397-400.

9. Dell' Omo R,Wong R,Marino M,et al. Relationship between different fluorescein and inducyanine green angiography features in multiple evanescent white dot syndrome. Br J Ophthalmol. 2010;94:59-63.

10. Li D,Kishi S. Restored photoreceptor outer segment damage in multiple evanescent white dot syndrome. Ophthalmology. 2009;116:762-770.

11. Fine HF,Ciaradella AP,Sorenson JA. Multiple evanescent white dot syndrome. In:Albert DM. Eds. Albert Jakobiec's Principles and Practice of Ophthalmology. third ed. Canada. Saunders Elsevier. 2008;2063-2068.

12. Figueroa MS, Ciancas E, Mompean B,et al. Treatment of multiple evanescent white dot syndrome with cyclosporine. Eur J Ophthalmol. 2001;11:86-88.

13. Battaglia Parodi M, Iacono P,Verbraak FD,et al. Anti-vascular endothelial growth factors for inflammatory chorioretinal disorders. Dev Ophthalmol. 2010;46:84-95.

14. Kozielec GF,Wyhinny GJ,Jampol LM. Evolution of distinct chorioretinal scars in recurrent MEWDS. Retina. 2011;21:180-182.

第三十一章
急性区域性隐匿性外层视网膜病变

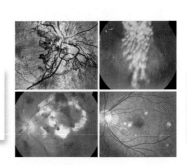

急性区域性隐匿性外层视网膜病变（acute zonular occult outer retinopathy，AZOOR）是一种局灶性光感受器细胞变性的疾病[1]。由 Gass 在 1992 年报道，其特点为突然出现的闪光感及与外层视网膜损伤相对应的视野暗点[2]。在发病早期，眼底常常是正常的，但随着时间的推移，大多数患者出现区域性的视网膜色素上皮萎缩或色素聚集。视网膜电图（ERG）检查异常和持久的视野缺损。Gass 推测 AZOOR 属于一大类疾病中的一种，这类疾病包括：多发性一过性白点综合征（MEWDS）、急性特发性盲点扩大综合征（AIBSE）、急性黄斑神经视网膜病变（AMN）、拟眼组织胞浆菌病综合征（POHS）、点状内层脉络膜病变（PIC）和多灶性脉络膜炎合并全葡萄膜炎（MCP）。这类疾病的共同特点为年轻女性多见，伴随视野缺损和 ERG 的异常[3]。临床表现与急性环状外层视网膜病变（acute annular outer retinopathy，AAOR）相似[1]。

一、病因与发病机制

AZOOR 的发病机制仍然不明，有两种假说，一是 Gass 的"视网膜光感受器细胞原发感染假说"[4]，二是 Jampol 和 Becker 提出的"自身免疫和炎症性疾病的共同基因假说"[5]。

1. 感染假说　在视乳头周围和锯齿缘缺乏神经上皮层，微生物特别是病毒感染视乳头周围及锯齿缘边缘的视网膜光感受器细胞，使得光感受器层直接接触血循环，当宿主的免疫应答被感染细胞时则发病[2,3,6]。发病初期的感染灶可解释视野缺损普遍发生在生理盲点扩大和周边视野缺损。Gass 认为 MEWDS、PIC、MCP 和 AMN 等都适合于这一基本的病理机制[3,4]。这一结论是基于以下现象：很多患者发病之前有过感染病史，大多数是年轻女性，伴发无法解释的局部视野缺损和 ERG 异常，以及一些患者可能发展成这些疾病中任何一种的现象[3]。

2. 自身免疫假说　Jampol 和 Becker 认为 MEWDS、MCP/PIC 和 AZOOR 是基因相同的自身免疫和炎症性疾病[5]。特异性主要组织相容性复合物（MHC）和非特异性 MHC 基因使个体易患自身免疫性疾病，疾病基因和其他基因以及环境因素共同作用，导致易患个体发展为多种自身免疫性疾病，甚至可同时发生在同一个体中。如 AZOOR 可有 MEWDS 表现，或者多种全身自身免疫性疾病。对 Jampol 和 Becker 提出的假设，Gass 提出了异议[4]，AZOOR 和这些疾病并不是家族性的，且抗炎治疗并不能改变疾病的进展和病情恶化的频率。他认为其感染病因和感染感受器细胞引起的自身免疫疾病并不矛盾。AZOOR 可能并不是自身免疫疾病，他引用了多种证据来证实：①条件的不对称性；②缺乏对肾上腺糖皮质激素治疗的反应；③缺乏自身免疫疾病的病史和缺乏双眼发病以及疾病严重程度之间的一致性；④缺乏 AZOOR 家族史；⑤以及缺乏患者血清中抗视网膜抗体的存在等等。

二、临床表现

大多数患者为女性，白种人多见，3/4 的患者为近视眼，发病年龄在 13~79 岁，平均年龄 36.7 岁。

（一）症状

发病前可有病毒感染病史。单眼或双眼发病，突然出现视野暗点和视物模糊，伴闪光感。闪光感常被描述成各种类型，包括烟花样、闪烁的灯光样、显微镜下微生物的移动、电视机中无接收信号的雪花样改变、光的闪烁和马路表面的热浪等。闪光感可先于、同时或后于视野缺损发生。

（二）体征

AZOOR 对视力的影响较小，大多数在 0.5~1.0，治疗后多能恢复到 1.0，极少数下降。眼前节一般正常，可存在相对性传入性瞳孔反应缺陷(RAPD)，少数患者玻璃体内细胞阳性。早期眼底没有明显可见的异常，有时可见到白色环形改变；晚期部分患者出现视网膜色素上皮细胞(RPE)的斑点状改变以及 RPE 细胞向内层视网膜迁移并沿着血管壁排布，表现为典型的骨细胞样外观，类似视网膜色素变性(RP)样的改变。少有黄斑囊样水肿(DME)和合并视网膜血管白鞘。

（三）辅助检查

1. 视野检查　视野缺损是 AZOOR 患者的特征性改变，早期最常见是生理盲点的扩大合并中心暗点，生理盲点扩大可单独存在，少数合并周边视野损害或环形暗点。视野缺损类型也不是固定的，可能范围很小也可能很大，但常常和生理盲点相连。有时视野缺损也可发生于周边部。

2. 荧光素眼底血管造影(FFA)　大多数表现正常。最常见的异常是 RPE 的改变，表现为高荧光、脱色素、窗样缺损或透见荧光。其次是血管的改变包括视网膜血管染色和(或)渗漏和视网膜血管变窄。

3. 吲哚青绿脉络膜血管造影(ICGA)　造影早期病变区域呈多灶低荧光或地图状低荧光，晚期部分融合，病变区外其他区域也可表现为弱荧光[7]。

4. 眼底自发荧光(FAF)　可表现正常，在 RPE 萎缩区呈弱荧光，周围可为强荧光包绕。大多数患者可出现颗粒状高荧光和低荧光混杂在一起现象，随访低 FAF 显示有扩大，可用于活动性疾病的观察[8]。

5. 相干光断层成像仪(OCT)　和视野缺损相对应的视网膜区域表现为异常，包括光感受器椭圆体(IS/OS)带不规则或缺失，外核层变薄和外丛状层增厚，内核层也可变薄[9,10]。在生理性盲点扩大患者，视乳头周椭圆体(IS/OS)带缺失[10]。免疫抑制剂治疗后，椭圆体(IS/OS)带出现部分的恢复。

6. ERG　是 AZOOR 主要辅助检查[3]。大多数病例的 ERG 都表现异常，如果 ERG 表现正常，则 AZOOR 的诊断应该被质疑。患者的 30-Hz 锥细胞闪光反应明显延迟。眼电图(EOG)方面，患者明适应减低及 a 波振幅降低。虽然 AZOOR 视网膜功能障碍主要是局限性的，但 ERG 改变显示却是全部降低，病变累及视锥细胞多过视杆细胞。

三、诊断和鉴别诊断

（一）诊断

视野暗点伴闪光感，早期眼底检查正常，晚期出现 RPE 脱色素或视网膜色素变性样改变；ERG 和视野检查可以发现异常改变，这些异常是持久性的，常不会再加重。

（二）鉴别诊断

1. 急性环状外层视网膜病变　AAOR 临床表现和 AZOOR 相似，但 AAOR 很少有闪光感，视网膜病变表现环形混浊，逐渐扩大，暗点与视网膜灰白色环病变相对应。FFA 显示环状病灶区的视网膜血管变窄，视网膜循环时间延迟，病灶内 RPE 结构的紊乱，表现为高荧光、椒盐样、颗粒状或斑片状强和弱荧光相间。随访 1~2 周后病灶消失，遗留 RPE 脱色素环。可与 AZOOR 相鉴别。

2. 自身免疫性视网膜病变(autoimmune retinopathy，AIR)　自身免疫性视网膜病变是由 Heckenlively 和 Ferreyra 系统描述的一类疾病[11]。肿瘤相关性视网膜病变(cancer associated retnopathy，CAR)、黑色素瘤相关性视网膜病变(melanoma-associate retinopathy，MAR)、非肿瘤性自身免疫性视网膜病变(non-neoplastic autoimmune retinopathy，npAIR)等是 AIR 的主要形式，都是由于特异性自身抗体介导的一类视网膜疾病。AIR 和 AZOOR 的相似之处在于患者都出现闪光感和暗点。但 AIR 病情进展明显较慢，如果无免疫抑制剂干预病变常常稳定[3,11]；眼底改变早期可能正常，但随之出现弥漫性视网膜脱色素改变以及血管的改变。AIR 患者 ERG 异常与 AZOOR 不同，AIR 表现为负向波的形成。血清抗视网膜抗体的检测对 AIR 的诊断至关重要。

3. 白点综合征　白点综合征(white dot syndromes)定义为：视网膜外层，RPE 和脉络膜水平的炎症病变，特点为多发性黄白色斑点[12]。本病包括多种疾病，如：急性后极部多灶性鳞状色素上皮炎(APMPPE)、鸟枪弹样脉络膜视网膜病变(BCR)、弥漫性单侧亚急性视神经视网膜炎(DUSN)、MEWDS、MCP，以及匐行性脉络膜病变(SC)。Gass[2,3]强调 AZOOR 和以上疾病具有共同的特点,在发病原因和病理改变方面具有相关性。尤其是 MEWDS 和 MCP,必须和 AZOOR 做鉴别,因为这些疾病可能同时发生在同一患者[3]。这些疾病的鉴别要点在于脉络膜视网膜病变的特点,AZOOR 患者常常没有这方面的改变。

4. 急性特发性生理盲点扩大综合征 女性多见,生理盲点的扩大,和 AZOOR 相似。然而 AIBSE 患者很少发生于双眼,视野损害加重也不常见,且闪光感很少;FFA 检查可见视乳头荧光素着染或渗漏;ERG 检查显示鼻侧旁黄斑中心凹的局部异常,而全视野 ERG 则无异常[13]。

5. 特发性急性视神经炎(idiopathic acute optic neuritis) 多发生于年轻女性,急性单侧视力下降,部分患者出现闪光感,存在相对性传入性瞳孔障碍,主要表现为中心暗点。2/3 的患者是球后视神经炎,因此眼底通常是正常。但急性视神经炎常合并眼球转动痛,常发生色觉障碍,而 AZOOR 却少见。视神经炎患者视野改变主要是中心暗点,而 AZOOR 的视野改变主要是生理盲点的扩大。视神经炎患者的 MRI 检查显示视神经的信号增强,而 AZOOR 则无。特发性急性视神经炎的患者静脉给予肾上腺糖皮质激素治疗视力很快恢复[14],而 AZOOR 患者给予全身肾上腺糖皮质激素症状没有明显改善。即使不给予治疗,大多数视神经炎患者在 1 个月内症状和体征也会开始恢复,比 AZOOR 患者恢复的时间快。视神经炎恢复后会遗留视神经苍白的体征,而 AZOOR 则没有这个特点。

四、治 疗

至今为止,还没有有效的方法治疗 AZOOR,一般还是采用肾上腺糖皮质激素和免疫抑制剂治疗。

1. 肾上腺糖皮质激素 视力严重下降和病情发展患者,口服或静脉给予肾上腺糖皮质激素治疗,临床观察指标有所提高[7,9,15]。Gass 对 113 例急性视力下降的患者中的 39 例患者采用,结果表明在治疗组和未治疗组间无差异[3]。

2. 免疫抑制剂 单独使用环磷酰胺、氨甲蝶呤和硫唑嘌呤治疗或联合肾上腺糖皮质激素,但疗效不太显著[10]。

五、治 疗 效 果

单侧发病,可发展为双侧,对侧眼受累的时间也不定,从几周到 228 个月,平均 49 个月,末次随访双眼受累占 76%。有 15% 的复发率。研究表明视野损害 6 个月后保持稳定的病例占 77%,26% 的患者视力和(或)视野得到不同程度提高[3]。如果眼底保持正常外观则视力更有可能提高。

(刘 文)

参 考 文 献

1. Monson DM,Smith JR. Acute zonal occult outer retinopathy. Surv Ophthalmol. 2011;56:23-35.

2. Gass JD. Acute zonal occult outer retinopathy. Donders Lecture:The netherlands Ophthalmological Society,Maastricht,Holland,June 19,1992. J Clin Neuroophthalmol. 1993;13:79-97.

3. Gass JD,Agarwal A,Scott IU. Acute zonal occult outer retinopahty:a long-term follow-up study. Am J Ophthalmol. 2002;134:329-39.

4. Gass JD. Are zonal occult outer retinopathy and the white spot syndromes(AZOOR complex)specific autoimmune diseases. Am J Ophthalmol. 2003;135:380-381.

5. Jampol LM,Becker KG. White spot syndromes of the retina:a hypothesis based on the common genetic hypothesis of autoimmune,inflammatory disease. Am J Ophthalmol. 2003;135:376-379.

6. Gass JD. The acute zonal outer retinopathies. Am J Ophthalmol. 2000;130:655-657.

7. Saito A,Saito W,Furudate N,et al. Indocyanine green angiography in a case of punctate inner choroidopathy associated with acute zonal occult outer retinopathy. Jpn J Ophthalmol. 2007;51:295-300.

8. Fujiwara T,Imamura Y,Giovinazzo VJ,et al. Fundus autofluorescence and optical coherence tomographic findings in acute zonal occult outer retinopathy. Retina. 2010;30:1206-1216.

9. Zibrandtsen N,Munch IC,Klemp K,et al. Photoreceptor atrophy in acute zonal occult outer retinopathy. Acta Ophthalmol. 2008;86:913-916.

10. Spaide RF, Koizumi H, Freund KB. Photoreceptor outer segment abnormalities as a cause of blind spot enlargement in acute zonal occult outer retinopathy-complex diseases. Am J Ophthalmol. 2008;146:111-120.

11. Heckenlively JR, Ferrevra HA. Autoimmune retinopahty: a review and summary. Semin Immunopathol, 2008, 30:127-134.

12. Quillen DA, Davis JB, Gottlieb JL, et al. The white spot syndromes. Am J Ophthalmol. 2004;137:538-550.

13. Volpe NJ, Rizzo JF, Lessell S. Acute idiopathic blind spot enlargement syndrome: a review of 27 new cases. Arch Ophthalmol. 2001;119:59-63.

14. Beck RW, Cleary PA, Anderson MM, et al. A randomized, controlled trial of corticosteroids in the treatment of acute optic neuritis. The Optic Neuritis Study Group. N Engl J Med. 1992;326:581-588.

15. Tang J, Stevens RA, Okada AA, et al. Association of antiretinal antibodies in acute annular outer retinopathy, Arch Ophthalmol. 2008;126:130-132.

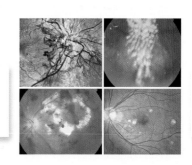

第三十二章
视网膜脱离

视网膜脱离（retinal detachment，RD）是指视网膜神经上皮层与视网膜色素上皮（RPE）层的分离。根据发病机制，RD 被分为三种主要类型：裂孔性视网膜脱离、牵拉性视网膜脱离和渗出性视网膜脱离，它们的共同特征是视网膜下腔聚积了异常的液体。近年来，由脉络膜病变引起的出血病例剧增，大量出血进入视网膜下腔，引起视网膜"实性"脱离。这种视网膜脱离在发病机制、临床表现和处理上均有其独特性。因此，在 RD 的新分类中，增加了第四种类型"出血性 RD"。本章将简要介绍各种类型 RD 的发生机制、临床表现、诊断和鉴别诊断及处理。

第一节　裂孔性视网膜脱离

裂孔性视网膜脱离（rhegmatogenous retinal detachment，RRD），又称孔源性视网膜脱离，是因为视网膜产生了破孔（breaks），玻璃体腔内的液体进入视网膜下腔引起。在本书内，裂孔性 RD 是特指原发性 RRD，是原因不明的 RRD；而有着明显原因引起的 RRD，称继发性 RRD 或简称孔源性 RD（表 32-1）。继发性 RRD 包括了一大类疾病，如：外伤性、炎症性、牵拉性、先天性和手术引起的 RRD 等，在处理孔源性 RD 的同时，还要处理原发疾病。在本节仅以原发性 RRD 为例进行讨论，继发性孔源性视网膜脱离在其他原发疾病内均有论述。

表 32-1　裂孔性视网膜脱离分类

分类	病因	疾病	分类	病因	疾病
原发性	不明	裂孔性视网膜脱离	先天性		家族渗出性玻璃体视网膜病变
继发性	外伤性	闭合性和开放性眼外伤			马方综合征
（孔源性）	炎症性	急性视网膜坏死综合征			先天性脉络膜缺损
		获得性免疫缺陷综合征			牵牛花综合征
	牵拉性	糖尿病视网膜病变			先天性视网膜劈裂
		视网膜静脉周围炎	手术		医源性视网膜裂孔
		视网膜血管炎			巩膜穿刺孔并发症
		早产儿视网膜病变			

一、病因与发病机制

发生 RRD 的三要素：玻璃体变性、视网膜受到牵拉和存在视网膜裂孔，引起 RRD 必须包括这三种因素。临床上常见到单发视网膜裂孔不一定导致视网膜脱离，即使玻璃体液化，在没有牵拉也不会发生视网膜脱离。RRD 的易感人群为高度近视眼、白内障手术后、老年人及眼外伤。

（一）玻璃体变性

表现为玻璃体液化、凝缩、脱离和膜形成等彼此相互联系的病理性改变。玻璃体变性的症状包括闪光感和眼前漂浮物，闪光感是因为玻璃体牵拉周边部视网膜引起。眼前漂浮物则是由于玻璃体出血、玻璃体胶原的浓缩,特别是神经胶原组织从视乳头上或视乳头旁撕脱所致(详见本册第二章)。

(二)玻璃体视网膜牵拉

玻璃体视网膜牵拉是一种力量,通常发生在玻璃体和视网膜牢固粘连处。

1. 动态牵拉　是由眼球转动带动玻璃体的一种惯性运动、玻璃体后脱离朝前移和重心引力玻璃体向下坠的力量。在临床上见到的马蹄形裂孔均是由后向前的撕裂和上半视网膜裂孔多见就说明这种动态牵拉力的存在,它在 RRD 形成中起着重要的作用。

2. 静态牵拉　是不依赖眼球运动,而是玻璃体本身收缩。玻璃体皮质收缩在圆形裂孔发生机制中起着作用;玻璃体增生机化膜收缩产生牵拉,在牵拉性视网膜脱离和增生性玻璃体视网膜病变(PVR)(分类见外科卷第二章)的致病机制中起到重要的作用。

(三)视网膜裂孔形成

与视网膜原已存在的格子样变性、囊性视网膜突起和玻璃体斑有关,这些可能引起视网膜裂孔的早期视网膜病变统称为"裂孔前期病变"(pretear lesion)。

1. 视网膜格子样变性　是视网膜本身原因不明的变薄(图 32-1A),变薄的视网膜很容易出现圆孔、或在玻璃体的牵拉下出现马蹄样裂孔。

2. 囊性视网膜突起　是周边视网膜表面的颗粒状或束状病灶(图 32-1B),常有色素沉着。可引起马蹄形视网膜裂孔。

3. 玻璃体斑　是在视网膜表面形成的边界清楚、白色不透明的突起组织,圆形或椭圆形,一般直径 0.5~1.5mm 大小,与视网膜牢固粘连(图 32-1C),长期对视网膜的牵拉引起视网膜萎缩性圆孔。

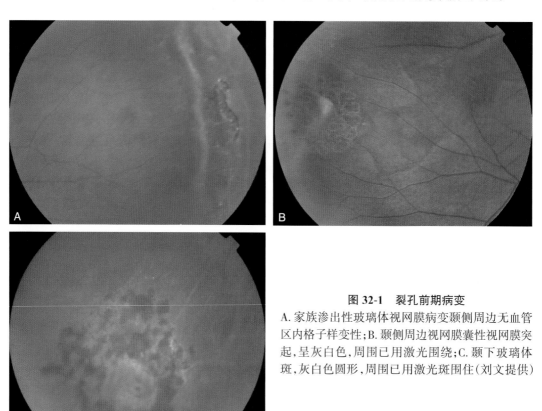

图 32-1　裂孔前期病变
A. 家族渗出性玻璃体视网膜病变颞侧周边无血管区内格子样变性;B. 颞侧周边视网膜囊性视网膜突起,呈灰白色,周围已用激光围绕;C. 颞下玻璃体斑,灰白色圆形,周围已用激光斑围住(刘文提供)

(四)裂孔性视网膜脱离的易感因素

1. 近视眼　近视眼的病人有较高发生 RRD 风险。屈光度越高,视网膜脱离的风险越高。近视眼患者一生发生视网膜脱离的风险为 0.7%~6%,而正视眼的人仅为 0.06%[1]。超过 40% 的视网膜脱离发生在近视眼。近视眼容易发生 RRD 的准确发病机制还不清楚,比较合理的解释是近视眼的眼轴前后径变长,视网膜受到前后方向的牵拉,容易在视网膜比较薄弱的周边部形成裂孔。另外,高度近视眼的玻璃体液化和后脱离均较正常人出现的早和更严重,视网膜容易受到玻璃体的牵拉而出现裂孔。

2. 白内障手术 白内障术后发生 RRD 的危险性大约为 1%~5%,是有晶体眼对照组的 6~7 倍[2-7]。白内障摘除和(或)人工晶状体植入术后,眼内容积发生变化,玻璃体前移和活动度增加,容易对周边视网膜和基底部视网膜产生牵拉,在玻璃体与视网膜牢固粘连的部位引起视网膜裂孔。Nd:YAG 激光晶状体后囊切开后发生 RRD 危险性也增加。

3. 眼外伤 外力作用眼球,瞬间引起眼球剧烈变形,将视网膜撕破。开放性眼外伤,异物和锐器直接刺破视网膜或眼球破裂伤视网膜直接脱出眼外,均可引起外伤性视网膜脱离。眼球穿通伤口玻璃体脱出到伤口外,导致增生机化而牵拉视网膜,也是外伤后视网膜脱离的原因之一。

4. 裂孔性视网膜脱离的对侧眼 一眼有非外伤性视网膜脱离史患者的对侧眼发生 RRD 的危险性大约增加 9%~40%[8],这是由于病理性的玻璃体视网膜改变通常是双侧性的。

5. 其他 还有一些少见的原因也可引起孔源性视网膜脱离,如视网膜劈裂、视网膜坏死等。

二、临 床 表 现

(一) 症状

视网膜脱离是一种无痛性视力下降,出现的症状可以是急性、也可以是慢性过程。部分患者可没有任何症状,只是偶尔遮住健眼或常规检查时被发现有视网膜脱离。

1. 眼前黑影 是眼内玻璃体失去无色透明性引起的一种内视现象(患者见到自己的眼内结构),当眼前黑影突然增多时,有时像"下雨"或"烟雾"一样,影响视力,可能是视网膜裂孔形成时撕裂血管引起的出血,应考虑为视网膜脱离的前驱症状。

2. 闪光感 是玻璃体牵拉视网膜引起的闪光幻视,在与视网膜牢固粘连部位刺激感受器或视网膜撕裂引起。

3. 视野缺损 在视野范围内出现黑幕遮挡,逐渐扩大。引起黑幕的病变在视网膜上的位置正好与人感觉到的方向相反,如下方黑影,病变在视网膜的上方,左边黑影,病变在视网膜的右边,如此类推。

4. 视力下降 当视网膜脱离累及黄斑,出现视力下降,少数情况是泡状视网膜脱离遮盖黄斑区造成。根据视网膜脱离的速度不同,可表现不同类型的视力下降。视网膜脱离缓慢,可感觉不到视力下降,仅当遮盖健眼时,才发现。在极浅的黄斑区脱离,仅出现视物变形,不散瞳检查,易误诊为"中心性浆液性脉络膜视网膜病变"。大的马蹄形裂孔或巨大 RRD,往往在数小时或几天内患者视力就下降到手动或光感。

(二) 体征

1. 眼前段改变[9-11] 一般眼部无充血。

(1) 虹膜睫状体炎:大部分患者房水闪辉和浮游细胞中度阳性(++),与裂孔引起的血 - 视网膜屏障功能损害有关。伴有脉络膜脱离患者,可出现前房和瞳孔区纤维素样渗出物。长期慢性视网膜脱离患者,可出现瞳孔后粘连。

(2) 眼压降低:RRD 形成以后,房水流出路径增加,跟正常眼相比通常降低 5mmHg 左右。如果眼内压低于正常,就要考虑有脉络膜脱离。如果患者原有青光眼,眼内压突然降低,可能是发生了视网膜脱离。相反,视网膜脱离有正常或偏高的眼内压,可能原来就患有青光眼。

(3) 晶状体震颤:是眼球运动时出现的晶状体晃动,可同时伴有虹膜震颤和前房加深。多发生在 RRD 合并脉络膜脱离患者,因睫状体脱离,晶状体悬韧带松弛,晶状体活动度增加引起。脉络膜脱离引起后房压力低于前房时,晶状体和虹膜后退,前房就加深,虹膜失去晶状体的支撑而出现震颤。

(4) 烟草尘:用裂隙灯可见到玻璃体前段有棕色的色素颗粒,类似烟草颗粒散布在玻璃体内。是视网膜裂孔形成后,视网膜色素上皮细胞游走到玻璃体腔引起。

2. 眼后段改变[9-11]

(1) 玻璃体改变:年轻人玻璃体多透明无液化,在高度近视和年纪稍大的患者,玻璃体多有液化腔隙,玻璃体混浊多在"++"内;部分患者可见到玻璃体完全后脱离的 Weiss 环。

在伴有玻璃体内积血的患者,早期可见到红色尘状或块状混浊,越往下方越明显。时间稍久,血色素吸收后变成黄白色幕布状,位于下方玻璃体腔内,影响观察下方周边眼底。

(2) 视网膜裂孔:在视网膜脱离范围内,可见到圆形、马蹄形或长条形裂孔(图 32-2)。由于脱离的视网膜显灰白,裂孔透过脉络膜颜色呈红色。圆形裂孔多位于格子样变性内或两端,也可是孤立存在,由马蹄形裂孔转变而来的圆形裂孔带有游离盖,游离盖的位置随玻璃体运动而改变。马蹄形裂孔的开口朝前,尖端朝后,形如马蹄掌,是玻璃体牢固粘连点撕裂视网膜引起。前瓣因有玻璃体牵拉而翘起,后瓣因很快有纤维增生出现向眼内的卷边。少数马蹄形裂孔可见到骑跨的裂孔前后缘之间的视网膜血管,叫视网膜血管撕脱。马蹄形裂孔可位于视网膜格子样变性内或孤立存在。长条性裂孔多是大于一个钟点或巨大裂孔患者,呈环形方向的撕裂孔,很少是前后方向的裂孔。

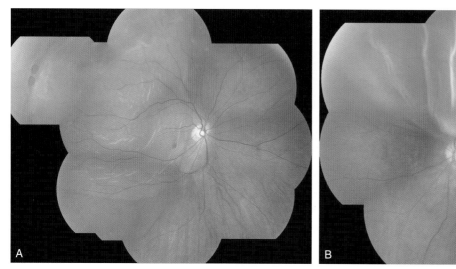
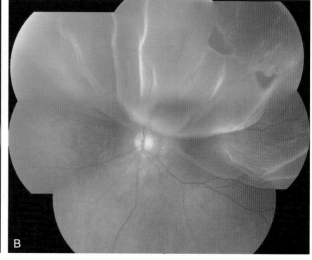

图 32-2　裂孔性视网膜脱离

A. 10 点周边两个视网膜圆孔,引起 8~12 点视网膜浅脱离,累及黄斑,视网膜表面有细小的波纹,PVR-B 级;B. 颞上格子样变性的两端各见一马蹄形裂孔,引起 10~3:30 视网膜泡状脱离,脱离的视网膜有粗大不固定的视网膜皱褶,PVR-B 级

视网膜裂孔可位于视网膜任何部位,但以赤道部以前的裂孔多见。后极部裂孔最多见是黄斑圆孔,其次是位于血管旁或脉络膜萎缩变性的边缘处的裂隙状孔(条状孔)。裂孔可是单个或多发,位于眼内不同位置,既可是在视网膜脱离范围,也可是远离视网膜脱离区域。大的裂孔很容易观察到,小裂孔和靠近锯齿缘的裂孔不容易观察到。还应注意玻璃体基底部内、睫状体平坦部和甚至睫状突上皮裂孔。可通过压陷单面镜来检查这些基底部以前的裂孔。

(3) 视网膜脱离:是视网膜隆起于眼球壁,早期可位于眼底某个象限,逐渐累及到全眼底,黄斑裂孔引起的视网膜脱离从后极部开始。新鲜脱离的视网膜呈灰白色不透明,表面平滑和起皱的外观(图 32-2),有些可有脱离的视网膜内白色点状物(图 32-3)。浅脱离不会随眼球运动而飘浮,中度和高度脱离随着眼球的运动有漂浮。当视网膜前的玻璃体增生牵拉,将视网膜拉在一起形成"星形"和环形固定皱褶状,视网膜漂浮随之消失(图 32-4)。进一步发展,脱离的视网膜以视乳头为顶点,向前呈喇叭形,表现为宽漏斗形(图 32-5)、窄漏斗形或闭斗形。在闭斗形,视网膜粘在一起呈索状,看不到视乳头。此时的玻璃体增生机化明显混浊,视网膜形成粗大的放射状固定皱褶,在赤道部或周边部形成环形皱褶。基底部玻璃体的牵拉,可拉周边视网膜向前移位,甚至可和睫状体平坦部粘连。

慢性视网膜脱离具体时间界限尚无准确定义,但在临床上具备视网膜表面增生不明显、伴有视网膜下水渍线或有视网膜内巨大囊肿(图 32-6)。多见于年轻人、或下方小裂孔、基底部内裂孔或睫状体上皮裂孔。视网膜脱离多位于下方,视网膜变薄,呈轻度或中度隆起。视网膜下水渍线呈黄白色或带有色素,同心圆排列,即以裂孔为中心逐步向上方扩展。形成一条水渍线的时间大约是 3 个月,当视网膜脱离突破老的水渍线后,在新的脱离边缘处再形成一条。也有一些慢性视网膜脱离患者,视网膜下增生条索没有这种

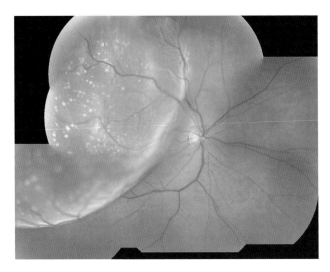

图 32-3　视网膜白点

颞上视网膜新鲜泡状脱离,遮盖黄斑,脱离的视网膜表面
光滑,无明显皱纹,有颗粒状白点,PVR-A 级

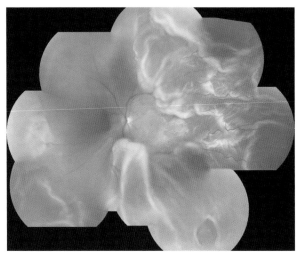

图 32-4　视网膜固定皱褶

颞下视网膜圆孔,11~9 点视网膜脱离,颞侧视网膜形成
粗大的固定皱褶,PVR-C1 级

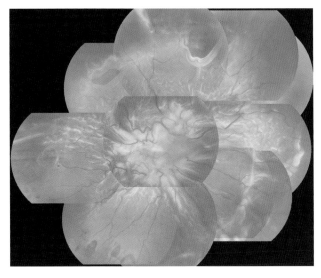

图 32-5　视网膜宽漏斗脱离

上方及下方均有马蹄形视网膜裂孔,视网膜全脱离,后极部
粗大固定皱褶达 3 个象限,PVR-C3 级

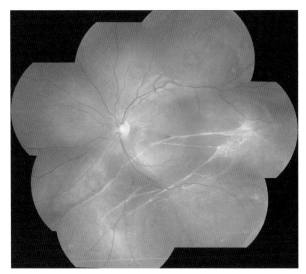

图 32-6　视网膜下增生

长期 RRD,在颞下视网膜下形成多条视网膜下条索,黄斑
下已经被累及,裂孔位于周边未照到,PVR-A 级

规律。在脱离半年以上的病例,可出现继发性视网膜内囊肿,可单个或多个,多位于裂孔附近,其他部位也可见到。

(三)视网膜脱离的自然病程

1. 进展型　发生在绝大多数病例,视网膜脱离没有经过治疗常继发白内障,葡萄膜炎,虹膜红变,低眼压和最终的眼球萎缩。

2. 缓慢型　不进展发生在少量病例,视网膜脱离的状态可以保持很多年,或者不明确,或者有固定的水渍线。

3. 恢复型　非常罕见,但也确实有少量的视网膜脱离可以自发复位,特别是病人接受长期的卧床休息。

(四)辅助检查

1. 超声波检查　对屈光间质不清和(或)低眼压患者,必须做 B 型超声波检查,了解有无视网膜脱离和是否有脉络膜脱离及其脱离性质。活体超声显微镜检查(UBM)的分辨率较 B 型超声波高,有条件的单位要做 UBM 检查,可发现 B 型超声波不能发现的极浅的视网膜脱离和周边部视网膜脱离。根据睫状体的 UBM 图形,可分为睫状体水肿、睫状体脱离和睫状体上腔出血。

2. 相干光断层成像仪(OCT) OCT 主要用于黄斑部检查,可清楚地显示黄斑裂孔、黄斑板层裂孔、黄斑囊样水肿、黄斑劈裂和黄斑前膜等。

三、诊断和鉴别诊断

眼底检查发现视网膜裂孔和视网膜脱离,可确诊 RRD 或孔源性视网膜脱离。在屈光间质不清患者,可通过典型的 B 型超声波图形确诊视网膜脱离,但必须和视网膜劈裂症、中心性浆液性脉络膜视网膜病变、葡萄膜渗漏综合征、大泡状视网膜脱离等疾病相鉴别(请阅读相关章节)。

四、治 疗

迄今为止,RRD 仍以手术治疗为唯一手段,简单 RRD 成功复位率 95% 以上,有时需要不止一次治疗。手术方式详见外科卷相关章节。

五、预 防

据统计,视网膜脱离手术后首次手术失败率约 10%~20%,再次手术失败率占 5%[12]。即使手术成功和视网膜解剖复位,最好视力恢复≥0.4者大约只占 50% 左右[13]。因此,RRD 的预防就显得意义重大。RRD 的预防就是通过常规临床检查,对患有玻璃体后脱离、视网膜格子样变性、视网膜裂孔或具有其他引起 RRD 的危险因素进行评估、诊断和治疗[14],以达到预防由于视网膜脱离引起的视力下降和视功能障碍。

引起 RRD 的危险因素包括裂孔前期病变、玻璃体对视网膜的牵拉和视网膜干孔,对正常眼(或患眼的对侧眼)进行常规散瞳检查眼底,是发现这些危险因素的唯一途径。一旦发现眼底存在这些病变,应立即用激光封闭这些病变,用两排连续激光斑围住这些病变。在没有眼底激光机的单位,可在显微镜直视下冷凝这些部位(详见外科卷第十五章)。

即使进行了恰当的激光治疗,视网膜脱离仍有可能发生。牵拉的持续存在和出现新的牵拉,甚至出现新的格子样变性,仍然有发生 RRD 的可能,因此,患者应按照医生的嘱咐,定期到医院复诊。一般来说,光凝后眼底白色激光斑在 5~7 天完全消失,以后出现色素沉着,需要半月到一个月。见到明显围绕病变的激光斑色素沉着后,可延长到半年到一年复诊一次[13]。

(戴玲 刘文)

第二节 牵拉性视网膜脱离

牵拉性视网膜脱离(tractional retinal detachment,TDR)是玻璃体增生性病变对视网膜拖曳引起的视网膜神经上皮层与 RPE 分离。TDR 病程缓慢,早期患者可无任何症状,当牵拉达一定程度或一定范围导致视网膜脱离时,才会出现视力下降或视野缺损。

一、病因与发病机制

(一)病因

TDR 由多种原因引起,最常见是血管性疾病,其他原因包括眼外伤和手术、炎症和肿瘤性疾病等(表32-2)。他们的共同表现是在玻璃体内形成白色机化膜和与视网膜牢固粘连,膜的收缩,牵拉视网膜脱离呈帐篷状外观和局限性视网膜脱离。有些眼,增生纤维膜的牵拉导致了视网膜裂孔(通常是小的和位于后极到赤道之间)。在这种情况下,TDR 的典型的形状呈现 RRD 的的典型外观,称之为牵拉 RRD(tractional rhegmatogenous retinal detachment,TRRD)。

表 32-2 牵拉性视网膜脱离常见病因分类

病因	疾病	病因	疾病
血管性	视网膜血管阻塞（包括动脉和静脉）	眼外伤或内眼手术	开放性眼外伤
	糖尿病视网膜病变		闭合性眼外伤
	高血压视网膜病变		Terson 综合征
	早产儿视网膜病变		玻璃体手术
	家族渗出性玻璃体视网膜病变		白内障手术
	镰状红细胞性视网膜病变	先天性	永存原始玻璃体增生症
	外层渗出性玻璃体视网膜病变	肿瘤性	视网膜血管瘤
炎症性	视网膜静脉周围炎	其他	黄斑牵拉综合征
	视网膜血管炎		高度近视眼
	视神经视网膜炎		弓蛔虫病
	葡萄膜炎（包括中间葡萄膜炎）		
	双侧视网膜动脉炎伴多发性瘤样动脉扩张		

（二）发病机制

1. 血 - 视网膜屏障功能被破坏　是血管性、炎症性、肿瘤性、外伤和内眼手术发生 TDR 的发病机制。血 - 视网膜屏障被破坏的表现可是血管阻塞、扩张和（或）渗漏增加，大量血管内的各种成分进入到视网膜内、玻璃体腔和（或）视网膜下腔，就触发了组织修复反应。有大量的各种细胞、炎症因子和生长因子参与。这种组织修复的病理生理过程与身体其他部位损伤后修复完全一样，只不过发生在眼内的组织结构特殊，最终的纤维修复（或叫做瘢痕）收缩，导致 TDR[15-18]。

2. 玻璃体伤口嵌顿　开放性眼外伤、白内障手术和玻璃体手术均能产生玻璃体伤口嵌顿并发症。在巩膜伤口修复过程中，嵌顿在巩膜伤口的玻璃体成为纤维组织进入眼内的通道，导致伤口附近的基底部玻璃体完全机化成白色纤维膜，紧密粘连在基底部和睫状体表面。膜的收缩，对与玻璃体牢固粘连的基底部或周边部视网膜产生牵拉，导致视网膜向前移位的视网膜脱离[19-22]。

3. 玻璃体异常增生或粘连　永存原始玻璃体增生症是原始玻璃体残留引起的 TDR，在玻璃体基底部形成环形白色机化膜，一般中心部位较厚和较宽，达晶状体后，位于眼球下半部任何方位，向两边逐步变薄变细，也可与后面机化玻璃体相连续，牵拉视网膜放射状隆起。玻璃体的变性，由凝胶样转变成纤维样，具有了一定的收缩功能，与视网膜牢固粘连的部位产生牵拉，刺激视网膜内的胶质细胞移行到视网膜表面和玻璃体内，增生并收缩，导致 TDR[23-26]。

（三）牵拉视网膜的类型[15,21]

1. 环形收缩牵拉　是增生的纤维膜在视网膜表面沿赤道方向收缩引起放射状视网膜脱离皱褶。最常见于赤道部和基底部两个区域，赤道部环形收缩在收缩峭的前后均形成放射状视网膜皱褶，基底部收缩仅在周边部视网膜形成放射状视网膜皱褶。

2. 前后收缩牵拉　是增生纤维膜在视网膜表面前后方向收缩引起的环形视网膜脱离皱褶，一般仅在基底部见到，在基底部形成视网膜凹槽、视网膜睫状体粘连和（或）视网膜虹膜粘连。偶尔见到从周边视网膜甚至赤道部视网膜到基底部的视网膜凹槽，如 ROP 第 5 期。

3. 垂直收缩牵拉　是垂直于视网膜平面的牵拉力，可分解成三种垂直牵拉力。①跨玻璃体腔牵拉，是玻璃体后皮质向前脱离到赤道部附近并机化收缩，将后皮质绷紧，对视网膜产生向眼球中心的牵拉力；②由于眼球的弧面，视网膜表面膜的收缩均产生一种垂直向眼球中心的合力；③玻璃体皮质与视网膜点状或局灶性紧密粘连，玻璃体后脱离或运动，对视网膜产生一种垂直向内的拉力。这第三种牵拉力最常见于增生性糖尿病视网膜病变（PDR）和黄斑部牵拉性疾病，形成的视网膜脱离成帐篷状，也可是牵拉黄斑区劈裂。

4. 吊床样牵拉　以上三种牵拉都是视网膜前的收缩，位于视网膜后（下）的增生膜也可对视网膜产生牵拉，纤维增生组织从视网膜后（下）收缩牵拉，使得视网膜不能复位，脱离视网膜形态呈吊床样。最常见的是索状视网膜下增生，而网状和膜状视网膜下增生就不典型。

这四种牵拉视网膜的类型只是增生膜收缩的分解动作。在临床上,真正膜的收缩是全方位的,完全依据当时增生膜附着的位置,可以环形、前后、斜形和垂直收缩都同时存在,视网膜被收缩的表现是各个收缩力综合的结果。偶尔,玻璃体视网膜牵拉引起牵拉性视网膜劈裂而不引起视网膜脱离。

二、临 床 表 现

(一)症状

因为玻璃体牵拉是一个缓慢过程,且没有相关的急性玻璃体后脱离,所以闪光感和漂浮物常常不存在。这种状况一直维持数月到数年。当病变涉及到黄斑区时,出现中心视力的下降。有原发疾病者,可很早就影响黄斑功能,视力下降的症状出现较早和严重。

(二)体征

1. 玻璃体改变　依眼底疾病的不同,可有部分或全部玻璃体后脱离。玻璃体可是透明,或雾状混浊、或出血性混浊,也可是浓缩改变,严重的玻璃体炎症或积血可致眼底窥不清楚。玻璃体腔的机化膜呈白色(图32-7),可是一层位于视网膜表面的膜,和视网膜紧密粘连,在后极部视网膜前膜周围,脱离的玻璃体皮质向前如同下垂的桌布,称之为桌布样视网膜前膜(图32-8A);如果是某个象限和视网膜紧密粘连的视网膜前膜,称之为板状视网膜前膜(图32-8A)。视网膜前膜也可是条索放射状(图32-8B),既可是位于后极部,也可是位于中周部和基底部。大多数增生膜为新生血管膜,少部分(如PVR膜)不含有新生血管。

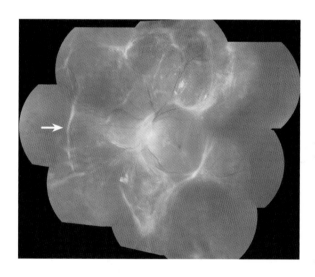

图32-7　增生性糖尿病视网膜病变
玻璃体腔增生膜呈白色,遮盖了视乳头和部分血管,牵拉后极部视网膜脱离,鼻侧可见白色条状视网膜下膜(箭)

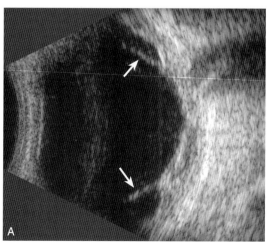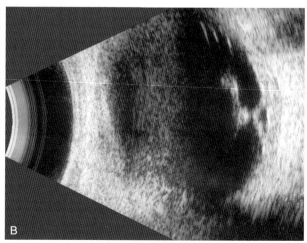

图32-8　玻璃体增生牵拉
A.糖尿病玻璃体增生膜与视网膜牢固粘连,状如一块板(两个玻璃体牵拉之间),牵拉视网膜浅脱离,周边玻璃体后脱离,形同下垂的桌布(箭);B.点状黏连牵拉形成单个帐篷状视网膜脱离;

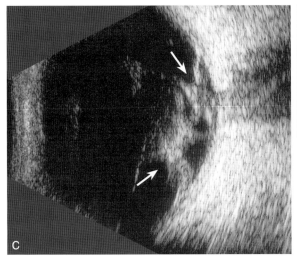

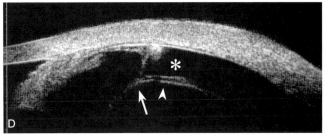

图 32-8(续)
C. PDR 牵拉多个帐篷状视网膜脱离(箭);D. 永存原始玻璃体增生症前段增生玻璃体牵拉(箭),引起视网膜脱离(星),玻璃体膜和视网膜形成的双层(箭头)(刘文提供)

2. 视网膜脱离 TDR 的血管向牵拉方向移位,形态僵硬,无移动性,无视网膜裂孔。视网膜脱离的形态各异,最典型的是帐篷状脱离,向玻璃体腔牵拉的机化膜与帐篷的顶部粘连,脱离的视网膜表面凹陷(图 32-7)。帐篷状视网膜脱离常位于赤道以后,可是一个(图 32-9)、或是多个孤立存在,也可是多个融合

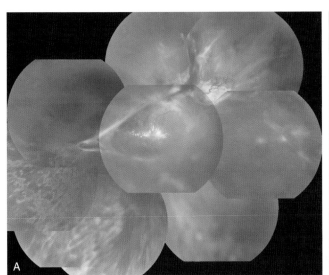

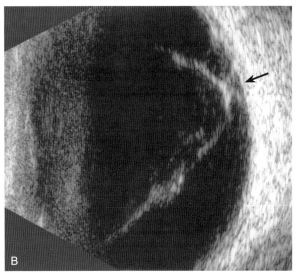

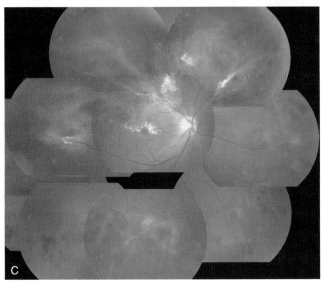

图 32-9 帐篷状视网膜脱离
A. 视网膜静脉周围炎患者,玻璃体积血,上方为红色,使眼底模糊,下方是颗粒条状淡黄色出血膜,致眼底窥不清楚,黄斑区隐约可见有黄白色渗出;后极部玻璃体增生机化膜,拉上方视网膜局限脱离;B. B 型超声波显示玻璃体呈 "V" 字形后脱离,牵拉后极部视网膜呈单个帐篷状脱离(箭);C. 玻璃体手术后,解除玻璃体对视网膜的牵拉,视网膜复位,黄斑和上方血管弓处黄白色渗出,后极部 9点、12 点和 1:30 方向可见残留在血管上白色岛状视网膜前膜(刘文提供)

而成（图32-8C）。脱离仅限于牵拉附近，常不扩展到锯齿缘。不典型的TDR常见周边部增生组织的牵拉引起，表现为黄斑异位、条索状和放射状视网膜皱襞（图32-10）。玻璃体基底部的增生牵拉，可仅表现后极部视网膜浅或中等脱离，而周边部视网膜前移位（图32-8D），甚至和睫状体平坦部粘连。长期慢性的玻璃体牵拉，即可引起视网膜脱离，也可引起视网膜劈裂。

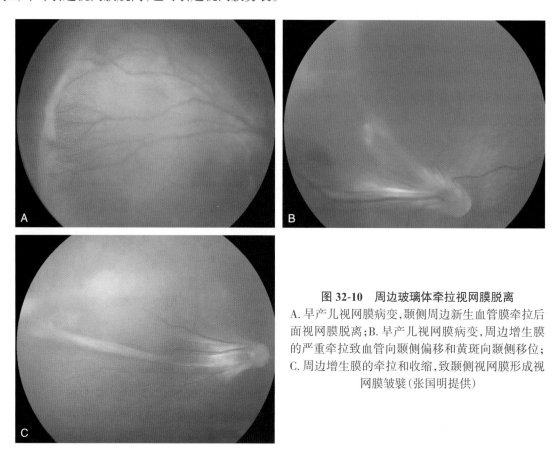

图32-10 周边玻璃体牵拉视网膜脱离

A. 早产儿视网膜病变，颞侧周边新生血管膜牵拉后面视网膜脱离；B. 早产儿视网膜病变，周边增生膜的严重牵拉致血管向颞侧偏移和黄斑向颞侧移位；

C. 周边增生膜的牵拉和收缩，致颞侧视网膜形成视网膜皱襞（张国明提供）

　　长期的玻璃体牵拉，可在与视网膜牢固粘连处（也可是激光斑处）形成视网膜裂孔，视网膜脱离范围迅速增大，称牵拉RRD。形成的裂孔多位于后极部，表现为裂隙状或不容易发现的小裂孔。尽管存在视网膜裂孔，但这些脱离通常不是泡状，而呈帐篷样外观（图32-11）。它们倾向保持局限性脱离，少数病情严重

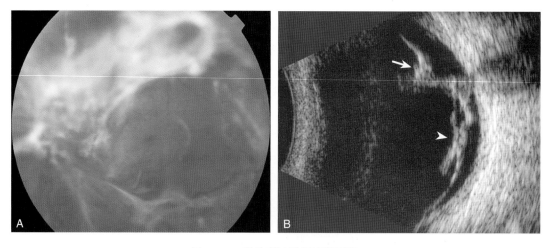

图32-11 牵拉裂孔性视网膜脱离

A. PDR患者，后极部沿血管弓广泛增生膜，在后极部颞上大血管外，牵拉出视网膜小裂孔，引起视网膜广泛脱离，仍保持着不典型帐篷状视网膜脱离外观；B. B型超声波显示上方视网膜仍呈帐篷状脱离（箭），下方有前膜牵拉，但呈偏平状视网膜脱离，视网膜脱离已达周边部（刘文提供）

者可发展成全视网膜脱离。长期的牵拉 RRD,可在视网膜下形成增生条索(图 32-7)。牵拉 RRD 常见于 PDR 和穿通性眼外伤等。

(三)辅助检查

1. 荧光素眼底血管造影(FFA) FFA 对 TDR 的病因诊断有帮助,只要屈光间质透明,常规做 FFA,可显示很多具有确诊意义的阳性表现。

2. 超声波检查 对屈光间质混浊患者,B 型超声波检查,有利于了解玻璃体混浊和增生情况、视网膜脱离和收缩情况及是否合并脉络膜脱离有重要的临床意义。

3. OCT 在黄斑水肿、劈裂、脱离、黄斑前膜及脉络膜新生血管方面,OCT 均能清楚地显示这些病变的部位和范围。

三、诊断和鉴别诊断

(一)诊断

有视网膜脱离,无视网膜裂孔,视网膜前或周边部有白色增生膜与视网膜牢固粘连牵拉,可确诊 TDR。玻璃体内先有白色增生膜牵拉视网膜脱离,后来形成视网膜裂孔,可确诊牵拉 RRD。还应根据眼底的其他病变,进行 TDR 病因诊断。B 型超声波检查见有帐篷状视网膜脱离图形,可确诊。FFA 有助于 TDR 的鉴别诊断。

(二)鉴别诊断

临床上具有典型的原发病变引起的 TDR 很容易诊断,但在 RRD 引起的增生性玻璃体视网膜病变和外伤性增生性玻璃体视网膜病变,往往伴有玻璃体腔和视网膜表面白色机化膜形成,对视网膜也产生牵拉,需要同 TDR 进行鉴别诊断。

1. 增生性玻璃体视网膜病变 视网膜脱离达锯齿缘,有星状或弥漫性视网膜前膜,将视网膜牵拉成多个放射状视网膜固定皱褶,仔细检查可见到视网膜裂孔。TDR 多是局限性视网膜脱离,增生前膜与视网膜呈点状或条状黏连,多数视网膜脱离呈帐篷状,常伴有原发疾病表现,如玻璃体积血,视网膜血管改变,视网膜出血和(或)渗出等。

2. 外伤性增生性玻璃体视网膜病变 有眼外伤病史,玻璃机化膜与穿通或破裂伤口粘连,牵拉附近的视网膜脱离,可有视网膜裂孔或无视网膜裂孔,很容易和无外伤史的 TDR 相鉴别。

四、治 疗

1. 药物治疗 主要是治疗原发疾病。

2. 激光治疗 是在屈光间质透明和视网膜脱离没有累及黄斑的患者,仍然可以通过激光光凝无血管区和新生血管区,减轻增生组织的牵拉和预防视网膜脱离范围扩大。

3. 玻璃体手术治疗 手术适应是:①有黄斑前膜;② TDR 累及黄斑;③伴玻璃体浑浊或积血致眼底窥不清;④牵拉 RRD。通过玻璃体手术,清除混浊的玻璃体,剥离视网膜前增生膜,解除玻璃体增生膜对视网膜的牵拉,复位视网膜(具体手术方法见相关章节)。

(戴玲 刘文)

第三节 渗出性视网膜脱离

渗出性视网膜脱离(exudative retinal detachment,ERD)的特征是有视网膜下积液,但缺乏视网膜的裂孔和增生牵拉。多种眼科疾病可引起视网膜下积液(表 32-3)。在本节仅对 ERD 的共同点进行讨论,其他原发疾病在各类疾病章节中都有详细论述。

表 32-3　渗出性视网膜脱离常见病因分类

病因	疾病	病因	疾病
炎症性	葡萄膜大脑炎		脉络膜黑色素瘤
	后巩膜炎		脉络膜血管瘤
	真菌性巩膜炎		转移性肿瘤
	鼻窦炎合并渗出性视网膜脱离		白血病
	变应性肉芽肿性血管炎	眼外伤或内眼手术	穿通性眼外伤手术
	交感性眼炎并发视网膜脱离		其他内眼手术
	视神经视网膜炎		视网膜脱离手术后及冷凝手术过量
	葡萄膜炎		广泛视网膜激光光凝后
	双侧视网膜动脉炎伴多发性瘤样动脉扩张		脉络膜黑色素瘤伽马刀放射治疗术后
血管性	糖尿病视网膜病变	先天性	小眼球
	Coats 病		视乳头小凹
	妊娠毒血症		牵牛花综合征
	高血压视网膜病变		家族渗出性玻璃体视网膜病变
	肾病视网膜脱离		斯 - 韦综合征
	年龄相关性黄斑变性		Norrie 病
	黄斑旁毛细血管扩张 II 型	其他	中心性浆液性脉络膜视网膜病变
	视网膜中央静脉阻塞		大泡性视网膜脱离
	弥漫性血管内凝血病		寄生虫所致视网膜脱离
	胶原蛋白血管病		葡萄膜渗漏综合征
肿瘤性	视网膜血管瘤		高度远视眼

一、病因与发病机制

ERD 是发生在各种血管性,感染性或者肿瘤性眼部疾病及一些全身病的眼部表现。血 - 视网膜屏障功能异常是发生 ERD 的主要原因。包括视网膜血管内皮细胞组成的内屏障功能异常和 RPE 组成的外屏障功能异常,这两种屏障功能的任何一个被损伤就可能发生液体渗透性增加,超过正常的 RPE 泵的功能,液体聚集在视网膜下而发生 ERD。

1. 炎症性　视网膜血管炎和葡萄膜炎均可释放大量炎症因子,引起视网膜血管内皮细胞和(或)RPE 功能异常,大量的渗出液进入到视网膜下,形成不同程度的视网膜脱离,轻者仅黄斑区脱离,如视网膜血管炎和视神经视网膜炎等;重者视网膜高度隆起,如葡萄膜大脑炎[27-29]和后巩膜炎[30,31]等。炎症病变常伴有玻璃体炎症细胞或玻璃体白色尘样混浊。视乳头常不同程度累及,表现视乳头充血和边界不清。

2. 血管性　①高血压和糖尿病均可损伤视网膜血管内皮细胞,引起血管外渗增加[32,33]。Coats 病是一种至今原因不明的毛细血管异常扩张和渗出[34]。②脉络膜小动脉循环障碍,引起 RPE 功能异常,大量脉络膜液体进入视网膜下腔,造成局限性视网膜脱离;③视网膜下新生血管形成,新生血管渗漏而导致后极部视网膜下液积聚,造成局限性视网膜脱离。

3. 肿瘤性　如脉络膜黑色素瘤、脉络膜血管瘤及脉络膜转移性肿瘤等。因为肿物将视网膜向前推起而形成实体性视网膜脱离。并因局部组织反应,渗出液蓄积在神经上皮层下而形成 ERD。视网膜下液量多时,往往掩盖肿瘤的真实外观,对诊断造成困难(图 32-12)。另外,在冷冻治疗肿瘤过程中,如脉络膜血管瘤,长时间反复冻融,术后可出现视网膜下液增多,视网膜脱离加重。

4. 眼外伤及内眼手术　穿通性眼外伤或内眼手术引起眼压急剧下降而导致络脉膜脱离时,可伴发 ERD。视网膜脱离手术封闭视网膜裂孔,冷冻过量时,也会发生渗出性视网膜脱离。广泛视网膜激光治疗,损伤大量 RPE,外屏障功能受损,脉络膜液体通过受损 RPE 进入视网膜下,引起视网膜下液体聚集,也可出现 ERD。

5. 先天性　如家族渗出性玻璃体视网膜病变[35],周边视网膜出现新生血管,小量渗漏呈黄白色渗出灶,大量渗出导致局部渗出性网膜脱离。

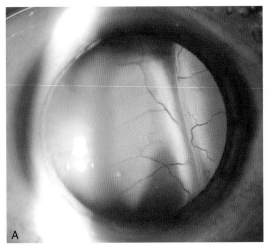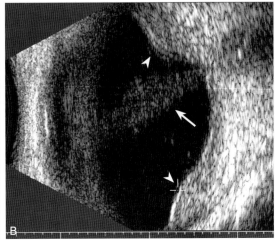

图 32-12 右眼乳腺癌转移

A. 视网膜两个光滑隆起达晶状体后；B. B 型超声波检查显示视网膜脱离呈索状(箭)，后极部脉络膜增厚隆起，呈实性(箭头)(刘文提供)

6. 其他 中心性浆液性脉络膜视网膜病变[36]是因为 RPE 发生损伤，脉络膜毛细血管的渗出液通过色素上皮达到视网膜下，形成视网膜脱离。而葡萄膜渗漏综合征[37,38]因巩膜、脉络膜上腔和视网膜下液富有蛋白，巩膜组织因蛋白多糖的堆积而增厚，使涡静脉回流受阻，并妨碍脉络膜上腔富有蛋白液体透过巩膜向眼外弥散。寄生虫所致视网膜脱离(如猪囊尾蚴)在视网膜神经上皮层下时，可以并发 ERD，脱离位于囊样的虫体之前及其周围。白血病引起视网膜脱离的病因及发病机制尚不清楚，因素可能很多，许多因素又相互联系和影响。血液中白细胞的数量和质量的改变，致血管扩张，血流缓慢，造成血流阻滞和淤积，视网膜发生水肿、出血和渗出。

二、临 床 表 现

ERD 的临床表现与 RRD 不同。

(一) 症状

往往伴有原发疾病的症状，视力下降缓慢和隐匿。累计黄斑者，有视物变形、变色或中央黑影，或视力急性下降。有玻璃体混浊的患者可感觉到有飞蚊症。

(二) 体征

1. 眼球前段改变 绝大多数患者眼前段无异常，少数后巩膜炎和葡萄膜炎患者，可出现角膜后沉着物、房水混浊、虹膜后粘连等。

2. 玻璃体改变 玻璃体可有液化和后脱离，但一般透明无增生。在葡萄膜炎症引起的 ERD，常伴有玻璃体白色混浊和色素颗粒。少数血管病变引起的，可伴有玻璃体内增生，如 Coats 病。

3. 渗出性视网膜脱离的特点 ①视网膜呈弧形灰白色隆起，表面光滑无皱纹。病程长也很少发生视网膜表面的皱缩和固定皱襞。②视网膜下液呈游走性，受重力作用，直立时视网膜脱离位于下方，仰卧时脱离位于后极部。然而，量少的视网膜下液并无移动性，常位于原发病部位。较多的视网膜下液，在下方形成两个半球状视网膜脱离，在 6 点形成一放射状的凹折(图 32-13)。视网膜脱离可以是极其浅的难以发现(如视乳头小凹)，可以是大量脱离到晶状体后(图 32-14)。有些少量脱离位于下方周边，不仔细检查很容易遗漏。有些视网膜下液较透亮，可透见液内的一些颗粒和脉络膜血管纹理，有些较混浊，含有结晶物(Coats 病)。绝大多数病变为单眼，有些系统性疾病，如胶原性血管性疾病，葡萄膜大脑炎等，表现为双眼ERD，且双侧多为对称性病变。

4. 视网膜下增生 视网膜脱离时间长的患者，可出现视网膜下增生，形态无规律，可是长条状，也可是幕状或星状。颜色可是灰白色、淡黄色或带色素。Coats 病还可引起瘤样增生，形成单纯与视网膜或与

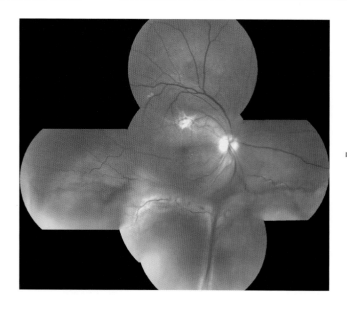

图 32-13　大炮状视网膜脱离
中浆引起的下方两个光滑的泡
状视网膜脱离（刘文提供）

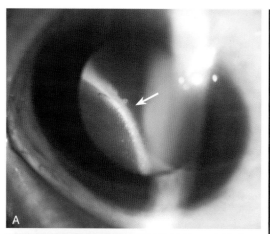

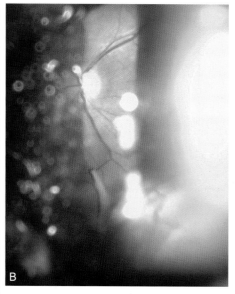

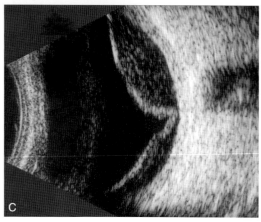

图 32-14　渗出性视网膜脱离
A. 视网膜高度隆起达下方晶状体后,视网
膜下液内有棕色颗粒(箭);B.用前置镜眼底
照相,可见到下方视网膜两个半球状脱离,
黄斑和上方视网膜没有脱离;C. B 型超声波
检查,仰卧位视网膜下液位于后极部视乳
头周围,呈弧形隆起,视网膜下腔见高反射
颗粒(刘文提供)

脉络膜粘连的肿物。

5. 原发疾病表现　有些 ERD 的病因很清楚,在常规眼底检查时就可发现相应体征,如炎症、血管性疾病和肿瘤。然而,大多数病例的体征并不明显,必须借助一些辅助检查来确诊原发疾病。

（三）辅助检查

1. 体位试验　在无明显视网膜增生,又没有见到视网膜裂孔的患者,应常规做体位试验,以区别是否为 ERD。检查方法,让患者仰卧 30 分钟,在床边用间接检眼镜或直接检眼镜检查眼底,如果视网膜脱离变成围绕视乳头,试验为阳性;如果原脱离位置变化不大,试验为阴性。大量视网膜下液的 ERD 常为阳性,

RRD 和 TDR 常为阴性。

2. 眼底血管造影 FFA 可观察视网膜血管的充盈及渗漏情况,而吲哚青绿脉络膜血管造影(ICGA)可见到脉络膜新生血管的高渗漏情况,在 ERD 诊断和鉴别诊断中具有重要意义(图 32-15)。对不明原因的视网膜脱离,应常规做 FFA 和(或)ICGA 检查,可显示很多具有确诊意义的阳性体征。

3. OCT 可区别黄斑区隆起是神经上皮还是色素上皮脱离,或者是二者均存在(图 32-15B)。还可用于黄斑部病变的诊断和鉴别诊断,在黄斑水肿、劈裂、脱离、黄斑前膜及脉络膜新生血管方面,OCT 均能清楚地显示这些病变的部位和范围。

4. 超声波检查 对病因不明确的视网膜脱离患者应常规做 B 型超声波检查,直立时视网膜下液位于下方,仰卧时位于后极部是 ERD 特征性表现。另外,可发现是否有实体肿瘤或包块,并能确定其部位。还

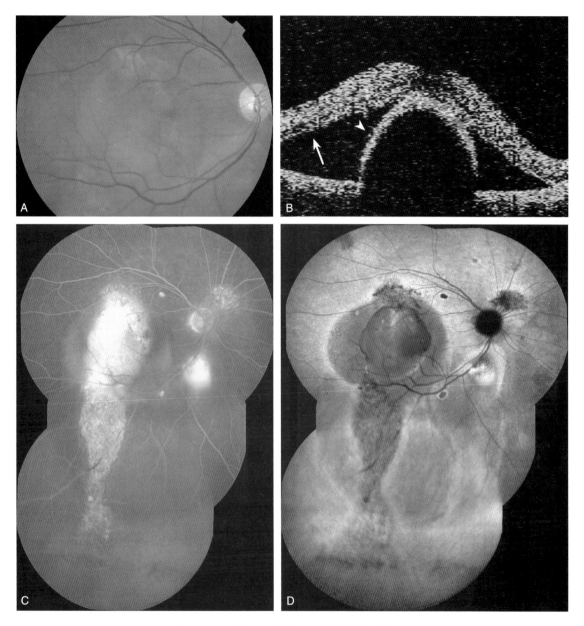

图 32-15 慢性中心性浆液性脉络膜视网膜病变

A. 黄斑区约 3.5 视乳头直径的圆形隆起;B. OCT 显示黄斑神经上皮脱离(箭),同时合并有色素上皮脱离(箭头);C. FFA 拼图显示后极部多个大小不等的渗漏点,黄斑区渗漏范围最大,且呈流沙样向下方达周边部,引起下方视网膜脱离 D. ICGA 渗漏点为大小不等的低荧光区,周有一圈高荧光晕;黄斑中央边界清楚的近圆形更低荧光区为色素上皮脱离,向下流沙样色素上皮损伤为颗粒性低荧光,周边视网膜脱离为低荧光

能检测眼球大小和脉络膜是否有脱离,对一些疾病的鉴别诊断有帮助。UBM 的分辨率较 B 型超声波高,可观察极周边网膜和睫状体情况。根据葡萄膜的 UBM 图像,明确有否脉络膜和睫状体炎症、水肿和脱离等。

5. 其他影像学检查　CT 和 MRI 可用于肿瘤引起的 ERD 的鉴别诊断。

三、诊断和鉴别诊断

(一)诊断

临床上,见到位于下方的光滑形状视网膜脱离,较重的呈两个泡状,随着体位变动视网膜下液呈游走性,可确诊为 ERD。ERD 是多种疾病的共同表现(表 32-3),应通过临床表现和辅助检查,确立视网膜脱离的原发疾病,有针对性的进行治疗。

(二)鉴别诊断

ERD 除了需要同各种原发疾病相鉴别外(表 32-3),还应同裂孔性、牵拉性和出血性视网膜脱离相鉴别。

1. 裂孔性视网膜脱离　是临床上最容易和 ERD 相混淆的疾病。发现视网膜裂孔和视网膜表面皱纹或皱褶,很容易确诊为 RRD(图 32-16)。然而,在一些不典型的小裂孔和裂孔隐藏在不容易观察到的地方(如锯齿缘和睫状体上皮裂孔),长期的视网膜脱离也位于下方,而且视网膜脱离也表现光滑无玻璃体增生,呈两个泡状隆起。在这些病例,应先散大瞳孔,用三面镜仔细检查眼底,没有发现裂孔,再用压陷单面镜检查锯齿缘和睫状体平坦部;如果还没有发现明显裂孔,接着做体位试验,体位试验阳性可基本确诊为ERD。另外,还有一个体征可间接提示为 RRD。玻璃体内色素颗粒仅见于两种情况,葡萄膜炎和 RRD[39],色素颗粒来源于视网膜色素上皮层。如果见到玻璃体腔内色素颗粒,无葡萄膜炎表现,可基本确诊为 RRD,应通过各种手段寻找视网膜裂孔。

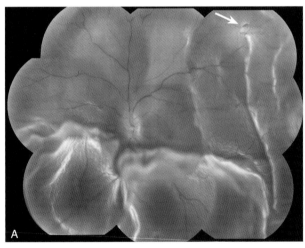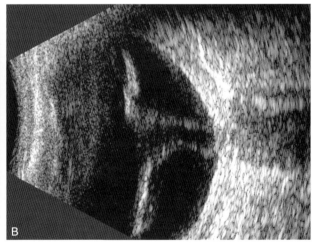

图 32-16　裂孔性视网膜脱离

A. 颞上方小裂孔(箭)引起下方视网膜高度脱离,可见到多个非固定的视网膜皱褶;B. 左图患者仰卧时,视网膜下液移动到后极部,围绕乳头,脱离的视网膜呈"γ"形(刘文提供)

2. 牵拉性视网膜脱离　TDR 典型临床表现是脱离的视网膜呈帐篷状,很容易和 ERD 相鉴别。牵拉的部位是帐篷的顶,其他部位呈弧形向眼球壁凹陷,与 ERD 的向玻璃体腔弧形隆起不同。即使在见不到眼底的病例,B 型超声波图形也能大致区别牵拉性和渗出性视网膜脱离,前者的视网膜脱离图形呈帐篷状,后者呈弧形向玻璃体腔的半球状。

3. 出血性视网膜脱离　暗红色的出血位于视网膜下,为实性视网膜脱离,B 型超声波检查视网膜下腔充满高回声实体杂波,很容易和 ERD 的游走性视网膜下液相区别。

四、治 疗

主要是针对原发病因治疗,部分 ERD 在原发病因解除后,视网膜可自行复位。原发疾病的治疗包括药物、激光和手术(详见各个疾病章节)。

(戴玲 刘文)

第四节 出血性视网膜脱离

血液进入视网膜神经上皮下间隙,引起视网膜神经上皮层和 RPE 分离,称为出血性视网膜脱离(hemorrhagic retinal detachment,HRD)。视网膜下出血(subretinal hemorrhage,SRH)从本质上讲与 HRD 是一致的,但出血量不同,HRD 更偏重于多量出血,临床上一般将出血范围≥2 个视乳头直径(或出血范围大于或等于 3mm)者称之为 HRD,而出血量较小的则称之为 SRH[40,41]。

一、病因与发病机制

(一)病因

多种疾病可引起 HRD(表 32-4),因其既有视网膜脱离,又混杂了出血因素,而且多波及黄斑区,所以视网膜损伤的机制更复杂,更严重。

表 32-4　出血性视网膜脱离常见原因

1. 变性和新生血管疾病	玻璃体手术
年龄相关性黄斑变性	青光眼手术
特发性息肉状脉络膜血管	眼底激光
特发性脉络膜新生血管	球后麻醉穿破眼球壁
血管样条纹	巩膜外放液
糖尿病视网膜病变	硅压缝线
视网膜中央静脉阻塞	4. 血液病
中心性渗出性视网膜脉络膜病变	特发性血小板减少症
高度近视眼	再生障碍性贫血
拟眼组织胞浆菌病综合征	白血病
2. 外伤	5. 肿瘤
脉络膜裂伤	脉络膜肿瘤
眼球破裂伤	脉络膜血管瘤
巩膜穿通伤	视网膜海绵状血管瘤
Terson 综合征	眼部转移肿瘤
摇晃婴儿综合征	6. 感染
3. 手术	巨细胞病毒性视网膜炎
白内障手术	眼内寄生虫

HRD 总体可归纳为外伤性和自发性两种。

1. 外伤性 HRD　多因为穿通性和非穿通性脉络膜破裂、手术刺激、不当眼底激光治疗和手术引起眼压变化等原因,损伤眼部血管系统导致多量血液进入视网膜下即发生 HRD 或以后继发于 CNV 的 HRD[42]。眼球穿通伤引起的 HRD,视网膜下出血量大,视网膜脱离范围广,而且可能同时伴有玻璃体出血,眼内异物,眼内感染等其他并发症,因而视力预后差。

2. 自发性 HRD　病因更复杂,包括:脉络膜新生血管、视网膜血管疾病、感染、营养不良、炎症、拟眼组织胞浆菌病综合征、糖尿病视网膜病变、特发因素及全身性血管疾病等病因均可引起[42]。正常眼玻璃膜（Bruch's membrance）在脉络膜血管和覆盖其表面的 RPE 之间存在生理屏障，上述疾病使玻璃膜的屏障功能削弱，脉络膜毛细血管束向眼内生长，以后纤维血管组织在视网膜下增生，长入视网膜下腔。这些新生纤维血管组织破裂出血而导致 HRD。年龄相关性黄斑变性（AMD）所致的 HRD 的病理改变除 HRD 导致的改变外，还包括 RPE 的变薄，RPE 细胞基底膜间囊样物质增加，颗粒状物沉积，玻璃膜的增厚钙化，光感受器细胞的萎缩，因而 AMD 引起的 HRD 视力预后最差。而高度近视所致 HRD 是因为变薄的脉络膜和 RPE 及漆裂纹使 CNV 进入视网膜下引起视网膜下出血，其出血量一般较少，部分可自行吸收。

（二）致病机制

视网膜下出血对视网膜的损害推测有以下因素：

1. 血液的毒性作用和铁离子的毒害　毒性作用主要通过多种不同的物质引起，在血液吸收过程中，红细胞被巨噬细胞、少量 RPE 和 Müller 细胞吞噬后，能产生含铁血黄素，其代谢后，转化为铁蛋白，释放的铁离子对视网膜和脉络膜血管产生毒性作用，促使光感受器和 RPE 细胞的凋亡。数月后的视网膜外层的萎缩也和铁离子有关。此外，铁离子的毒性与时间和剂量有累积效应，视网膜下血液中还包括促 RPE 细胞有丝分裂的物质，这种物质与 CNV 的形成有关[43,44]。

2. 血凝块的营养阻隔作用　RPE 的一项主要功能就是从脉络膜血管获取营养物质及氧气供应视网膜外层，并转运视网膜和 RPE 的代谢产物，视网膜下的出血组成一种弥散屏障，阻碍营养物质的吸收、转运和干扰光感受器与色素上皮的代谢产物的交换[45]。

3. 血凝块收缩的机械牵拉作用　在血块吸收过程中，纤维蛋白的收缩可对视网膜产生牵拉，在猫的模型中，Toch 等[46]通过组织学证据发现当向视网膜下注射血液 25 分钟后，凝血产生的纤维蛋白呈蜂巢状包裹视网膜光感受器外层。1 小时后，这些光感受器外层被从视网膜上撕成小片状，7 天后，视网膜内层、外层及 RPE 均出现严重的变性。

4. 牵拉视网膜成皱褶　出血可导致纤维组织形成，收缩引起视网膜皱褶。

5. 玻璃体积血　在视网膜下突然大量出血，引起视网膜下腔压力陡然增加，在视网膜最薄弱的中心凹处穿破内界膜，进入玻璃体腔，引起玻璃体积血。视网膜下腔压力释放后，中心凹处内界膜具有再生能力，可自行愈合。这就是手术中见不到黄斑裂孔的原理。

二、临床表现

最常见的出血性视网膜疾病是 AMD、特发性息肉状脉络膜血管、糖尿病视网膜病变和眼外伤，其他类型的 HRD 少见。

（一）症状

多表现为突然视力下降，中心暗点或相应的视野缺损，同时还伴有引起出血的原有疾病的症状。视力一般多在指数及更差。少数出血远离黄斑区时，患者症状不明显，可保持很好的中心视力。

（二）体征

1. 眼底表现　典型的眼底表现为没有裂孔的视网膜增厚，隆起，颜色可为鲜红色、暗红色，当出血量很大时，可变为暗绿色，视网膜隆起可为弥散的扁平状或较为局限的边界不清的扇贝形（图 32-17），严重者整个视网膜全部隆起。早期，血细胞下沉，可见到"船形"的视网膜下出血液平面，平面以上是没有血细胞的血清（图 32-18）。病程长的患者，视网膜下可有黄白色块状物，为血凝块中的血色素分解后的凝集物，早期是泡沫状，水分被吸收后呈饼干状，边界清楚（图 32-19）。

2. 玻璃体积血　视网膜出血量多的患者，血液进入玻璃体腔，玻璃体混浊和浓缩，早期呈暗红色，以后转变成灰黄色。

（三）辅助检查

FFA、ICGA、超声检查和 OCT 对发现病因很有帮助。

1. FFA　视网膜下出血常遮盖脉络膜背景荧光，视网膜血管过度显影可能是视网膜大动脉瘤。CNV 引起的 HRD，常在造影早期出现一小块不规则的脉络膜荧光增强区，造影晚期渗漏荧光。这种显示只有

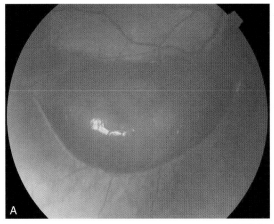
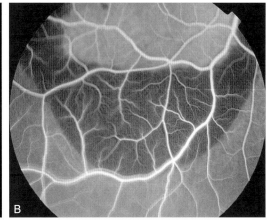
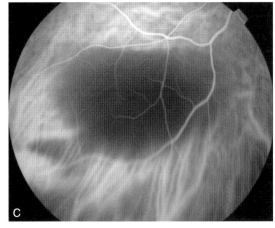

图 32-17　不明原因视网膜下出血

A.下方血管弓下方肾形视网膜下出血,向眼内半球状隆起,呈均匀暗红色;B.FFA 显示出血位于视网膜血管下,遮蔽脉络膜背景荧光,边界清楚,未见到渗漏荧光;C.ICGA 显示视网膜下出血遮蔽脉络膜荧光,未见到脉络膜渗漏荧光点(易长贤提供)

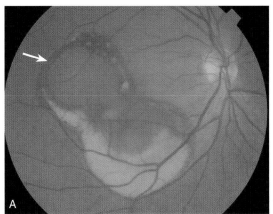
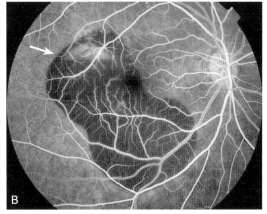
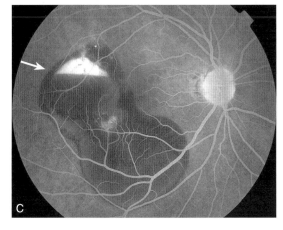

图 32-18　视网膜下出血液平面

A.息肉状脉络膜血管病变,上方是新鲜出血,隐约见一出血液平面(箭),下方是旧出血,呈黄白色;B.FFA 早期显示出血位于视网膜血管下,遮蔽了脉络膜背景荧光,边界清楚,中心凹下方点状低荧光,在上方可见月牙形高荧光(箭),为液性腔内染料存积;C.造影晚期,在中心凹稍下方荧光扩大,边界欠清,原上方月牙荧光呈强荧光

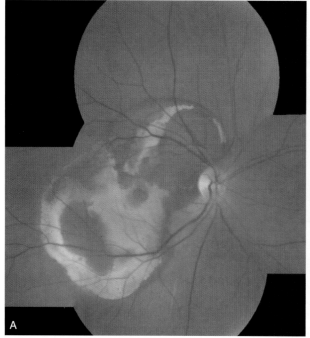
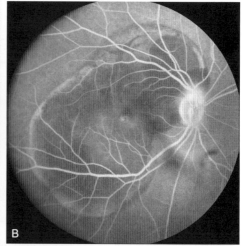
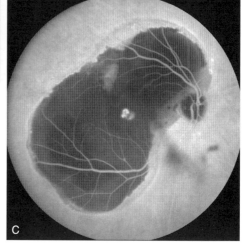

图 32-19　出血性视网膜脱离

A.年龄相关性黄斑病变患者,后极网膜隆起,用 +5D 窥清,视
网膜血管形态和行径正常,视网膜下大片暗红色出血及黄白
色环形出血斑块;B. FFA 显示视乳头颞侧高荧光,视网膜血
管充盈正常;后极部视网膜下大片出血,表现为遮蔽荧光,其
中心有点片状荧光渗漏(新生血管膜);C. ICGA 显示网膜下大
片出血遮盖背景荧光,遮蔽中心可见高荧光点(新生血管膜)

CNV 在出血边缘或视网膜出血很少和视网膜隆起不高时才能被发现[47,48]。

2. ICGA　用于确定 CNV,可以较好显示被出血和渗出遮盖的隐匿性新生血管,在造影晚期出现不断增强的斑块状强荧光区[47]。

3. 超声波检查　在玻璃体混浊致眼底不能检查患者,超声波检查有诊断价值。A 型超声波检查时,视网膜下出血表现为峰值(脱离视网膜)后的低回声区,当出现较厚血凝块时,其回声可能超过视网膜[49]。B 型超声波可见视网膜下出血块呈中等回声的视网膜下暗区,有些可在黄斑区出血隆起表面见到放射状高回声,是视网膜下出血进入玻璃体留下的痕迹(图 32-20A)。当存在漏斗形视网膜脱离时,漏斗尖端将出现强回声,血块溶解时能区分出血块的层次。同时超声波检查还可发现是否有实体肿瘤或包块,并能确定其部位。还能检测眼球大小和排除是否有脉络膜脱离,对一些疾病的鉴别诊断有帮助。

4. OCT　可用于黄斑部病变的诊断和鉴别诊断,对黄斑区视网膜脱离、黄斑前膜及脉络膜新生血管方面,OCT 能清楚地显示这些病变的部位和范围(图 32-20D)。

三、诊断和鉴别诊断

(一)诊断

突然出现的视力下降或视物变形及中心暗点,眼底检查发现视网膜隆起,视网膜下鲜红或暗红出血,可确诊。详细询问发病原因和既往史,做相关辅助检查,对明确病因有帮助。

(二)鉴别诊断

HRD 需和下列眼底疾病鉴别。

1. 驱逐性脉络膜上腔出血(superachoroidal hemorrhage,SCH)　是脉络膜与巩膜的潜在间隙内突然聚

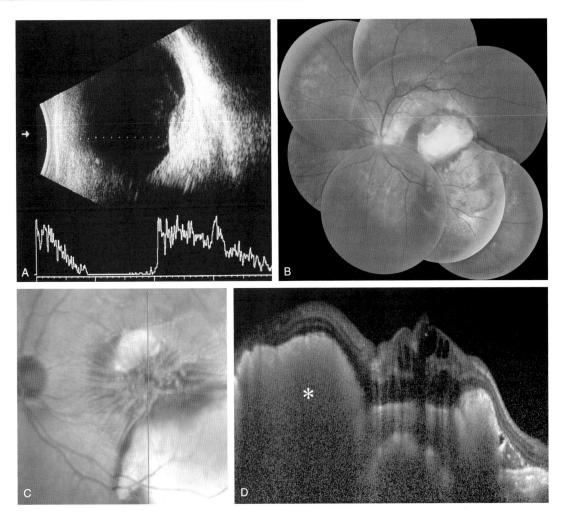

图 32-20 辅助检查

A. 术前 B 型超声波检查,黄斑区视网膜下出血呈实性隆起,玻璃体已后脱离,但在黄斑表面有放射状高回声,提示玻璃体出血来自黄斑下的出血;B. 左图患者玻璃体切除术后,仅见黄斑区和下方后极部视网膜下出血,呈黄色隆起,黄斑下陈旧出血周围见环形红色视网膜下出血;C. 近红外线检查显示黄斑区呈放射状皱纹为黄斑囊样水肿,上下高反射区为视网膜下出血斑;D. 经黄斑中心凹垂直扫描显示黄斑区高度囊样水肿,视网膜下出血为致密高反射(星)(刘文提供)

积大量血液引起的脉络膜脱离。发生原因与手术中有较大开放切口及术中眼压突然下降有关,术中就见到脉络膜进行性隆起,伴或不伴患者烦躁、剧烈眼痛、头痛、恶心和呕吐,视力突然锐减至手动或光感,严重者立即丧失光感。术后超声波显示脉络膜高度脱离,脉络膜上腔内呈杂乱高回声[50,51]。很容易和没有手术的 HRD 相鉴别。

2. 脉络膜出血 由于有视 RPE 的遮挡而呈现暗绿色隆起,B 型超声波和 ICGA 造影可以明确出血部位,OCT 检查可显示出血位于 RPE 层下方。

3. 脉络膜黑色素瘤 在眼底形成含黑色素的隆起,肿瘤厚度大于 4mm 时常呈分叶状和半球形隆起,往往伴有 ERD,肿瘤生长厚度大于 5mm 时可突破 RPE,进入视网膜下间隙,进而穿破视网膜;偶尔播散至玻璃体腔,引起玻璃体积血[52,53]。FFA 检查:早期肿瘤低荧光,动静脉期肿瘤开始显影,较大的肿瘤有肿瘤内部循环(双循环),广泛的渗漏和强荧光点,晚期肿瘤高荧光。ICGA 检查:早期肿瘤区低荧光,随后出现肿瘤血管渗漏荧光,晚期肿瘤呈现高荧光。而 HRD 为遮蔽荧光,可与脉络膜黑色素瘤相鉴别。

四、治 疗

1. 药物治疗 大多数眼外伤出血或稀薄的黄斑下出血均可在几周内吸收,不产生 HRD,不需手术治疗。可以给予口服或静脉注射活血化瘀药物治疗。

2. 抗 VEGF 治疗　对于 CNV 形成病例,给予玻璃体腔注射抗 VEGF 或光动力疗法(参考第十二章和第十四章)。

3. 手术治疗　手术目的在于清除玻璃体及视网膜下积血,改善 HRD 患者的预后,使视网膜复位,挽救患者的视功能。手术处理 HRD 的指征包括[21,40]:①累及后极部的大量 HRD;②稠密的出血引起视网膜裂孔;③泡状视网膜脱离。

从报道的手术结果来看,手术清除黄斑下出血的效果一般都不好[40]。除了视网膜下出血的毒性作用外,外伤损伤或手术本身对脆弱的黄斑结构也可能产生损伤,在清除出血时多将 RPE 层带出。所以,必须权衡 HRD 手术的利弊,本作者不提倡积极的手术干预,具体手术方法详见手术相关章节。

五、治 疗 效 果

HRD 对视力的影响,取决于出血的部位和出血量。对于局限性静止的视网膜下出血,不涉及黄斑或有裂孔,无论出血移动与否,视力预后较好,而累及黄斑区的 HRD,视力预后较差。除了出血的部位和出血量,出血清除时间也影响患者最终视力的恢复。Hayasakas 等[54]对 24 例病理性近视伴有 HRD 患者的回顾性研究发现,15 例没有 CNV 的出血一般在一年内吸收,视力提高或无变化,其他 9 例有 CNV,但无 AMD 的患眼,视力无提高甚或下降。另外还发现没有黄斑中心凹 CNV 的视网膜下 HRD 在视网膜下出血吸收后,视力普遍得到提高。研究显示出血吸收的持续时间越长,其视力预后越差;视网膜下出血越厚,视网膜脱离越高,其视力预后越差;视网膜下出血的范围越广,其视力预后越差[55]。另外,一些原发疾病对 HRD 预后的影响也很大,如 AMD 引起的视网膜下出血视力预后很差。而脉络膜裂伤和视网膜大动脉瘤引起的 HRD 视力预后较好,可能和导致视网膜下出血的机制(是否伴有 CNV)和患者的年龄,先前存在的光感受器状态和 RPE 细胞的损害有关。

(戴玲　刘文)

参 考 文 献

1. Curtin BJ,ed.The myopias. Philadelphia:Harper& Row,1985:337-341.

2. Percival SPB, Anaod V. Das SK. Prevalence of aphakic retinal detachment. Br J Ophthalmol. 1983;67:43-46.

3. Hyams SW,Bialik M,Neumann E. Myopia aphakia,I. prevalence of retinal detachment. Br J Ophtalmol. 1975;59:480-487.

4. Praeger DL,Five years' follow-up in the surgical management of cataracts in high myopia treated with kelman phacoemuisification technique. Ophthalmology. 1979;86;2024-2027.

5. Jaffe NS,Clayman HM,Jaffe MS. Retinal detachment in myopic eyes after intracapsular cataract extraction,Am J Ophthalmol. 1984;97:48-51.

6. Goldberg MF. Clear lens extraction for axial myopia an appraisal. Ophthalmology. 1984;94:48-52.

7. Lusky M,Weinberger D,Ben-Sira I. The prevalence of retina detachment in aphakic high-myopic patients. Ophthalmic Surg. 1987;18:444-453.

8. Wilkinson CP,Rice TA. Michels' retinal detachment. 2nd ed. St Louis:Mosby,1997:1081-1133.

9. Ryan SJ. Retina . Fourth Edition,Vol Ⅲ. London. 2006;2107-2142.

10. Byer NE. Lattice degerneration of the retina a review. Surv Ophthalmol. 1979;23:213-248.

11. Boldrey EE. Risk of retinal tears in patients with vitreous floaters. Am J Ophthalmol. 1983;96:783-787.

12. Thompson JA,Snead MP,Billington BM,et al. National audit of the outcome of primary surgery for rhegmatogenous retinal detachment. Ⅱ,Clinical outcomes. Eye. 2002;16:771-777.

13. Wilkinson CP,Rice TA. Michels' retinal detachment,2nd edn. St Louis:Mosby,1997:935-977.

14. 美国眼科学会,编 . 美国眼科临床指南 . 中华医学会眼科分会,编译 . 北京:人民卫生出版社,2006:241-246.

15. Compochiaro PA. Pathogenetic mechanisms in proliferative vitroretinopathy. Arch Ophthalmol. 1997;115:237-241.

16. Asaria RH,Kon CH,Bunce C,et al. How to predict proliferative vitreoretinophthy:a prospective study. Ophthalmology. 2001;108:1184-1186.

17. Chen SN,Hwang JF,Lin CJ. Clinical characteristics and surgical management of familial exudative vitreoretinopathy- associated rhegmatogenous retinal detachment. Retina. 2012;32:220-225.

18. Ikeda T,Fujikado T,Tano Y,et al.. Vitrectomy for rhegmatogenous or tractional retinal detachment with familial exudative vitreoretinopathy Opththalmology. 1999;106:1081-1085.

19. Pe' er I,Shweiki D,Itin A,et al. Hypoxia-induced expression of vascular endothelial growth factor(VEGF) by retinal cells in a common factor in neovascularization. Lab Invest. 1995;72:638-645.

20. Byer NE. Perspectives on the management of complications of senile retinoschisis. Eye. 2002;16:359-364.

21. 刘文. 视网膜脱离显微手术学. 北京:人民卫生出版社,2007:33-34;341.

22. Campochiaro PA. pathogenetic mechanisms in proliferative vitreoretinopathy. Arch Ophthalmol. 1997;115;237-241.

23. Charteris DG. Proliferative vitreoretinopathy;pathobiopathy,surgical management,and adjunctive treatment. Br J Ophthalmol. 1995;79:953-960.

24. Charteris DG,Sethi CS,Lewis GP,et al. Proliferative veitreoretinopathy-developments in adjunctive treatment and retinal pathology. Eye. 2002;16,369-374.

25. Cowley M,Conway BP,Campochiaro PA,et al. Clinical risk factors for proliferative vitreoretinopathy. Arch Ophthalmol. 1989;107:1147-1151.

26. Machemer R,Williams JM Sr. Pathogenesis and therapy of traction detachment in various retinal vascular diseases. Am J Ophthalmol. 1988;105:170-181.

27. Ohno S,Char DH,Kimura SJ,et al. Vogt-Koyanagi-Harada syndrome. Am J Ophthalmol. 1997;83:735-743.

28. Perry HD,Font RL. Clinical and histopathologic observations in serve Vogt-koyanagi-Harada syndrome. Am J Ophthalmol. 1977;83:242-244.

29. Snyder DA,Tessler HH. Vogt-Koyanagi-Harada syndrome. Am J ophthalmol. 1980;90:69-73.

30. Cleary PE,Watson PG,McGill JI,et al. Visual loss due to posterior segment disease in scleritis. Trans ophthalmol Soc UK. 1975;95:297-303.

31. Benson WE,Shields JA,Tasman W,et al. Posterior scleritis. Arch Ophthalmol. 1979;97:1482-1491.

32. Fastenberg DM,Fetkcohour CL,Chrocnokos E,er al. Choroidal vascular changes in toxemia of pregnancy. Am J Ophthalmol. 1980;89:362-371.

33. Olivar M,Uchenick D. Bilateral exudative retinal detachment in eclampsia without hypertensive retinopathy. Am J Ophthalmol. 1980;90:792-798.

34. Shields JA,Shields CL,Honavar SG,et al. Classification and management of Coats disease:the 2000 proctor lecture. Am J Ophthalmol. 2001;131:572 -583.

35. Miyakubo H,Hashimoto K,Miyakubo S:Retinal vascular pattern in familial exudative vitreoretinopathy. Ophthalmology. 1984;91:1524-1531.

36. Spaide RF,Campeas L,Haas A,et al. Central serous chorioretinopathy in younger and older adults. Ophthalomology. 1996;103:2070-2080.

37. Wilson RS,Hanna C,Morris MD. Idiopathic chorioretinal effusion:Am analysis of extracellular fluids. Ann ophthalmol. 1977;9:647-654.

38. Gass JDM. Jallows:Idiopathic serous detachment of the choroid,ciliary body. And retina(uveal effusion syndrome), Ophthalmology. 1982;89:1018-1022.

39. Tabbara KF,Nussenblatt RB,Posterior uveitis:diagnosis and management. Boston:Butterworth-Heinemann,1994:8-12.

40. Han DP,Mieler WF,Schwartz DM,et al. management of traumatic hemorrhagic retinal detachment with pars plana vitrectomy. Arch Ophthalmol. 1990;108:1281-1286.

41. Lewis H,Resnick SC,Flannery JG. Tissue plasminogen activator treatment of experimental subretinal hemorrhage. Am J ophthalmol. 1991;111:197-204.

42. 张自峰,刘玮,王雨生,惠延年. 出血性视网膜脱离的发生原因. 国际眼科杂志. 2003;4:80-83.

43. 刘玮,张自峰,惠延年. 兔眼出血性视网膜脱离后的视网膜组织病理学观察. 国际眼科杂志. 2004;4:1002-1005.

44. 王建洲,惠延年. 出血性视网膜脱离. 中华眼底病杂志. 2003;19:330-332.

45. Johnson MW,Olsen KR,Hernandez E. Tissue plasminogen activator treatment of experimental subretinal hemorrhage. Retina. 1991;11:250-258.

46. Toch CA,Morse LS,Hjelmeland LM,et al. Fibr indirects early retinal damage after experimental subretinal hemorrhage. Arch Ophthalmol. 1991;109:723-729.

47. Guyer DR,Yarmuzzi LA,Slakter JS,etal. Diagnostic indocyanine green vidcoangiography,in Ryam SJ(ed):Retina.Stlouis,CVMosby,1994:985-996.

48. Tennant MT,BorrilloJL,Regillo CD. Management of submacular hemorrhage. Ophthalmol Clin North Am. 2002;15:445-452.

49. Koshibu A. Ultrastructural studies on absorption of an experimentally produced subretinal hemorrhage in. Absorption of erythrocyte break down product sand retina hemosiderosis at the late stage. ActaSoc Ophthalmol Jpn. 1979;83:386-400.

50. 贾莉君. 爆发性脉络膜上腔出血,国外医学眼科学分册. 1993;17:110-115.

51. Laknanpal V,Schocket SS,Elman MJ,et al. Intraoperative massive superachoroidal hemorrgage during pars plana vitrectomy. Ophthalmology. 1990;97:1114-1119.

52. 孙信孚. 临床眼科肿瘤学. 北京:人民卫生出版社,1985:106-124.

53. 林锦镛. 脉络膜黑色瘤 // 孙为荣. 眼科病理学. 北京:人民卫生出版社,1997:269-279.

54. HayasakaS,Uchida M,Sctogawa T. Subretinal hemorrhages with or without homidal neovascularization in the malulars of patients with pathologic myopia gl'adfes. Arch Clin Exp Ophthalmol. 1990;228:277-280.

55. Avery RL,Fekrat S,Hamkins BS,et al. Natural history of subfoveal hemorrhage in age-related macular degeneration. Retina. 1996;16:183-189.

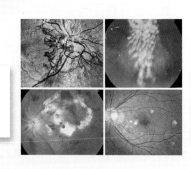

第三十三章
视网膜变性疾病

视网膜变性疾病(retinal degenerative diseases)是由遗传性或获得性原因引起的视网膜光感受器层、视网膜色素上皮(RPE)、玻璃膜、脉络膜或这些组织一起发生的结构或功能异常引起的一组眼底疾病。这类疾病对视功能的影响较大,常导致夜盲、视野缩小和视力不可逆的丧失。目前临床上尚无有效的治疗方法。

第一节　原发性视网膜色素变性

视网膜色素变性(retinitis pigmentosa,RP)是由于光感受器(视杆细胞和视锥细胞)或 RPE 的异常而导致的进行性失明的一组遗传性疾病;是最常见的遗传性视网膜变性,其患病率大约在 1/3000 至 1/5000 之间[1],我国发病率约为 1/3467,在世界范围内大约有 150 万患者[2]。

该病的主要临床特征是早期出现夜盲,随后发生进行性视野缩小、视乳头呈蜡黄色萎缩、视网膜骨细胞样色素沉着及视网膜电图(electroretinogram,ERG)严重异常等。目前,RP 尚无有效的预防和治愈方法。

一、病因与发病机制

(一) 分子遗传学

RP 有多种遗传方式,大多数为单基因遗传,包括有:常染色体显性遗传 RP(autosomal dominant retinitis pigmentosa,ADRP),约占 15%~20%;常染色体隐性遗传 RP(autosomal recessive retinitis pigmentosa,ARRP),约占 20%~25%;X 染色体连锁遗传 RP(X-linked retinitis pigmentosa,XLRP),约占 10%~15%;还有 40%~50% 是散发 RP。另外,少见的遗传方式如下:

1. 线粒体遗传 RP　线粒体突变导致的色素变性常伴有全身综合征,迄今为止所发现的与线粒体突变有关的基因只有 *MTS2* 基因,该基因编码定位于第二线粒体上丝氨酸较远端的 RNA 蛋白基因,*12258* 位点的 C-A 突变可能干扰了 tRNA 分子的氨基酸受体,影响了 tRNA 的氨基酸循环,因此降低了线粒体翻译的效率和准确性。有关基因突变与氧化磷酸化的关系尚不清楚。

2. 二基因遗传 RP　该遗传方式极少见,遗传方式较为复杂。由 *ROM1* 杂合子突变合并 *RDS* 杂合子突变引起的二基因 RP 病例,比较少见。

3. 散发性 RP　40%~50% 的患者无家族史,称为散发性 RP。

4. 其他　另有 30 多种综合征可有 RP 的临床表现,如 Usher 综合征(遗传性 RP 耳聋综合征)、Bardet-Biedl 综合征(巴德 - 毕综合征)和 Refsum 病(遗传性共济失调性多发性神经病,又称植烷酸贮积病)等,大多数呈常染色体隐性遗传。

RP 在遗传和表型上均具有较大的异质性,表现为:①遗传异质性:即不同的基因可以引起相同的疾病;②等位基因异质性:即相同基因的不同突变可以引起相同或不同的疾病;③临床异质性:即具有相同突变的不同个体,即便是在同一个家族中,也会具有不同的症状。这使得 RP 的分子发病机制相当复杂。对于这种情况的解释,目前比较普遍的观点认为是由于修饰位点的存在及环境因素的影响所致。

迄今通过连锁分析和候选基因筛查,已有 16 个 ADRP、21 个 ARRP 和 5 个 XLRP 位点被定位,其中 39 个基因已被克隆,每种遗传方式都有多个基因被鉴定 { 视网膜信息网站(Retinal Information Network,

RetNet）http://www.sph.uth.tmc.edu/retnet/} 这些基因编码的蛋白各自具有不同的功能,如参与光转换、参与视觉循环或作为感光细胞转录因子、组成光感受器结构蛋白等,但也有些基因编码的蛋白功能尚不明确[3],这些基因中没有任何一个基因的突变可以单独解释超过 10% 的 RP 病例,同时有 40%~50% 的 RP 患者尚未找到确切的分子发病机制。大多数学者认为一定还有大量 RP 位点没有被发现[3]。

（二）病理

RP 主要特征是视网膜光感应器和 RPE 功能进行性受损,大多数是从赤道部视杆细胞开始的进行性、退行性病变伴视网膜各层不同程度的萎缩,神经胶质增生和血管阻塞硬化,RPE 色素脱失并移行到视网膜内,由视杆细胞和 RPE 凋亡所致。基因突变使其编码的蛋白质功能异常,从而影响感光细胞外节膜盘脱落,细胞骨架蛋白完整性丧失,细胞黏附障碍,光传导通路级联反应的持续激活,以及视黄醛代谢障碍等一系列感光细胞生理及生化功能障碍,最终导致视网膜感光细胞死亡。

1. 光感受器细胞改变　主要病理改变在视网膜神经上皮层,尤其是视杆细胞和视锥细胞。

（1）早期:赤道部位于外核层的视网膜感光细胞核移位到视锥视杆层,也有部分细胞分布于外丛状层和内核层,同时视锥和视杆细胞的外节变短,部分解体,内节圆肿而不规则。

（2）中期:赤道部及周边部的光感受器外节明显减少、变短、变形、变性,有空泡形成,内节粗短,细胞器明显减少、稀少的线粒体肿胀变性。

（3）晚期:赤道部视网膜视锥细胞和视杆细胞外节和内节完全消失,光感受器细胞明显减少,核变形,胞质变性且排列紊乱。Müller 细胞移位,占据了光感受器的内、外节层减少或消失的空间,致使视网膜纤维化而变薄。

2. RPE 改变　除光感受器等视网膜神经上皮改变外,RPE 的组织的病理改变也十分引人注目。RPE 的病理改变与感光细胞病理损伤密切相关,凡是感光细胞减少和消失的地方,RPE 便有形态学变化。RPE 的病理变化包括:①色素颗粒减少,脱色素,细胞核移向顶端;②RPE 变性,数目减少甚或消失而形成无 RPE 区;③RPE 还可于局部增生形成色素团块,RPE 迁移到视网膜内,沉积于动、静脉周围以及血管分叉处,形成典型的骨细胞样色素沉着的眼底表现。围绕动静脉的色素细胞可抢先获得血液供应,从而使视网膜细胞的血液供给减少,进而加重了视网膜的损害。

3. 视网膜脉络膜血管改变　视网膜血管壁可有大量的透明组织增生而致管壁增厚、管腔狭窄或闭塞,脉络膜血管也可有硬化、毛细血管减少或消失等改变。

4. 其他　还可出现视网膜前膜,即在 RP 患者的视乳头和视网膜的表面有纤维星形胶质细胞膜。视乳头可出现萎缩、玻璃疣和错构瘤等病理改变。

二、临 床 表 现

RP 是一种慢性疾病,病情逐步加重往往持续数十年。其典型临床表现是双眼发病（图 33-1）,夜盲、视野缩小和视网膜的变性改变,包括:视乳头萎缩、视网膜血管变细和视网膜骨细胞样色素沉着。

（一）症状

1. 夜盲　由于患者视杆细胞功能最早受影响,患者表现在暗环境视物不清,离开熟悉的环境就不敢行走,中医又叫"雀目"。

2. 视力下降　到疾病的后期才出现中央视力降低,中心视力维持的时间有长有短,如 ADRP 患者在 60 岁之后仍可保持良好的视力,但 XLRP 患者通常在 40 岁就已经失明了（约 0.1 或更低）;发病年龄越小,该症状的临床表现越严重。

3. 视野改变　最早表现为小暗点,常不引起患者注意。随着疾病的进展,逐渐减少成管状视野。视野减小是匀速地,其严重程度与眼底病变加重呈正相关。

（二）体征

1. 白内障　是 RP 患者常见的临床表现,RP 能增加后囊下白内障的发生率。

2. 近视　不同类型的 RP 中近视的发生是不同的,在 X 连锁性 RP 患者中近视的发生率明显增加。

3. 眼底改变　发病早期眼底改变不明显,随着病情进展,出现典型的眼底改变,视乳头颜色开始变淡（图 33-2A）。视网膜血管变细,动脉先变细,以后发展动静脉均变细。黄斑改变相对较轻,晚期黄斑区 RPE

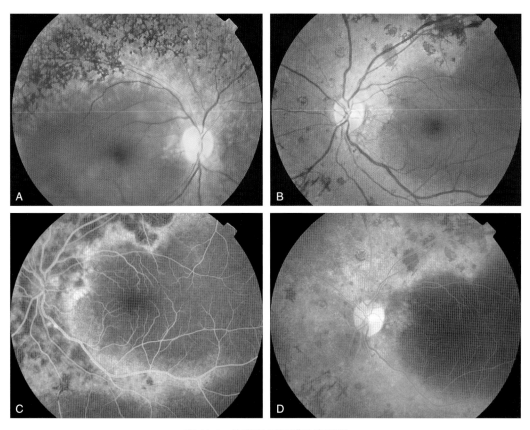

图 33-1　原发性视网膜色素变性

A 和 B. 双眼眼底彩照示视乳头蜡黄,边界清晰,视网膜血管变细,以动脉为主,黄斑区颜色尚正常,大血管弓以外视网膜灰黄色,大量骨细胞样色素沉着;C. 左眼荧光素眼底血管造影 40 秒,视网膜动脉血管变细,无渗漏;大血管弓附近视网膜透见背景荧光,见点片状遮蔽荧光,呈椒盐状外观;D. 左眼造影 17 分 57 秒,视乳头轻度染色,边界清,大血管弓以外视网膜脱色素病灶呈透见荧光及骨细胞样色素沉呈遮蔽荧光(易长贤提供)

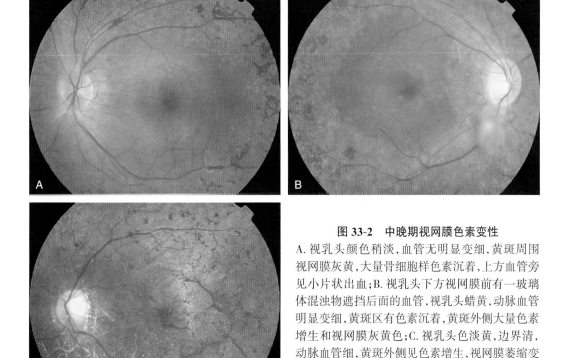

图 33-2　中晚期视网膜色素变性

A. 视乳头颜色稍淡,血管无明显变细,黄斑周围视网膜灰黄,大量骨细胞样色素沉着,上方血管旁见小片状出血;B. 视乳头下方视网膜前有一玻璃体混浊物遮挡后面的血管,视乳头蜡黄,动脉血管明显变细,黄斑区有色素沉着,黄斑外侧大量色素增生和视网膜灰黄色;C. 视乳头色淡黄,边界清,动脉血管细,黄斑外侧见色素增生,视网膜萎缩变薄,透见脉络膜大血管(欧杰雄提供)

细胞脱失和变薄。在中周边区域存在骨细胞样色素沉着,视网膜呈青灰色,萎缩变薄(图 33-2B),但极周边视网膜常看似正常。晚期视乳头蜡白,边界清楚,视网膜血管纤细,大范围的色素沉着蔓延到黄斑区。视网膜萎缩变薄,呈灰黄色,透见粗大的脉络膜血管(图 33-2C)。值得注意的是,在 RP 病例中,色素沉着量的多少,并不能反映病情轻重。

(三) 临床分类

1. 按发病年龄　①早发型 RP,在两岁时已经出现中期 RP 症状。此类 RP 有时很难与先天性 Leber 黑矇(LCA)鉴别,后者出生时或生后不久即存在严重的视力障碍,ERG 为平坦型。根据发病年龄,可以诊断为 LCA 或 RP。事实上,*RPE65*、*CRB1*、*CRX* 和 *TULP1* 基因的突变同样可导致先天性 Leber 黑矇和 RP 的发生。②迟发型 RP,在中年时出现早期或中期 RP 症状和表现。一种可能是早年的中度夜盲往往被父母忽视,而且进展到临床症状明显阶段的速度很慢。还有一个可能是 RP 确实发病较晚。这样的话,就需要寻找相似眼底改变的非遗传病因,例如眼损伤、药物中毒、感染或类癌综合征,以及脊髓小脑共济失调等。特别是当这些症状进展迅速的时候,更须注意有无继发因素。

2. 按眼底表现　①无色素型 RP(retinitis pigmentosa sine pigmento,RPSP),具有典型的 RP 临床表现,而眼底改变无明显的色素沉着(图 33-3)。与视网膜色素萎缩有关,尤其是伴有高度近视眼的患者常常会

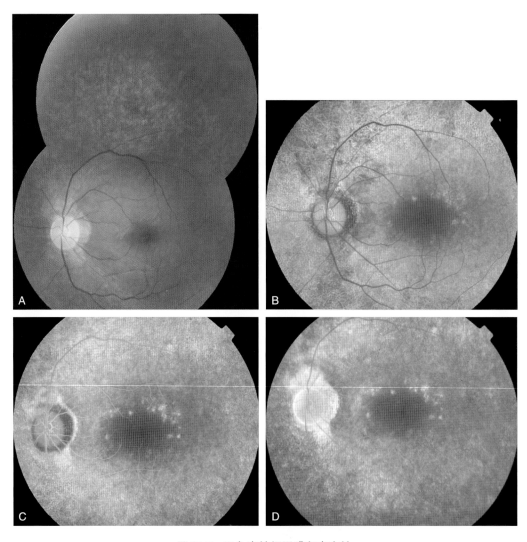

图 33-3　无色素性视网膜色素变性

A. 左眼视乳头色淡,呈蜡黄色,边界清晰,视网膜动脉变细,周边视网膜色素紊乱,未见明显的骨细胞样或者椒盐样色素增生;B. 左眼荧光素眼底血管造影早期可见上下血管弓附近色素普遍减少,透见脉络膜荧光增强,少量点状和斑片状低荧光;C 和 D. 荧光造影中期和晚期,黄斑周围可见点状高荧光,因此提示色素上皮染色,与上皮缺损不同,不是单纯的色素萎缩(易长贤提供)

有这种表现;②节段性 RP(sector retinitis pigmentosa),眼底表现只有四分之一的扇形区域或一半受累(*RHO*,*PRPF31* 突变)。视野缺损与视网膜受累区相对应,ERG 反应较好;③中心性或旁中心性 RP(central retinitis pigmentosa),病变局限在黄斑和视乳头周围的环形区域(旁中央),周边视网膜无色素变化,二者之间有清晰的分界。视力和色觉早期受累,视野常为中心暗点或旁中心暗点和环形暗点。ERG 检查表现为杆细胞或锥细胞反应受损,亦可为二者同时受累;④向心性(图 33-4),表现为自周边部向黄斑部逐渐发生 RP。随着疾病的进展,视野向心性缩窄,视功能越来越差,呈现视力的减退,最终导致失明;⑤单侧性 RP(unilateral retinitis pigmentosa),仅一只眼发生 RP,较罕见。

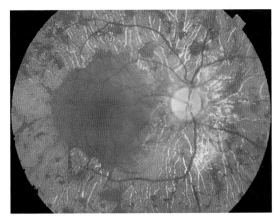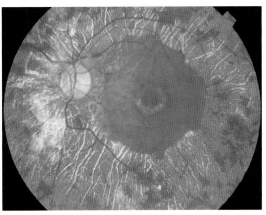

图 33-4　向心性视网膜色素变性

患者双眼视乳头颜色蜡黄,边界清,动脉血管细,视网膜和脉络膜萎缩的 RP 呈向心性,仅黄斑区视网膜颜色接近正常,但左眼中心凹有环形脱色素区(易长贤提供)

3. 其他类型的病变　白点状视网膜变性(retinitis punctata albescens)、结晶样 RP 等(参见本章第二和三节)。

(四)遗传型与临床表型

1. 常染色体显性遗传　通常是最轻微的类型,平均发病年龄为 20~30 岁,一些病例在 50 岁之后才发病。外显率变化较大,尤其在 *PAP1*、*PRPF31* 和 *RP1* 突变的病例。在遗传咨询中,对散发的轻微病例,而且年龄较大的患者应该怀疑为常染色体显性遗传,特别是在家族成员没有全部检查或未知的情况下。

2. 常染色体隐性遗传　往往在青少年期发病,病情较重,但比 XLRP 患者轻。值得注意的是该型 RP 有较高的异质性,在发病年龄和临床表现等方面变异度较大。

3. X 连锁遗传　发病较早,常在 10 岁内就出现症状,发展快,病情严重,并且常常并发高度近视眼,预后最差。尽管大多数病例为隐性遗传,在一些家系中女性发病的遗传方式是显性的。

XLRP 携带者是 XLRP 女性杂合子,携带并传递隐性 RP 致病基因,其男性后代 1/2 可能成为 XLRP 患者,女性后代一半为基因携带者,对 RP 的遗传和流行带来重大的影响。此外,XLRP 携带者可出现不同程度的 RP 临床表现,如眼底可见后极部视网膜出现尘状黑色反光的毯层改变,或有 RPE 节段状、伞形或不规则萎缩,部分可见视网膜内色素团块,视野检查可发现与眼底病变部位相对应的视野缺损或暗点。全视野 ERG 是检出 XLRP 携带者的重要检查,可表现为不同程度视杆细胞反应或视锥细胞反应振幅降低,峰时延长。

(五)辅助检查

1. ERG　是客观判断 RP 患者视网膜功能较为敏感和不可缺少的方法。典型的原发 RP,早期患者出现 a、b 波振幅显著减低,峰时延长,暗视系统比明视系统下降更为明显。中、晚期患者,85% 以上 ERG 为熄灭型,其余均为重度降低型改变。疾病早期或 RP 的 XLRP 遗传携带者也可记录到异常的 ERG,中心性或象限性 RP 的 ERG 异常程度与受累的视网膜范围有关。全眼底 RP 中暗视 ERG 成分的异常程度可大于明视 ERG 成分,中心型 RP 明视 ERG 成分较先受累。

由于 ERG 异常远早于 RP 患者眼底改变和临床症状的出现,因此临床上常将 ERG 作为 RP 的早期诊断的重要方法。

2. 视野检查　包括盲点的扩大,中周部视野缺损,以及全周视野缩小。RP 的亚型可能与特殊的视野缺损模式相关联。例如,扇形 RP 通常与弓形或高度的视野缺陷有关。因此,Goldmann 动态视野检查法,因为它的灵敏度高、可检测极周边的视野以及可重复性强而被优先选择。视野测试可用于监测该疾病的进展,以及评估初诊患者病情的严重程度。

3. 荧光素眼底血管造影(FFA)　造影早期,RPE 改变的部位出现色素堆积处的荧光遮蔽,色素脱失处的窗样缺损,可见到斑块状脉络膜毛细血管无灌注区或延迟灌注区。进展期病例,可能存在不规则的未充盈的脉络膜毛细血管区域,经常发生在视网膜色素的异常堆积的区域,可见到无灌注区周围毛细血管染料渗漏,蔓延到无灌注区内(图 33-5),造影显示背景荧光大片无荧光区,提示脉络膜毛细血管层萎缩。在 RP 合并黄斑囊样水肿患者,造影早期黄斑遮挡背景荧光,造影晚期荧光素积存于黄斑区域,形成特有的花瓣形或轮辐状高荧光。

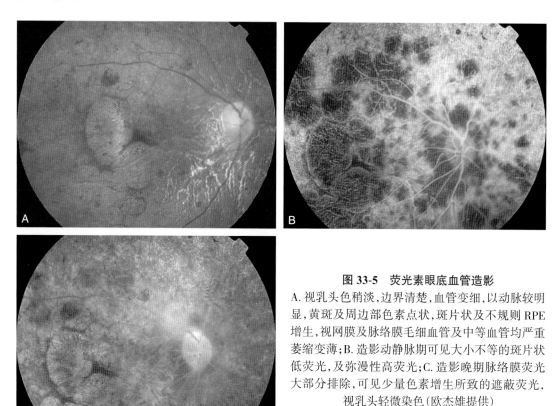

图 33-5　荧光素眼底血管造影
A. 视乳头色稍淡,边界清楚,血管变细,以动脉较明显,黄斑及周边部色素点状,斑片状及不规则 RPE 增生,视网膜及脉络膜毛细血管及中等血管均严重萎缩变薄;B. 造影动静脉期可见大小不等的斑片状低荧光,及弥漫性高荧光;C. 造影晚期脉络膜荧光大部分排除,可见少量色素增生所致的遮蔽荧光,视乳头轻微染色(欧杰雄提供)

4. 吲哚青绿脉络膜血管造影(ICGA)　脉络膜灌注不良,见斑驳状的弱荧光。

5. 相干光断层成像仪(OCT)　高分辨的 OCT 可发现 RP 的早期光感受器改变,嵌合体带或光感受器的中断或缺失(图 33-6A)。发展到疾病晚期,整个光感受器外节萎缩和(或)视网膜变薄,RPE 也萎缩变薄(图 33-6B)。另外,OCT 还可用于观察 RP 的并发症,如:黄斑囊样水肿、黄斑前膜、黄斑裂孔和玻璃体黄斑牵拉综合征[4]。

三、诊断和鉴别诊断

(一)临床诊断

1. 典型的原发性 RP 可根据其临床表现做出诊断。

(1) 有家族史或散发病例。

(2) 夜盲:晚间或黑暗处视力明显下降,活动受限。

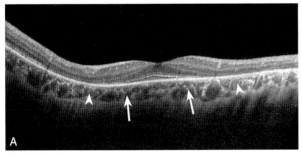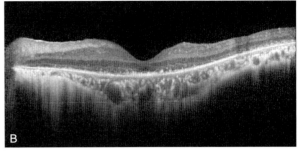

图 33-6　OCT 检查

A. 患儿女,11 岁,双眼 RP 早期,左眼视力矫正到 1.0,黄斑中心凹各层结构正常(两箭之间),黄斑周围外核层和光感受器均消失(箭头);B. RP 晚期,黄斑区各层结构不清晰,光感受器外层缺失,中心凹周围外界膜呈波浪状,RPE 变薄,表面有点状高反射物(刘文提供)

(3) 眼底改变:早期视网膜赤道部可见色素斑点,以后形似骨细胞样黑色素斑沿着血管和(或)视网膜分布,逐渐向周边部及后极扩张。晚期视乳头呈蜡黄色萎缩,血管狭窄和视网膜呈青灰色。

(4) 视野改变:早期有环形暗点,以后缩小成管状视野。

(5) ERG:为平坦型或者低波型。

(6) 暗适应检查阈值升高。

2. 特殊临床类型 RP 诊断。

(1) 单眼性原发性 RP:非常少见。诊断为本型者,必须是一眼具有原发性 RP 的典型改变,而另眼完全正常(包括电生理检查),经五年以上随访仍未发病,才能确定。此型患者多在中年发病,一般无家族史。

(2) 节段性原发性 RP:亦甚少见。特点为病变仅累及双眼同一象限,与正常区域分界清楚。有相应的视野改变,视力较好,ERG 为低波。FFA 显示病变区比检眼镜下所见范围大。本型常为散发性,但也有常染色体显性、隐性与性连锁隐性遗传的报告。

(3) 中心性或旁中心性原发性 RP:亦称逆性进行性 RP。初起即有视力减退与色觉障碍。眼底检查可见黄斑部萎缩病变,有骨细胞样色素堆积,ERG 呈低波或不能记录。早期以视锥细胞损害为主,后期才有视杆细胞损害。晚期累及周边部视网膜,并出现血管改变。

(4) 无色素性 RP:是一种有着典型 RP 各种症状和视功能的检查异常,唯一没有视网膜色素沉着的变性疾病。RPSP 很可能代表着 RP 的早期阶段,在随诊相当长的时间之后,有可能见到典型的色素沉着出现。本型遗传方式与典型的 RP 相同,有显性、隐性、性连锁隐性遗传三型。

(二) 基因诊断

目前,大量 RP 基因的发现十分有助于对 RP 进行遗传咨询和诊断,特别是 *RHO* 基因的 *P23H*、*P347L* 突变和 *RP1* 基因的 *R677X* 突变在 ADRP 中的突变率比较高,对于筛查 ADRP 患者很有价值。同样,在 XLRP 家系中对可能的男性患者或女性携带者检查 *RPGR* 也十分必要,特别是对 *ORF15* 这个突变热点进行筛查。如果 RP 的遗传方式已确定,可以选择一些突变基因进行筛查。由于没有任何一种突变可以单独解释超过 10% 的 RP 病例,故 RP 的遗传学检测需要筛选多个基因中的一组突变。RP 的致病基因数量多,而且没有明确的突变热点,一般实验室很难针对如此众多的疾病基因进行全面分析。尽管如此,快速和大比例的突变筛查技术正在建立起来,并且已经有一些实验室在寻找最频繁出现的相关基因突变,采用先进高效的筛查技术如变性高效液相色谱法和自动测序法使得这种检测成为可能。总之,遗传咨询依赖于准确的临床诊断、遗传的方式和基因检测的结果。基因诊断在遗传病的预防与诊断方面,具有无可比拟的优势,可以快速、准确地从分子水平明确病因,对 RP 进行筛查或产前诊断,以便早发现早治疗。

(三) 鉴别诊断

RP 需与一些伴有 RP 的综合征或继发性 RP 相鉴别。RP 综合征最常见的类型有 Usher 综合征、Refsum 病、Bassen-Kornzweig 综合征、Bardet-Biedl 综合征以及 Batten 病(详见表 33-1)。

表 33-1　常见的 RP 综合征

综合征	相关特点	备注
Usher's 综合征	先天性神经感觉性听力丧失(部分或完全)	最常见的 RP 综合征 Ⅰ型:全聋 Ⅱ型:中等程度耳聋 Ⅲ型:最初 10 年耳聋进行性加重
Bassen-Kornzweig(β 脂蛋白血症)	红细胞畸形及相关的神经肌肉紊乱	脂溶性维生素(A、E、K)吸收减少;引起凝血功能异常和视网膜功能障碍
Refsum's 病(遗传性共济失调性多发性神经炎样病)	慢性多发性神经炎,进行性麻痹,共济失调、嗅觉丧失和耳聋	和植烷酸升高相关的幼年型和成年型
Bardet-Biedl 综合征(Laurence-Moon 综合征)	智力减退、小脑萎缩、先天性肥胖,性腺功能减退	以锥 - 杆营养不良及 20 岁左右失明为特征
Batten 病(神经元腊样脂褐质沉积病)	智力减退、癫痫、外周神经元变性、共济失调	和神经元内脂褐质颗粒沉积相关,与典型的 RP 不同,发病开始即有眼球运动障碍

1. Usher 综合征　有三种类型,都是常染色体隐性遗传。第Ⅰ型有先天性复杂的双边感觉神经性耳聋,言谈不能被理解,所有患者均可在冷热试验中检测到前庭神经功能障碍,伴随轻微的、非进展性运动失调,RP 的典型症状常常在童年晚期或青春早期发现。Ⅱ型有轻微到复杂的先天性感觉神经性听力损伤,言谈可以被理解,前庭反应正常,在青春末期至成年初期发现 RP。Ⅲ型患者有双侧进展性感觉神经性听力损伤和 RP。

2. 回旋状脉络膜视网膜萎缩(gyrate atrophy)　是一种常染色体隐性遗传综合征,患者由于缺乏鸟氨酸氨基转移酶而导致血浆和组织中鸟氨酸水平超过正常 10~20 倍。在疾病早期,脉络膜出现局限的,边界清楚的不连续的萎缩斑,位于赤道部。随着病情发展,这些萎缩斑融合,形成边界清晰的、圆齿形的花环状脉络膜视网膜萎缩。

3. 无脉络膜症　是一种 X 连锁性染色体遗传综合征,女性携带,男性发病,10 岁左右开始夜盲。早期 RPE 和脉络膜毛细血管萎缩,病灶从中周部向前后发展;晚期,脉络膜完全萎缩成黄白色,暴露脉络膜中或大血管。

4. 锥 - 杆细胞营养不良　亦称反向或中央 RP,特征为双侧对称性视锥细胞功能损失,同时视杆细胞功能减退,像 RP 一样,"视锥 - 视杆细胞营养失调"指一组综合征。在该病症中,周边视力缺失与暗适应障碍之前,先出现中央视敏度丧失,昼盲和中央视觉缺失。往往早年发病,眼底改变与 RP 相似。该病常是系统性的,包括 Alstrom 综合征(又称肥胖 - 视网膜变性 - 糖尿病综合征,为一种罕见的常染色体隐性遗传疾病)、Bardet-Beidl 综合征(巴德 - 毕氏综合征)和烟胺比林腊样脂褐质沉积症。

5. 先天性静止性夜盲　主要症状为夜盲,为先天性,终生静止不变。光线明亮处视力、视野、色觉均正常,眼前节、眼底均无异常,视网膜与视乳头外观无异常表现。

6. Leber 先天性黑矇(LCA)　一种严重的视网膜营养失调,典型的表现在一岁时即出现。视觉功能常常很差,伴发眼球震颤症、瞳孔反应缓慢,畏光,远视,及经常以拳按压自己眼球的特殊动作。眼底表现变化很大,最初视网膜可能表现正常,到童年末期才出现 RP 的表现。ERG 显示其波峰显著降低或无波形。目前已知 15 个基因与 LCA 有关,约 1/2 的 LCA 是由这些基因遗传所致,此外其他两个 LCA 的位点已有报道。LCA 多以常染色体隐性的方式遗传,极少数情况下,由于 *CRX* 基因突变所致,表现为常染色体显性遗传。

7. 继发性 RP　①长期视网膜脱离后可出现视网膜色素沉着增多(图 33-7),鉴别要点是有视网膜脱离病史,一般仅是单眼,视网膜血管无明显变细,往往有视网膜下增生条索,在没有脱离的地方,视网膜表现正常;②挫伤后视网膜色素增生,常是局限或达多个象限,有过眼部挫伤病史可鉴别。

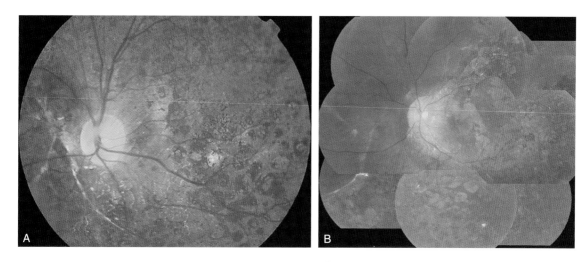

图 33-7　继发性视网膜色素变性
A.长期视网膜慢性脱离患者,自发性视网膜脱离复位,留下大量色素增生,鼻下还可见到视网膜下增生条索;
B.拼图可见视网膜颞侧及下方色素增生,边缘处可见视网膜下水渍线,鼻上视网膜正常(刘文提供)

四、治　疗

至今尚无有效疗法。目前的治疗方法主要是对症治疗及延缓病程进展,而不能达到根本阻断病程进展的作用。

(一)维生素治疗

研究较多的有叶黄素、维生素 A 棕榈酸酯、钙拮抗药和抗坏血酸等,尽管研究证明补充这些药物对视网膜有益,但临床上还没报告视网膜明显改善。

目前,最被广泛认可的补充剂是维生素 A 棕榈酸酯[2],尽管该药对待 RP 没有明确的疗效,但是它可以有效地降低视网膜变性的速率,确切的作用机制尚不清楚[5,6]。

(二)二十二碳六烯酸治疗

二十二碳六烯酸(DHA)是一个长链 ω-3 脂肪酸,常见于鱼类。研究表明,RP 患者红细胞 DHA 的浓度值中等程度下降,该物质在血清中的水平似乎与视网膜水平相关。最近开始的维生素 A 棕榈酸细胞酯联合 DHA(1200 毫克 / 天)治疗方法,结果显示,接受该治疗后,患者视网膜变性的速率进一步降低。在功能检测方面,发现患者的视野灵敏度和 ERG 的振幅均显示明显变化。然而其确切疗效尚待进一步研究[6]。

(三)低视力康复

RP 患者的低视力康复已经从一个光学 / 医学模式发展为功能残疾模式[7]。详细询问病史可以帮助了解患者在日常生活中遇到的视功能障碍,可向患者提供或推荐适当的低视力服务,职业指导,活动性训练,帮助 RP 患者过上更自主的生活[8-12]。

(四)心理辅导

进展期视网膜变性的患者,缺乏有效的治疗方法,常常给病人和家属带来严重的心理压力及精神负担,需要进行心理辅导。可给予咨询和建议患者加入 RP 患者之友的团体,他们可以与有着相似问题困扰的患者交谈。通过这种教育方式,帮助患者理解并接受了他们所患疾病,并积极地配合治疗。

(五)相关眼部并发症的治疗

RP 最常见的并发症是并发性白内障和黄斑囊样水肿,可做手术摘除白内障加人工晶状体植入,白内障手术治疗显示并不加重该病或者它的预后。黄斑囊样水肿请见本书第二十六章。

(六)基因治疗

随着分子遗传学的发展,已发现一些特异的基因与 RP 有关。基因治疗可以针对病变基本原因用药,或找出替代病变基因的方法或增补患者体内缺陷的基因,在理论上为患者提供了广阔的治疗前景[13]。但基因治疗方法还处于起步阶段,离应用到临床还有一段很长的路要走。

（七）手术治疗

1. 视觉芯片植入手术　一种新的视觉假眼（visual prosthesis）已经在临床上进行试用[14]，该假眼由两部分组成，眼内部分是一个直径200μm嵌有60个微型刺激电极列阵的芯片和用于向眼内植入部分传递能量和数据的感应线圈环，眼外部分是微型摄像系统。视觉摄取通过安放在患者佩戴眼镜上的微型摄像头连接到患者腰带上的录像处理器，从摄像头获取的图像数据通过无线方式传递到眼内芯片，刺激视网膜表面的列阵电极芯片产生视觉。是目前唯一治疗RP的有效手术方法。

（1）手术适应证：患有严重的外层视网膜变性、残留光感和以前有过有用视力病史的成年人患者。主要禁忌证是视神经疾病或患有其他眼部疾病。

（2）手术方法：电子刺激器和天线用一个环形硅胶带缝在巩膜表面，通过睫状体平坦部途径将电子列阵芯片和电线引入眼内，电子刺激列阵安放在黄斑区视网膜表面。每个电极通过电刺激绕过缺乏光感受器细胞的视网膜和刺激残留活着的视网膜细胞，可按独立的程序工作。不需要使用硅油，也不用大脉络膜切口和低血压麻醉。

（3）手术效果和并发症：该产品已在30例RP患者临床上试用，所有患者的视力均有不同程度提高。主要并发症是眼内炎和结膜糜烂或撕裂。

2. 血管搭桥术　通过眼外肌巩膜深层植入，眼外肌血管或新生血管长入巩膜组织，与脉络膜组织建立侧支循环，从而以改善脉络及视网膜血供，延缓色素上皮功能的丧失和感光细胞的凋亡[15]。

（1）手术适应证：各类原发性RP。

（2）手术方法（睫状前动脉脉络膜血管吻合术）：将内外直肌各分离游离出1/3-1/2肌束（最好包含血管），预置双套环缝线，距离内外直肌附着点8~10mm处直肌旁做巩膜板层（接近脉络膜层）分离呈口袋状（巩膜袋），将游离肌束头端转位置于巩膜袋内，并缝合固定，缝合结膜。

（贾秀华　郭向明）

第二节　结晶样视网膜变性

结晶样视网膜变性（crystalline retinopathy）一般泛指有相应异常致病基因，以视网膜出现弥漫性黄白色细小结晶样反光物质为特征，并伴有视网膜或身体其他系统异常的一类视网膜遗传变性类疾病。双眼对称发病，临床上以Bietti结晶样视网膜变性为主，另外还有Fanconi综合征、Sjögren-Larsson综合征、及Kjellin综合征。在疾病的诊断上还需与其他一些可引起视网膜结晶样物质的病变相鉴别。

一、病因与发病机制

Bietti结晶样视网膜变性（Bietti crystalline retinopathy）由Bietti于1937年首先报道[16]，具有常染色体显性或隐性遗传特征。视网膜内出现黄白色点状、具有金属样反光样物（图33-8），并伴有毯层视网膜（RPE和光感受器细胞层）变性、脉络膜硬化，部分患者也可合并角膜结晶样营养不良。病理学上见结晶样物质分布在视网膜各层及毯层视网膜变性的RPE和脉络膜变性改变。结晶样物质为胆固醇酯及脂质包涵体的复合物。此结晶样物质也可见于外周血的淋巴细胞中，故而认为该病的发生与系统脂质代谢异常有关[17,18]。该病的致病与4q35染色体CYP4V2基因变异有关[19]。

Fanconi综合征（又称胱氨酸病，Cystinosis）是一种具有不同表型的常染色体隐性遗传性疾病，与胱氨酸代谢异常有关，导致胱氨酸在身体各部位细胞内溶酶体聚集，进而损害多器官功能。结晶样物质为胱氨酸钙盐结晶。致病基因（CTNS）位于17号染色体短臂，与溶酶体内胱氨酸载体蛋白的编码有关。婴儿型或肾病型是最严重的一型，出生后1岁即由于肾小管、肾小球病变导致肾功能损害，多在10岁前发生尿毒症。中间型胱氨酸病发病年龄较晚，一般在15~25岁之间[18]。

草酸盐血症（Oxalosis）是一种常染色体隐性遗传的乙醛酸盐（Glyoxylate）代谢障碍性疾病，身体出现草酸钙盐或羟乙酸钙盐结晶。前者（I型）是由于缺乏乙醛酸氨基转换酶（一种丙氨酸过氧化物酶）导致体

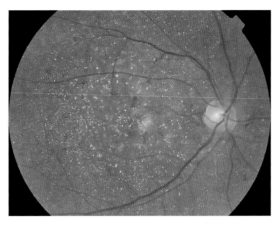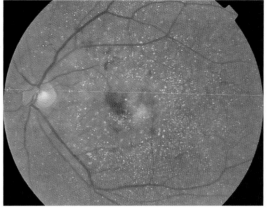

图 33-8　双眼结晶样视网膜变性

患者双眼视乳头颜色正常,边界清,血管比例正常,行径正常,黄斑区色素增生,后极部视网膜内弥漫性白色
细点状物,向周边部减轻(易长贤提供)

内草酸盐(Oxalate)和羟乙酸盐(Glycolate)过多引起,出现高草酸尿;Ⅱ型是由于缺乏乙醛酸聚醛酶(甘油脱氢酶)导致羟基乙酸尿症。异常基因(*AGXT*)位于染色体 2q36q37[18]。

Sjögren-Larsson 综合征属常染色体隐性遗传。疾病的发生与身体脂肪醇醛脱氢酶缺少有关,该酶在体内负责催化长链和中链脂肪醛氧化成相应脂肪酸[20]。相关基因位于 17p11.2[21]。

Kjellin 综合征属常染色体隐性遗传性疾病,为多部位神经系统病变。

二、临　床　表　现

(一) Bietti 结晶样视网膜变性

1. 症状　与 RP 相比,Bietti 结晶样视网膜变性症状出现较晚,一般在 20~30 岁出现症状,也呈随年龄增加症状逐渐加重趋势。以视力中、重度下降和夜盲为最常见症状,夜盲见于晚期中周部视网膜受到严重损害的患者。

2. 体征　在症状出现之前即有结晶样物质出现于眼底,广泛分布于视网膜,以后极部最密集,伴有 RPE 色素紊乱改变。后极部是疾病损害最主要部位,除结晶样物密集外,视网膜萎缩、RPE 改变及脉络膜萎缩也是以后极部严重。随发病时间延长,病变向外扩展。视网膜血管变细没有 RP 明显。少数患者可有视网膜下脉络膜新生血管形成,引起的渗出、出血、增生等改变。

3. 辅助检查　视功能状况与病变程度及范围大小不同而有很大差异,ERG 各反应波振幅降低程度不一,早期以视锥细胞反应降低为主,晚期视杆细胞反应也降低,最严重者各种反应均记录不到[20,22-24]。由于后极部是最先发病部位,多焦视网膜电图(mfERG)幅度严重降低。如有局限性萎缩,mfERG 结果可显示局限低反应区域。FFA 检查对诊断有帮助,FFA 呈现弥漫性 RPE 萎缩、脱色素改变,并有脉络膜小血管萎缩及人血管暴露(图 33-9)。ICGA 检查可以更清楚显示脉络膜小血管萎缩[25]。OCT 研究表明多数结晶样颗粒位于 RPE 上,外核层有高反射结构[26]。

(二) Fanconi 综合征

Fanconi 综合征结晶样物质见身体多个器官,眼底的结晶物质位于 RPE 和脉络膜层,结膜及角膜也可见结晶样物质沉着。患者有畏光及视力不良。身体其他异常还包括身体发育延缓、身材矮小、低磷酸盐血症性佝偻病、糖尿病、吞咽困难、甲状腺功能减退和远端肌病等[20]。这些症状最早在出生后 6 个月就发生。肾功损害后有多尿、多饮及酸中毒症状。ERG 改变随视网膜病变的程度而定[18]。

(三) 草酸盐血症

草酸盐血症发病年龄在儿童或青年,草酸钙盐可在许多器官沉积,以肾脏沉积最多,导致进行性肾功衰竭,进而威胁生命。在婴儿期即有发病的患者多数有视网膜结晶样改变,预示病程险恶。结晶样物质可沿眼底动脉血管分布,周围可伴有 RPE 萎缩,眼底改变还有视乳头苍白和黄斑区异常等[27]。

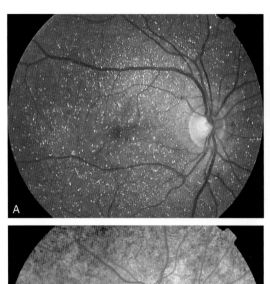
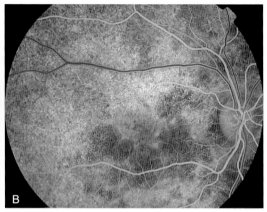
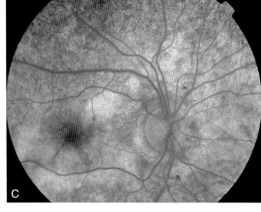

图 33-9　眼底荧光造影检查

A. 患者视乳头色稍淡,血管行径和比例正常,后极部眼底弥漫性黄白色点状结晶状物质;B. FFA 17 秒,后极部广泛增强的透见荧光伴黄斑区域脉络膜低灌注性低荧光;C. 造影 18 分仍可见脉络膜高荧光及黄斑区低荧光,视网膜血管及 RPE 无荧光素渗漏(刘文提供)

　　Sjögren-Larsson 综合征是一种全身性疾病,眼部除视网膜出现结晶样变性、黄斑变性外,其他眼部异常还有小眼球或先天性白内障。黄白色结晶样物质位于黄斑中心凹外,OCT 证实位于神经纤维层和内丛状层,中心凹的视网膜还有小的囊样变性[28]。随年龄的增加,结晶样物质会增多。患者羞明症状较严重,但视力损害一般不严重,色觉正常,ERG 无异常。1/10 的患者可有脉络膜瘢痕。全身可有痉挛性麻痹、皮肤鱼鳞病、智力障碍、身材矮小、及短指(趾)畸形等。鱼鳞病常是该病的首先发现的主要症状[20]。另外,该病婴儿患者可见皮肤淤斑及行走抓握困难[21,29]。

　　(四) Kjellin 综合征

　　Kjellin 综合征系全身多系统异常性疾病,包括痴呆、痉挛性截瘫、眼底黄斑区变性为该病的三联征。有近亲婚配史。黄斑病变从青春期开始出现,并逐渐加重。视力损害为中度,眼底改变类似 Stargardt 病的黄色斑点眼底改变,中心凹外黄白色斑点伴 RPE 色素异常。肌电图、视觉诱发电位(VEP)可以有异常,而 ERG、眼电图(EOG)正常。但 mfERG 提示黄斑功能异常。

三、诊断和鉴别诊断

　　(一) 诊断

　　Bietti 结晶样视网膜变性诊断需要依据遗传史、症状、典型眼底改变及 ERG、FFA 等。

　　Fanconi 综合征临床诊断需测定外周血白细胞中升高的胱氨酸含量。

　　草酸盐血症根据测定尿液中升高的高草酸盐或羟乙酸盐含量及肾功损害可以诊断。

　　Sjögren-Larsson 综合征依靠眼底改变特征,结晶样改变围绕中心凹周围,并结合全身体征诊断。确诊需要在培养的皮肤成纤维细胞中检测到脂肪醇微粒体酶(辅酶 I 氧化还原酶、脂肪醛脱氢酶)缺乏活性[20]。

　　Kjellin 综合征的诊断需依靠临床三联征结合家族隐性遗传史。

　　对于临床诊断有困难者,分子生物学检测相应致病基因,可明确诊断。

　　(二) 鉴别诊断

　　1. 药物致视网膜结晶　许多结晶性药物长期或大剂量使用可以在视网膜形成结晶样沉积。

（1）他莫昔芬（tamoxifen）：抗雌激素药物，调节雌激素受体，主要用于乳腺癌治疗[30]。长期使用可导致眼底损害，出现视力下降或伴有色觉异常。患者通常长期服药史（1 年以上），累积用药可达 100g 以上。结晶物呈金色，OCT 证实沉积于视网膜神经纤维层和内丛状层，以中心凹外分布较多，严重者可有黄斑水肿。ERG 检查提示有视网膜功能降低，明视、暗视下 a、b 波振幅降低[31]。停药后轻中度患者的眼症状可以改善，但眼底结晶样改变不会减轻。结合用药史不难诊断。

（2）斑蝥黄（canthaxanthine）：是维生素 A 或胡萝卜素衍生物，以往用于食品中红色添加剂，口服用于治疗光敏感或使皮肤增黑。由于引起视网膜病变，以上用途均已停止。长期服用引起视网膜病变，亮黄色结晶样物质见于黄斑和视乳头周围，位于神经纤维层。没有症状，视力、色觉、FFA、ERG 一般没有改变。停药后结晶样物质未见消退[20]。

（3）甲氧氟烷（methoxyflurane）：是一种吸入性麻醉剂，临床现已少使用。甲氧氟烷进入人体后分解为草酸和氟化物离子。过量吸入后草酸钙的沉积可以导致肾功衰竭。眼底改变特征及治疗与草酸盐血症一致。

（4）滑石粉（talc）：见于长期静脉注射吸毒者，将美沙酮或哌替啶片压碎后注射导致[20]。医学上常用滑石粉做口腔填充剂，另外用于肺、肝等脏器窦、瘘治疗中使用的一些填充剂也含有滑石粉。肺滑石病患者中 41% 可以发现眼底异常。由于沿血管分布于小血管末端，故在眼底多沉积于黄斑血管拱环末端，严重者累及中周部视网膜形成缺血性视网膜病变，有大范围毛细血管无灌注区形成。其他眼底改变尚有动静脉吻合、视网膜新生血管形成、玻璃体积血等改变，甚至牵拉性或裂孔源性视网膜脱离[18,20]。

（5）玻璃体内注射曲安奈德（triamcinolone）：用于治疗黄斑水肿。药物中未能溶解的成分呈黄白色反光结晶物质沉积于视网膜表面，仅出现在治疗眼[32]。

（6）其他：长期服用呋喃旦啶有导致视网膜结晶沉积的可能。

2. 并发其他眼底病变

（1）钙化玻璃膜疣（drusen）：位于 RPE 及其下玻璃膜（Bruch 膜）之间未降解的蛋白和脂质物，是年龄相关性黄斑变性（AMD）患者基本眼底病变之一。玻璃膜疣有许多类型，含有钙质或胆固醇时可有结晶样改变。

（2）黄斑毛细血管扩张症：发病机制不明，与动脉硬化、高血压、糖尿病及脉络膜新生血管等因素有关。由于血管扩张渗出，黄斑水肿，病变区域内有散在渗出物[33]。

（3）白点状视网膜变性（retinitis punctata albescens）及白点状眼底（fundus albipunctatus）：鉴别见相应章节。

（4）其他：可见于慢性视网膜脱离，或眼内玻璃体手术器械表面粉末脱落等。

四、治　疗

Bietti 结晶样视网膜变性无有效治疗方法，可参考其他视网膜变性类疾病的治疗。

Fanconi 综合征一旦确诊需尽快使用促胱氨酸排空药物——半胱胺（cysteamine），并需终生使用，以保护肾脏和其他器官功能。肾功衰竭患者需肾移植。0.5% 巯乙胺（Cysteamine hydrochloride）滴眼剂可以在数月内溶解角膜胱氨酸结晶，改善角膜上皮糜烂，缓解畏光症状[20]。

草酸盐血症可用维生素 B6、枸橼酸盐可降低体内草酸钙。

Sjögren-Larsson 综合征可以通过限制脂肪摄入、补充中链甘油三酯改善病症。

Kjellin 综合征无特殊治疗方法。

五、典型病例

1. 病例　患者女性，32 岁，主诉"视物暗点伴夜间视物轻度困难约 10 年"。自觉视物有暗影遮挡，夜间视物较以前不清，但尚无夜盲。否认遗传史，三姐妹中其他两姐妹眼底检查正常。其父母及亲戚无类似病史患者。眼科检查：右眼视力 0.5，-1.75 DS=1.0；左眼视力 0.6，-1.50 DS=1.0。外眼及眼球前段正常，角膜及晶状体透明无结晶样物质。眼底检查呈双眼对称性改变，整个眼底散在分布的细小黄白色结晶样颗粒,以后极部最密集;视乳头颜色正常,视网膜血管无变细,未见到骨细胞样 RPE 增生。患者黄斑区色泽呈不均匀青灰色,中周部视网膜色泽基本正常(图 33-10A)。眼压正常范围。Humphrey 视野计中央 30°阈值视野检查呈旁中央暗点,局部绝对暗点伴生理盲点扩大(图 33-11)。标准化条件下闪光 ERG 检查,所有明视、暗视反应振幅均降低。以明视反应振幅降低严重(视锥反应 b 波振幅右眼 46μV,左眼 36μV),约占正常 33%~42%(正常均值 109μV);暗视反应也有明显降低,以标准混合反应降低明显(混合反应 b 波振幅右眼 186.9μV,左眼 185.2μV),约占正常 45%(正常均值 412μV);与前两种反应相比较,视杆反应降低相对较轻(视杆反应 b 波振幅右眼 100.9μV,左眼 102.7μV),约占正常 53%(正常均值 189μV)(图 33-12)。mfERG 检查呈后极部视网膜弥漫性低平反应改变,右眼保留中心凹锥峰反应(图 33-13)。OCT 检查提示检查范围视网膜变薄,光感受器外节不完整或消失,可见 RPE 高反射带增厚(图 33-14)。FFA 检查静脉期后极部弥漫性高荧光,并伴有散在、圆形脉络膜低灌注性低荧光,其外围 RPE 增生呈西瓜皮状纹理,晚期脉络膜萎缩部位呈高荧光染色,视网膜血管及 RPE 无荧光素渗漏(图 33-10B、C)。

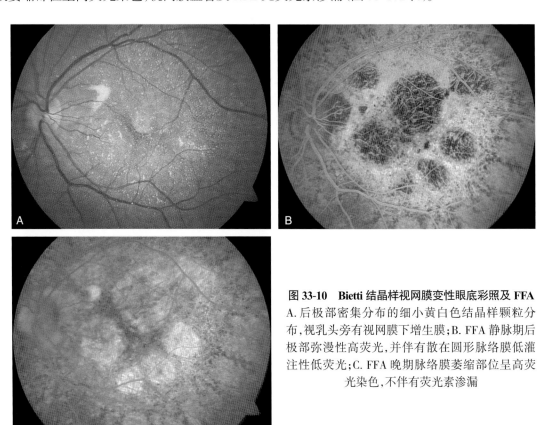

图 33-10　Bietti 结晶样视网膜变性眼底彩照及 FFA
A. 后极部密集分布的细小黄白色结晶样颗粒分布,视乳头旁有视网膜下增生膜;B. FFA 静脉期后极部弥漫性高荧光,并伴有散在圆形脉络膜低灌注性低荧光;C. FFA 晚期脉络膜萎缩部位呈高荧光染色,不伴有荧光素渗漏

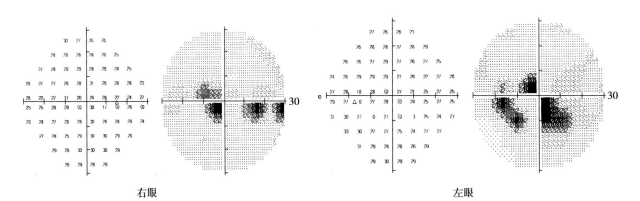

右眼　　　　　　　　　　　　　　左眼

图 33-11　Bietti 结晶样视网膜变性中央视野阈值及灰度图
双眼呈旁中央暗点、局部为绝对暗点伴盲点扩大

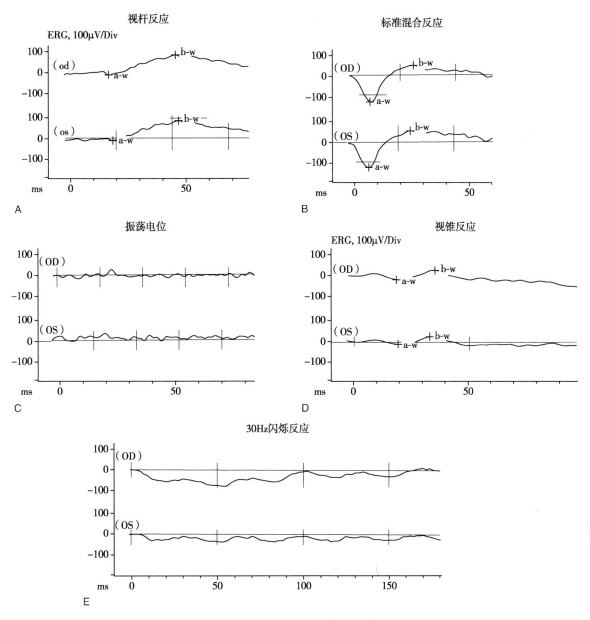

图 33-12　Bietti 结晶样视网膜变性闪光 ERG

A. 视杆反应降低,约为正常值 53%;B. 标准混合反应 b 振幅降低明显,约为正常值 45%;C. 振荡电位的子波数减少及振幅明显降低;D. 视锥反应 b 振幅降低更加明显,仅占正常值 33%~42%;E. 30Hz 闪烁光反应振幅降低,波形低平

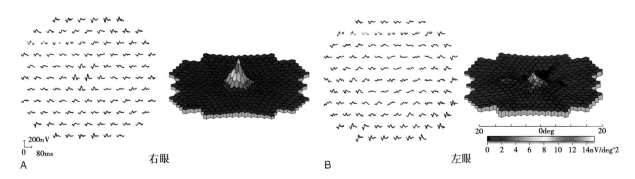

图 33-13　Bietti 结晶样视网膜变性 mfERG、曲线阵列及 3 D 图

A. 右眼后极部视网膜弥漫性低平反应改变,保留中心凹反应;B. 左眼改变较右眼严重,后极部视网膜弥漫性低平反应,中心凹反应也消失

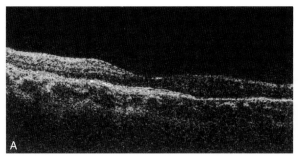 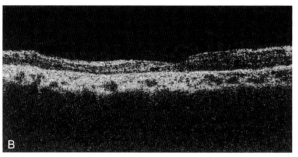

图 33-14　OCT 检查

A. 右眼视网膜变薄,黄斑区可见到不完整光感受器外节,黄斑外光感受器层消失,RPE 高反射带不均匀增厚;B. 左眼视网膜变薄,未见到光感受器外节层,RPE 高反射带不均匀增厚更加明显

2. 诊断　①双眼 Bietti 结晶样视网膜变性;②双眼近视。

3. 治疗　告知患者疾病有逐年发展加重的趋势,目前该病缺乏有效的治疗方法,让患者对该病有正确的认识。可以服用含有多种维生素和微量元素的 21 金维他或善存片,避强光长期照射眼睛。

4. 专家点评　患者的眼底形态学检查提示双眼后极部损害较中周边视网膜损害严重,由于中心凹尚未受到破坏,故中心视力尚可矫正到正常。因周围视网膜损害轻,故患者夜间视物虽有困难,但夜盲程度尚不严重。视野改变与眼底一致,出现绝对暗点的部位对应于视网膜脉络膜萎缩严重的部位。ERG 检查反映了患者视网膜功能损害程度,结果也与眼底改变一致。ERG 的 5 种反应均有降低异常,因为后极部病变严重,ERG 以明视反应损害更加明显。mfERG 呈后极部弥漫性低反应,萎缩与非萎缩区域未显示振幅反应差异,右眼保留中心凹反应与中心凹受累较左眼轻有关。

(罗光伟)

第三节　白点状视网膜变性

白点状视网膜变性(retinitis punctata albescens)是视网膜变性的一个类型,因此具有变性类疾病的共同特征,视力进行性下降,视野缩窄。病名是一种眼底描述性的诊断,其特征表现为眼底均匀分布的白色小点。

一、病因与发病机制

本病属于 RP 的一种类型[34],是一种常染色体隐性遗传性疾病[35]。可能的基因改变是 6p11.2 位置的 *RDS* 基因(retinal degeneration slow gene)突变或者 *RLBP1* 基因的 *R150Q* 突变[36]。

二、临床表现

1. 症状　自幼发病,表现夜盲,视力正常或轻度下降。患儿常常看不清周围物体。

2. 体征　眼前节一般正常。双眼底表现为大量均匀分布,或部分融合的白色或黄色小点,分布于黄斑区以外的整个眼底(图 33-15)。早期视乳头、视网膜血管和黄斑区正常,随着病情发展,出现典型的 RP 改变[37]。

3. 辅助检查　色觉检查可表现红绿色盲。有严重的 ERG 下降改变,以视杆细胞损伤为主。视野向心性缩窄,并且随着病程不断加重[34]。OCT 检查:在早期,黄斑区中心凹光感受器外节结构不清楚,向周边光感受器外节消失,RPE 层形态正常,可见到与白点相一致的 RPE 表面点状高反射;黄斑区脉络膜变薄,黄斑外脉络膜厚度似正常(图 33-16)[37]。

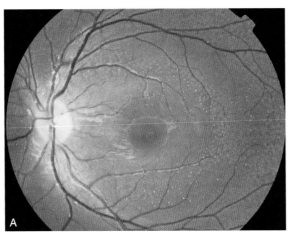
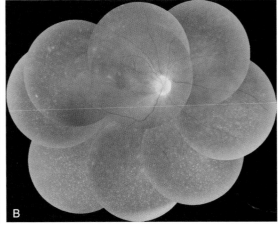

图 33-15 白点状视网膜变性

A. 患者双眼底相似,左眼视乳头颜色淡,血管形态和黄斑大致正常,后极部到周边部可见大量分布比较均匀的白色点状病灶(易长贤提供);B. 患儿女,14 岁,自幼开始夜盲和视野缩小,双眼底相似,从后极部到周边部弥漫细白色点状,散在细小色素(刘文提供)

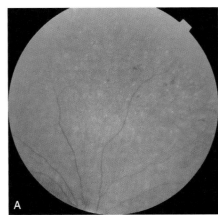

图 33-16 白点状视网膜变性 OCT 检查

A. 图 33-15B 患儿右眼,上方赤道明显密集白色细点,大小不一致,有散在不规则色素积聚;B. 经中心凹垂直切面,中心凹光感受器外节结构不清,向周边光感受器外节消失,RPE 层形态正常,可见到与白点相一致的 RPE 表面点状高反射;黄斑区脉络膜变薄,黄斑外脉络膜厚度似正常;C. 经右眼上方水平切面,脉络膜血管呈水纹状反射,视网膜各层结构不清楚,RPE 层形态正常,表面见高反射小颗粒,脉络膜似增厚,内层多个高反射颗粒(刘文提供)

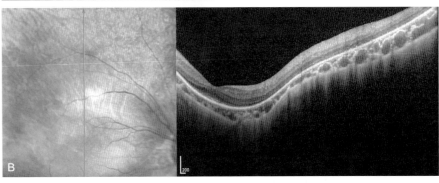
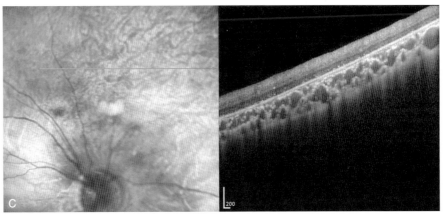

三、诊断和鉴别诊断

(一)诊断

主要依据是双眼对称的典型白点状改变,且视野进行向心性缩窄和不断加重的夜盲。

(二)鉴别诊断

1. 家族性玻璃疣(familial drusen)　是一种常染色体显性遗传,基因位于 2P16,表现为比较均匀的小黄色视网膜下病灶。玻璃膜疣分布以后极部,尤其是黄斑颞侧多见。没有夜盲,部分患者可能提示早期的 AMD 改变。

2. 黄色斑点眼底(fundus flavimaculatus)　这是一种与 Stargardt 病相同的视网膜异常疾病,FFA 可以发现典型的黄斑部牛眼样改变和脉络膜湮灭征,视力缓慢进行性下降,无夜盲症。

3. 白点状眼底(fundus albipunctatus)　白点状视网膜变性在眼底表现上与白点状眼底非常相似,但与后者有根本的区别,后者属于先天性静止性夜盲,病情稳定一般不发展,而且色觉和视野也基本保持正常。而前者恰好相反,其临床表现与 RP 一致,ERG 严重异常,暗视 ERG 和视野均变差,视功能进行下降。

四、治　疗

目前尚没有确切的治疗手段。

(易长贤)

第四节　玻璃膜疣

玻璃膜疣(drusen)是眼底的一种黄色或白色点状物,位于 RPE 下,可分布全部眼底,但最常见的部位还是黄斑区、视乳头周围或周边部。有时表现一种结节发生在视乳头内叫视乳头玻璃疣。多发生在 60 岁以上人群,常与 AMD 相关。

一、病因与发病机制

发病机制至今还不明确,在多种疾病发现存在玻璃膜疣,因此,可能致病原因有变性、遗传和继发全身其他疾病(表 33-2),饮食和抽烟也可能是病因之一。由于年老,在脉络膜内层异常生长出透明蛋白赘生物。无论是玻璃膜疣还是视网膜下疣样沉着物,它们的组成成分相似,都是由细胞外异常的物质组成,包括碳水化合物、淀粉样蛋白 P、补体系统、因子 C、载脂蛋白 B 和 E、脂质和玻璃体结合蛋白等[38]。主要来自 RPE 和神经视网膜,位于 RPE 和玻璃膜之间。玻璃膜疣将脉络膜毛细血管同 RPE 分开,损伤视网膜外

表 33-2　玻璃膜疣病因分类

病因	疾病	病因	疾病
变性性	年龄相关性黄斑变性	继发性	眼球萎缩
	视网膜色素变性		血红蛋白异常
	Stargardt 病		脂肪蛋白沉积症
	血管样条纹		慢性白血病
	Sorsby 眼底营养不良		弹力性假性黄色瘤
遗传性	家族性显性玻璃膜疣(Malattia Leventinese)		硬皮病
	多英蜂窝状脉络膜炎		慢性视网膜脱离
	多英蜂窝状变性		膜增生性肾小球肾炎Ⅱ型
	多英蜂窝状视网膜营养不良		
	老年性点状脉络膜炎		

4 层的血液供给和代谢。最先影响到 RPE 功能,逐渐形成玻璃膜疣处的 RPE 萎缩斑。在眼底其他部位发生玻璃膜疣引起 RPE 萎缩斑可没有任何临床症状。在黄斑区出现玻璃膜疣和簇状萎缩斑,是 AMD 的早期表现,此时对视力影响不大[39]。由于黄斑是视网膜代谢最旺盛和视力最敏感的部位,长期的黄斑区视网膜外层缺血,最终导致黄斑区地图状萎缩或代偿性脉络膜新生血管长入,发生晚期 AMD,患者视力严重下降。

二、临 床 表 现

玻璃膜疣可在年青人群中见到,但更常见于老年人,常伴有眼部或全身其他疾病(表 33-2)。

(一) 症状

玻璃膜疣很少引起症状,如果发生视力下降,常常是由于伴发了黄斑出血。如果玻璃膜疣非常大,增宽了 RPE 和玻璃膜之间的距离,可引起上面 RPE 和光感受器变性,视力下降。

(二) 体征

多双眼对称发生,位于视网膜深层,在视网膜血管处可遮挡住疣的一部分。疣的大小不一,可表现单个和多个,相互接触和(或)融合。可分布在眼底任何部位,最常见是黄斑区和视乳头周围,如果是大范围被一些不定形的条带状分隔成网状,又特别命名网状玻璃膜疣(reticular drusen)[40]。疣的颜色可呈白色、淡黄色或金黄色;退化时,疣失去色彩,相应区域可有疣钙化后的闪光和 RPE 萎缩或脱色素。

1. 主要类型 ①硬性玻璃膜疣(hard drusen)或结节性玻璃膜疣(nodular drusen)是一种分散的小圆形黄色斑点(图 33-17),是最常见的类型和通常是良性发展;②软性玻璃膜疣(soft drusen),常较大,边界不清,随着时间推移它们可以扩大、融合和数量增加,代表了 AMD 的一个早期表现(图 33-18);③角质性玻璃膜疣(cuticular drusen)或基底层玻璃膜疣(basal laminar drusen)是 RPE 基底膜的小结节样增厚,量多而密集,呈满天星斗状(starry sky appearance),在较年轻的患者比硬性或软性玻璃膜疣更常见(图 33-19);④钙化玻璃膜疣(calcific drusen),随着时间发展,上述三种玻璃膜疣可以钙化,成闪光表现。

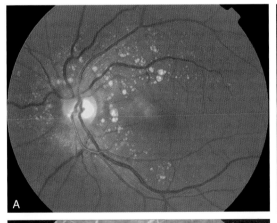
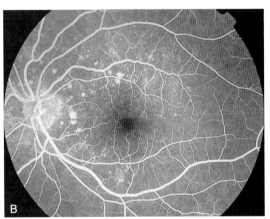
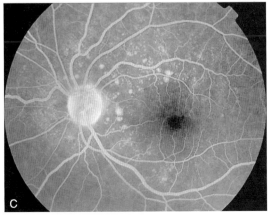

图 33-17 硬性玻璃膜疣

A. 视乳头和黄斑周弥散黄白色圆形斑点,位于视网膜深层,边界清楚,大小不一,部分有融合;B. FFA 1 分 14 秒,黄白色斑点表现为点状高荧光,边界清楚,视乳头、血管和黄斑正常;C. 造影 19 分 7 秒,视乳头缘环形高荧光,血管和黄斑无渗漏荧光,视网膜点状高荧光渐消退(易长贤提供)

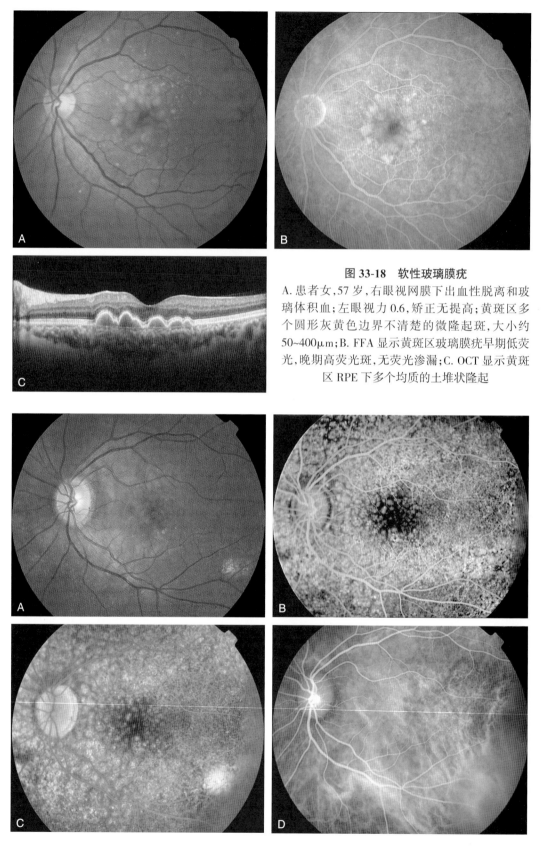

图 33-18 软性玻璃膜疣

A.患者女,57 岁,右眼视网膜下出血性脱离和玻璃体积血;左眼视力 0.6,矫正无提高;黄斑区多个圆形灰黄色边界不清楚的微隆起斑,大小约 50~400μm;B.FFA 显示黄斑区玻璃膜疣早期低荧光,晚期高荧光斑,无荧光渗漏;C.OCT 显示黄斑区 RPE 下多个均质的土堆状隆起

图 33-19 基底层玻璃膜疣

A.女 32 岁,右眼视力下降来就诊,左眼视力 1.0,视乳头和血管无异常,视网膜弥漫性深层黄色点状物,大小不等,颞下大血管处见一短棒状脱色素黄白色区;B.FFA 47 秒,除黄斑外,眼底呈满天星斗状高荧光点,大小不一,颞侧大血管弓脱色素区呈强荧光;C.造影 19 分 5 秒,眼底弥漫性点状高荧光渐渐退去,大血管弓脱色素区渗漏荧光;D.ICGA 48 秒,黄斑颞侧脉络膜大血管稀疏

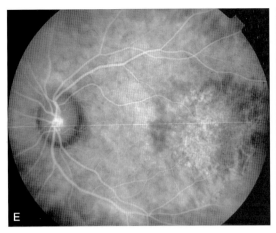
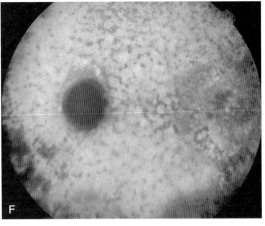

图 33-19（续）

E. ICGA7 分 10 秒,眼底渐显现圆团状高荧光,黄斑颞侧见点状强荧光,其周仍见低荧光区;F. ICGA30 分 6
秒,眼底呈网状高荧光,黄斑颞侧相对不均匀低荧光,未见荧光渗漏(易长贤提供)

2. 大小　临床上可以将玻璃膜疣与视乳头旁的大静脉血管宽度(约 125μm)进行比较,进行玻璃膜疣大小分类。①小玻璃膜疣:是直径 <63μm,小于 1/2 视乳头边缘静脉直径,多是硬性玻璃膜疣[41];②中等玻璃膜疣,大小在 63~124μm 之间,主要是软性玻璃膜疣;③大玻璃膜疣直径≥125μm,是典型的软性玻璃膜疣。

(三) 临床严重程度分级[42]

一级:眼底没有玻璃膜疣或仅几个(5~15 个)小疣,无任何 AMD 改变。

二级:考虑是 AMD 的早期表现,几个(>15 个)小疣或几个(<15 个)中等疣(软性)、或色素异常(色素增加或脱色素,但没有地图状萎缩),没有其他 AMD 的表现。

三级:中期 AMD,至少出现一个大的玻璃膜疣或中等玻璃膜疣≥20 个或边界清楚的硬性疣≥65 个,有地图状萎缩但没有达到黄斑中心凹。

四级:AMD 晚期,地图状萎缩达黄斑中心凹或出现新生血管性 AMD。

(四) 种类

1. 老年性玻璃膜疣(senile drusen)　即年龄相关性黄斑变性。

2. 家族性显性玻璃膜疣(familial dominant drusen or Malattia Leventinese)　是脉络膜变性的常染色体显性遗传病,大多数病例是 EFEMP1(egf-containing fibulin-like extracellular matrix protein 1)基因突变引起[43]。最初 30 岁左右,双眼对称在黄斑和常常视乳头周围区域出现黄色或黄白色的圆形斑点,以后数量增加和部分融合(图 33-20),可是硬性或软性玻璃膜疣。在 40 岁以前,多不会有视力改变,在 50~60 岁时,可发展到视网膜下新生血管膜,视力严重下降。

3. 继发性玻璃膜疣(secondary drusen)　是由视网膜或脉络膜血管性、炎性或肿瘤疾病引起。全身性疾病,如慢性白血病,硬皮病,脂肪蛋白质沉积症等也可出现,他们常出现于眼底病变部位或其表面,疣的体积较大,形态多不规则。

4. 视乳头玻璃膜疣(optic disc drusen)[44]　是视乳头表面、视乳头内或偶尔在视乳头周围的黄白色球形赘生物。由钙化的透明蛋白样物质组成,可能由来自变性轴突排出的粘蛋白和钙的沉积。在儿童期,通常埋在视乳头实质内,临床检查不能见到,但引起视乳头表面隆起,像视乳头水肿。随着年龄增长,逐渐移向表面,常有视野缺损(总的缩小和生理盲点扩大),除非有某种血管并发症,视力一般正常。常影响双眼,男女发病相同,暴露的玻璃膜疣能自发荧光,FFA 容易诊断。

三、辅 助 检 查

多模式成像(multimodal imaging)是把多种眼底图像检查方法进行组合,更清晰地显示眼底疾病的一种新技术,特别是在眼底疾病的鉴别诊断中发挥着重要作用[38]。它们包括了以下各种检查。

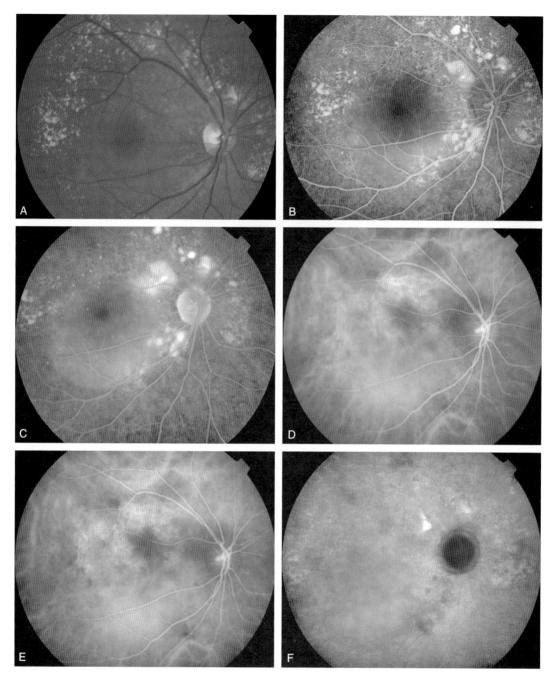

图 33-20　家族性显性玻璃膜疣

A. 双眼对称视乳头周围和黄斑区黄白色斑点,部分融合,玻璃膜疣广泛分布于视网膜上下血管弓附近,黄斑反光消失;B. FFA 表现为点片状大小不等的荧光染色,未见黄斑中心新生血管及渗漏;C. 造影晚期,玻璃膜疣染色逐渐消退,视乳头周见多个点状高荧光渗漏,黄斑区荧光素沉积;D. ICGA 早期可见后极部弥散性高荧光,脉络膜大血管结构模糊;E. ICGA 中后期,脉络膜染色逐渐减弱,未见明显渗漏;F. ICGA 晚期,视网膜血管染料完全排除,眼底弥散性染色,乳头旁上方见 2 处脉络膜新生血管点状高荧光(易长贤提供)

    1. FFA　某些玻璃膜疣同荧光素染料结合,在造影晚期呈高荧光,大约 50% 玻璃膜疣染色阳性(图 33-17B、C)[45]。软性玻璃膜疣和角质性玻璃膜疣一开始就呈点状高荧光,视网膜下疣样沉着物(subretinal drusenoid deposits)不显示荧光像或极低的荧光。

    2. ICGA　在注入造影剂后 2~3 分钟,硬性疣就显出高荧光,一直持续到晚期。在整个造影过程中,软疣都显示低荧光(比背景还黑)伴一圈细的高荧光环,或保持荧光像不变(与背景荧光像相同)[46]。青年型玻璃膜疣(31~52 岁)和老年型玻璃膜疣(>60 岁)的发病机制不同,在 ICGA 有着不同的显示,前者显示为高荧光,后者大多数显示为低荧光[47]。高荧光为透见荧光,不是染色剂沉着;发生低荧光的原因是融合的玻璃膜疣和(或)RPE-Bruch膜复合物的增厚,而不是脉络膜灌注不良[47]。

3. 近红外光检查(near-infrared image) 是利用扫描激光检眼镜(SLO)近红外光反射成像。软性玻璃膜疣的灰度比周围组织更暗(图33-21A),角质性玻璃膜疣显示不太清楚,视网膜下疣样沉着物是黑色点状(图33-21B)。

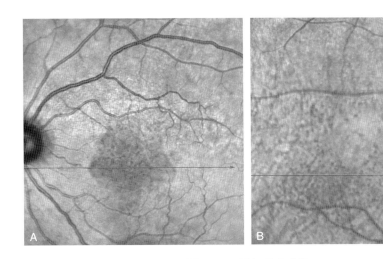

图 33-21 近红外光成像
A. 图33-18患者,黄斑区软性玻璃膜疣比周围组织更暗,中间有黑点;B. 近红外光检查视
网膜下疣样沉着物为黑点状,黄斑上半稀疏,黄斑下半密集

4. 眼底自发荧光 大的玻璃膜疣是否自发荧光依赖RPE下面疣的改变[48],软性玻璃膜疣表现疣的中央自发荧光减少,外面围绕一圈稍微增加的自发荧光;角质性玻璃膜疣呈多个点状低荧光点;视网膜下疣样沉着物是低荧光点。在出现RPE萎缩的区域,与临床上检查相比,自发荧光更明显[48]。

5. OCT 高分辨率的OCT对玻璃膜疣具有诊断和鉴别诊断意义。玻璃膜疣位于RPE下和玻璃膜之间,呈突起均匀内部反射。软性玻璃膜疣常呈土堆样隆起(图33-18C),单个角质性玻璃膜疣表现为钝头的三角形或扁长形,多个玻璃膜疣排列呈锯齿状(图33-22A),也有表现低平的扁平状疣(图33-22B)。钙化的玻璃膜疣表现不同,沉淀的基质呈明显的低反射和不均匀反射,伴有或不伴有一个核心,在病灶下有一个可能是RPE产生高反射。玻璃膜疣的突起可引起视网膜光感受器外层局部变薄或丧失,可用于预测对视功能的损害程度[49]。

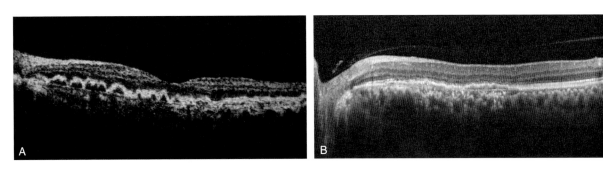

图 33-22 OCT 检查
A. 图33-19患者的OCT图像,RPE下和玻璃膜之间密集尖端略平的圆锥状或锯齿状低回声(易长贤提供);B. AMD患者,
黄斑区软性玻璃膜疣呈扁平状,其上光感受器内外节均消失

四、诊断和鉴别诊断

（一）诊断

见到视网膜深层黄色或黄白色点状物，OCT 证实位于 RPE 和玻璃膜之间均质隆起物，可确诊玻璃膜疣。需进一部按疣的大小和形态及辅助检查的结果，进行疣的分类。

（二）鉴别诊断

许多眼底疾病可引起视网膜硬性渗出和软性渗出物，如：视网膜血管性疾病，可从原发性疾病的表现同玻璃膜疣相鉴别。还有斑点状视网膜疾病，如：眼底黄色斑点、眼底白色斑点、白点状视网膜变性和结晶样视网膜变性，这些疾病均有典型的临床表现，通过仔细地询问病史和辅助检查，很容易和玻璃膜疣相区别。然而，一些变性疾病本身就可能伴发玻璃膜疣，应仔细和其他类型的玻璃膜疣相区别（表 33-2）。

玻璃膜疣主要和视网膜下疣样沉着物相鉴别，视网膜下疣样沉着物也是 AMD 的早期表现，大小类似软性玻璃膜疣，白色或微显蓝色，接近黄斑呈点状（图 33-23A、32-23B）。在 FFA 检查从不显影到极低的荧光，近红外光检查比周围组织更暗（图 33-21B），在自发荧光检查也成黑点。OCT 显示视网膜下疣样沉着物位于视网膜下和 RPE 上，常常相互融合，故大小在 25~1000μm 之间，呈锥形（图 33-23C）。大的视网膜下疣样沉着物可引起光感受器层变形，甚至能突破外界膜[38]。

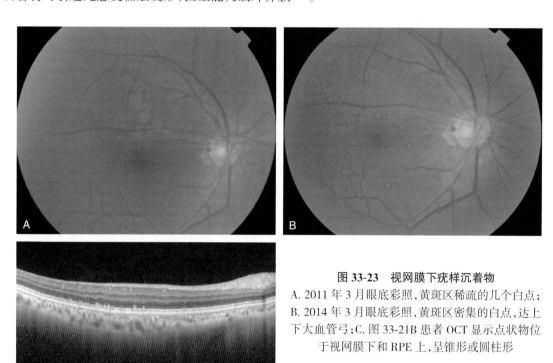

图 33-23 视网膜下疣样沉着物
A. 2011 年 3 月眼底彩照，黄斑区稀疏的几个白点；
B. 2014 年 3 月眼底彩照，黄斑区密集的白点，达上下大血管弓；C. 图 33-21B 患者 OCT 显示点状物位于视网膜下和 RPE 上，呈锥形或圆柱形

五、治 疗

位于黄斑以外的玻璃膜疣无需特殊治疗。因位于黄斑区的玻璃膜疣和视网膜下疣样沉着物是 AMD 的早期表现，应进行预防性治疗。对 AMD 的治疗请参考第二十七章。

1. 戒烟 抽烟是 AMD 高度危险因素，因此应劝告患者戒烟。

2. 激光 因为用激光光凝中心凹外的玻璃膜疣后，治疗处脉络膜新生血管的发生率增加，现已不提倡用激光方法治疗玻璃膜疣[50]。

3. 抗氧化剂 市场上常常有保护视觉的抗氧化剂补品。一篇循证医学研究论文显示，每日补充抗氧化剂没有预防玻璃膜疣发展的迹象[51]。只是在某些人群，如：遗传敏感或饮食很少的患者，这些补品才可能起作用。单独服用锌制剂或联合服用抗氧化剂（β 胡萝卜素、维生素 C 和维生素 E）有预防玻璃膜疣发

展到晚期 AMD 的效果(仅对至少单个玻璃膜疣 >125μm 或大小在 63~125μm 之间的广泛玻璃膜疣有效),但对不严重的玻璃膜疣无效[52]。应当注意 β 胡萝卜素有可能增加抽烟患者发生肺癌的危险性。

4. 他汀类药物　具有降低脂质和抗炎的功效,可减轻玻璃膜疣和 AMD 的临床表现。但最近的一个大样本的回顾性研究发现他汀类药物没有预防 AMD 的作用[53]。

六、治疗效果和典型病例

(一)治疗效果

Toy 和他的同事用眼底彩色照片和自发荧光观察到中度 AMD 患者的大玻璃膜疣大部分自发消失,仅少部分增加(21%)[54]。玻璃膜疣消失的地方没有明显异常,仅少部分发生色素改变,他们的结论,用眼底自发荧光能更好地观察这些变化。

并不是玻璃膜疣均会发展成 AMD 晚期表现(中心地图状萎缩或脉络膜新生血管),国外对一组年龄在 43~86 岁的人群观察 15 年,得到了玻璃膜疣发生 AMD 危险比例(表 33-3)[55]。

表 33-3　玻璃膜疣发展到晚期 AMD 的危险率

调查开始表现	发生晚期 AMD 的危险比例	调查开始表现	发生晚期 AMD 的危险比例
1 或 2 个硬性玻璃膜疣	0.4%	广泛软性玻璃膜疣	13.1%
8 个硬性玻璃膜疣	1.5%	13~32 个软性玻璃膜疣	27.0%
极少软性玻璃膜疣	1.6%	>32 个玻璃膜疣	41.0%

(二)典型病例

病例:多发性玻璃膜疣继发脉络膜新生血管

1. 患者女,46 岁,因"左眼视力突然下降,伴视物变形半月"于 2013 年 10 月 12 日就诊于郑州大学第一附属医院眼科门诊。半月前,患者无明显诱因出现左眼视力下降,伴视物变形。无外伤史,无特殊眼病及全身病史。全身检查未见异常。眼科检查:右眼视力 1.0;左眼视力 0.2,不能矫正。双眼前节及玻璃体未见明显异常。双眼眼视乳头边界清,色淡红,C/D 约 0.3,视网膜可见广泛性的类圆形灰黄色病灶,部分已融合,累及黄斑区(图 33-24A);左眼底视乳头颞下方可见一 1DD 大小黄白色病灶,其病灶周围以及视乳头颞上和黄斑区均可见视网膜下出血灶。FFA 拼图显示双眼玻璃膜疣相应部位的强荧光,无荧光素渗漏,左眼尚可见视乳头颞下方黄白色病灶处及颞上方视网膜下出血灶相应部位荧光素渗漏呈高荧光

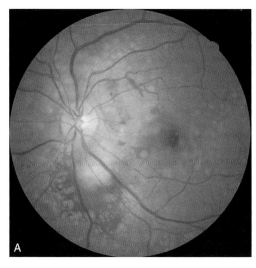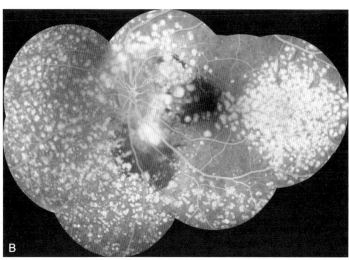

图 33-24　家族性显性玻璃膜疣继发脉络膜新生血管

A. 双眼底玻璃膜疣相似,左眼大小不等的黄色玻璃膜疣,部分已融合,累及黄斑区,视乳头颞下方可见一 1DD 大小黄白色病灶,其病灶周围以及视乳头颞上和黄斑区均可见视网膜下出血灶;B. FFA 显示左眼视乳头颞下方黄白色病灶处及颞上方视网膜下出血灶相应部位荧光素渗漏呈高荧光,出血为遮蔽荧光,其余部分视网膜广泛点状强荧光,无明显荧光渗漏(金学民,董淑倩提供)

（图 33-24B）。OCT 显示右眼中心凹形态正常，中心凹可见多个 RPE 隆起病灶，下方无遮蔽，呈多个色素上皮浆液性脱离表现；左眼中心凹处尚可见视网膜层间及神经上皮层下低反射暗区（图 33-25A）。左眼视乳头颞下方黄白色病灶处及颞上方视网膜下出血灶相应部位 OCT 显示视网膜下高反射灶，其周围可见视网膜神经上皮层下低反射区（图 33-25B 和 C）。

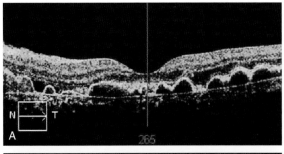
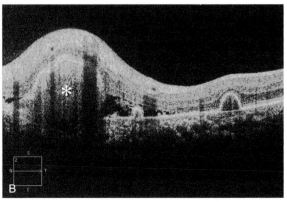
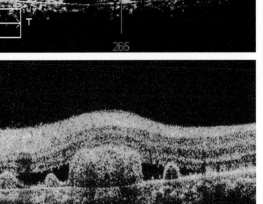

图 33-25　OCT 检查
A. 双眼表现相似，黄斑区 RPE 下和内界膜表面多个土堆状隆起，部分融合呈扁平隆起；B. 左眼视乳头旁颞下黄白色隆起为 CNV（星）；C. 显示左眼视乳头旁颞上方视网膜下出血灶相应部位 RPE 下矩形玻璃膜疣，其周围视网膜神经上皮层脱离和 3 个较小的锥形玻璃膜疣
（金学民，董淑倩提供）

2. 诊断　①双眼家族性显性玻璃膜疣；②左眼继发脉络膜新生血管。
3. 治疗　左眼玻璃体腔注射雷珠单抗 0.5mg。
4. 治疗结果　左眼玻璃体腔注射雷珠单抗 1 月后，视力 0.6，视网膜下出血已吸收，视乳头颞下方黄白色病灶减小（图 33-26A、32-26B）。OCT 显示视乳头颞下方黄白色病灶处视网膜下高反射灶减小，颞上方视网膜下出血灶相应部位其周围视网膜神经上皮层下低反射区消失（图 33-26C、32-26D）。

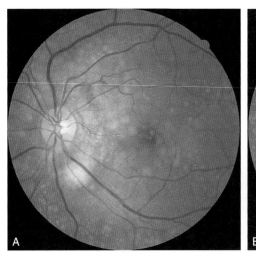
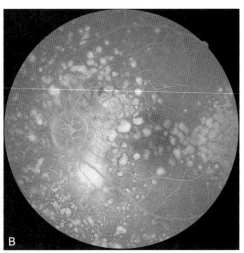

图 33-26　左眼玻璃体腔内注射雷珠单抗治疗后
A.左眼视网膜下出血已吸收，视乳头颞下方黄白色病灶减小；B. FFA 显示视乳头颞侧仍有渗漏荧光，遮蔽荧光消失，玻璃膜疣同治疗前（金学民，董淑倩提供）

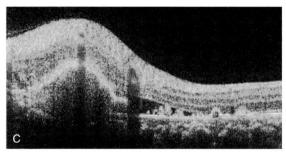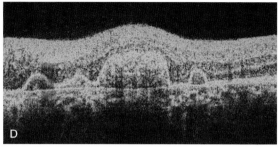

图 33-26（续）

C. OCT 显示左眼视乳头颞下方黄白色病灶处视网膜下高反射灶减小，仍有少许视网膜下积液；D. 颞上方视网膜下出血灶相应部位其周围视网膜神经上皮层下低反射区消失，玻璃膜疣形态没改变（金学民，董淑倩提供）

5. 专家点评　家族性显性玻璃膜疣常在 40 岁以后出现症状，本例患者发病年龄为 46 岁，双眼视网膜广泛性软性玻璃膜疣，大小不等，部分融合；左眼发生脉络膜新生血管和视网膜下出血和渗出，符合家族性显性性玻璃膜疣的临床表现。左眼玻璃体腔注射雷珠单抗 1 月后，新生血管范围减小，视网膜水肿及神经上皮层脱离消失。

（刘　文）

第五节　先天性静止型夜盲

先天性静止型夜盲（congenital stationary night blindness，CSNB）是一种少见的遗传性视网膜病变。1838 年由 Cunier 首次报告常染色体显性遗传的法国 CSNB Nougaret 大家系，共 10 代 135 人[56]。之后陆续也有隐性遗传的病例报道[56-59]。主要以视杆细胞功能异常为特征。根据临床表现可分为两大类，即眼底正常的 CSNB 和眼底异常的 CSNB，其中眼底异常的 CSNB 包括小口病（Oguchi's disease）、眼底白色斑点（fundus albipunctatus）。

一、眼底正常的 CSNB

（一）分类及发病机制

1. 分类　本病分类方法较多，按照遗传方式可分为常染色体显性遗传、常染色体隐性遗传、X 连锁隐性遗传三种。按照 ERG 特征则分为 Riggs 型 CSNB 和 Schubert-Bornschein 型 CSNB[60-62]。根据视杆细胞是否存在功能又可将 Schubert-Bornschein 型 CSNB 分为完全型 CSNB 和不完全型 CSNB[60]，是目前较常用的分型方法。

2. 发病机制　1993 年 Dryja 等[57]首次在一常染色体显性遗传的 CSNB 患者上发现编码视紫红质的基因（RHO）突变。随着基因检测技术的成熟，越来越多的突变基因位点已被发现。到目前为止，已经在 Riggs 型 CSNB 患者中检出编码视紫红质的 RHO 基因、视杆 T 蛋白 α 亚单位的 GNAT1 基因、视杆 cGMP 磷酸二酯酶 β 亚单位的 PDE6B 基因突变[61,63,64]。这三种蛋白均分布在光感受器细胞内，在视觉继发级联放大机制中起重要作用。完全型 CSNB 的致病基因主要是 NYX[59]，编码了 Nyctalopin 蛋白，在人视网膜光感受器、外核层、内核层、神经节细胞层均存在[65]。NYX 突变主要阻止视杆细胞和 AⅡ 双极细胞间的信号传递，导致视杆 ON 双极细胞反应（b 波）严重降低[66]。不完全型 X 连锁 CSNB 则主要与编码视网膜特异性 L 型钙通道的 α1 亚基的 CACNA1F 基因突变相关[67,68]。该基因的异常会影响 Ca²⁺ 的内流和光感受器细胞释放神经递质谷氨酸盐，导致光感受器传递到 ON 双极细胞的信号减弱，使 ON 双极细胞处于相对去极化或"光适应"状态，出现 b 波振幅下降和夜盲[67,68]。

尽管已经在各型 CSNB 中找到不同的突变基因，但是导致静止型夜盲的关键原因始终不清。2009 年沈吟[69]等提出视网膜上蛋白质离子通道 TRPM1 的缺陷可能是导致夜盲的原因。2012 年[70]她在实验中发现视网膜视杆细胞在黑暗中通过释放谷氨酸激活下游双极细胞树突上的谷氨酸受体，导致 G 蛋白 βγ 亚基关闭 TRPM1 通道，出现夜盲。在光照情况下 βγ 抑制作用则被解除，TRPM1 通道开放，产生对光反应。

此研究证明了 *TRPM1* 基因可能是 CSNB 的关键基因,为未来采用基因手段治疗先天性静止性夜盲提供了坚实的理论基础。

(二)临床表现

1. 症状与体征　主要症状为夜盲,为先天性,终生静止不变。光线明亮处视力、视野、色觉均正常,眼前节、眼底均无异常,视网膜与视乳头外观无异常表现,视网膜可有白点状改变。部分完全型 CSNB 和不完全型 X 连锁 CSNB 患者还可合并有近视、眼球震颤和斜视[60]。

2. 辅助检查　主要为 ERG 检查,表现为暗适应曲线和全视野 ERG 的异常。

(1) Riggs 型 CSNB:最大混合反应的 a 波和 b 波均下降,但 b 波幅值仍大于 a 波幅值。暗适应通常只表现为视锥支而无视杆支。无视杆细胞反应,视锥细胞反映幅值和时值相对正常。明视正常或接近正常。

(2) Schubert-Bornschein 型 CSNB:特征性改变为最大混合反应有正常振幅的 a 波,但有一个幅值明显低下的 b 波,b 波波幅小于 a 波波幅(负性波),具体见表 33-4。

表 33-4　Schubert-Bornschein 型 CSNB 的视觉电生理特征

参数	完全型 CSNB	不完全型 CSNB
暗适应	上升的视锥支,无视杆支	视锥支稍上抬,杆锥破裂点存在,视杆支上抬 1~1.5 个 log 单位
最大混合反应	负性波	负性波
30Hz 闪光 EGR	相对正常	振幅低
Ops	多消失	常可记录到
视杆细胞反应	无波形	无波形
视锥细胞反应	正常或接近正常	下降或者接近消失
明适应下长时间闪光 ERG(12-15min)	a、d 波波幅与潜伏期均正常,而 b 波波幅降低、潜伏期延迟	a、b、d 波波幅均降低,潜伏期均延迟

注:CSNB:先天性静止性夜盲;ERG:视网膜电图;Ops:震荡电位

(三)诊断和鉴别诊断

1. 诊断　①症状:暗光下视力不良行动困难,而在明处行动正常的夜盲症状患者。②光线明亮处视力、视野和色觉均正常,眼前节和眼底均无异常。③暗适应曲线异常,全视野 ERG 的暗视 a 波和 b 波下降甚至无波,或 a 波正常、b 波降低甚至出现负波反应。

2. 鉴别诊断　需与其他原因导致的夜盲性疾病相鉴别。

(1) 原发性 RP:本病有夜盲症状,但眼底往往有相应的色素改变,具体类型不同眼底表现也不尽相同;病情随年龄增长而进展,光照下视力也会逐渐下降。

(2) 维生素 A 缺乏症:维生素 A 缺乏可引起夜盲,同时伴有皮肤干燥和粗糙,四肢伸侧圆锥形毛囊角化性丘疹、角膜干燥和软化等表现。此病现已少见,可通过补充维生素 A 进行治疗。

(四)治疗

尚无有效治疗方法。

二、眼底异常的 CSNB

小口病(Oguchi's disease)和眼底白色斑点均属于常染色体隐性遗传病,眼底具有特征性的改变。这两种疾病在大于 4 小时的暗适应后可以获得正常的 ERG。

(一)小口病

于 1906 年首先由小口忠太报道,合本重次郎于 1911 年命名。本病罕见,日本多见,我国报道极少。

1. 病因与发病机制　发病机制尚不清楚。目前认为这是一种常染色体隐性遗传疾病,病变基因位于 2 号染色体的抑制蛋白基因(arresting Gene)309 密码子中 1147 核苷缺失[71]。可能与 arrestin 基因和视紫红质激酶基因突变有关[61,72,73],大多数双亲有血缘关系。视细胞外端有一种退行性变产物,含有聚集成堆的色素颗粒,存在于 RPE 和视细胞之间,视黄醛和视蛋白生成过多导致眼底特殊形态。在暗适应后,该层色素颗粒退回到 RPE 内,视黄醛和视蛋白被视紫质代替,出现水尾现象[74]。本病患者实际上是有一定的视杆细胞功能,但是这些细胞需要很长时间暗适应,比如数小时才能恢复其暗视功能,而微弱的光线又可以很快抑制其暗视功能,因此这类视杆细胞很难有实际的功用。

2. 临床表现

(1) 症状 双眼发病,明视觉和色觉基本正常,夜间或光线较暗的环境中视功能下降。

(2) 体征 主要为眼底改变。视乳头颜色正常,周围可见一圈暗影。血管一侧常有暗影,另一侧有白色反光(图 33-27)。视网膜呈特殊的金黄色或灰暗色调,也有呈金属样色调。双眼暗适应 2 小时后眼底恢复正常橘红色,即水尾氏现象(Mizuo's phenomenon)[72]。

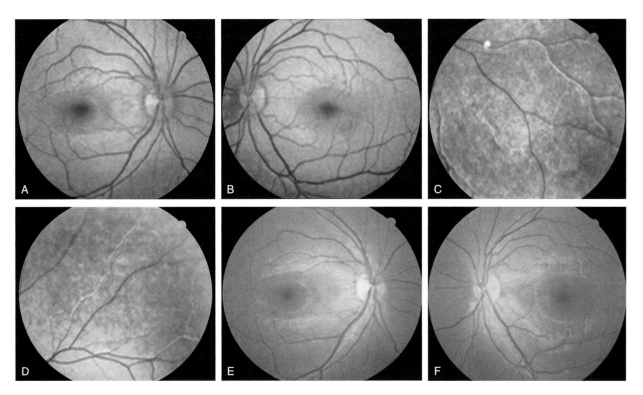

图 33-27　小口病

A 和 B. 双眼底彩照显示视乳头颜色正常,周围可见灰色轮状暗影;C 和 D. 视网膜呈广泛灰黄色调,中周部血管一侧见黄白色冰枝样反光;E 和 F. 黑布包扎双眼 2.5 小时后,眼底转为正常的橘红色(引自赵菊莲等. 小口病一例. 中华眼底病杂志,2009;25;68-69.)

(3) 辅助检查:视野正常或有缩窄,色觉基本正常,暗适应和 ERG 可有异常,表现为正常的视锥支和延长的视杆支,但大于 4 小时的暗适应后可获得正常的 ERG[73]。

3. 诊断 本病的临床特征为双眼发病,先天性静止性夜盲,眼底呈特殊的水尾现象。

4. 治疗 本病尚无有效治疗方法。

(二)眼底白色斑点

眼底白色斑点或白点状眼底(fundus albipunctatus)是双眼底出现弥漫性均匀的白色圆点,伴暗视力明显下降,而明视力和色觉基本正常[75]。

1. 病因与发病机制 发病机制尚不清楚,可有家族史。是一种常染色体隐性遗传病,可能与 11- 顺视黄醛脱氢酶即 RDH5 基因突变有关[76]。近来也有学者认为和 RLBP1 基因突变有关[77,78],最终导致视网膜变性。患者的感光视色素再生明显减慢,而出现相应的 ERG 改变和静止性夜盲的临床表现。

2. 临床表现

(1) 症状:双眼发病,视力一般正常,有夜盲者表现为先天静止性。

（2）体征：主要为眼底改变。眼底散在的白色小圆点状病变,大小较均一,主要位于后极部至赤道部,但黄斑中央始终不受侵及。白色小点之间无色素沉着,视乳头及视网膜血管也无改变(图33-28)。

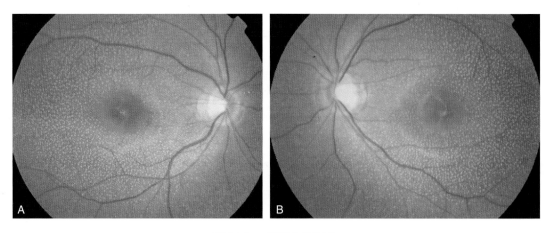

图33-28　眼底白色斑点

A和B.患者双眼底典型的白点状分布特征,大小一致,分布均匀,颜色相同,没有RPE增生,黄斑部中央没有白点分布(易长贤提供)

3. 辅助检查

（1）视野：正常。

（2）色觉：基本正常。

（3）FFA：全视网膜散在点状透见荧光,与斑点无明显对应关系,无荧光素渗漏(图33-29)。

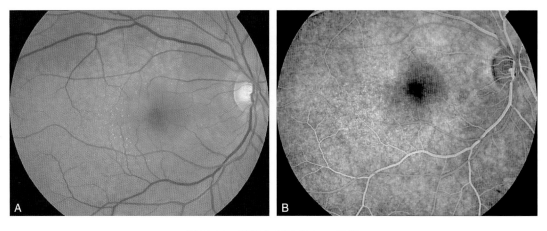

图33-29　眼底白色斑点FFA检查

A.患者男,52岁,自幼有"夜盲"史,父亲、一个伯父和姑姑也有夜盲;患者双眼视力1.0,双眼底检查相同,见黄斑上方和颞侧细白色点状物达颞侧赤道部,未见出血渗出和色素沉着改变,视野检查正常;B.FFA显示后极部有点状高荧光,晚期褪色(刘文提供)

（4）眼底自发荧光：往往显示为点状的强荧光信号。

（5）OCT：眼底白点对应处往往表现为从RPE水平延伸至椭圆体(IS/OS)带的大小、性质均一的病灶(图33-30)。

（6）电生理检查：显示暗适应时间延长,ERG波幅降低,EOG无波峰,若患者接受4小时以上暗适应,则所有指标正常[61]。

4. 诊断与鉴别诊断　根据眼底的特殊改变和ERG特征性改变可诊断,需与以下疾病进行鉴别诊断。

（1）结晶样视网膜变性：又名Bietti结晶样视网膜变性,患者20~40岁发病,常双眼受累,进行性视力下降,可有夜盲。色觉早期正常,晚期可有色盲,视野缺损。眼底特征为视网膜各层散布的黄色和结晶样

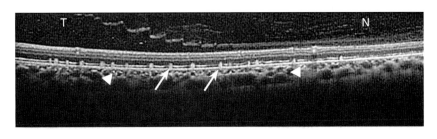

图 33-30　眼底白色斑点 OCT 检查

可见箭指处有 RPE 表面至椭圆体(IS/OS)带的大小均一的隆起灶,箭头指脉络膜毛细血管层内向点状反射(引自 Genead M A,Fishman G A,Lindeman M. Spectral-domain optical coherence tomography and fundus autofluorescence characteristics in patients with fundus albipunctatus and retinitis punctata albescens. Ophthalmic Genet,2010,31:66-72.)

圆形或多角形闪光亮点,可累及黄斑区。随病情进展 RPE 和脉络膜毛细血管逐渐萎缩,晚期视神经萎缩,血管变细。ERG 可表现为轻度、中度、重度异常甚至无波形,患者长时间暗适应后以上指标不能恢复正常。

(2) 白点状视网膜变性:为慢性进行性眼病,患者幼年时有夜盲,中心视力减退,视野向心性缩小,有色觉障碍,眼底可见大小不一的白色类圆形小点。随年龄增长症状加重,眼底可出现 RPE 萎缩和色素沉着,晚期视乳头色泽变淡,视网膜血管变细。ERG 或 EOG 检查波形减低或消失,患者长时间暗适应后以上指标不能恢复正常。白点状眼底是一种非进行性疾病,属于静止性夜盲。ERG 在明视条件下减弱,但经过 1~12 小时暗适应其暗视 ERG 变为正常。EOG 也有类似改变。因此在鉴别这两种疾病时候,一定要有足够的检查时间。同时白点状眼底的白色点状病灶分散更广,而且不表现出萎缩性改变[79]。

5. 治疗　本病尚无有效治疗方法。

(苏钰　文峰　易长贤)

第六节　先天性黑矇

先天性黑矇(congenital amaurosis)是一种少见的婴幼儿先天性盲的严重遗传性视网膜疾病,1869 年由 Theodor Leber 首先报道,故又名 Leber 先天性黑矇(Leber congenital amaurosis,LCA)。本病常染色体隐性遗传,偶有显性遗传,是导致儿童先天性双眼盲的主要遗传性眼病(占 10%~20%)[80,81],患儿出生时或出生后不久出现失明或严重视力损伤,其父母或祖代多有近亲联姻史。

一、病因与发病机制

本病为多基因致病,各种视网膜功能相关基因突变引起相关蛋白、细胞结构功能异常而导致视功能严重丧失。近年来研究已发现 15 种 LCA 的致病基因,功能涉及到视网膜内维生素 A 的代谢循环(RPE65、LRAT、RDH12)、视网膜光信号向电信号传导过程(GUCY2D)、蛋白转运和正常分布(AIPL1、RPGRIP1、CEP29)、视网膜光感受器细胞的分化和发育(CRX)和光感受器结构形态发育(CRB1)等[82]。其中 RPE65、GUCY2D 等研究最为深入和成熟。

1. RPE65　是 RPE 基因,在 RPE 细胞上编码一种相对分子质量为 65kDa 的重要蛋白质,参与视黄醛等物质循环、视色素视紫红质再生等关键过程,其突变导致的 LCA 占所有 LCA 的 6%[83]。若缺乏该基因编码的蛋白质,则 11- 顺式视黄醛缺失,以致视杆细胞对光照刺激不起反应[84]。视网膜视杆细胞负责暗光下的视力,若视杆细胞变性,患者暗光环境下视力明显减退(夜盲)。视锥细胞功能不依赖 RPE65 编码的蛋白质,部分 LCA 患者在儿童时期会存有一些通过视锥细胞维持的视功能。因此 RPE65 所致的 LCA 视力损害相对于 GUCY2D 损害较轻,白天视力尚可,夜盲明显。

2. GUCY2D　GUCY2D 基因表达于视网膜视锥、视杆细胞核及内节中,编码膜鸟苷酸环化酶 1,可催化三磷酸鸟苷(GTP)转变为鸟嘌呤核糖苷 -3′,5′- 环磷酸酯(cGMP),促进 Ca^{2+} 内流以维持细胞内的 Ca^{2+} 浓度[85]。此基因突变可导致 cGMP 持续处于低水平,细胞内 Ca^{2+} 浓度降低,使得光感受器细胞长期处于超极化状态,导致细胞变性和功能障碍[86]。

二、临 床 表 现

临床表现分婴儿型和少年型。

(一) 婴儿型

1. 症状 患儿出生时或出生不久即已失明,不能注视,不能追光,有指眼征[87,88](重复性将手指或指关节深深按压眼球或眼窝,可能引起光感和闪光点)。

2. 体征

(1) 眼球凹陷:指眼征可致患儿眶周脂肪萎缩,眼球内陷[87,88]。

(2) 眼球震颤:患儿可有钟摆样震颤。

(3) 瞳孔对光反射迟钝:又称黑矇性瞳孔。

(4) 眼底改变:眼底早期无明显异常。经过一段时间后,眼底周边出现小白点及色素颗粒,呈椒盐样外观,色素颗粒不断增生融合成骨细胞状。视网膜血管变细,视乳头蜡黄色,RPE 和脉络膜毛细血管层萎缩,暴露出脉络膜大血管,形成弥漫性脉络膜萎缩样眼底(图 33-31),甚至形成白化病样眼底。

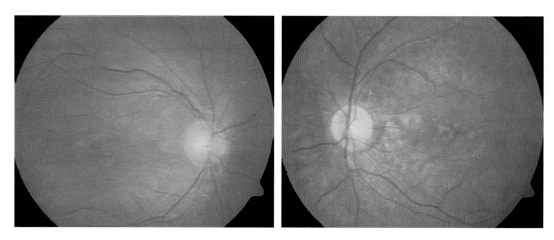

图 33-31 先天性 Leber 黑矇

双眼底彩照显示视乳头颜色蜡黄,右眼为甚,血管纤细,后极部弥漫性脉络膜萎缩,可透见其下脉络膜大中血管

(5) 其他:本病可伴有圆锥角膜(指眼征亦可致圆锥角膜)、发育迟缓及神经系统异常等。

3. 辅助检查 ERG 表现为 a、b 波平坦甚至消失,具有诊断意义(图 33-32、图 33-33)。

(二) 少年型

1. 症状 患者 5~6 岁时视力严重下降,30 岁左右完全失明,常伴有夜盲或畏光等表现。

2. 体征

(1) 眼球凹陷:成年患者指眼征可消失,但常遗留有眼球凹陷。

(2) 眼球震颤:是 LCA 患者普遍具有的体征,呈钟摆样、水平或徘徊样。

(3) 瞳孔对光反射迟钝:因视网膜功能严重异常,瞳孔对光反射往往迟钝甚至消失。

(4) 屈光改变:患者常伴有屈光不正,多为高度远视。

(5) 眼底改变:眼底表现多样,早期可完全正常。也可表现为视乳头水肿,黄斑牛眼状病变,黄斑缺损,后极部灰白色斑点,无特征性眼底改变[83,89]。多数病例周边部网膜有椒盐样改变;少数病例,即使已完全失明而眼底仍保持正常外观。

3. 辅助检查 ERG 表现为 a、b 波平坦甚至消失,具有诊断意义。

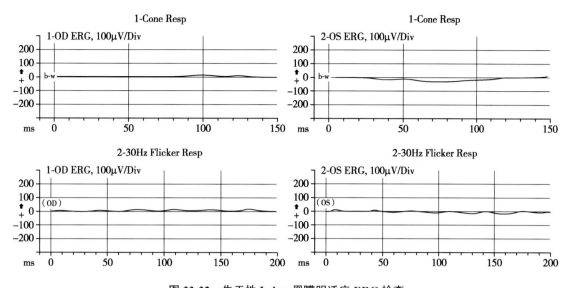

图 33-32 先天性 Leber 黑朦明适应 ERG 检查
双眼明视视锥反应 a 波、b 波均平坦

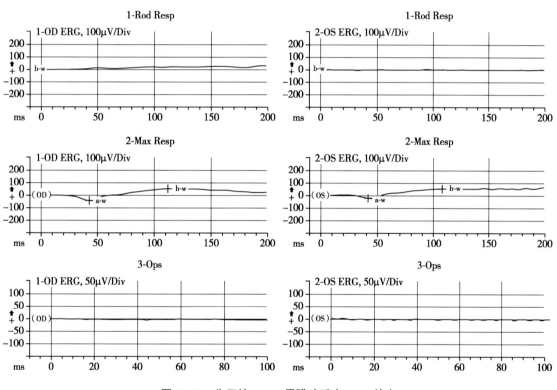

图 33-33 先天性 Leber 黑朦暗适应 ERG 检查
双眼暗视视杆反应 b 波均平坦,暗视混合反应 b 波潜伏期延迟,振幅重度降低

三、诊断和鉴别诊断

(一)诊断

本病目前尚无统一的诊断标准,大多研究中采用的诊断标准为:6 个月龄以下严重视力损伤或盲、眼球震颤及瞳孔反射迟钝、ERG 消失或严重降低[81,88,90,91]。也有人认为眼底、屈光度、畏光、夜盲和指眼征可以作为 LCA 的诊断要点[87]。

(二)鉴别诊断

本病较为少见,症状及体征特异性不强,易被漏诊和误诊。尤其是一些同样具有眼球震颤、夜盲等症状的疾病,常常需要根据 ERG 进行鉴别。

1. 先天性静止性夜盲 白天中心视力较好且视力多稳定,晚上视力障碍,多为高度近视,ERG 检查视杆细胞反应消失,但视锥细胞反应波正常。

2. 完全性色盲 此病患者明显畏光,有眼睑痉挛,ERG 检查视锥细胞反应减弱或消失,视杆细胞反应波可正常。

3. 早发型 RP 在两岁时已经出现中期 RP 症状,ERG 为平坦型。此类 RP 有时很难与 LCA 鉴别。

4. 白化病 白化病可有畏光、眼球震颤等症状,眼底视网膜色素脱失可透见脉络膜大中血管,并伴有皮肤的色素异常。

四、治 疗

本病尚无有效方法。近年研究多集中于基因治疗,同时细胞移植及药物替代疗法也在进一步的研究中。

(一) 基因疗法

基因治疗是通过向患者光感受器细胞内导入无缺陷的基因序列,来增加其细胞内正常的、有功能的蛋白质数量的一种治疗方法。目前 LCA 的基因治疗大多处于动物模型为治疗对象的临床前期研究阶段,少数研究则进行到了 1 期临床试验阶段[82,92-94]。2008 年,美国和英国的 3 个研究小组[92-94]通过腺病毒载体将 RPE65 基因序列导入 LCA 患者的视网膜下腔,发现患者微视野及低照明下视力、视觉运动等视功能得到不同程度的改善。此次临床试验的成功,给日后 LCA 的基因治疗带来了极大希望。但基因导入需在受者光感受器细胞尚未完全变形坏死、细胞尚能分化之前进行,在疾病晚期进行基因治疗是否有效尚无定论[82]。

(二) 光感受器细胞 /RPE 细胞移植

若 LCA 患者视网膜内层功能正常,将基因型无缺陷的光感受器细胞或 RPE 细胞移植到患者视网膜,则有可能修复功能异常的基因缺陷细胞。尽管目前已有研究证实未成熟的视细胞植入 RP 动物的视网膜下腔能够存活[95],但很少观察到它们与内层视网膜建立联系,且移植细胞是否能长期存活而不被排斥也是问题之一。

(三) 药物

药物可通过多种途径对 LCA 进行干预,如对 RPE65 基因突变所致的 LCA 实验动物补充缺乏的 11-顺式视黄醛,可以观察到视杆细胞生理功能的改善,但长期疗效尚不清楚,且此类患者维生素 A 代谢障碍会导致具有细胞毒性作用的产物积聚,加重病情[95]。此外,还有补充神经营养因子以保护光感受器细胞[96]、钙通道阻滞剂保护视杆细胞等[97],但仍不成熟。

(苏钰 文峰)

第七节 黑矇性家族痴呆

黑矇性家族痴呆症(amaurotic family idiocy)又称 Tay-Sachs 病(Tay-Sachs diesease,TSD)、婴儿型 GM_2 神经节苷脂沉积症和脑黄斑变性,是一种罕见的常染色体隐性遗传性疾病。患者表现为渐进性失明、痴呆和瘫痪。有明显的种族差异性,主要出现在犹太人群中,男女发病率无差别。英国眼科学家 Warren Tay 在 1881 年首次发现了该病,1887 年,美国的神经内科医生 Bernard Sachs 发表了第一篇描述该疾病临床特征的文章,因此称为 Tay-Sachs 病[98]。

一、病因与发病机制

溶酶体酶 β- 氨基己糖苷酶 A(β-hexosaminidase A,Hex A)是水解 GM_2 神经节苷脂重要酶,由 α 和 β 两个亚单位组成的二聚体,分别由位于 15q23-q24 和 5q13 的 HEX A 和 HEX B 基因编码产生。α 和 β 亚单位的组合不同,形成不同的同功酶,α 和 β 组合是 Hex A,β 和 β 组合是 Hex B,α 和 α 组合是 Hex S。HEX A 基因突变后,引起 β- 氨基己糖苷酶缺陷和功能异常[99]。Hex A 水解 GM_2 神经节苷脂,必须依赖 GM$_2$ 激活蛋白（GM$_2$A 基因的表达产物），因此，*HEX A*、*HEX B* 和 *GM$_2$A* 任一基因的突变均可能引起 Hex A 的缺陷，从而使 GM$_2$ 神经节苷脂降解障碍，滞留在神经元细胞、神经纤维轴索和胶质细胞的溶酶体内，即为 GM$_2$ 神经节苷脂沉积症[100]。整个中枢神经系统、周围神经、自主神经系统及视网膜均可被累及。*HEX A* 基因异常引起 Tay-Sachs 病，而 *HEX B* 基因异常引起 Sandhoff 病[101]。

根据发病的时间可分为婴儿型（Tay-Sach 病）、晚发婴儿型（Sandhoff）、少年型（Spielmeyer-Vogt）和成年型（Cufs），后三者又统称为晚发型，其中以婴儿型，即 Tay-Sachs 病最为典型和多见。

二、临床表现

（一）眼部表现

婴儿型症状较典型，出生后 3~6 个月开始发病，在发病 3~4 个月内病程进展迅速，表现为双侧进行性视力障碍，常在其他神经系统症状出现之前即可发生并快速发展，至 1 岁时视力可完全丧失。90% 患者眼底黄斑区见典型的樱桃红点，眼底早期改变甚至可在出生后 2 天就查到，3 个月时病变已很明显。黄斑周围的神经节细胞最为集中而病理改变最明显，充满脂类贮积的神经节细胞层呈现乳白色外观，而在黄斑中心凹处神经节细胞缺如，视网膜仍保持透明而显示脉络膜背景，与其周围乳白色相映衬呈现樱桃红点[102,103]。发展晚期，神经节细胞死亡，樱桃红点变得不明显，同时伴有视网膜神经纤维层和视神经的萎缩。

（二）全身表现

1. 婴儿型　出生后 3~6 个月开始发病，表现进行性智力缺陷，失明、耳聋和瘫痪。患儿出现运动减少，对环境反应减低，不会坐，听觉过敏，惊吓反应增强，肌阵挛抽搐出现较早。头相当大，腱反射改变，常见痉挛性或弛缓性瘫痪。还可出现眼球震颤等神经系统症状。2 岁以后完全呈痴呆状态，对外界反应消失，最后吃奶及吞咽能力消失，多在 3~4 岁以前因感染或恶病质而死亡[104]。

2. 青少年型　比其他类型 TSD 更罕见，在 2~10 岁之间的小儿发病，表现运动技能退化、发音困难、吞咽困难、共济失调和痉挛。患儿通常在 5~15 岁时死亡[105]。

3. 成人（晚发）型　在 30 岁或 40 岁阶段才出现症状，与其他类型 TSD 相比，此型并不致命，常导致误诊。一般从青春期或成年早期开始发病，特点是步态不稳和进展性神经异常，包括说话和吞咽困难、痉挛、认知能力下降和精神疾病，尤其是精神分裂症样精神病，在成年就需要借助轮椅生活[106]。

三、诊断和鉴别诊断

本病主要是神经内科进行诊断和鉴别诊断，血清学检查 β- 氨基己糖苷酶活性下降，黄斑区出现白色环形斑和中心樱桃红可协助诊断本病[107]。

四、治　疗

目前眼科尚无有效的治疗方法，神经内科大多是对症支持治疗。

对于常染色体隐性遗传疾病，父母均为杂合子携带者，后代有 25% 的几率成为纯合子患者。对具有遗传风险的妊娠妇女进行遗传咨询、基因筛查，预防患儿出生非常重要。国内已将酶活性测定用于临床和产前诊断。公认的方法是采取羊水培养后，通过测定其中细胞内氨基己糖苷酶的活性判定胎儿是否患病。

五、治　疗　效　果

预后差。发病越早，病情越重、进展越快，早期发病者通常在 2~4 岁时死亡。

六、典　型　病　例

1. 病例　患儿女，13 个月。家长发现双眼视力差遂至上海新华医院眼科门诊就诊。患儿足月顺产，出生体重 3390g，无吸氧史。全身体格检查：四肢和体格发育略慢于同龄儿童，无肝脾肿大。手腕平片：手腕骨龄相当于 1 岁左右。眼科检查：双眼视力检查不合作，眼压 Tn；双眼角膜明，前房中度深，瞳孔对光反射(+),晶状体透明,眼底黄斑"樱桃红",视网膜平伏(图 33-34)。电生理检查双眼视杆 a、b 波振幅较正常轻中度降低,右眼 a、b 波振幅较左眼低;双眼视椎 a、b 波振幅较正常轻中度降低。右眼 P2 波略延迟,左眼 P2 波明显延迟。追问病史,患儿曾有癫痫发作病史。进行一系列的实验室检查,结果显示:血常规检查各项指标在正常范围;肝肾功能检查,谷草转氨酶 163U/L↑,线粒体 -AST40U/L↑,肌酐 20μmol/L↓,尿酸 107μmol/L↓,血氨 45μmol/L↑;甲状腺激素水平在正常范围;气相质谱所测各项有机酸未见明显异常;串联质谱所测各项氨基酸未见明显异常;白细胞 / 血浆溶酶体酶学分析,β- 半乳糖苷酶、芳基硫酸酯酶 A、半乳糖脑苷酯酶、β- 己糖苷酶 A、α- 甘露糖苷酶和 β- 己糖苷酶 α 都在正常范围,Hex B(血浆法)14.73% 和 Hex B(白细胞法)0.03% 均低于正常范围。最终基因检测发现 HEX B 基因突变 c.721-722insG,为常染色体隐性遗传。基因检测结果与酶学分析结果相一致。

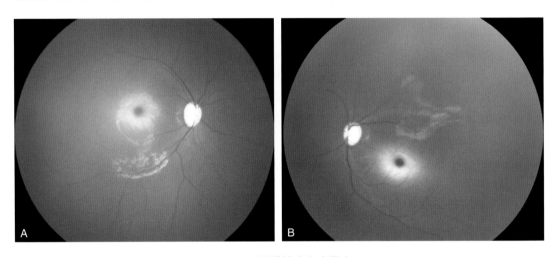

图 33-34 黑矇性家族痴呆症

A. 患者右眼眼底彩照,视网膜血管管径和走行均正常,后极部视网膜呈黄白色,黄斑部见樱桃红斑;B. 患者左眼眼底彩照,同样表现为假性樱桃红斑(许宇,赵培泉提供)

2. 诊断　黑矇性家族痴呆症(Sandhoff 型)。

3. 治疗　本病无特效治疗方法,但可进行遗传咨询和产前诊断,避免基因缺陷患儿的出生。

4. 结果　追踪患儿在第 18 个月死亡。

(刘 文)

参 考 文 献

1. Berson EL. Retinitis pigmentosa and allied diseases:applications of electro- retinographic testing. Int Ophthalmol. 1981;4:7-22.

2. Berson EL. Retinitis pigmentosa. The Friedenwald Lecture. Invest Ophthalmol Vis Sci. 1993;34:1659-1676.

3. Fahim AT,Daiger SP,Weleber RG. Retinitis Pigmentosa Overview. In:pagon RA,Adam MP,Bird TD,et al. eds. GeneReviews〔internet〕. Seattle(WA):University of wachington,Seattle;1993-2014.

4. Triolo G,Pierro L,Parodi MB,et al. Spectral domain optical coherence tomography findings in patients with retinitis pigmentosa. Ophthalmic Res. 2013;50:160-164.

5. Berson EL. Nutrition and retinal degenerations. Int Ophthalmol Clin. 2000;40:93-111.

6. Berson EL,Rosner B,Sandberg MA,et al. Further evaluation of docosahexaenoic acid in patients with retinitis pigmentosa receiving vitamin A treatment:subgroup analyses. Arch Ophthalmol. 2004;122:1306-1314.

7. Sumi I,Matsumoto S,Okajima O,et al. The relationship between visual disability and visual scores in patients with retinitis pigmentosa. Jpn J Ophthalmol. 2000;44:82-87.

8. Croughs P. Filtering lenses in retinopathy. Bull Soc Belge Ophtalmol. 1997;264:119-124.

9. Everson RW,Schmidt I. Protective spectacles for retinitis pigmentosa patients. J Am Optom Assoc. 1976;47:738-744.

10. Morrissette DL,Marmor MF,Goodrich GL. An evaluation of night vision mobility aids. Ophthalmology. 1983;90:1226-1230.

11. Rosenblum YZ,Zak PP,Ostrovsky MA,et al. Spectral filters in low-vision correction. Ophthalmic Physiol Opt. 2000;20:335-341.

12. Vargas-Martin F,Peli E. Augmented-view for restricted visual field:multiple device implementations. Optom Vis Sci. 2002;79:

715-723.

13. Smith AJ,Bainbirdge JW,Ali RR. Prospects for retinal gene replacement therapy. Trends Genet. 2009;25:156-165.

14. Humayun MS,Dorn JD,da Cruz L,et al;Argus Ⅱ Study Group. Interim results from the international trial of Second Sight's visual prosthesis. Ophthalmology. 2012;119:779-788.

15. 马月霄,独宇欣,王立芳. 直肌埋藏术治疗视网膜色素变性的临床观察. 中华现代眼耳鼻喉科杂志. 2007;1:67-68.

16. Welch RB. Bietti's tapetoretinal degeneration with marginal corneal dystrophy crystalline retinopathy. Trans Am Ophthalmol Soc. 1977;75:164-179.

17. Lee J,Jiao X,Hejtmancik JF,et al. The metabolism of fatty acids in human Bietti crystalline dystrophy. Invest Ophthalmol Vis Sci. 2001;42:1707-1714.

18. Drenser K,Sarraf D,Jain A,et al. Crystalline retinopathies. Surv Ophthalmol .2006;51:535-549.

19. Lee KY,Koh AH,Aung T,et al. Characterization of Bietti crystalline dystrophy patients with CYP4V2 mutations. Invest Ophthalmol Vis Sci. 2005;46:3812-3816.

20. Nadim F,Walid H,Adib J. The differential diagnosis of crystals in the retina. Int Ophthalmol. 2001;24:113-121.

21. Willemsen MA,Cruysberg JR,Rotteveel JJ,et al. Juvenile macular dystrophy associated with deficient activity of fatty aldehyde dehydrogenase in Sjögren-Larsson syndrome. Am J Ophthalmol. 2000;130:782-789.

22. Yanagi Y,Tamaki Y,Takahashi H,et al. Clinical and functional findings in crystalline retinopathy. Retina. 2004;24:267-274.

23. Padhi TR,Kesarwani S,Jalali S. Bietti crystalline retinal dystrophy with subfoveal neurosensory detachment and congenital tortuosity of retinal vessels:case report. Doc Ophthalmol. 2011;122:199-206.

24. Chen H,Zhang M,Huang S,et al. Functional and clinical findings in 3 female siblings with crystalline retinopathy. Doc Ophthalmol. 2008;116:237-243.

25. Saatci AO,Yaman A,Oner FH,et al. Indocyanine green angiography in Bietti's crystalline retinopathy. Can J Ophthalmol. 2002;37:346-351.

26. Kojima H,Otani A,Ogino K,et al. Outer retinal circular structures in patients with Bietti crystalline retinopathy. Br J Ophthalmol. 2012;96:390-393.

27. Ashmore ED,Kerr NC,Greenwald MA,et al. Natural history of acquired retinal oxalosis in a child. J Pediatr Ophthalmol Strabismus. 2004;41:308-311.

28. Fuijkschot J,Cruysberg JR,Willemsen MA,et al.Subclinical changes in the juvenile crystalline macular dystrophy in Sjögren-Larsson syndrome detected by optical coherence tomography. Ophthalmology. 2008;115:870-875.

29. Aslam SA,Sheth HG. Ocular features of Sjogren-Larsson syndrome. Clin Experiment Ophthalmol. 2007;35:98-99.

30. Srikantia N,Mukesh S,Krishnaswamy M. Crystalline maculopathy:a rare complication of tamoxifen therapy. J Cancer Res Ther. 2010;6:313-315.

31. Ritter C,Renner AB,Wachtlin J,et al. Tamoxifen retinopathy:a case series of clinical and functional data. Ophthalmologe. 2008;105:544-549.

32. Sarraf D,Vyas N,Jain A,et al. Triamcinolone-associated crystalline maculopathy. Arch Ophthalmol. 2010;128:685-690.

33. Narayanan R,Majji AB,Hussain N,et al. Characterization of idiopathic macular telangiectasia type 2 by fundus fluorescein angiography in Indian population. Eur J Ophthalmol .2008;18:587-590.

34. Katsanis N,Shroyer NF,Lewis RA,et al. Fundus albipunctatus and retinitis punctata albescens in a pedigree with an R150Q mutation in RLBP1. Clin Genet. 2001;59:424-429.

35. Katajakunnas M,Mäntyjärvi M. Retinitis punctata albescens. A family study. Acta Ophthalmol. 1989;67:703-709.

36. Dryja TP,Li T. Molecular genetics of retinitis pigmentosa. Hum Mol Genet. 1995;4:1739-1745.

37. Dessalces E,Bocquet B,Bourien J,et al. Early-onset foveal involvement in retinitis punctata albescens with mutations in RLBP1. JAMA Ophthalmol. 2013;131:1314-1323.

38. Spaide RF,Curcio CA. Drusen characterization with multimodal Imaging. Retina.2010;30,1441-1454.

39. Hogg RE,Stevenson MR,Chakravarthy U,et al. Early features of AMD. Ophthalmology. 2007;114:1028.

40. Klein R,Meuer SM,Knudtson MD,et al. The epidemiology of retinal reticular drusen. Am J Ophthalmol. 2008;145:317-326.

41. Bressler NM,Bressler SB,West SK,et al. The grading and prevalence of macular degeneration in Chesapeake Bay watermen. Arch Ophthalmol. 1989;107:847-852.

42. Bressler NM,Bressler SB,West SK,et al. The grading and prevalence of macular degeneration in Chesapeake Bay watermen. Arch Ophthalmol. 1989;107:847-852.

43. Takeuchi T,Hayashi T,Bedell M,et al. A novel haplotype with the R345W mutation in the EFEMP1 gene associated with autosomal dominant drusen in a japanese family. Invest Ophthalmol Vis Sci. 2010;51:1643-1650.

44. Davis PL, Jay WM. Optic nerve head drusen. Semin Ophthalmol. 2003;18:222-242.

45. Friedman D, Parker JS, Kimble JA, et al. Quantification of fluorescein-stained drusen associated with age-related macular degeneration. Retina. 2011;31:1-6.

46. Arnold JJ, Quaranta M, Soubrane G, et al. Indocyanine green angiography of drusen. Am J Ophthalmol. 1997;124:344-356.

47. Scheider A, Neuhauser L. Fluorescence characteristics of drusen during indocyanine-green angiography and their possible correlation with choroidal perfusion. Ger J Ophthalmol. 1992;1:328-334.

48. Holz PG, Bellmann C, Margaritidis M, et al. Patterns of increased in vivo fundus autofluorescen in the junctional zone of geographic atrophy associated with age-related macular degeneration. Graefes Arch Clin Exp Ophthalmol. 1999;237:145-152.

49. Shuman SG, Koreishi AF, Farsui S, et al. Photoreceptor layer thinning over drusen in eyes with age-related macular degeneraton imaged in vivo with sepctral-domain optical coherence tomography. Ophthalmology. 2009;116:488-296.

50. Owens SL, Guymer RH, Gross-Jendroska M, et al. Fluorescein angiographic abnormalities after prophylactic macular photocoagulation for high-risk age-related maculopathy. Am J Ophthalmol. 1999;127:681-687.

51. Evans JR, Henshaw K. Antioxidant vitamin and mineral supplements for preventing age-related macular degeneration. Cochrane Database Syst Rev. 2008;23:(1):CD000253.

52. A randomized, placebo-controlled, clinical trial of high-dose supplementation with vitamins C and E, beta carotene, and zinc for age-related macular degeneration and vision loss: AREDS report no. 8. Arch Ophthalmol. 2001;119:1417-1436.

53. Shalev V, Sror M, Goldshtein I, et al. Statin use and the risk of age related macular degeneration in a large health organization in Israel. Ophthalmic Epidemiol. 2011;18:83-90.

54. Toy BC, Krishnadev N, Indaram M, et al. Drusen regression is associated with local changes in fundus autofluorescence in intermediate age-related macular degeneration. Am J Ophthalmol. 2013;56:532-542

55. Klein R, Klein BE, Knudtson MD, et al. Fifteen-year cumulative incidence of age-related macular degeneration: the Beaver Dam Eye Study. Ophthalmology. 2007;114:253-262.

56. Kabanarou SA, Holder GE, Fitzke FW, et al. Congenital stationary night blindness and a "Schubert-Bornschein" type electrophysiology in a family with dominant inheritance. Br J Ophthalmol. 2004;88:1018-1022.

57. Dryja TP, Berson EL, Rao VR, et al. Heterozygous missense mutation in the rhodopsin gene as a cause of congenital stationary night blindness. Nat Genet. 1993;4:280-283.

58. Bech-Hansen NT, Moore BJ, Pearce WG. Mapping of locus for X-linked congenital stationary night blindness (CSNB1) proximal to DXS7. Genomics. 1992;12:409-411.

59. Zeitz C, Scherthan H, Freier S, et al. NYX (nyctalopin on chromosome X), the gene mutated in congenital stationary night blindness, encodes a cell surface protein. Invest Ophthalmol Vis Sci. 2003;44:4184-4191.

60. Miyake Y, Yagasaki K, Horiguchi M, et al. Congenital stationary night blindness with negative electroretinogram. A new classification. Arch Ophthalmol. 1986;104:1013-1020.

61. Dryja TP. Molecular genetics of Oguchi disease, fundus albipunctatus, and other forms of stationary night blindness: LVII Edward Jackson Memorial Lecture. Am J Ophthalmol. 2000;130:547-563.

62. Langrova H, Gamer D, Friedburg C, et al. Abnormalities of the long flash ERG in congenital stationary night blindness of the Schubert-Bornschein type. Vision Res. 2002;42:1475-1483.

63. Sandberg MA, Pawlyk BS, Dan J, et al. Rod and cone function in the Nougaret form of stationary night blindness. Arch Ophthalmol. 1998;116:867-872.

64. Barnes CS, Alexander KR, Fishman GA. A distinctive form of congenital stationary night blindness with cone ON-pathway. dysfunction. Ophthalmology. 2002;109:575-583.

65. Jacobi FK, Andreasson S, Langrova H, et al. Phenotypic expression of the complete type of X-linked congenital stationary night blindness in patients with different mutations in the NYX gene. Graefes Arch Clin Exp Ophthalmol. 2002;240:822-828.

66. Scholl HP, Langrova H, Pusch CM, et al. Slow and fast rod ERG pathways in patients with X-linked complete stationary night blindness carrying mutations in the NYX gene. Invest Ophthalmol Vis Sci. 2001;42:2728-2736.

67. Fisher SE, Ciccodicola A, Tanaka K, et al. Sequence-based exon prediction around the synaptophysin locus reveals a gene-rich area containing novel genes in human proximal Xp. Genomics. 1997;45:340-347.

68. Bech-Hansen NT, Naylor MJ, Maybaum TA, et al. Mutations in NYX, encoding the leucine-rich proteoglycan nyctalopin, cause X-linked complete congenital stationary night blindness. Nat Genet. 2000;26:319-323.

69. Shen Y, Heimel JA, Kamermans M, et al. A transient receptor potential-like channel mediates synaptic transmission in rod bipolar cells. J Neurosci. 2009;29:6088-6093.

70. Shen Y, Rampino MA, Carroll RC, et al. G-protein-mediated inhibition of the Trp channel TRPM1 requires the Gbetagamma

dimer. Proc Natl Acad Sci USA. 2012;109:8752-8757.

71. Fuchs S, Nakazawa M, Maw M, et al. A homozygous 1-base pair deletion in the arrestin gene is a frequent cause of Oguchi disease in Japanese. Nature Genet. 1995;10:360-362.

72. Usui T, Ichibe M, Ueki S, et al. Mizuo phenomenon observed by scanning laser ophthalmoscopy in a patient with Oguchi disease. Am J Ophthalmol. 2000;130:359-361.

73. Liden M, Romert A, Tryggvason K, et al. Biochemical defects in 11-cis-retinol dehydrogenase mutants associated with fundus albipunctatus. J Biol Chem. 2001;276:49251-49257.

74. 张惠蓉. 眼底病图谱. 北京:人民卫生出版社,2007:442-444.

75. Krill AE, Klein BA. Flecked retina syndrome. Arch Ophthalmol. 1965;74:496-503.

76. Sergouniotis PI, Sohn EH, Li Z, et al. Phenotypic variability in RDH5 retinopathy(Fundus Albipunctatus). Ophthalmology. 2011;118:1661-1670.

77. Naz S, Ali S, Riazuddin SA, et al. Mutations in RLBP1 associated with fundus albipunctatus in consanguineous Pakistani families. Br J Ophthalmol.2011;95:1019-1024.

78. Hajali M, Fishman GA, Dryja TP, et al. Diagnosis in a patient with fundus albipunctatus and atypical fundus changes. Doc Ophthalmol. 2009;118:233-238.

79. Cart RE, Ripps H, Siegel LM. Visual pigment kinetics and adaptation in fundus albipunctatus. Doc Ophthalmol Proc Series. 1974;13:193-199.

80. Fulton AB, Hansen RM, Mayer DL. Vision in Leber congenital amaurosis. Arch Ophthalmol. 1996;114:698-703.

81. Schappert-Kimmijser J, Henkes HE, Van Den Bosch J. Amaurosis congenita(Leber). AMA Arch Ophthalmol. 1959;61:211-218.

82. Maguire AM, Simonelli F, Pierce EA, et al. Safety and efficacy of gene transfer for Leber's congenital amaurosis. N Engl J Med. 2008;358:2240-2248.

83. den Hollander AI, Roepman R, Koenekoop RK, et al. Leber congenital amaurosis:genes,proteins and disease mechanisms. Prog Retin Eye Res. 2008;27:391-419.

84. Redmond TM, Yu S, Lee E, et al. Rpe65 is necessary for production of 11-cis-vitamin A in the retinal visual cycle. Nat Genet. 1998;20:344-351.

85. Perrault I, Rozet JM, Calvas P, et al. Retinal-specific guanylate cyclase gene mutations in Leber's congenital amaurosis. Nat Genet.1996;14:461-464.

86. Tucker CL, Ramamurthy V, Pina AL, et al. Functional analyses of mutant recessive GUCY2D alleles identified in Leber congenital amaurosis patients:protein domain comparisons and dominant negative effects. Mol Vis. 2004;10:297-303.

87. Fazzi E, Signorini SG, Scelsa B, et al. Leber's congenital amaurosis:an update. Eur J Paediatr Neurol. 2003;7:13-22.

88. 睢瑞芳,赵潺,姜茹欣,等.Leber 先天黑矇的临床研究. 中华眼底病杂志.2009;25:443-446.

89. Ahmed E, Loewenstein J. Leber congenital amaurosis:disease,genetics and therapy. Semin Ophthalmol. 2008;23:39-43.

90. Lambert SR, Kriss A, Taylor D, et al. Follow-up and diagnostic reappraisal of 75 patients with Leber's congenital amaurosis. Am J Ophthalmol. 1989;107:624-631.

91. Koenekoop RK. An overview of Leber congenital amaurosis:a model to understand human retinal development. Surv Ophthalmol. 2004;49:379-398.

92. Bainbridge JW, Smith AJ, Barker SS, et al. Effect of gene therapy on visual function in Leber's congenital amaurosis. N Engl J Med. 2008;358:2231-2239.

93. Hauswirth WW, Aleman TS, Kaushal S, et al. Treatment of leber congenital amaurosis due to RPE65 mutations by ocular subretinal injection of adeno-associated virus gene vector:short-term results of a phase I trial. Hum Gene Ther. 2008;19:979-990.

94. Cideciyan AV, Aleman TS, Boye SL, et al. Human gene therapy for RPE65 isomerase deficiency activates the retinoid cycle of vision but with slow rod kinetics. Proc Natl Acad Sci USA. 2008;105:15112-15117.

95. Milam AH. Strategies for rescue of retinal photoreceptor cells. Curr Opin Neurobiol. 1993;3:797-804.

96. Faktorovich EG, Steinberg RH, Yasumura D, et al. Photoreceptor degeneration in inherited retinal dystrophy delayed by basic fibroblast growth factor. Nature. 1990;347:83-86.

97. Takano Y, Ohguro H, Dezawa M, et al. Study of drug effects of calcium channel blockers on retinal degeneration of rd mouse. Biochem Biophys Res Commun.2004;313:1015-1022.

98. Haridas G. Waren Tay-Sachs disease in a chinese infant. Br J Ophthalmol. 1947;31:428-436.

99. Myerowitz R. Tay-Sachs disease-causing mutations and neutral polymorphisms in the Hex A gene. Human Mutation. 1997;9:195-208.

100. Mahuran DJ. Biochemical consequences of mutations causing the GM2 gangliosidoses. Biochimica Biophysica Acta.1999;1455：105-138.

101. Mark BL,Mahuran DJ,Cherney MM,et al. Crystal structure of human β-hexosaminidase B：understanding the molecular basis of sandhoff and Tay-Sachs disease. J Mol Biol;2003,327：1093-109.

102. Chen H,Chan AY,Stone DU,et al. Beyond the cherry-red spot：Ocular manifestations of sphingolipid-mediated neurodegenerative and inflammatory disorders. Surv Ophthalmol. 2014;59:64-76.

103. Suvarna JC,Hajela SA. Cherry-red spot. J Postgrad Med. 2008;54:54-57.

104. Bley AE,Giannikopoulos OA,Hayden D,et al. Natural history of infantile G(M2) gangliosidosis. Pediatrics. 2011;128:1233-1241.

105. Specola N,Vanier MT,Goutieres F,et al. The juvenile and chronic forms of GM2 gangliosidosis：clinical and enzymatic heterogeneity. Neurology. 1990;40:145-150.

106. Rosebush PI,MacQueen GM,Clarke JT,et al. Late-onset Tay-Sachs disease presenting as catatonic schizophrenia：Diagnostic and treatment issues. Journal of Clinical Psychiatry. 1995;56:347-353.

107. Ospina LH,Lyons CJ,McCormick AQ. CRS or perfoveal white patch? Can J Ophthalmol.2005;40:609-610.

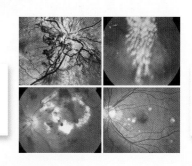

第三十四章
眼底血管样条纹

眼底血管样条纹(angioid streaks)是由于 Bruch 膜(玻璃膜)的弹力层退行变性破裂所致的一种疾病,常常伴随身体其他部位的弹力组织引起的变性疾病,如弹性假黄瘤(pseudoxanthoma elasticum),影响到皮肤、眼、胃肠及心血管系统的弹力纤维发育不良。易发生在 30~40 岁中年或以上患者,有一定的家族聚集倾向。一般双眼患病,病变可不对称。

一、病因与发病机制

1. 病因　血管样条纹起源于 Bruch 膜结构成分的异常而产生的裂纹样裂隙,在自发的或继发眼球挫伤,甚至极轻微的眼外伤使得这些局部区域容易破裂。

2. 全身相关疾病　血管样条纹常与全身疾病相关,最常见的是弹性假黄瘤、皮肤弹性过度综合征、畸形性骨炎、镰状细胞性疾病和其他血红蛋白病。其他全身病相关还有 β- 脂蛋白缺乏症、肢端肥大症、糖尿病、面血管瘤病、血色素沉着症、溶血性贫血、遗传性球形细胞增多症、钙质沉着过度、高磷血症、铅中毒、高度近视、多发性神经纤维瘤、老年性弹力增生症、斯威氏综合征和结节性硬化。

3. 发病机制　多数研究认为由于 Bruch 膜弹力纤维层破裂导致的一系列病理变化[1]。推测由于酶的变化影响到了氨基酸代谢,导致胶原纤维活力下降,并伴有金属盐的病理性沉积过多,从而引起 Bruch 膜广泛钙化和增厚、变性及破裂,干扰了毛细血管间隙,其上的视网膜色素上皮(RPE)萎缩,病变处脉络膜毛细血管萎缩。若脉络膜新生血管自 Bruch 膜裂缝进入色素上皮下、甚至神经上皮下,导致视网膜下出血、渗出,最终形成盘状瘢痕,并引起永久性视力下降。任何原因引起的血管样条纹的组织病理改变都是一样,但血管样条纹的准确病理机制和病理生理尚不清楚。

二、临 床 表 现

(一)症状

患病早期视力正常,当裂纹或脉络膜新生血管(CNV)累及黄斑时,出现单眼或双眼视物变形、暗点或视力下降。严重者,视力下降到手动,且不易恢复。

(二)体征

1. 放射状条纹　视乳头周围环样区可见放射状类似血管形态的不规则条纹,边界清楚,长短和粗细不一,可形成分支或交错,较长的可在赤道部变细终止(图 34-1)。裂纹的颜色取决于眼底背景以及 RPE 萎缩的颜色,在浅色背景患者是橘红色或红褐色(图 34-1B);在较暗背景呈灰白色或暗棕色。随着时间推移,变得越来越黑。

2. RPE 改变和橘皮样损害灶(peaud's orange)　后极部色素上皮萎缩,最常见在中心凹颞侧,为网状、局灶性色素上皮萎缩及玻璃膜角化层增厚形成黄色斑块,有时可见散在玻璃膜疣(图 34-2)。需要与年龄相关性黄斑变性(AMD)相鉴别。

3. 黄斑部 CNV 及盘状变性　在黄斑部,脉络膜新生血管自 Bruch 膜裂缝进入色素上皮下、甚至神经上皮下,引起出血、渗出等(图 34-3),可以自行吸收。复发患者病情进一步发展,出血反复机化,最终形成盘状瘢痕[2]。

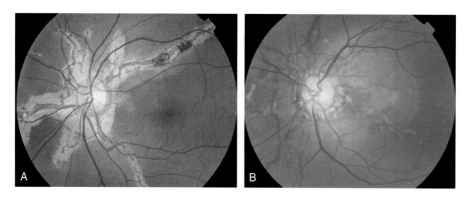

图 34-1　眼底血管样条纹

A. 双眼视乳头周围可见放射状暗黑色类似血管形态的不规则条纹伴有淡黄色脱色区,血管样条纹长短和粗细不一,形成分支或交错,较长的可在赤道部变细终止,边界清楚(易长贤提供);B. 从视乳头周围环样区伸出放射状类似血管形态的红褐色不规则条纹,粗细不均,有交叉,黄斑区黄白色渗出,中心凹小片状出血(刘文提供)

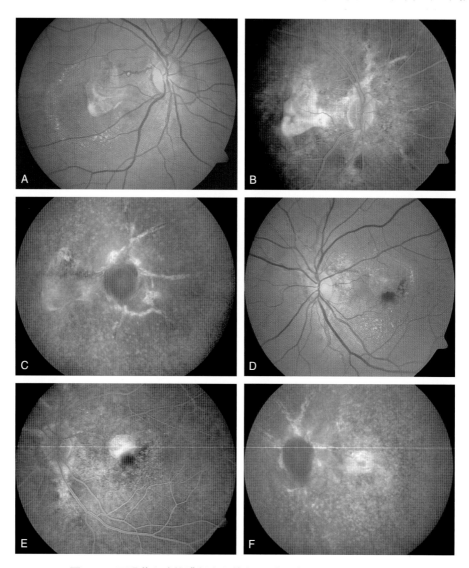

图 34-2　双眼黄斑脉络膜新生血管(CNV)形成和眼底橘皮样改变

A 和 D. 双眼彩照可见从视乳头边缘环状裂纹伸出暗褐色血管样条纹,右眼黄斑区可见纤维血管瘢痕形成,左眼黄斑区可见灰黄色灶,周围伴小片状出血;B 和 E. 荧光素眼底血管造影晚期,双眼视乳头边缘可见环状及向周围放射状透见荧光,右眼黄斑区可见纤维血管灶染色呈片状强荧光,左眼可见 CNV 荧光渗漏,出血灶呈遮蔽荧光;C 和 F. 吲哚青绿脉络膜血管造影晚期,可见视乳头周围放射状强荧光条带形成,黄斑 CNV 呈中等高荧光,后极部及周围弥漫散在小片状强荧光(橘皮样改变),较彩照及 FFA 更为清晰,范围更广

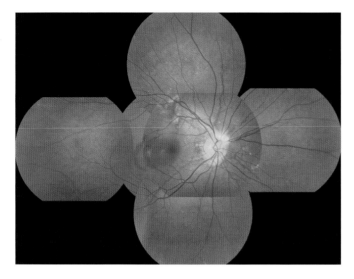

图 34-3　眼底血管样条纹并发黄斑出血
患者女,58 岁,双眼底血管样条纹,双眼视力 0.5,右眼视乳头周见放射状暗黑色螺旋状条纹达赤道部,在黄斑上方条纹穿过扩张的片状暗区,周有黄白色晕,有暗色条纹与黄斑相连;黄斑区见淡褐色出血圆斑,颞侧见弧形色素样斑,二者间夹有黄色渗出,最外侧见弧形鲜红色出血(刘文提供)

(三) 全身检查

血管样条纹患者应作全身检查以确定有无伴发的全身性疾病,尤其应警惕是否有潜在危及生命的全身并发症,如心血管疾病、胃肠道出血等。三个最常见的疾病是弹性假黄瘤、畸形性骨炎和镰状细胞性血红蛋白病。确诊的患者应该请内科医生会诊和皮肤活检,包括实验室检查做血清碱性磷酸酶、血清钙和磷测定,做血红蛋白电泳。

(四) 分型

根据黄斑部 CNV 显影情况,FFA 分为典型性 CNV 和隐匿性 CNV。

(1) 典型性 CNV:于早期可见花边状、车辐状、网状等边界清楚的 CNV 形态,随造影时间延长,很快可见荧光素渗漏。晚期 CNV 处可见片状强荧光,周围出血为遮蔽荧光(图 34-2E)。

(2) 隐匿性 CNV:早期仅可见斑驳状强荧光,边界不清,中晚期荧光素逐渐渗漏,并可见片状强荧光。随病情发展,两种 CNV 最终形成瘢痕,早期瘢痕区呈弱荧光,晚期为瘢痕染色,呈片状强荧光。

(五) 辅助检查

1. 荧光素眼底血管造影(FFA)　有多种表现:①早期和晚期均为强荧光,早期为透见荧光,是由于透过条纹上方萎缩的 RPE 引起见到脉络膜的背景荧光,晚期强荧光由于破裂的 Bruch 膜边缘及脉络膜染色所致(图 34-4);②早期中心弱荧光、边缘强荧光,晚期着色。早期由于 Bruch 膜破裂后裂隙中央的脉络膜毛细血管萎缩或断裂形成的充盈缺损引起,晚期染色;③橘皮样损害 FFA 表现斑点状强弱荧光交杂混存,代表了局灶性的粗颗粒状色素增生及点状色素脱失相错杂(图 34-2)。

2. 吲哚青绿脉络膜血管造影(ICGA)　因病变程度不同,表现各不相同:①大部分为强荧光,较 FFA 更为清晰;②条纹边缘强荧光,中央为线状弱荧光,因条纹处 RPE 色素及脉络膜毛细血管完全萎缩引起;③弱荧光条纹伴强荧光点,在 RPE 色素及脉络膜毛细血管完全萎缩基础上,条纹内有片状高色素形成。与 FFA 相比,ICGA 显示放射状条纹更清晰(图 34-4B)[3]。

一般情况下,ICGA 显示橘皮样损害为中心凹颞侧多个类圆形点状强荧光相聚集,相应强荧光点状损害范围比临床所见要广,甚至可累及整个后极部,或扩展到视乳头鼻侧区域(图 34-2)。ICGA 可见边界清楚的 CNV 强荧光斑,若盘状变性晚期可见瘢痕染色。

3. 眼底自发荧光(FAF)　可帮助显示临床上不能见到血管样条纹病变,比 FFA 显示的更清楚[4]。在脉络膜萎缩和血管样条纹的某些节段,萎缩和变性的 RPE 区域 FAF 减少,单个或多个玻璃膜疣样点显示 FAF 增加[5]。

4. OCT　可发现血管样条纹早期基底膜裂孔和基底膜-RPE 裂孔(图 34-5B),有钙化斑呈高反射。在出现并发症患者,可显示 CNV 的各种表现,如出血引起的 RPE 隆起、渗出引起的神经上皮脱离、视网膜下新生血管和纤维化等(图 34-5C)。测量黄斑区脉络膜厚度发现在没有并发症时与正常眼相同(218.9±46.8μm),在发生 CNV 患者,脉络膜厚度显著变薄(119.7±49.2μm)[6]。

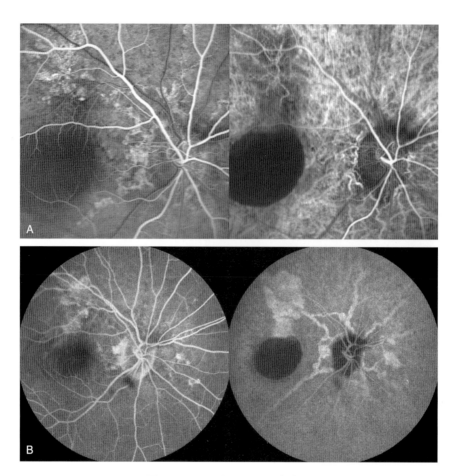

图 34-4　FFA 和 ICGA 同步造影

A. 图 34-3 患者,造影 12 秒,FFA 可见视乳头旁放射状条纹呈斑驳状强荧光,黄斑区出血荧光遮蔽;ICGA 造影未见血管样条纹异常荧光,见黄斑上方低遮蔽荧光和黄斑盘状遮蔽荧光;B. 造影 20 分 9 秒,FFA 显示血管样条纹呈透见荧光,黄斑区可见类圆形出血遮蔽荧光,上方可见液平及片状强荧光;ICGA 清楚地显示血管样条纹呈高荧光,黄斑上方片状强荧光,黄斑区圆形遮蔽荧光,上方可见液平面,与水平条状高荧光交界(浆血性 PED)(刘文提供)

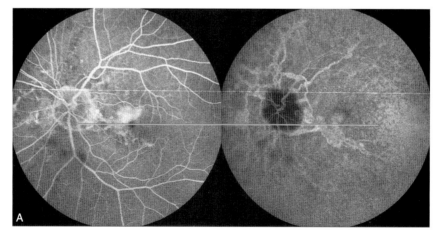

图 34-5　OCT 检查

A. 图 34-1B 患者的 FFA 和 ICGA 同步造影 19 分 39 秒,显示黄斑区血管样条纹、新生血管和渗漏高荧光,绿线表示 OCT 切面

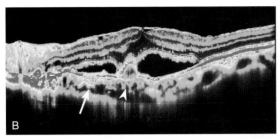

图 34-5(续)

B. OCT 水平切面显示在血管样条纹处基底膜和 RPE 缺失(箭),中心凹下新生血管形成(箭头),新生血管周围视网膜下积液;C. 图 34-3 患者黄斑垂直切面显示 RPE 下出血隆起,上方基底膜增厚,呈两个高反射实性隆起(箭)(刘文提供)

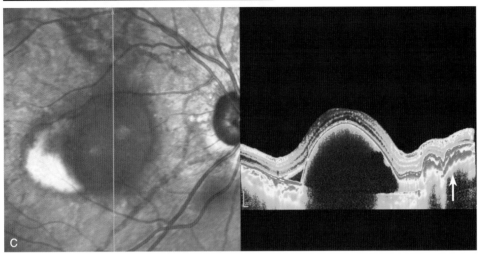

三、诊断和鉴别诊断

(一) 诊断

临床上见到以视乳头为中心向周围辐射状延伸的红色或褐色的条纹状损害,其间有分支或交错,状似血管走行,可做出诊断或怀疑诊断。FFA 检查能帮助确诊,在排除 CNV 方面也有重要的意义。

在详细的全身检查后,对伴有全身相关疾病也要作出诊断。

(二) 鉴别诊断

1. 渗出性年龄相关性黄斑变性　多发生于老年人,有黄斑区 CNV、出血和渗出,但视乳头周围不可见以视乳头为中心的红褐色条纹状损害。

2. 特发性脉络膜新生血管　此病多发生于年轻女性,常为单眼发病,病变范围较小,约 1/3 视乳头直径大小,边界清楚。视乳头周围无以视乳头为中心的红褐色条纹状损害。

3. 高度近视并发眼底血管样条纹　高度近视眼底偶可见假性血管样条纹(漆裂纹),易混淆。留意患者是否有高度近视病史。

4. 脉络膜破裂　常有眼球钝挫伤和外伤后眼内出血病史。裂伤口可位于眼球后极部任何部位,呈白色弧形条带,弧形面朝向视乳头或黄斑,可是一条或多条,长短不一,没有分叉。

四、治　疗

1. 预防　由于血管样条纹患者在轻微的眼外伤或头部剧烈震动下就可诱发脉络膜破裂和视网膜下出血,因此,需告诫这些患者应尽量避免眼外伤及剧烈的体育运动,必要时应戴防护眼镜。在血管样条纹患者应该禁止巩膜压陷,以防止在 Bruch 膜上形成新的裂孔。

2. 观察　对无症状眼,给予定期观察。不提倡预防性激光封闭血管样条纹,有可能引起 CNV 的风险[7]。当出现视物变形和中心暗点,应采取以下治疗。

3. 激光治疗　当新生血管膜位于黄斑中心凹 100μm 以外,早期用激光封闭新生血管,可减轻新生血管长入黄斑的进程,取得较好的治疗效果[8]。在激光治疗时,应注意激光的能量和光斑的大小,避免进一步损害已经受损的基底膜。

4. 光动力疗法（PDT） Browning 等[9]对 23 只患黄斑旁 CNV 眼进行 PDT 治疗,平均观察 12 个月,发现能减少患眼视力丧失;而 Arias 等人[10]通过长达 18 个月的随访观察 PDT 治疗的 10 只患眼,发现尽管治疗组情况稍好于对照组,但 PDT 治疗并不能很好地稳定继发于血管样条纹的 CNV 病灶。

5. 玻璃体腔内抗血管内皮细胞因子（VEGF）治疗 Finger 等人[11]对 7 位眼底血管样条纹并发 CNV 的患者,进行为期超过一年的玻璃体腔内注射 ranibizumab(雷珠单抗),1 次 / 月,0.5mg/ 次,随访一年后最佳矫正视力有明显的提高(20/63 升至 20/32),且在接下来的三个月维持稳定,并认为玻璃体腔内注射雷珠单抗对于这些患者来说是安全有效的。El Matri 等[12]对 17 位患者进行玻璃体腔内注射雷珠单抗,随访一年后也发现肯定的疗效。

6. 联合治疗（PDT 联合玻璃体腔内抗 VEGF 治疗） Artunay 等人[13]对 10 名眼底血管样条纹并发 CNV 的患者进行 PDT 联合玻璃体腔内抗 VEGF 治疗的前瞻性的研究,通过 1 年得随访,发现患者的最佳矫正视力都有不同程度地提高,且减轻了黄斑水肿,促进 CNV 的消退。

五、治 疗 效 果

眼底血管样条纹的自然病程很差,大约 72%~86% 患者发生黄斑下 CNV,常两眼先后患病,最终视力丧失[7]。激光有直接封闭 CNV 的效果,但需要密切观察,激光后复发 CNV 的几率很高,很多病例需要多次激光治疗[14]。对裂纹已经到达黄斑下和中心凹下 CNV 病例,激光治疗效果不好和不能用激光治疗。对黄斑下 CNV,采用光动力治疗,短期观察取得了终止渗漏或减少渗出荧光,取得了稳定视力的效果,但长期的疗效并不好[7]。玻璃体腔内注射抗 VEGF 药物治疗黄斑下 CNV 取得了稳定视力的疗效,但需要多次重复用药以控制疾病复发。PDT 联合玻璃体腔内注射抗 VEGF 似乎是一种最为理想地治疗血管样条纹继发 CNV 的方案[13]。

（吴琨芳　文峰　刘文）

参 考 文 献

1. Georgalas I,Papaconstantinou D,Koutsandrea C,et al. Angioid streaks,clinical course,complications,and current therapeutic management. Ther Clin Risk Manag.2009;5:81-89.

2. Arvas S,Akar S,Yolar M,et al. Optical coherence tomography(OCT) and angiography in patients with angioid streaks. Eur J Ophthalmol. 2002;12:473-481.

3. Quaranta M,Cohen S Y,Krott R,et al. Indocyanine green videoangiography of angioid streaks. Am J Ophthalmol. 1995;119:136-142.

4. Thomas K. M. Lee TKM,Forooghian F,Cukras C,et al. Complementary angiographic and autofluorescence findings in pseudoxanthoma elasticum. Int Ophthalmol.2010;30:77-79.

5. Shiraki K,Kohno T,Moriwaki M,et al. Fundus autofluorescence in patients with pseudoxanthoma elasticum. Int Ophthalmol. 2001;24:243-248.

6. Ellabban A A,Tsujikawa A,Matsumoto A,et al. Macular choroidal thickness and volume in eyes with angioid streaks measured by swept source optical coherence tomography. Am J Ophthalmol. 2012;153:1133-1143.

7. Georgalas I,Papaconstantinou D,Koutsandrea C,et al. Angioid streaks,clinical course,complications,and current therapeutic management. Ther Clin Risk Manag.2009;5:81-89.

8. Gelisken O,Hendrikse F,Deutmann AF. A long-term follow-up study of laser coagulation of neovascular membranes in angioid streaks. Am J Ophthalmol.1988;105:299-303.

9. Browning AC,Chung AK,Ghanchi F,et al. Verteporfin photodynamic therapy of choroidal neovascularization in angioid streaks: one-year results of a prospective case series. Ophthalmology. 2005;112:1227-1231.

10. Arias L,Pujol O,Rubio M,et al. Long-term results of photodynamic therapy for the treatment of choroidal neovascularization secondary to angioid streaks. Graefes Arch Clin Exp Ophthalmol. 2006;244:753-757.

11. Finger R P,Charbel Issa P,Hendig D,et al. Monthly ranibizumab for choroidal neovascularizations secondary to angioid streaks in pseudoxanthoma elasticum:a one-year prospective study. Am J Ophthalmol. 2011;152:695-703.

12. El Matri L,Kort F,Bouraoui R,et al. Intravitreal bevacizumab for the treatment of choroidal neovascularization secondary to

angioid streaks:one year of follow-up. Acta Ophthalmol. 2011;89:641-6.

13. Artunay O,Yuzbasioglu E,Rasier R,et al. Combination treatment with intravitreal injection of ranibizumab and reduced fluence photodynamic therapy for choroidal neovascularization secondary to angioid streaks:preliminary clinical results of 12-month follow-up. Retina.2011;31 1279-86.

14. Lim JI,Bressler NM,Marsh MJ,et al. Laser treatment of choroidal neovascularization in patients with angioid streaks. Am J Ophthalmol. 1993;116:414-423.

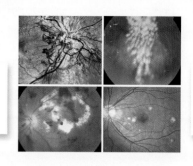

第三十五章
高度近视眼底改变

高度近视(high myopia)是指屈光度数大于 –6.00D 的近视眼。高度近视患者的近视度可以持续性加深,眼轴可逐渐延长,并出现一系列的眼底病理性改变,故又称之为病理性近视(pathological myopia),是主要的致盲眼病之一。

一、病因与发病机制

高度近视的病因及发病机制较复杂,包括遗传因素和环境因素,但目前大多倾向于遗传因素,甚至有学者认为病理性近视就是单纯的遗传性疾病[1]。遗传方式国内外学者经过大量研究结果显示,病理性近视的遗传方式以常染色体隐性遗传为主,但有少数病例不能排除常染色体显性遗传和 X 性连锁遗传的可能。另外,一些研究还发现,近视眼眼轴的长度与 CRA(视网膜中央动脉)、PCA(睫状后动脉)的血流速度有着密切的关系[2]。随着近视程度的增加,CRA、PCA 的血流速度也明显减低。这种血流动力学的改变直接导致了高度近视眼视网膜内、外层的血液供应不足,从而使视网膜、脉络膜血循环减弱,缺血、缺氧,导致视网膜和脉络膜变性,巩膜变薄和后巩膜形态改变,眼轴延长。还有一些生物力学因素观点[3],脉络膜视网膜病变是眼轴过分增加的后果,近视弧的形成和视网膜脉络膜萎缩是与增加的眼轴长度有关。后天环境因素,过度近距离用眼是引起单纯性近视的主要原因,对轻、中度近视眼的发病有着重要影响,但对病理性近视是否有重要作用还需做大量的研究工作。还有一些关于眼内压、内分泌、疾病、营养等等原因。总之,病理性近视的病因及发病机制目前仍没有一个明确的答案。

二、临 床 表 现

可单眼或双眼患病,开始发病的年龄相差很大,可是幼年或青少年。

(一)症状

早期远视力不好,近视力尚可,随着病情发展,患者远近视力均减退。由于高度近视后极部视网膜色素上皮广泛萎缩,视力矫正不理想。病理性近视玻璃体易发生凝缩和液化,后脱离和混浊,患者常主诉眼前有黑影飘动。如有玻璃体不全后脱离,对视网膜产生牵拉,出现闪光感。如出现黄斑出血,视力可突然下降。

(二)体征

1. 眼球改变　高度近视眼的眼轴不断增加,眼球明显变长,向外突出。眼球比正常人大,前房较深。患者长期不需要视近调节,可出现外斜视。在出现眼底脉络膜视网膜改变时,一般眼球轴长度 >28mm。

2. 玻璃体变性　由于高度近视眼的眼轴变长,早期就出现玻璃体凝缩和液化,发生玻璃体后脱离的时间比一般人群要早;部分患者可出现明显的不透明的玻璃体灰白色条索,引起患者眼前黑影或视力下降。

3. 视乳头改变　高度近视由于眼底后极部向后突出,视神经斜入巩膜,视乳头常显得发育不正常,形态呈椭圆形或肾形,位置倾斜(图 35-1A)。有些患者视乳头颜色较正常人淡,呈浅桔黄色。

4. 近视弧(optic disc crescent)　多出现在视乳头颞侧,鼻侧近视弧较少见,由于视网膜色素上皮(RPE)层和脉络膜的萎缩,暴露出巩膜的颜色,多为黄白色(图 35-1)。近视弧的宽窄变异较大,可有月牙形,有些可达半个视乳头直径甚至达到黄斑区,还可见到一些近视弧环绕整个视乳头(图 35-1B、图 35-2A)。相干光断层成像仪(OCT)显示近视弧处 RPE、光感受器外层和脉络膜毛细血管层均萎缩(图 35-1C)。荧光素眼底血管造影(FFA)检查近视弧早期较低荧光,晚期巩膜染色可呈高荧光(图 35-2B、C)。

5. 豹纹状眼底(tigroid fundus)　由于高度近视眼轴的不断增长,脉络膜毛细血管层及中血管层血管可减少甚至萎缩,RPE 和脉络膜色素变薄,暴露出脉络膜大血管层,使眼底呈豹纹状(图 35-1)。

6. 后巩膜葡萄肿(posterior staphyloma)　高度近视的特点之一是前后眼轴持续增长和后极部巩膜过度扩张,使得后极部巩膜局限性变薄,形成巩膜葡萄肿,伴有后极部脉络膜视网膜大片萎缩。有时可见到巩

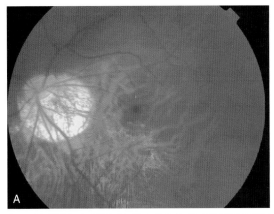
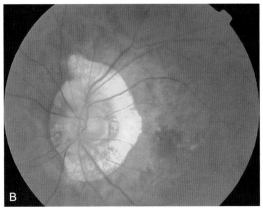
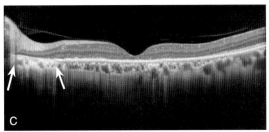

图 35-1　高度近视眼底
A. 视乳头呈斜椭圆形,颞下方近视弧,后极部透见脉络膜血管呈豹纹状眼底改变;B. 视乳头全周近视弧呈黄白色,即巩膜的颜色,眼底呈豹纹状,黄斑区见鲜红色出血斑;C. OCT 显示近视弧区 RPE 和光感受器外层缺失,相应脉络膜仅见稀疏大血管(两箭之间区域)

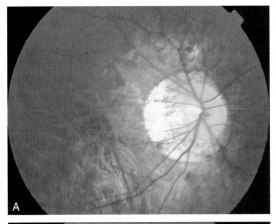
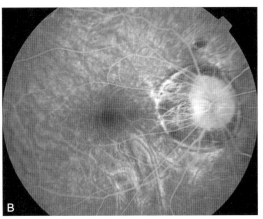
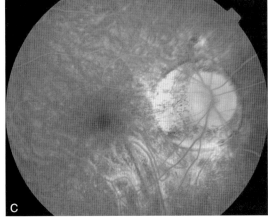

图 35-2　高度近视视乳头周脉络膜萎缩
A. 视乳头颜色较淡,视乳头颞侧脉络膜萎缩,近视弧呈黄白色月牙形,眼底呈豹纹状;B. FFA 早期视乳头周视网膜脉络膜萎缩区不均匀低荧光,见脉络膜大血管充盈;C. 造影晚期萎缩区荧光染色,即巩膜染色,黄斑区拱环结构不清,眼底脉络膜血管清晰可见

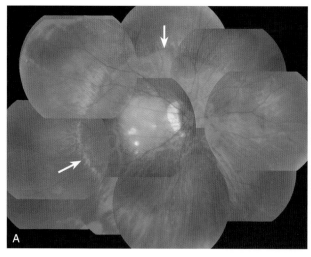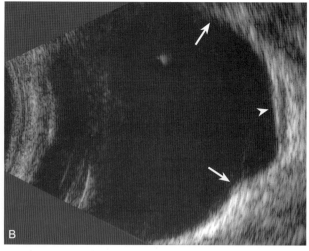

图 35-3　高度近视后巩膜葡萄肿伴黄斑裂孔性视网膜脱离

A. 高度近视视乳头呈垂直椭圆形,颞侧见黄白色近视弧,黄斑裂孔形成,引起后极部局限视网膜脱离,后极部可见巩膜葡萄肿界限(箭),眼底呈豹纹状;B. B 型超声波检查,清楚地显示眼球后极部眼球壁向后膨隆的界限(箭),黄斑区视网膜浅脱离(箭头)(刘文提供)

膜后葡萄肿的环形边界(图 35-3A),但在很多患者这个界限不明确,B 型超声玻检查有助于发现(图 35-3B)。

7. Fuchs 斑(Fuchs' spot)　高度近视后极部眼底出现色素沉着,即为 Fuchs 斑。呈圆形、椭圆形或不规则形的黑斑,稍有隆起,大小约 0.3~1 个视乳头直径(DD)不等。黑斑常邻近后极部的萎缩区、黄斑区或其附近(图 35-4)。Fuchs 斑的形成可能与局部的反复出血,视网膜色素上皮细胞的增生有关。在 Fuchs 斑的地方往往出现脉络膜新生血管(choroidal neovascularizaton,CNV),造影检查中要注意观察。

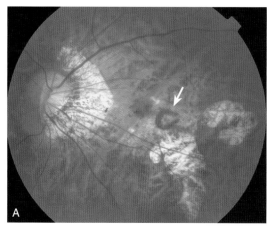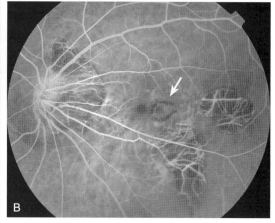

图 35-4　Fuchs 斑

A. 黄斑区有一环形和中央点状色素的斑块即 Fuchs 斑(箭),颞侧两处黄白色脉络膜萎缩;B. FFA 显示 Fuchs 斑处环形遮蔽荧光,其内呈片状弱荧光和有一偏中心遮蔽荧光点,颞侧萎缩灶显示脉络膜大血管

8. 漆裂纹(lacquer cracks)　高度近视眼球壁扩张,Bruch 膜受到牵拉而破裂,覆盖其上的 RPE 萎缩和以后瘢痕形成,就形成临床上见到的漆裂纹[4]。多数位于黄斑区和视乳头周围,为白色或黄白色线条状或分支状条纹,沿水平方向分布,有些呈网状(图 35-5A)。FFA 检查呈透见荧光(图 35-5B),吲哚青绿脉络膜血管造影(ICGA)检查在造影晚期漆裂纹呈低荧光条纹(图 35-5C)。

9. 脉络膜视网膜萎缩(chorioretinal atrophy)　在年青患者更常见,最初是后巩膜葡萄肿部位黄斑区或周围出现小片状黄色或白色病变。随着时间推移,原病灶扩展或多个病灶融合成大片地图状黄白色病灶,可大到整个后极部和视乳头周围,有些可伴有色素增生(图 35-6)。发生原因是由于眼球扩大,视网膜、脉

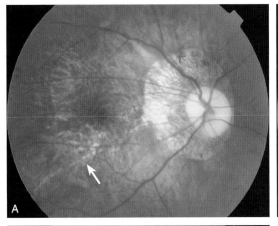
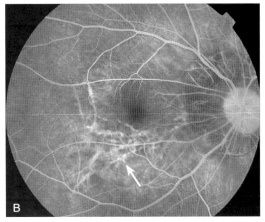
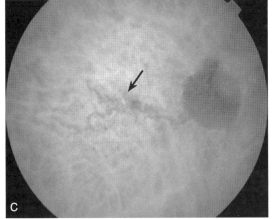

图 35-5　高度近视漆裂纹

A. 黄斑区漆裂纹不太清晰,黄斑区下方可见黄白色条纹(箭);B. FFA 黄斑区下方及颞侧漆裂纹清晰可见,呈数条不规则放射状条纹,荧光染色(箭);C. ICGA 视乳头颞侧至黄斑区可见数条漆裂纹,荧光较弱,但清晰可见(箭)

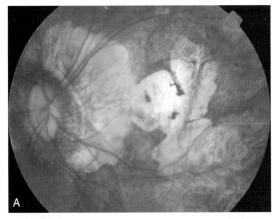
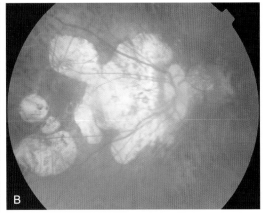
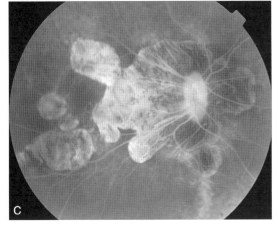

图 35-6　高度近视眼后极部脉络膜视网膜萎缩

A 和 B. 视乳头周围及后极部广泛性视网膜脉络膜萎缩,萎缩区呈地图状,暴露出粗大脉络膜血管及黄白色巩膜颜色,A 图伴有色素增生;C. FFA 显示视乳头荧光染色,视乳头周围及后极部色素上皮及脉络膜萎缩,萎缩区边界清晰,部分荧光染色,黄斑区拱环结构破坏

络膜和 RPE 受到牵拉而变薄,暴露出巩膜颜色[5]。FFA 显示 RPE 和脉络膜萎缩区仅见部分残存粗大脉络膜血管,萎缩区巩膜荧光染色,边界清晰,黄斑区拱环结构破坏(图 35-6C)。

10. 周边部眼底改变 近视眼引起周边部视网膜病变的发生率为 68.60%,而高度近视眼占 80%[6],近视度数愈高周边部变性发病率愈高[7]。闫宏观察了 73 例高度近视 134 只眼,发现周边部视网膜有变性改变者为 84.32%[8],变性区通常累及 1~2 个象限,颞上象限较多见。主要改变为非压迫性发白、铺路石样变性、格子样变性、色素改变和缺血改变(详见外科卷第一章)。

(1) 非压迫性发白(white without pressure):是在眼底中周部出现的透明白色或灰色表现,后缘常有一微红褐色边界线。非压迫性发白是一种常见眼底表现,在人群中达 30%,随着年龄增长而增加,到 70 岁大约 66% 眼有此表现。发生原因是玻璃体牵拉,与巨大裂孔的产生密切相关。

(2) 铺路石样变性(paving stone degeneration):是赤道部到锯齿缘之间散在的单个或多个圆型黄白色病变,病变内可见到几根脉络膜大血管,边缘常有不同程度的色素沉着。是脉络膜毛细血管萎缩和 RPE 缺失露出的巩膜背景颜色,视网膜外层也有不同程度变薄(图 35-7)。

(3) 格子样变性(lattice degeneration):是视网膜的萎缩变薄,包括了视网膜霜样变性、蜗牛迹样变性和囊样变性,有多种表现。形态上有圆形、椭圆形、条带状和分叉状;颜色呈细白色斑点或红色凹陷,变性区内或邻近部位血管硬化和闭塞,表现白线状。继发的色素上皮和脉络膜毛细血管改变,可出现变性区色素沉着黄色萎缩斑点。格子样变性处视网膜变薄很容易形成萎缩性圆孔,因格子样变性的边缘与玻璃体皮质紧密相连,玻璃体皮质牵拉容易形成马蹄形视网膜裂孔引起视网膜脱离。

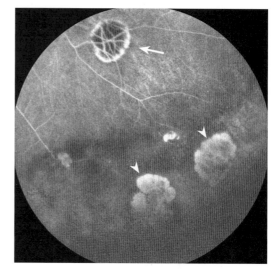

图 35-7 铺路石样改变

高度近视 FFA,可见到一个铺路石样改变(箭)及周边部血管广泛闭塞(血管中断),闭塞区可见数个局灶性视网膜脉络膜萎缩局部荧光染色(箭头)

(4) 色素改变(pigmentary degeneration):高度近视患者常在周边部的视网膜存在视网膜血管闭塞及相应的色素上皮损害,表现为色素增生、脱失或色素上皮萎缩(图 35-8)。

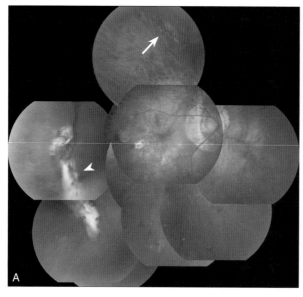
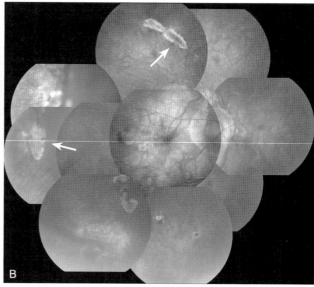

图 35-8 周边视网膜色素异常

A. 高度近视眼,上方周边部条带状脉络膜萎缩(箭),颞侧视网膜脱离冷凝手术后的手术嵴呈条带状黄白色脉络膜视网膜萎缩(箭头),下方多灶性斑片状视网膜脉络膜萎缩;B. FFA 显示脉络膜和视网膜萎缩区呈高荧光(箭),萎缩区内 RPE 增生的遮蔽荧光,周边部见广泛无血管灌注区

(5)周边视网膜缺血改变(periphery ischemia)：因视网膜周边部本身就具有血液供应欠佳的解剖弱点，而高度近视眼由于眼轴的延长，巩膜的扩张，到达周边部的视网膜血管较正常眼底血管的距离延长，故周边部血管明显变细，常见到周边部视网膜血管闭塞呈白线状和周边视网膜血管无灌注区(图35-7~图35-9)。一般在颞侧多见，也可达视网膜全周。FFA更易观察周边部的变性及缺血性改变(图35-9B)。周边缺血常导致视网膜格子样变性或变薄，受到玻璃体液化和后脱离的牵拉或轻微眼挫伤就发生裂孔性或巨大裂孔性视网膜脱离。

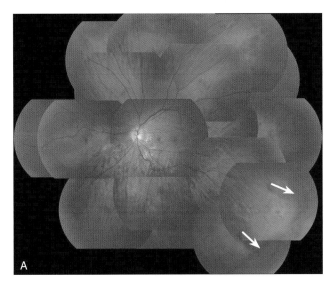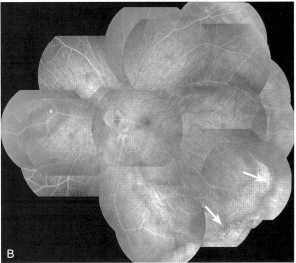

图35-9　高度近视周边无血管区
A.眼底拼图见颞下周边无血管区(箭)；B.眼底荧光造影证实周边无血管区(箭)(刘文提供)

三、并　发　症

1. 白内障　高度近视常出现晶体核性混浊，晶体核呈棕红色，或后囊下混浊。这种白内障发展较缓慢。

2. 青光眼　近视伴有青光眼约为14%[9]，但高度近视眼巩膜硬度较低，所测眼压偏低，而且高度近视眼的视乳头本身就异常，青光眼的视乳头凹陷和萎缩难以发现，所以高度近视合并青光眼较易漏诊及延误治疗，应引起注意。

3. 玻璃体增生牵拉　高度近视的玻璃体皮质常与视网膜异常紧密粘连，在这些紧密粘连的部位，不容易发生玻璃体后脱离，容易发生玻璃体皮质劈裂。紧密粘连的玻璃体常有增生和混浊，对视网膜产生牵拉，久之拉出视网膜萎缩圆孔，或在黄斑形成玻璃体黄斑牵拉综合征(图35-10)。

4. 黄斑前膜　病理性近视由于玻璃体不完全后脱离，残留于视网膜表面的玻璃体皮质增生，或玻璃体后脱离时牵拉视网膜内界膜，使之产生裂隙而引起细胞移行所致。黄斑前膜是黄斑裂孔等病理改变发生的重要原因。

5. 中心凹劈裂　高度近视眼球前后轴变长，对黄斑区视网膜产生向外的拉力；高度近视眼又常合并玻璃体与黄斑区视网膜紧密粘连，玻璃体的不全后脱离和玻璃体的运动，对黄斑区视网膜产生向内的拉力，二种因素长期作用在黄斑区可形成黄斑中心凹劈裂和(或)脱离(图35-11)。

6. 黄斑出血(macular hemorrhage)　高度近视眼的黄斑出血分为单纯黄斑出血(图35-1B)和脉络膜新生血管出血。前者常发生在有新的漆裂纹形成，Bruch膜和毛细血管复合物破裂，引起黄斑出血[4]。这种出血一般小而薄，颜色和豹纹眼底相似，容易漏诊(图35-12A)。CNV引起黄斑出血见下面详细叙述。

7. 脉络膜新生血管　在高度近视眼中发生率可达40.7%[3]，在有漆裂纹及Fuchs斑的近视眼更易发生CNV。它多发生在近黄斑中心，检眼镜下可见灰白色微略隆起，周围可有小片状出血，靠近漆裂纹或萎缩区(图35-13)。检眼镜下难以发现CNV，仅能用FFA及ICGA明确诊断。由于高度近视眼后极

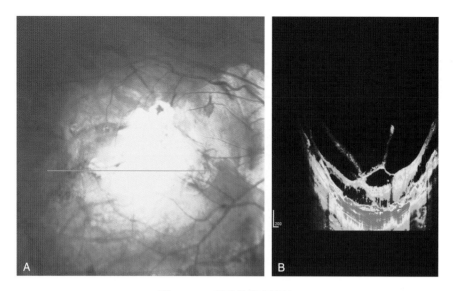

图 35-10　玻璃体黄斑牵拉
A.高度近视黄斑区脉络膜萎缩斑;B. OCT 显示玻璃体对黄斑牵拉,黄斑区视网膜
劈裂(刘文提供)

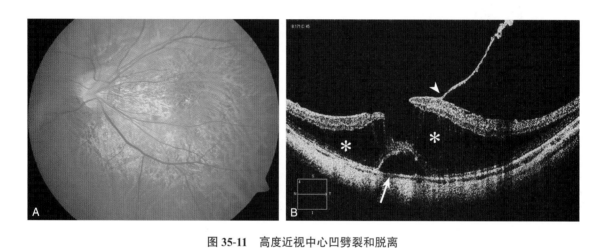

图 35-11　高度近视中心凹劈裂和脱离
A.视乳头呈肾形,大血管走向较直,黄斑区色素稀疏,中心凹有圆形隆起,视网膜呈豹纹状;B. OCT 检查显示脱
离的玻璃体与黄斑牢固粘连(箭头),牵拉黄斑引起黄斑劈裂(星)和中心凹脱离(箭)(刘文提供)

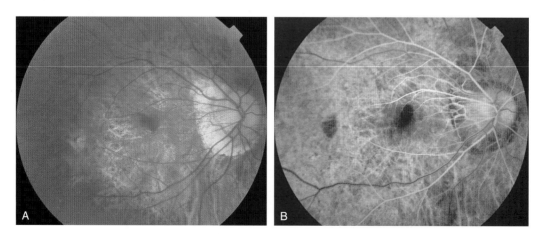

图 35-12　黄斑出血
A.高度近视眼底,黄斑区鲜红色出血;B. FFA 23 秒显示黄斑区出血为遮蔽荧光

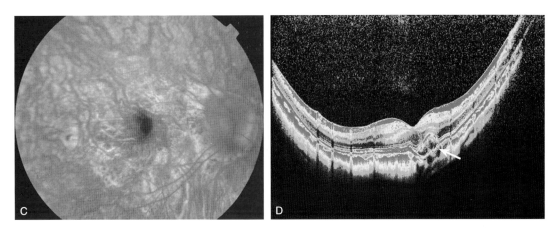

图 35-12（续）

C.造影到 13 分 10 秒,黄斑区出血仍是遮蔽荧光,无荧光素渗漏表现;D. OCT 显示出血位于光感受器外节内,
后面的 RPE 和脉络膜结构显示不完整(箭)(刘文提供)

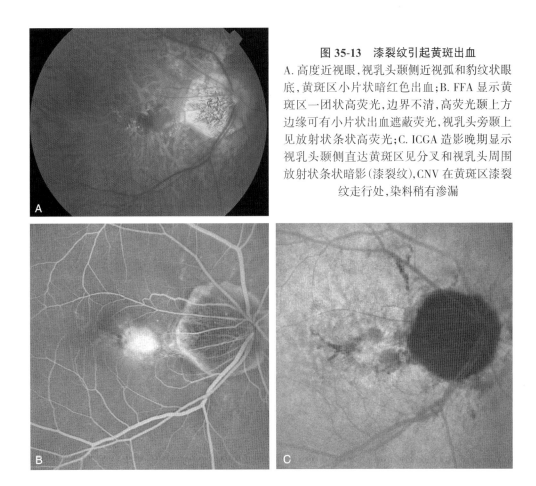

图 35-13　漆裂纹引起黄斑出血
A.高度近视眼,视乳头颞侧近视弧和豹纹状眼底,黄斑区小片状暗红色出血;B. FFA 显示黄斑区一团状高荧光,边界不清,高荧光颞上方边缘可有小片状出血遮蔽荧光,视乳头旁颞上见放射状条状高荧光;C. ICGA 造影晚期显示视乳头颞侧直达黄斑区见分叉和视乳头周围放射状条状暗影(漆裂纹),CNV 在黄斑区漆裂纹走行处,染料稍有渗漏

部脉络膜毛细血管的萎缩、脉络膜变薄等原因,脉络膜新生血管丛相对较小,所以荧光素渗漏范围较小(图 35-13B)。ICGA 图像中染料稍有渗漏,CNV 在漆裂纹走行处(图 35-13C)。

8. 黄斑裂孔(macular hole)　在屈光正常眼发生的黄斑裂孔常不发生视网膜脱离,而在近视眼却常常发生(图 35-14A)。玻璃体皮质在正常眼和近视眼黄斑裂孔的发生中起着重要作用,但只有近视眼才有 RPE 萎缩。通过玻璃体手术剥离牵拉的玻璃体后,近视眼黄斑裂孔视网膜脱离也可复位。说明近视眼的程度不同,玻璃体牵拉或者脉络膜萎缩在黄斑裂孔性 RD 中起着重要作用[10]。

9. 视网膜脱离　裂孔性视网膜脱离在高度近视眼的发生率是正常人的 10 倍以上[11]。高度近视由于

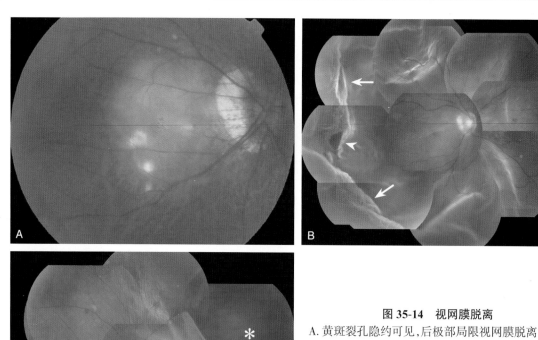

图 35-14　视网膜脱离

A. 黄斑裂孔隐约可见, 后极部局限视网膜脱离, 黄斑下方可见两个圆形萎缩灶呈黄白色, 未脱离的视网膜变薄呈豹纹状; B. 高度近视颞侧周边血管闭塞白线状(类似格子样变性), 远周边是无血管区(箭), 在9点方位无血管区内出现一马蹄性裂孔, 引起视网膜脱离(箭头); C. 高度近视颞侧周边无血管区 1~4 点出现巨大裂孔(星), 引起颞侧视网膜脱离, 裂孔后瓣向后翻转(刘文提供)

玻璃体的变性, 玻璃体的不全后脱离或周边部变性区裂孔的形成, 黄斑区的玻璃体变性增生与视网膜发生粘连牵拉等因素, 可形成黄斑裂孔、周边视网膜裂孔均可导致视网膜脱离(图 35-14)。

四、辅 助 检 查

1. B 型超声波检查　高度近视大都存在玻璃体的变性, B 型超声波检查玻璃体腔内可见散在光点, 玻璃体后脱离的弧形带, 眼球壁局限性向后方凸出, 提示后巩膜葡萄肿的声像(图 35-3)。

2. 眼底血管造影　高度近视眼的 FFA 或 ICGA 检查主要是排除黄斑区的 CNV、漆裂纹及观察周边部的血管闭塞情况。FFA 显示视乳头周围的近视弧早期低荧光, 晚期巩膜染色可呈高荧光(图 35-2B、35-2C)。后极部 RPE 和脉络膜萎缩区可见残存的粗大脉络膜血管。萎缩区巩膜荧光染色或呈地图状, 边界清晰, 往往看不到黄斑区的拱环结构(图 35-6C); 在黄斑区或视乳头的周围可看到放射状的漆裂纹呈透见荧光(图 35-5B), FFA 对周边部的血管闭塞区或变性区观察的更加详细。ICGA 检查可以发现较细小的漆裂纹, 特别在造影后期漆裂纹更加清晰(图 35-5C)。ICGA 还可以发现隐蔽的脉络膜新生血管, 在有漆裂纹的地方要注意观察。

黄斑区如有 CNV 形成, 在 FFA 动脉期即可出现一点状高荧光, 逐渐渗漏成一小片状高荧光, 边界不清(图 35-13B)。高度近视眼黄斑区的出血也较少。对隐蔽型 CNV, 由于出血不浓厚, FFA 图像中即可发现 CNV, 但由于荧光素很快渗漏边界不清晰, ICGA 中的 CNV 形态及边界清晰可见, 并且定位准确, 给激光治疗提供更可靠的依据。

3. OCT　高度近视的 OCT 表现非常复杂和多样性, 有视网膜、脉络膜和巩膜变薄(图 35-15), RPE 层缺失(图 35-1C、图 35-15)或增厚。而 OCT 的最大特点是能显示一般眼科检查不能清楚看到的微细病变,

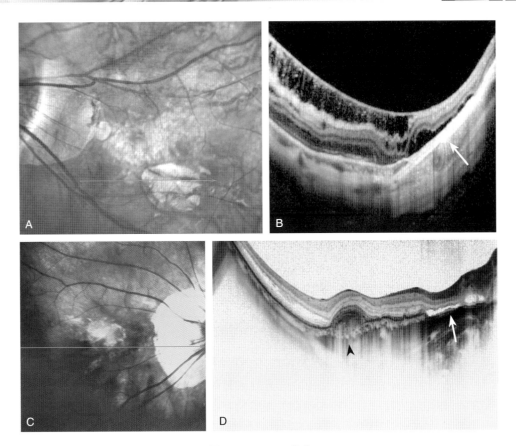

图 35-15　OCT 检查

A. 黄斑区萎缩斑块处扫描；B. OCT 显示黄斑鼻侧视网膜内层劈裂和脉络膜萎缩变薄，左图萎缩斑块处视网膜外核层和外丛状层消失，该处视网膜浅脱离，RPE 和脉络膜层均缺失（箭）；C. 高度近视视乳头周围环形脉络膜萎缩白斑，黄斑区色素紊乱；D. OCT 显示黄斑下脉络膜新生血管突破 RPE，将视网膜顶起（箭头），乳头周 RPE 和脉络膜均缺失（箭），其他部位脉络膜变薄（刘文提供）

如：黄斑出血、黄斑前膜、漆裂纹、脉络膜新生血管、继发性的视网膜劈裂、黄斑裂孔、视网膜脱离等，这些改变在 OCT 图像中均有不同的特征性的表现，在这里不再一一描述。

五、诊断和鉴别诊断

（一）诊断

根据患者屈光度≥-6.00 度，特征性的眼底表现，可诊断高度近视。

（二）鉴别诊断

高度近视的豹纹状眼底应与其他眼底脱色素性改变疾病相鉴别，如白化病和结晶样视网膜色素变性。前者是一种遗传性疾病，眼底因色素缺失而脉络膜血管清晰可见，常伴有全身色素脱失的白化病变表现；后者也是一种视网膜遗传变性类疾病，以视网膜出现弥漫性黄白色细小结晶样反光物质为特征。两种疾病的视网膜电图（ERG）均有明显的异常，FFA 和 ICGA 均有典型异常表现，与高度近视眼底改变鉴别并不难（请参考相关章节）。

六、治　疗

高度近视的治疗或怎样才能控制近视度的发展一直是眼科界的难题。高度近视常规提高视力的方法为验光配镜，但近几年随着视光学的不断发展和手术技术的不断创新，手术方式矫正屈光不正的方法层出不穷。

（一）矫正屈光不正的手术治疗

1. 通过改变角膜表面形状而改变屈光状态的激光角膜手术 由于角膜位于眼表面，易于开展手术，使其成为屈光矫正近视的主要手术方法[12]。但由于角膜厚度的限制，对大于 −12.00D 的近视患者不主张进行 LASIK(laser in situ keratomileusis) 手术，因术后仍不能达到满意的效果。

2. 透明晶状体人工晶状体(IOL)植入术 是在晶状体存在的情况下，在前房或后房植入 IOL 来抵消高度近视的屈光能力，达到矫正高度近视的目的。特别适合于高度近视的患者，既达到了矫正近视，又能保留患者的调节功能。

3. 透明晶状体摘除术 是通过手术摘除透明晶状体，同时植入一定度数的 IOL 来校正高度近视的一种方法。摘除晶状体后，患者将丧失调节功能，可植入多焦点 IOL，使患者能够不戴眼镜就能自然地看清远近。摘除透明晶状体后的另一后果是容易发生视网膜脱离，所以，在手术前和手术以后的复诊均应注意裂孔前期病变，进行预防性激光光凝。

4. 后巩膜加固术 以上的屈光手术只能矫正视力，但不能阻止近视的发展。对于近视度持续性加深、眼轴持续性增长的高度近视，可考虑施行后巩膜加固术。后巩膜加固术和屈光手术不同，是一种预防性手术，是将加固材料置于后极部及黄斑区，起到了机械加固眼球壁，控制眼球扩张的作用，从而缓解了眼球向后延伸的压力，延缓眼底病变出现的时间并减轻其病变程度，也是临床常采用的干预方法。

（二）高度近视合并黄斑区脉络膜新生血管的治疗

高度近视一旦发生 CNV，中心视力将急剧下降。以往对待黄斑区脉络膜新生血管缺乏有针对性药物，对黄斑中心凹外的脉络膜新生血管是直接用激光光凝来封闭。目前，已经发展出更加有针对性的治疗脉络膜新生血管方法，如光动力疗法(PDT)和抗新生血管药物。

1. 激光光凝 是直接用眼底激光烧灼 CNV，使之闭塞和萎缩的方法，适合于位于中心凹 250μm 外的 CNV。

2. 光动力疗法 与激光光凝相比，PDT 能选择性封闭脉络膜新生血管，对正常组织损伤小，有利于保存视力，因而特别适合位于中心凹出现的 CNV，是目前病理性近视继发黄斑区脉络膜新生血管的首选治疗方法。

3. 抗新生血管药物 药物抑制新生血管生长正成为研究的新热点，现已证明老年黄斑变性和病理性近视 CNV 患者，血管内皮生长因子(VEGF)水平升高，目前认为玻璃体腔内注射抗 VEGF 药物或与 PDT 光动力疗法联合应用是抑制黄斑区新生血管的生长并促进新生血管的萎缩的最佳治疗方案。

4. 中医中药 高度近视黄斑区的单纯出血，可考虑活血化瘀的中药治疗。对于较小的 CNV，即在荧光血管造影中渗漏较少的 CNV，活血化瘀中药也可起到很好的疗效，甚至达到治愈的目的。

（三）周边部视网膜变性的治疗

应充分散大瞳孔详细检查高度近视患者的全部眼底，能早期发现视网膜周边部的变性、无血管区或裂孔并加以处理。用绘图或全方位眼底彩照拼图进行记录[7]，对格子样变性、视网膜干性裂孔和无血管区用激光光凝围住 2~3 圈，预防这些病变发展成视网膜脱离。

（四）手术治疗

1. 眼内注气 是向眼内注入膨胀气体，然后，面朝下体位，通过气体的上浮力和封闭裂孔的作用，用于治疗黄斑疾病的一种方法。适合于高度近视黄斑中心凹劈裂、单纯黄斑裂孔性视网膜脱离。这种方法简单，患者痛苦小，但成功率较低是其不足。

2. 视网膜脱离外路显微手术 是通过巩膜外硅压(或加环扎)和冷凝治疗裂孔性视网膜脱离的一种方法。适合于高度近视并发裂孔性视网膜脱离，PVR≤C_2 的患者。

3. 玻璃体手术 适合于高度近视的严重并发症，如黄斑牵拉综合征、黄斑中心凹劈裂(图 35-16)、黄斑裂孔性视网膜脱离、巨大裂孔性视网膜脱离和 PVR≥C_3 的裂孔性视网膜脱离。具体手术方法请参考外科卷的相关章节。

（五）基因治疗

基因治疗控制眼轴增长和眼底的病理性改变也已在实验研究中。

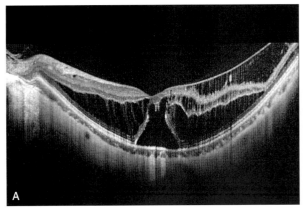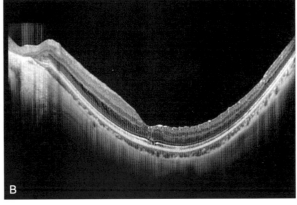

图 35-16　黄斑中心凹劈裂手术治疗

A. 患者男,26 岁,双眼高度近视 −8.00DS,右眼矫正视力 1.0,左眼矫正视力 0.2,OCT 显示视乳头前有玻璃体条带翘起,
黄斑区呈多个劈裂腔,中心凹下视网膜脱离;B. 左眼 23G 微创全玻璃体切除、曲安奈德染色、剥离玻璃体后皮质和黄斑
区内界膜后半年,左眼视力矫正到 0.8,黄斑区复位,仅中心凹下局限性光感受器外节缺损(刘文提供)

七、典 型 病 例

1. 病例　患者男,38 岁,因左眼视力突然下降 3 天来就诊。患者自幼视力较差,已佩戴近视眼镜,右
眼 −9.0DS,左眼 −11.0DS。发病前无明确诱因,仅感左眼前有一暗影较固定,左眼视力很快下降。检查视力:
右眼 0.1,矫正到 0.7;左眼 FC/30cm,不能矫正。眼前段裂隙灯检查未发现明显异常,眼压正常。散瞳检查,
玻璃体液化,视乳头前方可见 1DD 暗色环飘动(玻璃体后脱离)。眼底检查视乳头大致正常,眼底呈豹纹状,
黄斑区拱环处可见 0.5DD 大小的出血(图 35-17A),视网膜血管未见明显异常。FFA 检查,黄斑区可见 0.5DD
大小的出血遮蔽荧光,因出血较厚局部始终为遮蔽荧光,未见有荧光素渗漏(图 35-17B)。OCT 检查提示黄
斑区中心凹脱离,中心凹下 RPE 表面一小锥形隆起(图 35-17C)。

2. 诊断　①双眼高度近视;②左眼高度近视合并黄斑区出血。

3. 治疗　给予活血化瘀的中药,如复方血栓通胶囊、银杏叶类、维生素类药物口服,门诊定期复查。

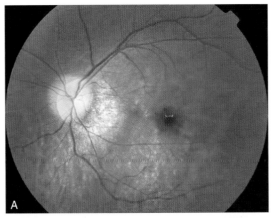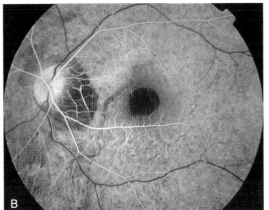

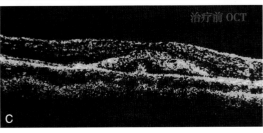

图 35-17　高度近视黄斑出血治疗前

A. 视乳头颞侧可见半月形视网膜脉络膜萎缩,眼底
呈豹纹状,黄斑区可见片状出血;B. FFA 视乳头颞
侧大片视网膜脉络膜萎缩荧光较暗,黄斑区一圆
形边界清楚的遮蔽荧光(出血);C. OCT 显示在黄斑
区中心凹下方可见色素上皮脱离及一 RPE 小突起

(胡兆科提供)

4. 治疗效果 两个月后黄斑区出血完全吸收(图 35-18A),患者视力明显提高,左眼矫正视力 0.3。FFA 见原出血区有一横条细小的漆裂纹,未见荧光素渗漏(图 35-18B)。复查 OCT 黄斑区中心凹脱离消失,原小突起处 RPE 粗糙(图 35-18C)。

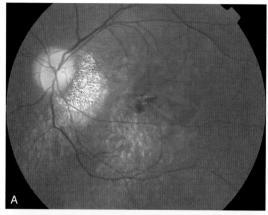

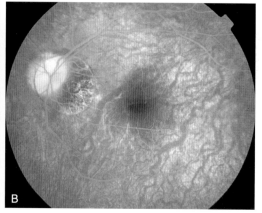

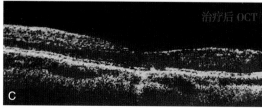

图 35-18 高度近视黄斑出血治疗后
A. 眼底彩照提示黄斑出血已完全吸收;B. FFA 黄斑区遮蔽荧光已不存在,提示出血完全吸收,拱环区可见一细小横条状漆裂纹;C. 治疗后 OCT 显示色素上皮脱离消失,原小突起处 RPE 光带粗糙(胡兆科提供)

(闫宏 刘文)

参 考 文 献

1. 陆宏,孙慧敏. 高度近视遗传学和基因定位研究进展. 眼科新进展. 2006;26:462-465.
2. 程瑞萍,赵敏,秦力维,等. 彩色多普勒超声对高度近视眼后巩膜改变相关因素的评价. 医学影像学杂志. 2006;16:784-786.
3. 张承芬,主编. 眼底病学. 北京:人民卫生出版社,1998:388-398.
4. Ohno-Matsui K,Ito M,Tokoro T. Subretinal bleeding without choroidal neovascularization in pathologic myopia. A sign of new lacquer crack formation. Retina. 1996;16:196-202.
5. Ito-Ohara M,Seko Y,Morita H et al. Clinical course of newly developed or progressive patchy chorioretinal atrophy in pathological myopia. Ophthalmologica. 1998;212:23-29.
6. 李凤鸣. 眼科全书. 北京:人民卫生出版社,1996:2570-2584.
7. 闫宏,易长贤,麦桂英,等. 高度近视眼周边部眼底血管造影观察. 中华眼底病杂志. 2007;23:59-60.
8. Frajdenberg A,Pecold K,Podfigurna-Musielak M,et al. An analysis of the fundus changes in families with high myopia. Klin Oczna.2007;109:173-175.
9. 黄叔仁,张晓峰. 眼底病诊断与治疗. 北京:人民卫生出版社,2003:175-178.
10. Margherio RR,Schepens CL. Macular breaks,1. Diagnosis,etiology and observations. Am J Opthalmol. 1972;74:219-232.
11. Qin B,Huang L,Zeng J,et al. Retinal detachment after laser in situ keratomileusis in myopic eyes. Am J Ophthalmol. 2007;44:921-922.
12. Hazra S,De DK,Bose AK,et al. Live animal model of cataract for surgical training in phacoemulsification. Int J Ophthalmol(Guoji Yanke Zazhi). 2008;8:1091-1094.

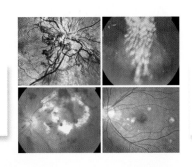

第三十六章
葡萄膜炎

葡萄膜炎(uveitis)是指葡萄膜组织受到炎性因子作用而发生的炎症。鉴于葡萄膜的解剖学、组织学和生理学特点,葡萄膜炎具有以下特征[1,2]:①葡萄膜富含血管,又称血管膜,构成了眼部血液的主要供给系统;虹膜、睫状体和脉络膜来自同一血管系统,且血管彼此吻合,故炎症既可局限在虹膜或脉络膜,亦可发生虹膜睫状体炎、中间葡萄膜炎和或全葡萄膜炎;②葡萄膜血流缓慢,免疫反应介质易在此附着、沉积,不易排出,容易发生Ⅲ型免疫复合物反应性炎症;③葡萄膜有类似淋巴结样功能,组织中常有淋巴细胞聚集,故有眼球免疫活动中心之称;所以,葡萄膜炎症多与细胞免疫有关;④葡萄膜组织具有抗原性,亦可产生抗体,并可发生自身免疫性葡萄膜炎;⑤葡萄膜组织包括虹膜、睫状体、睫状肌、睫状体血管和睫状突内均有 HLA-Ⅱ类抗原表达。目前,已有研究证明白塞病患者 HLA-B5 增高,交感性眼炎患者HLA-A11 增高等;⑥葡萄膜血运丰富,全身播散性感染易通过血液循环达葡萄膜,引发感染性葡萄膜炎症,如结核性葡萄膜炎、梅毒性葡萄膜炎等;⑦脉络膜比邻视网膜,脉络膜的炎症极易波及视网膜,引起视网膜水肿,导致视力下降、视物变形等;⑧急性前葡萄膜炎时常表现为角膜后沉着物、房水闪辉和前房积脓等。

葡萄膜炎是眼科常见病,也是主要致盲性眼病之一。葡萄膜炎的临床类型繁多[1,2],病因复杂,症状和体征亦各异,因此,应注意鉴别,认真分析,正确诊断,有效治疗。

第一节　中间葡萄膜炎

中间葡萄膜炎(intermediate uveitis)是一组累及睫状体平坦部、玻璃体基底部、周边视网膜和脉络膜的炎症性和增生性病变。中间葡萄膜炎多双眼受累,可发生于任何年龄,以 40 岁以下多发,青壮年和少年儿童多见,男女发病基本相同。

一、病因与发病机制

(一) 病因

中间葡萄膜炎的确切病因尚未完全清楚,主要与以下因素和疾病有关。

1. 感染因素　细菌感染如结核、耶尔森氏菌属感染等,尤其是链球菌局部感染所致的扁桃体炎、副鼻窦炎等均可伴发中间葡萄膜炎。病毒感染如腺病毒、单纯疱疹病毒、人类免疫缺陷病毒、人类嗜 T 淋巴细胞病毒Ⅰ型均可引起中间葡萄膜炎。原虫感染如弓形体和弓蛔虫感染易伴发此病。梅毒感染、立克次体感染等亦可引起中间葡萄膜炎发生。

2. 过敏因素　花粉、异种蛋白质等过敏反应也可导致中间葡萄膜炎发生。

3. 自身免疫因素　自身免疫功能紊乱时,会发生自身免疫病,同时可伴有中间葡萄膜炎发生。如多发性硬化、结节病、风湿性关节炎、交感性眼炎、白塞病、韦格纳肉芽肿、莱姆病、赖特病综合征、胶原性疾病、炎症肠道疾病、淋巴瘤性甲状腺肿大、晶状体过敏性眼内炎等。

(二) 发病机制

中间葡萄膜炎的发病机制目前尚未完全明了,主要有以下几种学说。

1. 自身免疫学说 该说认为机体对自身抗原的免疫反应可引发中间葡萄膜炎,主要证据如下:①中间葡萄膜炎常与一些自身免疫性疾病诸如多发性硬化、结节病、胶原性疾病等同时存在,提示其可能与这些疾病有关或在病因与发病机制上有关联;②玻璃体的成分可以诱发出相似于中间葡萄膜炎的动物模型;③视网膜S抗原可诱发出相似于中间葡萄膜炎的动物模型。杨培增等[1]将S抗原和佛氏完全佐剂注射于豚鼠足底部,诱发出以睫状体平坦部和玻璃体基底部炎症为主的动物模型,此种模型的组织学改变与Friedman和Eichenbaurn等[3,4]所描述的人类中间葡萄膜炎的组织学改变非常相似;④睫状体平坦部可以产生具有抗原性的透明质酸;⑤在中间葡萄膜炎患者中发现有自身抗体存在,有研究表明约10%~66%的中间葡萄膜炎患者血清中有抗Müller细胞的抗体[2]。

2. 过敏学说 机体对致敏原如花粉、尘螨、晶状体蛋白等过敏,发生Ⅲ型或Ⅳ型变态反应,同时可发生中间葡萄膜炎。

3. 感染学说 该学说认为一些低毒力病原生物感染可导致中间葡萄膜炎发生。

4. 血管学说 该学说认为中间葡萄膜炎是由于血管因素引起。Pruett等[3]的研究证实中间葡萄膜炎患者均有血管异常。Bec认为,视网膜和脉络膜从后极部到锯齿缘逐渐变薄,脉络膜毛细血管终止于锯齿缘,视网膜血管终止于锯齿缘后1mm处,这些部位相对缺血可能是炎症易于发生的一个重要因素[3]。

总之,中间葡萄膜炎的发生和发展可能不是单一机制作用的结果,而是多种机制先后或同时起作用的结果。也可能还有更复杂的机制存在。

二、临床表现

(一)症状

本病一般症状较轻,早期可无任何症状。有些患者主诉有视物模糊、眼前黑影等,偶诉有眼红、眼痛等。

(二)体征

1. 睫状充血 一般较轻,可有轻度睫状压痛。

2. 角膜后沉着物(keratic precipitates,Kp) 以羊脂状Kp和细小尘状Kp为多见。

3. 前房改变 闪辉和浮游细胞较常见,偶见纤维素性渗出。房角可表现为局限性天幕状粘连,即房角前面被白色纤维素性机化膜覆盖。

4. 虹膜 虹膜后粘连较常见(图36-1),有些患者可发生虹膜周边前粘连,偶见虹膜异色和虹膜红变。

5. 晶状体 常见后囊下混浊。

6. 雪堤样改变 在压陷单面镜或巩膜压陷下间接检眼镜检查,多数患者在睫状体平坦部出现白色或黄白色隆起病灶,即典型的雪堤样改变(图36-2)。雪堤样改变可位于任何钟点睫状体平坦部,可是一处或多处,少数可累及睫状体平坦部全周,临床上以下方睫状体平坦部多见,也可向后延伸至锯齿缘和周边部视网膜。

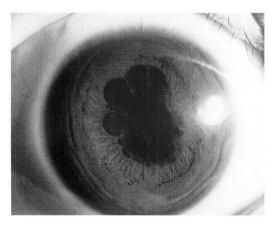

图36-1 瞳孔后粘连
11岁患儿,中间葡萄膜炎引起瞳孔缘后粘连,散瞳后,上半点状后粘连呈梅花瓣状(刘文提供)

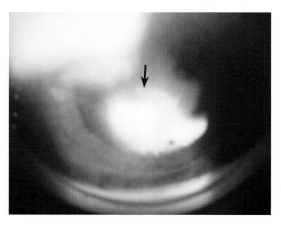

图36-2 中间葡萄膜炎
雪堤样改变(箭)

7. 玻璃体　玻璃体浑浊的发生率较高,可达80%,以晶状体后间隙和下方玻璃体基底部最显著。约三分之一的患者在近玻璃体基底部玻璃体内出现致密的圆形白色混浊团,即雪球样渗出,这些雪球样渗出还可融合成簇状或片状,部分玻璃体中还可有条索及机化膜形成(图36-2,图36-3)。

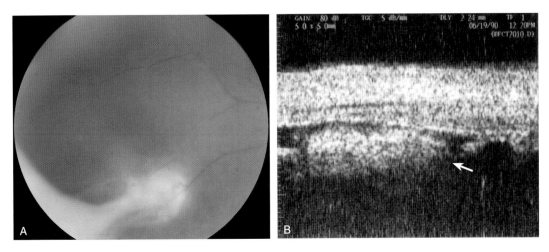

图36-3　雪堤样增生
A.增生的机化组织达到周边部视网膜;B.活体超声显微镜检查睫状体平坦部表面雪堤状改变的高回声(箭)
(刘文提供)

8. 视网膜改变　①视网膜血管炎、血管周围炎较常见,静脉易受累,中间葡萄膜炎约21%~80%的患者出现血管改变;②视网膜渗出,为较小白色渗出,微隆起,多位于周边部视网膜血管附近,其发生率为23.5%。

9. 黄斑囊样水肿　这是中间葡萄膜炎的一个常见临床表现,部分患者这一特征可能是关键的诊断依据和视力下降的基本原因。黄斑水肿比较轻微时可能在前置镜下观察比较困难,相干光断层成像仪(OCT)检查可以明确并且定量(图36-4)。

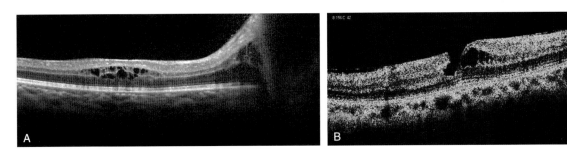

图36-4　中间葡萄膜炎黄斑囊样水肿
A.黄斑外核层和外丛状层间多个囊腔形成呈蜂窝状,黄斑区增厚,视乳头被增生膜牵拉水肿;B.黄斑囊样水肿和黄斑板层
裂孔(刘文提供)

10. 脉络膜改变　有作者[1]认为脉络膜通常不受累或轻微受累,也有作者[5]发现75%的患者出现脉络膜损害,表现为脉络膜的萎缩和色素改变。

(三)临床分期及分级

1. 临床分期　获野诚周等[1]将该病分为四期:Ⅰ期,常在下方睫状体平坦部和锯齿缘附近出现扁平渗出性病灶,直径通常小于1个视乳头直径,边界不清楚,炎症细胞聚积在病灶附近及前部玻璃体内,此期多有自愈倾向。Ⅱ期,浸润病灶扩大、隆起呈雪堤样外观,病灶附近常出现血管炎,可有囊样黄斑水肿,玻璃体明显混浊呈雪球状、云雾状或条索状,可伴有轻度的前房反应,可见房角渗出及结节。Ⅲ期,雪堤增大隆起,可伴有新生血管,玻璃体腔内出现明显的纤维组织增生,形成条索,常发生玻璃体后脱离,并可形成视网膜前膜,视力多明显下降。Ⅳ期,即合并症期,睫状体平坦部纤维胶质膜收缩,在雪堤周围形成视网膜裂孔,发生继发性视网膜脱离。

2. 分级　根据中间葡萄膜炎患者炎症的轻重程度,将其分为三级。

Ⅰ级:眼部症状轻微,前房闪辉轻或无,房水中出现少量浮游细胞或无细胞,玻璃体少许飘浮物,睫状体平坦部无明显渗出,后极部视网膜可轻度水肿。

Ⅱ级:通常无Kp,前房闪辉轻微,房水浮游细胞少,玻璃体漂浮物较明显,睫状体平坦部常有渗出,后极部视网膜中度水肿。

Ⅲ级:少量尘状或中等大小Kp,有前房闪辉,房角少量羊脂状沉着物,偶见虹膜后粘连,前部玻璃体细胞较多,睫状体平坦部呈典型的雪堤样改变,周边视网膜血管鞘,周边视网膜色素改变,后极部视网膜明显水肿。

三、辅　助　检　查

1. 巩膜压陷检查　因为中间葡萄膜炎的病变位于睫状体平坦部,是一般检查设备的盲区,对可疑的患者,应充分散大瞳孔,用压陷单面镜检查周边玻璃体、基底部视网膜、锯齿缘和睫状体平坦部。也可在间接检眼镜下,通过巩膜压陷检查周边玻璃体、基底部和睫状体平坦部。

2. 活体超声显微镜(UBM)　在瞳孔不能散大或屈光间质混浊的患者,巩膜压陷检查方法不能实施,可用UBM检查睫状体平坦部,可作为中间葡萄膜炎的常规检查(图36-3、图36-5)。但UBM的检查结果仅供参考,因为在相当一部分人群中,由于玻璃体比较致密,以及周边视网膜可有不同程度退行性改变,在UMB检查中可以有比较致密的回声,应注意结合其他体征进行鉴别。

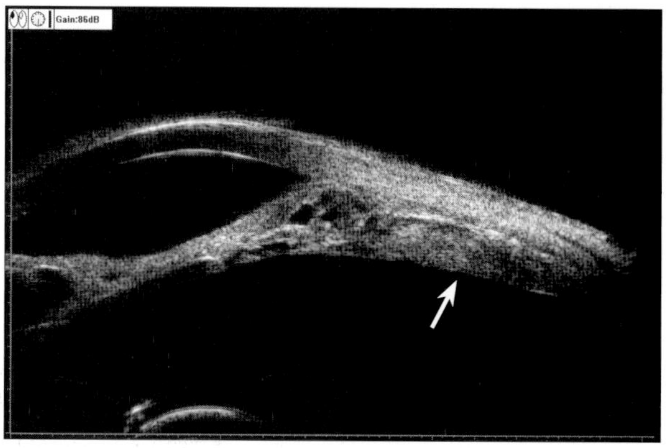

3. 荧光素眼底血管造影(FFA)　显示视乳头染色,黄斑花瓣状荧光渗漏(囊样水肿),周边视网膜毛细血管弥漫性荧光渗漏和雪堤样改变强荧光染色(图36-6)。

4. 吲哚青绿脉络膜血管造影(ICGA)　在后葡萄膜炎患者,做ICGA检查有着重要的临床意义。

图36-5　雪堤状改变
患者瞳孔膜闭,活体超声显微镜显示睫状体平坦部表面致密回声(箭)(刘文提供)

虽然中间葡萄膜炎的ICGA没有特别表现,但ICGA可用于同其他后葡萄膜炎疾病的鉴别诊断[6]。

5. 相干光断层成像仪(OCT)　用于黄斑囊样水肿和黄斑前膜的诊断和评价(图36-4),对光感受器外节、视网膜色素上皮(RPE)和脉络膜厚度的改变进行精细结构观察,具有定位功能。

四、诊断和鉴别诊断

(一)诊断

对典型病例一般不难做出诊断,如多发生于青少年,起病隐袭,眼前出现黑影,视物模糊,轻微的前房闪辉和浮游细胞,晶状体后囊下混浊,玻璃体明显混浊,睫状体平坦部典型的雪堤样改变,多伴有视网膜静脉周围炎、黄斑囊样水肿等。

对非典型病例,应注意仔细检查,以免漏诊。

1. 眼前出现黑影者　尤其是青少年应进行压陷单面镜或双目间接检眼镜配合巩膜压陷检查,尤其注意周边部玻璃体和睫状体平坦部的检查,发现典型的雪堤样改变即可诊断中间葡萄膜炎。

2. 晶状体后囊下混浊　青少年患者若出现晶状体后囊下混浊,应详细进行三面镜或双目间接检眼镜检查,以明确诊断。

3. 黄斑囊样水肿发生于青少年者,应散瞳详细检查眼底。黄斑水肿比较可靠的检查是FFA。OCT可直接观察黄斑是否有水肿及水肿的性质,并能定量分析,在随访比较中有重要意义。

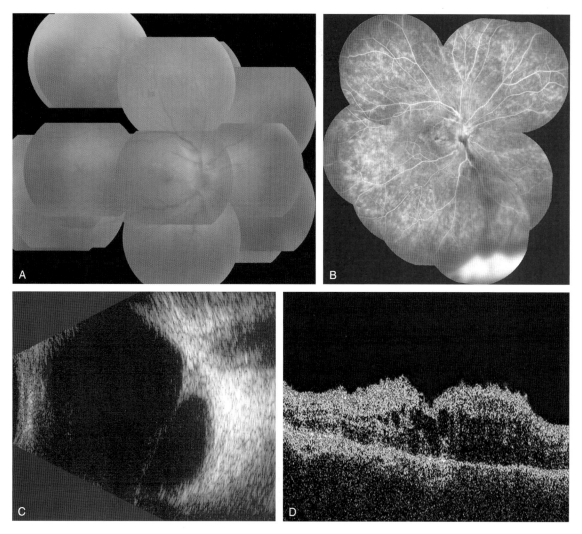

图 36-6 中间葡萄膜炎伴玻璃体增生

A. 玻璃体混浊(++),视乳头边界不清,视乳头下方有一机化条索达 5 点玻璃体基底部;B. FFA 显示视乳头染色,
有一条索样遮蔽荧光,黄斑囊样水肿和鼻下周边渗漏;C. B 型超声波检查见视乳头到周边的玻璃体机化条索;
D. OCT 检查显示黄斑囊样水肿(刘文提供)

4. 有些学者[7]报告,双眼中间葡萄膜炎中无典型雪堤样改变者占 13.79%,故无雪堤样改变者也不能排除此病。

（二）鉴别诊断

1. 虹膜睫状体炎　以虹膜和睫状体的炎症为主,主要表现为眼红痛,睫状充血,睫状体压痛,Kp 阳性,房水闪辉阳性;但无典型雪堤样改变。

2. 睫状体平坦部的炎症　眼前节反应轻,无典型雪堤样改变及黄斑囊样水肿发生。

3. 急性视网膜炎和急性视网膜血管炎　仅有玻璃体炎症细胞和混浊,无典型雪堤样改变。

4. 家族渗出性玻璃体视网膜病变　常双眼发病,一眼病情较重,另一眼病情较轻。后极部大血管行径较直或增多呈"柳条状",周边部血管异常,以颞侧明显,包括血管增多、异常吻合、血管闭塞和无血管区、新生血管形成和渗漏等。直系亲属中也可检查出类似的眼底周边血管改变,可同中间葡萄膜炎相鉴别。

5. 视网膜胚胎瘤　儿童出现较大雪堤样改变时,应排除视网膜胚胎瘤的可能性。

6. Irvine-Gass 综合征　对于无雪堤样改变者,亦应注意与 Irvine-Gass 综合征相鉴别,后者发生于白内障摘出术后,出现玻璃体内细胞和混浊,表现为囊样黄斑水肿。

7. 淋巴瘤　年轻的淋巴瘤患者,常有玻璃体炎症,但缺乏黄斑水肿,肾上腺糖皮质激素治疗无效。

8. 梅毒性葡萄膜炎　临床表现为皮肤病变:硬下疳、四肢、手掌、脚掌、躯干皮肤斑丘疹等;全身有关节痛、发热、头痛、恶心、厌食等。全身多系统损害:心血管损害、脑膜炎、脑膜脑炎等;口腔溃疡。本病可引起多种类型的葡萄膜炎,所致的中间葡萄膜炎多表现为玻璃体雪球状混浊,很少出现雪堤状改变。

9. 白塞病性葡萄膜炎 白塞病的特点是复发性口腔溃疡,生殖器溃疡亦较常见,还可有痛性关节炎、多形性皮肤病变、淋巴结肿大、附睾炎、胃肠道病变等。白塞病引起的葡萄膜炎以前葡萄膜炎、全葡萄膜炎为主,中间葡萄膜炎较少见。

五、治　疗

(一) 病因治疗

对病因比较明确的患者可进行病因治疗。如细菌感染、病毒感染、原虫感染、梅毒感染、立克次体感染等引起中间葡萄膜炎者,可选用敏感的抗生素治疗。有过敏因素者应给予抗过敏治疗。有多发性硬化、结节病、视网膜色素变性、风湿性关节炎、交感性眼炎、白塞病、韦格纳肉芽肿、莱姆病、赖特病综合征、胶原性疾病、炎症肠道疾病、淋巴瘤性甲状腺肿大、晶状体过敏性眼内炎者,应治疗原发病。

(二) 药物治疗

1. 肾上腺糖皮质激素

(1) 局部用药:有前房闪辉者可用泼尼松龙和妥布霉素地塞米松滴眼液点眼,3~6 次 / 日。后 Tenon 囊下注射醋酸甲泼尼龙(40mg),每周一次,球后注射效果会更好。进针时紧贴球壁,将药物注射至黄斑区附近。

(2) 全身用药:双眼受累者,可口服泼尼松,起始剂量可以从 1mg/kg/d 开始,之后根据炎症改变情况逐渐减量。一般可 2 周后每周减 10mg,直到控制炎症,每天 20mg 为维持量,可维持数月。KaPlan[7]曾推荐每日给予 80mg 泼尼松(分 4 次服),连用 2 周改为间日晨服,以后逐渐减量。

肾上腺糖皮质激素对此病的疗效确实可靠,但长期应用要注意药物的副作用发生,有学者[1,5]统计 173 例 4~15 年肾上腺糖皮质激素治疗的患者中,白内障发生率为 52%,16~20 年高达 73%,其他系统的副作用则高达 30%。

2. 非甾体类抗炎药 有人[1]认为对于 Ⅰ 级和 Ⅱ 级的患者周期性给予非甾体消炎药,可以获得与肾上腺糖皮质激素相似的效果。作者认为非甾体类消炎药可作为本病的有效辅助用药,非甾体类消炎药与肾上腺糖皮质激素联合应用,不仅能提高疗效,还能减少肾上腺糖皮质激素的用量和副作用。临床常用的有双氯芬酸钠滴眼剂,非普拉宗 200mg 或吲哚美辛(消炎病)25mg 口服 3 次 / 日[4]。

3. 其他免疫抑制剂 对肾上腺糖皮质激素无效和手术治疗效不佳的患者,可给予其他免疫抑制剂。如环磷酰胺、苯丁酸氮芥和环孢霉素 A。环磷酰胺最初口服 2mg/kg/d,也可与肾上腺糖皮质激素联合应用,以减少后者的剂量。苯丁酸氮芥开始给予 0.1~0.2mg/kg/d,连续 5~6 个月后减量。环孢霉素 A(CsA),所用剂量为 5mg/kg/d,治疗 4~6 周后调整剂量,亦可与肾上腺糖皮质激素合用。但有高血压、多毛、低镁血症、味觉改变、皮疹、牙龈炎等副作用[8]。

4. 中药 中医辨证论治对中间葡萄膜炎有一定的效果,笔者应用葡萄膜炎 Ⅱ 号(生黄芪 10g、生地黄 10g、墨旱莲 10g、当归 10g、女贞子 10g、淫羊藿 10g、茯苓 10g、生黄芩 10g、龙胆草 10g、枸杞子 10g)联合肾上腺糖皮质激素治疗本病取得较好效果。

(三) 手术治疗

1. 激光光凝 早期血管炎症,有增生但无视网膜脱离患者,可在巩膜压陷情况下做周边病变区广泛光凝,能控制病变发展。对于虹膜广泛后粘连,瞳孔小和玻璃体混浊重者激光治疗受到限制。

2. 冷凝 对肾上腺糖皮质激素治疗无效和周边视网膜出现新生血管者可改用冷凝疗法。冷凝方法:局部麻醉下切开球结膜,将冷凝探头置于病变相对应的巩膜表面,显微镜下或间接检眼镜下观察冷凝,以视网膜出现发白为准,解冻后重新冷凝一次,冷凝范围应超出雪堤样改变及可疑炎症区以外一个探头直径的位置,这就是所谓的"冷凝 - 融解 - 冷凝"技术。冷凝可能使组织和炎性细胞变性和坏死,最终以纤维组织代替,有效减轻炎症,消除新生血管。有报道[1,5]冷凝后 6 个月至 2 年新生血管可以再生,冷凝后新生血管复发者可重复冷凝。

3. 玻璃体切除术 中间葡萄膜炎合并有严重的玻璃体混浊、玻璃体出血、视网膜前膜、牵拉性视网膜脱离等并发症时,可手术切除混浊的玻璃体,清除炎症细胞和抗原抗体复合物及积血,清除有毒有害物质,消除玻璃体牵引、预防视网膜撕裂,促进视网膜复位,减轻囊样黄斑水肿。

4. 白内障摘除及人工晶状体植入 对于并发白内障严重影响视力的患者可行白内障摘出联合人工晶状体植入术。

六、治疗效果和典型病例

(一) 治疗效果

本病进展比较缓慢,可持续数年乃至数十年,多数在发病 5 年后缓解。本病可以自愈,约占 1/4 或以下;1/4~3/4 患者长期处于静止状态;部分患者呈复发与静止交替过程。若治疗及时,视力预后较好。病程反复者若出现囊样黄斑水肿、白内障、玻璃体出血、视网膜脱离等严重并发症时,视力将受到严重影响。Gorman 等[1]报道的 219 例 382 眼中,视力在 0.5 以上者 270 眼(70.7%),0.2 以上占 91.3%,0.05 以下者仅占 2.4%。随访 12 年发现,患者仍有较好视力者占 73%。经过适当治疗后,80% 的视力可恢复至 0.7 以上。Chester 等观察了 51 例 92 只眼,初诊时视力 20/40 以上者占 74%,随访 1 个月~20 年(平均 3 年),86% 患者的视力无进一步下降[1]。

(二) 典型病例

1. 病例 患者男,59 岁,因"左眼视力缓慢下降 1 月余",于 2010 年 7 月 5 日到中山大学中山眼科中心白内障门诊就诊,查右眼视力 0.8,+1.25DS=1.0,左眼视力 0.1,+1.75DS=0.4;双眼无充血,除右眼鼻侧胬肉伸入角膜约 1.5mm 和双眼晶状体核混浊 N1 外,其他眼球前段及眼底检查未见明显异常。眼压测量:右眼 19mmHg,左眼 12mmHg。诊断"①双眼年龄相关性白内障;②右眼翼状胬肉;③双眼远视眼"。请眼底内科会诊。眼底内科医师追问病史有"糖尿病史 3 年,控制正常"。检查右眼球前段及眼底正常;左眼 Kp 阳性,前房闪辉(+),虹膜纹理清楚,晶状体后囊混浊,玻璃体内尘状混浊;视乳头颜色正常,边界清楚,血管比例和行径正常,黄斑区蜂窝状水肿,余视网膜未见明显异常(图 36-7A)。2010 年 7 月 7 日 FFA 发现左眼视乳头高荧光和黄斑囊样水肿(图 36-7)。补充诊断"左眼葡萄膜炎"和"糖尿病视网膜病变"。给予甲泼尼龙(尤金)40mg/ 日顿服,5 天减量 5mg,眼部滴氯替泼诺混悬滴眼剂和双氯芬酸钠滴眼剂,晚上涂妥

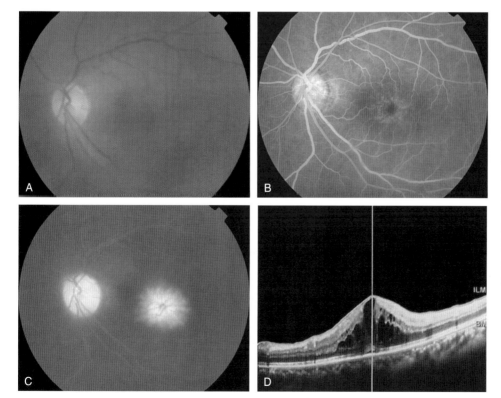

图 36-7 治疗前
A. 视乳头色红,边界清楚,血管行径正常,黄斑增厚呈囊样;B. FFA 26 秒,视乳头片状高荧光,黄斑区毛细血管扩张渗漏荧光;C. 造影 20 分 2 秒,视乳头均匀高荧光,边界清,黄斑囊样高荧光;D. OCT 显示黄斑囊样水肿,主要位于外丛状层
(刘文提供)

布霉素地塞米松和阿托品眼膏,联合口服芪明颗粒和维生素类药物。口服激素 40 天后减量到停止。治疗后 2 个月,发现左眼压 27~31mmHg,随加 0.5% 噻吗洛尔滴眼剂 2 次 / 日,眼压能降到正常。2012 年 8 月 30 日查 OCT 显示黄斑仍囊样水肿(图 36-7D)。患者改看本作者,检查全身情况无异常。眼科检查:右眼视力 1.0,左眼视力 0.2,未矫正。双眼球前段及眼底检查同前。眼压测量:右眼 16mmHg,左眼 15.3mmHg。

2. 诊断　①左眼中间葡萄膜炎;②左眼并发白内障;③右眼翼状胬肉;④糖尿病。

3. 治疗思路　患者有 3 年糖尿病史,但 FFA 检查没有发现典型糖尿病视网膜病变改变,因此不考虑糖尿病视网膜病变。患者仅左眼 Kp 和房水闪辉阳性,晶状体后囊下混浊和长期黄斑囊样水肿,左眼视乳头慢性炎症改变,这些体征都符合"中间葡萄膜炎"Ⅰ级,因此,单用非甾体类抗炎药物普拉洛芬滴眼剂,4 次 / 日,同时口服复方血栓通胶囊 2 片、肌苷片 0.2、维生素 C 0.2 和复合维生素 B 2 片。

4. 治疗效果　2012 年 10 月 23 日复查 FFA,黄斑水肿明显减轻(图 36-8),OCT 证实黄斑区轻度水肿,有小囊样腔隙(图 36-8D),继续普拉洛芬治疗。2014 年 3 月 10 日,左眼视力 0.4,复查 FFA 黄斑囊样水肿消失。已停止用普拉洛芬,只滴七叶洋地黄双苷滴眼剂。

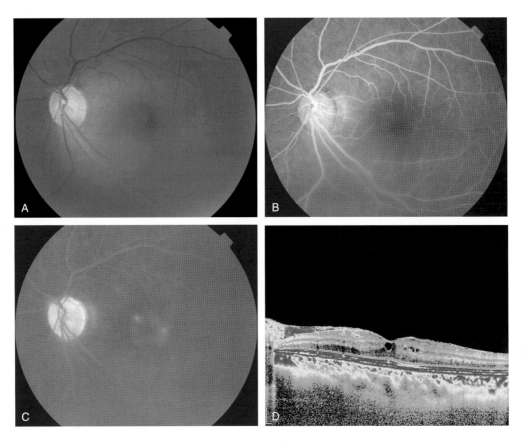

图 36-8　治疗后

A. 视乳头颜色稍淡,黄斑色较深,余眼底未见异常,下方因晶状体混浊遮挡较不清楚;B. FFA 26 秒,中心凹鼻上点状高荧光;C. 造影 14 分 14 秒,视乳头高荧光,边界清楚,黄斑区囊样弱荧光,见两个高荧光点;D. OCT 显示中心凹仍水肿,见多个小空隙,较治疗前明显减轻(刘文提供)

(杨朝忠　耿燕)

第二节 葡萄膜大脑炎

葡萄膜大脑炎(uveoencephalitis)又名特发性葡萄膜大脑炎(idiopathic uveoencephalitis),或称葡萄膜-脑膜炎综合征(uveomeningitic syndrome),目前,多数学者将其称为 Vogt-小柳原田综合征(Vogt-Koyanagi-Harada syndrome,VKH),其特征是双侧肉芽肿性全葡萄膜炎,伴有脑膜刺激征;可有听力障碍、白癜风、毛发变白或脱落等病症。

一、病因与发病机制

本病原因不明,可能系病毒感染或自身免疫反应所致,与免疫遗传因素有关。

(一)自身免疫学说

近年来愈来愈多的实验表明,此综合征的发生是机体对黑色素相关抗原、视网膜 S 抗原和光感受器间维生素 A 类结合蛋白等自身免疫反应所致。主要证据有:电镜下观察到淋巴细胞与黑色素细胞密切接触;患者的外周血淋巴细胞对黑色素细胞有毒性反应;患者的血清中有针对葡萄膜提取物的抗体;用黑色素相关抗原、视网膜 S 抗原和光感受器间维生素 A 类结合蛋白可诱导出与 Vogt-小柳原田综合征相似的葡萄膜炎的动物模型[9-11]。

(二)感染学说

早年研究认为此病与结核杆菌感染有关,后来又有人提出还可能与病毒感染有关[12],有学者在电镜下发现患者组织中有病毒样颗粒。亦有人提出可能与单纯疱疹病毒、带状疱疹病毒等感染有关。Saito 等应用聚合酶链反应(PCR)技术对患者的脑脊液进行检测,发现有病毒的基因组存在[1]。总之,到目前为止,尚没有充分的证据说明感染因素在此综合征发生中起重要作用,尚需更多的实验来证实。

(三)免疫遗传因素

免疫遗传因素在此病的发生中起着一定的作用[12]。日本和我国的研究表明此病和 HLA-DR4、DRw53 抗原密切相关,美国的研究发现此病与 HLA-DQw3 抗原密切相关。可以看出,这些结果都提示 D 位点的一些类抗原阳性者易于发生 VKH。Islam 等的研究发现慢性迁延性 VKH 患者中 DR1-0405 的阳性率为 93%,而非迁延性 VKH 患者的阳性率则为 56%[10]。

二、临 床 表 现

VKH 是一种针对全身黑色素细胞的一种自身免疫性疾病,因此常在有色人种发生。葡萄膜炎中,VKH 在美国的发生率仅 1%,在日本是 9%。女性发病稍多于男性,最常见的发病年龄是 20~50 岁。

(一)眼部表现

临床上可将 VKH 分为四期[1]。

1. 前驱期 葡萄膜炎发病前数天~数周,多有感冒样或其他前驱症状,如发热、头疼、头晕、耳鸣、听力下降、眼眶疼痛、畏光流泪和脑(脊)膜炎刺激的颈项强直等。

2. 急性葡萄膜炎期 以双眼视力急剧下降为特征,个别患者伴有眼红、眼痛和畏光等症状。眼前节可表现非肉芽肿性前葡萄膜炎,眼后节表现玻璃体炎性混浊,视乳头充血和水肿,弥漫性脉络膜炎性水肿,后极部视网膜水肿和视网膜神经上皮脱离(图 36-9),甚至多灶性葫芦状视网膜脱离(图 36-10)。视网膜下常有细胞增生,黄斑和后极部可见 RPE 增生(图 36-11)。最终往往形成全葡萄膜炎,此期可持续数周。

3. 恢复期 也有学者称之为慢性期。葡萄膜炎持续数周后,活动性炎症逐渐消退,视网膜色素上皮的色素由于炎症而减少甚至脱失,对丰富的脉络膜血管的遮蔽作用减弱,眼底发红,长期反复发作后,呈典型的晚霞状眼底(图 36-12A)或白化表现(图 36-12B);视网膜内肉芽肿性炎症(淋巴细胞、上皮样细胞及 Langerhans 巨细胞浸润)可表现为 Dalen-Fuchs 结节(图 36-12B)。此期可持续数月至数年,患者因皮肤色素脱失形成白癜风[1,5,13-16]。

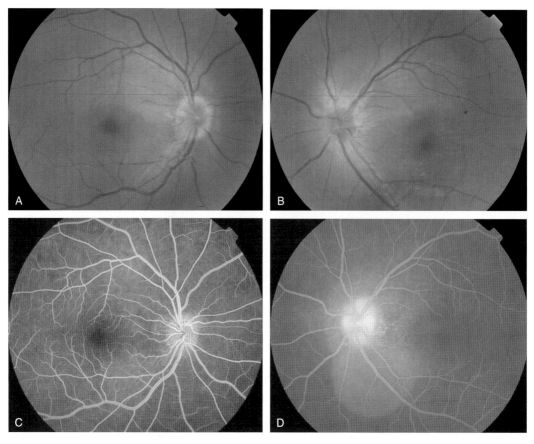

图 36-9　VKH 患者的视乳头水肿表现

A 和 B. 同一患者,因视力下降就诊,处于疾病早期,表现为视乳头充血,视杯变小变浅,视乳头边界模糊,未见明显视网膜脱离,被误诊为双眼视神经炎;C. FFA 早期,右眼视乳头染色,荧光增强,未见有典型的多灶性针尖样高荧光;D. 左眼造影晚期可见视乳头周围点状高荧光及下方边界比较清楚的视网膜神经上皮浅脱离,弧形高荧光(易长贤提供)

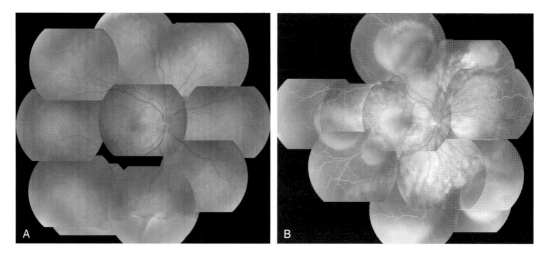

图 36-10　渗出性视网膜脱离

A. 患者双眼底改变相似,右眼视乳头充血,视杯变小,视网膜血管稍有充血,黄斑中心凹反光消失,可见皱褶,后极部视网膜弥漫性水肿,可疑视网膜浅脱离,下方可见明显渗出性视网膜脱离;B. FFA 表现为典型的 VKH 改变,即视乳头染色,黄斑水肿,后极部多灶性点状高荧光,部分融合形成片状,视网膜神经上皮多灶性葫芦状脱离,周边视网膜血管迂曲染色,下方渗出性视网膜脱离(易长贤提供)

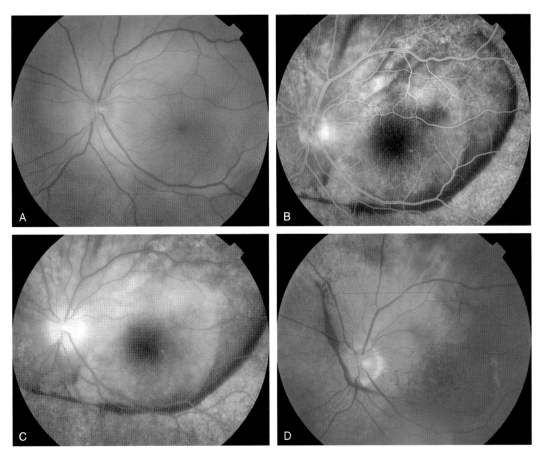

图 36-11　视网膜下色素上皮增生

A. 左眼视乳头充血隆起,边界欠清,视网膜弥漫性轻度水肿,下方可见一条带样视网膜色素上皮堆积;
B. 39 秒,视乳头局限高荧光,后极部视网膜弥漫性着色,黄斑颞侧弧形脉络膜荧光的遮盖;C. 造影 15 分
钟,视乳头弥漫性高荧光,后极部荧光素沉积,弧形视网膜下膜不染色;D. 治疗 5 个月后,视乳头色接近正
常,RPE 明显萎缩,透见其下方的脉络膜血管,黄斑和后极部上方 RPE 增生,原视网膜下条索仍存在并发
生移位(易长贤提供)

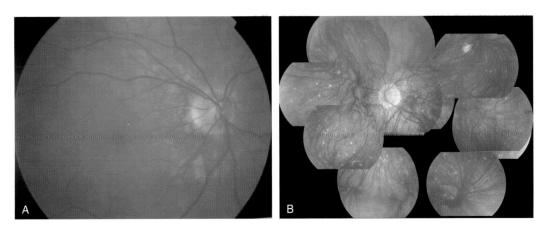

图 36-12　晚霞样眼底

A. 整个眼底无光泽,但颜色普遍变红,犹如日落时的晚霞,一片红色(易长贤提供);B. 长期 VKH 患者,
RPE 大量丢失,脉络膜血管清晰可见,周边视网膜可见到白点状 Dalen Fuchs 结节(刘文提供)

4. 复发期　恢复期的患者在劳累、感冒和精神刺激时可致葡萄膜炎复发加重,且迁延不愈。虹膜常发生 Koeppe 结节,并可出现灶性萎缩。反复发作的肉芽肿性前葡萄膜炎,可并发白内障、继发青光眼、视神经萎缩等[1]。

(二) 眼外表现

神经系统、毛发、皮肤改变及耳鸣和听力障碍。在前驱期多有头痛、头晕或颈强直等脑部症状,脑脊液细胞增加。皮肤和毛发脱色素,表现在疾病的不同时期,出现脱发、毛发变白和白癜风(图 36-13)。

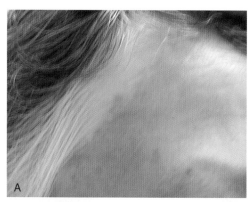
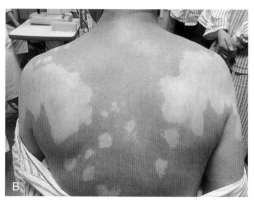
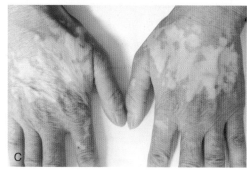

图 36-13　VKH 患者出现的各种白癜风样皮肤改变

患者毛发变白及皮肤白斑可发生在身体任何部位,A. 鬓发局部变白,伴相同部位皮肤色素脱失;B. 肩背部对称性白癜风;C. 手背部对称性白癜风(易长贤提供)

(三) 并发症

常见并发症有并发性白内障、继发性青光眼、渗出性视网膜脱离和视网膜下新生血管膜。

(四) 辅助检查

1. FFA　VKH 具有典型的 FFA 表现[17],在葡萄膜炎期,脉络膜灌注延迟,跟着在后极部炎性 RPE 出现多个针尖状渗漏点,如墨渍般迅速扩大,并彼此融合,在视网膜下积存,形成多囊性大小不等的荧光素染色(图 36-14)。视乳头显示高荧光,如果有脉络膜皱褶,早期也可见到线性低荧光。进入慢性期,可出现低荧光斑和窗样缺损的高荧光区[17,18]。

2. ICGA　在急性葡萄膜炎期,能显示脉络膜炎症存在和灌注延迟。在造影早期和中期,脉络膜大血管呈高荧光,视乳头周围及后极部可出现多发性荧光暗区,分布不规则。造影晚期,视乳头和脉络膜均显示高荧光,脉络膜皱褶显示从视乳头开始的放射状高荧光[18]。在慢性或复发期患者,可看到与检眼镜下所见 Dalen-Fuchs 结节相对应的弱荧光暗区。一般造影早期为低荧光区,至静脉期荧光逐渐增强,晚期表现为高荧光区,代表 Dalen-Fuchs 结节相应的视网膜色素上皮出现窗样缺损;如果合并浆液性视网膜脱离,造影晚期则出现染料积蓄。

3. OCT 检查　可显示视乳头水肿,视网膜水肿,脉络膜光带可呈波浪状,黄斑及后极部视网膜神经上皮层水肿,视网膜神经上皮层脱离及多发性脱离(图 36-15D)[18]。最近,通过增强深度成像方法(EDI),OCT 也能测量 VKH 的脉络膜厚度,可作为随访治疗效果,经有效的治疗后,视网膜和脉络膜的厚度均减少[19]。

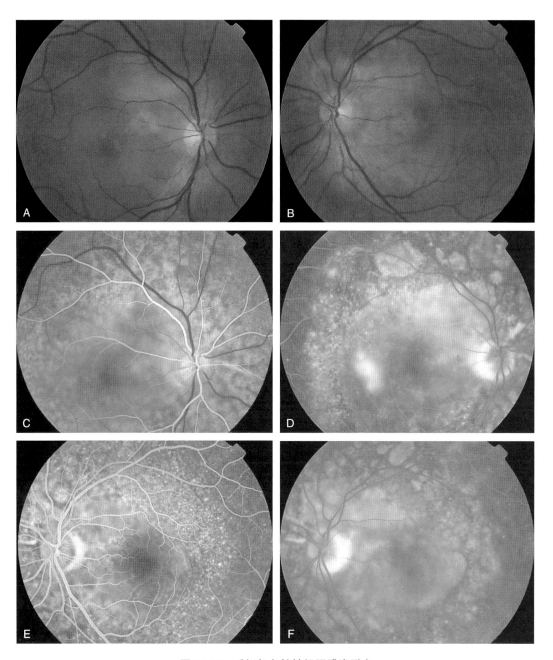

图 36-14　后极部多灶性视网膜浅脱离

VKH 急性葡萄膜炎期眼底改变,A 和 B. 彩色照片中可见视乳头充血,视网膜及黄斑反光消失,视网膜弥漫性水肿,后极部视网膜轻度脱离样改变;C. 右眼 FFA 12 秒,脉络膜充盈迟缓,斑片状高荧光,黄斑区模糊,视网膜轻微浮起,低荧光;D. 造影晚期,视乳头环形高荧光,视网膜点状高荧光融合为片状和多个圆形视网膜脱离病灶;E. 左眼造影 1 分 9 秒,视乳头周围视网膜水肿染色,后极部多灶性点片状高荧光;F. 左眼 FFA 晚期,视乳头环形强荧光,视网膜"多囊状"高荧光(易长贤提供)

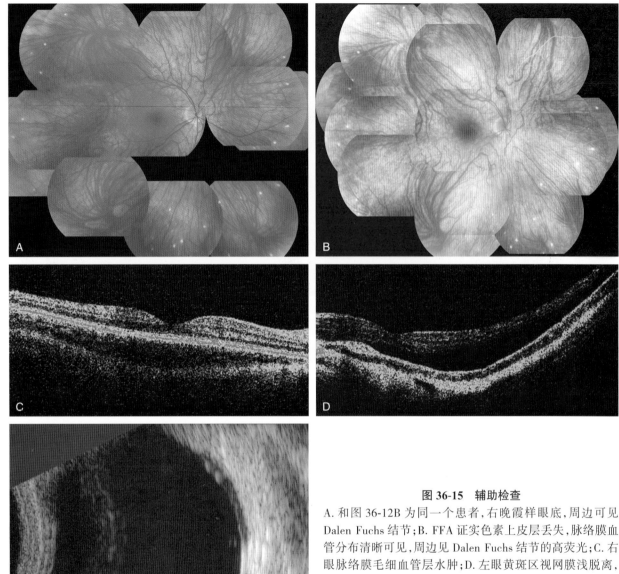

图 36-15　辅助检查
A. 和图 36-12B 为同一个患者,右晚霞样眼底,周边可见 Dalen Fuchs 结节;B. FFA 证实色素上皮层丢失,脉络膜血管分布清晰可见,周边见 Dalen Fuchs 结节的高荧光;C. 右眼脉络膜毛细血管层水肿;D. 左眼黄斑区视网膜浅脱离,未见色素上皮层;E. 左眼 B 型超声波检查,视网膜浅脱离
（刘文提供）

4. 眼底自发荧光（FAF）　在葡萄膜炎期,在 ICGA 上显示低荧光区在 FAF 为高荧光;在慢性期,FAF 不能显示脉络膜色素细胞脱色素的晚霞样眼底改变,仅对 RPE 萎缩或色素增生改变有良好的显示[20]。

5. 超声波检查　急性期 B 型超声波检查显示视网膜和脉络膜增厚,视网膜浅脱离（图 36-15E）。通过活体超声显微镜检查急性期患者均能发现睫状体水肿,有 31%~61% 的患者有睫状体脱离,大多数患者前房变浅和少部分患者急性房角关闭[21]。

三、诊断和鉴别诊断

（一）诊断

根据病史及临床表现,如感冒样或其他前驱症状（发热、头疼、头晕、耳鸣、听力下降、眼眶疼痛、畏光流泪、颈项强直等）,急性期视乳头充血和视网膜多囊状脱离,典型的晚霞状眼底和白化表现即可诊断。FFA 显示急性炎症期表现为色素上皮损害和多发性点状高荧光特征,对诊断有很大帮助。实验室检查发现脑脊液淋巴细胞增多时,可协助诊断。

(二)鉴别诊断

1. 中心性浆液性脉络膜视网膜病变 VKH 有黄斑部水肿脱离可能误诊为此病,但 VKH 常有眼外表现和视网膜渗出脱离呈多囊状,可鉴别之。

2. 视神经炎或视乳头水肿 一般不伴有葡萄膜炎,更不会出现视网膜脱离。VKH 部分患者在早期出现多囊状视网膜脱离之前就仅表现视乳头水肿,要警惕是 VKH 病。

3. 交感性眼炎 也表现为双眼弥漫性肉芽肿性炎症,有时也可出现毛发改变,但有开放性眼外伤病史。

4. 葡萄膜渗漏综合征 也可发生视网膜脱离,多单眼发病或双眼不同时期受累,但无炎症和毛发改变,也无神经系统症状。而且大多数情况下均有明显脉络膜脱离、眼压降低等改变。

四、治 疗

对初发者主要给予肾上腺糖皮质激素治疗[2,12],开始给予大剂量冲击治疗,2 周后给予维持剂量治疗。如静脉注射甲泼尼龙 200mg,每天 1 次,连续 3 天,以后改为口服,每天 80~100mg,并逐渐减量,一个月内减至 10mg,可维持治疗 3~6 个月。

对复发的患者,在免疫指标确切的情况下可考虑应用免疫抑制剂[2,12]。可选用环磷酰胺口服,每日 1~2mg/kg,其副作用和毒性主要有脱发和骨髓抑制,应定期复查血象。

五、治 疗 效 果

VKH 的预后与葡萄膜炎的炎症程度、持续时间、有无复发及复发频度和治疗是否合理有关。葡萄膜炎症越严重,持续时间越长,并发症则越多。有统计,治疗及时者,可迅速治愈,其视力在 0.5 以上者可达 91.2%,而迁延不愈的患者则为 66.7%。Ohno 等的观察发现,伴有皮肤、毛发、听觉系统病变者,视力预后较好,达 20/50 以上者占 83%,而仅伴有皮肤病变和未伴眼外表现者预后较差,治疗后视力达 20/50 以上者仅占 42%。一般认为随着病程的延长,患者的视力逐渐下降,预后也较差。柳英爱曾报道:病史在 5 年以内者,视力大于等于 0.9 者占 87%,小于 0.1 者为 6.5%;而病程在 10 年以上者,视力大于等于 0.9 者仅为 35%,低于 0.1 者可达 30%[15]。

总之,早期诊断和早期治疗对预后至关重要,治疗及时,尤其是肾上腺糖皮质激素的足量和合理维持,可以使 50%的患者视力保持在 0.5 以上。对于顽固性 VKH,必要时及时应用其他免疫抑制剂,如环磷酰胺、环孢霉素 A 等,以便更好地控制病情。

(杨朝忠 耿燕)

第三节 交感性眼炎

交感性眼炎(sympathetic ophthalmia)是葡萄膜穿透性外伤(包括外伤和手术)后发生的一种双侧肉芽肿性全葡萄膜炎。外伤眼称为诱发眼(exciting eye),而另一眼则称为交感眼(sympathizing eye)。目前认为,交感性眼炎是一种自身免疫介导的眼内炎症,在组织病理学上表现为淋巴细胞和巨噬细胞呈结节状或弥漫性浸润葡萄膜,其起病隐匿,进展迅速,而且病情经常反复恶化。2000 年 Kilmartin 做了以人口为基数的交感性眼炎发病情况的调查研究,发病率每年为 0.03/10 万[22]。其发病机制、临床表现和治疗叙述如下。

一、病因与发病机制

在交感性眼炎的病因研究中,曾有过结核、病毒感染学说和黑色素过敏学说,但目前认为交感性眼炎的发生属自身免疫机制[22-26]。双眼弥漫性全葡萄膜炎与 HLA-DRB1 或 HLA-DQA1 或 HLA-DQB1 相关,离体研究发现 T 细胞可作用于视网膜抗原,提示自身免疫机制在其发病中起到重要作用。交感性眼炎免疫病理学研究发现,脉络膜组织中含大量 T 淋巴细胞和 Th1 细胞因子,伴有主要组织相容性复合物 Ⅱ 型和黏附分子,提示其发病为 T 细胞介导的免疫反应。葡萄膜的炎症可能针对的是眼部的自身抗原。

引起葡萄膜炎症反应的抗原仍未确定。Collins[25]的动物实验显示,在给豚鼠注射全葡萄膜匀浆加上佐剂,可诱发类似交感性眼炎的眼部炎症反应。用多种视网膜蛋白免疫动物可产生实验性自身免疫性葡萄膜视网膜炎。这些蛋白是视紫红质、视网膜可溶性抗原(S-Ag)、视网膜光感受细胞间结合蛋白和鸟苷一磷酸二酯酶。模型中介导炎症的细胞主要为 T 淋巴细胞和巨噬细胞。临床表现和病理所见与交感性眼炎非常相似,这取决于免疫的剂量、注射途径、佐剂和动物种属。动物模型可出现 Dalen-Fuchs 结节、非肉芽肿性及肉芽肿性葡萄膜炎、视网膜血管炎、渗出性视网膜脱离、玻璃体炎、虹膜睫状体炎和角膜后沉着物。Dalen-Fuchs 结节是指葡萄膜有淋巴细胞、上皮样细胞及 Langerhans 巨细胞浸润。脉络膜病变始于大血管层,在血管周围出现淋巴细胞浸润,逐渐形成典型结节。结节中心为上皮样细胞及巨细胞,周围为淋巴细胞,有些还能见到浆细胞。Broekuyse 等(1992)描述一种不溶性葡萄膜黑色素制剂可产生仅限于葡萄膜炎症的免疫动物模型[25-27]。其他组的研究发现,该模型表现出疾病自发的复发现象。葡萄膜抗原引起的炎症反应与交感性眼炎一致,这与交感性眼炎通常发生在葡萄膜组织创伤后有关。而且黑色素蛋白诱导的实验性葡萄膜炎与交感性眼炎一样,组织病理损伤主要发生在葡萄膜。最近 Sugita 等报道,在 HLA-A2 型交感性眼炎患者中,能特异性识别黑色素抗原多肽 MART-1 的 T 淋巴细胞可溶解黑色素细胞。这支持疾病是针对 MART-1 抗原的自身免疫反应[25,26]。

Rao 和 Roberge 等[25]研究了致敏反应的机制,结膜下注射视网膜抗原加佐剂可出现对侧的葡萄膜炎症反应。提示眼内缺乏淋巴引流,导致结膜下淋巴细胞对视网膜抗原敏感。而在眼外伤时,正常情况下个别位于眼内的抗原通过伤口可接触到淋巴细胞,眼内组织长时间暴露于眼外环境中,细菌可作为佐剂加强致敏反应。

青光眼滤过性手术通常不会引发交感性眼炎,这意味着交感性炎症的发生,不仅要有创伤还必须有诱发免疫系统的致敏作用。正常情况下的房水是淋巴细胞激活的抑制剂,部分通过 β-转化生长因子(TGF-β)的表达来实现。这一抑制途径可被创伤中房水内生成的非特异性炎症因子所终止。眼组织结构的完整性对于维持正常视功能具有重要的意义,此种组织结构完整性的维持有赖于多种机制,其中最重要的机制之一是眼内免疫赦免机制。有实验表明,前房是重要的免疫赦免区,此对维持眼内免疫微环境的稳定性有重要意义。将抗原和异体物质引入前房后,可以诱导出特异性非补体结合抗体和细胞毒性 T 细胞的前体细胞,但迟发型过敏反应(delayed type hypersensitivity,DTH)缺如,此种现象或机制被称为前房相关免疫偏离(anterior chamber associated immune deviation,ACAID)。损伤这种抑制机制,是延期处理眼部创伤和多次眼部手术后交感性眼炎发生率增高的原因之一。另外,Nd:YAG 激光光凝睫状体,也可引发交感性眼炎。

二、临床表现

引起交感性眼炎的眼外伤[2,27],可以是眼穿通伤、钝挫伤和眼内异物伤。19 世纪的一组 31 例交感性眼炎报告,眼球穿通伤引起者占 96.77%,其中,锐器致伤者为 64.51%,以眼内异物伤最多,为 41.98%。关于交感性眼炎潜伏期,已报告最短为 5 天,最长为 66 年,65%~80% 的病例发生在伤后 2 周至 3 个月,90% 于 1 年内发生。

交感性眼炎的症状和体征在不同患者可有很大不同。全身症状很少见,个别人有感觉性神经性耳聋。

(一)症状

1. 诱发眼 起病时诱发眼表现为持续性眼红痛、畏光、流泪、视力下降等。

2. 交感眼 早期不出现视力下降,随病情进展而出现眼痛、畏光、流泪、视力下降等,严重者可出现闪光感、视物变形,视力可降为光感。

(二)体征

除诱发眼有外伤体征外,双眼玻璃体、视神经、视网膜和脉络膜的炎症表现相似。

1. 诱发眼 睫状充血,羊脂状 Kp;房水闪辉阳性,有浮游物;虹膜变厚,虹膜后粘连,可见玻璃体炎症细胞。随着病情进展出现虹膜红变,瞳孔膜闭,继发性青光眼和白内障等眼前节并发症。眼底检查可见视乳头和视网膜水肿,视网膜血管白鞘,脉络膜增厚。

2. 交感眼 轻度睫状充血或不充血,角膜后细小或羊脂状沉着物(图 36-16B),房水闪辉和浮游细胞阳性。随着病情发展出现炎症反应加重,虹膜纹理不清,炎症引起瞳孔缩小、瞳孔后粘连、瞳孔缘结节或瞳孔闭锁。玻璃体出现炎性混浊,视乳头充血和水肿。脉络膜炎性浸润和增厚,视网膜水肿和渗出性视网膜脱离(图 36-17A),严重者视网膜血管炎和出现视网膜下出血[28]。在大约 1/4~1/3 的病例中可见到周边部视网膜色素上皮层有 60~700nm 大小的黄白色视网膜下浸润斑点,即组织病理中的 Dalen-Fuchs 结节(图 36-18A),一般位于周边部,也可发展到后极部和视乳头,最终这些部位萎缩[28]。在慢性期,视乳头、视网膜和脉络膜萎缩,遗留眼底色素紊乱,有色素沉着和色素脱失,眼底可出现晚霞样改变(图 36-18B)。可出现脉络膜视网膜瘢痕和眼球萎缩。

3. 并发症 发生继发性青光眼和并发性白内障。

(三) 辅助检查[29]

1. FFA 急性期造影的静脉早期,在 RPE 和脉络膜水平出现多发性强荧光渗漏点,在后期这些强荧光点可融合成片状强荧光,炎症严重的患者可形成多囊状或葫芦状改变(图 36-17B、C)。另外一个常见的表现是视乳头渗漏荧光、黄斑水肿和渗出性视网膜脱离。在一些患者可出视网膜血管荧光素渗漏、血管壁染色等改变。在疾病的慢性期或反复发作的葡萄膜炎患者,可出现造影早期多发性弱荧光区,后期染色,此种荧光改变的部位与临床上所见的 Dalen-Fuchs 结节的分布相一致。在慢性期,这些结节所在的部位萎缩,造影时呈窗样缺损。

2. ICGA 在疾病的活动期,在后极部和周边部可出现多发性弱荧光区,与 FFA 显示的高荧光区和彩色眼底照的黄色脉络膜视网膜萎缩区相一致。而在造影中期见到的低荧光区到造影晚期消失,说明是活动性脉络膜炎症[28]。推测这种现象是脉络膜细胞浸润或视网膜下液阻挡,当治疗好转时,这种现象消失。在浆液性视网膜脱离,造影晚期则出现染料积蓄。

3. OCT 可表现为视网膜水肿、视网膜皱褶、视网膜神经上皮脱离和视网膜色素上皮浆液性脱离等,可清楚地显示光感受器外节和脉络膜的炎症改变(图 36-19)。

4. 影像学检查 B 型超声波检查可发现脉络膜增厚,此种改变支持交感性眼炎的诊断。利用 X 线和 CT 检查对诊断和定位眼内异物,简便易行,迅速准确。

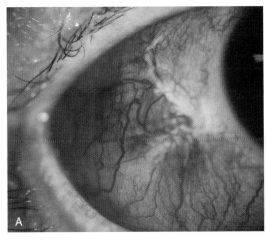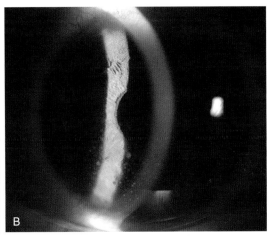

图 36-16 眼球破裂伤后交感性眼炎

A. 外伤后 70 天诱发眼,颞侧巩膜破裂伤没及时缝合,引起脉络膜色素增生移行到结膜面;B. 交感眼羊脂状 Kp,房水闪辉和浮游细胞阳性(刘文提供)

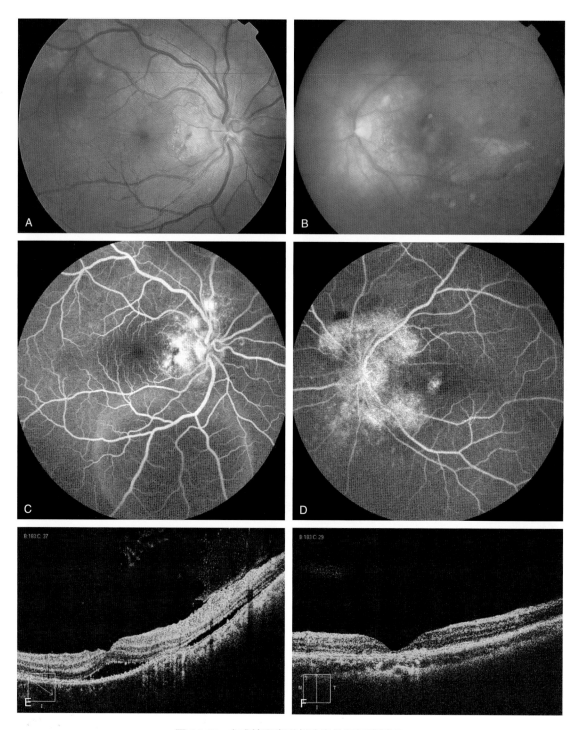

图 36-17 交感性眼炎引起渗出性视网膜脱离

A.患者女,32岁,右眼视力下降3年,加重一个月,视乳头充血,眼底偏红,色素不均,中心凹反光消失;B.左眼外伤后10年,视乳头充血,晚霞状眼底;C.右眼视乳头旁多灶性强荧光,部分融合呈片状,下方可见葫芦状强荧光,视网膜浅脱离;D.外伤眼视乳头周围视网膜色素上皮及脉络膜弥散性萎缩,黄斑中心局部高荧光,晚期无扩大,考虑为窗样缺损;E.OCT检查,右眼玻璃体内渗出物,黄斑中心凹脱离及周边视网膜浅层脱离;F.外伤眼可见黄斑中心凹萎缩,无渗出表现(易长贤提供)

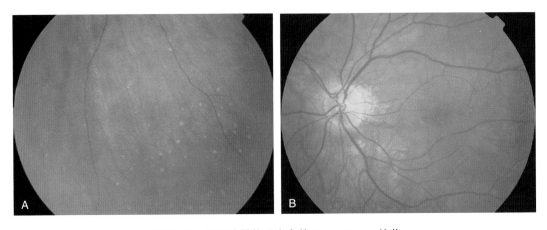

图 36-18 晚期晚霞状眼底合并 Dalen-Fuchs 结节
A. 周边可见分散的黄色点状 Dalen-Fuchs 结节;B. 左眼交感性眼炎呈晚霞状眼底(易长贤提供)

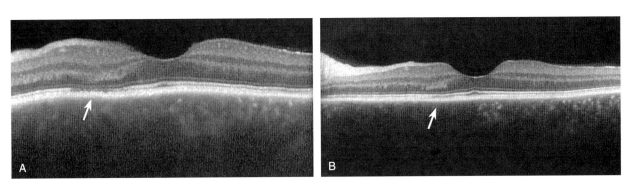

图 36-19 交感性眼炎 OCT 检查
A. 图 36-16 患者交感眼,视网膜轻度增厚,黄斑鼻侧光感受器外节中断,对应 RPE 增厚,表面呈颗粒状,整个后极部脉络膜水肿增厚和结构不清,见高反射光点;B. 全身肾上腺糖皮质激素治疗 4 个月后,复查 OCT 显示视网膜水肿减轻,黄斑鼻侧仍见外核层高反射和嵌合体带中断(箭),脉络膜水肿减轻,但各层结构不清楚,颞侧脉络膜内仍见高反射点(刘文提供)

三、诊断和鉴别诊断

交感性眼炎的临床表现和病理改变没有特异性,在做"交感性眼炎"的临床诊断之前,有必要排除引发双侧葡萄膜炎的其他原因。事实上,这一点在目前阶段的实际工作中极难做到。如果不能真正排除其他原因而诊断的"交感性眼炎",有可能使交感性眼炎的诊断率人为提高。

（一）诊断

1. **典型病史** 有眼部外伤或多次手术病史,难以回忆有外伤史者,可根据眼球穿通伤痕确认。

2. **典型临床表现** 诱发眼和交感眼的表现,眼红痛、畏光、流泪、视力下降等。睫状充血,羊脂状 Kp,房水闪辉阳性,虹膜后粘连,玻璃体混浊,眼底检查可见视乳头水肿、后极部渗出性视网膜脱离、Dalen-Fuchs 结节等。

3. **辅助检查** FFA 对临床诊断很有帮助,早期出现 Dalen-Fuchs 结节背景荧光遮蔽,静脉期视网膜色素上皮水平有多发的荧光点不断扩大,造影晚期呈多囊状相互融合,并形成荧光积存。OCT 显示视网膜水肿、视网膜皱褶、视网膜神经上皮脱离、视网膜色素上皮浆液性脱离、脉络膜光带呈波浪状等。X 线和 CT 检查对眼内异物的诊断和定位准确。

（二）鉴别诊断

1. **葡萄膜大脑炎** 无眼部外伤或多次手术的病史。有白癜风、白发、脱发、听力障碍、脑膜刺激症状和脑脊液淋巴细胞增多的表现。

2. **晶状体过敏性葡萄膜炎** 常发生于晶状体受伤或白内障囊外摘除术后 1~14 天,炎症反应主要集中在晶状体皮质附近,清除皮质后炎症可迅速消退,一般不引起眼底改变。

3. 中心性浆液性脉络膜视网膜病变(简称中浆)　偶尔发生开放性眼外伤后用大量肾上腺糖皮质激素引起的对侧眼中浆,也出现多个渗漏点,十分类似交感性眼炎。在治疗上二者截然不同,需要及时区别。中浆出现在全身用大量肾上腺糖皮质激素后,与外伤时间间隔较短,通过 FFA 显示多个渗漏点呈炊烟状扩散,而不是多囊状,停全身肾上腺糖皮质激素后自发好转,可与交感性眼炎相区别。

四、治　疗

交感性眼炎的治疗目的是尽快控制眼内炎症。根据疾病的严重程度,可以选择适宜剂量的肾上腺糖皮质激素全身和局部单独或联合应用。当病情得到控制后,应逐渐减低肾上腺糖皮质激素用量。在所有炎症体征完全消失后,且无全身并发症时,应维持治疗 3~6 个月。但病情复发或恶化具有不可预测性,有时在数年后炎症会重新复发[2]。因此,必须对患者进行常规性终生随访。

(一)肾上腺糖皮质激素

诊断一经确立,就应给予冲击量的抗炎治疗。待感染的因素排除后,及时、足量的肾上腺糖皮质激素治疗,起始剂量为泼尼松每日 1.0~1.5mg/kg,早晨顿服,剂量的大小可随着眼部炎症的缓解而逐渐减量。泼尼松 10~25mg/ 日可维持治疗 6 个月,待减量至 10mg/ 日即可停药。依据眼前节炎症情况局部应用肾上腺糖皮质激素和睫状肌麻痹剂。在严重病例,短期应用肾上腺糖皮质激素冲击疗法更能有效抑制眼部炎症。

(二)免疫抑制剂

如果对肾上腺糖皮质激素治疗不敏感,或因全身某些疾病如糖尿病、高血压等限制,不能常规大剂量应用肾上腺糖皮质激素,可以加用免疫抑制剂,如环孢霉素 A(CsA)、硫唑嘌呤(Aza)等,使泼尼松的用量减至无毒的水平。CsA 治疗交感性眼炎的结果令人鼓舞,已作为交感性眼炎治疗的二线药物,推荐的剂量为CsA 每日 3~5mg/kg,每日分 2 次服,可联合泼尼松 15~20mg/ 日,早晨顿服。然而 CsA 可引起永久的肾毒性,故患者需密切随访。由于 CsA 的不可逆毒性,大多数眼科学者主张应用免疫抑制剂如硫唑嘌呤,一般每日 2mg/kg。

交感性眼炎病程长、易复发,复发率为 60%,所以肾上腺糖皮质激素和 CsA 治疗要坚持 6 个月,逐渐减量并停药。研究表明,肾上腺糖皮质激素和免疫抑制剂治疗能改善交感性眼炎的视力预后。值得注意的是,局部应用肾上腺糖皮质激素可引起眼压升高和白内障的副作用,全身应用会出现血压升高、肌肉萎缩和糖代谢异常等副作用。免疫制剂有引起骨髓抑制、肝肾损害,以及发生肿瘤的可能性,所以要严格掌握剂量,密切随访病情。

(三)手术

在交感性眼炎的处理中,是否摘除受伤眼球仍有争议[2,22,27,30]。以往认为眼外伤后 2 周内摘除受伤眼可预防交感性眼炎的发生。Kilmartin 等[5]指出,眼球摘除与视力预后没有关系。文献报告显示 1974-1985年之间有 50% 的患者摘除眼球;1982—1992 年间为 59%;近年为 28%。Winter 等研究了 257 例活组织学检查证实的交感性眼炎病例,指出摘除诱发眼对交感眼并没有好处,无论在哪一个时间作摘除,即在交感性眼炎发生之前的短时间内,同时或随后,结论都是一样[2,27,30]。事实上,诱发眼可能最终获得比较好的视力,摘除则剥夺了这种可能性。交感性眼炎未必是不可治疗的顽症,眼球除视功能外,尚对美容、心理都有较大的影响,对眼球摘除应持慎重的态度。

五、治疗效果和典型病例

(一)治疗效果

目前,肾上腺糖皮质激素已作为治疗交感性眼炎的一线药物,并取得了较好的临床效果。在肾上腺糖皮质激素用于治疗交感性眼炎以前,仅有 45% 的患者能够保留有用的视力。近年文献报告,约有50%~75% 的患者视力达到 0.5,这一结果与早期、足量应用肾上腺糖皮质激素治疗有关。而视力预后差的患者多因为在疾病的活动期,没有使用肾上腺糖皮质激素,或使用了但剂量低于每天(泼尼松)0.33mg/kg,或疾病发作 2 周以后才治疗;另外与继发青光眼、黄斑部脉络膜视网膜瘢痕和持续不能控制的炎症有关[22]。

Hakin 等[30]对 18 例交感性眼炎的治疗观察结果表明,肾上腺糖皮质激素联合使用硫唑嘌呤或 CsA,可以取得较好的疗效,18 例患者中 10 例交感眼获得了 0.6 或更佳的视力。造成较差视力的原因有黄斑囊样水肿和晶状体混浊。

由于交感性眼炎有复发倾向,短期和长期的随访是必须的,甚至当该眼炎症已安静多年也必须坚持随访。

随着对交感性眼炎免疫发病机制理解的增加,受伤眼的内眼手术技术的提高,眼外伤的预防,交感性眼炎在不久的未来将有可能大幅减少。

(二) 典型病例

疑似交感性眼炎

1. 病例 患者女,44 岁,左眼外伤后视力下降 17 年,右眼渐进性视力下降 5 年,以"左眼内异物和并发性白内障"于 2013 年 7 月 29 日收入郑州市第二人民医院眼科。患者 17 年前,左眼不慎被木块击伤,当时左眼视物模糊,伴眼球疼痛、眼红、畏光、流泪,急至郑州某附属医院就诊,诊断为"左眼球破裂伤",收住院给予"左眼球破裂伤清创缝合术",术后给予抗炎药物治疗,术后左眼视力差,出院后未行复查治疗。5 年前无明显诱因自觉右眼视力下降,间断双眼红、眼球疼痛,"感冒后眼红、眼疼加重","感冒"治愈后眼红眼疼好转。视力仍逐渐下降,4 年前又至郑州某医院就诊,做 FFA 检查提示:"眼底枯树叶样改变"(患者自诉,未见检查结果)并给予口服药物治疗(具体诊断及用药不详),视力无提高。两年前至当地县医院就诊,查"右眼视力 0.12(未矫正),眼前节未见明显异常,右眼眼底可见视乳头边界清晰,后极部视网膜脉络膜萎缩灶,周边部视网膜可见出血斑。左眼视力手动 / 眼前(未矫正),晶状体不均匀混浊伴脱位,眼底可见视乳头边界清晰,后极部视网膜脉络膜萎缩灶,黄斑部色素不均",诊断为"①右眼缺血性视网膜病变;②左眼外伤性晶状体脱位",给予扩张血管药物治疗,视力无明显改善。1 年前,到当地医院就诊,查"右眼视力 0.12(未矫正),左眼手动 / 眼前"等眼部检查,诊断为:"①双眼视网膜病变;②双眼视网膜色素变性",给予扩张血管药物治疗,视力无提高。近来,右眼视力进一步下降,偶伴双眼红痛。遂来我院求治,以上述诊断收住院。发病以来,无夜盲史,无头痛和行走异常。既往身体健康,月经生育史无特殊,否认有家族遗传性病史。入院全身体格检查未见异常阳性体征。

眼科检查:右眼视力手动 /10cm,矫正无提高,右眼外眼及眼球前节未见明显异常,玻璃体透明,视乳头色正常,边界清晰,C/D=0.2,动脉血管稍细,黄斑区中心凹反光点消失,视网膜呈暗黄色,后极部到周边散在形状不规则、边界清晰的色素增生斑,可透见脉络膜血管,上半部见白色细点状物(图 36-20A),眼压 8mmHg。左眼视力手动 /5cm,矫正无提高,约 8 点钟角膜缘后 7mm 处可见陈旧性放射状球结膜瘢痕,结膜轻度充血,角膜透明,前房浅,中央深度约 2mm,闪辉和浮游细胞(-)。瞳孔呈"D"形,直径约 9mm×6mm 向下方移位,上方瞳孔后粘连,对光反射消失(图 36-20B),11~12 点位虹膜根部离断,离断处可见白色增生机化物,晶状体向颞上方轻度移位,皮质呈花瓣状混浊(图 36-20B)。3~6 点玻璃体基底部完全撕脱,伴牵拉条索形成,眼底视乳头色正常,边界清晰,血管形态和行径正常,下方视网膜周边因白内障遮挡视不清晰,余检查同右眼(图 36-20C),眼压 9mmHg。

辅助检查:① FFA 检查:双眼视乳头边界清晰,荧光充盈正常,视网膜血管变细,无渗漏荧光;黄斑区见深层片状高荧光,边界不清,晚期消退;视网膜弥漫性 RPE 萎缩,透见其下脉络膜大中血管,伴散在色素斑分布遮挡背景荧光。造影晚期黄斑区视网膜未见荧光素渗漏(图 36-21);② 2013 年 7 月 3 日 ICGA 检查:脉络膜大血管清晰可见,黄斑区见片状高荧光,边界不清,晚期消退(图 36-21C、36-21D);③ OCT 检查显示视网膜、RPE 和脉络膜均匀变薄(图 36-22);④电生理检查:眼电图(EOG)、视网膜电图(ERG)和视觉诱发电位(VEP)接近熄灭型;⑤ B 型超声波检查:未发现眼内异物。⑥ X 线拍片和 CT 检查均未见眼内异物存留。

2. 诊断 陈旧性眼球破裂伤:①交感性眼炎?②左眼内非金属异物?③并发性白内障和晶状体半脱位;④左眼玻璃体基底部撕脱;⑤左眼虹膜根部离断;⑥外伤性瞳孔散大;⑦视网膜色素变性?⑧无脉络膜症?

3. 治疗思路 患者左眼木块伤 17 年,伤后左眼视力下降,手术清创缝合后视力无提高,无红痛未再治疗。5 年前开始右眼视力下降,伴间断双眼红痛,红痛能自行好转。自那时起,右眼视力缓慢下降到来

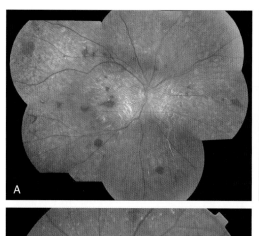
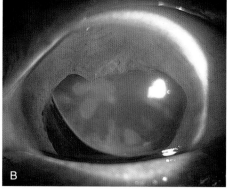
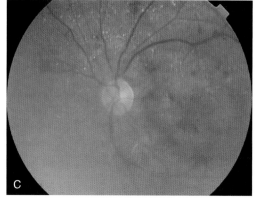

图 36-20 外伤性交感性眼炎

A. 视乳头色正常,边界清晰,C/D=0.2,动脉血管稍细,黄斑区中心凹反光点消失,视网膜呈暗黄色,后极部到周边散在形状不规则、边界清晰的色素增生斑,可透见脉络膜血管,上半部见白色细点状物;B. 左眼瞳孔呈 D 形,直径约 9mm×6mm 向下方移位,上方瞳孔后粘连,对光反射消失,11~12 点位虹膜根部离断,离断处可见白色增殖机化物,晶状体向颞上方轻度移位,皮质呈花瓣状混浊;C. 左眼底表现与右眼相似,鼻下因晶状体浑浊而不清楚(刘文提供)

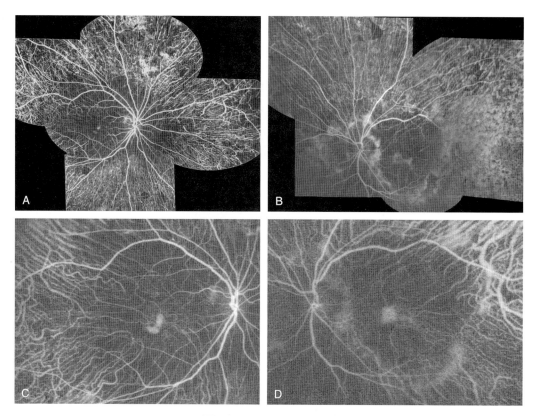

图 36-21 FFA 和 ICGA 检查

A 和 B. FFA 检查:双眼视乳头边界清晰,荧光充盈正常,视网膜血管变细,无渗漏荧光;黄斑区见深层片状高荧光,边界不清,晚期消退;视网膜弥漫性 RPE 萎缩,透见其下脉络膜大中血管,伴散在色素斑分布遮挡背景荧光。造影晚期黄斑区视网膜未见荧光素渗漏;C 和 D. ICGA 脉络膜大血管清晰可见,黄斑区见片状高荧光,边界不清,晚期消退(刘文提供)

我院视力仅手动 /10cm,不能矫正。根据患者的病史及双眼底改变相同,无夜盲史,考虑是受伤眼内长期木质异物引起的双眼病变,应手术探查,清除眼内异物。根据伤口的位置,估计异物位于 8 点附近睫状体平坦部,术中切除混浊白内障后通过巩膜压陷寻找并取出异物,如果异物已腐朽,用切割头切除。

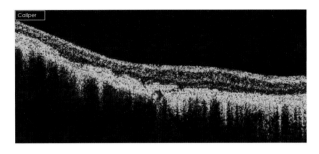

图 36-22　OCT 检查

显示视网膜变薄,光感受器外节消失,RPE 不完整和有增生,脉络膜血管层萎缩变薄(刘文提供)

4. 治疗　2013 年 8 月 1 日在局部麻醉下行"左眼 23G 全玻璃体切除、晶状体切除,术中切除撕脱的玻璃体基底部,未见视网膜脱离。巩膜压陷寻找眼内异物,仅在 8 点睫状体平坦部见到白色机化条索,取出病理检查,余睫状体平坦部结构正常。术后常规预防感染和抗炎处理,术后第 5 天,病情稳定出院。

5. 治疗效果　从 8 点睫状体平坦部取出机化组织病理报告为慢性炎症细胞浸润,较多色素颗粒,未见异物。出院后一直在门诊复诊,视力缓慢提高。2014 年 6 月 10 日复诊,右眼视力 +0.75DS/−1.75DC×165=0.1;右眼球前段检查未见异常,除 A:V=1:2 外,眼底检查同第一次检查。左眼视力,+12.50DS/+0.50DC×85=0.25,左眼结膜无充血,角膜透明,Kp(−),前房闪辉(++),浮游细胞(−);瞳孔扩大约 8mm 直径,向鼻下移位,无晶状体,除 A:V=1:2 外,眼底检查同右眼。眼压测量:右眼 8mmHg,左眼 10mmHg。2014 年 6 月 13 日住院做左眼人工晶状体悬吊术,术中瞳孔缝合一针。术后视力曾达到 0.4,住院 6 天出院。2014 年 8 月 4 日复诊,右眼视力 0.06,左眼视力 0.25,未矫正,双眼底检查同前,左眼瞳孔成形后近似圆形,IOL 位正,双眼压:右眼 9mmHg,左眼 8mmHg。

6. 专家点评　本患者初诊印象是双眼视网膜色素变性,但患者有过开放性眼外伤病史,无夜盲和家族遗传病史;双眼视网膜和脉络膜萎缩,但视乳头和血管改变不明显,病史和体征均不支持原发 RP 和无脉络膜症。经过探查性玻璃体手术切除诱发眼玻璃体和晶状体后,右眼没有做特殊处理却意外视力提高。因此合理地推论,本例是由于木质异物长期停留眼引起一种比较温和的交感性眼炎,长期慢性的轻度炎症反应,导致 RPE 和脉络膜色素细胞均被破坏,形成了一种不典型的继发性视网膜色素变性。至于术中没有见到异物及遗迹,可能是长达 17 年的病史和异物细小,异物已逐渐被溶解或机化,所以术前和术中检查异物均为阴性。

(耿燕　杨朝忠)

第四节　白　塞　病

白塞病(Behcet disease,BD)是一种病因与发病机制尚不完全清楚的疾病,其特征是反复发作的葡萄膜炎、口腔溃疡、皮肤病变、生殖器溃疡、关节炎及神经系统损害等。1937 年土耳其皮肤科医生 Behcet 首先报告本病[1],1966 年 Beittri 认为对本病的认识已经很清楚,不宜再称为综合征,应称为病[1]。现代日本文献中多称病,欧美文献仍称综合征。本病好发于日本和远东、中东及地中海沿岸国家,我国亦不罕见,欧美国家患病率较低[31]。发病年龄 2 个月至 72 岁,但多见于 20~45 岁的青壮年,男性似多于女性,且病情比女性重。我国患者发病率在北方约为 14/10 万,南方少于北方[15]。

一、病因与发病机制

从土耳其医生 Behcet 首次报道本病,至今已近 70 年,其发病机制尚未完全阐明,最初认为与病毒感染有关,也有认为与链球菌和其他细菌感染有关,但无论从患者临床症状体征还是实验室检查至今仍未见有说服力的证据。而从 BD 的发病过程及病理生理学改变分析,与机体免疫有密切关系,最基本的病理表现为血管炎;有人[5,32]推测可能的发病机制为一个或多个抗原(如细菌、病毒、热休克蛋白、S 抗原或其他自身抗原等)刺激巨噬细胞活化,活化的巨噬细胞激活 T 淋巴细胞和中性粒细胞,导致大量炎性细胞因子、黏附分子的产生和释放,或直接造成组织器官损伤,引发该病。但其反复发作且迁延不愈的原因,迄今不明,可能与免疫细胞凋亡,或 BD 患者本身具有遗传易感性有关。

1. 遗传因素　BD 有地区性发病倾向。对有人类遗传特征的物质 HLA 的研究发现,在 BD 高发区,患者 HLA-B5 及 HLA-B51 的阳性率比正常人高 6 倍[1,33],这可能是 BD 发病的内环境。但是,BD 患者并非每例均有 HLA-B5 或 HLA-B51 阳性。

2. 感染因素　即细菌或病毒侵犯人体引起发病。国内学者发现,BD 中有 1/3 的患者过去患过结核病或者正在患结核病,部分患者经抗结核治愈,其 BD 症状也有好转。在 BD 的溃疡渗出物涂片中发现有包涵体存在。近年,人们又发现单纯疱疹病毒和溶血性链球菌也与本病有关,但尚未肯定为本病病因。另有人提出 BD 与过敏有关,但未肯定。

3. 免疫失调　人们在许多病变部位,如血管周围、脑脊液和血管壁等病损处可以见到与免疫反应有关的淋巴细胞、免疫球蛋白和补体出现;患者血中有自身抗体,如抗口腔黏膜抗体、抗动脉壁抗体等和血中免疫球蛋白升高,淋巴细胞的正常比例消失等。因此提示免疫失调在本病发病中占有重要地位[2,33]。

4. 微量元素　患者病变组织中多种微量元素含量增高,如有机氯、有机磷和铜离子。有人发现某些微量元素如锌、硒缺乏也与 BD 有关。

5. 其他　BD 与血纤维蛋白溶解活性缺陷、胃肠道病变、情绪紊乱、过度劳累、内分泌失调等因素有关。

二、临床表现

葡萄膜炎是 BD 病最常见的眼部表现,此外尚可出现结膜炎、角膜炎、巩膜炎等病变。葡萄膜炎的发生率约为 41%~100%;但以葡萄膜炎作为首发症状的并不多见,在日本约 20% 的男性患者和 8% 的女性患者以葡萄膜炎为最初表现;而在澳大利亚和以色列,以葡萄膜炎作为最初表现者的分别占 25% 和 9%;杨培增报道为 17.86%。BD 所致的葡萄膜炎多为双侧性,两眼可同时或先后发病,仅少数患者单眼受累[1,22,32,34-37]。

(一)眼部表现

1. 症状　眼红、眼痛、畏光流泪、视力下降等是本病的常见症状。

2. 体征　根据累及部位,BD 所致葡萄膜炎可分为两种类型,一种是虹膜睫状体炎型,另一种是视网膜葡萄膜炎型;后者多见于男性,主要表现为视网膜脉络膜炎和视网膜血管炎[1]。

(1) 虹膜睫状体炎型:非常少见,在日本仅占 20%,在欧美几乎难以看到。主要表现为非肉芽肿性炎症,出现眼红、疼痛、畏光、流泪、视力下降、细尘样 Kp、房水闪辉和浮游细胞阳性、前房积脓、虹膜后粘连等表现。前房积脓是 BD 的一个重要体征(图 36-23),但不是所有患者均有此体征。该前房积脓具有以下特点:①无菌性;②反复发作;③可以在无明显充血的情况下单独出现;④发生及消退均迅速;⑤对肾上腺糖皮质激素局部治疗敏感。

(2) 视网膜葡萄膜炎型:眼后段的变化表现为玻璃体、视网膜、视神经等的炎症改变。玻璃体浑浊特别是雪球状浑浊是此病的一个典型改变。视网膜血管炎、血管周围炎是该病的基本病变。轻度仅表现视乳头周围血管闭塞、扩张、迂曲和棉绒斑(图36-24A),晚期继发性缺血性视网膜病变,视神经萎缩(图 36-24B)。急性期表现静脉和毛细血管扩张、充血,视网膜血管白色鞘膜形成,视网膜水肿(图 36-25)或渗出性视网膜脱离。严重者由于视网膜组织的大片梗死,刺激新生血管生长,可引起继发性

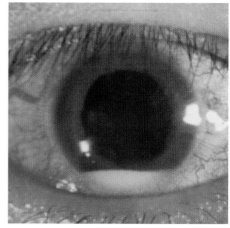

图 36-23　白塞病所致前房积脓
积脓为无菌性,色白,虹膜纹理不清,色素脱落

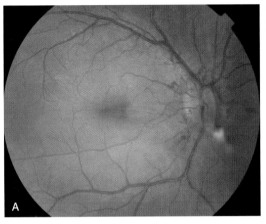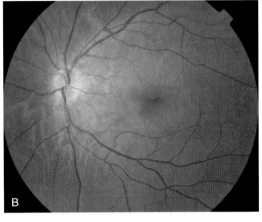

图 36-24 双眼白塞病患者视网膜血管改变

A. 视乳头充血,边界欠清,视乳头及周围小血管扩张迂曲,静脉血管扩张,视乳头视网膜水肿及黄斑皱纹,乳头鼻下方可见白色软性渗出;B.患者左眼,可见视乳头边界欠清,色淡黄,动静脉比大致正常,比较清晰的豹纹状眼底,与右眼相比,黄斑水肿不明显,没有皱纹及增生(易长贤提供)

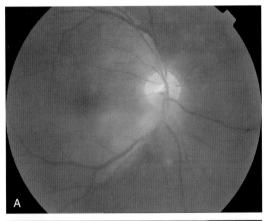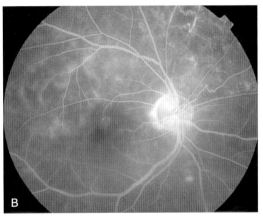

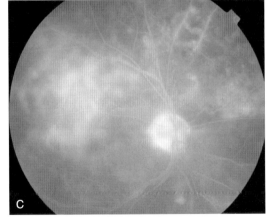

图 36-25 白塞病葡萄膜炎

A. 表现为视乳头色淡,颞侧边界欠清,颞侧静脉血管粗细不均,行径尚可;颞侧视网膜水肿呈灰白色,黄斑反光消失,见少量渗出;B. FFA 59 秒,视乳头染色,呈高荧光,视网膜血管管壁局限性染色,后极部毛细血管普遍表现出荧光渗漏,以颞侧及上方明显,鼻上后极部可见静脉血管扭曲、无血管区和微血管瘤;C.造影 9 分 16 秒,视乳头高荧光,后极部视网膜水肿染色,小血管迂曲、渗漏和血管壁染色,鼻上缺血区见大量荧光渗漏(易长贤提供)

出血及玻璃体增生。血管病变在得不到有效治疗和控制时,往往呈进行性发展,常引起或伴发黄斑水肿、视乳头炎、增生性玻璃体视网膜病变,甚至视神经萎缩(图 36-25)[2,22,32-37]。

(3) 并发症:BD 所致葡萄膜炎的常见并发症为并发性白内障、继发性青光眼、视神经萎缩,文献报道的结果分别为 19%~52.5%、6%~20%、14~17%;国内杨培增的结果分别为 44.44%、16.67%、16.67%。此外还可以发生视网膜脱离、黄斑裂孔、眼球萎缩等并发症[1,15]。

BD 所致的葡萄膜炎由于反复发作难以控制,故有很高的致盲率。有统计表明,发病后 2~5 年和 5~10 年视力在指数以下者分别占 27.55% 和 39.11%。

（二）全身表现

BD是以细小血管炎症为病理基础的慢性进行性、复发性多系统损害性疾病,以口腔、皮肤、生殖器、消化道、关节为常发部位,循环系统、眼、中枢神经系统为少发部位,临床表现多样[1,15,22,33-37]。

1. 口腔溃疡　复发性口腔溃疡是本病最常见的临床表现之一,其发生率接近100%。据杨培增等[1,15]的报道,在我国患者中,口腔溃疡发生率为96.43%。以口腔溃疡作为最初表现者占21.57%~80%。溃疡常发生于易受摩擦的部位,如唇、颊黏膜、舌、软腭、牙龈等,偶可发生于扁桃体、悬雍垂、咽、喉、会厌等处。开始时口腔黏膜出现局部一小红晕区,中央微隆起,1~2天后形成圆形或卵圆形溃疡,边界清楚,常为多发性,溃疡可互相融合形成大的溃疡(图36-26)。溃疡直径一般为2~10mm,常伴有明显的疼痛,甚至剧痛。溃疡多于7~14天自愈。口腔溃疡常常反复发作,间隔从数天至数月不等,亦有一些患者口腔溃疡常年不愈[1,15,33,34]。

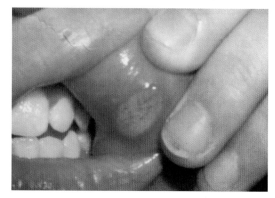

图36-26　口腔溃疡
复发性口腔溃疡约5mm×8mm

2. 皮肤损害　发生率约80%。以皮肤损害作为最初表现的占2%~39%。皮肤损害常表现为多形性和反复性,可出现结节性红斑、渗出性红斑、溃疡性皮炎、毛囊炎、脓皮病、脓疱、水疱、脓肿、痤疮样皮疹、毛囊炎样皮疹、皮下血栓性静脉炎等。其中结节性红斑最为常见,发生率高达48.2%~82.6%。它常发生于四肢,特别是下肢的前面,表现为直径3~5cm境界不清的红斑,质硬并有压痛,多在7天左右消退,有复发倾向。痤疮通常出现于面部、颈部、胸部和背部,但毛囊炎样皮疹和痤疮样皮疹则出现于其他部位,皮疹与毛囊无关,用肾上腺糖皮质激素治疗可迅速见效。皮下血栓性静脉炎发生率为6.6%~33.5%,多发生于四肢,呈条索状,触之有压痛,具有游走性。皮肤过敏反应是本病的一种特征性的表现,刺破皮肤或采血常在伤口处出现小的丘疹。皮肤过敏反应性阳性率为56.6%。

3. 生殖器溃疡　生殖器溃疡是本病的一个常见体征,发生率为44.8%~94%。大多数患者于发病数年后始出现生殖器溃疡,溃疡境界清楚,为有痛性溃疡。在男性溃疡多发生在阴囊和阴茎(图36-27),在女性溃疡多出现于月经前期,常发生于大小阴唇、阴蒂和阴道口处。

4. 关节炎　关节炎的发生率为50.6%~80%,膝关节受累最为常见,足、手、肘关节等也易受累,常表现为疼痛、红肿等,可伴有发热、白细胞增多和结节性红斑。

5. 血管病变　发生率为7.7%~46%,大小血管、动脉和静脉均可受累,其中静脉受累较为常见,主要表现为血栓性静脉炎。还可发生动脉瘤,大动脉瘤破裂可危及生命。

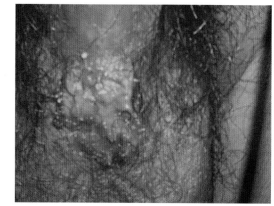

图36-27　生殖器溃疡
发生在阴囊处的溃疡(杨培增提供)

6. 中枢神经系统损害　发生率约8%~25%,常发生于患病数年之后。可出现脑膜炎、良性高颅压及大脑、脑干、颅神经和小脑脊髓损伤的症状和体征。常表现为精神异常,如性格的变化、痴呆、欣快、记忆减退、意识障碍、幻觉等。中枢性运动障碍,如上肢轻瘫、半身轻瘫、下肢轻瘫、单肢轻瘫、四肢轻瘫等。约42%的患者出现脑干和小脑的症状和体征,如共济失调步态、构音障碍、颅神经麻痹、眼球震颤等。其他尚有感觉障碍、不随意运动、头晕、头痛、膀胱功能障碍、腱反射亢进、脑膜刺激征等表现,偶可出现截瘫和尺神经病变。

7. 消化道损害　消化道损害发生率为7%~19%。从食道到直肠均可受累,但主要表现为回盲部多发性溃疡,偶可因溃疡发生穿孔。患者可有恶心、呕吐、腹痛、便血、便秘、腹泻、肝脾肿大、肛周瘘管等;X线检查可发现肠管狭窄、黏膜溃疡,内窥镜检查可以看到边缘锐利的椭圆形溃疡,表面有黄白色渗出物覆盖。

8. 肺部损害　一般认为肺部损害的发生率较低,但也有报道达17%者[15]。主要表现为肺的血栓性血管炎,主要症状有咯血和血痰,偶有因反复大咯血而致死亡者。

9. 听力障碍　为前庭功能障碍所致,可能是由局部血管炎引起。

10. 附睾炎　发生率约5%,可出现明显的睾丸肿胀和压痛。

11. 泌尿系统异常　发生率低,可出现局灶性及节段性肾小球肾炎、肾病综合征、淀粉样变性、膀胱炎、膀胱溃疡、尿道炎等。

（三）辅助诊断

1. FFA　主要有两种病变,一种是眼底血管扩张与渗漏性改变,二是眼底血管阻塞及由此引起的各种继发改变。在急性炎症期,可见视网膜毛细血管的扩张并伴有荧光素渗漏;FFA早期,视网膜和视神经的受损血管弥漫性渗漏荧光,晚期血管壁染色,部分视网膜区域有染料积存,常见无毛细血管区的清晰边界(图36-28)。视网膜血管阻塞以静脉主干或其分支多见(图36-29),当存在视网膜中央静脉阻塞时,可见到受累血管充盈迟缓,后期可出现扩张血管的渗漏,在阻塞区内可同时见到遮蔽荧光和荧光素渗漏。数月后,复查FFA可发现视网膜血管侧枝循环形成、毛细血管无灌注区、微动脉或微静脉闭塞等继发性改变,也可见局部视网膜或视乳头上新生血管引起的荧光素渗漏,以及视网膜色素上皮改变所致的透见性荧光。

2. ICGA　在BD没有特异性表现,在造影的中期或晚期,可显示脉络膜毛细血管充盈延迟和不规则充盈、基质血管高荧光、高荧光点、低荧光斑和脉络膜弥漫性高荧光。ICGA的这些表现与FFA的表现没有明显的相关,对疾病的过程和治疗后的反应不能提供有价值的信息[38]。

3. OCT　在屈光间质无混浊的眼,OCT可用于黄斑并发症的诊断和观察治疗后效果。

4. 眼底自发荧光(FAF)　还没有发现FAF在BD的临床应用价值,仅能用于黄斑RPE萎缩和囊样水肿的检查[38]。

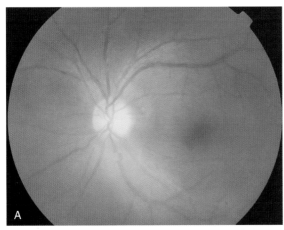
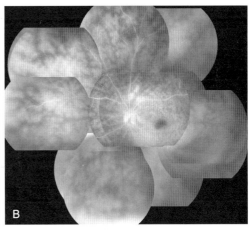
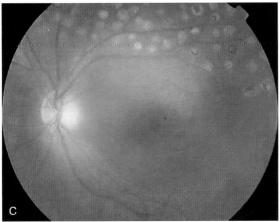

图36-28　白塞病患者眼底改变

A. 双眼底改变相似,左眼视乳头苍白和水肿,视网膜静脉充盈,轻度扭曲,视网膜弥漫性水肿;B. FFA拼图显示视乳头染色,边界不清,视网膜血管壁荧光染色,弥漫性渗漏,形成特殊的水墨画般的树枝样改变,视网膜水肿,广泛荧光渗漏;C. 眼底激光治疗后6年,后病情稳定,视乳头颜色淡黄,动脉血管细,未见新生血管形成,黄斑似囊样水肿(易长贤提供)

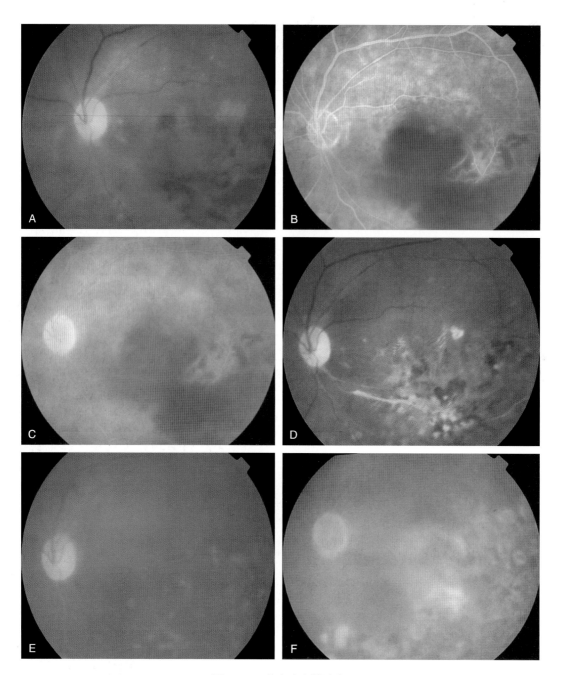

图 36-29　白塞病血管改变

A. 左眼 BD,视乳头萎缩,颜色苍白,后极部视网膜广泛水肿,动脉细小几乎不能发现,合并有颞下分支视网膜静脉闭塞,弥漫性斑片状出血及少量黄色渗出;B. FFA 2 分 31 秒,可见视网膜斑点状高荧光,后极部遮蔽荧光,部分血管扩张及染色;C.造影 20 分 55 秒,视乳头染色,视网膜弥漫性水肿染色,颞下出血区为遮蔽荧光;D.治疗两个月后视网膜水肿消退,部分血管闭塞和血管鞘,黄斑反光消失,黄斑前膜形成,渗出和水肿,病变区见激光治疗斑;E.患者炎症反复发作,4 年之后再次复发,玻璃体混浊,眼底模糊,可见视乳头苍白,下方隐约可见激光斑点色素沉着;F. FFA 显示视乳头染色,后极部弥漫性水肿高荧光,中周部激光斑点可见(易长贤提供)

　　5. B 型超声波检查　可分为 2 种类型,Ⅰ型为前房积脓型,声像图表现为前房增宽,可见细密点状回声,晚期可出现虹膜粘连,主要表现为前房内可见大片絮状物附着于虹膜和晶状体表面。Ⅱ型为玻璃体混浊型,早期表现为下方玻璃体混浊,主要呈雪球状混浊,玻璃体可出现粟粒样强回声光点,视网膜脉络膜增厚,视网膜上也可出现粟粒样强回声光点。晚期玻璃体内可出现强回声光带,不连于视乳头,后运动不活跃,光带上也可以出现粟粒样强回声光点[1]。

三、诊断和鉴别诊断

(一) 诊断

国际 BD 研究组于 1990 年收集了 7 个国家 12 个中心的 914 例 BD 患者,对其临床表现进行了统计学处理,并与其他 5 个诊断标准的敏感性、特异性进行了比较,从而制定出一种特异性高、敏感性与其他标准相似的诊断标准,现介绍如下[1]。

1. 复发性口腔溃疡　1 年内至少复发 3 次。

2. 下面 4 项中出现 2 项即可确诊　①复发性生殖器溃疡或生殖器瘢痕;②眼部损害(前葡萄膜炎、后葡萄膜炎、玻璃体内细胞或视网膜血管炎);③皮肤损害(结节性红斑、假毛囊炎或脓丘疹或发育期后的痤疮样结节);④皮肤针刺过敏反应阳性。

(二) 鉴别诊断

BD 早期症状缺乏特异性诊断指标,易与单纯性复发性口腔溃疡、疱疹性口腔炎、脓疱性口腔炎、药疹等混淆,需做排除性诊断。本病还应与瑞特综合征、强直性脊柱炎、炎症性肠病等相鉴别[1,22,34,35]。

1. 单纯性复发性口腔溃疡　是一种最常见的具有反复发作特征的口腔黏膜溃疡性损害,病因不明,多发生于青壮年,女性多于男性,以唇、颊、舌尖、舌边缘等处黏膜好发,最初口腔黏膜充血、水肿,出现小米粒大小的红点,很快破溃成圆形或椭圆形溃疡,中央略凹陷,表面有灰黄色的苔,周围有狭窄红晕,有灼痛,遇刺激疼痛加剧,影响说话与进食,一般无明显全身症状。而 BD 除表现为复发性口腔溃疡外,同时有复发性生殖器溃疡或生殖器瘢痕,葡萄膜炎症,皮肤结节性红斑等。

2. 瑞特综合征　虽可有口腔溃疡、尿道炎、龟头炎及结膜炎,易与 BD 相混淆;但该病多数伴有关节炎,且无针刺反应和静脉炎。

3. 强直性脊柱炎　基本病变是脊柱炎,HLA-B27 常阳性,严重或晚期患者出现脊柱强直,脊椎关节呈竹节样改变。BD 无脊柱强直及竹节样改变,HLA-B5 多阳性。

4. 溃疡性结肠炎　本病表现为下消化道溃疡,主要为乙状结肠溃疡,病变可以由下向上发展至回肠,有人称之为"倒灌性回肠炎",常表现为持久性的黏液血便,X 线或纤维结肠镜检查可以辅助诊断。溃疡性结肠炎可引起非肉芽肿性前葡萄膜炎和前房积脓,也可引起眼底病变,同时出现肠道症状,但眼部炎症消退缓慢,虽可复发,也不会像 BD 那样频繁[1]。BD 患者虽可发生胃肠道多发性溃疡,但以回盲部多见,临床表现为腹痛、腹泻,甚至穿孔,并可反复发作。更易鉴别的是 BD 的复发性口腔溃疡、生殖器溃疡或生殖器瘢痕等。

四、治　疗

BD 由于病因未明,表现多样,因此治疗亦多样[22,34,35]。

(一) 复发性口腔溃疡的治疗

1. 用肾上腺糖皮质激素类软膏局部涂擦,疼痛严重者可于溃疡面涂 2% 的可卡因,亦可局部用锡类散、珍珠粉、冰硼散、养明生肌散、金霉素软膏等。

2. 对于间歇期较长,溃疡面积较小而数量较少的口腔溃疡可采用烧灼法治疗。

3. 对于体液免疫功能减低而致口腔溃疡者,使用丙种球蛋白 3ml 肌注,或胎盘球蛋白 3~6ml 肌肉注射,必要时 1 周后重复注射。对于因细胞免疫功能减低而致口腔溃疡者,可肌肉注射转移因子 2~4ml/ 次,每周 1~2 次,10 次为 1 疗程。

4. 其他　吴茱萸加醋调成糊状,敷于双侧涌泉穴,每日换药 1 次。

(二) 肾上腺糖皮质激素治疗

可应用于高热、关节肿痛、大血管炎、眼及中枢神经系统病变。轻症口服,重者静点或冲击治疗。如静脉注射甲泼尼龙 200mg,每天一次,连续 3 天,以后改为口服,每天 80~100mg,并逐渐减量,维持治疗 3~6 个月。

(三) 免疫抑制剂

秋水仙碱用于慢性反复发作的皮肤黏膜溃疡、关节及眼葡萄膜炎轻症。常用剂量为 0.5~1.0mg/d,但有引起白细胞减少、胃肠道反应、肾毒性等副作用。

环孢霉素 A 治疗眼部炎症优于秋水仙碱，一般剂量为 5~10mg/kg/d，分 2~3 次口服，1~2 个月可见效，治疗 3 个月后可调整剂量。

硫唑嘌呤可减少眼部损害、口腔及生殖器溃疡和关节损害的发生率。

苯丁酸氮芥可缓解症状，但长期应用副作用大。开始可给 10~15mg/d，通常持续治疗 12~18 个月，如无明显骨髓抑制现象，视病情减量维持，维持量为 2mg/d。

（四）免疫调节剂

丙种球蛋白和胎盘球蛋白可提高体液免疫，干扰素、胸腺肽及转移因子提高细胞免疫。视患者的免疫功能状态选择一种免疫调节剂，可做为本病的辅助治疗。丙种球蛋白为冻干品，灭菌注射用水溶解后肌肉注射，每次 0.5~1.0ml，一月一次。干扰素 α 肌肉或皮下注射，每次 100 万 ~300 万 U，每日或隔日一次[11]。胸腺肽 α-1 肠溶片，每次 40~100mg，一日 3 次。转移因子胶囊，每次 3~6mg，每日 2~3 次。

（五）中药

中医药平衡阴阳，调节免疫，改善微循环，促进溃疡修复，疏通心肾，护脾散邪，活血化瘀，可以达到上焦热清、中焦热化、下焦二便排毒，而达到愈后不复发的目的[33]。

（六）白内障手术治疗

BD 并发白内障严重影响视力者，待葡萄膜炎稳定 3~6 个月后可施行白内障摘除联合人工晶状体植入手术，术后注意预防葡萄膜炎的复发。

（七）激光光凝

BD 出现视网膜的新生血管、视网膜血管阻塞和视网膜毛细血管无灌注时应行光凝治疗（图 36-28~ 图 36-30），一般选用绿氟激光。光凝可以关闭毛细血管无灌注区和消除视网膜新生血管，预防玻璃体新生血管形成、玻璃体积血、继发性青光眼和黄斑水肿的发生[1]。

（八）玻璃体手术

BD 葡萄膜炎反复发作，且逐渐加重，伴玻璃体浑浊特别是雪球状浑浊时应考虑行玻璃体切除术。一般认为玻璃体切除可以清除玻璃体内的抗原、炎症介质和毒性产物，因此已成为治疗葡萄膜炎的一种常用方法。Limon 等认为，玻璃体切除可以预防黄斑病变的形成，可以使 72% 的患者减少肾上腺糖皮质激素的用量或中止肾上腺糖皮质激素的治疗[1]。

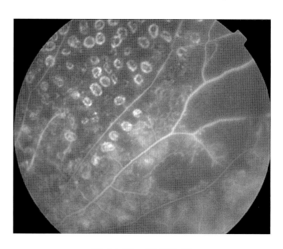

图 36-30　激光治疗
原激光处血管渗漏明显好转，但出现新的无血管区，
需继续补充激光（易长贤提供）

（九）继发性青光眼

早期药物治疗通常有效，但晚期眼压控制不良者往往需手术治疗。

五、治 疗 效 果

鉴于 BD 是一种反复发作的多系统和多器官受累的疾病，其预后主要取决于受累的器官、复发的频度及损害的程度。在神经系统和严重血管受累的患者中，约 7% 的患者因严重的并发症而死亡。日本在 1972-1983 年统计的 706 例死亡的 BD 患者中，死亡原因主要有神经系统受累、消化道出血、动脉瘤破裂等。中枢神经受累的患者中，死亡率为 41%，可见中枢神经受累者预后多不良[1]。

眼部损害通常发生于其他主征之后，或与其他主征同时出现。最初 5 年内，炎症往往反复发作，甚至每月发作 1 至数次，5 年后复发次数减少，约 8~10 年后绝大多数趋于静止状态。Pivetti-Pezzi 认为，BD 是一种自限性疾病，活动期为 2~8 年，平均 5.3 年，此期后很少复发，即使复发也不严重，易用肾上腺糖皮质激素控制[1]。

影响视力预后的一些因素：①发病年龄：发病年龄越早，预后越差。小暮美津子曾比较了 30 岁以前和以后发病的两组患者的视力预后,发现 30 岁以后发病组较 30 岁以前发病组的视力预后显著为好;②治疗方法:在早年的报道中,从葡萄膜炎发生到单眼盲目的时间平均为 3.5 年,到双眼盲目的平均时间为 5 年。随着治疗方法的不断进步,特别是引入苯丁酸氮芥、环孢霉素 A 等药物治疗以后,患者的视力预后得到明显改善。汤浅武之助比较了用不同药物治疗的三组患者的视力预后,第一组患者主要用肾上腺糖皮质激素治疗;第二组主要用其他免疫抑制剂治疗,第三组主要用环孢霉素 A 治疗。发病 2~5 年患者视力在 0.5 以上者三组分别为 27.58%、55.68% 和 49.12%,视力在指数以下者分别为 27.58%、9.09% 和 7.02%;发病后 5~10 年,三组患者视力在 0.5 以上者分别为 19.56%、38.21% 和 29.90%,指数以下者分别为 29.11%、24.39% 和 18.50%。可见环孢霉素 A 和其他免疫抑制剂的效果优于肾上腺糖皮质激素。杨培增等用苯丁酸氮芥联合中药治疗 16 例患者,发现葡萄膜炎完全控制者有 11 例(68.7%),基本控制者 5 例(31.3%),治疗后视力提高者占 63.3%,未发现视力下降者;③受累部位:视力预后与炎症侵犯的部位有密切的关系,有人对表现为视网膜脉络膜炎的 305 眼和表现为虹膜睫状体炎的 54 眼长期随访观察发现,在发病 10 年后,仅有 1/4 的视网膜脉络膜炎眼视力在 0.5 以上,而虹膜睫状体炎中 70% 以上的眼视力在 0.5 以上。伊泽保穗等对 152 例患者随访也得出相似的结果,发病 8 年后,虹膜睫状体炎型的患者视力在 0.5 以上者占 70%,而视网膜葡萄膜炎型患者中有此视力者不足 20%;④性别:性别对视力预后的影响主要表现在不同性别眼受累部位的不同,BD 男性患者其眼受累发生率达 90%,并且主要累及眼后段;而女性患者其眼受累发生率仅为 70%,其前段受累者占 50%。眼部受累 5 年后,男性患者中 50% 的患眼视力降至 0.1 以下,而女性患者中仅 10% 的患眼视力降至 0.1 以下。至于女性患者为什么发病轻、并发症少、视力预后好,目前尚不完全清楚;⑤遗传因素:Ohno 等发现,女性 HLA-B5 阳性的患者与阴性的患者相比视力预后不良。随访 2 年发现,阳性患者中视力在 0.6 以下者占 24%,0.01 以下者占 31%,而阴性患者中,0.6 以下者占 44.5%,0.01 以下者仅有 11%。

(耿燕 杨朝忠)

第五节 结核性脉络膜炎

结核病(tuberculosis)是由结核杆菌感染引起的一种肉芽肿性疾病,最常发生于肺部,也可能会通过血液播散或其他途径累及包括眼在内的其他组织或器官。20 世纪 40 年代中期,随着抗结核药物的发现和临床应用,结核病的发病率明显得到控制;但近 20 年来,一度控制在很低水平的结核病,在世界范围内又有死灰复燃的趋势。目前我国有 4 亿人感染过结核菌,现有传染性结核患者达 200 万人,仅次于印度,居世界第二位[15]。

1868 年 Graefe 和 Leber 首次描述了结核性葡萄膜炎的临床表现。1903 年 Stock 采用病理学检查在葡萄膜发现结核病灶。1948 年 Nectoux 用家兔建立了结核性葡萄膜炎的动物模型。1940 年 Woods 报道葡萄膜炎 50% 以上是结核感染所致[15,39-49]。

一、病因与发病机制

脉络膜血管丰富,血流缓慢,结核杆菌易滞留该部发生感染。可能的发病机制为[15,39-46]:①过敏反应型(Ⅰ型):为眼部组织对结核菌体蛋白的变态反应;②结核杆菌毒素损害型(Ⅱ型):为真正的结核病变损害。结核杆菌侵袭眼组织后,若结核杆菌较少且机体免疫力较强,以增生性病变为主,产生特异性的结核肉芽肿,主要为放射排列的上皮细胞伴 Langhans 巨细胞,外周有淋巴细胞浸润和增生的纤维细胞,病灶中极少有结核杆菌。当结核杆菌数量多而 T 细胞免疫活性强时,则组织充血明显。当机体免疫力低下,则可发生组织破坏,形成干酪样坏死。虽然有人认为机体对结核杆菌的超敏反应可引起葡萄膜炎,免疫复合物在组织的沉积可引起虹膜睫状体炎和脉络膜炎的复发,但这种机制在眼内并未得到实验证实,如结核菌素皮内注射并未诱导患者葡萄膜炎的复发。

二、临床表现

眼内结核是各种葡萄膜炎疾病的模仿大师,可表现前葡萄膜炎、慢性肉芽肿性葡萄膜炎、中间葡萄膜炎、玻璃体炎、黄斑水肿、视网膜血管炎、视神经视网膜炎、孤立或多灶性脉络膜结核、多灶性脉络膜炎、脉络膜肉芽肿、匐行性(样)脉络膜炎、视网膜下脓肿、眼内炎和全眼球炎[50]。而全葡萄膜炎和后葡萄膜炎是最常见的类型。

(一)症状

全身乏力,午后潮热,五心烦热,夜间盗汗口干咽燥。有肠结核时可表现为腹痛、腹泻等[5,15,39-49]。眼部症状主要为无痛性视力下降、视物变形等。

(二)体征

结核性脉络膜炎发病可以是急性或者缓慢隐蔽,分为急性期和慢性期。

1. 急性期　可表现为视网膜炎和严重的玻璃体炎(图36-31)。眼底可出现1~2个视乳头大小的圆形或椭圆形黄白色斑块,可伴有附近出血。亦可表现为多发性边界不清的黄白色结节,位于脉络膜深层,多分布在后极部。病变可数个至数百个不等,1/6~1/2DD(disc diameter)大小,偶尔可见粟粒状结节相互融合成团块状,可伴有视乳头水肿、神经纤维层出血和不同程度的前葡萄膜炎。局限性脉络膜结核,多发于后极部,常累及黄斑,表现为局限性渗出,呈灰白色或黄白色病变。局灶性结核性脉络膜炎,多发于幼儿和青年,单发或多发,3~5DD大小,病变局限于后极部,呈灰白色,可逐渐增大呈半球状隆起。周围有卫星样小结节和小出血灶,可伴有浆液性视网膜脱离。

2. 慢性起病者可表现出以下特殊类型[5,15,39-49]。

(1)脉络膜结节:多发性脉络膜结节是结核性后葡萄膜炎的最常见表现,这种表现通常提示该眼内结核来源于结核杆菌的血行播散。临床上,脉络膜结节为小结节样外观,单眼或双眼均可发生。通常结节数少于5个,但也有多达50~60个者。结节可为灰白色、黄色等,边界不清,多

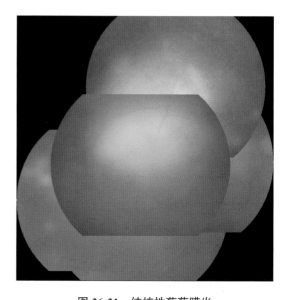

图36-31　结核性葡萄膜炎
急性葡萄膜炎,玻璃体混浊,眼底模糊,隐约可见多灶性视网膜病灶,一个大的视网膜下病灶,表面可见视网膜血管,黄白色呈椭圆形隆起(易长贤提供)

位于后极部,大小约为1/4DD或更小。脉络膜结节局部可伴有浆液性视网膜脱离,但一般不会造成眼前节或玻璃体炎症。发生于粟粒性结核患者的脉络膜结节多为小的多发性结节。脉络膜结节通常对抗结核药物反应良好,经3~4个月多可愈合。当炎症消退后,脉络膜结节边缘变清晰,中央区变为黄白色,而周边伴有色素环,最后病灶形成瘢痕。

(2)脉络膜结核瘤:在脉络膜结核中,脉络膜结核瘤较少见,常发生于具有比较低度过敏性或高度免疫性的成年患者,一般为单眼,起病缓慢,病程较长,多发生于后极部,脉络膜呈黄白或灰白色局限性隆起(图36-32),炎症消退时呈现为脉络膜结节。病灶周围视网膜水肿或渗出性脱离,其表面有血管扩张及斑片状出血。在病灶表面可出现视网膜出血和皱褶,而后期则可出现视网膜脱离。脉络膜结核瘤也可表现为在脉络膜内弥漫而平坦播散性生长。

(3)视网膜下脓肿:肉芽肿干酪样组织中细菌的繁殖可以造成组织的液化坏死以及脓肿形成。播散性结核患者往往会出现视网膜下脓肿。视网膜下脓肿外观多为淡黄色,表面可有视网膜出血。随时间延长,这类病变往往会有发生视网膜血管瘤样增生的倾向。视网膜下脓肿对抗结核药物治疗有效,愈合后形成色素沉着或萎缩,但在瘢痕区域内也可能会出现视网膜下新生血管。

(4)匐行性脉络膜脉络膜炎:匐行性脉络膜炎是一类主要侵害脉络膜及脉络膜毛细血管的慢性反复性炎症。匐行性结核性脉络膜炎可为局限性或者多灶性,多数患者检查可有活动性肺结核或身体其他部位

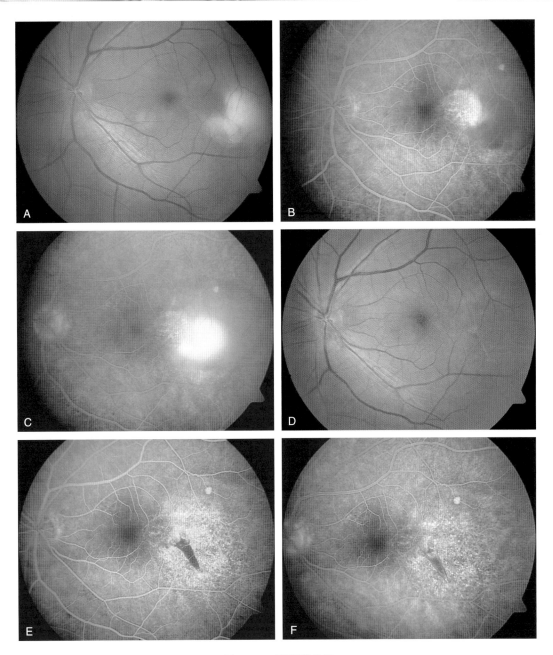

图 36-32　脉络膜结核

A. 患者男 35 岁,因左眼视物变性 1 个月就诊,检查见中心凹外 1DD 处不规则视网膜下黄白色隆起,边界不清,周围有视网膜浅脱离;B. FFA 早期,中心凹鼻侧有 1DD 大小的圆形窗样缺损,病灶呈低荧光;C. 造影晚期,窗样缺损形态不变,病灶呈近圆形高荧光,视网膜脱离呈环形弱荧光;D. 治疗后 4 个月,病灶消失,留下约 3DD 范围的色素脱失和增生;E. FFA 造影早期,黄斑外色素紊乱区点状高荧光,下方有条状色素增生;F. 造影晚期,黄斑外病灶高荧光未变化,无渗漏荧光(刘文提供)

的急性结核。该类疾病被认为是一种自身免疫性疾病,常起病在视乳头周围,并向外扩展。在眼内结核患者中,也可出现类似于匐行性脉络膜炎的表现,尤其是在印度患者中。初始患者可能表现为病灶相对独立的多发性脉络膜炎,但随病情进展,病灶会逐渐扩散融合。此类患者也可表现为以变形虫样方式扩散的弥漫性斑状脉络膜炎。肾上腺糖皮质激素和免疫抑制剂对匐行性脉络膜炎治疗有效,但对匐行性结核性脉络膜炎,肾上腺糖皮质激素疗效较差,病情仍会发展。Laatikainen 和 Erkkila 认为,此是结核杆菌激发的过敏 / 超敏反应导致了眼内结核的发生[15]。

（三）辅助检查

1. FFA　在造影早期脉络膜结节为低荧光,后期为强荧光,静止的或已愈合的结节仅表现为透见高荧光。但对于较大的脉络膜结核瘤,FFA早期显示为伴有扩张毛细血管床的强荧光,并且荧光增强迅速,后期可因渗出性视网膜脱离而出现荧光素积存。FFA也可有助于发现在脉络膜结节形成急性期或静止性病灶出现脉络膜新生血管或视网膜血管瘤样增生。在弥漫性类匐行性脉络膜结核中,FFA早期病灶表现为低荧光,后期为强荧光。而对于已愈合的病灶,仅表现为透见高荧光,或者会因色素上皮增生而出现荧光遮挡。在结核性视网膜血管炎中,FFA可显示血管壁尤其是静脉管壁的荧光素染色和渗漏。通过FFA检查周边视网膜是否有毛细血管无灌注区或新生血管,对指导激光治疗有重要意义。

2. ICGA　能比临床检查和FFA更清楚地显示亚临床表现脉络膜疾病。在造影早期和中期,结核性脉络膜病变表现为低荧光点,而后期出现多个小的局部强荧光区。在造影后期,因为脉络膜血管渗漏可变模糊,或出现弥散的带状强荧光区。造影早期和中期阶段的低荧光区变为强荧光区,提示为活动性脉络膜病灶。在弥漫性类匐行性脉络膜结核中,活动性病灶在ICGA早期和后期均为低荧光。眼内结核患者的ICGA表现是可逆的,因此利用该检查手段可用于监测病变的治疗效果。

3. 眼部超声检查　在A型超声检查中,较大的结核性肉芽肿或脓肿表现为内部低中度回声,而B型超声则表现为隆起的实体团块。超声检查不能区分不同原因的炎症团块,但对鉴别结核瘤与视网膜母细胞瘤、恶性黑色素瘤、转移性肿瘤等有意义。

三、诊断与鉴别诊断

(一) 诊断

国际上对结核性脉络膜炎的诊断依据:①中青年患者出现急性或亚急性前葡萄膜炎,后部葡萄膜炎以旁中心区病灶融合病灶和病灶迁徙性变化为特征;②胸部X线检查和特定病原菌检测阳性;③结核菌素的免疫学检查阳性;④纯化蛋白衍生物试验阳性;⑤试验性治疗疗效肯定。

(二) 鉴别诊断

1. 脉络膜黑色素瘤　发病年龄为50岁左右,单眼发病。眼底后极部界限不十分清楚的扁平肿块,呈棕色或棕黑色。早期病灶斑驳状荧光,晚期呈弥漫性荧光区,其中夹杂有色素团块性遮蔽荧光及肿瘤坏死性暗区[51]。

2. 脉络膜转移癌　多有原发癌肿病史,发展较快。眼底后极部呈灰黄色或灰白色扁平隆起,边界不甚清楚。FFA病灶区出现荧光较晚,在静脉早期后出现,后期病灶形成强荧光区。

3. 脉络膜血管瘤　多于中年以后发病,多位于眼底视乳头附近,呈圆形或椭圆形桔黄色隆起,边界不甚清楚。在动脉前期或动脉早期即显荧光,可见血管网形态,呈"多湖状",随即因渗漏而出现强荧光区。

4. 脉络膜骨瘤　又称脉络膜骨化症,多见于青年女性,多单眼发病。病灶多位于视乳头周围,形态不规则,色泽不均匀,桔黄色或青灰色隆起。在脉络膜荧光未显影前,病变区即出现斑点状荧光及异常血管丛荧光,随着视网膜动静脉的充盈而逐渐增强,晚期不减弱,呈持续性强荧光。此病最重要的是CT检查,在后部眼环出现与骨密度一致的影像。

5. 视网膜母细胞瘤　脉络膜结核瘤误诊为视网膜母细胞瘤而行眼球摘除者屡有报道。视网膜母细胞瘤多发生于婴幼儿。对视网膜母细胞瘤的正确诊断取决于采取综合诊断手段,包括详细病史、全麻下散瞳查眼底、B型超声波、X线拍片、CT扫描、房水中乳酸脱氢酶、细胞学检查等。在辅助检查中,以CT和B型超声波检查诊断率高,简便易行。

四、治　疗

结核性脉络膜炎主要采用药物治疗,异烟肼、利福平等为常用的有效的抗结核药。美国疾病控制中心建议,在最早的2个月内联合采用异烟肼、利福平、乙胺丁醇和吡嗪酰胺四种抗结核药物,然后调整药物类型及剂量再持续治疗4~7个月。

大量临床和实验证明,在使用抗结核药的同时,全身加用低剂量的肾上腺糖皮质激素有可能减少因迟发性超敏反应而引起的眼部损伤。但应避免单独使用肾上腺糖皮质激素,以免后者促进细菌繁殖引发全眼球炎或激活潜在的感染而使全身结核加剧。局部应用散瞳剂有助于减轻炎症反应和改善症状。视网膜下的新生血管可选用氩激光光凝治疗。

由于结核菌的高度变异性,联合、连续和持续用药是抗结核治疗的三大原则;此外,充分休息,补充维生素,增加营养可提高机体对结核感染的抵抗力。近年来,原药耐药结核有下降趋势,而获得性耐药结核则有所上升。对耐药性结核的治疗,一般建议是在使用多种一线抗结核药物同时再另外加用一些最小剂量的其他抗结核药治疗 18~24 个月,常用药物如利福布丁、氟喹诺酮类、γ 干扰素和利奈唑胺。

抗结核药物治疗数月后,结核性脉络膜炎多可治愈。2 个月后活动病灶缩小,出现色素环绕,黄斑水肿消退。脉络膜的病灶趋于平静或完全消失,部分留下永久的组织损害,形成瘢痕。个别粟粒状脉络膜结核病灶吸收后,黄斑部视网膜下新生血管形成,最终形成盘状黄斑病变。

五、治疗效果和典型病例

(一)治疗效果

早期正确的治疗可获得较好效果。结核性脉络膜炎患者的视力预后与病变的部位及治疗是否及时有关。笔者曾治疗 10 例结核性脉络膜炎患者,视力恢复均在 0.6 以上。

(二)典型病例

结核性局灶性视网膜脉络膜病变

1. 病例 患者女,25 岁,因"右眼视力无痛性逐渐下降一周余"于 2007 年 8 月 24 日以"右眼全葡萄膜炎"收入中山大学中山眼科中心。患者一周前"感冒"后出现右眼视力无痛性渐进性下降,到当地医院就诊为"右眼葡萄膜炎",予"地塞米松"等药物治疗,症状无缓解。入院眼部检查:右眼视力 0.03,矫正无提高,左眼视力 1.5。右眼结膜充血,角膜中央见一斑翳,余透明,前房中度深,房水闪辉(+),前房浮游细胞(+++),晶状体透明;玻璃体混浊,视乳头轻充血水肿,血管较迂曲,A∶V=1∶2,黄斑中心凹反光(−),色素紊乱;后极部视网膜水肿,颞下方视网膜见一约 0.5DD 大小黄白色渗出灶,其下有色素增生灶(图 36-33A)。左眼球前段及眼底检查正常。眼压测量:右眼 16.3mmHg,左眼 13mmHg。

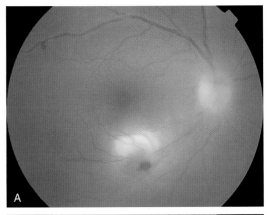
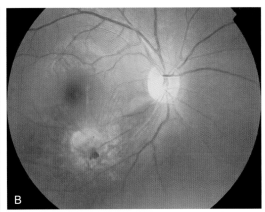
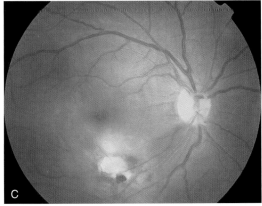

图 36-33 局灶性脉络膜视网膜炎
A. 2007 年 8 月 22 日,视力 0.03,视乳头充血水肿,黄斑下方视网膜血管弓处视网膜下灰白色病灶,其外缘有色素增生灶;B. 2007 年 12 月 4 日,抗结核治疗后,视力 0.9,视乳头和视网膜水肿消失,黄斑下方血管弓处视网膜病灶呈瘢痕状,其周围视网膜轻度放射状纹理;C. 2009 年 7 月 21 日,黄斑下方血管弓处瘢痕灶旁上方出现一个新的视网膜下灰白色病灶(李梅提供)

2. 诊断 右眼内源性细菌性眼内炎。

3. 治疗经过 入院后按内源性细菌性眼内炎给予全身广谱抗生素及全身和局部抗炎治疗,用药后右眼前房炎症控制,玻璃体仍混浊,静脉血管呈腊肠样改变,血管周见类白色鞘状物,颞下方黄白色病灶无明显变化。结核菌素纯蛋白衍生物(PPD)试验:左手 2u(+++),右手 5u(++++)。到广州市胸科医院检查,抗结核抗体 IgG(+),IgM(+),痰抗酸杆菌(−),胸片示右上肺少许阴影,考虑"结核感染可能性大"。故从中山大学中山眼科中心出院转专科医院抗结核治疗。

4. 治疗结果 2007 年 9 月 5 日出院时右眼视力 0.1,结膜无充血,角膜透明,Kp(−),前房水闪辉和浮游细胞(−),玻璃体轻度混浊,视乳头前增生物,视乳头边界欠清,色淡红,静脉迂曲扩张,呈腊肠状,有白色血管鞘,黄斑中心凹反光(−),黄斑区下方见一 1/4DD 大小黄白色病灶及暗红色色素斑,周边视网膜轻隆起。2007 年 12 月 4 日右眼视力 0.9,前节炎症消失,玻璃体清晰,黄斑下方瘢痕病灶 1.5DD 直径,色素增生和脱失(图 36-33B)。2009 年 7 月,患者再次出现视物模糊,视力下降至 0.4,检查眼底发现原病灶上方出现一新的小的活动性的黄白色病灶(图 36-33C),加强抗结核及局部抗炎治疗后,病情稳定,视力恢复至 0.8。

(耿燕 杨朝忠)

第六节 梅毒性脉络膜炎

梅毒(syphilis)是由梅毒螺旋体引起的一种性传播或血源性感染性疾病。由于驱梅疗法的进步,梅毒发病率曾一度下降,但自 20 世纪 70 年代起,又有所回升。随着获得性免疫缺陷综合征(acquired Immune deficiency syndrome,AIDS)迅速蔓延,梅毒也有卷土重来之势,AIDS 患者易于感染梅毒。

梅毒可分为先天性梅毒和后天性梅毒,两型均可引起葡萄膜炎。本病表现复杂,几乎可侵犯全身所有器官。梅毒只感染人类,梅毒患者是唯一的传染源。

一、病因与发病机制

梅毒螺旋体大量存在于皮肤粘膜损害表面,也见于唾液、乳汁、精液、尿液中。梅毒患者是唯一的传染源,性接触传染占95%,主要通过性交由破损处传染。未经治疗的患者在感染后一年内最具传染性,随病期延长,传染性越来越小,病期超过 4 年者,通过性接触无传染性。亦可通过干燥的皮肤和完整的黏膜而侵入,少数可通过接吻、哺乳等密切接触而传染,但必须在接触部位有梅毒螺旋体。由于梅毒螺旋体为厌氧性,体外不易生存,且对干燥极为敏感,故通过各种器物间接传染的可能性极小。输血时如供血者为梅毒患者可传染于受血者。先天性梅毒是患有梅毒的孕妇通过胎盘血行而传染给胎儿。以前观点认为在妊娠前 4 个月,由于胎盘滋养体的保护作用,梅毒螺旋体不能通过,故妊娠前 4 个月胎儿不被感染,现今研究表明胎盘滋养体萎缩与否,梅毒螺旋体都可通过胎盘进入胎儿体内传染胎儿。

梅毒(苍白密)螺旋体(treponema pallidun,TP)有两种物质可能与其致病力有关,即黏多糖和多糖酶。螺旋体表面似荚膜样的黏多糖能保护菌体免受环境中不良因素的影响,完整的荚膜样的黏多糖层是 TP 繁殖与存活所必需的。荚膜中含有 N-乙酰半乳糖胺,TP 不能自行合成,须从宿主细胞获得。借其黏多糖酶和含有黏多糖的组织细胞表面黏多糖受体结合,分解宿主细胞的黏多糖,获取合成荚膜所需物质。由于黏多糖是宿主组织和血管支架的重要组成部分,黏多糖被 TP 分解后,组织受到损伤和破坏,从而引起血管塌陷,血流受阻,造成管腔闭合性动脉内膜炎、动脉周围炎及组织坏死、溃疡等病变[52-55]。

二、临床表现

眼部活动性梅毒患者可表现眼部所有结构的炎症,分为先天性梅毒和获得性梅毒二种,下面将分别叙述它们的临床表现[56-58]。

(一)先天性梅毒

其特点是不发生硬下疳,早期病变较后天梅毒为重,晚期较轻;心血管受累少,骨骼、眼和鼻受累多见。

1. 全身表现

(1) 早期先天性梅毒:发生于出生后3周至2年内,主要引起营养障碍、消瘦、皮肤萎缩(貌似老人)、皮疹、皮肤水疱、扁平湿疣、口角与肛周放射性皲裂或瘢痕、梅毒性皮炎、骨膜炎、软骨炎、淋巴结肿大、肝脾肿大等。

(2) 晚期先天性梅毒:发生于2岁以上者,出现结节性梅毒疹、树胶肿、鼻中隔穿孔、马鞍状鼻、马刀胫、关节腔积水、楔状齿、神经性耳聋等。

2. 眼部表现 先天性梅毒可引多种类型的葡萄膜炎,如角膜葡萄膜炎、急性虹膜睫状体炎、脉络膜视网膜炎等(图36-34)。

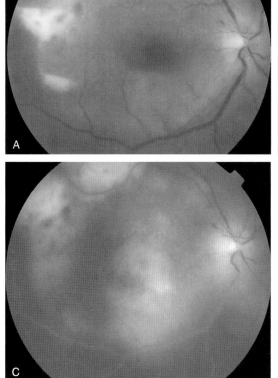
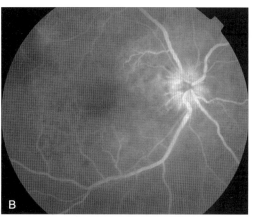

图 36-34 梅毒性葡萄膜炎

A. 视乳头充血,边界稍模糊,10点可见一放射状出血,视网膜静脉扩张,黄斑外可见视网膜出血及黄色渗出病灶;B. FFA 32秒,视乳头水肿染色,后极部斑点状低荧光,视乳头旁视网膜轻度水肿;C. 造影21分38秒,视乳头和后极部视网膜荧光素染色,提示视网膜水肿(易长贤提供)

(1) 眼前节表现:梅毒性结膜炎可引起球结膜水肿、充血,伴有巩膜炎。角膜表现为梅毒性基质性角膜炎(TK),后弹力层具有突起的嵴、网或厚的卷曲,使前房呈花彩样,此为先天性梅毒性角膜基质炎的显著特征。角膜基质新生血管形成是TK的一个特点,角膜缘的深层血管向角膜中央伸入,血管位于角膜深层,呈毛刷或扫帚状,不相吻合。许多长期慢性病例可出现继发性角膜变性改变。梅毒性葡萄膜炎症可致白内障发生;梅毒性虹膜睫状体炎可继发青光眼,有学者认为与梅毒性晶状体半脱位或全脱位导致房角关闭有关。

(2) 脉络膜视网膜炎:较为多见,常发生于出生前。临床常见双眼视网膜色素紊乱,呈椒盐样改变,常伴有视神经萎缩和视网膜大片萎缩。

(二) 获得性梅毒

获得性梅毒可分为4期,临床表现各有不同。

1. 全身表现

(1) 一期梅毒:其特征是在梅毒螺旋体侵入人体处出现硬下疳。此种病变多发生于生殖器,也可发生于口腔、皮肤、结膜和眼睑,通常发生于感染后2~6周,表现为无痛性丘疹,内含大量的螺旋体,丘疹可逐渐进展为溃疡,可伴有附近淋巴结肿大。但于发生后4周,即使不治疗此种病变也可自行消退。

(2) 二期梅毒:其特征是梅毒螺旋体在血中播散,出现于疾病发生后4~10周,表现为典型的弥漫性皮疹和淋巴腺病,皮疹呈斑丘疹,在手掌和足底部最为明显,其他表现有发热、不适、头痛、恶心、厌食、脱发、口腔溃疡和关节疼痛。此期可引起肝、肾、胃肠道、眼等多器官损害,在眼部主要引起葡萄膜炎。

(3) 三期梅毒:此期患者无全身症状和体征,无传染性,但可引起葡萄膜炎。此期可持续终生。

(4) 四期梅毒:此期可出现多系统损害,它又可分为3种类型,即良性四期梅毒、心血管梅毒和神经梅毒。①良性四期梅毒的特点是出现皮肤粘膜的梅毒瘤,也可出现虹膜和脉络膜的梅毒瘤;②心血管梅毒表现为主动脉炎、主动脉瘤、主动脉瓣功能不全、冠状动脉狭窄等病变;③神经梅毒有两种类型。一种为脑膜血管梅毒,表现为无菌性脑膜炎;另一种类型为脑实质型梅毒,主要表现为脑膜脑炎。

以眼部改变为首诊的晚期梅毒患者可合并人类免疫缺陷病毒感染。

2. 梅毒性葡萄膜炎

(1) 虹膜蔷薇疹(roseola):是虹膜表面的局限性充血,眼梅毒的最早表现,发生于二期梅毒早期,往往伴有或以后发生皮肤斑疹。有两种类型:①虹膜早期蔷薇疹:虹膜表面血管襟充血,持续数日无痕迹消失;②复发性蔷薇疹:出现在感染后2年以上,为血管扩张形成局限性病变,往往有炎症表现,有渗出和虹膜后粘连。

(2) 梅毒性虹膜睫状体炎:发生于二期梅毒的早期和三期梅毒,有各种类型。①二期梅毒性虹膜睫状体炎:为急性炎症,常伴有皮疹。②三期梅毒性虹膜睫状体炎:发生于下疳后十余年,易再发,预后不佳。往往发生于抗梅毒治疗后24~48小时,为急性炎症,是由于治疗中大量螺旋体死亡,产生内毒素所致。③复发性虹膜睫状体炎:是由于不适当的抗梅毒治疗,在停止治疗后4~6个月发生,常伴有黏膜皮肤反应,炎症轻重不等,严重者可引起失明。

(3) 梅毒性脉络膜视网膜炎:①弥漫型:发生于感染早期,眼底广泛水肿,经治疗后可无痕迹,也可遗留斑点状浅层脉络膜萎缩(图36-35)。②播散型:为最多见,发生于晚二期或三期梅毒,也可能在感染后10

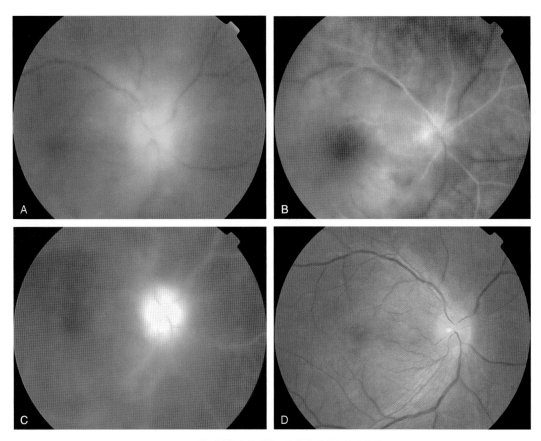

图36-35 梅毒性脉络膜视网膜炎弥漫型眼底表现

A. 右眼玻璃体轻度混浊,视乳头色黄,边界不清,视网膜弥漫水肿;B. FFA早期,视乳头渗漏荧光,脉络膜高荧光;C. 造影晚期,视乳头高荧光,视网膜血管染色,黄斑水肿,视网膜弥漫水肿;D. 治疗一个月后,玻璃体恢复透明,视乳头仍轻微水肿,但边界清楚度明显改善,静脉血管轻度充盈,黄斑和视网膜水肿明显减轻,轻度色素紊乱(易长贤提供)

年或更晚发生,约半数双眼患病,一眼先发病,另眼迅速发生。表现视力下降,视物变形。开始玻璃体絮状混浊,视乳头边界不清,视网膜水肿,有灰黄白色硬性渗出颗粒,数目多少不一,形状各异,多位于眼底后极部(图 36-36)。渗出灶可多发并扩散到赤道部,有时形成骨细胞样色素沉着,似视网膜色素变性样改变。部分严重的血管炎不仅导致视乳头缺血和视网膜水肿,还可出现不同程度的视网膜出血。③急性梅毒性后极部鳞状脉络膜视网膜炎(acute syphilitic posterior placoid chorioretinitis):眼底出现一个或多个较大的后

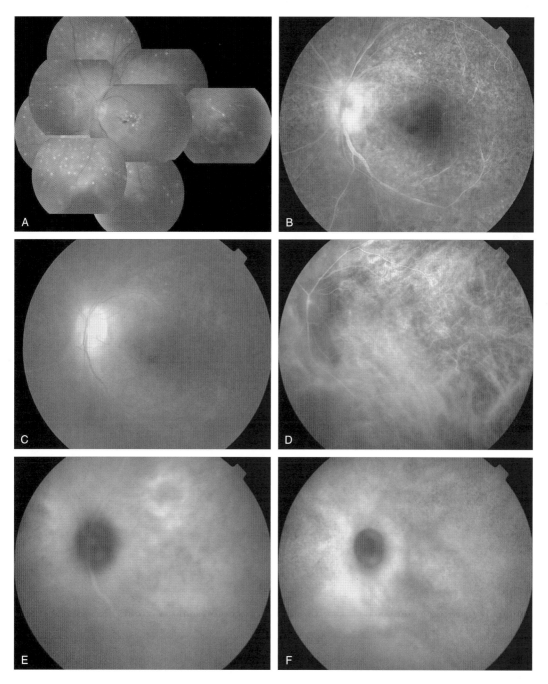

图 36-36 梅毒性脉络膜视网膜炎播散型眼底表现

A. 左眼视乳头水肿,边界不清;视网膜血管普遍变细,部分动脉闭塞及白色血管鞘,黄斑中心可见点状硬性渗出及出血,视网膜水肿呈灰白色,可见大量散在均匀大小的颗粒状黄色渗出病灶;B. FFA 34 秒,可见视乳头强荧光,静脉管壁染色,节段性狭窄,视网膜斑驳样强荧光,RPE 染色;C. 造影 28 分 36 秒,视乳头强荧光,视网膜弥漫性染色,黄斑区可见荧光遮蔽;D. ICGA 14 秒,后极部染料轻度渗漏,脉络膜血管迂曲增加,扩张不明显;E. ICGA 14 分 48 秒,脉络膜血管仍然高荧光,视网膜弥散染色;F. ICGA 35 分 11 秒,染料逐渐排除,残留斑驳样高荧光,视乳头因为不含脉络膜成分因此始终表现为低荧光(易长贤提供)

极部鳞状脉络膜视网膜病灶,呈鳞状黄白色视网膜下病变,其中央部位脱色素,并有RPE的点状色素增生,所有病例都有玻璃体炎。FFA早期在灰白色或黄白色混浊区呈弱荧光,在脱色素区呈斑点状或斑驳状荧光区,后期RPE荧光染色(图36-37)。少数病例有视网膜浆液性浅脱离、周边部视网膜脉络膜炎、轻度视乳头炎、视网膜血管周围炎和重度玻璃体内细胞浸润,视力严重受损。根据眼底和FFA的表现,它可能是一种脉络膜毛细血管-RPE-视网膜感光细胞复合体的急性炎症反应。

(4)梅毒瘤:这是由于梅毒结节性浸润互相融合,形成肉芽肿性肿块,有两型。①丘疹型:为小的多发的富于血管的病变,多发生于二期梅毒的早期,位于虹膜,大小不等,呈黄色或橙黄色,持续数日或数周,消失后遗留虹膜脱色素斑。②梅毒树胶肿:多发生于三期梅毒,为脉络膜棕黄色病变,最后坏死,伴有严重虹膜睫状体炎,患者疼痛难忍。

(5)中间葡萄膜炎:一些患者可出现显著的玻璃体炎症反应,并伴有囊样黄斑水肿、周边部视网膜血管炎、视乳头肿胀,这些均是中间葡萄膜炎的典型表现,但患者通常无睫状体平坦部和玻璃体基底部的雪堤样改变。

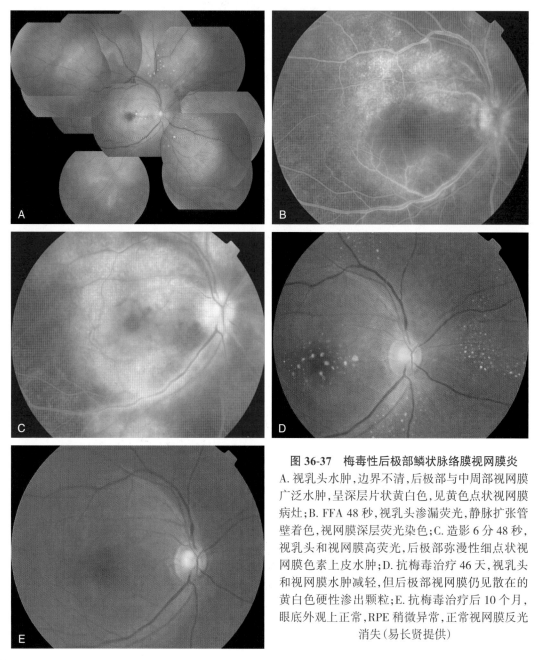

图 36-37 梅毒性后极部鳞状脉络膜视网膜炎

A. 视乳头水肿,边界不清,后极部与中周部视网膜广泛水肿,呈深层片状黄白色,见黄色点状视网膜病灶;B. FFA 48秒,视乳头渗漏荧光,静脉扩张管壁着色,视网膜深层荧光染色;C. 造影6分48秒,视乳头和视网膜高荧光,后极部弥漫性细点状视网膜色素上皮水肿;D. 抗梅毒治疗46天,视乳头和视网膜水肿减轻,但后极部视网膜仍见散在的黄白色硬性渗出颗粒;E. 抗梅毒治疗后10个月,眼底外观上正常,RPE稍微异常,正常视网膜反光消失(易长贤提供)

（6）全葡萄膜炎：梅毒性葡萄膜炎中，有的患者眼前后段均受累，表现为典型的全葡萄膜炎。

3. 其他眼部表现　主要有脊髓痨性视神经萎缩，这是晚期梅毒的典型改变，眼底表现为原发性视神经萎缩，视神经乳头苍白，边界清楚，动脉变细。病程进展缓慢，常侵犯双眼，早期视力减退，有向心性视野缩小，有时呈部分视野收缩。当中脑顶盖前区的光反射路径受损，瞳孔表现为双侧大小不等，对光反应迟钝或消失，但在调节和辐辏反应时存在，称为阿 - 罗瞳孔（Argyll-Robertson pupil），并有眼外肌麻痹等。

三、血清学检查

用于诊断的血清学检查分为两大类，一类为非特异性试验（也称非密螺旋体试验），另一类为特异性试验（密螺旋体试验）。

（一）非特异性试验

非特异性试验是用于测定血清中抗宿主某些自身抗原的抗体的试验。这些宿主自身抗原与感染的梅毒螺旋体结合在一起，刺激机体产生针对这些自身抗原的抗体，测定这些抗体可间接地判断螺旋体的感染。与螺旋体感染有关的主要抗原为心磷脂，它是由肝脏产生的一种磷脂。最常用的非特异性试验有两种：一种为性病研究实验室试验（venereal disease research laboratory，VDRL），另一种为快速血浆反应素试验（rapid plasma reagin，RPR），两种试验均是定量测定血清中的抗心脂抗体，其结果判定为"反应"、"临界"和"无反应"。

（二）特异性试验

特异性试验是定量测定抗密螺旋体抗原的方法，最常用的试验方法有两种：一种为荧光素密螺旋体抗原吸附试验（fluorescent treponemal antibody absorption test，FTA-ABS test），另一种为微血凝集素测定试验（microhemaglutination assay for reponema pallidum，MHA-TP）。两种特异性试验都有较高的特异性和敏感性，偶尔在结缔组织病可出现假阳性结果。

四、辅　助　检　查

1. FFA　急性梅毒脉络膜视网膜炎造影早期低荧光，晚期染色在持续低荧光背景下类似豹纹斑[59]（图 36-37C）。与视网膜炎相关的视网膜表面的黄白色斑点沉着物早期遮蔽荧光，到晚期也不染色和渗漏荧光。外层视网膜炎和 RPE 炎造影早期就出现高荧光（图 36-36B）。视网膜静脉炎引起视乳头强荧光渗漏，静脉管壁染色和节段性狭窄（图 36-36B），甚至分支静脉或中央静脉阻塞，视网膜表现弥漫性染色。急性脉络膜视网膜炎消失后，遗留窗样缺损的透过荧光和 RPE 增生的遮蔽荧光，呈椒盐状到假性视网膜色素上皮变性等多种表现[59]。

2. ICGA　在大部分眼部梅毒均表现异常，在晚期中周边部高荧光斑点和脉络膜血管高荧光（图 36-36F）。ICG 低荧光斑有三种类型：①整个造影期间均表现低荧光，治疗后转为正常；②早期低荧光，晚期和背景一致；③在正规治疗后，持续低荧光斑不恢复到正常[60]。在急性后极部鳞状脉络膜视网膜病变也呈低荧光。

3. OCT　用于检查梅毒葡萄膜炎黄斑水肿和渗出性视网膜脱离，也用于观察脉络膜浸润和水肿，还可用于观察急性期光感受器外节及外界膜缺损，治疗后，这些改变可以部分恢复正常[61]。

4. FAF　在急性鳞状病变表现高荧光，治疗后恢复正常。在梅毒性视网膜色素上皮炎呈斑状高荧光，随着治疗好转而消失或色素上皮萎缩呈低荧光斑点[62]。

五、诊断和鉴别诊断

（一）诊断

目前尚无标准的梅毒螺旋体培养方法，因此诊断主要基于病史、典型临床表现、血清学检测等。

1. 眼部表现　以葡萄膜炎为主，出现视力下降。可表现为虹膜蔷薇疹、虹膜睫状体炎、脉络膜视网膜炎、梅毒瘤、梅毒树胶肿、中间葡萄膜炎及全葡萄膜炎。视乳头边界不清，视网膜广泛水肿，后极部渗出灶可多发并扩散到赤道部，有骨细胞样色素沉着，严重者可出现不同程度的视网膜出血。

2. 全身表现　先天性梅毒主要表现为营养障碍、消瘦、皮肤萎缩（貌似老人）、皮疹、皮肤水疱、扁平湿疣、口角皲裂或瘢痕、梅毒性皮炎、骨膜炎、软骨炎、淋巴结肿大、肝脾肿大等。晚期出现结节性梅毒疹、树胶肿、鼻中隔穿孔、马鞍状鼻、马刀胫、关节腔积水、楔状齿、神经性耳聋等。

3. 辅助检查 FFA显示视乳头强荧光,静脉管壁染色,视网膜斑驳样强荧光,RPE染色。血清学检查亦有助于诊断。

(二)鉴别诊断

梅毒性葡萄膜炎可表现为肉芽肿性炎症,也可表现为非肉芽肿性炎症,可发生于眼前段,也可发生于眼后段,但梅毒有特殊的临床表现和血清试验阳性不难区别。下列疾病仍应注意鉴别。

1. 急性前葡萄膜炎 主要特点是起病急,症状重,进展快。易出现前房纤维素性渗出和前房积脓。

2. 结核性葡萄膜炎 结核性葡萄膜炎多为肉芽肿性炎症,患者可出现脉络膜结节,常有视网膜炎和视网膜血管炎,结核菌素皮肤试验阳性。抗酸染色、分枝杆菌培养和PCR检测有助于鉴别诊断。

3. 结节病性葡萄膜炎 患者多有肺门淋巴结肿大,多种皮肤病变(结节性红斑、冻疮样狼疮、斑丘疹等),肉芽肿性和非肉芽性葡萄膜炎,眼底表现为视网膜血管旁"蜡烛斑"样改变。结核菌素皮肤试验阴性。

4. 急性视网膜坏死综合征 表现为以视网膜动脉炎为特征的视网膜血管炎和血管闭塞,常伴有视网膜出血,玻璃体炎性混浊。早期中周部出现多灶性黄白色视网膜坏死斑,很快融合成环状,并向后极部迅速扩展。

5. BD 患者常有复发性和痛性口腔溃疡,皮肤病变以结节红斑和皮肤疖肿、痤疮样皮疹等为主要改变。复发性阴部溃疡,可遗留下阴部瘢痕。多种类型的葡萄膜炎(前葡萄膜炎、视网膜血管炎、全葡萄膜炎等),有自动缓解倾向,复发频繁,易出现前房积脓,发生率约30%。显示视网膜血管弥漫性荧光素渗漏。

六、治 疗

(一)药物治疗

青霉素是治疗梅毒及梅毒性葡萄膜炎的主要药物[5,15]。用药宜早,剂量宜足。对于一期、二期及早期潜伏梅毒,可给予普鲁卡因青霉素G 80万单位,肌肉注射,每天1次,连续10~15天。或给予苄星青霉素G 240万单位肌肉注射,每周1次,连续3周;对于四期梅毒及晚期潜伏梅毒(感染超过1年的潜伏期梅毒),可给予普鲁卡因青霉素G 80万单位肌肉注射,每日1次,连用3周,或给予苄星青霉素G 240万单位肌肉注射,每周1次,连续3周。对于梅毒性葡萄膜炎和神经梅毒,则给予青霉素1800万~2400万单位/日静脉滴注,连用10~14天;为加强效果,可联合苄星青霉素G 240万单位肌肉注射,每周1次,连用3周。如果对青霉素过敏,可用四环素或红霉素0.5g口服,每日4次,共15天[5,15,58]。

(二)光凝治疗

对血管炎引起的无血管区和渗漏,进行无血管区视网膜激光光凝治疗可收到一定效果。

七、治疗效果和典型病例

(一)治疗效果

只要及早地接受规范治疗,便可达到彻底治愈的目的,故治疗越早效果越好(图36-38、图36-39)。

青霉素是治疗早期梅毒的主要药物,剂量宜足,疗程必须规范,方可将梅毒性葡萄膜炎彻底治愈,可使大多数患者恢复良好视力。心血管和神经系统受累者预后较差。治疗后尚需追踪观察,对传染源及性伴侣或性接触者同时进行检查和治疗[5,15,58]。

(二)典型病例

梅毒性视神经病变

1. 病例 患者,男,45岁,因"右眼视力下降1年余"于2012年4月11日以"双眼视神经萎缩"收入中山大学中山眼科中心。患者1年前起无明显诱因出现右眼视物渐模糊,视朦程度逐渐加剧,无眼痛和眼球转动痛。1月前患者到当地医院就诊,考虑为"双眼青光眼性视神经萎缩",予降眼压治疗,症状无缓解。外院行头颅MRI检查未见异常。入院检查:右眼视力无光感,左眼0.5。右眼眼压10mmHg,左眼

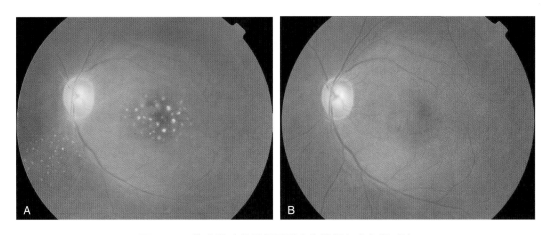

图 36-38 梅毒性脉络膜视网膜炎急性期与康复期对比

A. 图 36-37 患者,左眼梅毒急性期之后,视乳头颜色变淡,动脉血管细,视网膜水肿减轻,但黄斑部及鼻下方仍可以看见分散的细小黄色渗出;B. 8 个月之后眼底进一步改善,视乳头颜色好转基本正常,黄色点状渗出完全吸收,眼底稍有色素不均(易长贤提供)

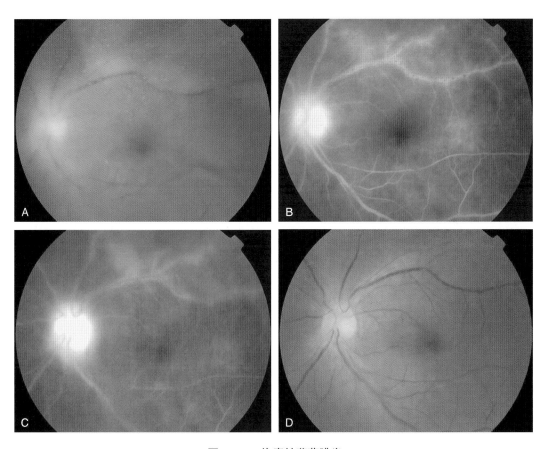

图 36-39 梅毒性葡萄膜炎

A. 玻璃体混浊,弥漫性细点状和颗粒状黄白色渗出;视乳头边界不清,视网膜水肿;B. FFA 1 分 9 秒,视乳头大量渗漏荧光,颞上大血管串珠状低荧光是其表面玻璃体内渗出物遮蔽血管形成,视网膜弥漫渗漏荧光;C. 造影 9 分钟,视乳头、视网膜血管和视网膜均大量渗漏,视网膜水肿明显;D. 抗梅毒治疗和上方视网膜光凝术后 1 个月,玻璃体变清,视乳头边界清,视网膜水肿明显减轻(易长贤提供)

11mmHg。双眼前段检查未见异常,双眼视乳头苍白,右眼 C/D=0.9,左眼 C/D=0.8,双眼视网膜动脉变细,右眼 A∶V=1∶2,左眼 A∶V=1∶3(图 36-40)。入院后检查发现梅毒血清学阳性,请皮肤科会诊,查脑脊液常规 WBC 25×10^6/L,脑脊液蛋白组合:白蛋白(CSF)207.00mg/L,免疫球蛋白 G(CSF)144mg/L。脑脊液梅毒组合:TRPR 阳性(1∶2),TPPA(1∶1280),诊为"神经梅毒"。

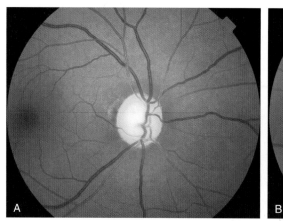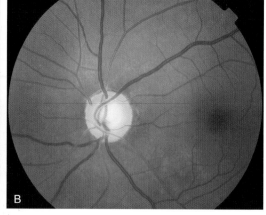

图 36-40　梅毒性视神经萎缩

A. 右眼视乳头颜色苍白,杯盘比 0.9,视乳头边界清,血管行径正常,视网膜未见出血和渗出;B. 左眼视乳头颜色蜡黄,杯盘比 0.8,余检查同右眼(李梅提供)

2. 诊断　双眼梅毒性视神经炎。

3. 治疗经过　患者初予青霉素 G 640 万单位静脉注射 3 次 / 日,后改青霉素 G 400 万单位静脉注射 1 次 /4 小时共 14 天。2012 年 5 月 4 日予苄星青霉素 240 万单位肌肉注射一次。并予扩张血管、改善循环、营养神经治疗。

4. 治疗结果　用药后患者左眼视力有提高,达到 1.0,右眼无光感,带药出院。

(杨朝忠　耿燕)

第七节　莱 姆 病

莱姆病(Lyme disease)是经蜱传播由伯氏疏螺旋体引起的一种多系统受累的炎症性疾病。莱姆病在世界各地均有报道,多见于北美、欧洲和亚洲地区。该病多发生于温暖季节,可能与此期蜱活动性增强有关。可发生于任何年龄,但 15 岁以下和 30~59 岁年龄组更易发生。

一、病因与发病机制

1982 年,Burgdorferi 和 Barbour 等首先证实莱姆病的病原体是一种新疏螺旋体,称为伯氏疏螺旋体(B. Burgdorferi)。近年来,依据 5S-23SrRNA 基因间隔区 MseI 限制性片段,结合 DNA-DNA 杂交同源性分析了世界各地分离的莱姆病菌株,至少有 10 个基因,其中可以引起莱姆病的至少有三个基因种:①伽氏疏螺旋体(B. garinii),以欧洲和日本为主;②阿弗西尼疏螺旋体(B.afzelii),亦从欧洲和日本分离出。我国分离的大部分菌株的蛋白图谱更接近于欧洲菌株,以伽氏和阿弗西尼疏螺旋体占优势;③狭义伯氏疏螺旋体(B. burgdorferi sensu stricto),以美国、欧洲为主。伯氏疏螺旋体是一种单细胞疏松盘绕的左旋螺旋体,长 10~40μm,宽 0.2~0.3μm,有 3~7 个疏松和不规则的螺旋,两端稍尖,是疏螺旋体属中菌体最长而直径最窄的一种。电镜下可见外膜和鞭毛(7~12 根不等),鞭毛位于外膜与原生质之间,故又称内鞭毛(endoflagellum),与运动有关。运动活泼,可有扭转、翻滚、抖动等多种方式。在微需氧条件下,30~34℃在 BSK-Ⅱ(Barbour Stoenner Killy-Ⅱ)培养基中生长良好,生长缓慢,一般需 2~5 周才可在暗视野显微镜下查到。莱姆病螺旋体在潮湿及低温情况下抵抗力较强,但热、干燥和一般消毒剂均能使其灭活。

携带伯氏疏螺旋体的全沟硬蜱和蓖子硬蜱咬伤皮肤后,经过 3 天至 1 个月左右的潜伏期,伯氏疏螺旋体与机体产生的酶结合,可裂解细胞外基质,激活 B 细胞和 T 细胞,促进炎症介质产生,引起发病[15,76-65]。

二、临床表现

蜱咬伤皮肤后感染莱姆病的临床表现通常呈阶段性变化,分为三期:早期(Ⅰ期)、播散期(Ⅱ期)和病变持续期(Ⅲ期)[15,5]。

(一)早期表现

蜱咬伤皮肤后通常于第2~28天发病。患者出现典型的圆形或卵圆形皮肤红斑,红斑呈"牛眼"外观或以咬伤处为中心的"靶形"病变,皮肤红斑大小不一,进行性增大,直径最大者可达20~30cm,具有游走性。皮肤红斑通常于3~4周内自行消退,但易于复发。

患者常有感冒样的症状,如发热、头痛、疲乏等,有关节疼痛和肌肉疼痛、区域淋巴结肿大、睾丸炎等。

眼部表现:结膜炎发生率约11%,常有轻度畏光。表层巩膜炎,葡萄膜炎表现为虹膜炎、虹膜睫状体炎、中间葡萄膜炎、视网膜炎和视神经视网膜炎。

(二)播散期

播散期是指伯氏疏螺旋体感染后数周至数月内的一段时间,伯氏疏螺旋体通过血液传播至多个器官和组织,引起多器官多组织的病变。

1. 皮肤病变　特点是皮肤游走性红斑、良性皮肤淋巴细胞瘤,呈紫红色,多发生于儿童的耳廓和成人的乳头。

2. 关节病变　可出现单关节炎,大关节易于受累,其中以膝关节受累最为常见,其他任何关节均可受累,关节炎可呈慢性或复发性,并具有破坏性。

3. 神经系统病变　患者常有头痛、恶心、呕吐、颈项强直等脑膜刺激征,单侧或双侧颅神经麻痹,其中以面神经、Ⅲ、Ⅳ和Ⅵ颅神经最易受累,感觉和运动脊神经根受累。脑炎引起的各种临床表现,可出现情绪、行为、精神等方面异常,脑脊液中淋巴细胞增多。

4. 心脏病变　发生率低,据报道在5%以下,患者可出现不同程度的房室传导阻滞、急性心肌炎、心包炎、心律失常等。

5. 眼部病变　主要有葡萄膜炎、神经病变、眼眶炎症、眼外肌肥大等。葡萄膜炎与梅毒螺旋体引起的葡萄膜炎相似,多双眼受累,可为复发性或慢性炎症。前葡萄膜炎可表现为肉芽肿性炎症或非肉芽肿性炎症。中间葡萄膜炎表现为睫状体平坦部和玻璃体基底部雪堤样改变,亦可为后葡萄膜炎、视网膜炎、视网膜血管炎、渗出性视网膜脱离等。疾病后期可出现视网膜色素上皮的堆积和萎缩。

(三)病变持续期

病变持续期指疾病发生后数月至数年之内的一段时间,此期的典型改变是慢性大关节炎,主要累及腕关节和肩关节;眼部可发生角膜炎和表层巩膜炎;慢性葡萄膜炎症可表现前、中间、后或全葡萄膜炎。

三、辅 助 检 查

1. 伯氏疏螺旋体培养　从皮肤、眼组织或体液标本中培养出伯氏疏螺旋体可以确诊。一般而言游走红斑的皮肤标本阳性率较高,约60%~80%。

2. 血清学检查　血清学检查具有较高的敏感性,常用检查方法为酶联免疫吸附试验。血清学检查结果与疾病所处阶段有密切关系,播散期阳性为90%,病变持续期阳性率达100%。

3. 组织学检查　用银染色对病变组织进行组织学检查发现螺旋体即可诊断。结缔组织纤维在切片处理过程中可出现人为现象,也可被误认为螺旋体,应予以注意。

4. PCR检测　组织或体液标本均可用于PCR检测,检测到伯氏疏螺旋体基因组和质粒DNA有助于诊断。

四、诊　　断

1. 患者来自疫区,蜱咬伤病史对诊断有重要提示作用。

2. 患者有典型的游走性红斑,出现伴有虹膜后粘连和肉芽肿性炎症体征的中间葡萄膜炎及其他类型的葡萄膜炎。

3. 实验室检查　伯氏疏螺旋体培养阳性,血清学检查阳性,组织学检查发现螺旋体,PCR 检测到伯氏疏螺旋体基因组和质粒 DNA 即可诊断

五、治　　疗

1. 游走性红斑的治疗[5]　可给予多西环素(强力霉素)100mg,口服,2 次 / 日。阿莫西林,250~500mg 口服,3~4 次 / 日。治疗时间一般为 2~3 周。

2. 关节炎的治疗　多西环素、阿莫西林、头孢呋辛均可选用,治疗 l~2 个月,剂量同上。也可给予头孢菌素 2g/d,静脉滴注。

3. 神经系统受累或中度以上心脏受累的治疗　一般选用静脉途径给药的方式进行治疗。可选择头孢菌素,2g/d,静脉滴注,1 次 / 日。或头孢噻肟,2g,静脉滴注,每 8 小时 1 次。或青霉素 G,2000 万 ~2400 万单位 /d,静脉滴注。

4. 结膜炎的治疗　0.5% 红霉素眼膏,涂眼,2 次 / 日,或四环素眼膏,涂眼,2 次 / 日。

5. 角膜炎和表层巩膜炎的治疗　0.1% 地塞米松滴眼剂,点眼,4~6 次 / 日。

6. 前葡萄膜炎的治疗　可选用多西环素或阿莫西林口服,剂量同前。0.1% 地塞米松滴眼剂,点眼,3~10 次 / 日。辅以睫状肌麻痹剂滴眼剂点眼。

7. 中间葡萄膜炎和后葡萄膜炎的治疗　多西环素或阿莫西林口服,也可选用头孢菌素静脉滴注,剂量同前。联合肾上腺糖皮质激素,一般选用泼尼松,1mg/kg/d,早晨顿服。

多数预后好,少数严重病例预后差。

(杨朝忠　耿燕)

第八节　拟眼组织胞浆菌病综合征

拟眼组织胞浆菌病综合征(presumed ocular histoplasmosis syndrome,POHS)是以视乳头周围瘢痕、黄斑病变和周边脉络膜视网膜瘢痕为特征的一种疾病[66]。一般认为是接触了荚膜组织胞浆菌(histoplasma capsulatum)引起,但至今还没有从典型表现患者的眼中分离和培养出这种真菌。本病多发于美国中东部,流行病学调查发现这种疾病与真菌感染地理学上分布相似,组织胞浆菌素皮肤试验阳性和皮试可加重眼部病情。当继发黄斑脉络膜新生血管(CNV)时,视力丧失。

一、病因与发病机制

荚膜组织胞浆菌是一种双相型致病真菌,在自然环境中为菌丝型,有大小孢子;在宿主组织及营养丰富的培养基上为酵母型,菌体外周有一透明带颇似荚膜。广泛分布于自然界,狗、猫、牛、马等也可被感染。人体吸入了含有荚膜组织胞浆菌孢子的灰尘从呼吸道感染,也可由皮肤、黏膜及肠胃道侵入人体内。最初的感染常常无症状或像感冒一样,然后孢子通过血液传播到身体其他部位。眼部受侵犯的机制如下[67,68]。

①感染组织胞浆菌后,孢子安静停留在脉络膜组织内,当全身或局部抵抗力下降或抗体减少时发生炎症反应;②死亡的组织胞浆菌作为抗原沉积在脉络膜组织中,刺激脉络膜及 T 淋巴细胞,直接发生免疫反应或通过产生抗体和激活补体引起异常免疫反应。也有人认为本病可能属于病菌的异常免疫反应作用于脉络膜毛细血管所引起的病变;③黄斑部脉络膜瘢痕造成慢性脉络膜血管代偿失调,易引起脉络膜新生血管,进而引起黄斑部视网膜下渗出或视网膜下出血和盘状脱离。

组织学上发现视乳头周围和周边的病灶没有 RPE 和光感受器细胞层,Bruch 膜常表现局部缺损。有时,病灶表面的内层视网膜有囊样水肿,这些部位常常被脉络膜浸润的淋巴细胞包围。在黄斑区,大多数 CNV 发生于萎缩组织灶的附近,新的毛细血管和纤维组织通过 Bruch 膜的缺损处从脉络膜生长进入视网膜下腔,没有见到 RPE 下的 CNV(即 II 型 CNV)。在 CNV 进展的边缘有 RPE 增生。CNV 含有血管内皮细

胞、RPE、纤维细胞、巨噬细胞、胶原蛋白和纤维蛋白。

二、临 床 表 现

患病年龄常在 20~50 岁(平均 35 岁),没有性别不同。POHS 主要流行于美国的俄亥俄州和密西西比河流域,在当地,POHS 患者组织胞浆菌素皮肤试验阳性率达 90%,每年大约有 20 万 ~50 万新感染病例[69]。

(一)全身表现

1. 局限性组织胞浆菌病[70,71] 往往发生于一个器官,多数自愈,少数转变为全身性疾病。局限于肺部称为原发性肺组织胞浆菌病,大多数无症状,少数表现为低热、咳嗽、肺门淋巴结肿大等。另外可有原发性皮肤和黏膜组织胞浆菌病,损害部位表现为溃疡、肉芽肿、结节等。

2. 播散性组织胞浆菌病[70,71] 损害为全身性,多见于网状内皮系统,表现为不规则高热、肝脾淋巴结肿大、贫血、白细胞减少等。

(二)眼部表现

POHS 的特点是前房和玻璃体通常无炎症,而眼底出现各种不同的表现。对视力的影响主要取决于病灶分布的位置是否波及黄斑中央和病灶的性质是否有脉络膜新生血管及渗出[70-72]。

1. 播散性脉络膜炎 这是由散在的组织胞浆菌的孢子所引起。有的脉络膜炎很轻,多无自觉症状,视力正常;有时由于视锥细胞受累,出现畏光症状。严重病例可出现视力明显下降,表现为脉络膜水肿,甚至黄斑瘢痕形成(图 36-41A)。典型眼底表现是出现挖凿状(punched-out)脉络膜视网膜瘢痕(比视乳头直径小)的眼组织孢浆菌病斑(histo spots),黑色素出现在病灶内或边缘处,大约 5% 的患者在眼底中周部出现线性萎缩瘢痕条纹。

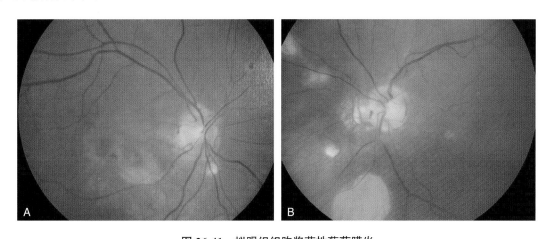

图 36-41 拟眼组织胞浆菌性葡萄膜炎
A. 右眼脉络膜水肿,黄斑瘢痕形成;B. 同一患者左眼,视乳头边界尚清,色淡,周围脉络膜瘢痕形成,下方见大片脉络膜萎缩(阎辉刚提供)

2. 视乳头周围脉络膜炎 多表现为视乳头周围脉络膜瘢痕、视乳头旁变性和色素改变等(图 36-41B),且伴有 POHS 黄斑病变。视乳头周围病变分为结节型、弥漫型、混合型和出血型。前三型没有临床症状,三面镜检查视网膜正常,在 RPE 水平有混浊斑,视网膜不隆起,视野检查生理盲点扩大。出血型是由前三型之一发展而来,常引起浆液性视网膜脱离,可侵及黄斑区而引起视力障碍。

3. 黄斑部病变 临床特点是视觉异常和黄斑部 CNV。黄斑部病变者首先有视物变形,也可有小视症或大视症,逐渐出现比较性旁中心暗点,以后发生中心暗点继而发生视力障碍。黄斑区出现视网膜下灰绿色病灶,有视网膜下出血围绕,导致浆液性或出血性黄斑脱离。出血性黄斑盘状病变是 POHS 的破坏性改变,常发生于 20~50 岁,40 岁是发病高峰。黄斑部受累常在周边部脉络膜瘢痕发生后 10~20 年发生,有人报告有周边眼底瘢痕的患者大约 5% 最终发生黄斑部病变。黄斑部病变常反复和恶化,多发生在原瘢痕部位,也可出现新病灶。此外,一眼发生黄斑部病变,另眼也容易发生。

（三）辅助检查

1. FFA　可发现 CNV 早期高荧光及晚期荧光渗漏,视乳头周围、黄斑部病变区和眼底周边部病灶显示高荧光。

2. OCT　在显示视网膜各层结构改变、CNV、视网膜内和视网膜下病变方面有着重要的意义,常用于诊断和指导治疗。

3. X 线检查　胸部 X 线拍片常能发现 POHS 患者肺门区和肺部其他部位的钙化影。

4. 组织胞浆菌素皮肤试验　在流行区,患者阳性率可达到 90%,有报告皮肤试验可加重 POHS。

5. 血清学试验　现有的血清学抗体检测特异性不高,免疫功能抑制者可呈假阴性,仅能提示诊断。

（1）补体结合试验:效价≥1∶16 或近期升高 4 倍以上高度,提示有活动性病变。

（2）免疫扩散试验:特异性高于补体结合试验,出现"H"或"M"沉淀带为阳性,前者常提示活动性感染。

（3）酶联免疫吸附试验:以效价≥1∶16 为阳性。近年开展的组织胞浆菌糖原抗原（HAP）检测,阳性揭示活动性感染,可提供早期诊断依据。对免疫缺陷的患者更具有诊断价值。

三、诊断及鉴别诊断

（一）诊断

1. 临床表现　视物变形或变小,视野暗点或中心视力下降,一侧或双侧视乳头周围瘢痕、黄斑部病变和眼底周边部脉络膜视网膜萎缩瘢痕的典型改变,结合 FFA 检查发现脉络膜新生血管、肺部有多发钙化点和胸部 X 线检查发现原发性播散性组织孢浆菌病遗留的钙化病变有助于诊断[70,72]。

2. 流行区　来自或访问过组织胞浆菌病的流行区和有组织胞浆菌病史者,发生 POHS 的可能性大。

3. 组织胞浆菌素皮肤试验　该试验很有价值,在流行区阳性率约 90%,故应结合临床表现,以明确诊断。

（二）鉴别诊断

1. 播散性脉络膜炎　应当与结核性、结节病性脉络膜炎以及球状孢子虫病、隐球菌病等鉴别,因为这些病眼底也可表现为黄色或灰白色小病灶,大小多为 0.2~0.7DD;但这些疾病各有其特殊的其他临床改变可与之鉴别。

2. 视乳头周围脉络膜炎　不同表现有不同的鉴别诊断。

（1）视乳头附近出血:视乳头的良性黑色素细胞瘤可合并视乳头附近色素上皮下的出血,视乳头玻璃疣也可引起同样病变。

（2）视乳头周围融合型病变:易与近视半月形萎缩弧混淆。近视弧是在巩膜环的外边,常在颞侧,多为白色,在其外缘有薄的色素。

（3）视乳头周围脉络膜炎结节型病变:容易与视乳头玻璃疣或非典型小的乳头周围脉络膜缺损相混淆。FFA 检查有助诊断。

3. 黄斑部病变　POHS 的黄斑部病变与许多其他疾病相似。

（1）特发性脉络膜新生血管病变:本病多为单眼而 POHS 多为双眼,而且 POHS 视乳头周围和周边部眼底有病变。

（2）眼弓形体病:出现中心性渗出性视网膜脉络膜病变或黄斑部盘状脱离与 POHS 相似,但眼弓形体病多有陈旧性病灶或卫星灶,弓形体血清反应阳性。

（3）年龄相关性黄斑盘状变性:多见于老年人黄斑部,病变范围较大,在病灶附近或另眼可见到玻璃疣。

（4）中心性浆液性脉络膜视网膜病变:早期很像 POHS,多为单眼,为黄斑部浆液性视网膜脱离或伴有小的视网膜色素上皮脱离,但从无出血,预后良好。

四、治　　疗

至今为止没有肯定的药物治疗[70,72],使用肾上腺糖皮质激素、两性霉素等药物没有明确效果。

1. POHS 不同类型治疗　周边脉络膜瘢痕和视乳头周围改变一般无症状,不需要特殊治疗。

2. 黄斑部病变　可用肾上腺糖皮质激素治疗,泼尼松口服,初始剂量一般为1mg/kg/d,早晨顿服。玻璃体腔内注射曲安奈德4mg取得一定疗效[73]。

3. 抗VEGF治疗　一项大样本的研究显示玻璃体腔内注射贝伐单抗提高了PHOS黄斑病变患者的视功能[74]。

4. 激光治疗　适合中心凹以外的脉络膜新生血管,尤其当病变距中心凹≥1/4DD,用激光能消除整个CNV[75]。光动力疗法(PDT)对黄斑下的病灶有效。

5. 手术　有些患者可以考虑手术取出中心凹下CNV。

五、治 疗 效 果

目前,对POHS缺乏有效的药物治疗,关键是早期治疗,肾上腺糖皮质激素治疗对黄斑部及视网膜水肿有一定疗效,而一旦瘢痕形成,预后较差。

激光治疗适合脉络膜新生血管形成的患者,黄斑下的病灶可行PDT治疗,有一定效果,但应严格掌握适应证。大多数患者激光治疗18个月内持续和复发渗漏,应定期复查FFA。

黄斑中心凹下新生血管形成者可行手术取出新生血管膜,但手术难度和风险较大,可收到一定效果。

(杨朝忠　耿燕)

第九节　弓形体性视网膜脉络膜炎

弓形体病(toxoplasmosis)是由弓形体(又名弓形虫)感染引起的人畜共患全身病,弓形体性视网膜脉络膜炎(toxoplasmosis retinochoroiditis)是弓形体病的一种,由弓形体感染引起的视网膜和脉络膜的炎症。是最常见的视网膜炎和后葡萄膜炎的原因,当继发玻璃体视网膜并发症、累及视神经或黄斑时引起失明。在巴西有50%~85%的后葡萄膜炎是由弓形体病引起,在美国是25%[76]。

一、病因与发病机制

弓形体病的病原体是一种细胞内寄生的原虫,名为弓形体(toxoplasma gondii),属孢子纲原虫。有滋养体、包囊体和卵囊3种形式,其动物宿主十分广泛,人类只是此寄生虫的中间或临时宿主。凡与人类关系密切的动物(如狗、猫等)都可成为传染源。主要传播途径有先天性感染和后天获得性感染两种。先天性感染为母体感染了弓形体经胎盘使胎儿感染;后天获得性感染比较复杂,一般认为是接触了含有卵囊的动物粪便、土壤等,通过口、皮肤感染;或由患畜的分泌物、排泄物如唾液、鼻涕、眼分泌物等经呼吸道、伤口等多种途径感染。其他的潜在传播媒介包括输血、器官移植、实验室等。

先天性感染的复发是由包囊因某种原因破裂引起。后天获得性感染的病原体在宿主胃肠道自包囊体或卵囊释出,并在胃肠黏膜内繁殖。滋养体经血流或淋巴播散并可感染宿主任何有核细胞。若宿主免疫力低下,持续感染可引起局部或全身性损害。若宿主免疫功能良好,则形成包囊体,呈隐匿性感染,无明显症状,但可使机体产生体液和细胞免疫反应。若因某种原因机体抵抗力下降,则引起包囊体、卵囊繁殖体扩散,导致急性感染。弓形体病脉络膜视网膜炎可能是弓形虫直接引起或对其免疫应答所引起的眼部病变,其发病机制尚未完全明了[77-80]。

二、临 床 表 现

(一)症状

全身主要症状以脑脊髓膜炎为基础而产生,如贫血、黄疸、各种先天异常等。

大多数出生后感染,很少有全身性感染症状。少数患者由于幼虫在全身扩散,常表现为发热(占90%)、淋巴结肿大(40%),尚有肝肿大、肺炎等。

弓形体病的眼部病变一般只侵犯单眼。视力减弱的程度决定于视网膜受累的部位和程度。主要症状有视物模糊、盲点、疼痛、畏光、流泪、中心视力缺失等。弓形体视网膜脉络膜炎患者的临床过程不确定,可以1次或多次急性发作,但通常在40岁以后停止,炎症消退后视力改善;反复发作者伴有进行性视力减退[15]。

(二)体征

典型的眼部改变是显著的玻璃体反应,出现炎症细胞浸润、玻璃体混浊和积血,偶尔引起玻璃体后脱离。局灶性脉络膜视网膜炎表现黄白色渗出(图36-42),视网膜脉络膜瘢痕形成,活动性病灶与陈旧性病灶往往同时存在,形成"卫星灶"。活动性病灶边界模糊,瘢痕病灶边界清楚,常伴有色素沉着(图36-43)。脉络膜视网膜病变易侵犯黄斑区,引起囊样黄斑水肿,或黄斑区浆液性视网膜脱离等。偶尔可出现肉芽肿性或非肉芽肿性前葡萄膜炎。免疫功

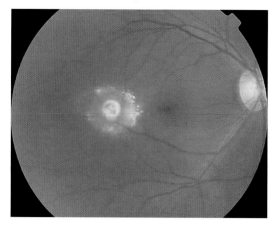

图36-42　弓形体性视网膜脉络膜炎
黄斑外黄白色渗出,中间环形致密,周围较淡,有点状渗出物(易长贤提供)

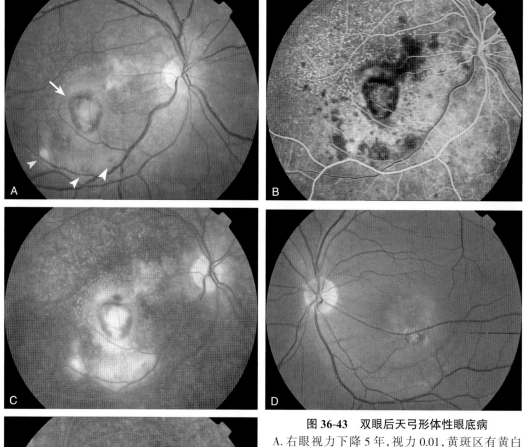

图36-43　双眼后天弓形体性眼底病
A.右眼视力下降5年,视力0.01,黄斑区有黄白色渗出,黄斑的颞下有环形色素沉着的瘢痕(箭),下方大血管弓处见3个边界不清的新病灶,两个有点状色素(白箭头),一个黄白色(黄箭头),后极部见深层弥漫灰白色点;B.FFA早期,后极部病灶和渗出呈遮蔽荧光,深层点为透见荧光;C.造影晚期,视乳头、病灶和渗出为高荧光,深层点荧光像不变;D.左眼视力下降1周;视力1.0,黄斑下方一个陈旧性色素病灶;E.FFA造影5分钟,黄斑区斑片状高荧光和陈旧病灶色素遮蔽荧光,后极部视网膜弥散点状透见荧光(刘文提供)

能低下患者的弓形虫感染可引起以下典型眼部病变:大量前房炎症细胞,严重的前葡萄膜炎,严重的玻璃体炎症反应,沿视网膜血管分布的视网膜脉络膜活动性病灶,严重的大片状视网膜融合性坏死病灶,甚至出现纤维素性渗出性眼内炎、眶蜂窝织炎和全眼球炎[77-79]。

（三）眼弓形虫病可引起以下多种并发症

1. 继发性青光眼　由纤维性渗出物堵塞房角或虹膜完全性后粘连所致。

2. 并发性白内障　是较为常见的并发症,多由玻璃体炎症所引起。

3. 玻璃体积血　较少见。

4. 增生性玻璃体视网膜病变　是较为常见的并发症。

5. 视网膜前膜。

6. 囊样黄斑水肿。

7. 黄斑裂孔。

8. 视网膜下新生血管膜。

9. 视神经萎缩。

10. 牵拉性视网膜脱离。

11. 孔源性视网膜脱离。

（四）辅助检查

1. 病原学检查

（1）涂片染色法:取急性期血液、脑脊液、尿和乳汁标本用姬氏染色在显微镜下查找滋养体。慢性期,可进行活组织检查,苏木素 - 伊红染色后进行观察。

（2）动物接种分离或细胞培养。

2. 血清学检查　对怀疑眼弓形体病患者进行血清学检查,血清抗弓形体抗体阳性。对于抗体阳性的解释上要注意,决不能因为单纯抗体阳性就诊断葡萄膜炎是弓形体感染,因在某些人群中抗弓形体抗体相当普遍,而且抗体可在人体中保持多年;因此诊断急性感染最好是其抗体滴度的增加,比如从阴性到阳性或低滴度 1∶8 上升到 1∶1024。

3. PCR　对羊水进行 PCR 检测有助于宫内弓形体感染的诊断,房水和玻璃体进行 PCR 检测可用于眼弓形体病的诊断。

4. FFA　造影早期活动性病灶显示病灶中央低荧光,晚期显示荧光素渗漏。早期瘢痕病灶低荧光,晚期病灶边缘染色。神经视网膜炎或视神经炎时则出现视乳头边缘高荧光。视网膜血管炎者可见血管渗漏和后期管壁染色。

5. OCT　玻璃体和视网膜内炎性细胞呈高反射点,病变处视网膜和脉络膜增厚,正常视网膜结构完全中断,偶尔 RPE 反射带也断裂。临近病灶下面的脉络膜厚度会明显增加,而邻近的脉络膜厚度和内部结构正常。

三、诊断和鉴别诊断

（一）诊断

患者出现局灶性视网膜脉络膜炎症病灶,单个或多发性。新鲜病灶往往出现于陈旧性病灶附近,呈"卫星状"病灶。视网膜新生血管膜,黄斑出现囊样水肿。免疫功能低下者可出现严重的视网膜坏死、严重玻璃体炎和前葡萄膜炎[5,15,72]。

（二）鉴别诊断

1. 风疹病毒性视网膜炎　风疹病史、弥漫性脉络膜视网膜炎和病毒抗体检测有助于诊断。

2. 巨细胞病毒性视网膜炎　多发生于免疫功能受抑制者,大片的视网膜炎伴出血等。

3. 单位疱疹病毒性视网膜炎　多为先天性感染,获得性者多引起急性视网膜坏死综合征。

4. 结核性葡萄膜炎　结核病史、结核菌素皮肤试验阳性、视网膜炎和脉络膜肉芽肿有助于诊断。

5. 梅毒性葡萄膜炎　以葡萄膜炎为主,可表现为虹膜蔷薇疹、虹膜睫状体炎、脉络膜视网膜炎、梅毒瘤、中间葡萄膜炎及全葡萄膜炎。视乳头边界不清,视网膜广泛水肿。全身表现为营养障碍、消瘦、皮肤萎缩(貌似老人)、皮疹、皮肤水疱、梅毒性皮炎等。晚期出现结节性梅毒疹、树胶肿、鼻中隔穿孔、马鞍状鼻、马刀胫、关节腔积水、楔状齿等。血清学检查(螺旋体试验)有助于鉴别。

6. 获得性免疫缺陷综合征 CD_4^+ 细胞数量降低,多种机会感染及肿瘤。

7. 匐行性脉络膜视网膜炎 邻近视乳头典型的青灰色或奶油状视网膜下病灶。

8. 真菌性眼内炎 多发生于免疫功能低下的患者,抗真菌治疗有效。

9. 结节病性葡萄膜炎 常有典型的"蜡烛斑"样眼底改变。

10. 眼弓蛔虫病 常有典型的眼底肉芽肿性病变,以周边部灰白色隆起为常见。血清学检查 IgG、IgM 和 IgE 升高,血清抗弓蛔虫抗体阳性有助鉴别。

四、治 疗

本病是一种自限性疾病,只在疾病威胁视力(如:大病灶,严重的炎症,或者可能波及黄斑及视神经等)情况下才予临床治疗。

(一) 药物治疗

抗弓形体药物仅对弓形虫滋养体有抑制作用,对组织包囊无任何作用。常用药物有乙酰嘧啶、磺胺类药物、氯林可霉素、螺旋霉素等[15]。

1. 乙酰嘧啶 通过抑制二氢叶酸还原酶抑制寄生虫的代谢,成人首日剂量一般为 75~100mg,以后改为每日 25mg,连用 1~2 个月。此药对骨髓有抑制作用(白细胞减少、血小板减少、巨幼红细胞性贫血等),同时服用叶酸有助于抑制此种副作用。

2. 磺胺类药物 是对氨苯甲酸的类似物和竞争性抑制剂,可阻断叶酸合成。磺胺嘧啶首次剂量一般为 2g,之后每 6 小时 1 次,治疗 30~60 天。儿童用量为 100mg/kg/d,分四次服用。

3. 氯林可霉素 可抑制核蛋白体的合成,与磺胺嘧啶有协同作用,易于进入眼内组织。成人用量一般为 300mg,4 次 / 日,连用 30~40 天。儿童用量一般为 16~20mg//kg/d,分四次服用。

4. 螺旋霉素 口服吸收好,易于穿过胎盘,无致畸作用。成人用量一般为每次 500~700mg,每 6 小时一次,连用 30~40 天。儿童用量一般为 100mg//kg/d,分四次服用。

5. 阿托伐醌(atovaquone) 此药具有较强的抗滋养体作用,与乙胺嘧啶、磺胺类药物有协同作用。成人用量一般为 750mg,口服,每 6 小时一次,连用 4~6 周。

6. 四环素 首日剂量为每次 500mg,口服,每 6 小时一次,以后每次 250mg,每 6 小时一次,连续治疗 30~40 天,孕妇和儿童禁用或慎用。

7. 肾上腺糖皮质激素 在后极部受累或视神经受累引起严重视力下降和严重玻璃体混浊时方可适量应用,泼尼松一般用量为 30~60mg/d,早晨顿服。

8. 环孢霉素 有严重视神经病变或黄斑区严重受累,且不能应用肾上腺糖皮质激素者,在使用有效抗弓形体制剂的同时应用,剂量一般为 3~5mg//kg/d,每 6 小时一次,连续治疗 30~60 天。

(二) 激光光凝

激光光凝具有破坏包囊和滋养体的作用,在一定程度上具有抑制感染扩散的作用,适用于出现视网膜下新生血管和孕期复发的患者不宜用药物治疗时可于病灶周围进行激光光凝,不能耐受药物治疗者也可考虑激光光凝治疗。治疗方法:于病灶周围进行三排激光光凝,中央行融合激光光凝,治疗 1 个月后应进行检查,如发现渗漏,应补充激光光凝治疗。

(三) 玻璃体手术

适应证为持久且严重的玻璃体混浊,用药物治疗无效者;病情发展出现牵拉性视网膜脱离或孔源性视网膜脱离时则应行玻璃体切除术。

五、治 疗 效 果

是否需要治疗及疗程长短取决于临床表现。弓形体病症状重或长期存在症状,器官功能受损,有免疫缺陷者需要及时治疗,早期治疗,预后良好。

(杨朝忠 耿燕)

第十节 弓蛔虫病

眼弓蛔虫病(toxocariasis)是由犬弓蛔虫(toxocara canis)或猫弓蛔虫(toxocara cati)的幼虫侵犯眼组织引起的感染性疾病。是葡萄膜炎的一个不常见的原因,因引起玻璃体炎症、黄斑瘢痕或被牵拉而导致视力下降。

一、病因与发病机制

弓蛔虫的天然宿主是狗和猫,人是中间或偶然宿主。成虫寄生于犬和猫的消化道,虫卵随犬和猫的粪便排出体外,多数落在土壤中孵化。人食入有感染力的虫卵后,虫卵在肠内孵化成幼虫,孵化出来的幼虫长 250~500μm,其可钻过肠壁进入血流,可移行至肝脏、肺脏、肌肉、大脑、眼睛等部位停留,释放毒性产物并引起组织的肉芽肿反应。幼虫可在人体内存活 1~3 年,甚至长达 10 年。但不能发育为成虫,最后是在人体内变性、死亡与钙化。本病患者多是儿童,以 4~6 岁最多见。频繁接触犬、猫及被污染的土壤,个别有食土癖者易于感染本病。本病原来在欧美地区较常见,因喜好养与玩猫和犬,视其为宠物。随着我国人民生活水平的提高,养猫和犬的人也大为增多,因而本病的发病率也明显增加。

眼弓蛔虫病被认为是儿童葡萄膜炎的三大原因(弓形体病、巨细胞病毒感染和眼弓蛔虫病)之一,其中眼弓蛔虫病占 10%。弓蛔虫幼虫可直接经过睫状体、脉络膜或视网膜中央动脉入眼,引起葡萄膜炎和肉芽肿性炎症,也可通过引起免疫应答而引起葡萄膜和视网膜的炎症[81,82]。其特征为幼虫周围有嗜酸性粒细胞、类上皮细胞、多核巨细胞、浆细胞和淋巴细胞浸润。患者的玻璃体和房水中有高效价的弓蛔虫抗体(lgG、lgM、lgE),提示免疫应答在眼弓蛔虫病的发生中可能起着重要作用。

二、临床表现

发病年龄 2~31 岁,多见于 4~8 岁儿童。患者多有养狗或养猫史,男女发病比例相似,单眼发病占90%。

(一)眼部表现

1. **症状** 眼前黑影、视物模糊、视力进行性下降。也可无任何症状,仅于体格检查或家长发现有斜视或白瞳症才就诊。

2. **体征** 弓蛔虫葡萄膜炎通常分为四种类型[83,84]:①慢性眼内炎;②后极部肉芽肿;③周边部肉芽肿;④不典型眼弓蛔虫病。四种类型中周边肉芽肿大约占到一半,后极部肉芽肿型和慢性眼内炎型各占约20% 和 25%,不典型眼弓蛔虫少见,下面分别论述。

(1)慢性眼内炎:出现轻度前房反应(轻度前房闪辉、少量浮游细胞),偶尔引起前房积脓,可有虹膜后粘连及膜形成。玻璃体腔浓密的炎性细胞浸润,可发展到窥不清眼底,有时通过混浊的玻璃体可见到边界不清的黄白色团块和继发视网膜脱离(图 36-44)。急性期过后进入瘢痕期,在玻璃体内形成纤维细胞膜或像睫状体炎性假膜(cyclitic membranes)。有些病例玻璃体也可突然转透明,在眼内炎症的原发灶部位或推测就是寄生虫所在部位,可发现致密的白色斑块,位于后极部或周边部。病情发展就进入下面后极部肉芽肿期。

(2)后极部肉芽肿:在后极见到边界不清的模糊斑块,周围是玻璃体炎症,其他部位玻璃体相对透明。炎症包块大小在 0.75~6mm 范围,位于视网膜下或视网膜内,呈黄色、白色或灰色,常见到从肿块到周边部视网膜的牵拉条索(图 36-45)。

(3)周边部肉芽肿:在弓蛔虫眼内炎引起周边部炎性团块前,可有非常活跃的急性眼内炎症。随着玻璃体炎性混浊逐步吸收,在周边视网膜上见到致密的白色炎性病灶。病灶可以相当局限,类似后极部病灶,

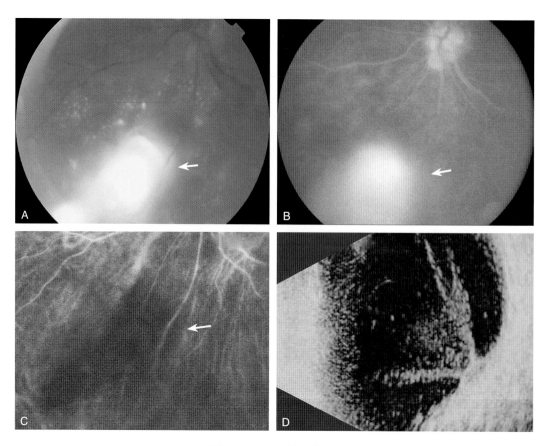

图 36-44　局限性眼内炎

A. 患者女,30 岁,左眼视力下降一个月,视力矫正到 0.5,鼻下方后极部约 1.5×2.5DD 黄白色隆起,边界不清,位于视网膜内(箭),周围有黄白色点状渗出物;B. FFA 视乳头高荧光,隆起病灶高荧光,边界不清(箭),周围视网膜渗漏荧光;C. ICGA 整个造影过程病灶呈低荧光(箭);D. B 型超声波显示眼球壁实性隆起,玻璃体混浊,与肿块粘连呈放射状(刘文提供)

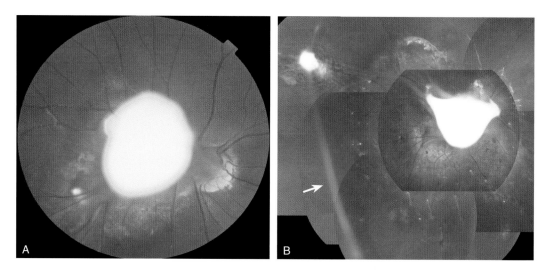

图 36-45　后极部机化团块

A. 患儿女,13 岁,右眼黄斑区白色机化膜,牵拉视网膜形成皱褶,脉络膜色素脱失和增生;B. 急性炎症过后在视乳头表面和颞侧近赤道部各形成一个白色机化团块,对视网膜产生牵拉,从小的机化团块有白色机化条索(箭)与周边团块相连(刘文提供)

也可很弥漫像在严重中间葡萄膜炎见到的"雪堤状"改变。常有纤维细胞条索从周边的炎性团块到后面的视网膜或视乳头。炎性团块牵拉引起周边视网膜环形皱褶或放射皱褶,视网膜前膜形成,严重周边部肉芽肿增生导致增生性玻璃体视网膜病变和牵拉性视网膜脱离[5,15,72]。

(4) 不典型表现:不典型后段弓蛔虫病包括:①视乳头炎症和肿胀(包括视神经视网膜炎);②移动的视网膜下线虫;③弥漫性脉络膜视网膜炎。眼前节表现包括:结膜炎、角膜炎、局灶性虹膜结节和晶状体改变。

(二) 全身表现

弓蛔虫幼虫也可侵犯其他器官和组织,多见于 3~6 岁儿童,在人的内脏以移行形式存在。内脏移行多因患者体内有较大量的幼虫,症状是发热、乏力、恶心、厌食、腹泻、哮喘、体重减轻、皮肤斑丘疹、肺部浸润、肉芽肿性肝炎、大脑炎与癫痫发作。多数轻型患者无症状,仅血液中嗜酸粒细胞增多。

(三) 辅助检查

1. 实验室检查　血清酶联免疫吸附测定(enzyme-linked immunosorbent assay,ELISA)方法对弓蛔虫病有高度特异性。房水和玻璃体检查敏感性更高。血清学检查效价升高有诊断意义,但阴性并不能排除本病感染。活动期白细胞升高,其中嗜酸性粒细胞升高显著,可达 50%~90%。血清 lgG、lgM、lgE 升高。

2. FFA　在屈光间质透明或眼底轻度模糊的患者,FFA 能显示局部病灶炎症渗出,了解局部或弥漫性炎症对视网膜血管的影响。对黄斑囊样水肿、视网膜前膜或玻璃体视网膜牵拉都有着重要意义。

3. 超声波检查　在屈光间质混浊眼应常规做 B 型超声波检查。后极部肉芽肿呈实性隆起,往往有粗大的 V 字形回声与肿块相连(图 36-44D),也能帮助诊断视网膜脱离和牵拉视网膜脱离。UBM 可用于周边视网膜和睫状体平坦部炎性增生组织的检查,提供程度及范围。

4. CT 检查　眼内无钙化灶。

三、诊断和鉴别诊断

(一) 诊断

1. 患者多有养狗和养猫史。

2. 临床表现　眼前黑影,慢性眼内炎,单侧眼底肉芽肿改变,后极部或周边部呈灰色或灰白色隆起团块,常伴有轻度至重度的玻璃体炎症反应,可出现白瞳症或斜视,周边部肉芽肿呈白色隆起,伴有视网膜皱褶。周边部肉芽肿有时类似中间葡萄膜炎的雪堤样改变,严重者可导致增生性玻璃体视网膜病变和牵拉性视网膜脱离[5,15,72]。

3. 实验室检查　活动期白细胞升高,其中嗜酸性粒细胞升高显著,可达 50%~90%。血清 lgG、lgM、lgE 升高,血清、房水和玻璃体中抗弓蛔虫抗体阳性。

(二) 鉴别诊断

1. 视网膜母细胞瘤　常发生于 <3 岁儿童,典型的白瞳症,眼内肿块进行性增大,可发生转移,有粗大血管伸入瘤体。X 线和 CT 检查多有钙化表现,寄生虫血清学检查阴性。弓蛔虫病多见于 7 岁以上儿童,肿块无钙化、转移和粗大血管,寄生虫学检查阳性,可与视网膜母细胞瘤相鉴别。

2. 感染性眼内炎　患者多有眼外伤病史或内眼手术史,一些患者有糖尿病史或长期使用免疫抑制剂病史,发病突然,进展迅速,症状严重。患者常有显著的眼红、眼痛、眼眶疼痛、畏光、流泪、视力下降、眼睑肿胀等症状。检查可发现结膜水肿、角膜水肿、前房大量纤维素性渗出、前房积脓、玻璃体黄白色混浊、眼底出现白色或黄白色边界不清的病灶。眼内液培养、涂片等检查有助于诊断和鉴别诊断。

3. 中间葡萄膜炎　中间葡萄膜炎多发于青壮年,一般无全身性改变。主要症状有眼前出现黑影飘动,视力下降。有轻度至中度的前房反应,可有虹膜后粘连、房角天幕状粘连、晶状体后囊下混浊等。睫状体平坦部和玻璃体基底部雪堤状改变和玻璃体内雪球状混浊,常伴有囊样黄斑水肿,检查常发现视网膜血管渗漏。

4. 眼弓形体病　特征性地出现视网膜脉络膜病灶,多发生于黄斑区及其附近,活动性病灶常出现于陈旧病灶附近,血清和眼内液抗体测定有助于诊断和鉴别诊断。

5. 永存原始玻璃体增生症(PHPV)　混合型 PHPV 也有从晶状体后到视乳头前的白色增生条索,在晶状体后形成白色机化团块和在视乳头处对周围视网膜产生牵拉,严重病例形成从前到视乳头的视网膜皱襞。但 PHPV 是出生时就存在,前段常和晶状体后囊融为一体。弓蛔虫病是后天获得眼内感染性炎症,有着明显的玻璃体炎症;前段肉芽组织常位于基底部,可与晶状体后面接触(可引起晶状体局部混浊)但不粘连;急性期白细胞总数和嗜酸性粒细胞比例增高以及抗弓蛔虫抗体阳性可与 PHPV 鉴别。

四、治疗及预防

(一)药物治疗

1. 抗蠕虫药[5]　噻苯哒唑(thiabendazole、噻苯咪唑)50mg//kg/d,2 次 / 日,连用 7 天。本药有 50% 的患者会出现不良反应,常见有咳嗽、胃肠刺激、头晕、头痛、嗜睡、瘙痒,其次有耳鸣、视力下降、麻木、高血糖、低血压、虚脱、肝功能差、暂时性白细胞下降,有时还会出现过敏反应、结晶尿与血尿等。阿苯哒唑 800mg,口服 2 次 / 日,连用 6 天。甲苯咪唑(mebendazole、甲苯哒唑或安乐士)100~200mg,口服 2 次 / 日,连用 5 天;孕妇、2 岁以下儿童、肝肾功能不全及胃溃疡者禁用。

2. 肾上腺糖皮质激素　后 Tenon 囊下注射,适用于有显著玻璃体炎症反应的患者。泼尼松口服 0.5~1mg/kg/d,顿服,适用于有严重玻璃体炎症反应的患者。

(二)手术治疗

1. 冷凝或激光光凝　如幼虫位于黄斑中心 3mm 以外,应行激光治疗以杀灭弓蛔虫。

2. 玻璃体手术　药物治疗效果不佳且伴有玻璃体增生改变及牵拉性视网膜脱离的患者可行玻璃体切除术。

(三)预防

预防工作重点要做好卫生宣教工作,人们在接触宠物后要洗手。宠物(特别是猫与犬)在出生 4 周时开始及以后都要定期驱虫,宠物粪便要及时清理,未煮熟的肉类不要吃。

五、治 疗 效 果

及时的药物治疗,尤其是抗虫药治疗,效果和预后尚佳。位于黄斑中心 3mm 以外的幼虫,用激光治疗可直接杀灭弓蛔虫。发生严重玻璃体增生及牵拉性视网膜脱离时,即使行玻璃体切除术,其预后往往较差。

(杨朝忠　耿燕　刘文)

第十一节　盘尾丝虫病

盘尾丝虫病(onchocerciasis)又称河盲症(river blindness),在疫区使 20% 以上的成年人失明。

一、病因与发病机制

盘尾丝虫成虫为白色线状,两端渐细而钝圆。雌虫长约 33.5~50mm,宽 0.27~0.4mm,雄虫长约 19~42mm,宽 0.13~0.21mm。微丝蚴无鞘膜,活动性强,可存活 30 个月。本病的传播媒介是一种蚋属(genus simulium)的黑蝇(black fly),当中间宿主蚋(Simulium)叮咬人时,将微丝蚴吸入,到达蚋的胸肌,约 6~7 天发育成幼虫,并移行至蚋下唇,当蚋再叮咬人时幼虫即进入人体引起感染。幼虫发育到成虫约需 1 年时间,成虫寿命 8~10 年。

在河边被携带有盘尾丝虫的蚋叮咬是感染的主要原因。蚴虫在皮下组织内移行与脱皮,蚴虫多局限在皮下组织内,但部分蚴虫能移行到人体任何组织,包括角膜、虹膜、晶状体、脉络膜、玻璃体与视神经。活的微丝蚴一般不致病,死亡后其周围形成小的浸润,可引起角膜炎、慢性虹膜炎、穿入晶状体引起白内障、还可累及视神经和视网膜,引起视神经萎缩和慢性脉络膜视网膜炎[85,86]。

二、临床表现

（一）流行病学史

非洲是高发区,潜伏期不详,估计最多1年。成虫和微丝蚴对人均有致病作用,尤以后者为重[87]。

（二）症状

皮肤剧痒,视力下降,严重者可失明。

（三）体征

1. **皮肤损害**　成虫寄生于皮下组织中的淋巴管汇合处,引起局部炎症反应,纤维组织增生包围虫体形成纤维结节,结节多为3~6个,亦有上百个,结节直径约为2~25mm,质硬无痛。结节内有成虫和微丝蚴,微丝蚴的代谢产物或其死亡后的毒性物质可引起皮肤过敏反应,甚至严重皮疹。皮疹可发生于脸、颈、肩等部位,初始剧痒,伴有色素沉着,可出现相间的色素沉着区和色素沉着消失区,形似豹皮,故又称豹皮症。继之皮肤增厚,变色裂口,最后皮肤失去弹性,皱缩如老人皮肤(图36-46)。

2. **淋巴结肿大,坚实,无痛。**

3. **眼部损害**　最为严重,微丝蚴从邻近组织进入眼部,活微丝蚴机械性损害、微丝蚴的分泌物或其死亡后的抗原性物质和毒性物质等均可引起眼部损害,发展较缓慢。在非洲某些地区患者眼部损害高达30%~50% 微丝蚴侵犯角膜,可导致角膜混浊,影响视力。微丝蚴可在眼前房内自由移动,用裂隙灯和检眼镜直接查见眼前房中的微丝蚴,亦可侵入眼球深部,引起虹膜、睫状体、视网膜及脉络膜炎症,侵犯视神经时可导致失明。

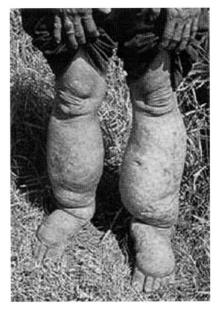

图 36-46　盘尾丝虫病
豹皮症、皮肤增厚、皱缩(网上下载)

（四）辅助检查

肿物穿刺液或皮下结节活检,可查见微丝蚴或成虫。尿液和痰液亦可查见微丝蚴或成虫。血清学检查对本病诊断帮助不大。

三、诊　　断

1. 河边被蚋叮咬史。

2. **临床表现**　皮肤过敏反应,剧烈瘙痒甚至严重皮疹,纤维结节质硬无痛。皮肤色素沉着形似豹皮。皮肤增厚,变色裂口,最后皮肤失去弹性,皱缩如老人皮肤。淋巴结肿大,坚实,无痛。

视力下降或失明。眼部发现角膜混浊,前房内微丝蚴自由移动,虹膜和睫状体炎、视网膜及脉络膜炎症。

3. **实验室检查**　尿液、痰液查见微丝蚴或成虫。切除皮下结节活检,取出虫体鉴定,或取皮下结节附近的无血皮片,显微镜下查出微丝蚴可确诊。

4. **诊断性治疗**　对少数难确诊病例,有人用 Mazzotti 试验(即口服小剂量乙胺嗪,按0.5~1.0mg/kg 计算),在带有微丝蚴的患者,在几小时内会发生瘙痒与炎症,高度提示本病,可以协助诊断。不过本试验会诱发低血压,严重过敏反应和死亡,应小心谨慎及尽量少用[88]。

四、治　　疗

1. **异阿凡曼菌素(或称伊维菌素 ivermectin)**　是近代治疗本病的首选药物,它能逆转淋巴腺病变与眼组织的急性炎症。一次口服后48小时可杀灭大部分微丝蚴,效果良好。虽然它的大分子结构限制了它渗透入人眼内的能力,但它仍然可使本病眼部的早期或晚期病变表现减轻,甚至可使眼后段病变趋于停止。用药后,因微丝蚴虫被破坏,可诱发轻度的炎症反应。本药推荐使用剂量是单剂量口服150μg/kg,半年或一年服一次。

2. 海群生　成人 1 次 0.2 克,3 次 / 日,连服 7 天。

3. 苏拉明(suramin)　有杀灭非洲锥虫和盘尾丝虫的作用,但对微丝蚴无杀灭作用。本药的杀虫机制可能是它多个阴离子的负电荷与虫体蛋白的阳极结合,形成牢固的复合物。此外,本药尚能抑制虫的糖代谢。如果同时用乙胺嗪(diethylcarbamazini citra,DEC,hetrazan)一疗程,可同时杀灭微丝蚴。本药不能进入脑脊液,对后期中枢神经系统疾患者无效。

用药方法是先用一疗程乙胺嗪,剂量:成人 0.2g/ 天,3 次 / 日,7~14 日为一个疗程;儿童 6mg/kg,连服 2~4 周。然后才用苏拉明,于第 1、2、3、4、5、6 周分别缓慢静脉注射 3.3mg/kg、6.3mg/kg、10mg/kg、13.3mg/kg、16.7mg/kg、16.7mg/kg。用药期间必须住院观察。

本药常见副作用较轻,多为无力、恶心、呕吐、多尿、口渴、瘙痒、荨麻疹、手足底触痛。也有严重的早期用药反应,例如虚脱、胃溃疡、剥脱皮炎、重症腹泻、长期高热与衰竭。用药后期可出现蛋白尿、粒细胞缺乏、溶血性贫血等。对本药过敏、肝肾功能不全、孕妇、10 岁以下儿童和年老体弱者不宜使用。

五、预　防

预防工作的重点是在疫区清除蚋的滋生地,可用杀虫剂喷杀,以减少甚至消灭传播媒介。人类在疫区内,应在皮肤上涂驱虫剂,以防被蚋叮咬,也是重要的预防措施。

(杨朝忠　耿燕　庞友鉴)

第十二节　眼猪囊虫病

猪囊尾蚴病是由猪带绦虫(Taenia solium)的蚴虫即猪囊尾蚴(cysticercus cellulosae)寄生人体组织导致的疾病。

(相见外科卷第五十四章第二节)。

第十三节　弥漫性单侧亚急性视神经视网膜炎

弥漫性单侧亚急性视神经视网膜炎(diffuse unilateral subacute neuroretinitis,DUSN)是一种由寄生虫(parasite)感染引起的单眼隐匿性炎症疾病,导致严重的中心视力和周边视力下降[89,90]。线虫(nematodes)类寄生虫感染与 DUSN 相关,但并不是在所有患者都能发现有线虫感染的证据。有研究者发现双眼感染线虫引起的 DUSN,因此建议该病改成弥漫性亚急性视神经视网膜炎(diffuse subacute neuroretinitis)[91]。

一、病因与发病机制

已在 DUSN 患者的视网膜下发现了几种线虫,包括犬弓蛔虫(toxocara canis)、浣熊拜林蛔线虫(baylisascaris procyonis)、犬钩虫(ancylostoma caninum)、粪类圆线虫(strongyloides stercoralis)和人蛔虫(ascaris lumbricoides)。被寄生虫感染的狗或浣熊将虫卵随粪便排出体外,人体通过食入寄生虫卵污染的食物而感染;或者幼虫通过皮肤伤口进入体内,通过皮下移形进入血流到肺部和气管,通过咳嗽到口腔和吞咽进入消化道,完成寄生虫生活周期[92]。通过血流进入视网膜下的幼虫,引起局部脉络膜视网膜病变。脉络膜视网膜对寄生虫排泄物或分泌物的免疫反应出现局灶性白斑[93],寄生虫爬走后残留物质可能是一过性活动性黄白色病灶的原因,在 1~2 周内消失[94]。RPE 改变是对寄生虫毒性的一种反应,留下局灶性和幼虫移行过后色素细胞簇集的隧道样改变[89]。

由于从视网膜下取出完整的寄生虫进行生物学鉴定非常困难,现有鉴定必须基于联合的方法,测量寄生虫的大小、血清学检查和流行病学研究,但所有这些检查方法都有一定局限性[95]。

二、临床表现

小儿和年轻人多见,没有眼部疾病史。主要分为早期和晚期两个眼底改变[90,94],在25%~40%患者可见到眼内蠕虫(线虫)。

(一)症状

许多患者、尤其是小儿可无任何症状,仅在进行常规检查时发现视力下降。急性期患者可诉说多发和迅速改变的中心和旁中心暗点,闪光感或视力下降,较少见有眼部不适或充血;晚期视力严重下降,大多数≤0.1,且不可逆。

(二)体征

1. 早期　轻度到中度玻璃体炎症。轻度视乳头水肿,在眼底某个象限的外层视网膜和脉络膜层面,成片地反复发生一过性多灶性的黄白色病灶,临近以前的病变区,这样的病灶可一批接一批复发。较少见到的表现有虹膜睫状体炎、静脉周围渗出、黄斑囊样水肿、视网膜内和视网膜下出血、浆液性渗出和视网膜下新生血管[94]。如果能见到眼内线虫,是一种呈白色反光,两头尖,S形或线圈形,长约400~2000μm。检查光刺激能引起蠕虫连续缓慢地在视网膜下呈蜷缩样运动,而不是像蛇样爬行。蠕虫可出现疾病的任何阶段,常在活动性黄白色病灶的附近。

2. 晚期　轻度到中度的玻璃体炎症,进行性视神经萎缩,视网膜血管变细,内界膜反光增加(Orefice征),可见到小白色钙化点,视网膜下腔幼虫移动留下的黄白色隧道迹象(Garcia征)和多灶性脉络膜炎。经过数周或数月,出现局灶性和弥漫性RPE脱色素,在视乳头周围和周边部视网膜最明显,中央区不明显。

(三)辅助检查

1. OCT　早期短暂水肿增加视网膜厚度,晚期黄斑中心和视网膜神经纤维层厚度均下降。

2. FFA　局灶活动性灰白病灶呈早期低荧光,晚期染色,视乳头和静脉周围渗漏荧光。晚期RPE局灶性脱失出现不规则背景荧光[94],视网膜循环时间推迟。

3. ICGA　早期脉络膜炎症浸润,病变处有黑点,晚期消失或持续存在。黑点晚期消失的原因可能是板层脉络膜病灶被ICG围绕,而持续存在黑点是因为全层病变或脉络膜瘢痕不允许ICG浸染[96]。

4. 眼电生理检查　ERG改变包括视锥和视杆细胞功能轻到中度下降,混合反应的b波低平,b/a比值低于正常和下降。ERG一般不呈熄灭型,可与遗传性视网膜变性相区别。大约一半患者EOG正常,EOG正常而ERG异常提示是一种神经上皮疾病[97]。多焦ERG显示中心凹反应下降,而旁中心凹波幅增大。

5. 视野　弥漫性视野缺损,不能用眼底改变来解释[94]。

6. 实验室检查　血清学检查、大便检查和外周血涂片对DUSN几乎没有诊断价值[93]。

三、诊断和鉴别诊断

(一)诊断

1. 早期　视力进行性下降,轻度到中度玻璃体炎症,轻度视乳头水肿,眼底成片地反复发生一过性多灶性的黄白色病变,见到眼内蠕虫体和蜷缩样运动。

2. 晚期　视神经萎缩,视网膜动脉变细,内界膜反光增加(Orefice征)和幼虫在视网膜下腔移动留下的黄白色隧道迹象(Garcia征),多灶性脉络膜炎,出现局灶性和弥漫性RPE脱色素和簇集。

(二)鉴别诊断

DUSN早期应该同结节病、弓形体病、拟眼组织胞浆菌病、多灶性脉络膜炎、匐行性脉络膜炎、急性后极部多灶性鳞状色素上皮病变(APMPPE)、多发性一过性白点综合征、鸟枪弹样脉络膜视网膜病变、非特异性视神经炎和视乳头炎相鉴别。晚期病例应该同外伤后脉络膜视网膜病变、阻塞性血管疾病、结节病、鸟枪弹样脉络膜视网膜病变和中毒性视网膜病变相鉴别[94]。

四、治　　疗

(一)激光

早期用激光凝固蠕虫的头部和围住视网膜下蠕虫是最佳治疗方案,能有效改善视野和提高视力,晚期激光治疗并不能改善视力。如果寄生虫离黄斑太近,激光可能损伤残留的中心视力,可用低度照明或强光将蠕虫驱赶到中周部,在远离黄斑的地方消灭[98]。

(二)药物治疗

玻璃体炎症和渗出性病灶可用肾上腺糖皮质激素治疗。口服噻苯达唑(thiabendodazole)25mg/kg/d,分两次或一次顿服,2~3日为一疗程;或用阿苯达唑(albendazole)400mg/d 30天,对看不到寄生虫患者有一定疗效[94]。

(三)手术治疗

由于激光能消灭视网膜下寄生虫,一般不用玻璃体手术治疗 DUSN。

五、治　疗　效　果

早期发现并用激光治疗,病情能得到控制和提高视力,晚期患者尽管激光治疗视力也不能改善[99,100]。口服杀寄生虫药物,一般剂量效果可能不好,大剂量长期用药有一定效果[101],但也有无效病例,需要补充激光治疗。

(刘　文)

第十四节　匐行性脉络膜病变

匐行性脉络膜病变(serpiginous choroidopathy,SC)是一种进行性破坏内层脉络膜和 RPE 以及继发视网膜受累及的疾病。该病有多个名称,包括:匐行性脉络膜炎(serpiginous choroiditis)、地图状脉络膜炎(geographic choroiditis)、地图状脉络膜病变(geographic choroidopathy)、地图状螺旋状视乳头周围脉络膜病变(geographic helicoids peripapillary choroidopathy)和黄斑地图状螺旋状脉络膜病变(macular geographic helicoids choroidopathy)[102]。其临床特征是一种慢性复发性脉络膜和 RPE 的炎症[103]。

一、病因与发病机制

SC 的病因不明,研究认为是一种免疫介导的血管炎,引起脉络膜血管阻塞。患者 HLA-B7 阳性,VⅢ-vWF 因子升高,对视网膜 S 抗原免疫反应增加和抗链球菌溶血素"O"增高。病理检查 SC 患者脉络膜弥漫性或局灶性淋巴细胞浸润,在病灶的边缘处最明显;Bruch 膜出现破裂,有纤维胶质组织增生穿过此处;病灶上面的 RPE 和光感受器层萎缩,RPE 有不同程度的增生[104]。由于 SC 有反复发作炎症过程和类似疱疹病毒感染的特征,有报告在病毒性脑膜炎后发生 SC,并且有临床医师用无环鸟苷治疗后改善病情的报告,但缺乏病毒感染的确切依据[102]。Akpek 用 PCR 检查局部浸润的淋巴细胞或脉络膜组织没有发现病毒感染反应迹象[105]。目前只能在理论上推测,SC 可能是以前病毒感染后的继发现象,在脉络膜血管系统损伤后视网膜变性释放了潜在的抗原分子,在易感的个体导致炎症反应。

二、临　床　表　现

患者大多数在中年(30~70岁)发病,白种人和男性稍多见,没有家族病史和相关全身疾病。

(一)症状

患者常先表现单眼视力下降、视物变形、中心或旁中心暗点。

(二)体征

双眼发病,急性期可出现前葡萄膜炎症和玻璃体炎症反应,视乳头正常[106]。急性期视乳头周围灰白色或黄色病灶,轻微隆起,累及脉络膜毛细血管和 RPE 层(图 36-47)。病变持续数月,最终萎缩,脉络膜毛细血管消失并影响到下面的大脉络膜血管[107],同时脉络膜和 RPE 表面的视网膜感光细胞变薄(图 36-48)。在疾病的晚期,常见到成簇的 RPE 增生的瘢痕(图 36-48)。新发生的活动性病灶位于旧病灶的边缘,由视乳头周围向外呈地图状或螺旋状的扩张可持续数年(图 36-49、图 36-50)。

在一段恢复期后,急性病灶可以复发,引起视力下降。在急性发作的恢复期间,视力又可回复到发作前的状态。每次发作持续数月不等,最终累及黄斑,视力严重受损[108]。

在部分患者可发生 CNV,偶尔,CNV 可以自发消退,发生在黄斑的 CNV 引起视力下降。也可见到浆液性视网膜神经上皮的脱离和 RPE 脱离,视网膜血管炎和分支静脉阻塞也有报告[106]。

(三) 辅助检查

1. FAF　当 RPE 代谢增加,FAF 呈高荧光;当 RPE 丢失时,FAF 呈现低荧光。在 SC 的急性期,FAF 显示病灶呈边界不清的高荧光(Ⅰ期),当病灶开始愈合时,在病灶边缘出现减少荧光的环(Ⅱ期);随着病

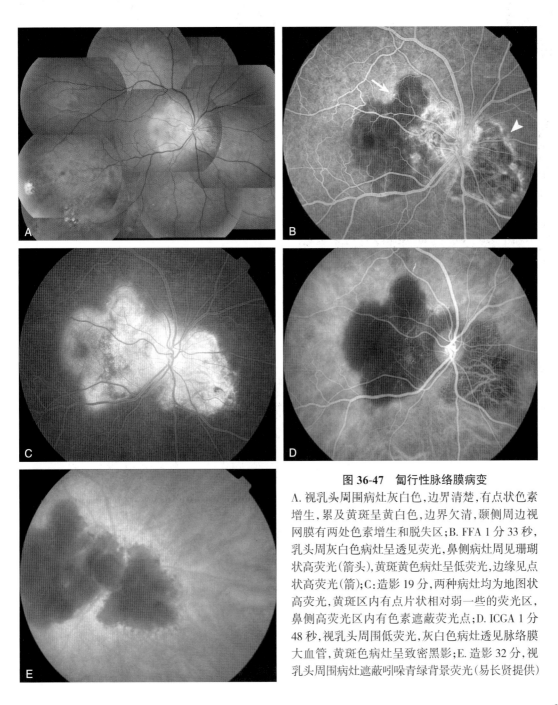

图 36-47　匐行性脉络膜病变

A. 视乳头周围病灶灰白色,边界清楚,有点状色素增生,累及黄斑呈黄白色,边界欠清,颞侧周边视网膜有两处色素增生和脱失区;B. FFA 1 分 33 秒,乳头周灰白色病灶呈透见荧光,鼻侧病灶周见珊瑚状高荧光(箭头),黄斑黄色病灶呈低荧光,边缘见点状高荧光(箭);C:造影 19 分,两种病灶均为地图状高荧光,黄斑区内有点片状相对弱一些的荧光区,鼻侧高荧光区内有色素遮蔽荧光点;D. ICGA 1 分 48 秒,视乳头周围低荧光,灰白色病灶透见脉络膜大血管,黄斑色病灶呈致密黑影;E:造影 32 分,视乳头周围病灶遮蔽吲哚青绿背景荧光(易长贤提供)

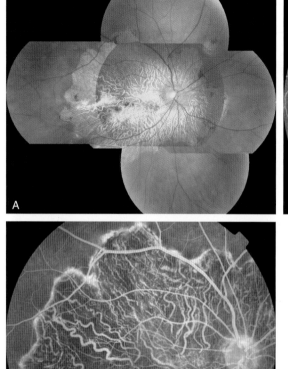

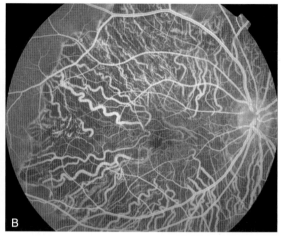

图 39-48　陈旧性匐行性脉络膜病变
A. 患者双眼底相似,右眼后极部视乳头周和黄斑区严重的视网膜、RPE 和脉络膜毛细血管萎缩,可以透见脉络膜大血管,病灶边界比较清楚,呈不规则的贝壳缘样改变,鼻侧边缘出现色素,颞侧处灰黄色;B. FFA 早期显示后极部视网膜色素萎缩,透见脉络膜大血管,未见荧光渗漏;C. 造影晚期,视乳头稍有荧光染色,后极部轻微荧光染色,颞侧病灶边缘高荧光,提示为活动性边缘病灶(易长贤提供)

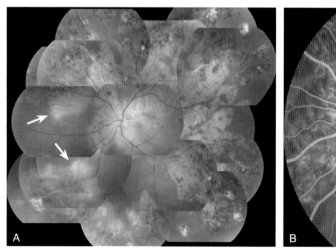

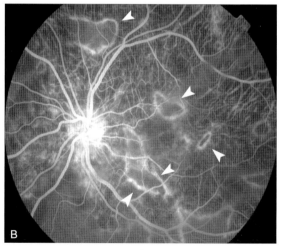

图 36-49　多灶性匐行性脉络膜病变
A. 图 36-47 患者左眼,视乳头周围和中周部均见到黄白色脱色萎缩区,中周部以色素增生为主,下方黄白色病灶边界不清,为进展边缘(箭);B. FFA 48 秒,活动性病灶边缘呈高荧光像珊瑚礁样,中央低荧光(箭头);

628

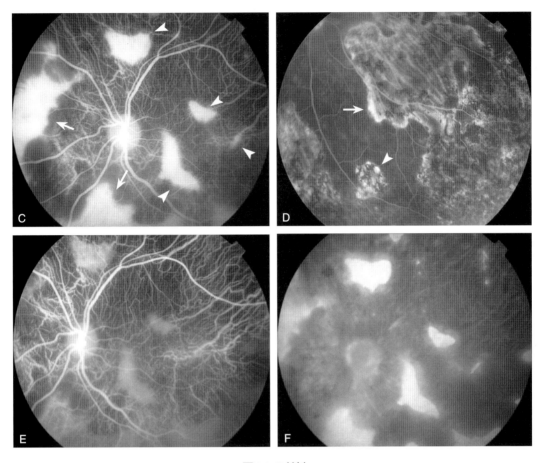

图 36-49（续）

C. 造影 8 分 26 秒，珊瑚礁样染色变成全部高荧光（箭头）和部分早期低荧光区域也呈现高荧光（箭）；D. 造影 4 分 5 秒，颞下赤道地图状病灶的边缘高荧光（箭），下面片状病灶也见点状高荧光（箭头），为活动性病灶；E. ICGA31 秒，后极部活动性病灶呈现弱荧光；F. ICGA 造影 30 分，后极部活动性病灶呈现强荧光（易长贤提供）

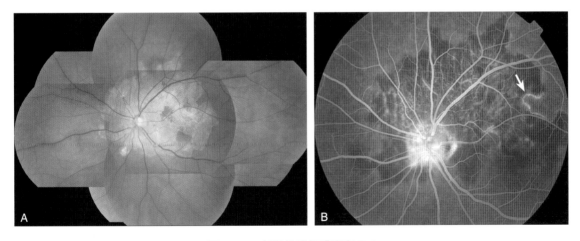

图 36-50　匐行性脉络膜病变 FFA

A. 图 36-48 患者左眼，视乳头周地图状萎缩病灶，呈黄色；B. FFA 1 分 16 秒，视乳头高荧光，病灶呈低荧光，透见脉络膜大血管荧光，颞侧边缘弧形高荧光（箭）

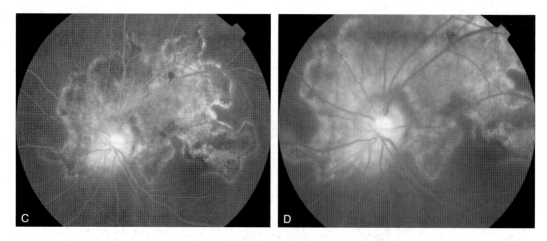

图 36-50（续）

C. 造影 10 分 35 秒,视乳头荧光继续增强,病灶大部分边缘珊瑚状荧光渐增强,病灶中荧光也增强但
不均匀;D. 造影 21 分 10 秒,视乳头和病灶呈较均匀一致的高荧光(易长贤提供)

灶进一步好转,病灶边缘呈明显的低荧光(Ⅲ期);在完全愈合的病灶,因 RPE 完全萎缩,病灶呈均匀一致
的低荧光(Ⅳ期)。FAF 可显示临床检查可能忽视的轻微病变,在诊断、治疗和监控 SC 患者中是一种容易、
简单、迅速、有效、非侵入和可信赖的成像模式[109]。

2. FFA　用于区别活动性和非活动性病灶[109]。活动病灶一般位于旧病灶的边缘,早期低荧光,晚期
呈渗漏高荧光(图 36-47、图 36-49),提示该处炎症活跃并将进行性向外扩展。早期低荧光可能是脉络膜荧
光被肿胀的 RPE 遮挡,但最可能的是脉络膜毛细血管损伤后的表现。陈旧性病灶显示萎缩性区低荧光和
透见下方的较大的脉络膜血管(图 36-48)。

3. ICGA　活动期 ICGA 早期和中期显示地图状融合或斑状区域的低荧光(图 36-47D),在晚期保持低
荧光(图 36-47E)、变成与背景一致荧光或高荧光(图 36-49)[44]。这些区域大小变化很大、趋向不规则形状
和边界不清楚,在混合性活动病灶,彩色眼底照片或 FFA 并不能够清楚地决定其活动性,ICGA 能帮助揭
示视网膜下活动病变,在康复期,ICGA 活动性体征退化比 FFA 回退的更快。

4. OCT　在后葡萄膜炎,OCT 的作用是常规眼底照相、FFA 和 FAF 检查的补充,能显示和 FAF 发现
相一致的急性期到治愈期的改变。在急性期,能显示 RPE、光感受器外节,椭圆体(IS/OS)带、外界膜和内
层视网膜轻微改变的外核层高反射。在恢复期,高反射的模糊区消失,出现不规则和疣瘢样的视网膜外层
隆起,从外界膜到 RPE 层的结构不能区别,外核层显得正常,脉络膜层反射增加。接下来的几个月当病灶
进一步愈合时,病变内 RPE 层、光感受器外节、椭圆体带和外界膜消失[110]。

5. 视野检查　活动期患者,视野有绝对或相对中心暗点和旁中心暗点,周边视野一般正常。

6. 电生理检查　少数患者 ERG、EOG 异常。

三、诊断和鉴别诊断

SC 诊断主要依赖临床表现。

(一) 诊断

患者双眼发病,前房或玻璃体炎症反应,脉络膜病灶从视乳头周围扩张性或螺旋状发展呈一种地图状
表现,在旧病灶的边缘有新的黄白色病灶。定期眼底照相和 FFA 有助于 SC 的诊断。

(二) 鉴别诊断

1. 高度近视眼　在后极部和视乳头周出现视网膜、RPE 和脉络膜萎缩病灶,露出巩膜颜色呈黄白色,
长期观察病灶也可逐渐扩大,类似 SC。但近视患者有长期高度近视眼病史和巩膜后葡萄肿,FFA 显示病
灶为透见荧光,病灶边缘可有荧光渗漏,但缺乏早期低荧光表现,可与 SC 相鉴别。

2. 结核性葡萄膜炎　临床上可表现类似 SC,多个病灶像波浪样扩展融合和斑块样阿米巴样表现,称
为匐行性脉络膜炎(serpiginous-like choroiditis,SLC)。患者可能有阳性家族患病史、感染结核或结核菌素

试验阳性;病变常常不毗邻视乳头,初发常在周边部和多灶性,以后融合,抗结核治疗有效[111]。可与 SC 相鉴别。

3. 弓形体病　可表现 SC,做血清学和房水 PCR 检查阳性有助于和 SC 鉴别。

4. APMPPE　和 SC 都是双眼底急性黄色病灶,在 RPE 平面累及脉络膜和视网膜,在晚期,RPE 簇状增生。二者病灶在 FFA 都是早期低荧光和晚期高荧光。然而,APMPPE 急性病灶二周内消失,很少复发;在不典型病例才有 CNV 和脉络膜萎缩,预后比 SC 好。

此外,视乳头周脉络膜视网膜瘢痕可与 SC 相混淆;年龄相关性黄斑变性、血管样条纹、特发性脉络膜新生血管、弓形体病、拟眼组织胞浆菌病和视网膜激光瘢痕等均应同 SC 相鉴别。

四、治　疗

1. 肾上腺糖皮质激素　对眼部有活动性炎症表现患者,全身使用肾上腺糖皮质激素,可口服、静脉注射。糖皮质激素口服剂量一般为 1mg/kg/d,在疾病活动性得以控制后,逐渐减量,并用维持剂量 15~20mg/d,治疗应持续 1 年或 1 年以上。在逐渐减量或停止全身用药后可以复发,因此需长期服药。对快速发展有危及黄斑的病例,应迅速控制炎症,除常规使用免疫抑制治疗外,可静脉滴注大剂量甲泼尼龙 1000mg/ 日连续 3 天[112]。也可选择球旁注射或玻璃体腔内注射曲安奈德(IVTA),适应于全身不能使用肾上腺糖皮质激素和有继发 CNV 的患者,可在眼内达到所需浓度,又不至于引起全身副作用。但不能预防病情复发。

2. 免疫抑制剂　在肾上腺糖皮质激素治疗效果不好患者,可联合或单独使用一种抗代谢药物。一般常用环孢霉素 A、硫唑嘌呤或霉酚酸吗啉乙酯,持续治疗半年,预防复发。三联免疫抑制药治疗方案,即选用泼尼松(1mg/kg/d)、环孢酶素(5mg/kg/d)和硫唑嘌呤(1.5mg/kg/d),有着更好的治疗效果,初次治疗 8 周后逐渐减量,半年后停止,可减少复发[113]。

(刘　文)

第十五节　鸟枪弹样脉络膜视网膜病变

鸟枪弹样脉络膜视网膜病变(birdshot chorioretinopathy,BCR)是一种双侧后极部慢性葡萄膜炎,以脉络膜多发性奶油状病灶为特征。主要发生于欧洲和北美洲白种人,20 岁以上成年人多见[5]。

一、病因与发病机制

此病的发病机制尚不清楚。研究显示 80%~98% 的患者 HLA-A29 抗原是阳性(正常人群仅是 7%)[114],基因 *50-224X* 与 BCR 发展密切相关。对视网膜 -S 抗原的自身免疫反应可能在此病发生中起着重要作用,然而研究并没有发现对照组和 BCR 组的抗 S 抗原血清滴度有显著差异[115-118]。组织病理学显示脉络膜炎症渗出和浸润,导致脉络膜萎缩和纤维化。病理活检发现 BCR 脉络膜内充满多灶性淋巴细胞,淋巴细胞围绕视网膜血管和视乳头筛板前。最初的病理改变主要在脉络膜,病情发展才累及到视网膜[119]。

二、临 床 表 现

(一)症状
患者通常双眼受累,可先后发病。常诉有眼前黑影飘动、视物模糊、视力下降、畏光和闪光幻觉等。也可出现夜盲和色觉异常[5,15,120]。

(二)眼部表现
眼前节多无充血表现。裂隙灯检查偶见细小的角膜后沉着物或前房浮游细胞,以及虹膜后粘连。玻璃体内可出现轻度或中度炎症。透过视网膜见脉络膜多发性白色或奶油状圆形或卵圆形病变(图 36-51),也可是线性或相当轻微病变。通常 >300μm,也可较小,病灶可以相互融合,失去典型特征呈大片低色素区域。病变成群地围绕在视乳头周围,放射状朝向周边部,以下方和鼻侧视乳头周多见,黄斑周围最少见,但可发生在脉络膜的任何部位[121]。黄斑区受累时,引起视力显著下降。随着时间推移或治疗后,炎症消退,上述病灶数量可减少或不可见;视神经萎缩,病变区出现灶状脉络膜视网膜萎缩病灶,并伴有色素增生改变,可类似视网膜色素变性(图36-52)。

视网膜血管炎是鸟枪弹样脉络膜视网膜病变的一种较为常见的表现,血管炎主要影响静脉,也可累及动脉,呈节段性或弥散性视网膜血管炎改变,视网膜血管变细、迂曲等。视网膜出血、视网膜下新生血管,黄斑囊样水肿。视乳头水肿、充血,疾病后期出现视神经萎缩[5,120]。也可发生青光眼。

(三) 全身表现

高血压、冠状动脉硬化和脑血管意外患者易发生鸟枪弹样脉络膜视网膜病变,白癜风患者也可发生鸟枪弹样脉络膜视网膜病变。

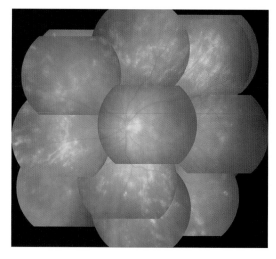

图 36-51　鸟枪弹样脉络膜视网膜病变

多发性视网膜下黄白色奶油状病灶,病灶分布形式多变,部分不规则形(易长贤提供)

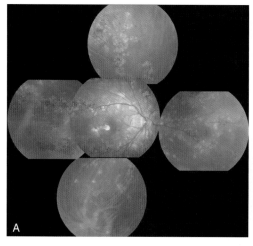

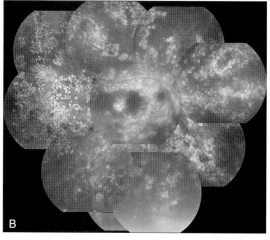

图 34-52　鸟枪弹样脉络膜视网膜病变拼图

A.后极与周边部大量视网膜下色素沉着和脱失病灶,部分融合,黄斑中心受累及,玻璃体弥散混浊;B.后极部视网膜弥漫水肿,周边部大量高荧光点,部分病灶似乎分布与血管走行相关,病灶趋于慢性发展阶段(易长贤提供)

三、辅 助 检 查

1. FFA　造影早期视网膜下奶油状病变呈弱荧光,造影后期出现与奶油状病灶相一致的强荧光(图36-53)。视乳头强荧光,囊样黄斑水肿,局灶性视网膜静脉和毛细血管渗漏,较少见有CNV和血管阻塞。

2. ICGA　可见数量多于眼底镜下病变数目的弱荧光病变,分布于大和中等血管的附近,造影后期可看到一些强荧光斑。

3. OCT　可显示光感受器外节异常,与视力下降相一致,晚期视网膜萎缩变薄。还可用于检查黄斑囊样水肿和CNV。

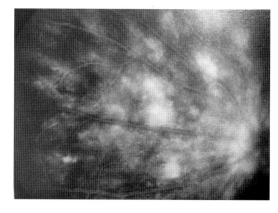

图 36-53　鸟枪弹样脉络膜视网膜病变

急性期视网膜下多灶性强荧光(王红提供)

4. FAF　能比临床检查见到 BCR 低色素脉络膜病变更多的低荧光点,视乳头周围低荧光非常多见,在某些患者可见到沿视网膜血管走行的线性低荧光。黄斑区的萎缩变薄也显示低荧光增多。

5. ERG　b 波降低,潜伏期延长,振荡电位消失。

四、诊断和鉴别诊断

(一) 诊断

2002 年国际鸟枪弹样脉络膜视网膜病变共识研讨会公布了 BCR 的诊断标准[122]:

1. 基本条件　①双眼发病;②一只眼视乳头周围至少有 3 个鸟枪弹样脉络膜视网膜病变;③轻微眼前节炎症(前房细胞≤1+);④轻微的玻璃体炎症(≤玻璃体混浊++)。

2. 对诊断有重要帮助的条件　① HLA-A29 抗原阳性;②视网膜血管炎;③黄斑囊样水肿。

3. 排除其他类型的葡萄膜炎。

(二) 鉴别诊断

1. 葡萄膜大脑炎　有头痛、耳鸣、听力减退和白癜风等全身表现。眼底早期表现为弥漫性脉络膜视网膜炎,后期表现为肉芽肿性全葡萄膜炎和晚霞状眼底改变。急性期 FFA 表现:视乳头显示高荧光,脉络膜灌注延迟,按着在后极部炎性 RPE 出现多个针尖状渗漏点,如墨渍般迅速扩大,并彼此融合,在视网膜下积存,形成多囊性大小不等的荧光素染色(图 36-14)。慢性期,可出现低荧光斑和窗样缺损的高荧光区。可与 BCR 相区别。

2. 交感性眼炎　有一眼眼外伤史或内眼手术史,交感眼和诱发眼眼部表现相同,表现为双侧肉芽肿性全葡萄膜炎和晚霞状眼底改变。

3. 多灶性脉络膜炎　急性期一眼或双眼有轻、中度前葡萄膜的炎症和玻璃体炎性细胞,眼底后极部见多发性圆或椭圆形的黄白色病灶位于视网膜色素上皮和脉络膜毛细血管层,大小为 50~1000μm,可散布到中周部的眼底。随着病程的进展,病灶渐变为边界整齐多伴有 RPE 萎缩性瘢痕。部分患者出现视乳头水肿和充血,晚期视乳头周围发生萎缩病灶。BCR 的深层黄白色病灶较多,围绕视乳头呈放射状排列,视网膜血管炎症。晚期 BCR 视乳头萎缩,RPE 细胞萎缩和色素增生,类似视网膜色素变性。

4. 点状内层脉络膜病变　多发生于青年女性近视患者,表现为后极部散在分布的圆形黄白色病变,位于视网膜色素上皮和内层脉络膜水平,呈自限性过程,通常不伴有眼前段和玻璃体炎症,多数患者视力预后良好。FFA 检查显示活动性病变早期呈强荧光,晚期荧光素渗漏,浆液性视网膜脱离者可见染料渗漏至视网膜下,在出现脉络膜视网膜萎缩时则可见荧光缺损和脉络膜新生血管膜。BCR 早期和晚期病灶均较多并融合,出现视乳头萎缩和视力预后不良,可与 PIC 鉴别。

5. APMPPE　后极部多发性圆形扁平的黄白色病变,具有自限性,发病数天至数周后自行消退;病灶愈合后留下萎缩斑块或色素增生;预后好,视力恢复良好。而 BCR 急性期病灶呈深层黄白色,在视乳头周呈放射状,晚期视乳头萎缩和 RPE 改变明显,视力预后不良。

五、治　疗

(一) 药物治疗

1. 肾上腺糖皮质激素　泼尼松口服,初始剂量一般为 1mg/kg/d,早晨顿服。也可玻璃体腔内注入曲安奈德。

2. 免疫抑制剂　在肾上腺糖皮质激素治疗效果不好或因长期应用糖皮质激素而出现严重的副作用时,可改为其他免疫抑制剂或联合其他免疫抑制剂进行治疗。可选用环孢霉素,初始剂量一般为 3~5mg/kg/d,在治疗过程中根据炎症消退情况和患者耐受性调整剂量,持续治疗半年。硫唑嘌呤,初始剂量一般为 1~2mg/kg/d。苯丁酸氮芥,初始剂量一般为 0.1mg/kg/d,视病情调整剂量,持连续治疗半年。环磷酰胺,初始剂量一般为 1~2mg/kg/d,应注意药物对骨髓抑制、不育、膀胱毒性等副作用[5]。

（二）激光光凝

视网膜下新生血管或视网膜前新生血管形成时，可用视网膜激光光凝治疗。

六、治 疗 效 果

有关此病的自然病程尚不清楚，但已经明确它是一种慢性炎症性疾病，往往有多次复发和缓解，并延续多年，晚期视力预后多不乐观，约有20%的患者视力降低3行以上，其中1/3的患者至少有一眼的视力低于0.01。持续的囊样黄斑水肿和视神经萎缩是视力丧失的主要原因。因此，早期治疗可有效控制病情。

（杨朝忠　耿燕）

第十六节　多灶性脉络膜炎合并全葡萄膜炎

多灶性脉络膜炎合并全葡萄膜炎（multifocal choroiditis and panuveitis，MCP）是多灶性脉络膜病变综合征（multifocal choroidopathy syndromes）的一种，这个综合征的病理过程主要发生在RPE及其附近，伴或不伴有光感受器外节和脉络膜毛细血管受累及。本病首先由Nozik和Dorsch提出[123]，主要表现是多个脉络膜视网膜炎症和瘢痕病灶合并前葡萄膜炎和玻璃体炎症。本病的提法较多，文献中有复发性多灶性脉络膜炎（recurrent multifocal choroiditis），脉络膜视网膜病变合并前葡萄膜炎（chorioretinopathy with anterior uveitis），点状内层脉络膜病变（punctate inner choroidopathy），进行性视网膜下纤维化合并葡萄膜炎（progressive subretinal fibrosis and uveitis），多灶性脉络膜炎合并进行性视网膜纤维化（multifocal choroiditis and progressive retinal fibrosis），炎症性假性组织胞浆菌病（inflammatory pseudohistoplasmosis），多灶性脉络膜炎合并盘状黄斑变性。

不少学者认为上述疾病实质上是同一疾病的不同阶段而已，理由是：①上述疾病多发生在健康青年人；②均有分散的RPE水平的黄色病灶；③均可出现视网膜深层、RPE或脉络膜炎症，并最终形成瘢痕；④均可引起比眼底所见病灶更大的生理盲点扩大[124,125]。而且近年来还有学者从基因研究的结果支持这种观点，比如MCP与点状内层脉络膜病变这两种疾病在基因表现上均与单倍型IL10有关[126]，其病理改变也没有区别[127]。

但也有人持不同意见，比如点状内层脉络膜病变就很少出现脉络膜视网膜病变合并前葡萄膜炎那样的眼前段炎症改变，而复发性多灶性脉络膜炎则很少出现进行性视网膜下纤维化合并葡萄膜炎那么严重的纤维化生。当然由于病因不明，因此无法肯定，或许是不同病因作用于RPE，但RPE对不同病因的反应方式有所不同[128]。

一、病因与发病机制

病因不详，但多数人认为本病是非感染性炎症，有遗传背景[126]。部分患者可能与结核感染、结节病、梅毒或单纯疱疹病毒感染有关，目前认为Epstein-Barr病毒（埃-巴二氏病毒或者叫E-B病毒）可能是主要原因。组织病理学检查发现MCP患者的脉络膜和脉络膜毛细血管标本内含有大量的B淋巴细胞和浆细胞，在Bruch膜内和膜上还有补体和免疫球蛋白沉着，因此推断在感染因素的诱发下，触发了自身免疫机制，导致了MCP的发生[129]。

二、临 床 表 现

多发生在40岁左右（9~69岁），女性和白种人占绝大多数。80%患者双眼发病，患者中有85%以上是近视眼。

（一）症状

大多数患者有视力下降，从1.0~光感不等，平均在0.2左右。可伴有轻度的眼痛、视物变形、眼前漂浮物、暗点和畏光等描述。

（二）体征

1. 眼前节表现 角膜后可出现沉着物,大多数患者房水闪辉和浮游细胞阳性,可出现瞳孔后粘连和虹膜萎缩及结节形成。

2. 眼底改变 90%以上患者玻璃内有细胞浸润。急性期眼底散在多个圆形、椭圆形或多边形的边界模糊的黄白色或灰黄色病灶,大小约 200μm(50~1000μm),多分布在黄斑以外的后极及周边部,位于深层的 RPE 和脉络膜毛细血管层(图 36-54)。当病情缓解或静止后,病灶部位表现为脱色素和边缘色素增生的圆形或椭圆形改变,边界清晰并成典型的凹陷状(图 36-55)。病程可持续数月,并不断出现新的病灶或者复发病灶,新旧病灶能在同一部位见到(图 36-55)。

在急性期,部分患者也可发生视乳头充血和水肿,晚期表现视乳头周围视网膜下纤维化,形成"餐巾环"状瘢痕[130]。大约 10%~20% 的患者可发生黄斑囊样水肿,25%~40% 的患者可发生脉络膜新生血管[131](图 36-56)。当伴发静脉周围炎,可引起视网膜血管狭窄[132]。极其少见发生渗出性视网膜脱离。

（三）辅助检查[133]

1. FFA 活动性病灶在早期表现为荧光遮蔽,晚期则表现为染色和渗漏荧光(图 36-56)。而陈旧性病灶早期可表现为高荧光,晚期褪色(图 36-57B、C)。视乳头充血水肿和黄斑囊样水肿表现荧光渗漏。

2. ICGA 可出现与视网膜病灶部位一致的弱荧光斑点,造影晚期表现明显的低荧光斑(图 36-57D、F)。部分患者可有弱荧光病灶的融合。通过肾上腺糖皮质激素及免疫抑制剂治疗后炎症改善,部分患者病灶部位的 ICGA 弱荧光也会出现改善。

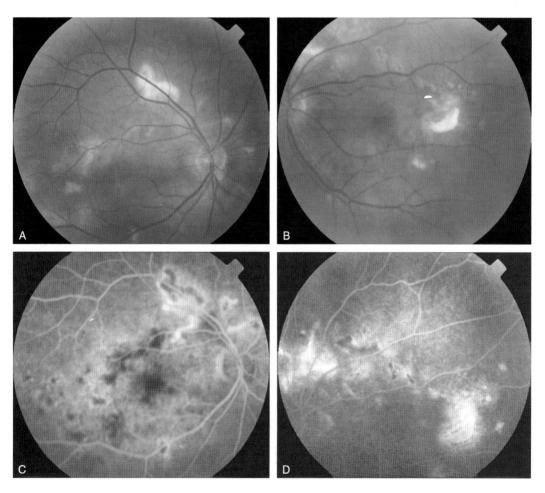

图 36-54 多灶性脉络膜视网膜病变

A 和 B. 双眼视力下降 4 年,右眼视力 0.4,左眼视力 1.0。双眼眼后极部多个不规则的黄白色病灶,边界不清,位于视网膜深层;C 和 D. 荧光素眼底血管造影显示双眼后极部病灶内有片状色素增生遮蔽荧光和不规则荧光渗漏(刘文提供)

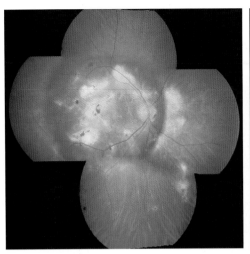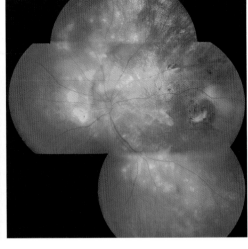

图 36-55　双眼多灶性脉络膜视网膜病变拼图

本图是图 36-54 患者 6 年后照片,没有经过系统治疗,右眼视力 0.3,左眼视力 0.04,矫正无提高,双眼病变较 6 年前加重,病灶增多

(刘文提供)

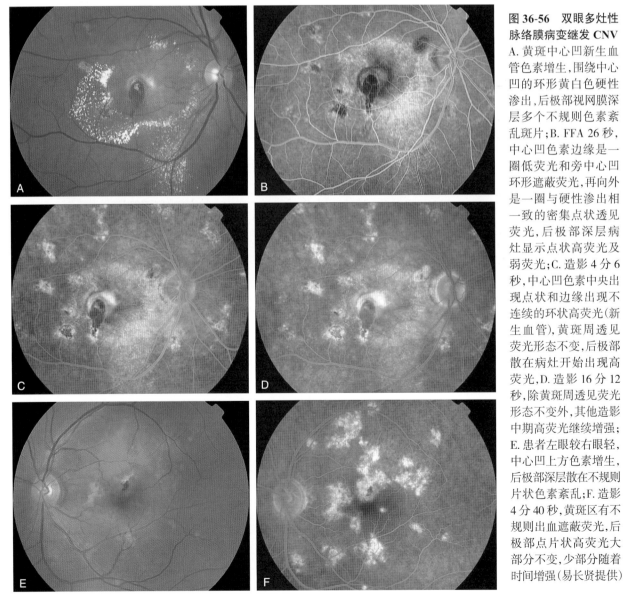

图 36-56　双眼多灶性脉络膜病变继发 CNV

A. 黄斑中心凹新生血管色素增生,围绕中心凹的环形黄白色硬性渗出,后极部视网膜深层多个不规则色素紊乱斑片;B. FFA 26 秒,中心凹色素边缘是一圈低荧光和旁中心凹环形遮蔽荧光,再向外是一圈与硬性渗出相一致的密集点状透见荧光,后极部深层病灶显示点状高荧光及弱荧光;C. 造影 4 分 6 秒,中心凹色素中央出现点状和边缘出现不连续的环状高荧光(新生血管),黄斑周透见荧光形态不变,后极部散在病灶开始出现高荧光,D. 造影 16 分 12 秒,除黄斑周透见荧光形态不变外,其他造影中期高荧光继续增强;E. 患者左眼较右眼轻,中心凹上方色素增生,后极部深层散在不规则片状色素紊乱;F. 造影 4 分 40 秒,黄斑区有不规则出血遮蔽荧光,后极部点片状高荧光大部分不变,少部分随着时间增强(易长贤提供)

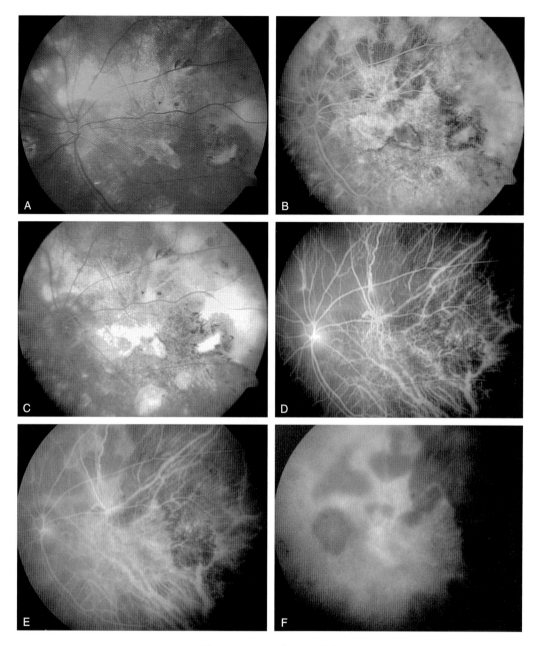

图 36-57　FFA 和 ICG 检查

A. 图 36-54 患者,左眼后极及周边多个黄白色病灶,病灶部分融合扩大;B. FFA 早期见后极部 RPE 萎缩透见荧光,上方大血管弓附近和黄斑外侧见低荧光斑;C. 造影晚期整个后极部高荧光,但强弱不均匀,说明仍有活动性成分;D. ICGA 早期,后极部脉络膜血管减少,排列紊乱和增粗,未见脉络膜新生血管;E. ICGA 中期见与 FFA 早期相一致的低荧光斑;F. ICGA 晚期低荧光斑形态不变,黄斑区片状强荧光(刘文提供)

3. FAF　在 >125μm 瘢痕病灶显示低荧光,FAF 也能显示在眼底检查不容易见到的 <125μm 的病灶,呈边界清楚地低荧光点。

4. OCT　能显示急性期产生的 RPE 下疣样隆起病灶,呈中度反射,向外层视网膜浸润,引起各种类型的椭圆体(IS/OS)带中断(图 36-58A)。用 OCT 的 EDI 检查,某些患者在急性期有脉络膜稍增厚(图 36-58A)。同时可见到光感受器外层消失和视网膜其他各层凹陷,外核层或外丛状层与 RPE 相连,即所谓的"挖凿征(pouched-out)"(图 36-58B)。用肾上腺糖皮质激素治疗后,这些 RPE 下病灶消失,下面的脉络膜厚度会减少。这些表现提示 MCP 的炎症病灶部位是视网膜下和 RPE 下,脉络膜只是作为临近组织被累及[134]。OCT 还能对 MCP 引起的脉络膜、RPE 和视网膜紊乱、瘢痕或萎缩病灶进行定位诊断(图 36-58C)。

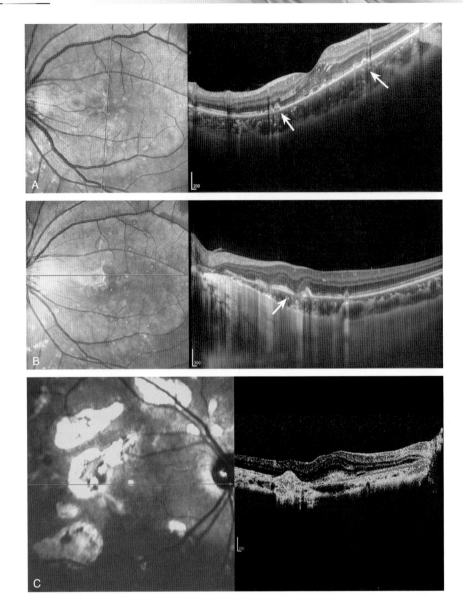

图 36-58　多灶性脉络膜视网膜病变 OCT 检查

A. 急性期患者,色素上皮下类似玻璃膜疣样隆起,对应处椭圆体(IS/OS)带中断(箭),中心凹视网膜增厚,有高反射点,脉络膜增厚,反射减弱,脉络膜层见多个高反射亮点;B. 左图同一患者,瘢痕处视网膜挖凿征(箭);C. 图 36-54 患者右眼黄斑下有增生隆起物,RPE 不连续,中心凹下脉络膜毛细血管层有囊腔形成(刘文提供)

5. 电生理检查　ERG 表现正常或轻度异常;多焦 ERG 显示测量区显著功能异常。EOG 在大约 60% 的患者表现异常。

6. 视野检查　可表现生理盲点扩大,与眼病灶相关的视野暗点,也可见到与眼底病灶无关的颞侧视野缺损。

三、诊断和鉴别诊断

(一) 诊断

依据双眼比较对称的多灶性边界清楚的脉络膜病灶,瘢痕,合并有玻璃体的炎症,或者前房的炎症表现,排除其他常见的葡萄膜炎,即可确立临床诊断。

(二) 鉴别诊断

目前对于下述疾病还有不同观点,一部分学者认为下述疾病中部分种类可能是同一种疾病的不同阶段的表现。如果随访时间足够长,其临床表现以及病程发展规律就基本一致[124,125]。因此,此处仅列出一些比较有意义的差异以供考虑。

1. 点状内层脉络膜病变　多发生在近视青年女性,双眼发病。急性期几周后病灶缓解,可留下边界清晰的萎缩瘢痕,之后可出现色素,较常发生 CNV。特点是没有眼前节炎症和玻璃体炎症反应,病灶一般较小,只发生在后极部。而 MCP 则陈旧病灶与新鲜病灶同时存在。

2. 多灶性葡萄膜炎　本病强调多灶性脉络膜炎,但可能在早期没有玻璃体炎症或者前房细胞等改变。可能是多灶性葡萄膜炎合并前葡萄膜炎的早期急性期改变,之后才出现典型的合并前葡萄膜眼底改变。

3. APMPPE　病变比较局限在视网膜色素上皮层,病程较短,六周左右炎症消退,基本不留瘢痕。

4. 多灶性一过性白点综合征　青年近视女性多见,大多单眼发病,4~16 周左右自愈,不需治疗,很少复发。

5. 鸟枪弹样脉络膜视网膜病变　多数发生在年龄较大的患者,双眼脉络膜黄白色奶油状病灶,轻度玻璃体炎症,缺乏在 MCP 见到的色素增生。常为慢性过程,视力预后差,HLA-A29 阳性率很高。

6. 匐行性脉络膜视网膜病变　以视乳头为中心,病灶向周边延伸,一般并不出现分散的多灶性脉络膜瘢痕。

7. 弓形体病　急性期可出现明显的玻璃体炎症,而先天性则表现为色素性瘢痕。血清血检查发现抗体滴度增高迅速,比如从阴性或低滴度 1∶8 上升到 1∶1024。抗弓形体治疗有效可以协助诊断。

8. 结节病(类肉瘤病)　也可表现为 MCP,病灶在下方更多,脉络膜肉芽肿伴静脉周围炎,不会出现脉络膜新生血管。胸部 X 线和 CT 检查可发现特征性肉芽肿改变。活检发现非干酪性坏死肉芽肿可确立诊断。

9. 慢性中心性浆液性脉络膜视网膜病变　往往有慢性和反复发作病史,大多很难发现明显的脉络膜瘢痕。FFA 中可见病灶分布极无规律。

10. 拟眼组织胞浆菌病　来自流行病区,没有玻璃体内炎症,视乳头周围见萎缩病灶,病灶多发,呈现中央色素聚集的脱色素的萎缩斑点,一般在 200~300μm 左右,不出现新的病灶。MCP 女性多发,一般非活动性病灶比眼组织胞浆菌患者的小,可来自非组织胞浆菌流行地区;单眼患者可能在数月或数年内出现对侧眼严重改变,约半数患者有视网膜电图异常改变。

鉴别上很大程度上依赖医生的个人经验,这一大类疾病很多没有实验室的特异性检查可以确诊。只有弓形体病和拟眼组织浆菌病在理论上有特异性检查指标,但前者必须是急性期抗弓形体抗体快速增高才有意义,而后者因为至今没有在患者体内发现眼部组织胞浆菌,人们只是根据皮肤实验中 90% 的患者对荚膜组织胞浆(histoplasmin)呈阳性反应这一试验来确定病因。

四、治　　疗

1. 肾上腺糖皮质激素　局部滴 1% 泼尼松龙滴眼剂 1 日 4 次和口服泼尼松 1mg/kg/d。部分急性期患者对大剂量全身使用肾上腺糖皮质激素治疗反应良好,视力得到改善;然而,复发患者,肾上腺糖皮质激素的治疗效果逐渐减退。

2. 免疫调节治疗　咪唑硫嘌呤(azathioprine)、环孢霉素(cyclosporine)和甲胺蝶呤(methotrexate)可有效地控制 MCP 的炎症,可用于肾上腺糖皮质激素治疗无效或出现副作用患者。

3. 抗新生血管　本病对激光治疗似乎效果欠佳,如果出现新生血管,在激光后复发率很高。对于 MCP 引起的中心凹下新生血管,可考虑使用 PDT 治疗,但目前有研究认为抗 VEGF 药物可能效果更好[135]。在一组随机研究中,使用贝伐单抗治疗 14 只眼,其中 5 例视力提高 3 行以上,而 13 只眼接受 PDT 治疗没有一例视力如此提高[136]。

五、治疗效果和典型病例

(一)治疗效果

大多视力不好,但可相差很大,复发率极高。如果黄斑中心凹未受到损害,视力预后良好。如果出现视网膜下新生血管或者瘢痕形成则视力预后不良。

(二)典型病例

1. 病例　患者女,30岁,因"左眼视力下降1月伴视物变形1周"于2014年4月22日收住院。1个月前,患者受凉后自觉左眼视力下降,不伴眼红疼和视物变形,未求诊治。此后左眼视力逐渐下降,1周前自觉视物变形,中心暗点,来郑州市第二人民医院眼科就诊,门诊以"左眼葡萄膜炎和黄斑CNV"收入院。患病以来,意识清,无发热和头痛、关节痛,饮食和大小便正常。入院检查全身体格检查正常。眼科检查:右眼视力0.12,-8.00DS=1.0,眼球前段无异常,玻璃体轻度混浊(+),视乳头边界清晰,颞侧可见近视弧形斑,黄斑区中心反光点可见,视网膜豹纹状,未见出血和渗出。左眼视力0.1,-7.25DS=0.4。左眼无充血,角膜透明,前房深度正常,房水闪辉(+),浮游细胞(+),晶状体无混浊,玻璃体絮状混浊(+);视乳头色红,边界欠清,颞侧弧形斑,视网膜血管行径和比例正常;黄斑区水肿,脉络膜厚度252μm,见条状出血;豹纹状眼底,后极部见大小不等的黄白色斑点,边界模糊,以黄斑周围和下方多见(图36-59),中周部眼底未见明显异常。眼压测量:右眼13.0mmHg,左眼16.0mmHg。

左眼底自发荧光,视乳头较正常荧光更低,黄斑出血呈低荧光,后极部病灶散在低荧光和高荧光点(图36-59D)。OCT检查显示左眼黄斑区水肿增厚,鼻侧光感受器消失,中心凹下椭圆体(IS/OS)带缺失;鼻侧见孤立色素上皮层实行隆起,CNV位于视网膜神经上皮下,呈团块状强反射,中心凹下囊状脱离;黄斑区脉络膜水肿增厚,正常结构消失,见点状高反射(图36-59E)。FFA检查,左眼早期眼底大致正常(图36-59G),随着时间推移出现视乳头强荧光,视乳头周渗漏荧光;黄斑出血条索遮蔽荧光,黄斑CNV高荧光,后极部病灶呈边界不清的高荧光点(图36-59H)。多焦ERG检查,右眼黄斑区功能正常,左眼黄斑功能严重受损。

2. 诊断　①左眼多灶性脉络膜炎合并全葡萄膜炎;②左眼继发视网膜下新生血管。

3. 治疗　入院检查无手术禁忌证,给予每日静注一次甲强龙针1000mg,3天后改为每日静注一次甲强龙针500mg,3天后改为250mg iv/d,3天后改为泼尼松片40mg空腹顿服,以后逐渐减量,并同时给予扩张血管药物。于2014年5月7日表面麻醉下行左眼前房穿刺放出约0.08ml前房水,玻璃体腔内注射雷珠单抗注射液0.08mg+TA 2mg,术后给予妥布霉素和地塞米松滴眼剂点眼,预防感染。

4. 治疗结果　肾上腺糖皮质激素冲击治疗后半个月,左眼视物变形减轻,左眼视力0.1,-7.25DS=0.6。眼球前节正常,玻璃体混浊减轻,眼底可见视乳头边界清晰,视乳头周围黄白色大小不等斑点减少,黄斑区视网膜下新生血管减小,黄斑区视网膜水肿明显减轻(图36-60A)。OCT显示视网膜水肿、视网膜下CNV和脉络膜水肿均减轻,中心凹下囊样脱离消失。玻璃体腔注射雷珠单抗和TA后1周复查,左眼视力0.1,-7.25DS=0.8。OCT显示黄斑区视网膜水肿减轻,黄斑下CNV减小(图36-60D)。2014年6月3日复诊,视力矫正到1.0,脉络膜厚度202μm。右眼眼压16.0mmHg,左眼眼压17.0mmHg。2014年7月10日停止口服肾上腺糖皮质激素,半个月后出现视力下降,视物变形加重,来门诊检查。左眼视力矫正到0.6,前房闪辉和浮游细胞(+),眼底检查:左眼视乳头轻度充血和边界稍模糊,后极部眼底出现多个新的边界不清灰白色病灶,黄斑旁颞上见暗红色椭圆形出血(图36-61A)。FFA显示视乳头渗漏荧光较第一次FFA减轻,到晚期渗漏荧光致颞侧边界不清;造影晚期陈旧病灶轻度渗漏荧光,新病灶呈强荧光,边界模糊不清,出血为遮蔽荧光(图26-61B)。OCT显示,与复发前图36-60同一部位扫描图相比,脉络膜水肿增厚,原黄斑鼻侧旁RPE表面隆起病灶扩大,主要是增厚,表面呈绒毛样反射(图36-61C),黄斑颞侧旁新病灶在RPE表面呈驼峰状隆起,表面绒毛状不规则(图36-61C)。右眼检查未见明显异常。诊断"左眼复发性多灶性脉络膜炎合并全葡萄膜炎",立即收住院,口服泼尼松龙1mg/kg/d,联合其他扩血管药物。治疗3周后,左眼症状好转,视力矫正到1.0,眼底病灶渗出减轻(图36-61D)。带药出院,肾上腺糖皮质激素缓慢减量,但维持剂量(5mg)准备持续半年。

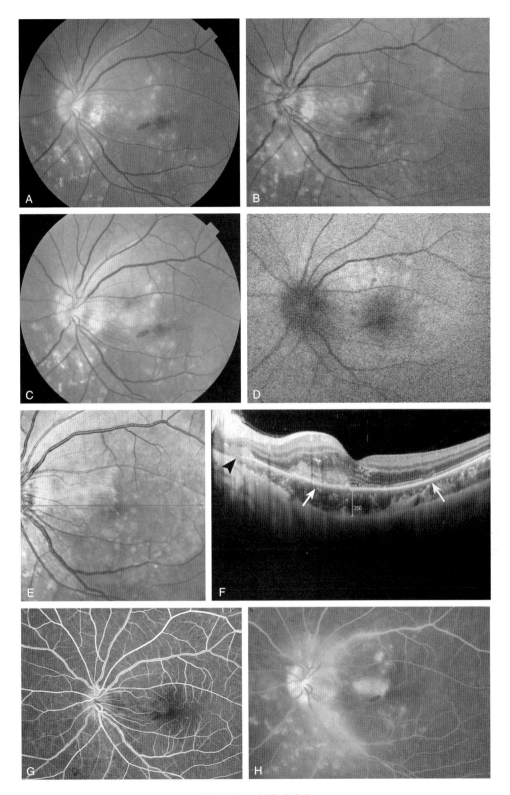

图 36-59　多模式成像

A. 左眼视乳头边界不清,视乳头颞侧可见近视弧形斑,视乳头周围可见黄白色大小不等边界模糊的斑点,黄斑区水肿,见片状不规则出血,眼底呈豹纹状;B. 炫彩图显示后极部病灶比自然光要清楚;C. 无赤光也显示后极部病灶呈白色不规则点状;D. 眼底自发荧光,视乳头较正常荧光更低,黄斑出血呈低荧光,后极部病灶散在低荧光和高荧光点;E. 近红外光并不比无赤光显示病灶更清楚;F. OCT 显示黄斑区水肿增厚,鼻侧光感受器层消失,颞侧旁局限光感受器外层缺失,外界膜增厚,向下弯曲(黄色箭);中心凹下囊状脱离,CNV 位于视网膜神经上皮下,呈团块状强反射(箭),视乳头旁颞侧见孤立色素上皮层下驼峰样隆起(箭头);黄斑区脉络膜正常结构消失,见点状高反射,水肿增厚到约 256μm;G. FFA 早期,左眼视乳头弱荧光,黄斑出血为遮蔽荧光,后极部隐约见点状弱荧光;H. 造影晚期,视乳头强荧光,视乳头周渗漏荧光;黄斑出血条索遮蔽荧光,黄斑CNV 高荧光,后极部病灶呈边界不清的高荧光点(刘文提供)

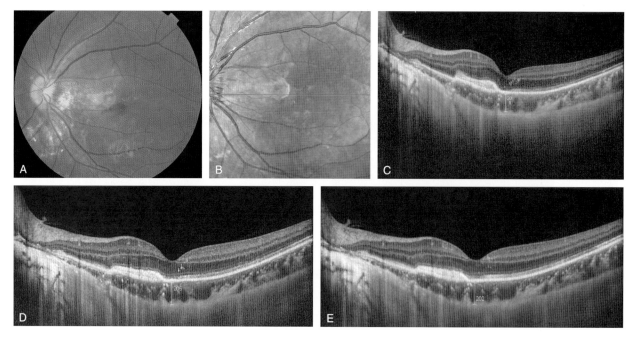

图 36-60　治疗后检查

A. 全身大剂量肾上腺糖皮质激素治疗半个月,左眼黄斑区黄白色病灶明显减少,中心凹出血变淡,CNV 膜更加明显,乳头下方陈旧性病灶变化不大;B. 和图 36-59E 相比,近红外光黄斑周病灶较治疗前减少,黄斑下 CNV 膜更清楚;C. OCT 显示视网膜水肿、视网膜下新生血管膜和脉络膜水肿均减轻,中心凹下囊样脱离消失。视乳头颞侧旁 RPE 下驼峰状隆起变的低平,中心凹和颞侧旁仍见光感受器外层中断;D. 玻璃体腔内注射雷珠单抗和 TA 后一周,黄斑区视网膜水肿减轻,黄斑下 CNV 膜明显减小,其他结构变化不大;E. 玻璃体腔内注药后一个月,黄斑区仍水肿,以外核层明显,中心凹处光感受器层有所恢复,但反射率低(刘文提供)

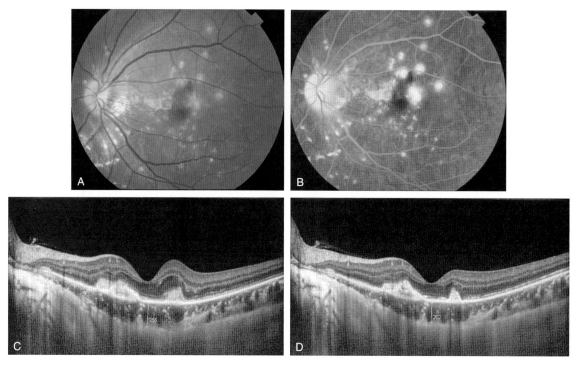

图 36-61　复发

A. 左眼视乳头轻度充血和边界稍模糊,后极部眼底出现多个新的边界不清灰白色病灶,黄斑旁颞上见暗红色椭圆形出血;B. FFA 13 分 28 秒,视乳头渗漏荧光较第一次 FFA 减轻,渗漏荧光致颞侧边界不清;陈旧病灶轻度渗漏荧光,新病灶呈强荧光,边界模糊不清,出血为遮蔽荧光;C. 脉络膜增厚达 255μm,点状反射增多,原黄斑鼻侧旁 RPE 表面隆起病灶扩大增厚,表面呈绒毛样反射,黄斑颞侧旁新病灶在 RPE 表面呈驼峰状隆起,表面绒毛状不规则;D. 再次肾上腺糖皮质激素治疗三周后,脉络膜水肿减轻,厚度 202μm,点状反射减少,RPE 表面隆起病灶体积缩小,边界逐渐清楚(刘文提供)

(易长贤　刘文)

第十七节　点状内层脉络膜病变

点状内层脉络膜病变（punctate inner choroidopathy，PIC）是一种发生于脉络膜和外层视网膜层面的炎症性疾病，以后极部多发的深层黄白色小点状结节样病灶并进行性萎缩为特征，无前葡萄膜炎和玻璃体炎体征。国内并不少见[137]，好发于合并有中高度近视的青年女性。Watzke 等[138]在 1984 年最早描述了PIC，当时认为其病变部位主要在 RPE 下的内层脉络膜，故由此命名。近来鉴于频域 OCT 对 PIC 病灶的观察[139]，表明病灶经历了五期演变，在病变进展中主要是光感受器层受累，因此有建议将 PIC 更名为点状视网膜脉络膜炎（punctate chorioretinitis，PCR）[139]。

一、病因与发病机制

PIC 病因不明，它与近视存在关联的原因也尚不清楚。PIC 无前葡萄膜炎和玻璃体炎体征[140-142]；活动期患者的胸部 X 光平片、血常规、血沉、C 反应蛋白、抗 O、类风湿因子、抗核抗体、抗中性白细胞胞浆抗体、结核菌素（PPD）皮试、结核酶联免疫斑点测试、弓形体抗体、EB 病毒抗体、梅毒血清试验等一系列的炎症指标和特殊病原菌感染的搜索也没有特异的阳性发现[139,143]，但是部分患者并发有视乳头水肿和节段性视网膜静脉炎提示至少局部炎症参与了 PIC 发病。36% 的 PIC 患者有前驱流感样症状[139]，这些前驱感染，可能直接或间接导致脉络膜血管的炎症而发生 PIC。ICGA 中活动病灶的脉络膜毛细血管失灌注和其周围的脉络膜血管扩张，部分患者 FFA 中不规则的脉络膜荧光充盈迟缓，提示可能有脉络膜血管炎的存在[137]。Tiffin 等[144]曾报告 PIC 患者眼底 ICGA 脉络膜血管壁上有点状的强荧光，并推测它们源自脉络膜血管炎。在 APMPPE[145,146]及其他白点综合征中[147]，脉络膜血管炎也被认为可能是首发病变。频域 OCT 观察到 PIC 病程早期即有相应部分的脉络膜厚度增加，对应于早期病灶在 ICGA 中表现的斑状弱荧光，被认为是脉络膜层面炎性细胞的聚集和浸润；其后位于外层视网膜和内层脉络膜部位的结节样病灶形成并"吞噬"光感受器层，少数可突破外丛状层并引发节段性视网膜静脉炎，这些结节被认为可能是一种炎性肉芽肿[139]。PIC 病灶好发于黄斑区，且结节样病灶发展中 RPE 和 Bruch 膜形成破口[139]，为 CNV 的发生创造了条件，所以 PIC 容易并发 CNV。

二、临床表现

（一）发病特点

男女发病比率为 1：2.6 左右，各年龄段均可发生，20~30 岁是高发年龄段。80% 患者伴有近视，绝大多数为中高度近视；约 50% 的患者双眼受累及。约 50% 到 75% 患者并发 CNV。

（二）症状

部分患者眼部症状出现前 2 周有前驱流感样症状。症状不具有特异性，多数患者表现为视物模糊、眼前固定暗点、局部涡流样或雪花屏样的闪光感，少数表现为视物异色和视野缺损，约 1/4 的患者存在症状加重及缓解交替。Ⅰ 期和 Ⅱ 期 PIC 病灶发生时大多无症状（分期见 OCT 检查），发展到 Ⅲ 期病灶，患者开始有明显的眼部症状，其中闪光感是 Ⅲ 期病灶早期较准确的指征。而并发有 CNV 者多主诉明显的视力下降和视物变形。

（三）体征

1. 眼前段及玻璃体检查　正常，无前葡萄膜炎或玻璃体炎。

2. 眼底检查　绝大多数病灶位于后极部，偏好于上下血管弓之间及视乳头鼻侧，基本不累及远中周部（图 36-62）。病灶数目从一个到数十个不等，多数病灶数目在十个以内，双眼发病程度可不对称。Ⅰ 期病灶眼底无明显异常。Ⅱ 期病灶表现为眼底针尖状或点状的色素脱失。Ⅲ 期病灶表现为位于深层视网膜散在分布的黄白色奶油样稍隆起的圆点状病灶，边界稍模糊，少数可伴有少量视网膜下液，病灶直

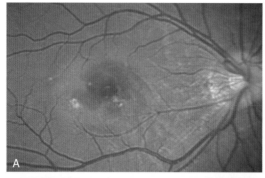
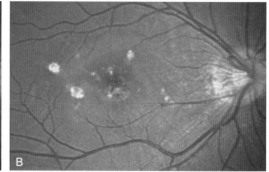
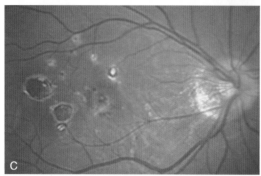

图 36-62　点状内层脉络膜病变演变过程

A. 右眼彩色眼底像显示黄斑区多发深层视网膜黄白色奶油样Ⅲ期 PIC 病灶以及中心凹下继发性 CNV 伴出血；B. 10 个月后，PIC 病灶萎缩进入Ⅳ期呈挖凿状外观，CNV 退行呈小灶性纤维瘢痕，有新病灶出现；C. 6 年后，旧 PIC 病灶继续发展，进入Ⅴ期，病灶进行性扩大伴色素增生，周围见新出现的病灶

径大多在 200~300μm 左右，病灶散在分布或呈线状排列，邻近病灶可互相融合。Ⅳ期病灶时表现为内层脉络膜和 PRE 层面边界清楚的组织挖凿状萎缩灶呈色素性萎缩灶或萎缩斑，色素增生不规则，位于在病灶中心或内部边缘，甚至病灶可完全色素化；邻近萎缩病灶可融合成线形或星形的大病灶。Ⅴ期病灶进一步扩大伴色素增生可并发 CNV。单个患眼内新发病灶进展程度基本一致，但活动病灶（Ⅰ~Ⅲ期病灶）与陈旧病灶（Ⅳ~Ⅴ期病灶）可并存。并发有 CNV 的患眼多表现为黄斑区局灶灰黄色深层浸润伴对应位置的视网膜水肿或视网膜下液，部分可伴有视网膜下出血和渗出（图 36-63）；CNV 病灶周围可见上述特定时期的 PIC 病灶。

（四）辅助检查

1. OCT　是 PIC 确诊和随访的重要工具，各期病灶在 OCT 上有鲜明的特点（图 36-64）。Ⅰ期病灶在 OCT 上无明显异常，但约 30% 的病灶局部可出现脉络膜厚度增加。Ⅱ期病灶表现为 RPE 局灶隆起伴对应的椭圆体（IS/OS）带破坏；Ⅲ期病灶向外突破 RPE 层，向内突破外界膜和外核层，在外丛状层下形成"驼峰"样中等反射结节样病灶，大小不等，典型病灶直径在 200~300μm 左右，邻近病灶可融合，随着病情进展结节所在处 Bruch 膜逐渐消融，此期脉络膜厚度达峰值。Ⅳ期病灶外层视网膜结节样病灶逆向退行，病灶所在的光感受器层和内层脉络膜组织丢失；外丛状层和内层视网膜逐渐通过 Bruch 膜破口疝入脉络膜，此期脉络膜厚度迅速减少。Ⅴ期病灶周缘光感受器陆续丢失伴多层次的 RPE 增生。

2. FFA　Ⅰ期病灶在 FFA 上表现正常，Ⅱ期病灶也表现正常或变现为针尖状或点状轻微窗样缺损，Ⅲ期病灶 FFA 早期表现为点状视网膜下强荧光或弱荧光，晚期染色，可伴轻渗漏（图 36-63C、D）。Ⅳ期病灶表现为点状窗样缺损伴染色。Ⅴ期表现为点状或斑状窗样缺损，早期可透见脉络膜大中血管影，伴有色素增生病灶可见色素遮蔽荧光。FFA 对于Ⅲ期和Ⅳ期病灶不容易判读，从而影响对病情是否活跃的判断，此时应辅以 OCT 判读。但是对于并发 CNV 的 PIC 患眼，FFA 是较有价值的诊断工具，表现为不规则花边样团状血管网，早期呈现高荧光，晚期出现荧光渗漏。同时 FFA 可以发现视乳头受累或节段性视网膜静脉炎等并发症。

3. ICGA　能发现Ⅰ期病灶，表现为晚期的弱荧光斑。发展到Ⅱ期病灶时，ICGA 的晚期弱荧光斑范围变局限，边界轮廓清楚。Ⅲ期病灶表现为 ICGA 全程暗点伴晚期病灶周缘强荧光晕。Ⅳ期和Ⅴ期病灶均表现为萎缩性暗点或小暗斑。如果 ICGA 早期脉络膜血管壁见到强荧光点，表示有脉络膜血管炎症[144]。

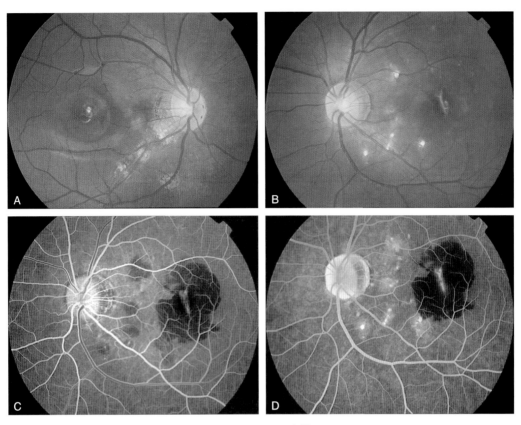

图 36-63　双眼 PIC 合并 CNV
A. 右眼下方大血管处见三个萎缩性病灶,黄斑,中央是白色点,下方是出血点,周有一圈晕,约 1DD;
B. 左眼视乳头颞侧见多个黄白色圆点,中心凹条状黄色灶,周围是暗红色视网膜下出血;C. 左眼 FFA
早期,视乳头颞侧病灶呈低荧光斑,部分病灶中见点状高荧光,黄斑区视网膜下出血遮蔽荧光,CNV 呈
条状高荧光;D. 造影晚期,视乳头环形高荧光,颞侧病灶点状高荧光,有一圈晕围绕,黄斑视网膜下出
血仍为遮蔽荧光,CNV 是条状强荧光(易长贤提供)

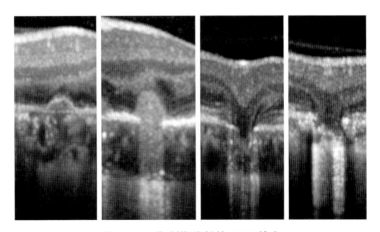

图 36-64　Ⅱ~Ⅴ期病灶的 OCT 检查
从左到右分别是 Ⅱ~Ⅴ期的 PIC 病灶。Ⅱ期病灶表现为局灶 RPE 隆起及 RPE 下的中等反射结节;Ⅲ期
病灶表现为外丛状层下的驼峰样中等反射结节,病灶向内突破外核层,向外引起 RPE 和 Bruch 膜断裂;
Ⅳ期病灶表现为结节退行伴光感受器层缺失,外丛状层和内层视网膜由 Bruch 膜断裂处疝入脉络膜呈
挖凿状;Ⅴ期表现为病灶扩大伴随病灶内或周缘带反射增强

4. FAF PIC 病灶呈弱 FAF,但可见到环形高荧光晕轮围绕 PIC 和 CNV 病灶,表示处于活动期,治疗后,这个晕轮可减轻。晚期 RPE 死亡部位呈现强 FAF[148]。

5. 多焦 ERG(mfERG) Ⅲ期病灶在 mfERG 上表现为病灶相应区域的局部反应下降。Ⅳ期病灶局部反应下降可出现轻度改善,但仍低于正常。

三、诊断和鉴别诊断

诊断标准:①主要位于眼底后极部视网膜下直径≤500μm 的多发黄白色奶油样点状活动病灶,和(或)后极部多发挖凿状萎缩灶,伴或不伴 CNV;②无眼前节及玻璃体炎症体征;③ OCT 上表现为外层视网膜的驼峰样中等反射结节,或局部伴 Bruch 膜断裂的视网膜疝;④排除其他白点综合征如多灶性脉络膜炎合并全葡萄膜炎、多发性一过性白点综合征(MEWDS)、APMPPE、SC 等。

常见白点综合征与 PIC 的鉴别列于表 36-1,详细请见本书其他章节。需要注意的是这些白点综合征自身或者和急性区域性隐匿性外层视网膜病变(AZOOR)常可以合并出现。其中 PIC 有时常与 MEWDS 一起出现。

表 36-1 PIC 与其他常见白点综合征的鉴别要点

病名	PIC	MCP	MEWDS	APMPPE	SC
好发年龄	青年	中年	青年	青年	中青年
性别	主要是女性	主要是女性	主要是女性	男女无差异	主要是男性
与轴性近视关系	显著相关	相关	尚不明确	无关	无关
发病	急性	慢性	急性	急性	急性
病程	短,可复发	迁延反复	短,可复发	较短	迁延易反复,进行性加重
双侧发病	一半是	多数是	少数是	多数是	是
好发位置	后极部	后极部	后极部为主	后极部	视乳头周围
眼底表现	后极部深层视网膜(直径≤500μm)黄白色圆点状病灶,逐渐演变成萎缩性脉络膜视网膜瘢痕	黄灰色较污秽的视网膜脉络膜病灶(直径多数≥500μm),逐渐演变成萎缩性脉络膜视网膜瘢痕	外层视网膜/RPE 水平短暂出现的白色小病灶,可融合;黄斑橙色颗粒样改变;可伴有视乳头水肿	后极部 RPE 水平出现多发性的灰白色扁平盾鳞状病灶,7~12 天后消退,可遗留色素性萎缩斑	黄白色鲜亮的视网膜脉络膜病灶,进展形成地图状视网膜脉络膜萎缩
玻璃体炎	无	中度	轻度	轻度	轻度
继发 CNV	高发	较高发	较少见	少见	少见
预后	较好	差	好	较好	差

PIC:点状内层脉络膜病变;MCP:多灶性脉络膜炎合并全葡萄膜炎;MEWDS:多发性一过性白点综合征;APMPPE:急性后极部多灶性鳞状色素上皮病变;SC:匐行性脉络膜病变;CNV:脉络膜新生血管

四、治 疗

1. 观察 对于远离黄斑中心、无明显症状的活动病灶可以观察,无需特殊治疗。

2. 肾上腺糖皮质激素 对于有接近黄斑中心或引起症状的活动(Ⅰ~Ⅲ期)病灶、FFA 显示有视乳头轻水肿或节段性视网膜静脉炎的患者,宜口服肾上腺糖皮质激素治疗,可以缩短病程并防止继发 CNV。起始剂量为 0.5~1mg/kg/d;用药过程中以 OCT 作为随访工具,病灶进入Ⅳ期后逐渐减量停药。但是对于Ⅳ~Ⅴ期病灶,肾上腺糖皮质激素的使用无益处。

3. 继发性 CNV 的治疗 对于继发于活动 PIC 病灶的近中心凹 CNV 或近中心凹 CNV 发生时周围存在活动 PIC 病灶的患眼,玻璃体腔注射抗 VEGF 药物联合口服肾上腺糖皮质激素是首选治疗方案;由于这种情况继发的 CNV 多有炎性因素驱动,不推荐 PDT 治疗。对于继发于 PIC 萎缩病灶的近中心凹 CNV,且发生 CNV 时患眼不存在活动 PIC 病灶时,单独玻璃体腔注射抗 VEGF 药物或单独 PDT 均是可选的方案。

五、治 疗 效 果

PIC本身的预后较好,引起预后不良的因素主要是继发性CNV、黄斑萎缩和黄斑区视网膜下纤维瘢痕化[143,149]。位于黄斑区的病灶进入V期后随着病灶萎缩的进行性扩大可出现进行性的视力下降[143];小部分患者在病情稳定数年后可发生眼底检查不可见的隐匿性黄斑萎缩[139],该并发症是由于黄斑区相邻PIC病灶中视网膜疝的外向牵拉导致病灶间的光感受器层萎缩,但RPE保持完好;OCT可以明确诊断。少部分患者可出现PIC复发,但并非原有病灶的活跃,而是出现新的活动病灶,引起复发的诱发因素不甚确切,但复发前患者多有劳累。

六、典 型 病 例

1. 病例 患者女,24岁。左眼前固定暗点2周,既往双眼高度近视,其他无特殊。视力右眼0.04,-7.25DS=1.0,左眼0.02,-7.00DS=0.7。初诊眼前节及玻璃体未见异常;眼底检查见左眼黄斑区多发深层视网膜黄白色点状病灶,大部分呈奶油样外观(图36-65A)。FFA早期示点状病灶呈强荧光(图36-65B),晚期染色,部分伴轻渗漏(图36-65C)。经过黄斑中心凹的OCT水平扫描示病灶为Ⅲ期病灶,表现为外丛状层下的中等反射结节,病灶所在处RPE缺如,Bruch膜存在缺口,不伴周围的视网膜水肿(图36-65D)。血常规、胸部X光片检查未见异常。

2. 诊断 左眼PIC。

3. 治疗 口服醋酸泼尼松龙0.5mg/kg/d。

4. 治疗效果 3周后复诊,左眼视力恢复至1.0,眼底检查示黄白色病灶均呈挖凿状外观。同图3D的水平OCT随访扫描示PIC病灶退行,外层视网膜结节样病灶消失,外丛状层和内层视网膜轻度下陷,尚未形成视网膜疝,病灶进入Ⅳ期;同时脉络膜厚度较治疗前下降(图36-65E)。遂给予口服激素逐渐减量至停用。

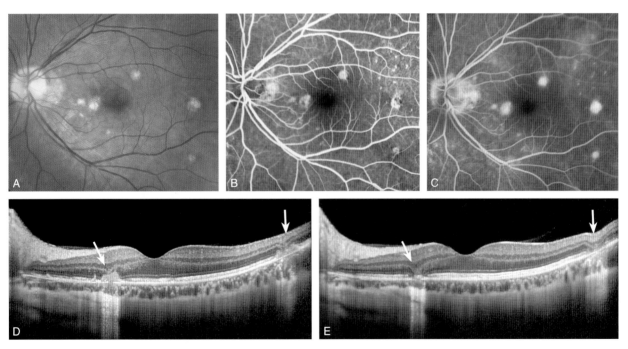

图36-65 点状内层脉络膜病变

A. 患者初诊时左眼彩色眼底像显示黄斑区多发深层黄白色病灶,呈大小不一的圆形或椭圆形;B. 初诊时FFA静脉早期像显示黄斑区多发视网膜下点状强荧光;C. FFA晚期像显示点状病灶染色,部分有轻微渗漏;D. 初诊时经过黄斑中心凹的水平OCT扫描显示Ⅲ期PIC病灶(箭),脉络膜有水肿增厚;E. 口服肾上腺糖皮质激素治疗3周后同一OCT扫描断面显示PIC病灶退行,进入Ⅳ期(箭),同时可见脉络膜厚度较D图轻度下降

（张雄泽 文峰）

第十八节 持续性鳞状黄斑病变

持续性鳞状黄斑病变(persistent placoid maculopathy,PPM)由 Golchet 等[150]于 2006 年最先提出,用于描述一种类似黄斑匍行性脉络膜炎(macular serpiginous choroiditis)、累及黄斑的白色病变和主要发生在白种男人的一种疾病。

一、病因与发病机制

PPM 的病因与发病机制尚不清楚,推测是一种自身免疫性疾病[151]。

二、临 床 表 现

(一) 症状

和匍行性脉络膜炎不同,尽管早期侵犯中心凹,视力仍然很好,直到发生相关的并发症如 RPE 萎缩和 CNV,患者视力才显著下降。

(二) 体征

双眼发病较对称,一般没有前房炎症或玻璃体炎症表现。黄斑区出现白色斑块病灶,边界清楚呈锯齿状(jigsaw pattern),不与视乳头相连[150]。病灶长时间存在,可发生黄斑外的新病灶[152],在几个月或几年中逐步消退。常发生 CNV,最后转变成盘状黄斑瘢痕或 RPE 色素增生斑块。

(三) 辅助检查

1. FFA 病灶早期低荧光,晚期高荧光[152]。

2. ICGA 在急性期的整个造影过程,病灶呈持续性的边界锐利致密低荧光,在临床和 OCT 检查病情缓解时,低荧光会完全或部分消失[152]。

3. OCT 在急性 PPM,外核层呈高反射,外界膜、椭圆体带和嵌合体带中断,缺乏光感受器外节区出现低反射空间。病情稳定后,外层视网膜结构部分或完全恢复,也可发生光感受器外节萎缩[152]。在严重的病例出现 RPE 和脉络膜改变[152]。CNV 病例可显示视网膜内积液或视网膜神经上皮脱离[153]。

4. FAF 多数患者病灶显示高荧光,个别患者显示低荧光[152]。

三、诊断和鉴别诊断

(一) 诊断

双眼发病,早期视力下降不明显,无前段及玻璃体炎症。黄斑区锯齿状边界清楚白色斑块病灶,不与视乳头相连。病灶长期存在,几个月或几年后逐步消退,可发生黄斑外的新病灶。常发生 CNV,最后转变成盘状黄斑瘢痕。辅助检查有助于诊断。

(二) 鉴别诊断

1. 黄斑匍行性脉络膜炎(macular serpiginous choroiditis) 是 SC 的变异类型,视力下降较早且预后差,病变从黄斑开始,复发病灶是从黄斑病灶边缘向视乳头方向进展,也可发生 CNV,但少见[154]。FFA 和 ICGA 检查与 SC 相同,治疗措施与 SC 一样。

2. 年龄相关性黄斑变性(AMD) 湿性 AMD 有 CNV、渗出和出血,黄斑区病灶有时呈黄白色和 PPM 相似。但 AMD 常发生在老年患者,患眼视力下降明显;双眼病变不对称,有玻璃膜疣,病灶水肿增厚,有视网膜下或 RPE 下新生血管膜,常见视网膜内和视网膜下出血,最终以黄斑区视网膜脉络膜瘢痕化而告终,可与 PPM 相区别。

3. 顽固性鳞状脉络膜视网膜炎 多个长期活动性病灶和逐渐扩大,可与 PPM 相鉴别。

4. APMPPE PPM 也可在后极见到奶白色病灶,类似 APMPPE,但后者病灶为多发,很少发生 CNV,常缺乏视网膜萎缩和视网膜下瘢痕,可与 PPM 相鉴别。

5. 结核性匐行性脉络膜炎(tubercular serpiginoid choroiditis)　有两种类型:一种是散在和不连续的多灶性,以后演变成弥漫性连续病灶,活动进展边缘类似 SC;另一种是弥漫斑块样脉络膜炎,像阿米巴样扩展[111,155]。多发生于双眼和有玻璃体炎症,病灶不与视乳头相连。抽取前房或玻璃体腔液体做结核分枝杆菌 PCR 检查为阳性和结核菌素皮肤试验大多为阳性。抗结核治疗和联合肾上腺糖皮质激素治疗效果良好,并能减少复发。这些特点有助于和 PPM 相鉴别。

6. 急性梅毒性后极部鳞状脉络膜视网膜炎　在黄斑和视乳头旁的 RPE 平面,形成大片黄白色病灶,中央颜色稍浅,病灶内有点状色素沉着;FFA 显示早期病灶低荧光,晚期高荧光,很容易和 PPM 相混淆。但梅毒性鳞状脉络膜视网膜炎一般玻璃体炎症较重,梅毒反应素抗体滴度明显增高,用青霉素治疗效果良好,可与 PPM 相鉴别。

四、治　　疗

1. 肾上腺糖皮质激素　口服或球旁注射。
2. 免疫抑制剂　环孢霉素。
3. 抗 VEGF 药物　对 CNV,首选贝伐单抗和雷珠单抗玻璃体腔内注射,可取得良好的效果[153]。

五、治 疗 效 果

因临床病例很少,尚未总结出药物治疗的规律性。肾上腺糖皮质激素短期治疗有效,但不能阻止病情发展成 CNV 和盘状瘢痕[150]。免疫抑制剂治疗和玻璃体腔内注射抗 VEGF 药物都是单个病例[153],都有效但需要大样本观察。

(刘　文)

第十九节　顽固性鳞状脉络膜视网膜炎

顽固性鳞状脉络膜视网膜炎(relentless placoid chorioretinitis,RPC)是由 Jones 等[156]首先描述的类似于 APMPPE 和匐行性脉络膜炎,但是病程不典型和视网膜分布不一样的一种临床特殊疾病。已将这种疾病列为 ampiginous 脉络膜炎(ampiginous choroiditis)的一种来描述[103]。它可能是匐行性脉络膜炎的一种变异类型,也可能是一种新的疾病,被称之为"顽固性鳞状脉络膜视网膜炎"[156]。

一、病因与发病机制

该病的病因与发病机制不明,因临床表现与 APMPPE 和 SC 相似,推测病理生理上与二者相同[157]。临床上发现一例同时合并中枢神经系统小缺血改变,用免疫抑制剂后减轻,因此认为 RPC 可能与脉络膜小血管炎有关[158]。

二、临 床 表 现

男女发病率相似,患病年龄在 17~50 岁,平均 34 岁。

(一) 症状

无诱因突然出现无痛性视力下降、视物变形和(或)漂浮物,患者也可无任何症状。

(二) 体征

发病时双眼后极部 RPE 层面奶白色鳞状病灶(也有研究者认为先出现在周边[159]),比 APMPPE 的病灶要小,大约是视乳头直径的一半。两眼病灶持续活动和增长,最终累及赤道前后的视网膜,黄斑同时被侵犯或以后受累及。当病灶愈合时,发生脉络膜视网膜色素萎缩,但陈旧性色素病灶旁经常伴发新的活动性白色病灶。病灶持续迁延和反复复发,数目多达 50 余个,有时数百个病灶散布于整个眼底,这与 APMPPE 病灶仅发生在后极部不同。其他相关体征包括伴随角膜后沉着物的虹膜炎、表层巩膜炎、轻度玻璃体炎症、偶尔视网膜下积液、视网膜下纤维化和视网膜前膜形成,但还未有 CNV 病例报告[156,159]。

(三)辅助检查

1. FFA 早期性病灶低荧光,可能是脉络膜毛细血管阻塞或脉络膜毛细血管无灌注,晚期病灶染色。

2. ICGA 在早期和晚期,病灶均是低荧光。

3. OCT 活动期内层和外层视网膜反射增加,有视网膜下液聚积和 RPE 脱离,静止期黄斑结构恢复正常[160]。OCT 还能显示视网膜和脉络膜厚度有无改变。

4. FAF 急性早期病灶显示一种帽子花环样图案(cockade-pattern),同心圆的中心是低 FAF 圆,在圆的外是一环形稍高 FAF 圈,再向外是一圈低 FAF 环,而稍长时间的病灶就没有这种现象[161]。在脉络膜视网膜萎缩病灶,FAF 均显示低荧光,活动性病灶显示高荧光[162]。

三、诊断和鉴别诊断

(一)诊断

双眼奶白色急性病灶和陈旧色素改变病灶与 APMPPE 和 SC 临床表现相似,但临床过程和病灶的分布与二者不同。在疾病过程中不断有多个新病灶发生,并持续数年,病灶总数超过 50 个~数百个。病灶可先发生于周边视网膜或与后极部病灶同时发生,再发病灶并不一定在以前病灶的边缘处。

(二)鉴别诊断

1. APMPPE 双眼后极部 RPE 平面奶白色病灶,常常最多持续 1~2 个月,病灶在半年后趋于稳定,视力逐渐恢复接近发病前。

2. SC 长时间的临床复发过程,急性期病灶一般出现在黄斑或是视乳头周围,一次仅一眼是活动期。数年内多个复发的活动性病灶从临近旧的萎缩病灶边缘向周围扩展,病灶缓慢愈合,累及黄斑引起显著视力下降。RPC 是双眼病灶同时发生和发展,新病灶常位于陈旧病灶旁而不是邻接,病灶数量明显多于 SC,并扩展到赤道前后广泛区域。

3. 多灶性脉络膜炎 病灶较少和小,色素增生不明显,局限后极部,没有新旧病灶持续不断扩张达赤道部或赤道前;OCT 显示急性期病灶在 RPE 层下呈驼峰状隆起,可与 RPC 相鉴别。

4. 鸟枪弹样脉络膜视网膜病变 急性病灶围绕视乳头呈放射状向外延伸,常有血管炎症;晚期视乳头萎缩,HLA-A29 抗原阳性和缺乏 RPC 新病灶反复发生和病灶扩张特征,可与 RPC 区别。

5. 其他 还需同葡萄膜大脑炎、脉络膜肿瘤浸润、鳞状梅毒感染、匐行样结核性脉络膜炎和结节病(类肉瘤病)等疾病相鉴别。

四、治 疗

本病抗病毒治疗无效。

1. 肾上腺糖皮质激素 泼尼松龙 1mg/kg/d,病情控制后逐渐减量,长期服用。出现并发症应逐渐停止并加上免疫抑制剂。

2. 免疫抑制剂 环孢霉素、硫唑嘌呤或环磷酰胺联合肾上腺糖皮质激素治疗。麦考酚酸吗乙酯(mycophenolate mofetil)1000mg 2 次 / 日,联合泼尼松龙口服 20mg/d,2 个月内泼尼松龙逐渐减量[158]。

五、治 疗 效 果

RPC 预后变化较大,视力减退一般很轻,在没有及时治疗的患者,中心视力受影响。接受长期全身肾上腺糖皮质激素治疗的患者,活动性病灶减少和视力改善[156]。采用免疫抑制剂治疗,患者的视力预后较好[159]。

(刘 文)

第二十节　单灶性日光样脉络膜炎

单灶性日光样脉络膜炎(unifocal helioid choroiditis)是一种孤立隆起的黄白色活动性脉络膜炎性病灶，伴随视网膜下积液或在有些病例出现视网膜下出血。病灶可发生在眼底任何部位，接近一个视乳头直径(0.75~1.5DD)大小，周围有一圈晕轮，类似太阳，所以命名为"日光样"或"太阳样"病变[163]。

一、病因与发病机制

病因不明，是一种肉芽肿改变[163]。Hong首先报告本病[163]，患者的年龄在9~25岁之间，均为白种人；居住在美国印第安纳州或伊利诺斯中部，这两地区为组织胞浆菌病流行区，但未建立明确的诊断。

二、临　床　表　现

本病不伴有全身疾病，也不伴有与眼部和全身必定相关的感染性病因，如组织弓浆虫病、弓形体病、猫抓病、结节病、结核和各种真菌感染，如酵母菌病(blastomycosis)、诺卡(放线)菌病(nocardiosis)和曲霉病(aspergillosis)。

1. 症状　视力下降与病灶位置和黄斑附近的视网膜下液有关，在黄斑附近的病灶，引起视力明显下降，在远离黄斑的病灶，视力轻度下降或正常。

2. 体征　常不伴随眼部其他炎症表现，偶尔发现前房或玻璃体内少量细胞。在眼底位于后极部出现孤立的圆形黄白色隆起病灶，发生位置常不定。病灶位于脉络膜层，伴有出血点和渗出性视网膜局限脱离，视网膜下液可逐渐吸收，也可复发视网膜下积液。随访过程中，病灶持续不变，可缓慢增大，有些发展成视网膜下新生血管膜。当病变好转时，有色素沉着斑，最后变成白色脉络膜视网膜瘢痕和有些发生视网膜下纤维化。

3. 辅助检查　隆起病灶呈自发高荧光；FFA早期，活动性病灶显示呈低荧光，晚期染色；OCT显示病灶圆顶样隆起，其下脉络膜变薄[164]。

三、诊断和鉴别诊断

在眼底见到孤立隆起的黄白色活动性脉络膜炎性病灶，晚期呈白色脉络膜视网膜瘢痕，可确立诊断。但需要和以下疾病相鉴别[163]。

1. 组织胞浆菌病　一般脉络膜的组织胞浆菌病作为眼组织胞浆菌病综合征的一部分出现，多发性周边型挖凿样病灶、视乳头周围瘢痕形成和盘状黄斑变性。伴有全身组织胞浆菌病的实验室证据。而单灶性日光样脉络膜炎没有活动性或陈旧性全身性组织胞浆菌病的表现。

2. 弓形体病　单灶性日光样脉络膜炎的眼底检查结果与弓形体病不符，一般没有眼前节和玻璃体炎症的表现，病灶愈合时很少有色素形成。

3. 结节病　在结节病，脉络膜的肉芽肿性病变愈合后常有色素形成，而单灶性日光样脉络膜炎保持黄白色。

4. 猫抓病(cat-scratch disease)　可出现和单灶性日光样脉络膜炎一样的眼底单个黄白色病灶[165]，但猫抓病有被猫抓伤病史，出现间歇性全身乏力和发热表现，在单眼出现孤立黄白色炎性病灶同时，伴有双眼内炎症和视乳头炎，血清学特异性抗体检查巴尔通体(Bartonella henselae)阳性，可和本病相鉴别。

还需除外的感染性疾病有芽生菌属、球孢子菌属、隐球菌属、肺囊虫、念珠菌属、曲菌属、放线菌属、分枝杆菌属微生物引起的疾病。可从血清学和微生物学方面的检查来鉴别。

四、治　　疗

本病不需要治疗。如果引起视力下降，可全身使用肾上腺糖皮质激素治疗。

（刘　文）

参 考 文 献

1. 杨培增,李绍珍.葡萄膜炎.北京:人民卫生出版社,1998:198-215;216-242;311-333.

2. 杨朝忠,马升阳,杨尊之.眼科免疫学.天津:科学技术出版社,1989:94-152;251-152;253-258;260-263;263-266.

3. Bonfioli AA,Damico FM,Curi AL,et a1. Intermediate uveitis. Semin Ophthalmo1.2005;20:147-154.

4. Gurlu VP,Alimgil ML,Esgin H. Fluorescein anglographic findings in cases with intermediate uveitis in the inactive phase. Can J Ophthalmol. 2007;42:107-109.

5. 杨培增.葡萄膜炎诊断和治疗.北京:人民卫生出版社,2009: 413-426;667-778;884-889;1041-1048;1050-1052;1054-1065;1067-1095;1108-1113.

6. Herbort CP,Mantovani A,Papadia M. Use of indocyanine green angiography in uveitis. Int Ophthalmol Clin. 2012;52:13-31.

7. Venkatesh P,Abhas Z,Garg S,et al. Prospective optical coherence tomographic evalution of the efficacy of oral and posterior subtenon corticosteroids in patients with intermediate uveitis. Graefes Arch Clin Exp Ophthalmol.2007;245:59-67.

8. Imrie FR,Dick AD. Nonsteroidal drugs for the treatment of noninfectious posterior and aphic intermediate uveitis. Curs Opin Ophthalmol. 2007;18:212-219.

9. De Smer MD,Katter C,Gato H,et al. Cellular immune responsesd patients with uveitis to to rtinal antigens and their fragments. Am J Ophthalmol. 1990;110:135-139.

10. Numaga J,Moory S,Sassmoto G,et al. Analysis of human leukocyte antigen HLA-DR-beta amino acid sequence in Vogt-Koyanagi-Harda Syndrome. Invest Ophthal Vis Sci.1991;32:1958-1963.

11. Fang W. Yang P. Vogt-Koyangnagi-Harada syndrome in Chinese patients. Ophthalmology.2007;114: 606-614.

12. Fang W,Yang P. Vogt-koyanagi-harada syndrome. Curr Eye Res. 2008;33:517-23.

13. Yang P,Zhang Z,Zhon H,et al. Clinical patterns and characteristics of uveitis in a tertiary center for uveitis in China. Curr Eye Res. 2005;30:943-948

14. 杨培增.以辨证的观点认识和治疗葡萄膜炎.中华眼底病杂志.2005;21:407-408.

15. 杨培增.临床葡萄膜炎.北京:人民卫生出版社,2004:353-392;393-448;519-523;629-641;642-645;649-655;656-662;670-675.

16. 陈丽娜,曹书杰,杨培增,等.Vogt-小柳原田综合征患者血-房水屏障功能的动态观察.中华眼底病杂志.2005;21:363-366.

17. Are1lanes-Garcia L,Hernandez-Barrios M,Fromow-Guerra J,et al. Fluorescein fundus angiographic findings in Vogt-Koyanagi-Harda Syndrome. Int Ophthalmo1.2007;27:155-16l.

18. Fardeau C,Tran TH,Gharbi B,et al. Retinal fluorescein and indocyanine green angiography and optical coherence tomography in successive stages of Vogt-Koyanagi-Harada disease. Int Ophthamol.2007;27:163-172.

19. Maruko I,Iida T,Sugano Y,et al. Subfoveal choroidal thickness after treatment of Vogt-Koyanagi-Harada disease. Retina. 2011;31:510-517.

20. Vasconcelos-Santos DV. Retinal pigment epithelial changes in chronic Vogt-Koyangi-Harada disease. Retina. 2010;30:33-41.

21. Maruyama Y,Kimura Y,Kishi S,et al. Serous detachment of the ciliary body in Harada disease. Am J Ophthalmol. 1998;125:666-672.

22. 李凤鸣.眼科全书.北京:人民卫生出版社,1996:2083-2204;3268-3272.

23. Para JK,Andrew DD,John VF. Prospective surveillance of sympathetic ophthalmia in the Uk and Republic of Ireland. Br J Ophthalmol.2000;84:259-263.

24. Gasch AT,Foster CS,Grosskreutz CL,et al. Postoperative sympathetic ophthalmial. Int Ophthalmol Clin.2000;40:69-84.

25. 李志杰,彭广华.自身免疫葡萄膜炎的免疫学机制.中华眼底病杂志.2001;17:252-254.

26. Kilmartin DJ,Wilson D,Liversidge J,et al. Immunogenetics and clinical phenotype of sympathetic ophthalmia in British and Irish patients. Br J Ophthalmol.2001;85:281-286.

27. 高新民.葡萄膜病.学苑出版社,2001: 151-156.

28. Nussenblatt RB,Whitcup SM. Uveitis:fundamentals and Clinical practice. Philadelphia:Mosby,2004: 311-322.

29. Castiblanco C,Adelman RA. Imaging for sympathetic ophthalmia:impact on the diagnosis and management. Int Ophthalmol Clin. 2012;52:173-181.

30. 李志杰,彭广华,李晨.眼免疫性疾病.郑州,河南科学技术出版社,2001:711-726.

31. Inaba G,Behcet,s disease.I n McKendall RR,Editor:Handbook of clinical neurology,Vol 6. Viral disease. Amsterdam:Elsevier,1989;593-610.

32. Bank I,Duvdevani M,Livneh A. Expansion of gammadeha T-cells in Behcet's disease:role of disease activity and microbial flora

in or at ulcers. J Lab Clin Med. 2003;141:33-40.

33. Verjans GM, van Hagen PM, van der Kooi A, et a1. Vr9b'2 T cells recovered from eyes of patients with Behcet's disease recognize non-peptide prenyl pyrophosphate antigens. J Neuroimmunol. 2002;130:46-54.

34. Hegab S, AI-Mutawa S. Immunopathogenesis of Behcet's disease. Clin Immunol. 2000;96:174-186.

35. 周强,卢弘. 不完全型 Behcet 病临床分析,中华眼底病杂志.2005;21:353-355.

36. 杨培增,张震,王红,等. 葡萄膜炎的临床类型及病因探讨. 中华眼底病杂志.2002;18:253-255.

37. Deuter CM, Koetter I, Stuebiger N, et a1. Behcet's disease:visual prognosis after treatment with interferon alfa-2a. Invest Vis Sci Ophthalmol. 2005;46: E. abstract 2840.

38. Tugal-Tutkun I. Imaging in the diagnosis and management of Behcet disease. Int Ophthalmol Clin.2012;52:183-190.

39. Woods AC. Modern concepts of etiology of uveitis. Am J Ophthalmol.1960;50:1170-1178.

40. Shimakawa M. Choroidal tuberculoma in a patient with acquiredimmunodeficiency syndrome. Nippon Gankkai Zasshi. 2000;104:437-441.

41. Welton TH, Townsend JC, Bright DC, et al. Presumed oculartuberculosis in an AIDS patient. Jam Optom Assoc. 1996;67:350-357.

42. Tejada P, Mendez MJ, Negreira S. Choroidal tubercles with tuberculous meningitis. Int Ophthalmol. 1994;18:115-118.

43. Wasserman HE. Avian tuberculosis endophthalmitis. Arch Ophthalmol.1973;89:321-323.

44. Wolfensberger TJ, Piguet B, Herbort CP. Indocyanine green angiographic features in tuberculous chorioretinitis. Am J Ophthalmol.1999;127:350-353.

45. Milea D, Fardeu C, Lumbroso L, et al. Indocyanine green an-giography in choroidal tuberculoma. Br J Ophthalmol. 1999;83:753.

46. Sarvananthan N, Wiselka M, Bibby K. Intraocular tuberculosiswithout detectable systemic infection. Arch Ophthalmol.1998;116:1386-1388.

47. Biswas J, Madhavan HN, Gopal L, et al. Intraocular tuberculo-sis: clinicaopathologic study of five cases. Retina. 1995;15:461-468.

48. Wallace RJ, Swenson JM, Silcox VA, et al. Spectrum of diseasedue to rapidly growing mycobacteria. Rev Infct Dis. 1985;5:657-663.

49. Bowyer JD, Gormley PD, Seth R, et al.Choroidal tuberculosis di-agnosed by polymerase chain reaction: a clinicopathologic case report. Ophthalmology. 1999;106:290-294.

50. Abouammoh M, El-Asrar AMA. Imaging in the diagnosis and management of ocular tuberculosis. Int Ophthalmol Clin. 2012;52:97-112.

51. 周晓红,王琳,罗清礼. 误诊为黑色素瘤的脉络膜结核球. 中华眼底病杂志.1999;9:196-198.

52. Amaratunge BC, Hall AJ. Ocular syphilis in Victoria:four new cases and a brief discussion of the current Victorian experience. Clin Expe Ophtha1mol. 2008;36:192-194.

53. Read RW, Holland GN, Rao NA, et al. Revised diagnostic criteria Vogt-Koyanagi-Harada disease:report of an international committee on nomenclature. Am J Ophthalmol.2001;131:647-652.

54. Yang P, Fang W, Jin H, et al. Clinical features of Chinese patients with Fuchs' syndrome. Ophthalmology. 2006;113:473-480.

55. Pavesio Carlos E, In:Easty DL, Sparrow JW, Oxford Textbook of Ophthalmology, New york:Oxyford University Press Inc,1999:518-523.

56. 庄岩,张美芬,钟勇,等. 以眼部改变为首诊的晚期梅毒合并人类免疫缺陷病毒感染一例. 中华眼科杂志.2009;45:758-760.

57. 欧阳艳玲,张勇进. 梅毒性视神经视网膜炎一例. 中华眼底病杂志. 2007;23:371-372.

58. 丁逢春,余建华,孙彦斌,等. 以视力损害为首发症状的神经梅毒临床研究. 眼科. 2005;14:389-392.

59. Gass JDM, Braunstein RA, Chenoweth RG. Acute syphilitic posterior placoid chorioretinitis. Ophthalmology. 1990;97:1288-1297.

60. Balaskas K, Sergentanis TN, Giulieri S, et al. Fuorescein and indocyanine-green angiography in ocular syphilis: an exploratory study. Graefes Arch Clin Exp Ophthalmol. 2012;250:721-730.

61. Brito P, Penas S, Carneiro A, et al. Spectral-domanin optical coherence tomography features of acute syphilitic posterior placoid chorioretinitis: the role of autoimmune response in pathogenesis. Case Rep Ophthalmol. 2011;2:39-44.

62. Bellmann C, Holz FG, Breitbart A, et al. Bilateral acute syphilitic posterior placoid chorioretinopathy(ASPPC)angiographic and autofluorescence features. Ophthalmologe. 1999;96:522-528.

63. Onen F, Tuncer D, Akar S, et al. Seroprevalence of Borrelia burgdorferi in patients with Behcets disease.Rheumatol Jut. 2003;23:289-293.

64. Kestelyn PG. An eye on inflammatory eye disease. Acta Clin Belg. 2005;60:270-275.

65. Sibiony P,Halperin J,Coy1e PK,et al. Reactive Lyme sero1ogy in optic neuritis. J Neuroophthalmol. 2005;25:71-82.

66. Woods AC,Wahlen HE. The probable role of benign histopasmosis in the etiology of granulomatous uveitis. Am J Ophthalmol.1960;49:205-220.

67. 吴鄂生,孙翔道,赵培蕾,等.中南邵阳、华东南京、西南成都组织胞浆菌感染流行病学调查.中国现代医学杂志.2002;12:50-54.

68. 陈保文,王国治,沈小兵,等.组织胞浆菌病和结核病的实验室诊断.中华结核和呼吸杂志.2006;29:412-414.

69. Comstock GW,Vicens CN,Goodman NL,et al. Differences in the distribution of sensitivity to histoplasmin and isolations of Histoplasma capsulatum. Am J Epidemiol.1968;88:195-209.

70. 陈建斌,韩凤,盘坚,等.7例播散型组织胞浆菌病临床分析.重庆医科大学学报.2005;30:318-319.

71. Assi M,Mckinsey D S,Driks M R,et al. Gastrointestial histtoplasmosis in the acquired immunodeficiency syndrome:report of 18 cases and literature review microbiol. Infect Dis. 2006;55:195-201.

72. 徐国兴译.临床眼科学.福州:福建科学技术出版社,2006:294-297;297-300;303-305.

73. Rechtman E,Allen VD,Danis RP,et al. Intravitreal triamcinolone for choroidal neovascularization in ocular histoplasmosis syndrome. Am J Ophthalmol. 2003;136:739-741.

74. Cionni DA,Lewis SA,Petersen MR,et al. Analysis of outcomes for intravitreal bevacizumab in the treatment of choroidal neovascularization secondary to ocular histoplasmosis. Ophthalmology. 2012;119:327-332.

75. Macular Photocoagulation Study Group. Five-year follow-up of fellow eyes of individuals with ocular histoplasmosis and unilateral extrafoveal or juxtafoveal choroidal neovascularization. Macular Photocoagulation Study Group. Arch Ophthalmol. 1996;114:677-88.

76. Lavinsky D,Romano A,Muccioli C,et al. Imaging in ocular toxoplasmosis. Int Ophthalmol Clin. 2012;52:131-143.

77. Chan CC,Shen D,Tuo J. Polymerase chain reaction in the diagnosis of uveitis. Inter Ophthalmol Clin. 2005;45:41-55.

78. Pathanapltoon K,Kunavlsarut P,Ausnyakhun S,et al. Uveitis in a tertiary ophthalmology centre in Thailand. Br J Ophalmology. 2008;92:474-478.

79. Rothova A,de Boer JHJH,Ten Dam-van Loon NH,et al. Usefulness of aqueous humor analysis for the diagnosis of posterior uveitis. Ophthalmology. 2008;115:306-311.

80. Westeneng AC,Rothova A,de Boer JH,et al. Infectious uveitis in immunocompromised patients and the diagnositic value of polymerase chain reaction and Goldmann-witmer coefficient in aqeous analysis. Am J Ophthalmol. 2007;144:781-785.

81. de VisserL,Rothova A,de Boer JH,et al. Dingnosis of ocular toxocariasis by establishing intraocular antibody production. Am J Ophthalmol. 2008;145:369-374.

82. Mora P,Vccchi M,Barbera L,et al. Use of systemic cyclosporine A in a case of severe Toxocara uvitis. J Infect. 2006;52:e159-e161.

83. Campbell JP,Wilkinson CP. Imaging in the diagnosis and management of ocular toxocariasis. Int Ophthalmol Clin. 2012;52:145-153.

84. Stewart JM,Cubillan LD,Cunningham ET Jr. Prevalence,clinical features,and causes of vision loss among patients with ocular toxocariasis. Retina. 2005;25:1005-1013.

85. 王莹,张荣光.盘尾丝虫感染免疫学及分子生物学研究进展.河南预防医学杂志.2002;13:299-301.

86. Soboslay PT,Dreweck CM,Taylor HR,et al. Experimental onchocerciasis in chimpanzees. Cell-mediated immune responses,and production and effects of IL-1 and IL-2 with Onchooerca volvulus infection. J Immunol.1991;147:346-353.

87. 王贪威.盘尾丝虫病致盲1例.中国中医眼科杂志.2007;17:17.

88. 师海波,王克林.最新临床药物手册.北京:军事科学出版社,2009:71-176;199.

89. Gass JD. Subretinal migration of a nematode in a patien with diffuse unilateral subacute neuroretinitis. Arch Ophthalmol.1996;114:1526-1527.

90. Gass JD,Scelfo R. Diffuse unitateral subacute neuroretinitis. J R Soc Med. 1978;71:95-111.

91. de Souza EC,Abujamra S,Nakashima Y,et al. Diffuse bilateral subacute neuroretinitis:first patient with documented nematodes in both eyes. Arch Ophthalmol.1999;117,1349-1351.

92. Arevalo JF,Garcia RA,Tata LS,et al. Diffuse unilateral subacute neuroretinitis(DUSN). In Arevalo JF ed. Retinal and Choroidal manifestations of selected systemic diseases. Springer Science Business Media New York. 2013:23-35.

93. Gass JD,Gilbert Jr WR,Guerry RK,et al. Diffuse unilateral subacute neuroretinitis. Ophthalmology. 1978;85:521-545.

94. Gass JDM,Olsen KR. Diffuse unilateral subacute neuroretinitis. In:Ryan SJ,Schachat AP,editors. Retina, 3rd ed. St. Louis:CV Mosby,2001:1669-1678.

95. Goldberg MA, Kazacos KR, Boyce WM, et al. Diffuse unilateral subacute neuroretinitis. Morphometric, serologic, and epidemiologic support for Baylisascaris as a causative agent. Ophthalmology. 1993;100:1695-1701.

96. Vianna RN, Onofre G, Ecard V, et al. Indocyanine green angiography in diffuse unilateral subacute neuroretinitis. Eye. 2006;20: 1113-1116.

97. Stokkermans TJ. Diffuse unilateral subacute neuroretinitis. Optom Vis Sci.1999;76:444-454.

98. McDonald HR. Diagnostic and therapeutic challenges. Diffuse unilateral subacute neuroretinitis. Retina. 2003;23:92-96.

99. Garcia CA, Gomes AH, Garcia Filhl CA, et al. Early-stage diffuse unilateral subacute neuroretinitis: improvement of vision after photocoagulation of the worm. Eye. 2004;18:624-627.

100. Garcia CA, Gomes AH, Vianna RN, et al. Late-stage diffuse unilateral subacute neuroretinitis: photocoagulation of the worm does not improve the visual acuity of affected patients. Int Ophthalmol. 2005;26:.39-42.

101. Souza EC, Casella AM, Nakashima Y, et al. Clinical features and outcomes of patients with duffuse unilateral subacute neroretinitis treated with oral albendozole. Am J Opthalmol. 2005;140:437-445.

102. Nussenblatt RB. Serpigienous choroidopathy. In: Nussenblatt RB, Whitcup SM. ed. Uveitis: fundamentals and clinical practice. 4th ed. Mosby Elsevier,2010:373-382.

103. Lim WK, Buggage RR, Nussenblatt RB. Serpiginous choroiditis. Surv Ophthalmol. 2005;50:231-244.

104. Wu JS, Lewis H, Fine Sl, et al. Clinicopathologic findings in a patient with serpiginous choroiditis and treated choroidal neovascularization. Retina. 1989;9:292-301.

105. Akped EK, Chan CC, Shen D, et al. Lack of herpes virus DNA in choroidal tissues of a patient with serpiginous choroiditis. Ophthalmology. 2004;111:2071-2075.

106. Masi RJ, O'Connor R, Kimura SJ. Anterior uveitis in geographic or serpiginous choroiditis. Am J Ophthalmol. 1978;86:228-232.

107. Laatikainen I, Erkkila H. Serpiginous choroiditis. Br J Ophthalmol. 1974;58:777-783.

108. Laatikainen I, Erkkila H. A follow-up study on serpiginous choroiditis. Acta Ophtholmo. 1981;59:707-718.

109. Banssl R, Gupta A, Gupta V. Imaging in the diagnosis and management of serpiginous choroiditis. Int Ophthalmol Clin. 2012; 52:229-236.

110. Bansal R, Kulkarni P, Gupta A, et al. High-resolution spectral domain optical coherence tomography and fundus autofluorescence correlation in tubercular serpiginouslike choroiditis. J Ophthalmic Inflamm Infect. 2011;1:157-163.

111. Gupta V, Bansal R, Gupta A. Continuous progression of tubercular serpiginous-like choroiditis after initiating antituberculosis treatment. Am J Ophthalmol. 2011;52:857-863.

112. Markomichelakis NN, Halkiadakis I, Papaeythymiou-Orchan S, et al. Intravenous pulse methylprednisolone therapy for acute treatment of srpiginous choroiditis. Ocul immunol Inflamm. 2006;14:29-33.

113. Hooper PL, Kaplan HJ. Triple agent immunosuppression in serpiginous choroiditis. Ophthalmology.1991;98:944-951.

114. Kiss S, Anzaar F, Stephen Foster C. Birdshot retinochoroidopathy. Int Ophthalmol Clin. 2006;46:39-55.

115. Becker MD, Wertheim MS, Smith JR, et al. Long-term follow-up of patients with birdshot retinochoroidopathy treated with systemic immunosuppression. Ocul Immunol Inflamm. 2005;13:289-923.

116. Kiss S, Ahmed M, Letko E, et al. Long-term follow-up of patlents with birdshot retinochoroidopathy treated with corticosteroid-sparing systemic immunomodulatory therapy. Ophthalmology. 2005;112:1066-1071.

117. Thorne JE, Jabs DA, Peters GB, et al. Blrdshot retinochoroidopathy: ocular complications and visual impairment. Am J Ophthalmol. 2005;140:45-51.

118. de Kozak Y, Camelo S, Pla M. Pathological aspects of spontaneous uveitis and retinopathy in HLA-A29 transgenic mice and in animal models of retinal autoimmunity: relevance to human pathologies. Ophthalmic Res. 2008;40:175-180.

119. Gaudio PA, Kaye DB, Crawford JB. Histopathology of birdshot retinochoroidopathy. Br J Ophthalmol. 2002;86:1439-1441.

120. Bodaghi B, Rao N. Relevance of animal models to human uveitis. Ophthalmic Res. 2008;40:200-202.

121. Levinson RD, Monnet D. Imaging in birdshot chorioretinopathy. Int Ophthalmol Clin. 2012;52:191-198.

122. Levinson RD, Brezin A, Rothova A, et al. Research criteria for the diagnosis of birdshot chorioretinopathy: results of an international consensus conference. Am J Ophthalmol. 2006;141:185-187.

123. Nozik RA, Dorsch W. A new chorioretinopathy associated with anterior uveitis. Am J Ophthalmol.1973;76:758-762.

124. Palestine AG, Nussenblatt RB, Parver LM, et al. Progressive subretinal fibrosis and uveitis. Br J Ophthalmol.1984;68:667-678.

125. Palestine AG, Nussenblatt RB, Chan C, et al. Histopathology of the subretinal fibrosis and uveitis syndrome. Ophthalmology. 1985;92:838-844.

126. Atan D, Fraser-Bell S, Plskova J, et al. Punctate inner choroidopathy and multifocal choroiditis with panuveitis share haplotypic

associations with IL10 and TNF loci. Invest Ophthalmol Vis Sci. 2011;52;3573-3581.

127. Shimada H,Yuzawa M,Hirose T,et al. Pathological findings of multifocal choroiditis with panuveitis and punctate inner choroidopathy. Jpn J Ophthalmol. 2008;52;282-288.

128. Dreyer F,Donald J,Gass M. Multifocal choroiditis and panuveitis,a syndrome that mimics ocular histoplasmosis richard. Archophthalmol. 1984;102;1776-1784.

129. Palestine AG,Nussenblatt RB,Chan CC,et al. Histopathology of the subretinal fibrosis and uveitis syndrome. Ophthalmology.1985;92;838-844.

130. Buerk BM,Rabb MF,Jampol LM. Peripapillary subretinal fibrosis；a characteristic finding of multifocal choroiditis and panuveitis. Retina. 2005;25;228-229.

131. Krill AE,Archer D. Choroidal neovascularization in multifocal(presumed histoplasmin)choroiditis. Arch Ophthalmol. 1970;84;595-604.

132. Schenck F,Boke W. Retinal vasculitis with multifocal retinochoroiditis. Int Ophthalmol.1990;14;401-404.

133. Shakoor A,Vitale AT. Imaging in the diagnosis and management of multifocal choroiditis and punctate inner choroidopathy. Int Ophthalmol Clin. 2012;52;243-256.

134. Mrejen S,Spaide RF. Imaging the choroids in uveitis. Int Ophthalmol Clin. 2012;52;67-81.

135. Fine HF,Zhitomirsky I,Freund KB,et al. Bevacizumab(avastin)and ranibizumab(lucentis)for choroidal neovascularization in multifocal choroiditis. Retina. 2009;29;8-12.

136. Parodi MB,Iacono P,Kontadakis DS,et al. Bevacizumab vs photodynamic therapy for choroidal neovascularization in multifocal choroiditis. Arch Ophthalmol. 2010;128;1100-1103.

137. 张雄泽，文峰，左成果，等. 点状内层脉络膜病变的临床特征分析. 中华眼底病杂志. 2010;26;409-413.

138. Watzke RC,Packer AJ,Folk JC,et al. Punctate inner choroidopathy. Am J Ophthalmol.1984;98;572-584.

139. Zhang X,Zuo C,Li M,et al. Spectral-domain optical coherence tomographic findings at each stage of punctate inner choroidopathy. Ophthalmology. 2013;120;2678-2683.

140. Folk JC,Walker JD. Multifocal choroiditis with panuveitis,diffuse subretinal fibrosis,and punctate inner choroidopathy. Ryan SJ,Retina,4th ed. St. Louis：Mosby Inc.,2006;2;1771-1783.

141. Quillen DA,Davis JB,Gottlieb JL,et al. The white dot syndromes. Am J Ophthalmol. 2004;137;538-550.

142. Kedhar SR,Thorne JE,Wittenberg S,et al. Multifocal choroiditis with panuveitis and punctate inner choroidopathy；comparison of clinical characteristics at presentation. Retina. 2007;27;1174-1179.

143. Zhang X,Wen F,Zuo C,et al. Clinical features of punctate inner choroidopathy in Chinese patients. Retina. 2011;31;1680-1691.

144. Tiffin PA,Maini R,Roxburgh ST,et al. Indocyanine green angiography in a case of punctate inner choroidopathy. Br J Ophthalmol. 1996;80;90-91.

145. Spaide RF,Yannuzzi LA,Slakter J. Choroidal vasculitis in acute posterior multifocal placoid pigment epitheliopathy. Br J Ophthalmol. 1991;75;685-687.

146. Hsu CT,Harlan JB,Goldberg MF,et al. Acute posterior multifocal placoid pigment epitheliopathy associated with a systemic necrotizing vasculitis. Retina. 2003;23;64-68.

147. Bouchenaki N,Cimino L,Auer C,et al. Assessment and classification of choroidal vasculitis in posterior uveitis using indocyanine green angiography. Klin Monbl Augenheilkd. 2002;219;243-249.

148. Turkcuoglu P,Chang PY,Rentiya ZS,et al. Mycophenolate mofetil and fundus autofluorescence in the management of recurrent punctate inner choroidopathy. Ocul Immunol Inflamm. 2011;19;286-292.

149. Gerstenblith AT,Thorne JE,Sobrin L,et al. Punctate inner choroidopathy；a survey analysis of 77 persons. Ophthalmology. 2007;114;1201-1204.

150. Golchet PR,Jampol LM,Wilson D,et al. Persistent placoid maculopathy；A new clinical entity. Trans Am Ophthalmol Soc. 2006;104;108-120.

151. Pearlman RB,Golchet PR,Feldmann MG,et al. Increased prevalence of autoimmunity in patients with white spot syndromes and their family members. Arch Ophthalmol. 2009;127;869-874.

152. Gendy MG,Fawzi AA,Wendel RT,et al. Multimodal imaging in persistent placoid maculopathy. JAMA Ophthalmol. 2014;132;38-49.

153. Parodi MB,Iacono P,Bandello F. Juxtafoveal choroidal neovascularization secondary to persistent placoid maculopathy treated with intravitreal bevacizumab. Ocul Immunol Inflamm. 2010;18;399-401.

154. Mansour AM,Jampol LM,Packo KH,et al. Macular serpiginous choroiditis. Retina. 1988;8;125-131.

155. Bansal R,Gupta A,Gupta V,et al. Tubercular serpiginous-like choroiditis presenting as multifocal serpiginoid choroiditis. Ophthalmology. 2012;119:2334-2342.

156. Jones BE,Jampol LM,Yannuzzi LA,et al. Relentless placoid chorioretinitis: A new entity or an unusual variant of serpiginous chorioretinitis？ Arch Ophthalmol. 2000;118:931-938.

157. Mirza RG,Jampol LM. Relentless placoid chorioretinitis. Int Ophthalmol Clin. 2012;52:237-242.

158. Yeh S,Lew JC,Wong WT,et al. Relentless placoid chorioretinitis associated with central nervous system lesions treated with mycophenolate mofetil. Arch ophthalmol. 2009;127:341-343.

159. Jyotirmay B,Jafferji SS,Sudharshan S,et al. Clinical profile,treatment,and visual outcome of ampiginous choroiditis. Ocul Immunol Inflamm. 2010;18:46-51.

160. Amer R,Florescu T. Optical coherence tomography in relentless placoid chorioretinitis. Clin Experiment Ophthalmol. 2008;36:388-390.

161. Veronese C,Marcheggiani EB,Tassi F,et al. Early autofluorescence findings of relentless placoid chorioretinitis. Retina,2014;34:625-627.

162. Yeh S,Forooghian F,Wong WT,et al. Fundus autofluorescence imaging of the white dot syndromes. Arch Ophthalmol. 2010;128:46-56.

163. Hong PH,Jampol LM,Dodwell DG,et al. Unifocal helioid chroidtitis. Arch Ophthalmol.1997;115: 1007-1013.

164. Fung AT,Kaliki S,Shields CL,et al. Solitary idiopathic choroiditis: findings on enhanced depth imaging optical coherence tomography in 10 cases. Ophthalmology. 2013;120:852-858.

165. Pollock SC,Kristinsson J. Cat-scratch disease manifesting as unifocal helioid choroiditis Arch Ophthalmol. 1998;116:1249-1251.

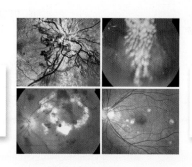

第三十七章
息肉状脉络膜血管病变

息肉状脉络膜血管病变(polypoidal choroidal vasculopathy,PCV)是以视网膜下橘红色结节样病变和异常分支状脉络膜血管网及其末梢血管扩张膨大呈囊袋样为特征的一种疾病。眼底检查为黄斑区出血、渗出、浆液性和出血性色素上皮脱离(pigment epithelial detachment,PED),常见于老年人,极易将其同新生血管性年龄相关性黄斑变性(neovascular age-related macular degeneration,nAMD)相混淆。但 PCV 的流行病学特点、自然病程、眼底血管造影特征、视力预后及治疗等,均与 nAMD 有较大的不同[1-3]。

一、病因与发病机制

目前,PCV 发病机制并不清楚。有研究表明,PCV 脉络膜血管病变的基本特征是动脉硬化[4],视网膜色素上皮(RPE)下的脉络膜血管异常扩张并明显增厚,这些血管的平滑肌组织被无定型的假胶原组织所取代,表现为透明变性。透明变性的血管继而产生大量的血浆蛋白外渗和基底膜样物质沉积或出血,从而临床上表现为浆液性或血液性渗出,引发 PED。

近年来通过对 PCV 基因多态性的研究,认为某些患者的发病与遗传基因有关,并发现与 AMD 的基因多态性存在差异,提示 AMD 与 PCV 可能为两种不同的疾病。此外,免疫病理研究表明 PCV 的发展可能有慢性炎症过程参与[5]。

二、临床表现

(一)症状

患者常表现为视力下降、视物变形,或眼前黑影遮挡等;部分患者病变未累及黄斑区,在检查眼底时偶然发现。

(二)体征

1. 视网膜下橘红色病灶　是息肉状脉络膜血管扩张部位的特征性表现。橘红色病灶形成的原因是相应部位的异常血管网内含有较丰富的血液,而其表面的 RPE 变薄又使得息肉灶内的血液成分透见增强。橘红色病灶周围常绕以黄白色边缘,范围约 0.3~0.5 视盘直径(disk diameter,DD)大小,稍隆起,形似小的浆液性 PED(图 37-1)。有时,由于视网膜下出血的掩盖,使得眼底检查很难发现结节样橘红色病灶。

2. 后极部多灶性浆液或浆液血液性 PED　PCV 最初是以复发性浆液血液性 PED 而被认识的,浆液血液性 PED 中间往往可见特征性的水平分界线(图 37-2)。

3. 后极部斑片状视网膜下出血或黄白色脂质渗出　PCV 的病灶可位于视乳头旁或血管弓周围,因此出血和脂质渗出常位于此(图 37-3),这与老年黄斑变性的出血和渗出常常位于黄斑区及周围是有区别的。

4. 后极部视网膜浅脱离及水肿。

5. 部分患者可见玻璃体积血混浊。

6. 斑点状脱色素灶及色素增生　病程反复迁延者,黄斑区出现这些改变。

7. 纤维血管性瘢痕　少数患者病变后期在黄斑区形成薄层的灰白色的纤维血管膜(图 37-4)。

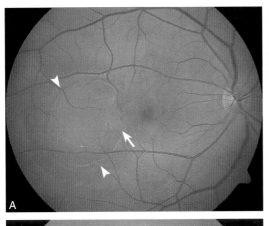
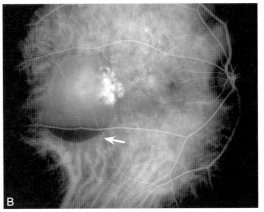
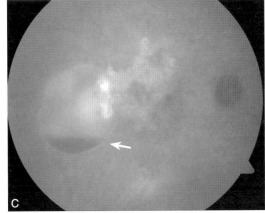

图 37-1　橘红色病灶

A. 右眼黄斑颞侧可见个一约 1DD 大小视网膜下橘红色病灶(箭)及约 3DD×3DD 大小类圆形 PED 形成(箭头);B. ICGA 于橘红色病灶对应处可见异常分支状脉络膜血管网,及其末梢囊袋样扩张的息肉灶形成,PED 下 1/5 处可见浆液血液性液平面(箭);C. ICGA 晚期息肉状病灶可见"冲刷现象",浆液血液性液平面呈"船形"(箭)

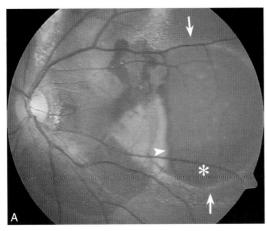
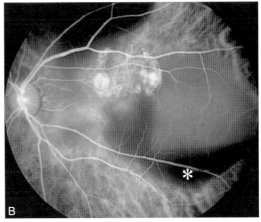

图 37-2　浆液血液性 PED

A. 左眼黄斑区颞侧可见约 3×4DD 大小类圆形 PED 形成(箭),下 1/3 处可见一水平分界线(箭头),下方为视网膜下出血(星);B. ICGA 造影早期于黄斑上方可见 PCV 病灶,其颞侧可见浆血性 PED 更为明显,水平分界线上方为片状强荧光,下方为出血遮蔽荧光(星)

659

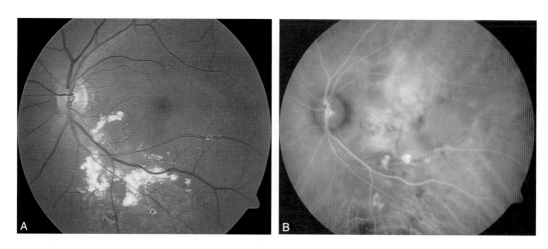

图 37-3　渗出灶位置

A. 左眼颞下血管弓周围可见大片状硬性渗出形成；B. ICGA 显示渗出灶处见散在数个异常分支状脉络膜血管网，及其末梢囊袋样扩张的息肉灶形成

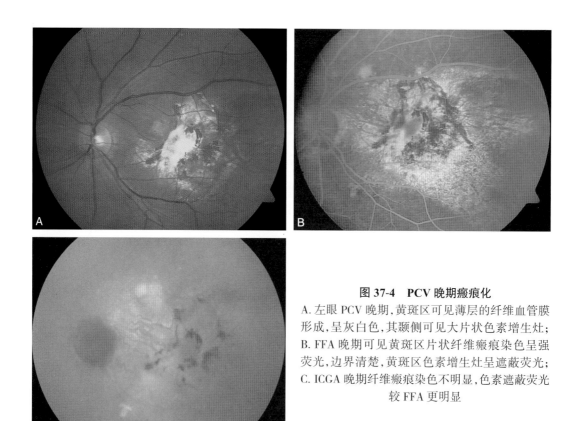

图 37-4　PCV 晚期瘢痕化

A. 左眼 PCV 晚期，黄斑区可见薄层的纤维血管膜形成，呈灰白色，其颞侧可见大片状色素增生灶；
B. FFA 晚期可见黄斑区片状纤维瘢痕染色呈强荧光，边界清楚，黄斑区色素增生灶呈遮蔽荧光；
C. ICGA 晚期纤维瘢痕染色不明显，色素遮蔽荧光较 FFA 更明显

（三）辅助检查

1. 荧光素眼底血管造影（FFA）　一般情况下，FFA 是不能发现 PCV 的分支状脉络膜血管网及其息肉状病灶，只在病灶区出现斑点状强荧光，后期呈轻重不一的染料渗漏，类似隐匿性脉络膜新生血管（choroidal neovascularization，CNV）荧光改变（图 37-5）。但有少数 PCV 患眼的分支状脉络膜血管网及其末梢的息肉状血管扩张灶在 FFA 就可清楚的显示出来。

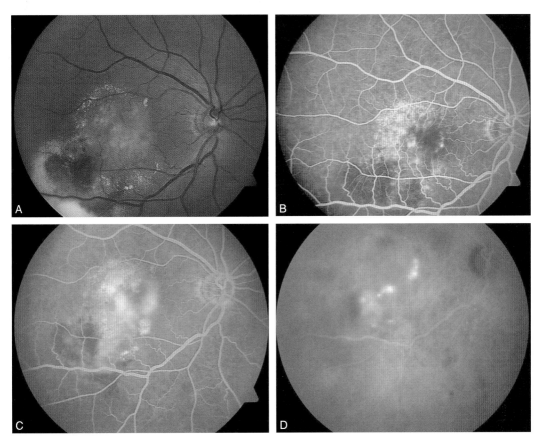

图 37-5　隐匿性 CNV

A. 右眼底彩照示黄斑区及颞下方片状黄白色渗出灶，其颞下可见片状视网膜下出血；B. 右眼 FFA 示造影早期于黄斑区点片状强荧光灶，颞下方可见视网膜下出血所致的遮蔽荧光；C. FFA 示造影晚期于黄斑区可见染料渗漏（隐匿性 CNV）；D. ICGA 中期与黄斑区可见数个囊袋样扩张的息肉状扩张灶

　　FFA 显示 PCV 的血管异常可能与以下因素有关，当该 PCV 为小管径的血管网和小息肉病灶，而其上的 RPE 又有萎缩改变，因此 RPE 的屏障作用减弱，在这种情况下，FFA 就可清楚显示 PCV 的异常脉络膜血管网及其末梢的息肉状扩张灶。此外，当 PCV 病变位于 Bruch 膜与 RPE 之间时，由于已不会被从脉络膜毛细血管渗漏出的荧光素所阻挡，其血管网和息肉状病灶也易于在 FFA 显示出来。

2. 吲哚青绿脉络膜血管造影（ICGA）　典型的 PCV 患眼显示有呈伞样异常分支的脉络膜血管网及其末梢的囊袋状扩张或膨隆灶，部分血管网的中心尚能见起源于同一脉络膜血管的滋养动脉。但在 PCV 的诊断上，分支状脉络膜血管网的存在与否并不是必不可少的指征，只要有多个或呈簇状的息肉状脉络膜血管扩张灶存在，不管与之相连的脉络膜血管网存在与否，都可诊断为 PCV。

　　息肉状病灶于 ICGA 早期呈囊袋样强荧光，造影后期活动性病灶渗漏荧光或染色，静止性病灶则荧光减弱或表现为息肉灶中心弱荧光，周围呈环状染色的"冲刷"现象。因此，后期观察有无息肉状病灶的"冲刷现象"是确诊 PCV 的一个重要荧光征象。因为"冲刷现象"代表血管内存在囊腔或窦状结构（图 37-6）。

3. 相干光断层成像仪（OCT）　视网膜下橘红色病灶处常表现为色素上皮高反射层呈陡峭的穹隆状隆起（图 37-7），其下方可见中等反射或结节状改变，对于异常脉络膜分支状血管网尚难以显示。但 Sato 等

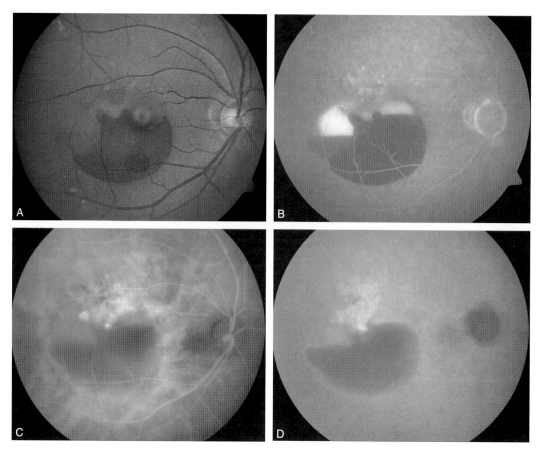

图 37-6 PCV 的 FFA 和 ICGA 造影对照

A. 患者男, 59 岁, 右眼前固定黑影 1 周, 右眼视力 0.6, 黄斑上方可见数个视网膜下橘红色病灶, 其下方可见约 3×2DD 大小不典型的半月形视网膜下出血, 未见明显渗出; B. FFA 显示黄斑颞上方斑驳状强荧光, 未见明显染料渗漏, 下方是边界清楚视网膜下片状出血遮蔽荧光, 其上方可见两条水平线, 上方分别可见约 1/2DD 大小片状强荧光; C. ICGA 造影中期, 黄斑上方见异常分支脉络膜血管网及数个囊袋样脉络膜血管扩张灶, 其下方可见典型浆液血液性 PED 造影表现; D. 晚期异常分支血管网渗漏, 息肉灶呈典型的"冲刷现象"

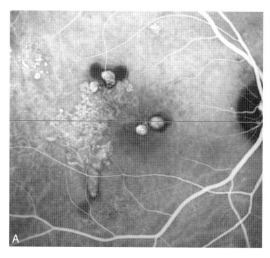

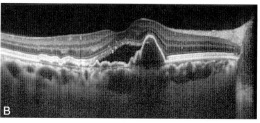

图 37-7 息肉灶典型指状突起

A. 右眼黄斑区可见片状异常分支状脉络膜血管网, 血管网上方及鼻侧可见数个息肉状病灶; B. 黄斑区及周围可见数个 PED 及神经上皮脱离, 对应于 A 图息肉灶处可见典型的拇指样突起

人[6]在通过应用第三代 OCT 发现,在分支状血管网附近,可见"双层征"(RPE 及 RPE 下另一个高反射带),可能反映了 RPE 和 Bruch 膜之间存在异常分支状血管网的液体渗漏积存。

三、诊断和鉴别诊断

(一)诊断

诊断 PCV 至少需要满足以下两项标准之一:①视网膜下橘红色结节样病灶;②ICGA 显示异常分支的脉络膜血管网及其末梢的息肉状扩张灶。

(二)鉴别诊断

对于渗出性黄斑病变的老年人,具有如下条件之一者应高度怀疑 PCV 的可能:①非白种人;②视盘周围的 CNV;③单眼发病者对侧眼较少或无玻璃膜疣改变;④反复发作的浆液或浆液血液性 PED;⑤晚期仅为薄层的灰白色的纤维血管性瘢痕。需要与以下疾病相鉴别。

1. 新生血管性年龄相关性黄斑变性　nAMD 易发生于白色人种,其 CNV 病灶一般呈青灰色改变,典型性 CNV 的 FFA 表现及隐匿性 CNV,在 ICGA 显示出的"热点"(hot-spot)现象或晚期"斑状"强荧光,与 PCV 的特征性 ICGA 晚期"冲刷现象"改变有明显不同。PCV 则好发于有色人种,患眼或对侧眼眼底较少有软性玻璃膜疣及局部色素沉着等 CNV 易患因素改变。如无遮挡,可见息肉状病灶呈橘红色结节样隆起;PCV 患眼病情发展相对平缓、最终较少瘢痕化、视力预后较 nAMD 好。

2. 视网膜血管瘤样增生(retinal angiomatous proliferation,RAP)　RAP 渗出较多,常成环形片状。ICGA 显示来自视网膜和脉络膜的新生血管交通,形成视网膜 - 脉络膜血管吻合(retinal-choroidal anastomosis)。

3. 获得性视网膜大动脉瘤　当视网膜下或视网膜前出血出现在视网膜的主要动脉上,应考虑到大动脉瘤所致。ICGA 可较好显示大动脉瘤的存在。

4. 慢性中心性浆液性脉络膜视网膜病变(慢性 CSC)　慢性 CSC 可见多灶性 RPE 渗漏,渗漏病灶在造影中期可见多灶性强荧光点;ICGA 显示慢性 CSC 脉络膜血管通透性增强,造影中期最为明显,晚期可见脉络膜血管负影。造影期间未见焦点状或斑状 CNV 性强荧光。

四、治　疗

迄今为止,本病发病机理尚不清楚,目前可供选择的方法主要有以下几种。

(一)光动力疗法

对视力较好的患眼,临床上以随访观察为主,一般不进行光动力疗法(photodynamic therapy,PDT)或激光光凝治疗。但当患眼的视网膜下积液、硬性渗出及出血危及或已累及黄斑中心凹可考虑 PDT 或激光光凝治疗。PDT 治疗 PCV 是一种安全有效的方法[7]。多个研究显示 PDT 对 PCV 的疗效比 CNV 好,但目前有学者认为单行 PDT 有以下缺点:①多数 PCV 为散发多个病灶,单次光斑很难完全覆盖;②视乳头旁的息肉灶难以使用 PDT 治疗;③部分 PCV 患者存在较大的 PED 或大范围出血,影响定位治疗;④PCV 易复发,反复多次 PDT 治疗易引起黄斑区萎缩[8]。确切疗效有待多中心、前瞻性、对照研究来判断。应注意的是息肉状病灶的位置在距离视乳头颞侧 200μm 以外才可行 PDT 治疗,以免损伤视神经。

(二)抗血管内皮细胞生长因子治疗

玻璃体腔注射抗血管内皮细胞生长因子(VEGF)治疗的药物较为常用的有雷珠单抗(Lucentis)和康柏西普(conbercept)贝伐单抗(Avastin,目前应用于眼科治疗属于标签外使用)。抗 VEGF 可阻止血管内皮细胞生长因子和血管内皮细胞表面的受体结合,从而抑制内皮细胞有丝分裂,而最终阻碍新生血管形成。对于 PCV 来说,此种治疗方法可使液体部分吸收,但是对于消除息肉灶却无明显效果。目前使用 PDT 联合抗 VEGF 治疗起到更为理想的效果,并减少治疗次数[9]。

(三)激光光凝

目前对 PCV 激光治疗的效果尚未完全肯定,因此不推荐激光光凝做为 PCV 的首选治疗。但存在视网膜下积液、硬性渗出及出血,病灶位于中心凹外,而患者的经济情况又不能接受 PDT 治疗者,可考虑进行光凝治疗。对 PCV 病灶进行直接、完全的融合性光凝治疗是 PCV 光凝的主要方式。需要激光光凝整个病灶,而不仅仅是息肉灶。另外此种方法较容易出现一些并发症,如 RPE 撕裂、视网膜下出血和玻璃体积血等。

（四）手术治疗

对黄斑下有浓厚积血、积血时间≤30 天的出血型 PCV 患眼行玻璃体切割及视网膜切开术可获得一定疗效。PCV 引起玻璃体积血,观察一月左右不吸收,影响视力,可做单纯玻璃体切除,术后,根据 FFA 和 ICGA 检查结果进行其他非手术治疗。

（五）其他治疗

1. 经瞳孔温热疗法(TTT)　TTT 治疗是采用 810nm 波长的近红外激光,在视网膜上的辐射率为 $7.5W/cm^2$,光斑较大,可大至 3.0mm,一般可覆盖整个病变区。同时 810nm 波长的近红外激光穿透力强,作用于色素上皮层和脉络膜,但低于传统激光光凝产生的局部温度,从而使热量达眼内深层异常血管处,使异常血管内血栓形成,使其部分或全部闭合。促使出血和渗出的吸收,同时还相对保存病变表面的视网膜功能,血管网及息肉状病灶消失,治疗 PCV 有一定效果。

2. 经 Tenon 囊球后注入曲安耐德　有个别研究报道经治疗后视网膜下橘红色灶变小,黄斑区浆液性视网膜下液完全吸收,视力增加,对治疗 PCV 有潜在的疗效[10]。

五、治疗效果和典型病例

（一）治疗效果

对于 PCV 来说,目前最常用的治疗方法是 PDT、玻璃体腔内注射抗 VEGF 以及将两者结合的联合治疗,另外出现玻璃体积血的患者,若出血 1 个月内无自行吸收,则需采取玻璃体切除术。

1. PDT 治疗　Lee 等在平均随访时间长达 23.7 个月的研究中[11]发现,70% 的中心凹旁和 54.8% 的中心凹下病灶患者视力有不同程度的稳定或提高,80.5% 患者最终形成纤维血管瘢痕,仅有 14.6% 的患者仍有病灶渗漏,4.9% 的患者出现了 CNV,证明 PDT 治疗有效。然而 Akaza 等人[12]在对 43 位 PCV 患者进行 PDT 治疗后,进行了三年的随访,最佳矫正视力也比最初行 PDT 治疗后差,并发现有 77% 的患者出现了 PCV 病灶的复发,这也许是因为反复出血或 PED 吸收后黄斑中心凹萎缩造成的。因此,虽然目前认为 PDT 对于 PCV 治疗来说是一种安全有效的方法,但是仍会出现一些并发症(如视网膜下出血、PCV 复发、RPE 撕裂、大范围视网膜脱离),尚需要随访时间更长、样本量更大的随机对照研究来验证 PDT 的远期效果。

2. 玻璃体腔内注射抗 VEGF 治疗　Gomi 等人[13]在对 11 只 PCV 患眼进行玻璃体腔贝伐单抗(1mg)注射后,观察 3 个月,发现可以减少 PCV 的视网膜下液。但是对于脉络膜血管的异常改变无明显效果。Saito 等人[14]发现玻璃体腔内注射雷珠单抗对复发性或残留的 PCV 是一种有效的治疗手段,能维持或提高视力。

3. 联合治疗（PDT+ 玻璃体腔内注射抗 VEGF）　Tomita 等人[15]对 63 位 PCV 患者(66 只患眼)进行联合治疗(PDT+ 玻璃体腔内注射雷珠单抗),其中部分病人曾行过抗 VEGF 治疗或 PDT 后复发,随访了至少 12 个月后发现整体最佳矫正视力有明显提高,有 79.1% 的患眼息肉灶完全消失;同时发现在曾进行过抗 VEGF 治疗的患者中,联合治疗后视力明显提高,而曾进行过 PDT 治疗的患者则视力无非常明显的提高,且有可能增加发生玻璃体积血的风险。

Kim 等人[16]对 39 名 PCV 患者进行单纯 PDT 治疗和 PDT 联合玻璃体腔内贝伐单抗治疗进行对比研究,经过一年的随访发现联合治疗的视力预后更好。Maruko 等人[17]认为 PDT 治疗会降低视网膜和脉络膜的厚度,而每月一次的雷珠单抗则可以维持视网膜的厚度,从而使联合治疗的效果比单纯 PDT 治疗效果好。

4. 玻璃体切除术　Jung 等人[18]对 11 名 PCV 患者的 12 只患眼以及 12 名 AMD 患者 12 只患眼行玻璃体出血后的玻璃体切除术,发现患者的视力明显提高,且 PCV 组患者比 AMD 组的患者效果更好。

（二）典型病例

PCV 光动力疗法

1. 病例　患者男,65 岁,于 2010 年 9 月 6 日第一次就诊中山大学中山眼科中心,主诉"右眼视力下降 1 年,加重 3 个月"。右眼最佳矫正视力 0.05,眼球前段未见明显异常。右眼眼底检查黄斑区可见数个橙红色病灶、伴大片黄白色渗出。随行 FFA+ICGA 检查,见下图(图 37-8)。

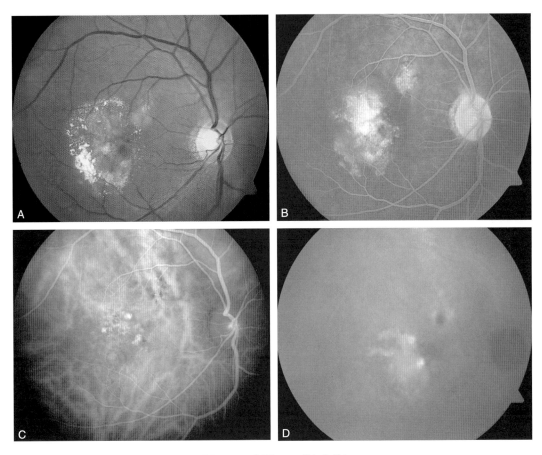

图 37-8　右眼 PCV(治疗前)

A. 右眼黄斑中心可见数个橙红色病灶,周围可见片状黄白色渗出灶;B. FFA 造影中晚期示黄斑区片状渗漏形成的强荧光灶(隐匿性 CNV);C. ICGA 造影早期于黄斑区可见异常分支状脉络膜血管网及其末梢数个囊袋样扩张的息肉灶;D. ICGA 造影晚期于黄斑区息肉灶可见明显"冲刷现象"

2. 诊断　右眼息肉状脉络膜血管病变。

3. 治疗　通过 ICGA 结果定位,于 2010 年 9 月 8 日行一次 PDT 治疗,按 60mg/m² 剂量取光敏剂维速达尔,稀释后注入肘静脉,开始注射药物 15min 后,应用波长为 685nm、能量为 50I/cm² 照射 83 秒,直径为 ICGA 显示病灶区域的直径增大。照射后避光 48 小时。

4. 治疗结果　第一次治疗后 3 月复诊,患者诉视力稍好转,查右眼最佳视力 0.08,眼底检查可见黄斑区水肿稍减轻。再次行 FFA+ICGA 检查(图 37-9)。

5. 专家点评　本例患者经 PDT 治疗后,视力稍有提高,PCV 病灶由活动性转为非活动性可见 PDT 对 PCV 的治疗可取得一定疗效。

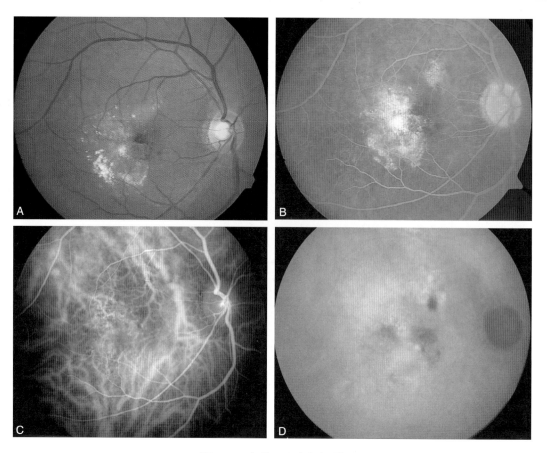

图 37-9　右眼 PCV（治疗后）

A. 右眼 PDT 治疗后,黄斑区渗出灶较治疗前明显减少;B. FFA 造影中晚期示造影荧光素渗漏减少;C. ICGA
造影早期于黄斑区只见残存的异常分支状脉络膜血管网,未见息肉灶;D. ICGA 造影晚期于黄斑区及周围
呈现少量息肉灶,未见明显渗漏,未见"冲刷现象"

（文峰　吴琨芳）

参 考 文 献

1. Laude A,Cackett PD,Vithana EN,et al. Polypoidal choroidal vasculopathy and neovascular age-related macular degeneration: same or different disease? Prog Retin Eye Res. 2010;29:19-29.

2. Liu Y,Wen F,Huang S,et al. Subtype lesions of neovascular age-related macular degeneration in Chinese patients. Graefe's Arch Clin Exp Ophthalmol. 2007;245:1441-1445.

3. Wen F,Chen C,Wu D,et al. Polypoidal choroidal vasculopathy in elderly Chinese patients. Graefe's Arch Clin Exp Ophthalmol. 2004;242:625-629.

4. Kuroiwa S,Tateiwa H,Hisatomi T,et al. Pathological features of surgically excised polypoidal choroidal vasculopathy membranes. Clin Experiment Ophthalmol. 2004;32:297-302.

5. Nakashizuka H,Mitsumata M,Okisaka S,et al. Clinicopathologic findings in polypoidal choroidal vasculopathy. Invest Ophthalmol Vis Sci. 2008;49:4729-4737.

6. Sato T,Kishi S,Watanabe G,et al. Tomographic features of branching vascular networks in polypoidal choroidal vasculopathy. Retina. 2007;27:589-594.

7. Zuo C,Wen F,Li J,et al. Transitions of multifocal electroretinography following combined intravitreal bevacizumab and photodynamic therapy for polypoidal choroidal vasculopathy. Doc Ophthalmol. 2009;119:29-36.

8. Jay Kumar C. Photodynamic Therapy for polypoidal choroidal vasculopathy. Am J Ophthalmol. 2010;150:754-755.

9. Sato T,Kishi S,Matsumoto H,et al. Combined photodynamic therapy with verteporfin and intravitreal bevacizumab for polypoidal choroidal vasculopathy. Am J Ophthalmol. 2010;149:947-954 e1.

10. Okubo A,Ito M,Kamisasanuki T,et al. Visual improvement following trans-Tenon's retrobulbar triamcinolone acetonide infusion for polypoidal choroidal vasculopathy. Graefe's Arch Clin Exp Ophthalmol. 2005;243:837-839.

11. Lee MW, Yeo I, Wong D, et al. Photodynamic therapy with verteporfin for polypoidal choroidal vasculopathy. Eye.2009;23:1417-1422.

12. Akaza E, Yuzawa M, Mori R. Three-year follow-up results of photodynamic therapy for polypoidal choroidal vasculopathy. Jpn J Ophthalmol. 2011;55:39-44.

13. Gomi F, Sawa M, Sakaguchi H, et al. Efficacy of intravitreal bevacizumab for polypoidal choroidal vasculopathy. Br J Ophthalmol. 2008;92:70-73.

14. Saito M, Iida T, Kano M. Intravitreal ranibizumab for polypoidal choroidal vasculopathy with recurrent or residual exudation. Retina. 2011;31:1589-1597.

15. Tomita K, Tsujikawa A, Yamashiro K, et al. Treatment of polypoidal choroidal vasculopathy with photodynamic therapy combined with intravitreal injections of ranibizumab. Am J Ophthalmol. 2012;153:68-80.

16. Kim SJ, Yu HG. Efficacy of combined photodynamic therapy and intravitreal bevacizumab injection versus photodynamic therapy alone in polypoidal choroidal vasculopathy. Retina. 2011;31:1827-1834.

17. Maruko I, Iida T, Sugano Y, et al. Subfoveal retinal and choroidal thickness after verteporfin photodynamic therapy for polypoidal choroidal vasculopathy. Am J Ophthalmol. 2011;151:594-603.

18. Jung JH, Lee JK, Lee JE, et al. Results of vitrectomy for breakthrough vitreous hemorrhage associated with age-related macular degeneration and polypoidal choroidal vasculopathy. Retina. 2010;30:865-873.

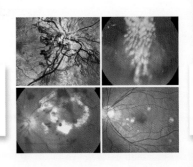

第三十八章
脉络膜缺血

脉络膜缺血(choroidal ischemia)是指各种原因导致的脉络膜毛细血管、毛细血管前动脉甚至小动脉和(或)大动脉阻塞引起的一系列眼底改变。

一、病因与发病机制

脉络膜循环的血液量大概占整个眼球血流量的85%,研究估算其血流量是800~2000mL/min/100g脉络膜组织,超过了体内绝大部分组织的血流比率。脉络膜如此高的血流量的一个重要原因就是脉络膜毛细血管阻力很小,这些脉络膜毛细血管比视网膜毛细血管要宽大得多。脉络膜血管负责营养视网膜色素上皮层和外层视网膜。在大多数动物中视网膜代谢是完全由脉络膜循环负责的,而人类眼球中只有黄斑中心部位完全由脉络膜营养。此外脉络膜血管还参与调节眼内压,控制眼球温度等作用。眼内压的变化也会影响到供应眼球动脉灌注。

从解剖学角度看,目前已经肯定脉络膜血管网在毛细血管,小动脉,大动脉和静脉各个水平上都存在着广泛的血管吻合,因此脉络膜发生缺血的几率相对视网膜血管来讲是很小。尽管如此,还是有大量的临床证据说明在某些特定情况下的确存在脉络膜缺血的现象,而且引起了视网膜和视神经损害。脉络膜缺血对视力影响的程度取决于脉络膜缺血性损伤的严重程度、范围以及持续缺血的时间。急性脉络膜循环受损可以出现在血栓性栓塞,血管急性炎症等情况,其表现为急性视力下降。而慢性的脉络膜缺血则可与动脉硬化,糖尿病血管改变相关,起病比较隐匿,视力缓慢下降。

1. 妊娠　妊娠期间与脉络膜视网膜相关的并发症明显增多,恶性高血压,急性肾病,妊娠毒血症,出血性休克以及栓塞性疾病都明显增多。妊娠期间系统性红斑狼疮比较容易加重。妊娠毒血症是对妊娠期间整个高血压病理改变的总称,其眼底表现是严重的小血管收缩,合并有线状出血,神经纤维轴浆流阻断形成棉絮样软性渗出,视盘水肿,视网膜脱离。Gitter[1]等对妊娠毒血症患者中出现的视网膜脱离进行了研究,他们发现一例妊娠毒血症患者,双眼视网膜多灶性脱离,但视网膜血管并没有痉挛,也没有视网膜出血或者渗出,视盘无水肿。荧光血管造影显示血管正常,多灶性脉络膜渗出,染料聚集的部位与视网膜脱离部位一致。因此该研究认为这些视网膜下液来自于脉络膜渗出,其直接的原因可能是脉络膜血管痉挛造成的静水压增高。现在比较普遍的看法是在妊娠毒血症的情况下视网膜和脉络膜的血管都可出现血管痉挛。

2. 高血压　为了解在急性高血压中脉络膜血管发生了哪些改变,Klien[2]进行了相关的组织病理研究,并且有以下发现:①轻微或者中等程度的脉络膜血管管径变窄,血管壁可见不同的炎症细胞聚集形成的透明物质沉积;②脉络膜大动脉,小动脉和毛细血管的血栓性栓塞,并且伴有血管基质和RPE的坏死性改变;③脉络膜毛细血管壁纤维样变性,坏死;④视网膜脱离的视网膜下液与脉络膜毛细血管阻塞区的渗出液相融合。

3. 糖尿病　组织病理研究也证实糖尿病患者的脉络膜毛细血管管壁弥漫性增厚,管径变细,其上方的视网膜色素上皮增生或萎缩[3]。还有研究证实糖尿病患者的脉络膜血流量随疾病的严重程度而减少。脉络膜血流量减少的原因包括脉络膜大血管动脉硬化,微血管病变,血管收缩,肾素紧张素转换酶(angiotensin converting enzyme,ACE)也有增加。目前已经有人发现使用肾素转换酶抑制剂,减少肾素Ⅱ,进而能够减少血管收缩,增加血流量。

4. 年龄　在个体老化的进程中也有明显的脉络膜血管改变,脉络膜毛细血管塌陷,管腔变小,毛细血管前动脉管壁增厚硬化,局部脉络膜毛细血管消失,尤其在周边铺路石样变性。这些变化使脉络膜毛细血管灌注减慢,同时伴有相应的老年性视力减退。

尽管脉络膜存在大量血管吻合交通支,但脉络膜血管系统有明确的区域专属分布特性,在某个具体的范围内,脉络膜也同终末小动脉一样,不同的睫状后动脉之间是没有相互吻合,不同的涡静脉间也没有任何层次的吻合[4]。

Hayreh[4]还证实了在任何两个脉络膜终末血管支配的区域之间存在分界线或者边缘区域。在这个边缘区域血液灌注相对不足,当某个脉络膜血管灌注不足的时候,这个边缘区就更容易受到损伤。在睫状后短动脉,后长动脉,睫状前动脉和后动脉之间都有这种分界线存在。这种分界线可以在高速拍摄的高质量荧光血管造影录像中观察到。黄斑区恰好是多个睫状后短动脉相互结合的边缘区,因此黄斑部位是比较容易受到脉络膜缺血影响的。视盘周围以及筛板后的脉络膜血管供应有节段性和分区供血特点,这一点正好可以帮助理解缺血性视神经病变等视神经疾病中患者出现的象限性视野缺损。

二、临床表现

(一) 症状

脉络膜缺血后引起的视网膜改变,进而影响视力。如果发生急性脉络膜缺血,比如在眼动脉阻塞时,视力可降至无光感。依据脉络膜缺血发生的部位,面积和出现的快慢,引起不同程度的视力和视野损害。

(二) 体征

1. Elschnig 斑　是急性脉络膜血管缺血引起的 RPE 缺血坏死眼底改变。急性期表现眼底出现弥漫性大小不一的深层黄白色斑点,边界不清;急性期过后,在眼底出现一种边界清楚的视网膜色素上皮增生,位于视网膜深层,大小和形态不一,边缘由环形脱色素围绕(图 38-1B)[5]。多灶性急性脉络膜缺血性病变(multifocal acute ischemic choroidopathy)由脉络膜细小动脉急性缺血引起,而地图状脉络膜病变则是脉络膜大动脉或小动脉闭塞所致[6]。

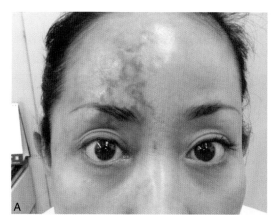

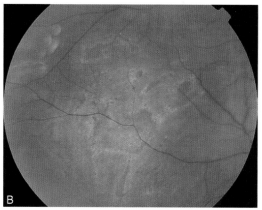

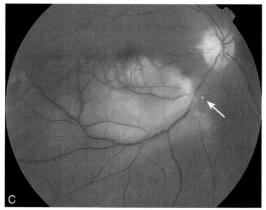

图 38-1　眼部缺血

A. 玻璃酸钠美容,皮下注射引起额动脉阻塞、脉络膜血管阻塞和视网膜颞下动脉阻塞;额动脉阻塞之后皮肤水肿缺血,约半年后出现色素沉积,一年后基本恢复正常;B. 右眼颞侧周边部大片视网膜变薄萎缩,视网膜下不规则色素斑块沉着,边缘脱色素,即 Elschnig 斑;C. 颞下视网膜血管栓子(箭),分布区域视网膜缺血和灰白水肿

2. 三角形或者楔形脉络膜损伤(又称三角综合征)　可能是更大的脉络膜动脉阻塞引起视网膜色素上皮以及脉络膜毛细血管层的萎缩改变,表现为楔形的尖指向后极部而底部朝向前部。后睫状长动脉和短动脉或者其分支闭塞均可引起三角形缺损,一般讲睫状后短动脉阻塞引起的三角形损伤更常见,更不规则,通常比较小。如果数个三角形损伤融合则可表现为半侧或者象限性脉络膜病灶。

三角综合征病因可以归纳为下述三种情况。

(1) 普遍或者全身性血管疾病所致:主要包括以下疾病:恶性高血压,慢性肾衰,妊娠毒血症,胶原性血管性疾病(比如硬皮病,系统性红斑狼疮等),颞侧动脉炎,血液病,出血性休克,播散性血管内凝血性疾病,血小板性紫癜。

(2) 局限性脉络膜血管灌注不足:这类脉络膜改变可发生在血液凝固性栓塞,外伤性缺血、感染性或变性类疾病所致的脉络膜血管病变。

(3) 脉络膜动脉硬化:可能与糖尿病血管改变以及年龄相关性血管变化有关。Foulds[7]从临床和临床病理角度报道了8名因视网膜水肿而视力下降的患者,当水肿消退之后视力恢复,但水肿相应范围出现三角形色素斑块。这种临床特征与相应的较大分支睫状后短动脉阻塞相吻合。

3. 缺血性视神经病变　由于睫状后短动脉不仅供应后部脉络膜,同时还供应视神经,因此在某些患者不仅有脉络膜缺血,同时还可能出现视神经缺血表现。这些患者的色觉检查以及眼电图(EOG)检查不仅符合视网膜外层损伤而且也符合缺血性视神经病变的表现。为了证实脉络膜缺血可以引起缺血性视神经病变,Foulds等[2]回顾性的分析缺血性视神经病变患者的荧光血管造影结果,在18例患者中,有4例还伴有脉络膜灌注不良,片状脉络膜渗出。

4. 其他　由于急性高血压患者往往有比较明显而严重的眼底改变,比如小动脉变细,视盘水肿,视网膜出血,棉絮斑等等,这些改变常常掩盖了脉络膜的血管闭塞表现。

(三) 辅助检查

1. 眼底血管造影　FFA可见脉络膜大片区域的充盈延迟,脉络膜毛细血管充盈延长。急性期Elschnig斑显示斑点状荧光素渗漏,边界不清,慢性期表现为斑点状遮蔽荧光和色素增生边缘围绕着透见荧光。三角综合征可见三角形尖端指向视盘的病灶呈弱荧光,病灶边缘个别毛细血管丛充盈缓慢,有进行性荧光素渗漏。吲哚青绿脉络膜血管造影(ICGA)检查可见臂-脉络膜循环及脉络膜内循环时间延长,外周分水岭区无灌注或灌注减慢。

2. 视网膜电图(ERG)　因a波代表光感受器的电活动,b波为双极细胞、Müller细胞的电活动,当脉络膜缺血时,视网膜和脉络膜均受到影响,故ERG表现a波和b波波幅均降低。

3. 彩色多普勒超声检查　观察颈动脉、眼动脉有无软、硬斑,动脉是否狭窄、阻塞、及血流情况。

4. 颈动脉造影　可以更加直观的观察到颈部血管狭窄、阻塞情况。

三、诊断和鉴别诊断

(一) 诊断

脉络膜缺血的诊断是建立在典型的眼底改变基础之上,包括明显的Elschnig's斑,三角综合征,其他高血压眼底改变以及存在导致高血压的全身疾病。

(二) 鉴别诊断

1. 后极部葡萄膜炎　无论何种葡萄膜炎,只要波及后极部,特别是出现脉络膜萎缩时应当考虑到与脉络膜缺血鉴别。区别的要点是前者有各种葡萄膜炎的体征,比如玻璃体混浊,前段葡萄膜炎,弥漫性视网膜水肿。多灶性脉络膜炎的病灶在静止后可见大量色素斑块,分布比较均匀,患者没有全身心血管系统疾病。

2. 视网膜挫伤或者震荡伤　外伤后出现的局限性视网膜和视网膜色素上皮的萎缩,需要结合外伤史进行辨别,排除全身高血压等病史来确诊。

3. 非典型的视网膜色素变性　部分患者并不出现弥散的视网膜色素上皮改变,也无典型的骨细胞样或者椒盐样色素增生,患者可以表现为象限型视网膜色素上皮改变,但患者多有夜间视力下降,视野缩窄,

ERG 波型改变等可以鉴别。

四、治 疗

目前并无针对脉络膜缺血的有效治疗,因此根据脉络膜缺血的判断,医生应当有意识的寻找可能导致本病的全身疾病,尤其是高血压及其他原发疾病。配合相应的专科会诊,缓解脉络膜缺血,减轻其带来的后果。

（易长贤　吉宇莹　文峰）

参 考 文 献

1. Gitter KA, Houser BP, Sarin LK, et al. Toxemia of pregnancy: An angiographic interpretation of fundus changes. Arch Ophthalmol. 1968;80:449-456.

2. Klien BA. Ischemic infarcts of the choroid (Elschnig spots): A cause of retinal separation in hypertensive disease with renal insufficiency: A clinical and histopathologic study. Am J Ophthalmol. 1968;66:1069-1075.

3. Hidayat AA, Fine BS. Diabetic choroidopathy: light and electron microscopic observations of seven cases. Ophthalmology. 1985;92:512-518.

4. Hayreh SS, Baines JA. Occlusion of the posterior ciliary artery: I. Effects on choroidal circulation. Br J Ophthalmol. 1972;56:719-724.

5. Elschnig A: Die diagnostioche und prognostische Bedeutung der Netzhauterkrankungen bei Nephritis. Wien Med Wochenschr. 1904;54:436-439.

6. Hayreh SS. In vivo choroidal circulation and its watershed zones. Eye. 1990;4:273-289.

7. Foulds W, Lee W, Taylor W. Clinical and pathological aspects of choroidal ischemia. Trans Ophthalmol Soc UK. 1971;91:323-341.

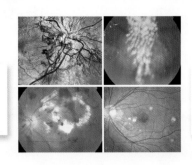

第三十九章 脉络膜脱离

脉络膜脱离(choroidal detachment),又叫脉络膜渗漏综合征(uveal effusion syndrome),是指巩膜与脉络膜或睫状体之间潜在的腔隙出现液体或血液聚积。这种脱离在过去的文献中有不同的描述,包括脉络膜渗漏(uveal effusion),脉络膜水肿(choroidal edema)与脉络膜脱离(choroidal detachment),实际上是同一个概念,文献中时有互换使用的情况。

一、病因与发病机制

脉络膜脱离的致病原因复杂多样,归纳起来可以包括以下几个大类(表 39-1)。

表 39-1　脉络膜脱离的原因

裂孔性	交感性眼炎
裂孔性视网膜脱离	梅毒性后段葡萄膜炎
医源性	弓形体感染性视网膜脉络膜炎
药物性	葡萄膜炎
眼前段手术并发症	葡萄膜大脑炎
全视网膜光凝术后并发症	韦格纳肉芽肿综合征
视网膜脱离外路手术	血管性
玻璃体手术	Valsalva maneuver(咽鼓管充气检查法)
外伤性	颈动脉海绵窦漏
眼球穿通伤	硬脑膜海绵窦漏
眼球钝挫伤	高血压
炎症性	惊厥
浅层巩膜炎	低蛋白血症
非特异性闭塞性血管炎	恶性肿瘤
眼眶炎性肿瘤	脉络膜转移癌
中间葡萄膜炎	白血病
结节性多发性动脉炎	多发性骨髓瘤
类风湿性关节炎	原发性巩膜异常
巩膜炎	小眼球
结膜下脓肿	特发性葡萄膜渗漏综合征

在解剖上,脉络膜上腔只是一个潜在腔隙,正常情况下脉络膜与巩膜之间有一些纤维性结缔组织。这个部位基本上没有血管或者淋巴管,因此任何渗漏出来的液体都只能再次进入脉络膜血管,然后通过窝静脉、巩膜本身、或在巩膜上穿过的血管旁或神经旁间隙被排除[1,2]。位于睫状体或者脉络膜与巩膜之间的纤维比较长,而且与眼球成切线方向排列,这种特点使得眼球调节时,脉络膜可以轻微活动,但同时也使得

液体比较容易在此聚集[3]。这一解剖特点和黄斑部外丛状层纤维呈切线排列比较相似,这里也是液体容易积存的部位。眼球后部纤维组织短,垂直连接在脉络膜与巩膜之间,因此这个部位不太容易出现脱离。如果在后极部脉络膜发生脱离,多数表现为与四条脉络膜大血管分支一致的大范围渗漏或者脱离。此时使用脉络膜脱离一词或许有强调脉络膜与巩膜完全裂开,其间联系的纤维断裂等严重程度含义。其发生机制可能有多种,比如在低眼压、葡萄膜炎的情况下或者涡状静脉回流受阻的情况下,脉络膜上腔回流不畅,液体集聚形成脉络膜脱离。

　　由于导致脉络膜脱离的病因不同,在脉络膜上腔里的液体成分也不尽相同,可以分为浆液性和出血性。脉络膜上腔的积血既可由开放性眼外伤或闭合性眼外伤引起,也可是自发性或手术引起。

二、临床表现

(一)病史

　　因根据表39-1列出的各种疾病进行病史询问,往往可以发现对诊断有价值的依据,如视网膜脱离或手术史、青光眼手术后滤过太强、白内障手术中驱逐性出血和眼外伤等。

(二)症状

　　患者可有视力下降,眼部不适或视物变形,这些症状没有特异性,又因有原发疾病的因素,患者在发生脉络膜脱离前视力往往就已经很差。部分患者或家属可叙述患眼变小或变软。

(三)体征

　　1. 眼球变小　低眼压和眼球张力降低,眼球呈萎缩趋势,致睑裂变小和眼球较对侧正常眼变小,指按眼球如按棉花。

　　2. 角膜或巩膜伤口渗漏　外伤后伤口未缝合或虽缝合但闭合不严密而渗漏;白内障手术伤口渗漏,青光眼手术后滤过太强或渗漏,玻璃体手术巩膜穿刺孔闭合不良,特别是微创玻璃体手术免缝合伤口渗漏。用荧光素钠染色,可见到伤口有溪流现象。伤口渗漏导致的低眼压,既可引起浆液性脉络膜脱离,也可引起出血性脉络膜脱离,伴随视网膜脱离或不伴随视网膜脱离。

　　3. 前房改变　由于睫状体脱离,晶状体悬韧带松弛,致晶状体向前移位,引起前房变浅[4],严重的脉络膜脱离可致前方消失。睫状体分离引起的,在分离侧前房加深还伴有瞳孔向分离侧移位。少部分情况下,因后房压力过低,可出现前房加深和虹膜后移位,称为"虹膜后退综合征",可由多种原因引起,最常见的就是后房低眼压,其次是后房的纤维组织增生和牵拉。在有晶状体眼,包括了悬韧带的松弛和晶状体一起后移(图39-1)。

　　4. 房水浑浊　脉络膜脱离常伴有血 - 眼屏障功能破坏,房水闪辉和浮游细胞阳性,严重者有前房纤维素渗出(图39-2),附着在瞳孔区和虹膜表面。不及时散瞳,很快出现瞳孔后粘连(图39-3)。部分外伤性或出血性脉络膜脱离,可引起前房积血。

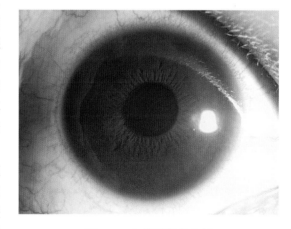

图39-1　虹膜后退综合征
早产儿视网膜病变后遗症引起的孔源性视网膜脱离伴脉络膜脱离,前房加深,虹膜周边出现环形皱褶

　　5. 眼压改变　大多数浆液性脉络膜脱离因同时有睫状体脱离,出现眼压降低,严重者 <5mmHg 或测不出。但在极个别患者,因睫状体脱离导致的睫状突前旋,推根部虹膜向前堵塞房角,出现继发性闭角型青光眼,眼压升高。大多数出血性脉络膜脱离眼压不低甚至升高,引起青光眼。

　　6. 脉络膜隆起　在脉络膜水肿和轻度脉络膜脱离患者,临床上不容易发现。中度和重度脉络膜脱离,在眼底的某个象限或全眼底可见到棕色隆起,呈半球状或山丘状,比较实性的感觉,表面圆滑[5](图39-4)。如果睫状体也高度隆起,不用巩膜压迫器就观察到锯齿缘(图39-5A)。

　　7. 视网膜脱离　脉络膜脱离引起的低眼压,可产生渗出性视网膜脱离(图39-5B)。脱离的视网膜光

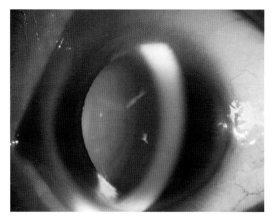

图 39-2　前房渗出

裂孔性视网膜脱离伴脉络膜脱离,前房加深,房水荧光素染成绿色,前房见白色纤维素渗出

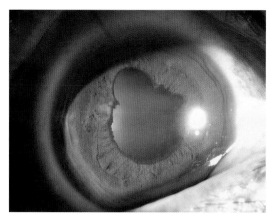

图 39-3　瞳孔后粘连

裂孔性视网膜脱离一个月,严重脉络膜脱离,前房加深,虹膜周边见环形皱褶,瞳孔粘连成梅花瓣状

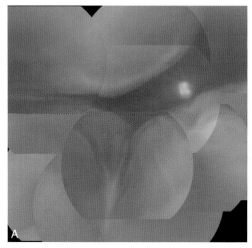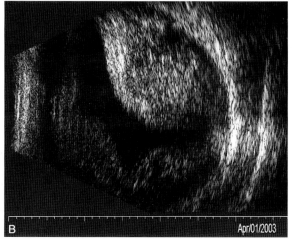

图 39-4　出血性脉络膜脱离

A. 角膜移植术后脉络膜上腔出血,全周脉络膜高度隆起,呈几个大的半球状棕色,后极部视网膜平复;

B.B 型超声波检查,脉络膜呈实性高度隆起,类似肿瘤,脉络膜上腔不规则的高回声,未见视网膜脱离波形

滑,但高度隆起的脉络膜致玻璃体腔空间变小,也可出现非固定性视网膜皱褶,位于脱离脉络膜表面的视网膜可形成波浪形皱褶(图 39-5C)。由于重力的作用,脱离常位于下方,大量视网膜下液,随着体位改变而移动,视网膜下液总是位于最低处(图 39-5B)。但要注意非脉络膜脱离的一些原发性疾病也可引起渗出性视网膜脱离。

8. 其他　因脉络膜脱离是多种疾病的共同表现(表 39-1),多伴有这些疾病的一些临床表现,如炎症、外伤、手术、肿瘤和先天异常等。

(四) 辅助检查

1. 超声波检查　B 型超声波是检查脉络膜脱离最有效的工具,在低眼压患者,应常规检查 B 型超声波,可提示脉络膜脱离及其性质(图 39-6)。脉络膜水肿在 B 型超声波上是一弧形增厚带和密度稍低于巩膜的回声,其内面常可见到脱离的视网膜(图 39-6A)。浆液性脉络膜脱离在脉络膜上腔出现无回声的暗区(图 39-6B),严重者两边的脉络膜接近呈"接吻状"。脉络膜上腔出血表现脱离的脉络膜上腔内充满致密的杂波(图 39-6C)。有些较轻的脉络膜或睫状体脱离,B 型超声波不能显示,可用活体超声显微镜(UBM)检查,可见到睫状体水肿和睫状体脱离(图 39-7A);出血性睫状体脱离的病例,在睫状体上腔内显示高回声的杂波。在外伤患者,B 型超声波还能提供睫状体和脉络膜脱离原因(图 39-7C)。

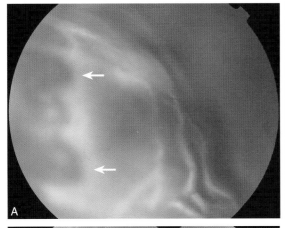

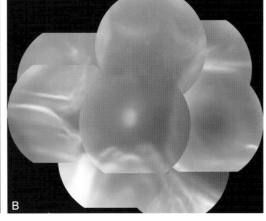

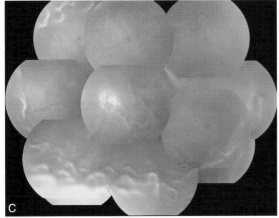

图 39-5　浆液性脉络膜脱离

A.人工晶状体眼视网膜脱离患者,周边脉络膜高度隆起,可见到锯齿缘(箭),后边是波浪形视网膜皱褶;B.先天性青光眼第二次小梁切除术后,滤过太强,出现低眼压性脉络膜脱离和渗出性视网膜脱离。360周见脉络膜棕色隆起,下方可见到视网膜脱离,单纯玻璃体腔内注液和放脉络膜上腔液体后脉络膜脱离消失;C.高度近视眼裂孔性视网膜脱离,裂孔较小,脱离的脉络膜将裂孔暂时封闭,视网膜浅脱离,在鼻上及下方形成波浪形视网膜脱离

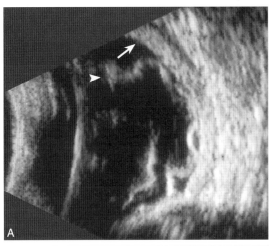

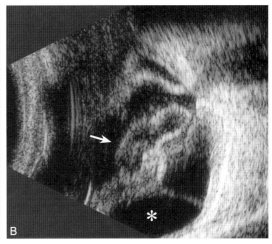

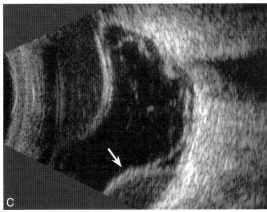

图 39-6　B 型超声波检查

A.脉络脉水肿回声增厚(箭),可见到视网膜脱离回声(箭头);B.巨大裂孔视网膜脱离合并脉络膜脱离,脱离的脉络膜上腔呈均匀的暗区,无任何回声(星),脱离的视网膜被压缩在眼球中央(箭);C.视网膜脱离伴脉络膜上腔出血,脱离的脉络膜呈半球状,上腔内充满杂波(箭)

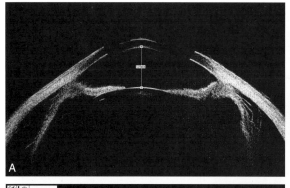
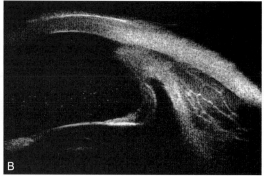

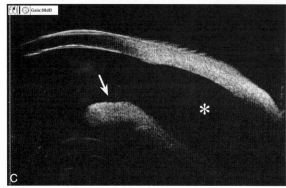

图 39-7　活体超声显微镜检查
A. 裂孔性视网膜脱离合并脉络膜脱离患者,前房轴深 3.22mm,虹膜向后凹陷,表现为虹膜后退综合征;左侧睫状体上腔呈无回声的空间为睫状体浆液性脱离,右侧睫状体纤维间隙增大为睫状体水肿;B. 严重虹膜后退综合征患者,前房深,见点状渗出细胞颗粒,虹膜呈 L 形后退,晶状体后移,睫状体上腔大量积液;C. 闭合性眼外伤患者,睫状体分离引起睫状体和脉络膜脱离(星),箭指脱位的虹膜

2. 眼底血管造影检查　在原因不明的脉络膜脱离时,做荧光素眼底血管造影(FFA)和吲哚青绿脉络膜血管造影有助于鉴别诊断,如炎症性疾病、血管炎性疾病、肿瘤和渗出性视网膜脱离等(表 39-1)。

3. 相干光断层成像仪(OCT)　在屈光间质透明患者,可用 OCT 的深层增强成像技术(enhanced depth imaging,EDI)检查脉络膜水肿和增厚情况,定期检查可了解到脉络膜水肿的转归。

4. 针对病因检查　按表 39-1 列出的一系列疾病进行相应特殊检查,请参照相应疾病章节。

三、诊断和鉴别诊断

(一) 诊断

根据前房变浅、低眼压和眼底半球状棕色光滑隆起,可诊断脉络膜脱离。B 型超声波见到脉络膜上腔透明回声可确诊浆液性脉络膜脱离、仅见脉络膜增厚可诊断脉络膜水肿、脱离的脉络膜上腔大量高回声可诊断出血性脉络膜脱离。UBM 检查可提供睫状体水肿和脱离性质的诊断。

除外,脉络膜脱离是多种疾病的共同临床表现(表 39-1),应注意找出引起脉络膜脱离的原发疾病,才能有针对性的进行治疗。

(二) 鉴别诊断

表 39-1 已经列出引起脉络膜脱离的部分疾病,一旦发现有脉络膜脱离,应同这些疾病进行鉴别诊断,本节仅叙述几个最常见疾病的鉴别要点。

1. 恶性黑色素瘤　前房不变浅和眼压不降低,一般呈孤立的棕黑色隆起,可有渗出性视网膜脱离。FFA 可见双循环征象,即在视网膜动脉期出现独立于视网膜血管大量瘤体内血管网,强荧光,另外恶性黑色素瘤还可出现斑驳状或斑点状高荧光。经巩膜透照法检查可以发现黑色素瘤不透光,浆液性脱离成明显透光,但注意个别的情况下非色素性黑色素瘤也可能有较强的透光。B 型超声波可以发现肿瘤的实性占位性病变,而 CT 可以提供更为直接的占位性病变证据。

2. 脉络膜和巩膜炎症　眼部 B 型超声波检查中如果发现后极部脉络膜弥漫性增厚,应当特别警惕脉络膜和睫状体炎症。如果脉络膜增厚仅局限在后极部,那么就要排除后巩膜炎、脉络膜炎或者眼内肿瘤的可能。低眼压时引起的巩膜皱褶可以与脉络膜脱离相近,B 型超声波可以帮助鉴别。炎症波及巩膜时一般有明显疼痛感。

四、治　疗

（一）药物治疗

1. 病因治疗　眼底内科治疗主要是通过眼科检查和各种实验室检查确定脉络膜脱离的发病原因,针对原发疾病的治疗(表 39-1)。

2. 肾上腺糖皮质激素治疗　裂孔性视网膜脱离、手术、外伤和炎症引起的脉络膜脱离,均伴有较重的眼内炎症反应,应及时使用肾上腺糖皮质激素类药物治疗。一般地塞米松 10~15mg/ 日,静脉滴注短期用可突然停药;用一周以上应逐渐停药。有些疾病比如葡萄膜大脑炎有可能也是一种自限性疾病,但是早期使用肾上腺糖皮质激素可以使水肿减轻,类风湿性关节炎患者可考虑肾上腺糖皮质激素合并免疫抑制剂,中间葡萄膜炎患者合并使用散瞳剂可能较好,巩膜炎可合并使用非甾体类抗炎药物。

3. 止血和活血化瘀治疗　对术中和外伤性脉络膜上腔出血,早期用止血药物,出血停止后,采用活血化瘀中成药治疗,促进血凝块液化和吸收。

4. 其他治疗　脉络膜上腔出血患者和少数睫状体脱离的睫状突前旋引起房角关闭可引起青光眼,应采取局部和全身用抗青光眼药物控制眼压。

（二）手术治疗

1. 关闭渗漏伤口　开放性眼外伤伤口和手术伤口闭合不良,渗漏引起低眼压,继发脉络膜上腔浆液性或出血性脱离,应首先密闭伤口,提高眼压。在眼压正常后,脉络膜脱离和渗出性视网膜脱离可自行复位。

2. 脉络膜上腔排液　在肾上腺糖皮质激素治疗无效患者,需用手术排除脉络膜上腔积液。适合于浆液性脉络膜脱离和已经液化的脉络膜上腔出血(出血性要 10~14 天才液化)。通过睫状体平坦部巩膜切口和同时向玻璃体腔内注液的方法排除脉络膜上腔的液体。在有裂孔性视网膜脱离患者,要同时做封闭视网膜裂孔的手术(详见外科卷第二十三章)。无视网膜裂孔患者,可单纯排除脉络膜上腔液体后,玻璃体腔内注入曲安奈德 2mg,加强抗炎。

3. 睫状体分离缝合术　通过在巩膜面缝合分离的睫状体,达到减轻和治愈睫状体和脉络膜脱离的目的(参见外科卷第三十七章)。

4. 脉络膜上腔减压术　是通过在巩膜面切除一块全层厚的巩膜达到排除脉络膜上腔液体的作用(详见外科卷第四十九章)。

5. 前房成形术　严重的渗出性脉络膜脱离可引起前房消失,日久可引起房角粘连和继发性闭角型青光眼。处理方法:先经角膜缘向前房注入平衡盐溶液(BSS)形成前房,在脉络膜隆起最高象限的角膜缘后 4mm 处,用 20G 的巩膜穿刺刀平行角膜缘刺入巩膜约 1mm 深,进入脱离的睫状体上腔(不要刺穿睫状体),退刀后用刀尖扒开穿刺孔后唇,放出脉络膜上腔液体。当有大量液体流出,眼压过低,脉络膜上腔液体排除不充分,甚至可能导致脉络膜上腔出血。在无晶状体眼可继续向前房注入 BSS,在有晶状体眼则需在穿刺孔的对侧(最好是上半象限好操作)角膜缘后 4mm 的睫状体平坦部刺入 30 号针,在瞳孔区见到针尖后,将 BSS 注入玻璃体腔以恢复眼压,继续排除剩余的脉络膜上腔液体。在接吻征患者,即使有晶状体眼,也只能继续间断向前房注入 BSS,当前房过深,应暂停注射,待前房恢复,再重复。直到有可刺入针尖到玻璃体腔空间,才换成经睫状体平坦部进针。

五、典　型　病　例

白内障术中低眼压脉络膜上腔出血

1. 病例　患者男,54 岁,因"右眼视力渐下降一年",以"右眼并发性白内障"于 2012 年 11 月 22 日收住院。患者二年前曾因"右眼裂孔性视网膜脱离"在中山眼科中心眼底外科二病区住院行"右眼环扎、硅压、全玻璃体切除、膜剥离、重水、激光、气 / 液交换、经巩膜冷凝和 C_3F_8 注入术",术后视网膜复位,视力提高。一年前无明显诱因出现右眼视力逐渐下降,不伴眼红痛和头痛,进来视力下降严重,随再次来中山大学中山眼科中心门诊,以"右眼并发性白内障和视网膜脱离手术后"收入眼底外科二病区。患者发病以来,一般情况良好。入院全身检查无异常。眼科检查:右眼视力 0.01,矫正无提高,眼部无充血,除晶状体 C_2、N_3 和 P_1 混浊外,余眼球前段检查正常。眼底朦胧,隐约见视网膜平伏。左眼视力 1.5,眼球前段及眼底检查正常。眼压测量:右眼 15mmHg,左眼 17mmHg。B 型超声波检查:右眼视网膜平伏。

2. 诊断　①右眼并发性白内障;②右眼视网膜脱离术后。

3. 手术方案　做超声乳化白内障吸出联合 IOL 植入术。

4. 手术结果　2012 年 11 月 22 日在表面麻醉下行"右眼超声乳化白内障摘除术",在超声乳化过程中引起下方晶状体悬韧带断裂,眼压低。随在颞下睫状体平坦部插入 23G 灌注头灌注液体维持眼压,继续完成眼前节晶状体皮质吸出。在从角膜切口抽吸出脱入玻璃体腔内漂浮的晶状体皮质同时,发现下方脉络膜进行隆起,接着灌注套管头也进入睫状体上腔,脉络膜脱离呈接吻状。当场诊断"脉络膜上腔出血",立即关闭角膜缘隧道切口和 23G 巩膜穿刺孔,结束手术。术毕指测眼压正常,玻璃体腔和前房未见积血。术后立即大剂量止血药物和地塞米松 15mg 静脉滴注。术后第一天,患者无不适,右眼视力手动 /20cm,眼压 8mmHg。结膜混合充血,角膜透明,角膜后沉着物阴性,前房正常深浅,房水闪辉阳性,无积血,瞳孔圆,对光反射灵敏;玻璃体腔透明无积血,后极部视网膜实性皱褶,360° 脉络膜实性隆起,以鼻侧和下方明显,将视乳头遮住(图 39-8A)。B 型超声波检查证实脉络膜上腔积血,无视网膜脱离(图 39-8B)。术后第 4 天,右眼视力无提高,眼压 10mmHg,脉络膜脱离减轻,带药出院。

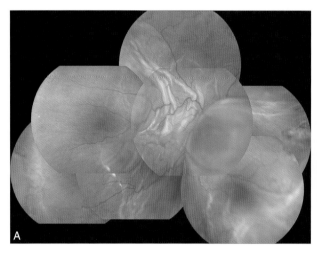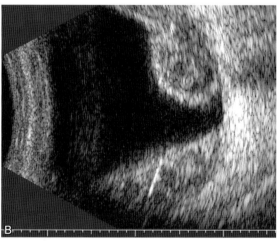

图 39-8　术中低眼压引起脉络膜上腔出血

A. 术后第 1 天,玻璃体腔透明无积血,脉络膜脱离,后极部视网膜实性皱褶,鼻侧脉络膜半球状隆起遮住视乳头;B. 术后第 1 天 B 型超声波检查显示脉络膜实性隆起,脉络膜上腔充满高回声杂波(刘文提供)

2013 年 4 月 17 日门诊复诊,右眼视力 FC/ 眼前,+10.75DS/0.5DC × 80° =0.05,除无晶状体外,余眼球前段检查正常。视网膜平伏,黄斑前膜形成,周围见环扎嵴,嵴上见激光或冷凝脱色素斑(图 39-9A)。第 3 次入院做了黄斑前膜剥离,因视力矫正无提高,没有悬吊 IOL。术后黄斑结构恢复正常(图 39-9B)。

5. 专家点评　本例术中脉络膜上腔出血的直接原因是抽吸玻璃体腔晶状体皮质引起低眼压,灌注头进入睫状体上腔是继发于脉络上腔出血引起的睫状体脱离,灌注液进入睫状体上腔加重了脉络膜脱离。在术中及时关闭角膜和巩膜切口后,药物治疗脉络膜上腔出血就自行吸收。本例的经验教训是白内障术中的低眼压可引起脉络膜上腔出血的严重并发症,术中应避免大吸力直接抽吸玻璃体腔漂浮的玻璃体皮质,而应选择微创玻璃体手术切除脱入玻璃体腔内的晶状体皮质,更加安全和有效的处理晶状体皮质坠入玻璃体腔的并发症,可根据情况作 I 期 IOL 悬吊术。

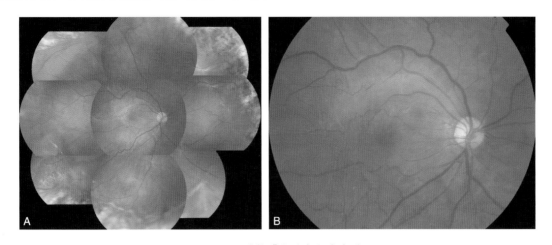

图 39-9　脉络膜上腔出血治疗后
A. 术后 5 个月,视网膜平伏,黄斑前膜形成,周边见环形手术嵴,嵴上见激光斑或冷凝斑;B. 再次手术剥
离黄斑前膜后,黄斑结构正常

（刘文　易长贤）

参 考 文 献

1. Weiter JJ,Ernest JT:Anatomy of the choroidal vasculature. Am J Ophthalmol. 1974;78:583-590.

2. Inomata H,Bill A,Smesler GK. Unconventional routes of aqueous humor outflow in cynomolgus monkey(Macaca irus). Am J Ophthalmol. 1972;73:893-898.

3. Moses RA:Accommodation. In Moses RA(ed):Alder's Physiology of the Eye:Clinical Application,St. Louis,CV Mosby,1981:313-322.

4. Soylev MF,Green RL,Feldon SE. Choroidal effusion as a mechanism for transient myopia induced by hydrochlorothiazide and triamterene. Am J Ophthalmol. 1995;120:395-397.

5. Ferry AP. Lesions mistaken for malignant melanoma of the posterior uvea. Arch Ophthalmol. 1964;92:463-473.

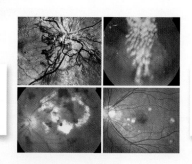

第四十章 脉络膜变性与萎缩

脉络膜变性（choroidal degeneration）是一组疾病表现的统称，这些疾病是后天性的、常出现进行性细胞或组织的功能障碍，最终导致包括脉络膜的细胞死亡和继发的脉络膜视网膜结构改变。脉络膜萎缩（choroidal atrophy）指细胞死亡后的组织细胞丧失而引起的脉络膜的解剖结构改变，脉络膜萎缩可是先天性或后天性，可发生在受累细胞丢失后的任何阶段。营养不良（dystrophy）是指由于基因缺陷（如一种酶的缺乏或基因产物的突变）引起的后天性细胞或组织变性继而发生的萎缩。临床上这些用词有时并不严格，会有互换使用的情况。

第一节 病因及分类

多数脉络膜变性和萎缩是基因突变或遗传性的疾病，其病理改变主要发生在视网膜细胞，视网膜色素上皮细胞（RPE）及脉络膜毛细血管层的细胞和组织逐步减少和丢失，最终导致相应组织和细胞功能异常和结构的改变。部分患者有比较明确的眼部原发疾病，因此这类脉络膜萎缩是继发性或者后天性的。根据脉络膜的病因和表现的不同，临床上可以分为以下几种类型（表40-1）。

表 40-1 脉络膜萎缩病因分类

原发性脉络膜萎缩	3）晚期黄斑营养不良
局限性脉络膜毛细血管萎缩	a. Stargardt 病
中心性晕轮状脉络膜营养不良	b. Best 病
Bietti 结晶样视网膜色素上皮变性	c. 图形黄斑营养不良
局限性全脉络膜血管萎缩	d. 青少年 X 性连锁视网膜劈裂
Sorsby 眼底营养不良	e. 北卡罗来纳黄斑营养不良
匐行性脉络膜病变	f. 弹性假黄色瘤
中心性螺旋状萎缩	g. 近视性脉络膜萎缩
弥漫性脉络膜萎缩	继发性脉络膜萎缩
回旋状脉络膜视网膜萎缩	外伤性脉络膜萎缩
无脉络膜症（完全性脉络膜血管萎缩）[4]	慢性视网膜脱离
长链 3- 羟酰辅酶 A 脱氢酶缺乏	干性年龄相关性黄斑变性
严重的视网膜变性	风疹
1）严重的视网膜色素变性	青光眼
2）视锥细胞或视锥 - 视杆细胞营养不良	药物中毒

脉络膜和视网膜的结构和功能紧密相连，脉络膜的疾病一定会影响到视网膜，而视网膜疾病也会影响到脉络膜的结构和功能。一个典型例子是外周蛋白 /RDS（peripherin/retinal degeneration slow）基因突变引起光感受器蛋白缺陷。外周蛋白 /RDS 是一种光感受器外节糖蛋白，作为黏附分子构成和稳定感受器外节膜盘。该基因位于 6 号染色体短臂，发生突变引起常染色体显性遗传疾病，导致局限性或弥漫性 RPE 和脉络膜萎缩[1-3]。引起的疾病包括：视网膜色素变性、图形黄斑营养不良（眼底黄色斑样图形）、*Arg172Trp*

和 *Lys193-del* 突变引起的中心性脉络膜毛细血管萎缩(类似中心性晕轮状脉络膜营养不良)、*Met67del* 突变引起弥漫性脉络膜毛细血管萎缩(类似弥漫性脉络膜硬化)和在成年妇女型视网膜色素变性密码子153或154删除引起的后极部广泛区域的脉络膜萎缩。

目前这类疾病还停留在临床表现以及电生理,荧光素眼底血管造影(FFA),相干光断层成像仪(OCT)检查等改变表述上,其确切的发病机制仍然不清楚。大多数疾病尚未有效治疗方法。

第二节　原发性脉络膜萎缩

原发性脉络膜萎缩(primary choroidal atrophies)是指各种基因变异决定的脉络膜变性,早期主要以脉络膜萎缩为特征的眼底疾病。依据脉络膜萎缩的范围,又可分为局限性萎缩或弥漫性萎缩;同时还可进一步区分以脉络膜毛细血管为主的萎缩或者全部脉络膜血管都发生的萎缩。原发性萎缩包括原发性脉络膜萎缩、视网膜变性(各种形式的视网膜色素变性)、晚期的黄斑营养不良、外周蛋白/RDS基因突变和各种引起血管条纹的疾病(弹性假黄色瘤)等。

一、中心性晕轮状脉络膜营养不良

中心性晕轮状脉络膜营养不良(central areolar choroidal dystrophy,CACD)由 Nettleship 于1884年首先报道,是一种破坏黄斑的遗传性视网膜疾病,表现为界限清楚的 RPE 和脉络膜毛细血管萎缩,引起永久性视力丧失[5]。其他名称包括:中心性晕轮状脉络膜硬化(central areolar choroidal sclerosis)、中心性晕轮状视网膜脉络膜萎缩(central areolar retinochoroidal atrophy)、中心性血管硬化(central angiosclerosis)和中心性老年脉络膜炎(central senile choroiditis)。

(一)病因与发病机制

CACD 是常染色体显性遗传或者常染色体隐性遗传性疾病,最常见的常染色体显性遗传 CACD 是由外周蛋白2(*PRPH2*)基因(正式称为外周蛋白/RDS)突变引起,超过90个不同的 *PRPH2* 突变与广泛的眼底改变相关联,位点在染色体17p[6]。最初的病理改变在 RPE,后来继发脉络膜毛细血管萎缩直至全层脉络膜萎缩[7]。组织病理学检查纤维瘢痕内缺乏脉络膜毛细血管层和 RPE 层,其上的光感受器受到影响[8]。但本病变仅局限黄斑局部的原因不明。

(二)临床表现

一般从幼年双眼开始发病,病情缓慢发展和加重,无夜盲病史。

1. 症状　疾病早期发生旁中央暗点,阅读困难,暗适应能力下降,眩光感和视力下降。

2. 体征　初发时眼底改变轻微,表现黄斑区反光弥散,RPE 色素脱失与色素沉着相间的椒盐状外观。随着年龄增长,双眼病变逐渐扩大,最终形成双眼对称、典型的凹陷状中央萎缩病灶,可达视乳头周围(图40-1)。此时,RPE、脉络膜毛细血管和脉络膜中血管均萎缩,可透见脉络膜大血管层(图40-2)。还有一些种类的中央脉络膜萎缩不是表现为典型的中心地图状萎缩,而是表现为进行性色素紊乱,随着时间流逝,最终可能发展成整个后极部眼底萎缩。

3. 分期　根据 CACD 的临床表现可分为四期[9]。

Ⅰ期:在眼底镜下可见到黄斑中心凹旁轻微的 RPE 色素改变。

Ⅱ期:黄斑区卵圆形或圆形轻度脱色素萎缩区,眼底自发荧光(FAF)显示荧光增加及减弱斑点状荧光。

Ⅲ期:在黄斑中心凹外形成一个或多个边界清楚的 RPE 萎缩。

Ⅳ期:萎缩区累及中心凹,导致显著的视力下降。

4. 辅助检查　①FFA:早期病变区色素萎缩和脱失,表现点状透见荧光,晚期脉络膜萎缩表现无灌注的低荧光区,病灶边缘 RPE 脱失表现为环状透见荧光;②视野检查可见小暗点;③眼电生理检查:视网膜电图(ERG)在早期正常,晚期可出现轻度到中度的视锥和视杆细胞反应异常;多焦 ERG 峰值显著下降;眼电图(EOG)表现正常或轻度异常;④色觉检查早期正常,晚期可出现色盲;⑤OCT 检查[7]:Ⅰ期表现局

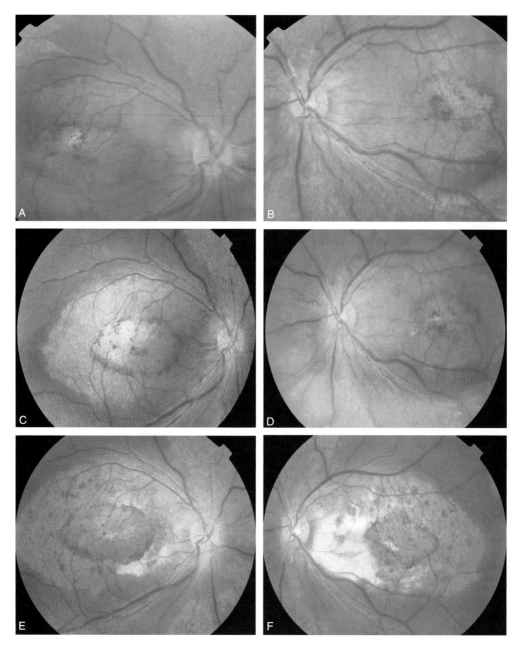

图 40-1　中心性晕轮状脉络膜营养不良（刘兆莹）

A 和 B. 患儿双眼黄斑区椭圆形色素脱失和沉着,病变内视网膜椒盐状外观;C 和 D. 1 年后原黄斑病灶色素增多呈环状,环内见点状色素沉着,环外是扩大的脱色素区;E 和 F. 9 年后,双眼病变对称,扩展到视乳头,逐渐出现脉络膜萎缩,色素增生迁移,瘢痕化改变(易长贤提供)

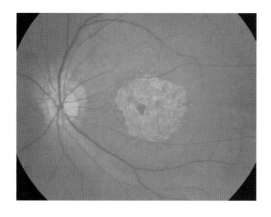

图 40-2　中心性晕轮状萎缩
患者左眼黄斑中央出现典型的退行性脉络膜
毛细血管及中血管萎缩(易长贤提供)

灶性 RPE 和光感受器外节异常,可表现轻微的 RPE 层中断、椭圆体(IS/OS)带隆起和点状中断,也可表现局部 RPE 和光感受器外节均中断。Ⅱ期有较大范围椭圆体带中断和某种程度的外界膜也中断,该范围内外核层变薄和不规则,但相对保留中心凹处光感受器外层。在病灶的边缘处可见到椭圆体带隆起,病灶中可有外层光感受器丧失后留下的空间。RPE 表面有大量高反射颗粒,与 FAF 高荧光相关。Ⅲ期显示 RPE 层到外界膜层消失,萎缩病灶边界相对锐利,在病灶边界附近可见到光感受器层内玫瑰花样结构,还可见到外丛状层内低反射空间。Ⅳ期萎缩病灶内所有外层视网膜均消失,仍能见到玫瑰花结构;⑥FAF:Ⅰ期显示微小病灶的荧光增加,Ⅱ期病灶呈斑点状高荧光,Ⅲ和Ⅳ期多数高荧光斑点呈环状围绕病灶。

(三)诊断和鉴别诊断

1. 诊断　早期黄斑区圆形或椭圆性脱色素区,定期观察病灶扩大、出现脉络膜萎缩,可确诊。

2. 鉴别诊断　需要同黄斑区萎缩性病变相鉴别。

(1)年龄相关性黄斑变性:多发生于 50~60 岁,无家族史,双眼发病不对称,病变边界不清,眼底可见玻璃膜疣,视网膜下脉络膜新生血管(CNV)和出血。FAF 检查很少见斑点状高荧光[7]。

(2)视锥细胞营养不良:黄斑部病变常很轻微,色素上皮的萎缩程度较轻,病变区境界不清,没有进行性的脉络膜萎缩。

(3)Stargardt 病:黄斑部有对称的灰黄色圆形或椭圆形色素上皮萎缩区,边界常不清,晚期可出现脉络膜毛细血管萎缩。周围可出现眼底黄色斑点,FFA 早期可见到脉络膜湮没症。

(四)治疗

本病为遗传性疾病,无有效治疗方法。

二、Bietti 结晶样视网膜色素上皮变性

脉络膜萎缩可以表现为弥散性或者局限性萎缩,但目前还没有在同一个家族中既有弥散性又有局限性脉络膜萎缩报导。因此这两种不同的表现形式很可能不是同一种基因变异的不同表现形式,弥散性脉络膜萎缩的患者在周边视野、视力及夜间视力和色素细胞丢失等方面均比局限性萎缩的患者更差(详见第三十三章第二节)。

三、视乳头旁螺旋状脉络膜视网膜变性

视乳头旁螺旋状脉络膜视网膜变性(helicoidal peripapillary chorioretinal degeneration,HPCD)又叫局限性全脉络膜血管萎缩(regional total vascular choroidal atrophies),是一种常染色体显性遗传疾病,双眼发病,其临床特点是视乳头周围舌条状脉络膜萎缩[10]。1939 年由冰岛医生 Sveinsson 首先报导[11],因此又叫 Sveinsson 脉络膜视网膜萎缩(Sveinsson chorioretinal atrophy)。

(一)病因与发病机制

基因位于常染色体 11p15,转录增强子 *TEAD1* 的错义突变是 HPCD 的原因[12,13]。组织病理学提示在萎缩区和正常组织交接处的最轻微改变是光感受器外节和 RPE 的消失,视乳头周围严重病灶区内光感受器层、RPE 层、脉络膜毛细血管层和脉络膜层均萎缩[14]。推测可能是视乳头周围 RPE 发育不良,随着眼球发育,机械性牵拉,容易导致这个部位 RPE 和玻璃膜的进行撕裂和退缩[15],后来继发脉络膜和视网膜的萎缩。

(二)临床表现

病例报告大多来自冰岛,也有丹麦、瑞士、加拿大和波黑塞族区域发病报告[10],世界其他国家也有散在患者,但都能追溯到有冰岛藉的祖先[13]。

1. 症状　暗点、视物变形和视力下降,常合并近视以及散光,累及黄斑视力一般都极差。无夜盲病史。

2. 体征　25% 患者存在先天性前极性白内障。双眼底改变出生就可见到,终生发展。视乳头周围边界清楚的黄白色 RPE 和脉络膜萎缩病灶,长短不一,呈舌条状和翼状,放射状向外扩展到周边部眼底[10]。萎缩区域内可见到脉络膜大血管和白色的巩膜组织,边缘处是轻微的脱色素。

3. 辅助检查

（1）FFA 病灶部位窗样缺损,显露出中等和大的脉络膜血管,除了健康脉络膜边界可见到脉络膜毛细血管外,病灶部位脉络膜毛细血管消失。有时能见到从病灶边缘正常的毛细血管渗漏荧光。

（2）微视野计检查 病灶边缘轻微脱色素区阈值提高,意味着一些光感受器丧失;在萎缩区对所有刺激都没有反应,表示光感受器完全被破坏,显示与视乳头周围萎缩相关的生理盲点扩大。

（3）电生理检查 HPCD 患者闪光 ERG 的 a 波和 b 波波幅、暗适应 a 波平均波幅和混合锥 - 杆细胞 a 波波幅都显著低于正常人,而暗适应 a 波的和混合锥 - 杆细胞 a 波平均潜伏期与正常对照组相比无差异;暗适应 b 波和混合锥 - 杆细胞 b 波平均波幅显著低于正常对照组,0.2Hz 和 31Hz 混合锥 - 杆反应 b 波的平均潜伏时间与正常组相比没有显著不同;患者的混合锥 - 杆细胞反应 b/a 比值与正常对照组相同[16]。EOG 的明 / 暗比例低于正常[16]。多焦 ERG 显示黄斑区波幅严重下降和潜伏期延迟,提示可能外丛状层受到影响[10]。

（4）OCT 早期轻症患者,OCT 显示视乳头周围和中心凹周围视网膜厚度增加,主要是外丛状层增厚（或反射增加）。向萎缩区过渡,光感受器外层和 RPE 逐渐减少,最终消失,病灶区视网膜和脉络膜均变薄[10]。脉络膜毛细血管层似乎是继发于 RPE 萎缩后,在 RPE 和脉络膜毛细血管萎缩后仍可保留变薄的玻璃膜。

（三）诊断与鉴别诊断

1. 诊断 双眼底视乳头旁舌条状边界清楚的脉络膜视网膜萎缩,终生地逐渐缓慢向外周放射状扩展;基因检查有助于确诊。

2. 鉴别诊断

（1）静脉旁色素性脉络膜视网膜萎缩（pigmented paravenous chorioretinal atrophy） 该病的色素增生是位于神经视网膜层,与 HPCD 不同。

（2）回旋状脉络膜萎缩（gyrate atrophy,GA） GA 病灶轮廓与 HPCD 不同,有明显的血浆高鸟氨酸和闪光 ERG 显著下降,这些可与 HPCD 区别。

（3）匐行性脉络膜病变 HPCD 没有视网膜脉络膜水肿或者炎症改变。

（4）血管样条纹 视乳头周围环样区伸出放射状类似血管形态的不规则条纹,长短和粗细不一,可形成分支或交错,边界清楚,较长的可在赤道部变细终止,常发生 CNV。

（四）治疗

尚无有效治疗方法。

四、进展性双中心脉络膜视网膜萎缩

进展性双中心脉络膜视网膜萎缩（progressive bifocal chorioretinal atrophy）是一种罕见的常染色体显性遗传病,基因作图位于染色体 6q[17,18]。1968 年,最先由 Douglas 等[19]描述了一个大的苏格兰家族疾病,91 个家庭成员中有 33 个人发病,作者根据临床表现将这种疾病分为三个时期。Ⅰ 期:从出生到 14 岁,黄斑颞侧视网膜和脉络膜局限性黄白色萎缩,随着时间持续缓慢扩大。向上、向鼻侧和向下发展的病灶边界清楚,而向颞侧周边发展的病灶边界成锯齿状,边界不清楚。Ⅱ 期:从 15 岁到 45 岁,在视乳头鼻侧出现第 2 个萎缩中心,到 45 岁逐渐扩大约 3 个视乳头直径大小。Ⅲ 期:45 岁以后,双侧、尤其是鼻侧病灶进一步扩大,在垂直视乳头上下方向留下达到赤道部的约 1~2 个视乳头直径的带状正常视网膜和脉络膜范围。此时的视力严重受损,但都不会完全丧失。大多数患者是近视眼,大摆动震颤样眼球运动,妨碍检查视野和正常记录 ERG 图形。

五、Sorsby 眼底营养不良

见第二十六章第四节。

六、匐行性脉络膜病变

见第三十六章第十四节。

七、中心性回旋状萎缩

中心性回旋状萎缩(central gyrate atrophy)是用于描述后极部完全性的脉络膜血管萎缩,因其包括的并不是一组独立的疾病,可能是病理性近视的晚期表现、匐行性脉络膜病变的终末期或是视乳头旁螺旋状脉络膜视网膜变性的终末阶段。容易和代谢性疾病回旋状萎缩(gyrate atrophy)相混淆,应避免使用中心回旋状萎缩这个术语来描述上述眼底改变,GA 是缺乏鸟氨酸氨基转移酶引起的高鸟氨酸血症导致的眼底回旋状萎缩。

八、回旋状脉络膜视网膜萎缩

回旋状脉络膜视网膜萎缩(gyrate atrophy of choroids and retina,GA)是一种罕见的常染色体隐性遗传性疾病,患者由于缺乏鸟氨酸氨基转移酶而导致血浆和组织中鸟氨酸水平超过正常 10 到 20 倍,导致眼底花环状脉络膜视网膜萎缩。治疗上本病可以分为维生素 B_6 敏感或不敏感两种类型。

(一)病因与发病机制

鸟氨酸氨基转移酶(OAT)是一种线粒体基质酶,依赖磷酸比哆醛(维生素 B6),基因位于染色体 10q26,在芬兰几乎所有维生素 B6 不敏感型回旋状萎缩患者是 OAT 的 *Leu402-Pro* 和 *Arg180Thr* 两个基因突变[20],因缺失、插入和拼接的碱基对改变和错义突变导致基因功能丧失。维生素 B6 敏感型回旋状萎缩是 *OAT* 基因纯合子 *Glu318SLys* 突变、或杂合子 *Va1332Met* 或 *Glu318Lys* 之一突变导致的其他等位基因不活化。肌肉中发现肌膜下 Ⅱ 型肌纤维沉着,在肝脏和虹膜有异常的线粒体。回旋状萎缩眼部病变的准确病理机制还不清楚,但有三个主要的理论:①视网膜细胞内缺乏脯氨酸;②视网膜和脉络膜内缺乏磷酸肌酸储备,导致细胞功能异常和死亡;③鸟氨酸升高对 RPE 具有毒性[21]。

(二)临床表现

1. 眼部表现　本病在全世界有广泛报导,但至少 50% 患者在芬兰。

(1)症状:常在 10 岁左右发生高度近视散光和夜视力下降,接着周边视野逐渐减少,到 40~50 岁左右完全失明[22]。

(2)体征:在患儿出现夜盲同时,眼底出现不规则圆形的完全脉络膜血管萎缩,在萎缩灶的前沿或中周边缘有色素增生。随着时间推移,这些病灶数量增加并逐渐扩大和融合,向周边和后极部眼底发展,形成回旋状或花环状萎缩,与正常眼底分界明显(图 40-3)。几乎所有患者在 20~30 岁发生原因不明的后囊下混浊白内障[22]。中心视力下降的原因是脉络膜视网膜萎缩累及黄斑,黄斑囊样水肿和黄斑前膜形成。

2. 全身表现　部分患者有轻度的智力缺陷、语言发育延迟和发音缺陷。脑部有白质变性和不成熟的萎缩改变,伴有脑部血管周围间隙的数量增加。Ⅱ 型肌纤维沉着表现肌肉萎缩。

3. 辅助检查　FFA 在病灶邻接处有轻微荧光渗漏,萎缩区透见荧光。视野缺损大致与脉络膜视网膜病变的部位相一致,色觉通常异常,ERG 和 EOG 在疾病早期就出现明显异常,锥 - 杆细胞反应下降,最终完全熄灭。

(三)诊断和鉴别诊断

1. 诊断　幼年发生高度近视散光、夜盲和视野缩小,早期后囊混浊白内障,眼底见到边界清楚的回旋状或花环状脉络膜视网膜萎缩病灶,逐步向周围发展;实验室检查血浆鸟氨酸水平增高,可确诊。

2. 鉴别诊断　主要同视网膜色素变性(RP)相鉴别。RP 和 GA 都是遗传性疾病,光感受器异常、出现夜盲、周边视野丧失和视力下降。但 GA 是高鸟氨酸血症引起的眼底中周部散在边界清楚的圆形脉络膜视网膜萎缩,逐渐合并成花环状萎缩并向周围及后极部发展,没有 RP 在萎缩区骨细胞样色素沉着、视乳头蜡黄和视网膜血管变细等改变,可与 RP 区别。

(四)治疗

治疗的目的是将血浆鸟氨酸水平尽可能控制在接近正常水平。由于 GA 引起脉络膜视网膜变性的病理机制尚不清楚,所以很难进行有效地治疗。大约不到 5% 的患者使用维生素 B_6 治疗可降低血浆鸟氨酸一半的浓度[23],所以一开始均是口服维生素 B6 治疗,300ng/d。当区别出维生素 B6 敏感或不敏感患者后,

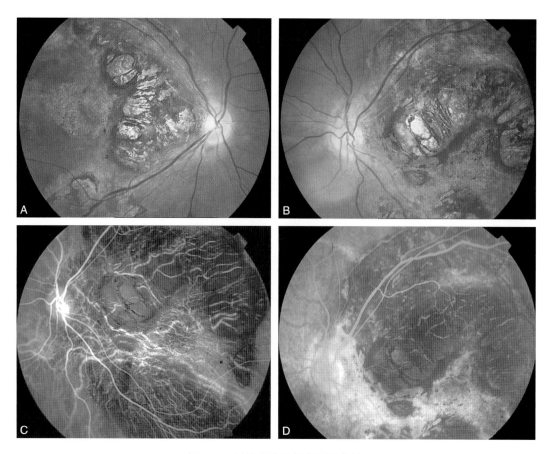

图 40-3 回旋状脉络膜视网膜萎缩

A.患者视乳头边界基本清楚,视乳头颞侧可见大片脉络膜萎缩合并色素增生,其增生色素排列成回旋状外观,除视乳头颞侧的三角形萎缩病灶之外,还另外有分散的不规则的脉络膜萎缩斑;B.左眼表现与右眼相似,但病灶波及整个后极部,视乳头颜色淡白;C.FFA47秒;左眼后极部视网膜荧光减弱,视网膜血管减少,脉络膜血管严重减少,黄斑区脉络膜血管缺如;D.左眼造影13分52秒,后极部脉络膜萎缩,表现为低荧光或暗区(易长贤提供)

将患者分为低蛋白饮食组或低精氨酸饮食组。如果患者是属于对维生素 B6 不敏感类型,则应该在饮食中严格限制精氨酸摄入,因为精氨酸是鸟氨酸的前体。

用低蛋白饮食治疗儿童患者、并且鸟氨酸水平维持在低水平时,需要注意患儿生长发育的需要,使用一种无精氨酸的必需氨基酸合剂为患儿提供足够的氮和满足基本氨基酸需要。在成年人,低蛋白饮食也可能导致氨基酸缺乏,也可使用无精氨酸的必需氨基酸合剂。根据血浆水平,必须补充赖氨酸。作为一项预防措施,所有患者需服用带矿物质的多种维生素制剂。除定期做眼部检查外,所有患者还要定期监控体内氨基酸和蛋白水平[24]。尽管限制精氨酸饮食和大多数研究报告延缓了病情发展,但还是绝大多数患者最终失明。

脯氨酸和肌酸也用于治疗 GA,但没有发现有治疗作用。基因治疗还处于动物实验节段。

九、弥漫性脉络膜毛细血管萎缩

弥漫性脉络膜毛细血管萎缩(diffuse choriocapillaris atrophy,DCA),萎缩后的脉络膜视网膜变薄,暴露成巩膜颜色,因此误认为脉络膜巩膜化[25],也有叫弥漫性脉络膜硬化(diffuse choroidal sclerosis)或弥漫性脉络膜血管硬化(diffuse choroidal angiosclerosis)。该病为常染色体显性遗传或极少数常染色体隐性遗传,其临床特点是进行性脉络膜毛细血管层变薄和丢失,视力严重下降。

(一)病因与发病机制

外周蛋白/RDS 基因突变与该病有关,因密码子 67 至 69 的第 8 碱基对插入删除了的第 5 碱基对,导

致两个氨基酸 *Met67Arg* 和 *Gly68His* 改变[1,2]。从中年开始进行性脉络膜毛细血管变薄和丧失,晚年视力严重丧失。同一家族的多数发病者眼底表现比较一致,但也有在同一家族中发现既有局限性也有弥漫性毛细血管萎缩的报告,说明这两种疾病相互关联[4]。基本病理改变是脉络膜毛细血管、RPE 和外层视网膜缺失,残留内层视网膜和脉络膜中或大血管层[25]。

(二)临床表现

1. 症状　有夜盲,中心视力下降和周边视力丧失,后者特征可与局限型中央脉络膜毛细血管萎缩相区别。

2. 体征　双眼发病,除了核性白内障外,患者眼前节和玻璃体正常,视乳头和视网膜血管无特殊改变。眼底特征性改变是大范围边界清楚脉络膜视网膜萎缩,露出白色或黄色脉络膜中或大血管,黄斑正常或被累及。萎缩区内无色素沉着或散在色素沉着(图 40-4)。

3. 辅助检查　FFA 表现 RPE 萎缩的窗样缺损,脉络膜毛细血管减少或消失,可以见到中等或大的脉络膜血管。最终当 RPE 和其上的视网膜被累及时,在周边视网膜上出现分散和成团的色素。FAF 显示萎缩区低荧光,有高荧光线条围绕,且比眼底检查和彩色照相要敏感。OCT 显示萎缩区内视网膜外层、RPE 和脉络膜毛细血管缺失(图 40-4)。ERG 早期正常,晚期严重异常,甚至无波形。EOG 早期就异常。血浆鸟氨酸含量检查无增高。

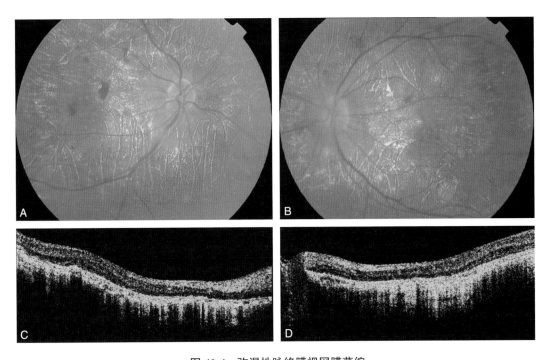

图 40-4　弥漫性脉络膜视网膜萎缩
A 和 B. 双眼脉络膜视网膜萎缩,露出脉络膜大血管,呈黄色或白色;C 和 D. 双眼 OCT 证实视网膜外层、
RPE 层和脉络膜全层萎缩

(三)诊断和鉴别诊断

1. 诊断　双眼大范围边界清楚脉络膜视网膜萎缩,露出白色或黄色脉络膜中或大血管;OCT 显示视网膜外层、RPE 和脉络膜毛细血管缺失;FAF 显示萎缩区低荧光。

2. 鉴别诊断　DCA、无脉络膜症和回旋状脉络膜萎缩都具有眼底边界清楚、黄白色斑块状或地图状脉络膜视网膜萎缩和在萎缩区内能见到大的脉络膜血管,FFA 都显示 RPE 和脉络膜毛细血管消失,视功能下降和电生理检查异常都相似,鉴别要点如下[26]。

(1)无脉络膜症:X 连锁隐性遗传,女性携带,男性发病。

(2)回旋状脉络膜萎缩:常染色体隐性遗传,血浆鸟氨酸水平明显升高。

（四）治疗

无特效治疗。

十、无脉络膜症

无脉络膜症（choroideremia）又名完全性脉络膜血管萎缩（total vascular choroidal atrophy）[4]或脉络膜毯层营养不良（tapetochoroidal dystrophy），基因符号（gene symbol）:CHM。是一种 X 性连锁遗传，特点是10~20 岁就出现夜盲，之后进行性脉络膜视网膜萎缩，常导致中年时法律上的盲和晚年实际上丧失视力。

（一）病因与发病机制

无脉络膜症基因定位在 Xq21.2，编码基因蛋白 Rab 护卫蛋白 -1（REP-1），过去也被认为是 Rab 异戊二烯基转移酶成分 A（也叫做 CHM 蛋白）[27,28]。REP-1 涉及异戊烯化，合成后加工疏水脂质端链插入蛋白，帮助他们附在膜上并与其他蛋白相互作用[27]。随后发现另一相似蛋白基因 *REP-2*（也叫 CHML 蛋白）在1 号常染色体的长臂上，这两个基因产物广泛分布在身体各部位，但 REP-1 是视网膜 Rab 蛋白特殊成分异戊烯化所必需，这个蛋白在无脉络膜症缺乏。REP-1 缺乏导致脉络膜变性的准确机制尚不清楚，但这个蛋白的缺乏将扰乱细胞液和细胞膜之间的细胞内蛋白循环[27]。病变开始时出现视网膜色素上皮和脉络膜毛细血管萎缩，最终发展成为几乎全脉络膜血管萎缩。

无脉络膜症的女性携带者中可能发生随机的 1 个 X 染色体失活，导致一些携带妇女视网膜和脉络膜细胞表达缺陷，引起携带者临床表现。组织学上表现斑片状脉络膜、色素上皮和光感受器外节丢失，与正常组织分界清楚[29]。

（二）临床表现

女性携带，男性发病，有家族病史。在受影响的患者中、甚至在同家族患者中的眼底改变和视力下降程度都有较大的差异。

1. 症状　男性患者在 10 岁前出现进展性夜盲症、视野缩小和视力下降。

2. 体征　早年就出现脉络膜视网膜完全萎缩，萎缩的脉络膜和正常脉络膜之间没有明显的边界或过渡区（图 40-5）。可表现为三个阶段。

（1）中周部眼底出现斑片状脉络膜和视网膜色素上皮萎缩。

（2）脉络膜毛细血管和 RPE 萎缩，而脉络膜中等大血管仍可保留。

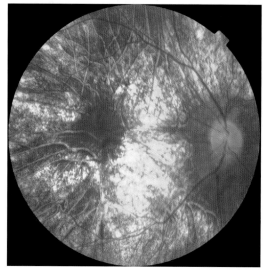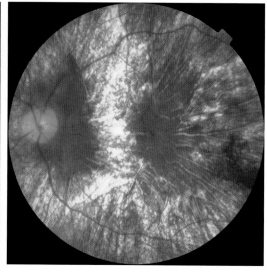

图 40-5　无脉络膜症

患者男，45 岁，自幼双眼视力差伴夜盲，两个哥哥和一个姨父有同样病史，两个姐姐和一个哥哥正常。检查右眼 0.05，矫正无提高，左眼 0.1，0.50DS/−2.50DC × 95=0.3。双眼球前段未见异常，双眼视乳头颜色正常，边界清，动静脉血管稍细，行径正常；全眼底视网膜和脉络膜萎缩，透见大脉络膜血管和白色巩膜组织，视网膜散在鳞片状色素；双眼眼压正常

（3）中等和大的脉络膜血管也萎缩，可透见白色巩膜。

杂合子女性也会出现显著的眼底改变，表现不规则的色素和萎缩[30]。女性携带者可没有症状，如果病变累及后极部，最多仅有轻微的夜视力不良或中心旁暗点，如果病灶累及黄斑也可严重影响视力。

3. 辅助检查

（1）FFA：当中等大小脉络膜血管开始萎缩时，仅脉络膜大血管荧光充盈，无毛细血管（图40-6）。也可能出现黄斑中心的低荧光，而周边因为萎缩出现窗样高荧光。

（2）OCT：外层视网膜萎缩和视网膜变薄，脉络膜厚度变薄（图40-7）。

（3）视野：早期周边视野缩小，最终成管状视野。

（4）电生理检查：暗视 ERG 无波形，明视 ERG 严重下降。EOG 波形和振幅均可异常。

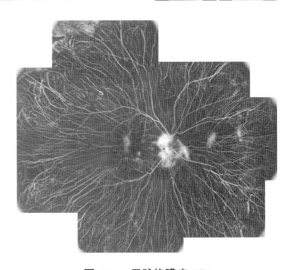

图40-6 无脉络膜症 FFA

图40-5 患者 FFA 双眼相似，这是右眼视乳头渗漏荧光，视网膜血管稍细，行径正常，脉络膜大血管清晰可见，视网膜见点片状高荧光

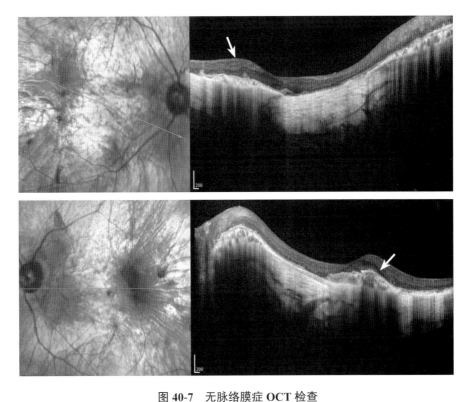

图40-7 无脉络膜症 OCT 检查

图40-5 患者双眼黄斑区切面检查，视网膜各结构不清楚，外层消失，在中心凹残留小块岛状脉络膜组织，结构不清（箭），中心凹以外脉络膜完全萎缩

（三）诊断和鉴别诊断

1. 诊断　女性携带致病基因，男性患病，在 10 岁前出现进展性夜盲症、视野缩小和视力下降；脉络膜视网膜完全萎缩，萎缩的脉络膜没有明显的边界或过渡区。

2. 鉴别诊断　主要和弥漫性脉络膜毛细血管萎缩和回旋状脉络膜萎缩相鉴别[26]，前者为常染色体显性遗传，后者为常染色体隐性遗传和血浆鸟氨酸水平明显升高。

（四）治疗

尚无有效治疗方法，基因治疗可能是一种方向。

（五）遗传咨询

男性只有一个 X 染色体，因此遗传学上容易患 X 性连锁疾病，男性不可能是 X 性连锁疾病携带者，但能遗传 X 染色体上的基因到他的女儿，变成携带者。因为父亲仅传递 Y 染色体到他的儿子，患病的男性不会将 X 性连锁疾病基因传他的儿子。女性携带者有 50% 机会将 X 连锁疾病基因传递给她的女儿，成为携带者，有 50% 机会传递 X 连锁基因到她的儿子，成为患者。

十一、长链 3- 羟酰辅酶 A 脱氢酶缺乏

长链 3- 羟酰辅酶 A 脱氢酶缺乏（long-chain 3-hydroxyacyl-Co A dehydrogenase deficiency，LCHAD）是一种罕见的常染色体隐性遗传病，是线粒体中脂肪酸 β 氧化异常引起的新生儿瑞氏样综合征（急性脑病合并内脏脂肪变性）、心肌病、低血糖和呼吸心跳停止[31]。幸存者很快出现脉络膜萎缩的眼部表现[32]。

（一）病因与发病机制

LCHAD 是由 *HADHA* 基因突变引起的常染色体隐性遗传病变。*HADHA* 基因为合成线粒体三聚体蛋白酶复合物的 α 亚单位提供指令，位于染色体 2p24.1-23.3，*G1528* 基因错义突变直接导致 LCHAD 失去活性[33]。线粒体是细胞内的产能中心，线粒体三聚体蛋白酶分解细胞内的长链脂肪酸提供能量，特别是在禁食情况下提供机体能量。*HADHA* 突变打乱三聚体蛋白酶的功能，使之不能正常处理来自食物和身体的长链脂肪酸，体内脂肪酸不能转变成能量，结果患者出现没精打采（昏睡）和低血糖。长链脂肪酸或部分代谢后脂肪酸也可累积和损伤肝脏、心脏、肌肉和视网膜，这种异常累积引起 LCHAD 的症状和体征[31]。LCHAD 引起脉络膜萎缩的原因不明，可能与有毒的长链 3 羟基脂肪酸和（或）酰基肉毒碱积累引起 RPE 损伤继而累及脉络膜[34]。眼部组织病理学检查显示病变位于 RPE 和脉络膜毛细血管层，脉络膜毛细血管丧失引起弥漫性脉络膜萎缩，伴有巨噬细胞浸润[35]。

（二）临床表现

1. 全身表现　LCHAD 可在禁食期间或疾病如病毒感染而诱发。在婴儿或儿童早期就出现症状，包括喂食困难、昏睡、低酮性低血糖、肌张力低下、肝病和视网膜异常。在晚期儿童，可出现肌肉疼痛、肌纤维溶解和肢体丧失感觉。严重患儿可因严重的心脏疾病和呼吸困难而昏迷和突然死亡[31]。

2. 眼部表现　度过新生儿危险期的患儿至少一半会发生严重的脉络膜和视网膜萎缩，可分为四期[32]。

Ⅰ期：出生时眼底和 ERG 正常。

Ⅱ期：视网膜散在色素增生。

Ⅲ期：视力下降和色觉障碍，局限性脉络膜萎缩和脉络膜血管阻塞，视野缩小和 ERG 波幅下降。

Ⅳ期：后极部脉络膜血管全萎缩，周边眼底相对正常。可发生后极部巩膜葡萄肿、白内障和进行性轴性近视。

（三）诊断和鉴别诊断

1. 诊断　患儿全身无力伴视力下降和后极部脉络膜视网膜萎缩。检查血糖低下和基因检查有助于确诊。

2. 鉴别诊断　患儿伴有全身无力和低血糖，很容易同其他类型脉络膜视网膜萎缩疾病相鉴别。

（四）治疗

避免禁食，严格限制食入长链脂肪酸食品（仅占每日摄入总能量的 10%），每餐进食高碳水化合物和补充中碳链甘油三酯，还应注意每日补充多种维生素和矿物质，通过补充植物油提供肌体必需的长链脂肪酸[34]。

十二、其他严重的视网膜变性

1. 视网膜色素变性（retinitis pigmentosa，RP）　晚期 RP 可导致继发脉络膜萎缩，与原发性脉络膜营养不良（如：无脉络膜症）相似，很多类型的 RP 晚期都是如此。在 RP 的一种特殊类型是视紫红质基因的第 23 密码子发生脯氨酸被组氨酸替换的突变，导致晚期脉络膜广泛萎缩的典型改变[36]（详见第三十三章

第一节)。

2. 视锥细胞和视锥 - 视杆细胞营养不良(cone and cone-rod dystrophies) 通常患者眼底表现基本正常，或者黄斑色素上皮缺失，甚至牛眼样黄斑变性[37]。这类疾病的晚期也可以引起黄斑和后极部脉络膜萎缩，比如巴尔得 - 别德尔综合征(Bardet-Biedl syndrome)，就是一种视锥视杆细胞营养不良，在黄斑区出现脉络膜萎缩[38]。

3. 晚期黄斑营养不良(end-stage macular dystrophies)

(1) Stargardt 黄斑营养不良(Stargardt's macular dystrophy)：多数在 20 岁以内出现视力下降，之后出现典型的视网膜深层黄白色黄斑损害。大多数患者属于常染色体隐性遗传，但也有常染色体显性遗传甚至线粒体 DNA 变异的报导(详见第二十六章第四节)。

(2) Best 卵黄样黄斑营养不良(Best's vitelliform macular dystrophy)：是一种常染色体疾病，早期黄斑区橙黄色病变，但最终可部分吸收，出现瘢痕或者脉络膜萎缩，如果萎缩发展扩大可表现类似脉络膜萎缩(详见第二十六章第四节)。

(3) 图形黄斑营养不良(pattern macular dystrophy)：是一种常染色体显性、变异极大的遗传病，推测脂褐质在 RPE 积累，后来细胞变性和继发脉络膜毛细血管丧失。患者中年发病，视力轻度或中度下降，晚期发展成黄斑区图形萎缩，类似中心性晕轮状脉络膜萎缩[39]。

(4) 青少年 X 性连锁视网膜劈裂(juvenile X-Linked retinoschisis)：请参阅外科卷第三十六章第二节。

(5) 北卡罗来纳黄斑营养不良(north Carolina macular dystrophy)：请参阅第二十六章第四节。

(6) 弹性假黄瘤(pseudoxanthoma elasticum)：请参阅第三十四章。

(7) 近视性脉络膜萎缩：请参阅第三十五章。

第三节 继发性脉络膜萎缩

1. 外伤性脉络膜萎缩(traumatic choroidal atrophy) 眼球钝挫伤可以引起脉络膜破裂，导致眼底后极部边界清楚的新月形脉络膜萎缩。常见这些脉络膜损伤穿过黄斑部位，引起视力下降和 CNV 形成(详见第四十七章)。

2. 慢性视网膜脱离(chronic retinal detachment) 长期慢性裂孔性视网膜脱离患者可继发脉络膜萎缩(图 40-8)。发生原因可能是基底部或睫状体上皮小裂孔，长期脱离后裂孔自发闭合，视网膜复位，但遗留下视网膜和脉络膜萎缩。特点是与正常视网膜边界清楚，在边界处或其他地方有视网膜下水渍线，萎缩区视网膜暗黄色，大量分散色素沉着，透见稀疏的脉络膜大血管(图 40-8)。一般视力严重下降。

3. 感染 风疹(rubella)引起的视网膜炎偶尔可以引起继发性的脉络膜视网膜萎缩，诊断先天性风疹感染时，多数患者同时有风疹感染的其他特征，包括：耳聋、白内障以及椒盐状视网膜病变，这些改变有助于风疹的诊断。风疹性视网膜病变可最终导致视网膜下新生血管形成、色素上皮紊乱斑块、进行性视网膜萎缩性改变以及脉络膜萎缩[40,41]。其他感染包括疱疹病毒和巨细胞病毒视网膜感染，在炎症消退后，导致显著地脉络膜视网膜萎缩。先天性或后天性梅毒视网膜炎也能遗留明显的脉络膜和视网膜萎缩。

4. 青光眼(glaucoma) 在长期的严重青光眼患者，也可出现视乳头周围的脉络膜视网膜萎缩，详见第四十三章。

5. 高度近视 后巩膜扩张，牵拉后极部脉络膜萎缩(图 40-9)。

6. 药物中毒(drug toxicity) 安定类药物甲硫哒嗪属吩噻嗪类，分子中含有哌啶组，大剂量长期使用对视网膜有明显的毒性。早期视网膜出现斑点，可与视网膜色素变性混淆；晚期出现明显的脉络膜萎缩甚至类似无脉络膜改变[42,43]。

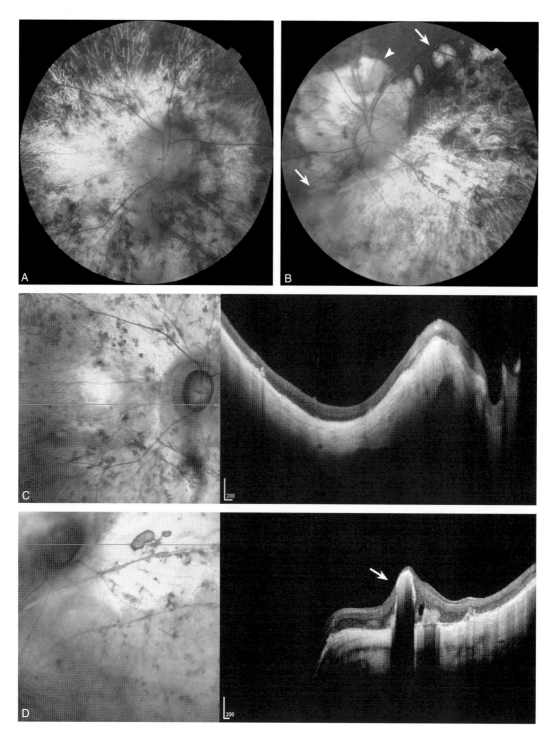

图 40-8 慢性视网膜脱离引起脉络膜视网膜萎缩

A. 患者男,50 岁,自幼双眼近视,视力逐渐下降,20 年前右眼裂孔性视网膜做过手术,术后视力无提高。右眼视力无光感,视乳头色淡,边界清,动静脉均细,视网膜平伏,弥漫色素沉着,鼻下见视网膜下水渍线,脉络膜大血管可见,透见黄白色巩膜;B. 左眼视力 0.03,矫正无提高;视乳头色淡,边界清,血管行径正常,颞侧萎缩区血管细;视乳头鼻侧见黄白色近视弧(箭头),1~7 点经过视乳头颞侧弥漫性视网膜脉络膜萎缩,大量色素沉着,和正常视网膜交界处有视网膜下水渍线(箭);C. 右眼 OCT 显示视网膜明显变薄,各层结构不清,脉络膜完全萎缩;D. 经视乳头颞侧和中心凹切面,视网膜各层结构不清楚,光感受器层和脉络膜层均消失,可见到视网膜下水渍线高度隆起(箭)

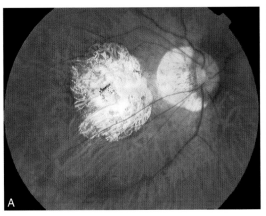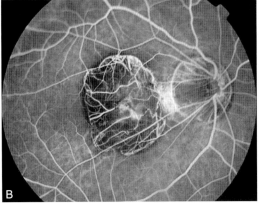

图 40-9　高度近视黄斑区视网膜脉络膜萎缩

A. 眼底彩照视乳头颞侧脉络膜萎缩,黄斑区视网膜脉络膜萎缩可透见黄斑区巩膜,眼底呈豹纹状;B. FFA
黄斑区拱环结构破坏,黄斑区大片脉络膜萎缩,萎缩区可见稀疏粗大脉络膜血管

(刘文　易长贤)

参 考 文 献

1. Boon CJ, den Hollander AI, Hoyng CB, et al. The spectrum of retinal dystrophies caused by mutations in the peripherin/RDS gene. Prog Retin Eye Res. 2008;27,213-235.

2. Jacobson SG, Cideciyan AV, Kemp CM, et al. Photoreceptor function in heterozygotes with insertion or deletion mutations in the RDS gene. Invest Ophthalmol Vis Sci. 1996;37:1662-1674.

3. Weleber RG, Carr RE, Murphey WH, et al. Phenotypic variation including retinitis pigmentosa, pattern dystrophy, and fundus flavimaculatus in a single family with a deletion of codon 153 or 154 of the peripherin/RDS gene. Arch Ophthalmol. 1993;111:1531-1542.

4. Krill AE, Archer D. Classification of the choroidal atrophies. Am J Ophthalmol. 1971;72:562-585.

5. Nettleship E. Central senile areolar choroidal atrophy. Trans Ophthalmol Soc UK. 1884;4:165,

6. Lichanska A, McGibbon D, Silvestri G, et al. A physical and expression map of the D17S1810-D17S1353 region spanning the central areolar choroidal dystrophy locus. Cytogenet Cell Genet. 2001;93:43-47.

7. Smailhodzic D, Fleckenstein M, Theelen T, et al. Centra areolar choroidal dystrophy(CACD)and age-related macular degeneration (AMD):differentiating characteristics in multimodal imaging. Invest Opthalmol Vis Sci. 2011;52:8908-8918.

8. Ashton N. Central areolar choroidal sclerosis:A histopathological study. Br J Ophthalmol. 1953;37:140-147.

9. Hoyng CB, Deutman AF. The development of central areolar choroidal dystrophy. Graefes Arch Clin Exp Ophthalmol. 1996;234:87-93.

10. Jonasson F, Sander B, Eysteinsson T, et al. Sveinsson chorioretinal atrophy:the mildest changes are located in the photoreceptor outer segment/retinal pigment epithelium junction. Acta Ophthalmol Scand. 2007;85:862-867.

11. Sveinsson K. Choroiditis areata. Acta Ophthalmol. 1939;17:73-80.

12. Fossdal R, Magnusson L, Weber JL, et al. Mapping the locus of atrophia areata, a helicoid peripapillary chorioretinal degeneration with autosomal dominant inheritance, to chromosome 11p15. Hum Mol Genet. 1995;4479-4483.

13. Fossdal R, Jonasson F, Kristjansdottir GT, et al. A novel TEAD1 mutation is the causative allele in Sveinsson's chorioretinal atrophy(helicoid peripapillary chorioretinal degeneration)Human Molecular Genetics. 2004;13:975-981.

14. Jonasson F, Hardarson S, Olafsson BM, et al. Sveinsson chorioretinal atrophy/helicoid peripapillary chorioretinal degeneration:first histopathology report. Ophthalmology. 2007;114:1541-1546.

15. Brazitikos PD, Safran AB. Helicoid peripapillary chorioretinal degeneration. Am J Ophthalmol. 1990;109:290-294.

16. Eysteinsson T, Jonasson F, Jonasson T, et al. Helicoid peripapillary chorioretinal degeneration:electrophysiology and psychophysics in 17 patients. Br J Ophthalmol. 1998;82:280-285.

17. Kelsell RE, Godley BF, Evans K, et al. Localization of the gene for progressive bifocal chorioretinal atrophy(PBCRA)to chromosome 6q. Hum Mol Genet. 1995;4:1653-1656.

18. Godley BF, Tiffin PA, Evans K, et al. Clinical features of progressive bifocal chorioretinal atrophy:A retinal dystrophy linked to chromosome 6q. Ophthalmology. 1996;103:893-898.

19. Douglas AA, Waheed I, Wyse CT. Progressive bifocal chorio-retinal atrophy: A rare familial disease of the eyes. Br J Ophthalmol. 1968;52:742-751.

20. Mitchell GA, Brody LC, Sipilä I, et al. At least two mutant alleles of ornithine δ-aminotransferase cause gyrate atrophy of the choroid and retina in Finns. Proc Natl Acad Sci USA. 1989;86:197-201.

21. Nakauchi T, Ando A, Ueda-Yamada M, et al. Prevention of ornithine cytotoxicity by nonpolar side chain amino acids in retinal pigment epithelial cells. Invest Ophthalmol Vis Sci. 2003;44:5023-5028.

22. Takki K., Milton R. The natural history of gyrate atrophy of the choroid and retina. Ophthalmology. 1981;88:292-301.

23. Weleber RG, Kennaway NG. Gyrate atrophy of the choroid and retina. In Heckenlively JR (ed): Retinitis Pigmentosa, Philadelphia, JB Lippincott. 1988;198-220.

24. Kaiser-Kupfer MI, Caruso RC, Valle D, et al. Use of an arginine-restricted diet to slow progression of visual loss in patients with gyrate atrophy. Arch Ophthalmol. 2004;122:982-984.

25. Hwang JC[1], Kim DY, Chou CL, et al. Fundus autofluorescence, optical coherence tomography, and electroretinogram findings in choroidal sclerosis. Retina. 2010;30:1095-1103.

26. Hayasaka S, Shoji K, Kanno C, et al. Differential diagnosis of diffuse choroidal atrophies. Diffuse choriocapillaris atrophy, choroideremia, and gyrate atrophy of the choroid and retina. Retina. 1985;5:30-37.

27. Andres DA, Seabra MC, Brown MS, et al. cDNA cloning of component A of Rab geranylgeranyl transferase and demonstration of its role as a Rab escort protein. Cell. 1993;3:1091-1099.

28. Seabra MC, Brown MS, Goldstein JL: Retinal degeneration in choroideremia: Deficiency of Rab geranylgeranyl transferase. Science. 1993;259:377-381.

29. Flannery JG, Bird AC, Farber DB, et al. A histopathological study of a choroideremia carrier. Invest Ophthalmol Vis Sci. 1990;31:229-236.

30. Ohba N, Isashiki, Y. Clinical and genetic features of choroideremia. Jpn. J. Ophthal, 2000,44:317.

31. den Boer ME, Wanders RJ, Morris AA, et al. Long-chain 3-hydroxyacyl-CoA dehydrogenase deficiency: Clinical presentation and follow-up of 50 patients. Pediatrics. 2002;109:99-104.

32. Tyni T, Kivela T, Lappi M, et al. Ophthalmologic findings in long-chain 3-hydroxyacyl-CoA dehydrogenase deficiency caused by the G1528C mutation: A new type of hereditary metabolic chorioretinopathy. Ophthalmology. 1998;105:810-824.

33. IJlst L, Ruiter JP, Hoovers JM, et al. Common missense mutation G1528C in long-chain 3-hydroxyacyl-CoA dehydrogenase deficiency. Characterization and expression of the mutant protein, mutation analysis on genomic DNA and chromosomal localization of the mitochondrial trifunctional protein alpha subunit gene. J Clin Invest. 1996;98:1028-1033.

34. Gillingham MB, Connor WE, Matern D, et al. Optimal dietary therapy of long-chain 3-hydroxyacyl-CoA dehydrogenase deficiency. Mol Genet Metab. 2003;79:114-123.

35. Tyni T, Pihko H, Kivela T: Ophthalmic pathology in long-chain 3-hydroxyacyl-CoA dehydrogenase deficiency caused by the G1528C mutation. Curr Eye Res. 1998;17:551-559.

36. Berson EL, Rosner B, Sandberg MA, et al. Ocular findings in patients with autosomal dominant retinitis pigmentosa and a rhodopsin gene defect (pro-23-his). Arch Ophthalmol. 1991;109:92-101.

37. Szlyk JP, Fishman GA, Alexander KR, et al. Clinical subtypes of cone-rod dystrophy. Arch Ophthalmol. 1993;111:781-788.

38. Weleber RG, Eisner A. Cone degeneration ("bull's eye dystrophies") and color vision defects. In Newsome DA (ed): Retinal Dystrophies and Degenerations. New York: Raven Press. 1988;233-256.

39. Watzke RC, Folk JC, Lang RM. Pattern dystrophy of the retinal pigment epithelium. Ophthalmology, 1982, 89:1400-1406.

40. Boger WP. Late ocular complications in congenital rubella syndrome. Ophthalmology. 1980;87:1244-1252.

41. Collis WJ, Cohen DN. Rubella retinopathy: A progressive disorder. Arch Ophthalmol. 1970;84:33-35.

42. Cameron ME, Lawrence JM, Olrich JG. Thioridazine (mellaril) retinopathy. Br J Ophthalmol. 1972;56:131-134.

43. Meredith TA, Aaberg TM, Willerson WD. Progressive chorioretinopathy after receiving thioridazine. Arch Ophthalmol. 1978;96:1172-1176.

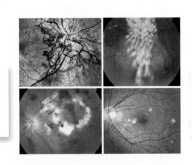

第四十一章
视神经疾病

视神经疾病（optic nerve diseases）是指从视乳头起到视交叉止的全段视神经的一组疾病。视神经是临床上唯一能直接窥见的脑神经，许多先天性异常和获得性疾病都可能累及视神经。视神经和视交叉组成了视觉通路的前段，其临床表现复杂多样、诊断和处理棘手，是眼科临床研究中最具挑战性的课题之一。

第一节 视神经炎

视神经炎（optic neuritis，ON）泛指累及视神经的各种炎症性病变，当伴有视乳头肿胀时称为视乳头炎（papillitis）或前部视神经炎，当视乳头正常时，称为球后视神经炎（retrobulbar neuritis）或后部神经炎。在没有多发性硬化（multiple sclerosis，MS）或其他全身疾病体征时，视神经炎是指单纯性、单症状性或特发性的视神经炎症。单纯性视神经炎的发病机制据推测是因为视神经脱髓鞘，与 MS 发病类似[1]。因此，大部分单纯性急性视神经炎都只是一种顿挫型的 MS。本章主要介绍急性脱髓鞘性视神经炎，包括单纯性、与 MS 或其他脱髓鞘疾病有关的视神经炎。

一、分 类

参照美国临床神经眼科专著[2]，按病因将视神经炎进行分类（表41-1）。本章主要介绍特发性和原发性脱髓鞘性视神经炎。

表 41-1　视神经炎分类

特发性和原发性脱髓鞘视神经炎	HIV 阳性和 AIDS 患者伴发视神经炎
急性特发性脱髓鞘视神经炎	系统性红斑狼疮和其他血管炎引起的视神经炎
慢性脱髓鞘性视神经炎	莱姆病
无症状性脱髓鞘性视神经炎（亚临床）	鼻窦炎
视神经脊髓炎（Devic 病）	混合因素引起的视神经炎
原发性脱髓鞘以外的其他病因	双侧视神经炎
病毒或细菌性疾病引起的视神经炎	儿童视神经炎
注射疫苗后视神经炎	视神经网膜炎
结节病的视神经炎	视神经周围炎
梅毒	

二、特发性和原发性脱髓鞘视神经炎

特发性脱髓鞘性视神经炎（idiopathic demyelinating optic neuritis，IDON）是一种原发的脱髓鞘过程，单独发生或是 MS 患者，亦称经典多发性硬化相关性视神经炎（multiple sclerosis related optic neuritis，MS-ON），而单纯性视神经炎患者发展成 MS 的危险较正常人更大。视神经炎也可与视神经脊髓炎相关（neuromyelitis optica related optic neuritis，NMO-ON），又叫 Devic 病，是一种病因尚未明确的脱髓鞘疾病，其特点是单眼或双眼的急性或亚急性视力下降，伴横贯性脊髓炎。视神经炎有时也可发生于两种其他的原发脱髓鞘疾

病:弥漫性轴周性脑炎和同心性轴周性脑炎。原发性脱髓鞘性视神经炎分为三种类型,急性、慢性和亚临床型。

(一)急性特发性脱髓鞘性视神经炎

急性特发性脱髓鞘性视神经炎(acute idiopathic demyelinating optic neuritis,AIDON)是临床上最常见的一种类型,临床表现如下[3]。

1. 流行病学　在人群中的年发病率估计为 1~5/10 万。任何年龄段都可能发生,主要发病年龄在 20~50 岁之间,平均为 30~35 岁。女性发病大约是男性的三倍。

2. 病因　视神经炎发病原因较为复杂,多数病例在临床上查不出明显的病因,其可能病因如下[4]。

(1) 多发性硬化:是中枢神经系统多灶性脱髓鞘疾病,患者以女性多见,发病年龄多在青壮年。

(2) 代谢障碍:糖尿病、甲状腺功能障碍和哺乳均可发生视神经炎;维生素 B_1 缺乏可造成体内碳水化合物的代谢发生紊乱,从而影响正常的三羧酸循环,造成体内丙酮酸积聚,进而损害视神经,最常见损害乳头黄斑束纤维。

(3) 自身免疫性疾病:常见于视网膜脉络膜炎、葡萄膜炎、虹膜睫状体炎、白塞病、结节病和系统性红斑狼疮等全身疾病。

(4) 局部感染:如眼内炎、眶内炎、鼻窦炎、扁桃腺炎、龋齿和颅内感染等。

(5) 全身传染性疾病:常见于病毒感染,如流感、带状疱疹、麻疹、腮腺炎和人类免疫缺陷病毒;亦可见于微生物感染,如肺炎、脑炎、脑膜炎、结核、猫抓病、梅毒和莱姆(Lyme)病。

(6) 中毒:体内氰化物聚集(如吸烟时)可破坏血中的维生素 B_{12},导致视神经的损害。甲醇中毒时,导致体内代谢产生较多的甲醛或甲酸,引起严重的视神经及视网膜神经节细胞的损害,导致患者失明或严重视力障碍;重金属亦可造成视神经损害,如砷、铅和铊等。

(7) 药物:乙胺丁醇、异烟肼、链霉素、氯霉素和洋地黄等均有引起视神经损害的报告。

3. 发病机制　尚未完全阐名,可能的机制如下:①炎症反应:病原体可以通过直接蔓延、血行播散等途径直接侵犯视神经,引起视神经血管周白细胞浸润和有髓鞘神经纤维水肿,随后髓鞘崩解和轴索丧失[5]。神经纤维脱髓鞘导致传导完全阻滞,传导减慢或不能传导快冲动,从而影响视功能。②免疫反应,视神经炎患者的脑脊液内存在活化的 T 淋巴细胞和 B 淋巴细胞,通过 T 淋巴细胞释放细胞因子和 B 淋巴细胞产生抗髓鞘蛋白抗体诱导炎症反应和视神经脱髓鞘,但具体发病机制还不清楚[6,7]。③遗传易感性:在视神经炎患者过度表达了人类白细胞抗原(HLA)DR15[8]。

4. 临床表现　常单眼发病,约 10% 是双眼同时发病或先后发病。在亚洲和非洲南部,12~15 岁的青少年双眼发病更常见[9]。

(1) 视力减退:通常为急性发病,数小时到数天内发展到光感或无光感,也可在一段时间内视力渐进性下降。极少数患者可是 ≥1.0 视力,仅感到眼部模糊不适[10]。

(2) 视野缺损:典型表现是中心暗点,但可发生任何类型的视野缺损,如旁中心暗点、弓形暗点、上或下半水平缺损、左或右偏盲性缺损、或弥漫性视野丧失,也可只是整个视野光敏感度的弥漫下降。

(3) 眼球或眼周痛:90% 以上的急性视神经炎患者出现程度不同的眼球或眼周疼痛。可出现在视力减退之前或同时发生,常常在眼球运动时加重,多不会持续超过几天[10]。此种疼痛系三叉神经小分支支配的视神经鞘炎症或肿胀所引起。也有人认为是由眶尖处视神经的炎症所致,因眼外肌在该处紧紧地附着在视神经鞘上。眼球疼痛和运动时加重有助于同前段缺血性视神经病变相鉴别。

(4) 闪光幻觉:发病前和病程中,患者可感觉到闪烁光或闪光感,常在眼球运动时出现[10]。

(5) 色觉异常:视神经炎的患者几乎都有色觉异常(也称色觉障碍),根据程度不同可分为色弱和色盲,通常比视力受影响更为严重。法 - 孟二氏 100 色度试验(Farnsworth-Munsell 100 hue test)更为敏感[10],但检查较为繁琐,耗时,对检查者要求比较高。

虽然患者可能存在先天性色觉缺陷,但先天性色盲与视神经病变所致的获得性色觉缺陷存在明显不同,前者出生时已具有双眼对称,一生中极少发生改变,有向后代遗传的特点;后者多伴视力障碍和较为典型的视野异常,并随病情好转或恶化而改变,一般不遗传。

（6）瞳孔对光反应：视神经炎患者的传入神经通路受损，光照患眼直接对光反应迟钝或消失，对侧眼间接光反射迟钝或消失；当光照对侧健康眼，健康眼直接光反射和患眼间接光反应均正常，即相对性传入性瞳孔功能障碍（relative afferent pupillary defect，RAPD）。但双眼患病者，RAPD 不明显。

（7）眼底表现：球后视神经炎的视乳头外观正常。急性视乳头炎表现视乳头充血和肿胀，视乳头生理凹陷变浅或不清楚，边界模糊不清（图 41-1）。偶尔，可见到视乳头或视乳头周出血，视网膜静脉充盈和白色鞘。反复发作和久治不愈患者，随着时间的推移逐渐出现视乳头苍白，视乳头可以是弥漫性的苍白或局限于视乳头的某个区域，最多见于颞侧。

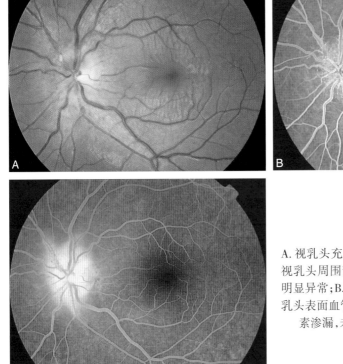
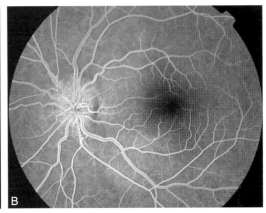

图 41-1 急性视神经炎
A. 视乳头充血水肿，生理凹陷不明显，边界不清，视乳头周围静脉扩张迂曲，其他部位视网膜未见明显异常；B. 荧光素眼底血管造影（FFA）早期，视乳头表面血管扩张；C. 造影晚期，视乳头大量荧光素渗漏，未见其他血管渗漏荧光（闫宏提供）

在部分前部视神经炎的患者，可观察到视乳头前玻璃体内细胞。当出现广泛的细胞反应时，应该考虑是 MS 以外的疾病，如结节病，结核，梅毒或莱姆病，这些病可存在明显的玻璃体炎症。同样，当视乳头肿胀伴有黄斑或视乳头周围硬性渗出时，应该考虑是视神经视网膜炎。某些疾病引起的视神经炎还可出现视网膜静脉周围白鞘或静脉周围炎，如多发性硬化和结节病。

（8）对侧未发病眼检查：急性单眼视神经炎患者的对侧眼可发现无症状性的视觉功能异常，通过仔细地检查，可发现视力、对比敏感度、色觉和视野的异常[11-14]。这些异常大部分在几个月内消失，提示未发病眼也处于一种亚临床的急性脱髓鞘状态。

5. 辅助检查：包括对比敏感度，视觉诱发电位和其他的心理物理学检查。在急性视神经炎患者，这些检查常表现为异常，因无特异性，不能作为确诊的依据。

（1）FFA：在球后视神经炎可表现正常。急性视乳头炎表现早期视乳头血管毛细血管扩张，渗漏荧光，晚期视乳头高荧光。可见到静脉白鞘[5]。

（2）相干光断层成像仪（OCT）：可显示视神经炎神经纤维增厚或萎缩，但对视力预后作用不大[15]。

（3）实验室检查：针对前述病因做相关检查，查血常规、抗链"O"、血沉和类风湿因子等，可作为排除感染性疾病和其他全身疾病引起的视神经炎的参考标准。

（4）X线检查：拍鼻窦片和电子计算机断层扫描（CT）检查，有助于检查是否有付鼻窦炎症相关的视神经炎。在某些典型的视神经炎病例,CT显示视神经弥漫性增粗。如果患者的症状体征与视神经炎相符合,CT扫描发现视神经增粗则应高度倾向视神经炎的诊断。

(5) 磁共振成像(MRI):在急性视神经炎,MRI可表现视神经增粗或密度增高,因此,可确定视神经炎的位置,帮助诊断视神经炎。MRI的另一重要作用是探查脑白质有无病理改变,如果在脑室周或其他部位白质内存在多个病变,不但提示视神经炎的诊断准确无误,而且其病因是脱髓鞘病。

(6) 视觉诱发电位(VEP):AIDON患者图形VEP的潜伏期和峰电位均显著下降。

除外,还有必要询问患者有无慢性扁桃体炎和龋齿等口腔慢性炎症,必要时请五官科和口腔科会诊,排除可能与这些炎症相关的视神经炎。

6. 诊断　患者视力障碍伴眼球运动时疼痛,视野检查发现异常,相对性传入性瞳孔功能障碍,有典型的视乳头充血水肿和边界不清或眼底正常,临床即可诊断视神经炎(注:国外专著已经不提球后视神经炎的诊断,因除了无眼底改变外,其他均与前部视神经炎相同)。

7. 鉴别诊断　很多全身疾病都可有视神经炎的表现,应进行病因的鉴别诊断(表41-1),如压迫性及浸润性、外伤性、中毒性、营养代谢性和遗传性视神经病。在结节病,结核,梅毒或莱姆病,这些感染性疾病可存在明显的玻璃体炎症,容易鉴别。急性视神经炎应与以下疾病相鉴别。

(1) 视乳头水肿:多为双眼发病,常发生于颅内压增高,有恶心、呕吐、头痛等脑膜刺激症状。视力早期正常,眼底表现为视乳头水肿,隆起常>+3D,且持续时间长,出血渗出、静脉扩张较重,视野表现为生理盲点扩大。CT可协助诊断。

(2) 前段缺血性视神经病变:多发生于老年人,视力突然减退但较轻。视乳头部分性中度苍白水肿,常出现视乳头和周围出血。发病一段时间,出现视神经局限性或弥漫性萎缩。视野常有象限性缺损并与生理盲点相连。多伴有动脉硬化、糖尿病或颞动脉炎等。

(3) 视乳头血管炎:突然发生的轻度视力下降,累及双眼但一般不同时发生。可有全身心血管病、糖尿病史。视乳头充血水肿<+3D,边缘可有小灶出血,视乳头及视网膜色淡。有典型的视野改变,即与生理盲点相连的扇形缺损、象限盲、水平半侧盲及垂直半侧盲。

(4) Leber遗传性视神经病变(LHON):急性期患者视乳头充血水肿和边界不清,晚期视神经萎缩,类似急性视神经炎。但LHON以男性患者居多,有家族病史;发病年龄通常在15~35岁;双眼同时或先后发病,典型的眼底三联征:①视乳头周围毛细血管扩张;②视乳头周围神经纤维层肿胀;③FFA视乳头无渗漏。基因检查为线粒体遗传物质异常。这些可与IDON相鉴别。

(5) 假性视乳头炎:为先天发育异常,单双眼均可发生,患者都有远视,矫正视力正常。视乳头微隆起,FFA正常。

8. 治疗　积极寻找病因,针对病因治疗,辅以肾上腺糖皮质激素治疗。在病因不明患者,首选肾上腺糖皮质激素治疗,辅助扩张血管和营养神经等药物治疗。特别需要注意的是,因视功能障碍可能仅为潜在全身性疾病的症状之一,故如发现可能相关病症,应及时转诊至神经科、风湿免疫科、感染科、耳鼻喉科等相关专科进行全身系统性治疗。

(1) 肾上腺糖皮质激素:急性发病的患者,无论是否证实为多发性硬化,尤其是在两周以内视力急剧下降的患者,用甲泼尼龙1000mg/d静脉滴注,连续三天,之后改为口服泼尼松1mg/kg/d,连续服用11天,减量为20mg×1天、10mg×2天后停用。对严重或复发患者,可予泼尼龙静脉滴注1g/d×3~5天,其后酌情将剂量依次阶梯减半,每个剂量2~3天,至120mg以下,改为口服泼尼松片每日1mg/kg体重,并逐渐缓慢减量,维持总疗程不少于6个月。

使用激素期间应当给予护胃药物(胃舒平2片,每日三次)以及补钾(如补达秀2片,每日三次)。目前已有的研究并不能证实大剂量肾上腺糖皮质激素冲击疗法可以改变最终视力,但由于视神经炎是一个复杂多因素导致的严重疾病,其中部分患者的致病因素可能对肾上腺糖皮质激素治疗有良好反应,因此面对视力急剧下降的严峻威胁,短时间使用激素是合理的。

(2) 扩张血管药物:口服活血化淤中成药,如复方血栓通胶囊3片,每日三次、益脉康片2片,每日三次或复明片3片,每日三次。复方樟柳碱2ml,颞浅动脉旁皮下注射,一日一次,连续两周为一疗程。据病情需要可注射 2 至 4 疗程。

(3) 营养神经药物：神经节苷脂 80~100mg/d 静脉滴注,连续 10 天,或脑苷肌肽 10~20ml/d 静脉滴注,连续二周为一个疗程。口服大量维生素 B 族药物、维生素 C、肌苷片、叶酸和维脑路通等。

(4) 免疫调节药物：大剂量的免疫球蛋白对部分涉及免疫功能异常的疾病,比如视神经脊髓炎,多发性硬化等疾病可能有效。临床已有不少报道,但仍然不是特异性治疗,而且费用较高。其临床使用剂量可达 20g/d,或者 0.5g/kg/d,连续 5 天,静脉滴注。患者还可以试用免疫抑制剂,环磷酰胺 200~800mg,静脉注射每周一次,根据病情可注射 1~2 次。

(5) 高压氧治疗：能有效提高血液内氧张力,增加神经组织有氧代谢,有利于功能的恢复。

(6) 手术治疗：对急性球后视神经炎,大剂量肾上腺糖皮质激素冲击治疗无效,MRI 确定视神经肿胀无好转,应及时做视神经减压术。目前最常用的方法是经鼻腔视神经管减压术。

9. 治疗效果　急性视神经炎的自然病程为几天到几周内加重,接着改善。开始时改善很快,接着稳定,但进一步的改善可持续到病后 1 年。其他视功能检查包括对比敏感度,色觉和视野都有相应的改善。即使视力已恢复的患者,使用临床电生理检查,也可发现有永久的视功能异常。部分患者会有持续严重的视力下降,约 1/3 甚至半数以上的 IDON 患者会进一步进展为中枢神经系统脱髓鞘疾病 MS,特别是伴脑白质脱髓鞘病灶的 IDON 患者转化为 MS 的几率更可高达 70% 以上。

根据 ONTT 的研究[16],在视力减退 1~2 周内开始短期静脉注射泼尼龙(250mg/ 每 6 小时持续 3 天)之后口服泼尼松 1mg/kg/d 11 天然后按 3 天减量,可比不治疗患者更快恢复视力,但一年后两组的视功能一样。单独口服泼尼松 1mg/kg/d,与前面静脉用药后继续口服治疗和不治疗相比,非但不能改善视力预后或加快恢复,而且患眼复发率更高,对侧眼发生率也明显增加。因此不主张低剂量(1mg/kg/d)口服激素治疗任何急性脱髓鞘性视神经炎[17]。但口服大剂量的泼尼松治疗有可能与静脉输入大剂量泼尼龙有同样的效果。

国内研究结果表明,对待球后视神经炎用大剂量肾上腺糖皮质激素治疗无效、或合并有副鼻窦炎患者,及时进行经鼻腔内窥镜直视下视神经管减压术,可取得良好的手术效果[4]。

(二) 慢性脱髓鞘性视神经炎

慢性脱髓鞘视神经炎(chronic demyelinating optic neuritis,CDON)是视神经炎的症状和(或)体征持续存在。患者可以没有以前发作视神经炎的病史、或者是亚临床发作而患者无意识是该疾病、或者是 MS 先表现中枢神经系统疾病。CDON 的临床表现如下。

1. 长期视力减退　大多数视神经炎患者在一年内恢复视功能,然而大多数患者直到 2 年后仍遗留色觉、对比敏感度、立体视觉和光亮度方面的缺陷[18]。

2. RAPD　约 25% 患者患病 2 年后仍然有 RAPD[18]。

3. 色觉饱和度下降　是指双眼感觉到的颜色不同,如用患眼看红色物体,患者觉得是粉红或橘红色。

4. Uhthoff 现象(Uhthoffs phenomenon)　当洗热水澡、锻炼或发烧时体温升高,在 MS 患者会出现神经系统症状加重,在体温正常后可恢复[19]。

5. 视神经萎缩　发生视神经炎以后,常出现一定程度的视乳头苍白,在颞侧最明显,周围的视神经纤维也受影响。尽管有一定的视神经萎缩,但视力可不受影响,因为只要有 1/2 正常视乳头黄斑束的纤维就能维持 1.0 的视力。

6. 视觉诱发电位(VEP)异常　图形 VEP 潜伏期虽随着病情恢复而缩短,但不会恢复到正常[18]。

CDON 的治疗请参考 AIDON 的治疗,主要用改善血液循环和营养神经药物,有加重趋势加用肾上腺糖皮质激素药物。

(三) 无症状脱髓鞘性视神经炎(亚临床)

无症状脱髓鞘性视神经炎(asymptomatic demyelinating optic neuritis,ADON)是指 MS 患者没有主觉视功能异常,但临床和(或)辅助检查显示存在视神经功能障碍。临床检查可有 RAPD 和轻微的视神经或神经纤维层萎缩。辅助检查有视野、色觉、对比敏感度或电生理的异常。部分病例,MRI 显示视神经影像增强。

ADON 无有效的治疗方法,可试用某些神经营养的药物治疗。

三、典型病例

急性球后视神经炎经鼻窦内镜视神管减压术

1. 病例　患者女,51 岁,因"左眼视物遮挡 10 余天,突发视物不见 8 天"于 2010 年 9 月 14 日入院。患者 10 余天前感冒时发现左眼视物遮挡,遮挡物为固定性,无伴眼红眼疼,无头痛,无眼分泌物增多,未予在意。8 天前突发左眼视物不见,无头痛及眼球运动和肢体活动障碍,到当地医院就诊,2010 年 9 月 8 日头颅 MRI+ 磁共振血管造影(MRA)检查,报告左侧视神经稍肿异常,脑实质及颅内大动脉未见异常;左侧上颌窦炎。拟"球后视神经炎"在当地医院住院治疗,FFA 未见明确异常(图 41-2A~C)。予地塞米松(30mg/d)抗炎、抗病毒、抗细菌、改善循环及营养神经 5 天后视力稍有好转,建议到上级医院就诊,遂到中山大学附属第一医院眼科就诊,以"左眼黑矇原因待查"收入院。

入院查全身无异常。右眼视力 0.2,−3.75DS=1.0,眼球眼前段检查无异常,视乳头色淡红,C/D=0.3,A∶V=2∶3,视网膜平伏,黄斑中心凹反光存在(图 41-2D)。左眼视力 FC/15cm,光定位不准,矫正无提高。左眼球前段除直接对光反射稍迟钝外,余未见异常;视乳头边界稍模糊,轻度充血,C/D=0.3,A∶V=2∶3,视网膜平伏,黄斑中心凹反光弥散(图 41-2E)。眼压测量:右眼 16mmHg,左眼 15.5mmHg。实验室检查:总胆固醇 6.1mmol/L,升高;甘油三酯 0.9mmol/L(正常)、低密度脂蛋白 4.02mmol/L,升高;高密度脂蛋白 1.69mmol/L,升高;葡萄糖 6.2mmol/L,轻度升高。血、尿常规及风湿相关检查未见异常(抗环瓜氨酸肽抗体 <0.5U/ml、抗链球菌溶血素 O 32.3Kμ/L、C 反应蛋白 <84mg/L、类风湿因子 <9.19Kμ/L、抗 Dnase-b<74.9U/ml、血清淀粉样蛋白 A 11.5mg/L)。心电图和 X 线胸片未见异常。

2. 入院诊断　①左眼黑矇原因待查:球后视神经炎? ②双眼屈光不正。

3. 治疗　大剂量肾上腺糖皮质激素冲击治疗,人丙种球蛋白冲击疗法(10g 用 3 天 +5g 用 2 天);营养神经、改善循环治疗(胞磷胆碱片、甲钴胺片、维生素 B_1 片、复方血栓通胶囊、丹参川芎嗪注射液)和高压氧治疗。

4. 治疗效果　入院后,用肾上腺糖皮质激素冲击治疗(甲强龙 500mg/d)视力无明显改善,左眼视力 FC/25cm,第三天激素量加大至 800mg/d,视力好转,左眼视力:FC/80cm。随后激素减量(80mg/d 用 3 天后改口服 32mg/d 用 3 天后改 24mg/d)后,视力逐渐下降,2010 年 9 月 25 日,左眼视力降至无光感。随后激素量加大到 50mg/d 维持,胞磷胆碱及甲钴胺改肌注、血栓通静脉滴注,两天后左眼视力为光感,光定位不准。2010 年 9 月 27 日查眼眶 MR 平扫 + 增强报告:"左侧视神经球后段和管内段炎症,累及视神经鞘膜和轴索;所见脑实质未见异常,左侧上颌窦、筛窦少许积液(图 41-2F)"。确诊"左眼球后视神经炎",2010 年 9 月 28 日行"经鼻腔左视神经管减压术",手术顺利。术后予抗炎、预防感染、改善循环及营养神经治疗。术后第一天左眼视力明显提高到 0.15,针孔不能提高。术后随访视力逐渐提高,左眼视力术后 1 个月升至 0.5(针孔矫正),术后 2 个月为 0.6(针孔矫正),术后 3 个月时为 0.8(针孔矫正),术后 3 年 10 个月为 1.0(−4.0D)。

5. 专家点评　该患者视神经炎病因不明确,经予补充维生素 B 族药物、改善微循环、营养神经、抗炎等保守治疗三周后视力无好转,行眼眶 MR 检查后仍提示左眼视神经明显增粗,考虑药物对该病治疗不敏感,疗效差,遂行经鼻窦左眼视神经管减压术,获得良好效果。患者鼻窦少许积液为视神经炎反应性渗出,不必特殊处理。

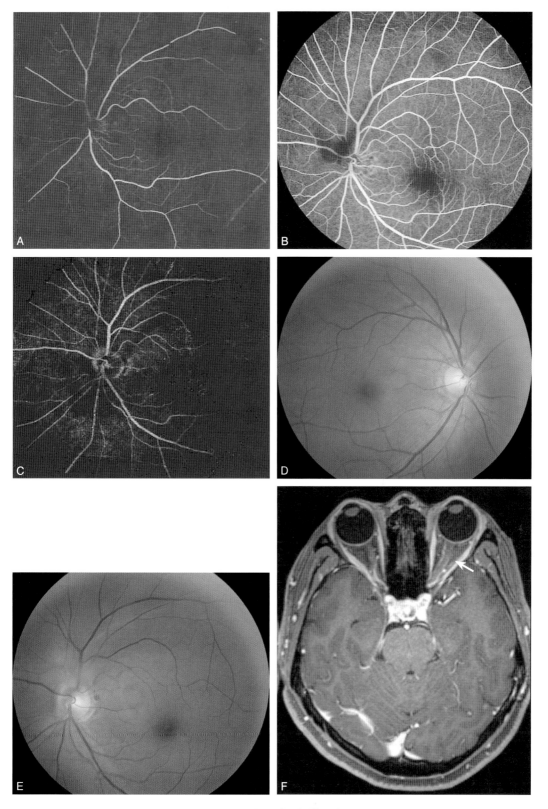

图 41-2　左眼球后视神经炎

A. 左眼 FFA 动脉期, 未见异常荧光; B. 造影静脉期, 未见明确异常; C. 造影晚期, 未见明显异常; D. 右眼底未见明显异常; E. 左眼视乳头稍充血, 边界模糊, 余眼底未见明显异常; F. 眼眶 MRI 显示左侧视神经球后段和管内段炎, 累及视神经鞘膜和轴索, 视神经明显肿胀 (箭) (骆荣江提供)

（刘瑛　顾欣祖　刘文）

第二节　视神经视网膜炎

视神经视网膜炎(neuroretinitis)是一种视神经和邻近神经纤维肿胀导致的黄斑星芒状硬性渗出的疾病[20]。1916年Leber最先描述了这种疾病,因此又称为Leber星状黄斑病变(Leber's stellate maculopathy)或Leber视神经视网膜炎(Leber's neuroretinitis)[21]。该病是一种特殊类型的急性视力下降,眼底表现视乳头肿胀和围绕黄斑星芒状硬性渗出,病程经过呈自限性,预后较好。

一、病因与发病机制

该病被认为是一种感染性或免疫介导的疾病(表41-2)。

表41-2　视神经视网膜炎的病因

一、特发性	4. 螺旋体:梅毒
占25%	莱姆病
二、感染性	钩端螺旋体病
1. 细菌:猫抓病	5. 寄生虫:弓形体病
结核	弓蛔虫病
布鲁菌病	弥漫性单侧亚急性视神经视网膜炎
沙门氏菌病	6. 立克次体:鼠型斑疹伤寒
2. 病毒:腮腺炎病毒	三、类感染
人类免疫缺陷病毒	四、其他
水痘-带状疱疹病毒	1. 结节病
单纯疱疹病毒	2. 炎性肠病
肝炎病毒B或C	3. 特发性视网膜血管炎、动脉瘤和视神经视网膜炎
3. 真菌:组织胞浆菌病	4. 结节性多动脉炎

1. 病因　最常见原因是感染,还可是类似感染,风湿性疾病和血管炎性疾病也可引起本病;有四分之一患者查不到原因,可能为单纯性原发性病变,称之为Leber特发性视神经视网膜炎[22]。

(1) 病毒感染:有前驱症状患者(感冒样症状),近50%可能为病毒引起[23],但很难分离鉴定这些病毒,常从这些病毒引起的其他表现来诊断是那种病毒感染[20]。

(2) 细菌感染:最常见的是汉赛巴尔通体(bacterium Bartonella henselae)感染所致的猫抓病(cat scratch disease),常发生视神经视网膜炎。患者发病前有被猫抓伤或与猫密切接触史,有感冒样症状和淋巴结肿大等全身感染症状[24-26]。

(3) 螺旋体感染:在2期和3期梅毒,可发生视神经视网膜炎,常伴有葡萄膜炎,可以是单侧或双侧眼发病[27]。螺旋体感染还包括莱姆病和钩端螺旋体病,视神经视网膜炎常发生在Ⅱ期莱姆病[28]、

(4) 寄生虫和真菌感染:弓形体病、弓蛔虫病和组织胞浆菌病患者可发生急性前部视神经炎,少数情况下可伴有黄斑星芒状渗出。

(5) 其他:是一些非常少见的可伴发视神经视网膜炎的疾病。

2. 发病机制　尚不明了,是在各种感染或炎症因素直接作用下,视乳头血管发生炎症反应;毛细血管渗漏增加,大量液体和蛋白质渗出到视网膜下和外网状层,引起视乳头和周围组织水肿。当渗出液吸收后,在黄斑区留下脂质星状渗出物[20]。

二、临　床　表　现

视神经视网膜炎可发生于各个年龄段,但最常见于20~40岁,无性别差异,常单眼发病,双眼发病占5%~30%。

(一) 症状

如果是感染引起,发病前可有发热、不适或头痛。通常是无眼痛性视力急性下降,但某些患者主诉有

眼痛感,眼球运动时加重,类似视神经炎时的表现。

（二）体征

1. 视力下降 可从 1.0 到光感不等。

2. 眼前节改变 可有结膜充血,偶尔前房闪辉和浮游细胞阳性。单眼患者都有 RAPD,但双眼发病患者可没有 RAPD。

3. 眼底改变 ①玻璃体炎症:少量玻璃体炎症细胞和轻度混浊;②视乳头充血和肿胀:程度轻重不一,轻者生理凹陷存在和视乳头边界稍模糊,血管行径正常(图 41-3);严重者肿胀和充血明显,生理凹陷消

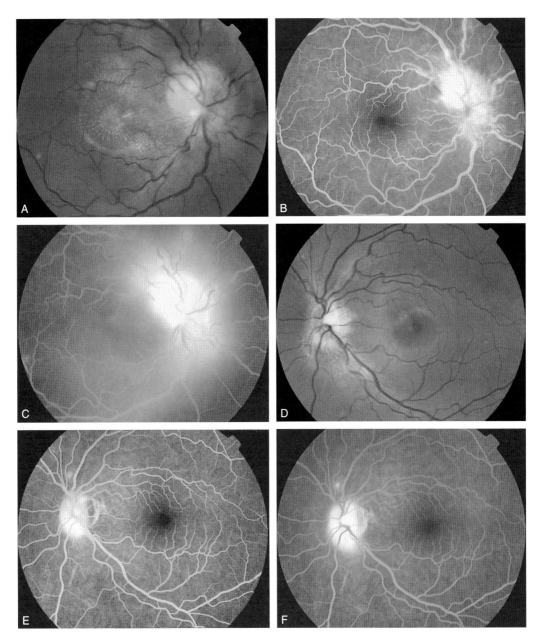

图 41-3 双眼视神经视网膜炎

A. 右眼视乳头充血水肿,生理凹陷和边界不清,血管充盈扭曲,10 点视乳头旁见一放射状出血,黄斑区星芒状渗出,颞侧见半环形渗出环,颞下血管分叉处一点状渗出;B. FFA 早期,视乳头水肿染色,部分血管染色,10 点出血为遮蔽荧光,黄斑区小血管迂曲,毛细血管网清晰可见,无渗漏,颞下分叉处点状渗漏荧光;C. 造影晚期,视乳头强荧光,边界不清,视乳头周围和后极部视网膜弥漫荧光渗漏;D. 左眼病变较轻,视乳头充血,边界呈毛边状,血管迂曲,黄斑区正常;E. FFA 1 分 6 秒,视乳头渗漏荧光,下方高于上方,12 点视乳头旁点状渗漏荧光;F. 造影 17 分 54 秒,视乳头强荧光,边界不清,视网膜血管无渗漏,视乳头周视网膜有渗漏荧光,12 点渗漏点扩大(易长贤提供)

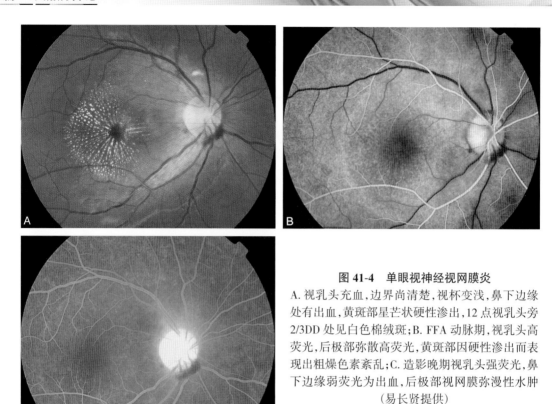

图 41-4　单眼视神经视网膜炎

A. 视乳头充血,边界尚清楚,视杯变浅,鼻下边缘处有出血,黄斑部星芒状硬性渗出,12 点视乳头旁2/3DD 处见白色棉绒斑;B. FFA 动脉期,视乳头高荧光,后极部弥散高荧光,黄斑部因硬性渗出而表现出粗燥色素紊乱;C. 造影晚期视乳头强荧光,鼻下边缘弱荧光为出血,后极部视网膜弥漫性水肿

(易长贤提供)

失,视乳头水肿扩大,边界不清,视乳头周围视神经也水肿,视网膜血管迂曲(图 41-4)。也可见到棉绒斑和小片状出血(图 41-3A);③黄斑水肿和渗出:早期黄斑水肿不透明,2~3 周后,黄斑水肿消退,留下硬性渗出。因水肿位于外网状层,硬性渗出呈典型的星芒状(图 41-3A、图 41-4A);④在特发性病例,可见到小片散在的脉络膜视网膜病灶,FFA 呈高荧光,愈合后留下色素紊乱瘢痕。

（三）辅助检查

1. 色觉检查　色觉障碍的程度常比视力减退的程度要严重。

2. FFA　在急性视神经视网膜炎,早期有弥漫性的视乳头表面血管渗漏荧光(图 41-3)。造影晚期,视乳头呈强荧光,边界不清,周围视网膜荧光染色,视乳头周视网膜血管可有轻微染色(图 41-4B)。黄斑血管系统无渗漏荧光,这与颅内高压引起的视乳头水肿不同。

3. OCT　能显示视乳头水肿增厚、视网膜水肿、黄斑脱离和硬性渗出层面。

4. 视野检查　最常见盲点中心性暗点(或称盲中心暗点,中心盲点暗点),也可有中心暗点(前者为覆盖生理盲点的中心暗点,后者为注视点的暗点),弓形暗点甚至水平缺损,而且周围视野可非特异性缩窄。

5. 电生理检查　视神经炎和视神经视网膜炎累及视神经和神经节细胞,视网膜电图(ERG)检查正常,VEP 显示异常。

6. 实验室检查　做与各种感染相关的血清学检查可发现阳性结果,如:猫抓病、梅毒、莱姆病等。

三、诊断和鉴别诊断

（一）诊断

临床上只要具备视乳头肿胀和黄斑星芒状渗出,就可确定为视神经视网膜炎。但必须进行病因诊断,按照表 41-2 列出的病因进行逐个排查。

（二）鉴别诊断

对于视神经视网膜炎的患者应该系统地寻找其病因。详细询问病史包括最近是否到过流行病区域、是否有性传播疾病史、猫爪伤、皮疹、蜱叮咬、淋巴结病、发热和感冒样疾病等。完整的体格检查和眼部检查也至关重要,还要做一些相关的神经系统检查。

1. 类似视神经视网膜炎的疾病 这些疾病均有视乳头肿胀伴有或无黄斑星芒状渗出表现,包括:视乳头水肿、前段缺血性视神经病变、高血压、糖尿病、分支静脉阻塞和视乳头的一些肿瘤。视神经视网膜炎的视乳头肿胀能自行缓解,能同视乳头水肿和前段缺血性视神经病变相区别;后4种疾病均具有典型的原发眼底疾病表现,很容易同视神经视网膜炎相鉴别。

2. 急性视乳头炎 可单眼或双眼急性视力下降,伴有眼痛和眼球转动疼痛加重,眼底表现视乳头充血肿胀,也呈自限性,愈合后不同程度视乳头萎缩,十分类似视神经视网膜炎[20]。但急性视乳头炎的渗漏没有视神经视网膜炎严重,所以没有黄斑星芒状硬性渗出,可以鉴别。

四、治　疗

临床治疗要根据病因来决定,如果是特发性,疾病有自限性,可不治疗。有学者主张全身使用肾上腺糖皮质激素或促肾上腺糖皮质激素来治疗特发性视神经视网膜炎,但没有明确的证据表明这样治疗可改变恢复的速度或最终的预后[29]。如果是感染或炎症性原因引起,就应及时治疗。

1. 肾上腺糖皮质激素 适应特发性、自身免疫性和复发性视神经视网膜炎,对感染性原因引起者,在用足量抗生素情况下使用激素。可静脉滴注地塞米松或泼尼松龙,或口服泼尼龙。一开始用大剂量,病情控制后逐渐减量,到最终停止。用药期间注意该药可引起全身和局部并发症。

2. 抗生素 是针对引起视神经视网膜炎的病源微生物进行治疗,具体治疗方法请参照本卷内的各相关章节。

3. 其他 有前部炎症反应者,可使用肾上腺糖皮质激素和非甾体类抗炎滴眼剂。营养神经和扩张血管药物请参照急性视神经炎治疗。

五、治 疗 效 果

视神经视网膜炎是一种自限性疾病,通常在6~8周内,视乳头肿胀消退,视乳头外观正常或轻度苍白。这时黄斑渗出在7~10天内还会进展,接着稳定几周时间,6~12个月后渗出逐渐消退,脂质渗出物最后完全消失。大部分患者最终视力恢复良好,部分患者可残留持续的视物变形或非特异性的视物模糊,这些是因为尽管黄斑渗出消失,但黄斑的结构有轻度紊乱。这样的患者用检眼镜和FFA检查常能发现黄斑部RPE萎缩斑。很少有患者会发生中度或重度的视力减退。

大部分视神经视网膜炎的患者以后同一眼不会再次发作,但确有单眼或双眼复发者,最终视力丧失和视神经萎缩,在黄斑区遗留色素紊乱。只有小部分患者一眼发作后另眼随后出现类似发作。

六、典 型 病 例

1. 病例 患者男,5岁,自诉"左眼视物模糊5天",以"左眼视神经视网膜炎"于2013年7月8日收住院。5天前,患儿诉左眼视物模糊,不伴眼疼、畏光、流泪,至郑州市某医院就诊,未给予治疗,转来郑州市第二人民医院眼科,门诊以上述诊断收入院。自患病以来,患儿无发热和恶心呕吐,意识清楚,饮食和大小便正常。发病前4天,患者曾有眼红,在当地医院眼科就诊,诊断不详,滴眼药"药名不详",2天后眼红消失。患儿足月顺产,出生体重3.3kg。常规预防接种,生长发育正常,无家族遗传病史。入院全身体格检查未见异常阳性体征。眼科检查:右眼视力0.8,+0.25DS+0.25DC×55=1.0,眼球前段及眼底未见明显异常。左眼视力0.05,矫正无提高;眼部无充血,眼球前段检查无异常,玻璃体稍混浊,左眼视乳头色淡,生理凹陷消失,边界模糊,隆起高度约2.5D;视网膜动脉血管稍迂曲,静脉血管迂曲扩张;黄斑区中心凹反光点消失,视乳头周围至后极部视网膜弥漫大小不等的黄白色渗出斑点,中周边部视网膜未见异常(图41-5A)。眼压测量:右眼17mmHg,左眼13mmHg。实验室检查:除血常规白细胞总数11.5×10^9/L和中性粒细胞总数9.74×10^9/L和分类占84.5%外,其他血常规指标正常;乙肝病毒表面抗体阳性、丙型肝炎抗体、人类免疫缺陷病毒抗体、梅毒螺旋体抗体、弓形虫、巨细胞病毒、风疹病毒和单纯疱疹病毒检查阴性;血细胞沉降率、超敏C反应蛋白、抗"O"抗体和类风湿因子检查均在正常范围。胸部X线检查无异常发现。2013年

7月8日FFA检查:造影33秒,左眼视乳头强荧光,边界模糊,视网膜血管和黄斑区未见渗漏荧光;造影7分15秒,视乳头大量渗漏呈强荧光,视乳头周围静脉渗漏和管壁染色,黄斑区弱荧光染色(图41-5B、C)。OCT检查:黄斑区中心凹结构消失,神经上皮层水肿、增厚,中心凹囊样脱离(图41-6A)。

　　2. 诊断　①左眼视神经视网膜炎;②右眼远视散光。

　　3. 治疗:每日甲泼尼龙针剂300mg静脉滴注,5天后改为每日150mg静脉滴注。治疗第10天,左眼视力矫正到0.1,视乳头水肿明显减轻,血管形态接近正常,黄斑出现星芒状渗出灶(图41-5D),改为泼尼松

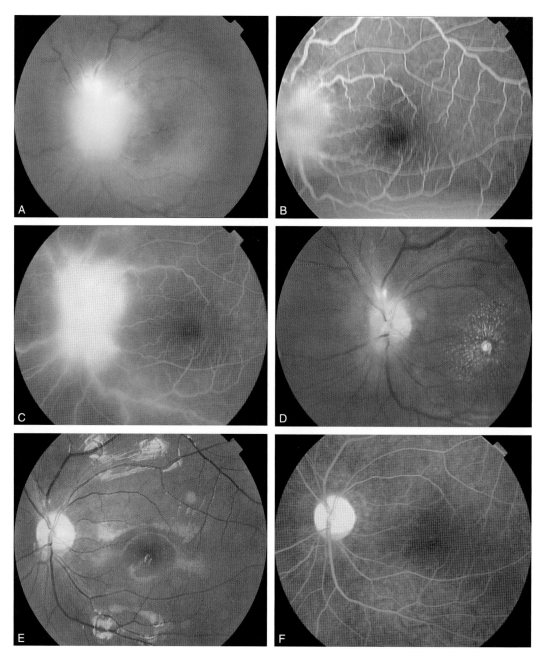

图41-5　左眼视神经视网膜炎

A. 发病第5天,左眼视乳头水肿呈黄色,隆起高度约2.5D,边界模糊,视乳头周围至后极部视网膜弥漫大小不等的黄白色渗出斑点;视乳头周视网膜动脉稍迂曲,静脉血管迂曲扩张,黄斑区水肿;B. FFA 33秒,左眼视乳头强荧光,边界模糊,视网膜血管和黄斑区未见渗漏荧光;C. 造影7分15秒,视乳头大量渗漏呈强荧光,周围静脉渗漏和管壁染色,黄斑区弱荧光染色;D. 治疗后10天,视乳头水肿减轻,血管形态接近正常,黄斑出现星芒状渗出灶;E. 治疗后一年复诊,左眼视乳头颜色淡,边界清楚,血管行径正常,黄斑色素稍紊乱,视网膜未见渗出物;F. FFA显示视乳头晚期强荧光,边界清楚,视网膜未见荧光渗漏(刘文提供)

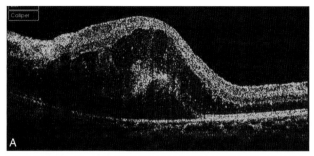
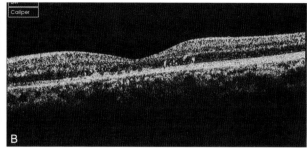
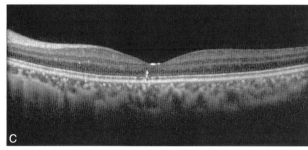

图 41-6　OCT 检查

A. 黄斑区神经上皮层水肿增厚,中心凹结构消失,囊样脱离;B. 肾上腺糖皮质激素治疗 49 天,黄斑区水肿消退,外丛状层和 RPE 表面见到硬性渗出的高反射斑点,椭圆体带不完整;C. 一年后复诊,中心凹椭圆体带仍间断,有柱状高反射到外核层,余视网膜各层正常(刘文提供)

片 30mg 空腹顿服,以后每周减少 5mg。同时口服羟苯磺酸钙分散片 0.25g,2 次 / 日,甲钴胺分散片 1 片 / 日,复合维生素 B 1 片 2 次 / 日和补钾。2013 年 7 月 20 日带药出院,继续门诊复诊,泼尼松逐渐减量,三个月后停止。

4. 治疗效果　2014 年 7 月 8 日门诊复诊,左眼视力 0.4,+0.75DS/–2.5DC×5 矫正无提高,左眼球前段无异常,左眼视乳头色淡,边界清楚,血管行径正常,黄斑中心凹色素紊乱,视网膜未见出血和渗出(图 41-5E)。FFA 显示视乳头晚期强荧光,边界清楚,视网膜未见荧光渗漏(图 41-5F)。OCT 检查显示黄斑中心凹椭圆体带仍间断,有柱状高反射到外核层,余视网膜各层大致正常(图 41-6C)。嘱眼光配镜,继续弱视治疗。2014 年 10 月 8 日复诊检查同 7 月 8 日。

(刘瑛　顾欣祖　刘文)

第三节　视乳头血管炎

视乳头血管炎(optic disc vasculitis)又名视神经乳头静脉炎,是原发于视神经乳头血管的非特异性炎症,常表现为单眼视乳头肿胀,伴轻微的视觉症状。1972 年 Hayreh 首次描述该病,并将其分为两型:视乳头水肿型(Ⅰ型)和静脉阻塞型(Ⅱ型),而Ⅱ型实际上代表了年轻患者的非缺血性视网膜中央静脉阻塞,或称淤滞性视网膜病变[30-33]。

一、病因与发病机制

病因不明,根据本病用肾上腺糖皮质激素治疗效果较好,故认为该病是一种局限于视乳头静脉血管的非特异性炎症。引起这种炎症的原因可能是对自身抗原或外来抗原的一种过敏反应,免疫复合物可能是一种致敏原。视乳头血管炎症引起毛细血管扩张和渗出增加,组织水肿可压迫视乳头静脉血管,导致血液回流受阻、血流瘀滞、视乳头水肿和静脉血管迂曲扩张。当视乳头的侧支循环也受到波及时,加重组织缺血和缺氧,毛细血管内皮受到损伤而表现出血和闭塞表现棉绒斑。与视乳头水肿的程度、血压及夜间动脉低压程度以及炎症的程度有关[34-37]。

二、临　床　表　现

患者多为 40 岁以下健康的青壮年,无明显性别差异,大多数为单眼发病。

（一）症状

视力一般正常，或仅轻微减退，表现为视力模糊或间歇性视物不清，部分患者有眼前黑点或闪光感。有时伴眼球后间歇性钝性疼痛。当病变波及视神经纤维或视神经的软脑膜血管时，可致球后视神经水肿增粗，视力明显下降。

（二）体征

视野检查除生理盲点扩大外，周围视野多正常。眼部其他检查多正常，部分患者可有玻璃体细胞。眼底及荧光血管造影改变因临床类型不同而有差异。

1. 视乳头水肿型（Ⅰ型）　当炎症主要侵及筛板前区时，引起睫状动脉炎，由于血管渗透性增加和组织缺氧而水肿，视乳头中、重度水肿和充血（图 41-7A）。视乳头及其周围可见大小不等的渗出、浅层火焰状出血及棉绒斑。视乳头及其邻近静脉炎[37]，有大量微血管瘤，视网膜动脉正常或稍细；视网膜静脉扩张、迂曲，常见视乳头上静脉波动。可继发视神经萎缩。

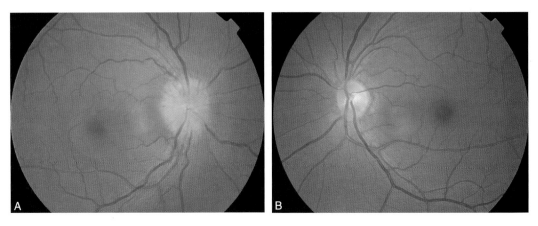

图 41-7　双眼水肿型视乳头血管炎
A. 右眼视乳头充血水肿，视乳头周围血管迂曲增多；B. 左眼视乳头已经部分萎缩（易长贤提供）

2. 静脉阻塞型（Ⅱ型）　当炎症主要累及筛板后区视网膜中央血管时，主要表现为静脉炎导致的完全或不完全阻塞，以出血为主（图 41-8）。视网膜静脉显著扩张，充血及迂曲，视乳头充血水肿，但隆起不如Ⅰ型显著，视网膜可见大片火焰状出血、灰白色渗出，尤以视乳头上方、下方及颞侧更明显，黄斑偶有出血和渗出（图 41-9A）。

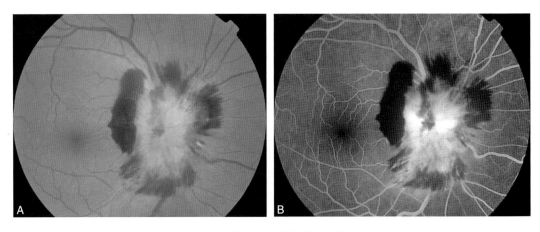

图 41-8　静脉阻塞型视乳头血管炎
A. 患者双眼底相似表现，右眼视乳头充血水肿，边界不清，视乳头边界大量出血，视网膜静脉迂曲；B. FFA 表面视乳头血管大量渗漏荧光，出血遮蔽荧光，黄斑区没有渗漏（易长贤提供）

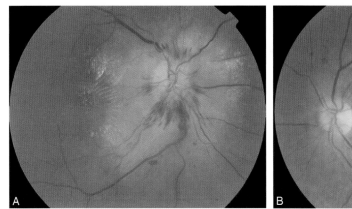
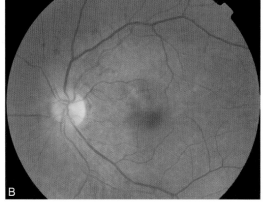

图 41-9　双眼视乳头血管炎
A. 右眼视乳头表面火焰状出血,黄斑区鼻侧星芒状渗出;B. 左眼视乳头轻微水肿,颞侧已经萎缩,上下及
鼻侧边界轻度模糊(易长贤提供)

三、辅 助 检 查

1. FFA　Ⅰ型显示视网膜动脉充盈正常,静脉充盈延缓,视乳头表面毛细血管扩张和渗漏;晚期微血管瘤处有渗漏,主干静脉旁无渗漏,黄斑无异常。Ⅱ型显示视乳头血管扩张和渗漏荧光,出血为遮蔽荧光(图 41-8B);视网膜静脉循环时间明显延长,沿视网膜主干静脉明显荧光着染,部分患者黄斑水肿和渗漏荧光。

2. 视野检查　典型表现为生理盲点扩大,周围视野多正常。Ⅱ型不如Ⅰ型明显,可出现中心暗点或小片状视野缺损。

3. VEP　P100 潜伏期正常,但波幅降低。

4. CT 和 MRI　视乳头血管炎两者检查均无异常,但可作为排除颅内高压疾病的鉴别检查。

四、诊断和鉴别诊断

(一) 诊断

①眼前有暗影或视物不清,单眼或双眼视力轻度下降;②眼底有轻度或严重的视乳头水肿及充血,在盘面及周围可见小的浅层火焰状出血、微血管瘤及棉絮斑,视网膜静脉迂曲扩张;③FFA 显示视乳头充盈正常或迟缓,晚期有渗漏;视网膜动脉血管充盈正常;④视野检查可见生理盲点扩大;⑤VEP 检查 P100 潜伏期正常,但波幅降低;⑥CT 及 MRI 检查排除脑部肿瘤或病变。

(二) 鉴别诊断

应仔细询问病史和做全面的体格检查,与以下疾病相鉴别。

1. 视乳头水肿型(Ⅰ型)的鉴别诊断

(1) 视乳头水肿:该病多为双侧发病,有颅内压升高,常伴有颅压增高的其他症状和相应的神经系统体征。视乳头显著水肿隆起,一般在 +3D 以上,可达 +6~+9D。其视野缺损为与生理盲点相连的半侧盲或象限盲。

(2) 缺血性视神经病变:多发生于老年人,单侧发病为主,视乳头轻微隆起,多苍白水肿。视野改变多为典型的象限性视野缺损,患者常有全身动脉硬化、颞动脉炎等。

(3) 视神经视网膜炎　和视乳头血管炎Ⅰ型的临床表现相似,但后者视乳头毛细血管扩张明显,缺乏典型的黄斑星芒状渗出,在视乳头水肿好转同时黄斑渗出很快吸收,可与视神经视网膜炎鉴别。

2. 静脉阻塞型(Ⅱ型)的鉴别诊断

(1) 视网膜中央静脉阻塞:多见于老年患者,眼底广泛和严重的片状和火焰状出血,易波及黄斑。患者多有高血压、动脉硬化或糖尿病等全身病变,对肾上腺糖皮质激素治疗反应不明显。

(2) 视网膜静脉周围炎:病变为双侧,多累及位于视网膜周边部的小静脉,受累静脉粗细不匀,伴白鞘,易反复玻璃体积血而引起明显视力下降,但视乳头多无异常改变。

五、治　疗

1. 肾上腺糖皮质激素治疗　泼尼松或泼尼松龙或相当于泼尼松龙 80mg/ 日的剂量,一周后当视力和眼底改变明显好转以后减量,3~6 周后小剂量(20~30mg/ 日)维持治疗半年,但 Ⅱ 型患者激素治疗效果不如 Ⅰ 型。

2. 非甾体消炎药物　水杨酸类如水杨酸钠、阿司匹林,吲哚类如吲哚美辛,丙酸类等口服可减轻炎症。

3. 小剂量醋甲唑胺 125~250mg,2 次 / 日或醋甲唑胺 12.5mg,2 次 / 日有利于减轻视乳头水肿。

4. 其他　血管扩张剂或活血化瘀中药以及神经营养类药物和维生素等可帮助病情恢复。

六、治 疗 效 果

该病通常呈慢性自限性,通常 3~6 个月内缓解,但用肾上腺糖皮质激素治疗可显著加快视乳头水肿的消退和炎症的抑制,有利于疾病的恢复。部分患者可遗留视野缺损,年龄大的患者通常预后不及年轻患者[34,37]。

七、典 型 病 例

1. 病例　患者男,53 岁,因“左眼视力模糊 2 个月”,以“左眼视乳头水肿”于 2013 年 8 月 16 日收住院。2 个月前,患者无明显诱因左眼视力逐渐下降,伴视物变形、眼胀痛和眼前黑影,到驻马店当地医院就诊,诊断不详,给予静脉及口服药物治疗(具体不详),症状改善后出院。停药后症状又逐渐加重,随来郑州市第二人民医院眼科,以上述诊断收入院。患者平素身体健康,否认全身病史、手术及外伤史和烟酒史,无放射性物质及毒物接触史;无家族遗传病史。全身体格检查:未见明显异常阳性体征。眼科查体:右眼视力 1.0,眼球前段正常及眼底检查正常。左眼视力 0.2,矫正无提高,外眼未见异常,眼球前节正常,后极部接近视网膜玻璃体尘状浑浊,视乳头水肿,生理凹陷消失,隆起约 1D,边界模糊,下方盘缘有火焰状出血;视乳头周围见黄白色渗出,视网膜静脉迂曲,黄斑区中心凹反光点消失,见鼻上方星芒状渗出(图 41-10A)。双眼眼压 16mmHg。

FFA 检查:右眼视乳头颞上点状强荧光渗漏,黄斑区鼻上见强荧光斑点,至荧光晚期未见明显渗漏。左眼视乳头水肿隆起,边界模糊,造影早期视乳头血管扩张充盈呈强荧光(图 41-10B),随时间推移至晚期视乳头出现强烈荧光素渗漏(图 41-10C),视网膜血管和周边部视网膜未见到异常荧光。OCT 检查左眼视乳头水肿,隆起,生理凹陷消失(图 41-10D);黄斑区稍水肿,神经上皮层间多个颗粒状强反射(图 41-10E)。视野检查:右眼周边视野缺损,生理盲点相对扩大;左眼中心及颞侧残留视野。血常规检查:正常。血细胞沉降率、IgG、IgM 和 IgA 均在正常范围,补体 C3 和 C4 稍升高。头颅 MRI 未见明显异常。

2. 诊断　双眼视乳头血管炎。

3. 治疗　泼尼龙 500mg 静脉滴注 1 次 / 日,5 天后改为泼尼松片 50mg 早晨顿服,之后每 5 天减量 5mg,同时用营养神经及扩张血管药物。2013 年 9 月 2 日泼尼松 30mg,1 次 / 日,每 5 天减 5mg。同时用扩血管药物和多种维生素药物,局部滴 1% 醋酸泼的松龙滴眼剂,4 次 /d,出院门诊复诊。

4. 治疗效果　治疗后第 10 天,视乳头颜色淡,水肿明显减轻,视乳头表面血管扩张消失,视乳头周黄白色渗出明显减轻,黄斑区黄白色渗漏减少(图 41-10F)。2014 年 10 月 13 日电话随访,视力较出院提高。

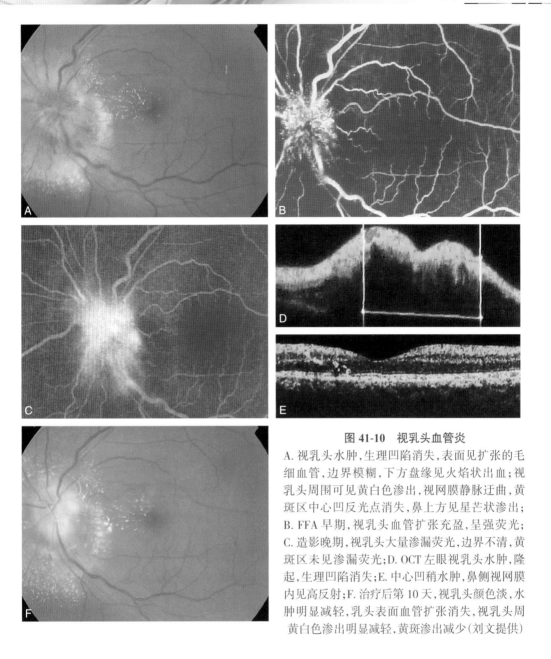

图 41-10 视乳头血管炎

A. 视乳头水肿,生理凹陷消失,表面见扩张的毛细血管,边界模糊,下方盘缘见火焰状出血;视乳头周围可见黄白色渗出,视网膜静脉迂曲,黄斑区中心凹反光点消失,鼻上方见星芒状渗出;B. FFA 早期,视乳头血管扩张充盈,呈强荧光;C. 造影晚期,视乳头大量渗漏荧光,边界不清,黄斑区未见渗漏荧光;D. OCT 左眼视乳头水肿,隆起,生理凹陷消失;E. 中心凹稍水肿,鼻侧视网膜内见高反射;F. 治疗后第 10 天,视乳头颜色淡,水肿明显减轻,乳头表面血管扩张消失,视乳头周黄白色渗出明显减轻,黄斑渗出减少(刘文提供)

(刘瑛 顾欣祖)

第四节 视乳头水肿

视乳头水肿(papilledema)又称淤血乳头(chocked papilla),指视乳头无原发性炎症的被动性充血肿胀[38],是多种因素导致筛板两侧压力平衡失调的一个共同体征。在本节专指有颅内压升高的视乳头肿胀。而局部或全身疾病所引起的视乳头肿胀(optic disc edema)不属于本章讨论范围,与本章视乳头水肿相区别的方式是在视乳头肿胀前加上病因,如前部缺血性视神经病变,前部视神经炎等等。

一、病因与发病机制

1. 病因 ①颅内占位病变,如脑瘤、脑脓肿、脑出血;②颅内水肿如脑水肿、脑膜炎;③颅腔小如尖头畸形等。

2. 发病机制 视神经周围三层包膜及间隙与颅内相通,因此颅内压增高可引起视乳头水肿。①颅内高压传递到视神经的鞘间隙,使后者压力增高,压迫视网膜中央静脉,导致视乳头瘀血、水肿;②挤压视神经引起其轴浆流的障碍而致乳头水肿;③脑脊液在高压状态下,可沿视神经周围的鞘间隙进入视神经乳头[39-42]。早期尽管视乳头水肿,但轴突功能正常,视力、色觉或视野未变化;当继发筛板前缺血时,导致视功能减退。

动物实验性模型发现:①只有当视神经各间隙和颅内脑膜各间隙相通才会发生视乳头水肿,因粘连或肿瘤造成这些间隙的阻滞就不会发生于阻塞侧视乳头水肿;②如果原先发生的视神经萎缩已经破坏了大部分或所有的神经纤维,该眼也不会出现视乳头水肿;③视乳头水肿同其他原因引起的(如缺血,炎症,压力减退等)视乳头肿胀有着一样其轴浆运输异常。至今,视乳头水肿的发病机制仍然存在很多的疑问[43]。

二、临床表现

(一)症状

包括视觉和非视觉症状,总的来说非视觉症状更加严重,对患者影响更大。

1. 非视觉表现

(1)头痛:颅内压升高最早的症状之一,也可没有头痛。部分患者可因 Valsalva 动作如咳嗽或拉头时头痛加重。头痛的原因为脑膜被拉伸所致,局灶性的疼痛可能为颅底感觉神经受损或者是脑膜神经局部功能障碍。

(2)恶心和呕吐:在颅内压显著升高的患者常有恶心和呕吐,但喷射性呕吐少见。

(3)意识丧失:因为大脑皮质受压和血流供应减少,患者可出现意识丧失、瞳孔散大和全身僵直。而对动眼神经或中脑背侧的直接压迫则产生双侧瞳孔散大,瞳孔对光反应消失。

(4)脑脊液漏:偶尔颅内压升高的患者可发生自发性脑脊液漏,如有过外伤或颅底的先天异常患者。也可无外伤史和先天性颅底异常而发生者,其脑脊液瘘管往往位于颅底筛板区。

2. 视觉症状

(1)视觉异常:当视乳头水肿加重时,患者可出现短暂的一过性黑矇、视物模糊或全盲、或视物灰暗感、闪光感和闪烁感和眼前暗点。可单眼或双眼发生,持续几秒钟或数小时,一天内可发作 20~30 次,会因体位的改变而加重,如从卧位坐起或站起、或者从坐位站起。

(2)视力下降:可是隐匿或缓慢、或急性,依颅内病变严重程度而定。生长较快的肿瘤或脑膜炎(脓毒性,无菌性,癌性,淋巴瘤性),视力下降较快;缓慢生长的肿瘤,可长时间感觉不到视力下降,到就诊,视力已经很差或仅存较好的管状视力。视乳头水肿不解除,最终视力将完全丧失。

(3)视野缺损:生理盲点扩大最常见,其他视野缺损包括:向心性缩窄,全盲,同侧偏盲、中心暗点和弓形暗点。在出现慢性视乳头水肿前降低颅内压,这些视野缺损一般是可逆的。突发的视野丧失可能有局部病因如缺血。

(4)复视:颅内压升高使颅底基底动脉横支压住展神经或背部组织压迫滑车神经,出现神经麻痹性复视,可以是单侧或双侧。

(5)其他:对比敏感度异常。

(二)体征

视乳头水肿是双眼对称发病,一般按程度分为四期:早期、完全形成期、慢性期和萎缩期[44,45]。

1. 早期 是出现明显视乳头肿胀之前的视乳头初期改变,视乳头水肿隆起多在 1 个屈光度以下。

视乳头表面的毛细血管扩张导致视乳头充血,颅内压增高致视乳头组织间液体增加而视乳头肿胀和边界不清,视乳头周围视网膜神经纤维层模糊,失去原有的光泽。可见到视乳头上或边缘附近细小放射条纹状出血;静脉自发搏动消失和视网膜静脉扩张并不一定看作为早期表现[35]。

总之,此阶段单凭某一临床表现并不能确诊,必须仔细观察有无上述表现,再根据定期观察和辅以超声波检查、FFA、CT、MRI 或腰穿,才能做出准确诊断。

2. 完全形成期 出现典型的临床表现:视乳头表面微血管瘤和毛细血管扩张、视乳头显著隆起≥3D,扩大和边界显著模糊、常可见火焰状出血、有时可见棉绒斑,视乳头上或周围血管扭曲(图 41-11。严重病

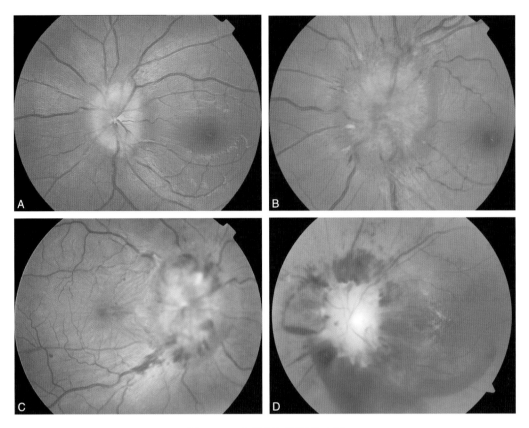

图 41-11　各种原因视乳头水肿

A.颅内占位性病变引起双眼视乳头水肿,这是左眼,视力 1.5,视乳头隆起,边界不清,静脉血管稍迂曲(刘文提供);B.男性 31 岁,双眼视乳头水肿,这是左眼,视力 1.0,视乳头范围扩大,表面血管扩张充血,边缘放射状出血(刘文提供);C.大脑枕叶胶质瘤,视乳头高度水肿,边界不清,乳头表面有棉绒斑和不规则出血,视乳头周也见到点片状出血,黄斑放射状纹理,也有水肿(易长贤提供);D.乳腺癌根治术后,颅内高压,双眼视乳头水肿,这是左眼玻璃体积血,视乳头水肿,周围放射状出血,黄斑黄白色渗出(刘文提供)

例在视乳头周围出现环形视网膜皱襞(Paton 线),视乳头周围区域和黄斑可出现硬性渗出和出血,使得中心视力下降。因为黄斑的神经纤维呈放射状,该区域的出血和渗出往往呈扇形或星芒状,在中心凹鼻侧更显著。出血还可能突破内界膜进入玻璃体后皮质后间隙,即玻璃体皮质后积血(subhyaloid hemorrhages),有时突入玻璃体内(图 41-11D)。极少数情况下,视乳头水肿患者黄斑部和视乳头周围出现视网膜下新生血管,特别是慢性视乳头水肿时。

3. 慢性期　视乳头水肿持续存在几个月,出血、渗出缓慢吸收,视乳头出现圆形和灰白色外观,生理凹陷(即使在严重的急性期视乳头水肿仍有保留)最后也消失。视乳头表面明显硬性渗物,类似视乳头玻璃疣,可被误诊为假性视乳头水肿。神经纤维层出现萎缩。

4. 萎缩期　随着时间的推移,未经治疗的视乳头水肿逐渐消退,视乳头萎缩,视网膜血管变细和出现白鞘。眼底检查看不到神经纤维层,部分患者黄斑部有持续的色素改变或脉络膜皱襞。

(三)辅助检查

1. 颅内压的测定　正常个体侧卧位脑脊液压力在 100~250 毫米水柱之间,视乳头水肿患者常有升高,应注意正常个体和颅内压升高患者在不同的时候其颅压波动范围较大。

2. FFA　在早期视乳头水肿,FFA 早期表现为视乳头毛细血管扩张,荧光染料渗漏和微血管瘤,而晚期表现为视乳头边缘渗漏(图 41-12)。

3. 超声波检查　对于疑似视乳头水肿的患者,超声检查更加敏感、可靠,不但能确定视神经的直径是否增粗以及是否由于神经周围的脑脊液所致,而且还容易发现视乳头下玻璃疣。因此,通过 A 型超声波或 B 型超声波检查,能确定视乳头是否是真性肿胀(图 41-13A)。

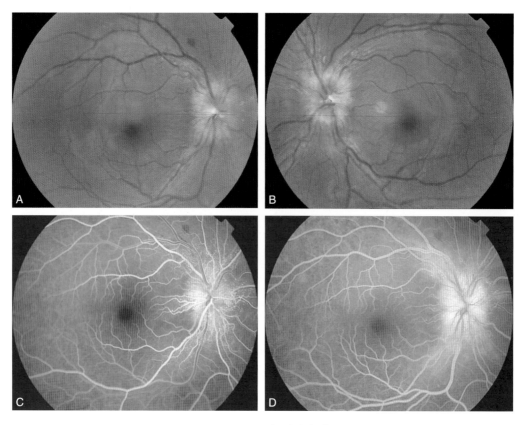

图 41-12 双眼视乳头水肿

A 和 B. 双眼视力 1.0,双眼瞳孔等大等圆,直接及间接对光反射灵敏,双眼视乳头水肿隆起高度约 3D,色红,生理凹陷消失,边界不清,血管迂曲,黄斑区反光可见,右眼后极部网膜颞上方有小片状出血;C. FFA 早期,右眼视乳头毛细血管扩张呈点状强荧光,上方出血片状遮蔽荧光;D. 造影晚期,视乳头弥漫性强荧光,周围放射状视网膜染色,出血斑仍然遮蔽荧光(刘文提供)

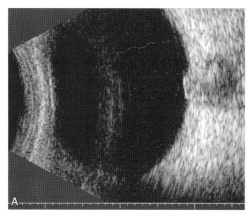

图 41-13 视乳头水肿

A. B 型超声波发现视乳头明显隆起;B. OCT 显示视乳头呈陡峭的双山峰状隆起(刘文提供)

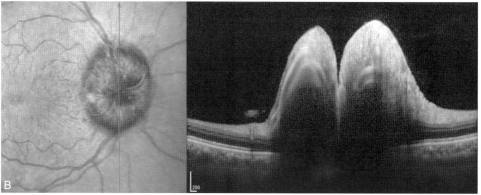

4. OCT 检查　以生理凹陷为界,视乳头呈两个山峰状隆起(图 41-13B)。

5. 视野检查　轻者仅生理盲点扩大,重者呈管状视野(图 41-14)。

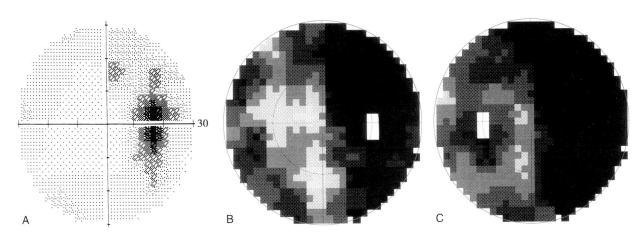

图 41-14　视乳头水肿视野改变
A. 生理盲点扩大;B. 图 41-13B 患者,右眼视力 1.5,残留中心视野;C. 左图患者左眼,残留视乳头周围视野

6. VEP　P100 潜伏期延长。

7. 影像学检查　CT 和 MRI 均可以用于发现颅内肿块或脑积水。CT 扫描可以发现视乳头疣引起的类似于视乳头水肿的改变。CT 和 MRI 的应用大大促进了疑有颅内压增高伴或不伴视乳头水肿的患者的诊断和治疗,也减少了腰穿可能带来的并发症。

三、诊断和鉴别诊断

(一)诊断

诊断要点不能满足四个分期的诊断。发展完全的视乳头水肿诊断多不困难,可依据以下几点。

1. 症状　视力降低程度与眼底改变之间不对称,当眼底改变很明显时,视力尚可保存良好。有些患者可有阵发性黑矇或走路如"踩棉花感"。

2. 眼底改变　视乳头水肿,高度隆起,可达 3D 以上,甚至 6~9D。

3. 视野　生理盲点扩大,与视乳头水肿的程度一致。

4. 颅内压增高　主觉头痛、恶心、呕吐。头颅 CT、MRI 及脑脊液压力的检查是重要的依据。

(二)鉴别诊断

视乳头水肿应同其他原因引起的真性视乳头肿胀相鉴别(表 41-3)。

表 41-3　视乳头水肿鉴别诊断

视乳头异常隆起	无症状非动脉炎症性前部缺血性视神经病变(如糖尿病性"视乳头病变")
有或没有视乳头下玻璃疣	
视乳头倾斜	视神经周围炎
视乳头发育不良	浸润性视神经病变(白血病继发)
眼内炎症	压迫性视神经病变(如视神经鞘膜瘤)

1. 视乳头的异常隆起　最常见是视乳头玻璃疣引起,视乳头发育不良也可造成隆起;视乳头倾斜常表现为视乳头上方和鼻侧部分隆起。通过仔细的眼底检查联合超声检查都可以将之与真性视乳头肿胀区别开来。

2. 视乳头肿胀　真性视乳头肿胀可由眼局部疾病和全身疾病所致。①局部原因:如各种原因引起的视神经炎、视乳头血管炎和缺血性视神经病变,这些疾病的视乳头肿胀隆起均不超过 3D,常单眼发病(或两眼不对称),CT 和 MRI 检查脑部为阴性;②眼眶肿瘤:有眼球突出和眼球运动异常,影像学检查能发现眼眶内占位性病变;③全身疾病:高血压、糖尿病、视网膜中央静脉阻塞、妊娠毒血症和甲状腺相关性眼病等,双眼或单眼发生视乳头肿胀,因这些疾病的全身和(或)局部表现典型,视乳头隆起常≤3D,影像学检查脑部阴性。可与视乳头水肿相鉴别。

3. 单侧或不对称性视乳头水肿　绝大多数患者视乳头水肿为双侧,两眼表现相对对称。不过在某些情况下可以是单侧或两眼不对称,应注意和单眼视乳头肿胀疾病相鉴别。①颅内脓肿,视乳头水肿多见于病变侧。②Foster-Kennedy 综合征,是前额叶或嗅沟肿瘤压迫一侧视神经萎缩,另眼因颅内压升高而出现视乳头水肿。做影像学检查很容易区别。

在绝大多数有明显单眼视乳头水肿的患者,仔细检查其"正常眼"视乳头经常会发现其实还是有极轻的充血,神经纤维层模糊或者视乳头肿胀,与对侧重的视乳头水肿比起来,常常容易被忽略。

对单眼或不对称视乳头水肿,应该考虑到以下因素:①单侧视乳头肿胀并非真正的视乳头水肿,多由局部的病变而引起(如炎症,缺血或视神经眶内受压);②当一侧视乳头明显萎缩或异常时,不可能发生视乳头水肿,抑或仅仅是有功能区域的轴突发生水肿;③绝大多数在颅内压升高的同时出现的"单侧"视乳头肿胀实际上有双侧的不对称视乳头水肿。

4. 假性视乳头水肿　眼底所见与轻度及中度(真性)视乳头水肿相似。视乳头的神经纤维拥挤,有时因有部分有髓神经纤维而更为明显,其边缘模糊不清,无生理凹陷或很小,表面突起可达 2~3D 或更高,此突起亦可为局限性。视乳头隆起的表面,血管呈爬行状,无扩张。视网膜动脉正常,视网膜静脉有时可稍饱满或迂曲,但是这些症状不一定同时出现。视乳头周围无水肿,无出血或渗出物。FFA 检查正常。

四、治　疗

视乳头水肿一旦确诊,应立即转诊神经科进行进一步的处理。

(一)药物治疗

1. 降低颅内压　有很多的药物,其中乙酰唑胺效果最好,该药通过抑制碳酸酐酶而减少钠离子经脉络膜细胞的转运。其起始剂量为每日 1 克,分次服用,每次 250mg 4 次/日或每次 500mg 2 次/日。

2. 肾上腺糖皮质激素　急性期脑水肿,可使用高渗剂、利尿剂或肾上腺糖皮质激素减轻水肿[46]。

(二)手术治疗

包括腰穿放脑脊液术、脑脊液分流手术、视神经鞘切开术和视神经鞘开窗术,各种手术适应证和方法请参阅神经外科书籍。

五、治　疗　效　果

视乳头水肿发展的快慢很大程度上取决于引起颅内压升高的病因,完全期的视乳头水肿可在数小时、数日或数周内完全消失,这取决于颅内压降低的方式。大部分病例颅内压降为正常后视网膜静脉和视乳头毛细血管扩张开始恢复,在随后的几天到数周内可能会再度出血,推测可能是因为视乳头的血液动力学有所改变,最终,视乳头充血和隆起均会慢慢地消退。视乳头边缘模糊和视乳头周围神经纤维层异常最终恢复。部分患者发生不同程度的视神经萎缩,可遗留血管白鞘和胶质组织增生。这种视神经萎缩很难同炎症、血管疾病或外伤所致者相鉴别。

视力与视乳头水肿进展快慢有关,视乳头水肿发展越快,对视力的危害就越大。视网膜动脉变窄,伴白鞘是预后不良的一个体征,它表明视神经组织已经发生了不可逆的改变。视乳头水肿仍在,但视乳头明显苍白,这也是视力预后不好的指征,即使立刻降低颅内压,轴突已经丢失。大部分有这些改变的患者都有视觉功能障碍的临床表现,包括色觉减退、视野缺损和对比敏感度异常。一旦患者出现这些自觉症状或检查发现以上体征,视力预后就不好。另一方面,严重的静脉充血,视网膜出血和硬性、软性渗出都没有预后的意义。

慢性视乳头水肿导致的视神经萎缩,周边区域轴突的丧失较中央更为严重,因此,尽管存在视乳头水肿和视神经萎缩,绝大多数患者中心视力仍保持较好。

六、典型病例

病例一:颅内血管瘤引起视乳头水肿

1. 病例 患者男,20岁,因"右眼视力下降二年和左眼视物变形八天"来中山大学中山眼科中心复诊。患者两年前出现右眼视力下降(0.2,矫正无提高),门诊检查双眼球前段未见异常。右眼正常,颞侧周边视网膜两处红色隆起,以颞下周边较大,约3~4DD,有两条粗大的滋养血管,伴黄斑区和肿瘤周黄斑白色渗出,肿瘤周视网膜浅脱离。左眼视力矫正到1.2,眼底未见异常。眼压测量:右眼 10.3mmHg,左眼 13mmHg。先后住院两次,做过"右眼视网膜光凝术"一次和"经巩膜视网膜血管冷凝术"二次。术后颞侧较小的肿瘤消失,但颞下肿瘤和视网膜脱离持续存在。本次来复诊是因为左眼出现视物变形,扩瞳检查眼底,发现双眼视乳头出现水肿(图 41-15A、B),余检查同前。患病以来,无发热、头痛和恶心呕吐、饮食大小便正常。诊断"双眼

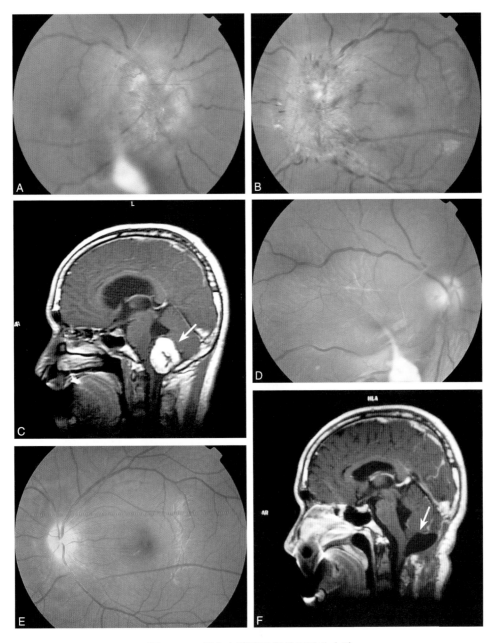

图 41-15 颅内血管瘤引起的视乳头水肿

双眼视乳头高度水肿和充血,有放射状出血,以左眼严重(A 和 B),头颅 MRI 发现第Ⅳ脑室和脑干之间血管瘤(C 图箭),手术后双眼视乳头水肿消失(D 和 E),右眼继发性视网膜脱离(D),手术切除血管瘤后留下空腔(F 图箭)(刘文提供)

视乳头水肿"于2009年1月转中山大学附属第一医院神经外科,做CT和MRI检查,确诊为"颅内血管瘤"(图41-16C)。收住院做了"颅内血管瘤切除术"。术后患者双眼视乳头水肿消失(图41-15D、E),右眼因有视网膜血管瘤继发视网膜脱离,手术切除视网膜血管瘤后,随访二年,视力0.3;左眼视力1.0。

病例二:左侧听神经鞘膜瘤引起的视乳头水肿

1. 病例 患者男,40岁,因"右侧突发性耳聋八年,出现左眼觉上睑下垂伴头昏和似踩棉花感二月",于2012年11月6日来中山大学中山眼科中心就诊。病来,无发热、头痛、恶心和呕吐,一般情况正常。全身检查无特殊。眼部检查:右眼视力1.5,左眼1.0,双眼无充血,眼球前段检查正常,瞳孔等大等圆,间直接光反射正常。双眼视乳头边界不清,高度隆起,生理凹陷消失,静脉血管稍充盈,近乳头血管扭曲,动静脉比例大致正常,视网膜未见出血和渗出(图41-16)。眼压测量:右眼16.7mmHg,左眼19.7mmHg。FFA:早

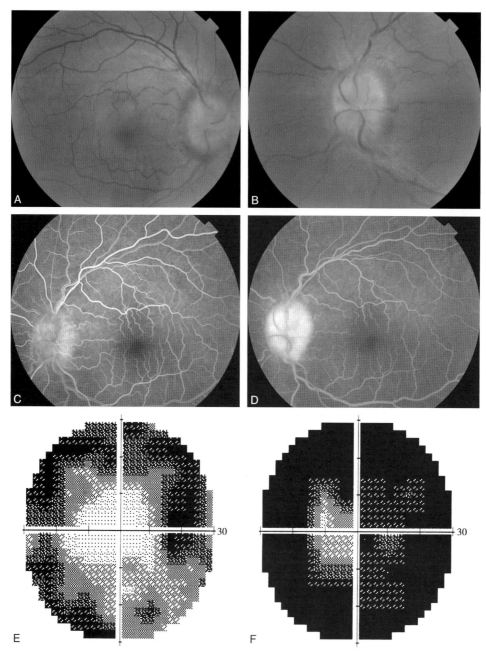

图41-16 双眼视乳头水肿

双眼视乳头边界不清,高度隆起,生理凹陷消失,静脉血管充盈,近乳头血管扭曲,动静脉比例大致正常(A和B);FFA,早期双眼视乳头高荧光(C),晚期视乳头强荧光(D);右眼视野不规则缩窄(E),左眼管状视野(F)(刘文提供)

期双眼视乳头呈高荧光,晚期呈强荧光(图 41-16C、41-16D),未见其他异常荧光。视野检查,右眼视野不规则缩窄,左眼管状视野(图 41-16E、41-16F)。B 型超声波检查:双眼视乳头呈高度隆起(图 41-13A)。OCT 检查:双眼视乳头呈陡峭的双山峰状隆起(图 41-13B)。

2. 诊断　①双眼视神乳头水肿;②颅内占位性病变。

3. 治疗思路　患者双眼视乳头水肿伴有神经系统症状,高度怀疑颅内占位性病变,立即转诊到综合医院神经科。

4. 治疗　在中山医附属第一医院做头颅 CT 和 MIR,发现颅内占位性病变,有完整包膜(图 41-17),诊断"右侧桥小脑脚听神经鞘瘤、脑积水、颅内压升高",2012 年 12 月 6 日做了"右侧脑室后角穿刺外引流术、右侧乙状窦后入路、内镜辅助下右侧听神经瘤切除术",术后颅内压仍高,经过多次穿刺排脑脊液。

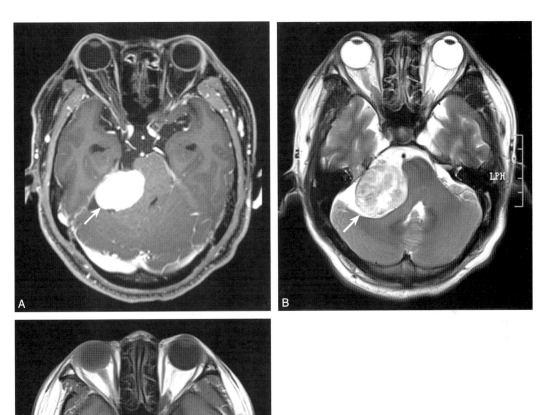

图 41-17　右侧桥小脑脚听神经瘤手术前后比较
A. 手术前 MRI 检查,T1WI 增强扫描显示肿瘤呈高亮影(箭);B. 术前 T2WI 增强,肿瘤呈低灰度阴影(箭);C. 肿瘤切除术后第一天 MRI 检查,T1WI 增强扫描,肿瘤已被完整切除(箭)(刘文提供)

5. 治疗效果　术后 80 天在中山大学中山眼科中心复诊,患者意识清楚,行走正常,右眼视力 1.2,左眼 0.8;双眼球前段正常,双眼视乳头水肿消失,双眼视乳头颜色稍淡黄(图 41-18)。双眼视野较术前好转(图 41-19C、D),双眼压正常。

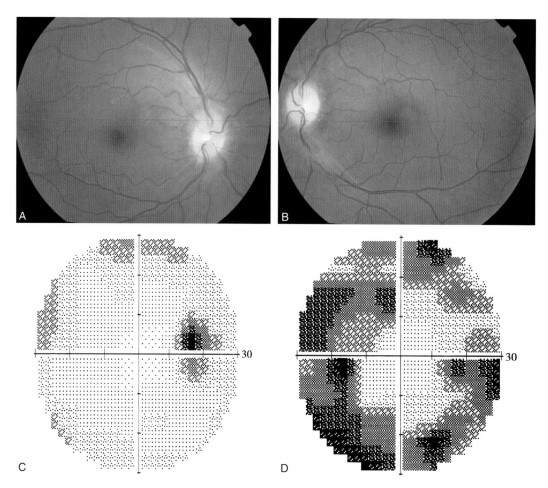

图 41-18　手术后

A 和 B. 颅内肿瘤切除术后 80 天，右眼视力 1.2，左眼视力 0.8，双眼视乳头水肿消失，颜色稍淡，边缘灰色晕轮；视网膜动脉轻度扭曲，其他眼底检查正常；C. 右眼视野扩大，生理盲点仍轻度扩大，后极部视网膜敏感性轻度降低；D. 左眼视野较术前扩大，仍呈管状视野(刘文提供)

（刘瑛　顾欣祖）

第五节　缺血性视神经病变

缺血性视神经病变(ischemic optic neuropathy, ION)是指营养视神经的小血管发生供血不足改变，导致视神经局部缺血，从而引起的视神经的病理性改变。依据缺血发生的部位可分为前部缺血性视神经病变(anterior ischemic optic neuropathy, AION)和后部缺血性视神经病变(posterior ischemic optic neuropathy, PION)，临床上以前者较为常见。根据病因又可分为非动脉炎性缺血性视神经病变(nonarteritic ischemic optic neuropathy)和动脉炎性缺血性视神经病变(arteritic ischemic optic neuropathy)。非动脉炎性前部缺血性视神经病变(nonarteritic anterior ischemic optic neuropathy, NAION)是临床中一种比较常见的缺血性视神经病变类型，并已成为严重损害中老年患者视功能的一种视神经病变，是本节重点介绍的内容。

一、病因与发病机制

(一)视乳头血液供应

为了更好理解非动脉炎性前部缺血性视神经病变的发病机制和治疗方法，对健康和疾病状况下的视乳头(optic nerve head, ONH)复杂的血液循环有充足的认识是非常必要的。

1. 视乳头的动脉供应　Hayreh 根据他从 1955 年开始的对这一课题的多方面研究结果以及现有文献上的信息，提出视乳头血液供应的模式，并按以下四个部分（从前到后）进行论述[47]。

（1）表层神经纤维层：是视乳头的最前部位（表面），最典型的是由视网膜中央动脉供应。在一些病例中，还可见来自更深层 Haller-Zinn 环发出的睫状后动脉供应，即睫状 - 视网膜动脉，其通常呈扇形供应了相应的视乳头及视网膜表面层区域。

（2）筛板前层：这一区域位于表层神经纤维层和筛板层之间，它由睫状后短动脉的直接分支或 Haller-Zinn 环的分支供应，亦有来自视乳头周围脉络膜的向心性分支供应。

（3）筛板层：视乳头的这一层由睫状后短动脉（short posterior ciliary artery，SPCA）的向心性分支供应，包括直接或由 SPCA 组成的 Haller-Zinn 环供应。Ducourna 命名这些 SPCA 为"视乳头周围睫状后短动脉（paraoptic SPCA）"。

（4）筛板后层：这一部位就在筛板层的后面，它可能有双重血液供应。①周围向心性血管供应：主要由周围软脑膜血管丛构成。软脑膜血管丛主要来源于 Haller-Zinn 环发出的软脑膜分支，或该区域的 SPCA 发出的分支，及视乳头周围脉络膜的软脑膜动脉的返回支，这些分支在筛板后层的软膜向后行走。另外，视网膜中央动脉和其他眶动脉发出的软脑膜分支也可能参与组成；②轴向离心血管供应：这是一个不定的供应来源，它由视网膜中央动脉的分支形成（如果视网膜中央动脉发出分支的话）。

从以上视乳头的血供的描述中可以看出，视乳头血供的主要来源显然是睫状后动脉循环。

2. 视乳头的静脉回流　除了筛板前层流经视乳头周围脉络膜静脉外，主要是经视网膜中央静脉回流。这个循环通路在当视网膜中央静脉阻塞发生在筛板层时，对视网膜 - 睫状侧支循环的建立有重要意义。

（二）危险因素

NAION 可与多种疾病同时发生，Hayreh[48]等分析了 406 例伴有相关疾病的 NAION 患者，认为有三类疾病同 NAION 有关。第一，直接相关因素，如高血压、糖尿病等这一类疾病，能引起视乳头处血管的改变，因而这一类疾病可看作是 NAION 的病因；第二，间接相关因素，同 NAION 的发病明显相关，但没有直接联系的一类疾病，这一类疾病与 NAION 之间都有某些疾病的表现；例如，虽然患有脑血管梗死的患者发生 NAION 的几率增加，但它们并没有因果联系，只是它们具有相同的危险因素——动脉硬化，诸如心、脑血管疾病等。第三，无相关因素，还有一类就是发生在孤立或少部分 NAION 患者中的发病机制上无明显联系的疾病。

尽管 NAION 的病因还不是很清楚，但一些全身与局部因素在发病机制上与 NAION 的发生有密切联系，对相关因素的进一步研究有利于增加对 NAION 病因的了解以及治疗方案的选择。

1. 高血压　在 NAION 的患者中有 35%~50% 同时患有高血压，在中山眼科中心的研究中为 31.7%[49]，这比例要高于一般人群的发生率。Ellenberger[50]认为两者之间是有联系的，并提出缺血性视神经病变的视神经改变机制，类似于长期高血压引起脑部血管管壁变性，从而发生组织的缺血性梗死。另一种理论认为慢性高血压破坏了视乳头血管的自身调节功能，Hayreh 及其他研究者推测，由于长期高血压，致使供应视乳头的动脉管壁的紧张性增加，从而导致调节血流通过后睫状动脉的括约肌不能够及时松弛而获得正常血压下的灌注压梯度。慢性高血压的患者由于血管管壁变性使得自身调节的功能下降，因而这类患者在血压下降时就容易导致视乳头缺血[51,52]。

2. 糖尿病　在 NAION 的患者中患有糖尿病的占 10%~25%，中山眼科中心的研究为 17.3%[49]。与高血压的情况类似，NAION 患者的糖尿病患病率高于其他对照人群，在中青年及大于 65 岁的老年患者中比例提高[48]。Hayreh 在对伴有或不伴有糖尿病的 NAION 患者的比较研究中发现，两者发病年龄方面没有显著差异，但在糖尿病患者中，女性较多，且高血压、缺血性心脏病、一过性脑缺血症及对侧眼发病的比例增加[53]。糖尿病患者长期的糖代谢紊乱，造成毛细血管的循环障碍，血流缓慢，毛细血管壁内皮细胞增生，毛细血管床缺血，组织缺血缺氧，从而较容易发生视神经的缺血性病变。

3. 心、脑血管疾病　心血管的炎症、动脉硬化、或栓子栓塞如细菌性心内膜炎的小栓子阻塞均可成为视神经乳头局部血管的危险因素，使血管狭窄或阻塞。NAION 与脑血管疾病的关系还不清楚，Guyer 在与年龄、性别相匹配的白内障患者的对照研究中发现,患 NAION 的患者继发脑血管疾病的风险增加[54]。Sawle 等对 NAION 的患者所作的回顾性研究发现,与对照组相比,患脑血管疾病的比例增加[55]。虽然患有心、脑血管病变的患者与发生 NAION 没有因果联系,但它们可能具有相同的危险因素如小血管动脉粥样硬化、高脂血症、高血压等。动脉粥样硬化所造成的视乳头循环的自身调节障碍可能起一定的作用,也可能与 5- 羟色胺和内皮因子介导的血管痉挛因素的参与有关。

4. 颈动脉疾病　NAION 和颈动脉疾病之间的关系还不十分明了。同侧的颈动脉疾病被认为是一些 NAION 的致病因素,由于颈动脉狭窄或阻塞,侧支循环差,以及视神经软脑膜循环的局部改变,导致视神经的血供减少,而发生视神经的缺血性梗死。另外,Biousse 认为 NAION 可以是颈动脉瘤的一个早期症状[56]。

5. 栓塞　各种抗凝血机制障碍的患者也可能发生 NAION,包括血清中循环抗磷脂抗体浓度升高和蛋白 C、蛋白 S 或抗凝血因子Ⅲ降低等。血液成分改变及血液黏稠度增加,以致血液循环减慢,促使血栓形成阻塞血管而引起缺血性视神经病变。栓塞性 NAION 可发生于同侧颈动脉栓塞、冠脉搭桥及心脏介入治疗的患者,亦有发生于软骨肉瘤转移的患者,这些患者可有多发性视网膜血管栓塞。

6. 急性失血,贫血,低血压　NAION 可发生于两种情形:一部分患者继发于自发性出血,极为罕见;另一些则发生于术后并发的出血、贫血、低血压。

无论是自发性出血还是手术引起的出血,低血容量和其他一些因素的存在使得年老和手术患者更易发生视力损伤[57]。这些患者中绝大多数都有发生 NAION 的典型血管危险因素,包括高血压、冠状动脉疾病、糖尿病,以及吸烟史等。大多数患者经临床和影像诊断标准证实视神经是缺血的唯一部位,明显显示出低血压、贫血对视神经的选择性损伤。有时,单纯的严重贫血不能导致 NAION,但发生短暂的低血压就会引起一个已经贫血的患者发生 NAION。

7. 夜间性低血压　睡眠时发生的相对性血压下降可能缓慢地损伤视乳头血液循环,特别是有夜间血压"下降"明显或是那些系统性血压升高、视乳头循环自身调节已受到损害的患者。如果患者接受降压治疗,特别是在夜间,其损伤程度将更加严重。夜间性低血压特别是还伴有其他血管危险因素的患者,可能因血压降低到一个临界水平时引起视乳头的血流量减少,对 NAION 的发生起到重要作用[51]。NAION 患者的早晨血压升高相对对照组慢,并不能像健康人一样在晨间血压迅速达到昼间的水平[58]。缺血性视神经病变减压治疗研究[59](Ischemic Optic Neuropathy Decompression Trial,IONDT)的资料显示 42% 的 NAION 患者醒后 2 小时内发现视力下降。夜间低血压在 NAION 的发病中起的作用有待进一步研究。

8. 眼内压升高　由于视神经的正常血管灌注压需要全身血压与眼内压的相对稳定,眼内压的短暂升高会引起视乳头灌注压低于临界水平而发生缺血[60]。但大量 NAION 患者的平均眼内压并不比普通人群高[61],眼内压升高在 NAION 发病机制中所起的作用还有待阐明。

9. 白内障手术　白内障手术不是 NAION 的危险因素,而对侧眼有 NAION 病史则是一个危险因素[62]。白内障术后视神经缺血的原因可能为手术时作球后麻醉,直接损伤视神经血液供应血管,或眶内出血,压迫后睫状血管;或一些患者年龄偏大,血管疾患较多,术中行球后注射后按压的力量过大或过久[63],尤其是麻药内加入肾上腺素,促使小动脉收缩,导致视神经血液循环障碍,引起视神经缺血缺氧。

10. 解剖因素　与健康对照人群相比较,NAION 的患者中具有小的杯盘比和小视杯的比例较大,这个形态学上的特征也许是 NAION 发生、发展的最重要的危险因素[64];尽管 NAION 患者较正常人群具有小的杯盘比,神经纤维高度集中,但是视乳头大小和正常对照是一致的。当发生 NAION 后,47.8% 的患眼较对侧眼杯盘比增加 0.1[65]。

11. 其他危险因素　吸烟史与 NAION 的发病也关系密切,可认为是另一种危险因素。Wang 报道在有家族性 NAION 的患者 4 年后双眼发病的比例为 56%,而随机发病的患者 4 年后双眼发病的比例只为 23%[66];Hayreh 的研究也证实家族性 NAION 的患者发病年龄较早,双眼发病的比率较高[67]。另有报道称凝血因子Ⅴ、凝血因子Ⅱ、FADH$_2$ 的基因多态性及 HLA-A29 遗传标记与 NAION 的发生有关[68-70];其他可能的危险因素还包括纤维蛋白原、胆固醇、甘油三酯水平的升高[71-73]。β 阻滞剂滴眼剂的使用可致患者视乳头的自身调节机制削弱,对 NAION 的易感者是一个潜在的危险因素[74]。一些治疗性功能障碍的药物如艾力达(Levitra)或万艾可(Viagra),也会引起少数患者服药后出现突然的视觉丧失.其产生是由于流向视神经的血流受阻而引起 NAION。玻璃体切除术后也可能会发生 NAION。玻璃体切除术后的视野缺损是比较常见的,很多患眼都具有视神经损害的证据,其中有一些就可能是 NAION[75]。

(三)发病机制

NAION 一直被认为是由于血液供应障碍而引起的视乳头缺血。这也被多项研究结果所支持,包括典型的由血管性疾病引起的突然的视力下降,常发生于有全身血管改变的老年患者;一些标本有小血管关闭的病理依据,却没有有关炎症的临床和病理表现;以及在将猴的睫状后动脉阻塞时,会产生实验性的类似于 NAION 的眼底改变。巩膜筛板处和筛板前的特殊的血管解剖特点及引起供血障碍的疾病(如高血压、糖尿病、巩膜动脉炎及血管痉挛)的存在,可能使得这个区域易于发生梗死,视乳头血管的自身调节能力可能在这种易患性中也起到重要作用[76-83]。总而言之,NAION 的发生是多因素的,视乳头及视杯的大小和形态在发病机制上也许比缺血更重要,有关证据充分表明异常的血流同自身调节紊乱、灌注压降低、血栓形成等因素有关。NAION 的发病机制仍未明确,有待更深入的研究。

二、临 床 表 现

(一)发病率

从 11 岁到 90 岁均可发病,平均发病年龄在 57~65 岁,发病的高峰期在 55 岁至 70 岁。在糖尿病、偏头痛、以及一些高血压的患者,二、三十岁就有可能发生前部缺血性视神经病变。曾经或正在吸烟的患者比不吸烟的患者发病年龄要早。国外 50 岁以上人群中其年发病率为 1:10 000[84],而我国 40 岁以上成年人的年发病率为 1:16 000[85]。性别在 NAION 的发病并没有明显的差异。

(二)症状

视力下降较快,患者多可说出视力模糊的具体日期,从 1.0 至无光感,一般为中等度下降。可是单眼或双眼发病,大约 40% 的 NAION 患者双眼同时或先后发病,复发率低于 5%。多数患者无眼球转动时疼痛或眼球胀痛感,仅有 8%~12% 的患者眼球不适或疼痛。

(三)体征

几乎每只 NAION 眼都有 RAPD,除非对侧眼已有或同时发生视网膜或视神经的损害。通常情况下,视力或视野损害越严重,瞳孔症状越明显。眼底检查,前部缺血患者可见轻度视乳头水肿,边界模糊(图 41-19A),很多患者在视乳头边缘或附近会有一处或多处火焰状出血存在;视网膜动脉狭窄变细,而且可见视乳头周围视网膜有水肿、棉绒斑,甚至可见黄斑部半侧或全周星芒状硬性渗出。后期视乳头水肿消退后,其边界清楚,视乳头局限性颜色变浅或苍白,视乳头边缘出血及黄斑部硬性渗出也可以吸收(图 41-19B)。

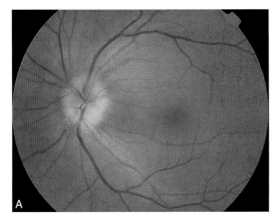
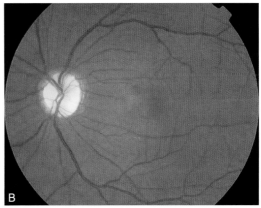

图 41-19　急性前段缺血性视神经病变

A. 左眼视乳头弥漫苍白水肿,边界欠清,动脉血管稍细,视乳头周围视网膜有水肿;B.治疗 8 个月后,左眼
视乳头边界清,色淡白,动脉血管较细,视乳头周围视网膜水肿消失

(四) 辅助检查

1. 色觉损害　几乎所有的NAION的患者患眼色觉都有所下降,主要是以红绿色觉障碍为主,色觉下降的程度,常与视力下降的程度直接对应(而视神经炎的患者则可以在视力轻度下降的情况下有色觉的显著受损)。

2. 视野改变　前部缺血患者视野改变范围大小不等(图41-20),但典型的视野缺损形式常是水平缺损并与生理盲点相连(图41-20C),占58%~80%,大多数缺损发生在下方,如视野缺损绕过中央注视区者,中心视力可较好。有研究发现在NAION早期可表现出和视神经损伤相关的不同视野缺损,其中鼻下方绝对视野缺损较下方水平绝对视野缺损更为普遍(22.4% 对 8.0%),可以看做NAION的一个最为典型的视野缺损。下方水平视野相对缺损较常见,占34.9%;而下方水平绝对视野缺损较少,占8.0%。鼻下方绝对视野缺损联合下方水平视野相对缺损是NAION最常见的类型[86]。

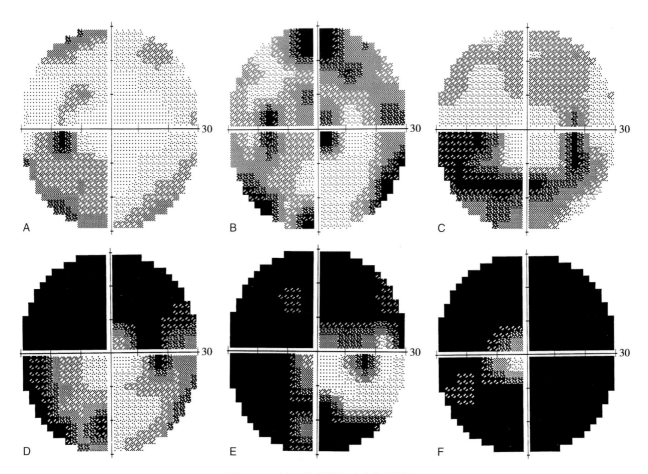

图 41-20　缺血性视神经病变视野缺损
A. 与生理盲点相连的颞下象限缺损;B. 与生理盲点相连的不规则视野缺损;C. 与生理盲点相连的下弓形视野缺损;D. 与生理盲点相连的上半水平视野缺损;E. 上下视野均缺损;F. 管状视野缺损(刘文提供)

3. FFA　急性期:FFA早期可见视乳头局限性的弱荧光区,视乳头周脉络膜局限性弱荧光,但晚期视乳头有明显的荧光渗漏,显现强荧光(图41-21)。萎缩期:FFA早期可见视乳头荧光减弱和后期强荧光,但无明显的荧光渗漏(图41-22)。

4. 相干光断层成像(OCT)　能够对视乳头水肿和微小的视网膜神经纤维缺失进行监测,从发病初期到六个月时均能检查,可发现视网膜神经纤维缺失和视野缺损相一致的改变[87]。而且OCT能够查出视野不能发现的视神经纤维缺损[88]。

5. 其他　患者多伴随致病的危险因素,如高血压、糖尿病、贫血、大量出血、血管炎症性病变,93.5%的患者具有一种或多种危险因素[49]。

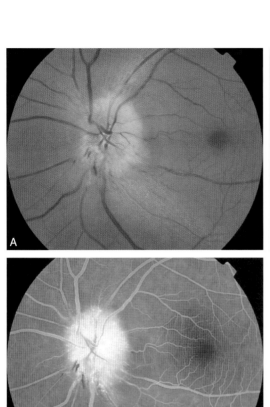
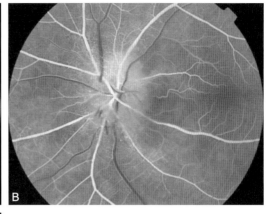
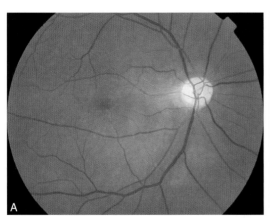

图 41-21 前段缺血性视神经病变急性期
A. NAION 急性期 眼底视乳头水肿,边界欠清,下方盘沿可见片状出血,动脉血管稍细,视乳头周围视网膜有水肿;B. FFA 早期,视乳头下方局限性的弱荧光,视乳头周脉络膜局限性弱荧光;C. 造影晚期,视乳头荧光渗漏,显现强荧光,下 1/3 荧光仍较上方弱

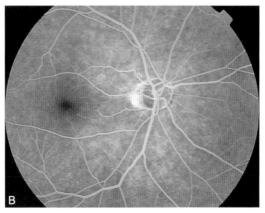
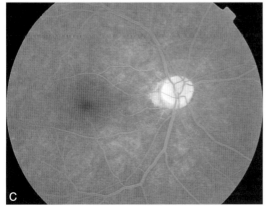

图 41-22 前段缺血性视神经病变萎缩期
A. 图 41-21 患者右眼 NAION 萎缩期 眼底视乳头边界清,色苍白,动脉血管较细;B. 造影早期,视乳头荧光减弱,视网膜血管充盈正常,黄斑拱环血管清晰,未见异常荧光;C. 造影晚期视乳头强荧光,未见渗漏

三、诊断和鉴别诊断

(一) 诊断

主要根据病史和临床表现及相关实验室检查,应注意区分非动脉炎性和动脉炎性缺血性视神经病变,非动脉炎性患者的血沉多为正常,而动脉炎性患者血沉一般有明显增高。

前部缺血性视神经病变(AION)的诊断依据是:

1. 发病年龄多在 50 岁以上。

2. 突然无痛性视力丧失。

3. 早期见视乳头水肿、晚期萎缩。

4. 患眼出现视野缺损,典型的视野缺损形式常是水平缺损并与生理盲点相连,健眼视野正常且既往无视神经病变史。

5. 急性前部缺血患者造影早期可见视乳头局限性的弱荧光区,晚期视乳头有明显的荧光渗漏,显现强荧光。

(二) 鉴别诊断

1. 动脉炎性缺血性视神经病变　颞动脉炎(temporal arteritis)又称巨细胞性动脉炎(giant-cell arteritis),是动脉炎性缺血性视神经病变最常见的原因。其特点为多发于老年人,70~80 岁多见。视力损害严重(0.1 或以下者达 70%,无光感者为 21%),双眼受累约为 75%,同时发病,或相隔几周或几月。眼部表现可出现上睑下垂、球结膜水肿;前部缺血者眼底可见视乳头贫血性水肿,也可发生视网膜中央动脉阻塞,后部缺血性者眼底正常,但晚期都出现视神经萎缩;视野象限性缺损,或以水平为界的上下偏盲;少数患者伴有葡萄膜炎及巩膜炎。全身表现可有发热、头痛、颞动脉增粗压痛、搏动减弱或消失;如累及其他动脉可出现相应表现。实验室检查可发现血沉快,C 反应蛋白强阳性,纤维蛋白原增高,颞动脉活检可发现巨细胞浸润肉芽肿性炎症病变。激素治疗不仅可以控制炎症,还有利于避免对侧眼的发作。

2. 后部缺血性视神经病变　后部缺血性视神经病变(PION)是发生于视乳头以后的视神经缺血性病变,其血液供应较视乳头更为复杂,是眼科临床上一类特殊疾病(非动脉炎性;动脉炎性;手术源性),但是要在排除了其他因素所导致的视力下降后才能够确立诊断。在所有 50 岁以上患者中,必须除外巨细胞动脉炎。该病(PION)临床最常见特征为显著的视力下降和中央视野缺损。眼底和视乳头没有任何改变,但常常 6~8 周左右视乳头变苍白。研究表明,对非动脉炎性后部缺血性视神经病变患者,在视力下降症状出现不久即采用激素冲击疗法,较未接受冲击治疗患者视力可有快速提高,但是对动脉炎性和手术源性 PION 患者则没有这种效果[89]。

3. 糖尿病性视乳头病变　糖尿病性视乳头病变(diabetic papillopathy,DP)是发生在糖尿病患者中的一眼或双眼的视乳头水肿[83]。常双眼发病,约 70%DP 发生于 1 型糖尿病患者,视功能检测及神经系统检查多无阳性发现,预后良好。患者有糖尿病视网膜病变表现和血糖增高可与 NAION 鉴别。

4. 其他　缺血性视神经病变患者应与视神经炎、Leber 视神经病变及 Foster-Kennedy 综合征等鉴别,NAION 的视乳头外观出现高度肿胀、苍白、动脉变细和出血较视神经炎更为普遍。

四、治　疗

很多种药物都被用来治疗 NAION。如苯妥英钠、Tenon 囊下血管扩张药物注射、去甲肾上腺素静脉滴注、溶栓药物、星状神经节封闭、阿司匹林、肝素诱导低密度脂蛋白 / 纤维蛋白原沉淀或血液稀释等,但所有这些药物和方法对视力转归都没有明显的疗效[90]。

1. 肾上腺糖皮质激素　在视乳头水肿明显时,如无应用肾上腺糖皮质激素的禁忌证,可考虑在急性期全身应用肾上腺糖皮质激素,在炎症早期可减轻渗出、水肿、毛细血管扩张、白细胞浸润及吞噬反应,可以对视力提高和视野改善有所帮助。激素是国内外多年临床常用治疗方法,有关剂量、途径、方法和用药时间也无统一标准。考虑到患者可有不同程度的原发疾病,临床上要坚持个体化给药方案,可选择不同种类不同剂型的肾上腺糖皮质激素,而且要在短期应用的前提下,配合其他药物进行综合治疗,减少不良反应。大剂量、短时间的冲击疗法也能在最大程度上减少不良事件的发生。Hayreh 主张前两周口服泼尼松80mg,然后 70mg 五天,60mg 五天,然后每五天减 5mg 直至停药[91]。作者常采用静脉注射泼尼龙冲击治疗 3~5 天(根据年龄、体重、全身情况可酌情减至 120~200mg),然后改口服(40~60mg)逐渐减量至停药。有严重糖尿病、高血压等全身疾病的患者应慎重用肾上腺糖皮质激素,甚至不用。

2. 复方樟柳碱　我国的宋琛教授经多年临床的研究,发现复方樟柳碱注射液对 NAION 有较好的效果[92],对复方樟柳碱注射液的临床药物试验亦证实了该药物对 NAION 治疗的有效率达 87%,较对照组有效率 35% 有明显的差异,亦较 IONDT 研究的自然恢复率 42% 为优[93]。复方樟柳碱注射液主要是通过调整脉络膜自主神经的活动,使脉络膜血管活性物质稳定在正常的范围,从而改善脉络膜血管的运动功能,增加眼血流量,改善视神经的血供情况。复方樟柳碱注射液应用 2ml 患眼侧颞浅动脉旁皮下注射,每日 1 次,严重者可每日 2 次,每疗程为 14 天,根据病情可连续使用 2~4 疗程。

3. 针对病因的治疗　对与全身相关的疾病进行系统治疗,如抗高血压、降血糖、降血脂等。一些活血化瘀的中成药(如复方血栓通胶囊、脑栓通胶囊等)对 NAION 的治疗有一定的好处。亦可适当应用维生素 B 族及神经营养药物,如维生素 B_1、B_6、B_{12}、胞磷胆碱、神经生长因子和肌苷等。

4. 手术　1989 年,Sergott 报道用视神经鞘减压术(optic nerve decompression surgery,ONDS)可提高进行性 NAION 患者的视功能[94]。为了研究 ONDS 对 NAION 自然病程的效果和安全性,由美国眼科研究所组织了一项针对 ONDS 治疗 NAION 疗效研究的多中心、随机化临床研究—缺血性视神经病变减压治疗研究(Ischemic Optic Neuropathy Decompression Trial,IONDT)。IONDT 研究结果提示视神经减压术对 NAION 是无效的,甚至可能有害,不应再作为治疗 NAION 的方法[95]。基于这种原因,目前绝大多数临床医生已不再用 ONDS 治疗 NAION。

五、治　疗　效　果

NAION 常见于中老年患者,偶见于年轻患者,其发病机制常常为多因素(局部和全身)而显得较为复杂,很多治疗方法如前所述已被证明是没有帮助的。由于一部分患者视力能够自发恢复,因此在治疗效果上也存在诸多争议。对其自然病程及转归的认识有助于选择适当的治疗方案和治疗时机。目前为止,有关 NAION 自然病程的最佳资料是来自缺血性视神经病变减压治疗实验(IONDT)。在对随机选择的非治疗组进行观察,意外发现视力自发恢复的比例很高,在 6 个月的评估中,试验组 42.7% 的患者最低视力提高了三行以上[95]。视力和视野的变化(提高或变差)主要发生在 6 个月内,之后没有明显的改变[96]。

目前针对 NAION 急性期全身使用肾上腺糖皮质激素是国内外多年临床常用治疗方法,可以对视力提高和视野改善有所帮助,同时也强调对相关危险因素的治疗。国内采用复方樟柳碱注射液穴位注射和鼠神经生长因子肌肉注射对促进视神经功能恢复也有一定效果。

六、典　型　病　例

双眼先后发生缺血性视神经病变

1. 病例　患者男,38 岁,因"左眼视力突然下降半月余"于 2006 年 12 月 6 日来东莞光明眼科医院门诊就诊。患者自诉 2006 年 11 月 18 日发现左眼眼前突然出现黑影,次日自觉左眼视物更为模糊,即在外院就诊,具体诊治不详,12 月 6 日来我院就诊,右眼视力 1.5,球前段及眼底检查未见异常。左眼 0.05,矫正无提高;眼球前节未见明显异常,玻璃体清,眼底视乳头边界欠清,视乳头鼻下边缘可见片状出血,视网膜动静脉比例 1:2,黄斑区见星芒状渗出。眼压测量:右眼 14mmHg,左眼 15mmHg。有糖尿病病史,测血压 120/58mmHg,头颅及垂体 MRI 检查均为阴性。12 月 19 日行双眼视野检查:左眼鼻侧半侧视野缺损,右眼视野检查未见异常。2007 年 1 月 20 日行左眼眼底彩照及 FFA 检查,造影示早期视乳头荧光较弱,晚期视乳头呈现强荧光,边界尚清晰,未见明显渗漏(图 41-23)。

2. 诊断　左眼缺血性视神经病变。

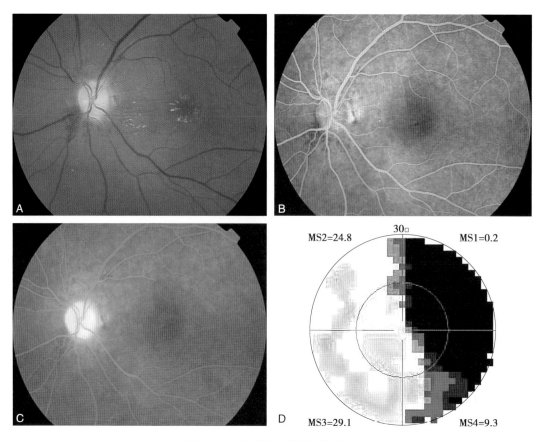

图 41-23　左眼缺血性视神经病变

A.左眼发病 2 月后,视乳头水肿消退,颜色变淡,边界欠清,鼻下视乳头边缘见片状出血,黄斑部全周星芒状
渗出;B. FFA 41 秒时,视乳头弱荧光,血管和后极部视网膜未见明显异常;C.造影 21 分钟时,视乳头呈现强
荧光,边界尚清晰,未见明显渗漏;D.左眼发病 1 月,视野检查呈鼻侧半侧视野缺损,颞侧半敏感度也降低

3. 治疗　给予脑栓通和递法明片口服。12 月 13 日起行复方樟柳碱注射液 2ml 左眼颞侧皮下注射治
疗,每日一次,并行 3B 注射液(复合维生素注射液,内含 B_1、B_6 和 B_{12})2ml 和胞磷胆碱注射液 0.25 克肌注
一次 /d。12 月 19 日行双眼视野检查:左眼鼻侧半侧视野缺损,右眼视野检查未见异常。2007 年 1 月 5 日
复查右眼视力 1.5,左眼 0.1,眼部检查情况同前,予增加尼莫地平 20mg 和益脉康 2 粒口服,每日三次,余治
疗同前。

4. 治疗效果　2007 年 1 月 20 日,患者突然出现右眼下方一黑影,检查右眼视力 1.5,左眼 0.1。右眼
前节未见明显异常,玻璃体清,眼底视乳头充血和水肿,静脉轻度曲张,A：V=1：2,视网膜平伏(图 41-24A)。
诊断"右眼缺血性视神经病变",行右眼视野,FFA 检查,并予口服泼尼松 35mg/d,复方樟柳碱注射液 2ml
右颞侧皮下注射治疗一次 /d,3B 注射液 2ml 和胞磷胆碱注射液 0.25 克肌注治疗,血栓通干粉针静脉滴注。
2007 年 1 月 26 日右眼视力 1.0,左眼 0.2,加复方血栓通胶囊和银杏叶口服,2007 年 1 月 29 日右眼视力 0.7,
左眼 0.2,眼部情况同前。之后右眼视力逐渐上升,2007 年 2 月 26 日右眼视力 1.5,左眼 0.3。2007 年 5 月
21 日超声多普勒颈动脉检查未见明显异常,但脑部 MRI 检查发现脑部有多个小的梗死灶。期间予口服脑
栓通、维生素 B_1 等药物治疗,病情较为稳定,2010 年 04 月 20 日复诊,右眼视力 1.5,左眼 0.3,右眼视乳头
色淡,左眼视乳头色苍白,视野检查:右眼较前好转,左眼基本同前(图 41-25)。

5. 专家点评　从本例可见到一眼发病后,尽管在治疗的过程中,亦不能阻止另一眼发病,所以治疗过
程中不但要注意局部因素,亦要注意患者的全身因素。另外,在实际上的临床工作中,作者发现患者视力
的恢复与起病后就诊的时间有关,本例发现同样的情况。缺血性视神经病变患者的视野损害的恢复较视
神经炎的患者的视野损害的恢复要困难,所以在治疗前要与患者做好沟通。

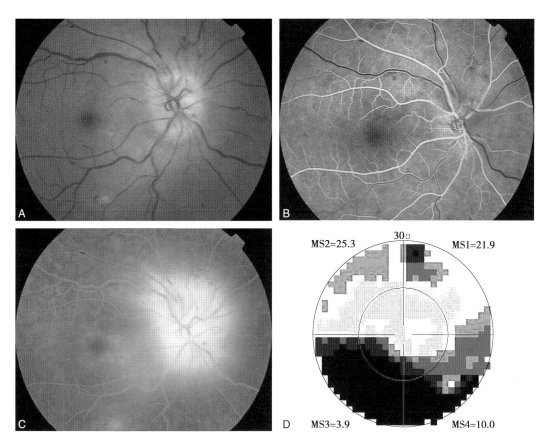

图 41-24　右眼缺血性视神经病变

A. 2007 年 1 月 20 日,右眼出现下方黑影,检查右眼视力 1.5,眼底视乳头色淡,轻度水肿,边界模糊,视乳头表面及后极部有片状出血,以上半明显。视网膜静脉轻度迂曲,黄斑旁鼻下见小片边界不清的白斑。视乳头周围视网膜水肿,颞下见一块棉绒斑;B. 右眼 FFA 14 秒,视乳头上方及鼻侧局限性弱荧光,后极部可见出血点遮蔽荧光;C. 造影 21 分钟,右眼视乳头大量荧光渗漏,呈强荧光,边界模糊,视乳头表面点状黑影为出血斑点遮蔽荧光。视乳头周围视网膜亦染色,黄斑呈囊样水肿高荧光,后极部视网膜片状高荧光;

D. 右眼视野显示与生理盲点相连的下方水平缺损,上方视野也有部分缺损

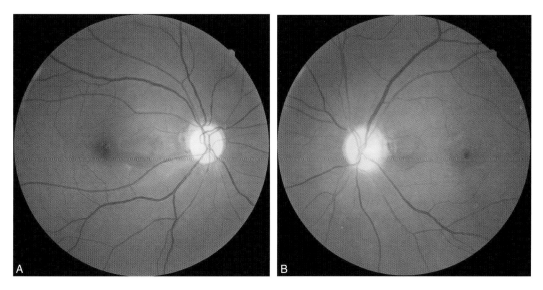

图 41-25　双眼视神经萎缩

A 和 B. 2012 年 4 月 20 日复诊,双眼视乳头色苍白,边界欠清,有灰白色毛边,呈继发性视乳头萎缩状,未见出血和视网膜水肿。视网膜血管行径正常,动脉细,双眼黄斑区均见细白色点状物

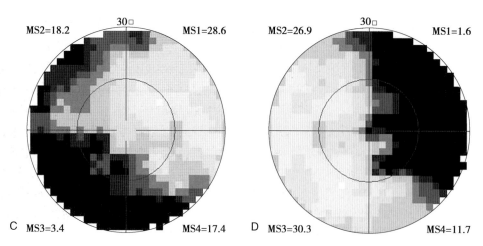

图 41-25（续）

C. 右眼鼻上方弓形视野缺损,下方仍见视野缺损,但鼻下视野较发病时略有好转;D. 左眼累及中心凹的鼻侧视野缺损,与发病时相比,缺损区有减少,颞侧光敏度增加

（王化峰　于强）

第六节　视神经萎缩

视神经萎缩（optic atrophy）指疾病引起的视神经纤维减少或消失,导致的视乳头血管结构减少和神经胶质增生。视神经萎缩不是一种独立的疾病,是眼部和全身多种疾病导致的终末状态。临床表现视力下降或丧失、视乳头部分或全部苍白。

临床上将视神经萎缩分为原发性和继发性视神经萎缩、上行性和下行性视神经萎缩。原发性视神经萎缩是筛板以后视神经到外侧膝状体病变引起的视神经萎缩;继发性视神经萎缩是由于筛板以前的视乳头病变引起的视神经萎缩;上行性视神经萎缩则是因视网膜或脉络膜的广泛病变,引起视网膜神经节细胞的损害而导致的视神经萎缩;下行性视神经萎缩是视交叉到外侧膝状体病变引起的视神经萎缩。

视神经萎缩一旦发生,几乎不可逆转,导致永久性失明,因此早日确定病因对早期预防和治疗视神经萎缩至关重要。本章将对常见引起视神经萎缩的疾病分别论述（表 41-4）。

表 41-4　视神经萎缩分类

一、遗传性视神经病变 　　显性视神经萎缩 　　隐性视神经萎缩 　　Leber 遗传性视神经病变 二、中毒性和营养不良性视神经病变 三、压迫性视神经病变 　　伴视乳头肿胀的压迫性视神经病变(前部压迫性视神经病变)	无视乳头肿胀的压迫性视神经病变(球后压迫性视神经病变) 四、外伤性视神经萎缩 五、青光眼性视神经萎缩 六、血管性视神经萎缩 七、炎症性视神经病变 八、颅内高压后视神经萎缩 九、与视网膜疾病相关的视神经萎缩

一、遗传性视神经病变

传统上将该组疾病根据遗传模式分为常染色体显性,常染色体隐性和 Leber 遗传性视神经病变三大类。

（一）显性视神经萎缩

显性视神经萎缩（dominant optic atrophy）是最常见的遗传性视神经病变,估计发病率为 1∶50 000,被命名为常染色体显性遗传婴幼儿型视神经萎缩(Kjer 型)或青少年型视神经萎缩。

1. 发病机制　病变基因定位于 18 和 3 号染色体[97]。

2. 临床表现　多在 10 岁内发病,还没有发现出生时或出生后不久的先天性病例。起病缓慢,双眼视力降下降在同一水平,极少数两眼视力轻度或显著的不对称下降。家族间或家族内成员间视力改变存在很大的变异,年龄较小的患儿可有眼震颤。大多数没有神经系统缺陷。

大部分患者表现颞侧视乳头苍白,颞侧表浅毛细血管缺失,或者视乳头颞侧有一特殊的三角形的凹陷,该体征具诊断意义。其他眼底表现包括视乳头周围萎缩,中心凹反光点消失,轻度的黄斑色素改变,动脉变细和非青光眼性视杯扩大。

3. 辅助检查　在能配合检查和视力尚可的小儿,可进行以下检查。

(1) 蓝色盲:是本病的特征性色觉障碍,特别是用 FM100 检查时;也常见一般的色觉障碍(蓝黄和红绿色觉缺陷)。色觉障碍的程度和视力无相关性。

(2) 视野改变:为中心暗点和旁中心暗点,用红色视标检查时,视野缺损轮廓最清晰。如果视力≥0.4,应做静态视野检查。

(3) 电生理检查:图形 ERG 示 N95 振幅明显降低,VEP P100 潜伏期延迟和(或)电位幅度降低。

4. 诊断　该病目前尚无成型的诊断标准,根据相关文献[98-100]综合如下:①儿童期或青少年期双眼大致对称、缓慢进展的视力下降;眼底见视乳头颞侧苍白,若萎缩较严重,可向视乳头上方及下方发展,最终累及鼻侧象限;②视乳头周围脉络膜萎缩弧或杯盘比增大;③色觉损害多为蓝色盲,也可表现为红绿色盲或全色盲;④中心、旁中心或盲中心暗点;⑤图形 ERG 示 N95 振幅明显降低,VEP 示 P100 波峰潜伏期延迟和(或)振幅明显下降;⑥排除颅内肿物及中枢神经系统其他疾病;⑦有常染色体显性遗传家族史;⑧相关基因检测阳性,目前已发现的有 OPA1(3q28-q29)、OPA3(19q13.2-q13.3)、OPA4(18q12.2-q12.3)、OPA5(22q12.1-q13.1)、OPA7(16q21-q22)等。

（二）隐性视神经萎缩

隐性视神经萎缩(recessive optic atrophy)临床罕见。

1. 先天性隐性视神经萎缩　为常染色体隐性遗传,患儿的父母常是近亲结婚。在出生时就存在或早期发生,通常在患儿 3~4 岁前被发现。该病的临床特征为双眼视力严重下降,甚至全盲,并有水平性眼震颤。如果视野可以检查,则表现为不同程度的缩窄,且常有旁中心暗点。视乳头完全萎缩苍白,血管细窄,常见有视杯加深。

该视神经萎缩多为静止性病变,不伴有其他全身或神经系统的症状或体征。

2. 复杂性遗传性婴幼儿视神经萎缩(Behr 综合征)　常染色体隐性遗传,大多数患儿为女性。发病始于儿童早期,多在 10 岁以前即表现出中到重度的视力减退,常伴有眼震颤和斜视,其颞侧视乳头苍白。患儿有相关的神经系统病变,如伴各种锥体征、共济失调和精神发育迟滞。大部分患儿在儿童期后病变不再进展。

3. Wolfram 综合征　又名 Diamoad 综合征(尿崩症、糖尿病、视神经萎缩和耳聋),属常染色体隐性遗传性神经变性疾病,1938 年由 Wolfram 首先报道[101]。该综合征表现为青少年型糖尿病和进行性视力减退伴视神经萎缩,几乎总伴尿崩和(或)感觉性耳聋。该综合征的发生和进展变化不一,糖尿病的症状和体征多出现于几岁或 10 多岁,并多发生于视神经萎缩之前。在病程早期,虽有轻度的色觉障碍和视神经萎缩,但视力可正常,晚期视力严重减退。所有患儿视野均普遍缩窄并有中心暗点,视神经萎缩均很严重,视乳头苍白,且可有轻到中度的视杯增大。

该综合征听力减退和尿崩症出现的时间也不定,两者始于几岁或十几岁,可以非常严重,同时还可伴其他全身和神经系统异常如共济失调,癫痫等等。

Wolfram 综合征虽然归类于常染色体隐性遗传病变,但其多疾病的发生可能以线粒体功能障碍解释更加合适。该综合征的发病基础可能为核基因缺陷在线粒体水平的表现。

（三）Leber 遗传性视神经病变

请参照本章第七节。

二、中毒性和营养不良性视神经病变

中毒性和营养不良性视神经病变(toxic and malnutritional optic neuropathy)是外来药物或毒素和身体所需物质缺乏导致的视神经纤维受累而引起视功能障碍,又称中毒和营养不良性弱视(toxic and malnutritional amblyopia)。

(一)病因

虽然某些视神经病变有明显的中毒或营养性病因,但有些病变只是推断与中毒或营养有关,可能最终还会被证实有误。也有可能一些视神经病变,现在被认为是特发性或其他的病因,但实际上还是因为毒性作用或营养不良所致。随着大量的药物以及新的化学物质的不断涌现,将不断有另外的中毒性视神经病变被确诊。出于医学和法律角度考虑,对于散发或流行性的视力减退,医生要始终警惕有中毒或营养不良因素致病的可能。

1. 营养不良性视神经病变　要证实视神经病变的原因为营养不良绝非易事。首先患者应该有营养不足的条件,而且时间很长,导致某些营养物质耗尽。经济和政治震荡之后出现大量的视力减退患者说明可能存在营养性的病因。其次患者应该有营养不良的证据,通常是像体重下降和消耗体质这样的显著表现。不过营养不良性视神经病变患者不一定消瘦,如果存在其他的体征如周围神经病变、角膜炎或维生素缺乏性皮肤黏膜斑等则有助于诊断。恶性贫血或维生素 B_{12} 缺乏性视神经病变可发生在一些看似正常的个体,而没有营养不良的症状或体征。

很难确定视神经病变到底是由哪种特定的营养不足所引起,营养不良的患者很少说只有某种营养物的缺乏,一般都会有多种物质缺乏。即使在一个视力减退的患者已确定为某种特别物质的缺乏,也不能就此证明是该物质的缺乏引起的视力减退。而且,即使补充了这种缺乏物后,视力恢复了,也不一定确定就是所补充的营养物治愈了疾病。除了维生素 B_{12} 外(很少因饮食而缺乏),目前动物模型还很少确定哪种特别的营养物缺乏是引起弱视的营养不良性视神经病变。以当前的知识水平,只能推测哪些特定的营养物缺乏引起或促发营养不良性视神经病变。

2. 中毒性视神经病变　当怀疑患者有中毒性视神经病变时,首先要弄清楚患者是否曾经接触过某种已被证实通过同一接触途径损害视神经的物质。视力减退可因急性中毒或慢性中毒而发生,这取决于接触物,但从停止接触到出现症状的间隔期不应该太长。患者必须有与中毒性视神经病变相吻合的症状和体征,而且这些症状和体征已证实与接触同一物质而遭受视力减退患者的典型表现相一致,并在接触之前没有出现过该症状。

患者对再次接触的反应有助于评价中毒的可信度并帮助确定患者视神经病变的病因。如果停止对药物或化学物接触后视力恢复,当患者再次接触同一物质时视力再度下降,则这种复发性的视力减退可确定该物质有神经毒性,而且视力减退是由于中毒所引起。掌握流行病学资料非常有用,当引入或停止某些特定药物或化学物质时,与疾病相关发病率发生显著变化。

动物模型能帮助验证假定的致毒物对视神经的毒性,尽管存在种族易感性变异和难以检查动物视功能,但有些还是很有用的动物模型。

(二)临床表现

中毒性和营养性视神经病变的症状和体征类似,与其他大部分视神经病变也差不多(主要是那些双眼同时发病者),单靠一个或几个临床表现很难确立诊断。

1. 病史　患者是否接受过某些药物的治疗,或因职业或某种环境接触过某种药物或化学物质,或是有吸烟和饮酒嗜好。营养性视神经病变更可能发生在经济条件差的地区和战乱、灾荒年代。应详细询问患者的饮食习惯、用药物史、吸烟史和社会及职业背景。

2. 视力下降　最初常有注视点黑矇,雾视感或云雾感,随后视力进行性下降,下降的速度可以非常快。在营养不良性视神经病变患者,即使被误诊和没有得到及时治疗,也很少发展到光感或全盲。除了甲醇中毒可导致全盲或近全盲外,中毒性视神经病变患者视力低于 0.05 者不多见。患者通常是双眼发病,在早期可一眼先于另眼患病,如果发现一眼视力严重减退而另眼完全正常则应怀疑中毒性或营养不良性视神经病变的诊断是否正确。

3. 瞳孔改变 因为中毒性和营养性视神经病变的视觉损害多为双侧对称,因此患者 RAPD 不多见。当患者失明或近盲时(如甲醇中毒),瞳孔对光反射消失或减弱,瞳孔散大。此外瞳孔也可能对光反应和近反射相对正常。

4. 眼底改变 营养性视神经病变的早期视乳头正常或轻度充血,充血的视乳头也可伴视乳头出血,但通常很小,视神经萎缩发生的时间相当晚。大部分中毒性弱视急性期视乳头正常,但部分患者可见视乳头肿胀,在不同的间歇期后出现视神经萎缩。

5. 辅助检查

(1) 色觉异常:早期就出现色觉障碍,可能是初发表现。部分患者注意到某些颜色如红色,不再是像以前那样鲜艳亮丽,某些患者总的色觉减退。

(2) 视野改变:中毒性或营养性视神经病变患者普遍存在视野缺损,表现为中心暗点和中心盲点性暗点,部分患者一眼有中心暗点而另眼为中心盲点性暗点。中心盲点性暗点的解剖基础仍有待确定,周边视野缩窄和水平视野缺失较少见。

(3) FFA:一般无特征性改变,用于排除其他容易相混淆的疾病,如黄斑变性的早期等。

(4) OCT:可见视网膜神经纤维层变薄。

(5) 电生理改变:中毒性或营养性视神经病变者可有 ERG 和(或)VEP 的改变。

(6) MRI:该检查可以排除眶内占位性病变,还有助于排除颅内占位,必要时可注射钆造影剂排除不能清楚显示的脑膜瘤。

(7) 实验室检查:怀疑营养性视神经病变,应做如血清维生素分析、血清蛋白浓度和抗氧化剂水平测定。确定恶性贫血应该检查维生素 B_{12} 水平,而且红细胞叶酸水平是总的营养状况好坏的一个指标。具备营养不良性视神经病变典型症状和体征者,应该有相应实验检查依据来支持。

当怀疑有特定的致毒物时,应该确定患者组织或体液中的毒素或其代谢情况。这时应该咨询毒理学家的建议。在怀疑中毒时,应该尽量评价或掌握其他接触者的情况。所获得的信息对于公共卫生有意义,能帮助确定一些以前没有认识到的对视神经有危险的化学物质的毒性。

(三) 诊断

具有清楚的营养不良或接触某种有毒物的病史,加上典型的临床表现,可确定营养不良性或中毒性视神经病变。即使有绝对的诊断把握,也应做必要的辅助检查帮助确立诊断或排除其他可能引起视神经病变的原因。

(四) 鉴别诊断

当患者主诉双眼视力减退,屈光不能矫正,并且其他检查正常时,除了中毒性和营养性视神经病变外还可能有其他疾病。某些黄斑病变具有相同的表现,随着时间的推移,黄斑表现出异常,但在此之前,FFA、局部 ERG 和全视野 ERG 都可能发现不了病变。

1. 伪盲 对于双眼视力减退,医生应该警惕转化症(又称歇斯底里性精神官能症,是一种精神障碍,此处可能用后者更加易于读者理解)或诈病。当患者诉视力长期减退而又没有视神经萎缩是一个很重要的线索。急性期时,视野缺损的特征可以帮助区分视力减退是否是非器质性病变。中心或旁中心暗点是中毒性和营养性视神经病变典型的视野缺损。而躯体转化或诈病的患者是没有这样的缺损的,其视野缺损通常是视野缩窄,可呈螺旋状或管状视野。

2. 显性遗传(Kjer)和线粒体遗传(Leber)性视神经病变 如果并不知晓家族史,此两种疾病可与营养性视神经病变相混淆,这种混淆最可能出现在病程晚期才首诊的患者。Kjer 病比营养性和中毒性视神经病变进展更为缓慢,而且早期即有视神经萎缩。在 Leber 视神经病变中,双眼出现对称或几乎对称性视力减退也不少见,因此在任何被认为有中毒性或营养性视神经病变的患者都应该考虑该病的可能。一些患者可能需要做不同的线粒体突变的检查。

3. 视交叉的压迫性或浸润性病变 由于中心盲点性暗点和视交叉病变的双颞侧视野缺损很相似,且确有很多肿瘤病例表现为双眼中心甚至中心盲点性暗点,临床医生应当注意鉴别,仔细询问患者有无全身内分泌系统的改变及其他伴随症状,及时进行神经影像学检查,避免误诊。

4. 脱髓鞘性、炎症性或感染性视神经炎　若双眼同时发病,则亦可同中毒性和营养性视神经病变混淆。视野缺损类似,但 90% 以上的视神经炎病例有眼球疼痛和视乳头肿胀。部分病例 MRI 可提示病变的性质。必要时做其他检查如脑脊液、梅毒、结节病或全身血管炎的特异性检查以及完整的神经系统检查。

三、压迫性视神经病变

视神经或视交叉受压可导致视乳头萎缩,除非病变迅速发展,患者视力多呈渐进性减退。色觉、特别是红光敏感度早期即出现异常,双眼视野可能受损,视乳头颜色苍白。

(一) 伴视乳头肿胀的压迫性视神经病变(前部压迫性视神经病变)

1. 病因　眼眶内病变,有时视神经管病变都可能压迫视神经,极少见情况下颅内病变也可压迫视神经,从而导致视乳头肿胀。病变可能是肿瘤、感染、或炎症,甚至可以是附近肿胀或增生的疾病。

2. 临床表现　大部分的前部压迫性视神经病变都有进行性视力下降伴突眼,许多视神经管内段或颅内段缓慢受压的患者可出现一种特别的临床三联征:视力减退、视乳头肿胀(可进展为视神经萎缩)并出现视网膜脉络膜分流静脉。该分流静脉位于视乳头和视乳头周围区域,将静脉血从视网膜分流至脉络膜。

许多患者视力保持正常或接近正常,而且除了明显的视乳头肿胀外并没有眼眶疾病的外部体征。部分患者尽管保留有正常的视力,仔细检查其色觉可发现一些细微的缺陷,有时还有 RAPD。自动视野检查其受累眼只是生理盲点的扩大或均差(视野检查结果的一个指标:Mean Deviation)的轻度降低。

(1) 眼眶炎症:累及眼眶的炎性病变如脓肿和非特异性的特发性炎性假瘤,也可能引起视神经近端的压迫和继发性视乳头肿胀。患者多有视力减退、疼痛、突眼和充血并伴视乳头肿胀。偶尔,眶尖的脑脊膜瘤产生类似的临床表现。

(2) 甲状腺相关性眼病:增粗的眼外肌压迫视神经引起压迫性视神经病变伴视乳头肿胀,其视力减退之前几乎总有充血症状,而且起病多缓慢,呈双侧对称性。

(3) 眼眶病:患者除了突眼、充血和眼球运动受限外,还可能在后极部邻近视乳头的地方出现各种皱襞或细纹。

(4) 视神经脑膜瘤:完全局限于视神经管的脑膜瘤患者有时可能出现视物模糊和视乳头肿胀。视乳头肿胀的机制未明,推测可能是视神经受压、轴突运输阻滞所致。

(5) 颅内病变:特别是蝶骨翼脑膜瘤向视神经管扩展的情况并不少见,可压迫颅内段、管内段和眶内段视神经。这些患者即使当病变非常大时,视乳头改变(从肿胀到苍白)可能都很轻微。

(二) 无视乳头肿胀的压迫性视神经病变(球后压迫性视神经病变)

1. 病因　球后视神经压迫的病因包括眶内和颅内良性和恶性肿瘤、动脉瘤、炎性病变,特别是鼻窦的炎症、原发性骨病、眶骨骨折、颅内血管扩张、先天性和获得性脑积水、甲状腺相关性眼病和眼眶出血。

2. 临床表现　①视物变暗:早期都注意到有进行性视物变暗,因此,对无痛性的缓慢进行性视物变暗患者,应该首先警惕可能有视觉系统受压;②视野缺损:水平、弓形、偏盲、中心或旁中心暗点等。③色觉障碍:红色觉减退最明显;④ RAPD:轻度视力减退都很明显。一旦有渐进性黑朦而眼底正常,检查发现有RAPD,应首先排除压迫性病变,CT 和 MRI 最好的筛选检查;⑤视乳头萎缩:可正常或表现出不同程度的苍白;一眼视神经萎缩和另眼视乳头肿胀(Foster Kennedy 综合征)是因为视神经压迫不对称性所致。

3. 诊断　压迫性病变的特征是症状隐匿和进行性,因此常误诊或漏诊。当出现可见的视乳头苍白之时,视神经常已经发生了显著的损害。因此对单眼视力减退无法解释的患者,必须考虑球后压迫性视神经病变,并考虑做以下检查:①色觉和视野检查;②仔细检查对侧"正常"眼;③检查 RAPD;④行恰当的神经影像学检查。早日确诊和治疗。

四、外伤性视神经萎缩

外伤性视神经萎缩(traumatic optic nerve atrophy)是各种原因引起的视路外伤(视神经的挫伤或切断伤、颅脑外伤引起的视交叉、视束损伤等)使视神经纤维发生退行性变,视乳头出现萎缩性改变,导致视功能障碍。

（一）分类

传统上,视神经外伤分为两种类型:直接伤和间接伤。直接视神经损伤是由于眼眶或脑外伤破坏了其解剖和功能的完整性,如子弹穿过眼眶或内镜手术钳撕脱视神经。间接视神经损伤是由于远处的力量传递到视神经造成的,在外伤瞬间神经吸收能量,从而损伤其解剖和功能,例如前额钝挫伤时外力经由颅盖骨传到狭窄的视神经管内段。直接性者更容易产生严重的即刻的视力减退,恢复的可能性小。而间接性者视力减退缓慢,在伤后数小时到数日,并且有可能恢复部分视功能。

（二）临床表现

1. 病史　应全面询问病史,如果患者意识不清或不能提供病史时应该询问其家人、朋友或目击者。特别是现场的目击者(包括急救人员),可为损伤的机制提供信息。无论是从医疗还是从法律的角度出发,都应该弄清楚患者外伤之前的视功能情况,如实记录既往史、药物史和药物过敏史。

2. 症状　患者意识清醒,往往诉说外伤后视力下降。但在患者意识不清和不能配合时,进行检查受到限制,应采取一切可能的措施,尽可能地获得有关视功能状况的信息。

3. 体征　应仔细检查患者局部和全身情况。

(1) 视力:视力可正常到无光感,也可是某个方向的黑影(视野缺损)。

(2) 瞳孔对光反应:先检查双眼瞳孔是否等大等圆,再检查瞳孔对光的直接和间接反应。单眼损伤出现 RAPD,双眼损伤 RAPD 可是阴性。在昏迷或半昏迷或不合作的患者,检查瞳孔对光反应可估计其视功能情况或恶化程度。眼球前段、玻璃体、脉络膜和视网膜损伤均可影响 RAPD 的检查。如果没有眼内病变或仅存在轻微的局部眼底异常而表现有视力下降和 RAPD,提示患者有视神经眶后段、管内段或颅内段的损伤。

(3) 眼部检查:应注意眼眶周围皮肤有无裂伤和瘀肿,额骨和上颌骨的损伤都容易损伤视神经的管内段。应注意有无眼球穿破或穿孔伤、虹膜脱垂、局部球结膜水肿或前房变窄都是眼球破裂或穿孔的指征。检查者还应注意患者有无前房积血,房角后退,虹膜损伤,晶状体脱位和玻璃体积血。

(4) 眼底检查:在散瞳前,应该咨询出诊的医生后再散瞳,以防与可能的颅内疝引起的瞳孔散大相混淆。在外伤患者只能使用短效散瞳剂。

视乳头部分和完全撕脱时在受伤处产生一出血环,常伴有一暗黑色月牙形区域,即撕脱孔(图 41-26)。在视网膜中央动静脉进出视神经处之前的眶部视神经损伤产生视网膜循环障碍,包括动静脉阻塞和视乳头肿胀。视网膜中央血管起端之后的视神经鞘出血可不影响视网膜循环但可产生视乳头肿胀。当头颅外伤造成颅内压增高时可引起视乳头水肿。眶内、管内或颅内的远端视神经损害在3~5 周内视乳头表现正常,此后则逐渐变得苍白和萎缩。急性头颅外伤后就有视神经病变,如视神经萎缩,说明该患者在外伤前其视神经就存在某种疾病,并非外伤所致。

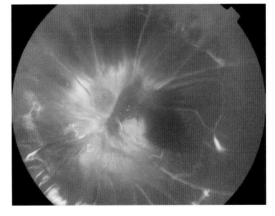

图 41-26　视神经撕脱

患儿 9 岁,从自行车上摔下,左眼无光感,直接光反射消失,间接光反射存在,乳头区白色机化物和出血,视网膜血管呈白线状,眼压 17mmHg(刘文提供)

（三）辅助检查

1. 色觉　视神经损伤眼可能将红色物体看成黑色,棕色或橘红色,而且有可能觉得颜色有点"褪色",有些患者则完全不能辨认颜色。

2. 视野　视野缺损可为视神经损害提供定位信息,最初视野检查可作为基线视野,有助于记录视功能的恢复或减退情况。当视神经颅内段受损时,有可能出现偏盲性视野缺损,而且双侧损伤较为常见,还常伴有视交叉的损伤。

3. 视觉诱发电位(VEP)　视神经损伤患者有不同程度的 VEP 异常,当记录不到 VEP 图形时,意味着患者受累眼视功能完全丧失和视力恢复的概率很低。

4. 影像学检查　CT 用于检查显示视神经、眼眶内邻近软组织以及脑内神经和血管结构,可显示视神经管和鼻旁窦的骨性结构。螺旋 CT 可立体观察视神经管受损情况。MRI 用于显示软组织,可观察到视神经水肿增粗等改变。

(四) 诊断和鉴别诊断

1. 诊断 有眼外伤史或颅脑外伤史,不同程度的视力下降、视野缺损,视乳头颜色变淡或苍白,结合 VEP、头颅影像学检查的结果可作出诊断。

2. 鉴别诊断 应与其他原因引起的视神经萎缩相鉴别。

(1) 青光眼性视神经萎缩:通常有眼压升高病史,闭角型青光眼患者常有前房浅、房角窄等典型体征。可双侧眼先后发病。

(2) 炎症性视神经萎缩:视神经乳头炎与球后视神经炎均有可能引起视神经萎缩。多数病例有视力急剧下降病史,数日间恶化,早期有视乳头水肿、表面出血、视网膜水肿、静脉怒张、白鞘形成等炎症的典型表现。

(3) 遗传性视神经萎缩:如 Leber 病,是由于 mtDNA 上核苷酸发生突变引起,与母系遗传物质密切相关,故常见于青年男性。有家族史无外伤史,急性发作时表现视神经炎,在球后视神经炎无特殊鉴别点,出现视神经萎缩时也无特殊的表现。但当查找其他原因未果时,应该考虑 Leber 病的可能。可通过详细问询家族史、检查血液中的 mtDNA、筛查突变热点基因等方法明确诊断。

(五) 治疗

1. 优先抢救生命 所有外伤患者,不管眼外伤的严重程度如何,最重要的是抢救生命,使心肺复苏和保持心肺功能稳定。需急诊内科医生、外伤医生、头颈外伤医生、神经外科医生和眼科医生合作治疗。

2. 肾上腺糖皮质激素 一旦明确视神经外伤,大剂量泼尼龙静脉滴注,负荷量 30mg/kg/d,治疗二天。如果伤后 2 天内视力无改善,CT 和 MRI 检查视神经水肿增粗或视神经管有骨折,可考虑行视神经管减压。如果经药物治疗视力改善,则换口服泼尼松,并逐渐减量。如果减量时患者视力恶化,则重新大剂量静脉注射泼尼龙,并行诊断性影像学检查,考虑手术减压。当前的共识是对视神经损伤患者用肾上腺糖皮质激素治疗比不治疗要好[102-104]。

3. 手术治疗 如果视神经管内出现肿胀,可压迫视神经,加重伤后缺血。开放视神经管减少肿胀对视神经的压迫,解除刺到视神经的骨片,并为肿胀的视神经提供伸展空间,有益于视力恢复的希望[105,106]。目前最常采用的手术方法是经鼻腔内窥镜视神经管减压术。

4. 其他治疗 若视神经已明显萎缩,则应尽量保留其残余的视神经功能。可应用 B 族维生素(维生素 B_1、维生素 B_{12})、三磷腺苷(ATP)、辅酶 A、肌苷、烟酸、地巴唑或复方丹参等药物,神经营养因子促进神经的营养与再生,适当使用血管扩张剂改善病灶的血液循环。本病也可用高压氧舱治疗,提高视网膜血管的氧饱和度和局部储氧量,可阻断细胞内的无氧代谢,减轻损伤,同时有舒张血管的作用,改善血液循环,有一定疗效。针灸治疗也有肯定的疗效,但需坚持较长期的治疗。

五、青光眼性视神经萎缩

是视神经萎缩最常见的原因之一,因筛板水平视神经损害导致视神经轴突丧失,通常与个体眼内压超过视神经耐受有关,但也可能存在其他因素如血管功能的异常。患者视杯扩大,盘沿变窄,视乳头出现切迹,有特征性的青光眼性视野缺损如旁中心暗点或弓形视野缺损等等(详见第四十三章)。

六、血管性视神经疾病

缺血性视神经病变最后可发展为视神经萎缩。患者有不同程度的视力急性下降,动脉炎症所致者尤为严重。视野缺损呈特征性的半侧水平视野缺损。动脉炎症型者视乳头多充血肿胀,伴视乳头周围棉绒斑。非炎症型者,视乳头苍白肿胀并有出血,部分患者其视乳头和杯盘比均较小。

动脉炎性的缺血性视神经病变患者通常应给予大剂量肾上腺糖皮质激素治疗,一眼发病的患者如能及时给以肾上腺糖皮质激素,有可能防止对侧眼发病。对于非动脉炎症型患者,肾上腺糖皮质激素治疗无价值,其他治疗也多无法改善病情。

七、炎症性视神经病变

严重的视神经炎可引起视神经萎缩,病变多局限于视神经乳头及其邻近区域,其眼底改变也仅限于视神经乳头及其邻近的视网膜。视神经乳头因神经胶质增生而呈白色,视神经乳头边界不清,生理凹陷被神经胶质所填充,生理凹陷消失,筛板不能查见。视神经乳头附近的视网膜动脉血管可变细或伴有白鞘,视网膜静脉可稍粗且弯曲(图 41-27)。

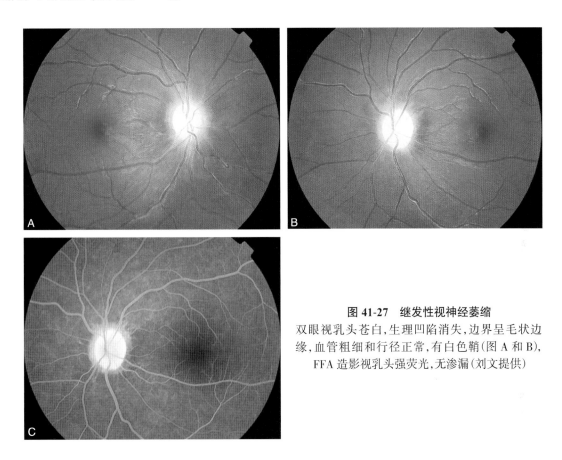

图 41-27　继发性视神经萎缩
双眼视乳头苍白,生理凹陷消失,边界呈毛状边缘,血管粗细和行径正常,有白色鞘(图 A 和 B),FFA 造影视乳头强荧光,无渗漏(刘文提供)

早期积极治疗视神经炎能起到一定的治疗作用。

八、颅内高压后视神经萎缩

继发于颅内压升高的慢性视乳头水肿可导致视神经萎缩和视野缩窄,与急性视乳头水肿不同,其视乳头周围视网膜水肿部分吸收,无视乳头急性出血和渗出改变。随着视乳头肿胀的消退,视乳头逐渐苍白。具体内容参考相应章节。

九、与视网膜疾病相关的视神经萎缩

几乎所有大范围的视网膜脉络膜病变均可引起视网膜神经节细胞死亡而导致视神经萎缩,如视网膜色素变性,视网膜中央动脉阻塞和视锥细胞营养不良等。眼底表现为视乳头呈蜡黄色,边界清晰;视网膜血管管径变细,眼底可见色素沉着。此外患者还可有原发病变表现。

十、治　疗

视神经萎缩的治疗在于积极寻找病因,治疗其原发疾病,同时给予大剂量的神经营养药及血管扩张剂。如绝多大数肿瘤压迫引起的视神经萎缩即使视力损害已经非常严重,但术后视力常可得到良好的恢复。外伤后视神经管骨折引起的视神经萎缩,如能早期手术减压,清除骨折片对视神经的压迫,也可收到较好的疗效。中毒和营养不良导致的视神经病变在于及早去除中毒因素,补充相应的营养物质。

(刘瑛　顾欣祖)

第七节　Leber 遗传性视神经病变

Leber 遗传性视神经病变(Leber's hereditary optic neuropathy,LHON)是世界上最主要的青壮年致盲疾病之一,也是最常见、最经典的线粒体 DNA(mtDNA)遗传病。LHON 临床表现为急性或亚急性的中心视力严重丧失,多发于 15~35 岁的男性。该病在欧洲人群中的发病率约为 1/25 000~1/50 000[107],在亚洲人群中的发病率未见报道。现有研究表明,约 95% 的 LHON 病例源于 mtDNA 三个原发性突变(primary mutation),即位于 ND4 基因的 *G11778A* 突变,ND6 基因的 *T14484C* 突变和 ND1 基因的 *G3460A* 突变[107-109],中国人 LHON 患者也主要是由这几个常见的 mtDNA 原发突变所致[110,111]。

一、病因与发病机制

Leber 病已被证实为是一种线粒体遗传病,属母系遗传。该病在遗传学上有很多特点,如遗传异质性,不完全外显性和男女发病有明显性别取向等。尽管三种线粒体原发性突变(mtDNA*11778*、*14484*、*3460*)是导致该病的直接因素,但在携带这三种原发突变的人群中仍有 50% 的男性和 90% 的女性不发病,被称为不完全外显性[112,113]。这说明除了携带致病原发突变外,还有其他因素共同参与该病的发生,如性别、年龄、核基因修饰、单倍体、遗传异质性、环境因素,其中性别和年龄是该病发生的最危险的两个因素[114]。目前 LHON 的病因主要有以下几种观点。

(一) LHON 的分子遗传学基础

1. LHON 的原发突变　三种 LHON 原发突变位点均位于呼吸链复合物 I 的亚基,这 3 种突变都不同程度地影响了呼吸链的功能,从而引起线粒体功能的缺陷,导致视神经轴浆运输阻滞,轴索肿胀,使神经元功能受损,最终导致视力丧失[115,116]。

2. 继发性突变　目前除了以上三种原发性突变之外,还发现了 50 多种不同的突变,这些突变在正常人群中也可能存在,但频率远低于 LHON 患者,被称为继发性突变。这些继发突变导致线粒体 DNA 编码的复合物 I 酶类亚单位的组装及结构的维持障碍,可能会造成严重的氧化磷酸化损害[117]。

3. 遗传异质性　遗传异质性也是 LHON 发病的重要因素之一,即在细胞中同时存在野生型和突变型 mtDNA,当突变型 mtDNA 达到一定阈值就可能导致疾病的发生。Smith[118]估计外周血白细胞中的 mtDNA*11778* 位点突变至少达 76% 才可能导致 LHON。在某些家系中也发现突变 mtDNA 异质性程度与发病的危险具有相关性。

4. 核基因调控作用　LHON 最显著的特征是男性发病高于女性,男性发病占优势表明 X 连锁的修饰基因与致病性的线粒体 DNA 突变之间发生作用。依据线粒体及 X 染色体连锁这两个位点的核基因模型,男性只有在 X 位点是纯合的或者该位点是杂合但 X 染色体非对称性失活时才可发病[119,120]。所以家系谱研究认为 LHON 是一个母系遗传与 X- 连锁隐性突变共同作用的结果。

(二) 环境因素

目前环境因素对 LHOH 发病的影响仍不确定。关于环境因素如吸烟和饮酒等影响 LHON 发病已有一些研究[121],但存在争议。国外对双生子的研究表明,吸烟、酗酒、营养缺乏、精神紧张、急性病都会影响 LHON 的患病率。

二、临 床 表 现

LHON 男性患者居大多数,男女患病比例约为 3.8∶1[122]。发病年龄在家族中和家族之间均不相同。通常在 15~35 岁,平均 27 岁,最早可在 6 岁,最晚 60 岁发病。

(一)症状

患者大多出现双眼无痛性中心视力先后急性或亚急性下降,通常在发病4~6周时达到最低,间隔时间为数日至数月,偶见间隔数年者,双眼视力同时下降者较少见。视力在几个月后稳定在0.1或以下,罕见全盲者。绝大多数患者除视力下降外不伴其他任何不适,少数在视力下降前可有头痛头晕等先兆症状,色觉障碍以红绿色觉为主;偶有夜盲表现。

(二)体征

1. 瞳孔 先发病眼或双眼发病者中心视力损害严重的眼有RAPD,但该病最终在视神经萎缩后瞳孔对光反应常有相对性的保留。

2. 眼底 眼底改变研究显示,LHON可能是一种血管性视神经视网膜病变,原发血管病变,继发神经病变,且主要为球内视神经病变。

(1)临床前期:在患者视力减退前已可见有视乳头充血和轻度隆起,视乳头周围小动脉和毛细血管扩张,微血管病变缓慢进展已达数周。至此期末,视乳头充血和水肿增加,小动脉扩张。在自觉症状出现前不久神经纤维层增厚,可见有视网膜条纹。这些体征在无症状的另一眼或患者家族中部分无症状者及携带者的眼底有时也可发现。有学者认为,患者家系中无症状而有眼底微血管病变者提示可能发生LHON,而在可疑病例的系统观察中,若缺乏眼底改变似可排除LHON的诊断。但Newman[121]等观察的患者中确有部分病例未发现早期眼底改变。而且一些母系遗传系高危家族的成员只出现眼底微血管病变而无临床症状,并稳定的保持多年。

(2)急性期:患者视力明显减退,眼底有特征性的视乳头区域的微血管病变的视乳头炎表现,即视乳头充血和水肿(图41-28),小动脉扩张,毛细血管有扩张性血管病变,神经纤维层水肿混浊呈灰白色,反光增强,极少数病例有视乳头周围表层视网膜出血。部分患者发病早期眼底亦可完全正常,容易误诊为球后视神经炎。

(3)进展期:症状出现数周后视乳头颞侧小动脉和毛细血管变细,视乳头黄斑束轴索有改变,条纹状神经纤维反射模糊,视乳头和黄斑间有神经纤维反射带状消失区,经过数周带状萎缩区变宽扩大为扇形。颞侧微血管继续受累,视乳头颞侧苍白(图41-29A),视力急剧减退,中心暗点扩大并变为绝对暗点。数月后残存的神经纤维轴索继续缓慢消失,原充血的鼻半侧视乳头也变苍白,鼻侧小动脉狭窄。

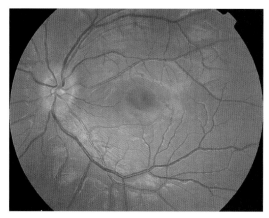

图41-28 Leber病的急性期表现

视乳头充血,隆起,生理凹陷不清,视乳头边界不清,静脉血管轻度充盈(闫宏提供)

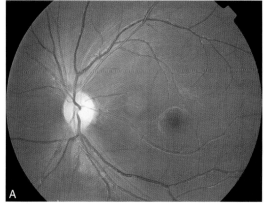
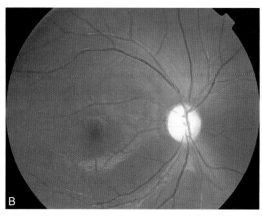

图41-29 视神经萎缩

A.视乳头颞侧苍白,鼻侧颜色接近正常,视乳头边界清楚,其他部位眼底未见明显异常;B.全视乳头苍白,边界清楚,其他部位视网膜未见明显异常(闫宏提供)

(4) 萎缩期:随着视网膜神经纤维层逐渐退化,数月后出现视神经萎缩。表现为视乳头颞侧苍白,逐渐累及鼻侧表现为全视乳头颜色苍白,边缘清晰(图41-29B)。视乳头周围血管的数量减少,小动脉狭窄,管壁不透明,视力丧失程度不一定与眼底表现一致,有的也可呈亚临床过程。如果患者在此时初诊,就很容易误诊为其他疾病导致的视神经萎缩,尤其是没有母系家族史时。这时进行基因检测是必需的。

（三）临床分期

概括 LHON 的眼底变化全过程及 FFA 所见,临床上大致可分三期。

1. 临床前期 视乳头充血水肿,视乳头上及邻近区微血管扩张弯曲明显,绕视乳头周围神经纤维层水肿混浊。FFA 见静脉充盈迅速,动静脉分流,但无渗漏。

2. 急性期 上述体征更明显,有时可见视乳头周围出血。FFA 显示充盈时间更快,视乳头颞上下方为主有丰富的动静脉分流支,颞侧部分血管壁可出现荧光滞留现象,而视乳头黄斑束的血管床减少,充盈迟缓。

3. 萎缩期 视乳头颞侧小动脉变细,毛细血管减少,神经纤维的带状或楔形缺失区逐渐加宽,视乳头颞侧变淡白。随病程进展上述改变范围更大并累及全视乳头及周围神经纤维层。FFA 可见动静脉分流明显减少并逐渐消失,动静脉相循环时间明显延长。

LHON "眼底三联征"包括:①视乳头周围毛细血管扩张;②视乳头周围神经纤维层肿胀;③FFA 视乳头无渗漏。这种眼底改变可见于发病患者、"临床前期"患者及无症状母系相关成员。但存在视乳头周围视神经纤维层异常并不一定出现视力下降。部分 LHON 患者即使在急性视力下降时也未出现典型的眼底改变。如在患者或母系相关成员见到"典型的" LHON 眼底改变可帮助诊断,但未见这种改变,即使是在急性视力下降期间并不能排除 LHON。吲哚青绿脉络膜血管造影可表现为视乳头周围脉络膜充盈迟缓。

（四）mtDNA 突变位点与临床表现和预后的关系

国外和国内均有资料报道 LHON 的病情和视力预后因 mtDNA 突变位点不同而异。国外资料显示 *G11778A* 点突变的患者最严重,发病视力可降至无光感,预后也最差,仅 4% 患者视力有所恢复。*G3460A* 点突变次之,约 22% 患者视力有所恢复。*T14484C* 点突变发病时视力也可突然降至手动,但 37%~50% 患者视力可恢复[119,122-124]。国内资料显示中国人 *G11778A* 突变最多,发病时视力低于 0.1,预后也最差。*T14484C* 突变占第二位,发病时视力及视力恢复情况明显好于 *G11778A* 患者,*G3460A* 位点突变在中国 LHON 中罕见[111,125-129]。

（五）辅助检查

1. 视野 LHON 视野异常以中心绝对暗点及旁中心暗点居多,暗点巨大时可向周边扩展,更易向上方延伸或连接包绕生理盲点。有些患者见类似视交叉受损时出现的双颞侧偏盲,有可能是巨大的旁中心暗点在 30° 范围的表现,可进一步行更大范围的视野检查。

2. 视觉电生理 发病早期,VEP 可无异常改变,进展期和晚期通常表现为潜伏期延长,振幅降低,时程加宽或双峰波形。ERG 检查:标准闪光 ERG 通常正常,偶见 b 波降低。

3. FFA 无症状眼底微血管病变主要表现在视乳头周围的弧形神经纤维区,以颞下侧最明显,视乳头周围毛细血管失去正常的呈放射状的几何学图形,小动脉管径不均匀和弯曲,可呈突然的角形转弯,或可见有动静脉短路。FFA 检查轻度只见 1~2 个局部毛细血管病变,中度病变范围较大,毛细血管明显扩张,重度视乳头及其周围有弥散性毛细血管病变,但以上均无血管荧光渗漏。

(1) 临床前期:有些无症状眼的微血管病变持续数年无改变,另一些患眼微血管病变和动静脉短路可缓慢进展,视乳头及其周围血管充血,动静脉短路最初在颞下侧最明显,以后也可在颞上侧出现。在此期末最明显的症状是视网膜中央动脉分支血管扩张,先下侧、后上侧动静脉血管比例一致(A:V=1:1),在受累区静脉充盈迅速,然此种异常血管无荧光素渗漏。

(2) 急性期:视网膜中央动脉和毛细血管扩张最明显,血流加快。患者最初出现视力减退和视野有相当性中心暗点时,FFA 显示在颞下和颞上弧形区内扩张的毛细血管有短路形成,视乳头黄斑束毛细血管充盈延迟。在视力丧失后几周,可见视乳头黄斑束毛细血管充盈缺损,异常血管使短路的血管狭窄,管径不规则,有些血管壁出现荧光素滞留染色,此种表现首先出现在颞下弧形区内血管(图41-30)。偶尔在视力

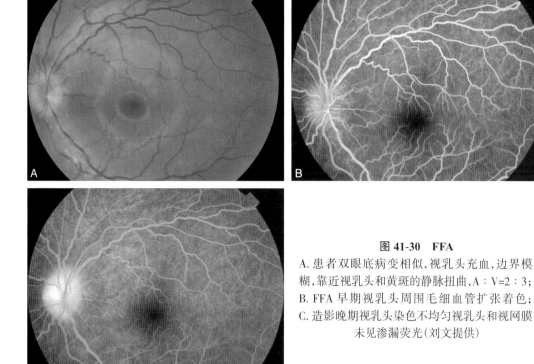

图 41-30 FFA
A. 患者双眼底病变相似,视乳头充血,边界模糊,靠近视乳头和黄斑的静脉扭曲,A∶V=2∶3;
B. FFA 早期视乳头周围毛细血管扩张着色;
C. 造影晚期视乳头染色不均匀视乳头和视网膜未见渗漏荧光(刘文提供)

丧失后 1~2 个月或更久,随毛细血管扩张消退,主要的动静脉比例恢复正常。

（3）萎缩期:视乳头血管明显减少,不见有血管扩张和短路,所有的小动脉都明显狭窄。FFA 示动静脉管径缩小,比例正常,动静脉循环时间明显增加。

4. OCT　Barboni 和 Savini[130]等采用 OCT 比较了 38 例 LHON 患者和一个 75 人年龄匹配的对照组的视神经纤维层(RNFL)厚度,发现病程在 6 个月以下的早期 LHON 组,其 RNFL 厚于对照组。病程在 6 个月以上的萎缩期 LHON 组,所有患者 RNFL 均明显变薄。

（六）其他系统损害

LHON 患者的多系统损害,如周期性头痛、听神经损害、共济失调性截瘫、癫痫发作及智力或精神障碍已见报道。个别患者有复发性腓肠肌抽搐和痛性痉挛等[111]。

三、诊断与鉴别诊断

（一）临床诊断

LHON 临床诊断标准为:①家族中有两代以上的患者;②多在青春期发病,男性多见;③双眼同时或先后出现严重的视力下降,并有中心或旁中心性视野缺损;④典型的眼底改变。

（二）基因诊断

LHON 可根据典型母系遗传的家族史和临床表现作出初步的临床诊断,但确切的诊断还需要借助于分子生物学的基因诊断技术帮助。尤其是对于临床表现不典型、无家族史的散发视神经病变病例,以及晚期视神经萎缩的患者,基因诊断具有重要的诊断和鉴别诊断价值。

目前,LHON 的基因诊断方法已相当成熟,主要是通过检测患者 mtDNA 三个原发致病突变,包括:位于 *ND4* 基因的 *G11778A*,ND6 基因的 *T14484C* 和 ND1 基因的 *G3460A*。该方法高效灵敏,确诊率高,国内外一些医院已用于常规的临床检测。视神经病变病因复杂,临床上不易鉴别。LHON 基因诊断的应用,有利于视神经病变的病因分析、诊断和鉴别诊断及其防治。通过对大量样本的病例作基因分析研究,发现在不明原因的视神经病变患者中,约 40% 具有 LHON 的致病突变。此外,婚前遗传咨询与基因检测进行产前诊断也是优生优育的重要手段,有利于本病的预防和降低本病的发生。

（三）鉴别诊断

该病在临床前期和急性期主要和前部缺血性视神经病变、视乳头血管炎、视神经乳头炎鉴别,眼底无明显改变时和球后视神经炎、压迫性视神经病变仔细鉴别。萎缩期应排除颅内占位性病变,并和其他遗传类型的视神经萎缩相鉴别。极少数患者可伴有全身神经系统疾病,若有肌张力障碍等神经系统疾病时,应排除多发性硬化及视神经脊髓炎等脱髓鞘疾病。

四、治　疗

目前没有突破性的治疗方案。在急性期可用血管扩张剂来改善微循环,增加血流量并提高血 - 脑屏障的通透性,以减轻视乳头的水肿及充血。如生理盐水 250ml 加血栓通 420mg 静脉滴注每日一次、胞磷胆碱 250mg、维生素 B_1 100mg、维生素 B_{12} 500μg 肌注一次 /d;肌苷片 0.4 口服三次 /d,维生素 B_1 20mg 口服三次 /d。慢性期患者主要给予神经保护剂、血管扩张剂、维生素 B 族等药物辅助治疗,并结合针灸和复方樟柳碱 2ml 双颞侧皮下注射治疗,7 天 1 疗程,共 2 个疗程。有报道称口服艾地苯醌、辅酶 Q_{10}、维生素 B_{12}、维生素 C 可加快患者的视力恢复[125]。患者最终视力预后也因 mtDNA 突变位点不同而不同,G11778A 点突变的患者最严重,预后最差,最终视力可为无光感;G3460A 点突变次之;T14484C 位点突变视力预后最好,且 37%~50% 患者在 16 个月后恢复。

五、预　防

目前还没有有效方法可以阻止或延缓 LHON 的发病,但戒烟戒酒是目前普遍接受的观点。由于慢性氰化物中毒可导致 LHON,所以避免接触含氰物品如氰化物气体及粉尘、有机氰等高浓度有机氰化物,特别要避免误食含氰的植物如苦杏仁、桃仁、樱桃仁、梅子仁等。

虽然基因治疗目前还停留在研究阶段,但也有突破性的进展,对大多遗传病来说,基因治疗毫无疑问是今后治疗的主要发展方向。

六、遗 传 咨 询

Leber 遗传性视神经病变是由线粒体 DNA(mtDNA)突变所致,其遗传方式为母系遗传。遗传咨询可以为患者及其家属提供必要的信息与建议,以使他们明白自己的处境,做出更好的选择,及时得到预防与治疗。

1. 先证者的父母　①先证者的父亲并不携带致病 mtDNA 突变,所以不会发病;②先证者的母亲可能携带致病 mtDNA 突变,但可发病也可不发病;③ 60% 的患者都有家族史,但 40% 的患者无家族史,这种散发病例可能是自发突变。

2. 先证者的兄弟姐妹　取决于母亲是否携带致病 mtDNA 突变,如果携带,所有儿女都会携带致病 mtDNA 突变。

3. 先证者的后代　①如果先证者是男性,不管他发病还是不发病,都不会遗传给他的下一代;②如果先证者是女性,不管她发病还是不发病,都会遗传给她的下一代;③如果女性患者 mtDNA 有遗传异质性,那么她遗传给后代的突变型 mtDNA 水平低,后代面临发病的危险也就低。

4. 外显率　外显率受很多因素的影响,特别是年龄与性别,咨询起来比较复杂,但目前对 m.11778G>A 和 m.14484T>C 的大量研究数据较透彻,可以对外显率做出较准确的推断。

5. 产前诊断　尽管在我国该病的产前诊断尚未进行,但从优生优育的角度来讲,产前诊断已经是发展的趋势,况且分子生物学的技术已经日趋成熟,产前诊断已经不存在技术问题。在进行产前诊断前首先要明确母亲的 mtDNA 突变类型,当孕 15~18 周时取羊水进行 DNA 检测,可做出明确诊断。

（房绍华　郭向明）

第八节 视乳头玻璃疣

视乳头玻璃疣(optic disc dmsen)是玻璃样物质出现在视乳头部位,呈黄白色球形位于在视乳头表面或埋藏在视乳头内,偶尔围绕着视乳头。引起视乳头肿胀,类似视乳头水肿[131-133]。

一、流 行 病 学

Lorentzen 在一项 3200 人的临床研究中发现视乳头玻璃疣的发病率为 3.4/1000[134],在视乳头玻璃疣患者的家庭成员中,发病率增加 10 倍。尸检病例中玻璃疣的发病率在 0.41%[135]到 2%[136]之间,年龄从 7 到 73 岁,平均年龄为 22 岁,男性和女性受累率相当[137]。家族性玻璃疣呈常染色体显性遗传,后来的研究也证实了这种家族遗传性质[138]。

二、病因与发病机制

视乳头玻璃疣发生的解剖基础是轴突拥挤。对于视乳头玻璃疣的形成有两种观点:一是轴突变性理论,认为玻璃疣可能是视网膜神经纤维长期病理改变的产物,即轴突代谢的异常导致细胞内线粒体的钙化,接着部分轴突破裂,线粒体突出到细胞外,钙质不断沉积于细胞外线粒体,产生小的钙化小体,持续的钙质累积形成玻璃疣[139]。另一假说则认为视神经玻璃疣的发生至少部分原因是视乳头血管系统的先天异常所致,使得血浆蛋白漏出,成为细胞外物质沉积的部位[140]。

视乳头玻璃疣的发展是一个动态的过程,持续终生。在婴幼儿很少有可见的玻璃疣或明显的视乳头隆起。儿童期,受累视乳头开始看起来“胀满”和色泽变黑,变黄或稻草色。慢慢地,埋藏型玻璃疣使得视乳头边缘呈扇贝型并在视乳头表面产生细微的赘生物,倾向于鼻侧。玻璃疣渐增大并钙化,且在视乳头表面可见性增强。因其增大,有时可歪曲视乳头上的视网膜血管。成人期,视乳头隆起减轻,视乳头渐苍白,神经纤维层变薄并出现不连续的裂隙。这种演变反映了视神经轴突在数 10 年内的缓慢磨损。尽管存在这种进展,大部分患者仍然保持没有症状,视力正常。患玻璃疣的父母和小孩视乳头隆起但无可见的玻璃疣,既证实了该种异常的动态特性,也反映了其家族遗传性特征[141-143]。

三、临 床 表 现

(一)症状

患者视力可正常或缓慢下降,有时可出现中心视力和(或)周边视力的急性下降。视力减退的机制有:①巩膜管较小和眼的轴突运输受损,导致视神经纤维渐磨损;②玻璃疣直接压迫筛板前神经纤维;③视乳头内缺血。

(二)体征

1. 可见玻璃疣的眼底 玻璃疣呈圆形、轻度不规则的突起,位于视乳头内,有时在视乳头边缘(图 41-31)。表面玻璃疣可散在分布于视乳头上,或在视乳头某些部分或整个视乳头上形成聚集体(图 41-32)。只影响视乳头某部分的玻璃疣通常集中在鼻侧,并且在视乳头边缘最为显眼(图 41-31)。表浅玻璃疣为球形,呈黄白色反光,大小不一,从小点状到 2~3 倍于视网膜血管直径大小都有(图 41-32)。直接照明下,玻璃疣边缘呈均匀一致的发亮,但中心反光不如边缘强烈。间接照明下,玻璃疣边缘偏离光线,看上去为深色的月牙形,而中心区域则发亮。位置较深的玻璃疣边缘欠清晰,但当使用间接光照明时仍可被照亮。

2. 埋藏形视乳头玻璃疣的眼底 埋藏于视乳头组织内的玻璃疣使视乳头表面中度隆起,并且边缘模糊,具备以下特征。

(1)视乳头隆起:隆起仅限于视乳头,不会向视乳头周围神经纤维层延伸。

(2)视乳头边界改变:隆起视乳头通常边界不规则,存在色素上皮缺损,使得边缘呈“虫蚀”状外观。

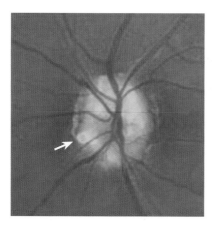

图 41-31 视乳头玻璃疣

在 8 点盘缘可见到透亮的半球状隆起疣

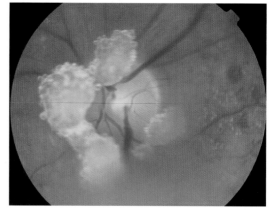

图 41-32 视网膜色素变性和视乳头玻璃疣

视乳头颜色基本正常,视乳头表面黄白色半透明"桑葚样"结节,掩盖其下血管,并向玻璃体腔延伸,视网膜中周边部可见大量骨细胞样色素沉着,黄斑部色素紊乱,视网膜动脉稍纤细(易长贤提供)

(3)视杯:隆起视乳头无生理视杯,比正常视乳头小,视乳头隆起最高处往往是中央区域,血管由此发出。

(4)视乳头血管:隆起视乳头无充血,表面毛细血管不扩张,表面血管仍清晰。

(5)视乳头血管改变:大部分病例存在视乳头表面血管的异常,包括血管数目增多,但形态正常,动、静脉分支异常,血管弯曲度增加,血管袢形成和出现睫状视网膜动脉(cilioretinal arteries)。

3. 出血 表现视乳头上小的表浅出血,视乳头上的大出血进入玻璃体,深层视乳头周围出血从视乳头延伸到视乳头周围视网膜下[144]。

4. 其他 玻璃疣尚可引起诸如缺血性视神经病变、视网膜血管阻塞等并发症,出现相关的症状体征,极少见情况下可引起视乳头周围视网膜下新生血管、视乳头周围中心浆液性脉络膜病变等。

(三)辅助检查

1. 视野缺损 可表现周边视野缺损、神经纤维束性缺损、生理盲点增大和向心性视野缩窄。因视野缺损呈缓慢进行,患者常没感觉。这些患者常无视乳头肿胀或视网膜水肿,提示不是缺血性病变。在无中心视力丧失的情况下,单眼或双眼不对称的视野丧失也可导致 RAPD。

2. FFA 无赤光眼底照相可极好地显示闪亮的玻璃疣(图 41-33B),表浅玻璃疣自发高荧光。FFA 显示玻璃疣高荧光,晚期荧光极轻微的模糊,或持续存在。无可见渗漏荧光。偶尔见到静脉异常(静脉瘀滞、静脉盘绕和睫状视网膜静脉交通)和视乳头周围静脉染色。

3. CT 和 B 型超声波 两者都能显示视乳头里钙化玻璃疣,而 B 型超声波更清楚(图 41-33C)。

4. OCT 可用于发现埋藏型玻璃疣,表现视乳头神经纤维内的高反射致密点,其下呈阴影(图 41-34D)。可以用于 RNFL 损伤的早期诊断,精确地测量 RNFL 厚度。玻璃疣患者视乳头周围 RNFL 变薄或萎缩,埋藏性玻璃疣通常显示 RNFL 正常。

四、诊断和鉴别诊断

(一)诊断

在肿胀的视乳头见到凸起的黄白色发亮结晶样物,常见于鼻侧,眼底无赤光显示高亮点,OCT 显示高反射和 B 型超声波证视乳头有钙化点,可确诊。对埋藏性玻璃疣,视乳头表现正常或仅表现为视乳头饱满,需辅助检查才能诊断。

(二)鉴别诊断

埋藏型玻璃疣的假性视乳头肿胀须和视乳头水肿(或其他视乳头肿胀)鉴别(见表 41-5)。视乳头隆起如果经临床检查和辅助检查其诊断仍有疑问的话,可以遵循如下的指导原则进行鉴别诊断。

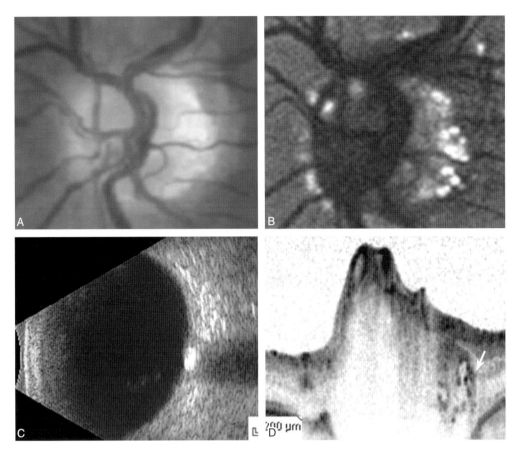

图 41-33　视乳头玻璃疣检查
A. 眼底彩照显示视乳头周围隆起,边界不规则;B. 图 A 无赤光眼底照相显示闪亮的玻璃疣;C. B 型
超声波显示后极部视乳头部位玻璃疣所在部位扁平隆起病灶,内有强回声;D. OCT 显示埋藏型玻璃
疣,箭头所示为视乳头神经纤维内玻璃疣为高反射的致密点

表 41-5　埋藏型玻璃疣的假性视乳头水肿和视乳头水肿鉴别

伴埋藏型玻璃疣的假性视乳头水肿	视乳头水肿
视乳头边缘血管可见	视乳头边缘血管模糊
隆起仅限于视乳头	隆起延伸到视乳头周围视网膜
视乳头周围神经纤维清晰	视乳头周围神经纤维层变灰或呈泥泞状
无静脉充血	静脉充血
无渗出	渗出
视乳头小,无视杯	只在中或重度视乳头水肿时视杯消失
视网膜主血管数量增加,且分支早	尽管静脉充血,但视乳头血管构型正常
新月型视乳头周围光反射	无视乳头周围光反射
可有或无自发静脉搏动	无自发静脉搏动

1. 患者无全身表现时,可每月定期检查眼底。
2. 每次随诊时做眼底彩照,无赤光照相和 FFA 检查。
3. 如果视乳头外观一直保持稳定,属先天性,避免不必要的检查和治疗。

五、治　疗

目前对视乳头玻璃疣本身并无有效可行的治疗[145,146],如出现并发症如视力、视野的改变可考虑给予神经营养治疗,视网膜出血可使用活血化瘀等治疗,大量的玻璃体积血或视网膜下出血或可行玻璃体手术治疗。

（刘瑛 顾欣祖）

第九节 中毒性和营养缺乏性弱视

中毒和营养缺乏性弱视(toxic and nutritional deficiency amblyopia)是指包括多种有毒化学物质对视神经通路的损害从而影响视功能的一类疾病。导致视神经疾病的毒素种类很多,例如:铅、异烟肼、甲醇、氰化物、六氯酚、一氧化碳、锡等,这些毒剂中的大多数已知是由于干预了磷的正常代谢。像奎宁、铊、二硫化碳等毒剂尚未完全证实其对视神经的毒性。还有一类毒剂,比如:四氯化物、木薯粉、苏拉明等,它们被怀疑是视神经疾病的病因,尚有待进一步证实。

目前维生素 B_{12} 缺乏是唯一确定能引起营养缺乏性弱视的病因之一,其他例如维生素 B_1、B_6、烟酸、叶酸和核黄素等的缺乏推测可能会导致弱视,但尚没有证据证实这些物质的缺乏发挥着直接的病因作用。

中毒性和营养缺乏性弱视不仅具有相同的临床症状、体征,即表现双眼无痛性对称性视力下降、色盲、中心或旁中心暗点、视乳头鼻侧苍白萎缩和视乳头 - 黄斑纤维萎缩,临床过程呈亚急性或慢性(除甲醇中毒是急性起病外);而且具有相同的病理生理过程,通过影响线粒体氧化磷酸化过程的不同环节,例如砷和氯喹与线粒体内磷酸竞争;CO 和氰化物与氧化型细胞色素 C 结合;乙胺丁醇螯合含铜的细胞色素 C 氧化酶及含铁的 NADH(还原性烟酰胺腺嘌呤二核苷酸磷酸辅酶):Q 氧化还原酶;甲醇阻止电子传递,从而破坏了线粒体呼吸链的正常循环,进一步影响 ATP 的产生。

一、烟草 - 酒精性弱视

烟草 - 酒精性弱视(tobacco alcohol amblyopia)多发于老年、男性,有长期吸烟草、嗜酒史。具有其他中毒性弱视的临床特点,亚急性或慢性双眼中心视力下降、色觉障碍、视乳头苍白(尤以颞侧为甚)。

(一)病因与发病机制

烟草 - 酒精性弱视的病因可能是多方面的。烟草中含多种有毒物质,多数研究认为与烟草中含有的氰化物慢性中毒有关,以及机体对这一毒性物质解毒作用低下。嗜酒者常营养不均衡,与维生素 B 族(尤其 B_1、B_2、B_{12})、叶酸、蛋白质缺乏同时存在,大量酒精摄入需要消耗大量硫胺,促使维生素 B_{12} 缺乏的出现,也加速弱视的发生和发展。Solberg 等[147]也提出可能存在的烟草和酒精中的毒性物质,以及同时伴有营养障碍联合作用的机制。因此目前烟草 - 酒精中毒性弱视被认为是由多种因素共同影响线粒体氧化磷酸化过程,视神经 ATP 供应减少,失代偿后引起症状[148,149]。

长期过量饮酒、慢性烟草中毒性视神经病变的病理变化主要为视神经纤维髓鞘脱失和退行性改变,以视乳头 - 黄斑纤维束的视神经轴心部分尤为明显,它与氰化物中毒及维生素 B_{12} 缺乏有关,尼古丁对之也有作用[150]。

(二)临床表现

双眼中心视力进行性、对称性下降,视力可下降到任何水平,但全盲和光感不多见。强光下视力更差,阴暗处视力较好。色觉异常可以是最早表现,患者主诉颜色不如之前鲜艳,检查发现 86% 患者有色觉异常,表现为红、绿色弱或色盲,一般用石原忍假同色板,但 FM 100 色度试验较敏感,可以定量检查,正常人错觉积分为 100,烟草中毒性弱视的积分为 432,病情缓解,积分下降。

烟草 - 酒精弱视特征性的视野缺损是中心或旁中心暗点,此中心暗点约 2°~5°,多呈水平圆形或不规则形,部分与生理盲点相连形成"哑铃状"暗区(图 41-34)。周边视野保留,不呈偏盲型,也不出现鼻侧阶梯,视野缺损可逆,但完全恢复要数年。

病情早期患者视乳头表现正常,晚期视乳头苍白,尤以颞侧为甚,少数视乳头旁裂隙状出血或轻度水肿。用无赤光线观察黄斑可以发现视乳头与黄斑区间神经纤维纹理模糊甚至萎缩,中心凹反射消失,呈斑点状。VEP 的峰时延长,但振幅是否下降,报道不一。视觉对比敏感度降低。

（三）诊断和鉴别诊断

结合长期烟草吸用史、双眼慢性进行性视力下降、典型眼底以及视野改变等可诊断。需要与颅内占位病变、脱髓鞘性、炎症性视神经炎相鉴别。

（四）治疗

1. 戒烟、戒酒、改善饮食　大多数患者戒烟后，视力、视野改善，甚至恢复，但重新吸烟后，可以再次受损；戒酒可减少肠胃对维生素 B_{12} 的吸收不良，促进疾病的好转；供应高蛋白、高维生素饮食。

2. 维生素 B 族　给予尤其是维生素 B_{12}，参与氰化物的解毒，由于氰钴铵中含氰，所以用于该病治疗的应该是羟钴铵（hydroxocobalamin）。

3. 硫代硫酸钠、胱氨酸治疗　提供硫氰酸酶的作用底物，使氰化物转化为硫氰酸盐，由肾排出体外。

4. 血管扩张剂　可给予地巴唑、烟酸、复方丹参等。

（五）预后

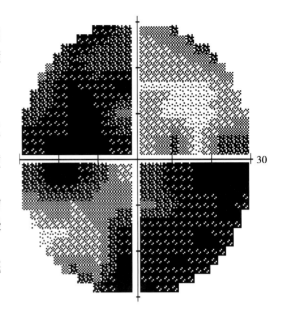

图 41-34　烟草中毒弱视
左眼生理盲点扩大和旁中心暗点（刘文提供）

多数（早期）患者戒烟、酒或经注射羟钴铵治疗后，视力、视野改善或恢复，暗点波及注视点时视力难完全恢复，已有视神经萎缩者预后差。

二、抗生素相关性中毒性弱视

抗生素相关性中毒性弱视（antibiotic associated toxic amblyopia）中最常见引起中毒性弱视的两种抗生素是氯霉素和乙胺丁醇。1970 年以前，氯霉素常被用于治疗儿童胆囊纤维化，由于大量相关视神经疾病病例报道，其毒性逐渐被认识到。现今已知道氯霉素是通过抑制线粒体蛋白的结合而破坏其功能。

乙胺丁醇（ethambutol）是现今常见的引起中毒性弱视的药物之一[151]。服乙胺丁醇后数月（常 2 个月以上，平均 7 个月）出现隐匿性、双眼视力下降、中心暗点（图 41-35）、色盲。呈剂量、疗程相关性，通常血药浓度高（负荷剂量超过 25mg/kg/d，维持剂量超过 15mg/kg/d）。由于乙胺丁醇通过肾脏排泄，因此有肾脏基础病患者更易出现。

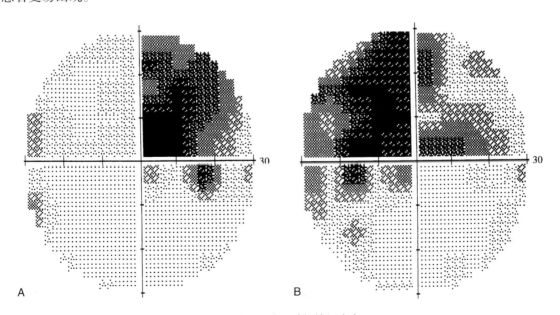

图 41-35　乙胺丁醇视神经病变
患者诊断"肺结核"，用异烟肼 150mg、利福平 300mg 和乙胺丁醇 2 片 4 个月后出现双眼视力下降，查双眼颞上象限视野缺损，左眼鼻上旁中心视野缺损，A. 右眼；B. 左眼（刘文提供）

虽然需要 12 个月以上时间恢复,但终止用药后预后好。少部分人形成永久性视功能损害,尤其用药时间长或已引起严重视力损害者。乙胺丁醇是金属螯合剂,与含的细胞色素 C 氧化酶及含铁的 NADH:Q 氧化还原酶相互作用,从而影响线粒体的氧化磷酸化过程。因此对于该类患者,除停药外,建议补充铜、锌。对于用药剂量大或合并存在肾功能不全患者,需要定期复查眼科。

三、维生素 B_{12} 缺乏性弱视

维生素 B_{12} 缺乏性弱视(vitamin B_{12} deficiency amblyopia)是最经典的营养缺乏性弱视,引起维生素 B_{12} 缺乏原因之一是摄入不足。维生素 B_{12} 从食物中获得,尤其奶制品和肉类含量丰富,除非是素食主义者,在日常生活中不太常见。原因之二是胃肠道疾病或手术引起吸收障碍。维生素 B_{12} 缺乏性弱视眼部表现双眼对称性、无痛性、逐渐进展的中心视力下降伴有色觉障碍,有选择性的乳头黄斑束的缺损,中心或旁中心暗点。早期视乳头正常,晚期视神经萎缩。患者常患有胃酸缺乏、恶性贫血、舌炎和周围神经炎(感觉异常或感觉迟钝)等[151]。检测血清维生素 B_{12} 水平下降。肌肉注射羟钴铵(hydroxocobalamin)视力有提高。

四、甲醇中毒性弱视

甲醇中毒性弱视(methanol poisoning amblyopia)不同于其他中毒性弱视,是急性起病,引起严重不可逆性视力下降,甚至存在威胁生命的全身症状。病理改变可见球后视神经脱髓鞘改变,后期甚至表现坏死。

服用甲醇 18~48 小时后,出现头痛、全身无力、视力下降、意识障碍、呼吸困难,严重呼吸衰竭死亡。可出现任何水平的视力下降,急性期视乳头充血、边界欠清。部分患者的视力有所恢复。视乳头逐渐苍白,视网膜动脉变细。检测血甲醇浓度超过 20mg/ml 可确诊。治疗上尽快血液透析清除毒素,另应用乙醇可干扰甲醇的代谢。

五、典 型 病 例

1. 病例　患者,男,35 岁。因"双眼视物不清 8 月,加重 1 周"入院。既往体健,否认"高血压"、"糖尿病"等慢性病史。个人史:自 12 岁起吸烟饮酒,18 岁后每天吸烟 30~40 支,饮白酒半斤至一斤,持续至发病时。起病后患者双眼无畏光流泪、眼红、眼球转动痛等不适。入院查:右眼 0.05,左眼数指 /40cm,矫正不提高。眼压正常,双眼屈光间质清晰,直接对光反射欠灵敏。右眼视乳头上下边界模糊,左眼颞侧较对侧苍白,C/D=0.3,黄斑中心凹反光可见。VEP 提示:双眼 P100 时间延长,波幅稍降低。头颅 MRI 排除颅内占位病变。

2. 诊断　烟草 - 酒精性弱视。

3. 治疗　住院后即禁烟酒,并给予补充 B 族维生素、烟酸及改善微循环治疗。出院时右眼视力 0.2,左眼 0.05;双眼对光反射灵敏,眼前节未见异常;眼底视乳头边界较为清晰,左眼视乳头颞侧仍苍白,余处未见异常。复查 VEP 提示:P-100 时间及波幅较之前有明显改善。视野发现生理盲点扩大、中央散在暗点。予门诊跟踪随访治疗。

(卢彦　于强)

第十节　多发性硬化

多发性硬化(multiple sclerosis,MS)是以中枢神经系统白质脱髓鞘病变为特点,可能是遗传易感个体与环境因素作用的自身免疫过程。最容易侵犯脑室周围白质、小脑、脑干、脊髓和视神经等多个部位,具有症状和体征的空间多发(散在分布中枢神经系统的多个病灶)和时间多发(病程中的缓解和复发)的临床特点。除 10%~20% 的患者病程呈进行性加重外,其余多数均为反复发作与缓解,而总趋势是进行性加重的病程。MS 是脱髓鞘疾病中最常见的一类,呈慢性病程,可发生于任何年龄,好发于 20~50 岁,男女比例为 1:3,白色人种多见于黄色人种。

特发性炎性脱髓鞘疾病(idiopathic inflammatory demyelinating diseases,IIDDs)是指中枢神经系统发生的一组病因上与自身免疫相关,在病理上脑和脊髓以髓鞘丧失或变薄而轴索相对完好为特征的疾病。脱

髓鞘病变常累及视神经致视神经炎(optic neuritis,ON),而影响患者视功能。这些疾病虽然存在相似的病理因素,但在组织学、影像学以及临床表现上均有一定的差异。主要包括多发性硬化(multiple sclerosis,MS)、视神经脊髓炎(neuromyelitis optica,NMO,Devic's syndrome)、急性播散性脑脊髓炎(acute disseminated encephalomyelitis,ADEM)、同心圆硬化(Balo's concentric sclerosis,BCS)、临床孤立综合征(clinical isolated syndromes,CIS)等,临床上以 MS 和 NMO 最为多见,本章主要叙述这两种疾病。

一、病因与发病机制

MS 病因及发病机制迄今不明,多数研究倾向于本病具有遗传易感性,患者受病毒感染引起自身免疫反应导致的中枢神经系统脱髓鞘病变。流行病学研究发现,多发性硬化具有明显的家族倾向及环境的易感性,发病率随纬度增高呈增加趋势。

MS 病理改变可见沿静脉周围灶性脱髓鞘融合病灶,病灶区髓鞘完全破坏或部分脱失而轴索相对保留,伴反应性神经胶质增生和炎性细胞浸润。中枢神经系统均可累及,以大脑白质、内囊、延髓、脑桥、视神经和脊髓最常受侵犯。

二、临 床 表 现

(一) 症状

1. 眼外症状　MS 可急性、亚急性或慢性起病,我国 MS 患者急性或亚急性起病多见,少数起病缓慢。病程中复发 - 缓解是本病的重要特征,通常每复发一次均残留部分症状和体征,逐渐积累病情加重。MS 的首发症状变化很大,一个或多个肢体无力、直肠或膀胱功能异常、眩晕、头晕等;累及脊髓颈段,患者屈颈时,四肢或躯干出现刺痛或过电样感觉(Lhermitte 症)。这些症状没有一个是 MS 特异的,因此单纯靠临床症状不能确诊 MS。

2. 眼部症状　MS 患者中约有 15%~20% 的初始症状为突发性球后视神经炎或 ON,38%~50%MS 患者在病程中出现 ON,ON 常表现一侧或双侧视力骤降或视物模糊,伴眼球疼痛和眼眶痛或感觉异常,尤其在眼球转动时;视力下降在 7~10 天到达高峰期,2 周后很少有视力进一步损害。视力损害程度可从轻微(≥1.0)到严重损害(无光感)。不论治疗与否,85% 患者视力在 1 月后得到恢复,一年后 95% 患者视力恢复 0.5 以上。

(二) 体征

几乎所有非对称性发作的患者均出现患眼 RAPD,若无 RAPD 则需考虑其他诊断。眼底检查约 1/3 患者可表现视乳头水肿,2/3 患者眼底可正常(球后视神经炎),较少出现视网膜出血和渗出(若出现需要排除其他疾病),最终视乳头颞侧或弥漫性苍白。视路上任何一个部位包括视交叉、视束、视放射及视皮质的病变均可由于脱髓鞘而产生相应的视野缺损,视野缺损无特异性,表现中央、旁中央暗点或不规则的视野缺失等。色觉异常表现为急性期蓝 - 黄色减退,六个月后红 - 绿色减退。体温升高可使视力一过性降低(Uhthoff 综合征),有研究表明,Uhthoff 综合征与视神经炎复发及 MS 进展有关[152]。98.2% 的患者可出现对比敏感度下降(详见第一节视神经炎)。

除视神经受累外,还可出现核间性眼肌麻痹(内侧纵束受损引起的眼球水平同向运动麻痹),水平性或垂直眼球眼震。其他还可见脑干和前庭核等部位脱髓鞘病变引起眼球震颤,小脑病变呈水平或旋转性眼球震颤,中脑病变引起垂直性注视瘫痪,向上注视时更明显,其他亦可见摆动性痉挛性眼球震颤。约 1/3 患者出现复视。脑干的脱髓鞘病变也可引起脑神经功能障碍,展神经较多见,其次是动眼神经,滑车神经往往不受累。

(三) 辅助检查

1. 脑脊液(CSF)　90% 的 MS 患者的 CSF 有较低程度的炎性反应,表现如 IgG 浓度升高、寡克隆区带和单核细胞轻度升高,一般不超过 50 个 /mm^3。

2. 电生理检查　在临床症状尚未出现之前,视觉、听觉和感觉等电生理传导通道可能已发生改变,因此电生理的检查有助于 MS 的早期诊断。临床上常用 VEP、脑干诱发电位和体感诱发电位。这几项指标中 VEP 的特异性和敏感性最高,异常表现为 P100 潜伏期延长或两眼的 P-100 潜伏期明显不同,波幅和波形也可有变化。

3. MRI MS 的大脑病变多见于脑室周围、皮层下、胼胝体和放射冠,受累脊髓节段一般不超过 1 个。病变在 MRI 显示 T1 加权像低信号,T2 加权像高强信号影。不典型的 ON 需要眼眶薄层压脂增强扫描,表现为视神经颅内段、管内段和眶内段信号增粗且粗细不一,T2 像视神经高信号影,而典型的视神经炎无需增强扫描。MRI 尚能显示一些静止、无症状的病灶,提供病灶时间多发性和空间多发性的依据,有助于疾病的早期诊断。虽然 CT 检查对脱髓鞘病变不敏感,但对于排他性诊断(如颅内占位性病变、脑血管异常等)有重要的意义。

研究发现[153],MS 的视神经受累的比例较高,48%MS 患者对侧无症状眼视野异常,83.3%MS 患者无症状眼 VEP 异常,几乎 100% 解剖病理可见视神经受累。在 MS 的诊断过程中,即使没有视力障碍的病史,但发现有视神经萎缩或者传入性瞳孔反射障碍或者 VEP、MRI 异常,对于确诊神经体征的空间多发性的存在也有意义。

三、诊断和鉴别诊断

(一)诊断

有几种诊断标准来帮助 MS 的诊断,其中最常用的是 1983 年 Poser 和 2001 年 McDonald 诊断标准[154,155]。Poser 的 MS 临床确诊标准[154]:①临床上有 2 个或 2 个以上中枢神经系统白质内的病灶,如视神经、脑干、脊髓等损害的体征;②病程呈缓解 - 复发交替,两次发作间隔至少 1 个月,每次持续 24 小时以上,或阶段性进展病程超过半年;③发病年龄在 10~50 岁之间;④排除引起神经损害的其他原因,如脑瘤、脑血管疾病、颈椎病等。以上四项均具备者可诊断为"临床确诊多发性硬化",如前两项缺一者诊断为"临床多发性硬化可能",如仅有一个好发部位首次发作,只能作"临床可疑"。MS 典型病例不难诊断,但临床仅一次孤立发作且仅有一个部位的症状使诊断变得困难,但多数患者经后来的临床进展可确立诊断。MRI 显示脑脊髓和视神经病灶、脑脊液 IgG 指数和 VEP 及体感诱发电位或活组织检查证明脱髓鞘病灶均为重要的辅助诊断指标。

2001 年国际 MS 诊断委员会推荐的 MS 新标准(又称 McDonald 标准)[155],采用的临床、实验和影像学标准与 Poser 标准一样,而对于临床只有一次发作的患者需要 MRI 影像学检查,在病灶时间和空间的多发性的支持。该标准更加注重 MRI 在诊断中的作用,制定了判断 MS 患者在空间和时间多发性的标准,力求 MRI 表现与临床表现的统一。

(二)鉴别诊断

1. ON 近来,ON 和 MS 之间的关系引起眼科和神经科医生愈来愈多的关注。将近 13%~58%ON 最终发展为 MS[156]。头颅 MRI 和脑脊液寡克隆区带是预测是否发生 MS 的敏感指标。眼科医生接诊 ON 首发患者,不仅要告知患者该病的预后,并且要同神经科医生合作,必要时行头颅 MRI、CSF 检查,追踪观察对是否发展为 MS 进行评价。

2. 前段缺血性视神经病变 好发于 50 岁以上,常见象限性视乳头水肿苍白,视乳头旁放射状出血,较少出现眼球转动痛,视野检查有典型缺损,数周后视力没有明显提高(至少两行以上)。

3. 视神经脊髓炎(Devic 病) 是一种累及视神经和脊髓的脱髓鞘和坏死性疾病,视神经炎或球后视神经炎和急性严重的横贯性脊髓炎同时或先后发病,没有大脑的症状和体征,头颅 MRI 正常。CSF 炎症反应比 MS 严重,单核细胞超过 50 个 /mm³(正常值:无或少于 5 个 /mm³),寡克隆区带不常见。近年出现视神经脊髓炎的血清中 IgG 是鉴别 MS 和视神经脊髓炎的特异性和敏感性较高的自身抗体标记物。

4. 急性播散性脑脊髓炎(acute disseminated encephalomyelitis,ADEM) 好发儿童,常出现在一次病毒感染之后,表现和 MS 类似,多灶性神经症状和全身炎症症状,但该病呈单时相病程,一旦病程结束就不会有新的体征出现,MRI 也表现稳定。随访追踪是急性 MS 和 ADEM 最好的鉴别方法。

四、治疗和治疗效果

(一)药物治疗

1. 肾上腺糖皮质激素 甲泼尼龙是治疗 MS 急性发作和复发的主要药物。常用静脉注射泼尼龙 1000mg/d,连续用 3~5 天后改泼尼松 60mg 口服,病情控制不满意可使用多个疗程。皮质类固醇激素仅能缩短视神经炎发作的病程,不能改善最终视力。

2. 免疫抑制剂 硫唑嘌呤、环磷酰胺因其疗效被副作用抵消,其临床应用受到限制。米托蒽醌作为一种免疫抑制剂,尚有免疫调节作用,被推荐用于复发频繁的患者[157]。

3. 免疫调节剂 干扰素 β(IFNβ,包括 INFβ-1a 和 INFβ-1b)能明显降低 MS 的复发率,减轻发作时的症状,减少活动性病灶数量并防止新病灶出现,控制病情进展,故已成为 MS 防治的首选药物[157]。对于 ON 首发患者,头颅 MRI 异常表现提示高危 MS 发生,也建议 INFβ 治疗延缓临床典型 MS 的发生。MS 发作缓解期静脉注射免疫球蛋白已成为降低 MS 复发率的另一治疗选择。

（二）预后

除非发作时视力光感或无光感,ON 发作后 95% 视力恢复 0.5 以上,甚至可恢复达 1.0 以上,但遗留色觉障碍、对比敏感度下降等持续性损害,VEP 检查 P-100 潜伏期延长。但多次 ON 发作后视功能损害累积,视力下降明显,最终视乳头苍白。

五、典 型 病 例

病例：多发性硬化合并视神经炎

1. 病例 患者女,36 岁,因"左眼视矇 10 天"于 2005 年 05 月 12 日收住院。起病前有感冒史,伴左侧眼球转动痛,右侧肢体乏力,无眼震及复视。眼部检查,右眼视力 1.0,左眼 0.05。右眼球前段及眼底未见明显异常。左眼球结膜无充血,角膜透明,前房房水清,虹膜纹理清,瞳孔直径 6mm,直接对光反射消失,间接对光反射存在,眼底检查未见明显异常。入院检查:VEP 示右眼潜伏期、振幅正常,左眼潜伏期延长,振幅降低;MRI 提示:左眼视神经肿胀(图 41-36A),大脑白质可见异常信号(图 41-36B)。全身检查无异常。

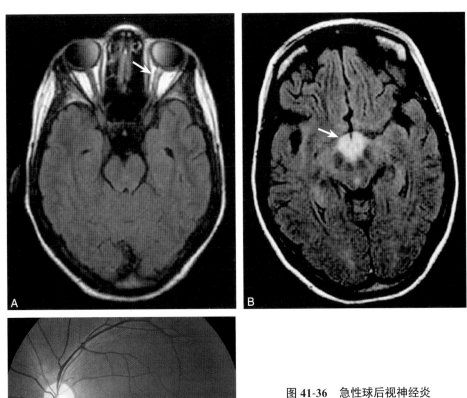

图 41-36 急性球后视神经炎
A. 左眼视神经增粗(箭);B. 头颅 MRI 有脱髓鞘病变;C. 左眼视乳头苍白

2. 诊断　左眼急性球后视神经炎。

3. 治疗经过　请神经内科会诊,考虑多发性硬化,转神经科治疗。予泼尼龙 1000mg 静滴,Qd×3 天,减为泼尼松 40mg 口服,Qd×10 天,泼尼松渐减量 10mg 维持病情稳定。8 个月一次受凉感冒后左眼视力骤降无光感,激素冲击治疗后左眼视力恢复到 0.1,眼底检查左侧视乳头苍白萎缩(图 41-36C)。

(卢彦　于强)

第十一节　视神经脊髓炎

视神经脊髓炎(neuromyelitis optica,NMO)又称 Devic 病,是一种累及视神经和脊髓的脱髓鞘和坏死性疾病,该病选择性累及视神经和脊髓,很少累及大脑,病情严重,易于复发。过去曾长期认为 NMO 是多发性硬化(multiple sclerosis,MS)的临床亚型,但越来越多的临床研究、实验室检查、神经影像学及免疫病理学证据表明,NMO 很可能是一个独立的疾病。

一、病因与发病机制

视神经脊髓炎发病机制及与 MS 的关系尚不清楚。NMO 在西方国家较少见,占中枢神经系统脱髓鞘疾病比例不到 1%,而高加索人种(亚洲人、非洲人、西班牙人)对 NMO 具有易感性。研究表明日本学者过去认为的视神经脊髓型 MS 可能就是 NMO。NMO 患者普遍存在自身抗体,复发型 NMO 患者可伴发系统性红斑狼疮、混合性结缔组织病、甲状腺功能减退等自身免疫病,提示存在 B 细胞自身免疫缺陷。

NMO 病理改变为脱髓鞘、硬化斑和坏死空洞形成,伴血管周围炎性细胞浸润。可发生脊髓和视神经血管壁增厚和透明样变。视神经损害主要累及视神经和视交叉,脊髓损害好发于颈段和胸段。NMO 与经典的 MS 不同,病变局限于视神经和脊髓,破坏性病变较明显。脊髓病变有时是坏死性而非脱髓鞘,最终可致空洞形成,胶质细胞增生不明显,这种病变比脱髓鞘更持久。

二、临床表现

NMO 好发女性,发病平均年龄近 40 岁,发病比典型 MS 晚 10 年,可以单次发作(30%~40%)(单相病程),也可以反复多次发作(60%~70%)(复发病程)。

(一)症状

NMO 起病前可有头痛、低热、肌痛等上呼吸道感染或腹痛、腹泻等胃肠道症状。临床表现是双侧同时或很短时间内相继出现、或相隔较长时间(数月或数年)出现球后视神经炎和急性严重的横贯性脊髓炎,病情进展迅速,可急性(数小时或数日内视力丧失)、亚急性(1 或 2 个月内达到高峰)起病,少数慢性起病,视力障碍在数月内持续发展或进行性加重,可导致失明和截瘫。

首发症状以视神经炎多见,双眼受累多于单眼受累,常双眼先后受累,少部分双眼视神经炎同时发生。发病后,视力迅速下降,伴或不伴有眼球转动痛,近 40% 的患者完全失明。

(二)体征

早期眼底表现视乳头炎或球后视神经炎,可发展为视神经萎缩。视野检查异常,表现中心性暗点、向心性缩小等,无特异性。可有蓝 - 黄、红 - 绿色觉障碍。

急性脊髓炎发作表现脊髓完全横断,数小时至数天内出现双侧脊髓的运动、感觉功能障碍,迅速进展为截瘫、四肢瘫,甚至发生脊髓休克。脊髓炎严重可致残,甚至死亡。颈段的急性脊髓炎可引起呼吸衰竭、死亡。

NMO 单相病程通常表现几乎同时发生或很快相继发生双侧视神经炎和脊髓炎(中位数 5 天),单时相患者发作时病情更严重,约半数患者受累眼全盲,约 70% 发生截瘫,但长期预后比多时相好,不复发且遗留的神经功能障碍不再进展。单相病程患者很少发生神经根痛,未见低头曲颈触电样征(Lhermitte 征)和强直性痉挛。

NMO 多时相（复发）病程表现视神经炎和脊髓炎间隔数周或数月分别出现,两间隔 3 个月以上时期内发生（中位数 166 天）。反复发作的累积效应引起严重神经功能障碍。半数以上的多时相患者一眼永久性视力损害或者发病后 5 年内截瘫或瘫。复发型急性脊髓炎常伴有 Lhermitte 征(35%)、阵发性强直性痉挛(35%) 和神经根痛(33%)。女性、发病年龄较晚、索引事件（即视神经和脊髓炎）的间隔期较长及患有系统性自身免疫病等可能与复发型病程有关[158]。

（三）辅助检查

1. MRI　脊髓 MRI 显示 ≥3 个椎体节段水肿、肿胀,通常 6~10 个节段。随时间延长,水肿增强明显的病灶变成持续存在的 T2 异常信号,伴节段性萎缩（图 41-37）。眼部 MRI 冠状扫描高分辨力可见视神经、视交叉肿胀。脑部 MRI 未见符合 MS 诊断标准的病灶。

2. 脑脊液(CSF)　急性脊髓炎发作期,白细胞 >50 个/mm³,以中性粒细胞为主。少见 IgG 浓度升高和寡克隆区带。

3. 电生理　VEP 异常表现为 P100 潜伏期延长或两眼的 P100 潜伏期明显不同,波幅和波形也可有变化。VEP 能发现亚临床视神经病变。

4. 特异抗体　最近发现在 NMO 患者血清中一种称为 NMO-IgG 新型自身抗体[159],其分布在病变的微血管、软脑膜、软脑膜下,能与构成血—脑屏障的星形胶质细胞的水通道蛋白 4（AQP4）结合,对 NMO 具有较高(90% 以上)的敏感性和特异性。并且该抗体滴度与疾病严重性相关,经治疗病情好转后其滴度也随之下降。

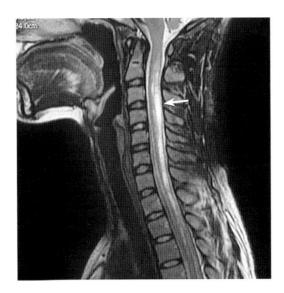

图 41-37　脊髓炎
C2~C8 脊髓节段病灶,T2 高信号,呈白色（箭头所指）

三、诊断和鉴别诊断

（一）诊断

诊断标准必要条件[160,161]:①视神经炎;②急性脊髓炎;③无视神经和脊髓以外的受累;④NMO-IgG 抗体阳性。

支持条件:①发病时头颅 MRI 正常或不符合 MS 影像学诊断标准;②脊髓 MRI≥3 个脊髓节段异常;③CSF 细胞 >50/mm³ 或中性粒细胞 >5/mm³[160]。

（二）鉴别诊断

主要和多发性硬化(MS)相鉴别。过去,NMO 多被认为是 MS 的一种亚型。现今,愈来愈多的研究倾向 NMO 是独立 MS 一种疾病。NMO 是局限于视神经和脊髓的脱髓鞘病变,病理改变为坏死性病灶,病情较 MS 严重,预后差;临床所见双侧视神经炎与脊髓炎伴发,双眼失明在 NMO 更常见,MS 少见。血清学标志(NMO-IgG)也是针对 NMO 特异性较高的一项指标。

四、治　疗

急性期首选肾上腺糖质皮质激素冲击治疗,常静脉注射泼尼龙 1000mg/d,连续用 3~5 天后改泼尼松 60mg 顿服/日。14 天,以后减量至 15-20mg/d,维持一定时间。缓解期以小剂量激素配合硫唑嘌呤口服维持,可加速视神经炎发作的恢复,终止或缩短 NMO 的恶化。研究发现免疫球蛋白冲击治疗 0.4g/(kg·d) 静脉滴注,连续 5 天为一个疗程,同时联合用免疫增强剂(β-干扰素)和免疫抑制剂(硫唑嘌呤 2~3mg/(kg·d) 口服一次,或麦考酚酸黄酯 1~3g/d 口服,每日两次,或环磷酰胺 7~25mg/kg 静脉滴注,每月一次,共 6 个月)一样可减少复发频率。对于激素难以控制、复发病程的病例可选择血浆置换。约 1/3 的视神经炎患者可完全恢复,多数病例,包括视力显著减退及视乳头苍白患者也可显著改善。色觉障碍是常见的持续性表现,常常发病后 2 周内开始恢复,并持续数月。

五、典 型 病 例

患者女,43 岁,双眼反复视力下降 1 年,双下肢麻木半年,再发 2 天收入院。先后外院诊断右眼急性球后视神经炎,左眼急性视神经炎(发作 2 次),治疗后自觉视力有所提高,2 天前左侧肢体麻木无力,入院体查:矫正视力右眼 0.4,左眼 0.3,眼前节无异常,左眼视乳头苍白(图 41-38)。双眼 VEP 潜伏期延长,左眼振幅降低。MRI 提示 $C_2 \sim C_8$ 脊髓节段病灶,T2 高信号(图 41-37)。入院第二天出现四肢感觉功能丧失,四肢瘫,最终死于呼吸衰竭。

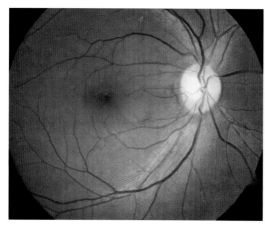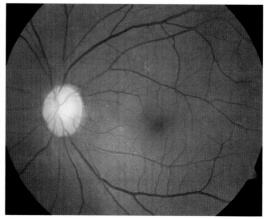

图 41-38　视神经脊髓炎
右眼大致正常眼底,左眼视乳头苍白

(卢彦　于强)

第十二节　急性特发性生理盲点扩大综合征

急性特发性生理盲点扩大综合征(acute idiopathic blind spot enlargement syndrome,AIBSES)是生理盲点扩大伴视力轻度或无视力下降、视乳头肿胀和视乳头周围炎症的一种疾病。

一、病因与发病机制

AIBSES 是一种外层视网膜疾病,和多发性一过性白点综合征(MEWDS)有很多相似的地方,MEWDS 常表现扩大的生理盲点[162,163]。在某些或全部 AIBSES 患者,可能有过一过性白点存在但没被识别或检眼镜下不明显而没被发现。临床上没有见到明显白点的 MEWDS 患者做吲哚青绿脉络膜血管造影(ICGA)证实为该疾病[164],另一方面,诊断 AIBSES 患者做 ICGA 检查显示和 MEWDS 相似的弥漫性弱荧光小点散布在后极部[165]。研究者认为 AIBSES 和 MEWDS 是同一个疾病的不同表现或不同阶段[162],因此病因与发病机制相同[166]。也有研究者根据 AIBSES 有着和 MEWDS 截然不同的临床表现认为 AIBSES 是一种独立的疾病,但病因与发病机制不明[167]。由于女性占多数,推测可能与激素或遗传因素有关[167]。

临床上还发现 AIBSES 和 MEWDS 都能发展成典型的急性黄斑神经视网膜病变(acute macular neuroretinopathy,AMN)[168,169]和多灶性脉络膜炎合并全葡萄膜炎(MCP)[170,171]。这些疾病的共同表现是急性光感受器外节异常,都是年青女性多发和有闪光幻视,眼底病变轻微或没有可见眼底改变,有着相似的局灶性外层视网膜丧失病灶,都能查出 ERG 异常[167]。根据这些临床表现,很多研究者认为 MEWDS、AIBSES、MCP、AMN 和急性区域性隐匿性外层视网膜病变(AZOOR)就是单个疾病的不同表现,属于单一疾病范畴[166,168]。

二、临床表现

女性多见,发病年龄在19~53岁[167]。

(一)症状

闪光幻觉(一个暗点在转动、发彩色光或灯泡闪光现象),色觉障碍,视野缺损,视力正常或下降。

(二)体征

患者色觉障碍,普遍有RAPD,可有葡萄膜炎。早期(发病二周内)轻度视神经肿胀,视乳头周视网膜炎,黄斑色素颗粒和周边视网膜白点。发病二周以后,这些早期的眼底改变可能消失,但生理盲点稍微和永久扩大,视乳头周围留下色素脱失的瘢痕[172]。部分患者眼底有多个白点,类似MEWDS患者的眼底改变(图41-39)。部分患者痊愈后可以复发,间隔时间长达1~15年。

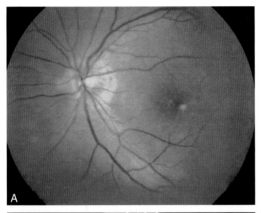

图41-39　眼底检查

A.左眼视乳头轻度充血,边界不清,视乳头边缘1和9点位可见黄白色渗出,后极部散在细小黄白色颗粒样病灶,黄斑中心凹反光消失,中心凹颞下、鼻上可见黄白色渗出;B.从FFA 13秒开始后极部弥漫圆形或环形的强荧光斑点,造影1分44秒,视乳头周围视网膜内层小血管扩张及周边部视网膜小血管管壁荧光渗漏,广泛点状背景荧光;C.造影16分44秒,视乳头旁多灶性荧光积存,呈强荧光和血管着染,后极部弥漫点状强荧光,边界不清(钟刘学颖提供)

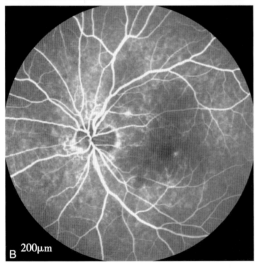
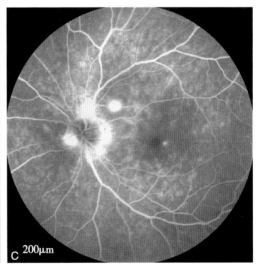

(三)辅助检查

1. FFA　造影晚期视乳头荧光染色,视乳头周围损伤的RPE染色呈强荧光,但RPE染色与白点无关(图41-39)。对侧正常眼FFA正常。

2. ICGA　可显示临床检查不能看到的多个弱荧光斑点,在4周内消失(图41-40),与MEWDS相似[165]。

3. OCT　与持续性盲点相对应的光感受器外节丧失[173]。

4. 视野检查　患者生理盲点扩大,边界清楚(图41-41A),但大小变化很大,与视乳头肿胀或充血不成比例[167]。其他类型白点综合征的生理盲点扩大可以恢复,但AIBSES患者并不完全恢复[167]。

5. 电生理检查　全视野ERG正常,但中心凹鼻侧旁多焦ERG在大多数患者异常,潜伏期延长和波幅下降。持续存在,比视野检查和临床表现更广泛[172]。

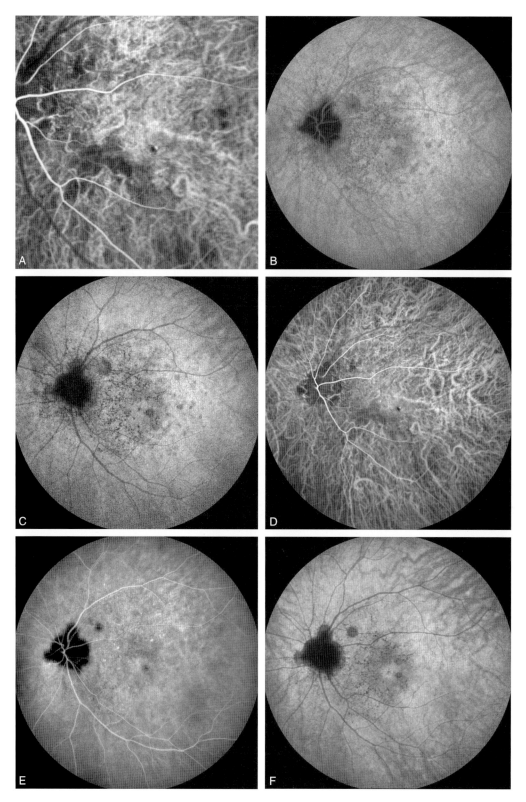

图 41-40 左眼 ICGA

A.治疗前,造影 13 秒,早期黄斑中心颞侧缘、鼻上、视乳头周缘见数个小灶弱荧光;B.造影 19 分 29 秒,视乳头边缘有遮蔽荧光区,后极部见多各密集点状弱荧光,提示脉络膜毛细血管灌注不良;C.造影 32 分 51 秒,后极部密集暗点,很多有一圈弱荧光围绕;D.治疗后 1 月,造影 17 秒,后极部弱荧光灶较治疗前明显减少;E.造影 8 分 19 秒,视乳头边缘遮蔽荧光不变,后极部弱荧光较治疗前明显消退;F.造影 31 分 36 秒,弱荧光灶数量及范围较治疗前明显减少(钟刘学颖提供)

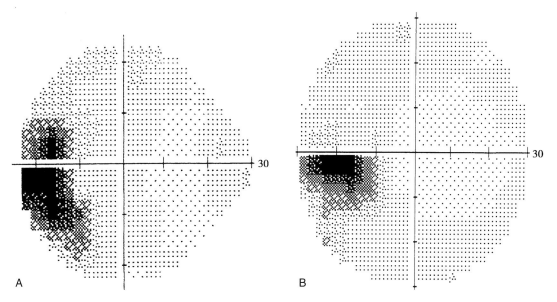

图 41-41　视野检查
A. 发病初期,左眼生理盲点扩大;B. 治疗 5 天后复查视野生理盲点扩大范围缩小(钟刘学颖提供)

三、诊断和鉴别诊断

（一）诊断

年轻健康女性,发生闪烁感和生理盲点扩大,一般没有明显视乳头或视网膜异常。生理盲点扩大可好转,但持续存在。

（二）鉴别诊断

很多疾病也可出现生理盲点扩大,包括:MEWDS、MCP、点状内层脉络膜病变(PIC)、AMN,他们和 AIBSES 的区别如下。

1. 视乳头水肿　表现为生理盲点扩大与 AIBSES 相似,但颅内高压引起的视乳头水肿可有阵发性视物模糊或黑矇等症状,视乳头明显隆起,生理凹陷消失和边界不清,视网膜静脉充盈迂曲,FFA 显示视乳头表面毛细血管扩张和渗漏荧光,脑部影像学检查可发现占位病变。这些表现可与 AIBSES 区别。

2. 视乳头炎　在年轻 AIBSES 患者突然发生的视野缺损很容易误诊为视神经炎。然而视乳头炎大多视力突然下降严重,甚至发病数日即可降至光感或无光感。眼球转动时眼球后部牵引样疼痛,眶深部压痛显著。眼底检查常见:视乳头充血、轻度隆起(3D 以下)、边缘不清、生理凹陷消失,视网膜静脉充盈迂曲,视乳头周围视网膜水肿混浊、火焰状出血及黄白色渗出,有时可波及黄斑部导致黄斑部出现放射状水肿皱褶。视野除了盲点扩大还可伴有大而致密的中央暗点。可与 AIBSES 区别。

3. MEWDS　病变早期视网膜多发性鳞片状病变,视力下降明显,但有自愈性。与 AIBSES 不同。

4. MCP　多数双眼发病,两眼可不对称,常复发。有前葡萄膜炎表现及玻璃体炎性细胞,急性期视网膜深层多发性圆形或椭圆形的黄白色病灶,陈旧性病灶有色素沉着,可并发黄斑下脉络膜新生血管。与 AIBSES 明显不同。

5. PIC　多见于近视女性患者,视力轻度下降(0.5 以下),病灶位于后极部,散在黄白色点状;多数患者视力预后良好,可遗留色素上皮紊乱,或挖凿状边缘的萎缩性脉络膜视网膜瘢痕,可并发黄斑下脉络膜新生血管。这些表现与 AIBSES 不同。

6. AMN　视力轻度下降,中心或旁中心暗点;黄斑中心凹周围,可见楔形、泪珠样放射状或花瓣状红褐色病灶,部分患者可伴有视网膜出血,而血管及视乳头未见异常改变。OCT 显示红褐色病灶椭圆体(IS/OS)带缺失。可与 AIBSES 区别。

值得一提的是发病后患者就诊检查时间对于诊断非常重要,如果患者就诊时间较晚,临床检查发现了生理盲点扩大,而 ICGA 和 FAF 的异常表现均已消失,就难以明确患者是 AIBSES 或 MEWDS 等。这并不是说脉络膜视网膜病变的所有特征都不能持续到发病后 2~4 周,但只有这些明确相关病变的存在才能排除其他的诊断[172]。

四、治　疗

本病是一种自限性疾病,不发展,不用治疗。

五、预　后

多数患者视力在 1.0,少部分下降到 0.3~0.4,仅个别是 0.1。随着时间推移,闪光幻觉慢慢消失,但视野缺损持续存在,该病很少复发,也不会发展到更严重的地步[167,172]。

六、典 型 病 例

1. 病例　患者女,37 岁,因"左眼视力无痛性迅速下降 2 周"于 2013 年 5 月 6 日来中山大学中山眼科中心就诊。7 天前,患者因"左眼视力下降",在当地医院做 FFA 检查,报告"造影早期,左眼病灶均呈圆形或环形的强荧光斑点,为炎症反应所致的 RPE 短暂性缺失或局灶性变薄所致;静脉期视乳头周围视网膜内层小血管扩张及周边部视网膜小血管管壁荧光渗漏(图 41-39)。左眼视野检查显示生理盲点扩大(图 41-41A)。当地医院无用药治疗,病情加重。起病前无感冒史及全身酸痛、乏力史,无眼病史,既往有亚急性甲状腺炎病史,已控制,病情稳定。入院检查:全身检查无异常。右眼视力 0.3,-4.5DS=1.2,眼球前段及眼底检查正常。左眼视力 0.2,-4.50DS= 0.7,眼球前段检查无异常,玻璃体 I 级混浊,玻璃体全部后脱离;视网膜平伏,视乳头轻充血,无明显水肿,边界不清,C/D=0.3,A∶V=2∶3,盘缘 1 和 9 点位可见黄白色渗出,后极部散在细小颗粒样病灶,黄斑中心凹反光消失,中心凹颞下及鼻上可见黄白色渗出(图 41-39A)。ICGA 提示:①黄斑中心颞侧缘、鼻上、视乳头周围点状弱荧光病灶伴晚期轻染色;②后极部多发斑点状脉络膜毛细血管灌注不良(图 41-40A~C)。OCT 显示:左眼黄斑中心凹颞下方椭圆体(IS/OS)带和 RPE 层反射连续性中断,RPE 层下见一高反射团块(图 41-42A)。

2. 诊断　左眼急性特发性生理盲点扩大综合征合并点状内层脉络膜病变。

3. 治疗　入院第 2 天口服泼尼松片 40mg/d、复合维生素 B、维生素 C、肌苷片、瑞巴派特片、补达秀片治疗,患者自觉左眼视力日益提高。用药 5 天后(发病 3 周),查体:最佳矫正视力右眼 1.2,左眼 1.0,视乳头的 1 点、9 点位周围及黄斑中心颞侧缘、黄斑鼻上渗出灶色变淡。复查左眼视野显示盲点扩大范围减小(图 41-41B);复查左眼 OCT 示:黄斑中心凹颞下方椭圆体(IS/OS)带和 RPE 层反射连续性、光滑性较前好转,RPE 层下团块稍减小(图 41-42B)。故泼尼松片逐渐减量至 5mg 后停药。

4. 治疗效果　治疗约 1 个月时(发病 6 周),复查左眼矫正视力 1.0,视乳头边界清,视乳头及黄斑周围仍可见淡淡的白色斑点,范围明显缩小。ICGA 提示早期后极部弱荧光灶较治疗前明显减少(图 41-40D~F)。OCT 显示黄斑中心凹椭圆体(IS/OS)带和 RPE 层反射连续性、光滑性较好,RPE 层下团块明显缩小,终止治疗。

2013 年 10 月初觉左眼视物蒙纱感伴视物变形,复查左眼矫正视力 1.0,左眼视乳头边界清,视乳头及黄斑周围病灶消退,仅见轻度 RPE 萎缩灶,黄斑颞下可见局灶性膜状物隆起。复查 OCT,黄斑中心凹颞下脉络膜新生血管灶,周围视网膜层间伴有轻度水肿(图 41-42C)。于 11 月 1 日行抗雷珠单抗 0.5mg/0.05ml 玻璃体腔注射。术后 1 周复查 OCT 黄斑下脉络膜新生血管灶缩小,黄斑水肿消褪。注入雷珠单抗后 1 月复查 OCT,黄斑下脉络膜新生血管灶进一步变小,黄斑水肿无复发(图 41-42D)。

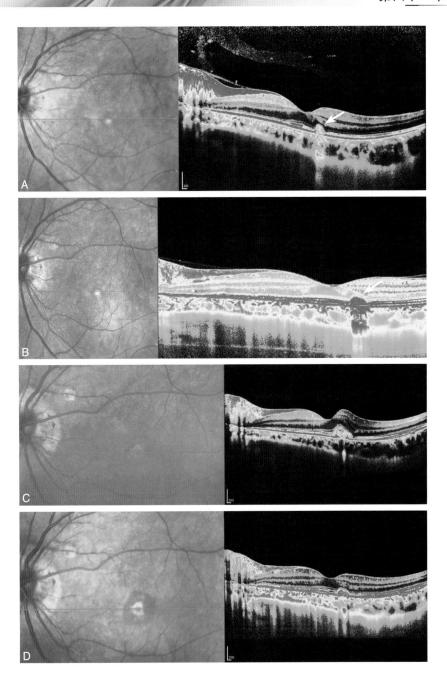

图 41-42 OCT 检查

A. 发病 2 周时视乳头黄斑间局部缺失的椭圆体（IS/OS）带紊乱，局灶性萎缩变薄，黄斑中心凹旁 RPE 下渗出，Bruch 膜隆起物（箭）；B. 治疗 5 天时椭圆体（IS/OS）带趋于平滑，黄斑中心凹下 RPE 渗出减少（箭）；C. 黄斑中心凹颞下脉络膜新生血管灶，周围视网膜层间伴有轻度水肿；D. 黄斑下脉络膜新生血管灶进一步变小，黄斑水肿无复发（钟刘学颖提供）

（刘文　钟刘学颖）

参 考 文 献

1. McDonald WI. Pathophysiology in multiple sclerosis. Brain. 1974;97:179-196.

2. Smith CH. Optic Neuritis. In:Miller NR, Newman NJ. Walsh & Hoyt's Clinical Neuro-ophthalmology. Vol 1. Maryland:Baltimore. 2004;293-347.

3. Beck RW, Optic neuritis study group. The optic neuritis treatment trial. Arch Ophthalmol. 1988;106:1051-1053.

4. 周柏玉, 张艳梅, 周玉宝. 球后视神经炎的研究进展. 国际眼科杂志, 2012, 12:1518-1521.

5. Arden GB, Gucukoglu AG. Grating test of contrast sensitivity in patients with retrobulbar neuritis. Arch Ophthalmol. 1978;96: 1626-1629.

6. Beck RW, Ruchman MC, Savino PJ, et al. Contrast sensitivity measurements in acute and resolved optic neuritis. Br J Ophthalmol. 1984;68:756-759.

7. Sanders EA, Volkers AC, Van der Poel JC, et al. Estimation of visual function after optic neuritis: A comparison of clinical tests. Br J Ophthalmol. 1986;70:918-924.

8. Fleishman JA, Beck RW, Linares OA, et al. Deficits in visual function after resolution of optic neuritis. Ophthalmology. 1987;94: 1029-1035.

9. Raine CS, Traugott U. Chronic relapsing experimental autoimmune encephalomyelitis: Ultrastructure of the central nervous system of animals treated with combination of myelin components. Lab Invest. 1982;48:275-284.

10. Traugott U, Stone SH, Raine CS. Chronic relapsing experimental autoimmune encephalomyelitis treatment with combinations of myelin components promotes clinical and structural recovery. J Neurol Sci. 1982;56:65-73.

11. Raine CS, Hintzen R, Traugott U, et al. Oligodendrocyte proliferation and enhanced CNS remyelination after therapeutic manipulation of chronic relapsing EAE. Ann NY Acad Sci. 1988;540:712-714.

12. Rodriguez M, Lennon VA, Benveniste EN. Remyelination by oligodendrocytes stimulated by antiserum to spinal cord. J Neuropathol Exp Neurol. 1987;46:84-95.

13. Rodriguez M, Lennon VA. Immunoglobulins promote remyelination in the central nervous system. Ann Neurol. 1990;27:12-17.

14. Miller DJ, Sanborn KS, Katzmann JA, et al. Monoclonal autoantibodies promote central nervous system repair in an animal model of multiple sclerosis. J Neurosci. 1994;14:6230-6238.

15. van Engelen BGM, Miller DJ, Pavelko KD, et al. Promotion of remyelination by polyclonal immunoglobulin and IVIg in Theiler's virus induced demyelination and in MS. J Neurol Neurosurg Psychiatry. 1994;57(suppl.):65-68.

16. van Engelen BGM, Hommes OR, Pinckers A, et al. Improved vision after intravenous immunoglobulin in stable demyelinating optic neuritis. Ann Neurol. 1992;32:834-835.

17. Beck RW, Trobe JD, Optic Neuritis Study Group. The optic neuritis treatment trial: Putting the results in perspective. J Neuro-ophthalmol. 1995;15:131-135.

18. Brusa A, Jones SJ, Plant GT. Long-term remyelination after optic neuritis: A 2-year visual evoked potential and psychophysical serial study. Brain 2001;124:468.

19. Davis SL, Frohman TC, Crandall CG, et al. Modeling Uhthoff's phenomenon in MS patients with inte rnuclear ophthalmoparesis. Neurology. 2008,70:1098-1106.

20. Kaliaperumal S, Narayan S. Neuroretinitis: Update on a visual emergency and role of technology in its diagnosis. J Biomedical Science and Engineering,2013,6:15-19.

21. Leber T. Pseudoneuritic retinal disease, stellate retinitis: the angiopathic retinal affections after severe skull injury. Graefe-Saemisch Handb Ges Augenheilkd. 1916;7:1319.

22. Dreyer RF, Hopen G, Gass DM, et al. Leber's idiopathic stellate neuroretinitis. Arch Ophthalmol. 1984;102:1140-1145.

23. Maitland CG, Miller NR. Neuroretinitis. Arch Ophthalmol. 1984;102:1146-1150.

24. Weiss AH, Beck RW. Neuroretinitis in childhood. J Pediatr Ophthalmol. 1989;26:198-203.

25. Ulrich GG, Waecker NJ Jr, Meister SJ, et al. Cat scratch disease associated with neuroretinitis in a 6-year-old girl. Ophthalmology. 1992;99:246-249.

26. Chrousos GA, Drack AV, Young M, et al. Neuroretinitis in cat scratch disease. J Clin Neuroophthalmol. 1990;10:92-94.

27. Arruga J, Valentines J, Mauri F, et al. Neuroretinitis in acquired syphilis. Ophthalmology. 1985;92:262-270.

28. Lesser RL, Kornmehl EW, Pachner AR, et al. Neuro-ophthalmologic manifestations of Lyme disease. Ophthalmology. 1990;97: 699-706.

29. Miller NR, Newman NJ. Walsh & Hoyt's Clinical Neuro-ophthalmology. Vol 1. Maryland: Baltimore. 2004;333-336.

30. Hayreh SS. Central retinal vein occlusion. In: Mausolf FA(ed)The eye and systemic diseases. Mosby, St.Louis. 1980;223-275.

31. Hayreh SS, Klugman MR, Beri M, et al. Differentiation of ischemic from non-ischemic central retinal vein occlusion during the early acute phase. Graefes Arch Clin Exp Ophthalmol. 1990;228:201-217.

32. Hayreh SS. Retinal vein occlusion. Indian J Ophthalmol. 1994;42:109-132.

33. Hayreh SS, Zimmerman MB, Podhajsky P. Incidence of various types of retinal vein occlusion and their recurrence and demographic characteristics. Am J Ophthalmol. 1994;117:429-441.

34. Hayreh SS. Optic disc vasculitis. Br J Ophthalmol. 1972;56:652-670.

35. Hayreh SS. Optic disc edema in raised intracranial pressure. VI. Associated visual disturbances and their pathogenesis. Arch

Ophthalmol. 1977;95:1566-1579.

36. Hayreh SS. Acute ischemic disorders of the optic nerve:pathogenesis,clinical manifestations and management. Ophthalmol Clin North Am. 1996;9:407-442.

37. Oh KT,Oh DM,Hayreh SS. Optic disc vasculitis. Graefe's Arch Clin Exp Ophthalmol. 2000;238:647-658.

38. Paton L,Holmes G. The pathology of papilloedema. A histological study of 60 eyes. Brain. 1911;33:289-432.

39. Fishman RA. Anatomical aspects of the cerebrospinal fluid. In Fishman R,ed. Cerebrospinal fluid in diseases of the nervous system. Philadelphia,W.B. Saunders.1992:20-21.

40. Weed LH. Positional adjustments of the pressure of the cerebro-spinal fluid. Phys Rev. 1933;13:80-102.

41. Bezeaud D,Vadot E. Aspects etiologiques actuels des oedemes papillaires. Bull Soc Ophthalmol Fr. 1990;90:409-411.

42. Andeweg J. Concepts of cerebral venous drainage and the aetiology of hydrocephalus. J Neurol Neurosurg Psychiatry. 1991;54:830-831.

43. Miller NR. Papilledema. In:Miller NR,Newman NJ. Walsh & Hoyt's Clinical Neuro-ophthalmology. Vol 1. Maryland:Baltimore. 2004;237-281.

44. Hoyt WF,Beeston D. The ocular fundus in neurologic disease. St Louis,CV Mosby Co. 1966;242-243.

45. Jackson JH. On the routine use of the ophthalmoscope in cases of cerebral disease. Med Times Gaz. 1871;1:627-629.

46. Liu GT,Glaser JS,Schatz NJ. High-dose methylprednisolone and acetazolamide for visual loss in pseudotumor cerebri. Am J Ophthalmol. 1994;118:88-96.

47. Hayreh SS. The blood supply of the optic nerve head and evaluation of it-Myth and Reality. Prog Retin Eye Res. 2001;20:563-593.

48. Hayreh SS,Joos KM,Podhajsky PA,et al. Systemic diseases associated with nonarteritic anterior ischemic optic neuropathy. Am J Ophthalmol. 1994;118:766-780.

49. 钟毅敏,于强,区杰雄,等.缺血性视神经病变临床分析.中国实用眼科杂志.2003;21:269-272.

50. Ellenberger C. Ischemic optic neuropathy as a possible early complication of vascular hypertension. Am J Ophthalmol. 1979;88:1045-1051.

51. Hayreh SS,Zimmerman MB,Podhajsky P,et al. Nocturnal arterial hypotension and its role in optic nerve head and ocular ischemic disorders. Am J Ophthalmol. 1994;117:603-624.

52. Sugiyama K,Bacon DR,Cioddi GA,et al. The effects of phenylephrine on the ciliiary body and optic nerve head microvasculature in rabbits. J Glaucoma. 1992;1:156-160.

53. Hayreh SS,Zimmerman MB. Nonarteritic anterior ischemic optic neuropathy:clinical characteristics in diabetic patients versus nondiabetic patients. Ophthalmology. 2008;115:1818-1825.

54. Guyer DR,Mill NR,Auer CL,et al. The risk of cerebrovascular and cardiovascular disease in patients with anterior ischemic optic neuropathy. Arch Ophthalmol. 1985;103:1136-1142.

55. Sawle GV,James Cb,Ross Russell RW,et al. The natural history of non-arteritic anterior ischemic optic neuropathy. J Neurol Neuorosury Psychiatry. 1990;53:830-833.

56. Biousse V,Schaison M,Touboul PJ,et al. Ischemic optic neuropathy associated with internal carotid artery dissection. Arch Neurol. 1998;55:715-719.

57. Williams EL,Hart WM jr,Tempelhoff R. Postoperative ischemic optic neuropathy. Anesth Analg. 1995;80:1018-1019.

58. Landau K,Winterkorn JMS,Mailloux LU,et al. 24-Hour blood pressure monitoring in patients with anterior ischemic optic neuropahy. Arch Ophthalmol. 1996;114:570-575.

59. Ischemic Optic Neuropathy Decompression Trial Research Group. Characteristics of Patients with Nonarteritic Anterior Ischemic Optic Neuropathy Eligible for the Ischemic OpticNeuropathy Decompression Trial. Arch Ophthalmol. 1996;114:1366-1374.

60. Katz,B. Anterior ischemic optic neuropathy and intraocular pressure. Arch Opthalmol. 1992;110:596-597.

61. Chung SM,Gay CA,McCray JA,et al. Nonarteritic ischemic optic neuropathy. The impact of tobacco use. Opthyalmology. 1994;101:779-782.

62. McCulley TJ,Lam BL,Feuer WJ. Incidence of nonarteritic anterior ischemic optic neuropathy associated with cataract extraction. Ophthalmology. 2001;108:1275-1278.

63. Hayreh SS. Anterior ischemic optic neuropathy:IV. Occurrence after cataract etraction. Arch Opthalmol. 1980;98:1410-1416.

64. Naumann GO,Jonas J. Optic disk size in ischemic optic neuropathy. Am J Ophthalmol. 1989;107:685-686.

65. Contreras I,Rebolleda G,Noval S,et al. Optic disc evaluation by optical coherence tomography in nonarteritic anterior ischemic optic neuropathy. Invest Ophthalmol Vis Sci. 2007;48:4087-4092.

66. Wang MY,Sadun F,Levin LB,et al. Occurrence of familial nonarteritic anterior ischemic optic neuropathy in a case series. J

Neuroophthalmol. 1999;19:144-147.

67. Hayreh SS,Fingert JH,Stone E,et al. Familial non-arteritic anterior ischemic optic neuropathy. Graefe's Arch Clin Exp Ophthalmol. 2008;246:1295-305.

68. Poort SR,Rosendaal FR,Reitsma PH,et al. A commom genetic variation in the 3'-untranslated region of the prothrombin gene is asssociated with elevated plasma prothrombin levels and increase in venous thrombosis. Blood. 1996;88:3698-3703.

69. Frosst P,Blom HJ,Milos R,et al. A candidate genetic risk factor for vascular disease:a common mutation in methylenetetrahydrofolate reductase. Nat Genet. 1995;10:111-113.

70. Johnson LN,Kuo HC,Arnold AC,et al. HLA-A-29 as a potential risk factor for nonarteritic anterior ischemic optic neuropathy. Am J Ophthalmol. 1993;115:540-542.

71. Giuffre G. Hematological risk factors for anterior ischemic optic neuropathy,neuro-ophthalmology. 1990;10:197-203.

72. Talks SJ,Chong NH,Gibson JM,et al. Fibrinogen,cholesterol and smoking as risk factors for nonarteritic anterior ischemic optic neuropathy. Eye. 1995;9:85-88.

73. Salomon P,Kurtz S,Steinberg DM,et al. Analysis of prothrombotic and vascular risk factors in patients with nonarteritic anterior ischemic optic neuropathy. Opthalmology. 1999;106:739-742.

74. Goff MJ,Kerrison JB. Bilateral simultaneous anterior ischemic optic neuropathy in a young,healthy man. Arch Ophthalmol. 2003; 121:1652-1653.

75. Taban M,Lewis H,Lee MS. Nonarteritic anterior ischemic optic neuropathy and 'visual field defects' following vitrectomy:could they be related？ Graefe's Arch Clin Exp Ophthalmol. 2007;245:600-605.

76. Mcleod D,Marshall J,Kohner EM. Role of axoplasmic transport in pathophysiology of ischemic disc swelling. Br J Ophthalmol. 1980;64:247-261.

77. Olver JM,Spalton DJ,McMartney ACE. Quantitative morphology of human retrolaminar optic nerve vasculature. Invest. Ophthalmol Vis.Sci. 1994;35:3858-3866.

78. Arnold AC,Hepler RS. Fluorescein angiography in acute nonarteritic anterior ischemic optic neuropathy. Am J Ophthalmol. 1994;117:222-230.

79. Arnold AC,Badr MA,Hepler RS. Fluorescein angiography in nonischemic optic disc edeme. Arch Ophthalmol. 1996;114: 293-298.

80. Hayreh SS,Piegors DJ,Heisted DD. Serotonin-induced constriction of oculer arteries in atherosclerotic monkeys. Arch Ophthalmol. 1997;115:220-228.

81. Hayreh SS. Retinal and optic nerve head ischemic disorers and atherosclerosis:role of serotonin. Progr Retin Eye Res. 1999;18: 191-221.

82. Arnold AC. Pathogenesis of nonarteritic anterior ischemic optic neuropathy. J Neurophthalmol. 2003;23:157-163.

83. Miller NR,Newman NJ. Walsh and Hoyt's Clinical neuro-ophthalmology,5th ed,vol 1. Baltimore,Williams & Wilkins,1998:564-565;568-569.

84. Hattenhauer MG,Leavitt JA,Hodge DO,et al. Incidence of nonarteritic anterior ischemic optic neuropathy. Am J Ophthalmol. 1997;123:103-107.

85. Xu L,Wang Y,Jonas JB,et al. Incidence of nonarteritic anterior ischemic optic neuropathy in adult Chinese:the Beijing Eye Study. Eur J Ophthalmol. 2007;17:459-460.

86. Hayreh SS. Visual field abnormalities in nonarteritic anterior ischemic optic neuropathy:their pattern and prevalence at initial examination. Arch Ophthalmol. 2005;123:1554-1562.

87. Contreras I,Follow-up of nonarteritic anterior ischemic optic neuropathy with optical coherence tomography. Ophthalmology. 2007;114:2338-2344.

88. Deleón-Ortega J,Carroll KE,Arthur SN. Correlations between retinal nerve fiber layer and visual field in eyes with nonarteritic anterior ischemic optic neuropathy. Am J Ophthalmol. 2007;143:288-294.

89. Hayreh SS. Posterior ischaemic optic neuropathy:clinical features,pathogenesis,and management. Eye. 2004;18:1188-1206.

90. Rucker JC,Biousse V,Newman NJ. ischemic optic neuropathies. Curr Opin Neurol. 2004;17:27-35.

91. Hayreh SS,Zimmerman MB. Non-arteritic anterior ischemic optic neuropathy:role of systemic corticosteroid therapy. Graefe's Arch Clin Exp Ophthalmol. 2008;246:1029-1046.

92. 宋琛.复方樟柳碱治疗缺血性神经病变.实用眼科杂志.1985;3:269-271.

93. 于强,吴景天,董东生,等.复方樟柳碱治疗原发性和继发性缺血性视神经视网膜脉络膜病变.中华眼底病杂志.2000; 16:71-74.

94. Sergott RC,Cohen MS,Bosley TM,et al.Optic nerve decompression may improve the progressive form of nonarteritic anterior

ischemic optic neuropathy. Arch Ophthalmol. 1989;107:1743-1754.

95. Ischemic. Optic Neuropathy Decompression Trial Research Group. Optic nerve decompression surgery for nonarteritic anterior ischemic optic neuropathy(NAION)is not effective and may be harmful. JAMA. 1995;273:625-632.

96. Hayreh SS. Nonarteritic anterior ischemic optic neuropathy:natural history of visual outcome. Ophthalmology. 2008;115:298-305.

97. Kjer B,Eiberg H,Kjer P,et al. Dominant optic atrophy mapped to chromosome 3q region. Ⅱ. Clinical and epidemiological aspects. Acta Ophthal Scand. 1996;74:3-7.

98. Yu Wai Man P,Griffiths PG,Hudson G,et al. Inherited mitochondrial optic neuropathies. J Med Genet. 2009;46:145-158.

99. Hayreh SS,Podhajsky PA,Zimmerman B. Ipsilateral recurrence of nonarteritic anterior ischemic optic neuropathy. Am J Ophthalmol. 2001;132:734-742.

100. 韦企平,魏世辉. 视神经疾病中西结合诊治. 北京:人民卫生出版社,2007:154-155.

101. Wolfram DJ. Diabetes mellitus and simple optic atrophy among siblings. Mayo Clin Proc. 1938;13:715-717.

102. Bracken MB,Holford TR. Effects of timing of methylprednisolone or naloxone administration on recovery of segmental and long-tract neurologic function in NASCIS Ⅱ. J Neurosurg. 1993;79:500-507.

103. Cook MW,Levin LA,Joseph MP et al. Traumatic optic neuropathy. A meta-analysis. Arch Otolaryngol Head Neck Surg. 1996;122:389-392.

104. Dinkel K,MacPherson A,Sapolsky RM. Novel glucocorticoid effects on acute inflammation in the CNS. J Neurochem. 2003;84:705-716.

105. Kountakis SE,Maillard AA,El-Harazi SM et al. Endoscopic optic nerve decompression for traumatic blindness. Otolaryngol Head Neck Surg. 2000;123:34-37.

106. Lubben B,Stoll W,Grenzebach U. Optic nerve decompression in the comatose and conscious patients after trauma. Laryngoscope. 2001;111:320-328.

107. Yu-Wai-Man P,Chinnery PF. Leber Hereditary Optic Neuropathy. In:Pagon RA,Adam MP,Ardinger HH,et al. editors. GeneReviews®[Internet]. Seattle(WA):University of Washington,Seattle;1993-2014.

108. Rodel G,Laubhan R,Scheuerle A,et al. Association of the LHON 13,708 and 15,257 mitochondrial DNA mutations with neurodegenerative diseases distinct from LHON. Eur J Med Res. 1996;1:491-494.

109. Torroni A,Carelli V,Petrozzi M,et al. Detection of the mtDNA 14484 mutation on an African-specific haplotype:implications about its role in causing Leber hereditary optic neuropathy. Am J Hum Genet. 1996;59:248-252.

110. Zhang,AM,Zou Y,Guo X,et al. Mitochondrial DNA mutation m.3635G>A may be associated with Leber hereditary optic neuropathy in Chinese. Biochem Biophys Res Commun. 2009;386:392-395.

111. Querques G,Bux AV. Leber miliary aneurysms and multiple sclerosis. Eur J Ophthalmol. 2009;19:690-693.

112. Mitani I,Miyazaki S,Hayashi T,et al. Detection of mitochondrial DNA nucleotide 11778 point mutation of Leber hereditary optic neuropathy from archival stained histopathological preparations. Acta Ophthalmol Scand. 1998;76:14-19.

113. Nikoskelainen E,Savontaus ML. Leber's optic neuropathy:a mitochondrial disease revealing its secret. Duodecim. 1998;114:303-306.

114. Went LN. Leber hereditary optic neuropathy(LHON):a mitochondrial disease with unresolved complexities. Cytogenet Cell Genet. 1999;86:153-156.

115. Guy J. New therapies for optic neuropathies:development in experimental models. Curr Opin Ophthalmol. 2000;11:421-429.

116. Lotery AJ,Namperumalsamy P,Jacobson SG,et al. Mutation analysis of 3 genes in patients with Leber congenital amaurosis. Arch Ophthalmol. 2000;118:538-543.

117. Macmillan C,Johns TA,Fu K,et al. Predominance of the T14484C mutation in French-Canadian families with Leber hereditary optic neuropathy is due to a founder effect. Am J Hum Genet. 2000;66:332-335.

118. Smith JL,Hoyt WF,Susac JO. Ocular fundus in acute Leber optic neuropathy. Arch Ophthalmol. 1973;90:349-354.

119. Ramos Cdo V,Bellusci C,Savini G,et al. Association of optic disc size with development and prognosis of Leber's hereditary optic neuropathy. Invest Ophthalmol Vis Sci. 2009;50:1666-1674.

120. Volod'ko NV,L'Vova MA,Starikovskaia EB,et al. Spectrum of pathogenic mtDNA mutations in Leber hereditary optic neuropathy families from Siberia. Genetika. 2006;42:89-97.

121. Newman NJ. Leber hereditary optic neuropathy:some new observations. J Neuroophthalmol. 2011;31:3-5.

122. Schrader S. Neppert B. Leber's hereditary optic neuropathy on initial suspicion of optic neuritis. Klin Monbl Augenheilkd. 2008;225:302-303.

123. den Hollander AI,Roepman R,Koenekoop RK,et al. Leber congenital amaurosis:genes,proteins and disease mechanisms. Prog

Retin Eye Res. 2008；27：391-419.

124. Hudson G.，Carelli V，Spruijt L，et al. Clinical expression of Leber hereditary optic neuropathy is affected by the mitochondrial DNA-haplogroup background. Am J Hum Genet. 2007；81：228-233.

125. Li CW，Zhuang ZY，Zhang SK. CIinical study on treatment of Leber hereditary optic neuropathy. Zhongguo Zhong Xi Yi Jie He Za Zhi. 2009；29：1078-1080.

126. Zhang S，Wang L，Hao Y，et al. T14484C and T14502C in the mitochondrial ND6 gene are associated with Leber's hereditary optic neuropathy in a Chinese family. Mitochondrion. 2008；8：205-210.

127. Zhang AM，Jia X，Yao YG.，et al. Co-occurrence of A1555G and G11778A in a Chinese family with high penetrance of Leber's hereditary optic neuropathy. Biochem Biophys Res Commun. 2008；376：221-224.

128. Wang JY，Gu YS，Wang J，et al. MGB probe assay for rapid detection of mtDNA11778 mutation in the Chinese LHON patients by real-time PCR. J Zhejiang Univ Sci B. 2008；9：610-615.

129. Wang HW，Jia X，Ji Y，et al. Strikingly different penetrance of LHON in two Chinese families with primary mutation G11778A is independent of mtDNA haplogroup background and secondary mutation G13708A. Mutat Res. 2008；643：48-53.

130. Barboni P，Savini G，Feuer WJ，et al. Retinal nerve fiber layer thickness variability in Leber hereditary optic neuropathy carriers. Eur J Ophthalmol. 2012；22：985-991.

131. Brodsky MC. Congenital Anomalies of the optic disk. In：Miller NR，Newman NJ. Walsh & Hoyt's Clinical Neuro-ophthalmology. Vol 1. Maryland：Baltimore. 2004；178.

132. Sharpe JA，Sanders MD. Atrophy of myelinated nerve fibers in the retina in optic neuritis. Br J Ophthalmol. 1975；59：229-232.

133. Teich SA. Disappearance of myelinated retinal nerve fibers after a branch retinal artery occlusion. Am J Ophthalmol. 1987；103：835-836.

134. Lorentzen SE. Drusen of the optic disc. Dan Med Bull. 1967；14：293-298.

135. Boyce SW，Platia EV，Green WR. Drusen of the optic nerve head. Ann Ophthalmol. 1978；10：695-704.

136. Friedman DH，Gartner S，Modi SS. Drusen of the optic disc：A retrospective study in cadaver eyes. Br J Ophthalmol. 1975；59：413-421.

137. Rosenberg MA，Savino PJ，Glaser JS. A clinical analysis of pseudo-papilledema. I. population，laterality，acuity，refractive error，ophthalmoscopic characteristics，and coincident disease. Arch Ophthalmol. 1979；97：65-70.

138. Mamalis N，Mortenson S，Digre B，et al. Congenital anomalies of the optic nerve in one family. Ann Ophthalmol. 1992；24：126-131.

139. Seitz R. Die intraokularen drusen. Kiln monatsbl augenheilkd. 1968；152：203-211.

140. Sacks JG，O'Grady RB，Choromokos E，et al. The pathogenesis of optic nerve drusen：A hypothesis. Arch Ophthalmol. 1977；95：425-428.

141. Hoover DL，Robb RM，Petersen RA. Optic disc drusen and primary megalencephaly. J Pediatr Ophthalmol Strabismus. 1989；26：81-85.

142. Frisen L，Scholdstrom G，Svendsen P. Drusen in the optic nerve head：Verification by computerized tomography. Arch Ophthalmol. 1978；96：1611-1614.

143. Miller NR. Appearance of optic disc drusen in a patient with anomalous elevation of the optic disc. Arch Ophthalmol. 1986；104：794-795.

144. Sanders MD，Gay AJ，Newman M. Hemorrhagic complications of drusen of the optic disk. Am J Ophthalomol. 1971；71：204-217.

145. Auw-Haedrich C，Staubach F，Witschel H. Optic disk drusen. Surv Ophthalmol. 2002；47：515-32.

146. Borruat FX. Pediatric Ophthalmology，Neuro-Ophthalmology，Genetics Essentials in Ophthalmology. 2008；37-50.

147. Solberg Y，Rosner M，Belkin M. The assiociation between cigarette smoking and ocular diseases. Surv Ophthalmol. 1998；42：535-547.

148. Sadun AA，Martone JF，Reyes L，et al. Optic and peripheral neuropathy in Cuba. JAMA. 1994；271：663-664.

149. Sadun AA. Metabolic optic neuropathies. Semi Ophthalmol. 2002；17：29-32.

150. Rizzo JF ⅡI，Lessell S.Tobacco amblyopia. Am J Ophthalmol. 1993，116：84-87.

151. Walsh and Hoyt's Clinical Neuro-Ophthalmology. 6th ed.Volume 1，Chapter 10，2005：447-463.

152. Jane W. Chan. Optic neuritis in multiple sclerosis. ocular immunology and inflammation. 2002；10：161-86.

153. Gorden T Plant. optic neuritis and multiple sclerosis. current opinion in neurology. 2008；21：16-21.

154. Poser CM，Paty DW，Scheinberg L，et al. New diagnostic criteria for multiple sclerosis：guidelines for research protocols. Ann Neurol. 1983；13：227-31.

155. McDonald WI，Compston A，Edan G，et al. Recommended diagnostic criteria for multiple sclerosis：guidelines from the

International Panel on the diagnosis of multiple sclerosis. Ann Neurol. 2001;50;121-127.

156. Söderström M. multiple sclerosis;rational for early treatment. Neurol Sci. 2003;24;S298-S300.

157. Murphy MA. Clinical update on optic neuritis and multiple sclerosis. Med Health RI. 2008;91;57-59.

158. Mandler RN. Neuromyelitis optica-Devic's syndrome,update. Autoimmun Rev. 2006;5;537-543.

159. Lennon VA,Wingerchuk DM,Kryzer TJ,et al. A serum autoantibody marker of neuromyelitis optica;distinction from multiple sclerosis. Lancet. 2004;364;2106-2112.

160. Wingerchuk DM,Hogancamp WF,O'Brien PC,et al. The clinical course of neuromyelitis optica(Devic's syndrome). Neurology. 1999;53;1107-1114.

161. Wingerchuk DM,Lennon VA,Pittock SJ,et al. Revised diagnostic criteria for neuromyelitis optica. Neurolog. 2006;66;1485-1489.

162. Hamed LM,Glaser JS,Gass JD,et al. Protracted enlargement of the blind spot in multiple evanescent white dot syndrome. Arch Ophthalmol,1989;107;194-198.

163. Kimmel AS,Folk JC,Thompson HS,Strnad LS. The multiple evanescent white dot syndrome with acute blind spot enlargement. Am J Ophthalmol. 1989;107;425-426.

164. Ie D,Glaser BM,Murphy RP,Gordon LW,Sjaarda RN,Thompson JT. Indocyanine green angiography in multiple evanescent white-dot syndrome. Am J Ophthalmol. 1994;1177-1212.

165. Pece A,Sadun F,Trabucchi G,et al. Indocyanine green angiography in enlarged blind spot syndrome. Am J Ophthalmol. 1998;126;604-607.

166. Callanan D,Gass JDM. Multifocal choroiditis and choroidal neovascularization associated with the multiple evanescent white dot and acute idiopathic blind spot enlargement syndrome. Ophthalmology. 1992;99;1678-1685.

167. Volpe NJ,Rizzo JF,Lessell S. Acute idiopathic blind spot enlargement syndrome;A Review of 27 New Cases. Arch Ophthalmol. 2001;119;59-63.

168. Singh K,de Frank MP,Shults WT,et al. Acute idiopathic blind spot enlargement;a spectrum of disease. Ophthalmology. 1991;98;497-502.

169. Gass JD,MHamed LM. Acute macular neuroretinopathy and multiple evanescent white dot syndrome occurring in the same patients. Arch Ophthalmol. 1989;107;189-193.

170. Morgan CM,Schatz H. Reccurrent multifocal choroiditis. Ophthalmology. 1986;93;1138-1147.

171. Watzke RC,Packer AJ,Folk JC,et al. Punctate inner choroidopathy. Am J Ophthalmol. 1984;98;572-584.

172. Watzke RC,Shults WT. Clinical features and natural history of the acute idiopathic enlarged blind spot syndrome. Ophthalmology. 2002;109;1326-1335.

173. Sugahara M,Shinoda K,Matsumoto SC,et al. Outer retinal microstructure in a case of acute idiopathic blind spot enlargement syndrome. Case Report Ophthalmol. 2011;2;116-122.

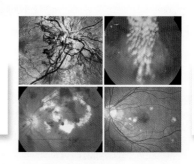

第四十二章
视 路 病

视路（visual pathway）是传递视觉信息的通路，自视网膜光感受器起至大脑枕叶皮质的视觉中枢为止，经过了眼眶、颅腔、脑干和大脑。大约50%的中枢神经系统疾病可能直接或间接地影响视路，引起视路疾病。本章所讨论的范围是从视神经到大脑视中枢的视路疾病。

第一节 视交叉疾病

视交叉疾病（optic chiasmal disorders）是各种病变引起的视交叉受压或受损而出现视交叉功能的改变。两侧的视神经出视神经管后在颅内向上内汇聚成视交叉，来自双眼除黄斑部外的鼻上神经纤维位于视交叉的上层，在同侧向后弓形弯曲后形成后膝，然后走向对侧视束视。除黄斑外的下半部鼻侧交叉纤维位于视交叉的下层，交叉到对侧弓状向前伸入3mm，形成Wilbrand前膝，然后进入对侧视束（图42-1）。来自颞侧视网膜的纤维则保持同侧行进，与鼻侧纤维共同形成视交叉，其交叉与未交叉纤维的比例为53：47。传递上方视网膜视觉信息的纤维依然位于上方，而来自下方视网膜者依然位于下方。约90%的视交叉纤维来自黄斑，进入视交叉后向内后上方行走，在接近视交叉后缘上方中央开始交叉，然后与对侧不交叉的黄斑纤维会合，进入对侧视束的中央。

视交叉从上或下看呈X形，前倾45度，位于蝶鞍上池的蛛网膜下腔，构成了第三脑室前下部中线汇合处凹区的基底部分，其下方通常在鼻结节线上方8~13mm，视交叉外侧部分由颈内动脉的床突上部所包绕（图42-2）。由于视神经、视交叉与颅前和颅中窝的基底部结构的相互关系，垂体肿瘤、脑膜瘤和动脉瘤常侵及前段视觉通路，因此视交叉病变的早期诊断不但可以增加视觉功能的恢复机会，而且对原发病变的早诊断和早治疗都大有帮助。

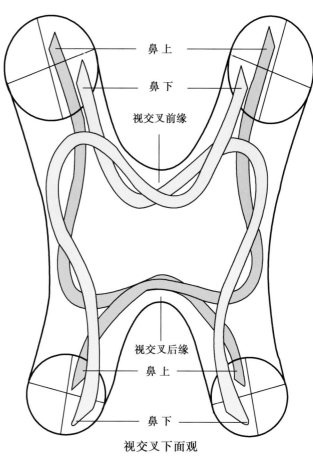

图 42-1 视交叉部纤维分布
黄色为鼻侧下半纤维，橙色为鼻侧上半纤维

一、病因与发病机制

视交叉损害的常见原因是邻近肿瘤所致，包括垂体腺瘤，蝶鞍上脑膜瘤，颅咽管瘤或颈内动脉瘤，其次

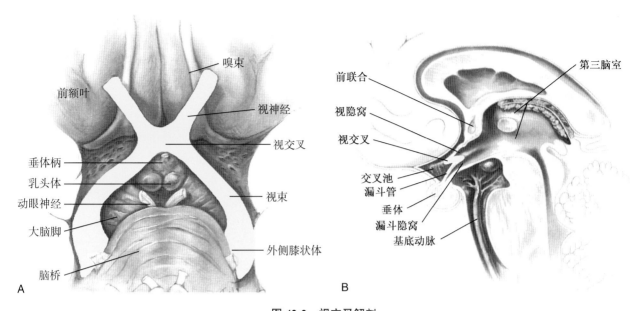

图 42-2 视交叉解剖
A. 视交叉下面观；B. 自大脑半球的正中矢状切面显示的视交叉位置

是基底动脉环的动脉瘤，比较少见的疾病有视交叉蛛网膜炎和视交叉神经胶质瘤[1-5]。这些疾病通过压迫视神经、视交叉或视束而产生视力下降和视野的缺陷。颅后凹及第三脑室肿瘤也可由于第三脑室前端的视隐窝和漏斗隐窝的扩张，压迫视交叉，造成视交叉的损害，偶尔阻塞第三脑室和引起慢性萎缩性视乳头水肿而导致视力和视野缺陷。

二、临 床 表 现

视交叉疾病在前部视路（视束以前的视路）功能障碍的鉴别诊断中举足轻重。当出现单眼或双颞侧偏盲或任何类型的内分泌失调相关的视力减退，应考虑是累及视交叉的疾病。诊断和鉴别主要依靠影像学检查。

（一）眼部表现

1. 症状

（1）视力下降：双眼呈隐匿性非对称性减退，或是不明确的主诉：如视物模糊，雾视感，阅读或聚焦困难。急性视力下降常是因肿块迅速扩大或感染引起，血管性或炎症性病变可与球后视神经炎的表现类似。

（2）视野缺损：因双眼视野大部分重叠，患者双眼同时视的时候往往感觉不到颞侧视野的缺损，当出现颞侧视野缺损时，患者只能看清鼻侧半视力表。

（3）色觉异常：仅出现于视野缺损区。

（4）其他：因双眼重叠视野部分的丧失破坏了正常的视网膜对应，出现视觉融合功能障碍，包括非麻痹性复视及深度觉异常。颞侧偏盲患者难于保持双眼同时视功能，因此眼球水平或垂直运动时出现复视[6]。当双眼汇聚于近处目标时，颞侧盲视野重叠于目标之后，因此患者看不清位于固视点后的物体，此类患者难以完成如穿针之类的任务。

2. 体征

（1）瞳孔对光反射异常：从视野缺损侧投照光线，产生相对性传入性瞳孔障碍（relative afferent papillary defect，RAPD），无直接对光反射；光照正常视野侧，瞳孔直接光反射正常，称为偏盲性瞳孔强直（rigidity pupillae hemianoptica）。

（2）视野缺损：视交叉病变的典型视野缺损是以垂直中线为界的双眼颞侧偏盲（图 42-3 中 3，图 42-4），但实际的视野缺损模式取决于视交叉和病变的相对位置，大部分病例表现不完全对称的双颞侧视野缺损。①当病变从下方影响视交叉前部时，首先压迫鼻下交叉纤维在此形成的（Wilbrand）前膝，出现对侧眼颞上弓形或中心暗点,此时需要和青光眼或神经炎鉴别;继续向上压迫到同侧还未交叉的鼻下神经纤维,还出现同侧眼的颞上象限视野缺损;当同侧所有未交叉的鼻侧视神经纤维均被压迫时,可引起同侧眼颞侧视野缺损;当压迫引起一侧交叉和未交叉神经纤维及对侧交叉神经纤维均受损时,就出现对侧眼颞侧偏盲和同侧全盲(图42-3中2)。②病变仅累及鼻侧交叉神经纤维,如蝶鞍肿块向上生长,表现为典型的双颞侧偏盲(图42-3中3)。③当病变靠近视交叉后上面中央时,压迫黄斑区交叉神经纤维,可出现双颞侧偏盲性中心暗点。视交叉后下中央受压时,先出现双眼颞上象限视野缺损,逐步向颞下、鼻下和最后鼻上象限均缺损,而中心视力良好。④压迫视交叉后边一侧,可出现双眼同侧偏盲,类似一侧视束损伤。

视交叉功能障碍而出现以垂直中线为界的双鼻侧视野缺损极其罕见,但理论上该种缺损可有许多视交叉区的肿瘤压迫或第三脑室扩大所致。偶尔当病变仅累及视交叉上半或下半时,可以出现水平性视野缺损。

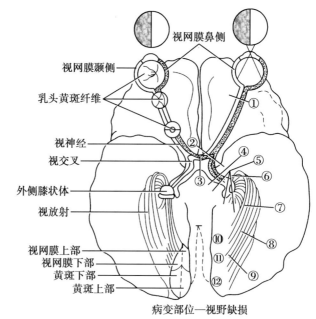

图 42-3　视路损伤不同部位视野改变

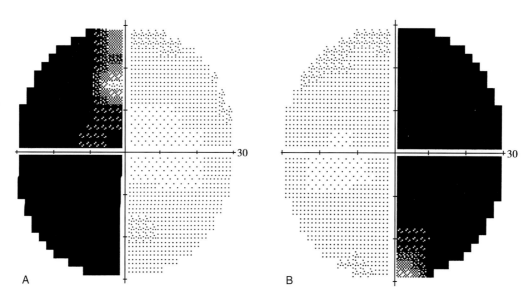

图 42-4　双颞侧视野缺损

垂体肿瘤患者,30°视野检查双眼颞侧半视野缺损,以垂直正中线为界,A 为左眼,视力 1.2,B 为右眼,视力 1.5(刘文提供)

(3) 视乳头改变:肿瘤引起颅内压增高,可出现双眼视乳头水肿,如蝶鞍肿块压迫第三脑室、浸润性或炎症性病变。长期的视交叉病变可导致视乳头苍白,可与视力减退的程度不一致,但总的来说视乳头越显苍白,视力预后越差。

双颞侧偏盲患者可因交叉的鼻侧纤维受压,鼻侧半视网膜神经节细胞及其轴突变性,使视乳头出现特征性的鼻侧节段状视神经萎缩(band atrophy of optic nerve)。黄斑的鼻半侧纤维同样受影响,导致颞侧楔状视神经萎缩,而颞侧黄斑和视网膜的纤维从上方和下方进入视乳头而不受影响,因此视乳头萎缩外观呈节段状。

(二) 全身表现

肿瘤引起颅内压增高,可引起患者头痛、恶心和呕吐。垂体肿瘤大量分泌激素引起全身异常表现,例如男性乳房发育,类库欣综合征或肢端肥大症。性早熟暗示下丘脑功能障碍,而生长迟缓可能因为生长激素缺乏。视交叉疾病在儿童多为颅咽管瘤、视交叉胶质瘤;20~40 岁者多为垂体腺瘤;40 岁以上多为脑膜瘤、动脉瘤和动脉硬化。尿崩症可能是蝶鞍上肿瘤最早的临床症状,原发性颅内咽鼓管瘤或松果体瘤也可引起。

(三) 辅助检查

1. 视野检查 视野的检查对于判断视交叉有无病变举足轻重,为更容易发现偏盲性视野缺损,视野检查范围要大。

2. X 线检查 头颅 X 线平片可显示鞍区的病变,如肿瘤的钙化灶或动脉管壁钙化影、蝶鞍有无增大变形、鞍底和鞍背等的骨质变化,但对细微变化不甚理想,如对小钙化灶和鞍壁骨性结构的显示不如 CT。

3. 电子计算机断层扫描(CT) 能很好地显示骨骼破坏或侵蚀、骨质增生、血管或肿瘤的钙化及急性出血。

4. 核磁共振检查(MRI) 适应疑似视交叉病变的患者,MRI 比 CT 能更好地显示该部位的解剖细节、矢状面图像及软组织影像。若怀疑动脉瘤则可行 MRI 或 CT 血管造影。

5. 内分泌检查 检查与脑垂体分泌有关的激素,以判断视交叉病变是否与脑垂体肿瘤相关。包括血清泌乳素,清晨皮质醇水平,促甲状腺素(TSH),甲状腺素(T_4),黄体生成素(LH),尿促卵泡素(FSH),雌二醇(女性),睾丸素(男性)。若怀疑高分泌性垂体腺瘤,如生长激素分泌性腺瘤可检测生长激素水平,类胰岛素生长因子 I,促肾上腺皮质激素(ACTH)等,库欣综合征则可检测 ACTH 和皮质激素水平。

三、诊断和鉴别诊断

(一) 诊断

根据典型的交叉性偏盲,可诊断视交叉疾病。但在病变不位于正中,非典型的交叉视野缺损,应根据影像学检查来协助诊断。

(二) 鉴别诊断

除视交叉本身的病变引起视野改变外,视交叉疾病多由附近的组织病变引起,应结合病史、症状、体征和辅助检查,作出病因诊断,也就是鉴别诊断。

1. 垂体腺瘤 最常见,典型眼征为双颞侧偏盲和双眼视神经萎缩,但这种典型改变已属于病变晚期,因此眼科医师应尽量对该病作出早期诊断。一般垂体腺瘤多自前下向上压迫视交叉,最先损害来自两眼视网膜鼻下方的视神经纤维,引起双颞上方视野缺损,当肿瘤压迫整个视交叉纤维则呈双颞侧偏盲,随着肿瘤继续增大,因颞侧视神经纤维受压,可引起鼻侧视野缺损。同时患者早期可能有垂体激素分泌过多的症状或体征。头颅 CT 或 MRI 检查有助于明确诊断。

2. 颅咽管瘤 该病系一种先天性囊肿,多发于幼儿或青少年,男性较多见,依其肿瘤所在部位和大小可产生内分泌征和压迫两大类,如儿童期在 15 岁前有发育障碍、智力低下,视力呈进行性减退者应考虑该病。该病常发生于鞍上部,使视交叉后上方被压,颞下方视野常首先受累,视野可呈象限性缺损,同侧偏盲型暗点等,无一定规律。视力可逐渐减退,亦可突然失明,可能因影响视交叉血液循环所致。在治疗过程中由于囊性关系视力可有好转,其后又减退,亦可考虑该病可能。头颅 X 线检查可见鞍上钙化影,肿瘤多呈囊性,有时囊壁钙化呈特有的蛋壳形,有极重要的诊断价值。头颅 CT 扫描见鞍上低密度囊性区,边缘清楚,圆形、卵圆形或分叶状,可见到囊壁呈壳样钙化;实体肿瘤表现为均匀的密度增高区。MRI 显示鞍上、鞍内的囊性肿物可为长 T1 加权图像上呈低信号,长 T2 加权图像上呈高信号;而短 T1 是高信号,短 T2 是低信号。

3. 鞍结节脑膜瘤 当脑膜瘤体积增大压迫视神经和视交叉时可有视力减退;由于肿瘤位置可偏向一侧,因而视力障碍常先由一眼开始而后波及另眼,两眼同时出现障碍者少,两眼视力减退的程度不同。视野改变不规则,以不典型双颞侧偏盲最多见。当肿瘤继续增大压迫其他结构时,可出现尿崩症、嗜睡、眼肌麻痹、不全偏瘫、脑积水和颅内压增高等。最后视力完全丧失,颅内压增高明显,甚至引起明显的脑干受损表现。由于该病缺乏特异性的症状及体征,故不易早期发现,因此凡成年人发现有进行性视力减退,单眼或双眼颞侧偏盲,伴有头痛,眼底有原发性视神经萎缩或 Foster-Kennedy 综合征者,即应首先考虑该瘤的可能。确诊主要靠颅脑 CT 或 MRI。

4. 血管瘤 基底动脉环的动脉瘤可压迫视交叉引起视力及视野的改变,引起不典型的颞侧偏盲,颅内血管造影可鉴别。

5. 其他血管性疾病 大脑前动脉的硬化可压迫视交叉外上方,引起鼻下方 1/4 视野缺损。60 岁以上老年人尤其是女性,有长期动脉硬化史,逐渐出现不明原因的视野缺损,应考虑是颈内动脉压迫所致,可做 CT 或超声多普勒检查证实。

四、治 疗

主要针对原发病治疗,转入相关专科治疗。经蝶鞍颅外显微手术治疗垂体肿瘤,立体定向瘤体放射治疗,内分泌功能代替治疗;炎症或感染,可针对性抗炎或抗感染治疗。对高泌乳素患者及肢端肥大症患者,可做腺瘤切除术。

(刘瑛 顾欣祖)

第二节 视交叉以上视路病变

视交叉以上视路病变(retrochiasmal disorders)是各种原因引起的视束、外侧膝状体、视放射或视皮质的病变[7]。

一、视束的解剖和发病机制

视束是从视交叉到外侧膝状体的一段神经束,自视交叉的后角出发,向后外方行进,先居灰结节的外侧,绕过大脑脚下面,然后走行于侧脑室下角的上内方,当到达丘脑后外侧时分为内外两根,外根包含全部视觉纤维,大部分止于外侧膝状体,小部分止于中脑顶盖前核;内根可能为非视觉纤维(与瞳孔反射有关的纤维),止于内侧膝状体。视束前部形成大脑脚间池顶盖的一部分,向上毗邻间脑结构,下外侧正对颞叶的沟回和杏仁核,其下方前部与大脑后交通动脉相邻,后部与大脑后动脉相邻,两视束间有第三脑室和下丘脑结构。每侧视束包含对侧眼的鼻侧交叉纤维和同侧眼的颞侧未交叉纤维。视网膜轴突纤维的空间分布在视束内经历两次改变:首先纤维重新排列使得一侧视网膜某一位置与对侧视网膜相应位置形成空间对应,但在视束终末处尚未能完全对应(具有相同空间对应的神经纤维,直到视束终末处仍未能完全对应)。其二是视神经轴突纤维变倾斜,黄斑纤维位于背侧,下半视网膜轴突纤维位于外侧,上半则位于内侧。

引起视束病变的原因很多,但一般都系邻近组织的病变波及,视束本身的病变较为少见。大多数视束损害是由占位病变压迫所致,损害视束的常见病变有脑瘤(垂体腺瘤、脑膜瘤和颅咽管瘤)、动脉瘤、供应视束的血管闭塞、脑炎和脱髓鞘疾病。其他病因有多发性硬化及结节病,视神经胶质瘤也可发生于视束;偶见于海绵窦血管瘤或动静脉畸形,外伤也可损害视束,垂体瘤放疗数年后可发生视束坏死,α 干扰素可致视束功能障碍。

二、临　床　表　现

（一）视束病变

视束病变的特征是同侧偏盲和下行性视神经萎缩,与外侧膝状体以后的病变所致同侧偏盲相比,这种偏盲有三个不同的特点。

1. 双眼视野对应的不精确性　来自两眼的视神经纤维,在视束内各占有一定位置,尚未完全混合,故当一侧视束受损时,往往一眼的视神经纤维受累程度比另眼为重,出现不完全(不重叠)同向偏盲(即双眼同侧半视野缺损的性质,程度,大小和快慢等不完全相同)(图 42-5)。

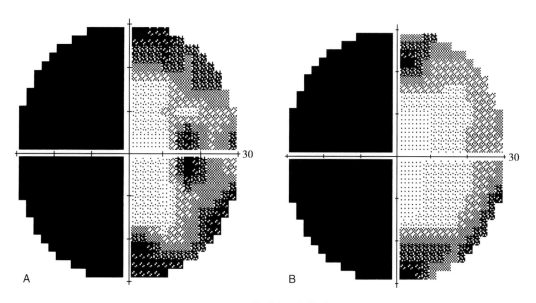

图 42-5　非对称同侧偏盲

视束在视交叉起端病变,引起的左眼颞侧和右眼鼻侧偏盲,同时存在双眼另一边非对称的环形视野
缺损,A 为右眼,B 为左眼(刘文提供)

2. 相对性瞳孔传入障碍　视束的前 2/3 段含有瞳孔传入神经纤维,该段受损后,用锥形光束从偏盲侧照射双眼病侧半视网膜,双眼瞳孔直接对光反应迟钝或消失,叫偏盲性瞳孔强直。而视束后 1/3 段受损时,由于瞳孔传入神经在此之前已离开视束,用光线照射视野缺损半视网膜,瞳孔对光反应正常。

3. 视神经萎缩　视束损伤常引起下行性视神经萎缩,一般在受损伤三个月后,双眼视乳头病侧半可出现颜色苍白,如右侧视束受损,将出现右眼视乳头颞侧半和左眼视乳头鼻侧半颜色苍白。

（二）外侧膝状体病

外侧膝状体是位于丘脑腹后外侧角的一部分神经核团,呈三角形,位于内侧膝状核外侧,腹后侧核的腹外侧和丘脑枕的腹前侧。来自视束的神经纤维在此处更换神经元,发出神经纤维组成视放射,投射到大脑中枢。是一个调整修饰视觉信息的组织结构,也接受视觉皮质的反馈以及来自脑干网状结构和上丘部位的传入纤维。外侧膝状体内神经纤维的排列几乎与视束相延续,黄斑对应于其背侧,上半视网膜纤维对应内侧角,下半视网膜纤维对应外侧角,更为周边的纤维则位于腹部表面。

由于外侧膝状体较小且隐蔽,因此其病变罕见。且因其与视束和视放射的紧密关系,因此也很难区分是外侧膝状体单独损失或邻近的病变。

外侧膝状体病变引起三种类型的视野缺损:与视束损伤类似的双眼不一致的同侧偏盲(图 42-6)以及两种类型的扇形同侧偏盲,其一为横跨水平子午线的一致性扇形同侧视野缺损,其二为上/下方同侧扇形偏盲(the upper/lower homonymous sectoropias),即保留跨水平子午线的扇形或楔形视野区,而该区上下方视野缺失。外侧膝状体病变常伴视乳头和视神经纤维层的萎缩,但不会引起 RAPD,这是与视束病变相鉴别的主要特征。

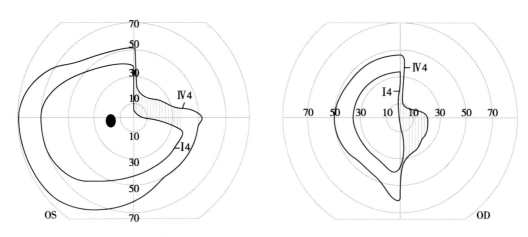

图 42-6　左侧外侧膝状体病变
导致的不完全性极度非一致性同侧偏盲[8]

(三) 视放射病变

视放射由外侧膝状体发出的视觉纤维组成,向后通过内囊和豆状核的后下方,在内囊后肢与内囊的其他感觉纤维并行,向上下方呈扇形展开,形成背侧、外侧和腹侧三束。外侧束和背侧束经颞顶叶的髓质向后止于枕叶,腹侧束在侧脑室下角顶部弯曲形成 Meyer 襻,在侧脑室的外壁行于外矢状层中,止于枕叶皮质的纹状区。

视放射通路上的任何部位损伤均可引起一定的视野缺损,病变多见于大脑后动脉或大脑中动脉供血区的梗死、肿瘤、血管畸形、感染或白质病变。

内囊部位的缺血性或出血性病变压迫视放射的集中区常导致病灶对侧的双眼完全性同侧偏盲。

前颞叶病变以肿瘤和脓肿最常见,损害来自下方视网膜的纤维,故引起病灶对侧视野的双眼上象限同侧偏盲(图 42-3 中 6)。可不累及黄斑纤维束,也可以是完全性象限性偏盲,这是因为 Meyer 襻腹侧纤维与背侧纤维界限很清楚。视野缺损有时可轻度不一致。

顶叶上方病变可引起病灶对侧的双眼下方一致性同侧象限盲,但很少与水平子午线一致(图 42-3 中 7);更为广泛的病变则引起同侧视野偏盲(图 42-3 中 8),有时伴黄斑分裂(图 42-3 中 9)。顶叶病变以肿瘤较为多见。

与视神经到外侧膝状体视路损伤不同,视放射的损伤不引起视神经萎缩和瞳孔异常(Wernicke 偏盲性瞳孔强直),但常有大脑损伤的其他征象。如颞叶损伤常伴复杂性部分性癫痫,视和(或)听幻觉及失语。顶叶病变可伴视动性眼震或平稳跟踪运动的受损,其他还有诸如皮质感觉紊乱、失语及 Gerstmann 综合征(以手指失认症、左右失定向、失写及失算为主要表现)。

(四) 纹状皮质区病变[9]

位于两侧大脑枕叶后部内侧面,被一水平的距状裂分为上下两唇,全部视觉纤维终止于此,为视觉的最高中枢。每一侧半球的纹状区接受同侧眼的颞侧和对侧眼的鼻侧视觉纤维,视网膜各部在纹状区各有相应的投影部位。视放射的上方纤维止于距状裂上唇,视放射的下方纤维止于下唇;黄斑部纤维居枕叶后极纹状区的最后份,视网膜周围部的纤维则居于纹状区的中部,视网膜鼻侧最边缘部分纤维即代表双眼视野重叠的共同视野区以外的颞侧新月则位于纹状区的最前部。

引起枕叶皮质的疾病以血管病和脑外伤为多见,脑脓肿和肿瘤次之。

枕叶皮质病变引起视野损害,与病变性质及病变累及的范围大小有关。典型视野缺损为病变对侧的双眼高度一致的同侧偏盲,并常有黄斑回避(图 42-7),即视野可见区与偏盲区的垂直子午线分界线上,其黄斑中心视野保留有 1~3 度不受损害的区域。如果病变范围较广,损害了一侧的整个纹状区,视野缺损表现为病灶对侧的双眼完全的同侧偏盲;如果损害纹状区的最前端,视野则表现为病灶对侧的单眼颞侧最外周部分的月牙形颞侧新月缺损(图 42-3 中 10);一侧枕叶后极处的病变只损害黄斑的纤维,视野损害为病灶对侧的双眼同侧偏盲型中心暗点(图 42-3 中 12);病变若仅损害一侧楔叶或舌回,表现为病灶对侧的象限型视野缺损;双侧楔叶的病变其视野表现为双眼下半的水平性偏盲(图 42-8);舌回受损时,则表现为上半视野的水平性偏盲。两侧枕叶皮质的广泛损害时可出现双眼全盲,但瞳孔的光反射保持完好,此为皮质盲。

枕叶皮质区病变除引起视野改变外,既无 Wernicke 偏盲性瞳孔强直,亦无视神经的萎缩,但常伴有不成形的视幻觉。

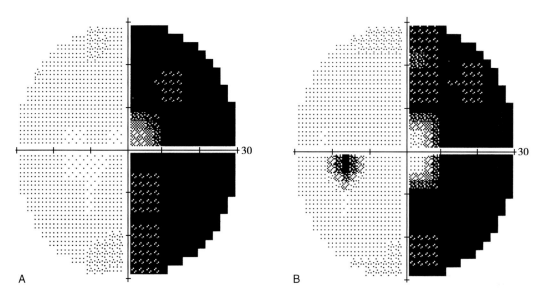

图 42-7　同侧偏盲

患者左侧脑血栓形成,双眼同侧偏盲伴黄斑回避,但右眼黄斑不完全回避,A 为右眼,B 为左眼(刘文提供)

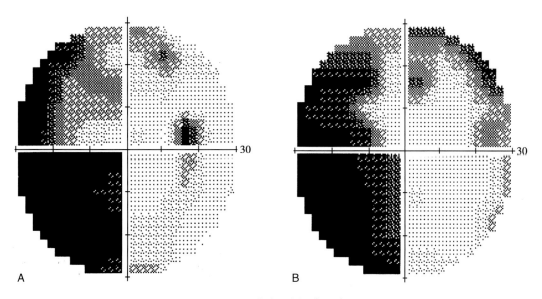

图 42-8　不完全同侧下象限盲

右侧脑中风患者,左眼颞下象限盲和右眼鼻下象限盲,同时左眼颞上象限和右眼鼻上象限不完全同侧偏盲,A 为右眼,B 为左眼(刘文提供)

三、诊断和鉴别诊断

(一)诊断

视交叉以后视路病变的诊断多结合临床症候及神经影像学检查而确诊[10]。

1. 视力下降 出血所致者,视力往往突然下降,伴昏迷及脑出血的一般症状;肿瘤所致者,下降缓慢;炎症所致者多合并全身其他症状。

2. 视野 具有不同类型的视野缺损。

3. 瞳孔变化 视束的前 2/3 段病变,引起同侧偏盲性瞳孔强直,视束后 1/3 及以上视路病变不出现偏盲性瞳孔强直。

表 42-1 视路损害的定位鉴别[10]

鉴别项目	视神经	视交叉	视交叉后
病变范围	多单眼	双眼	双眼
视力	减退	减退或正常	正常
瞳孔对光反应	迟钝	迟钝或正常	正常
视野	中心暗点	双颞侧偏盲	同侧偏盲
视乳头	有改变	有或无改变	无改变

4. 同侧偏盲 双眼对侧同侧偏盲、对侧肢体偏瘫与偏身感觉障碍,见于内囊病变。

5. 黑矇、瞳孔对光反应正常及眼底正常 见于距状裂皮质病变。

6. 其他 多有相应的颅脑影像学改变。

(二)鉴别诊断

视交叉以上的视路病变有着各自的典型视野改变,具有颅内病变的定位作用(图 42-3),各部位损伤的鉴别诊断见表 42-1。

四、治 疗

主要针对原发病治疗。若为占位性病变,可行颅脑外科手术治疗,联合放疗或化疗。若系炎症引起,可予肾上腺糖皮质激素和抗感染治疗。

(刘瑛 顾欣祖)

参 考 文 献

1. Foroozan,R. Chiasmal Syndromes. Curr Opin Ophthalmol. 2003;14:325-331.

2. Ezzat S,Asa SL,Couldwell WT,Barr CE,et al. The prevalence of pituitary adenomas:a systematic review. Cancer. 2004;101:613-619.

3. Rosen L. Contribution al'etude des hemianopsies. Symptomatology et etiologie de 97 cas examines a la Clinique ophthamologique de bale entre 1925 et 1940. Confin Neurol. 1941;4:271-293.

4. Arseni C,Ghitescu M,Cristescu A,et al. Intrasellar aneurysms simulating hypophyseal tumors. Eur Neurol. 1970;3:321-329.

5. Krauss HR,Slamovits TL,Sibony PA,et al. Carotid artery aneurysm simulating pituitary adenoma. J Clin Neuroophthalmol. 1982;2:169-174.

6. 谢瑞满,陈旭,袁非.视交叉疾病的诊断 // 谢瑞满.实用神经眼科.上海:上海科学技术文献出版社,2004:154-181.

7. Levin LA. Topical Diagnosis of Chiasmal and Retrochiasmal Disorders. In:Miller NR,Newman NJ. Walsh & Hoyt's Clinical Neuro-ophthalmology. Vol 1. Maryland:Baltimore,2004:503-573.

8. Gunderson CH,Hoyt WF. Geniculate hemianopia:Incongruous homonymous field defects in two patients with partial lesions of the lateral geniculate nucleus. J Neurol Neurosurg Psychiatr.971;34:1-6.

9. McFadzean R,Brosnahan D,Hadley D,et al. Representation of the visual field in the occipital striate cortex. Br J Ophthalmol. 1994;78:185-190.

10. 生晖,卢奕.视路和视中枢病变 // 朱承华.眼科查房手册.南京:江苏科学技术出版社,2004:549-560.

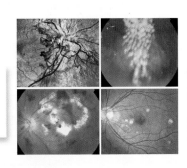

第四十三章
青光眼性眼底改变

　　青光眼是一组威胁视神经视觉功能、主要与眼压升高有关的临床病变或眼病,即眼压超过了眼球内组织,尤其是视神经所能承受的限度,所带来的视功能损害。青光眼最典型的眼底表现是视神经乳头的凹陷性萎缩。

　　青光眼视神经损害主要因素是升高的眼压,同时也存在一些患者的易感因素,如近视、糖尿病、心血管疾病等。传统上有两种理论:机械压力学说和血管缺血学说。机械压力学说强调眼压作用于筛板直接压迫视神经纤维,阻碍了视神经轴浆流运转;血管压力学说则强调眼压对视神经血管的影响作用。目前认为,机械压迫学说和血液供应障碍共同参与了青光眼视神经损害,而且存在青光眼类型和个体间的差异。近年来特别提出,伴随着眼压升高,视网膜视神经血管的自我调节机制障碍,可能促成了视神经的损害[1]。

　　早期青光眼的组织病理学改变是筛板层的神经轴突、血管和胶原细胞丧失,形成青光眼性杯凹,伴筛板结构的压缩和融合,尤其在视乳头的上、下极更为明显。视乳头的改变可早于视野的损害。病程进展,组织结构的改变扩张到筛板后区,筛板弓状后凹,视神经乳头最终呈盂状凹陷[2]。

一、急性闭角型青光眼

　　急性闭角型青光眼由于发作急骤,眼压升高明显,其引起的视网膜视神经血管的自我调节机制障碍占较大比重。急性发作早期主要以视乳头充血、水肿为主,视乳头附近视网膜可出现局限或广泛出血(图43-1)。视网膜神经纤维层厚度由于水肿而增厚(图43-2A)。若眼压能及时控制,急性发作后4~6周,视乳头水肿逐渐消失,视网膜神经纤维层厚度恢复至正常范围(图43-2B);急性发作8~12周后,视杯可出现异常凹陷、色淡或凹陷不大或呈正常外观,但视网膜神经纤维层厚度较正常人变薄(图43-2C)[3,4]。

　　急性闭角型青光眼临床前期、先兆期眼底仍正常。急性闭角型青光眼慢性期眼底改变同慢性闭角型青光眼。

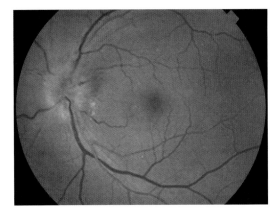

图43-1　急性闭角型青光眼
急性发作期,视乳头充血、水肿,边界模糊,视乳头旁可见局限出血,黄斑区未受累(黄晶晶提供)

二、慢性闭角型青光眼

　　慢性闭角型青光眼眼压升高缓慢、隐匿,患者的基线眼压逐渐升高。慢性闭角型青光眼视乳头及视网膜神经纤维层的变化取决于疾病发展的阶段。早期视乳头可完全正常,视网膜神经纤维层厚度正常,视野正常;到了进展期或晚期,则显示程度不等的视乳头凹陷、视杯扩大加深、盘沿变窄等,视网膜神经纤维层不同程度变薄(图43-3),视野也呈青光眼性改变。但少见视杯局限性扩大、盘沿切迹等改变[4]。

三、原发性开角型青光眼

　　原发性开角型青光眼(primary open-angle glaucoma,POAG)是一种慢性进行性前部视神经病变,伴有

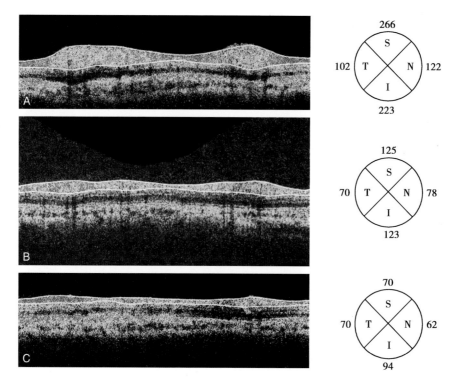

图43-2　急性闭角型青光眼神经纤维层变化

A. 急性发作期视网膜神经纤维层水肿、弥漫性增厚；B. 急性发作后4周，视网膜神经
纤维层厚度恢复到正常水平；C. 急性发作后8周，视网膜神经纤维层厚度较正常变薄，
以上下方变薄明显（刘杏提供）

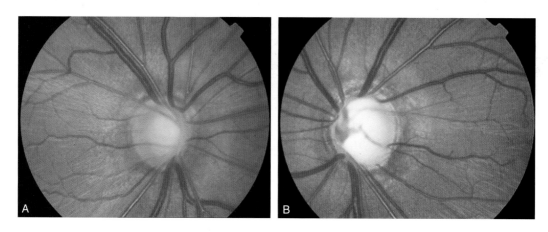

图43-3　慢性闭角型青光眼

A. 右眼进展期青光眼，视杯扩大加深，盘沿变窄，视网膜神经纤维层稀疏；B. 左眼晚期青光眼，视杯扩大
加深，盘沿几乎消失，视网膜神经纤维层绝大部分缺损（黄晶晶提供）

典型的视神经凹陷、萎缩及视野缺损，其房角是开放的，眼压可能是高的，但并不是所有病例眼压均高于"正常范围"。眼压升高是POAG的主要危险因素，但并不是所有损害的原因。目前眼压升高对视神经损害的机制尚不完全清楚，多认为是由于机械性压迫轴索或视乳头及视网膜神经纤维层缺血，或两种机制并存[1]。

POAG的最重要病理变化是节细胞的丢失，并引起相应部位视网膜光觉敏感性的降低。而且，在目前的仪器可以测出视野缺损以前，已经有相当数目的节细胞遭到损害[5]。实验研究已发现，青光眼眼压升高引起轴浆运输改变，导致轴索损伤及节细胞凋亡。

目前定量测量节细胞丢失的仪器主要有视网膜厚度测量仪（retinal thickness analyzer，RTA）和相干光断层成像仪(optical coherence tomography,OCT)。两者均通过测量黄斑区视网膜厚度间接提示青光眼患者黄斑区节细胞层厚度变薄情况(图 43-4)。新一代的频域 OCT 由于扫描分辨率提高、扫描速度加快,可定量测量黄斑区视网膜内层的节细胞复合体层[6](ganglion complex layer,GCL)(图 43-5)。图 43-6 显示青光眼患者黄斑区 GCL 较正常人变薄。

节细胞的不断凋亡使视网膜神经纤维层进行性变薄。早期为上下弓形区裂隙状变薄,眼底镜下可见视网膜神经纤维层出现裂隙样或梳样缺损(图 43-7A),但在正常的青少年,神经纤维层较厚、眼底反光较强时,也有可能出现类似体征,应予以鉴别。随着病情进展,视网膜神经纤维层出现楔形缺损,它从视乳头边缘附近开始,常与视乳头切迹相连,向周边部扇形展开(图 43-7B);随着视网膜神经纤维层进行性丢失,

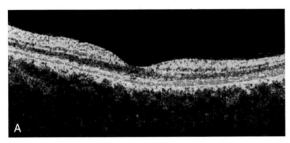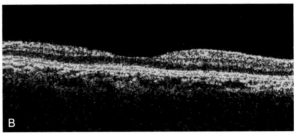

图 43-4　OCT 检查

A. 正常人黄斑区成像,黄斑中心凹处缺乏视网膜内层组织,中心凹凹陷清楚;B. 青光眼患者黄斑区视网膜厚度变薄,以视网膜内层组织变薄为主,于乳头黄斑束变薄最为明显,中心凹凹陷变浅(黄晶晶提供)

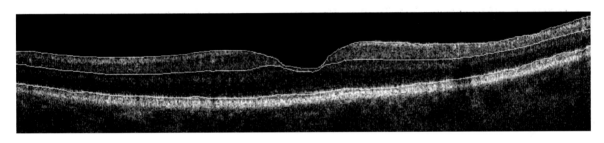

图 43-5　频域 OCT

频域 OCT T 对黄斑区进行格栅样扫描,可对视网膜内层进行分层,视网膜内层即为 GCL,可定量测量 GCL(黄晶晶提供)

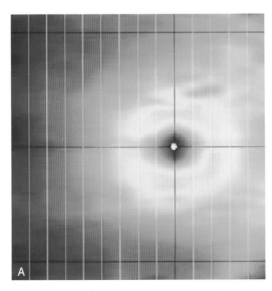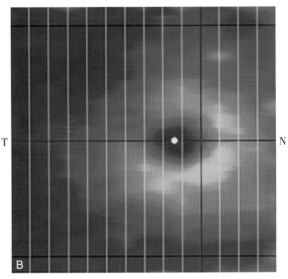

图 43-6　视网膜厚度定性测量

A. OCT 测量正常人黄斑区 GCL 伪彩色厚度图,红色、黄色显示厚度较厚,绿色、蓝色显示厚度较薄,正常人黄斑区 GCL 较厚,呈黄色、红色;B. 青光眼患者黄斑区 GCL 变薄,GCL 伪彩色厚度图呈绿色和蓝色(黄晶晶提供)

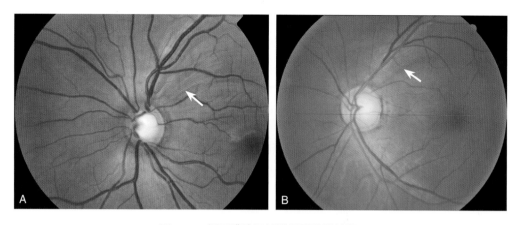

图 43-7　视网膜神经纤维层裂隙样缺损
A.左眼上方弓形区出现多处视网膜神经纤维层裂隙样缺损(白箭所示);B.左眼颞上方视网膜神经
纤维层裂隙样缺损,与视乳头切迹相连,向周边部扇形展开(白箭所示)(黄晶晶提供)

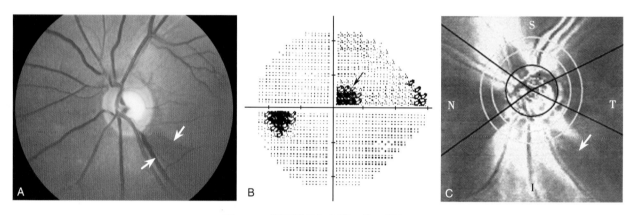

图 43-8　视网膜神经纤维层楔形缺损
A.左眼颞下方视网膜神经纤维层楔形缺损(箭),与视乳头相连,向周边部扇形展开;B.视野出现相应区域的旁中心暗点;C.激
光偏振光扫描眼底镜通过伪彩色图像显示下方视网膜神经纤维层楔形缺损(黄晶晶提供)

这种楔形暗区逐渐扩大(图 43-8),最后形成弥漫性萎缩(图43-9)。

　　筛板前区视神经的变化为进行性凹陷,这是视网膜节细胞轴浆运输阻滞导致节细胞轴索丧失的后果。当轴索丢失后,盘沿神经组织量减少,导致盘沿和视乳头凹陷形态的改变。研究表面视乳头凹陷的扩大、盘沿组织的消失与轴索的丢失之间存在着量的相关,杯盘比增加 0.1 相对于视神经纤维丢失 10%(即 120 000 条);盘沿面积与视乳头面积之比减少 0.1 相当于视神经纤维丢失 9%(即 108 000 条)[7]。检眼镜下青光眼性视乳头改变如下。

(一)视乳头凹陷扩大

　　1. 局限性扩大　盘沿神经组织选择性丢失主要发生在视乳头的上下极,下极较上极更常见。凹陷局限性扩大为盘沿出现小切迹,常发生在颞下方(图 43-10);当凹陷局限缺损扩大加深达视乳头边缘时,该区盘沿完全消失。

　　2. 同心圆性扩大　青光眼杯凹陷可呈同心性扩大,盘沿呈同心性变窄(图 43-11A),多见于眼压较高的开角型青光眼及肾上腺糖皮质激素性青光眼。

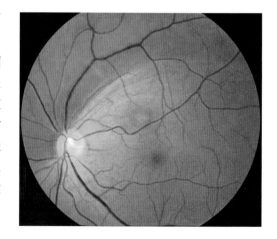

图 43-9　无赤光眼底照相
左眼上方视网膜神经纤维层扇形缺损,与颞侧视网膜神经纤维层的亮色反光形成鲜明对比(黄晶晶提供)

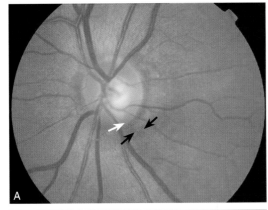

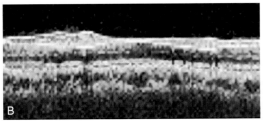

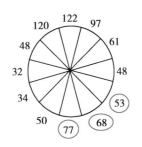

图 43-10　早期 POAG 眼底改变

A. 上方、鼻侧、颞侧盘沿正常,但颞下方盘沿已变薄,出现切迹(白箭),对应区域的视网膜神经纤维层出现楔形缺损(黑箭所指);B. OCT 示颞下方视网膜神经纤维层厚度变薄;C. OCT 测量视网膜神经纤维层厚度的钟点测量值,颞下方 3 个钟点视网膜神经纤维层厚度变薄(黄晶晶提供)

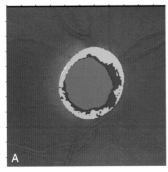
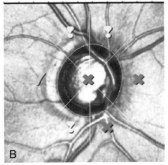
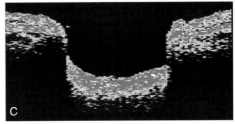

图 43-11　青光眼性视杯扩大、加深

A. 激光扫描眼底镜显示视杯呈同心性扩大,盘沿呈同心性变窄;B. 激光扫描眼底镜所示的眼底图,并于颞上方、鼻上方、鼻侧、鼻下方、颞下方、颞侧六个方位与正常参数对比,红色叉为异常,黄色叹号为临界值,绿色钩为正常;C. OCT 图像从横截面显示视杯凹陷扩大、加深(刘杏提供)

3. 凹陷加深　视杯凹陷加深,当暴露筛板时,杯底可见点状或条纹状筛孔(图 43-11B);筛板出现向后弓形弯曲及向外扩张,早期弯成 U 形,以后变宽,呈 W 形(图 43-11C)。

4. 凹陷垂直扩大　早期盘沿组织丢失常发生在视乳头的上下极,凹陷垂直扩大较水平扩大明显,故青光眼视杯凹陷多呈垂直椭圆形(图 43-12)。

5. 双眼凹陷不对称　正常人双眼视杯凹陷基本对称,若双眼视杯凹陷不对称,相差大于 0.2,应注意青光眼可能(图 43-13)。双眼视杯凹陷的对称性较凹陷大小更有临床意义。

6. 晚期青光眼视乳头改变　视杯凹陷达视乳头边缘,盘沿完全消失,所有血管均从视乳头边缘屈膝爬出,视乳头颜色苍白(图 43-14A)。病理切片可见视乳头边缘呈挖凿样,横截面见筛板明显后移。

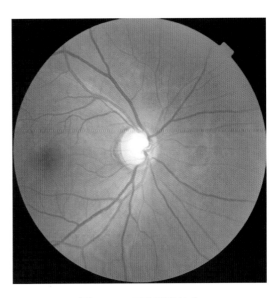

图 43-12　凹陷垂直扩大

盘沿弥漫性变薄,血管鼻侧移位(黄晶晶提供)

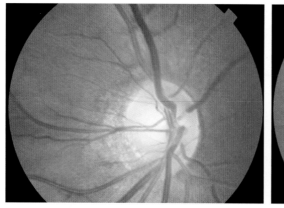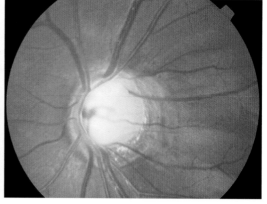

图 43-13 双眼凹陷不对称

右眼视杯凹陷较浅,C/D=0.3,上下盘沿正常,视网膜神经纤维层反光正常;左眼视杯凹陷扩大、加深,上下盘沿几乎消失,视乳头血管被推向视乳头边缘,视网膜神经纤维层反光非常稀疏(黄晶晶提供)

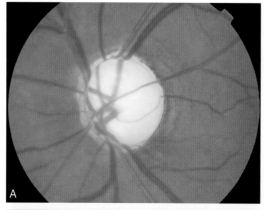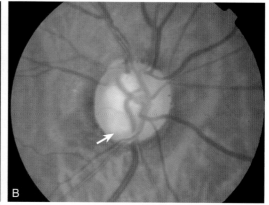

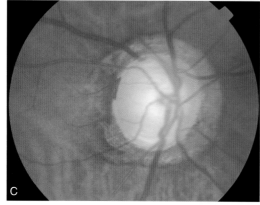

图 43-14 青光眼盘沿改变

A. 晚期青光眼视乳头改变,左眼视杯扩大、加深,盘沿几乎消失,视乳头血管屈膝,杯底见条纹状筛板,视网膜神经纤维层消失;B. 盘沿切迹,右眼颞下方盘沿几乎消失,出现盘沿切迹(黑箭),视乳头凹陷局限扩大达视乳头边缘;C. 碟子样改变,视杯生理凹陷周围的盘沿逐渐倾斜或后退,盘沿呈碟子样改变,视乳头苍白增加,视乳头周围萎缩(黄晶晶提供)

(二) 盘沿丢失

1. 弥漫性变薄 视杯凹陷呈同心圆性扩大,盘沿呈同心圆性变薄(图 43-14A)。

2. 盘沿切迹 视杯凹陷扩大,但扩大的方向不对称,部分盘沿变薄明显,呈现盘沿切迹(图 43-14B)。

3. 碟子样改变 为生理凹陷周围的盘沿逐渐倾斜或后退,而生理凹陷没有改变(图 43-14C),使视乳头的横截面呈碟子样,可侵及视乳头的一部分或全部,是肯定的青光眼性改变,常见于高度近视合并青光眼患者。

(三) 视乳头苍白增加

视乳头苍白增加是青光眼性视神经损害的一个重要标志,是青光眼导致视网膜神经纤维丢失和视乳头盘沿损害的表现。当盘沿组织丢失,更多的筛板暴露而呈白色,当视乳头凹陷扩大,苍白区也会增大。

视乳头凹陷是三维结构,而视乳头苍白主要按颜色区分,可用二维方法测量。对于部分高度近视合并青光眼患者,视乳头苍白增加较视乳头凹陷更容易观察。

（四）血管改变

1. 血管形态改变　包括血管向鼻侧移行,血管屈膝,视网膜血管变细,视网膜中央动脉搏动(图 43-15)。

(1) 血管向鼻侧移行:视网膜血管沿着视乳头凹陷鼻侧边缘进入眼内,故当视杯凹陷增大时,血管看起来向鼻侧移位(图 43-12),生理性或青光眼性大视杯都可能出现视乳头血管向鼻侧移行。

(2) 血管屈膝:当视乳头凹陷较深,凹陷边缘呈挖凿状时,视网膜中央血管沿凹陷底部及其壁走行,当达挖凿悬垂的边缘下方时,血管消失,行至边缘表面时又能看见,称为血管屈膝爬行(图 43-14A),除了青光眼性视乳头凹陷外,也见于先天性大视杯。

(3) 视网膜血管变细(图 43-15):视乳头上血管变细是视神经萎缩的非特异性特征,见于下行性萎缩及非动脉性前部缺血性视神经病变,因而也出现在青光眼性视神经损害,常见于眼压较高的晚期青光眼(如原发性开角型青光

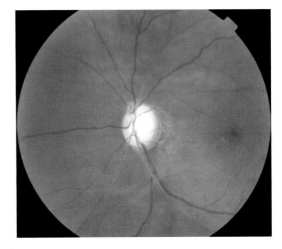

图 43-15　视网膜血管变细
视网膜神经纤维弥漫缺损,视网膜血管裸露、变细
(黄晶晶提供)

眼及慢性闭角型青光眼),血管变细在盘沿和视网膜神经纤维层丢失最明显处血管最细,故有学者认为血管直径变细是继发于视网膜神经节细胞减少。

(4) 视网膜中央动脉搏动:当眼压升高到视网膜中央动脉的舒张压或后者降至眼压水平,就会出现动脉搏动;所以,除了眼压升高外,主动脉瓣关闭不全、大动脉瘤、全身血压降低、严重贫血等全身疾病也可能出现视网膜中央动脉搏动。

2. 视乳头周围血管充盈缺损　POAG 患者的视网膜血管荧光造影显示视乳头普遍性低荧光,在视乳头上下极边缘处呈限局性绝对充盈缺损(图 43-16),常与视野缺损及严重程度一致。在晚期青光眼(包括POAG 及慢性闭角型青光眼)荧光素眼底血管造影有视乳头周围脉络膜充盈迟缓及充盈倒置现象,此种荧光图像无特异性,也可出现在缺血性视神经病变、视网膜色素变性或低血压的患者。

3. 视乳头出血　视乳头出血呈火焰状或片状,位于视乳头表面视网膜神经纤维层(图 43-17),有时可扩展到视乳头周围的视网膜,但主要部位是在视乳头上,有时发生在视乳头较深部位而呈圆形。视乳头出

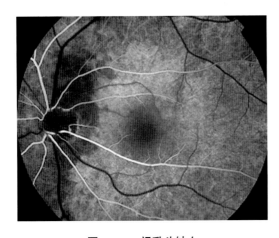

图 43-16　视乳头缺血
荧光素眼底血管造影显示视乳头普遍性低荧光,
视乳头周围脉络膜充盈缺损(黄晶晶提供)

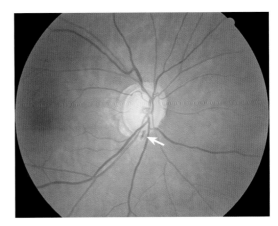

图 43-17　视乳头下方出血
右眼视乳头下方小片状出血(箭),与视杯切迹相连,
对应的视网膜神经纤维层出现楔形缺损(黄晶晶提供)

血是青光眼的一种重要表现,它可能是青光眼视神经损害的先期表现,常发生在视网膜神经纤维层缺损、盘沿切迹和视野缺损之前[8]。

（五）视乳头周围萎缩

正常人尤其是近视眼也可出现视乳头周围萎缩,但在青光眼患者中,视乳头周围视网膜萎缩的程度和出现频率都比正常眼及高眼压症者大,因此典型的视乳头周围萎缩也称为"青光眼晕"(图43-18),其可随着青光眼性视神经萎缩而扩大。在青光眼伴有豹纹状眼底、浅凹陷、弥漫性视网膜神经纤维层萎缩和眼压较低的患者,视乳头周围萎缩更常见。另外,视乳头周围视网膜萎缩常见于颞下方,在正常眼位于鼻侧者罕见,但在青光眼患者中,鼻侧视乳头周围视网膜萎缩亦较常见[9]。

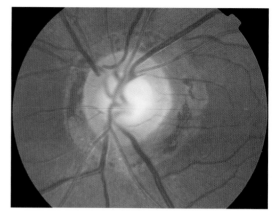

图 43-18 视乳头周围萎缩
左眼视杯扩大,视乳头周围出现环形萎缩,亦称"青光眼晕"(黄晶晶提供)

四、继发性青光眼

由于眼部疾病或全身疾病在眼部改变引起眼压升高和继而视神经损伤,均为继发性青光眼(secondary glaucoma)。多数继发性青光眼是后天获得的,少数可能与遗传或发育障碍有关,多为单眼,也可双眼发病。由于病因不一,继发性青光眼种类繁多,目前尚无满意的分类方法。主要包括:角膜疾病继发青光眼,虹膜疾病继发青光眼,晶状体源性青光眼,眼外伤继发青光眼,视网膜疾病继发青光眼,上巩膜静脉压升高所致的青光眼,眼内肿瘤继发青光眼,眼部炎症继发青光眼,继发于眼部手术后的青光眼和肾上腺糖皮质激素性青光眼[10]。下面举例说明其二。

（一）继发于眼部手术后的青光眼

包括无晶状体或人工晶状体眼的青光眼、穿透性角膜移植术后的继发性青光眼、玻璃体视网膜手术后的继发性青光眼、恶性青光眼等。

其中玻璃体视网膜手术后青光眼常继发于巩膜扣带术后或玻璃体切割术后。玻璃体切除术后眼压升高的原因包括:玻璃体切除术中注入气体过多,或因气体膨胀,导致晶体虹膜隔前移,房角关闭,继而引起继发性闭角型青光眼;玻璃体切除术后伴有玻璃体积血和葡萄膜炎症,色素颗粒及血影细胞阻塞小梁网,可导致继发性开角青光眼;术中使用硅油,若硅油进入前房可引起瞳孔阻滞,继而导致继发性闭角型青光眼,或硅油颗粒及因此引起的炎症或细胞吞噬硅油可引起小梁网阻塞,亦可引起继发性青光眼[11](图43-19)。

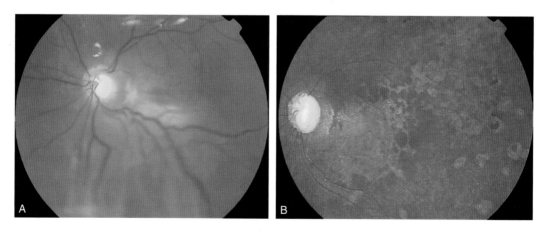

图 43-19 硅油填充眼继发青光眼
A.硅油填充眼视网膜脱离术前,C/D约0.6,下方视网膜脱离;B.再次玻璃体手术,硅油填充后又硅油取出,长期眼压高,引起 C/D=1.0,视网膜血管变细,黄斑和后极部视网膜色素紊乱(刘文提供)

（二）肾上腺糖皮质激素性青光眼

肾上腺糖皮质激素性青光眼是糖皮质激素诱导的一种高眼压性开角型青光眼,通常与眼局部表面滴用糖皮质激素制剂有关,也可见于全身应用糖皮质激素药物者[12]。眼压升高可发生在激素治疗数天~数年内,大部分病例的眼压为逐步上升。其眼底改变与原发性开角型青光眼类似,视乳头凹陷呈同心性扩大,盘沿呈同心性变窄。晚期视杯凹陷达视乳头边缘,盘沿完全消失,血管屈膝(图43-20)。

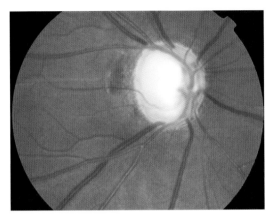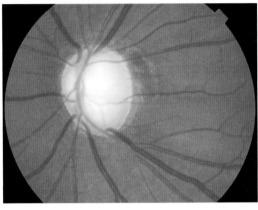

图43-20 肾上腺糖皮质激素性青光眼
双眼视乳头凹陷呈同心性扩大,盘沿同心性变窄达边缘,血管屈膝,自视乳头边缘爬出,颞侧视乳头旁可见萎缩灶(黄晶晶提供)

（葛坚 黄晶晶）

参 考 文 献

1. Agarwal R, Gupta SK, Agarwal P, et al. Current concepts in the pathophysiology of glaucoma. Indian J Ophthalmol. 2009;57:257-266.

2. Piette SD, Sergott RC. Pathological optic-disc cupping. Curr Opin Ophthalmol. 2006;17:1-6.

3. Fang AW, Qu J, Li LP, et al. Measurement of retinal nerve fiber layer in primary acute angle closure glaucoma by optical coherence tomography. J Glaucoma. 2007;16:178-184.

4. Liu X, Li M, Zhong YM, et al. Damage patterns of retinal nerve fiber layer in acute and chronic intraocular pressure elevation in primary angle closure glaucoma. Int J Ophthalmol. 2010;3:152-157.

5. Bowd C, Weinreb RN, Zangwill LM. Evaluating the optic disc and retinal nerve fiber layer in glaucoma. I: Clinical examination and photographic methods. Semin Ophthalmol. 2000;15:194-205.

6. Sung KR, Wollstein G, Kim NR, et al. Macular assessment using optical coherence tomography for glaucoma diagnosis. Br J Ophthalmol. 2012;96:1452-1455.

7. Lachenmayr BJ, Drance SM, Airaksinen PJ. Diffuse field loss and diffuse retinal nerve-fiber loss in glaucoma. Ger J Ophthalmol. 1992;1:22-25.

8. Uhler TA, Piltz-Seymour J. Optic disc hemorrhages in glaucoma and ocular hypertension: implications and recommendations. Curr Opin Ophthalmol. 2008;19:89-94.

9. Jonas JB. Clinical implications of peripapillary atrophy in glaucoma. Curr Opin Ophthalmol. 2005;16:84-88.

10. 周文炳. 临床青光眼. 第2版. 北京:人民卫生出版社. 2000:206-297.

11. Detry-Morel M. Glaucoma secondary to surgery of the posterior eye segment. Bull Soc Belge Ophtalmol. 2003;288:65-74.

12. Kersey JP, Broadway DC. Corticosteroid-induced glaucoma: a review of the literature. Eye. 2006;20:407-416.

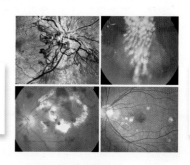

第四十四章
高血压眼底改变

　　高血压（hypertension）是指血压超过140/90mmHg，分为原发性高血压和继发性高血压。原发性高血压又根据起病和病情进展的缓急及病程的长短可分为两型：缓进型（chronictype）高血压和急进型（accelleratedtype）高血压，前者又称良性高血压，绝大部分患者属此型，后者又称恶性高血压，仅占高血压患者的1%~5%。与以下疾病密切相关，如心脏病、脑血管疾病、肾脏疾病和眼部疾病。

　　高血压未控制或控制不良时，对眼部血管系统的结构和功能产生长期的影响，导致高血压性视网膜病变、高血压性脉络膜病变和高血压性视神经病变[1]。高血压也是多种眼部疾病的危险因素，引起或使原有的视网膜血管病变恶化，如糖尿病性视网膜病变、视网膜静脉阻塞、视网膜大动脉瘤、年龄相关性黄斑变性和青光眼[2-5]。眼底的视网膜血管系统是人体唯一可以直接观察的血管系统，因此了解高血压视网膜病变对于了解全身的血管情况都有非常重要的作用。

第一节　原发性高血压视网膜病变

　　原发性高血压视网膜病变（essential hypertensive retinopathy）主要是视网膜血管的病变，与高血压的严重性、病程及患者年龄相关。高血压性视网膜病变可预示脑心肾疾病发生的可能性[6-8]。

一、病因与发病机制

　　目前认为高血压是在一定的遗传易感性基础上经多种后天因素作用所致，病因包括遗传、精神、神经作用、肾素 - 血管紧张素 - 醛固酮系统平衡失调、胰岛素抵抗、钠过多、肥胖等。小动脉病变是高血压病最重要的病理改变。早期小动脉痉挛，长期高血压和反复血管痉挛使小动脉管壁纤维化，出现平滑肌和内皮细胞坏死的病理改变。血管内纤维蛋白和血栓形成导致管腔闭塞，引起视网膜缺血。血 - 视网膜屏障被破坏，血液和脂质渗出，神经纤维层缺血，导致微动脉瘤、视网膜出血、硬性渗出和棉绒斑。棉绒斑呈绒毛状，位于神经纤维层，是内层视网膜缺血产生，大约3~6周完全吸收，留下局限神经纤维层缺损[9]，荧光素眼底血管造影（FFA）呈低荧光。急性血压升高主要引起末端视网膜小动脉扩张和自动调节机制失常，血 - 视网膜屏障功能被破坏，导致大分子渗漏和聚集，表现视网膜深层的局灶性卵圆形白色渗出物[10]。这种渗出不同于血管闭塞产生的棉绒斑，FFA显示为高荧光和渗漏荧光。严重的血压升高（恶性高血压）可引起颅内压升高的高血压脑病，导致视乳头肿胀[1,5]。

二、临床表现

（一）临床分类
　　原发性高血压可分为缓进型高血压、急进型高血压和高血压急症，下面分别阐述。
　　1. 缓进型高血压（benign hypertension）　起病隐匿，病情发展缓慢，病程较长，可达数十年。多见于40岁以上的人，早期可无任何症状，偶尔在查体时发现血压升高。个别患者可突然发生脑出血，此时才发现高血压。但多数早期高血压患者，常表现头痛，头胀，失眠，健忘，耳鸣，眼花，记忆力减退，心悸，乏力等症状，这些症状部分由于高级神经功能失调所致。

2. 急进型高血压（accelerated hypertension） 可由缓进型高血压恶化而来，或未经治疗的原发性高血压病人中，约1%可发展成急进型高血压。发病较急骤，血压显著升高，舒张压多持续在130~140mmHg或更高。头痛和视网膜病变均明显，数月或1~2年内出现严重的脑、心肾功能损害。持续的蛋白尿，如治疗不及时，多因尿毒症而死亡。

3. 高血压急症（hypertensive emergencies） 是指在原发性或继发性高血压患者，在某些诱因作用下，血压突然和显著升高（一般超过180/120mmHg），同时伴有进行性心、脑、肾等重要靶器官功能急性损害的一种严重危及生命的临床综合征。高血压急症包括高血压危象（hypertensive crisis）、高血压脑病（hypertensive encephalopathy）、急进型恶性高血压、顽固性高血压又称难治性高血压、颅内出血（脑出血和蛛网膜下腔出血）、脑梗死、急性心力衰竭、肺水肿、急性冠脉综合征、主动脉夹层、子痫等。

（二）症状

缓进性高血压患者一般无眼部症状，多因出现高血压眼底并发症的视力下降而就诊，如视网膜动脉阻塞，视网膜静脉阻塞等。急进型高血压和高血压急症时合并双眼高血压眼底病变时，常表现为双眼视力轻度下降。

（三）眼底改变

1. 收缩期（vasoconstrictiv phase） 对血压升高的最初反应是视网膜血管痉挛或血管收缩张力增加，表现动脉血管局部缩窄，这种改变是可逆的。后来发展成全视网膜或弥漫性视网膜动脉狭窄，将正常人动静脉比例2：3变为1：2或更小，以维持合适的血容量。

2. 硬化期（sclerotic phase） 正常视网膜血管呈均匀的红色，看不到血管壁，用检眼镜检查中央有一条反光线。在长期高血压患者，动脉内膜增厚和血管壁的肌层纤维化和透明变性，动脉的管壁反光增强，从正常不能见到血管壁变得可以看到。表现为微红的"铜丝"样（图44-1A）。如果病情进展，动脉壁继续变厚呈白色，看不到红色血流或只看到细线状血流，称为"银丝"样（图44-1B）。虽然此时看不到动脉血流，但FFA检查显示血流仍存在。

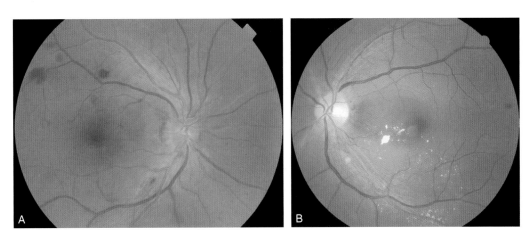

图44-1 动脉硬化
A. 动脉呈铜丝状，后极部散在点片装暗红色出血（易长贤提供）；B. 视乳头颜色淡，颞下动脉呈银丝状，颞上动脉粗细不均，动静脉比1：2，见交叉压迫征，颞下视网膜有白色硬性渗出（狄浩浩提供）

动脉硬化出现动静脉交叉处的改变，正常动静脉交叉处有一个共同的鞘，当动脉硬化时，静脉受压管腔变窄。静脉在动脉之下受压两端变窄呈梭形（鸟嘴状），称为Gunn征，静脉在动脉表面受到硬化动脉影响而移位，呈拱桥状隆起或"S"形弯曲称为Salus征（图44-2）。动脉对静脉严重压迫可引起远端静脉扩张迂曲，甚至阻断静脉血流产生视网膜中央或分支静脉阻塞。血管壁纤维化引起血管弯曲度增加和小动脉分叉角度增加成直角。

3. 渗出期（exudative phase） 长期高血压，视网膜血管内屏障功能被破坏，出现毛细血管无灌注、分流血管、视网膜微动脉瘤、视网膜出血、视网膜和黄斑水肿、硬性渗出和棉绒斑[11]（图44-3）。

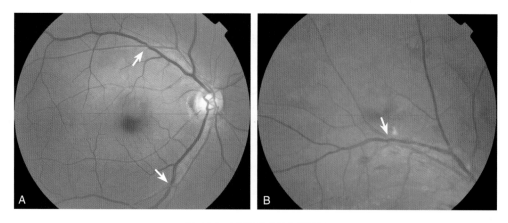

图 44-2　动静脉交叉压迫征

A. 动脉走形变直,呈铜丝状,动静脉比 1:2,动静脉交叉处静脉被压呈鸟嘴状(箭);B. 颞上支动脉位于静脉下方,在动静脉交叉处将静脉顶起成拱桥状(箭),可见到火焰状出血、棉绒斑和黄斑区的点状渗出

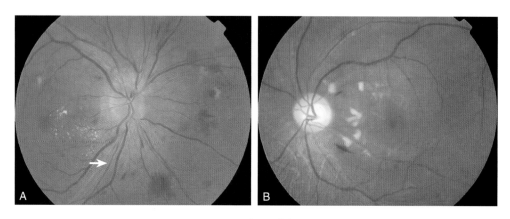

图 44-3　视网膜渗出

A. 视乳头充血,边界稍不清楚,颞下动脉粗细不均(箭),动静脉比 1:2,颞上动静脉比 2:3,黄斑区黄白色点状硬性渗出物,颞侧和鼻侧各见黄白色棉绒斑,后极部片状和火焰状暗红色出血(李梅提供);B. 动静脉比 1:2,后极部片状出血和棉绒斑,黄斑区轻度水肿(易长贤提供)

4. 恶性高血压期(malignant hypertension phase)　急进性高血压迅速升高,导致颅内压升高,发生视乳头肿胀(图 44-4)。

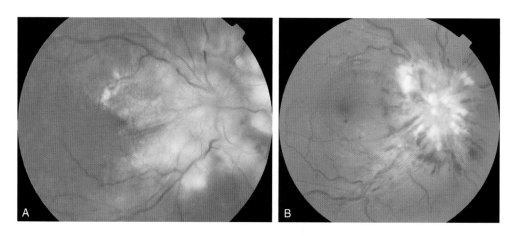

图 44-4　视乳头和视网膜水肿

A. 视乳头肿胀,边界不清,静脉血管迂曲,视乳头周围和黄斑大量黄白色渗出,视网膜散在出血点(易长贤提供);B. 患者男,29 岁,高血压急症和双眼视乳头水肿,血压 180/140mmHg,视力 0.08,矫正无提高,视乳头水肿,生理凹陷消失,边界不清,视乳头表面大量棉绒斑,周围片状或火焰状出血,静脉迂曲,动静脉比 1:3(刘文提供)

上述分期的临床表现并不是一成不变按顺序出现,在急性血压升高病例,可没有血管硬化期的改变而直接进入渗出期。现实中,许多高血压视网膜病变的体征常常是在没有高血压病史人群中发现[7]。

三、高血压动脉硬化及眼底改变分级

因为眼底是人身体中唯一可以直接观察到血管的部位,因此有很多对高血压视网膜血管改变程度的分级或分类系统,用于指导临床上对全身小血管改变的评估。临床常用的是 1953 年 Scheie 的高血压动脉硬化分级法[12]。

(一)动脉硬化分级

0 级:正常。

Ⅰ级:小动脉反光带可见,轻度或无动静脉交叉压迫改变。

Ⅱ级:小动脉反光明显,动静脉交叉压迫较明显。

Ⅲ级:铜丝样动脉,动静脉交叉压迫明显。

Ⅳ级:银丝样动脉,动静脉交叉压迫严重。

(二)眼底改变分级

由于传统的高血压视网膜病变的血管改变分级过于精细,缺乏对临床预后的准确指导,Wong 等[13]在人群调查的基础上提出了简化的高血压视网膜病变分类。

1. 正常　有高血压病史,无可见的视网膜血管病变。

2. 轻度　视网膜小动脉普遍变细,局部缩窄,小动脉管壁呈铜丝状或银丝状,有动静脉压迹,或这些体征同时存在。

3. 中度　眼底可见视网膜出血、微动脉瘤、棉绒斑、硬性渗出或这些体征均存在。

4. 恶性　中度眼底改变基础上出现视乳头水肿,血压严重升高。

(三)眼底血管改变与心脑肾疾病的关系

视网膜和脑部小血管有着共同的胚胎起源、相同的解剖和生理特征,因此,高血压视网膜病变与中风及其他脑血管疾病密切相关。中度眼底血管改变患者发生亚临床脑梗死、脑白质损伤和脑萎缩的几率比没有眼底血管改变患者更高[14],更可能发生临床中风意外和认知异常[6,15],眼底有出血患者更容易发生脑出血。高血压视网膜病变与多个亚临床动脉粥样硬化疾病相关,如:冠状动脉钙化、主动脉硬化、左心室肥大和颈动脉内中膜增厚。高血压视网膜病变可作为预测临床冠状动脉疾病和充血性心力衰的依据,然而,很少像预测中风那样准确[16]。患有中度高血压眼底改变的患者比没有高血压眼底改变的患者发生充血性心力衰竭高出 3 倍,发生心血管疾病死亡的危险性增加[7]。高血压视网膜病变是肾脏病的高危指标,与微量蛋白尿的肾损伤密切相关[8]。眼科医师和其他专科医师可根据高血压的眼底改变预测身体其他重要器官的可能损伤,加强预防和治疗措施。

四、诊断和鉴别诊断

(一)诊断

主要根据高血压病史,双眼底动脉血管狭窄硬化和交叉压迫征改变,以及视网膜出血、硬性渗出和棉绒斑,可确诊缓进性高血压;出现血压急剧升高,舒张压在 120mmHg 以上,伴有视乳头肿胀或水肿,可确诊急进性高血压或高血压急症。

(二)鉴别诊断

1. 老年性视网膜动脉硬化(senile retinal arteriosclerosis)　指年龄在 50 岁以上,不伴有全身疾病的视网膜动脉硬化。主要表现为眼底动脉血管变细,透明度降低,颜色变淡,反光增强,血管平直,分支成锐角等,是一种衰老的表现,称为老年性或退化性动脉硬化(图 44-5)。在伴有高血压时,可加剧这种表现,可出现渗出和出血等高血压眼底改变。

2. 高原视网膜病变(high-altitude retinopathy)　是高原病的一部分,发生于海拔 3000 米以上地区,因缺氧导致视网膜血管内皮紧密连接受损,渗漏出血;还有瞳孔散大、视乳头水肿、玻璃体积血、暗适应杆体

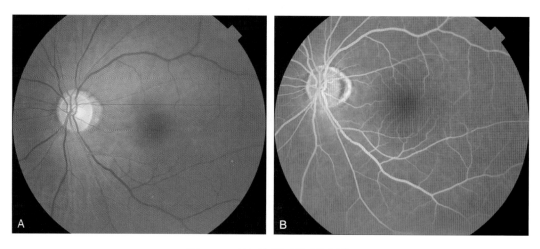

图 44-5 老年性视网膜动脉硬化

A. 患者女,74 岁,无高血压和糖尿病史,身体健康,因右眼视力下降就诊为"中央静脉阻塞"。这是左眼视网膜动脉呈铜丝状,动静脉比 1∶2,轻度交叉压迫征;B. FFA 无异常荧光(刘文提供)

阈升高和明适应时间延长等。与高血压视网膜病变不同的是,高原视网膜病变的视网膜动静脉明显扩张。降低海拔后和预防性血液稀释可减少并发症的发生,周边部的视网膜出血可在 1 个月内吸收。通常视力和视野损害较小,如果累及黄斑,则视力下降明显。

3. 继发性高血压视网膜病变　最常见原因是肾病、妊娠高血压和嗜铬细胞瘤。肾病引起常有尿和血液生化指标改变,嗜铬细胞瘤是肾上腺肿瘤,妊娠高血压为孕妇,鉴别诊断并不难。

五、治　疗

主要治疗原发病。如果出现视网膜毛细血管无灌注,可行视网膜激光光凝。

六、典 型 病 例

1. 病例　患者男,29 岁,农民,因"双眼视力视力下降 10 天,加重 3 天",于 2014 年 4 月 30 日以"双眼高血压性视网膜病变"收入郑州市第二人民医院内科。10 天前,患者无明显诱因出现双眼视力逐渐下降,伴有轻度头晕,无发热、头痛、恶心和呕吐。曾于当地医院就诊,具体诊断治疗不详,治疗效果欠佳。3 日前症状较前加重,来郑州市第二人民医院眼科门诊就诊,发现双眼视力差和双眼视乳头水肿,测血压 180/140mmHg,转至心内科门诊,并以"高血压、双眼底出血"收入内科治疗。患者有"高血压"病史 2 年余,最高血压 220/140mmHg,平均血压 180/130mmHg。平素口服"硝苯地平、氯沙坦、坎地沙坦",否认"糖尿病、肝炎、结核"病史。父亲体健,母亲"高血压",母亲家族多人患有"高血压"。

入院体格检查全身正常。2014 年 5 月 2 日 MRI 检查提示"左侧颞叶缺血性改变和左侧基底节区腔隙性梗死"。2014 年 4 月 30 日心脏彩超提示"左心室舒张功能降低"。2014 年 5 月 3 日肾脏超声波检查提示"双肾皮质回声增强并肾内各级动脉血流略降低"。2014 年 5 月 1 日入院实验室检查:血生化检查:肌肝 200μmol/l,尿酸 641μmol/l,尿素 10mmol/l,其他正常;血常规正常;尿常规检查:尿蛋白(++),其他正常;同型半光氨酸 78.8μmol/l。入内科诊断"①高血压 3 级(极高危);②双眼高血压视网膜病变 4 级;③肾功能异常;④高脂血症。",给予内科治疗 20 天,血压控制在 130/80mmHg,2014 年 5 月 20 日转入眼科继续治疗。

眼科检查:右眼视力 0.08,+0.75DS/−1.00×160=0.08,左眼视力 0.1,+0.75DS/−1.00×175=0.08。双眼结膜无充血,眼球前段检查正常,双眼瞳孔对光间直接反射灵敏。玻璃体透明,双眼底视乳头水肿隆起约 +2D,生理凹陷消失,视乳头扩大和边界绒毛状;视乳头周围大片火焰状出血及片状棉絮斑;视网膜动脉细、扭曲,管径粗细不均匀,静脉充盈,动静脉比 1∶3,其他部位视网膜未见出血、渗出和脱离(图 44-6)。眼压测量:右眼 16mmhg,左眼 14mmhg。FFA 检查:早期视乳头表面毛细血管扩张渗漏,棉绒斑和出血为

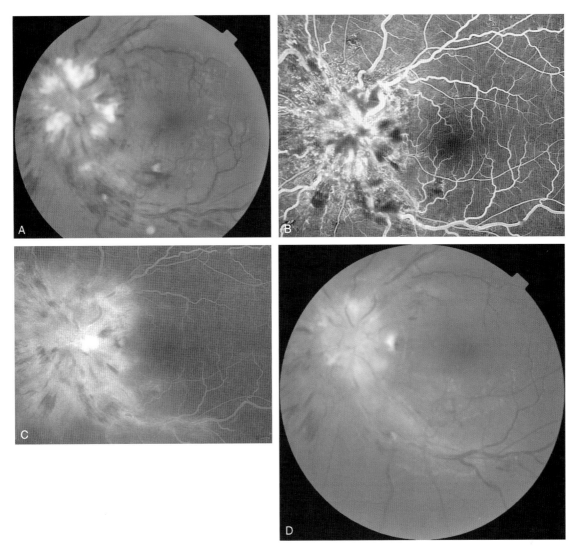

图 44-6　高血压视网膜病变

A. 图 44-4B 患者左眼视乳头水肿,生理凹陷消失,边界不清,视乳头表面大量棉绒斑,周围片状或火焰状出血,静脉迂曲,动静脉比为 1∶3;B. FFA 31 秒,视乳头表面毛细血管扩张渗漏,棉绒斑和出血为低荧光,视乳头边界不清,静脉血管扩张迂曲,动脉细,视乳头周围出血为遮蔽荧光;D. 造影 12 分 30 秒,视乳头及周围高荧光,边界不清,出血呈遮蔽荧光,视乳头周围静脉血管渗漏荧光,黄斑区低荧光;E. 治疗后,视乳头水肿、出血和棉绒斑明显消退(刘文提供)

低荧光,视乳头边界不清,静脉血管扩张迂曲,动脉细,约 1∶3,视乳头周围出血为遮蔽荧光。造影晚期,视乳头及周围高荧光,边界不清,出血呈遮蔽荧光,视乳头周围静脉血管渗漏荧光,黄斑区低荧光,其他部位视网膜未见渗漏荧光。2014 年 4 月 29 日 OCT 显示双眼视乳头高度隆起达黄斑区,黄斑鼻侧囊样水肿,中心凹下裂隙状神经上皮脱离(图 44-7A)。2014 年 5 月 20 日检查视野,双眼与生理盲点相连的上半象限视野不完全缺损,双眼鼻侧岛状视野缺损(图 44-8)。

2. 诊断　①高血压视网膜病变第Ⅳ期;②继发肾功能异常;③高脂血症。

3. 治疗　转科后继续降血压、改善循环治疗。口服贝沙坦氢氯噻嗪片 150mg,每日两次;硝苯地平控释片 30mg,每日三次;比索洛尔片 5mg,每日一次;叶酸片 5mg,每日三次;维生素和脑心通胶囊 1.2,每日三次。血栓通针 500mg 静脉滴注,每日一次。

4. 治疗效果　2014 年 5 月 26 日,双眼视乳头水肿明显减轻(图 44-6D),带药出院。2014 年 8 月电话随访,一直口服降血压药物,视力提高。

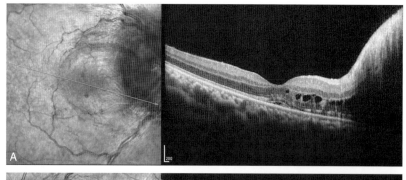

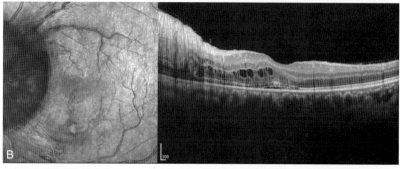

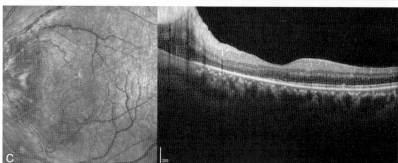

图 44-7　OCT 检查

A. 右眼视乳头高度隆起达黄斑区,黄斑鼻侧外丛状层囊样水肿,中心凹下裂隙状神经上皮脱离;B. 左眼与右眼相似;C. 治疗后双眼视乳头水肿减轻,黄斑囊样水肿消失,这是左眼黄斑鼻侧光感受器外节消失(刘文提供)

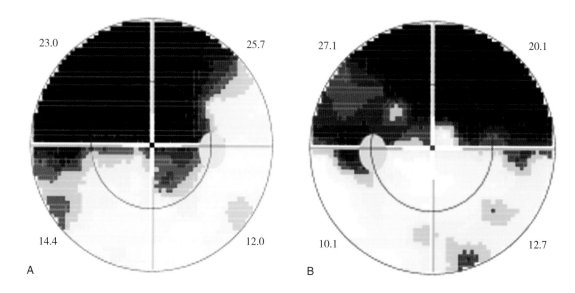

图 44-8　视野检查

A. 治疗前右眼与视乳头相连的鼻侧大片缺损,水平线下部分视野缺损;B. 治疗前左眼生理盲点扩大,上半象限视野缺损,鼻下岛状视野缺损(刘文提供)

(李梅　刘文)

第二节　高血压脉络膜病变

高血压脉络膜病变(hypertensive choroidopathy)是血压升高导致的脉络膜缺血从而影响 RPE 和视网膜功能。

一、病因与发病机制

高血压脉络膜病变的常见原因是妊娠高血压(妊高症)、肾病、嗜铬细胞瘤和恶性高血压[11,17]。脉络膜对血压改变非常敏感,对血压变化的的病理生理反应也明显不同于视网膜血管系统。脉络膜受交感神经支配,对循环系统的缩血管因素(如:血管紧张素Ⅱ、肾上腺素、血管加压素)很敏感,这些因素和神经刺激能始发脉络膜和脉络膜毛细血管收缩,导致局部缺血,结果毗邻的 RPE 和血-视网膜外屏障功能受损,间接地影响视网膜神经上皮的功能[18,19]。

实验模拟高血压脉络膜病变将病理过程分为三个阶段[18]:①急性缺血期,脉络膜小动脉收缩,管腔狭窄,临近毛细血管显示内皮细胞坏死,周细胞水肿变性,纤维蛋白沉淀在玻璃膜上。附近的 RPE 表现细胞间水肿和视网膜下渗出,急性缺血期持续大约 2 个月;②慢性阻塞期,是 2~4 个月期间,发展成视网膜脱离和视网膜下渗出,脉络膜小动脉保持狭窄或内膜细胞增生阻塞,纤维蛋白沉淀在动脉壁上。毛细血管继续被纤维蛋白阻塞,没有内皮细胞和周细胞层;③慢性修复期,在第 4~21 个月,在脉络膜动脉阻塞区和发生过渗出性视网膜脱离区域 RPE 脱失色素。阻塞的脉络膜动脉恢复血流,管腔较细,内腔覆盖一层新的弹力层。可见到没有恢复血流的幻影血管,新血管由没有筛网孔的内皮细胞组成。

二、临床表现

临床上很难直接观察到脉络膜血管系统改变,很多视网膜改变的表现是脉络膜血管系统对血压变化反应的结果。

1. Elschnig 斑和 Siegrist 条纹　在高血压情况下,脉络膜毛细血管也经历了纤维样坏死,表现出高血压脉络膜病变体征,包括 Elschnig 斑(Elschnig spots)(图 44-9)和 Siegrist 条纹(Siegrist streaks)。Elschnig 斑是 RPE 的缺血梗死,同时伴有脉络膜低灌注。在急进性高血压 24 小时内就可出现,表现在后极部视网膜下局灶性白色或黄色晕[20],荧光素渗漏明显,又称为急性 Elschnig 斑(图 44-10)。随着时间推移,Elschnig 斑变成中央色素增生和周围萎缩的斑(图 44-11)。在赤道 RPE 缺血梗死,呈沿着脉络膜动脉高色素条纹,称作 Siegrist 条纹,出现该条纹意味着更加晚期的血管硬化[21]。

2. 渗出性视网膜脱离(serous or exsudative retinal detachment)　随着缺血的 RPE 水肿,血-视网膜屏障被破坏,允许脉络膜液体进入视网膜下腔,发生浆液性视网膜脱离,导致视力下降[22]。当血压迅速下降时,视网膜脱离可很快复位[23]。

3. 色素上皮脱色素　阻塞区脉络膜毛细血管层上的视网膜色素上皮增生,周围有一圈低色素环。这种已愈的 Elschnig 斑不再渗漏荧光素,但可透见荧光。

4. 脉络膜硬化(choroidal sclerosis)　RPE 大片萎缩和脉络膜血管坏死和透明样变性,晚期可直接看到硬化的脉络膜大血管[19]。

三、辅助检查

1. 荧光素眼底血管造影检查　由于脉络膜血管低灌注,表现充盈不规则的低荧光区(图 44-10)。Elschnig 斑处血-视网膜屏障破坏,表现渗漏荧光的高荧光区;如果有渗出性视网膜脱离,可见到高荧光一直扩散进入视网膜下空间。在慢性期患者,Elschnig 斑显示透见荧光图形的 RPE 缺损区(图 44-11C、44-11D)。

2. 吲哚青绿脉络膜血管造影检查　显示脉络膜血管改变更加清楚,脉络膜循环迟缓[24]。

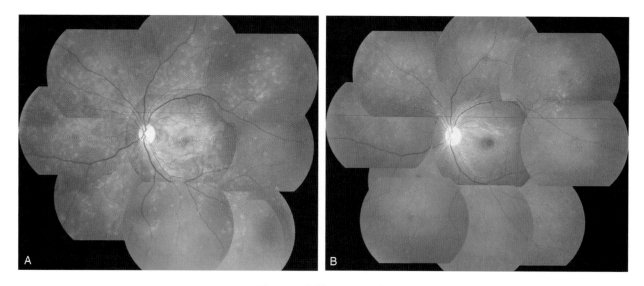

图 44-9 急性 Elschnig 斑

A. 患者,28 岁,第一胎,分娩前一周出现双眼视力下降,诊断"妊娠高血压";剖宫产后检查双眼底相似。左眼视力矫正 0.1,视乳头色淡,边界清楚,动脉血管细,动静脉比约 1:2,血管行径正常,后极部弥漫性边界欠清的灰黄色斑片状视网膜下病灶,大小不一,黄斑区呈融合状,中周部散在斑点状视网膜下灰黄色病灶,下方周边渗出性视网膜脱离;B. 治疗后 14 天,视网膜下灰黄色渗出物大部分吸收,原病灶处弥漫性色素紊乱,中周部残留散在斑点状黄白色病灶,下方周边视网膜脱离完全吸收

(李梅提供)

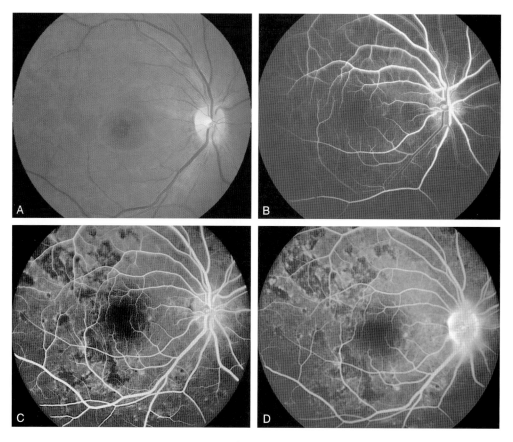

图 44-10 急性期脉络膜病变

A. 患者 28 岁,生第二胎患"妊高症",剖宫产后一小时,双眼视力下降,查双眼底改变相似,右眼视力 0.1,矫正无提高,左眼视力 0.1,矫正到 0.5。右眼视乳头色粉红,边界清楚,动脉铜丝状,动静脉比例 2:3,血管行径正常,黄斑蜂窝状,黄斑颞侧后极部弥漫性深层大小不等、边界清楚的灰黄色斑片;B. FFA 9 秒钟,视网膜动脉充盈,静脉有层流,但脉络膜大片未见背景荧光;C. 造影 22 秒,颞侧后极部片状低荧光区,有高荧光点;D. 造影 7 分 11 秒,视乳头环形强荧光,边界不清,后极部颞侧低荧光形态不变,点状高荧光缓慢扩大

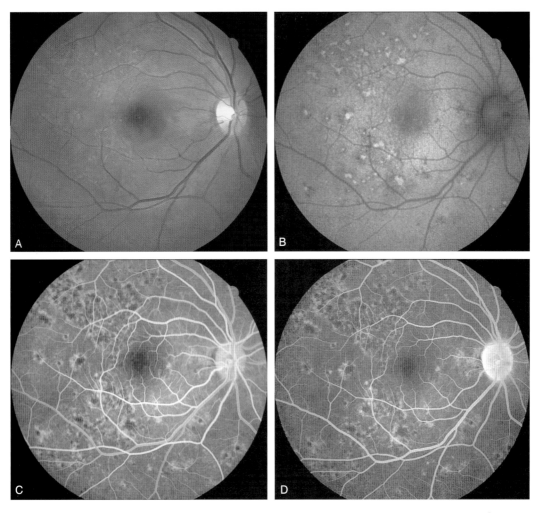

图 44-11 晚期 Elschnig 斑

A. 图 44-10 患者治疗后半年,诉双眼视物变形,查双眼底改变相同,右眼视力 0.25,矫正到 0.8,左眼视力 0.5,矫正到 1.0。右眼底后极部深层散在大小不等的暗棕色斑点,中央黑色,周一圈黄白色萎缩;B. 眼底自发荧光检查,病灶大小不等,中间高荧光,周围不规则低荧光,散在一些单纯不规则低荧光点片;C. FFA造影 20 秒,视网膜广泛散在中间遮蔽荧光和周围环形透见荧光斑点;D. 造影 16 分 6 秒,除视乳头边缘荧光增强外,眼底荧光像同早期改变

3. OCT 检查 在近红外光下,晚期 Elschnig 斑大小不等、边界清楚的高反射,周围有一圈低反射晕,比眼底彩色照片要清楚。视网膜切面上,对应眼底的白色斑点是 RPE 表面隆起,隆起周围 RPE 密度降低,并没有见到 RPE 层缺失,大的隆起中央有低反射囊腔。隆起表面嵌合体带不完整或缺失,大的隆起甚至影响到椭圆体带和外界膜(图 44-12)。病灶下方的脉络膜毛细血管层结构往往不清楚,脉络膜厚度看起来正常。

4. 眼底自发荧光检查 自发荧光显示 Elschnig 斑比眼底彩照要清楚,灶大小不等,中间高荧光,周围不规则低荧光,散在一些单纯不规则低荧光点片(图 44-11B)。

四、诊断和鉴别诊断

(一)诊断

有血压急性升高病史伴视力下降病史,结合眼底 Elschnig 斑和渗出性视网膜脱离,可确立诊断。

(二)鉴别诊断

1. 病因鉴别诊断 高血压脉络膜病变的常见原因是妊娠高血压、肾病、嗜铬细胞瘤和恶性高血压[11,17],因此发现血压升高同时出现眼底改变时,应常规请相关专业医师会诊,进行相关检查,妊娠高血

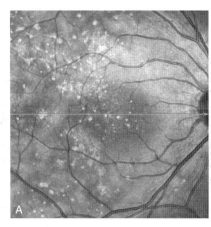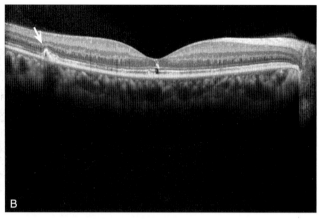

图 44-12　OCT 检查

A. 图 44-11 右眼近红外光成像,晚期 Elschnig 斑大小不等、边界清楚的高反射,周围有一圈低反射晕,比眼底彩色照片要清楚;B. 视网膜切面上,中心凹有小条状高反射,椭圆体带局限缺失;对应眼底的白色斑点是 RPE 隆起,隆起周围 RPE 密度降低,并没有见到 RPE 层缺失,大的隆起中央有低反射囊腔;隆起表面嵌合体带不完整或缺失,大的隆起甚至影响到椭圆体带和外界膜;病灶下方的脉络膜毛细血管层结构往往不清楚(箭)

压是孕妇、肾病有尿液和血液生化改变、嗜铬细胞瘤为肾上腺肿瘤,这些疾病并不难鉴别。

2. 眼部缺血综合征　眼动脉和睫状动脉阻塞也可引起脉络膜缺血,特别是高血压伴有动脉粥样硬化患者,但患者常为单眼。眼动脉阻塞引起视网膜和脉络膜均缺血,视力突然丧失,容易鉴别。单纯睫状动脉阻塞可引起和高血压脉络膜病变相同的表现,但前者多为单眼,缺乏急性血压升高病史,可与后者鉴别。

3. 和白点综合征相鉴别　白点综合征包括多发性一过性白点综合征、急性特发性盲点扩大综合征、急性后极部多灶性鳞状色素上皮病变、急性黄斑神经视网膜病变、拟眼组织胞浆菌病综合征、点状内层脉络膜病变和多灶性脉络膜炎伴全葡萄膜炎。Elschnig 斑也是一种白点状眼底,类似白点综合征。但前者有急性血压升高病史,双眼发病一致,早期为深层视网膜白色或黄色斑点,晚期为中央色素增生和周边色素萎缩斑,有脉络膜毛细血管萎缩和脉络膜血管硬化,可与白点综合征相鉴别。

五、治　疗

高血压脉络膜病变是一种急症,一经确诊,应立即转内科治疗。进入慢性期患者,要继续控制血压,防止高血压的继续损伤。

(刘文　李梅)

第三节　高血压视神经改变

高血压视神经病变(hypertensive optic neuropathy or hypertensive neuropathy)双侧视乳头肿胀或视乳头水肿常常由急进性或恶性高血压引起,表现为"恶性高血压视网膜病变"阶段。

一、病因与发病机制

急进型高血压可引起视乳头肿胀的病理机制尚不清楚,缺血、颅内压增高和高血压脑病都是发生视乳头水肿的可能机制[25]。Kishi 等[26]通过动物实验证实轴索水肿是继发于缺血,与视乳头周围脉络膜血管和视乳头血管收缩有关[19]。因为视乳头血供大部分来自视乳头周围的脉络膜血管,在高血压脉络膜病变已直接见到脉络膜血管收缩和阻塞而导致的视乳头缺血改变[19]。

二、临床表现

1. 症状　双眼视力下降可不同步,可一眼正常或双眼视力逐渐下降,可伴有血压升高引起的头晕。

2. 体征　同其他原因引起的视乳头肿胀相同,视乳头隆起、边界模糊,视乳头表面和周围视网膜有火焰状或片状出血(图44-13);严重者有出血进入玻璃体腔。视乳头周围有点状或大片黄白色渗出,视乳头和周围出现棉绒斑(图44-13C、44-13D)。视网膜动脉血管变细,静脉血管正常或充盈迂曲,动静脉比正常或在1∶2以上。后极部和其他部位视网膜可见到微血管瘤、点状和火焰状出血及硬性渗出物。视乳头的慢性缺血导致高血压视神经病变晚期视乳头苍白和萎缩。

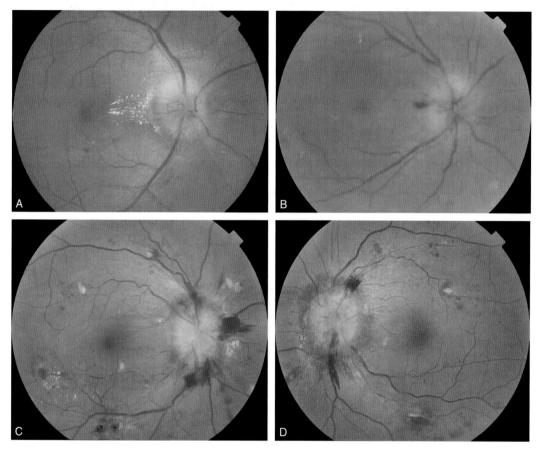

图44-13　视乳头水肿

A. 视乳头边界不清,生理凹陷消失,动脉细,动静脉比约1∶3,颞侧视网膜见硬性渗出,后极部视网膜散在出血点;B. 视乳头边界不清,生理凹陷消失,视乳头边缘见条状出血,视网膜散在点状硬性渗出物(易长贤提供);C. 右眼视乳头水肿隆起,生理凹陷消失,边界不清,有火焰状出血,静脉血管迂曲,动脉铜丝状,可见到交叉压迫征,动静脉比1∶2,后极部散在棉绒斑,深层出血和硬性渗出;D. 左图患者右眼,除视乳头周围深层视网膜出血外,其他表现同右眼

3. 辅助检查　FFA早期视乳头表面毛细血管扩张和渗漏荧光,出血为遮蔽荧光,晚期呈强荧光渗漏,视乳头周围渗漏水肿(图44-14)。病情稍长可见到视网膜微血管瘤,还可见到视乳头旁脉络膜毛细血管闭塞的脉络膜无灌注区(图44-14E、44-14F)。OCT可检查到黄斑视网膜囊样水肿和光感受器外节的改变。脑部MRI和CT检查可排除占位性病变,MRI可见到缺血性脑部改变。

三、诊断和鉴别诊断

(一)诊断

双眼视力下降和视乳头水肿,伴急进性高血压和高血压急症表现,可基本确诊,但需要排除以下疾病。

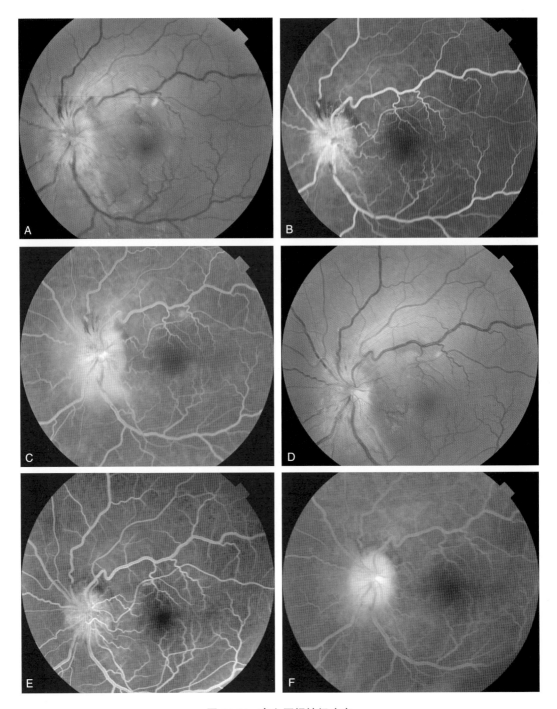

图 44-14　高血压视神经病变

A. 患者男,31 岁,父母均有高血压病史,查血压 180/120mmHg,左眼视力 0.5,矫正无提高,视乳头水肿,生理凹陷消失,边界不清,视乳头上缘和下缘处有火焰状出血;动脉血管迂曲,动脉细,动静脉比 1∶3,黄斑上方大血管弓附近见一棉绒斑,上半大血管弓附近见微动脉瘤;B. FFA 早期,视乳头表面毛细血管扩张和渗漏,视乳头边界不清,出血灶为遮蔽荧光,静脉血管屈曲,无渗漏荧光;C. 造影晚期,视乳头高荧光,视乳头周围渗漏荧光,出血仍成遮蔽荧光,其他部位视网膜无渗漏;D. 降血压和肾上腺糖皮质激素治疗 13 天后,视乳头水肿明显减轻,表面出血吸收,边界仍不清楚,静脉充盈减轻,动脉呈银丝状,动静脉比 1∶2,黄斑上方棉绒斑部分吸收;E. 造影早期,视乳头毛细血管扩张明显消失,视乳头低荧光,上方视乳头边缘背景荧光缺损,微动脉瘤消失;F. 造影晚期,视乳头高荧光,边界稍模糊,视乳头上方边缘仍充盈缺损,余部位视网膜未见异常荧光(刘文提供)

（二）鉴别诊断

1. 视乳头水肿 因颅内高压引起双眼视乳头水肿,常伴有神经系统症状,与高血压视乳头病变相似。但单纯视乳头水肿无急性血压升高病史,视乳头水肿隆起在>+3D,影像学检查可发现颅内占位性病变,常能查到肿瘤压迫引起的相应神经方面的体征。高血压视神经病变有血压急剧升高、眼底动脉血管普遍收缩或硬化变细,更常见到毛细血管闭塞引起的棉绒斑,影像学检查可发现有脑梗死表现。

2. 视乳头血管炎和视乳头视网膜炎 这些疾病伴有高血压容易和高血压视神经病变相混淆,但前者无急性高血压或高血压急症表现,后者多有血压急性升高达180/120mmHg以上;前者多是单眼发病和无视网膜动脉普遍缩窄,后者是双眼发病和动脉明显变细(或收缩)。

3. 缺血性视神经病变 高血压是缺血性视神经病变的重要因素,高血压视神经病变的本质就是视神经缺血,但缺血性视神经病变一般是缓进性高血压,如果是急进性高血压后才出现视神经病变的表现就是高血压视神经病变。然而,缺血性视神经病变常常是单眼发病或双眼先后发病,与急进性和高血压急症引起的双眼同时发病不同。

4. 颞动脉炎 常是单眼发病,发病前常有先兆,眼前有闪辉性暗点和同侧头部疼痛,可与高血压视神经病变相鉴别。

四、治 疗

双侧视乳头肿胀与心血管疾病的危险和死亡密切相关[7],这些患者需要紧急地抗高血压治疗[13]。

在高血压视神经病变,过快降低血压将加重视神经缺血。视神经具有自动调节功能,在血压升高时能自动调节灌注,鲁莽地过快降低血压,由于血压自动调节的改变,将减少视神经和中枢神经系统的灌注,导致视神经梗死和可能中枢神经系统缺血损伤。

（刘文 李梅）

第四节 继发性高血压视网膜病变

继发性高血压视网膜病变(secondary hypertensive retinopathy)是指其他疾病或原因伴发的高血压引起的视网膜血管改变。即病因明确的高血压,当查出病因并有效去除或控制病因后,作为继发症状的高血压可被治愈或明显缓解。常见病因为肾病性、内分泌性、颅脑病变、妊娠高血压和药物等。

一、肾病高血压视网膜病变

肾病高血压视网膜病变(renal hypertensive retinopathy or renal retinopathy)是由肾脏疾病引起的血压升高后所致的视网膜病变。肾脏的实质性病变如急性或慢性肾小球肾炎、肾病综合征、急慢性肾衰竭和肾血管病变(如肾动脉狭窄)均可导致肾脏的球旁器细胞释放肾素,从而导致高血压。肾上腺皮质功能亢进包括Cushing综合征、醛固酮增多症或嗜铬细胞瘤均可导致血压增高而导致视网膜病变的发生。

（一）病因与发病机制

肾素可催化血管紧张素原转化为血管紧张素Ⅰ,然后在肾脏、肺脏和脑内转化成血管紧张素Ⅱ。血管紧张素Ⅱ是强有力的血管收缩物质。血管紧张素还能刺激醛固酮的产生,导致水钠潴留引起水肿、血压升高。长期血压增高导致全身小动脉硬化[27]。

（二）临床表现

1. 全身表现 急性肾炎一般无眼底改变,慢性或亚急性弥漫性肾小球肾炎才引起高血压视网膜病变[28],因此在出现眼部表现前,患者已有长期肾脏疾病的表现,如全身浮肿,蛋白尿和长期高血压。

2. 眼部表现 当长期肾脏疾病引起高血压眼底血管改变时,其症状和体征均类似原发性高血压视网膜病变[8]。患者双眼视网膜动脉局部收缩或普遍缩窄,见动脉硬化和交叉压迫征(图44-15)。如果视网膜内屏障破坏,可表现为视网膜出血、水肿和渗出。视乳头也可产生水肿(图 44-16)。如果出现尿毒症,除全身水肿外,视网膜水肿和渗出严重,可导致视网膜渗出性脱离。

(三)诊断和鉴别诊断

1. 诊断 有慢性肾病史,然后出现高血压视网膜病变,可确诊。

2. 鉴别诊断 很多全身性疾病可引起肾脏疾病,如原发性高血压、糖尿病和大动脉炎等,都是先有原发疾病,继发肾病后,高血压作为伴发疾病,长期血压升高或急性血压升高才引起视网膜病变。眼科医师发现视网膜病变合并血压升高患者,应首先请内科医师会诊,共同对疾病作出诊断和鉴别诊断。

(四)治疗

请内科治疗肾病和高血压,只要控制血压,视网膜病变可明显好转或消失。

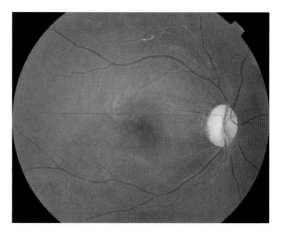

图 44-15 肾病高血压视网膜病变

慢性肾炎肾功能衰竭患者,每周做二次肾透析,合并高血压,视乳头色淡,边界清,动脉血管屈曲,铜丝状和部分白线状(刘文提供)

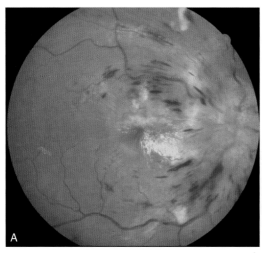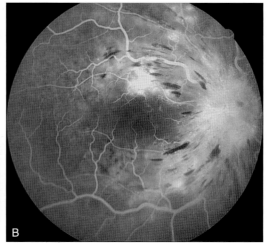

图 44-16 一侧肾萎缩引起的高血压眼底病变

患者女,23 岁,合并有贫血,出现视力下降一月,右眼 0.1,矫正无提高,左眼 0.2,矫正到 0.6,双眼改变相似;A. 视乳头水肿,边界不清,隆起高度约 3D,视乳头周视网膜水肿和放射状出血,可见棉绒斑;动脉细,静脉迂曲,动静脉比约 1∶2,黄斑区黄白色渗出,呈星芒状;B. FFA 显示视乳头水肿,大量渗漏荧光,视乳头周视网膜水中渗出,有放射状荧光遮蔽,动脉细,静脉充盈迂曲,后极部视网膜水肿,渗漏荧光(刘文提供)

二、妊娠高血压眼底改变

妊娠高血压眼底改变(pregnancy induced hypertension fundus changes)是妊娠高血压综合征(pregnancy-induced hypertension syndrome)的表现之一,因血压急剧升高引起视网膜、脉络膜和(或)视神经血管痉挛、狭窄和闭塞导致的眼底疾病。一般称为妊娠高血压视网膜病变(gestational hypertensive retinopathy),实际上还包括了脉络膜和视神经的病变。

(一)病因与发病机制

通常发生于妊娠的最后三个月,如孕妇原有高血压也可发生较早。表现为血压增高及其伴随症状如全身水肿、蛋白尿和眼底改变等[29]。可发生于任何育龄妇女,初产妇和经产妇均可发生。大多数患者在妊娠高血压综合征前无全身血管病或肾脏病,如果患者原来患有高血压或肾脏病,妊娠则会加重病情。一般分娩后 2~20 周,妊娠高血压综合征症状缓解。如妊娠前即患有高血压者,分娩后部分患者血压仍持续增高,甚至产生永久性器质性血管改变。妊娠高血压可累及全身多个器官,包括心血管系统、血液系统、肾功能以及神经系统和大脑[30]。脑部受累是妊娠高血压患者最常见的死亡原因。

血压持续升高,视网膜血管的自主调节失调,导致微血管阻塞及血-视网膜屏障破坏,表现为视网膜毛细血管无灌注及缺血、伴出血、棉絮斑和视网膜水肿,最终发展为永久性血管硬化[11]。

(二)临床表现

1. 症状 孕期或产后双眼视力下降。

2. 体征 眼底病变与血压升高成正比,血压越高,眼底改变的发生率越高。眼底改变按病变的部位分为三种类型,分别是妊娠高血压视网膜病变、妊娠高血压脉络膜病变和妊娠高血压视神经病变,但可两种或三种同时出现,不过有轻重不同。

(1)妊娠高血压视网膜病变 眼部改变主要表现为视网膜和视网膜血管的改变。最常见和最早的眼底改变为视网膜小动脉功能性痉挛,局限性缩窄,病情发展,变为普遍性缩窄,动静脉比例下降。动脉管壁变厚,反光增强,可见动静脉压迹。血压升高,血视网膜屏障破坏,视网膜水肿、出血和渗出,表现为黄斑区星芒样渗出,棉絮斑等(图44-17)。

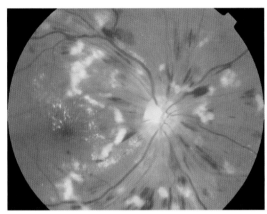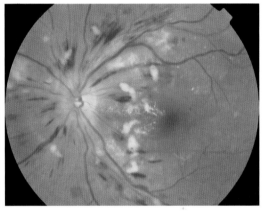

图 44-17 妊娠高血压视网膜病变

患者30岁,患妊娠高血压分娩30天,双眼视乳头周火焰状出血,动脉细,视网膜散在棉绒斑,黄斑区黄色硬性渗出(刘文提供)

(2)妊娠高血压脉络膜病变 累及脉络膜毛细血管和其上的视网膜色素上皮,脉络膜血管的渗出进入视网膜下,形成渗出性视网膜脱离(图44-18A)。视网膜脱离预后良好,分娩后可自行复位,遗留色素沉着和Elschnig斑(图44-18B)。

(3)妊娠高血压视神经病变 当血压升高引起睫状血管和(或)视乳头周围脉络膜血管闭塞,出现视神经肿胀或水肿。

(三)分期

Ⅰ期 视网膜动脉功能性狭窄(视网膜动脉痉挛期),管径变细,节段性狭窄,反光增强,动静脉比例变化明显。

Ⅱ期 视网膜动脉硬化期,动脉管径呈均一性狭窄,管壁反光增强,出现动、静脉交叉压迫征。

Ⅲ期 视网膜病变期,视网膜动脉功能狭窄,动、静脉交叉压迹,出现水肿或棉絮样渗出及各型出血等组织破坏,黄斑部可出现星芒状斑,甚至由于视网膜高度水肿而产生浆液性视网膜脱离。

当患者眼底仅有Ⅰ期或Ⅱ期改变时,在药物治疗、降低血压、纠正水电解质不平衡及临床严密观察下,还可继续妊娠。一旦发现眼底出血,就意味着随时有脑出血发生的可能,无论孕周大小都应创造条件立即终止妊娠。

(四)辅助检查

1. FFA 急性期造影早期视乳头毛细血管扩张渗漏,晚期强荧光,边界不清;后极部视网膜水肿,渗

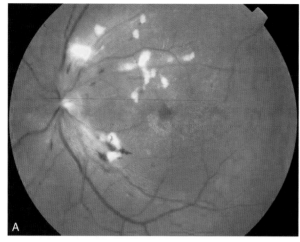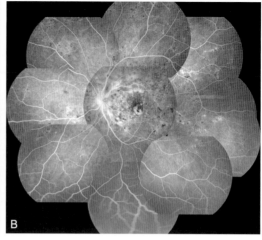

图 44-18　妊娠高血压眼底改变

A. 患者妊娠晚期出现双视力模糊,当时血压 160~170/120~130mmHg,半月前顺产双胞胎。双眼底改变相似,包括了视网膜病变、脉络膜病变和视神经病变。左眼矫正视力 0.3,视乳头充血水肿,颞下边界不清,视网膜动脉节段性缩窄,静脉稍迂曲,动静脉比接近正常;黄斑中心凹反光消失,黄斑区弥散性淡黄色色素脱失斑;视乳头周散在放射状出血,后极部视网膜水肿,见棉绒斑;B. 左眼 FFA 拼图,视乳头毛细血管扩张渗漏荧光,视乳头边界不清,静脉稍迂曲,局部动静脉比 1：2,视乳头周围及后极部散在毛细血管闭塞渗漏荧光,视乳头周围出血为遮蔽荧光,黄斑及中周部见点状簇集渗漏高荧光和色素增生遮蔽荧光(脉络膜缺血引起的 RPE 改变),下方周边渗出性视网膜脱离

漏荧光。脉络膜病变患者,可发现脉络膜充盈时间延长或充盈不均匀,急性 Elschnig 斑渗漏荧光,晚期 Elschnig 斑呈现中间遮蔽荧光和周围一圈透见荧光的大小不等斑点(图 44-11)。

2. OCT　棉绒斑位于神经纤维层,水肿隆起于视网膜表面和挤压深层视网膜结构变形(图 44-19B)。脉络膜病变主要影响光感受器外节和 RPE 层,表现椭圆体带和嵌合体带中断,被 RPE 层高反射替代。RPE 层表面呈条状、密集点状和高隆起的山峰状,与检眼镜下见到的 Elschnig 斑一致(图 44-19)。晚期 RPE 表面颗粒条状物质大部分吸收,可遗留部分颗粒状隆起,光感受器外节部分恢复(图 44-12)。

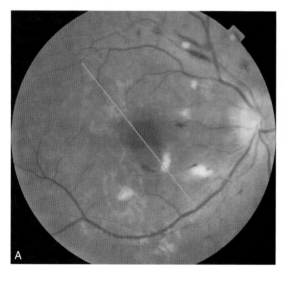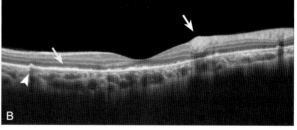

图 44-19　OCT 检查

A. 视乳头水肿,边界不清,视乳头周放射状出血和大量棉绒斑,动脉细,A：V=1：2,黄斑色素增生;B. OCT 显示,棉绒斑隆起,达视网膜全层(白箭),黄斑区色素层有密集颗粒状隆起,外侧有 RPE 山峰状隆起(箭头),靠中心这边是 RPE 层表面条状高反射(黄箭)(江崇祥提供)

(五)诊断和鉴别诊断

1. 诊断　妊娠末期出现双眼视力下降和高血压眼底改变,可确诊,还需要诊断三种类型中以哪种类型为主,为治疗和预后提供依据。

2. 鉴别诊断　妊娠末期出现的高血压和眼底改变需要同原已有高血压、肾病和糖尿病等疾病引起的视网膜病变相鉴别。原有疾病病史、常规孕期体格检查和眼底检查,是有力的鉴别诊断依据。

（六）治疗

1. 专科治疗　发现妊娠期高血压眼底改变,应立即请内科医师会诊和治疗,应和产科医师协商,是否需要提前中止妊娠。有眼底出血、脉络膜病变或视神经病变,提示全身小动脉病变严重,应立即中止妊娠。

2. 眼科治疗　中止妊娠患者,如果是第Ⅲ期、脉络膜病变和（或）视神经病变,在降低血压基础上,还应全身使用肾上腺糖皮质激素、活血化瘀中药和营养神经药物。

（七）典型病例

1. 病例　患者28岁,因"妊娠末期双眼视力下降一周",于2009年1月8日以"双眼渗出性视网膜脱离"收入中山大学中山眼科中心。患者一周前自感双眼视力下降,到当地医院就诊,诊为"妊娠高血压综合征",行剖宫产终止妊娠,术后视力仍继续下降。入院眼部检查:双眼视力矫正0.1,双眼前段检查未见异常,玻璃体轻度混浊,视乳头色淡,边界清楚,C/D=0.3;动脉血管细,动静脉比约1∶2,血管行径正常;

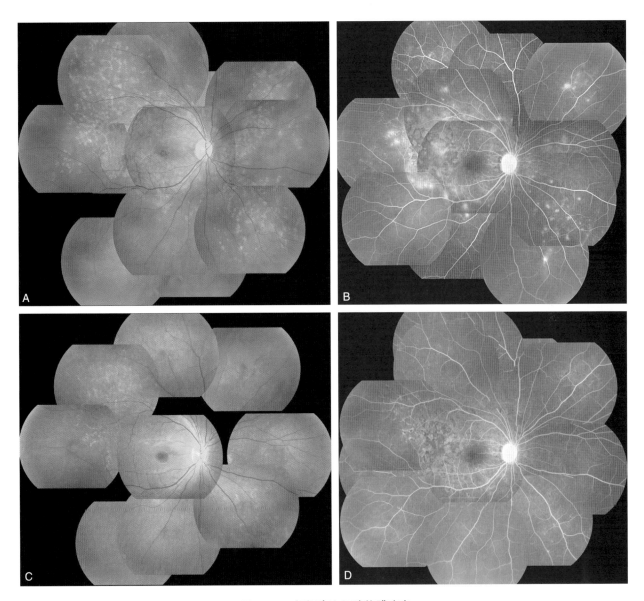

图 44-20　妊娠高血压脉络膜病变

A. 图44-9患者右眼,视乳头色淡,动静脉比约1∶2,赤道以后弥漫性边界欠清的灰黄色斑片状视网膜下病灶,大小不一,黄斑区呈融合状,下方周边渗出性视网膜浅脱离;B. FFA拼图,右眼视乳头毛细血管轻度荧光素渗漏,边界清楚,后极部到中周部散在色素上皮损害,渗漏荧光,散在色素增生;C. 治疗后14天右眼,后极部多灶性、大小不一黄白色斑点,散在色素增生,下方视网膜复位;D. 治疗后14天FFA,右眼视乳头仍然高荧光,边界清楚,后极部到周边部多灶性渗出消失,遗留中央黑点和周围透见荧光的Elschnig斑点

后极部弥漫性边界欠清的灰黄色斑片状视网膜下病灶,大小不一,黄斑区呈融合状,中周部散在斑点状视网膜下灰黄色病灶,下方周边渗出性视网膜浅脱离(图44-9A、44-20A)。眼压测量:右眼14mmHg,左眼12mmHg。FFA显示视乳头毛细血管轻度渗漏荧光素,边界清楚,血管行径正常;后极部到中周部散在多灶性色素上皮损害,渗漏荧光,散在色素增生(图44-20B),下方周边渗出性视网膜脱离影像。

2. 诊断 ①双眼妊娠高血压脉络膜病变;②双眼渗出性视网膜脱离。

3. 治疗经过 入院后嘱半坐卧位,在控制血压下予全身肾上腺糖皮质激素抗炎治疗(泼尼龙80mg静脉滴注,逐渐减量至尤金片口服40mg,再减为32mg,最后减为24mg),后加用疏通血管、营养神经治疗。用药后患者双眼底视网膜水肿及渗出减轻,下方视网膜脱离明显减轻。

4. 治疗结果 2009年1月23日出院时视力右眼0.1,矫正到0.2,左眼0.1,矫正到0.3。双眼前段检查无异常,眼底视乳头边界清,黄斑中心凹反光可见,下方周边部视网膜轻度青灰色隆起(图44-20C),FFA显示视乳头仍然高荧光,边界清楚,后极部到周边部多灶性渗出消失,遗留中央黑点和周围透见荧光的Elschnig斑点,下方周边视网膜脱离不明显(图44-20D)。

(李梅 刘文 于珊珊)

参 考 文 献

1. Wong TY, Mitchell P. The eye in hypertension. Lancet. 2007;376:124-136.

2. Cheung N, Mitchell P, Wong TY. Diabetic retinopathy. Lancet. 2010;376:124-136.

3. Wong TY, Scott IU. Clinical practice. Retinal-vein occlusion. N Engl J Med. 2010;363:2135-2144.

4. Panton RW, Goldberg MF, Farber MD. Retinal arterial macroaneurysms:risk factors and natural history. Br J Ophthalmol. 1990;74:595-600.

5. Bhargava M, Ikram MK, Wong TY. How does hypertension affect your eyes? J Hum Hypertens. 2012;26:71-83.

6. Wong TY, Klein R, Couper DJ, et al. Retinal microvascular abnormalities and incident stroke:the atherosclerosis risk in communities study. Lancet. 2001;358:1134-1140.

7. Wong TY, Klein R, Klein BE, et al. Retinal microvascular abnormalities and their relationship with hypertension, cardiovascular disease, and mortality. Surv Ophthalmol. 2001;46:59-80.

8. Wong TY, Coresh J, Klein R, et al. Retinal microvascular abnormalities and renal dysfunction:the atherosclerosis risk in communities study. J Am Soc Nephrol. 2004;15:2469-2476.

9. Hayreh SS, Servais G, Virdi PS. Cotton-wool spots (inner retinal ischemic spots) in malignant arterial hypertension. Ophthalmologica. 1989;198:197-215.

10. Hayreh SS, Servais G, Virdi PS. Fundus lesions in malignant hypertension. IV. Focal intraretinal periarteriolar transudates. Ophthalmology;1986;93:60-73.

11. Tso MOM, Jampol LM. Pathophysiology of hypertensive retinopathy. Ophthalmology. 1982;89:1132-1145.

12. Scheie HG. Evaluation of ophthalmoscopic changes of hypertension and arteriolar sclerosis. AMA Arch Ophthalmol. 1953;49:117-138.

13. Wong TY, Mitchell P. Hypertensive retinopathy. N Engl J Med. 2004;351:2310-2317.

14. Cheung N, Mosley T, Islam A, et al. Retinal microvascular abnormalities and subclinical magnetic resonance imaging brain infarct:a prospective study. Brain. 2010;133:1987-1993.

15. Lesage SR, Mosley TH, Wong TY, et al. Retinal microvascular abnormalities and cognitive decline:the ARIC 14-year follow-up study. Neurology. 2009;73:862-868.

16. Duncan BB, Wong TY, Tyroler HA, et al. Hypertensive retinopathy and incident coronary heart disease in high risk men. Br J Ophthalmol. 2002;86:1002-1006.

17. Bourke K, Patel MR, Prisant LM, et al. Hypertensive choroidopathy. J Clin Hypertens. 2004;6:471-472.

18. Kishi S, Tso MOM, Hayreh SS. Fundus lesions in malignant hypertension:I. A pathologic study of experimental hypertensive choroidopathy. Arch Ophthalmol. 1985;103:1189-1197.

19. Hayreh SS, Servais G, Virdi PS. Fundus lesions in malignant hypertension:VI. Hypertensive choroidopathy. Ophthalmology. 1986;93:1383-1400.

20. deVenecia G, Wallow I, Houser D et al:The eye in accelerated hypertension:I. Elschnig's spots in non human primates. Arch Ophthalmol. 1980;98:913-918.

21. Klien BA. Ischemic infarcts of the choroid (Elschnig spots): A cause of retinal separation in hypertensive disease with renal insufficiency: A clinical and histopathologic study. Am J Ophthalmol. 1968;66:1069-1064.

22. Luo BP, Brown GC. Update on the ocular manifestations of systemic arterial hypertension. Curr Opin Ophthalmol. 2004;15:203-210.

23. deVenecia G, Jampol LM. The eye in accelerated hypertension: Ⅱ. Localized serous detachments of the retina in patients. Arch Ophthalmol. 1984;102:68-73.

24. MacCumber MW, Flower RW, Langham ME. Ischemic hypertensive choroidopathy: Fluorescein angiography, indocyanine green videoangiography, and measurement of pulsatile blood flow. Arch Ophthalmol. 1993;111:704-705.

25. Chatterjee S, Chattopadhyay S, Hope-Ross M, et al. Hypertension and the eye: changing perspectives. J Hum Hypertens. 2002;16:67-675.

26. Kishi S, Tso MOM, Hayreh SS. Fundus lesions in malignant hypertension: Ⅱ. A pathologic study of experimental hypertensive optic neuropathy. Arch Ophthalmol. 1985;103:1198-1206.

27. Gunn RM. Ophthalmoscopic evidence of (1) arterial changes associated with chronic renal diseases and (2) of increased arterial tension. Trans Ophthalmol Soc UK. 1982;12:124-125.

28. Grunwald JE, Alexander J, Ying GS, et al. Retinopathy and chronic kidney disease in the Chronic Renal Insufficiency Cohort (CRIC) study. Arch Ophthalmol. 2012;130:1136-1144.

29. Barron, WM. Hypertension. In Barron, WM, and LindheimerMD, eds. Medical disorders during pregnancy, 4th edn. St Louis: Mosby;2000:1-38.

30. Royburt M, Seidmann DS, Serrm DM, et al. Neurologic involvement in hypertensive disease of Pregnancy. Obstet Gynecol, Surv. 1991;46:656-664.

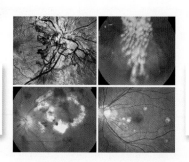

第四十五章 免疫相关性全身疾病的眼部改变

类风湿性关节炎、系统性红斑狼疮、硬皮病、皮肌炎、结节性多动脉炎、韦格纳肉芽肿、巨细胞动脉炎等属于结缔组织病(connective tissue disease),以疏松结缔组织受累为主要病理改变。Jabs[1]将此类疾病分为 3 大类,即关节炎、结缔组织病和血管炎(表 45-1)。此类病病因尚不完全清楚,一般认为与免疫、病毒感染、遗传等有一定关系,是多因素性疾病。随着免疫学的进展,发现这组疾病多数患者伴有免疫学的异常,如抑制性 T 细胞功能低下和(或)体液免疫功能亢进,有些结缔组织病有自身抗体存在,故认为是免疫相关性疾病(immune related diseases)或自身免疫相关性疾病(autoimmune related diseases)。

表 45-1 免疫相关性疾病分类

关节炎	结缔组织病	血管炎
类风湿性关节炎	系统性红斑狼疮	全身坏死性血管炎
青少型类风湿性关节炎	硬皮病	结节性多动脉炎
家族性青少年全身性肉芽肿	多发性肌炎和皮肌炎	过敏性肉芽肿性血管炎
血清反应阴性(HLA-B27 相关的)脊椎关节病	Crest 综合征	过敏性血管炎
	混合性结缔组织病	过敏性紫癜
强直性脊柱炎	皮肌炎	韦格纳肉芽肿病
反应性关节炎(Reiter 综合征或眼炎 - 关节炎 - 尿道炎综合征)	Sjogren 综合征	淋巴瘤样肉芽肿病
	复发性多软骨炎	巨细胞动脉炎
炎性肠病关节炎		大动脉炎
牛皮癣性关节炎		白塞病

免疫相关性疾病的全身治疗应请相关专业医师会诊和治疗,所引起或伴发的葡萄膜炎的治疗原则:①迅速控制葡萄膜炎症;②减少和预防并发症的发生;③预防葡萄膜炎症复发。

本章主要阐述与视网膜和后葡萄膜炎关系密切的一组免疫相关性疾病。

第一节 类风湿性关节炎

类风湿性关节炎(rheumatoid arthritis,RA)是一种以慢性进行性关节病变为主的自身免疫性疾病,其特征为对称性多关节炎,病情发展可逐渐加重,最后可致关节强直、畸形和功能丧失。本病是一种异质性和系统性疾病,异质性是指不同的患者可能发病机制不同,临床表现也有很大的差异;系统性是指本病可累及多个器官和多个系统,引起全身性病变。

一、病因与发病机制

RA 发病机制尚未完全明了,可能是一种受抗原驱动的"激发—连锁反应"的过程,与免疫系统和炎症反应密切相关;而内分泌、遗传和环境因素则增加了其发病的易感性[1-7]。

(一) 病因

1. **感染因素** 现已发现 RA 能被某些感染性因子触发,可能是由一种所谓"关节病因子"所致,该因子的产物主要出现在关节组织中。类似的外部因子能通过结合到 Toll 样受体(Ⅰ 型跨膜蛋白)或 CD14,而激活体内的免疫系统,触发 T 细胞反应,并通过形成淋巴激活素参与组织的损伤,进而引发该病的发生。目前认为 EB 病毒、反转录病毒、结核杆菌等可能与 RA 的发病有关。因为 EB 病毒核抗原与自身抗原如胶原、肌动蛋白及滑膜组织中的抗原相似。反转录病毒引起的关节炎与 RA 病理变化相似。

2. **免疫因素** 引起免疫反应的最初诱因还不清楚,已经假设 RA 是一种免疫复合物疾病和细胞免疫性疾病[8,9]。患病早期,关节腔滑膜组织上就聚集了 T 淋巴细胞,引起炎症,滑膜成纤维细胞增生、滑膜肥厚和新生血管形成导致 RA 的临床表现[10]。疾病晚期,不断补充的中性白细胞充满了滑液组织内,侵蚀关节边缘的骨组织,导致附近骨质疏松,长期发展成关节破坏。免疫反应过程中释放出引起关节持续破坏的细胞因子和金属蛋白酶,形成血清学能检测到的类风湿因子(rheumatoid factor, RF)[10]。RF 是一种多克隆抗体,直接和 IgG 结合,形成循环中的免疫复合物。RF 的存在是患 RA 的一个标志,早期大约 85%~90% 的患者呈阳性。然而,RF 的在致病机制中占有多少重要性还不清楚,它既不是确诊 RA 的必要条件,也不能为确诊提供充足依据,只是高水平的 RF 与疾病的严重程度和预后相关联[10]。

3. **遗传因素** RA 的基因易感性与人类白细胞抗原(HLA)类型相关,HLA-DR4、HLA-DR1 决定着 RA 的易感性和严重程度[10]。研究发现本病具有复合遗传病的特征,可为不完全外显率,遗传变异及多基因参与等。同卵双生子同患本病的概率为 30%~50%。

4. **其他因素** 寒冷、潮湿、疲劳、外伤、吸烟及精神刺激均可能与 RA 有关。

(二) 主要病理改变

滑膜炎、类风湿结节和血管炎。关节滑膜主要表现为水肿、渗出、纤维蛋白沉积,并有多形核粒细胞出现。随着病变发展,可由淋巴细胞浸润形成淋巴样滤泡。类风湿结节具有特异性,结节外层含有淋巴细胞和浆细胞,中央为坏死区,中间由呈栅栏排列的组织细胞组成。血管损害无特异性,可呈节段性动脉炎和严重坏死性血管炎改变。用荧光抗体法可在动脉炎病变及皮下结节中找到免疫复合物。

二、临 床 表 现

本病可发生于任何年龄,女性为男性的 2~3 倍,以下是主要临床表现。

(一) 全身表现

1. **慢性进行性多发性关节炎** 最常累及近端指关节、掌指关节、腕、膝、跖、趾和肘关节。关节受累有对称倾向,早晨有僵硬感至少持续 1 小时,遇寒冷时疼痛尤为明显。关节软组织肿胀,多呈梭形肿胀、疼痛和活动障碍(图 45-1)。由于持续的炎症造成滑膜增厚和骨质破坏,晚期关节畸形,最后纤维化而呈骨性关节强直。手部畸形具有特征性改变,由于伸指肌腱的移位,掌指关节可向尺侧明显偏斜。近端指间关节受损可引起天鹅颈和扣眼上花束样畸形,颞颌关节受累时可致咀嚼疼痛,杓状软骨炎症时可引起声音嘶哑。

2. **皮肤结节** 常出现在受压部位,最常发生于肘部尺侧,另外还可见皮肤萎缩、青铜色色素沉着、肝掌、紫癜等。

3. **内脏器官的损害** 常见有胸膜炎、弥漫性间质性肺纤维化、肺结节、心包炎、间质性心肌炎、冠状动脉炎等。

(二) 眼部表现

主要有泪腺分泌减少,表现有干燥性角膜结膜炎、周边性角膜炎、周边性角膜溃疡、表层巩膜炎及后部巩膜炎(图

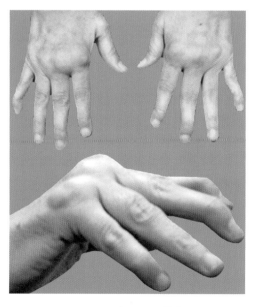

图 45-1 类风湿关节炎
手指关节变形,掌指关节严重变形(阎辉刚提供)

45-2)。葡萄膜炎则比较少见。以上眼部病变中后巩膜炎诊断较为困难,常表现为单侧受累,并可出现眼球转动痛。眼底脉络膜可增厚,或出现结节。并可见继发性脉络膜皱褶及渗出,视网膜渗出性脱离[11]。

(三)辅助检查

1. X-光拍片检查　近端指间关节受损引起天鹅颈样畸形时可行 X-光拍片检查,显示腕关节诸骨骨质疏松,关节间隙变窄,关节面下隐约可见囊状透光区(图 45-3)。

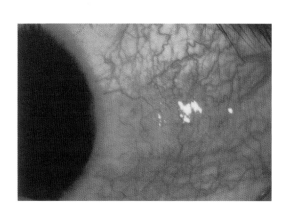

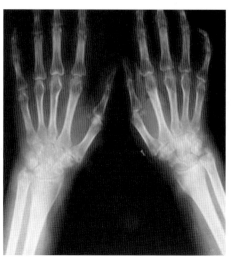

图 45-2　巩膜炎
右眼内侧球结膜局限性充血,轻度水肿;相对应巩膜表层充血,推动结膜时血管不移动(阎辉刚提供)

图 45-3　类风湿关节炎
腕关节诸骨骨质疏松,关节间隙变窄,关节面下隐约可见囊状透光区(阎辉刚提供)

2. 血清类风湿因子　75%~80% 患者类风湿因子呈阳性。
3. B 型超声波检查　可见巩膜和脉络膜增厚及视网膜脱离征。

三、诊断和鉴别诊断

(一)诊断

1. 临床表现　进行性多发性关节炎和畸形。
2. 眼部表现　干燥性角膜结膜炎,周边性角膜炎,周边性角膜溃疡,表层巩膜炎及后部巩膜炎。
3. X-光拍片检查发现近端腕关节诸骨骨质疏松,关节间隙变窄,关节面下可见囊状透光区。
4. 类风湿因子阳性。

(二)鉴别诊断

1. 青少年型类风湿性关节炎　一般发生于 16 岁以下,临床表现变异较大,可有弛张热,晨起关节僵硬,肢体屈曲挛缩,颈椎疼痛,髋关节和骶髂关节经常受累等。该病多伴发慢性虹膜睫状体炎,多为双侧性;另可并发后囊下型白内障。

2. 青年型类风湿性关节炎　临床以发热、一过性皮疹、关节炎(痛)和白细胞升高为主要表现,受累的关节多为膝、踝、腕等大关节。眼部主要表现为葡萄膜炎,最常见前葡萄膜炎,表现为慢性非肉芽肿性虹膜睫状体炎,此外还可以出现后部葡萄膜炎和全葡萄膜炎,可伴发视网膜炎。血清抗"O"增高。

四、治　疗

由于本病病因不明,目前尚无特效治疗。常用的药物分为四大类:即非甾体类抗炎药、抗风湿药、肾上腺糖皮质激素和中药。眼科治疗可给予人工泪液、非甾体消炎药和肾上腺糖皮质激素类滴眼剂滴眼,必要时辅以睫状肌麻痹剂滴眼。眼后段受累者可行后 Tenon 囊下注射肾上腺糖皮质激素或免疫抑制剂全身治疗。

五、治　疗　效　果

目前尚无特效治疗方法,全身应用肾上腺糖皮质激素、免疫抑制剂和非甾类抗炎药能收到一定效果,但易复发。并发葡萄膜炎者若治疗及时,视力预后较好,出现渗出性视网膜脱离者视力预后较差。

(杨朝忠　耿燕)

第二节　青少年型类风湿性关节炎

青少年型类风湿关节炎(juvenile rheumatoid arthritis,JRA)又称为青少年型慢性关节炎(juvenile chronic arthritis)或青少年型特发性关节炎(juvenile idiopathic arthritis),是 Still 病的一种类型,指 16 岁以下发病、每年至少发作关节炎在 3 个月以上[12],临床以发热、一过性皮疹、关节炎(痛)和白细胞升高为主要表现的综合征。如果在成年人发生称成年 Still 病(adult Still disease),现在叫做成年人发生的 Still 病(adult-onset Still disease)。此种病可引起或伴发葡萄膜炎,是青少年儿童一种常见而重要的致盲性眼病[2-7]。

一、病因与发病机制

本病的病因与发病机制目前仍不明,一般认为与感染、遗传和免疫异常有关。由于本病的临床表现类似于感染性疾病,多数患者发病前有上呼吸道感染病史,70% 患者发病时有咽炎、牙龈炎等,化验时有抗"O"增高,部分患者咽拭子培养有链球菌生长,而部分患者血清存在葡萄球菌 A 免疫复合物,还有部分患者血清中有抗耶尔森菌抗体、抗风疹病毒抗体和抗腮腺炎病毒抗体;因而推测其病因可能与感染因素相关,可能与链球菌、风疹病毒及微小病毒感染有关。

有研究提示 JRA 可能是由于易感个体对某些外来抗原如病毒或细菌感染的过度免疫反应,造成机体细胞和体液免疫调节异常,从而引起一系列临床症状[1,2]。

二、临　床　表　现

(一) 全身表现

1. 发热　为本病的主要表现之一,几乎见于所有患者,以弛张热多见,典型表现为晚间发热(39~40℃),而早晨体温正常,部分患者体温不规律,任何时间都可出现高热;发热前多数患者有畏寒,多无寒战。

2. 皮疹　85% 患者在发病时出现皮疹,表现为弥漫性充血性淡红色斑丘疹,无痒感,多分布于颈、躯干及四肢伸侧。皮疹形态多变,同一患者不同部位的形态可不一致,出现时间多无规律,多在发热时出现,热退后可消失。

3. 淋巴结肿大　本病早期往往就有全身浅表淋巴结肿大,以腋下及腹股沟处显著,有轻度压痛,体温正常后肿大的淋巴结可缩小。部分患者可出现肺门及肠系膜淋巴结肿大,致腹部非固定性疼痛。约半数患者可出现肝脾肿大。

4. 关节炎和关节痛　是本病的主要表现之一,根据关节炎情况临床上分为三型。

(1) 系统型:主要表现为发热、皮疹、肝脾肿大、淋巴腺病等,早期不一定有关节受累,在病程发展中往往进展为多关节型。90% 患儿抗核抗体和 RF 为阴性。

(2) 少关节型:发病最初 3~6 个月内受累关节为 4 个或 4 个以下,常见膝关节受累,也可累及踝、腕关节、指关节及趾关节。一般表现为关节肿胀,活动时疼痛明显,有压痛,病程长者可出现关节变形。75% 可出现抗核抗体阳性。本型易引发葡萄膜炎。

(3) 多关节型:发病最初 3~6 个月内受累关节为 5 个以上,受累的关节多为膝、踝、腕等大关节,也可累及指、趾等小关节。可出现肿痛,一般不发红。本型较少引发葡萄膜炎。X-线拍片显示广泛的关节周围骨质疏松,干骺端变宽,腕关节间隙狭窄。

（二）眼部表现

大约 12%~17% 的 JRA 伴有葡萄膜炎[13]，其中少关节型最易发生，而系统型发生率最少。此病所伴发的葡萄膜炎多累及双眼，可同时发病，也可以先后发病，为慢性非肉芽肿性虹膜睫状体炎，也可发生急性前葡萄膜炎。此外还可以出现后部葡萄膜炎和全葡萄膜炎，可合并干燥性角膜结膜炎、角膜融解和慢性泪腺炎。

1. 前葡萄膜炎　本病所伴发的慢性葡萄膜炎常常起病隐匿，症状较轻，眼部充血不明显，多见微尘样角膜后沉着物（Kp），房水细胞 +~++，闪辉 +~++，前房积脓者少见；而长期反复的炎症可致虹膜后粘连，甚至瞳孔膜闭。本病也可引发急性前葡萄膜炎，表现为眼部充血明显、疼痛、畏光流泪、房水混浊，并可出现前房纤维素样渗出及并发白内障（图 45-4）。

2. 后葡萄膜炎　后葡萄膜炎的发病率低于前葡萄膜炎，常表现为视网膜血管炎，荧光素眼底血管造影（FFA）可见视网膜血管渗漏，可伴有黄斑水肿。

3. 葡萄膜炎的并发症　本病所伴发的葡萄膜炎可引起并发性白内障、带状角膜变性、继发性青光眼、低眼压、眼球萎缩等并发症。其中带状角膜变性、并发性白内障和前葡萄膜炎同时存在被称为"三联症"。

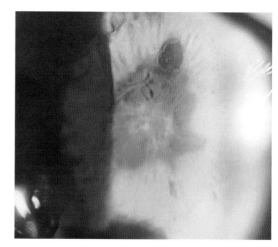

图 45-4　成年人发生 Still 病伴发的前部葡萄膜炎
前房细胞 +++，瞳孔膜闭，并发性白内障（阎辉刚提供）

4. 视网膜炎　双眼视网膜静脉充盈，血管白鞘形成，可见到视网膜出血（图 45-5）。FFA 显示静脉增粗，荧光染色，周边静脉扩张荧光渗漏，晚期视乳头高荧光。

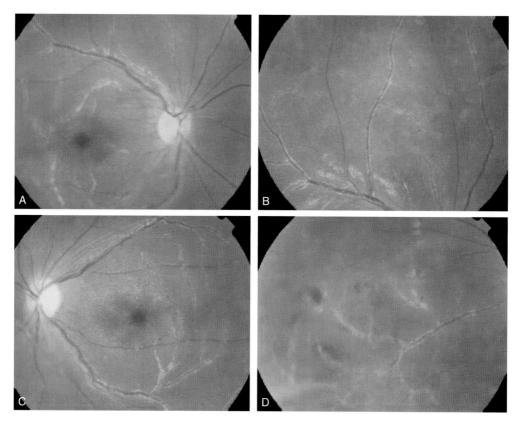

图 45-5　成年人发生 Still 病伴发的视网膜炎
A. 右眼视网膜静脉充盈，血管白鞘形成，后极部视网膜和黄斑部明显水肿；B. 视网膜静脉充盈，颞上支血管白鞘明显；C. 左眼视网膜静脉充盈，血管白鞘形成，颞下支血管明显；D. 周边血管白鞘和片状视网膜出血（阎辉刚提供）

（三）辅助检查

1. X-光拍片检查　X-线片显示广泛的关节周围骨质疏松,干骺端变宽,腕关节间隙狭窄,骨密度明显下降。

2. FFA　可见视网膜血管渗漏。

3. 相干光断层成像仪（OCT）　可显示黄斑区视网膜增厚。

4. 实验室检查　现有的血液、生化、血清和其他实验室检查虽无特异性,但有助于疾病的诊断、预后的判断及对治疗效果的评价。

（1）血液检查:①血红蛋白降低;②白细胞:疾病活动期稍增多,少数患者有嗜酸性细胞的升高;③血小板:在疾病活动期略有增高;④血沉活动期增快;⑤C反应蛋白:活动期升高,缓解期下降;⑥免疫方面:早期出现免疫球蛋白M(IgM)增加,以后IgG和IgA均升高,总补体、补体C_3在严重病例可下降;⑦类风湿因子在80%患者呈阳性,滴度越高,出现越早,病变有逐渐加重的趋势;⑧抗核抗体存在10%~20%类风湿关节炎患者中,有与系统性红斑狼疮相似的抗核抗体。与系统性红斑狼疮不同的是,这些抗核抗体属于免疫球蛋白M型,而在系统性红斑狼疮中,其部分抗核抗体属免疫球蛋白G。此外,类风湿关节炎患者的抗核抗体滴度一般低于系统性红斑狼疮患者。

（2）滑液检查:呈混浊草黄色浆液,白细胞计数(2~7.5)×10^9/L,约50%~70%为中性粒细胞。补体水平常有降低,类风湿因子一般阳性,黏蛋白凝固试验块松散。

（3）活组织检查:当需排除其他疾病时,可取滑膜活组织检查;类风湿结节也可进行活组织检查证实。

（4）关节镜检查:虽然使用简单,损伤小,但诊断类风湿关节炎价值有限。

三、诊断和鉴别诊断

（一）诊断

1. 症状　发热、眼痛、视力下降。

2. 体征　前葡萄膜炎多见角膜后微尘样Kp,房水细胞+~++,闪辉+~++。后葡萄膜炎时可表现为视网膜血管炎,伴有黄斑水肿,视网膜静脉充盈,血管白鞘形成,周边视网膜片状出血。

3. 全身表现　关节炎和关节痛。

4. 辅助检查　FFA可见视网膜血管渗漏。X线拍片显示广泛的关节周围骨质疏松,干骺端变宽,腕关节间隙狭窄。实验室检查类风湿因子阳性,出现抗核抗体。

（二）鉴别诊断

1. 类风湿性关节炎　RA最常累及近端指关节、掌指关节、腕、膝、跖、趾和肘关节,呈对称倾向。X光片检查,显示腕关节诸骨骨质疏松,关节间隙变窄,关节面下可见囊状透光区。受压部位常出现皮肤结节,可见皮肤萎缩、青铜色色素沉着、肝掌、紫癜等。眼部主要表现有泪液分泌减少、干燥性角膜结膜炎、周边性角膜炎、周边性角膜溃疡、表层巩膜炎或后部巩膜炎等,葡萄膜炎则比较少见。血清类风湿因子阳性率高达75%~80%。

2. 家族性青少年全身性肉芽肿　面部和颈部皮肤有高起橘黄色或紫红色的结节,前房有自发性出血,切除皮肤结节进行组织病理学检查,可发现大量的组织细胞和散在的Touton多核巨细胞(吞噬了脂质的多核巨噬细胞)。

3. 白血病　贫血常是本病的首发症状,发热是本病的早期症状,浅表淋巴结肿大,肝脾肿大,40%有出血倾向。

四、治　　疗

1. 全身治疗　本病至今尚无特效药物,仍首选非甾体类抗炎药,其作用机理主要抑制环氧化酶,使前列腺素生成受抑制,以达到解热、止痛和消炎的作用。对于非甾体类抗炎药疗效不佳或是引起严重不良反应和肝功能异常者,需要加用肾上腺糖皮质激素;对于有突出的全身症状,或是肾上腺糖皮质激素有严重的不良反应,或是应用肾上腺糖皮质激素有禁忌证者,可选用免疫抑制剂。

2. 葡萄膜炎的治疗　对于急性前葡萄膜炎主要使用肾上腺糖皮质激素滴眼剂、睫状肌麻痹剂及非甾体抗炎药滴眼剂滴眼。对于慢性前葡萄膜炎和后部葡萄膜炎患者,除了局部用药外,尚需全身口服肾上腺糖皮质激素,剂量一般为泼尼松 0.8~1mg/kg/d,治疗 7~10 天,待眼部症状减轻后减量。如治疗过程中复发或是炎症控制不良,需加用其他免疫抑制剂,如环磷酰胺、苯丁酸氮芥等。

五、治 疗 效 果

目前,本病尚无特效药物,非甾体类抗炎药仍为首选,疗效不佳或有严重不良反应时,需加用肾上腺糖皮质激素或免疫抑制剂。对于急性前葡萄膜炎主要使用肾上腺糖皮质激素滴眼剂、睫状肌麻痹剂及非甾体抗炎药滴眼剂滴眼,效果一般较好,视力恢复尚佳。对于慢性前葡萄膜炎和后部葡萄膜炎患者应全身联合应用肾上腺糖皮质激素或免疫抑制剂,一般可以控制病情,但长期用药副作用明显,停药后易复发,反复发作者预后较差。

(杨朝忠　耿燕)

第三节　家族性青少年全身性肉芽肿

家族性青少年全身性肉芽肿(familial juvenile systemic granulomatosis,FJSG)也称为 Jabs 综合征(Jabs syndrome)或布劳综合征(Blau syndrome),是一种常染色体显性遗传性儿童肉芽肿疾病。临床少见,表现为多个关节炎和葡萄膜炎,常误诊为 JRA 或结节病[14-17]。关节炎的病理是一种肉芽肿性和非侵蚀性多滑膜炎,引起关节畸形。其他表现是皮疹、脑神经瘫痪和血管病变[14-17]。

一、病因与发病机制

CARD15 基因也称为 *NOD2* 基因,位于染色体 16q12.1-13,*CARD15* 基因的 *NACHT* 区域突变引起 FJSG。至今只发现一个杂合子的单核苷酸被替换,R224W 和 R334Q 是最常见的突变位点[18]。在所有患者均发现有这种突变,其外显率是 100%。*CARD15* 编码 NOD2 蛋白,主要表达在单核细胞质内[19]。基因突变后,NOD2 蛋白里单个氨基酸发生改变。NOD2 识别革兰阴性和革兰阳性菌细胞壁上胞壁酰二肽,结合后导致 NK-kB 活化。有缺陷的 NOD2 不是通过产生过多的白介素 -1 导致炎症反应[20]。

二、临 床 表 现

FJSG 常在 3 岁以前就发病,先后累及皮肤、关节和眼部。不是所有患儿都有这三种表现,大约只占到40%。FJSG 的临床表现变化很大,即使在一个家族内也表现不同。

1. 全身表现　皮疹和关节炎。

(1) 皮疹:皮肤丘疹是首发症状,80% 的患儿都会出现,呈黄色或暗红色,起鳞屑,扁平散在针尖状。位于毛囊周围,成簇状、线状或融合。最先出现在面部和四肢,逐渐发展到躯干。无症状,间断发作多年,能自行消退,留下皮肤色素异常和凹陷瘢痕。其他皮肤病变包括鱼鳞癣、腿部溃疡和结节性红斑。

(2) 关节炎:是最常见的临床表现,90% 的患儿会发生。对称性多发关节炎,无痛性关节肿胀,大小关节均受影响,最常见于腕、膝和踝关节。运动相对正常,运动时有轻度到中度疼痛。

(3) 其他:间断或持续发热,近侧指关节弯曲挛缩,脑神经病变,恶性高血压和肝脾淋巴结肿大。

2. 眼部表现　60% 患儿会有眼部表现,眼部疼痛、畏光和视力下降。约一半患儿发生白内障,1/3 发生继发青光眼,炎症可累及结膜、泪腺、视网膜和视神经,通常持续发展。部分患儿表现多灶性脉络膜炎[17]。

3. 辅助检查

(1) 皮肤活检:显示肉芽肿皮炎,肉芽肿位于真皮的上面,常常围绕着毛囊。活检也在眼部、发病的关节滑膜及其他受累的部位发现非干酪样肉芽肿。

(2) X-线检查:受累及的关节表现几乎正常,没有 JRA 显示的侵蚀性骨改变。

(3) 血液检查:血清抗核抗体检查阴性。

(4) 基因检查:在口腔黏膜刮片做 CARD15(NOD2)基因突变检查。

三、诊断和鉴别诊断

1. 诊断 有全身皮疹和多发关节炎同时发生眼部疾病,应考虑 FJSG,皮肤活检和基因检查能帮助确诊。

2. 鉴别诊断 应和青少年型类风湿关节炎和结节病相鉴别。

(1) 青少年型类风湿关节炎:FJSG 表现多个关节炎和慢性前葡萄膜炎,和 JRA 临床表现相似。但 FJSG 有多灶性脉络膜炎表现、抗核抗体阴性和遗传基因突变可与 JRA 鉴别。

(2) 结节病:FJSG 具有遗传背景,表现关节炎,缺乏肺部病变和腺病,可与结节病相鉴别。

四、治 疗

1. 遗传咨询 如果家族中有先证者,应做胎儿期检查,作出诊断和相应处理。

2. 药物治疗 全身情况请皮肤科及相关专科医师协助治疗。眼科医师要积极地处理眼部情况及预防眼部并发症。

(刘 文)

第四节 强直性脊柱炎

强直性脊柱炎(ankylosing spondylitis, AS)是以骶髂关节和脊柱关节慢性炎症为主的全身性疾病[2,21]。其特征性病理变化为肌腱韧带附着点炎症,常见的症状为腰背僵硬或疼痛,活动后可以缓解,晚期可发生脊柱强直、畸形以致功能的严重受损。与 HLA-B27 抗原有密切关系,约 20%~30% 的患者发生前葡萄膜炎[22]。

以前曾认为本病是类风湿性关节炎的一种类型,近年来,人们对本病的认识加深,发现本病无论从性别、好发年龄、好发部位及病变特点方面看,均与类风湿性关节炎有明显不同,且本病患者的血清中一般不存在类风湿因子,而组织相溶抗原 HLA-B27 的阳性率却甚高,说明本病不同于类风湿关节炎。近年来,国内外均已将强直性脊柱炎作为一种独立的疾病。

一、病因与发病机制

本病与遗传及环境因素有关。一般认为和 HLA-B27 有直接关系,环境因素方面一般认为与某些细菌及其他微生物感染有关。

1. 遗传因素 大量的研究资料显示强直性脊柱炎与 HLA-B27 抗原有密切关系,并有家族发病倾向,在单独发病的患者中有 67.5% 以上人呈 HLA-B27 抗原阳性,而普通人群中阳性率为 6%~8%,这些结果均显示本病与免疫及遗传因素有关。但其确切的发病机制仍不清楚[23-25]。

2. 感染因素 近年的研究认为某些克雷伯菌株可能有触发本病的作用,可能是这些病原体所引起的交叉反应或是自身免疫反应引起了本病的发生。

二、临 床 表 现

常见年轻女性,男女之比约 1:3。

(一) 全身表现

患者早期表现为腰骶部的疼痛或不适,常为隐痛、钝痛,难以定位。并常向髂嵴或大腿后放射,早晨起床时最为明显,休息不能缓解,活动后症状反而减轻。早期的疼痛,可能是单侧、间断性;而后期可发展为双侧和持续性。患者的另一个常见症状是脊柱强直,早晨起床时明显,称为晨僵。轻微的活动或热水淋浴后可减轻。部分患者的首发症状为外周关节炎,且高达75%的患者在病程中出现外周关节病变,受累的关节以肩、髋、膝、踝为主。随着病变的发展,疼痛和关节僵直向上发展到胸椎和颈椎,并逐步发展为脊柱关节和韧带完全骨化强直,并可出现胸廓活动受限。永久性的脊柱强直,失去正常姿势,因颈强直,双眼不能直视前方。腰部脊椎前凸消失,胸部形成脊椎后凸,胸部变平,腰部隆凸,形成驼背畸形[26]。脊椎活动在所有平面均受限。因脊柱强直和骨吸收增加而继发全身骨质疏松,外伤极易致脊柱的骨折脱位。此外,耻骨联合、胸锁关节、胸骨柄体交界区也可受累[27]。

(二)眼部病变

1. 症状 可表现为轻度眼红痛,视力下降。

2. 体征 非肉芽肿性、复发性和急性前部葡萄膜炎是本病的一个重要特点。发病率约20%~30%,通常累及双眼,但多为双眼先后发病,且双眼交替发展。尘状Kp,房水混浊,严重者可出现大量纤维性渗出,并发生前房积脓(图45-6)。眼后段受累表现玻璃体混浊、视乳头水肿或黄斑囊样水肿,少数患者可出现视网膜血管炎(图45-7A)。

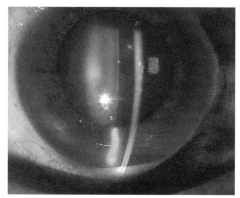

图45-6 眼前节改变
强直性脊柱炎并发前房积脓

(三)辅助检查

1. FFA 在眼底血管炎症患者,造影早期视乳头毛细血管扩张,荧光迅速渗漏成高荧光,视网膜静脉扩张,管壁广泛荧光渗漏着色(图45-7B、C)。

2. X线检查 放射学标准:双侧骶髂关节炎≥2级或单侧骶髂关节炎3~4级。小光片显示:双侧骶髂关节对称受累,关节面模糊,关节面下骨质硬化,髂侧为著,内可见囊状、穿凿状骨质破坏。腰椎变方,椎间小关节硬化,椎间小关节囊及周围软组织和棘间、棘上韧带钙化,纤维化外层及椎旁组织钙化呈"竹节腰"改变(图45-8A)。

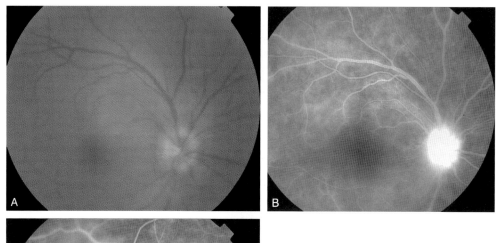

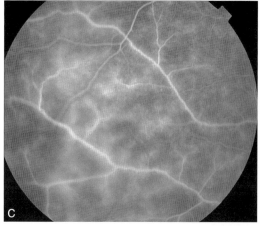

图45-7 强直性脊柱炎眼底表现
A.并发视网膜血管炎 玻璃体轻度混浊,视乳头充血,边界欠清,静脉充盈;B.FFA显示右眼早期视乳头毛细血管扩张,荧光迅速渗漏成高荧光;C.视网膜静脉扩张,管壁广泛荧光渗漏着色

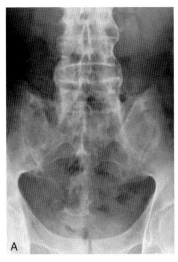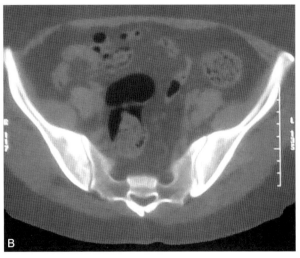

图 45-8　强直性脊柱炎 X 线片

A. 双侧骶髂关节对称受累,关节面模糊,关节面下骨质硬化,髂侧为著,内可见囊状、穿凿状骨质破坏。腰椎变方,椎间小关节硬化,椎间小关节囊及周围软组织和棘间、棘上韧带钙化,纤维化外层及椎旁组织钙化呈"竹节腰"改变;B. CT 显示双眼骶髂关节面下骨质钙化,以髂侧明显

(刘文提供)

3. CT 检查　对于临床怀疑而 X 线不能确诊者,可以行 CT 检查,CT 可表现为双侧骶髂关节模糊、关节面毛糙,关节面下骨质侵蚀(图 45-8B),关节面下微小囊变,以骶髂关节髂侧关节面前下 1/3 受累最明显。病变进一步发展可累及骶骨关节面,表现为骶骨关节面的侵蚀破坏。如果双侧骶髂关节对称性骨质破坏,关节间隙未塌陷,亦可出现关节间隙"假性增宽"。随病变进展,可出现软骨下骨局部骨硬化,软骨下骨板边界不清是骶髂骨炎的重要影像学征象。当骶髂关节内骨增生明显时则有不规则骨桥跨越关节腔,这种骨性融合在初期是不完全的,以后则形成完全性骨性强直,闭锁了整个关节腔[28]。

4. 磁共振(MRI)和单光子发射计算机断层扫描(SPECT)　MRI 和 SPECT 闪烁造影骶髂关节拍片,非常有助于极早期诊断和治疗。MRI 能显示早期脊椎受累的部位、范围及程度[29]。椎体骨炎易累及下段胸椎及上段腰椎,椎体前缘骨炎明显多于后缘[30]。

5. 实验室检查[31]　白细胞计数正常或升高,淋巴细胞比例稍增加,少数患者有轻度贫血(正细胞低色素性),血沉可增快,但与疾病活动的相关性不大,而 C 反应蛋白则较有意义。血清白蛋白减少,α1 和 γ 球蛋白增加,血清免疫球蛋白 IgG、IgA 和 IgM 可增加,血清补体 C_3 和 C_4 常增加。约 50% 患者碱性磷酸酶升高,血清肌酸磷酸激酶也常升高。血清类风湿因子阴性。90%~95% 以上 AS 患者 HLA-B27 阳性。

三、诊断和鉴别诊断

(一)诊断标准

目前常用修改的纽约标准:

1. 临床标准

(1)腰痛发僵 3 个月以上,活动改善,休息无改善。

(2)腰椎在前后和侧屈方面活动受限。

(3)胸廓活动度低于相应年龄和性别的正常人。

2. 放射学标准　双侧骶髂关节炎≥2 级或单侧骶髂关节炎 3~4 级

3. 判断标准

(1)肯定强直性脊柱炎:符合放射学标准和 1 项以上的临床标准。

(2)可能强直性脊柱炎:①符合 3 项临床标准;②符合放射学标准而不具备任何临床标准(应除外其他原因所致骶髂关节炎)。

（二）鉴别诊断

1. 结核性脊椎炎 临床症状如脊椎疼痛、压痛、僵硬、肌肉萎缩、驼背畸形、发热等与 AS 相似,但 X 线检查可资鉴别。结核性脊柱炎时,脊椎边缘模糊不清,椎间隙变窄,前楔形变,无韧带钙化,有时有脊椎旁结核脓疡阴影存在,骶髂关节为单侧受累。结核播散可致葡萄膜炎。

2. 类风湿关节炎 RA 女性多见,通常先侵犯手足小关节,且呈双侧对称性,骶髂关节一般不受累,如侵犯脊柱,多只侵犯颈椎,且无椎旁韧带钙化,有类风湿皮下结节,血清 RF 常阳性,HLA-B27 抗原常阴性,75%~80% 的患者类风湿因子阳性。眼部受累时可发生干燥性角结膜炎、表层巩膜炎、葡萄膜炎等。

四、治 疗

本病至今无根治方法,全身表现请相关专科会诊治疗。

1. 非甾体类抗炎药 可迅速改善疼痛及发僵。减轻关节肿胀及疼痛并增加活动范围,如吲哚美辛25mg,3 次 / 日。

2. 肾上腺糖皮质激素 此药不能影响本病的病程,而长期用副作用大,故不作常规用药,尤其不宜大剂量用,常用于对非甾体类药物过敏,或是非甾体类药物不能控制症状时,可用小剂量皮质激素。

3. 柳氮磺吡啶 为磺胺类抗菌药,口服不易吸收,吸收部分在肠微生物作用下分解成 5- 氨基水杨酸和磺胺吡啶。本药可改善强直性脊柱炎的关节疼痛肿胀和发僵。并对并发前葡萄膜炎的有预防复发和减轻病变的作用。对磺胺类药物过敏者、孕妇、哺乳期妇女、2 岁以下小儿禁用。成人 2~3g,4 次每日,无明显不良反应增加至 4~6g 每日,待症状缓解后渐减至 1.5~2g 每日维持。

4. 眼部治疗 ①睫状肌麻痹剂:急性严重者可用 1% 阿托品滴眼剂滴眼,炎症减轻后可改用托吡卡胺等。②肾上腺糖皮质激素及非甾体类抗炎药:急性严重者可用 0.1% 地塞米松滴眼剂和双氯芬酸钠滴眼剂滴眼,对于有视乳头水肿及黄斑水肿者可口服泼尼松 30~50mg 每日,5~7 日后可减量,一般口服不超过 2 周。可酌情应用免疫调节剂,效果有待观察。

5. 手术治疗 严重脊柱驼背、畸形,待病情稳定后可作矫正手术,腰椎畸形者可行脊椎截骨术矫正驼背。对颈 7 胸 1 截骨术可矫正颈椎严重畸形,对脊柱骨折者可行手术治疗。

五、治疗效果和典型病例

（一）治疗效果

药物治疗是早期控制病情发展和减轻症状的有效方法,以非甾体类抗炎药为主,必要时加用肾上腺糖皮质激素;近年来,中医中药治疗强直性脊柱炎收到较好效果。晚期患者需手术矫正脊柱畸形,亦取得良好效果。

（二）典型病例

1. 病例 患者女,40 岁,一月前无明显原因出现左眼视力下降伴眼红,在北京大学人民医院就诊,查右眼视力 0.12,-3.25DS/-1.75DC×5=1.0,眼前段及眼底无异常发现。左眼视力 0.1,矫正无提高;球结膜睫状充血(++),角膜透明,Kp(-),前房深浅正常,房水闪辉和浮游细胞(++),下方可见白色积脓,瞳孔无后粘连(图 45-9A)。玻璃体絮状混浊,视乳头色淡红,边界清,血管行径正常,A∶V=1∶2,视网膜平伏,黄斑中心凹反光未见。辅助检查:WBC:10.31×10⁹/l;血沉、类风湿因子和 C 反应蛋白均在正常范围;HLA-B27 阳性;X 线提示:右骶髂关节炎(图 45-9B),CT 显示双侧骶髂关节面下骨质钙化,以髂侧明显,考虑"致密性骨炎可能"。诊断为"左眼虹膜炎,强直性脊柱炎",给予泼尼松龙和左氧氟沙星滴左眼、阿托品眼膏涂左眼,口服美洛昔康和沙利度胺。左眼视力恢复正常,前房积脓消失。半月前再次出现左眼视物模糊、眼红,于郑州市三院检查,左眼前房积脓、眼底视乳头色红,边界模糊,予结膜下注射地塞米松及点眼治疗,症状略好转,患者为求进一步治疗,2014 年 3 月 21 日转入郑州市第二人民医院眼科就诊,检查左眼前房已无积脓,玻璃体混浊(++)和视乳头边界不清。门诊做 B 型超声波检查提示左眼玻璃体混浊,视乳头水肿,以"左眼葡萄膜炎,强直性脊柱炎"于 2014 年 3 月 24 日收入院。患病以来,患者意识清楚,无发热、恶心呕吐。既往史:24 年前患"结核性胸膜炎",已治愈。13 年前患"右眼虹膜炎",4 年前复发一次,2 年前患"左眼

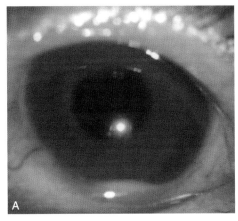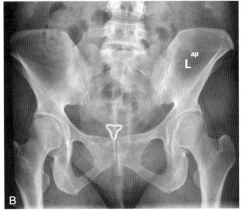

图 45-9　强直性脊柱炎
A. 前葡萄膜炎前房积脓；B. X 线检查显示右侧骶髂关节髂骨侧稍致密，关节间隙未见异常
（刘文提供）

虹膜炎"，反复发作 3 次，药物治疗后痊愈。家族中有母亲、大哥和二哥患"虹膜炎和强直性脊柱炎"。眼科检查：右眼同前；左眼 0.1，矫正 0.3，球结膜无充血，角膜透明，Kp（−），前房中深，房水闪辉和浮游细胞（+），虹膜纹理清，1:00、6:00、7:00-8:00 后粘连，瞳孔药物性散大（图 45-10A），玻璃体絮状混浊（++），眼底视乳头色红，边界模糊，血管行径正常，A:V=1:2，视网膜平伏，黄斑中心凹反光未见（图 45-11B）。FFA 显示右眼底无异常荧光；左眼视乳头静脉期荧光增强，晚期视乳头强荧光，边界不清（图 45-11C、D）。2014 年 3 月 25 日 OCT 检查显示左眼玻璃体内尘状混浊，视乳头边缘陡峭，黄斑区视网膜和脉络膜增厚（图 45-12B）。胸部 X 线检查正常。实验室检查：血小板计数 $428 \times 10^9/L$，轻度升高，凝血酶原时间 9.3 秒及部分凝血酶原时间 20.4 秒，二者轻度下降；WBC：$12.8 \times 10^9/L$，中性粒细胞：$7.66 \times 10^9/L$，淋巴细胞：$4.44 \times 10^9/L$；甘油三酯：2.22mmol/L，胆固醇：6.22mmol/l，低密度胆固醇：3.98mmol/L，轻度升高；乙肝病毒表面抗体阳性，其他血常规检查、尿液检查和血生化检查在正常范围。

2. 诊断　①左眼葡萄膜炎；②强直性脊柱炎；③双眼近视散光。

3. 治疗　甲强龙 500mg 静脉滴注 / 日 ×7 天后，改泼尼松片 60mg 起晨起顿服，每 5 天减 5mg，同时口服钾和钙制剂及质子泵抑制剂，预防激素并发症。左眼滴复方托吡卡胺滴眼剂和球结膜下注射混合散瞳合剂（阿托品、肾上腺素、利多卡因）散瞳；左眼滴 1% 泼尼松龙和 0.1% 普拉洛芬滴眼剂 4 次 / 日，控制眼部炎症反应。

4. 治疗效果　药物治疗一周后，左眼视力 0.15，−3.25DS−1.50DC×180=0.8，左眼结膜无充血，部分瞳

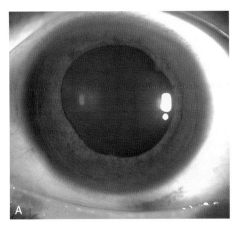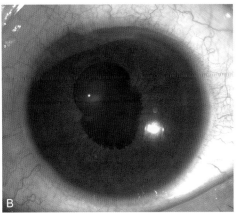

图 45-10　治疗后
A. 前房积脓消失，瞳孔散大，不规则后粘连；B. 5 个月后，瞳孔后粘连加重，2~9 点后粘连
（刘文提供）

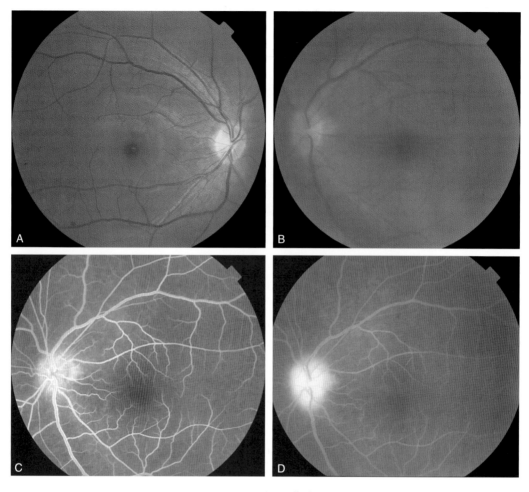

图 45-11 左眼葡萄膜炎

A. 右眼底正常;B. 玻璃体混浊致眼底朦胧,视乳头充血,边界模糊,视网膜血管行径正常,动脉稍细,动静脉比 1:2,黄斑反光未见;C. FFA 21 秒,视乳头渗漏荧光,边界欠清,动静脉比例 1:2,视网膜未见渗漏;D. 造影 12 分 50 秒,视乳头高荧光,边界不清,血管和后极部视网膜无渗漏荧光(刘文提供)

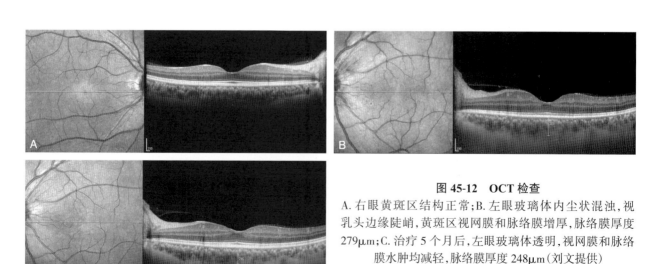

图 45-12 OCT 检查

A. 右眼黄斑区结构正常;B. 左眼玻璃体内尘状混浊,视乳头边缘陡峭,黄斑区视网膜和脉络膜增厚,脉络膜厚度 279μm;C. 治疗 5 个月后,左眼玻璃体透明,视网膜和脉络膜水肿均减轻,脉络膜厚度 248μm(刘文提供)

孔后粘连,余检查同前,带药出院。6月10日已经停口服泼尼松,改服柳氮磺吡啶1g每日三次,局部用药同前。2014年8月5日复诊,左眼矫正视力1.0,左眼无充血,角膜透明,Kp(++),尘状,房水闪辉和浮游细胞(++),瞳孔2~9点后粘连(图45-10B),晶状体和玻璃体透明,视乳头较右眼红,边界清,余眼底无异常。OCT检查黄斑区视网膜和脉络膜厚度较出院时明显减轻(图45-12C)。继续全身使用抗炎药物,局部滴0.1%普拉洛芬和0.5%氯替泼诺,每日复方托吡卡胺散瞳二次。

注:血清反应阴性脊椎关节病(seronegative spondyloarthropathies,SS)包括了强直性脊柱炎、Reiter综合征、炎性肠病关节炎和牛皮癣性关节炎。历史上,这些疾病的血清学检查缺乏RF,因此叫做血清反应阴性疾病,能够同RF血清反应阳性的RA相区别。SS与HLA-B27密切相关,在疾病的早期有时很难区分,他们都偏好累及脊柱、有关节以外特征、韧带附着处病变和无症状游走性少关节型关节炎[32]。SS常见的眼科临床表现是非肉芽肿性、复发性急性前葡萄膜炎,伴有与HLA-B27基因相关的脊椎关节病。急性前葡萄膜炎患者大约50%表达HLA-B27,如果是单侧复发性,约71%的患者HLA-B27是阳性[33]。SS的发病机制至今不明。

(杨朝忠)

第五节 系统性红斑狼疮

系统性红斑狼疮(systemic lupus erythematosus,SLE)是一种多因素参与的特异性自身免疫病,患者主要表现有多种自身抗体参与并通过免疫复合物等途径造成的多系统损害[34]。

一、病因与发病机制

(一)病因

目前病因尚不完全清楚,一般认为是多因素性的,包括遗传、性激素、环境、感染、药物、免疫反应等多因素造成的机体免疫功能紊乱与本病的发病有关。已发现本病有遗传倾向性及家族发病聚集性,本病患者中HLA-DR2、HLA-DR3、HLA-DRQ出现的频率明显高于正常人。病毒感染后其基因可整合于宿主的细胞基因组中,并诱导出针对宿主的DNA抗体,感染细胞表面的病毒抗原可造成细胞膜发生改变,进而诱导针对这些感染细胞的体液免疫。药物及环境均可导致机体的组织结构破坏,从而引起免疫及多器官损害。本病多发于女性,同时有大量的证据提示性激素及雌激素代谢异常与系统性红斑狼疮发病有一定关联[6,7,35-38]。

(二)发病机制

SLE体内B细胞极度活跃、多克隆B细胞被激活、高丙种球蛋白血症、自身抗体形成和存在异常的T淋巴细胞。自身抗体包括抗核抗体、抗DNA抗体(单链和双链或天然DNA)、抗细胞质成分抗体(抗Sm、抗Ro和抗La)。研究证实SLE患者T淋巴细胞信号通路存在多个缺陷,导致自身反应和超活化T淋巴细胞[39-41]。目前认为SLE引起的免疫性组织损伤的机理有二[6,7,35-38]:①免疫复合物型,在各器官中有抗原—抗体复合物沉积,刺激炎症反应,导致微血管病变和末端器官损伤[42];②细胞溶解型,即患者体内特异性抗组织、抗细胞或抗蛋白抗体攻击靶细胞,造成自身细胞的溶解。

二、临床表现

(一)全身表现

1. 症状 主要有发热、全身不适、乏力、体重减轻、食欲减退等。

2. 体征 SLE是一个多系统的疾病,下面分别描述。

(1)皮肤损害:大约85%患者有皮肤表现,最典型是面部皮肤蝴蝶形红斑或叫颧颊潮红(图45-13A)。其他皮肤改变包括盘状红斑狼疮、血管炎导致的皮肤溃疡和破裂出血、紫色皮纹和网状青斑(图45-14)、腿部略带紫色的网状皮疹和秃顶。少见的皮肤病包括斑丘疹、深部狼疮、皮肤大泡、荨麻疹和无痛性口腔溃

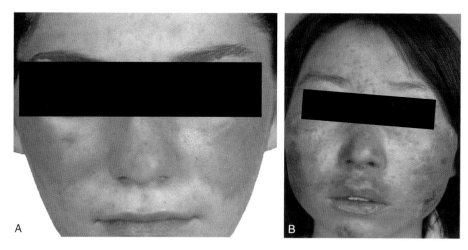

图 45-13　面部皮疹

A. 面部蝶形红斑;B. 光照部位皮疹严重(阎辉刚提供)

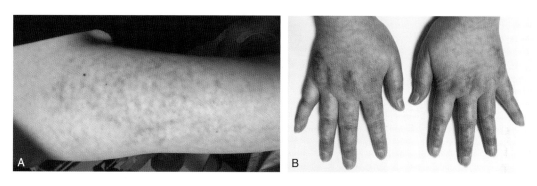

图 45-14　系统性红斑狼疮患者紫色皮纹

A. 上肢网状紫色皮纹;B. 双手紫色皮纹和紫色皮疹,指关节肿胀(刘文提供)

疡。这些皮肤损害对光敏感,暴露部位易发,日光照射可致皮疹加重(图 45-13B)[34]。20% 的患者可以出现雷诺现象(Raynaud's phenomenon),是一种以皮肤苍白、青紫而后潮红为特征的疾病,由于间歇性末梢小动脉痉挛、管腔狭窄引起的一种血管疾病。

(2) 关节损害:85% 的患者会在 SLE 病程中的某个阶段患关节疾病,多个关节受累并疼痛,不变形的游走性多关节炎,与类风湿性关节炎相似。很少出现皮肤结节、肌痛和肌炎。

(3) 内脏损害:心脏疾病包括心包炎、心肌炎、心内膜炎。胸膜和肺损害包括胸膜炎、较少见的肺炎、腺病、肝脾肿大[34]。大约 50% 的患者出现肾脏疾病,狼疮肾炎的临床表现可是蛋白尿或肾小球肾炎,在 SLE,狼疮肾炎的发病率和死亡率均是首要原因[34]。

(4) 中枢神经细胞损害:35% 的患者中枢神经系统受累及[34,43],周围神经病变和脑神经麻痹较少见。中枢神经系统狼疮可表现癫痫或精神错乱[43]。只有 4% 的患者发生横贯性脊髓炎,常见于视神经炎患者。

(5) 血液成分改变:患者有轻度慢性贫血,也可发展成自身免疫性溶血性贫血。在特殊的淋巴细胞减少症,白细胞减少症是一种特征性表现,大约 1/3 患者发生血小板减少[34]。狼疮抗凝剂可在 28%~34% 的患者中发现[44],是抗磷脂抗体(antiphospholipid antibodies)家族的成员之一,也包括了抗心磷脂抗体,这些抗体在抗磷脂抗体综合征(antiphospholipid antibody syndrome,APS)患者体内被发现。大约 15% 的 SLE 患者有 APS[45],与血管阻塞性疾病有关,能导致组织缺血和终末器官损伤;还与血栓形成的疾病如深部静脉血栓性静脉炎、中风和习惯性流产有关[44,45]。APS 引起血栓形成的机制还不清楚,但两个可能的解释是:一是抗体诱导的血小板凝集和血管内皮细胞抑制前列腺素产物,两种机制共同引起血管阻塞[45]。

(二) 眼部表现

眼睑皮肤损害与其他皮肤相同,呈蚕豆大小的微隆起红斑,边界清楚,逐渐增大,中央部凹陷,最后可萎缩。睑缘侵犯时似睑缘炎。结膜和角膜的改变主要表现为干燥性角膜结膜炎,部分患者出现点状角膜损害,少数患者可出现深层的角膜基质炎和角膜新生血管。部分患者可有巩膜炎,表现为前部巩膜炎及结节性巩膜炎,多为自限性,预后良好。

本病所引发的葡萄膜炎主要表现为非肉芽肿性虹膜睫状体炎、视网膜血管炎和脉络膜炎。①虹膜睫状体炎表现为房水闪辉和大量细胞(图 45-15);②视网膜血管炎主要表现为血管闭塞性炎症,与疾病呈活跃状态相关[46],多为视网膜小动脉或终末动脉闭塞,眼底可见棉绒斑、视网膜血管鞘、视网膜出血、微动脉瘤和视网膜新生血管等(图 45-16)。严重患者可出现视网膜中央动脉阻塞、视网膜中央静脉阻塞和分支动脉阻塞,最常见的还是弥漫性视网膜血管阻塞,有时叫视网膜血管炎。严重视网膜血管闭塞可能与自身抗体 - 狼疮抗凝剂有关,常发生广泛的视网膜新生血管化,视力预后很差[44]。疾病晚期,视乳头苍白,视网膜血管细,动脉白线状,视网膜变薄,透见脉络膜血管(图 45-17B);③脉络膜炎早期视乳头和视网膜水肿,视网膜小血管闭塞,视网膜前可见多灶性黄白色病灶及出血灶(图 45-18)。视网膜外屏障破坏,可出现多个浆液性神经上皮或(和)视网膜色素上皮(RPE)脱离(45-19),与全身血管疾病如全身血管炎或狼疮性肾炎引起的高血压有关[47]。全身使用肾上腺糖皮质激素或免疫抑制剂,和控制高血压后,这些浆液性视网膜脱离可消失;④SLE 引起的神经眼科疾病症状包括幻觉、视野缺损和视力下降,可表现脑神经麻痹、狼疮性视神经病变和视交叉后的视觉疾病[48]。视神经疾病最常见是球后视神经炎,也可表现前段视神经炎、缺血性视神经病变和狼疮视神经病变引起的慢性进行视力丧失[48]。病理表现为视神经微血管病变和局灶性脱髓鞘,更严重的是轴索损伤和视神经梗死。在 50% 的狼疮视神经病变患者可见到横贯性脊髓炎而 SLE 患者仅有 4% 的发生率[48]。

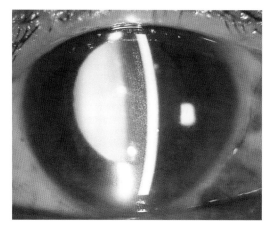

图 45-15　系统性红斑狼疮伴发的前葡萄膜炎
前房浮游细胞 +++(阎辉刚提供)

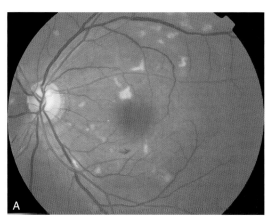

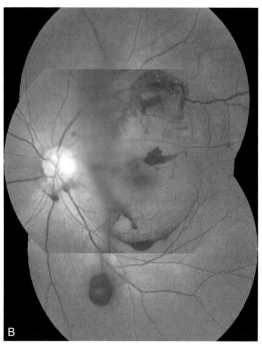

图 45-16　系统性红斑狼疮的眼底改变
A. 初诊时左眼可见多个棉绒斑及火焰状出血,大小不一;B. 8 个月后,左眼颞上支视网膜血管明显迂曲扩张,并有出血进入玻璃体腔,向下沉降,但原来的棉绒斑基本消失(易长贤提供)

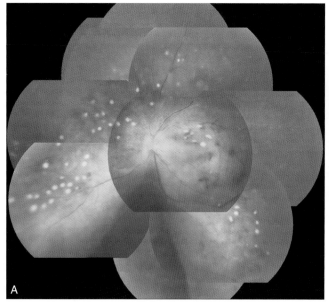

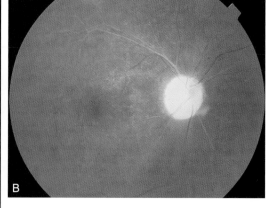

图 45-17　系统性红斑狼疮

A. 左眼急性期,视乳头和视网膜水肿,视网膜小血管闭塞,视网膜前可见多灶性白色病灶及出血灶;

B. 右眼晚期,视乳头苍白,视网膜血管细,动脉白线状,视网膜变薄,透见脉络膜血管(易长贤提供)

图 45-18　后葡萄膜炎及视网膜血管炎

A. 左眼视乳头色淡,动脉变细,颞下分支血管白鞘;B. 颞下方视网膜内散在大量黄白色渗出;C. 眼底荧光素血管造影晚期,视乳头高荧光;D. 下方周边视网膜血管渗漏着色,视网膜下可见斑点状高荧光,并随时间延长逐渐增强扩大(阎辉刚提供)

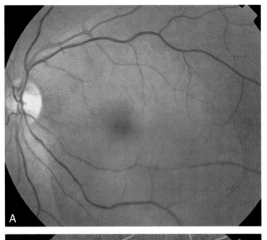

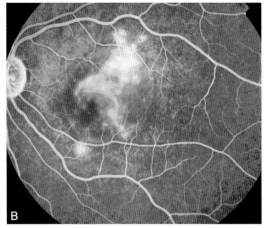

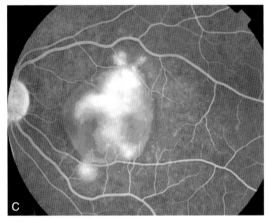

图 45-19　系统性红斑狼疮伴发的黄斑浆液性脱离
A.左眼黄斑浆液性脱离;B.FFA早期,黄斑区多个点状高荧光,随时间延长逐渐增强扩大;C.造影晚期黄斑区多个荧光池形成,但染色不均匀(阎辉刚提供)

（三）辅助检查

1. **FFA**　视网膜血管病变最常见血管闭塞、微动脉瘤、毛细血管扩张和棉绒斑,部分视网膜血管渗漏着色[49,50]。脉络膜炎型可见到视乳头高荧光(图 45-18),早期视网膜下斑点状强荧光,随时间延长逐渐增强扩大,可在黄斑区及其他部位形成多个荧光池[47](图 45-19)。

2. **视野检查**　视神经病变可表现各种类型视野缺损。

3. **实验室检查**　自身抗体阳性,如抗核抗体、抗 DNA 抗体、抗胞浆成分的抗体等。

三、诊断和鉴别诊断

（一）诊断

1. **全身表现**　典型的皮肤蝴蝶形红斑和紫色皮疹,多发性游走性关节炎,全身多系统多器官损害,如:心包积液、心内膜炎、肺炎和肺纤维化、局灶性或弥漫性急性肾小球肾炎、肾病综合征等。

2. **眼底表现**　早期有或无视乳头肿胀,视网膜血管炎和小血管闭塞,表现棉绒斑、视网膜血管鞘、视网膜出血、微动脉瘤和视网膜新生血管形成;视网膜浅层可见多灶性黄白色病灶及视网膜水肿。晚期,视乳头苍白,视网膜血管细,动脉白线状,视网膜变薄,透见脉络膜血管。

3. **辅助检查**　FFA 显示视乳头有或无荧光渗漏,血管闭塞和异常渗漏荧光;脉络膜炎表现视网膜深层弥漫高荧光,逐渐增强扩大,晚期形成多灶性强荧光池。实验室检查自身抗体阳性。

（二）诊断标准

美国风湿病学会于 1997 年制定了诊断 SLE 标准[7],见表 45-2。

在表内规定的 11 条主要表现中,只要符合 4 条(不管是同时还是先后出现)即可做出诊断。

（三）鉴别诊断

1. **青少年型类风湿性关节炎**　一般发生于 16 岁以下,临床表现变异较大,可有早晨关节僵硬,弛张热,肢体屈曲挛缩,颈椎疼痛,髋关节和骶髂关节经常受累等。眼部表现为葡萄膜炎,并发性白内障等。抗

表 45-2　美国风湿病学会制定的系统性红斑狼疮的诊断标准(1997 年)

分类	表现
1. 颊部皮疹	颊部扁平的微隆起的固定性红斑,鼻唇沟常不受累
2. 盘状皮疹	隆起的红斑伴有黏着性鳞屑和毛囊堵塞,陈旧性损害可发生萎缩性瘢痕
3. 光敏性	日晒后出现非正常皮疹(患者主诉或医生观察)
4. 口腔溃疡	口腔或鼻咽无痛性溃疡
5. 关节炎	累及 2 个或 2 个以上周围关节的非侵蚀性关节炎,表现为触痛、肿胀或关节腔积液
6. 浆膜炎	(1)胸膜炎:胸痛、胸膜摩擦音或胸腔积液
	(2)心包炎:心电图异常、心包摩擦音或心包积液
7. 肾脏病变	(1)持续性蛋白尿:> 0.5g/d 或 3+ 以上
	(2)细胞管型:红细胞、血红蛋白、颗粒、肾小管细胞或混合管型
8. 神经病变	(1)癫痫发作:非药物所致或代谢紊乱(尿毒症、酮症酸中毒或电解质紊乱)所致
	(2)精神病:非药物所致或代谢紊乱(尿毒症、酮症酸中毒或电解质紊乱)所致
9. 血液异常	(1)溶血性贫血伴网织红细胞增多
	(2)白细胞减少:2 次以上检查均发现 <4000/mm^3
	(3)淋巴细胞减少:2 次以上检查均发现 <1500/mm^3
	(4)血小板减少:<10 万 /mm^3,非药物所致
10. 免疫异常	(1)抗 dSDNA 抗体滴度升高
	(2)抗 Sm 抗体阳性
	(3)抗磷脂抗体阳性:①血请 IgG 和 IgM 型抗心磷脂抗体水平异常;②用标准方法检测狼疮抗凝物阳性;③梅毒血清学试验假阳性至少 6 个月,并经梅毒螺旋体固定试验或荧光螺旋体抗体吸附试验证实
11. 抗核抗体	免疫荧光法检查抗核抗体滴度升高,非药物所致

注:dsCNA:双链 DNA

核抗体阳性,类风湿因子阴性。

2. 类风湿性关节炎　最常累及近端指关节、掌指关节、腕、膝、跖、趾和肘关节,呈对称倾向。眼部受累时可发生干燥性角结膜炎、表层巩膜炎、葡萄膜炎等。

3. 成人 still 病　常有发热,眼痛,视力下降;眼部葡萄膜炎表现为前葡萄膜炎和后葡萄膜炎,可表现为视网膜血管炎,伴有黄斑水肿,视网膜静脉充盈,血管白鞘形成,周边片状视网膜出血,有关节炎和关节痛,但无系统性器官损害。眼部受累可发生葡萄膜炎,以前葡萄膜炎为多。

四、治　疗

SLE 是一种多系统疾病,在可疑和已经确诊的患者,应请风湿免疫科医师会诊,进行鉴别和治疗全身病变。

(一) 局部治疗

1. 肾上腺糖皮质激素　受累病变部位可涂含有肾上腺糖皮质激素的软膏或眼药膏,每日 3 次。皮损较重者可局部皮内注射肾上腺糖皮质激素,如泼尼龙或地塞米松 5mg/ 次,每周 1 次。

2. α- 干扰素　皮内注射,每周 1 次。

(二) 全身治疗

1. 抗疟药[7]　①氯喹是治疗系统性红斑狼疮常用的药物,剂量为 0.25g,2 次 / 日;②羟氯喹:一般每次 0.2~0.4g,1~2 次 / 日,在治疗中应注意此药可引起视网膜病变。

2. 肾上腺糖皮质激素　主要适用于出血性病变、肾脏病变、中枢神经系统受累、视网膜血管炎和严重的巩膜炎。一般选用泼尼松口服治疗,初始剂量一般为 1mg/kg/d。伴有前葡萄膜炎和前巩膜炎者可用肾上腺糖皮质激素滴眼剂点眼。全身长期应用肾上腺糖皮质激素治疗时,应注意药物引起的全身性副作用。

3. 免疫抑制剂　①环磷酰胺:适用于对肾上腺糖皮质激素无反应和伴有顽固性全身病变、视网膜血管炎、神经系统受累的患者。初始剂量通常为 2mg/kg/d,以后根据治疗效果和患者的耐受程度逐渐减量,长期用药应注意药物引起的骨髓抑制、继发性感染等副作用；②硫唑嘌呤：适用于伴有顽固性全身病变和视网膜血管炎的患者，初始剂量通常为2mg/kg/d，治疗中应定期进行血常规、肝肾功能检查等。

4. 激光治疗 适应视网膜缺血和新生血管病例，防止视网膜出血和牵拉性视网膜脱离。

5. 手术治疗 玻璃体切除术可以清除玻璃体混浊、积血、炎性介质、有毒物质和增生性病变，有利于葡萄膜炎的控制。

五、治 疗 效 果

本病若及时和系统治疗，肾上腺糖皮质激素的临床治疗效果较好，基本可以控制病情；用药时间较长者，药物减量时需循序渐进。另外，应注意药物副作用。对于肾脏、中枢神经系统和心脏受累的患者，其效果和预后较差。伴有视网膜血管炎、视网膜出血、视网膜新生血管，尤其是黄斑部发生浆液性脱离时，视力预后较差。

（杨朝忠　耿燕　刘文）

第六节 硬 皮 病

硬皮病（scleroderma）是一种以皮肤增厚、绷紧和硬化为特征的结缔组织疾病，内脏和眼部均可受累。皮肤的真皮层被纤维组织替代，丧失了皮肤移动和收缩性。另外，还存在血管功能不全和血管痉挛[51]。

一、病因与发病机制

硬皮病原因未明。病理特征为胶原纤维在皮肤和内脏器官增加和弥漫性微血管病变[52]。疾病早期，皮肤的改变是炎症细胞浸润和水肿；但到疾病的晚期，皮下纤维化和皮肤变薄，丧失表皮和表皮附属器。皮肤变得光亮、挛缩和绷紧，常见到毛细血管扩张和钙质沉着[53]。对硬皮病的发病机制已有多种假说，包括原发性血管功能紊乱、成纤维细胞功能异常和原发性免疫紊乱。一般认为成纤维细胞功能异常引起的胶原纤维和细胞外基质堆积是继发于血管紊乱或免疫过程[52]。血管理论认为，血管异常是主要的损伤，后来触发成纤维细胞反应和异常的胶原沉淀。成纤维细胞对最初的血管损伤反应加重了血管内膜的增生，增加了皮内的真皮胶原[53]。由于在硬皮病患者真皮内存在单核细胞的炎症浸润，有人认为该病是一种免疫反应过程，在患者真皮内浸润的淋巴细胞大量由CD_4^+T细胞组成。真皮抗原能刺激淋巴细胞产生各种细胞因子，增加成纤维细胞产生胶原[53]。硬皮病患者体内也有多克隆高丙种球蛋白血症和自身抗体（如：抗核抗体），多达90%以上患者呈阳性，这些现象均说明硬皮病是一种免疫介导的或自身免疫性疾病。

二、临 床 表 现

（一）全身表现

主要发生在30~50岁的中年妇女。病变从手指、手掌等肢体末端开始，逐渐向心性发展到手臂、面部和躯干。本病分局限性和全身性两型[6]，前者可表现为雷诺现象、片状、带状、滴状等皮肤硬斑，边缘清楚，周围绕以淡紫红色晕，触之似皮革，以后逐渐变白、萎缩，该型无内脏损害。全身性硬皮病可使全身皮肤大部分硬化并可并发内脏器官病变，如：肺纤维化、胃肠硬化和心肌纤维化等（图45-20）。另外，硬皮病伴随肾病是死亡的主要原因，与其引起的恶性高血压和迅速肾衰竭有关[54]。患者还可表现骨骼肌损伤，如：多关节痛、肌腱摩擦音、不常见的多关节炎和偶尔肌炎。引起的周边神经病变，以三叉神经痛为代表[55]。

（二）眼部表现

1. 眼球外表现 硬皮病常累及眼睑，睑皮肤硬化，导致睑皮肤绷紧和睑裂狭小，翻转眼睑困难，但很少发生闭合不全[56]。常有结膜血管异常，包括毛细血管扩张和血管迂曲，可出现Sjögren样干燥性角膜结

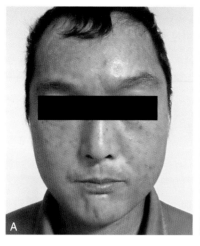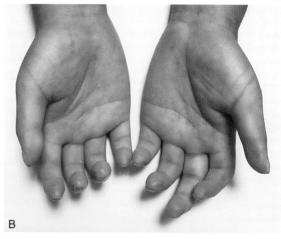

图 45-20　硬皮病

A. 患者 39 岁,患硬皮病 10 年,有肺间质纤维化;面部僵硬,表情木呆,可见到散在丘疹;B. 双手
继发皮肌炎,除大拇指外其他 8 个手指僵硬半屈状固定(刘文提供)

膜炎。少见的表现包括眶周水肿、脑神经麻痹、限制性眼病、眼外肌发炎和边缘性角膜溃疡,仅是一些单个
病例报告。

2. 眼前节表现　可发生前葡萄膜炎和白内障。晶状体混浊的特点为前、后囊下混浊,前囊下混浊呈
细线状或点状排列,后囊下混浊则呈星状排列。

3. 眼后节表现　硬皮病伴发视网膜病变少见,不足 5% 患者可能发生,主要是视网膜血管异常,包括
视网膜出血、视网膜分支静脉阻塞和视网膜中央静脉阻塞[56,57]。更常见的视网膜病变是硬皮病肾危象患
者恶性高血压,有视网膜棉绒斑、视网膜内出血和视乳头水肿,与原发性高血压表现相似[54]。临床上常见
的表现不是以上视网膜病变;而是一种无临床症状的脉络膜血管异常,眼底检查正常,在 FFA 常规检查发
现 1/3~1/2 硬皮病患者有斑块样和不规则脉络膜灌注,在 RPE 平面显示各种高荧光。这种 FFA 异常据认
为是脉络膜血管损伤引起的 RPE 改变[58]。

（三）辅助检查

1. FFA　当出现眼底血管并发症时有相应的图像改变。在没有临床上可见的眼底改变患者,造影可
见到斑块样和不规则脉络膜灌注,在 RPE 平面显示各种高荧光[58]。

2. X 光片检查　显示广泛的肺纤维化。

3. 心电图异常　发生心肌纤维化时,心电图出现显著异常。

4. 实验室检查　抗核抗体阳性,类风湿因子亦可出现阳性。

5. OCT 检查　并发视网膜脉络膜炎时显示脉络膜明显增厚。

三、诊断和鉴别诊断

硬皮病的皮肤硬化斑是其典型的临床表现,出现片状、带状、滴状等皮肤硬斑不难诊断。伴有肺纤维
化、胃硬化、心肌纤维化等内脏器官病变时,有助于全身性硬皮病的确诊。但需与肺结核、非典型性肺炎、
萎缩性胃炎、心肌炎相鉴别。并发前葡萄膜炎、视网膜脉络膜炎时应与虹膜睫状体炎、结核性脉络膜炎等
相鉴别。

四、治　　疗

1. 全身治疗　还没有能改变硬皮病进展的特效药物,传统的治疗以处理并发症和减轻症状为主。肾
上腺糖皮质激素对硬皮病本身无效,偶尔用于治疗肺间质疾病和肌炎患者的炎症期[53]。一般用泼尼松龙
20~30mg/d,顿服,以后逐渐减量。免疫抑制剂包括苯丁酸氮芥(瘤可宁)、硫唑嘌呤(150~250mg/d,一般试
用剂量为 50~100mg/d) 和 5- 氟尿嘧啶(一般 0.15~0.3g/d,分 3 次服),没有显示出对硬皮病治疗有帮助[53]。

对雷诺现象采用钙通道拮抗剂硝苯地平(心痛定)治疗,效果较好。

2. 眼部疾病 可用肾上腺糖皮质激素滴眼剂滴眼,4次/日。

五、治 疗 效 果

肾上腺糖皮质激素和免疫抑制剂可显著改善全身症状。及时治疗前葡萄膜炎和视网膜脉络膜炎,视力预后较好,晶状体混浊严重影响视力时可行白内障手术复明。

(杨朝忠 耿燕 刘文)

第七节 多发性肌炎和皮肌炎

多发性肌炎和皮肌炎(polymyositis and dermatomyositis)是一种骨骼肌的炎症,以受累及的肌肉疼痛和无力为特征,一般先累及近侧端肌肉(如肩和臀部肌肉)和肌肉无力开始。皮肌炎伴有皮肤病变而与肌炎相区别,包括红斑或紫色皮疹,可影响眼睑(向阳性皮疹)、面颊、鼻子、胸部和伸肌表面,位于手指关节伸侧的扁平紫红色皮疹称为 Gottron 丘疹[53]。

一、病因与发病机制

肌炎的病因不明,研究显示遗传易感个体在环境因素或恶性肿瘤触发下产生的对骨骼肌纤维的免疫攻击和炎症反应[53]。无论是儿童还是成人患病,与 *HLA-B8*、*DR3* 和 *DR52* 强烈相关[59]。*HLA-DR23* 和 *HLA-B8* 在体内有核抗原(Jo-1)抗体的白种人患者尤其高[53],抗 Jo-1 是几个肌炎特异性自身抗体,体内存在这种特异性抗体者患间质性肺纤维化、关节炎和雷诺现象的发生率增加[53]。

皮肌炎与免疫复合物的沉积有关[6]。肌肉活检显示血管上有免疫球蛋白和补体成分沉着,这些免疫复合物沉着导致血管损伤[60];偶尔,在皮肌炎患者发生的视网膜病变和小血管阻塞与这种没有特定炎症的血管病变相关。病理组织学显示皮肤表皮萎缩、肿胀和空泡形成。表皮层胶原纤维变性,真皮上层小血管明显扩张。慢性型可见胶原纤维显著增生,呈类似硬皮病的病理组织学改变。肌肉纤维变性坏死,肌纤维间和血管周围细胞浸润。血清 r- 球蛋白增高,C 反应蛋白阳性。炎性浸润,肌纤维坏死,肌电图异常,磷酸肌酸激酶增高[6]。

二、临 床 表 现

女性比男性多见,儿童常在 10 岁内发病,成人则为 40~60 岁发病。

(一)全身表现

1. 皮肤病变 常在近端肌无力之前数月发生,早期皮损无特异性。眶周皮损可为紫红色斑,见于 60% 的病例,常伴有水肿。面、颈、背、胸部 V 形红斑(图 45-21、图 45-22),约 70% 的病例指节、肘、膝等骨突起部位的红色斑丘疹,伴有毛细血管扩张、脱屑、色素减退或紊乱。此外,手足背线状红斑、毛细血管扩张、色素减退、指甲周红斑、水疱等也不少见(图 45-23)。

2. 肌肉病变 进行性近端肌无力是主要症状,常为对称性。初期肌力正常,以后有明显肌无力,伴有肌痛和压痛,最后出现肌肉萎缩与肌纤维化,逐渐发展为站立困难。半数病例有颈部肌肉受累。咽部肌肉受累可出现吞咽困难,心肌病变可导致心律失常和心衰,或恶化为心源性休克,心肌活检显示巨细胞性心肌炎。10% 病例发生进行性肺纤维化,出现进行性呼吸困难和干咳。

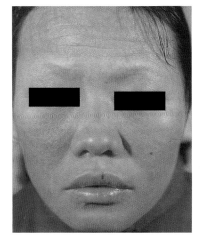

图 45-21 皮肌炎面部改变
面部红色斑丘疹,伴有毛细血管扩张
(阎辉刚提供)

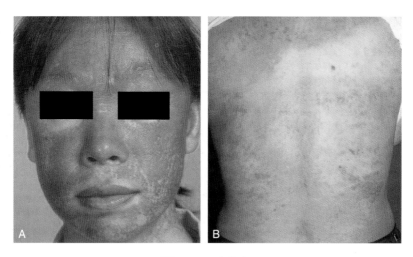

图 45-22　皮肌炎
A.患者面部及颈部皮肤红斑,毛细血管扩张;B.腰背部红色斑丘疹(阎辉刚提供)

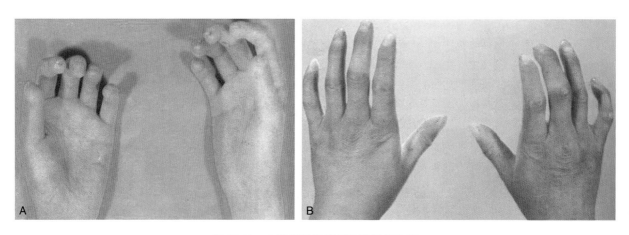

图 45-23　皮肌炎手指掌面及指关节改变
A.患者双手毛细血管扩张、色素减退、指甲周红斑及水疱,右手明显;B.双指关节突起部位的红色斑丘疹,伴有毛细血管
扩张、脱屑、色素减退,手背线状红斑(阎辉刚提供)

（二）眼部表现

上下眼睑对称性紫红色浮肿性红斑。眼外肌受累时可引起眼肌麻痹。亦可表现为结膜炎、巩膜炎、虹膜炎。视网膜血管炎和棉绒斑常见于儿童多发性肌炎和皮肌炎,偶尔在没有全身血管炎的患者发现微血管病变,可由炎症介质引起视网膜血管病变[61]。

（三）辅助检查

1. 肌电图异常。

2. 实验室检查　红细胞沉降率增加,血清磷酸肌酸激酶、醛缩酶、天冬氨酸转氨酶、丙氨酸转氨酶和乳酸脱氢酶增高,γ- 球蛋白增高,C 反应蛋白阳性。

3. 肌肉活检　肌纤维变性,肌间质坏死和肌肉内炎症浸润。炎症细胞主要是单核细胞、淋巴细胞和浆细胞。血管炎症常在儿童皮肌炎见到[53]。

4. OCT 检查　并发脉络膜视网膜炎时显示脉络膜明显增厚。

三、诊断和鉴别诊断

（一）诊断

1. 皮肤损害　皮肤紫红色斑,面、颈、背、胸部 V 形红斑,指节、肘、膝等骨突起部位的红色斑丘疹等。

2. 对称性进行性近端肌无力,逐渐发展为站立困难,颈部肌肉可受累,伴有肌痛、压痛,以后出现肌肉萎缩与肌纤维化。咽部肌肉受累可出现吞咽困难。心肌病变可导致心律失常和心衰。

3. 眼肌炎、巩膜炎、虹膜炎和脉络膜视网膜炎等眼部表现。

4. 肌电图异常。

5. 血清磷酸肌酸激酶增高,γ- 球蛋白增高,C 反应蛋白阳性。

（二）鉴别诊断

1. 系统性红斑狼疮　典型的面部皮肤蝴蝶形红斑和紫色皮疹,多发性游走性关节炎,全身多系统多器官损害:如心包积液、心内膜炎、肺炎和肺纤维化、局灶性或弥漫性急性肾小球肾炎、肾病综合征等。眼部损害:视网膜血管炎,视乳头和视网膜水肿,视网膜小血管闭塞,视网膜前可见多灶性出血,晚期,视乳头苍白,视网膜血管细,动脉白线状。实验室检查自身抗体阳性。

2. 硬皮病　典型的临床表现为片状、带状、滴状等皮肤硬斑,伴有肺纤维化、胃硬化、心肌纤维化等。实验室检查:抗核抗体阳性,类风湿因子亦可出现阳性。

四、治　疗

1. 肾上腺糖皮质激素　是本病的首选和特效药。对急症病例可用泼尼松龙 1mg/kg/d,连续应用 1~2 周,在临床症状改善和血清磷酸肌酸激酶下降后逐渐减量,完全缓解约需 3~6 个月。维持治疗可口服泼尼松,可能需数月至数年方可停药。

2. 免疫抑制剂　当用肾上腺糖皮质激素治疗无效或出现激素并发症,换成免疫抑制剂。环磷酰胺 50~100mg/d,或用咪唑硫嘌呤、氨甲蝶呤和环孢霉素口服或静脉滴注。

3. 非甾体消炎药　可选用吲哚美辛、非普拉宗等。

4. 羟化氯喹　对皮肤炎症效果较好,对肌炎无效。

五、治　疗　效　果

肾上腺糖皮质激素和免疫抑制剂可显著改善皮肤和关节症状。早期及时治疗眼肌炎、巩膜炎、虹膜炎和视网膜脉络膜炎等,视力预后较好,晚期可致失明。

（杨朝忠　耿燕　刘文）

第八节　系统性血管炎

系统性血管炎(systemic vasculitides)并不是原发性疾病,它包括了表 45-3 所列的各种血管炎症疾病,每种血管炎疾病具有自己的特征、累及的血管类型和血管炎的组织病理学表现。1994 年在美国北卡罗来纳州的教堂山会议上,就血管炎分类达成共识,以受累血管的大小分为:大、中和小血管[62]。临床表现分为二大类:一是巩膜炎;二是血管炎介导视网膜、视神经和脑神经的损伤[62]。很少引起眼底血管改变的疾病将不在此讨论。

大多数血管炎的病因不明,发病机制可是遗传、感染和环境因素触发自身抗体和免疫复合物介导的血

表 45-3　系统性血管炎分类

大血管	小血管
巨细胞动脉炎（颞动脉炎）	韦格纳氏肉芽肿病
大动脉炎	白塞病
科干综合征（Cogan's syndrome）	变应性肉芽肿性血管炎（Churg-Strauss Syndrome）
中血管	过敏性血管炎
结节性多动脉炎	淋巴瘤样肉芽肿病

管内皮细胞损伤,导致血管壁的炎症、血栓形成、组织缺血和坏死。

一、巨细胞动脉炎

巨细胞动脉炎(giant cell arteritis,GCA)是一种以侵犯颅动脉为主的原因不明的系统性血管炎综合征。主要累及主动脉弓发出的动脉分支,也可累及其他中等大小的动脉。GCA 为全层坏死性动脉炎症,以 T 细胞及巨噬细胞浸润为主,常形成巨核细胞肉芽肿,故又称为肉芽肿性动脉炎(granulomatous arteritis)。临床表现因受累血管不同而表现复杂,常头痛,头皮及颞动脉触痛,因而又称颞动脉炎(temporal arteritis);因累及颅内动脉又称颅动脉炎(cranial arteritis)[6,7,63-65]。

(一)病因与发病机制

GCA 的发病机制并不完全清楚,与 HLA-DRβ1 相关。目前认为体液免疫及细胞免疫均在发病中起作用。一种假说是小动脉弹力纤维异常,内弹力膜降解,并导致机体对内弹力膜的巨细胞反应。另一解释是由于缺血导致小动脉肌层降解,继而导致弹力纤维破碎和巨细胞反应[63-65]。

病理改变为广泛性动脉炎,以弹性基膜为中心的全层动脉炎,中和大动脉均可受累。受累动脉病变呈节段性跳跃分布,为斑片状增生性肉芽肿。炎症区域显示淋巴细胞、巨噬细胞、组织细胞与多核巨细胞浸润,并可导致血管壁破裂,内膜增厚,管腔狭窄直至闭塞。浸润细胞中以多核巨细胞最具特征性,偶见嗜酸粒细胞和中性粒细胞,类纤维蛋白沉积少见[63-65](图 45-24)。

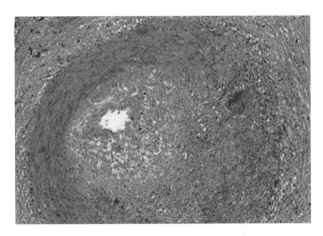

图 45-24　病理检查

小动脉切片,以弹性基膜为中心的全层动脉炎,为斑片状增生性肉芽肿。炎症区域显示淋巴细胞、巨噬细胞、组织细胞与多核巨细胞浸润,管腔狭窄(阎辉刚提供)

(二)临床表现

1. 全身表现　本病好发于老年人,平均发病年龄 70 岁(50~90 岁之间)。女多于男。多数患者确定诊断之前已有几个月病程和临床症状,如发热(低热或高热)、乏力及体重减轻。部分患者表现为风湿性多发性肌痛症候群。依据受累血管的不同,GCA 表现出复杂的临床症状和体征。颞动脉受累时,多表现为头痛,为最常见症状,表现为偏侧或双侧颞部、前额部或枕后部剧烈疼痛,多为张力性疼痛,或浅表性灼痛,或发作性撕裂样剧痛,并伴有头皮触压痛,重者甚至不能触摸,并可出现颞动脉屈曲怒张搏动增强,可出现沿颞动脉上行区分布的头皮结节和红斑(图 45-25)。有时表现头面部肌肉间歇性

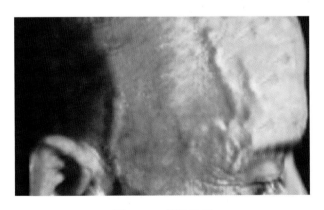

图 45-25　颞动脉炎

巨细胞动脉炎所致的右侧颞动脉怒张(阎辉刚提供)

运动障碍,出现下颌肌痉挛、间歇性咀嚼运动障碍、咀嚼疼痛等。表现为患者在进食或谈话时突然中断颌部活动,须休息数分钟疼痛缓解后才能活动[6,7,63]。

约 30% 患者出现多种神经系统症状,如由颈动脉或椎动脉病变而出现发作性脑缺血、脑卒中、偏瘫或脑血栓等,是 GCA 死因之一。

约有 10%~15% 的 GCA 患者躯体大血管受累,可累及锁骨下动脉、腋动脉、肱动脉、冠状动脉、胸腹主动脉、股动脉等;可出现主动脉功能不全、主动脉瘤、主动脉破裂、心肌梗死、胸腔积液、肺血栓形成、肠穿孔,肾功能异常等。

2. 眼部表现　由于头颈部血管广泛受累及,可呈现多种眼部缺血表现。眼外缺血可表现眼肌麻痹和

复视、Horner 综合征、瞳孔异常和皮质盲。眼动脉及其分支血管炎所致的眼内病变如下。

（1）一过性黑矇（amaurosis fugax）　大约 2%~19% 的患者可出现一过性黑矇，是缺血性视神经病变的前驱症状，大约 40% 发展成缺血性视神经病变，另外 15% 发展成视网膜中央动脉阻塞[66]。

（2）缺血性视神经病变　是 GCA 累及供应视神经分支的后睫状动脉所致，包括前段缺血性视神经病变和后段缺血性视神经病变，引起视力丧失达 13%[66,67]。表现为单眼或双眼突然无痛性视力下降，色觉丧失和严重视野缺损。单眼受累可有相对瞳孔传导阻滞。前段型表现视乳头颜色稍淡，边界模糊，水肿一般较轻。视乳头及附近视网膜可有少量细丝线状或火焰状出血（图 45-26）。后段缺血性视神经炎早期眼底正常，数周后可出现视乳头苍白。

有时视野缺损呈环形 Bjerrum- 型暗点，而不是全部缺损。FFA 显示前段缺血性视神经病变早期视乳头某一侧低荧光，晚期视乳头高荧光，但染色不均匀（图 45-26B、C）。早期后段型 FFA 往往无异常表现。

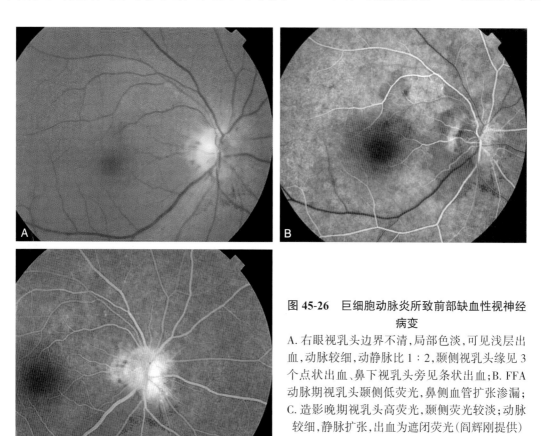

图 45-26　巨细胞动脉炎所致前部缺血性视神经病变

A. 右眼视乳头边界不清，局部色淡，可见浅层出血，动脉较细，动静脉比 1∶2，颞侧视乳头缘见 3 个点状出血，鼻下视乳头旁见条状出血；B. FFA 动脉期视乳头颞侧低荧光，鼻侧血管扩张渗漏；C. 造影晚期视乳头高荧光，颞侧荧光较淡；动脉较细，静脉扩张，出血为遮闭荧光（阎辉刚提供）

（3）视网膜缺血改变　包括视网膜中央动脉阻塞、分支动脉阻塞或睫状动脉阻塞，以及缺血性视网膜病变，出现棉绒斑和视网膜内出血[68]。

（4）其他　眼部缺血综合征、低眼压和脉络膜缺血。脉络膜缺血可出现视力下降，病变早期，缺血区域视网膜外层和脉络膜水肿，随着水肿逐渐吸收局部形成脉络膜视网膜色素变性病变，逐渐出现色素颗粒，典型的表现为三角形的色素瘢痕区域，其顶点指向视乳头，底边朝向周边部，称为三角综合征。

3. 辅助检查

（1）活组织检查：颞动脉活组织检查发现血管壁肉芽肿性炎症即可确诊。

（2）实验室检查：血沉加快，C 反应蛋白水平升高。

（3）FFA：具有相应眼部缺血或阻塞性疾病的表现。

（三）诊断和鉴别诊断

1. 头痛 表现为偏侧或双侧颞部、前额部或枕后部剧烈张力性疼痛，或浅表性灼痛，或发作性撕裂样剧痛，伴有头皮触压痛，出现颞动脉屈曲怒张，搏动增强，沿颞动脉上行区出现头皮结节和红斑。

2. 眼部表现 缺血性视神经病变，视网膜中央动脉阻塞或分支动脉阻塞，脉络膜缺血。

3. 活组织检查 颞动脉血管壁肉芽肿性炎症改变可确诊。

4. 实验室检查 血沉加快、C反应蛋白水平升高等有助于诊断。

（四）治疗

首选肾上腺糖皮质激素，急性视力下降者一般从大剂量开始，根据临床表现及血沉水平来判断病情活动，并指导激素的减量。早期可给予甲强龙1000mg/d，连续3天，并逐步减量，7~10天后减量至泼尼松60mg/d。治疗通常需维持1~2年。对于肾上腺糖皮质激素治疗不敏感或是出现明显副作用的可给予环磷酰胺、苯丁酸氮芥等治疗。

（五）治疗效果

药物治疗可显著改善全身和眼部症状，早期系统治疗可控制病情，视力预后较好。发生视网膜中央动脉阻塞或分支动脉阻塞时，视力会受到严重影响，若治疗及时，尚可恢复部分视力。发生球后缺血性视神经炎时，主要表现为视力急剧严重下降，治疗不及时，视力预后较差。

二、大 动 脉 炎

请参见第二十章第二节。

三、科干综合征

科干综合征（Cogan's syndrome）又称间质角膜炎 - 眩晕 - 神经性耳聋综合征，其主要特征为：非梅毒性间质性角膜炎，眩晕等前庭神经症状，严重双侧性神经性耳聋，系统性血管炎表现，如充血性心力衰竭、胃肠道出血等。尚未发现眼底方面病变。

四、结节性多动脉炎

结节性多动脉炎（polyarteritis nodosa）属于中等大血管的炎症，是一种以坏死性血管炎为特征的多系统、多器官受累的自身免疫性疾病，可伴发葡萄膜炎、角膜炎、巩膜炎等[7]。结节性多动脉炎是一种少见的疾病，其发病率为4.6~77/100万。

（一）病因与发病机制

结节性多动脉炎的发病机制目前尚不完全清楚，病毒感染可能与发病有关。对血管内皮细胞的免疫反应在此病发生中可能起着重要作用，目前研究认为是一种T细胞介导的免疫性疾病。病理表现为内脏和皮肤小血管局灶或节段性受累，同时存在急性和愈合后血管损伤，形成微血管瘤和组织梗死[69]。

（二）临床表现

可发生于任何年龄，但多见于40~60岁的成年人，男性多于女性，男女之比为2：1。

1. 全身表现[69,70]

（1）皮肤损害：皮肤病变发生率约30%~50%，典型的皮肤改变是皮下结节和紫癜，沿表浅动脉呈簇状分布的皮下结节，可伴有血栓形成，可有组织梗死，多发生于手指和脚趾，表现为有触痛的结节、紫癜斑或出血性大疱，甚至出现广泛的指或趾发绀、网状青斑和皮肤溃疡。

（2）肾脏损害：肾脏受累是结节性多动脉炎的一个常见改变，其发生率高达75%，患者通常表现为肾病性高血压、蛋白尿和血尿，常伴有轻度至中度氮质血症，肾梗死或肾内动脉瘤破裂可致突然腹痛，严重时可危及生命。

（3）心血管改变：心血管受累也是结节性多动脉炎的一个常见改变，发生率约为70%，患者可出现冠状动脉阻塞、心包炎、急性主动脉炎、心律失常、心肌梗死和心力衰竭。

（4）神经系统损害：可出现运动及感觉神经障碍，发生多发性神经炎时，受累神经支配区出现疼痛、感觉异常、不全麻痹等。也可出现偏瘫、惊厥、多发性硬化样改变。

（5）胃肠道改变：可出现肠系膜、肠黏膜、黏膜下血管炎等。肝脏和脾脏梗死、肠坏疽、腹膜炎、肠穿孔、腹腔内出血等。

（6）其他改变：患者可出现非侵蚀性和非变形性关节炎、肌肉疼痛、肌病、附睾炎等。

2. 眼部表现　眼部受累也是结节性多动脉炎的一个较为常见的表现，发生率约 10%~20%。几乎可累及所有眼组织，常表现为结膜充血水肿、结膜下出血、结膜梗死、干燥性角膜结膜炎等。可发生巩膜炎、表层巩膜炎、巩膜角膜炎和坏死性巩膜炎。角膜溃疡性角膜炎，严重时可导致角膜穿孔。眼眶受累时可出现眼球突出、眼眶炎性假瘤等。脉络膜血管炎和视网膜血管炎，急性非肉芽肿性虹膜炎，非肉芽肿性全葡萄膜炎，也可出现玻璃体炎。视网膜改变有视网膜血管迂曲、扩张、血管白鞘、血管闭塞、棉绒斑、出血和视网膜水肿；脉络膜缺血可出现渗出性视网膜脱离；中枢神经系统受累可出现视乳头水肿、视神经炎、Horner 综合征等[70]。

3. 辅助检查

（1）活组织检查：病变组织的活组织检查可见坏死性血管炎改变。

（2）实验室检查：血沉加快，中性粒细胞增多，血清球蛋白升高，冷凝蛋白阳性，循环免疫复合物增加。

（3）眼 B 型超声波检查：可探及玻璃体混浊、视网膜脱离等。

（4）FFA：视网膜血管迂曲、扩张、渗漏、染料沉积、灶性高荧光等。

（5）MRI：有助于眼眶炎性假瘤的诊断。

（三）诊断和鉴别诊断

1. 诊断

（1）临床表现：皮下结节和紫癜、肾脏损害、心血管改变、神经系统损害、胃肠道病变、眼部巩膜炎、角膜溃疡、非肉芽肿性全葡萄膜炎、脉络膜血管炎、视网膜血管炎等。

（2）活组织检查：坏死性血管炎改变。

（3）实验室检查：血沉加快、中性粒细胞增多、血清球蛋白升高等。

（4）眼 B 型超声波检查：玻璃体混浊、视网膜脱离等。

（5）眼底血管造影：脉络膜充盈异常、视网膜血管荧光素渗漏、出现染料沉积。

2. 鉴别诊断

（1）强直性脊柱炎并发急性前葡萄膜炎：背痛和强直感，本病可检出 HLA-B27，X 线拍片显示骶髂关节炎和脊柱炎。

（2）白塞病性葡萄膜炎：主要表现为复发性口腔、生殖器溃疡，伴有复发性前房积脓、后葡萄膜炎等。

（3）结核性葡萄膜炎：全身及肺活动性结核病灶，结核菌素皮肤试验阳性，X 线拍片显示肺部钙化病灶。

（四）治疗

常用肾上腺糖皮质激素，可联合其他免疫抑制剂，如环磷酰胺、环孢霉素、苯丁酸氮芥等。

1. 肾上腺糖皮质激素　一般选用泼尼松龙口服治疗，初始剂量通常为 40mg，早晨顿服。眼部可用肾上腺糖皮质激素类滴眼剂滴眼或涂眼，伴发脉络膜血管炎、视网膜血管炎和渗出性视网膜脱离时可行玻璃体腔内注射曲安奈德。眼眶炎性假瘤者可行球后注射肾上腺糖皮质激素。

2. 环磷酰胺　重要器官受累和肾上腺糖皮质激素不敏感的患者可适当选用，初始剂量一般为 2mg/kg/d，在治疗中应根据患者的反应和耐受性调整剂量，注意此药引起的骨髓抑制、膀胱毒性、不育、继发性感染等副作用。

3. 苯丁酸氮芥　有重要器官受累的患者、肾上腺糖皮质激素不敏感及难以耐受环磷酰胺的患者可以应用，初始剂量一般为 0.1~0.2mg/kg/d，口服维持剂量一般为 2mg/d，治疗时间通常在一年以上，应注意此药引起不育、骨髓抑制、胃肠道反应、继发性感染等副作用。

4. 环孢霉素　适用于对氮芥类药物不敏感或不能耐受的患者，初始剂量一般为 3~5mg/kg/d，口服，维持剂量一般为 2mg/kg/d，应注意此药引起的肾毒性、肝毒性、心血管毒性、神经毒性等副作用。

（五）治疗效果

早期肾上腺糖皮质激素治疗常可收到很好效果。出现肾脏损害、心血管改变、神经系统损害和胃肠道病变时，单纯肾上腺糖皮质激素治疗较差，可联合其他免疫抑制剂，如环磷酰胺、环孢霉素、苯丁酸氮芥等，一般可控制病情。出现巩膜炎、表层巩膜炎、巩膜角膜炎、坏死性巩膜炎、角膜炎、脉络膜血管炎、视网膜血管炎、急性非肉芽肿性虹膜炎、非肉芽肿性全葡萄膜炎、玻璃体炎、渗出性视网膜脱离、视神经炎、眼眶炎性假瘤等的患者，局部应用肾上腺糖皮质激素治疗常能收到较好效果。治疗不系统和迁延不愈者，其视力预后较差。

五、韦格纳肉芽肿

韦格纳肉芽肿（Wegener's granulomatosis，WG）是一种坏死性肉芽肿性血管炎性病变，以侵犯小动脉和静脉血管为主，偶尔较大血管也可受影响；常累及上下呼吸道和肾脏，也可累及皮肤、心脏、肝脏和大脑[6,7,71,72]。1931 年，由 Klinger 首次报道，5 年后 Wegener 对该病进行全面描述，故命名为韦格纳肉芽肿。

（一）病因与发病机制

感染可能是韦格纳肉芽肿的病因[73]。感染物种的抗原与患者体内分子相仿，诱导自身抗体产生或 T 细胞与自身抗原交叉反应，引起血管炎症或坏死，但至今尚未证实[73]。已发现抗中性粒细胞胞质抗体（antineutrophil cytoplasmic antibody，ANCA）的水平与 WG 发病和疾病的严重程度密切相关，ANCA 能活化中性粒细胞，损伤血管内皮细胞和加强细胞因子释放，促进更重的炎症反应[73]。

（二）临床表现

男女发病率相等，平均发病年龄是 41 岁。

1. 全身表现　表现为发热、不适、乏力、消瘦等。累及鼻部可表现鼻黏膜增厚、溃疡、鼻出血等；耳部表现中耳炎、聋等；口腔溃疡；肺部表现为咳嗽、呼吸困难、咳血等；肾脏受累表现为蛋白尿和血尿；神经系统表现为单一或多个脑神经麻痹；心脏受累首先表现为急性心包炎；关节炎可表现为对称或不对称的关节游走性疼痛、关节畸形等[7]。

2. 眼部表现　28%~58% 的 WG 眼部受累[2]，部分是由临近眶周和上呼吸道的病变蔓延而来，孤立的局限性 WG 是由于局部的坏死性血管炎所致。6.3% 的 WG 以眼部受累为首发症状，其中 30% 的患者长期随访没有其他脏器受累。不论是首发症状还是全身改变的一部分，其眼部表现差异性不大，眼部的任何一个部位都可能受累，包括眼附属器、眼球及视路[4]。

（1）眼睑和泪器：表现为泪囊炎、鼻泪管阻塞、眼睑肿物、坏死等。

（2）眼眶病变：50% 以上的眼部受累部位为眼眶，多双眼球突出为最常见表现，如炎性假瘤及眶蜂窝织炎。眶组织活检表现为混合性炎症、脂肪崩解、小灶性坏死和纤维化，很少表现为血管炎。伴有视神经病变是这类患者视力丧失的最常见原因。

（3）眼前节疾病：可表现为双眼或单眼的角膜缘浸润，逐渐发展成溃疡，向角膜中央蔓延，可引起穿孔，病变的进行缘成挖凿样。病理表现为角膜上皮和浅基质层溃疡，可见急慢性炎症细胞，偶有上皮样细胞和巨细胞包绕，溃疡基底部有慢性肉芽组织。巩膜炎也是 WG 常有的眼部表现形式，多为前部巩膜的结节和坏死，多靠近角膜缘。有时可见睫状体坏死性肉芽肿，认为是本病的一种特征性的表现。

（4）眼底改变：约 10%~18% 的眼部受累及的患者发生视网膜血管和视神经损伤。最常见视网膜病变是眼底出现棉绒斑，伴或不伴有视网膜内出血。其他眼底病包括视网膜动脉阻塞、缺血性视神经病变、视乳头血管炎和视网膜血管炎。视网膜血管炎可引起视网膜新生血管化，导致玻璃体积血和新生血管性青光眼，引起视力严重下降[74]。

（5）神经眼科病变：表现为视神经病变、后睫状血管炎或继发于颅内病变所致的高颅压引起视乳头水肿。

3. 辅助检查

（1）超声波检查：A 型超声波表现低回声高衰减性图像，B 型超声波显示眼眶内球后和球旁不规则或扁平型占位病变。彩色多普勒超声显示病变为低回声，早期血流丰富，呈片状血流信号（图 45-27）。病变后期血流信号减少，只有少量或中等血流信号，呈弯曲线状。

（2）CT 和 MRI：CT 病变组织表现为临近脂肪间隙的浸润，骨质破坏，鼻腔进行性狭窄闭塞，有肉芽肿组织（图 45-28）。MRI 对显示血管炎病变并无优势，但可以较好显示鼻窦、鼻腔、眼眶肉芽肿以及黏膜炎症或溃疡（图 45-29）。

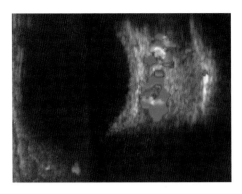

图 45-27　多普勒超声
彩色多普勒超声显示病变为低回声，内部有血流信号，早期血流丰富，呈片状血流信号（孙丰源提供）

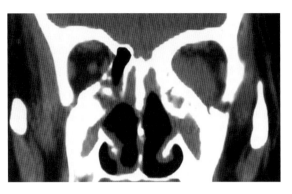

图 45-28　CT 显示眼眶与鼻腔的病变
CT 表现为右侧病变组织临近脂肪间隙的浸润，骨质有破坏，鼻腔狭窄闭塞，有肉芽肿组织（孙丰源提供）

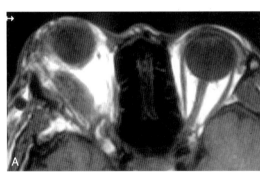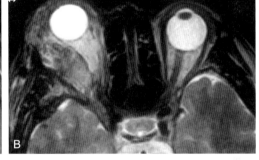

图 45-29　MRI 表现
A. 患者右眼眼眶肉芽肿，T_1 低信号；B. T_2 信号明显增强（孙丰源提供）

（3）实验室检查：白细胞增多、血小板增加、血沉加快等对诊断有一定帮助。尿液检查：肾脏受累表现为蛋白尿和血尿。

（三）诊断和鉴别诊断

1. 诊断

（1）典型的全身表现：发热、乏力、消瘦。肺部受累时表现为咳嗽、呼吸困难、咳血，肺内多灶性阴影，常累及胸膜；肾脏受累表现为蛋白尿、血尿等。

（2）眼部表现：挖凿样角膜缘浸润、溃疡，可引起穿孔；巩膜炎，炎性假瘤，眶蜂窝织炎等。可表现为视网膜血管炎、后部葡萄膜炎和渗出性脉络膜视网膜脱离。

（3）CT、MRI 检查：鼻腔、鼻窦或眶内软组织影，T_1 低信号，T_2 信号明显增强，有助于诊断。

（4）实验室检查：白细胞增多、血沉加快等对诊断有一定帮助。

2. 鉴别诊断

（1）结节病并发葡萄膜炎：结节病患者常有肺门和纵隔淋巴结肿大，易出现神经系统肉芽肿病变，结节性红斑和冻疮样狼疮，肾脏较少损害；葡萄膜炎表现为肉芽肿性炎症。

（2）复发性软骨炎并发葡萄膜炎：表现为鼻软骨炎和耳软骨炎等，不出现呼吸道肉芽肿。可引起巩膜炎和葡萄膜炎。

（四）治疗

1. 药物治疗　治疗包括全身治疗和眼部治疗，全身治疗以口服肾上腺糖皮质激素和氮芥类药物为主,辅以抗微生物药治疗。眼科治疗主要是根据眼部病变进行治疗,局部联合全身应用肾上腺糖皮质激素对控制眼眶炎症有一定效果。发生眼底疾病时,应积极全身治疗,可口服或静脉用肾上腺糖皮质激素药,如 0.9% 生理盐水 500ml+ 地塞米松 10mg+ 维生素 C 2.0g 静滴,一次/天,以后逐渐减量,改口服维持,直至病情稳定;对于复发而病情顽固的患者,可应用免疫抑制剂,如环孢霉素、苯丁酸氮芥等。

2. 手术治疗 角膜溃疡或出现角膜穿孔时,应及时行结膜瓣、板层或穿透性角膜移植手术。眼眶炎症严重者可行眼眶减压手术。

(五)治疗效果

药物治疗可显著改善全身和眼部症状,早期及时系统治疗可控制病情数年,视力预后尚好。晚期严重病例可考虑手术治疗,角膜移植术后应注意预防免疫排斥反应的发生,眼眶减压手术仅能暂时缓解和控制病情。

六、白 塞 病

请参照第三十六章第四节。

七、变应性肉芽肿性血管炎

变应性肉芽肿性血管炎(Churg-Strauss syndrome)又称为脉管炎(Churg-Strauss angiitis)或变应性肉芽肿病(allergic granulomatosis),主要影响小动脉和小静脉,以坏死性血管炎、嗜酸性细胞浸润和血管外肉芽肿为特征[75]。

变应性肉芽肿性血管炎的病因不明,具有明显的过敏因素。早在血管炎发生前几年,70% 的患者可有过敏性鼻炎。肺病尤其是哮喘是诊断变应性肉芽肿性血管炎的必要条件。临床表现一过性和游走性肺浸润、胸膜渗出、单个或多个神经病变、心肌病、冠状动脉炎、胃肠道病和肾病[75]。

眼部表现可有结膜肉芽肿、边缘性角膜溃疡、巩膜炎、葡萄膜炎、脑神经麻痹、视乳头水肿和视神经病变[76]。

主要是大剂量肾上腺糖皮质激素或联合口服环磷酰胺治疗。

(杨朝忠 耿燕 刘文)

第九节 结 节 病

结节病(sarcoidosis),又称类肉瘤病,是一种慢性多系统非干酪样肉芽肿性炎症疾病,90% 以上的病例有肺部改变,以侵犯肺门淋巴结最常见。亦可侵犯眼部、皮肤、心、肝、脾、肾、骨、唾液腺、脑和肌肉等。本病是一种自限性疾病,大多预后良好[1-3]。

一、病因与发病机制

1. 病因 分枝杆菌曾经被认为是结节病的病因[77],但精确的 PCR 测试并没有在结节病患者活检标本中发现结核分枝杆菌特有序列,而在活动性结核病患者却是阳性结果,排除了结核分枝杆菌引起结节病的可能[78]。通过分子检测技术,在结节病肉芽肿内发现非典型分枝杆菌痤疮棒状杆菌和丙酸杆菌属DNA。是否这些细菌通过过敏机制诱导了结节病还需要进一步研究[79]。

2. 致病机制 至今不明,推测是一种抗原的暴露,激发了靶器官内大量细胞免疫反应,导致发生肉芽肿。肉芽肿由上皮样细胞、多核巨细胞、在肉芽肿的周围丰富的 CD_4^+T 淋巴细胞、CD_8^+T 细胞和 B 细胞组成,在受结节病影响的器官(包括眼)内 T_H 和 T_S 的比例非常高[80]。受影响器官内的 $T_H I$ 型产生干扰素 γ 和IL-2,导致以后巨噬细胞产生肿瘤坏死因子(TNF)和 IL-6,引起炎症改变的瀑布效应,以组织纤维化告终。肉芽肿纤维化引起器官破坏和功能丧失。

有研究证明本病的易感性与 *HLA-B8* 有关,控制结节病发展的主要遗传因素定位在 HLA-II 区的

DRB1 位点[81]。对基因多态性研究显示 HLA-Ⅱ型可预测疾病的临床过程,*HLA-DR14* 和 *HLA-DR15* 与慢性结节病相关,*HLA-DR17* 与非慢性结节病相关,HLA 的其他等位基因决定疾病的易感性和过程[82]。

二、临 床 表 现

结节病可发生在任何年龄,但发病高峰年龄在 30 岁左右。临床过程从无任何症状到病情严重、甚至是致命的疾病。虽然结节病在世界范围内广泛发生,但临床表现和疾病的严重程度与人种和民族因素明显相关,黑人常是急性和严重类型,而无症状和慢性过程常见于白种人[79,83]。

(一) 全身表现

1. 症状　本病早期常无明显症状,可有发热、不适、乏力、盗汗、食欲减退、体重减轻等。有时有咳嗽、少量痰,偶见少量咯血。病变广泛时可出现胸闷、气急、发绀等。若病变累及其他器官,则可发生相应的症状。

2. 体征　常在做常规体检或其他疾病检查胸部 X-线时被发现。最常见是肺部和胸部淋巴结肿大;皮肤结节性红斑、冻疮样狼疮、斑疹、丘疹、皮下结节等。部分患者有肝脾肿大,可有肝功异常。累及关节、骨骼、肌肉等,可表现为多发性关节炎,四肢和手足的短骨多发性小囊性骨质缺损。累及心肌时可发生心律失常,甚至心力衰竭。肉芽肿性肾炎或高血钙症可引起肾功能不足。

儿童结节病常是肺外类型,皮疹、葡萄膜炎和关节炎是 4 岁以下儿童特征表现,年龄较大(8~15 岁)更常见广泛的肺、眼部、皮肤、肝脏和脾脏受累及的表现。长期追踪发现高失明率和严重的多系统受累。由于儿童结节病少见和相似于青少年型慢性关节炎,易误诊该病。常染色体显性遗传布劳综合征以多个器官炎症非常相似结节病,然而,缺乏典型肺部表现可区别[79,84]。

(二) 眼部表现

眼部疾病可以是全身结节病的最初表现,可发展到严重的视力下降或失明。眼部结节病有两个发病高峰,一是 20~30 岁,二是 50~60 岁[79,85]。

1. 症状　大约 40%~50% 的结节病患者有眼部表现,主要症状有畏光、视力下降或眼前黑影。

2. 体征　最常见的眼部表现是葡萄膜炎和结膜结节,双眼受累是结节病的重要体征。

(1) 眼底以外表现:①眼睑、结膜、泪腺和眼眶肉芽肿,引起复视和干燥性角结膜炎,长期的前节葡萄膜炎可出现角膜带状变性。②前葡萄膜炎是最常见的葡萄膜炎类型,多见于黑人;常有疼痛、畏光和流泪,但缺乏充血。角膜后尘状或羊脂状沉着物,虹膜表面和前房角肉芽肿结节,引起青光眼、白内障和黄斑囊样水肿。③中枢神经系统受累及可表现视神经病变、脑神经麻痹、脑病、下丘脑和垂体疾病。

(2) 眼底表现:①中间葡萄膜炎,出现玻璃体炎、珍珠串样、雪球样和雪堤样改变;②静脉周围炎,有时是亚临床和仅在 FFA 检查才能见到,呈节段袖套状或广泛白鞘及静脉周渗漏荧光,被形像地描述成蜡烛滴样(candle wax drippings)。当发生出血性视网膜病变,临床表现类似 Eals 病,分支或中央静脉阻塞,发生毛细血管无灌注区,以后发生新生血管化,抗炎治疗效果较好;③后葡萄膜炎,可发生在眼底任何部位呈多灶性分布。常在周边视网膜见到挖凿状白色小圆点,在老年白种女性患者最常见,常发生视网膜大动脉瘤、黄斑囊样水肿和视力下降。也见到急性后极部多灶性鳞状色素上皮病变(AMPPE)和结节病相关。葡萄膜炎也引起视乳头炎症,需要同单纯视神经疾病相区别。还可发生孤立性黄白色脉络膜结节、RPE 脱离、视网膜睫状血管侧支循环、视乳头表面扩张的分流静脉把视网膜中央静脉与视乳头周围脉络膜静脉丛相连。

(三) 辅助检查

1. FFA　周边脉络膜视网膜病灶呈现高荧光点,结节状和节段性静脉周围炎显示高荧光,无灌注区显示低荧光,可在临床表现未出现以前发现这些血管改变。视网膜大动脉瘤、视乳头结节或孤立性脉络膜结节均显示高荧光[84]。

2. ICGA　根据结节病 ICGA 的特点分为四种类型[86]。Ⅰ类:在早期和中期,不规则分布的脉络膜损伤为低荧光,这些改变在检眼镜和 FFA 察觉不到,位于后极部和(或)中周部眼底。到造影晚期,这些病灶变成与周围荧光一致或继续保持低荧光。Ⅱ类:在造影中晚期可见到的局灶性高荧光点,常是Ⅰ类低荧光脉络膜病灶转变而来。Ⅲ类：在造影中期，受累的脉络膜血管渗漏荧光，轮廓不清。Ⅳ类：造影晚期，受累的脉络膜弥漫染色呈带状高荧光。

3. OCT　能清楚显示结节病引起的黄斑前膜和黄斑囊样水肿并发症，还能用于监控治疗后反应[86]。

4. 实验室检查　活动进展期可有白细胞减少、贫血、血沉增快，血清血管紧张素转换酶和血清溶菌酶升高。约有 1/2 左右的患者血清球蛋白部分增高，以 IgG 增高者多见。血浆白蛋白减少，血钙增高，尿酸增加，血清碱性磷酸酶增高，血清白介素 -2 受体（IL-2R）和可溶性白介素 -2 受体（sIL-2R）升高，对结节病的诊断有重要意义。

5. 其他　结节病抗原试验阳性，组织活检为非干酪样肉芽肿可助诊断。X 线拍片和 CT 检查可显示两侧肺门和（或）纵隔淋巴结肿大。X 线发现四肢和手足的短骨多发性小囊性骨质缺损。

三、诊断和鉴别诊断

（一）诊断

1. 全身结节病的诊断　主要根据临床症状、体征和组织活检，并除外其他肉芽肿性疾病[1,2]。

2. 眼部结节病的国际临床诊断标准共识[87]　①羊脂状 Kp 或小肉芽性 Kp，和（或）虹膜结节；②小梁网结节和（或）周边虹膜前粘连；③玻璃体内雪球状或珍珠串样混浊；④多发性周边脉络膜视网膜活动性或萎缩性病灶；⑤发炎眼内结节性和（或）节段性静脉周围炎，和（或）视网膜大动脉瘤；⑥视乳头结节、肉芽肿和（或）孤立性脉络膜结节；⑦双眼发病。

3. 眼部结节病诊断的判断[87]　辅助检查对已经有上述眼内体征的患者确诊提供诊断价值的判断，包括 4 个方面。①接种过卡介苗患者或以前有过结核菌素试验阳性患者，本次结核菌素皮肤试验阴性；②血清血管紧张素转换酶和（或）血清溶菌酶升高；③胸部 X- 线检查显示双侧肺门淋巴结病；④肝脏酶测试异常；⑤胸部 CT 扫描结果阳性而胸部 X 线为阴性结果患者。根据上述临床表现和辅助检查，可从 4 个方面对已经排除其他可能原因葡萄膜炎患者进行判断：①活检支持上述葡萄膜炎临床诊断可肯定眼部结节病；②如果没有做活检，胸部 X 线显示双肺门淋巴结病和符合上述临床葡萄膜炎诊断，可假定为眼部结节病；③如果没有做活检，胸部 X 线检查没有双肺门淋巴结病，但是有 3 项符合上述临床表现和 2 个辅助检查阳性，判为很可能眼部结节病；④已做肺部活检为阴性，至少有 4 个上述临床表现和 2 个阳性辅助检查结果，可判定为可能眼部结节病。

（二）鉴别诊断

结节病几乎要同所有眼内炎症性疾病相鉴别，主要疾病如下。

1. 白塞病合并葡萄膜炎　患者以口腔、皮肤和生殖器溃疡为特征表现，重者可前房积脓、视网膜出血等。

2. 结核性葡萄膜炎　眼外结核病变或有眼外结核病史，符合结核性葡萄膜炎的临床特点；结核菌素皮肤试验阳性；抗结核治疗可使眼部病变减轻。

3. 多灶性脉络膜炎合并全葡萄膜炎　患者单眼或双眼视力下降，眼前节和玻璃体出现轻或中度的玻璃体炎症表现。急性期后极部和视乳头附近散在不规则大小的灰白色病灶，边界模糊；愈合后病灶视网膜变薄，呈"挖凿状"，边界清楚，可同时见到新旧病灶。

4. 梅毒性葡萄膜炎　梅毒的全身临床表现为皮肤病变：硬下疳、四肢、手掌、脚掌、躯干皮肤斑丘疹等；有关节痛、发热、头痛、恶心、厌食等。全身多系统损害：心血管损害、脑膜炎、脑膜脑炎和口腔溃疡。本病可引起多种类型的葡萄膜炎，血清检查梅毒抗体阳性。

5. 弓形体病　急性期玻璃体内明显炎症，视网膜可有白色坏死样病灶，常伴有陈旧性瘢痕性病变，表现卫星状病灶和陈旧病灶。血清学检查抗体滴度迅速增高。

6. 鸟枪弹样脉络膜视网膜病变　通常双眼先后被累及发病，有眼前黑影飘动、视物模糊、视力下降、畏光和闪光幻觉等。在视网膜深层出现圆形或卵圆性白色或奶油色病灶，在视乳头周围呈放射状。炎症消退后留下色素沉着和视神经萎缩。

四、治　疗

1. 肾上腺糖皮质激素　是治疗眼部结节病的主要药物,局部滴眼和眼周注射,同时使用睫状肌麻痹剂预防瞳孔后粘连。全身用药指证包括视神经炎、严重和局部用药有抵抗的后葡萄膜炎。常用泼尼松30~60mg/d,顿服。待眼内炎症消退或静止,才缓慢逐渐减量,维持量 5~10mg/d,连服 1 年。其他药物可选用氯喹、甲氨蝶呤、硫唑嘌呤等。

2. 玻璃体手术　对玻璃体腔积血和顽固性玻璃体混浊,可做玻璃体切除术。

五、治 疗 效 果

结节病的预后与病情有关。急性起病者,经治疗或自行缓解,预后较好;而黑种人、迟发型、病情持续6 个月以上,侵犯多于三个器官,肺广泛纤维化或急性感染等,预后则较差[79]。肺原性心脏病或心肌和脑组织受侵犯可致死亡。有报道平均随访 5 年中有 34% 病例完全恢复,30% 改善,20% 不变,病情恶化和死亡各占 8%。

及时治疗,眼部病变一般控制较好。

（杨朝忠　刘文　耿燕）

第十节　巩　膜　炎

巩膜炎(scleritis)是一种主要累及巩膜实质层的炎症性疾病,也称为深层巩膜炎、巩膜深层炎、巩膜实质炎等[6,7,88]。巩膜葡萄膜炎(sclerouveitis)是一种原发于巩膜实质并累及葡萄膜组织甚至视网膜的炎症性疾病,分为巩膜前葡萄膜炎和巩膜后葡萄膜炎两种,具有严重性、破坏性、致盲性等特点。

一、病因与发病机制

巩膜炎的病因尚不完全清楚,可能与过敏、自身免疫反应、一些全身风湿性疾病等有关。具体有以下几个方面:①邻近组织炎症蔓延累及巩膜组织,引起巩膜感染,发生炎症反应;②内源性因素:机体内的结核、梅毒、病毒等感染病灶,可通过血液、淋巴或未知途径导致巩膜发炎;③外源感染:经结膜伤口直接感染巩膜组织,引起巩膜实质炎;④特异体质:对风湿性疾病易感的人群,易合并巩膜炎,机制不明[6]。

二、临 床 表 现

巩膜炎可分为前巩膜炎(anterior scleritis)、后巩膜炎(posterior scleritis)和全巩膜炎(generalized scleritis)三大类。前巩膜炎又可分为弥漫性前巩膜炎(diffuse anterior scleritis)、结节性前巩膜炎(nodular anterior scleritis)和坏死性前巩膜炎(necrotizing anterior scleritis)。

（一）前巩膜炎

1. 弥漫性前巩膜炎　多发生于 40~50 岁女性,呈弥漫性炎症或局限于　个象限的炎症,眼红痛,可放射至面部、前额、鼻窦或颞侧头部。浅层和深层巩膜表层血管均充血,用 10% 新福林(去氧肾上腺素)点眼可使浅层巩膜表层血管收缩,对深层巩膜表层血管充血无影响。弥漫性前巩膜炎的并发症主要有角膜边缘变薄、周边角膜斑翳和新生血管、硬化性角膜炎、前葡萄膜炎(巩膜虹膜睫状体炎)、巩膜葡萄肿、继发性青光眼、并发性白内障等。

2. 结节性巩膜炎　是以前部巩膜实质层结节形成为特征的炎症性疾病。多见于 40~50 岁的成人,多数患者在巩膜炎发病前有眼带状疱疹病史,通常有眼红和眼痛,巩膜结节多位于睑裂区域角膜缘外3~4mm 处,常有压痛,巩膜结节可为单个或多个,亦可融合,围绕角膜的融合结节可形成环状巩膜炎。有些患者可出现浸润性角膜炎、周边溃疡性角膜炎和前葡萄膜炎。

3. 坏死性前巩膜炎　是巩膜炎中最为严重和最具致盲性的病变。发病年龄较大,平均发病年龄60 岁,约60%为双侧受累,表现为视力下降、严重下降或视功能丧失,眼痛呈渐进性加重趋势,可放射至额、颊、颞侧、半侧头部及枕部,夜间尤甚。巩膜深层血管充血和水肿,通常局限于一个象限,可向周围扩展,血管迂曲、扩张或闭塞,形成无血管坏死。巩膜坏死区腐烂、脱落,最后可导致巩膜变薄,边缘溃疡性角膜炎可发展至角膜穿孔,亦可发生巩膜葡萄肿、巩膜穿孔、眼内容物脱出等。常伴发白内障、继发性青光眼等[6,7,88]。

(二)后巩膜炎

多发生于40岁左右的女性,通常有不同程度的视力下降,可伴有复视、闪光感等,眼痛的程度轻重不一,眼球转动时疼痛明显,疼痛可放射至额部、颞侧头部、面部、颊部、枕部等,夜晚加重,影响睡眠,服用止痛药通常无效。患者可出现结膜水肿、眼睑肿胀、眼球突出等,炎症相应部位压痛明显。前房多无反应或反应轻微,可出现轻微的前房闪辉和少量炎症细胞。轻度至重度玻璃体混浊。眼底病变可出现局限性视网膜下肿块,有时肿块较大,易被误诊为肿瘤。发生脉络膜皱褶,视乳头水肿,渗出性视网膜脱离(图45-30)和视网膜放射状条纹[6,7,88,89]。

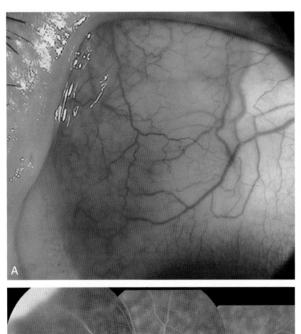

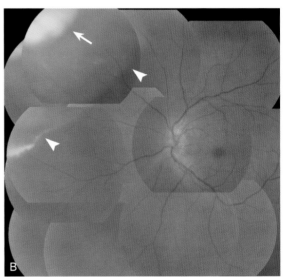

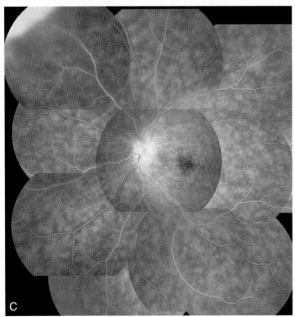

图45-30 深层巩膜炎引起渗出性视网膜脱离

A. 左眼深层巩膜炎,鼻上方球结膜局部充血,巩膜局部隆起,呈暗红色充血;B. 眼底拼图,视乳头充血,边界不清,鼻上周边见视网膜下黄白色隆起物(箭),其后见视网膜浅脱离(箭头);C. FFA拼图显示视乳头渗漏荧光,边界不清,视网膜微小血管弥散性扩张渗漏,黄斑囊样水肿,鼻上方周边肿物高荧光(刘文提供)

（三）辅助检查

1. 胸部 X 线拍片　主要用于肺结核、韦格纳肉芽肿、结节病等伴发巩膜炎的检查。

2. 实验室检查　类风湿因子阳性，有助于类风湿关节炎伴发巩膜炎的诊断。抗核抗体阳性有助于青少型类风湿关节炎伴发巩膜炎的诊断。抗磷脂抗体阳性有助于多种风湿性疾病伴发巩膜炎的诊断。蛋白尿和血尿有助于韦格纳肉芽肿肾脏损害伴发巩膜炎的诊断。

3. 活体超声显微镜检查　活动期巩膜炎时出现巩膜增厚、睫状体水肿、睫状体脱离等；炎症恢复后表现为巩膜变薄。

4. 眼 B 型超声波检查　后巩膜炎和或发生巩膜葡萄肿者，眼 B 型超声波检查很有帮助。

5. 眼 CT 和 MRI 检查　可发现巩膜增厚、睫状体脱离、视神经增粗等，有助于后巩膜炎和发生巩膜葡萄肿的诊断[89]。

6. FFA 和吲哚青绿脉络膜血管造影检查　有助于后巩膜炎并发黄斑囊样水肿、视网膜脱离等的诊断。

三、诊断和鉴别诊断

（一）诊断

具有典型巩膜炎的临床表现，并根据表现做出不同类型的巩膜炎诊断。辅助检查有助于不同疾病表现巩膜炎的病因诊断。

（二）鉴别诊断

1. 裂孔性视网膜脱离　视网膜脱离可查见裂孔，一般无眼红痛。

2. Vogt- 小柳原田综合征　主要表现为前葡萄膜炎和后葡萄膜炎症。

3. 脉络膜恶性肿瘤　脉络膜实质性隆起，多色素或伴有新生血管，B 型超声波和吲哚青绿血管造影检查有助于鉴别。

四、治　　疗

1. 药物治疗　常用肾上腺糖皮质激素，一般选用泼尼松，初始剂量为 1~1.2mg/kg/d，顿服。辅以非甾体消炎药点眼和口服治疗，可选择萘普生 250~500mg，2 次 / 日；吲哚美辛 25mg，3 次 / 日；布洛芬 300mg，2 次 / 日；炎痛喜康 20mg，1 次 / 日；双氯芬酸钠 75mg，2 次 / 日。其他免疫抑制剂，根据患者的情况可选用环孢霉素、苯丁酸氮芥、环磷酰胺、硫唑嘌呤、氨甲蝶呤等。

2. 手术治疗　发生巩膜坏死，即将穿孔或已经穿孔者可行巩膜加固术或巩膜移植术。重度玻璃体混浊时可行玻璃体切除术，对控制眼内炎症效果较好[7,65]。Yazici[90]用结膜 - 肌蒂状瓣手术治疗坏死性巩膜炎，取得了较好效果。

五、治　疗　效　果

本病早期治疗一般效果较好，视力预后尚佳。严重的后巩膜炎、巩膜坏死、并发视网膜脱离时，视力预后通常较差[6,7]。

（杨朝忠　耿燕）

第十一节　其他与眼底病有关的免疫相关疾病

一、反应性关节炎

反应性关节炎（reactive arthritis）以前称为赖特综合征（Reiter syndrome）是与强直性脊柱炎同类的血清阴性脊柱关节病，临床或称为眼炎 - 关节炎 - 尿道炎综合征。是由泌尿生殖器沙眼衣原体或胃肠道耶尔森菌属、沙门氏菌、志贺氏杆菌和弯曲杆菌感染触发的无菌性关节炎症[91]。

在眼部引起结膜炎、复发性前葡萄膜炎,后者可引起玻璃体炎症细胞和黄斑囊样水肿,以及非常罕见的视乳头水肿[91]。十分少见该病可与全葡萄膜炎或多灶性脉络膜炎相关[92]。

用抗生素治疗感染疾病。局部肾上腺糖皮质激素和散瞳药用于治疗前葡萄膜炎,口服肾上腺糖皮质激素用于眼内严重炎症,少数后节炎症需要全身使用免疫抑制剂。

二、炎性肠病

炎性肠病(inflammatory bowel disease)是一种特殊的慢性肠道炎症性疾病,主要包括克罗恩病(Crohn's disease)和溃疡性结肠炎(ulcerative colitis)。发病与感染、免疫和遗传等因素有关,属于自身免疫性疾病,其机制尚未完全清楚。临床上,炎性肠病患者会表现为反复的腹痛、腹泻、粘液血便,甚至出现各种全身并发症如视物模糊、关节疼痛、皮疹等。

在疾病早期就发生眼部并发症,主要是葡萄膜炎、表层巩膜炎和巩膜炎。葡萄膜炎通常是复发性前葡萄膜炎,双眼慢性经过,一半患者 HLA-B27 阳性。引起眼底疾病包括视网膜动脉阻塞、缺血性视神经病变、视网膜血管炎、后段葡萄膜炎、囊样黄斑水肿、视神经炎、视神经视网膜炎。其他表现还有角膜炎、Brown综合征和眼眶肌炎[93]。葡萄膜炎治疗同反应性关节炎。

三、干燥综合征

干燥综合征(Sjögren's syndrome)是一种自身免疫性结缔组织疾病,临床上表现干眼、口干和类风湿关节炎。继发性干燥综合征最常见 RA、SLE 或硬皮病。在眼底疾病方面,原发干眼综合征的全身性自身免疫特征可引起中枢神经系统损伤,由于中枢神经系统血管炎症,可引起缺血性视神经病变[94]。也有少量报告原发干眼综合征伴发前段及中间葡萄膜炎[61]。

四、复发性多软骨炎

复发性多软骨炎(relapsing polychondritis)是一种罕见的疾病,临床上以反复发作、破坏广泛软骨的炎症为特征[53]。病因尚不清楚,已证实是一种针对 Ⅱ 型胶原的抗体和细胞自身免疫反应;Ⅱ 型胶原广泛存在软骨和眼组织内,对这些组织的自身免疫反应,出现临床症状[53]。引起眼部的疾病包括:结膜炎、角膜炎、巩膜炎(表层巩膜炎、坏死性巩膜炎和后巩膜炎)和葡萄膜炎,全身的血管炎症可引起视网膜病变(棉绒斑和视网膜内出血)、分支静脉阻塞、中央静脉阻塞和缺血性视神经病变。

(刘　文)

参 考 文 献

1. 吴东海,王国春.临床风湿病学.北京:人民军医出版社,2008:229-296.

2. 蔡辉,姚茹冰,郭郡浩.新编风湿病学.北京:人民军医出版社,2007:265-317.

3. 蒋明,David Yu,林孝义,等.中华风湿病学.北京:华夏出版社,2004:1120-1129.

4. Wallace DJ. The fibromyalgia syndrome. Annual Review of Medicine. 1997;29:9-12.

5. Buchwald D. Fibromyalgia and chronic fatigue syndrome:similarities and differences. Rheu Dis Clinic N Am. 1996;22:219-223.

6. 杨朝忠,马升阳,杨尊之.眼科免疫学.天津:天津科学技术出版社,1989:307-319.

7. 杨培增.葡萄膜炎诊断和治疗.北京:人民卫生出版社,2009:540-1261.

8. Zvaifler NJ.Immunopathology of joint inflammation in rheumatoid arthritis. Adv Immunol. 1973;16:265-336.

9. Decker JL,Malone DG,Haraqui B,et al. NIH conference. Rheumatoid arthritis:evolving concepts of pathogenesis and treatment. Ann I ntern Med. 1984;101:810-824.

10. Smith JB,Haynes MK.Rheumatoid arthritis:A molecular understanding. Ann Intern Med. 2002;136:908-922.

11. Arnett FC,Edworthy SM,Block DA,et al. The American Rheumatism Association 1987 revised criteria for the classification of rheumatoid arthritis. Arthritis Rheum. 1988;31:315-324.

12. Ansell BM. Chronic arthritis in childhood. Ann Rheum Dis. 1978;37:107-120.

13. Boone MI,Moore TL,Cruz OA. Screening for uveitis in juvenile rheumatoid arthritis. J Pediatr Ophthalmol Strabismus. 1998;35:

41-43.

14. Jabs DA, Houk JL, Bias WB, et al. Familial granulomatous synovitis, uveitis, and cranial neuropathies. Am J Ophthalmol. 1985; 78:801-804.

15. Blau EB. Familial granulomatous arthritis, iritis, and rash. J Pediatr. 1985;107:689-693.

16. Miller JJ III. Early-onset "sarcoidosis" and "familial granulomatous arthritis (arteritis)": The same disease. J Pediatr. 1986;109: 387-388.

17. Latkany PA, Jabs DA, Smith JR, et al. Multifocal choroiditis in patients with familial juvenile systemic granulomatosis. Am J Ophthalmol. 2002;134:897-904.

18. Aróstegui JI, Arnal C, Merino R, et al. NOD2 gene-associated pediatric granulomatous arthritis: clinical diversity, novel and recurrent mutations, and evidence of clinical improvement with interleukin-1 blockade in a Spanish cohort. Arthritis Rheum. 2007;56:3805-3813.

19. Miceli-Richard C, Lesage S, Rybojad M, et al. *CARD15* mutations in Blau syndrome. Nat Genet. 2001;29:19-20.

20. Martin TM, Zhang Z, Kurz P, et al. The NOD2 defect in Blau syndrome does not result in excess interleukin-1 activity. Arthritis Rheum. 2009;60:611-618.

21. 蒋明,余得恩,林孝义. 风湿病学. 第 2 版. 北京:科学技术出版社,2004:1038-1065.

22. 杨培增. 临床葡萄膜炎. 北京:人民卫生出版社,2004:304-351.

23. Taurog JD. Arthritis in HLA-B27 transgenic animals. The American J Medical Sciences. 1988;316:250-255.

24. Braun J, Bollow M, Remlinger G, et al. Prevalence of spondylarthropathies in HLA-B27 positive and negative blood donors. Arthritis Rheum. 1998;41:58-67.

25. 黄烽,杨春花. 强直性脊柱炎临床及免疫发病机制的研究进展. 中国免疫学杂志. 2001;17:248-252.

26. 管玥,闫安辉. 强直性脊柱炎的临床病理研究进展. 医学综述. 2008;14:776-778.

27. Weber U, Pfirrmann CW, Kissling RO, et al. Whole-body magnetic resonance imaging in ankylosing spondylitis: a descriptive pilot study in patients with suspected early and active confirmed ankylosing spondylitis. BMC Musculoskelet Disord. 2007;8: 20-32.

28. Hermann KGA, Landewe RBM, Braun J, et al. Magnetic resonance imaging of inflammatory lesions in the spine in ankylosing spondylitis clinical trials: is paramagnetic contrast medium necessary. J Rheumatol. 2005;32:2056-2060.

29. Baraliakos X, Listing J, Rudwaleit M, et al. The relationship between inflammation and new bone formation in patients with ankylosing spondylitis. Arthritis Rheum. 2008;58(Suppl):2117.

30. Baraliakos X, Landewe R, Hermann KG, et al. Inflammation in ankylosing spondylitis: a systematic description of the extent and frequency of acute spinal changes using magnetic resonance imaging. Ann Rheum Dis. 2005;64:730-734.

31. Guglielmi G, Scalzo G, Cascavilla A, et al. Imaging of the sacroiliac joint involvement in seronegative spondylarthropathies. Clin Rheumatol. 2009;28:1007-1019.

32. Arnett FC. Seronegative spondyloarthropathies. Bull Rheum Dis. 1988;37:1-12.

33. Rosenbaum JT. Characterization of uveitis associated with spondyloarthritis. J Rheumatol. 1989;16:792-796.

34. Dubois EL, Tuffanelli DL. Clinical manifestations of systemic lupus erythematosus. Computer analysis of 520 cases. JAMA. 1964; 190:104-111.

35. Benitez JM, Castillo A, Fernandez A, et al. Persistent cho ro idopathy in systemic lupus erythematosus. Doc Ophthalmol. 1994; 88:175-178.

36. Mills JA. Medical progress: systemic lupus erythematosus. J Med. 1994;330:1871-1879.

37. Read RW, Chong L P, Rao NA.. Occlusive retinal vasculitis associated w ith system ic lupus erythemato sus. Arch Ophthalmol. 2000;118:588-589.

38. 孙川,罗海,王立,等. 系统性红斑狼疮与眼底改变关系的探讨. 华西医学. 2003;18:505-506.

39. Sato K, Miyasaka N, Yamaska K, et al. Quantitative defect of CD4+2H4+ cells in systemic lupus erythematosus and Sjögren's syndrome. Arthritis Rheum. 1987;30:1407-1411.

40. Kammer GM. High prevalence of T cell type I protein A deficiency in systemic lupus erythematosus. Arthritis Rheum. 1999;42: 1458-1465.

41. Deng C, Kaplan MJ, Yang J, et al. Decreased ras-mitogen-activated protein kinase signaling may cause DNA hypomethylation in T lymphocytes from lupus patients. Arthritis Rheum. 2001;44:397-407.

42. Aronson A, Ordinis NG, Diddle KR, et al. Immune-complex deposition in the eye in systemic lupus erythematosus. Arch Intern Med. 1979;139:1312-1313.

43. Feinglass EJ, Arnett FC, Dorsch CA, et al. Neuropsychiatric manifestations of systemic lupus erythematosus: Diagnosis, clinical

spectrum, and relationship to other features of the disease. Medicine (Baltimore). 1976;55:332-339.

44. Cleaner RC, Nigerian LV, Schattten S, et al. Vaso-occlusive retinopathy associated with anti-phospholipid antibodies (lupus anticoagulant retinopathy). Ophthalmology. 1989;96:896-904.

45. Durrani OM, Gordon C, Murray PI. Primary anti-phospholipid antibody syndrome (APS):current concepts. Surv Ophthalmol. 2002;47:215-238.

46. Klinkhoff AV, Beattie CW, Chalmers A. Retinopathy in systemic lupus erythematosus:Relationship to disease activity. Arthritis Rheum. 1986;29:1152-1156.

47. Jabs DA, Hanneken A, Schachat AP, et al. Choroidopathy in systemic lupus erythematosus. Arch Ophthalmol. 1988;106:230-234.

48. Jabs DA, Miller NR, Newman SA, et al. Optic neuropathy in systemic lupus erythematosus. Arch Ophthalmol. 1986;104:564-568.

49. Lanham JG, Barrie T, Kohner EM, et al. SLE retinopathy:evaluation of fluorescein angiography. Ann Rhuem Dis. 1982;41:473-478.

50. Jabs DA, Fine SL, Hochberg MC, et al. Severe retinal vaso-occlusive disease in systemic lupus erythematosus. Arch Ophthalmol. 1986;104:558-563.

51. Rodnan GP. The natural history of progressive systemic sclerosis (diffuse scleroderma). Bull Rheum Dis. 1963;13:301-304.

52. Rodnan GP, Lipinski E, Luksich J. Skin thickness and collagen content in progressive systemic sclerosis and localized scleroderma. Arthritis Rheum. 1979;22:130-140.

53. Ruddy S, Harris ED, Sledge CB, et al. Kelly's Textbook of Rheumatology, 6th ed, Philadelphia, WB Saunders, 2001:1211-1239; 1273-1296;1463-1467.

54. MaClean H, Guthrie W. Retinopathy in scleroderma. Trans Ophthalmol Soc UK. 1969;139:209-220.

55. Teasdall RD, Frayha RA, Shulman LE. Cranial nerve involvement in systemic sclerosis (scleroderma):A report of 10 cases. Medicine (Baltimore). 1980;59:149-159.

56. West RH, Barnett AJ. Ocular involvement in scleroderma. Br J Ophthalmol. 1979;63:845-847.

57. Saari KM, Rudenburg HA, Laitinen O. Bilateral central retinal vein occlusion in a patient with scleroderma. Ophthalmologica. 1981;182:7-12.

58. Serup L, Serup J, Hagdrup H. Fundus fluorescein angiography in generalized scleroderma. Ophthalmic Res. 1987;19:303-308.

59. Garlepp MJ. Genetics of idiopathic inflammatory myopathies. Curr Opin Rheumatol. 1996;8:514-520.

60. Whitaker JN, Engle WK. Vascular deposits of immunoglobulin and complement in idiopathic inflammatory myopathy. N Engl J Med. 1972;286:333-338.

61. Zamora J, Pariser K, Hedges T, et al. Retinal vasculitis in polymyositis-dermatomyositis. Arthritis Rheum. 1987;30:S106.

62. Jennette JC, Falk RP, Andrassy K, et al. Nomenclature of systemic vasculitides. Proposal of an international consensus conference. Arthritis Rheum. 1994;37:187-192.

63. Hayreh HH. Anterior ischernic optic neuropathy. Differentiation of arteritis from nonarteritis type and its management. Eye. 1990; 4:25.

64. Gurwood AS, Brilliant R, Malloy KA. The enigma of giant cell arteritis. J Am Optom Assoc. 1998;69:501-5091.

65. Money AM, Pavesio C. Surgically induced necrotising scleritis following three-port pars plana vitrectomy without scleral buckling: a series of three cases. Eye. 2008;22:162-164.

66. Hunder GG. Clinical features of GCA/PMR. Clin Exp Rheumatol. 2000;18:S6-S8.

67. Cullen JF. Temporal arteritis:Occurrence of ocular complications 7 years after diagnosis. Br J Ophthalmol. 1972;56:584-588.

68. Tang RA, Kaldis LC. Retinopathy in temporal arteritis. Ann Ophthalmol. 1982;14:652-654.

69. Fauci AS, Haynes BF, Katz P. The spectrum of vasculitis:Clinical, pathologic, immunologic, and theraputic considerations. Ann Intern Med. 1978;89:660-676.

70. Cohen RD, Conn DI, Ilstrup DM. Clinical features, prognosis, and response to treatment in polyarteritis. Mayo Clin Proc. 1980; 55:146-155.

71. Cotch MF, Hofman GS, Yerg DE. The epidemiology of Wegener's granulomatosis. Estimates of the five-year period prevalence, annualmortality and geographic disease distribution from population-based data-sources. Arthritis Rheum. 1996;39:87-92.

72. Fauci AS, Haynes BF, Katz P, et al. Wegener's granulomatosis:prospective clinical and theraputic experience with 85 patients 21 years. Ann Intern Med. 1983;98:76-83.

73. Cuchacovich R. Immunopathogenesis of vasculitis. Curr Rheum Rep. 2002;4:9-17.

74. Bullen CL, Liesegang TJ, McDonald TJ, et al. Ocular complications of Wegener's granulomatosis. Ophthalmology. 1983;90:279-

290.

75. Churg J, Strauss L. Allergic granulomatosis, allergic angiitis, and periarteritis nodosa. Am J Pathol. 1951;27:277-301.

76. Robin JB, Schanzlin DJ, Meisler DM, et al. Ocular involvement in the respiratory vasculitides. Surv Ophthalmol. 1985;30:127-140.

77. Saboor SA, Johnson NM, McFadden J. Detection of mycobacterial DNA in sarcoidosis and tuberculosis with polymerase chain reaction. Lancet. 1992;339:1012-1015.

78. Wilsher ML, Menzies RE, Croxson MC. Mycobacterium tuberculosis DNA in tissues affected by sarcoidosis. Thorax. 1998;53:871-874.

79. Rothova A. Ocular involvement in sarcoidosis. Br J Ophthalmol. 2000;84:110-116.

80. Chan CH, Wetzig RP, Palestine AG, et al. Immunohistopathology of ocular sarcoidosis. Arch Ophthalmol. 1987;105:1398-1402.

81. Ishihara M, Ohno S. Genetic influences on sarcoidosis. Eye. 1997;11:155-161.

82. Berlin M, Fogdell-Hahn A, Olerup O, et al. HLA-DR predicts the prognosis in Scandinavian patients with pulmonary sarcoidosis. Am J Resp Crit Care Med. 1997;156:1601-1605.

83. Rybicki BA, Major M, Popovich J. Racial differences in sarcoidosis incidence: a 5-year study in a health maintenance organization. Am J Epidemiol. 1995;145:234-241.

84. Takase H, Mochizuki M. The role of imaging in the diagnosis and management of ocular sarcoidosis. Int Ophthalmol Clin. 2012;52:113-120.

85. Rothova A, Alberts C, Glasius E, et al. Risk factors for ocular sarcoidosis. Doc Ophthlamol. 1989;72:287-296.

86. Wolfensberger TJ, Herbort CP. Indocyanine green angiographic features in ocular sarcoidosis. Ophthalmology. 1999;106:285-289.

87. Herbort CP, Rao NA, Mochizuki M. International criteria for the diagnosis of ocular sarcoidosis: results of the first International Workshop On Ocular Sarcoidosis (IWOS). Ocul Immunol Inflamm. 2009;17:160-169.

88. 魏文斌, 陈积中. 巩膜病学. 北京: 科学技术文献出版社, 2005:86-161.

89. 肖利华, 宋国祥. B型超声波和CT诊断后巩膜炎一例. 中华眼底病杂志. 1996;12:113-114.

90. Yazici B. Use of conjunctivae-Muller muscle pedicle flap in surgical treatment of necrotizing scleritis. Ophthal Plast Reconstr Surg. 2008;24:19-23.

91. Lee DA, Barker SM, Su WP, et al. The clinical diagnosis of Reiter's syndrome. Ophthalmic and nonophthalmic aspects. Ophthalmology. 1986;93:350-356.

92. Needham AD, Harding SP, Carey P. Bilateral multifocal choroiditis in Reiter syndrome. Arch Ophthalmol. 1997;115:684-685.

93. Ghanchi FD, Rembacken BJ. Inflammatory bowel disease and the eye. Surv Ophthalmol. 2003;48:663-676.

94. Alexander GE, Provost TT, Stevens MB, et al. Sjögren's syndrome: Central nervous system manifestations. Neurology. 1981;31:1391-1396.

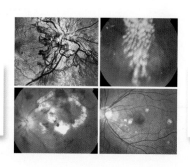

第四十六章
血液病的眼底改变

血液病的眼底改变(fundus manifestations of hematologic disorders)是由于血液成分、血液黏稠度的改变而出现血液流变学和血-视网膜屏障功能的紊乱,产生视网膜出血、渗出、水肿等一系列的眼底病变。有些患者的血液病是因眼科症状而被发现的,因此了解血液病的眼底改变有助于血液病的早期诊断和治疗。

第一节　贫　　血

贫血(anemia)是指红细胞数量减少,在常规检查中很容易被发现。贫血可导致红细胞对氧的携带能力降低,使眼组织缺氧,血-视网膜屏障受损,产生一系列症状。贫血所导致的全身改变,相比白细胞疾病,更不易察觉。

一、病因与发病机制

贫血可按不同的发病机制和细胞形态学特征进行分类。按发病机制可分为造血不良、红细胞过度破坏及急慢性失血三类。按形态学分类,则可分为正常细胞型、大细胞型和小细胞低色素型三类。急慢性失血是临床上引起贫血最常见的原因。慢性失血性贫血实质上就是缺铁性贫血。贫血的发生机制往往是多因素的,同一类型的贫血可有多种发病机制并存。

贫血的病理生理学基础是血红蛋白减少,血液携氧能力减低,全身组织和器官发生缺氧变化。

二、临　床　表　现

除了镰状细胞贫血,其他类型贫血的眼底改变都非常相似。其眼部的表现与贫血的程度和病程关系密切,而与贫血的病因关系不大。

(一)症状

大多数患者的视力下降不明显。

(二)体征

1. 视乳头改变　视乳头色淡,水肿明显。严重贫血可产生缺血性视神经改变甚至视神经萎缩。

2. 视网膜血管改变　静脉迂曲。因红细胞和血红蛋白量少,故视网膜动静脉颜色均变淡,不易区分。

3. 视网膜水肿渗出　由于缺氧,视网膜组织水肿,严重者可见棉绒斑。眼底色淡,呈粉色或橙黄色。

4. 视网膜出血　这是贫血患者眼底最常见的症状,可为浅层的火焰状出血和深层的圆点状出血,多位于后极部(图 46-1)。恶性贫血和再生障碍性贫血可出现 Roth 斑,即出血中心有一白点。病情好转,可完全不留痕迹。

5. 其他眼部表现　结膜苍白、展神经麻痹(缺铁性贫血)等。

三、诊　　断

贫血的体征和实验室检查因病因和病程的不同,差别较大。需仔细询问病史及检查。特别注意镰状细胞贫血和地中海贫血的家族史。实验室检查是确立贫血的可靠方法,又是明确其类型的重要步骤。红

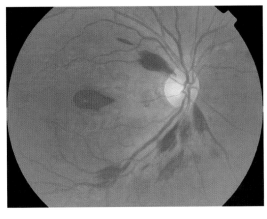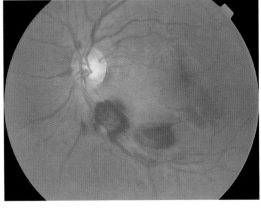

图 46-1 严重贫血眼底改变

患者双眼视乳头颜色稍淡,视网膜静脉稍迂曲增粗,后极部多个片状视网膜浅层出现,沿神经纤维呈水滴状或火焰状,右眼黄斑中央可见一水平水滴状视网膜内浓厚出血,左眼黄斑出血比较浅淡,可能部分已吸收(易长贤提供)

细胞参数中,红细胞平均体积(MCV)和红细胞分布宽度(RDW)在分类中的意义最大,MCV 反映红细胞大小的参数,RDW 反映红细胞大小不一程度的参数。周围血液图片不仅有助于贫血的形态学分类,又能发现异形红细胞。

贫血的眼部表现与组织缺氧和出血有关。结膜苍白,贫血期眼底颜色也淡白。可见视网膜出血、棉绒斑、静脉淤滞和中央静脉阻塞。主要与血液黏稠度提高、高凝状态有关[1]。

四、治 疗

一旦确诊,转入相关科室进行病因治疗,增强营养、补充各种维生素。如大红细胞贫血可予以维生素 B_{12}、维生素 C、叶酸等;小细胞贫血用硫酸亚铁等铁制剂;再生障碍性贫血可以输血和皮质类固醇药物治疗;溶血性贫血也可输血。

治疗后,视网膜的功能通常是可以恢复的,而视神经的损害则不能恢复。

第二节 白 血 病

白血病(leukemia)又称白细胞组织增生症。由于白血病细胞的进行性蓄积,同时引起贫血、粒细胞减少和血小板减少。

一、病因与发病机制

白血病的眼底表现为肿瘤细胞直接侵犯所致,而疾病伴有的贫血、血小板减少也是引起眼底改变的因素。白血病视网膜病变可发生在急性或慢性白血病,以急性者常见。

二、临 床 表 现

其典型特征为视网膜静脉肿胀迂曲,呈节段状或腊肠状,并有白鞘,眼底有出血和渗出。

1. 视网膜血管改变 静脉迂曲扩张明显,呈节段状或腊肠状。由于贫血或血液内充满白细胞,静脉颜色变成黄红色,与动脉颜色不易区分。白血病细胞浸润血管壁,静脉周围可形成白鞘。

2. 视网膜出血 视网膜出血多见于后极部,可位于视网膜浅层或深层,形态多样,Roth 斑常见(图46-2)。严重者可出现玻璃体积血。

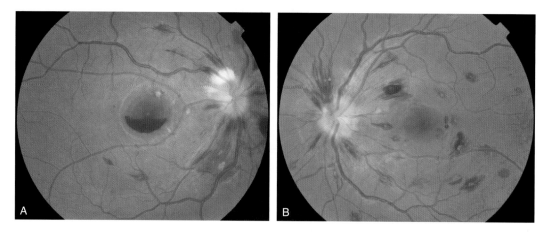

图 46-2　白血病眼底

A. 患者男,21 岁,眼前黑影 4 天,伴疲倦 3 个月。右眼矫正视力 0.2,视网膜静脉迂曲扩张,黄斑区视网膜前出血,视乳头旁可见棉绒斑,视乳头周围散在的视网膜浅层出血,出血中央可见一点状白斑(Roth 斑);
B. 左眼视力矫正 0.7,视网膜静脉迂曲扩张,后极部大量 Roth 斑

3. 视网膜和脉络膜浸润　视网膜和脉络膜被白血病细胞浸润,可产生视网膜水肿,视网膜颜色从正常的橘红色变成橘黄色(图 46-3),甚至黄白色。脉络膜由于血管内外白细胞浸润,可明显增厚,进而影响视网膜色素上皮层血供,使其屏障功能受损。FFA 可见早期大量点状荧光素渗漏(图 46-3)。

4. 视乳头肿胀　白血病病变可侵犯视神经的不同部位。如果白血病细胞浸润在筛板之前,则视乳头肿胀明显,边界模糊,伴有出血,视力下降不明显。如筛后视神经受累,视力也可明显下降。视乳头水肿可因白血病细胞浸润视乳头组织和血管,静脉回流受阻和缺血所致,也可因颅内高压所致。

5. 其他眼部表现　白血病可侵犯任何的眼部组织,如眼眶、眼睑、虹膜、角膜等。

(1) 眼眶浸润:常发生于幼儿,男性比女性多见,以急性粒细胞白血病发病率最高。以往称绿色瘤。但因白血病眼眶浸润并不均呈绿色,又称为粒细胞肉瘤或髓样肉瘤。其临床特征是眶内组织受白血病细胞浸润而产生眼球突出、眼睑下垂、结膜充血水肿、眼球运动受限,眶缘可触及坚硬的肿物和眼球后触痛。有眼眶浸润者提示病情严重,预后不良,死亡率高。

(2) 虹膜浸润:多见于急性淋巴细胞白血病患者。症状类似急性虹膜睫状体炎,如睫状充血、疼痛畏光,前房可有积脓或积血。虹膜浸润可分弥漫性或结节状。弥漫性者虹膜颜色变淡,呈灰白色;结节状浸润表现为局限性边界不清的结节,通常位于虹膜瞳孔缘处。

(3) 其他眼部症状:侵犯角膜可致角膜环状溃疡;泪腺肿大;累及玻璃体,出现玻璃体混浊;小梁网被浸润致使发生开角性青光眼。

三、诊　　断

白细胞显著增高,周围血液有大量白血病细胞,一般血涂片检查即可明确诊断。有些需借助骨髓检查才能明确诊断。

35% 的白血病患者可出现眼部损害而只有 10% 患者表现出症状[2],因此白血病患者需常规检查眼底。主要的眼底改变为视网膜血管病变、眼组织浸润和视神经损害。

四、治　　疗

转入相关专科进行治疗,主要为全身白血病治疗,如支持疗法,纠正贫血和出血,可输血补充血小板等。防感染治疗,化疗。也可应用类固醇激素。眼部症状仅为对症治疗。大剂量免疫抑制剂治疗时应注意继发机会感染,导致视网膜坏死并发症(图 46-4)。白血病患者的预后依赖于白血病的类型、病程以及对治疗的反应。

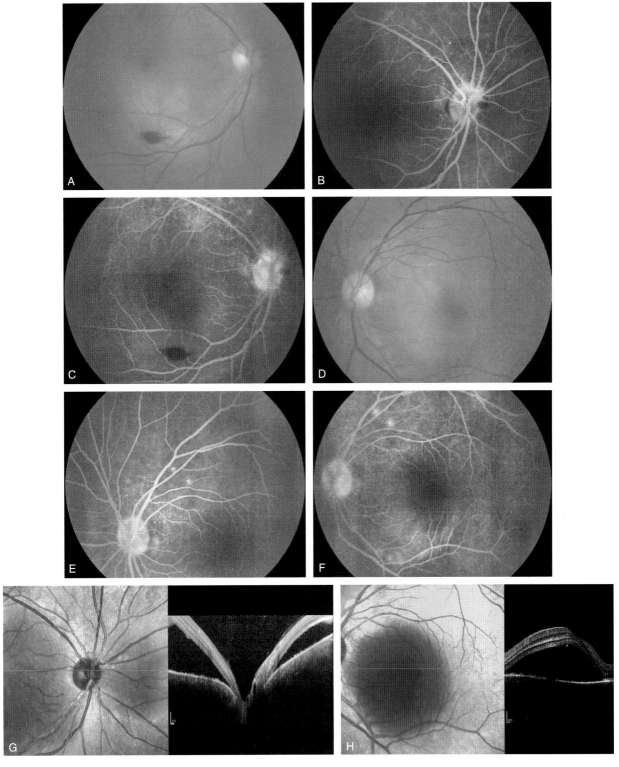

图 46-3　急性淋巴细胞白血病

A. 患者女,51 岁,双眼视力骤降三天就诊,双眼视力 0.15,矫正无提高,双眼球前段无异常。右眼黄斑区及视乳头鼻侧视网膜见局限性隆起,约 5~8 视乳头直径(DD)大小的晕轮,黄斑反光不清,余视网膜平伏,黄斑下方大血管处见小片状表层出血;B. 右眼 FFA 早期开始视乳头颞侧及鼻侧脉络膜见多个高荧光点,随造影时间延长,点状渗漏扩大;C. 造影晚期,视乳头高荧光、边界模糊,后极部荧光积存,视网膜血管无异常荧光,黄斑下方小片状出血遮蔽荧光;D. 左视乳头和血管未见异常,黄斑区见局限性隆起,呈 7DD 直径大小的晕轮,黄斑反光不清,余视网膜平伏;E 和 F. FFA 表现同右眼;G. 右眼 OCT 检查,红外线下扫描见后极部颞侧和鼻侧呈低反射,切面为视乳头颞侧及鼻侧神经上皮层脱离,其下为低反射信号,色素上皮层表面和脉络膜层内可见点状中高反射信号;H. 左眼 OCT 检查,脱离的黄斑区呈圆形低反射,黄斑区神经上皮层脱离,其下为低反射信号,色素上皮层表面和脉络膜层内可见点状中高反射信号(刘雪莲提供)

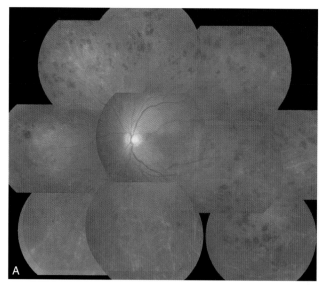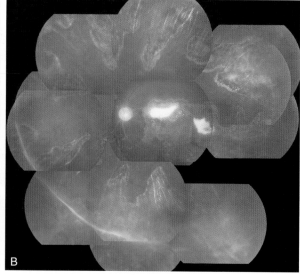

图 46-4 继发视网膜坏死

A. 双眼白血病性视网膜病变,眼底改变相似;这是左眼中周部大量中间白点出血,周边血管闭塞呈白线状,有散在灰白色渗出;B. 免疫抑制剂治疗后出现双眼继发性视网膜坏死,视乳头蜡黄,血管细,黄斑区黄白色渗出,后极部到周边部大片视网膜坏死,坏死边缘呈地图状,鼻下方视网膜前见环形增生条索(刘文提供)

第三节 红细胞增多症

红细胞增多症(polycythemia)是血液内红细胞和血红蛋白增多,以及血容量增加的血液病。当红细胞数超过 600~630 万 /mm³ 以上,血红蛋白超过 110g/L 以上即可出现眼底症状。红细胞增多症发病率非常低,约为百万分之 0.6~1.6 [3]。

一、病因与发病机制

各种原因缺氧时,刺激骨髓产生更多的红细胞,血液中红细胞数量增多时,红细胞压积增高,而血液黏度随压积的增高而增高,会出现高黏度综合征的一系列症状,如视乳头小血管阻塞而发生视乳头水肿,动静脉交叉处形成静脉阻塞。红细胞数量增加致使血容量增加,静脉和毛细血管壁薄,发生代偿性扩张,故眼部血管扩张,患者出现发绀面容。

二、临 床 表 现

(一)全身表现

患者呈发绀面容,唇、舌部明显。

(二)眼底改变

1. 视乳头改变 原因为血粘度增高,血流缓慢,视乳头小血管阻塞所致。表现为视乳头充血,边界模糊,可伴有视乳头肿胀。视乳头病变的程度与红细胞数量的增高呈正比。

2. 视网膜血管改变 视网膜静脉的改变是本病最突出和最常见的体征。视网膜静脉高度迂曲扩张,呈串珠或腊肠状,静脉管径变粗,动静脉比例可为 2：6,颜色为紫红或紫黑色,似紫葡萄色。血流受阻严重时,可产生视网膜中央或分支静脉阻塞。毛细血管充盈扩张,好似整个视网膜布满血管。由于脉络膜血管扩张充盈、颜色发暗,致整个眼底呈青紫色,称视网膜发绀。

3. 视网膜出血 较少见,出血为点片状,多为浅层出血。

(三)其他眼部改变

眼睑呈紫红色,睑结膜血管扩张,可见小出血点。球结膜血管充盈,可呈螺旋状扩张,散在小出血点。

浅层巩膜血管扩张。虹膜血管充盈扩张,致虹膜组织变厚。

三、诊　　断

化验检查,红细胞数量显著增高,如超过 650 万 /mm^2 即可诊断。通常也行骨髓组织活检。

眼部表现多样,如眼球运动麻痹、暂时性单眼视力丧失、眼缺血、球结膜充血、视网膜静脉淤滞、因血栓形成造成双眼提上睑肌麻痹等。

四、治　　疗

治疗原发病。

第四节　血小板减少性紫癜

血小板功能异常或数量减少引起的临床疾病,称为血小板减少性紫癜(thrombocytopenic purpura),分为原发性和继发性。原发性者病因不明,继发性者有再生障碍性贫血、恶性肿瘤、脾功能亢进、药物中毒如砷、苯、奎宁、氯霉素等所致。化验检查,原发性者多在 5 万 /mm^3 以下,出血时间延长。常见症状为皮肤和黏膜出现瘀斑,鼻、牙龈出血,月经过多。内脏受累时,可出现咯血、呕血、便血和尿血等。

视网膜最常见的病变为出血,多位于后极部,可为浅层火焰状或深层圆点状(图 46-5),也可发生视网膜前出血,也可形成玻璃体积血。视网膜可出现水肿、棉绒斑等。视网膜血管无明显变化。脉络膜出血可引起视网膜脱离。另外,可出现眼睑皮下小出血点或皮下血肿,发生球结膜下出血,虹膜出血形成前房积血。眼眶出血导致眼球突出。

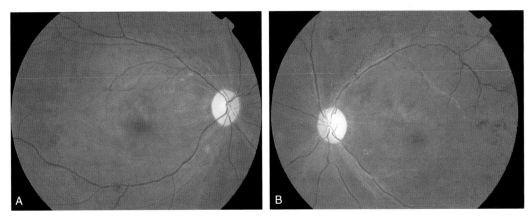

图 46-5　血小板减少性紫癜眼底改变
A. 患者右眼视乳头色淡黄,视网膜血管变细,尤其是动脉血管变细明显,视乳头周围见散在白色渗出斑点,黄斑反光消失,视网膜无光泽,散在出血点和大量微血管瘤;B. 左眼底改变同右眼,但血管明显的白线状,中周部视网膜出现血管攀,迂曲增多及微血管瘤(易长贤提供)

治疗:明确病因,针对病因治疗。

第五节　视网膜脂血症

视网膜脂血症(lipemia retinalis)是不同原因产生的血中全部脂质增高,即高脂血症时视网膜血管的表现。高脂血症常见于并发酮症酸中毒的重度糖尿病患者,多发于幼年或青年患者;还可见于垂体功能低下的高甘油三酯血症,和特发性青年和成人的高脂血症。高脂血症时血清呈乳糜状。

视网膜脂血症有特征性外观。视网膜血管失去正常红色,从周边部开始血管呈现乳白色,逐渐累及到后极部视乳头周围。动静脉血管均呈乳白色,宛如充满乳汁。因脉络膜血管的改变,整个眼底正常的橙红色变淡,前房液也可称乳糜状。重症病例血管的乳白色加深,略带黄色。若病情缓解,视网膜脂血症消退,从视乳头周围的血管开始向周边部逐渐恢复为红色。

治疗原发病。糖尿病者经胰岛素治疗,大多数效果良好。脑垂体功能低下者使用促甲状腺激素后视网膜脂血症和和血清乳化现象迅速消退。特发性者一般不严重,低脂膳食即可控制病情。

第六节　镰状细胞贫血

镰状细胞贫血(sickle cell anemia),又称地中海贫血,是一种血红蛋白遗传缺陷病,以黑色人种多见。脱氧可使红细胞僵硬变形,成为镰刀状,故名。

一、病因与发病机制

正常红细胞血红蛋白为 A 型,红细胞呈两面凹的圆盘,柔软有弹性,可变形,容易通过毛细血管。镰状细胞血红蛋白为 S 型或 C 型,红细胞呈新月形,像镰刀,在低氧状态下更易镰变。镰变红细胞硬、不易变形,容易堵塞视网膜小动脉,特别是周边部小动脉,造成视网膜缺血。缺氧又刺激红细胞镰变,造成恶性循环。

二、临　床　表　现

眼部病变主要为视网膜缺血及其并发症,这也是其他血管病如糖尿病性视网膜病变、视网膜静脉阻塞、早产儿视网膜病变最常见的特征。分为增生型和非增生型两类。

(一)增生型病变

周边部小动脉阻塞呈白线状,小静脉回流受阻,形成周边部无灌注区,该区视网膜呈灰棕色,组织模糊不清,与正常橘红色眼底呈明显对比[4]。在小动脉闭塞处,动脉侧毛细血管膨大与静脉交通,形成动静脉交通支,位于无灌注区和灌注区间。无灌注区可形成新生血管,多位于视网膜周边部,最常见颞上方[4]。新生血管可出血形成玻璃体积血,有时被误诊为 Eales 病,对黑色人种应想到本病的可能。有时新生血管由于其营养小动脉阻塞而退缩,不发生玻璃体积血。新生血管膜增生牵拉可引起视网膜脱离。

(二)非增生型病变

包括以下几种:①黑旭日饰针斑(black sunbursts),为视网膜赤道部 1/2~2DD 大小边界清楚的黑色斑,类似视网膜脉络膜瘢痕,边界呈星形或针形,似嵌有宝石的旭日形饰物。病理过程为血管阻塞造成出血,出血在修复过程中刺激视网膜色素上皮肥大,与含铁血黄素及巨噬细胞混杂在一起形成黑旭日饰针斑;②视网膜闪光点状沉着物:在病变附近有闪亮的颗粒状小点沉着,类似胆固醇结晶,但并不是类脂质。可能为含铁血黄素在吸收过程中形成;③鲑斑出血:出血进入内界膜下或视网膜内,呈卵圆形,约 1DD 的红色斑,颜色由粉红变成橙红,最后变成白色;④偶尔合并血管样条纹,可能因溶血性贫血致慢性铁质沉着在 Bruch 膜上致膜破裂形成。

三、诊　　断

镰状细胞贫血的诊断需依靠血红蛋白电泳分析,可分离出异常形态的血红素占大多数。

四、治　疗

治疗原发病。视网膜无灌注区激光光凝、封闭新生血管是眼部治疗的关键。

第七节　弥漫性血管内凝血

弥散性血管内凝血(disseminated intravascular coagulation,DIC)是一组严重的出血性综合征。其特点是在某些致病因素作用下首先出现短暂的高凝状态,血小板聚集、纤维蛋白沉着,形成广泛的微血栓,继之出现消耗性低凝状态并发继发性纤溶亢进。临床表现为出血、栓塞、微循环障碍及溶血等。

一、病因与发病机制

诱发 DIC 的病因甚多,其中以感染性疾病最多见,其次是恶性肿瘤,严重创伤及产科并发症、大型手术及创伤等。

二、临　床　表　现

(一) 共同特点

1. 出血　是 DIC 最突出的症状,往往是突然发生的广泛、自发性出血。出血程度不一,常为皮肤粘膜出血。严重者可有胃肠道、肺及泌尿道等内脏出血甚至颅内出血。

2. 栓塞微循环　有广泛血小板和(或)纤维蛋白血栓形成,导致受累器官缺血、缺氧、功能障碍,甚至组织坏死。栓塞症状依栓塞部位、程度、持续时间而定。

3. 微循环障碍　主要见于急性型。由于血管闭塞,回心血量减少,心输出量降低,患者可在短期内出现低血压或休克。

4. 微血管病性溶血　血管内凝血使微血管腔变窄,腔内的纤维蛋白条索可使红细胞在通过时引起机械损伤和碎裂,甚至溶血。

(二) 眼部表现

包括脉络膜毛细血管和附近小动脉及小静脉的血栓性闭塞,这些改变为双眼对称性,且局限于黄斑部和视乳头周围的脉络膜,并不发生在周边部脉络膜、视网膜、视神经和后睫状动脉。在脉络膜毛细血管闭塞的病灶上色素上皮层可有不同程度的分裂和破坏,可出现渗出性视网膜脱离。

三、诊　　断

主要根据全身的病史、症状和体征诊断。

四、治　　疗

转有关专科消除诱因,治疗原发病,终止 DIC。

(李梅　于珊珊)

参 考 文 献

1. Biousse V,Bousser MG. Cerebral venous thrombosis. The Neurol. 1999;5;326-349.

2. Reddy SC,Jackson N,Menon BS:Ocular involvement in leukemia- a study of 288 cases. Ophthamologica. 2003;217:441-445.

3. Spivak JL. Clinical controversies involving the chronic myeloproliferative disorders. In chronic myeloproliferative disorders. Hematology Am Soc Hematol Educ Program. 2003;200-224.

4. Downes SM,Hambleton IR,Chuange EL,et al. Incidence and natural history of proliferative sick cell retinopathy:Observations from a cohort study. Ophthalmology. 2005;112:1869-1875.

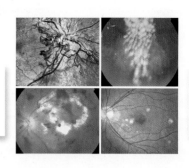

第四十七章
外伤性眼底改变

眼外伤(ocular trauma)是视力丧失的重要原因之一,尤其在发展中国家更严重。单眼盲的首要原因是眼外伤,主要发生在年轻人群[1]。眼外伤失明后不光增加家庭困难,也是社会一大负担,所以特别强调预防眼外伤的重要性。受伤后及时正确地处理也是尽量挽救患者视力的一个重要方面,本章重点描述钝力对眼球的直接或间接损伤所引起的脉络膜视网膜病变。巩膜破裂和穿通性眼外伤已在外科卷相关章节详细论述,其相关疾病不包括在本章内。

第一节　视网膜震荡

视网膜震荡(commotion retinae),又称 Berlin 水肿[2](Berlin edema),指急性视网膜挫伤在外层视网膜出现的一个或多个灰白色视网膜水肿,视力明显下降。数日后水肿吸收,视力恢复,不留明显的病理改变。

一、病因与发病机制

由于外来的钝力作用于眼球,经过眼内容的压力波或整体运动传导至视网膜上,眼球后极部是着力点;另外,颜面部受伤时,压力波经翼上颌缝进入眶部,通过软组织首先打击到眼球后极部,故视网膜挫伤多发生在眼球后极部的黄斑区。动物实验和临床观察均证实,视网膜震荡是一种视网膜外层细胞内水肿(包括视网膜色素上皮,简称:RPE)和光感受器外节崩解,几乎没有细胞间水肿[3-5]。外伤引起视神经和视网膜血管舒缩机制异常,表现视乳头肿胀或出血,视网膜内和(或)表面出血。

二、临床表现

(一)症状

不同程度的视力下降,视物变形和中心暗点。

(二)体征

在伤后立即或几个小时,患者感到视力下降,但视网膜可显示正常。之后,黄斑部或其他部位出现灰白色的浑浊,先为多个白色斑块,迅速融合成片,并可扩张至视乳头周围,由于乳白色背景上衬托出黄斑中央部脉络膜的红色,因而酷似视网膜中央动脉阻塞时黄斑樱桃红表现(图 47-1)。

损伤较轻的病例,视网膜颜色改变轻微和混浊不明显,一般在数天或数周恢复正常视力和视网膜外观[6]。在严重病例,视网膜震荡呈致密的灰色,常有视乳头周出血,视网膜或视网膜前出血。可发生视网膜坏死萎缩,视网膜水肿消退后,黄斑部遗留棕色或黄褐色色素紊乱,视网膜脉络膜萎缩或囊样变性,可发生囊样变性甚至形成黄斑裂孔,引起视力严重减退或中心视力的永久丧失。晚期 RPE 改变可是很轻微的萎缩,FFA 呈透见荧光,到大量 RPE 增生和迁移,局限于后极部、周边部、某个象限或更加广泛,可表现类似于视网膜色素变性[7]。

(三)辅助检查

1. 荧光素眼底血管造影(FFA)　轻度视网膜震荡 FFA 可显示正常,在严重病例,水肿的视网膜遮蔽脉络膜背景荧光,在大多数病例无荧光素进入视网膜或视网膜下。在 RPE 受损伤的病例,可见到渗漏高

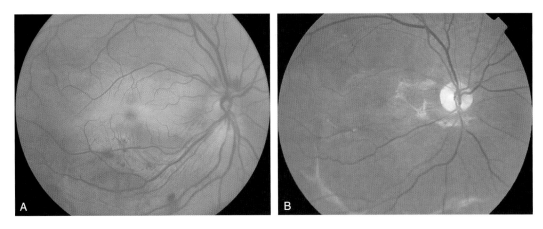

图 47-1　视网膜震荡

A. 眼球伤 3 小时伴视力下降,视乳头上缘和下方血管旁见片状出血,后极部视网膜灰白色水肿,酷似视网膜中央动脉阻塞时黄斑樱桃红表现;B. 伤后半年,视力矫正到 0.2,视乳头苍白,边界清,血管行径正常,黄斑下见机化膜和色素异常(刘文提供)

荧光[8]。吲哚青绿脉络膜血管造影(ICGA)早期脉络膜血管呈阶段性不规则扩张和(或)狭窄,晚期于病变部位出现"椒盐状"改变或斑点状低荧光,脉络膜血管充盈时间延长。

2. 相干光断层成像仪(OCT)　轻度视网膜挫伤仅表现出光感受器外节的高反射,并且在数日后消失,最佳矫正视力也可以得到较好的恢复[9]。在严重的病例,受损部位视网膜增厚,反射增强,光感受器内外节变薄或缺失(图 47-2),与视力下降明显相关,预后通常不良[9]。

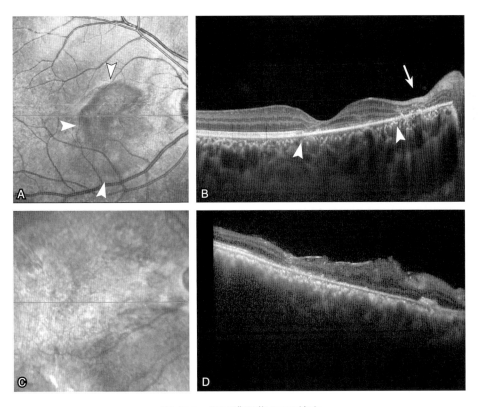

图 47-2　视网膜震荡 OCT 检查

A. 患儿男,11 岁,右眼被弹弓伤二个月,视力矫正到 0.4,OCT 近红外光显示黄斑区地图状低反射(箭头);B. 经中心凹水平切面显示从中心凹颞侧旁到接近视乳头光感受器外节间断缺失(箭头之间),视乳头边缘有全层萎缩变薄(箭);C. 图 47-1 患者受伤后 10 个月,视力矫正到 0.05,黄斑区视网膜萎缩;D. 经黄斑水平切面,视网膜变薄高低不平,各层结构均不清楚(刘文提供)

3. 视觉电生理检查　眼球挫伤后即刻表现视网膜电图(ERG)的 a 波和 b 波潜伏期延长、振幅下降，明显低于健眼。视觉诱发电位(VEP)表现为峰潜伏期延长、波幅低。在预测视功能时应注意：损害范围大而远离黄斑部，视力可能良好；若是黄斑部损伤，虽然范围小，ERG 改变小，但视力损害可以较重。

三、诊断和鉴别诊断

(一) 诊断

有眼部钝挫伤病史，伤后视物不清和视物变形等，眼底检查见后极部视网膜水肿。

(二) 鉴别诊断

1. 视网膜中央动脉阻塞　视网膜震荡的眼底改变颇似视网膜中央动脉阻塞，但后者无外伤史，而且起病急，视力完全丧失或仅存光感，多有高血压、心血管病史。

2. 先天性黄斑异常　容易和黄斑挫伤后遗症相混淆，先天性黄斑变性多为双眼对称，逐渐加重。外伤性黄斑变性有明显外伤史，仅受伤眼出现病变。

四、治　疗

目前没有有效的治疗视网膜震荡的方法，除了严重累及黄斑或其他相关的眼内损伤外，大部分病例趋于自愈。

1. 药物治疗　视网膜震荡多在 2 周内恢复视力，嘱患者安静休息，无需特殊处理。亦可用肾上腺糖皮质激素、维生素 C、血管扩张、营养神经药物等，促进视功能恢复。早期应用才能阻止损伤引起的继发性损害，促进视网膜功能恢复。

2. 高压氧治疗　一般在眼底无活动性出血后，行高压氧治疗，采用纯氧加压，治疗压力 0.2MPa，保持舱内氧浓度在 90% 以上，稳定吸氧 60 分钟，升减压各 20 分钟。每日一次，10 次为 1 疗程，治疗 1~3 疗程。

3. 玻璃体手术　若出现黄斑裂孔或玻璃体积血，可予手术治疗，详见第三节。

五、治 疗 效 果

据回顾性文献报道，60% 影响黄斑区的视网膜震荡的患者在 2 周后恢复视力，40% 有永久性的黄斑损害和不同程度的视力降低，而视力下降的大多数患者合并脉络膜破裂、白内障和晶状体半脱位等损伤。

(龙崇德)

第二节　视网膜钝挫伤

视网膜钝挫伤(retinal blunt trauma)指眼球闭合性外伤后出现的视网膜水肿、出血、坏死及裂孔等损伤伴视力可逆或不可逆性的下降。

1. 视网膜震荡症(retinal concussion)　是一种较轻微的外伤性视网膜混浊情况。最初患者视力较好(>0.1)和不明显的灰白色视网膜改变，2~3 天后，视网膜改变自动消失，视力也可恢复到正常，后遗症极少[10,11]。FFA 显示混浊处遮蔽脉络膜背景荧光，视网膜无荧光渗漏，在 RPE 水平有轻度染色，以后也消失[10]。

2. 视网膜挫伤(retinal contusion)　视网膜发白比视网膜震荡症更明显，常伴有出血。视力下降从轻度到严重不等，与视网膜变白的程度不相关。如果黄斑受累及，视力永久下降[12]。FFA 检查 RPE 渗漏荧光比视网膜震荡症更强，数周后，RPE 的损伤留下色素瘢痕[12]。

3. 眼球挫伤引起的视网膜坏死和穿孔　已在外科卷详细论述，请读者参考相关章节。

外伤性视网膜色素上皮裂孔(traumatic retinal pigment epithelial tears)　RPE 裂孔是大家熟知年龄相关性黄斑变的并发症，但外伤后也可引起[13,14]。在眼球受到打击的恰好某一力量点，引起 RPE 撕裂，但不出现玻璃膜破裂。具有弹性卷缩力 RPE 在撕裂边缘卷曲在正常 RPE 表面，影响 RPE 裂孔愈合，视力一般很差[15]。眼底检查在 RPE 裂孔处色素脱失,暴露玻璃膜,在脱色素一边有卷曲的色素 RPE[14]。FFA 证实 RPE 裂孔为窗样缺损区,RPE 卷缩边遮蔽荧光,边缘锐利,没有 RPE 脱离[13,14]。OCT 能很清楚地显示这些 RPE 裂孔改变[14]。目前对 RPE 裂孔尚无有效治疗方法,有报告 RPE 裂孔可自行愈合[15]。

(刘文　龙崇德)

第三节　脉络膜挫伤

脉络膜挫伤(choroidal contusion)是由于冲击力的作用而直接或间接引起的脉络膜的损伤,严重程度取决于致伤部位及致伤物大小、速度(动能),表现为脉络膜的破裂、出血、缺血及脱离等。

一、脉络膜破裂

脉络膜破裂(choroidal rupture)是一个误用的术语,实际上是玻璃膜(Bruch's membrane)和贴在上面的 RPE 撕裂[10,16]。脉络膜裂孔(choroidal tear)是全层脉络膜裂开露出巩膜。

(一)病因与发病机制

1. 病因　引起眼球挫伤的常见原因是钝性物体(30%)、锐性物体(18%)、交通事故(9%)、枪弹(6%)、钉子(6%)、空气枪(6%)、烟花(4%)和跌到(4%)[17]。最常见打击物体是砖块、石头、手、拳头、足球、网球、木块和钓鱼坠,最近多见的橡胶带、彩弹球和安全气囊[17]。

2. 发病机制　来自前方物体撞击眼球后,前后方向压缩眼球,外力通过玻璃体向眼球后段及周边传递,相对无弹性的玻璃膜容易破裂,引起表面的 RPE 和其下的脉络膜毛细血管也跟着撕裂[10,16]。直接伤处脉络膜破裂相当罕见,位于直接受撞击部位,多在赤道以前与锯齿缘平行,是压缩坏死的结果[10]。间接脉络膜破裂远离撞击点,在后极部形成新月形状的白色损伤,弧形朝向视乳头或黄斑附近[18,19]。如果玻璃膜已有损伤或脆弱因素存在(如血管样条纹),比正常人更容易引起脉络膜破裂[19]。组织病理学显示早期脉络膜破裂处出血,接着出现纤维血管组织和 RPE 增生;表面视网膜容易受到影响,轻者光感受器外节消失,重者全层视网膜萎缩;最终脉络膜破裂处被纤维胶质修复[16]。

(二)症状和体征

1. 症状　脉络膜破裂的位置决定最初的症状,如果破裂位于黄斑中心外,患者可能无症状;破裂位于中心凹旁或中心凹下,视力明显下降或出现暗点。大量出血进入玻璃体腔致视力严重下降。

2. 体征　在视乳头周围形成新月形或弧形状出血,伴视网膜水肿。当多个破裂发生,它们形成以视乳头或黄斑为中心的同心圆弧线,在视乳头鼻侧的破裂较少有这种规律性。也可呈星形、V 形、H 形、Y 形及不规则形等[19-21]。长度可达 3/5~8 视乳头直径(DD),或绕视乳头一周。弧宽最宽可达 1DD,最窄呈线状或裂隙状。在发生破裂的初期因有视网膜下出血或视网膜震荡不容易看到,当出血或视网膜水肿吸收后,破裂显示为黄白色条纹,偶尔底部可见到大脉络膜血管[18](图 47-3)。随着时间推移,瘢痕组织充填在脉络膜破裂处成为灰色。脉络膜破裂常伴有出血,小的出血呈圆形、暗红蓝色隆起,有一圈粉红色边缘,常位于赤道部或临近视乳头。大量脉络膜破裂出血突破玻璃膜进入视网膜下、视网膜、玻璃体后和玻璃体腔。早期玻璃体积血为红色,血色素吸收后成为黄色(图 47-4)。积血少可仅位于裂伤处,但常常是在下方玻璃体腔,大量出血可致眼底完全不清。经过数周,这些出血可以吸收,留下破裂处色素改变区域。

脉络膜破裂的最常见并发症是脉络膜新生血管(CNV)膜[19,22],在外伤后 1 个月到 7 年里发生。老年患者、破裂位于黄斑和范围大容易发生 CNV[19]。CNV 从瘢痕组织附近生长,引起出血和长入视网膜下。脉络膜破裂伤常并发有闭合性眼外伤的其他表现,应引起检查者注意(见外科卷第三十七章)。

(三)辅助检查

早期因为视网膜下出血,FFA 显示为遮蔽荧光。因脉络膜破裂损伤玻璃膜和 RPE 复合物,本身显示为透见高荧光。如果 CNV 形成,它显示渗漏高荧光。ICGA 检查脉络膜破裂区呈低荧光,还能比眼底检查和 FFA 显示更多的低荧光条纹[18]。

855

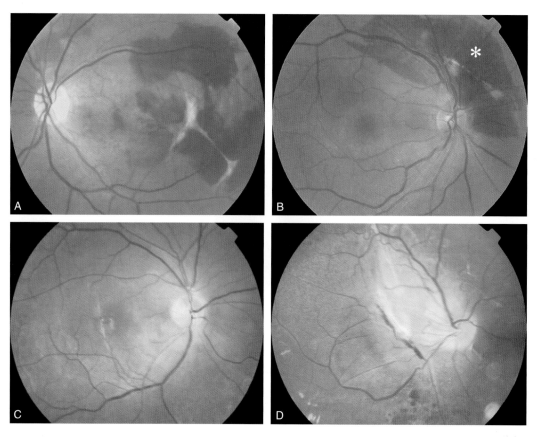

图 47-3　脉络膜破裂

A. 后极部视网膜下片状出血及线状纤维增生疤痕,黄斑区可见色素增生沉着;B. 视乳头鼻上方以视乳头为中心的白色弧形脉络膜破裂,周围视网膜下出血(星);C. 脉络膜破裂瘢痕通过黄斑区,微隆起,有色素增生;D. 黄斑区脉络膜破裂引起黄斑前膜形成伴色素增生,牵拉黄斑区视网膜脱离,颞侧血管弓走行扭曲,下方大血管弓外见簇集色素颗粒(刘文提供)

(四) 治疗

脉络膜破裂本身没有治疗方法,偶尔,引起的玻璃体积血或视网膜下出血需要玻璃体手术。对 CNV 可观察、玻璃体腔内注射抗血管内皮生长因子(VEGF)药物、激光光凝或手术切除,以及光动力学治疗[22]。

(五) 治疗效果

脉络膜破裂的预后依赖黄斑是否受到影响和是否出现 CNV 并发症。在有些患者,新生血管化的瘢痕组织能自行退化,不遗留后遗症[16]。大多数脉络膜破裂患者的最好视力在≥0.5[21]。

(六) 典型病例

1. 病例　患者男,50 岁,因"右眼拳头伤后视力下降 2 月",以"右眼闭合性眼外伤"于 2010 年 4 月 12 日入院。患者 2 月前因他人拳头击伤右眼出现视力下降,伴黑影,逐渐加重。在当地诊断"玻璃体积血",并行"玻璃体切除术",术后视力有恢复。

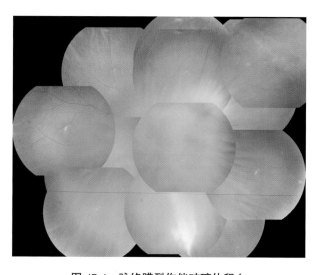

图 47-4　脉络膜裂伤伴玻璃体积血

左眼车祸伤,后极部玻璃体积血围绕视乳头成放射状,已变成黄色,周边视网膜平伏,术中见黄斑外脉络膜破裂伤引起(刘文提供)

曾到中山大学中山眼科中心就诊,门诊检查眼底平伏,鼻上有脉络膜裂伤和视网膜下出血(图47-3B)。1周前突然再次发现右眼视物不清。在当地医院诊断为"视网膜脱离",为求进一步诊治转来中山大学中山眼科中心。入院检查:右眼视力 HM/20cm,矫正无提高;右眼无充血,角膜透明,前房无渗出,瞳孔直径 7mm,5 点位局部后粘连,晶状体透明。眼底检查 10 点巩膜穿刺孔并发症,牵拉 9~11 点玻璃体基底部后界撕裂孔(图47-5),引起 7~1:30 周边视网膜脱离,视乳头鼻上视网膜下出血已经吸收(图47-5)。左眼视力 1.0,眼球前段及眼底检查未见明显异常。眼压测量:右眼 11mmHg;左眼 16mmHg。全身检查无异常。

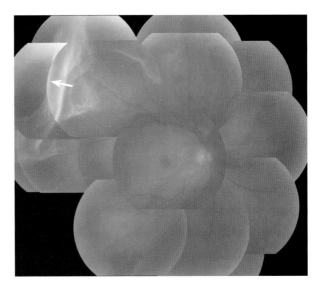

图 47-5　巩膜穿刺孔并发症

图 47-3B 患者,玻璃体手术后一个月,10 点巩膜穿刺孔牵拉 9~11 点玻璃体基底部后界撕裂孔(箭),引起 7~1:30 视网膜脱离,视乳头鼻上视网膜下出血已经吸收(刘文提供)

2. 诊断　①右眼孔源性视网膜脱离;②右眼巩膜穿刺孔并发症;③右眼脉络膜裂伤;④外伤性瞳孔散大。

3. 手术思路　患者无明显眼内增生病变,玻璃体情况良好,可以选用外路手术先封闭裂孔复位视网膜。外伤性瞳孔散大不影响手术观察及操作,待视网膜复位成功后再考虑瞳孔成形术。

4. 手术过程　2010 年 4 月 13 日在局部麻醉下做"环扎、硅压、放视网膜下液、冷凝和眼内 C3F8 注入术"。术后左侧半卧位休息。常规用地塞米松 10mg 抗炎,防感染和预防出血治疗。

5. 手术结果　术后视网膜复位良好,硅压嵴清楚,裂孔位于嵴前坡。因并发性白内障、外伤性瞳孔散大于 2010 年 10 月 20 日再次手术行白内障超声乳化摘除、人工晶状体植入和瞳孔缝合术(图47-6A)。视网膜复位术后 20 个月,矫正视力 0.4,视网膜仍复位良好,视乳头鼻上可见到脉络膜裂伤痕迹(图47-6B)。

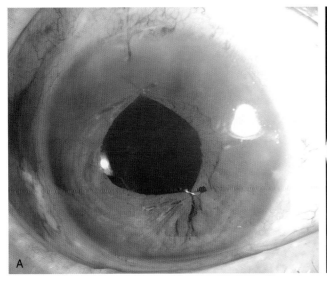

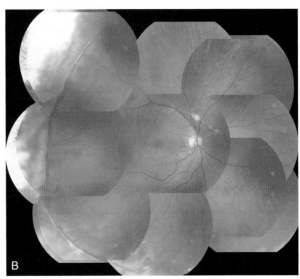

图 47-6　手术后

A. 外伤性瞳孔散大做白内障超声乳化摘除、人工晶状体植入和瞳孔缝合术后;B. 环扎、硅压、放视网膜下液、冷凝和眼内 C₃F₈ 注入术后 20 个月,视网膜复位良好,视乳头鼻上可见到脉络膜裂伤痕迹,矫正视力 0.4(刘文提供)

二、脉络膜出血

脉络膜出血(choroidal hemorrhage)脉络膜分为大、中血管及毛细血管,不同层次的血管损伤,临床表现有所不同,常伴有脉络膜破裂。如出血发生于晚期(外伤后数月或半年以上),除全身性疾病因素外,多为外伤性脉络膜新生血管所致。

(一)病因与发病机制

脉络膜与巩膜间存在潜在的脉络膜上腔,仅在巩膜突、涡静脉、视乳头周围 3 个部位与巩膜粘连紧密,并有睫状动脉、涡状静脉、脉络膜动静脉丛等多组血管通过。当受到外力冲击时,冲击力传导所致的剪切力可导致脉络膜与巩膜紧密贴附的 3 个部位分离,血管破坏、渗漏,甚至破裂出血。渗出及出血极容易流入脉络膜上腔,而形成脉络膜脱离。根据是否出血及出血量多少可依次分为:①脉络膜水肿增厚;②脉络膜渗出性脱离(choroidal exudative detachment);③脉络膜上腔血肿(suprachoroidal hematomas);④脉络膜上腔出血(suprachoroidal hemorrhage);⑤驱逐性脉络膜上腔出血(suprachoroidal expulsive hemorrhage)。后者危险最大,后果最为严重,如不作进一步的处理,眼内血液机化导致视网膜、睫状体脱离,最终致眼球萎缩。有研究[23]分析 28 例破裂伤致无光感摘除的眼球标本发现,脉络膜上腔出血发生率达到 100%。病情轻者,脉络膜脱离可逐步吸收而消失。前房或脉络膜上腔的血液液化后,可被房水静脉引流至巩膜表层,使巩膜黄染。

(二)临床表现

1. 脉络膜毛细血管层出血　外伤导致的脉络膜 Bruch 膜破裂,毛细血管层的出血通过破裂口流入 RPE 层下,形成出血性 RPE 脱离(图 47-7)。裂隙灯加前置镜或三面镜观察可见出血表面视网膜隆起的光带。黄斑区中心凹处 RPE 层较厚、色素较多,遮挡出血的颜色,呈现黄白色。周围视网膜水肿,可见出血

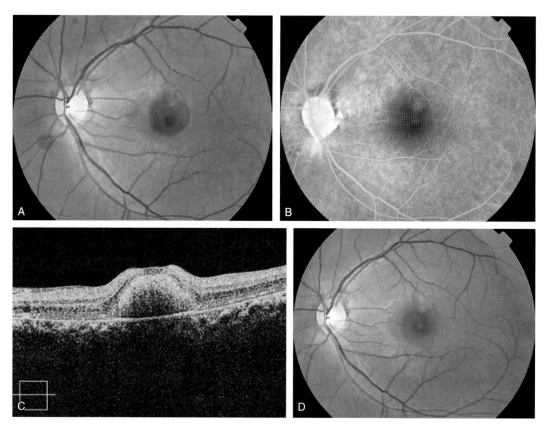

图 47-7　外伤性黄斑区出血

A.眼球挫伤后黄斑下出血,视乳头鼻下 1/2DD 处可见 1/3DD 圆形红色出血;B. FFA 显示黄斑区渗漏荧光;
C. OCT 显示出血位于黄斑区色素上皮下;D.经过一个月的药物治疗,黄斑及乳头鼻下出血均吸收,黄斑中心旁留下白色点状脉络膜破裂(刘文提供)

环绕,如伴较大的弧形脉络膜破裂可在眼底检查时观察到,而小破裂口易被出血遮挡,需待出血吸收后才能辨别。

脉络膜毛细血管层出血所发生的色素上皮脱离预后良好,出血吸收后视力可有不同程度的恢复。合并黄斑区中心凹的脉络膜破裂和黄斑穿孔则中心视力无法恢复。

2. 脉络膜大血管出血　强烈的冲击力及剪切力可以导致脉络膜大血管破裂,血液流入脉络膜上腔并存留,造成出血性脉络膜脱离。出血量较大时,眼压突然增高或凝血块直接刺激睫状神经,使患者多伴有剧烈眼痛。眼底可见出血区呈棕黑色实性隆起,表面光滑。赤道部较为扁平,而后极似半球形。由于涡静脉的间隔限制,跨此区的出血灶在此处形成凹陷。隆起甚高时两侧脉络膜隆起可相互接触(kissing choroids),经久不退缩可导致接触部位的表层视网膜粘连。1~2周后,脉络膜上腔的积血开始液化,可经房水静脉引流至巩膜表层,使巩膜黄染。

严重脉络膜挫伤患者,常伴有眼内多个部位的损伤(图 47-8),出血吸收同时伴有脉络膜视网膜萎缩;出血和渗出物纤维化,在视网膜下形成灰白色纤维条索和(或)视网膜下膜(图 47-8)。部分患者在视网膜表面诱发成纤维细胞增生,视网膜和脉络膜瘢痕化;可致牵拉视网膜和睫状体脱离,最后眼球萎缩,这是最严重的后果。

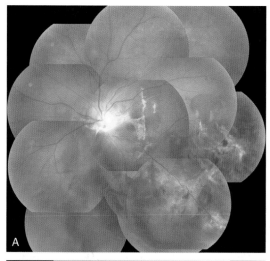
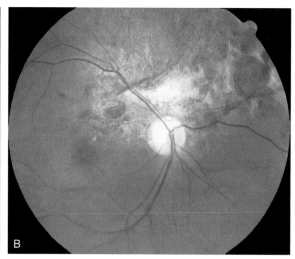
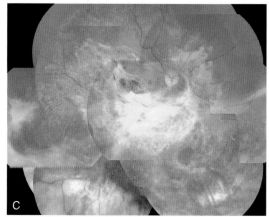

图 47-8　脉络膜出血
A. 皮带弹伤,颞下象限视网膜及脉络膜挫伤;视乳头下方视网膜前膜形成,牵拉黄斑形成皱纹;2~7点视网膜下鲜红出血,黄斑和颞侧视网膜下见灰白色机化膜,含有少量色素;B. 车祸伤和玻璃体手术后 4 个月,视乳头颜色稍淡,黄斑区色素紊乱,11~3点视网膜和脉络膜萎缩,露出脉络膜大血管,见少量出血和视网膜下膜形成,有色素增生;C. 右眼砂轮伤,晶状体半脱位、虹膜根部离断和玻璃体基底部断脱、脉络膜视网膜挫伤,玻璃体积血术后 9 个月,下半脉络膜视网膜萎缩和后极部瘢痕化
(刘文提供)

(三) 辅助检查

1. 巩膜透照法　脉络膜上腔出血,巩膜透照法检查时不透光。脉络膜上腔渗出,巩膜透照法检查时透光。

2. B 型超声波检查　浆液性脉络膜脱离腔内呈均匀暗区,严重脉络膜脱离两侧视网膜相互接触,称之为接吻征。新鲜出血脉络膜脱离腔内呈不规则强回声,液化期回声减弱,病变缩小。与脉络膜黑色素瘤定期观察形态不变相区别[24]。

3. FFA　脉络膜出血为圆形或不规则形态的遮蔽背景荧光(出血性 PRE 层脱离),可较眼底检查所见范围稍大。当出血性 RPE 脱离合并外屏障功能破坏,出血渗出可进入神经上皮下,伴神经上皮脱离,FFA可见遮蔽荧光区的中央出现荧光渗漏,随时间可扩散到整个出血区[20,21]。

4. OCT　可用于区别视网膜下或 RPE 下出血,在出血吸收后可观察脉络膜破裂[25,26]。

5. 眼底自发荧光(FAF)　脉络膜破裂引起的视网膜下出血显示降低 FAF,出血吸收后显示 FAF 增加,FAF 比检眼镜和眼底彩照检查更能显示损伤 RPE 的改变[26]。

(四) 诊断和鉴别诊断

眼球挫伤后在视网膜深层见到暗红色或棕色隆起,B 型超声波显示隆起物内为不规则强回声,可确诊脉络膜出血。需与脉络膜黑色素瘤和浆液性脉络膜脱离相鉴别。前者定期观察形态不变化,B 型超声波为实性回声,FFA 见到视网膜和肿瘤脉内双循环可鉴别;后者多为低眼压,B 型超声波检查隆起物内为液性回声,可区别。

(五) 治疗

应首先排除有无全身其他部位和危及生命的损伤,在全身无损伤或在生命体征稳定情况下进行眼科处理。

1. 体位　保持半靠体位,让玻璃体腔内积血或渗出物沉在下方。

2. 药物　主要是对症处理,烦躁不安患者给予适当镇静,让其安静休息。全身给予止血药物,防治继续出血。在出血静止 3 天后可给予活血化瘀中成药和局部热敷,加速出血吸收。眼部炎症反应明显者给予全身和局部肾上腺糖皮质激素。

3. 手术　对出血引起的接吻征不消失、不能控制的高眼压、大量玻璃体积血和孔源性视网膜脱离需手术处理。手术时机一般掌握在出血后 7~14 天,B 型超声波超检查脉络膜上腔血液已经液化。出血液化后才能被排出,只有排干净脉络上腔液体后,才能避免灌注头进入睫状体上腔。排脉络上腔出血的方法及玻璃体手术详见外科卷第二十三章。

三、外伤性脉络膜脱离

外伤性脉络膜脱离(traumatic choroidal detachment)是眼球外伤后液体聚集在脉络膜上腔引起的脉络膜脱离。请参照第三十九章。

四、外伤性三角综合征

外伤性三角综合征(traumatic triangular syndrome)是眼球挫伤后脉络膜缺血引起的三角形或扇形顶点朝向后极部的脉络膜视网膜萎缩。1971 年 Amlric[27]首先提出,文献记载绝大多数为外伤所致。青少年多见,常为单眼。

(一) 病因与发病机制

1. 病因　常见致伤原因以球类、交通事故、投掷物和拳击等[28]。

2. 发病机制　正常供应脉络膜血液的睫状后短动脉从视乳头附近进入脉络膜后呈扇形节段性分布。当眼球遭到从前方来的冲击力传至脉络膜,把脉络膜软组织抵向坚硬的巩膜,引起睫状后短动脉的某些分支发生痉挛或血栓形成,致相应分部区域内脉络膜缺血,形成尖端朝向视乳头或黄斑的扇形或三角形的特征性脉络膜和视网膜萎缩。轻度痉挛也可仅呈现视网膜震荡表现,治愈后不留痕迹[29,30]。

(二) 临床表现

1. 症状　依据脉络膜受伤的部位和严重程度,视力可有不同程度下降,累及黄斑者,视力永久丧失。缺血区视网膜功能受损,有相应部位视野缺损。

2. 体征　外伤性三角综合征多位于眼底后极部,伤后早期视网膜呈灰白色的三角形水肿,并以顶端为重,越向周边病灶越宽,色泽亦越淡,边界不清,达赤道部即消失。有时伴有视网膜出血,视网膜血管迂曲扩张。随着时间的推移,水肿消退,出血吸收后,视网膜、脉络膜出现三角形的萎缩区。尖端指向视乳头或黄斑,基底向周边展开,其上可见色素迁徙[30]。可伴有萎缩边缘视网膜血管闭塞和 CNV 形成。

（三）辅助检查

FFA 显示受伤初期视网膜水肿处荧光渗漏及血管扩张，晚期表现为斑驳样荧光。三角形脉络膜视网膜萎缩区呈现界限清楚的透见荧光，无脉络膜灌注及渗漏，色素增生处呈遮蔽荧光。

（四）诊断及鉴别诊断

1. 诊断　眼球挫伤后出现顶端朝向视乳头或黄斑的扇形或三角形视网膜灰白水肿，愈合后三角形脉络膜视网膜萎缩区，FFA 显示损伤部位脉络膜血管充盈缺损，可确诊。

2. 鉴别诊断　需同眼部缺血综合征和分枝动脉阻塞或栓塞相鉴别，这些疾病没有眼部挫伤史容易鉴别。

（五）治疗

因存在缺血和缺氧的因素，应早期使用肾上腺糖皮质激素，以减少继发炎症反应，一般以 1mg/kg/d 顿服或静脉滴注，炎症控制后逐步减量。同时使用扩张血管药物和多种维生素，如复方血栓通 3 片，3 次 / 日，复合维生素 B$_2$ 片，3 次 / 日，肌苷 0.2 片，3 次 / 日。早期应用可解除血管痉挛，改善微循环，促使渗出及出血吸收。卵磷脂络合碘（沃丽汀）3mg，3 次 / 日，也有助于出血和玻璃体混浊的吸收。发现 CNV，做激光光凝和玻璃体腔内注射抗 VEGF 药物。

（六）治疗效果

外伤性三角综合征对视力的影响依据受伤的程度及部位而定。同时有外伤性黄斑裂孔或脉络膜破裂者，视力预后差。若合并视网膜中央动脉阻塞或黄斑区脉络膜视网膜萎缩，则可造成永久性视力损害。

（刘文　龙崇德）

第四节　外伤性脉络膜视网膜破裂

外伤性脉络膜视网膜破裂（traumatic chorioretinal rupture，TCR）又称弹伤（sclopetaria），指高速运动物从眼球边穿过或接触到眼球，进入眼眶，没有巩膜破裂，引起的视网膜和脉络膜同时出现的裂孔[31]。TCR最早在 1901 年由 Goldzieher 命名为弹伤矫形性脉络膜视网膜炎（chorioretinitis plastica sclopetaria），以后还有过命名为增生性脉络膜视网膜炎（chorioretinitis proliferans）、增生性视网膜炎（retinitis proliferans）、拉格朗日外伤性增生性脉络膜视网膜炎（traumatic proliferative chorioretinitis of Lagrange）和急性视网膜坏死（acute retinal necrosis），这些命名都包含了 Goldzieher 的脉络膜视网膜炎或视网膜炎的理论，即白色瘢痕组织是渗出性炎症过程的晚期表现。目前认为脉络膜视网膜破裂是外伤的结果，而不是炎症过程产生，因此已经普遍接受了 TCR 或弹伤的专用名词[32]。

（一）病因与发病机制

TCR 最常见枪弹伤，子弹和炮弹碎片穿入眼眶，常停留在眼眶内。高速物体对邻近组织直接损伤和靠冲击波传导到眼球引起的间接损伤，高速物体引起的眼球变形张力超过眼组织的可延伸强度时，发生TCR[33]。弹丸通过时除对眼球造成机械损伤外，其爆发性冲击波可造成眼球局部"休克"，使眼球局部缺血，脉络膜动脉收缩、栓塞及断裂而造成脉络膜和视网膜坏死性变化。其损害的程度和投射物与眼球的距离及它的速度大小有关。

组织病理学发现 TCR 患者黄斑区节细胞层和神经纤维层消失，视乳头颞侧到黄斑区光感受器丧失，伴有 RPE 肥大和增生，视网膜前膜形成，玻璃膜、脉络膜和视网膜缺损区。这些结构被一层疏松和浓厚的纤维结缔组织取代，一层薄薄的纤维血管组织从脉络膜长入由 RPE 和增厚的基底膜覆盖的视网膜下腔。巩膜和睫状后长神经无损伤[34]。

（二）临床表现

1. 症状　视力下降依赖眼内损伤的程度和部位，可很轻到无光感。

2. 体征　玻璃体透明或积血，可发生广泛的脉络膜和视网膜出血，出血来自射弹的直接冲击力引起的脉络膜视网膜血管破裂。周边部 TCR 常是直接外伤部位，高速子弹的冲击力可在眼球对侧产生间接外伤[33]。在眼底某个部位出现视网膜和脉络膜缺损,裸露黄白色的巩膜(图47-9)。巩膜完整,常见眼底有白色纤维血管增生和瘢痕形成,有大量色素增生,类似假性视网膜色素变性[35]。如果异物停留在眼眶深部,TCR与异物方向一致成放射状[33]。以后继发视网膜动脉和静脉吻合[36]。尽管有严重的视网膜和脉络膜损伤,但发生视网膜脱离的机会很低,纤维组织增生把视网膜和脉络膜牢固地粘连在巩膜上[35]。除外,年轻人玻璃体凝胶完整,进一步减轻了视网膜脱离的危险[33]。

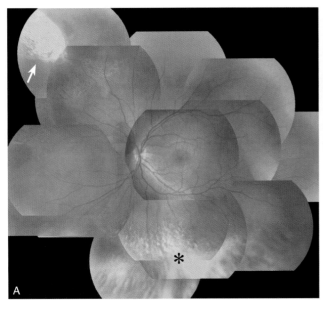
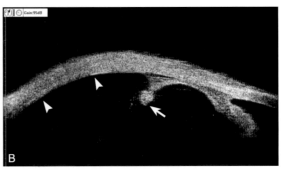

图 47-9 外伤性脉络膜缺损

A.砂轮伤一月,视力0.6,视乳头鼻上见视网膜深层出血,周边10:30方位见全层脉络膜和视网膜缺损(箭),颞侧有出血斑,周围已经打过激光围绕,下方玻璃体内有黄白色出血膜(星);B.UBM显示10点方位周边视网膜和脉络膜缺损,缺损前缘皱缩,向玻璃体腔翘起(箭),缺损区的底部是裸露的巩膜(箭头)(刘文提供)

(三)诊断和鉴别诊断

1. 诊断 眼眶枪弹伤,出现脉络膜视网膜全层裂孔。

2. 鉴别诊断 本病应与增生性玻璃体视网膜病变相鉴别,后者是大量玻璃体积血机化的结果,无射击伤史;视网膜脱离伴广泛的视网膜前膜,见视网膜裂孔,无广泛的色素机化和牵拉。

(四)辅助检查

1. FFA 早期病变处呈现弱荧光,出血处呈遮蔽荧光,病变区边缘可见荧光渗漏,晚期病灶处因有色素增生和脱失可见遮蔽荧光及透见荧光,广泛的白色致密组织可着色。

2. ICGA 可清楚地显示脉络膜血管和证实临床很难观察到的脉络膜破裂[37]。

(四)治疗

1. 观察 很少需要修复视网膜脱离或清除玻璃体积血[12,33]。

2. 药物治疗 同外伤性三角综合征。

3. 玻璃体手术 严重玻璃体积血不吸收和增生性玻璃体视网膜病变,做玻璃体手术。

(龙崇德 刘文)

第五节 外伤性黄斑裂孔

详见外科卷第四十四章第二节。

第六节 睫状体分离

详见外科卷第三十七章。

第七节 玻璃体基底部撕脱

详见外科卷第三十七章。

第八节 外伤性玻璃体积血

外伤性玻璃体积血(traumatic vitreous hemorrhage)是指眼球受到外力打击引起眼内血管破裂出血进入玻璃体腔。外伤性玻璃体积血是多种眼外伤的共同表现,开放性眼外伤和闭合性眼外伤均可引起。玻璃体内的严重积血常进入前房,这种前房和玻璃体一起积血又叫眼内出血(intraocular hemorrhage)。请详细阅读本卷第十七章第五节。

第九节 视神经撕裂和撕脱

视神经撕脱(optic nerve avulsion)是在视乳头处视神经纤维与视网膜、脉络膜和玻璃体完全分离,视神经撕裂(optic nerve tear)是部分视神经从视网膜和脉络膜的撕脱。是一种少见的严重眼外伤,常永久性丧失视力。

一、病因与发病机制

1. 病因 汽车和自行车事故是最常见的原因,篮球是最常见的运动损伤[38]。

2. 发病机制 穿通伤和非穿通性眼外伤均可引起视神经撕脱,最典型是物体插入眼眶壁和眼球之间,引起眼球剧烈移位[39,40]。可是单纯视神经撕脱,也可伴有其他眼部和眼眶损伤[40]。组织病理学检查摘除的视神经撕脱眼球发现在巩膜筛板处缺乏视神经纤维[40]。钝挫伤造成视神经损伤可能的机制有[41]:①巩膜筛板是巩膜最薄弱的部位,外力作用于眼球,压力传导至眼底及眼后,使巩膜筛板破裂,视神经回缩入鞘膜内;②来自眼球侧面的冲击,使眼球极度转动或向前移,导致视乳头边缘撕裂[39];③眼眶外伤时,眶内压迅速增加,眼球突然前移牵拽视神经使之撕脱。

二、临床表现

(一)症状
无论是部分撕脱还是完全撕脱,患者通常于受伤后视力立即丧失。
(二)体征
1. 瞳孔散大 相对性瞳孔传入阻滞,即直接对光反射消失,间接对光反射存在。
2. 眼底改变[42-44] 因撕裂伤的范围、程度不同而有不同表现。受伤早期均有局部或玻璃体积血,无法看到视神经情况,待能够看见眼底时已属后期改变。①视神经撕裂伤中,视乳头的结构外形无明显改变,可在视乳头的一侧有弧形的出血,最后裂伤处瘢痕愈合(图47-10);②完全撕脱视乳头呈灰黑色孔穴状,视网膜缺血水肿及大片出血,视网膜血管全部或部分隐匿(图47-11),最后撕脱处为灰白色机化物填充,表面大片机化膜团块形成,视网膜血管(特别是动脉)白线化,周围脉络膜视网膜萎缩,色素增生(图47-11C)。
(三)辅助检查
1. 超声波检查 B型超声波早期探查到后极部视乳头区域呈低回声缺损,深浅不一,周围可有环形隆起,为脉络膜血肿[45];伤后不久可在视神经与球壁连接处的视乳头边缘显示无回声"裂缝";一段时间后原

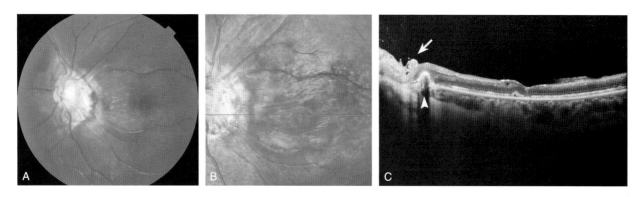

图 47-10 外伤性视神经撕裂

患儿女,7岁,摔倒碰伤左眼二个月,视力指数/眼前,矫正无提高,眼球前段检查无异常,眼底见视乳头周环形色素异常,颞侧呈白色,有前膜形成(A),黄斑区反光消失,中心凹呈黄色;近红外光检查,视乳头颞侧反光增强,有高反射的机化膜(B);经视乳头颞侧的切面上,有视网膜的凹陷缺损,表面有机化膜(箭),撕裂边缘处,色素上皮增生隆起(箭头),黄斑视网膜囊样水肿和视网膜下囊腔形成,黄斑中心凹鼻侧光感受器外节反射不均匀,近视乳头撕裂边缘光感受器层消失(C)(刘文提供)

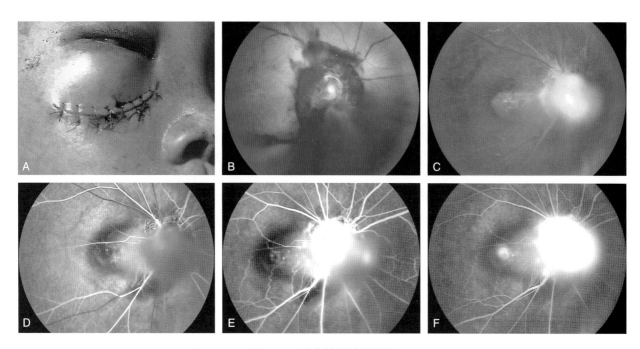

图 47-11 外伤性视神经撕脱

A.患儿从牛背上摔下,右眼视力无光感,下睑皮肤裂伤,已缝合,上下睑皮肤肿胀;B.右眼后极部玻璃体积血,视神经区不规则缺损,成三角形"空洞"状。孔缘视神经层卷曲,有环形新鲜出血围绕。视网膜血管终止于视乳头边缘,看不到视乳头表面血管,后极部视网膜明显呈青灰色,黄斑周有出血,周边视网膜大致正常;C.受伤2月后眼底彩照:视乳头区可见白色机化膜,颞侧见黄色弧形巩膜,视网膜血管明显变细,动脉呈白线状;黄斑区1/2DD大小脱色素斑,有色素沉着,视网膜色泽灰暗;D.受伤后2月FFA造影早期:视乳头周围脉络膜充盈缺损,视乳头区表面机化膜弱荧光,视网膜动脉充盈时间10.0秒,起自空洞区沿,轻度爬行状,主干小分支稀少,后极部和中周部视网膜小动脉无灌注区形成;E.造影中晚期,视乳头表面机化膜呈大片状强荧光,视乳头周和黄斑区仍然可见脉络膜充盈缺损,视乳头周围和黄斑见新生血管点状强荧光,渗漏荧光;F.造影晚期:视乳头处瘢痕组织呈大片状边界模糊强荧光,颞侧边缘有散在强荧光点围绕,到黄斑之间见渗漏荧光,黄斑正中见一小片边界模糊强荧光(刘雪莲提供)

视乳头处凹陷逐渐被纤维组织填满,视乳头边缘"裂缝"闭合。

2. OCT　可见视乳头与脉络膜、视网膜完全分离。

3. FFA　可见视乳头部位呈黑色无荧光区,视神经周围环形强荧光,视网膜血管屈膝状从凹陷的视神经爬出。

4. 电生理检查　多数视神经撕脱有 ERG 和 VEP 的异常。

5. 视野检查　部分视神经撕脱引起与视神经纤维断裂部位相应的不规则视野缺损,多为外上象限,但该检查受视力障碍影响。

6. CT 和 MRI　可见视神经水肿增粗、移位,欠连续。还能帮助区别其他疾病。

三、诊断和鉴别诊断

(一)诊断

早期诊断主要通过病史、眼底检查及辅助检查明确。

(二)鉴别诊断

视神经撕脱早期须与后巩膜裂伤相鉴别,后巩膜裂伤的特征是眼压降低,CT 可示眼球壁断裂、眼内容物脱出和眼球变形。

四、治　疗

视神经撕裂及撕脱目前无有效的治疗方法。伤后立即给予肾上腺糖皮质激素、营养神经细胞药物及扩血管改善视网膜血循环等治疗,对于眼底出血的吸收、眼组织挫伤的恢复有积极的治疗作用。

五、治 疗 效 果

文献报道,部分撕脱者可有视力轻度提高,完全撕脱者视力无提高,预后极差。

(龙崇德　刘文)

第十节　外伤性视神经萎缩

各种原因引起的视路外伤(视神经的挫伤或切断伤、颅脑外伤引起的视交叉、视束损伤等)可使视神经纤维发生退行性变,视乳头出现萎缩性改变,导致视功能障碍,称为外伤性视神经萎缩(traumatic optic nerve atrophy)。主要表现为视功能的下降和视乳头的苍白。一般单眼发生,最早的在外伤后的 1 周后便可出现,对视功能产生严重影响,预后不良(详见本卷第四十一章)。

第十一节　远达性视网膜病变

远达性视网膜病变(Purtscher's retinopathy)是非眼部外伤引起的视网膜出血、渗出和视力下降。1912 年,Purtscher 首次报道了 5 例严重头部外伤后在视乳头周围发生的多个白色视网膜斑和视网膜出血,患者视力严重下降,故称 Purtscher 视网膜病变[46]。

一、病因与发病机制

1. 病因　头部和胸腹部的急性挤压伤。

2. 发病机制　远达性视网膜病变发病机制尚不明确,国内外有几种学说[47]:①"淋巴漏"说,外伤使颅内压突然增高,淋巴液从视网膜血管溢出至视网膜内[46];②脂肪栓塞说,骨折病例的远端组织有游离脂肪,故推断眼底表现为脂肪栓塞所致[48];③血管痉挛说,外伤后先有动脉痉挛,随后末梢血管扩张的血管舒缩紊乱学说;④轴浆流阻断说,有人提出视神经轴浆流传递障碍,视神经视网膜发生一系列变化。⑤其他观点,远达性视网膜病变因系统性组织严重损伤,激活补体、颗粒细胞凝聚、白细胞栓子形成。局部的视网膜血管损伤,引起补体介导的白细胞凝聚和阻塞。

二、临 床 表 现

（一）症状

该病临床特征为头颅或躯干受到外伤挤压或骨折后突然或数小时到数天内,出现单眼或双眼视力下降[47]。

（二）体征

①主要表现为动脉痉挛和静脉怒张,视网膜和黄斑渗出水肿,甚至浆液性黄斑脱离;②出血位于视网膜浅层,呈点状、片状,多为圆形;也可发生视网膜前出血,血细胞下沉,出血呈船形(图47-12);③Purtscher斑(Purtscher flecken)是视网膜毛细血前小动脉大范围梗死,在视网膜小动脉、小静脉和毛细血管前小动脉的任意一边形成的视网膜内清晰的白色带(小于50μm),具有确定诊断意义,但只有50%病例出现[49];④棉绒斑是视网膜神经纤维层的小范围梗死,与Purtscher斑不同,棉绒斑位于视乳头周围的后极部和视网膜血管表面,呈片状或不规则形,边界不清(图47-12);⑤严重损伤可有视乳头水肿。数月后,眼底改变逐渐消退,但可残留视神经萎缩等病变。FFA检查显示血管舒缩功能紊乱,主要为小动脉闭锁、斑片状毛细血管无灌注区,视乳头肿胀,视网膜动脉、毛细血管和静脉渗漏荧光[47]。

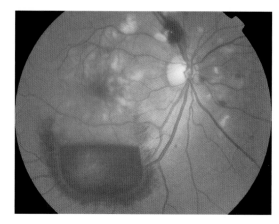

图47-12　远达性视网膜病变
视网膜水肿和出血,后极部见棉绒斑,黄斑下方视网膜前出血,血细胞下沉呈船形(易长贤提供)

（三）类远达性视网膜病变

类远达性视网膜病变(Purtscher-like retinopathy)为一种全身疾病引起的远达性视网膜病变的眼底改变[49]。如急性胰腺炎、慢性肾衰竭、自身免疫性疾病(系统性红斑狼疮和皮肌炎等)和分娩等[50-53]。主要表现后极部视网膜灰白色水肿,伴圆形点状出血、Purtscher斑和棉绒斑[54],以棉绒斑为主,出血点很少和视网膜小动脉闭塞外观,严重者可出现视网膜中央动脉阻塞。

三、诊断和鉴别诊断

1. 诊断　头颅或躯干受到外伤挤压或骨折后,眼底出现视乳头肿胀、动脉痉挛、静脉怒张,Purtscher斑、棉绒斑、视网膜水肿和出血,可确诊远达性视网膜病变。

2. 鉴别诊断　该病需要同一些外伤引起的视网膜水肿和出血性疾病相鉴别。

（1）视网膜震荡(Berlin震荡):是患眼球直接受挫伤后不久,视网膜血管下出现乳白色的水肿混浊,伤后24小时即达到高峰,数日内逐渐消失,视力大多恢复正常。

（2）摇晃婴儿综合征:患儿有"摇鞭样"虐待或剧烈地上下抛起史,眶周有瘀斑,视网膜出血和颅内出血,可出现视网膜劈裂、视网膜皱褶和玻璃体积血。

（3）Terson综合征:患者蛛网膜下腔出血合并视乳头周围出血和玻璃体积血。

（4）Valsalva视网膜病变:有举起重物、呕吐、用力咳嗽和拉大便病史。视网膜前出血和玻璃体积血。

四、治　　疗

全身和局部使用肾上腺糖皮质激素、静脉滴注大剂量血管扩张剂和营养神经药物等对症治疗。持续低流量吸氧和高压氧治疗有一定疗效[55]。

类远达性视网膜病变应首先治疗原发疾病,兼顾眼科治疗。

五、治 疗 效 果

数周和数月后,视网膜病变可消失,眼底显得正常,视乳头常萎缩,眼底有色素改变。视力可恢复正常或接近正常[56]。也有严重的眼底病变患者,视力很差。由于远达性视网膜病变患者常伴有其他方面的严重外伤,预后通常较差。

六、典 型 病 例

1. 病例 患儿男,7岁,因"自电动车摔伤后双眼视力下降18天",于2013年6月24日入院。患儿1月前不慎从电动自行车上摔倒在地上后有短暂意识丧失,醒后诉双眼视物不见,急诊收入郑州市第一人民医院ICU病房,诊断"双侧创伤性湿肺、双侧气胸、失血性休克、左侧肩胛骨骨折、左侧肱骨外侧髁骨骨折、脾挫伤"。伤后第2天请眼科会诊,诊断"双眼视网膜出血",予药物对症治疗,视力无明显提高。伤后18天,全身病情稳定后出院来郑州市第二人民医院眼科,门诊以"双眼视神经损伤、双眼眼底出血"为诊断收入院。患儿为第二胎,足月顺产,生长发育和智力正常。无家族遗传病史。

入院检查生命体征平稳,营养中等,神志清,语言流畅,自主体位,左臂运动障碍,余肢体运动正常。眼科检查:右眼视力0.02(颞侧),−9.00DS/−0.75DC×15=0.03,左眼视力0.03(颞侧),−2.50DS/−1.00DC×170=0.05。双眼球各方向运动正常,双眼无充血,角膜透明,前房深度正常,瞳孔圆居中,直径约3mm,直接及间接对光反应正常,晶状体透明。双眼玻璃体轻度浑浊,视乳头颜色稍淡,边界欠清,沿视网膜血管见片状及火焰状出血,黄斑水肿呈樱桃红变,后极部视网膜灰白色水肿,右眼比左眼严重,赤道以前无明显病变(图47-13)。眼压测量:右眼15mmHg,左眼12mmHg。FFA检查:右眼视乳头边界欠清,晚期轻度渗漏荧光,视网膜动脉较细,静脉迂曲扩张,管径粗细不均,荧光充盈明显延迟,管壁渗漏。黄斑区鼻侧及上、下方中周部视网膜毛细血管闭塞,见大片毛细血管无灌注区,视网膜散布斑片状出血遮挡背景荧光(图47-13B)。左眼造影所见同右眼相似(图47-13D、C)。OCT检查:双眼黄斑区视网膜水肿增厚,各层结构消失,中心凹囊样水肿,外核层呈带状暗区(图47-14)。视野检查:双眼鼻侧绝对及相对缺损,绝对中心暗点。闪光ERG检查:双眼a、b波振幅降低。图形VEP检查:双眼LP100潜伏期延迟,振幅降低。

2. 诊断 双眼远达性视网膜病变。

3. 治疗 入院后给予葛根素针剂0.2g加入生理盐水250ml静脉滴注1次/日,奥拉西坦针剂1g加入生理盐水100ml静脉滴注1/日,复合维生素B族片1片,2次/日,甲钴胺分散片0.5mg,1次/日,双眼滴盐酸卡替洛尔滴眼剂降眼压。于2013年7月8日全身麻醉下行双眼玻璃体腔内分别注射雷珠单抗注射液0.1mg,球旁注射曲安奈德4mg,术后给予抗炎药物及扩张血管、营养神经药物治疗,术后1周给予双眼眼底激光封闭周边视网膜无灌注区,继续给予扩张血管及营养神经药物治疗。

4. 治疗效果 药物治疗后1周检查:主诉视物模糊减轻,右眼视力0.03,矫正无提高,左眼视力0.05,矫正无提高。双眼球前节正常,玻璃体混浊减轻。双眼底视乳头色黄边界清,沿血管片状及火焰状视网膜出血减少,黄斑和视网膜水肿减轻,周边视网膜可见激光斑。右眼眼压16.0mmHg,左眼眼压17.0mmHg。术后70天复查,仍诉视物模糊,右眼视力0.05,+0.25DC×15=0.05,左眼视力0.05,0.25DS/0.5DC×180=0.1。双眼球前节正常,玻璃体混浊减轻,双眼底视乳头色淡边界清,后极部视网膜可见少许出血未吸收,黄斑水肿减轻,周围视网膜可见激光斑色素沉着(图47-15)。双眼眼压16.0mmHg。FFA显示双眼视乳头晚期染色不均匀,动脉血管细,血管未见渗漏荧光,黄斑区仍见大片无灌注,晚期黄斑无灌注周围轻度渗漏荧光,右眼较左眼严重(图47-15)。OCT检查光感受器外层部分恢复,其他各层结构仍不清楚,黄斑囊样水肿消失(图47-16)。继续给予扩张血管及营养神经药物治疗。

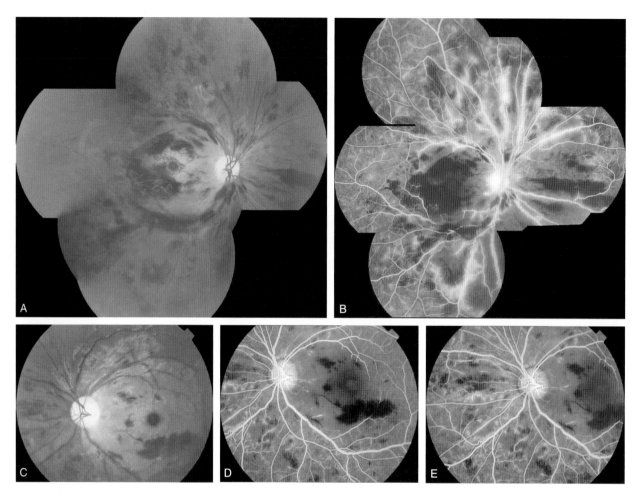

图 47-13　双眼远达性视网膜病变

A. 视乳头颜色稍淡,边界欠清,沿视网膜血管见片状及火焰状出血,黄斑水肿呈樱桃红变,后极部视网膜灰白色水肿和大片出血,赤道以前无明显病变;B. 右眼视乳头边界欠清,晚期轻度渗漏荧光,视网膜动脉较细,静脉迂曲扩张,管径粗细不均,荧光充盈明显延迟,管壁渗漏。黄斑区鼻侧和上、下方中周部视网膜毛细血管闭塞,视网膜散布斑片状出血遮挡背景荧光;C. 左眼出血程度较右眼轻,其他表现与左眼相似;D 和 E. 视乳头低荧光,边界稍模糊,动静脉比例大致正常,无渗漏荧光,黄斑区大片无灌注,有点状渗漏荧光,其他后极部视网膜见毛细血管闭塞和渗漏荧光(刘文提供)

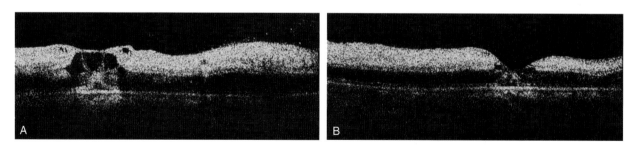

图 47-14　黄斑区视网膜缺血坏死

A. 右眼中心凹囊样水肿,周围黄斑区视网膜水肿增厚,各层结构不清,外核层水肿;B. 左眼中心凹结构不清,黄斑区视网膜各层结构没见(刘文提供)

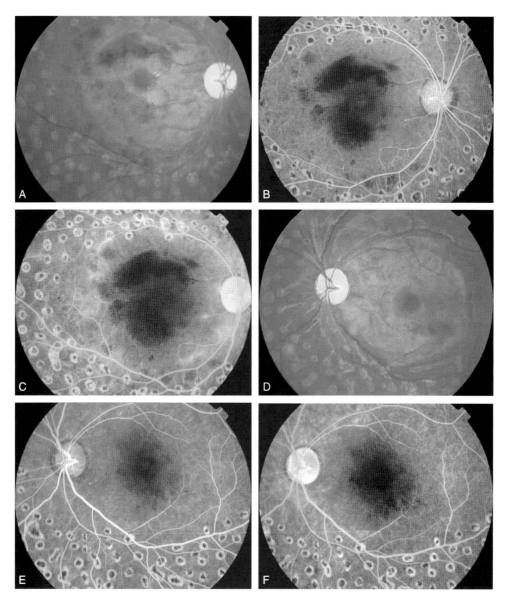

图 47-15 治疗后 70 天复查

A. 右眼视乳头色淡,边界清,黄斑区仍见盘状灰白水肿,中心凹樱桃红,黄斑残留少量出血,大血管弓以外见激光斑;B. 右眼 FFA 24 秒,视乳头不规则条状高荧光,血管细,未见渗漏荧光,黄斑区大片无灌注区,周有无灌注卫星灶,激光斑呈中黑外环形透见荧光;C. 造影 9 分 51 秒,视乳头不规则荧光染色,后极部有血管渗漏荧光,黄斑区仍然无灌注;D~F. 左眼底彩照和造影与右眼相似,但程度较轻(刘文提供)

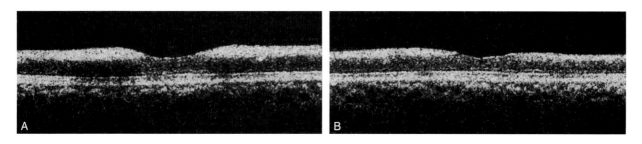

图 47-16 术后 70 天 OCT 检查

A. 右眼中心凹结构不清,黄斑水肿减轻,椭圆体(IS/OS)带结构紊乱;B. 左眼中心凹结构不清,黄斑水肿减轻,椭圆体(IS/OS)带结构紊乱(刘文提供)

(龙崇德 刘文)

第十二节 Valsalva 视网膜病变

Valsalva 视网膜病变（Valsalva retinopathy）是由于在用力做提拉动作、推举重物、呕吐、咳嗽、哭泣、吹气等动作时,声门关闭,胸腹腔内压力急剧升高（Valsalva 动作）,以致视网膜毛细血管破裂而导致的出血性视网膜病变。出血量大时常出现黄斑区内界膜下的积血和玻璃体积血,严重影响视力。

一、病因与发病机制

Valsalva 视网膜病变由 Duane 在 1972 年首次描述[57],其病理机制为 Valsalva 动作时声门关闭,腹、胸腔内压急剧升高,静脉回心血量下降,心脏以上的静脉血管没有静脉瓣,从而导致外周静脉血压和眼部静脉压急剧升高,压力传导至眼内致视网膜表层毛细血管破裂出血。出血积聚在内界膜与视网膜神经纤维层之间,称内界膜下出血（sub-ILM hemorrhage）或视网膜前出血,大量出血可突破内界膜进入玻璃体后皮质后间隙,形成玻璃体皮质后积血,出血突破玻璃体皮质,引起玻璃体腔积血[58,59]。

二、临 床 表 现

（一）症状

患者常主诉咳嗽、用力憋气或抬重物后视力下降,有些患者反复发作。根据出血的量以及部位不同导致不同程度的症状,大多数无明显症状或症状轻微,出血位于黄斑区或出血量大时,视力下降明显。

（二）体征

一般无玻璃体积血,眼底正常或存在先天性血管异常（图 47-17）。少量出血可经常变换出血部位（图 47-17）;当出血量较大时,呈暗红色圆顶状位于内界膜下,时间稍久血细胞沉淀在下方,上方是血平面,类似船形。大量出血好发于黄斑部,可造成显著的视力下降[60]（图 47-18）。出血可进入玻璃体腔,对视力产生影响。

（三）辅助检查

1. FFA 视网膜血管一般正常,但可有先天性视网膜血管异常,造影形态异常但不渗漏荧光（图 47-17）。也可见到其他视网膜疾病的血管异常,如视网膜大动脉瘤或糖尿病视网膜病变[61,62]。

2. OCT 可区别内界膜下出血或视网膜前出血[59]。

三、治 疗

大多数 Valsalva 视网膜病变能够自愈。对早期大量内界膜下出血和血液尚未凝固病例,采用 Nd:YAG 激光在出血的下方行内界膜切开,让出血流入下方玻璃体腔,能达到显著提高视力的效果[60]。玻璃体腔大量积血观察一个月不吸收,做玻璃体切除术。

四、治疗效果和典型病例

（一）治疗效果

通常内界膜下出血几天到数周完全吸收,浆液性内界膜脱离可持续一段时间,最终自发复位,恢复正常眼底表现。视力恢复正常。

（二）典型病例

1. 病例 患者男,40 岁,因"用力提起重物时致左眼突发性视力下降 3 天",于 2013 年 6 月 17 日就诊贵州省兴义市黔西南自治州人民医院眼科,以"Valsalva 视网膜前出血"收入院。3 天前,患者用力提起 50Kg 重的物体时,突然感左眼前黑影,随后视力逐渐下降,不伴昏迷、头痛和恶心呕吐。患者否认高血压及糖尿病史,否认眼部直接外伤史。体查:一般情况好,心肺和肝脾无异常,BP:110/60mmHg。眼科检查:右眼视力 1.0,眼球前段及眼底检查正常。左眼视力指数 /30cm,矫正无提高;眼球前段和玻璃体正常。左

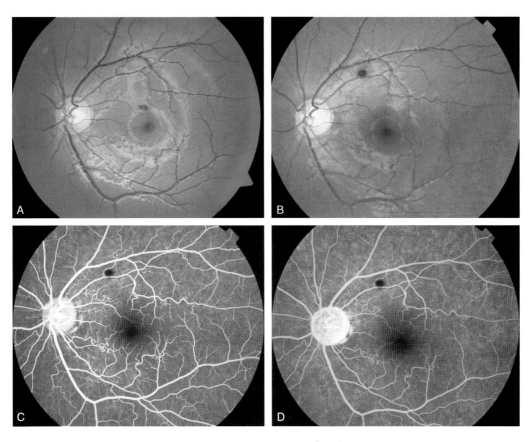

图 47-17　Valsalva 视网膜病变

A. 患者先天性动脉血管异常,后极部小动脉扭曲呈螺旋状,自述每次都因咳嗽后双眼视力下降,这是左眼黄斑上方点状出血;B. 六年后再次因咳嗽后视力下降复诊,黄斑鼻上方大血管弓处,可见一椭圆形视网膜前出血,边界清晰,半球形隆起;C. 荧光血管造影静期,动脉小血管扭曲,出血点为遮蔽荧光;D. 造影晚期,无血管渗漏荧光,出血点仍是荧光遮蔽(易长贤提供)

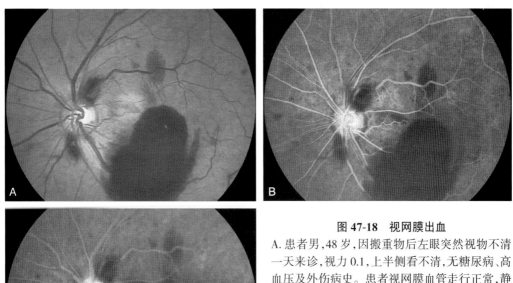

图 47-18　视网膜出血

A. 患者男,48 岁,因搬重物后左眼突然视物不清一天来诊,视力 0.1,上半侧看不清,无糖尿病、高血压及外伤病史。患者视网膜血管走行正常,静脉无迂曲扩张,视乳头周围见小片状及点状出血,颞下方血管弓处见大片状视网膜前出血,黄斑受累;B. 造影早期,视网膜血管充盈、走行均正常,颞下方大片状出血为遮蔽荧光;C. 造影晚期,无血管渗漏荧光,出血处仍为荧光遮蔽(江崇祥提供)

871

眼视乳头边界清,黄斑区约6DD直径大小圆顶状隆起的红色视网膜前出血,出血灶上3/4处可见出血平面,余视网膜平伏(图47-19A)。眼压测量:右眼12mmHg,左眼14mmHg。OCT检查,左眼黄斑区血性液平上方见内界膜明显隆起,呈低反射信号,其间点状中反射信号(图47-20A),经黄斑区血性液平切面见视网膜前明显隆起较强高反射信号,其后方遮蔽信号(图47-20B)。

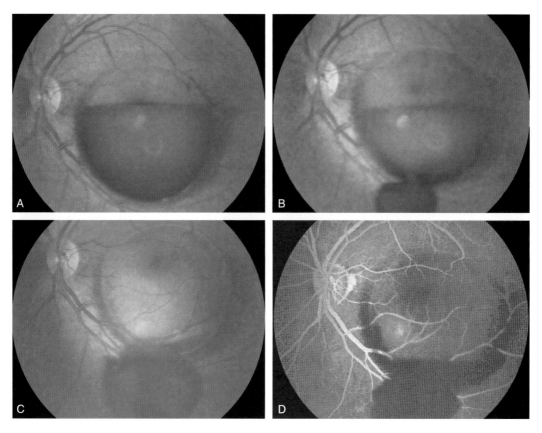

图47-19　内界膜下出血

A.黄斑部视网膜前出区约6DD直径大小,上方见出血平面,黄斑被遮蔽;B.YAG激光击穿下方内界膜后5分钟,左眼视力0.3,在黄斑出血最低点可见从内界膜切口处血液流出,出血平面下降到1/2处,黄斑已经暴露;C.YAG治疗48小时后,左眼视力1.0,视网膜前出血区已经无液平面,残留一环形痕迹,流出的血液部分呈血凝块;D.FFA检查见出血区边缘及下方可见出血遮蔽荧光,黄斑鼻下方可见一高荧光点(刘雪莲提供)

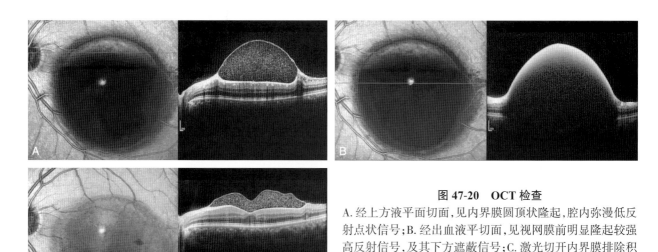

图47-20　OCT检查

A.经上方液平面切面,见内界膜圆顶状隆起,腔内弥漫低反射点状信号;B.经出血液平切面,见视网膜前明显隆起较强高反射信号,及其下方遮蔽信号;C.激光切开内界膜排除积血后,内界膜塌陷,腔内见致密点状低反射信号,黄斑各层结构清楚(刘雪莲提供)

2. 诊断　左眼 Valsalva 视网膜病变。

3. 治疗经过　入院后查血常规、肝功、肾功、血脂、血糖及凝血四项均无异常。予酚磺乙胺止血治疗，嘱患者半坐卧位，减少活动。入院后 24 小时，左眼黄斑视网膜出血区下方最低点行 Nd：YAG 激光内界膜切开，(能量：3mJ~5mJ，能量不超过 9mJ，爆破模式，单点)可见黄斑前出血开始引流至玻璃体腔内。YAG 治疗 5 分钟后，查左眼视力 0.3，黄斑出血区最低点继续有血液流出，部分呈血凝块，液平于出血区 1/2 处，黄斑已经暴露(图 47-19B)。治疗 48 小时后，患者左眼视力 1.0，在出血最低点可见从内界膜切口处流出的部分血凝块，出血区无液平，黄斑可见出血引流后 6DD 大小的圆形晕轮(图 47-19C)。FFA 检查，出血区边缘及下方可见出血遮蔽荧光，视网膜血管无异常荧光，黄斑鼻下方点状高荧光(图 47-19D)。OCT 检内界膜塌陷，出血腔内密点状低反射信号，黄斑各层结构均正常(图 47-20C)。

(龙崇德)

第十三节　创伤性窒息

创伤性窒息(traumatic asphyxia)是严重的胸部挤压伤引起，具有特殊的上胸部和面部瘀斑面容或青斑。创伤性窒息引起的眼外表现更普遍，有眼睑瘀斑和结膜出血，视网膜改变较少见。

一、病因与发病机制

人群踩踏、上吊自杀、癫痫发作、呕吐和分娩都可是创伤性窒息的原因[63]。发生创伤性窒息的病理机制与远达性视网膜病变相似，后者无面部和胸部瘀斑将二者区别开来[64]。

二、临床表现

对视力无影响，也有无光感病例[65]。一般眼底检查正常，可出现视乳头水肿、视网膜内出血和棉绒斑[65]。数周后，眼底改变减轻，但留下 RPE 紊乱，视力受到影响而不能完全恢复。FFA 显示出血遮蔽荧光，棉绒斑使得脉络膜背景荧光模糊不清，在视乳头和出血区可见到荧光渗漏[64]。

三、治　疗

支持治疗。

(刘　文)

第十四节　脂肪栓塞性视网膜病变

脂肪栓塞性视网膜病变(fat embolism retinopathy)通常继发于脂肪栓塞综合征(fat embolism syndrome，FES)，因视网膜血管被脂肪组织阻塞而出现棉绒斑、视网膜内出血和视网膜血管栓子。

最可能产生症状的骨折是下肢和骨盆骨折[66]，在骨折发生后 24~48 小时发病，但只有 5% 的长骨骨折患者被察觉发病。面部注射自体脂肪也可发生视网膜病变[67]。视网膜血管的脂肪微栓塞是视网膜病变的组织病理学基础[68]。临床表现包括皮肤瘀点疹、呼吸困难和精神异常，50%~60% FES 患者有视网膜异常表现[66]。视力正常或轻度下降，眼底检查发现有棉绒斑、视网膜内出血，可见到视网膜血管内的脂肪栓子和中央视网膜动脉阻塞[69]。

在 FES 解决后，视网膜病变也消除，大多数患者无后遗症，偶尔遗留永久暗点[68]。

(刘　文)

第十五节　颈部扭伤性黄斑病变

颈部扭伤性黄斑病变(whiplash maculopathy)是颈椎过度屈伸后发生的损伤,常见于高速行驶突然刹车和过山车意外。患者有许多种眼部紊乱,最常见的是调节或辐辏功能消失[70],引起视网膜损伤较少见。受伤后立即有视力轻度模糊,通常在 0.6 左右,单眼或双眼发生,持续几天后消失。急性期检查眼底可发现极小的玻璃体后脱离和黄斑中心凹灰色水肿,伴有中心凹小坑或凹陷,直径约 50~100μm;黄斑区色素稍微紊乱,眼部症状消失后带有白色边缘的黄斑小凹持续不变[71]。颈部扭伤性黄斑病变可发现有小盖膜,提示黄斑区存在真正的视网膜陷凹,与黄斑区玻璃体牵拉有关[71]。OCT 能够发现黄斑中心凹界面异常及急性期椭圆体带有缺损,微视野检查能发现中心凹旁暗点,与椭圆体带中断相一致[72]。该病为一过性,预后良好。

(刘　文)

第十六节　摇晃婴儿综合征

摇晃婴儿综合征(shaken baby syndrome,SBS)是猛烈地摇晃婴儿导致的眼内和颅内出血,是婴儿受到虐待的一种表现。常见于 6 个月左右的婴儿,轻者烦躁不安、倦怠;重者有运动障碍、瘫痪、呼吸困难、失明、反应迟钝、神情恍惚、惊厥、昏迷现象,以致长大后发育迟缓,智力低下;严重的会因颅内血肿而夭折[73]。

一、病因与发病机制

人的头颅并不是一个球状的实体,脑组织和颅骨也不是紧贴在一起的,两者之间存在一定的空隙。婴幼儿头部比例相对较大较重,而且颈部肌肉不发达,当剧烈地摇晃或震荡的时候,难以控制及支撑头部。当遭到剧烈摇晃,或在交通事故中,脑组织撞击颅骨内壁,而出现血管撕裂,及脑神经纤维受损。孩子年龄越小,越容易受到震荡的损害。当把婴儿向上抛得相当高时,由于外面的颅骨比重大,而里面脑组织比重小,在反复向上抛和自由落下的过程中,两者可产生速度差,使坚硬的颅骨与脆嫩的脑组织相互发生碰撞,使脑组织受损、桥连血管破裂,导致急性意识障碍和痉挛(急性脑疾)、脑内出血(硬膜外出血)、脑水肿(脑组织积水引起的水肿)、视网膜出血、甚至颈部损伤等疾患。轻者导致脑震荡,重者引起脑挫裂伤,甚至致脑水肿、颅内高压、昏迷甚至成为植物人或死亡。据国外报道,SBS 的发生率和致残率相当高,因摇晃而导致婴儿昏迷的死亡率达 60%。SBS 能损害儿童的成长和发育。除严重的脑损伤外,失明、麻痹、痉挛、运动障碍、学习障碍、认知障碍、行为障碍等后遗症也是很大的问题[74]。颅内出血和(或)脑水肿通过视神经鞘传递可引起眼内血管充血和视网膜出血[75],而 Greenwald[76]认为眼内出血的机制类似颅内出血,剧烈的玻璃体加速和减速运动撕裂内界膜或劈裂深层视网膜,导致视网膜血管破裂而出血[76,77]。

二、临床表现

1. 体征　受到虐待的婴儿很少有外部受伤表现,很多已发生 SBS 的患儿也没有可见的头部外伤,临床上应该重视这种受虐待婴儿的发生率和死亡率[78]。眼底表现常联合有视网膜下出血、视网膜内出血、视网膜前出血或玻璃体腔出血。视网膜出血可以见于 50%~100% 的受虐待的婴儿,在死亡的患儿中,100%会出现视网膜出血。眼内出血是颅内出血的指标,眼内出血的严重性与急性脑部损伤的严重性密切相关[79]。硬膜下出血是最常见的颅内病变,其他表现有脑水肿、蛛网膜下腔出血、脑实质出血、脑室内出血、弥漫性轴索损伤、剪切伤、缺血和脑疝[80]。

2. 影像学检查　使用广角数码儿童视网膜成像系统、B 型超声波、彩色多普勒超声波、CT 和 MRI 检查眼和头颅,能显示受虐待患儿眼内出血和颅内出血。MRI 能更清楚地显示软组织损伤,应成为首选的检查方式。还应注意全身其他部位损伤,如干骺段骨折和后肋骨骨折等,具有提示性和特异性。

三、治　疗

婴儿摇晃震荡综合征是一种非直接外伤性的头部损伤,只有在脑部和全身情况稳定的情况下,才可进行眼科检查和治疗,眼科治疗可能因全身情况而耽搁。比较幸运的是,大多数视网膜下出血和视网膜前出血一般在伤后 4 周可自行吸收,如玻璃体积血 4 周内不吸收,为预防弱视可考虑玻璃体切除。

(龙崇德)

第十七节　放射性视网膜损伤

随着科学技术的发展,人们越来越容易接触到高能量的放射线及电气设备,这些电磁波具有一定的穿透能力,可对人体器官造成损伤。人眼作为体表器官,虽然眼球组织有部分吸收射线的功能,但某些放射线波长短,穿透力强,可穿透眼球组织到达视网膜造成损伤,即放射性视网膜损伤(radiational retinal damage)。请参照本卷第五十五章和第五十六章。

(龙崇德)

参 考 文 献

1. Wei Z,Yusheng W. General situation of international eye injury epidemiology. Int J Ophthalmol. 2004;4:877-881.
2. Berlin,R. Zur sogenaunten commotio retina. Klin Monatsbl Augenheilkd. 1873;1:42-78.
3. Mansour AM,Green R,Hogge C. Histopathology of commotio retinae. Retina. 1992;12:24-28.
4. Meyer CH,Rodrigues EB,Mennel S. Acute commotion retinae determined by cross-sectional optical coherence tomography. Eur J Ophthalmol. 2003;13:816-818.
5. Blight R,Hart JCD. Structural changes in the outer retinal layers following blunt mechanical nonperforating trauma to the globe:an experimental study. Br J Ophthalmol. 1977;61:573-587.
6. 宋绣雯,阎馨石,许曼 . 视网膜外伤 // 张效房,杨进献 . 眼外伤学 . 郑州:河南医科大学出版社,1997:330-333.
7. Bastek JV,Foos RY,Heckenlively J. Traumatic pigmentary retinopathy. Am J Ophthalmol. 1981;92:621-624.
8. Friberg TR. Traumatic retinal pigment epithelial edema. Am J Ophthalmol. 1979;88:18-21.
9. Souza-Santos F,Lavinsky D,Moraes NS,et al. Spectral-domain optical coherence tomography in patients with commotio retinae. Retina.2012;32:711-718.
10. Youssri AI,Young LH. Closed-globe contusion injuries of the posterior segment. Int Ophthalmol Clin. 2002;42:79-86.
11. Sony P,Venkatesh P,Gadaginamath S,et al. Optical coherence tomography findings in commotion retina,Clin Experiment Ophthalmol. 2006;34:621-623.
12. Williams DF,Mieler WF,Williams GA. Posterior segment manifestations of ocular trauma. Retina. 1990;10:35-44.
13. Levin LA,Seddon JM,Topping T. Retinal pigment epithelial tears associated with trauma. Am J Ophthalmol. 1991;112:396-400.
14. Chan A,Duker JS,Ko TH,et al. Ultra-high resolution optical coherence tomography of retinal pigment epithelial tear following blunt truma. Arch Ophthalmol. 2006;124:281-283.
15. Fok AC,Lai TY,Wong VW,et al. Spontaneous resolution of retinal pigment epithelial tears and pigment epithelial detachment following blunt trauma. Eye. 2007;21:891-893.
16. Aguilar JP,Green WR. Choroidal rupture:a hitopathologic study of 47 eyes. Retina. 1984;4:269-275.
17. May DR,Kuhn FP,Morris RE,et al. The epidemiology of serious eye injuries from the United States Injury Registry. Graefe's Arch Clin Exp Ophthalmol. 2000;238:153-157.
18. Kohno T,Miki T,Shiraki K,et al. Indocyanine green angiographic features of choroidal rupture and choroidal vascular injury after contusion ocular injury. Am J Ophthalmol. 2000;129:38-46.
19. Ament CS,Zacks DN,Lane AM,et al. Predictors of visual outcome and choroidal neovascular membrane formation after traumatic choroidal rupture. Arch Ophthalmol. 2006;124:957-966.
20. Wood CM,Richardson J. Indirect choroidal ruptures:aetiological factors,patterns of ocular damage,and final visual outcome. Br J Ophthalmol. 1990;74:208-211.

21. Wood CM, Richardson J. Chorioretinal neovascular membranes complicating contusional eye injuries with indirect choroidal ruptures. Br J Ophthalmol. 1990;74:93-96.

22. Francis JH, Freund KB. Photoreceptor reconstitution correlates with visual improvement after intravitreal bevacizumab treatment of choroidal neovascularization secondary to traumatic choroidal rupture. Retina. 2011;31:422-424.

23. Ference Kuhn, Dante J.Pieramici, 著 . 眼外伤:实践与理论 . 第 2 版 . 张卵年, 主译 . 北京:人民军医出版社, 2010:211-219.

24. 李立新 . 眼部超声诊断图谱 . 北京:人民卫生出版社, 2003:48-53.

25. Higashide T, Sugiyama K. Optical coherence tomography characteristics of a hemorrhagic detachment of the retinal pigment epithelium after blunt trauma. Am J Ophthalmol. 2003;136:567-569.

26. Lavinsky D, Martins EN, Cardillo JA, et al. Fundus autofluorescence in patients with blunt ocular trauma. Acta Ophthalmol. 2011;89:89-94.

27. Amarlic P. Acute choroidal ischaemia. Trams Ophthalmol Soc UK. 1971;91:305-322.

28. 黄建纲 . 外伤性三角综合征 . 国外医学 眼科分册 . 1982;1:8-9.

29. Hayreh SS, Baines JA. Occlusion of the posterior ciliary artery. Ⅰ. Effects on choroidal circulation. Br J Ophthalmol. 1972;56:719-735.

30. Hayreh SS, Baines JA. Occlusion of the posterior ciliary artery. Ⅱ. Chorio-retinal lesions. Br J Ophthalmol. 1972;56:736-753.

31. Richards RD, West CE, Meisels AA. Chorioretinitis sclopetaria. Am J Ophthalmol. 1968;66:852-860.

32. Papakostas TD, Yonekawa Y, Skondra D, et al. Traumatic chorioretinal rupture (sclopetaria). Int Ophthalmol Clin. 2013;53:119-125.

33. Martin DF, Awh CC, McCuen BW 2nd, et al. Treatment and pathogenesis of traumatic chorioretinal rupture (sclopetaria). Am J Ophthalmol. 1994;117:190-200.

34. Dubovy SR, Guyton DL, Green WR. Clinicopathologic correlation of chorioretinitis sclopetaria. Retina. 1997;17:510-520.

35. Ahmadabadi MN, Karkhaneh R, Roohipoor R, et al. Clinical presentation and outcome of chorioretinitis sclopetaria: A case series study. Injury. 2010;41:82-85.

36. Fraser EA, Barr DB. Chorioretinal arterial and venous anastomoses as a result of blunt trauma. Eye. 2004;18:336-338.

37. Maguluri S, Hartnett M. radial choroidal ruptures in sclopetaria. J Am Coll Surg. 2003;197:689-690.

38. Anand S, Harvey R, Sandramouli S. Accidental self-inflicted optic nerve head avulsion. Eye. 2003;17:46-648.

39. Foster BS, March GA, Lucarelli MJ, et al. Optic nerve avulsion. Arch Ophthalmol. 2997;15:623-630.

40. Chaudhry IA, Shamsi FA, Al-Sharif A et al. Optic nerve avulsion from door-handle truma in children. Br J Ophthalmol. 2006;90:744-866.

41. 李凤鸣 . 眼科全书 . 北京:人民卫生出版社, 1996:3443-3444.

42. 许乐文, 马志中, 雷嘉启 . 视神经撕脱伤 1 例 . 中华眼底病杂志 . 2003;19:98.

43. 苏盈盈, 肖骏, 张胜利, 等 . 视神经撕脱 1 例 . 国际眼科杂志 . 2005;5:610-611.

44. Roth DB. Optic nerve avulsion from a golfing injury. Am J Ophthalmol. 1999;128:657-658.

45. Sawhney R, Kochhar S, Gupta R, et al. Traumatic optic nerve avulsion:role of ultrasonography. Eye. 2003;17:667-670.

46. Purtscher O. Angiopathia retinae traumatica, Lymphorrhagien desaugengrundes. Graefe's Arch Ophthalmol. 1912;82:347-371.

47. Agrawal A, McKibbin MA. Purtscher's and Purtscher-like refinopathies:a review. Surv Ophthalmol. 2006;51:129-136

48. Roden D, Fitzpatrick G, O'Donoghue H, et al. Purtscher's retinopathy and fat embolism. Br J Ophthalmol. 1989;73:677-679.

49. Miguel AIM, Henriques F, Azevedo LFR, et al. Systematic review of Purtscher's and Purtscher-like retinopathies. Eye. 2013;27:1-13.

50. Holak H, Holak N, Huzarska M, et al. Pathogenesis of Purtscher's retinopathy and Purtscher-like retinopathy. Ophthalmologe. 2007;109:38-45.

51. Stoumbos VD, Klein ML, Goodman S. Purtscher's-like retinopathy in chronic renal failure. Ophthalmology. 1992;99:1833-1839.

52. Patel MR, Bains AK, O'Hara JP, et al. Purtscher retinopathy as the initial sign of thrombotic thrombocytopenic purpura/hemolytic uremic syndrome. Arch Ophthalmol. 2001;119:1388-1389.

53. Blodi BA, Johnson MW, Gass DM, et al. Purtscher's-like retinopathy after childbirth. Ophthalmology. 1990;97:1654-1659.

54. Schmidt D, Otto T. Prognosis and differential diagnosis of Purtscher's retinopathy .Ophthalmologe. 2004;101:576-583.

55. Lin YC, Yang CM, Lin CL. Hyperbaric oxygen treatment in purtscher's retinopathy induced by chest injury. J Chin Med Assoc. 2006;69:444-448.

56. Marr WG, Marr EG. Some observations on Purtscher's disease:traumatic retinal angiopathy. Am J Ophthalmol. 1962;54:693-705.

57. Duane TD. Valsalva hemorrhagic retinopathy. Trans Am Ophthalmol Soc. 1972;70:298-313.

58. Shukla D. Naresh KB.Kin R. Optical coherence tomography findings in Valsalva retinopatby. Am J Ophthalmol. 2005;140:134-136.

59. Tatlipinar S,Shah SM,Nguyen QD. Optical coherence tomography features of sub-internal limiting membrane hemorrhage and preretinal membrane in Valsalva retinopathy. Can J Ophthalmol. 2007;42:129-130.

60. Gabel V-P,Birngruber R,Gunther-Koszka H,et al. Nd:YAG laser photodisruption of hemorrhagic detachment of the internal limiting membrane. Am J Ophthalmol. 1989;107:33-37.

61. Avins LR,Krummenacher TK. Valsalva maculopathy due to a retinal arterial macroaneurysm. Ann Ophthalmol. 1983;15:421-423.

62. Kassoff A,Catalano RA,Mehu M. Vitreous hemorrhage and the Valsalva maneuver in proliferative diabetic retinopathy. Retina. 1988;8:174-176.

63. Fred HL,Chandler FW. Traumatic asphyxia. Am J Med. 1960;29:508-517.

64. Ravin JG,Meyer RF. Fluorescein angiographic findings in a case of traumatic asphyxia. Am J Ophthalmol. 1973;75:643-647.

65. Baldwin GA,Macnab AJ,McCormick AQ. Visual loss following traumatic asphyxia in children. J Trauma. 1988;28:557-558.

66. Gossling HR,Pellegrini VD Jr. Fat embolism syndrome:a review of the pathophysiology and physiological basis of treatment. Clin Orthop. 1982;165:68-82.

67. Danesh-Meyer HV,Savino PJ,Sergott RC. Case reports and small case series:ocular and cerebral ischemia following facial injection of autologous fat. Arch Ophthalmol. 2001;119:777-778.

68. Nentwich MM,Remy M,Schaller UC. Ocular fat embolism syndrome. Int Ophthalmol. 2011;31:15-16.

69. Chuang EL,Miller FS,Kalina RE. Retinal lesions following long bone fractures. Ophthalmology. 1985;92:370-374.

70. Burke JP,Orton HP,West J,et al. Whiplash and its effect on the visual system. Graefes Arch Clin Exp Ophthalmol. 1992;230:335-339.

71. Kelley JS,Hoover RE,George T. Whiplash maculopathy. Arch Ophthalmol. 1978;96:834-835.

72. Mccannel CA. OCT Ⅲ imaging of whiplash maculopathy. Eye. 2011;25:531-532.

73. 吴启元.何为"婴儿摇晃症候群".科普天地(资讯版).2010;4:11.

74. 贺智.摇晃出来的低能儿.家庭中医药.2002;7:61.

75. Caffey J. The whiplash shaken infant syndrome:Manual shaking by the extremities with whiplash-induced intracranial and intraocular bleedings,linked with residual permanent brain damage and mental retardation. Pediatrics. 1974;54:396-403.

76. Greenwald MJ,Weiss A,Oesterle CS,et al. Traumatic retinoschisis in battered babies. Ophthalmology. 1986;93:618-625.

77. Greenwald MJ. The shaken baby syndrome. Semin Ophthalmol. 1990;5:202-215.

78. Ludwig S,Warman M. Shaken baby syndrome:A review of 20 cases. Ann Emerg Med. 1984;13:104-107.

79. Wilkinson WS,Han DP,Rappley MD,et al. Retinal hemorrhage predicts neurologic injury in the shaken baby syndrome. Arch Ophthalmol. 1989;107:1472-1474.

80. 连孝华.哺育婴儿,当心步入三误区.解放军健康.2011;6:20.

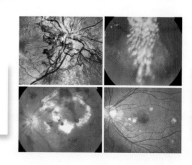

第四十八章
甲状腺相关眼病眼底改变

甲状腺相关眼病（thyroid associated ophthalmopathy，TAO）患者除常见的眼睑退缩和眼球突出外，还经常主诉视力下降，视力下降大部分是由于睑裂增大角膜暴露致角膜上皮病变和（或）泪膜改变引起，也可因屈光状态改变造成。少数是由于视神经受眼外肌压迫所致，称之为 TAO 视神经病变[1]，这部分患者眼底改变并不明显，但部分患者会引起视乳头水肿、萎缩和视网膜脉络膜压迫性皱折，且病情常比较严重，眶压增高明显，眼外肌肥厚显著。临床医生应特别重视 TAO 视神经病变，它是 TAO 最严重的并发症，如不及时治疗可导致单眼或双眼视力完全丧失。

一、病因与发病机制

TAO 是最常见的眼眶疾病，是成人双侧和单侧眼球突出患者的首要原因，女性与男性的发病率之比约为 1.8：1~2.5：1。最常发生年龄为 40~50 岁。TAO 的病因与发病机制尚未明确，目前公认为它是一种自身免疫性疾病，与遗传和环境如吸烟等因素有关，通常认为，一些内在和外界环境因素作用下，导致甲状腺抗原的释放，自身反应性 T 淋巴细胞被激活，这一方面导致自身免疫性甲状腺疾病的发生，另一方面激活的 T 淋巴细胞通过辨认甲状腺与眼眶的交叉抗原进入眼眶，激活的淋巴细胞产生大量的细胞因子（如白细胞介素 -1、肿瘤坏死因子 -γ、转化生长因子 -β 和肿瘤坏死因子等），细胞因子既作用于眼眶成纤维细胞刺激免疫调控蛋白（人类白细胞相关抗原 -DR、细胞间黏附分子 -1、热休克蛋白 -72）表达的增强，增强眼眶局部免疫反应；又刺激成纤维细胞增生和糖胺多糖（GAG）产生，导致眼眶内 GAG 聚集和结缔组织水肿。晚期，眼肌周围的结缔组织炎性水肿和压力升高使眼肌发生纤维化，引起一系列的 TAO 临床表现。

TAO 视神经病变的病理机理仍然不明。通常认为与视神经在眶尖部受机械性压迫有关（图 48-1）。TAO 患者的视神经在眶内的机械性压迫包括以下因素：①眼外肌肥厚，尤其是两条以上的直肌肥厚会在眶尖压迫视神经；②由于眼外肌、眶脂肪和结缔组织水肿增生致眶压升高，从而使视神经受压；③眼外肌肥大或眶脂肪增生后压迫眼上静脉，使眼眶血液回流受阻，这不仅可引起视神经缺血性病变，又可加重眼外肌肥厚，加重压迫性视神经病变。

特别值得注意的是有少数 TAO 视神经病变患者眶压不高，眼外肌肥大也不严重，并没有造成眶尖部对视神经的压迫，但视力、色觉、视野和视觉诱发电位（VEP）检查提示有视功能的损害。这类患者视功能损害的发病机理如何？有学者认为可能是视神经和髓鞘中存在炎症反应，与眼外肌压迫无关。

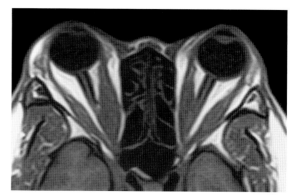

图 48-1　核磁共振扫描
甲状腺相关眼病患者 MRI（T1WI）平扫示双内外直肌明显肥厚，眶尖拥挤

二、临 床 表 现

(一) 症状

TAO 视神经病变早期难以诊断,因早期视力检查可正常或接近正常,患者多以眼睑退缩、眼球突出、限制性眼外肌病变等就诊。

(二) 体征

在接诊 TAO 患者时,多数表现为眼睑肿胀、眼睑退缩、上睑迟落、眼睑闭合不全、眼球突出(图 48-2)以及限制性斜视和复视等,TAO 视神经病变尽管十分严重且要及时处理,但只占 Graves 病患者 5%~8%,多见于 40~80 岁年龄段,无明显性别差别[1]。

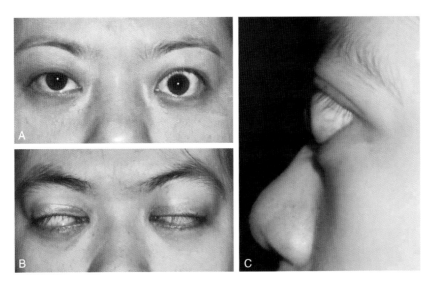

图 48-2 甲状腺相关眼病外观
A. 示双上睑肿胀,左上睑退缩;B. 显示双眼睑闭合不全;C. 图示左眼球高度突出

多数医生会忽视 TAO 早期视神经病变的表现。仔细询问病史和视功能检查很重要。有甲亢病史或有明确的 TAO 表现患者有以下表现时常提示有视神经病变:①患者主诉有视物模糊或视物变灰,视物颜色变化也很明显;色觉功能下降;②视野缺损或敏感性下降;③传入性瞳孔缺陷,尤以单眼发病或双眼不对称发病时明显;④图形 VEP 潜伏期延长和振幅下降;⑤视乳头水肿或苍白。

临床上,绝大部分 TAO 患者眼底检查无异常,多无视乳头水肿和萎缩等病理改变。极少数患者眼球后极部受压会出现后极部视网膜皱折(图 48-3)。极少数严重压迫性 TAO 视神经病变患者早期可有视乳头水肿(图 48-4),后期未及时治疗则发生视乳头苍白萎缩。在视神经病变发生前,TAO 患者多先出现眼睑肿胀和结膜充血以及眼外肌限制性病变等;少数无明显的眼睑退缩和眼球突出等,而以视力下降首诊,这时易发生误诊误治。TAO 视神经病变多数为双侧性,对称性和渐进性发展。约 24%~40% 患者为单眼。

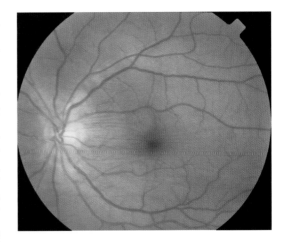

图 48-3 眼底改变
左眼黄斑区压迫性皱折

(三) 辅助检查

1. 影像学检查 对了解 TAO 眼眶结构改变有重要临床意义[1-3]。特别对检测眼外肌肥厚及鉴别是否有眶内其他病变有价值。对于眶尖部眼外肌的影像检查最好采用 CT 或 MRI 冠状面扫描,这样可清楚

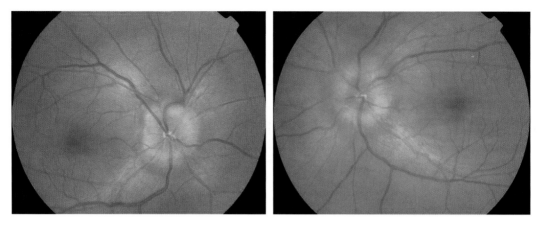

图 48-4 视乳头水肿

患者双眼视乳头水肿,边界不清,视网膜静脉曲张

显示哪几条眼外肌肥厚及肥厚的程度(图 48-1)。B 型超声波或彩色多普勒超声也可清楚显示眼外肌肥厚的情况,但定量不如 CT/MRI 准确,对眶尖部的病变不容易显示。TAO 眼外肌肥厚的特征是以肌腹为主,肌腱往往不受累,从而呈梭形肥厚,通常为 1 条或多条眼外肌肥大,但大多数是多条眼外肌肥大。一般认为下直肌最易受累,次之为内直肌、上直肌和外直肌。有时影像检查可显示视神经增粗,增粗可能与视神经鞘内蛛网膜下液体增加有关。其他常见的 TAO 眶部影像学表现包括眼球突出、眶内脂肪增加、泪腺前移、眼上静脉扩张和视神经伸直等。值得注意的是眼球突出严重不一定表明有压迫性视神经病变,相反有些眼球突出不明显的患者因眼外肌肥厚后眼球不向前突出,致眶压明显升高,很容易引起视神经压迫性病变。当然,严重的眼球突出,尤其是眼球突出度大于 24mm 时,极易导致压迫性视神经病变。临床上除严重眼球突出外,以下特点提示可能有压迫性视神经病变:①眶尖部因眼外肌肥厚而挤压明显;②眼上静脉增粗;③泪腺前移;④眶压明显增高。据临床观察,眶尖部眼外肌肥厚致视神经受压是其最危险的因素,这时如果患者病变处于活动期,炎症反应未及时加以控制,则可明显加重视神经病变,甚至出现患眼丧失视力的严重后果。

2. 视功能检查 应列为 TAO 患者的常规检查项目,除常规的视力和色觉检查外,应做视野检查和 VEP 客观视功能检查。色觉功能检查是诊断 TAO 视神经病变较敏感的指标,尤以 FM-100 hue 试验较好[4]。当视力低于 0.5 时,Ishihara 色觉试验会有明显的异常。视野检查对诊断 TAO 压迫性视神经病变要比视力检查敏感。TAO 常见的视野缺损包括:中心暗点、旁中心暗点(图 48-5)、弓形暗点、生理盲点扩大、神经纤

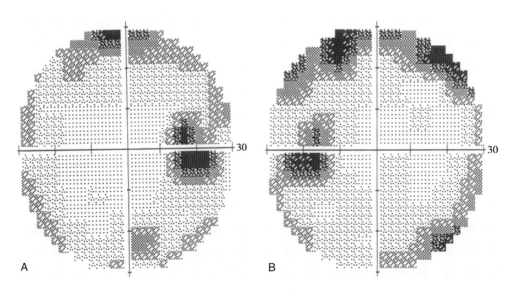

图 48-5 视野缺损

患者双眼(A:右眼 B:左眼)旁中心视野光敏度明显下降,生理盲点扩大

维束样视野缺损和全视野缩小等[1]。这些视野缺损没有特异性。据作者的经验除以上视野改变外，视野检查常与眼外肌肥大压迫视神经的位置有关，如下直肌肥大为主者，下直肌从下方压迫下方的视神经，表现为上方的视野缺损；如为上直肌肥大，则表现为下方视野缺损等等。VEP检查是一种客观的视功能检查方法，对检测早期TAO视神经病变有十分重要的意义，约90%以上的视神经病变患者会有VEP的异常，尤其是P100潜伏期的延长有重要价值，常在主观视力下降之前VEP即已有改变[5,6]。

三、诊断和鉴别诊断

对眼球前后节正常的视功能异常患者应注意到TAO视神经病变的可能。如果患者有明显的眼睑退缩和眼球突出等表现，诊断容易。如果没有前述表现，则应做相关检查：①甲状腺功能检查：包括血清总T_3、T_4、游离T_3和游离T_4，促甲状腺激素等；②影像学检查：包括超声检查、CT和（或）MRI检查等，可清楚显示眼外肌肥大。一旦血液检查患者有甲亢和影像检查显示眼外肌肥大，则可诊断为TAO视神经病变。

目前较公认的TAO诊断标准是出现下列情况可作出TAO的诊断。

（1）眼睑退缩：只要合并存在下列客观检查证据之一者，①甲状腺功能异常或调节异常；②眼球突出；③视神经功能障碍；④或者眼外肌受累，以上眼部体征可单眼或双眼，在排除其他原因类似的疾病时可作出诊断。

（2）缺乏眼睑退缩：这些病例若诊断为TAO则必须有甲状腺功能异常或调节异常，并合并有眼球突出或视功能障碍或眼外肌受累之一，并排除其他原因引起类似的眼部体征。

TAO视神经病变的鉴别诊断包括急性视乳头炎、视乳头水肿、视神经萎缩、球后视神经炎等，只要掌握各种病变的特点，诊断并不难。

四、治　　疗

TAO视神经病变的治疗方法选择目前仍有争论，有些人主张皮质类固醇激素或其他药物治疗，有些人主张眼眶放射治疗，还有些人则主张开眶减压手术治疗。但有一点是肯定的：若TAO患者有明显的视力减退，则一定需要立即治疗。由此可见，并非所有的TAO压迫性视神经病变患者都需要开眶减压手术治疗，口服或全身静脉滴注皮质类固醇激素和眼眶外放射治疗也有较好的疗效。

（一）肾上腺糖皮质激素治疗

口服肾上腺糖皮质激素对TAO视神经病变有一定的疗效。但当肾上腺糖皮质激素减量时，部分患者出现治疗效果反弹，即视功能又出现下降。肾上腺糖皮质激素治疗的确切机理至今仍然不明，但肯定与抗炎和免疫抑制作用有关。肾上腺糖皮质激素治疗TAO视神经病变的具体方法和剂量目前尚没有统一的标准。通常选用的方法是：口服泼尼松，每日晨顿服60~100mg，连服2~4周后减量，每1~2周减5~10mg。如果口服肾上腺糖皮质激素有效，则用药后一周内应有视功能改善。如果用药3周后仍无效，则不必延长用药时间，宜及时终止肾上腺糖皮质激素治疗而采用其他治疗方法[1]。作者提议如果口服肾上腺糖皮质激素无效，则可改用全身静脉滴注甲泼尼龙500~1000mg，每天一次，连用三天的肾上腺糖皮质激素冲击治疗方法，三天后改为按上法口服肾上腺糖皮质激素。第二周重复进行冲击疗法，可连用2~7周。大部分患者有明确的疗效。也可一开始选取甲泼尼龙冲击治疗法。冲击治疗后视功能恢复比口服药物更明显，通常在用药1~3天即有明显的效果。

如果肾上腺糖皮质激素治疗效果不明显，或用药后出现了明确的难以克服的药物副作用，或用药后又出现视功能下降等，或全身有较严重的疾病如高血压、糖尿病等不能应用肾上腺糖皮质激素则选取其他方法如眶局部外放射或手术治疗等，但放射治疗开始或手术后一段时间，仍需要用小剂量的肾上腺糖皮质激素以减轻组织反应。

（二）放射治疗

放射治疗TAO视神经病变并不是首选。放射治疗的机理也不明确，可能与放疗对T_H和T_S淋巴细胞有选择性不同作用有关；或放疗只是非特异性抑制眼眶局部免疫炎症反应等。

1. 放射治疗的适应证　①患者禁忌用肾上腺糖皮质激素治疗；②肾上腺糖皮质激素治疗后出现明确

的毒副作用;③全身肾上腺糖皮质激素治疗无效;④需要行开眶减压术的患者,临床检查有明显的炎症特征等可先试用放射治疗。

2. 放射治疗剂量 眶局部外放射常用的放射剂量为20Gy,分10次照射。放射治疗前后一段时间宜继续全身口服肾上腺糖皮质激素治疗,至少前二周应使用肾上腺糖皮质激素。如果放射治疗有效,则放射治疗完成后二周内应有视功能改善。如果治疗后四周仍出现视功能下降表明放射治疗效果不明显,应选用其他治疗方法如开眶减压手术治疗。

3. 放射治疗的禁忌证 ①患者有糖尿病性视网膜病变;②以前有过脑部放射治疗史。

(三)开眶减压术

归结起来,TAO的治疗是解决疾病过程中眼眶内容物增加和眼眶骨性容积不变这一矛盾。药物和放射治疗的目的是减少眶内容物的容积,而开眶减压术则是增加眼眶的骨性容积[7-9]。开眶减压术是目前治疗TAO视神经病变最主要的治疗方法,据作者的经验,在国内很多患者不太接受眶局部放射治疗,而全身肾上腺糖皮质激素治疗往往是开始有效,后来又继续出现视力进一步下降,多数最终都需要做开眶减压术。

当药物或放射治疗不能改善TAO视神经病变的视功能时,应选用开眶减压术治疗[7-9]。但如果临床检查和影像学检查没有眼外肌肥大和压迫性视神经病变,则不应行眼眶减压术,另外,如果患者有明显的鼻窦炎症,则要先治疗鼻窦炎症,以免引起眶内感染。当患者出现急性视力下降或视力低于0.1时,可考虑紧急同时全身用大剂量的肾上腺糖皮质激素联合开眶减压术治疗。

开眶减压术比肾上腺糖皮质激素和放射治疗能更快地缓解眶深部视神经的压力因素,从而较快地提高视功能。包括视力提高、色觉功能改善、视野缺损好转和视神经水肿恢复正常等。因为开眶减压术并不能减少眼眶内软组织的炎症,术后仍应全身用肾上腺糖皮质激素治疗一段时间。

TAO视神经病变治疗过程中要注意以下几点:①应早期及时治疗。对视神经病变患者的早期诊断早期治疗十分重要,对疑有视神经病变的TAO患者应进行详细的视功能检查,诊断确立后立即进行治疗。若视神经病变长时间未得到处理将导致不可逆性视功能损害而难以恢复视力。文献报告约50%的TAO视神经病变患者在疾病诊断时并没有意识到早期的视神经病变,约21%有视神经病变者发展为不可逆的视力损害;②注意甲状腺功能状况以及是否合并高血压、糖尿病等心血管疾病,甲状腺功能稳定和全身性疾病的良好控制有利于TAO视神经病变的治疗。但眼科医生往往忽视这些;③当全身用肾上腺糖皮质激素包括甲泼尼龙冲击治疗过程中,如果视力不恢复或停药过程中出现视力回退,则应尽早行开眶减压术以挽救视力;④开眶减压术中打开骨壁的范围要足够大,注意充分细致地打开眶壁和眶隔,使眶内组织充分向外扩展,要根据病情,选用一壁二壁或三壁开眶减压术,术毕还要进行睑缘缝合,术后辅助应用肾上腺糖皮质激素;⑤因开眶减压的患者常常眶压较高,眼压也常有增高,在治疗过程中要注意观察患者的眼压情况,特别是作睑缘缝合术者,否则会发生青光眼性视神经萎缩。

五、典型病例

1. 病例 患者女,54岁,因双眼视力下降8个月就诊,当地医院诊断为"双眼急性视乳头炎",经静脉滴注地塞米松10mg/d共5天无明显效果,转来中山大学中山眼科中心。患者1年前自觉身体不适,当地医院诊为"甲亢",口服药物治疗(具体不详)控制好。就诊时仍维持用药。有"左肾囊肿",未治疗,无全身其他疾病。全身检查无特殊。眼科检查:视力,右0.4⁻¹,矫正视力0.6;左0.2,矫正视力0.3,双眼眼压正常,双眼上、下睑肿胀++,但无明显上睑退缩和迟落等(图48-6A),眼睑闭合好,双球结膜血管扩张+,双眼晶状体轻度混浊,余眼前节(-),眼底检查示双侧视乳头水肿,边界不清,隆起约2DD,视网膜平伏,黄斑部中心凹反光欠清(图48-4)。双眼正位,眼球运动示双眼外上转不足-2,余方向正常。眼球突出度右眼18mm,左眼17mm,眶距97mm。色觉检查:双眼D-15色觉检查结果正常。视野:双眼旁中心视野光敏度明显下降,生理盲点扩大。图形VEP检查:右眼小方格峰潜时延迟,余正常范围;左中小方格峰潜时延迟,余在正常范围。眼眶CT扫描示双眼下、内、上、外直肌均明显增厚,以肌腹增厚为主,内密度均匀,眶尖挤压明显,视神经大小正常(图48-6B)。

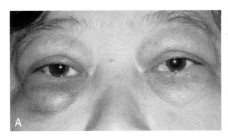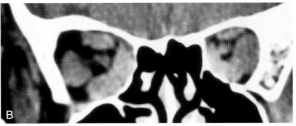

图 48-6 临床检查

A. TAO 患者外观示双上、下睑肿胀，双眼球突出；B. CT 显示双下、内、上、外直肌均明显肥厚，眶尖挤压明显

2. 诊断 甲状腺相关眼病Ⅵ级(OU)，老年性白内障初发期(OU)。

3. 治疗 入院后常规血液生化、血尿常规、肝肾功能、胸片、心电图等检查均正常。给予全身静脉滴注甲泼尼龙 1000mg/d，用三天后改口服泼尼松 50mg/d，口服四天后重复全身静脉滴注甲泼尼龙 1000mg/d，用三天后右眼矫正视力 0.9 左眼矫正视力 0.8，即出院继续口服泼尼松 50mg/d，共 10 天后逐渐减量，每两周减 5mg，直到每天口服 5mg，1 个月后停药。

4. 治疗效果 一年后复查双眼矫正视力均为 1.0，双眼睑肿胀减轻，双眼底视乳头水肿减轻。

(颜建华)

参 考 文 献

1. Char DH. Thyroid Eye Disease. Boston：Butterworth-Heinimann. 1997；189.

2. Giaconi J，Kazim M，Rho T，et al. CT scan evidence of dysthyroid optic neuropathy. Ophthalmic Plastic & Reconstructive Surgery. 2002；18：177-182.

3. Rush S，Winterkorn JM，Zak R. Objective evaluation of improvement in optic neuropathy following radiation therapy for thyroid eye disease. Int J Radiat Oncol Bio Phys. 2000；47：191-194.

4. Nichols BE，Thompson HS，Stone EM. Evaluation of a significantly shorter version of the Farnsworth-Munsell 100-hue test in patients with three different optic neuropathies. J Neuro Ophthalmol. 1997；17：1-6.

5. Tsaloumas MD，Good PA，Burdon MA，et al. Flash and pattern visual evoked potentials in the diagnosis and monitoring of dysthyroid optic neuropathy. Eye. 1994；8：638-645.

6. Ambrosio G，Ferrara G，Vitale R，et al. Visual evoked potentials in patients with Graves' ophthalmopathy complicated by ocular hypertension and suspect glaucoma or dysthyoid optic neuropathy. Doc Ophthalmologica. 2003；106：99-104.

7. Garrity JA，Fatourechi V，Bergstralh MS，et al. Results of transantral orbital decompression in 428 patients with severe Graves' ophthalmopathy. Am J Ophthalmol. 1993；116：533-547.

8. Hutchison BM，Kyle PM. Long-term visual outcome following orbital decompression for dysthyroid eye disease. Eye. 1995；9：578-581.

9. 吴中耀，颜建华，杨华胜，等. 甲状腺相关眼病眼眶减压术的疗效分析. 中华眼科杂志. 2002；38：399-401.

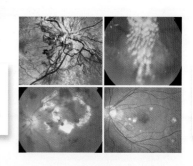

第四十九章 眼底良性肿瘤

眼底良性肿瘤包括视网膜、视乳头和脉络膜的良性肿瘤,临床相对少见。起源于视网膜的常见良性肿瘤有视网膜毛细血管瘤、视网膜海绵状血管瘤、蔓状血管瘤、获得性血管瘤和视网膜细胞瘤;起源于视乳头的常见良性肿瘤有视乳头黑色素细胞瘤和视乳头血管瘤;起源于脉络膜的常见良性肿瘤有脉络膜痣,脉络膜血管瘤和脉络膜骨瘤等,下面分别给予介绍。

第一节 视网膜血管瘤

视网膜血管瘤是视网膜较常见的良性肿瘤,起源于视网膜的血管组织,常与全身其他部位如皮肤、中枢神经系统、内脏等的血管瘤共同存在,此时称为斑痣性错构瘤病(hamartomatoses)或母斑病(phakomatoses)[1]。根据血管瘤的性质,可将视网膜血管瘤分为四种:毛细血管瘤(capillary hemangioma)、海绵状血管瘤(cavernous hemangioma)、蔓状血管瘤(racemose hemangioma)和后天获得性血管瘤(acquired hemangioma)。

一、视网膜毛细血管瘤

视网膜毛细血管瘤是由增生的血管内皮细胞和血管腔构成的血管性肿瘤,可以是孤立性视网膜血管瘤,亦可为常染色体显性遗传病 von Hippel-Lindau 综合征的组成部分。其确切患病率不明。常因无痛性视力下降或眼科常规检查而被发现,就诊年龄多为 10~30 岁,无明显的种族及性别差异。约 1/3 的患者为多灶性,多灶性或双眼同时有血管瘤者常有家族性,多数属于 von Hippel-Lindau 病。

(一) 病因与发病机制

本病发病机制不明。但其中 von Hippel-Lindau 病与家族遗传有关[1],属于错构瘤病的一种,临床上少见,据报告其发病率约为 1/40 000。为常染色体显性遗传病,各个患者的外显率不一致,20%~25% 的患者有阳性家族史,与第 3 号染色体短臂异常有关,该处基因为肿瘤抑制基因,如果患者因家族遗传了其中一个等位基因突变,当后天获得另一个等位基因突变则易患恶性肿瘤。本病无性别差异。除有视网膜毛细血管瘤外,尚有小脑、脑干和脊髓等处的血管瘤,肾脏细胞癌瘤和肾上腺嗜铬细胞瘤等。其他全身器官的良性肿瘤还有附睾、胰腺、肝、肺、骨、大网膜及结肠等处的囊肿。本病各种部位的发生频率为:视网膜血管瘤 50%,中枢神经系统血管瘤 50%,肾上腺嗜铬细胞瘤 10%,透明细胞肾癌 25%,红细胞增多症 15%。由于视网膜毛细血管瘤比全身其他处肿物较早出现,所以对每一位视网膜毛细血管瘤患者都要注意检查有无全身神经系统和其他器官的病变,同时对家族成员进行常规的眼底筛查工作。只要有视网膜或中枢神经系统血管瘤,加上一个或多个脏器的囊肿或肿瘤即可诊断为 von Hippel-Lindau 病。本病引起死亡的主要原因是小脑血管瘤与肾细胞癌。

(二) 病理

表现为视网膜神经上皮层由大量增生的毛细血管组成。可向内长入玻璃体内(内生型)或向外长向脉络膜(外生型),光镜下为内皮细胞与周细胞的良性增生(图 49-1)。其他继发病理改变有视网膜外丛状层囊肿形成、脂质渗出性视网膜脱离、瘤体纤维胶质组织增生和广泛的视网膜胶质形成以及并发性白内障和

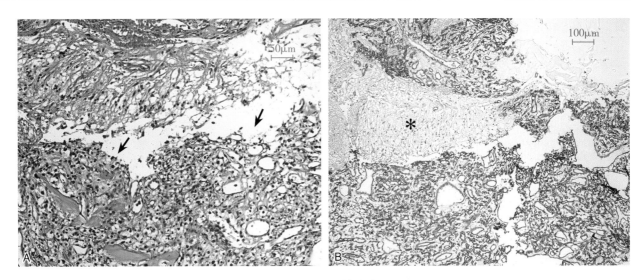

图 49-1　毛细血管瘤病理

A. 从视网膜表面切除的视网膜血管瘤,病理检查见内皮细胞与周细胞的良性增生(箭)(HE 染色 ×20);B. 左图病理标本血管特异性 CD₃₄ 染色呈阳性(棕色),纤维组织为阴性(星)(免疫组化染色 ×10)(刘文提供)

眼球痨等。

（三）临床表现

1. 症状　因血管瘤多位于眼底周边部,病变呈慢性进行性,早期多无自觉症状;后期当血管瘤长大,并发眼底出血、渗出、水肿和纤维膜形成后,尤其是黄斑区受累者,患者常有视力减退与视物变形等症状。

2. 体征　眼底表现依疾病发展程度的不同而异。如果为周边部早期血管瘤则常规眼底检查难以发现,仅表现为轻度扩张的供养动脉和回流静脉,这种供养血管与正常眼底血管早期形态上难以区别,供养动静脉之间为细少密集成团的毛细血管扩张(图 49-2)。当肿瘤逐渐增大则可见典型的明显扩张扭曲的供养动静脉和边界清楚的红色结节样的瘤体,其中供养动静脉一直与视神经乳头相连(图 49-3)。多发性者,可不断长出新的瘤体,以至于有时在临床上见到一处肿瘤治疗后,在视网膜的其他地方又长出新的小血管

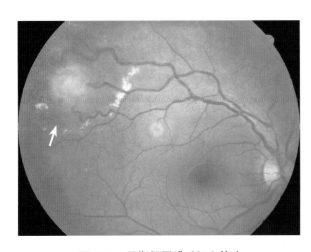

图 49-2　早期视网膜毛细血管瘤

右眼颞上周边部橘红色肿物,有供养动静脉,周围视网膜有黄白色渗出(箭)

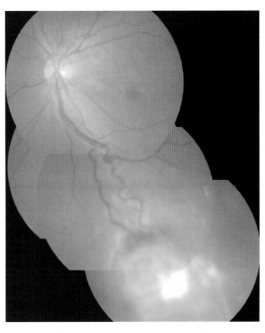

图 49-3　视网膜毛细血管瘤

有两支粗大滋养血管与瘤体相连(易长贤提供)

瘤。临床上可根据毛细血管瘤的继发改变分为两种类型:一种为渗出型,即表现为在瘤体周围或远离瘤体的黄斑部视网膜下出现黄白色渗出,此时如果不认真检查可能误诊为 Coats 病。另一种类型为玻璃体视网膜牵拉型,即表现为在瘤体周围继发视网膜玻璃体纤维血管膜形成,部分患者甚至在远离瘤体的黄斑部出现机化膜,这种类型的视网膜毛细血管瘤常继发牵拉性视网膜脱离。有时玻璃体内纤维条索牵拉导致视网膜血管瘤与视网膜表面脱离,使血管瘤在玻璃体内呈"悬浮"状。部分患者可一眼表现为渗出型,另一眼表现为玻璃体视网膜牵拉型。

3. 全身表现

(1) 脑部血管瘤:主要位于小脑、脑干和脊髓等处。

(2) 内脏血管瘤或其他肿瘤:如肾脏细胞癌瘤,肾上腺嗜铬细胞瘤,胰腺、肝、肺、大网膜及结肠等处的囊肿等。

4. 辅助检查

(1) B 型超声波:视网膜表面瘤体内反射强或中等,均质,边界清晰。

(2) 荧光素眼底血管造影(FFA):动脉期瘤体因供养动脉很快充盈,并显示瘤体内有大量细小的毛细血管,静脉期因瘤体毛细血管渗漏而出现显著的高荧光,血管瘤本身的高荧光可持续至晚期(图 49-4)。

(3) 电子计算机断层扫描(CT):可显示视网膜面有扁平的隆起肿物,边界清楚,密度比玻璃体明显要高。CT 对该病诊断意义不大,但当需与视网膜母细胞瘤鉴别时有意义,显示后者瘤体内有钙化。

(4) 磁共振成像(MRI):T1 加权 MRI 显示视网膜上有比玻璃体信号高的软组织肿物,边界清楚,T2 加权 MRI 则显示肿瘤信号高,与玻璃体类似或稍低。肿物可被明显强化。

(四) 诊断和鉴别诊断

1. 诊断　眼底表现有明显扩张扭曲的供养动静脉和红色或红黄色结节样瘤体,容易确诊。但要注意寻找是否为单眼多灶或双眼均有肿瘤。还要进行脑部和内脏器官等检查,确定是否也有血管瘤和其他肿瘤性病变。

2. 鉴别诊断　通常容易确诊,少数情况下要与以下眼底肿瘤鉴别:

(1) 视网膜母细胞瘤:视网膜母细胞瘤多为灰白色,当瘤体生长旺盛时可呈粉红色伴有明显的供给血管,易与视网膜毛细血管瘤混淆。但视网膜母细胞瘤的瘤体较灰白,边界欠清,多见于 3 岁以下的小儿,大部分瘤体内有钙斑等可以相区别。

(2) 孤立性脉络膜血管瘤:也表现为眼底红色扁平隆起,但脉络膜血管瘤位于视网膜下,没有供给血管等容易鉴别。

(五) 治疗

视网膜毛细血管瘤常常生长缓慢,逐渐出现视网膜下渗出和玻璃体视网膜牵拉致继发性视网膜脱离与视力下降。作者通过临床观察发现相当部分患者数年甚至数十年病变并不发展,因此建议对诊断为视网膜毛细血管瘤的早期患者宜定期观察,通常每 3~6 个月复诊一次,一旦发现瘤体有增大或伴有视网膜下渗液等则应给予治疗。

1. 光凝治疗　当瘤体直径少于 5mm,不伴有视网膜脱离时可用视网膜光凝治疗(图 49-5)。对位于眼底后极部者尤其合适。如果瘤体直径少于 2mm,可进行瘤体本身直接光凝;如果瘤体直径大于 3mm,则先光凝供养动脉,然后再光凝供养静脉与瘤体边缘(图 49-6)。光凝也可重复进行,直至瘤体发生萎缩。

2. 冷冻治疗　当瘤体直径少于 5mm,位于赤道部以前的周边部视网膜则可进行视网膜冷冻治疗。如果瘤体靠前,则可不作结膜切口在结膜外进行冷冻;若瘤体靠后,则宜作结膜切开,直接在巩膜面上进行冷冻治疗。治疗时在间接检眼镜直视下观察,温度为 −60~−70℃,当有肿瘤表面冰球形成后即解冻数秒,如此反复进行三次冻融。治疗 4~6 周后观察效果,当治疗效果不明显时可重复进行冷冻。冷冻治疗最常见的并发症是视网膜出血和渗出性视网膜脱离,但出血和视网膜脱离一般在几周后会自行吸收。

3. 手术治疗　适应于牵拉性视网膜脱离、继发孔源性视网膜脱离和继发黄斑前膜形成皱褶患者。如裂孔远离肿瘤和增生不严重(参照 PVR≤B),可做外路显微手术,同时冷冻肿瘤。其他情况做全玻璃体切除术,切除玻璃体牵拉,同时对肿瘤进行处理,如光凝、冷冻或切除[2]。

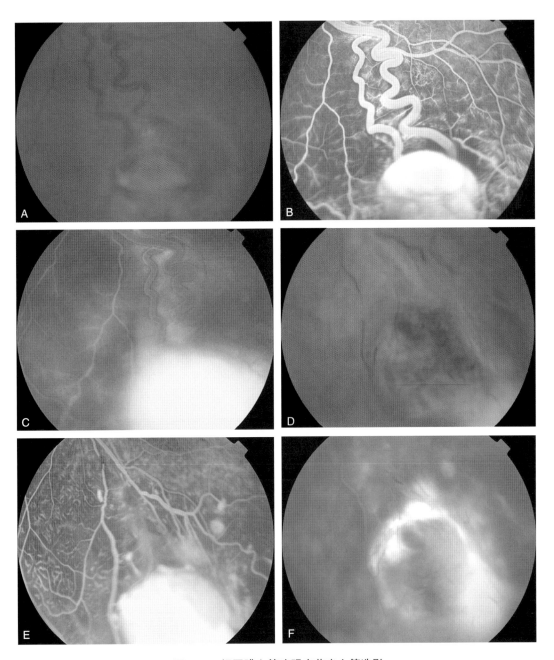

图 49-4 视网膜血管瘤眼底荧光血管造影

和图 49-3 为同一患者，A. 下方周边视网膜血管瘤，呈球状隆起，边缘光滑，有两支滋养血管供给；B. FFA 29 秒，肿瘤呈高荧光，边界清楚；C. 造影 15 分 19 秒，肿瘤染料积存，并向周围渗漏；D. 三年后，经过 4 次肿瘤局部及滋养血管周围激光和两次局部巩膜外冷冻术后，肿瘤不再继续增大，且粗大的滋养血管变细，迂曲减少；E. 造影 26 秒，肿瘤高荧光，周围视网膜可见扩张的毛细血管和新生血管渗漏；F. 造影 12 分 53 秒，肿瘤内染料积存不均匀，周围少量视网膜水肿，小血管渗漏组织染色（易长贤提供）

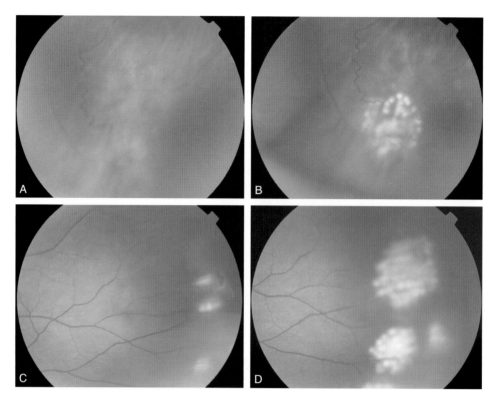

图 49-5　双眼早期视网膜血管瘤光凝

A.右眼下方周边视网膜血管瘤,鲜红色,边界清楚,约 1 个视乳头(DD)大小,有两枝增粗的血管;B.直接用氩离子激光光凝瘤体后照相,瘤体颜色变淡,滋养血管较激光前变细;C.左眼周边小血管瘤,光凝后颜色仍红;D.补充光凝后,肿瘤颜色变淡(易长贤提供)

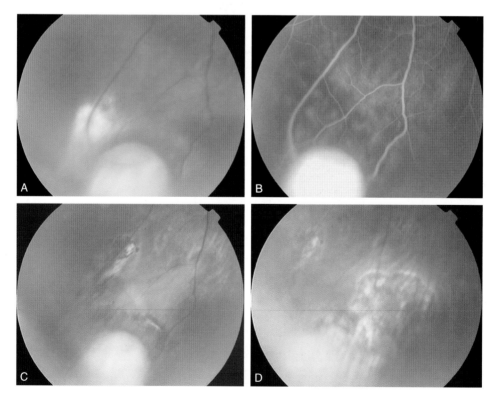

图 49-6　视网膜血管瘤光凝治疗

A.周边视网膜表面见约 4mm 大小的圆形血管瘤,边界清楚色淡红,有两枝粗大的滋养血管;B.眼底荧光血管造影肿瘤呈高荧光;C.第一次肿瘤周围视网膜光凝后,肿瘤缩小;D.多次视网膜光凝后,肿瘤明显缩小(易长贤提供)

二、视网膜海绵状血管瘤

视网膜海绵状血管瘤（cavernous hemangioma of the retina）是一种罕见的视网膜血管瘤。过去常常误诊为 Coats 病、Leber 粟粒状血管瘤、von Hippel-Lindau 病等其他视网膜血管性疾病。亦可伴有全身其他部位如皮肤、脑等组织的血管瘤。当伴有皮肤与脑等部位血管瘤时亦称为斑痣性错构瘤病（hamartomatoses 或 retinal harmatoma）。多为单眼发病，双眼发病小于 4.5%，青少年多见，平均发病年龄为 23 岁。

（一）病理

组织病理上表现为视网膜内层有数个较大的静脉性血管腔，少数可使全层视网膜受累，不伴有视网膜脂质渗出等。超微结构显示大血管腔内的内皮细胞结构正常。瘤体表面的灰白色膜来源于视网膜胶质细胞。

（二）临床表现

1. 症状　患者常无眼部症状，少数患者偶有视力下降与眼前黑影等。

2. 体征　眼底检查示视网膜内层有多数簇状或葡萄状薄壁的静脉性血管瘤，大小不一，有时可轻度突出于视网膜表面，通常没有供养血管（图 49-7）。病变一般静止不变，不会出现像视网膜毛细血管瘤那样的继发性视网膜脂质渗出、出血与视网膜脱离。也有少数海绵状血管瘤持续缓慢增大（图 49-8）。极少数患者（约 10%）可发生继发性玻璃体内出血，但一般出血量少，对视力影响不大。病变表面可有纤维胶质组织增生，严重时其胶质纤维增生可造成牵拉性黄斑移位。

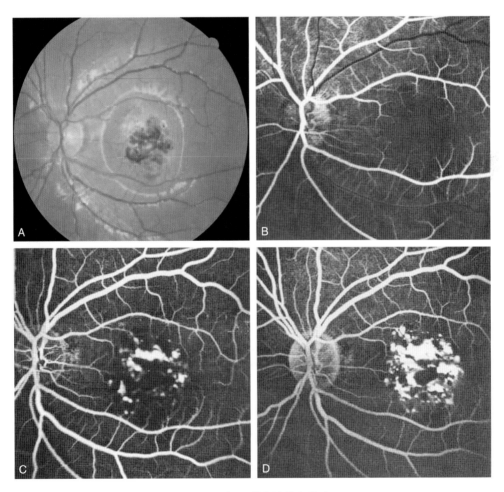

图 49-7　视网膜海绵状血管瘤

A. 眼底照相示左眼黄斑部视网膜内层有多数簇状薄壁的紫红色轻度隆起静脉性血管腔，大小不一；B. FFA 示左眼早期病变部位为低荧光；C. 中期从周边部开始，荧光缓慢发展，部分瘤体内充盈荧光；D. 晚期血管瘤体内都呈现高荧光，呈雪片状，造影过程中一般无荧光渗漏

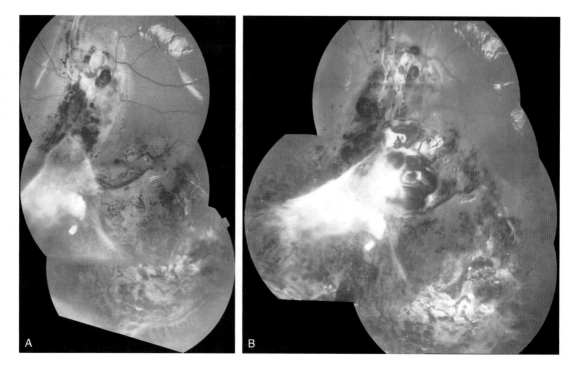

图 49-8　巨大海绵状血管瘤

A. 位于视乳头和下方血管瘤,表面有增生膜;B. 4 年后血管瘤明显增大(易长贤提供)

3. 辅助检查

(1) FFA:有特征性改变,瘤体内血管充盈非常缓慢且不完全。早期病变部位通常为低荧光,往往从周边部开始充盈荧光,缓慢发展,中晚期可见一些血管瘤体内呈现高荧光,终至血管瘤出现雪片状荧光,十分醒目,荧光残留时间长,常常出现晚期荧光积存于瘤体内血管腔的上部,下部则为瘤体血管腔内的血液,表现为特征性的荧光 - 血液界面,造影过程中一般无荧光渗漏(图 49-7)。

(2) B 型超声波检查:当患者继发玻璃体积血无法看见眼底时,可作超声波检查,A 型超声波示病变部位为高入波与高内反射。B 型超声波显示眼内实性占位性病变,病变表面不平但边界清楚,无脉络膜凹陷征(图 49-9A)。

(3) 相干光断层成像仪(OCT):视网膜海绵状血管瘤的 OCT 特征包括内层视网膜分叶状高回声的肿物,肿物内常有透明的大小和形状不一的囊状结构,可见视网膜前膜和牵拉条索等,一般不会有视网膜下液体(图 49-9B)。

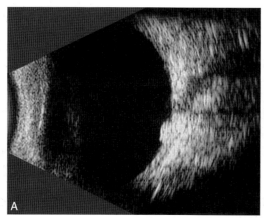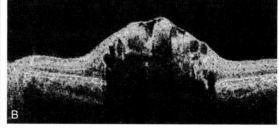

图 49-9　视网膜海绵状血管瘤

A. 超声检查示左眼黄斑部扁平隆起内回声强光团,边界清,较均质;B. OCT 示左眼神经上皮层隆起,增厚,内有多个不规则和大小不一的囊样结构

（三）治疗

由于本病一般不进展，通常不需要治疗，建议定期观察。如果病变进展增大，并发有玻璃体积血，则可进行玻璃体手术，术中做光凝或冷凝治疗。

三、视网膜蔓状血管瘤

视网膜蔓状血管瘤不是真正的肿瘤，没有瘤体形成。实为先天性视网膜动静脉吻合，属于先天性血管瘤样畸形。动脉与静脉直接吻合而在其间无毛细血管网。病变一般静止不变，多见于青年人[3]。

（一）临床表现

1. 症状　患者多无自觉症状，极少数患者有视力下降。

2. 体征　眼底可见异常粗大的动静脉弯曲并直接勾通（图49-10）。根据动静脉之间血管交通的情况可分为三种：①异常交通的动静脉之间有异常的细小毛细血管丛相通，患者通常无任何症状，也不伴有全身其他部位的血管改变；②异常交通的动静脉直接相通，一般不伴有视觉症状，无视网膜渗出与继发性视网膜脱离。但可能伴随有身体其他部位的血管异常。临床上不要误诊为视网膜毛细血管瘤；③患者眼底有广泛而又复杂的动静脉异常交通，常有患眼视力下降与视力丧失等。多数伴有脑、眼眶、皮肤等身体多处部位的血管异常。尽管此类病变一般不进展，但相对较容易出现继发性血管扩张，出血等改变。FFA示视网膜蔓状血管瘤动脉期即出现异常血管很快充盈，不伴随有荧光渗漏与荧光积存。

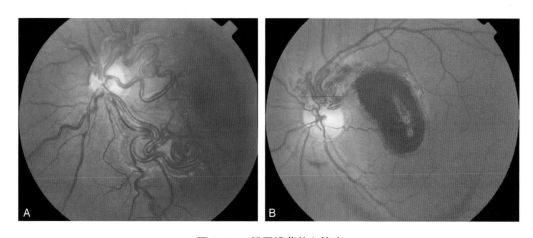

图 49-10　视网膜蔓状血管瘤
A. 眼底可见多条异常粗大的动静脉弯曲并直接相互勾通吻合；B. 视乳头上半部血管瘤引起黄斑前
出血（易长贤提供）

Wyburn-Mason 综合征：当视网膜蔓状血管瘤合并有脑、视路、眼眶和皮肤等身体其他部位的动静脉异常发育及异常吻合时称为 Wyburn-Mason 综合征，属于错构瘤病。本征脑内血管异常特征性表现为与视网膜血管畸形一侧的单侧性中脑血管畸形，通常要在 20~30 岁才表现有症状，如头痛、呕吐、视乳头水肿、水脑和偏瘫等，但一般不引起癫痫发作，这可能与其血管畸形位置较深有关。皮肤改变包括与视网膜血管畸形同侧的与三叉神经分布一致的皮肤血管痣与色素斑等。其他如鼻窦与下颌骨内的血管瘤与血管畸形等也有报告。所以对于视网膜有蔓状血管瘤或视网膜大动脉异常的患者宜进一步行脑部与眼眶 CT、血管造影或 MRI 检查，以排除脑内、眶内等部位的血管病变。

（二）治疗

本病为静止性，病情稳定，不易发展，一般不需要治疗，宜定期观察。如果有视网膜明显的血管渗漏与渗出等则要行视网膜激光光凝治疗。

四、后天获得性视网膜血管瘤

这是一种原因未明的后天性视网膜血管瘤，临床上罕见。常发生于中老年人，女性多于男性，女性占

75%。多位于眼底颞下象限的周边部,与视网膜毛细血管瘤一样也有供养动静脉,但供养动静脉没有毛细血管瘤那样粗大和弯曲。瘤体直径大小一般为2~6mm,厚度一般为1~3mm,大部分伴有视网膜下或视网膜内的出血和玻璃体积血。FFA示瘤体在动静期很快即充盈,静脉期仍为异常高荧光,后期荧光不消退。超声波显示为眼内实性肿物,内反射强。如果患者无症状,眼底检查瘤体不伴随有渗出与视网膜脱离等则可不必治疗,宜每3~4个月定期观察;如果患者有视力下降,眼底检查有继发性视网膜渗出,视网膜脱离与出血等则要作激光或冷冻治疗[4]。

第二节　视乳头血管瘤

也可称为近视乳头型毛细血管瘤(juxtapapillary capillary hemangioma),肿瘤位于视乳头表面或视乳头附近。临床上比上面提到的视网膜毛细血管瘤(也称为周围型毛细血管瘤)少见。可分为内生型和视网膜内型两种类型。

(一) 临床表现

1. 内生型(endophytic type)　肿瘤在视乳头表面向玻璃体腔内隆起,遮盖部分或全部视乳头,肿瘤呈鲜血色,表面光滑,边界清楚,无蒂,临床上容易诊断(图49-11)。表面可有新生血管和纤维血管膜形成,也可并发玻璃体内大出血、视网膜出血、渗出和牵拉性视网膜脱离等。FFA检查瘤体在动脉期即很快充盈,后期荧光积存(图49-12)。

2. 视网膜内型(intraretinal type)　肿瘤向视网膜侧方向生长,位于视乳头缘的视网膜内,表现为肿瘤处视网膜灰白色弥漫性增厚,边界不清。视乳头常常边界不清,但眼底检查看不到明显的红色或紫色血管瘤改变。眼底血管造影可显示视网膜内有血管性团块充盈,伴有不同程度的渗漏和视网膜水肿。临床上不易作出准确的诊断,易于与视乳头水肿、视乳头炎和脉络膜血管瘤相混淆。组织病理学上,该瘤接受视网膜和脉络膜两方面的血液供应。经常合并视网膜出血、视网膜内渗出、黄斑水肿和视网膜脱离等而致盲。

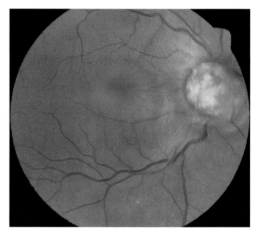

图 49-11　内生型视乳头血管瘤

红色、边界清楚的肿瘤隆起在视乳头表面,遮住视乳头,黄斑区盘状脱离(刘文提供)

(二) 治疗

视乳头血管瘤治疗效果很差,因肿瘤位于这样一个关键位置,如无合并症,一般不采取任何治疗措施,定期密切临床观察。即使患眼有一定程度的视网膜渗出和水肿,也不轻易接受激光等治疗。但如果有牵

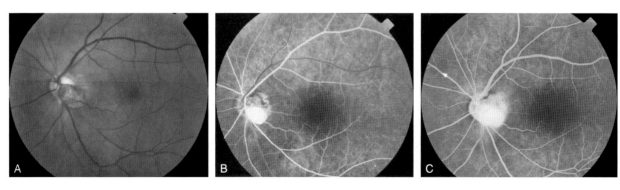

图 49-12　视乳头血管瘤

A. 左视乳头表面鲜血色轻度隆起肿物,遮盖颞下约一半视乳头;B. FFA 示左视乳头表面瘤体在动脉期即很快充盈;C. 示左视乳头表面瘤体造影晚期荧光积存

拉性视网膜脱离和视网膜表面明显纤维增生膜,可行微创全玻璃体切除手术治疗[5]。然而视力预后很差。

第三节　视乳头黑色素细胞瘤

视乳头黑色素细胞瘤(melanocytoma)是一种良性黑色素肿瘤。较少见,发病年龄在 14~79 岁之间,平均 50 岁。女性多见。左右眼无差异,双眼发病者罕见。视乳头黑色素细胞瘤好发于黑种人,多数在眼底检查时发现[6]。

(一)病理

肿瘤表面呈黑色,部分患者累及视乳头周围视网膜和脉络膜。镜下见瘤细胞肥大,圆形或多角形,边界清楚,核小而圆,核浆比例低。

(二)临床表现

大部分视乳头黑色素细胞瘤患者无症状,视力、眼压正常。当肿瘤较大时,可有轻度视力下降。

眼底检查见视乳头内或表面有一深黑色或棕黑色隆起、边界清楚的肿物(图 49-13)。大部分位于视乳头表面,少数侵犯邻近视网膜神经纤维层,并可围绕视乳头的神经纤维及视网膜血管向周围浸润,呈不规则形。多数直径 <2DD,最大高度 <2mm。较大肿瘤见视乳头水肿,表面有白色物质聚积,可能是由于轴浆流循环障碍,使轴突肿胀所致。约 10% 患者视网膜下有少量积液。极少数较大的肿瘤可出现色素播散,黑色颗粒散在视网膜表面、进入玻璃体内、甚至进入前房。

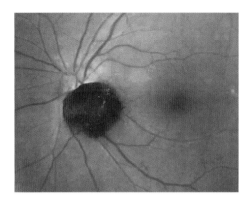

图 49-13　视乳头黑色素细胞瘤
眼底检查见视乳头表面有一深黑色、边界清楚的肿物

(三)辅助检查

1. 视野检查　视野改变与病变范围有关,病变未超过视乳头者,无生理盲点改变;当病变色素超过视乳头边缘时,则有生理盲点扩大。当有鼻侧阶梯和弓状纤维束视野改变时,说明视乳头神经轴突受损,神经纤维受压萎缩。

2. FFA　因色素影响,FFA 检查一般都为弱荧光或无荧光。当肿瘤周围视网膜水肿时,可出现强荧光(图 49-14)。

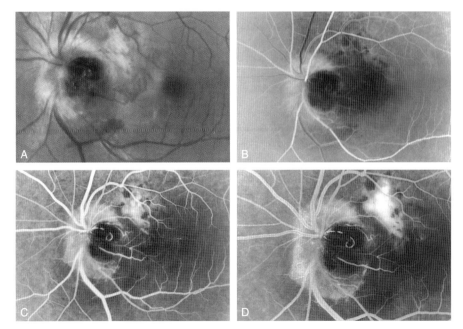

图 49-14　视乳头黑色素细胞瘤
A. 眼底彩照示视乳头表面有一黑色、边界清楚的肿物,视乳头边界不清,颞上视乳头旁有出血和黄白色渗出;B. FFA 早期显示视乳头表面肿物低荧光;C. 造影中期仍为低荧光,颞上乳头旁有渗漏荧光,出血为遮蔽荧光;D. 造影晚期肿瘤也呈低荧光,正常的视乳头血管,无渗漏,乳头旁颞上渗漏高荧光

（四）诊断和鉴别诊断

1. 诊断 当临床检查视乳头上有黑色轻度隆起肿物，FFA 显示肿物为弱荧光或无荧光，且随访观察肿物不增大即可诊断为视乳头黑色素细胞瘤。

2. 鉴别诊断 主要与下列疾病鉴别。

（1）视乳头周围黑色素瘤：一般瘤体色较淡，肿瘤生长快，隆起度较高，呈半圆形或蘑形。

（2）先天性视网膜色素上皮错钩瘤：为一种良性瘤。特征为黑色或灰色隆起的肿瘤侵及视乳头、视网膜和色素上皮，一部分为增厚的灰白色视网膜或视网膜前组织。肿瘤的内表面收缩将周围的血管和视网膜拉向其中心。一般不伴视网膜脱离、出血、渗出或玻璃体炎性细胞。

（3）视乳头色素痣：视乳头色素痣本质上与视乳头黑色素细胞瘤一样，但色素痣通常更扁平，色素较淡，临床随访观察一般不进展(图 49-15)。

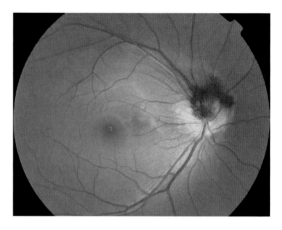

图 49-15 视乳头色素痣
右眼视乳头上半部分表面稀薄散在黑色素沉积，边界不规则，色素分布不均(易长贤提供)

（五）治疗

应定期随访，随访时除肉眼观察肿物大小和形状等变化外，应定期做眼底照相和超声波检查肿物大小，以客观明确观察是否有肿物直径增大和厚度增加等变化。

第四节 视网膜细胞瘤

视网膜细胞瘤(retinocytoma)被认为是视网膜母细胞瘤的一种良性表现型，其发生的原因与视网膜母细胞瘤(RB)基因发生突变的时间有关，如发生突变的时间较晚，视网膜细胞相对已发育成熟，则形成视网膜细胞瘤；如发生突变的时间早，视网膜细胞处于未成熟状态，则形成 RB。另外，视网膜细胞瘤也是 RB 的自发退变的一种形式，RB 的自发退变率为 3.2%~10%，是全身其他恶性肿瘤中发生率的 1000 倍[7,8]。至今为止，其发生机理尚未明确。因此，探讨视网膜细胞瘤和 RB 的转变机理具有十分重要的意义。

本病还具有以下特点：①肯定与遗传有关，存在先天性 RB 基因突变；②也可发生第二肿瘤；③4% 的患者可发生恶性转化，进而发展成 RB。

（一）临床表现

视网膜细胞瘤有三种典型表现。

1. 眼底有一个或多个圆形，椭圆形或不规则的视网膜病灶，呈灰白或灰红色，较均匀半透明或透明，扁平或稍隆起突入玻璃体腔肿物，在表面或近边缘有视网膜血管。

2. 部分病灶内有垩白色钙化灶。

3. 病灶周围常有视网膜色素上皮(RPE)增生移行。少数可表现为玻璃体内钙化灶。患眼具有正常的眼球大小，并一般保持有用的视功能。如果黄斑区域未受累及，则视力可正常。

（二）诊断和鉴别诊断

1. 诊断：视网膜上有一个或多个圆形，椭圆形或不规则的灰白或灰红色病灶，其内可有钙斑，病变相对静止。

2. 鉴别诊断 应与 RB 相鉴别，通常视网膜细胞瘤发生年龄大于 5 岁，病变相对静止，边界较清晰，这些都与 RB 不同。

（三）治疗

视网膜细胞瘤患者应与视网膜母细胞瘤一样及时治疗，通常选用激光和冷冻治疗，如病灶扁平，且很小,也可定期随访观察。

第五节　脉络膜痣

脉络膜痣(choroidal nevus)是一种发生于脉络膜部位的由良性痣细胞构成的肿物。临床调查显示脉络膜痣在普通人群中的发生率约占 1%~2%,眼球组织学检查显示其发生率占 6.5%。脉络膜痣在小儿十分罕见,青春期后逐渐增多,约 90% 的脉络膜痣位于眼球赤道以后[9]。

(一) 病理

一般情况下,脉络膜痣只累及外层脉络膜,脉络膜毛细血管层不受累。为扁平或轻度隆起,其厚度很少超过 2mm。组织学上由良性痣细胞构成,根据痣细胞形态可分为四种类型:圆形或椭圆形痣细胞型;梭形痣细胞型;枋锤形或树枝状痣细胞型;气球样痣细胞型。细胞无异型性。

(二) 临床表现

1. 症状　一般无症状,偶然眼底检查才发现,少数可有视力下降和视物变形。

2. 体征　脉络膜痣眼底表现为扁平或轻度隆起的棕色或黑色斑块,边界清晰(图 49-16),部分病例边界稍模糊,基底直径一般为 0.5~10mm,其中绝大部分为 1.5~5mm,高度一般不超过 2mm,但偶尔可超过 3mm,甚至达 8mm。极少数患者脉络膜痣不含有色素,或一个病灶内部分有色素,部分无色素。痣的表面常可见到黄色的疣(drusen)、局限性色素增生以及 RPE 细胞发生纤维化生形成的黄白色混浊物。有时在痣的周围出现一黄色的"晕",病理证实这是病变周围气球样细胞变性的结果,过去认为这种表现象征着病变会发生恶性转化,现在认为良性的痣也可有这种表现,并不表明病变的良恶性。黄斑部或近黄斑部的痣其表面还可见到地图状的橘黄色素,这是吞噬了脂质的巨噬细胞在 RPE 层堆积的结果。如果这种色素小且边界清,则临床意义不大;如果表现为大块且边界不清,则常表明早期的恶性转化。少数患者也可合并浆液性渗出性视网膜脱离、RPE 浆液性脱离和脉络膜新生血管形成以及出血与渗出等。

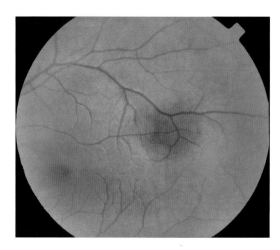

图 49-16　脉络膜痣
左眼颞侧视网膜血管下有一边界清楚的黑色扁平斑块,约 1.5DD 大小

(三) 辅助检查

1. FFA:通常脉络膜痣在造影各期均呈边界清晰的遮蔽荧光;如果痣位于脉络膜深层,可以为正常荧光;当痣的表面有色素上皮脱失或萎缩时则出现斑驳状高荧光,这时不要误认为是恶性黑色素瘤。

2. 吲哚青绿脉络膜血管造影(ICGA):造影期间通常为相对弱荧光,晚期可有轻度染色,但仍弱于周围正常脉络膜组织。

(四) 诊断和鉴别诊断

1. 诊断　典型的脉络膜痣眼底表现为扁平或轻度隆起的棕色或黑色斑块,边界清晰,高度一般不超过 2mm,FFA 示遮蔽荧光,容易诊断。

2. 鉴别诊断　临床上要与以下疾病相鉴别。

(1) 小的脉络膜黑色素瘤:脉络膜痣一般为 3~5mm 直径,1~2mm 厚度,若肿物直径大于 5mm,厚度超过 2mm,则要疑为脉络膜恶性黑色素瘤。必须密切观察,并定期眼底照相随访。

(2) RPE 增生:常有外伤或眼内炎症病史,病损区呈深黑色,多合并有病变部位胶质增生与原发眼疾改变。

(3) 先天性 RPE 细胞肥大:常为圆形或扇贝形的病损,并常伴有脱色素的晕轮边缘。

（五）治疗

脉络膜痣一般不需要任何治疗。如果合并有黄斑部浆液性视网膜脱离,可作激光治疗。小数脉络痣可发生恶变,因此,对每例脉络膜痣患者进行定期的眼底检查与眼底照相。但注意脉络膜痣本身也可发生轻度增大,这时可考虑作激光治疗。

第六节 脉络膜血管瘤

脉络膜血管瘤属于一种错构瘤,是在先天性血管发育不良基础上发展而成的良性血管性肿瘤,可以孤立地出现于眼底后极部的脉络膜,或弥漫地侵犯大部分脉络膜组织。绝大部分脉络膜血管瘤属于海绵状血管瘤,其他如毛细血管瘤和血管外皮细胞瘤等极其罕见。脉络膜血管瘤确切的发病率不明,因许多患者无任何症状而未到医院诊治。

（一）病理

脉络膜血管瘤是由扩张、薄壁的血管组成,血管壁为一层内皮细胞,管腔大小不一,血管壁之间仅有少许间质相隔。脉络膜血管瘤可分为2型,①海绵窦型,管腔较大,血窦腔状,见于孤立性脉络膜血管瘤;②毛细血管型,由毛细血管组成,见于弥漫性脉络膜血管瘤。瘤体表面的RPE可出现纤维化和骨化改变,很少有色素上皮细胞增生。常有渗出性视网膜脱离和视网膜神经上皮层的广泛囊样变性。

（二）临床表现

1. 症状　肿瘤位于黄斑部或渗出性视网膜脱离波及黄斑中心凹,可使患者视力减退和(或)视物变形,此时可用远视镜片矫正。其后随着黄斑囊样水肿、板层洞和(或)视网膜前膜形成,广泛视网膜脱离和视网膜退行性病变而使患者的视力与视野持续减退[10,11]。

2. 体征

（1）孤立性脉络膜血管瘤:多位于眼底后极部、呈橘红色局限性脉络膜扁平隆起病灶,不伴有皮肤、全身或眼部其他部位如眼睑皮肤、结膜、巩膜等处的血管瘤或血管扩张。由于瘤体深在,早期患者常无自觉症状,因此,孤立性脉络膜血管瘤很少在30岁之前确诊。男性较多,单眼为主,偶见于双眼。

眼底检查孤立性脉络膜血管瘤呈典型的圆形或椭圆形,轻度隆起的橘红色肿瘤(图49-17),大小约2~10DD,大部分位于黄斑部,小部分位于视乳头旁。在瘤体表面的RPE或视网膜神经上皮层出现改变之前,除见隆起的瘤体外眼底正常,或仅在瘤体表面的RPE处有少许色素脱失。而当肿瘤表面的RPE和(或)视网膜神经上皮层出现改变之后,可见肿瘤表面的RPE有少许色素沉着,瘤体与视网膜之间可有黄白色纤维组织形成,相应视网膜因囊样水肿和变性而增厚。随着病程的推移,RPE损害加重,导致浆液性视网膜脱离,视网膜下液一般先累积于黄斑部,然后局限于视网膜下方至肿瘤下缘,甚至成为泡状视网膜脱离,脱离的范围和高度可随体位的变动而改变,但很少见到瘤体与其上的视网膜呈完全的浆液性分离(图49-18)。在渗出性视网膜脱离与肿瘤之间,亦可出现RPE萎缩带和骨细胞样色素增生。偶尔可见脉络膜、视网膜和(或)视乳头新生血管形成及视网膜神经纤维层缺损。

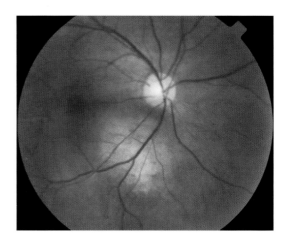

图49-17　孤立性脉络膜血管瘤
视乳头颞下方红黄色隆起肿物,隆起度不高

（2）Sturge-Weber综合征:这是一种无家族遗传倾向的错构瘤性疾病,以同侧的脑、面、脉络膜血管瘤为特征(图49-19),并可伴先天性或青年性青光眼,眼睑、结膜、巩膜血管扩张或血管瘤。其脉络膜血管瘤为弥漫性分布于眼底,遍布全眼底、大部分眼底或仅位于眼底后极部,呈扁平、边界不清的番茄色脉络膜病

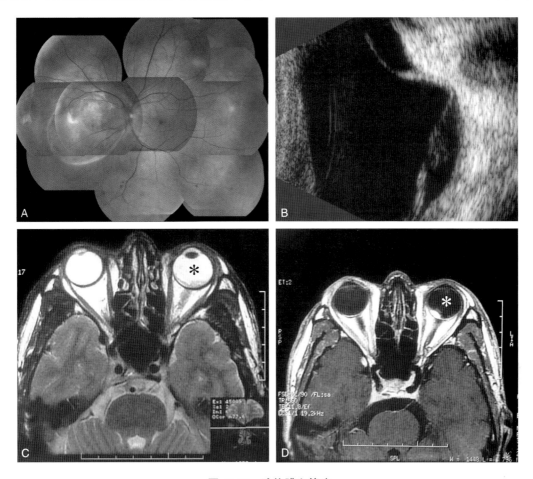

图 49-18　脉络膜血管瘤

A. 患者左眼鼻侧后极部视网膜深层约 6DD 大小红色隆起,边界清楚,后极部视网膜脱离;B. B 型超声波检查,鼻侧脉络膜扁平梭形增厚,达视神经表面,表面见部分脱离的视网膜回声,颞侧后极部视网膜脱离;C. MRI 示 T_1 加权玻璃体为高信号(星),瘤体和脱离视网膜呈中信号;D. T_2 加权瘤体为高信号(刘文提供)

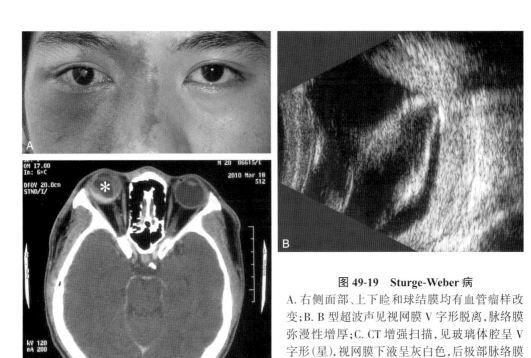

图 49-19　Sturge-Weber 病

A. 右侧面部、上下睑和球结膜均有血管瘤样改变;B. B 型超波声见视网膜 V 字形脱离,脉络膜弥漫性增厚;C. CT 增强扫描,见玻璃体腔呈 V 字形(星),视网膜下液呈灰白色,后极部脉络膜肿瘤呈白色(刘文提供)

灶。由于其伴随的颜面血管瘤,且脉络膜被弥漫的异常毛细血管充填而更易致其上 RPE 发生广泛性退行性变性,故视力下降和明确诊断的年龄均比孤立性脉络膜血管瘤为早,视力减退的平均年龄为 8 岁,单眼尤以左眼居多,亦可累及双眼伴双侧颜面血管瘤。

一些患者在弥漫性脉络膜轻度增厚的基础上有局部的明显隆起,此局部隆起病灶常位于黄斑部。随着病程发展,这些患者的眼底表现相似于孤立性脉络膜血管瘤,但更易自发地或在青光眼滤过性手术后,出现泡状视网膜脱离。青光眼滤过性手术后发生的泡状视网膜脱离或睫状体、脉络膜脱离可自行消退。Sturge-Weber 综合征的不完全型可表现为颜面部血管瘤伴同侧孤立性脉络膜血管瘤,无脑部血管瘤及癫痫等其他改变。

(三) 辅助检查

1. 超声波检查　A 型超声波在孤立性脉络膜血管瘤表现为内高反射波,波峰与波峰的高度和间隔相似,波谷与波谷的间隔和高度亦相似,排列均匀,这是孤立性脉络膜血管瘤的一个诊断性特征。B 型超声波在孤立性脉络膜血管瘤表现为一扁平隆起的实性病变图像;在弥漫性脉络膜血管瘤表现为广泛的脉络膜较均匀地轻度增厚或伴有一更隆起的实性病变图像。彩色多普勒超声表现为肿瘤内血流十分丰富,呈团块状充满或弥散星点状分布,且频谱显示含有动脉血流波形和丰富的静脉血流波形(图49-20)。而脉络膜恶性黑色素瘤和脉络膜转移癌则示肿瘤内的血流呈枝状分布特征,频谱显示为与动脉血流相同的较高阻力的供血血流波形。而 Sturge-Weber 综合征患者可表现为脉络膜多个血管瘤。

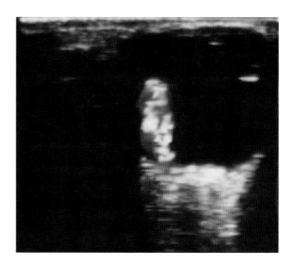

图 49-20　脉络膜孤立性血管瘤
B 型超声波示一扁平隆起的实性病变图像;彩色多普勒超声表现为肿瘤内血流十分丰富,充满呈团块状

2. FFA　当肿瘤表面的 RPE 和视网膜神经上皮层无变性时,瘤体在 FFA 上仅表现为早期背景荧光增强,而中、后期荧光正常。当肿瘤表面的 RPE 和视网膜神经上皮层出现变性时,FFA 表现为下列特征性的改变:①动脉前期和动脉期,瘤体处出现大的脉络膜血管影;②静脉期,瘤体表面弥漫性荧光素渗漏,融合扩大;③后期因外层视网膜特有的囊样变性及水肿而呈弥漫性多腔状荧光堆积现象。早、中期时瘤体旁常常有一环状低荧光区,瘤体表面或附近视网膜毛细血管扩张(图49-21)。

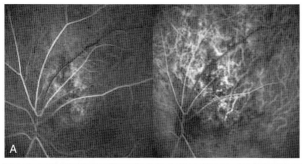

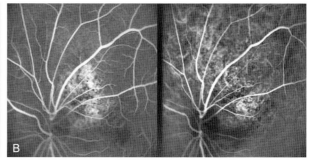

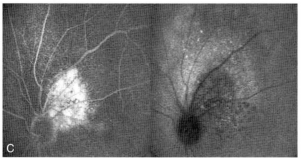

图 49-21　脉络膜血管瘤
FFA(左)和 ICGA(右)同步检查,A. FFA 动脉期瘤体内已有网状脉络膜高荧光出现,ICGA 瘤体内出现花边样网状高荧光;B. FFA 静脉期瘤体内荧光渗漏融合,成一高荧光团;ICGA 瘤体内强荧光,瘤体范围比 FFA 显示的要大;C. FFA 示晚期荧光不消退,ICGA 瘤体处出现排空现象,瘤体处的荧光较正常脉络膜荧光更暗

3. ICGA　在孤立性脉络膜血管瘤上具有下列诊断性的特征。

(1) 早期(10~20秒):瘤体处出现细小花边样成蜘蛛网状荧光,遮挡其下正常的脉络膜血管,从而可与脉络膜黑色素瘤、脉络膜转移癌相区别。

(2) 中期(1~10分钟):1分钟甚或在30秒时,瘤体处表现为桑葚状的高强荧光,这种强荧光比其他脉络膜肿瘤的荧光都强,从而强烈提示孤立性脉络膜血管瘤的诊断。这种强荧光可保持6~10分钟。

(3) 后期(30分钟):瘤体处出现排空现象,即瘤体处的荧光较正常脉络膜荧光更暗(图49-21C)。

(四) 诊断及鉴别诊断

1. 诊断　孤立性脉络膜血管瘤的诊断主要根据眼底的圆形或椭圆形、轻度隆起的橘红色瘤体而作出,A型超声上的内高反射波,吲哚青绿血管造影的蜘蛛网状早期荧光、桑葚状的强荧光及排空现象有特征性。

弥漫性脉络膜血管瘤的诊断主要依据弥漫、番茄色的眼底象而作出,若仔细与正常对侧眼相比较则更易作出诊断。B型超声波显示弥漫性脉络膜增厚。

2. 鉴别诊断　主要同以下几种相似疾病相鉴别。

(1) 脉络膜黑色素瘤:瘤体呈棕黑色,多呈球形和蘑菇形隆起。

(2) 脉络膜转移癌:瘤体呈白色或奶油样,多位于后极部,表面欠平,可多灶性或双眼均有病灶,全身检查有原发肿瘤或有原发肿瘤病史。

(3) 脉络膜骨瘤:瘤体呈灰白色,扁平,边界呈地图样,B型超声波和CT可显示骨性成分。

(五) 治疗

脉络膜血管瘤的治疗目的是重建瘤体上的视网膜外屏障,从而避免或消除渗出性视网膜脱离。

1. 激光治疗　由于其技术简便、效果明显而成为脉络膜血管瘤的首选治疗。

(1) 适应证:在FFA上瘤体表面有荧光素渗漏,但无明显视网膜脱离或纤维组织形成,且位于黄斑中心凹外的脉络膜血管瘤,适于激光治疗。

(2) 治疗方法:氩激光或氪激光光斑200~500μm,能量100~700mv,时间0.1~0.5s直接击射FFA所示的瘤体表面荧光素渗漏部位或作融合性光凝,使击射点部位的瘤体变白。当瘤体边缘至黄斑中心凹时,光凝不应损伤黄斑毛细血管拱环,此时虽然不能全部封闭FFA所示的荧光素渗漏点,但黄斑部的视网膜下液仍可消退。伴渗出性视网膜脱离时,可用氪红激光在黄斑外作拦截式光凝。

(3) 治疗效果:光凝后瘤体可明显缩小,视网膜下液均可消退,视力保持不变或提高。但在长期随访中,渗出性视网膜脱离可复发。

2. 光动力疗法　是用光敏剂靶向肿瘤的一种激光治疗方法。

(1) 适应证:孤立性和弥漫性脉络膜血管瘤都适用,尤其是前者。特别当肿物位于黄斑附近,伴有视网膜下液不能使用普通激光治疗时[12]。

(2) 治疗方法:使用光敏剂维替泊芬,按每平方米体表面积6mg,激光能量为50~100J/cm^2,激光波长689nm左右,依瘤体大小,采用一个或多个光斑治疗,但应避免同一个点重复治疗。通常需要1~4次治疗,半年内完成。

(3) 治疗效果:80%以上瘤体缩小,视网膜下液吸收,视网膜厚度减少,黄斑水肿消退。2/3的患者治疗后视力有提高,1/3不变,极少数视力下降。副作用包括脉络膜萎缩和视力下降等。

3. 经瞳孔温热治疗　是利用激光、超声波、微波和红外线等照射肿瘤产生低温而损伤肿瘤细胞的一种治疗方法。

(1) 适应证:经瞳孔温热治疗(transpupillary thermotherapy,TTT)适应于孤立性脉络膜血管瘤,肿物前沿位于赤道后,肿瘤最大直径小于10mm,厚度小于4mm,无或仅有少量视网膜下液的患者[12]。

(2) 治疗方法:通过使用波长为810nm的二极管激光,以宽的光束经瞳孔照射脉络膜血管瘤瘤体,可重复治疗。因二极管激光的波长较长,对深部的脉络膜瘤体效果较好,而对内层视网膜包括神经纤维层损伤较小。

(3) 治疗效果:约40%瘤体完全消退,所有病例均出现视网膜下液吸收。但少数患者瘤体厚度无改变,5%~10%的患者会有副作用,包括视网膜分支静脉阻塞,黄斑囊样水肿,视网膜前增生膜和虹膜萎缩等。

4. 放射治疗　包括外放射和放射性巩膜板治疗。

（1）适应证：①弥漫性脉络膜血管瘤；②脉络膜血管瘤位于黄斑中心凹；③瘤体上有明显视网膜脱离或纤维组织形成，阻碍光凝者；④光凝后瘤体表面有明显机化膜形成而渗出性视网膜脱离又复发者。

（2）治疗方法：①外放射晶状体豁免技术（高精确度放疗技术）：眼睛在治疗中用真空接触镜固定，超声检查测定晶状体后极到照射区的距离，使晶状体后极受到的放射量少于总剂量的5%，脉络膜血管瘤处的放射总剂量为15~30Gy，分割剂量为1.25~1.6Gy，在15~25天内分10~15次完成。②巩膜板（敷贴）放疗：用钴-60、钌-106或碘-125巩膜板固定于瘤体相应处的巩膜表面作放射源，对瘤体顶部照射50Gy，此仅适用于孤立性脉络膜血管瘤。

（3）治疗效果：放射治疗后6个月内视网膜下液吸收且无再生成，瘤体缩小1/3以上，视力保持不变或提高。

5. 冷冻治疗　孤立性脉络膜血管瘤伴大范围渗出性视网膜脱离时，可在双目间接检眼镜直视下在瘤体相应巩膜处冷冻，至瘤体表面视网膜变白，持续30~60秒，冻融3次，冷冻全瘤体，术后视网膜下液吸收，暂时性视网膜复位，此时需补充激光治疗。

（六）预后

部分不位于黄斑中心凹的脉络膜血管瘤患者可一直保持视力且无渗出性视网膜脱离的发生。孤立性脉络膜血管瘤可出现轻微的增大，这主要是由于瘤体内血管的充血而非细胞增生所致；可发生渗出性视网膜脱离并继发性视网膜囊样变性逐渐加重，最后可出现视力丧失和继发性青光眼而需行眼球摘除术。

由于脉络膜血管瘤诊断技术的提高，激光和放射技术的应用，从而使脉络膜血管瘤的预后有了明显的好转。

（七）典型病例

1. 病例　患者男，39岁。右眼视力下降3年，不伴眼胀、眼痛。于2006年5月首次到东莞光明眼科医院门诊就诊，查右眼视力0.08，屈光间质清晰，眼底后极可见约5DD大小的橘红色隆起包块。左眼视力1.5，屈光间质清晰，眼底正常。行FFA检查：在动脉期，后极部出现约5DD大小的不规则荧光斑，动静脉期扩大融合，间杂有斑点状低荧光，周围组织着色，视网膜下荧光积存（图49-22A~C）。

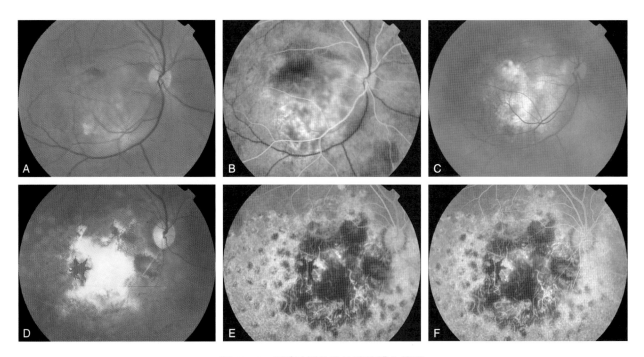

图49-22　经瞳孔温热治疗脉络膜血管瘤

A.激光治疗前眼底彩照，后极部可见约5DD大小橘红色隆起斑块；B.动脉期，后极部出现约5DD大小的不规则荧光斑；C.造影晚期，斑点高荧光扩大融合，间杂有斑点状低荧光，周围组织着色，视网膜下荧光积存；D.激光治疗结束后的眼底彩照，原后极部病变区呈白色瘢痕，间杂色素沉着；E.激光结束后的FFA，原病变区表现为片状遮蔽荧光及散在激光斑；F.造影晚期，无明显荧光渗漏（戴玲提供）

2. 诊断 右眼脉络膜血管瘤。

3. 治疗 从 2006 年 6 月至 2008 年 3 月,先后 8 次行经瞳孔温热疗法(810 激光:光斑 600mm,时间 60 秒,能量 400~600mv,每次 20 击)照射脉络膜血管瘤。每次治疗的标准是病变区出现灰白色光斑,每次治疗间隔 3 个星期左右,2~3 次治疗后,复查 FFA,观察病情,再继续行激光治疗,该患者在治疗期间先后 4 次行 FFA 检查。至 2008 年 5 月,复查时右眼底脉络膜血管瘤完全萎缩,因血管瘤位于后极,最后右眼视力 0.1。患者 2009 年 4 月最后一次复查,病情稳定,无复发(图 49-22D~F)。

第七节 脉络膜骨瘤

经常见到继发于外伤或炎症后眼球萎缩的无视力眼,在做病理检查时发现眼内钙化,这是 RPE 细胞骨化生的结果,临床意义不大。发生于无其他眼疾的脉络膜骨瘤(choroidal osteoma)临床上比较少见。脉络膜骨瘤是由成熟骨构成的良性肿瘤,其确切的发病率不清[13]。

(一) 病因与发病机制

脉络膜骨瘤的发病机理尚不清楚,有人认为是一种迷离瘤,有人认为与眼内炎症、外伤、钙代谢及内分泌激素等有关。

(二) 病理

在脉络膜毛细血管层或脉络膜全层组织内有圆盘形肿瘤,它由致密的骨小梁构成,伴有单层内皮细胞衬里的大的海绵状腔隙和小的毛细血管,并可见成骨细胞、骨细胞和破骨细胞。骨小梁的髓隙中,有疏松的纤维血管成分、肥大细胞和泡沫状的间质细胞等。受累的脉络膜毛细血管层变窄或闭塞,病灶附近 RPE 细胞有脱色素和色素堆积等改变。有的病例在 Bruch 膜外有短小呈分枝状的血管丛,形成新生血管膜,有出血、或浆液性视网膜脱离。

(三) 临床表现

脉络膜骨瘤属于良性的脉络膜骨化瘤,多发生于 20~30 岁的健康女性,20%~25% 为双侧性。但男性、小于 10 岁的小孩和大于 30 岁的成人等都可发生。无种族性差异。

1. 症状 部分患者无任何症状,部分患者可表现为无痛性视力下降、视物变形以及与肿瘤部位相应的眼前固定性黑影。

2. 体征 眼前段和玻璃体无明显改变。眼底检查示视乳头周围、黄斑区或其他后极部位(少数患者周边部眼底也可发生)视网膜下的黄白色至橘红色病灶(图 49-23),肿瘤确切的颜色与覆盖在肿瘤上面的

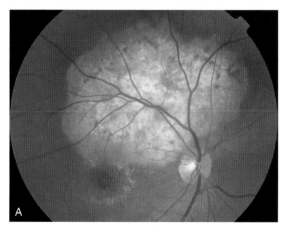
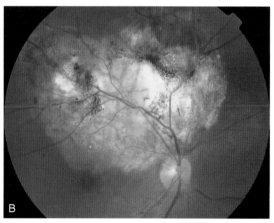

图 49-23 脉络膜骨瘤

A. 视乳头颞上见 5DD×5.5DD 大小橘红色视网膜下病灶,边界清楚但不规则,上方近边界处少量色素增生,黄斑区黄白色渗出物;B. 激光治疗后一年,骨瘤未继续发展,黄斑渗出物吸收,肿瘤周见激光斑色素沉着和上方肿瘤表面有色素增生,病情趋于稳定(易长贤提供)

RPE 变薄和脱色素的程度、骨瘤的厚度等有关。肿瘤中的钙质表现为黄白色。病灶表面可有不同程度的簇状棕色、橘黄色、灰色或黑色色素沉着,肿物直径多为 2~22mm,厚度常在 0.5~2.5mm 之间,部分病例病灶表面显示高低不平,典型的骨瘤呈圆形或椭圆形,有时呈分叶状或双叶状,由一峡部将两个大的混浊斑块连接在一起。并有明显的扇状或地图状边缘,边界清晰,边缘上有伪足向四周伸出。双侧性患者可表现为双眼一致的对称性改变或双眼因病情不同阶段而表现不同。脉络膜骨瘤本身的血管系统源于肿瘤深部的骨瘤髓腔,穿出至瘤体表面,呈现为短支血管丛,由脉络膜毛细血管供血,这些血管不是新生血管组织,它们不会表现为荧光渗漏、继发视网膜下渗出与出血等。但确有少数患者发生视网膜下渗出、视网膜下新生血管形成与出血。骨瘤表面视网膜血管不受影响。视乳头可因受肿瘤压迫而发生视神经萎缩。脉络膜骨瘤经观察数月或数年后,常可见到病灶有扩大现象,部分患者甚至发展为成倍增大。

(四)并发症

1. 视网膜下液 脉络膜骨瘤可被浆液性视网膜下液覆盖,一旦发现有视网膜下液,必须进行详细的眼底检查和眼底血管造影,以便找到视网膜下新生血管。

2. 视网膜下新生血管形成 源于脉络膜的视网膜下新生血管常与脉络膜骨瘤有关。在临床上,视网膜下新生血管膜常伴有视网膜下液或出血。这类病例常有隆起的灰绿色视网膜下新生血管组织,可于血管渗漏前被发现,视网膜下新生血管膜多发生于邻近骨瘤周边部的区域和接近黄斑中心凹的部位,中心凹下出血和盘状瘢痕常导致严重的视力下降。视网膜下新生血管膜应与肿瘤表面的分支血管丛相鉴别,后者不伴有视网膜下液、出血或盘状瘢痕,进行荧光造影时不会发生荧光渗漏。据推测,视网膜下新生血管膜可能是由来自脉络膜的新生血管小叶,穿过骨瘤上萎缩变薄的 RPE-Bruch 膜复合结构而生长发生的。

3. 视网膜下出血 脉络膜骨瘤伴有的视网膜下新生血管膜可致患眼视网膜下间隙出血。这种出血常于数月内吸收,但会遗留局部 RPE 增生与盘状瘢痕。

(五)辅助检查

1. FFA 显示瘤体早期轻度斑点状高荧光,以后荧光渐增强,后期出现弥漫性荧光存留。肿瘤的黄白色部分,显示骨瘤内表面毛细血管网早期高荧光,后期这些荧光轻度减弱。骨瘤的橘黄色部分,常无这些血管丛,仅在正常的脉络膜背景荧光下显示出有轻度改变或无改变。如果患者同时有视网膜下新生血管形成则 FFA 早期荧光渗漏,后期周围组织荧光着色。偶然,在无新生血管的骨瘤上会出现多个针尖状高荧光点,相对应于出血与 RPE 增生的部位则出现持续的低荧光。视乳头和视网膜血管一般正常(图 49-24)。

2. ICGA 脉络膜骨瘤的 ICGA 早期表现为边缘不清的弥漫性低荧光,在肿瘤黄白色区域有时可显示出清晰的瘤体内网状血管。中期瘤体仍为低荧光,但橘红色区可见延迟充盈的脉络膜静脉,并有异常的脉络膜血管渗漏所致的高荧光带,造影像上很难区别异常脉络膜血管与脉络膜新生血管。后期可见低荧光与高荧光相间杂的图像(图 49-25)。

3. OCT 难以检查脉络膜骨瘤的深部结构,肿瘤表层部分可显示为不均匀反射,多数反射较强,内层视网膜常存在,但常有外层视网膜变薄,光感受器变性和 RPE 层增生或结构不清(图 49-26B)。

4. 超声波 超声波检查对诊断本病具有特征意义。A 型超声波示病变出现一束高内回声反射波,其后的眶脂肪波则显示明显的衰减。B 型超声波显示一个轻度隆起和高内回声反射的脉络膜肿块,其后可见声影,当扫描灵敏度降低时,其他软组织影的回声消失,而瘤体本身的高回声反射仍然存在(图 49-26C)。彩色多普勒超声则示骨瘤的基底部与瘤体内均无血流信号,球后组织亦无异常血流。

5. CT 示脉络膜骨瘤为特征性的骨样密度影(图 49-27)。MRI 检查因不容易看清骨性结构,临床意义不大。

(六)诊断和鉴别诊断

1. 诊断 典型表现为 20~30 岁女性患者眼底视乳头附近橘黄或黄白色轻度隆起的病灶,约 2~22mm 直径大小,边界清晰,表面可有色素,可合并出现视网膜下液体和新生血管。超声波和 CT 显示有特征性的骨性病灶改变。

2. 鉴别诊断 包括脉络膜恶性黑色素瘤、脉络膜血管瘤、脉络膜痣、脉络膜转移癌、巩膜脉络膜钙化

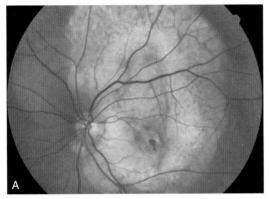

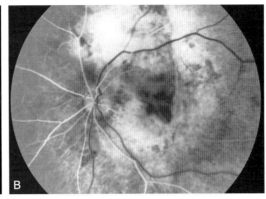

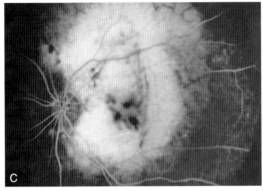

图 49-24　脉络膜骨瘤 FFA

A. 眼底检查左眼黄斑区和颞侧后极部视网膜下的黄白色扁平隆起病灶；B. FFA 显示动脉期瘤体内不均匀充满脉络膜荧光；C. 造影晚期期瘤体内高荧光，其内有低荧光区

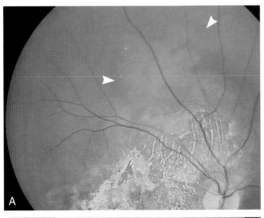

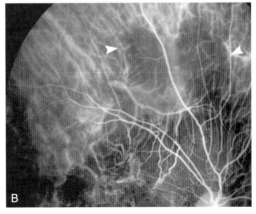

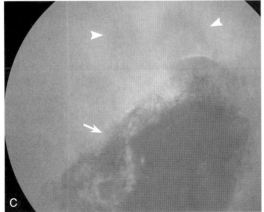

图 49-25　脉络膜骨瘤 ICGA

A. 眼底彩照显示黄斑到视乳头颞上片状脉络膜萎缩，其上方见呈橙红色脉络膜骨瘤病灶（箭头）；B. ICGA 早期显示脉络膜骨瘤呈弱荧光，其内可见丝状异常脉络膜血管；C. ICGA 晚期，黄斑和视乳头颞上萎缩性弱荧光（箭），脉络膜骨瘤呈相对弱荧光，其内可见点状强荧光（箭头）（文峰提供）

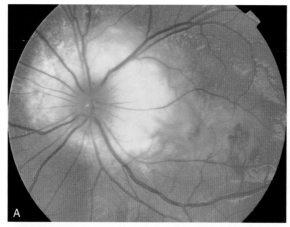

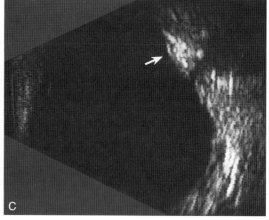

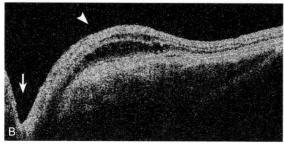

图49-26　乳头周脉络膜骨瘤

A. 左眼视乳头周围视网膜下的黄白色扁平隆起病灶,边界较清楚;B. OCT检查左眼视乳头(箭)颞侧RPE及脉络膜层不均匀增厚隆起,结构不清,上方视网膜神经上皮下有积液(箭头);C. B型超声波检查显示轻度隆起的高反射灶,后方有声影(箭)

(张洁提供)

和其他眼底非色素性病变等。

(1) 脉络膜恶性黑色素瘤:有色素的脉络膜恶性黑色素瘤由于有特征性的瘤体表面色素易于鉴别。无色素性脉络膜恶性黑色素瘤临床上少见,多发于中老年,且无性别差异;一般为棕黄色,隆起度较高,边界不太明确,表面光滑。脉络膜骨瘤常见于年轻女性,为橘黄色,一般隆起度小,边界明显,表面凹凸不平,位于视乳头旁,B型超声波检查有典型的高反射波和其后的声影,以及CT检查特征性的骨化结构有助于鉴别。

(2) 脉络膜血管瘤:脉络膜血管瘤呈橘红色,这与脉络膜骨瘤相似。血管瘤的内表面,还可能出现

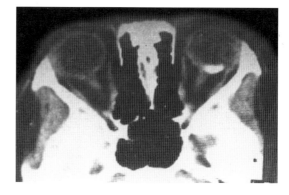

图49-27　CT检查

右眼后极部脉络膜骨性高密度影

纤维性和骨性的组织转化,赋予肿瘤以黄色色调,致使部分血管瘤更加酷似骨瘤。但典型的脉络膜血管瘤呈圆顶状,具有光滑而规则的边缘,其上有液体,多为单侧孤立性,发病无性别差异,FFA和ICGA有典型的造影早期瘤体内即有很强的荧光充盈有助于两者的鉴别。

(3) 脉络膜痣:呈灰黑色或黑色,以及荧光血管造影显示为遮蔽荧光等易于与骨瘤相鉴别。

(4) 脉络膜转移癌:脉络膜转移癌多呈灰黄色或奶黄色,多为单侧、可为双侧(约占25%),轻度隆起和女性较多,可与脉络膜骨瘤相似。差别主要在于,前者边界不太清晰,常伴有非裂孔性视网膜脱离,常发生在既往有恶性肿瘤病史的中老年。脉络膜转移癌没有骨瘤表面的那种短支血管丛改变。

(5) 巩膜脉络膜钙化:多发生于甲状旁腺功能亢进、慢性肾衰和维生素D中毒等,病灶一般位于上方血管弓附近,表现为在地图状脱色素区内钙质的沉积,呈灰白色,边界清晰,通常为多个同时发生,表面的视网膜和玻璃体正常。

(七) 治疗

由于本病的发病原因不清,尚无有效的治疗方法。一般只需要定期观察。如果患者合并有视网膜下

新生血管形成和视网膜下渗液,则要及时进行氩激光或氪激光光凝治疗。多数学者强调为了根除视网膜下新生血管膜,必须多次进行光凝治疗。光凝封闭新生血管的困难在于:脉络膜骨瘤上缺少黑色素,RPE-Bruch 膜很薄,且呈退行性变。近年来,新的治疗方法如经瞳孔温热治疗,光动力疗法和抗新生血管生长因子(如贝伐单抗玻璃体内注射)治疗少数脉络膜骨瘤伴新生血管的患者,但由于病例数较少,疗效尚有待于进一步观察和总结[14]。

(八)治疗效果

本病的视力预后难以预测,骨瘤位于黄斑中心凹之外者,患者可一直保持较好的视力。骨瘤在黄斑中心凹下者,也可在数月或数年内保持良好的视力。据报告,脉络膜骨瘤病程 10 年者,58% 其视力≤0.1,而 20 年病程者,62% 的患者视力≤0.1。但随着肿物表面光感受器的变性,患眼视力逐渐下降,光凝虽有近期效果,最终视力预后不佳。若有视网膜下新生血管形成和视网膜下液或肿瘤压迫视神经致视神经萎缩等则会出现更加严重的视力下降甚至视力完全丧失。

(九)典型病例

1. 病例　患者女,28 岁,因"左眼前黑影 1 周"于 2007 年 6 月 19 日到江苏省无锡市第二人民医院眼科就诊,检查:左眼视力 0.4,-1.0DD=1.0,眼球前段检查无异常。玻璃体清晰,黄斑区及上方视网膜血管弓之间见约 3DD 大小不规则的黄白色病灶,轻度隆起(图 49-28A)。右眼视力 1.0,眼球前段及眼底检查未见明显异常。全身检查无异常。FFA 示早期视乳头及黄斑区间约 3DD 大小病灶内见点状强荧光及斑片状暗荧光间杂(图 49-28B),后期荧光渗漏明显,整个病灶呈强荧光(图 49-28C)。ICGA 始终呈斑片状弱荧光(图 49-28D~F)。左眼 B 型超声波示球壁高回声灶,后方有声影(图 49-29A)。眼眶 CT 示左眼球壁见高密度影(图 49-29B)。OCT 示视乳头外侧视网膜下有轻度隆起,色素上皮信号增强,外侧视网膜神经上皮下有少量积液(图 49-29C)。

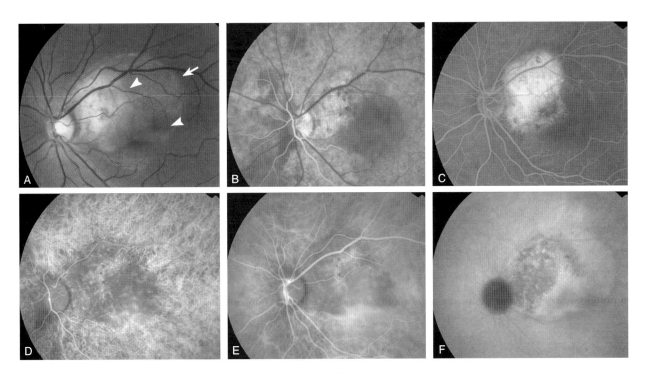

图 49-28　脉络膜骨瘤

A. 左眼黄斑上方见 3.2DD×3DD 视网膜下黄白(下方橘红)色不规则斑块(箭头),外上是渗出性视网膜脱离(箭);B. FFA 7 秒钟,视乳头颞侧见斑驳样强荧光病灶;C. 造影 12 分 54 秒,病灶内荧光渗漏明显,呈强荧光;D. ICGA 9 秒,视乳头颞侧脉络膜荧光有遮蔽,表面点状高荧光;E. ICGA 2 分 53 秒,视乳头颞侧仍见遮蔽荧光;F. ICGA 25 分 43 秒,视乳头颞侧病灶呈遮蔽荧光,表面有斑片状荧光染色,神经上皮脱离区染料存积(张洁提供)

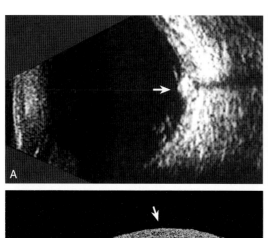
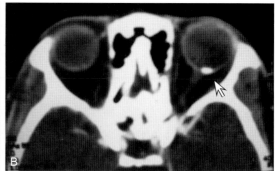
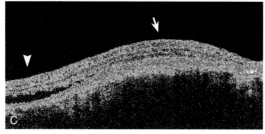

图 49-29　辅助检查

A. B 型超声波检查后极部高回声隆起,后面有声影(箭);B. CT 检查左眼球后极部钙化阴影(箭);C. OCT 检查视乳头周视网膜下有轻度隆起,色素上皮信号增强(箭),外侧视网膜神经上皮下有少量积液(箭头)

(张洁提供)

2. 诊断　左眼脉络膜骨瘤。

3. 治疗　患者初诊时视力为 1.0,故未做任何治疗,随访 1 年余,视力不断下降至 0.06,肿瘤范围在慢慢增大(图 49-30A),累及黄斑区,故征得患者同意后在骨瘤上方及表面避开黄斑区进行氪激光治疗。

4. 治疗效果　激光治疗后 3 月余,患者视力仍为 0.06,骨瘤未继续发展,肿瘤周见激光斑色素沉着和上方肿瘤表面有色素增生(图 49-30B)。后患者未再随诊。

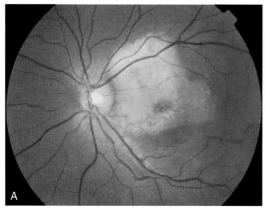
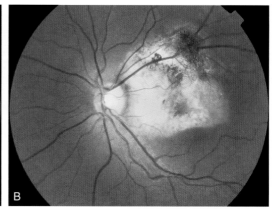

图 49-30　治疗前后对比

A. 激光治疗前,患者视力 0.06,肿瘤较 1 年余前略有增大,并累及黄斑区;B. 激光治疗后 3 月余,视力仍为 0.06,骨瘤未继续发展,肿瘤周见激光斑色素沉着和上方肿瘤表面有色素增生(张洁提供)

(颜建华)

参 考 文 献

1. Wong WT, Chew EY. Ocular von Hippel-Lindau disease:clinical update and emerging treatments. Curr Opin Ophthalmol. 2008; 19:213-217.

2. Gibran SK.Trans-vitreal endoresection for vasoproliferative retinal tumours. Clin Exp Ophthalmol,2008,36:712-716.

3. Meyer CH,Rodrigues EB,Mennel S,et al. Functional and anatomical investigations in racemose haemangioma. Acta Ophthalmol Scand. 2007;85:764-771.

4. Rouvas AA,Papakostas TD,Vavvas D,et al. Intravitreal ranibizumab,intravitreal ranibizumab with PDT,and intravitreal

triamcinolone with PDT for the treatment of retinal angiomatous proliferation: a prospective study. Retina. 2009;29:536-544.

5. Nagpal PN, Mehta V, Nagpal K, et al. Surgical treatment of a juxtapapillary retinal hemangioma. Retina. 2009;29:1054-1055.

6. Shields JA, Demirci H, Mashayekhi A, et al. Melanocytoma of the optic disk: a review. Surv Ophthalmol. 2006;51:93-104.

7. Kiratli H, Bilgiç S. Multiple bilateral retinomas. A case study, J Fr Ophthalmol. 2006;29:58-60.

8. Singh AD, Santos CM, Shields CL, et al. Observations on 17 patients with retinocytoma. Arch Ophthalmol. 2000;118:199-205.

9. Shields CL, Furuta M, Mashayekhi A, et al. Clinical spectrum of choroidal nevi based on age at presentation in 3422 consecutive eyes. Ophthalmology. 2008;115:546-552.

10. Levy-Gabriel C, Rouic LL, Plancher C, et al. Long-term results of low-dose proton beam therapy for circumscribed choroidal hemangiomas. Retina. 2009;29:170-175.

11. Boixadera A, García-Arumí J, Martínez-Castillo V, et al. Prospective clinical trial evaluating the efficacy of photodynamic therapy for symptomatic circumscribed choroidal hemangioma. Ophthalmology. 2009;116:100-105.

12. Tsipursky MS, Golchet PR, Jampol LM. Photodynamic Therapy of Choroidal Hemangioma in Sturge-Weber Syndrome, with a Review of Treatments for Diffuse and Circumscribed Choroidal Hemangiomas. Surv Ophthalmol. 2011;56:68-85.

13. Shields JA, Shields CL. CME review: sclerochoroidal calcification: the 2001 Harold Gifford Lecture. Retina. 2002;22:251-261.

14. Song JH, Bae JH, Rho MI, et al. Intravitreal bevacizumab in the management of subretinal fluid associated with choroidal osteoma. Retina. 2010;30:945-951.

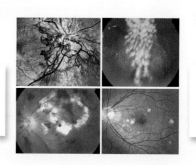

第五十章
眼底恶性肿瘤

眼底恶性肿瘤包括来源于视网膜和脉络膜的恶性肿瘤,起源于视网膜者多为常发生于小儿的视网膜母细胞瘤,发生率占眼底恶性肿瘤的第一位;起源于脉络膜者多为常发生于成人的脉络膜恶性黑色素瘤,占成人眼内原发性恶性肿瘤的第一位。脉络膜富含血管,是眼内转移癌最常发生的部位,且随着人均寿命的延长和全身恶性肿瘤治疗效果的提高,加上眼部影像学检查的普及,眼内转移癌的发生率已超过脉络膜恶性黑色素瘤,成为成人最常见的眼底恶性肿瘤。其他少见的眼底恶性肿瘤如眼内淋巴瘤,平滑肌肉瘤等未在本章述及。

第一节　视网膜母细胞瘤

视网膜母细胞瘤(retinoblastoma,RB)是小儿最常见的眼内恶性肿瘤,常可致盲和致命,给患者及其家人带来极大痛苦、需要及早诊断和治疗。其发病无种族和性别差异。发病率从 1∶34 000 到 1∶16 000 不等,近年来的发病率有增高趋势。大多数在 3~4 岁前诊断,平均诊断年龄双眼患者为 10 个月,单眼为 2 岁,7 岁以上少见。单眼病例占 60%~82%,双眼病例占 18%~40%。一般发病年龄双眼早于单眼患者,有家族史者早于单眼发生者,发生于成年人者罕见[1-3]。

一、病因与发病机制

视网膜母细胞瘤的病因与发病机制尚未完全明确,但却是一种阐明得比较清楚的遗传性恶性肿瘤,约 30%~45% 的 RB 患者为遗传性发病,包括所有双眼发病患者及 10%~15% 的单眼发病患者,其余病例为非遗传性发病。人类 RB 基因位于 13 号染色体长臂 1 区 4 带,大约 40%RB 患者有基因改变,其中对 10%~15% 患者可查到家族史。约 5% 的 RB 患者可查到 13q 结构的缺陷。RB 基因有 80%~100% 外显率,有基因改变的 RB 患者其后代的发病率为 40%~50%。

有关 RB 的发病机理,有多种假说,其中最重要的是二次突变论。Knudson 于 1971 年首先提出,认为一个正常细胞要经过二次突变才能演变成癌细胞。若第一次突变发生于亲代生殖细胞,则由此发育形成的个体中,所有细胞(含生殖细胞)均有此突变,因此是遗传的;若第一次发生于体细胞(如视网膜细胞)则不遗传。不论遗传或非遗传型,第二次突变发生在体细胞。遗传型视网膜母细胞瘤患者所有体细胞中均带有一次突变,其视网膜任何一个细胞只要再发生一次突变即可产生视网膜母细胞瘤,因而具有早发、多发的特点;若其他组织细胞再发生一次突变即可产生第二恶性肿瘤。而在非遗传型患者,两次突变均发生在一个视网膜母细胞的概率较小,故发病迟,且常为单发,亦不易发生第二恶性肿瘤[4-5]。

二、病　　理

在眼球切面上,RB 肿瘤位于视网膜,多呈灰白色或白垩色,易碎、常有钙化或坏死。内生型者常有肿瘤种植玻璃体腔内,外生型者倾向于瘤体把视网膜推向前,并占据视网膜下间隙,兼有内生型和外生型者称为混合生长型,此型最为常见。此外,弥漫生长型及苔藓状生长型极为少见。低倍镜下,RB 主要是未分化的神经母细胞,瘤细胞核深染,形态大小不一,呈圆形、椭圆形、梭形或异形,胞质少、核分裂象多,有钙化区和坏死区。有时瘤细胞形成菊花团。

三、临 床 表 现

（一）症状

患 RB 的都是小儿，即使患眼眼压高，患儿也常不会主诉患眼不适，因此，早期难以发现，待肿瘤长大后可发现单侧或双侧性白瞳症，俗称"猫眼"（图 50-1）。少数因患眼视力差导致知觉性内斜或外斜，较大的儿童会主诉视力下降和眼前黑影等。

（二）体征

1. 肿瘤发展　早期临床检查见细小的 RB 瘤体，扁平、半透明或发白，表面富有不规则细小血管，呈单

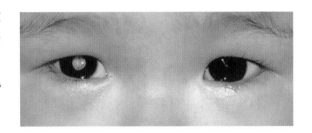

图 50-1　右眼视网膜母细胞瘤的白瞳症外观

个或多个（图 50-2）。有些会显示钙化如干酪样病灶，肿瘤继续长大，有的肿瘤表面的玻璃体腔内有从肿瘤表面伸出的白色"发霉"样丝状物。检查可见典型白色的视网膜肿块，含有明显扩张弯曲的滋养动脉和引流静脉（图 50-3A）。内生型者向玻璃体腔生长，易种植于玻璃体内，类似于"鱼肉状"或"严重眼内炎"（图 50-3B）。并能在前房种植，形成"前房积脓"，易误诊为"急性葡萄膜炎"（图 50-3C）。少数患者可表现有虹膜新生血管、自发性前房积血（易误诊为外伤性前房积血而行前房冲洗手术）和玻璃体积血。肿瘤再发展可致继发性青光眼，角膜直径变大混浊（易误诊为先天性青光眼）（图 50-4）。晚期患者视神经增粗，肿瘤进入眼眶内，引起眼球突出，甚至坏死性 RB，继发眼球周围炎症而表现为眼眶蜂窝组织炎（图 50-5）。最后转

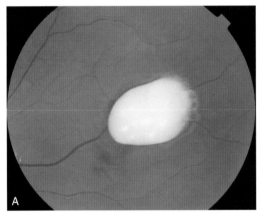
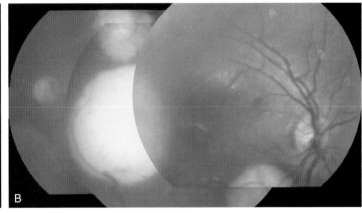

图 50-2　视网膜母细胞瘤

A. 单个肿瘤呈乳白色，隆起，边界清楚，表面光滑，下方视网膜有出血，做过激光但肿瘤继续扩大；B. 后极部 4 个肿瘤，白色，边界清楚，大小不一，表面有血管（刘文提供）

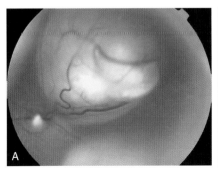
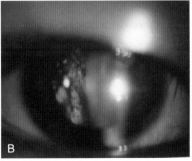
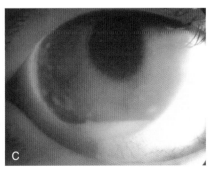

图 50-3　视网膜母细胞瘤

A. 左视乳头颞上方灰白色隆起肿物，视网膜血管扩张，肿瘤表面可见粗大不规则新生血管；B. 玻璃体内灰白色大小不一棉絮状肿物，类似于"眼内炎"；C. 表现为"前房积脓"，虹膜表面散在灰白色肿物，类似于"葡萄膜炎"

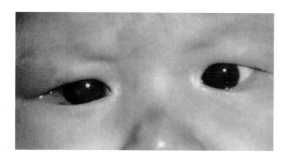

图 50-4　双眼视网膜母细胞瘤青光眼期
双眼角膜直径增大,右眼更重,类似于"先天性青光眼"

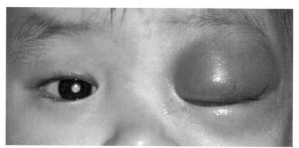

图 50-5　双眼视网膜母细胞瘤
右眼白瞳症,左眼球突出,上睑高度红肿,类似于"急性眼眶蜂窝织炎"

移到区域性淋巴结、脑内或肝、骨、肺等。

2. 视网膜母细胞瘤自发性退变　约 5% 的患者出现自发退变,包括两种形式,即视网膜母细胞瘤眼球痨(phthisis bulbi,PB)和视网膜细胞瘤(retinocytoma,RC)。前者在患眼发生严重的炎症反应后完全坏死退变,发生眼球萎缩。后者眼底改变特点为:一个或多个圆形,椭圆形或不规则的视网膜病灶呈灰白或灰红色,较均匀半透明或透明,扁平或稍隆起,在表面或近边缘有视网膜血管;可有垩白色的钙化灶;病灶周围有不均匀视网膜色素上皮(RPE)增生;可透见脉络膜血管或巩膜。

3. 三侧性 RB,除双眼均有 RB 外,脑内松果体部位或脑干等中线结构亦有肿瘤,称为三侧性 RB。当患者只有一眼有 RB,同时脑内松果体等也有肿瘤时,也称作三侧性 RB。

(三)辅助检查

1. 超声波检查　A 型超声波示玻璃体内有与眼球壁相连的丛状高波或束状高波或低小、低中丛状波,球后波形呈不同程度衰减。B 型超声波示玻璃体腔内球形,半球形或不规则形光团与眼球壁光带相连,内回声光点大小不等,强弱不一,在钙斑处呈强回声光斑及伴有声影或声衰减(图 50-6A)。部分肿瘤坏死区可出现液性区。若视神经受累增粗,向眶内蔓延,则可见视神经切迹增宽或球壁附近有异常光团与眼内病变相连。彩色多普勒超声示在 B 型超声显示光团基础上可见瘤体内有点状或线状丰富红色血流、有搏动性、来自视网膜中央动脉(图 50-6B),若作能量图,则显示病变区有较多的细小血流,血流信号不仅是与视网膜中央动脉、静脉连续,而且病变内形成树枝样分布。

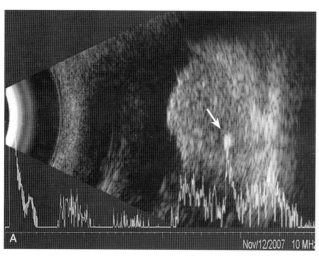
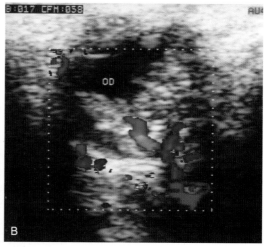

图 50-6　视网膜母细胞瘤超声波检查
A.A 型超声波示玻璃体内中高波反射,其中有一单高波,与 B 型超声波钙化斑(箭)相对,B 型超声波示玻璃体内有高度隆起的眼内肿物,较均质,中高内反射,边界尚清(箭);B. 彩色多普勒超声检查,眼内中高回声实性光团,肿瘤内富含视网膜中央血管供血的动静脉血流

2. 电子计算机断层扫描(CT)　显示眼球内肿瘤密影大小不一,密度不均,90%有钙化斑高密影(图50-7A),还可显示 RB 眼内和眼眶受累及颅内侵犯(包括三侧性 RB)。

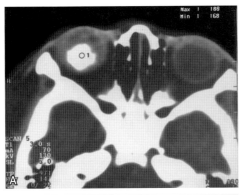
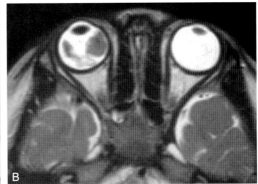
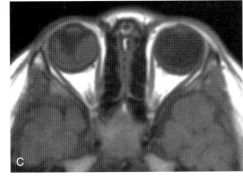

图 50-7　视网膜母细胞瘤 CT 和 MIR 检查
A. CT 检查,右眼内肿瘤,有大块肿瘤内钙化;B. MRI 检查,T_1 加权示右眼内肿瘤呈中低信号;C. T_2 加权示右眼内肿瘤呈中等信号

3. 磁共振成像(MRI)　与 CT 在显示病变大小形态部位范围方面相似,T_1 加权像呈中低信号,T_2 加权像瘤体呈中等信号(图 50-6B、C)。因在显示钙化方面不如 CT,一般不作这一检查。

四、诊　断

白瞳症或知觉性斜视小儿,视网膜上一个或多个灰白、黄白、乳白色或淡红色的肿物向玻璃体内隆起,呈丘状、结节状,其内有粗细不等的血管出入,肿瘤基底见来自视网膜扩张弯曲的滋养血管。

五、鉴别诊断

RB 诊断中最易误诊的是白瞳症。最常见的白瞳症除 RB 外有 Coats 病,永存原始玻璃体增生症(PHPV)、早产儿视网膜病变、眼内炎等 20 多种眼病。对于小儿前房或玻璃体积血、无明显炎症反应的前房积脓、角膜增大混浊以及眼眶蜂窝织炎患者,均应作影像检查结合临床表现进行鉴别诊断以避免误诊[6]。

六、治　疗

对 RB 治疗的目的是完全控制肿瘤和保持有用视力从而保住患者生命。随着早期准确诊断和及时治疗病例的增加以及新技术的应用,常用于治疗 RB 的眼球摘出比例已明显下降,根据肿瘤的大小、位置和范围以及分类,分别提出了光凝、冷冻、放疗(巩膜板放疗或外放射)、温热治疗、化疗和眼球摘出、眶内容剜出等相对适应证以及综合治疗等,大大提高了治疗效果。下面就各种治疗介绍如下[7-12]。

1. 光凝和光动力学治疗　光凝(photocoagulation)是用氩激光、二极管激光或氙弧光凝(Xenon arc)治疗眼后段较小肿瘤的一种方法。适应于 RB 基底直径≤4.5mm,厚度≤2.5mm 且位于赤道至后极的 RB。

技术操作:先散大瞳孔基础麻醉后用氩激光或二极管激光在 RB 周围作 2 排融合光凝。如果治疗有效,

RB 于数周内退化或扁平、伴有色素的瘢痕(图 50-8),必要时隔 3~4 周后重复治疗。

光动力疗法(photodynamic therapy)又称光敏疗法,即注射光敏剂后应用光凝治疗 RB。新型光敏剂苯并卟啉衍生物(BPD)最适用于厚度小于或等于 5mm 的瘤体,也可用于厚度在 5~10mm 的瘤体。

2. 冷冻治疗(cryotherapy)　可使肿瘤细胞内多种细胞器的蛋白变性,肿瘤组织内的血液淤滞形成组织坏死,达到使肿瘤萎缩的目的。适应于:①赤道部到锯齿缘的较小肿瘤;②肿瘤直径≤3.5mm,厚度≤2mm。如果瘤体直径超过前述大小,则先进行化疗减容后,当肿瘤缩小到前述大小时,仍可进行局部冷冻治疗。

3. 温热疗法(thermotherapy)　是一种应用超声波、微波或红外线辐射产生的热作用于眼肿瘤局部,使局部温度提高到细胞毒水平,导致肿瘤细胞的死

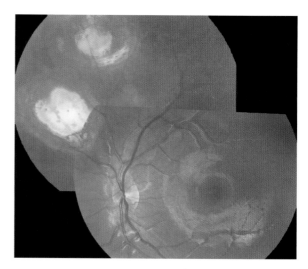

图 50-8　视网膜母细胞瘤
全身化疗 + 激光治疗后二个瘤体完全萎缩

亡。是近来兴起的一种新的 RB 非手术治疗方法之一,其治疗的终点是肿瘤呈轻度灰白色,而不引起血管痉挛或肿瘤的快速变白。温热疗法的理想温度是 45~60℃。温热疗法 RB 适用于不伴有玻璃体和视网膜下播散的相对较小的瘤体,基底直径 <3.0mm,厚度 <2.0mm。

4. 化疗　因放射治疗不仅可引起干眼症、白内障、视网膜和视神经病变,而且可引起严重的远期眼眶发育畸形和第二肿瘤等,故近来放射治疗越来越少。由于激光光凝与冷冻等局部治疗只对小的肿瘤有效,当瘤体直径大于 4.5mm 和瘤体隆起度大于 2.5mm 时,这些局部治疗方法无法消除瘤体。如果对这些患者先用化疗缩小肿瘤,则可以实现用激光或冷冻等局部治疗已经缩小的肿瘤组织,以保存眼球和视力,这种治疗方法被认为"化学减容治疗"。由于化学减容治疗的应用,RB 的化疗越来越多[13]。

(1) RB 化疗的适应证:①眼内期 RB 的化学减容治疗(图 50-9);②眼球摘除术后病理检查证实患眼有大范围脉络膜、巩膜导血管及筛板外肿瘤细胞浸润和视神经断端有浸润者[14,15];③已有眶内肿瘤浸润、眼球摘除术后眶内复发、已发生中枢神经系统与全身远处转移的患者以及三侧性 RB。

(2) 常用的化疗方案:① VC 方案:长春新碱(V)1.5mg/m² 静脉注射,第 1 天 每 3 周,环磷酰胺(C)750mg/m² 静脉注射,第 1 天 每 3 周;② VAC 方案:长春新碱(V)1.5mg/m² 静脉注射,第 1 天,每 3 周,阿霉素(A)50mg/m²

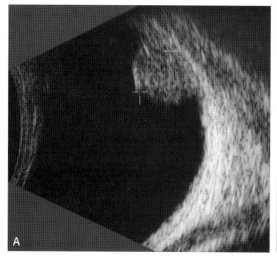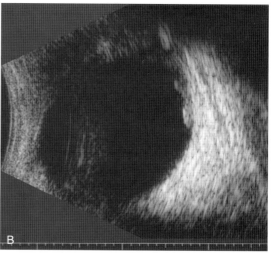

图 50-9　视网膜母细胞瘤化疗
A. B 型超声波见眼内较高隆起肿瘤;B. 同左患者,只经 CEV 全身化疗一个疗程瘤体明显缩小

静脉注射,第 1 天,每 3 周,环磷酰胺(C)750mg/m² 静脉注射第 1 天,每 3 周;③CE 方案:卡铂(carboplatin) 300mg/m² 静脉注射第 1 天;足叶乙苷(VP-16)50mg/m² 静脉注射第 1~3 天;④CEV 方案:卡铂(carboplatin) 560mg/m² 静脉注射第 1 天,每 3 周一次;足叶乙苷(VP-16)150mg/m² 静脉注射,一疗程连续三天,每 3 周重复一疗程,长春新碱(V)1.5mg/m² 静脉注射,一疗程连续 3 天,每 3 周重复一疗程。共做 4~6 次化疗。

(3) 常用化疗方案的选择:CEV 方案是近几年国内外最常用的化疗方案,通常首选 CEV 方案。如患者身体素较差,恐怕难以忍受较长时期化疗的副作用,则选 CE 方案。VC 方案使用方便,每个疗程只需一天用药,如患者系外地,来回住院不方便,则可应用。VAC 是在 VC 方案基础上加用了阿霉素,副作用较大,现已较小应用,但对不适宜 CEV 方案又病情严重的患者,仍是一个成熟的经典化疗方案,可以采用。

5. 巩膜板放疗(plague radiotherapy)　是一种近距离的放射疗法(brachytherapy)。它是把一个附有放射性同位素植入物放置在患眼 RB 瘤体基底的巩膜上,通过巩膜对肿瘤作短时间直接放疗,又称敷贴放疗。其优点是可根据肿瘤大小厚度,计算所需放疗剂量,用含放射性物质的巩膜板直接对肿瘤进行局部放疗,放射范围较小,放疗时间短,对正常组织损伤少。适应于:①肿瘤基底直径 <16mm,厚度≤8mm;②肿瘤部分种植玻璃体或视网膜下;③未被外侧束放疗、冷冻、化疗或温热疗法控制的残留 RB 或复发性 RB。关于巩膜板放疗的具体方法、治疗效果和并发症等见放射治疗章。

6. 外侧束放射治疗　外侧束放射治疗(external beam radiotherapy 简称外放射治疗)对 RB 特别是玻璃体内有瘤细胞弥漫性种植时作整个眼放射治疗最合适。适应于:①RB 瘤体有明显玻璃体种植;②眼内多个肿瘤(>2 个瘤体);③肿瘤发展较快较大、直径≥10mm;④肿瘤较大与视神经或黄斑相邻。关于 RB 患者外放射治疗的方法、反应模式、治疗效果和并发症等见放射治疗章。

7. 眼球摘除术　近年来,随着早期诊断病例的增加和治疗技术的进步,眼球摘除的病例逐渐减少,更多的是使用化疗联合局部治疗,以便在挽救患者生命的同时尽可能保存眼球和部分有用视力。但至今眼球摘除术仍是 RB 治疗的最常用方法(图 50-10)。即使在美国,近 70%~75% 也需要作眼球摘除术。手术适应证:①患眼肿瘤较大,范围累及 50% 以上的视网膜或占眼内容的 50% 以上,不能保存有用视力者;②肿瘤已侵犯视神经;③患眼已发展至青光眼,有虹膜新生血管或小梁网与前房有肿瘤细胞侵犯;④双侧 RB 患眼中,一眼肿瘤范围累及 50% 以上的视网膜;如果双侧 RB 范围都超过 50%,则要摘要双侧眼球;⑤无法随访的单侧性 RB 患儿;⑥其他保存眼球治疗方法失败的患眼。

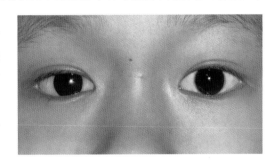

图 50-10　视网膜母细胞瘤
右眼球摘除 + 义眼座植入术后置义眼外观

8. 眶内容剜除术　适应于:①RB 已向眼眶扩展眼球突出者,CT 显示视神经增粗者;②RB 病例经化疗、外放射或眶内容剜除术后复发者。

9. RB 的综合治疗　RB 患者多由于一眼"白瞳"就诊,此时,"白瞳"眼为肿瘤较大的患眼,术前建议常规作双侧眼眶和松果体等部位的 CT 扫描检查和双眼彩色超声波检查,并在服用镇静药下散瞳检查双侧眼底,以确定是否为双侧或三侧性 RB 患者。如确定为单侧,常需眼球摘除治疗,如术前影像检查和术中摘除眼球后检查患眼无视神经增粗和巩膜外肿瘤侵犯,则一期同时行义眼座植入术;如术前检查和术中发现有明显的视神经增粗和巩膜外侵犯,则只做眼球摘除术。摘除眼球病理检查发现大范围脉络膜和(或)视神经受肿瘤侵犯,但眶内断端无瘤细胞,提示预后不良,宜术后辅以化疗。若肿瘤广泛侵犯视神经远端或巩膜外眼眶组织受累,则术后进行眼眶局部外放射治疗,外放射剂量 35~40Gy。

双眼患者,一般摘除肿瘤占满大部分玻璃体的"白瞳"眼,尽量抢救较轻的另一眼,根据肿瘤大小、数目和部位选择治疗方法。如肿瘤位于后极部,基底直径≤4.5mm,厚度≤2.5mm,选择光凝治疗;如肿瘤位于眼周边部,肿瘤直径≤3.5mm,厚度≤2mm,选择冷冻治疗;厚度≤1.5mm 的小肿瘤也适用于温热治疗。放射性巩膜板贴敷则适用于肿瘤直径 <16mm,厚度≤8mm 的中度大小的肿瘤。外放射治疗适应于肿瘤较大,肿瘤直径≥10mm,眼内有多个肿瘤,有玻璃体肿瘤种植,及肿瘤与视神经和黄斑相邻者。为尽量避免外放射治疗,目前对各种中等大小的肿瘤一般均先用化学减容治疗,待肿瘤缩小后再根据残余肿瘤的大小

和部位等选择光凝、冷冻、温热疗法和放射性巩膜板贴敷治疗。总之,要根据患者的实际情况和各种治疗方法的适应证灵活掌握,尽量减少治疗并发症,提高治疗效果。

七、治 疗 效 果

RB患者的治疗效果是目前所有全身肿瘤中疗效最好的肿瘤之一,95%的患者可获得长期生存。然而,因大多数患者就诊时眼内瘤体较大,眼球摘除率仍然较高,约为60%~80%。治疗后的随访观察十分重要。常规观察以下项目:①散瞳下检查肿瘤大小和数目等,肿瘤是否已萎缩、钙化或坏死,是否还在增大,或又长出了新的肿瘤,肿瘤供血血管是否闭塞或变小,是否伴有视网膜脱离等。已摘除眼的眶缘扪诊,是否有复发等;②彩色多普勒超声波能客观检查肿瘤大小和供血等情况,有时尽管仍有明显的肿瘤隆起,但彩色多普勒超声示无明显血流,则可能为无活性的瘤组织,可只定期观察即可。③眼底彩色照相。病变控制后,仍应定期作眼底检查,检查频率一般是:1岁以内3个月一次,2岁以内4个月一次,3岁~5岁半年一次,6~8岁每年一次,直到10岁再检查一次。

第二节　葡萄膜恶性黑色素瘤

葡萄膜恶性黑色素瘤(malignant melanoma of the uvea)是成人最常见的原发性眼内恶性肿瘤。发病率仅次视网膜母细胞瘤,居第二位。其发病机理不明,通常认为由葡萄膜内黑色素细胞或色素痣恶变而来,与日光过度照射、种族、家族、内分泌激素、化学物质刺激及眼外伤等因素有关。性激素对黑色素生成有促进作用,会诱使妊娠期妇女发生葡萄膜黑色素瘤或促进肿瘤生长加快。神经纤维瘤病亦可伴发葡萄膜黑色素瘤,多数为虹膜黑色素瘤。至今为止,葡萄膜黑色素瘤的预后无明显改善,仍有40%~50%的患者死于肿瘤转移,通常为血行肝转移[16,17]。下面按虹膜恶性黑色素瘤,睫状体恶性黑色素瘤和脉络膜恶性黑色素瘤分别加以叙述。

一、虹膜恶性黑色素瘤

(一)患病率

虹膜黑色素细胞增生性病变是虹膜最常见的肿瘤性病变,占49%~72%。但大部分为虹膜黑色素痣。虹膜恶性黑色素瘤只占葡萄膜恶性黑色素瘤的6%,虹膜恶性黑色素瘤的发病年龄比其他部位葡萄膜要早10~20年,平均为40岁。男女比例相等,左右眼发病率一致,双眼同时发病者极少见。白种人发病率高于亚洲人与黑人。

(二)病理

大多数虹膜恶性黑色素瘤为梭形A或梭形B黑色素瘤细胞组成,可杂有少量上皮样黑色素瘤细胞。瘤细胞早期仅在虹膜基质内生长,随瘤体增大,瘤细胞可突破虹膜前界膜层向前房内生长或突破虹膜色素上皮层向虹膜后方生长。由于虹膜基质内的血管外膜较厚,瘤细胞不易侵入血管内。这可能是虹膜恶性黑色素瘤预后较好的因素之一。少数患者可向后方侵犯睫状体。

(三)临床表现

1. 症状　患者常诉说一侧虹膜颜色改变或虹膜上有黑点,黑点逐渐变大。

2. 体征　部分患者因继发虹膜基质的坏死与炎症而出现亚急性或慢性虹膜睫状体炎的表现。偶尔继发自发性前房出血、继发性青光眼以及瞳孔变形与大小改变。

虹膜恶性黑色素瘤发生在虹膜下部者比上部多见,可能与下部虹膜比上部虹膜接受更多的阳光紫外线有关。可单个或多个病变同时存在,部分为环形生长(图50-11),从

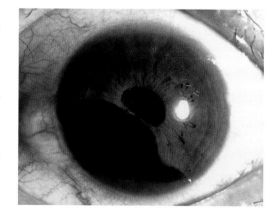

图 50-11　虹膜恶性黑色素瘤
虹膜表面黑色隆起肿物,约占5个钟点范围

一个病灶脱落的肿瘤细胞可种植到其他部位的虹膜上生长。通常表现为虹膜上隆起肿物,直径一般大于3mm,厚度超过1mm。肿瘤表面粗糙或平滑,边界清楚,部分患者可没有黑色素或色素很少,色素浅者可见到很多新生血管生长;肉样外观或肿物内有新生血管则高度表明为恶性肿瘤。当肿物本身因坏死而继发炎症时,会出现羊脂状角膜后沉着物(Kp),房水细胞和房水闪辉等炎症表现。偶然,弥漫性虹膜恶性黑色素瘤会因虹膜一致性增厚使之呈现皮革样外观,虹膜纹理不清或消失,瞳孔变形,外翻,对光反应消失。前房角镜检查对了解病变大小,是否侵犯房角等有意义。部分患者眼压升高。肿物侵及小梁与睫状体者易于向眼球外扩展。发生远处转移者罕见。

3. 辅助检查 活体超声显微镜(UBM)和前端相干光断层成像仪(OCT)等可显示虹膜内有边界不清的浸润性肿物,肿物回声中等,较均质,一般不会出现瘤体内囊性区域。

(四) 诊断

当虹膜上有黑色隆起的肿瘤,经随访观察瘤体明显增大,瘤体上可见较多的新生血管,且表面粗糙不平则要高度怀疑为虹膜恶性黑色素瘤。要注意患者是否合并有睫状体恶性黑色素瘤。确诊则靠组织病理学检查。以下情况可考虑作细针穿刺活检:①虹膜无色素性肿瘤,包括无色素性恶性黑色素瘤,虹膜转移癌,恶性淋巴瘤,白血病,眼内炎症等;②继发青光眼的虹膜色素性肿瘤,其可能诊断有弥漫性虹膜色素痣或弥漫性虹膜恶性黑色素瘤。细针穿刺活检最好通过透明角膜进行,以减少肿瘤播散机会。细针穿刺的主要缺点是有时不能获取足够的组织作细胞学检查,这时可考虑行开放式切除性活检。

(五) 鉴别诊断

1. 先天性虹膜黑变病 是自出生即有的一侧或双侧虹膜弥漫性颜色变黑,病变为扁平不进展,多伴有葡萄膜其他部位的黑变以及皮肤,结膜的黑变等。

2. 虹膜痣 小不变,其直径一般少于3mm,厚度少于1mm,无新生血管,不伴有虹膜外翻和并发性白内障、继发性青光眼等。定期观察十分重要,如果病变逐渐变大则高度提示为恶性黑色素瘤。

3. 虹膜平滑肌瘤与平滑肌肉瘤 从临床检查与病史无法与无色素性虹膜恶性黑色素瘤相鉴别,目前唯一的鉴别方法是手术切除后作病理组织学检查。

4. 虹膜囊肿 单侧性或双侧性,以颞侧多见。囊肿表面的虹膜基质会变薄,但虹膜纹理仍然清晰,不会伴有新生血管,UBM可清楚显示囊肿性质,易于鉴别。

5. 其他 注意与虹膜睫状体炎,虹膜转移癌,眼内恶性淋巴瘤,色素播散性青光眼等相鉴别。

(六) 治疗

对很小的虹膜恶性黑色肿瘤,可作定期观察。对生长相当缓慢的虹膜黑色肿瘤,因可能不是恶性,以密切随访较好。而对于生长迅速的肿瘤则宜作局部完全切除。若肿瘤为弥漫性或局灶性肿瘤范围超过5个钟点,无法作局部切除,则通常需要作眼球摘除;但当患者为独眼或拒绝手术摘除眼球,则可作局部放射性贴敷治疗。当患者伴有睫状体恶性黑色素肿瘤时,要作局部虹膜睫状体切除术。

当患者合并有继发性青光眼时,若肿瘤经观察没有增大,则用药物控制眼压,不能作抗青光眼手术降压,因为抗青光眼手术会造成肿瘤扩散。当药物不能控制眼压时,局灶性者作局部肿瘤完全切除;弥漫性者作激光小梁成形,睫状体冷冻或睫状体透热术,仍不能控制者作眼球摘除。如果肿瘤有增大,局灶性者作局部肿瘤完全切除;弥漫性者作眼球摘除,如患者拒绝手术或患者为独眼,可考虑局部放射性巩膜板贴敷治疗。

(七) 治疗效果

与后部葡萄膜相比,虹膜恶性黑色素瘤的转移率较低,为2.4%~3.5%。死亡率占3%~5%。从发现转移到死亡的平均时间为6.5年。

二、睫状体恶性黑色素瘤

(一) 患病率

占葡萄膜恶性黑色素瘤的9%。多发生于50岁以上年龄,最少年龄为6岁,最大年龄为83岁。无性别差异,左右眼发病率相等,双眼同时在睫状体发生者极罕见。

（二）病理

　　肿瘤多呈结节状,色素深浅不一,分布不均匀。若为弥漫性生长,全部睫状体区均被瘤细胞累及。镜下主要由梭形或上皮样细胞组成。弥漫型主要由上皮样细胞组成。可向前累及虹膜,向后累及脉络膜,或穿透巩膜向眼球外发展。

（三）临床表现

　　1. 症状　小的肿瘤无任何症状,常规眼部检查也难以发现。部分患者会因在虹膜周边部发现黑色肿块而就诊。瘤体扩大时出现对侧视野缺损。

　　2. 体征　肿瘤发展压迫晶状体可引起晶状体脱位或白内障等,如继发青光眼或虹膜炎则可表现为眼部充血与疼痛。有时表现为局限性睫状充血,瘤体常位于该象限。睫状冠部位的肿瘤常向前发展影响虹膜与房角,产生继发性青光眼与虹膜炎;平坦部的肿瘤则向内与向后发展产生继发性视网膜脱离与晶状体改变。

　　散瞳后检查在虹膜后周边部可发现大小不同的表面光滑的黑色肿物(图 50-12B),当肿物侵袭周边虹膜与房角时则不散瞳也可看到前房周边部的黑色肿物(图 50-12C)。裂隙灯检查可确定肿物与晶状体的关系。要常规作房角镜及 UBM 检查以确定肿瘤大小,范围以及是否房角受侵犯。其他尚可表现为虹膜一致性色素加深,瞳孔不规则散大,对光反应不灵敏。当肿瘤出现坏死时,有 Kp、房水细胞和房水闪辉(+),晶状体混浊,晶状体脱位,不明原因的周边部视网膜脱离等。如果肿瘤沿睫状后长血管或睫状前血管扩展到球外,则可在眼球前表面见到黑色肿物,伴肿物周围充血。此外,患眼眼压常低于健眼 4~8mmHg,其原因不明,可能与睫状体的肿瘤细胞破坏其表面的非色素性上皮使房水产生减少有关。有时睫状体恶性黑色素瘤呈弥漫性生长,环形发展形成 360° 肿物,称之为环形睫状体恶性黑色素瘤(ring melanoma)。这种类型浸润性强,容易向巩膜外发展,预后差。

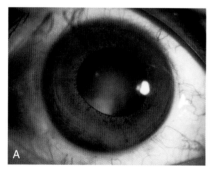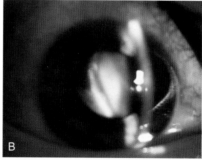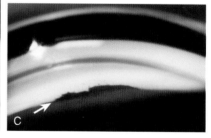

图 50-12　睫状体恶性黑色素瘤

A. 裂隙灯检查见下方睫状体黑色隆起肿物;B. 散瞳后见肿物呈棕黑色,表面尚光滑,伴周边部分视网膜脱离;C. 房角镜检查见睫状体恶性黑色素瘤已侵犯虹膜周边部(箭)

　　3. 辅助检查　超声波检查,尤其是活体超声显微镜检查可清楚显示该处肿物大小与范围(图 50-13)。如果巩膜透照试验显示不透光,以及 MRI 示 T_1 加权为高信号,T_2 加权为低信号则基本可诊为本病。

（四）诊断

　　当临床检查发现睫状体部位有黑色实性肿物,则要高度怀疑为本病。准确诊断要靠病理组织学检查。

（五）鉴别诊断

　　1. 各种原因引起的虹膜异色症　弥漫性睫状体黑色素瘤侵及虹膜引起虹膜颜色改变时要与各种原因引起的虹膜异色症相鉴别(见前节)。

　　2. 先天性眼皮肤黑变病　为先天性,与生俱来,伴皮肤色

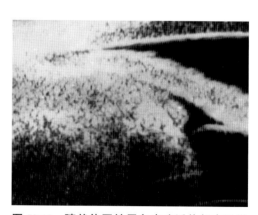

图 50-13　睫状体恶性黑色素瘤活体超声显微镜检查

示睫状体部位肿物

素改变,色素为弥漫性,广泛存在于结膜,角膜,巩膜,葡萄膜等。

3. 眼部神经纤维瘤病　也可引起虹膜基质增厚,颜色加深等,但该病伴有全身其他改变,如皮肤咖啡斑及阳性家族史等。

4. 睫状体部位的黑痣和囊肿　黑痣不会发展,囊肿多为双侧性,位于颞下象限者较多,可伴有视网膜囊肿与视网膜襞裂等,表面光滑,无进行性生长现象。UBM 检查容易加以区别。

5. 睫状体假性腺瘤　见于外伤或炎症后眼球萎缩患者,是因睫状体上皮呈腺样增生所致,形成睫状体部位的实性占位性病变。但这种病变不会发展,有外伤或炎症病史。

6. 睫状体平滑肌瘤与平滑肌肉瘤　极少见,呈缓慢生长,为无色素性。

7. 髓上皮瘤　多见于小儿,多表现为睫状体内面的灰白色表面不平的肿物。

8. 转移癌　常见于乳腺癌,肺癌,胃癌和前列腺癌等。这时常可查到原发肿瘤部位,转移癌为灰色或灰白色肿物。

9. 其他　如外伤引起的眼内铁锈症,前房积血,葡萄膜炎,眼内结核,巩膜炎,巩膜葡萄肿等有时也容易与睫状体恶性黑色素瘤相混淆。

（六）治疗

治疗方法主要取决于瘤体大小。当肿瘤小于 1/3 睫状体范围,向后未达到锯齿缘,可作肿物局部切除,切除受累的虹膜与睫状体。当肿瘤累及脉络膜,则可作受累的虹膜、睫状体、脉络膜切除术。当瘤体大于 1/3 睫状体范围时,则宜作眼球摘除术。

（七）治疗效果

睫状体恶性黑色素瘤的预后要比脉络膜的恶性黑色素瘤差。

三、脉络膜恶性黑色素瘤

（一）患病率

脉络膜恶性黑色素瘤占葡萄膜恶性黑色素瘤的 85%。平均发病年龄约为 50 岁,50% 发生于 50 岁以后。男女发病相近。左右眼发病率一致,双眼发病者罕见。白种人发病高于有色人种,发病率为 6~7 人/百万,黑人少见[17,18]。

（二）病因与发病机制

本病发病机制不明,部分与阳光紫外线照射有关。

（三）病理

通常根据瘤细胞不同形态,将其分为 5 种类型:①梭形细胞型,最常见,由不同比例的梭形 A 型和梭形 B 型瘤细胞组成,预后好;②上皮样细胞型,瘤体中上皮样细胞比例大于 75% 时即归于此型,预后差;③混合细胞型,由不同比例的梭形和上皮样细胞组成;④坏死型,较少见,特点为瘤体内有大量坏死的瘤细胞,可引起眼内炎症反应,易误诊为葡萄膜炎或眼内炎;⑤气球状细胞型,很少见,肿瘤大部分由“气球状瘤细胞”组成,可能为瘤细胞转变为变性瘤细胞的一种过渡形态。

（四）临床表现

1. 症状　周边部的脉络膜恶性黑色素瘤的早期患者可无任何自觉症状,当肿瘤扩大或引起并发症时,大部分患者主诉视力下降或视野缺损与眼前黑影飘动。一般没有眼部充血表现。后部脉络膜黑色素瘤极少继发青光眼,前部脉络膜黑色素瘤当瘤体挤压晶状体虹膜向前,关闭房角,则会继发青光眼,并可出现眼部疼痛与充血表现。

2. 体征　眼底可见占位性实性病变,小的肿瘤表现为结节性边界清楚的脉络膜黑色隆起肿物,当肿瘤增大突破 Bruch 膜则形成特征性的蘑菇样肿物(mushroom shape)(图 50-14)。偶尔,肿瘤可呈两叶或多叶样。常因继发性视网膜脱离和玻璃体混浊影响眼底观察而致误诊。肿瘤表面色素多少不一,小部分患者完全无色素。小和中等大小的肿瘤一般没有眼底出血,瘤体大或生长很快时,可因新形成血管的破裂而致瘤体内或瘤体周围出血;涡静脉阻塞也会引起脉络膜出血。瘤体周围的渗出与水肿少见。少数为弥漫性生长型,眼底检查看不到隆起的肿物,很容易漏诊。该型患者易出现渗出性视网膜脱离,恶性程度高,预

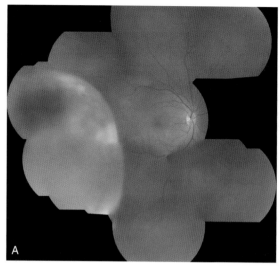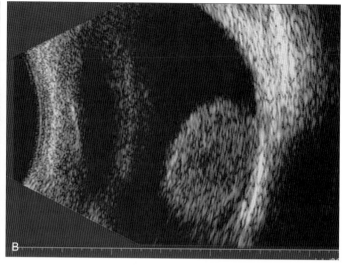

图 50-14　脉络膜恶性黑色素瘤

A. 右眼颞侧蘑菇形高度隆起的棕黑色肿物,位于视网膜下,边界清楚;B.B 型超声波示脉络膜蘑菇样隆起肿物,均质,内反射中等

后差,且易于向巩膜外侵犯视神经,向球后发展。

　　瘤体表面的 RPE 常被部分破坏而出现 RPE 萎缩脱失与增生,部分患者瘤体表面有玻璃疣和橘黄色地图状色素,后者是由于吞噬了变性 RPE 细胞的色素颗粒和脂褐质的巨噬细胞堆积所致。部分还会出现RPE 下脉络膜新生血管形成和 RPE 局限性脱离。视网膜感光细胞层也常被破坏而表现有光感受器坏死变性,视网膜囊样变性,视网膜脱离和大量视网膜下液体形成等。

　　3. 辅助检查

　　(1) 巩膜透照试验:脉络膜恶性黑色素瘤和浓厚的出血不透光,而渗出性视网膜脱离与渗出性脉络膜脱离,非色素性肿瘤则透光。

　　(2) 荧光素眼底血管造影(FFA):眼底彩色或立体照相可确定观察期间脉络膜肿块是否增大增厚。小的脉络膜恶性黑色素瘤当其表面的 RPE 完整时,其 FFA 可以是正常的。大的肿瘤影响到了 RPE,则会出现典型的荧光造影改变。动脉期或静脉早期,瘤体部位显示斑点状高荧光,其相应的瘤体表面橘黄色素则为低荧光;静脉期,斑点状高荧光逐渐扩大变得更明显,后期不退色(图 50-15)。表面橘黄色素可仍为低荧光或轻度高荧光。有丰富脉络膜血管的蘑菇形脉络膜恶性黑色素瘤会出现有诊断特异性的"双循环征":动脉期或静脉早期,显示瘤体内脉络膜粗大血管影,视网膜血管完全充盈时则见脉络膜血管与视网膜血管同时充盈,即"双循环征"。后期,视网膜与脉络膜的血管内荧光已排空,渐出现斑点状高荧光,使大血管形成血管阴影改变。

　　(3) 吲哚青绿脉络膜血管造影(ICGA):大多数情况下 ICGA 会显示瘤体内的血管荧光,一般在 20 秒内出现瘤体内异常血管荧光,几分钟后血管管壁可着色,20~30 分钟后(后期)则出现血管渗漏。肿瘤内的血管与正常脉络膜血管不同,血管可无方向性、管径大小不一、血管扩张明显、可形成发夹样转弯、血管随意交叉和鸡冠样血管环结构。隆起度不高的肿瘤则不能显示肿瘤内的血管,造影期间一直为低荧光(图 50-16)或表现为正常。如果瘤体内发生出血、坏死和有局限性 RPE 增生,则在瘤体内呈现为岛样低荧光区。

　　(4) 超声波检查:A 型超声波显示高入波,低到中等度内反射,衰减明显。B 型超声波示实性球内肿物,当肿瘤突破 Bruch 膜则会显示蘑菇样形状(图 50-14)。彩色多普勒超声则显示肿瘤内有枝状分布的血管血流,频谱显示为与动脉血流相同的较高阻力的供血血流波形(图 50-17)。

　　(5) CT:可查出大于 3mm 厚的葡萄膜恶性黑色素瘤,表现为眼内占位性病变,增强剂可轻度加强,也可查出是否有球外扩展。但 CT 对葡萄膜黑瘤的诊断不如超声波准确。

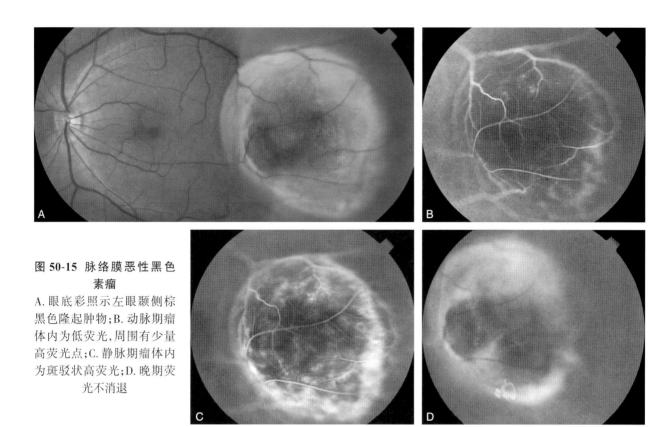

图 50-15　脉络膜恶性黑色素瘤

A. 眼底彩照示左眼颞侧棕黑色隆起肿物;B. 动脉期瘤体内为低荧光,周围有少量高荧光点;C. 静脉期瘤体内为斑驳状高荧光;D. 晚期荧光不消退

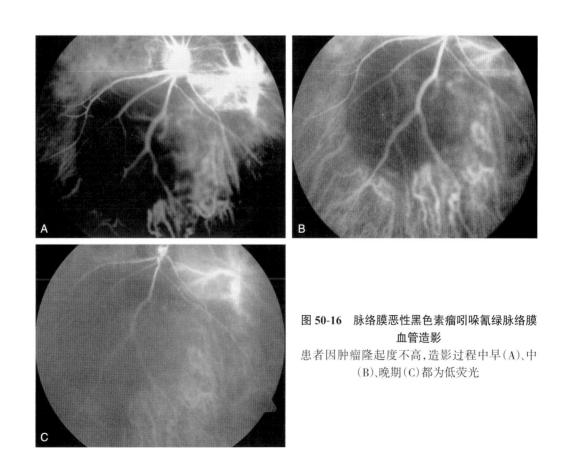

图 50-16　脉络膜恶性黑色素瘤吲哚氰绿脉络膜血管造影

患者因肿瘤隆起度不高,造影过程中早(A)、中(B)、晚期(C)都为低荧光

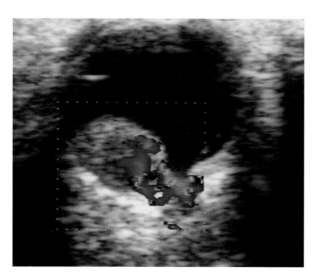

图 50-17 彩色多普勒超声检查

肿物内血供丰富,呈池状,来源于脉络膜血管

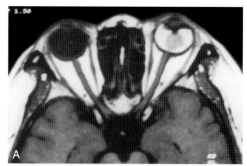

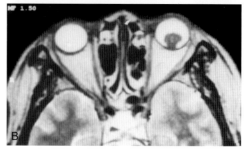

图 50-18 脉络膜恶性黑色素瘤 MRI 检查

A. 左眼 T_1 加权示相对玻璃体为高信号,伴有渗出性视网膜脱离;B. 左眼 T_2 加权示肿物相对玻璃体为低信号,肿物呈典型的蘑菇形状

(6) MRI:对脉络膜恶性黑色瘤的诊断优于 CT,且具有一定的特征性:T_1 加权相对玻璃体为高信号,T_2 加权相对玻璃体为低信号(图 50-18),可被增强剂加强。

(7) 活检:疑难病例可采用细针穿刺活检或部分切除性活检以帮助诊断,避免误摘眼球或漏诊葡萄膜恶性黑色素瘤。

(五)诊断

具有以下典型表现可确诊。中年以上患者,主诉患眼视力逐渐下降,眼底检查示灰棕色或灰黑色半球形或蘑菇形实质性隆起肿物,巩膜透照试验阳性,超声波见眼内实性占位性病变,呈球形或蘑菇形,FFA 示特征性的"双循环征"与动脉期或静脉早期即出现斑驳状高荧光,后期渐融合成片,MRI 示 T_1 加权相对玻璃体为高信号,T_2 加权相对玻璃体为低信号,可被增强剂加强。

(六)鉴别诊断

1. 肿瘤性病变

(1) 脉络膜黑色素痣:黑色素痣的厚度一般小于 2mm,其边缘与正常组织为逐渐移行,很少伴有视网膜下液体,表面常有玻璃疣,定期观察一般不增大,FFA 显示为遮蔽荧光。而脉络膜恶性黑色素瘤的厚度一般大于 2mm,其边缘为从正常周围组织突然隆起。表面有边界不清的橘黄色素,伴有较多的视网膜下液体,定期观察瘤体增大,FFA 示有早期斑驳样高荧光,晚期光点渐融合不退色,部分有典型的"双循环征"。

(2) 脉络膜血管瘤:脉络膜血管瘤通常为橘红色,隆起度不高,绝不会呈蘑菇样形状,FFA 显示在动脉前期或动脉期有脉络膜大血管高荧光影,ICGA 早期(10~20 秒)瘤体部位有小血管网,30 秒到 1 分钟内整个瘤体完全充盈,呈显著的高荧光,A 型超声波则显示高入波与高内反射波,B 型超声波示高内反射回声。

(3) 脉络膜转移癌:转移癌通常为无色素性扁平肿物,多呈暗黄色,可双眼发生或呈多灶性,合并的视网膜下液体较广泛弥散,可查到原发病灶。

(4) 脉络膜骨瘤:多见于 30 岁以下的年青女性,20% 为双侧性,大部分位于视乳头或包绕视乳头生长,橘黄色,边界清晰,超声波和 CT 可查到特征性骨性改变。

(5) 视乳头黑色素细胞瘤:为黑色,边界清楚,白种人与黑种人的发病率相等,定期观察一般不增大,FFA 示遮蔽荧光。

（6）其他：如视网膜血管瘤、脉络膜神经鞘瘤、脉络膜平滑肌瘤、平滑肌肉瘤、RPE性病变如先天性RPE增生、反应性RPE增生、RPE腺瘤和腺癌等。

2. 出血性血管病变　最常见者为年龄相关性黄斑变性，其次为RPE或神经上皮出血性脱离。年龄相关性黄斑变性一般为双侧性，为以黄斑为中心的视网膜下出血与渗出，出血容易突破视网膜内界膜致玻璃体积血，隆起度不高，FFA显示黄斑部出血为遮蔽荧光，伴有脉络膜新生血管形成。出血性RPE脱离FFA显示遮蔽性低荧光，当出血逐渐吸收后眼底显示为淡黄色纤维样组织。

3. 炎症性病变　后巩膜炎有时类似于脉络膜恶性黑色素瘤。但后巩膜炎常伴有眼部炎症，眼底检查示视网膜皱折，肾上腺糖皮质激素治疗后病变很快消退。巩膜透照试验能透光。

4. 脉络膜脱离　多发生于外伤或手术后，常为多叶性，眼压低，巩膜透照试验显示透光。彩色多普勒超声检查无血供，黑色素瘤常有较丰富的血供。

5. 其他　葡萄膜渗漏综合征、裂孔源性视网膜脱离、玻璃体积血、眶内肿瘤压迫眼球等有时也会误诊为脉络膜恶性黑色素瘤，但只要认识到每一种病变的特点，不难鉴别。此外，结膜色素痣，前巩膜葡萄肿等容易误诊为脉络膜恶性黑色素瘤眼外转移，注意区别。

（七）治疗

1. 定期观察　适用于所有小肿瘤和部分中等大小的肿瘤[19]。一般每6个月复查一次，同时作眼底照相与A和B型超声波检查，以便复查时比较。靠近视乳头和黄斑的肿瘤则宜每2~3个月复查一次。

2. 激光光凝治疗　适应于：①小肿瘤，眼底观察或超声波示肿瘤有生长，瘤体距黄斑大于3mm和不在视乳头的边缘；②部分中等大小的肿瘤，瘤体距黄斑大于3mm；③其他方法如放射性巩膜板和肿瘤局部切除不能完全消灭肿瘤时的辅助光凝治疗[20]。

3. 放射治疗　现已成为治疗葡萄膜恶性黑色素瘤的最主要方法，占70%，其中尤以放射性巩膜板敷贴（episcleral plaque radiotherapy）最常采用。

放射治疗的适应证[21-23]：①观察到肿瘤有长大的小肿瘤；②有可能保存视力的大部分中等大小与一部分大的肿瘤；③如果肿瘤位于唯一有视力的眼，即使是视力很差，则无论大小如何都可用放射治疗。当瘤体直径超过15mm，厚度超过10mm，则宜作眼球摘除。

4. 肿瘤局部切除　肿瘤局部切除的适应证：①肿瘤位于睫状体和（或）周边脉络膜，涉及范围不超过4个钟点；②脉络膜黑色素瘤最大直径不超过16mm，肿瘤后缘不超过赤道部7mm；③无视网膜侵犯或玻璃体肿瘤种植迹象者；④全身情况良好，无全身转移表现。手术方法有两种，第一种为局部板层巩膜葡萄膜切除术式即留下外层巩膜瓣及完整的视网膜与玻璃体，切除内层巩膜与葡萄膜肿瘤。第二种为内切除术，以玻璃体手术为主，从内侧分离切开肿瘤，从巩膜面切口摘出肿瘤，术中应用眼内激光封闭视网膜切开口[20]。

5. 眼球摘除　适应于所有大的超过4个钟点范围的睫状体与脉络膜恶性黑色素瘤，其他保留眼球的方法如肿物局部切除、放射性巩膜板等无法治疗，且视力已丧失。小或中等大小的肿瘤，但瘤体已侵犯视神经，均要摘除眼球[24,25]。

6. 眶内容剜除　适应于患者有广泛的眶内浸润，无全身转移（图50-19）；或眼球摘除后肿瘤眶内复发，无全身转移。

7. 温热治疗　经瞳孔温热疗法可使局部肿瘤细胞的温度提高到43~45℃，可用于控制较小的脉络膜黑色素瘤。

8. 免疫治疗　干扰素有抑制细胞增生、提高巨噬细胞吞噬与白介素-1的分泌、增加细胞毒性T细胞与自然杀伤细胞的活性等。其中α干扰素临床上最常用。重组干扰素可用每天3百万单位，每周3~5次。最常见的副作用有肌肉疼痛，发冷，发热，全身衰弱，白细胞减少和肝功能异常等。

（八）治疗效果

无论治疗手段如何，葡萄膜恶性黑色素瘤的预后仍然

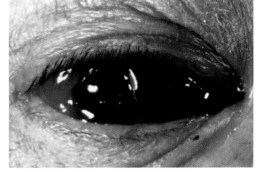

图50-19　脉络膜恶性黑色素瘤已扩散到眶内

很差,死亡率高达40%~50%。5年、10年和15年生存率分别为72%、59%和53%。一旦发生转移即无明确有效的治疗方法。本病为血行转移,通常转移到肝脏,临床上已发现有转移者,平均只有2~7个月的生存期。

第三节　脉络膜转移性肿瘤

(一)定义和发病率

眼内转移癌是指身体其他部位的恶性肿瘤通过血行转移到眼内结构如葡萄膜、视网膜和视神经等。主要转移到葡萄膜,尤以后葡萄膜的后极部为多见。这是由于肿瘤细胞血行转移通过约20条睫状后短动脉到达眼球后极部比通过二条睫状后长动脉到达眼球前部要容易得多所致。

葡萄膜转移癌占成人眼内恶性肿瘤第一位,高于恶性黑色素瘤。乳腺癌、肺癌和消化道癌是最常见的原发肿瘤部位。女性多于男性,约为2∶1,女性以乳腺癌最多,其次为肺癌与消化道癌。男性以肺癌最多,其次为消化道癌,前列腺癌与肾癌等。眼内转移癌大部分为癌转移,肉瘤罕见。发生年龄为40~70岁,平均60岁,约27%患者就诊眼科时尚未查出原发肿瘤部位。两眼发生率基本相等,约1/3患者为双侧性,约1/3的患者为一眼或双眼多灶性[18,26]。

(二)临床表现

1. 脉络膜转移癌　患者可以无症状或有无痛性视力下降与眼前黑影及视野缺损,极少数因继发性青光眼引起眼痛而就诊。眼底检查显示特征性的眼底后极部奶黄色或灰黄色、轻度隆起的均质肿物,约数个视乳头直径大小,边界不清,或为多个奶黄色结节样外观(图50-20A)。可伴有浆液性视网膜脱离和继发性

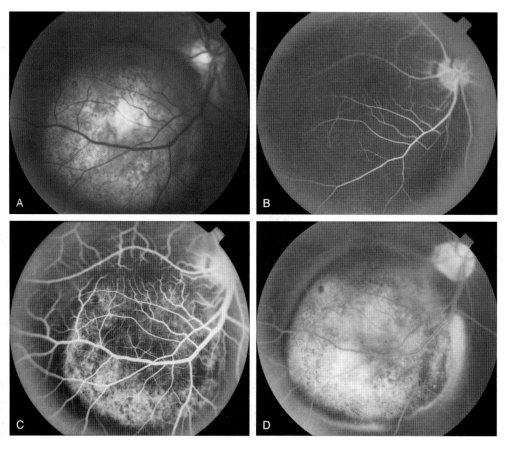

图50-20　脉络膜转移癌
A.眼底检查显示特征性的眼底后极部奶黄色或灰黄色、轻度隆起的均质肿物外观;B.静脉早期瘤体为低荧光;C.静脉期瘤体内逐渐出现斑点状高荧光,中央仍有低荧光区;D.后期荧光增强融合,周围有低荧光带环绕

RPE 改变,视网膜脱离的发生率占脉络膜转移癌的 75% 到 91%,RPE 改变表现为肿物表面边界清楚的金棕色色素斑块,有时为多个转移灶同时存在于一眼或双眼。少数情况下,脉络膜转移癌表现为隆起度高的肿物,呈圆顶状。当脉络膜转移癌向前发展到睫状体时,会出现相应巩膜表面血管扩张,类似于睫状体恶性黑色素瘤,甚至误诊为前巩膜炎。

2. 睫状体转移癌 临床表现类似于睫状体恶性黑色素瘤,如前房浅,晶状体不全脱位,并发性白内障,相应眼球表面巩膜血管扩张,时间长者可向前发展影响虹膜与角膜等。但睫状体转移癌与黑色素瘤及其他实体瘤相比,其炎症表现较明显。

3. 虹膜转移癌 虹膜转移癌可无症状或仅有轻度视力下降,部分患者因继发性青光眼或葡萄膜炎症而表现为眼红眼痛等。临床检查显示虹膜上有肿物,当肿物内血管较多时为肉红色,当肿物内血管较少时则为白色,肿物通常为结节性或弥漫浸润性,质脆,易脱落,半数患者虹膜表面有肿瘤播散,有时表现为脱落的细胞沉积在前房下部形成假性前房积脓,偶然,患者表现为自发性前房积血。与虹膜恶性黑色素瘤相反,虹膜转移癌多位于虹膜上部,而恶性黑色素瘤多位于下部。偶尔表现为双眼性或多灶性。有时虹膜转移癌只影响极周边部虹膜与小梁网,引起眼压升高,而没有明显的虹膜肿物,极易误诊为青光眼。

4. 视网膜、视乳头和玻璃体转移癌 很少见。视网膜转移癌与脉络膜转移癌不一样,肿瘤细胞容易脱落,引起玻璃体内肿瘤细胞漂浮。有时视网膜没有明显的肿物,极像视网膜炎症,常伴渗出与出血。多来源于皮肤恶性黑色素瘤,肺癌,胃肠道癌,乳腺癌和泌尿生殖系统癌等。当为恶性黑色素瘤转移时,病变表现为黑色或棕色;当为其他性质癌转移时,病灶表现为白色。视乳头转移癌常是因肿瘤细胞栓塞视网膜中央血管或脉络膜转移癌发展影响视乳头所致。可双侧同时受累,有时只表现为视乳头肿胀,注意与视乳头炎和视乳头水肿等相鉴别。成人视乳头转移癌多来源于肺,乳腺与胃肠道癌;小儿视乳头转移癌多来源于急性白血病。玻璃体转移癌常是继发于视网膜或脉络膜转移癌而发生,表现为玻璃体内有团块状肿瘤细胞漂浮。恶性黑色素瘤玻璃体内转移时会出现玻璃体内黑色团块。

(三)辅助检查

1. 全身检查 一旦怀疑有眼内转移癌,一定要询问患者是否有全身其他部位的肿瘤病史及做全身必要的检查,尤其是乳腺、肺、胃肠道和肝肾等的检查,以确定原发病变。癌胚抗原(CEA)水平测定对鉴别眼内原发肿瘤与转移癌有帮助,转移癌其水平常升高而眼内原发灶一般不升高。

2. 超声波 A 型超声波显示高入波,中等程度内反射和基本正常的眼眶反射波。B 型超声波表现为脉络膜肿物图像,中到高的肿物实性内回声反射。彩色多普勒超声多显示为眼底脉络膜扁平隆起肿物,肿物内有较丰富的血流(图 50-21)。

3. FFA 能帮助区别眼内转移癌与脉络膜血管瘤、脉络膜恶性黑色素瘤等。在动脉期和静脉早期脉络膜转移癌为低荧光,这与脉络膜血管瘤及恶性黑色素瘤动脉期和静脉早期的高荧光不同。以后逐渐出现斑驳状高荧光(图 50-20B~50-20D)。肿瘤表面的棕色斑块一直为低荧光。有时 FFA 表现不典型:部分患

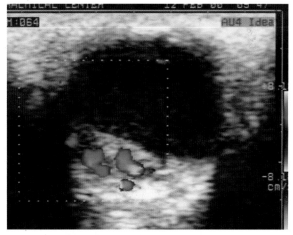

图 50-21 脉络膜转移癌超声波检查
表现为眼内中到高的肿物实性内回声反射,多普勒示肿物内有较丰富的血流

者动脉期即出现高荧光,部分患者 FFA 为正常。ICGA 可清楚显示脉络膜血管情况。由于转移癌一般为扁平隆起,早期(1 分钟内)表现为与瘤体大小一致的弥漫性低荧光,透过瘤体可见到正常的脉络膜血管,后期(30 分钟)瘤体内的血管可有轻度染色与渗漏(图 50-22)。当瘤体隆起高时则 ICGA 的表现与脉络膜恶性黑色素瘤一致。

4. CT 不能鉴别脉络膜转移癌与其他眼内肿瘤,只能显示有眼内肿物。

5. MRI T_1 加权显示与玻璃体一致或稍高的信号,T_2 加权显示比玻璃体低的信号,用增强剂有轻到

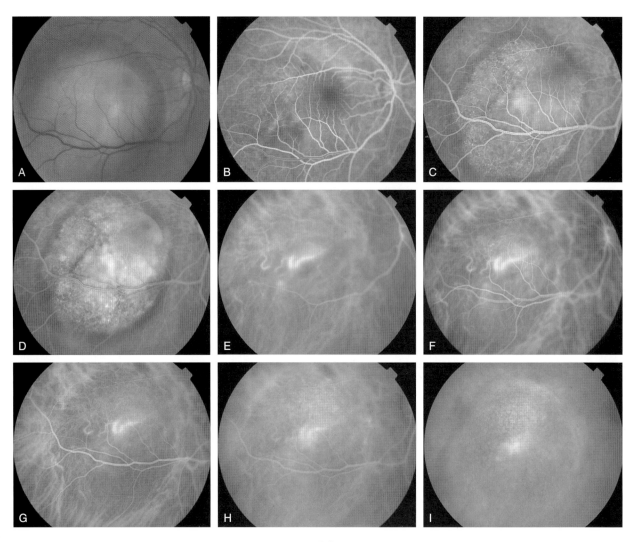

图 50-22　脉络膜鼻咽癌转移癌

A. 右眼彩色眼底照片,后极部可见一巨大橙红色圆形隆起病灶。边界清晰,几乎占据整个视乳头颞侧血管弓内的范围;B. 右眼 FFA 造影早期,视网膜动脉充盈,视网膜血管未见渗漏,肿瘤区脉络膜荧光减弱;C. 造影静脉期可见肿瘤部分染色,表面大量细小点状高荧光,肿瘤中央可见部分荧光融合,其边界可见一低荧光环状阴影;D. 晚期肿瘤部分染色,荧光残留,周边视网膜荧光逐渐消失;E. ICGA 检查早期可见肿瘤中央一粗大迂曲血管;F. 随着造影时间延长,肿瘤周围脉络膜正常充盈,而肿瘤部位相对低荧光,且正常的脉络膜血管消失;G. 随着造影延迟,肿瘤部位始终没有脉络膜血管充盈,肿瘤部位表现为一定的低荧光遮蔽;H. 脉络膜造影中期,脉络膜血管与血管间隙荧光均匀分布,大部分荧光逐渐排除;I. 脉络膜组织中荧光逐渐消失,而肿瘤组织表现为比较均匀的弥漫荧光染色(易长贤提供)

中度加强。

6. 肿物活检　由于眼内肿物活检可能导致肿瘤细胞扩散和引起严重眼内并发症,一般情况下不做。如果以上方法仍不能明确诊断,特别是睫状体部位的无色素性肿物,则可作细针穿刺活检或开放性切除性活检。

(四) 诊断

脉络膜转移癌的诊断依靠以下特点:①眼底后极部灰黄或灰白色扁平隆起病灶;②可双眼或单眼多灶性,常伴有较明显的浆液性视网膜脱离;③彩色多普勒超声示眼底后极部扁平隆起肿物内有较丰富的血流;④ FFA 检查在动脉期和静脉早期为低荧光,以后逐渐出现斑驳状高荧光和大量点状高荧光。ICGA 表现为早期与瘤体大小一致的弥漫性低荧光,后期瘤体内的血管可有轻度染色与渗漏;⑤ MRI 检查,T_1 加权显示与玻璃体一致或稍高的信号,T_2 加权显示比玻璃体低的信号,用增强剂有轻到中度加强;⑥有全身恶性肿瘤病史;⑦最终明确诊断需病理检查。

（五）鉴别诊断

眼内转移癌常误诊为裂孔性视网膜脱离、脉络膜血管瘤、视网膜脉络膜炎、老年性黄斑变性和脉络膜恶性黑色素瘤等。眼内转移癌与原发性脉络膜恶性黑色素瘤的鉴别诊断最重要。脉络膜转移癌患者可呈多灶性、双眼性、隆起度不高、伴有较广泛的浆液性视网膜脱离，Bruch 膜没有破坏，病变呈灰白或灰黄色。另一须与眼内转移癌鉴别的是葡萄膜黑色素细胞增生综合征（uveal melanocytic proliferation syndrome），该病表现为双眼脉络膜多灶性黑色素细胞增生，为良性病变。

（六）治疗

1. 观察　某些脉络膜转移癌比较静止，甚至随原发病灶的消除而自然消退，这时可作随访观察。全身状况非常差的临终晚期转移癌患者，眼部转移灶不引起症状者也可观察，不做任何治疗。

2. 化疗　如果患者无眼部症状，眼内转移癌同时能被全身化疗控制，则不必要作特别的眼部治疗[27]。

3. 放射治疗　大部分葡萄膜转移癌患者可用放射治疗[27,28]。放射治疗的适应证包括大的眼内转移癌导致视力下降或眼痛，特别是双眼转移癌患者。即使是晚期转移癌患者放射治疗也有助于控制眼内转移灶引起的视力丧失与眼痛。多用常规的质子束外放射治疗，放射剂量为 25~50Gy，分 10~20 次在 3~4 周内完成。巩膜表面放射斑块敷贴治疗则有放射剂量小与并发征少的优点，但需要眼部手术，有时患者不接受。

4. 其他　虹膜与睫状体部位的转移癌小于 1/4 象限可作肿物局部切除。部分患者如患眼已失明且疼痛明显时需要作眼球摘除。很小的脉络膜转移癌（厚度小于 1mm）也可作光凝治疗[29,30]。

（七）治疗效果

脉络膜转移癌即表明患者已有较广泛的全身转移，预后差。肺、肾和前列腺部位的癌症转移发生早，而乳腺和皮肤恶性黑色素瘤的转移发生较迟。一般只有 6~12 个月的生存期。

（颜建华）

参 考 文 献

1. Lin P, O'Brien JM. Frontiers in the management of retinoblastoma. Am J Ophthalmol. 2009；148：192-198.
2. Rodriguez-Galindo C, Wilson MW, Chantada G, et al. Retinoblastoma: one world, one vision. Pediatrics. 2008；122：e763-e770.
3. 王祥珏，颜建华，张浩，等. 大龄视网膜母细胞的临床诊治分析. 中国实用眼科杂志. 2007；25：749-751.
4. Kiss S, Leiderman YI, Mukai S. Diagnosis, classification, and treatment of retinoblastoma. Int Ophthalmol Clin. 2008；48：135-147.
5. Gombos DS, Chevez-Barrios AP. Current treatment and management of retinoblastoma. Curr Oncol Rep. 2007；9：453-458.
6. 朱丽娟，颜建华，李永平，等. 视网膜母细胞瘤患者的非典型临床表现分析. 中国实用眼科杂志. 2009；27：361-364
7. Chintagumpala M, Chevez-Barrios P, Paysse EA, et al. Retinoblastoma: review of current management. Oncologist. 2007；2：1237-1246.
8. Kim JW, Abramson DH, Dunkel IJ. Current management strategies for intraocular retinoblastoma. Drugs. 2007；67：2173-2185.
9. Chantada GL, Casco F, Fandiño AC, et al. Outcome of patients with retinoblastoma and postlaminar optic nerve invasion. Ophthalmology. 2007；114：2083-2089.
10. Balmer A, Zografos L, Munier F. Diagnosis and current management of retinoblastoma. Oncogene. 2006；25：5341-5349.
11. Shields CL, Shields JA. Basic understanding of current classification and management of retinoblastoma. Curr Opin Ophthalmol. 2006；17：228-234.
12. McDaid C, Hartley S, Bagnall AM, et al. Systematic review of effectiveness of different treatments for childhood retinoblastoma. Health Technol Assess. 2005；9，iii，ix-x：1-145.
13. 张浩，颜建华，吴中耀. 化学减容治疗眼内期视网膜母细胞瘤. 中国实用眼科杂志. 2005；23：1051-1053.
14. 朱丽娟，颜建华，李永平，等. 视网膜母细胞瘤预后相关病理因素分析. 中国实用眼科杂志. 2008；26：1312-1315.
15. 张浩，颜建华，陈智聪，等. 高危视网膜母细胞瘤患者的术后辅助化疗. 中国实用眼科杂志. 2007；25：1090-1093.
16. Margo CE. The Collaborative Ocular Melanoma Study: an overview. Cancer Control. 2004；11：304-309.
17. Bell DJ, Wilson MW. Choroidal melanoma: natural history and management options. Cancer Control. 2004；11：296-303.
18. Singh AD, Rennie IG, Kivela T, et al. The Zimmerman-McLean-Foster hypothesis: 25 years later. Br J Ophthalmol. 2004；88：962-967.

19. Shields CL,Shields JA. Recent developments in the management of choroidal melanoma. Curr Opin Ophthalmol. 2004; 15:244-251.

20. Robertson DM. Changing concepts in the management of choroidal melanoma. Am J Ophthalmol. 2003; 136:161-170.

21. Finger PT. Radiation therapy for choroidal melanoma. Surv Ophthalmol. 1997; 42:215-232.

22. Shildkrot Y,Wilson MW. Update on posterior uveal melanoma: treatment of the eye and emerging strategies in the prognosis and treatment of metastatic disease. Curr Opin Ophthalmol. 2009;20:504-510.

23. Schild SE. Role of radiation therapy in the treatment of melanoma. Expert Rev Anticancer Ther. 2009; 9:583-586.

24. Virgili G,Gatta G,Ciccolallo L,et al. EUROCARE Working Group. Survival in patients with uveal melanoma in Europe. Arch Ophthalmol. 2008;126:1413-1418.

25. Augsburger JJ,Corrêa ZM,Trichopoulos N. An alternative hypothesis for observed mortality rates due to metastasis after treatment of choroidal melanomas of different sizes. Trans Am Ophthalmol Soc. 2007;105:54-59.

26. Kanthan GL,Jayamohan J,Yip D,et al. Management of metastatic carcinoma of the uveal tract: an evidence-based analysis. Clin Expe Ophthalmol. 2007;35:553-565.

27. Wickremasinghe S,Dansingani KK,Tranos P,et al. Ocular presentations of breast cancer. Acta Ophthalmol Scand. 2007; 85:133-142.

28. Chong JT,Mick A. Choroidal metastasis: case reports and review of the literature. Optometry. 2005;76:293-301.

29. Sobottka B,Kreissig I. Ultrasonography of metastases and melanomas of the choroid. Curr Opin Ophthalmol. 1999;10:164-167.

30. Shields CL,Shields JA,Gross NE,et al. Survey of 520 eyes with uveal metastases. Ophthalmology. 1997;104:1265-1276.

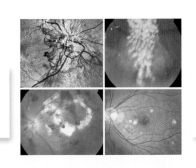

第五十一章
感染性眼底改变

感染性眼底改变(infectious fundus changes)是指微生物感染眼部或全身后引起的眼底病变。临床上根据微生物的种类,可分为细菌性感染、真菌性感染、病毒性感染和螺旋体感染。

第一节　细菌性感染

细菌性眼内炎(bacterial endophthalmitis)的眼前段可表现为结膜充血水肿,角膜水肿,前房内炎性细胞和房水闪辉,严重者可有纤维素性渗出甚至前房积脓,可出现虹膜后粘连。眼后段可表现为视网膜、脉络膜感染病灶,呈白色或黄白色,病变大小不一,玻璃体混浊。如病情持续进展,可造成视网膜坏死。大量细菌可突入玻璃体腔,引起玻璃体脓肿,看不到眼底。有时严重眼后段感染,可见靠近损害部位的眼外肌运动受限,注意眶蜂窝织炎的可能。在荧光素眼底血管造影(FFA)时,位于脉络膜的病灶表现为异常血管渗漏,并且有染料进入玻璃体腔。

及时正确诊断对挽救视力至关重要。50% 内源性眼内炎患者首次就诊未能明确诊断。诊断内源性眼内炎最重要的依据是临床病史、临床检查和实验室检查。因内源性眼内炎常合并眼外组织感染,多数患者存在易感因素,所以必须做系统的全身检查[1]。

治疗应及时给予有效的抗生素治疗,多途径给药。肾上腺糖皮质激素应在有效足量抗生素应用的同时给药。在患有糖尿病和结核及真菌感染时禁用或慎用肾上腺糖皮质激素[2]。

累及眼后段的眼内炎患者预后较差,通常需要行玻璃体切除和多途径给药治疗[3]。

请参照外科卷第五十一章眼内炎。

典 型 病 例

结核性眼内炎

1. 病例　患者女,27 岁,因"双眼视力急剧下降伴眼前黑影 1 月余"于 2005 年 8 月 8 日以"双眼可疑真菌性眼内炎"收入中山大学中山眼科中心。患者入院前 50 余天因流产伴低热在当地行"清宫术",术后高热、头痛、眼痛,10 余天后高热控制,头痛、眼痛缓解,但突然出现双眼视力剧降,在当地医院用抗生素和肾上腺糖皮质激素治疗后病情无改善,转来中山大学中山眼科中心。入院检查:右眼视力 0.02 和左眼 0.03,矫正无提高。双眼眼压 Tn。双眼结膜无充血,角膜透明,前房细小色素细胞(++),晶状体透明,前段玻璃体见细小色素颗粒,后段玻璃体见多个白色边界清晰的渗出性病灶(图 51-1)。

2. 诊断　双眼真菌性眼内炎。

3. 治疗经过　入院后予全身及局部抗真菌治疗(两性霉素静脉滴注),用药 4 天后症状无缓解,出现表情淡漠,后出现有神智不清、谵妄,请神经内科会诊,体检发现双侧腱反射亢进,左侧 Babinski 征(+),右侧 Babinski 征(±),考虑为"中枢神经系统感染",转神经内科治疗,在神经内科行腰穿及 MRI 等检查后,考虑为结核感染,予抗结核治疗,神经系统症状缓解,但双眼视力下降为眼前手动,光方向不准,双眼玻璃体混浊,眼底窥不清,行 B 超检查提示"双眼玻璃体混浊,玻璃体内机化膜声像,牵拉性视网膜脱离声像"。后在充分抗结核及护肝治疗下,在中山大学中山眼科中心行"左眼玻璃体病灶清除术"及"右眼晶状体咬切 + 玻璃体

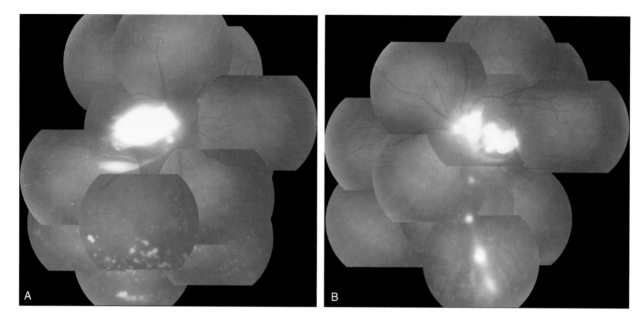

图 51-1　双眼结核性眼内炎

A. 右眼视乳头旁颞侧玻璃体灰白色致密病灶,下方中周部玻璃体见多个灰白色斑片状病灶;B. 左眼视乳头旁和颞侧玻璃体灰白色致密病灶,下方中周部玻璃体见多个灰白色斑片状病灶

切除 + 气液交换 + 硅油填充术",术中玻璃体取材,病理结果提示 Gram's 染色见阴性杆菌,PAS、GMS 染色见少量真菌,真菌及细菌培养无菌生长。

4. 治疗结果　出院时视力右眼光感,光方向不准,左眼眼前手动。眼压右眼 T-1,左眼 12mmHg,右眼角膜透明,前房深,晶状体缺如,玻璃体腔硅油填充,视网膜平伏,左眼玻璃体透明,眼底视乳头边界欠清,其前见纤维条索样增生,并见视乳头到周边度视网膜皱褶,视网膜血管迂曲其上,后极部视网膜呈灰白水肿、浅脱离。

(李　梅)

第二节　真菌性感染

真菌性感染(fungal infection)是由真菌引起的眼内炎。念珠菌是机体正常菌群的一部分,是眼部内源性真菌感染中最常见的类型。念珠菌感染与滥用肾上腺糖皮质激素、静脉插管等有关。念珠菌眼内感染者常有其他器官受累,常见为肾脏和心脏受累。念珠菌性眼内感染通常表现为双眼受累,进展缓慢。早期,多数患者出现局灶性脉络膜炎,在念珠菌侵犯处出现强烈的炎症反应。少数患者出现局灶性视网膜炎,典型的眼底改变为圆形或卵圆形奶油状脉络膜或脉络膜视网膜病变,相应玻璃体处有炎症反应[4]。随着疾病的进展,感染病灶突入玻璃体腔,表现为玻璃体混浊加重,炎症细胞呈线样排列,严重者局灶性视网膜坏死,玻璃体混浊严重,眼底不可见。眼前段的炎症通常较眼后段轻,且出现较晚。

曲霉菌在眼部内源性真菌感染中占第二位。可发生于任何年龄,男性多见,为女性的两倍。患者多为免疫功能受抑制者(如器官移植后、自身免疫性疾病和肿瘤等、应用肾上腺糖皮质激素或免疫抑制剂者)或静脉吸毒者。曲霉菌在眼部可引起脉络膜视网膜炎、视网膜血管炎和血管周围炎以及眼内炎。表现为玻璃体混浊,脉络膜视网膜黄白色松软病变、视网膜血管鞘、血管闭塞、坏死性视网膜血管炎,严重者可出现视网膜脱离。患者多因全身性感染而死亡[5]。

(李　梅)

第三节　病毒性感染

病毒感染（viral infection）是由病毒引起眼部炎症，与眼底感染有关的病毒最常见于疱疹病毒、巨细胞病毒和人类免疫缺陷病毒（HIV）。

水痘 - 带状疱疹病毒在成人主要引起带状疱疹和眼部病变（结膜炎、角膜炎、虹膜睫状体炎、视网膜炎、视网膜坏死等）。虹膜睫状体炎常表现出虹膜实质层的萎缩，一般不引起虹膜后粘连。眼底主要表现为视网膜坏死综合征：玻璃体炎、视网膜血管炎、视网膜坏死及晚期视网膜脱离[6]。

单纯疱疹病毒和水痘 - 带状疱疹病毒都可引起虹膜睫状体炎、视网膜炎和急性视网膜坏死综合征，根据葡萄膜炎的临床表现很难将它们区别开来。

巨细胞病毒（cytomegalovirus，CMV）是一种疱疹病毒，在免疫功能正常者一般不引起疾病，在免疫功能抑制患者（如艾滋病、晚期恶性肿瘤及器官移植等长期应用免疫抑制剂患者）可引起视网膜炎，是获得性免疫缺陷综合征（艾滋病）的最常见的机会感染和致盲原因。

巨细胞病毒性视网膜炎典型的表现为散在的黄白色坏死性视网膜病灶，通常伴有轻度玻璃体炎症反应。又可分为两种类型：一为急型或水肿型，另一种为懒惰型或颗粒型。急型或水肿型为此病的经典表现，病变一般沿视网膜大血管发展，呈融合的黄白色混浊，外观致密，难以看到相应部位的脉络膜，病灶常伴有出血和血管白鞘，使眼底呈碎乳酪与番茄酱样改变（比萨饼样）（图 51-2）。懒惰型或颗粒型表现为颗粒状视网膜混浊斑，可以看到脉络膜的结构，病灶密集分布，与视网膜血管无关，出血及血管白鞘少见。CMV 性视网膜炎可进展到引起黄斑损害，视力严重受损。FFA 检查病变区出现血管壁渗漏、无灌注区及出血遮蔽荧光，晚期病变区弥漫性荧光渗漏。治疗时，临床上首选更昔洛韦。可采用局部用药或全身用药，

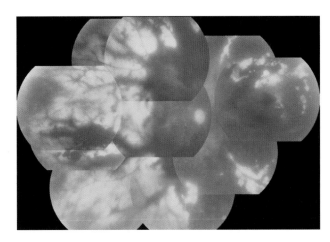

图 51-2　巨细胞病毒视网膜炎
患者双眼底改变相似，这是右眼底拼图，视乳头色淡，视网膜后极和中周部斑片状黄白色病灶，少许斑点状出血

采用二阶段疗法，先使用诱导剂量，然后用维持量。更昔洛韦诱导量为 5mg/kg 2 次 /d，静脉给药，2 周后改为维持量 5mg/kg 1 次 /d，静脉输入；或直接口服每次 1g，3 次 /d，无诱导期。

艾滋病有 40%~92.3% 并发眼部病变，其中眼底损害更为多见[7]。眼底损害由 HIV 感染本身所致者，主要表现为棉绒斑，大多位于眼底后极血管弓附近或视神经乳头周围的视网膜浅层，有时可见后极部火焰状出血及有白色中心的出血斑。条件致病微生物的继发感染，主要引起巨细胞病毒性视网膜炎、弓形体性视网膜脉络膜炎、真菌性脉络膜视网膜炎等。其中 CMV 性视网膜炎是艾滋病患者最常见的感染性视网膜炎，一旦感染对视功能威胁很大。CMV 侵犯视网膜多在艾滋病晚期，经血循环播散而来，在出现 CMV 性视网膜炎后，患者的生存期约 7~10 个月。一旦感染艾滋病，现有的治疗手段不能根本治愈，只能缓解病情，所以重在预防[8]。

典 型 病 例

视网膜坏死综合征（未用抗病毒药物病情发展）

1. 病例　患者女，29 岁，因"左眼视物模糊一周"于 2005 年 3 月 11 日以"左眼视网膜血管炎"收入中山大学中山眼科中心。患者入院前一周无明显诱因出现左眼视物模糊，似有雾遮挡，无伴眼红眼痛，来我院就诊入院。患者于 1992 年时曾因"右眼葡萄膜炎并发白内障"于中山大学中山眼科中心行白内障手

术,术后渐失明。2004年5月因"右眼知觉性外斜视"于本院行斜视矫正术。入院检查:右眼视力无光感,睑裂变小,结膜无充血,角膜透明,虹膜纹理模糊,瞳孔圆,后粘连,晶状体缺如,后囊膜完整,表面白色膜样物,眼底可见视网膜灰白色隆起,余结构窥不清,眼压4mmHg。左眼视力1.2,结膜无充血,角膜透明,角膜后沉着物(+)、粉尘状,前房中度深,房水闪辉(++),细胞(++),晶状体透明,玻璃体混浊,眼底视乳头肿胀,杯盘比不清,后极部视网膜轻水肿,2点和3点方位周边视网膜可见圆形片状边界模糊的黄白色渗出灶及卫星灶,另可见周边部视网膜较为局限的渗出灶3处,黄斑区水肿(图51-3A),眼压20mmHg。

2. 诊断 ①左眼内炎;②右眼视网膜脱离;③右眼瞳孔后粘连;④右眼无晶状体眼;⑤右眼球萎缩。

3. 治疗经过 入院后予左眼局部及全身抗炎治疗(甲强龙80mg/d静脉滴注),用药5天后左眼玻璃体混浊仍有加重,左眼眼底视网膜灰白色病灶增多,考虑为"左眼视网膜坏死综合征",加用左眼局部滴阿昔洛韦滴眼液、妥布霉素地塞米松滴眼液和普拉洛芬滴眼液,全身用阿昔洛韦0.5g静脉滴注每8小时一次。住院10天时,左眼底视网膜灰白色病灶有所吸收,左眼颞下视网膜病灶吸收处多个小裂孔形成、视网膜局限性脱离(图51-3B),于2005年3月25日行左眼视网膜坏死灶边缘激光光凝术,围住视网膜坏死灶。

4. 治疗结果 2005年3月30日出院时右眼视力无光感,左眼1.2。左眼眼压14mmHg,结膜无充血,角膜透明,前房中度深,晶状体透明,玻璃体混浊,眼底视乳头边界清,后极部网膜平伏,视网膜上方、颞侧、下方可见片状边界模糊的黄白色病灶,病灶边缘见激光斑(图51-3C)。随访至2011年12月,患者病情稳定,左眼未见视网膜脱离。

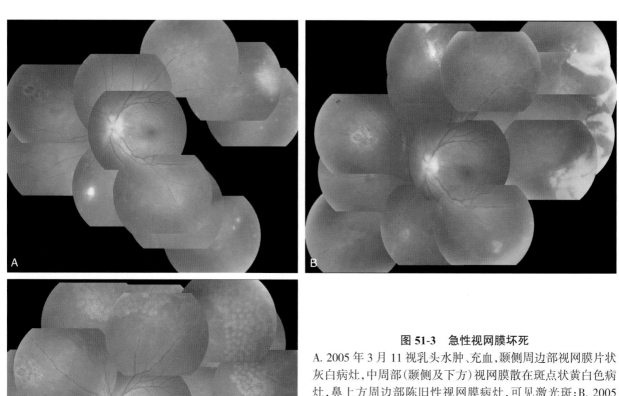

图51-3 急性视网膜坏死

A. 2005年3月11视乳头水肿、充血,颞侧周边部视网膜片状灰白病灶,中周部(颞侧及下方)视网膜散在斑点状黄白色病灶,鼻上方周边部陈旧性视网膜病灶,可见激光斑;B. 2005年3月24日颞侧周边部视网膜坏死灶明显扩大、融合,部分开始吸收,下方中周部视网膜坏死灶扩大;C. 2005年3月30日抗病毒治疗后,视网膜坏死灶大部分吸收,视网膜坏死灶边缘光凝斑围绕

(李 梅)

第四节　螺旋体感染

梅毒是由苍白密螺旋体(treponema pallidum)感染所致的性传播疾病。许多梅毒患者都是以眼部症状作为首发症状被发现的。梅毒可分为先天性梅毒和获得性梅毒。请参照第三十六章第六节。

第五节　寄生虫感染

包括弓形虫感染、弓蛔虫感染和盘尾丝虫感染,请参考第三十六章葡萄膜炎。

第六节　眼底猪囊尾蚴病

人因误食猪带绦虫虫卵即可感染猪囊尾蚴病。猪囊尾蚴病对眼部损害较严重,多寄生在视网膜下及玻璃体内,可伴发葡萄膜炎及视网膜脱离,最后导致眼球萎缩。请参照外科卷第五十四章第二节。

第七节　猫　抓　病

猫抓病(cat-scratch disease)是人被猫抓伤或咬伤后感染革兰阴性杆菌汉赛巴尔通体(*Bartonella henselae*)引起的一种亚急性自限性传染病,以区域性浅表淋巴结肿大伴随轻中度流感样症状为主要特征。眼部表现包括帕里诺眼-腺综合征(Parinaud's oculoglandular syndrome,POGS)、Leber 视神经视网膜炎、全葡萄膜炎等。眼部猫抓病又称为拟眼巴尔通体病(presumed ocular bartonellosis)[9]。

一、病因与发病机制

1. 病因　猫抓病最早于 1931 年由巴黎大学儿科医师 Rober Debre 描述,并于 1950 年对这种猫抓伤后出现的区域性浅表淋巴结肿大性疾病命名为猫抓病[10]。1983 年 Wear 等[11]从猫抓病患者的病变淋巴结、皮肤组织或结膜组织中分离到病原体,并命名为罗卡利马体(*Rochalimaea*),后又重新命名为巴尔通体。巴尔通体有 22 个种及亚种,迄今发现导致猫抓病的巴尔通体有两种,即汉赛巴尔通体(*B. henselae*)和克氏巴尔通体(*B. clarridgeiae*),其中汉赛巴尔通体感染最普遍[12],它是一类形态多样的革兰阴性短小杆菌,长 0.489~1.11μm,宽 0.333~0.534μm,集群性生长,分布在坏死灶内和细胞外,营养条件要求苛刻的需氧杆菌。其储存宿主是猫,通过被猫(尤其是小猫)或其他动物抓咬或密切接触而感染发病,也可通过跳蚤等传播[13]。

2. 发病机制　病原体从受损皮肤进入人体,由巨噬细胞将其吞噬并转移到血管内皮及管腔,入侵红细胞,通过淋巴系统或血液播散,引起全身多器官损害[14]。研究表明[15]汉赛巴尔通体感染的靶细胞是内皮细胞,并在细胞内和细胞外繁殖生长,在体内产生血管内皮生长因子(VEGF),可抑制内皮细胞凋亡、激活转录因子并刺激宿主的旁分泌通路,从而促进病理性血管生成。眼部微血管丰富,是巴尔通体感染的靶点之一,视乳头旁病理性毛细血管具有高渗透性,浆液及脂质成分渗出沿视网膜外丛状层走行,随着浆液逐渐吸收,脂质沉积,在黄斑中心凹周围形成特征性的星芒状改变[16]。

感染后的发病情况与宿主的免疫状态相关[15],免疫功能正常的患者可无症状或仅表现为局灶性坏死或微小脓肿形成;而免疫功能不全的患者则可引起血管增生,导致细菌性血管瘤和细菌性紫癜等。

二、流 行 病 学

猫抓病是全球性疾病,以散发为主,未见大规模流行报告,全年均可发生。温热潮湿地带发病率高[15]。据报道在美国,20 世纪末期每年猫抓病的发病人数约 22 000,其中 10% 的病人住院治疗[17]。全球每年猫抓病发病数超过 4 万例[18],多见于 18 岁以下青少年及儿童,男女发病比例相似。猫是主要传染源,尤其是一岁以内的幼猫。90% 以上的患者与猫有密切接触史,57%~83% 的患者有猫抓伤史[19]。少数病例无与猫接触史,可通过皮肤损伤或刺伤而感染。随着宠物猫及流浪猫的增多,该病发病率呈逐年上升趋势。

三、临 床 表 现

猫抓病的潜伏期一般为 2~6 周。

(一) 全身表现

临床表现多样。抓伤或咬伤处皮肤有炎症、疼痛,皮损周围可出现 3~4mm 红色皮疹,并可化脓;回流区域局部淋巴结肿大、压痛,少数患者淋巴结化脓,并可破溃形成窦道;亦可有全身淋巴结轻度肿大和脾大。约 1/3 患者可出现发热,伴有头痛、乏力、恶心、呕吐和全身不适等;部分患者有嗜睡、抽搐、昏迷及其他神经症状,可发生脑炎、脑膜炎、脊髓炎、多发性神经炎、血小板减少性紫癜、骨髓炎、菌血症等。

(二) 眼部病变[15,20,21]

1. Leber 视神经视网膜炎(Leber's neuroretinitis)　是猫抓病最典型的眼部病变,约占 1%~2%,常出现于全身感染症状后 2~3 周,单眼发病。表现急性无痛性视力下降,可出现相对性瞳孔传入缺陷(RAPD)。50% 患者玻璃体轻中度炎性混浊,最常见的表现是出现局灶性或多灶性边界清楚的白色视网膜和脉络膜病灶,其次是视乳头水肿和黄斑星芒状渗出。汉赛巴尔通体感染较早的表现是视乳头水肿和血管瘤,常伴有视乳头周围浆液性视网膜脱离,可与前段缺血性视神经病变相区别。黄斑星芒状渗出一般发生在视乳头水肿以后 2~4 周,既可是黄斑一周,也可仅在鼻侧,完全吸收需要 8~12 周。视野检查可出现生理盲点扩大、中心或旁中心暗点。经过一段治疗后,多数患者可恢复大部分视力,少数患者遗留有视乳头灰苍白和黄斑部星芒状渗出,并有不同程度的视功能损害。有时患者表现为单纯的视乳头炎或不伴有视力下降的视乳头水肿。

2. 帕里诺眼 - 腺综合征　约占猫抓病患者的 5%~10%。结膜红、肿、异物感、有分泌物,主要表现为单侧肉芽肿性结膜炎、同侧耳前或颌下淋巴结肿大和低热三联症。结膜活检可见结膜上皮坏死或溃疡形成,随病变进展,可形成炎性肉芽肿。结膜和淋巴结内均可查到病原体。此综合征可由多种致病微生物感染引起,其中猫抓病是最常见的病因。

3. 其他眼部并发症　葡萄膜炎、动静脉阻塞、玻璃体积血、视神经肉芽肿和黄斑水肿等。

(三) 辅助检查[15,16]

1. FFA　在视神经视网膜炎患者,造影静脉中期及晚期可见视乳头高荧光渗漏,高荧光染色既可是局部,也可是节段性;浆液性视网膜脱离的渗出来源于视乳头血管。局灶性或多灶性视网膜脉络膜炎造影晚期可见单个或多个孤立的针尖样渗出。视网膜血管阻塞在猫抓病中并不常见,但造影早期可见动脉或静脉充盈缺损。

2. 吲哚青绿脉络膜血管造影　无明显特异性,在脉络膜炎可见到局灶性高荧光区,在玻璃体积血等屈光间质混浊的患者可辅助诊断。

3. 相干光断层成像仪　视网膜增厚、黄斑中心凹消失、视网膜下积液,星芒状物在外丛状层有点状高反射信号。在视神经视网膜炎尚未出现黄斑区星芒状渗出时即可探测到浆液性视网膜脱离,有助于该病的早期诊断。

4. 眼科 B 型超声　可用于排除后部巩膜炎或视乳头玻璃疣等引起的视乳头水肿。

(四) 实验室检查[13]

1. 涂片检查　采集病变皮肤、淋巴结或结膜组织活检标本,制成涂片,用 Warthin-Starry 银染色方法进行染色,在显微镜下可清晰地观察到巴尔通体呈黑色短小杆菌。

2. 病原体培养　巴尔通体是一种生长缓慢的脆弱微生物,要求培养条件苛刻、时间较长,在培养皿中为一种灰白色不透明的细小黏聚性菌落,培养 60 天无此菌生长方可定为阴性。

3. 血清学检查　血清学检查是目前诊断猫抓病的主要方法,具有方便快捷、创伤小等优点。间接免疫荧光抗体进行血清巴尔通体抗体检测,敏感性为 88%,特异性为 94%。在做间接免疫荧光抗体检查时,一般将 IgG 抗体升高达 1∶64 定为阳性,双份血清 IgG 抗体效价升高 4 倍以上可确诊。

4. 分子生物学检测　猫抓病最有效的实验室诊断方法是体外 DNA 扩增,在大部分猫抓病患者淋巴结中均可检测到汉赛巴尔通体 DNA。目前,聚合酶链式反应(PCR)技术已用于患者的早期诊断。

5. 血常规　病程早期白细胞总数减少,淋巴结化脓时轻度升高,中性粒细胞增多,血沉加快。

四、诊断和鉴别诊断

(一)诊断依据

1. 病史　有猫等动物抓伤或咬伤史或密切接触史。

2. 临床表现　①全身表现发热、乏力及局部浅表淋巴结肿大;② Leber 视神经视网膜炎:视力下降、视乳头水肿和黄斑部星芒状渗出;③帕里诺眼 - 腺综合征:单侧滤泡性结膜炎、同侧耳前或颌下淋巴结肿大和低热三联征。

3. 实验室检查　病变的淋巴结活检、病原体培养、血清学检查、标本 PCR 检测等特征性检查阳性;以及其他原因引起的淋巴结肿大的实验室检查均为阴性。

(二)鉴别诊断

1. 多灶性脉络膜炎　眼底可见多发性点状或不规则的黄白色病灶,伴有轻中度葡萄膜炎表现,类似猫抓病。但患者无猫抓病史,无发热和淋巴结肿大。

2. 单灶性日光性脉络膜炎　猫抓病可出现和单灶性日光样脉络膜炎一样的眼底单个黄白色病灶,但猫抓病有被猫抓伤病史,出现间歇性全身乏力和发热表现,在单眼出现孤立黄白色炎性病灶同时,伴有双眼内炎症和视乳头炎,血清学特异性抗体检查巴尔通体阳性,可和本病相鉴别。

3. 多发性一过性白点综合征　可见许多白色点状病灶,位于视网膜的深层及视网膜色素上皮层,多分布在血管弓附近的后极部和黄斑周围,可出现视乳头水肿。猫抓病有发热和淋巴结肿大表现,视网膜和脉络膜白色病灶边界清楚,抗巴尔通体抗体检测阳性。

4. 弓形体病　由弓形体原虫感染,在视网膜中可见弓形体包囊及细胞内滋养体,感染导致视网膜坏死,炎症向脉络膜及玻璃体蔓延,玻璃体混浊、机化、凝缩,形成条索。当感染首发于视网膜深层时,其表现为灰白色点状病灶,位于视网膜及视网膜色素上皮层。检查弓形体抗体阳性。

5. 鸟枪弹样视网膜病变　是一种慢性双侧性脉络膜视网膜炎,其特征为视网膜下多发性奶油状病灶和视网膜血管炎,常伴有黄斑囊样水肿、视乳头水肿和玻璃体的炎症。

6. 其他病因所致的淋巴结肿大或(和)化脓　如莱姆(Lyme)病、梅毒、结核病等,需进行相关实验室检查排除诊断。

五、治　疗

猫抓病目前尚无特效治疗方法。对轻症患者一般对症治疗为主,可自愈;对重症患者及非典型猫抓病患者需使用敏感抗生素治疗。预防该病应避免被猫等动物抓伤及咬伤,若发生抓、咬伤时,可局部涂抹碘酒或莫匹罗星软膏,保持患处清洁干燥。

1. 一般治疗　有发热者应卧床休息,退热镇痛和补液支持治疗;单纯的淋巴结炎,无特殊治疗,淋巴结肿大化脓可穿刺抽脓,以减轻发热及全身中毒症状,但不宜切开引流,以免形成瘘管;有急性脑病表现者按神经科有关常规处理。

2. 抗感染治疗[22,23]　在全身播散到眼部时,用阿奇霉素、庆大霉素、环丙沙星、复方新诺明等抗生素,应用 3 天可有效缓解发热、头痛、乏力、厌食等症状,同时可缩小淋巴结,降低血沉。典型猫抓病并发视神经视网膜炎应用多西环素 200mg/d,利福平 600mg/d,持续 4~6 周;继发菌血症应用庆大霉素 3mg/kg/d,2 周,多西环素 200mg/d,4 周。

3. 肾上腺糖皮质激素　可减轻眼部炎症。

六、治 疗 效 果

猫抓病为自限性疾病,多数病人可在 2~3 个月内自愈。病后有持久免疫力,再次感染者罕见。眼病患者多数可恢复大部分视力,少数患者遗留有视乳头苍白色和黄斑部星芒状渗出,并有不同程度的视功能损害。对于免疫功能正常的患者很少遗留后遗症,但有个别免疫功能低下患者死亡的报告。

(纪艳丽　刘文)

参 考 文 献

1. Whitcher JP, Irvine AR. Endogenous bacterial endophathalmitis In: Pepose JS, Holland GN, ed. Ocular Infection and Immunity. St. Louis: Mosby, 1996:1287-1297.

2. Roth DB, Flynn HW. Antibiotic selection in the treatment of endophthalmitis: the significance of drug combinations and surgery. Surv Ophthalmol.1997; 41:395-401.

3. The Endophthalmitis Vitrectomy Study Group. Microbiologic factors and visual outcome in the endophthalmitis vitrectomy study. Am J Ophthalmol. 1996;122:830-836.

4. Schmid S, Martenet Ac, Oelz O. Candidal endophthalmitis: clinical presentation presentation, treatment and outcome in 23 patients. Infection.1991; 19:21-24.

5. Messmer ME. Candidiasis. In: Foster CS, Vitale AT. ed. Diagnosis and Treatment of Uveitis. Philadelphia:W.B. Saunders Company.2002; 364-372.

6. Yoser SL, Forster DJ, Rao NA. Systemic viral infections and their retinal and choroidal manifestations. Surv Ophthalmol.1993;37: 313-352.

7. Guex-Crosier Y. Diagnosis and treatment of ocular viral infections in AIDS patients. Rev Med Suisse Romande. 1998;118:941-947.

8. Opremcak EM. Other viral infections of the retina. In: Repose JS, Holland GH, Wilhemus KR. ed. Ocular infection and immunology. ST. Louis: Mosby, 1996:1169-1182.

9. Kerkhoff FT, Ossewaarde JM, de Loos WS, et al. Presumed ocular bartonellosis. Br J Ophthalmol. 1999: 83:270-275.

10. Lamps LW, Scott MA. Cat-scratch disease: historic, clinical, and pathologic perspectives. Am J Clin Pathol.2004;121(Suppl): 71-80.

11. Rolain JM, Lepidi H, Zanaret M, et al. Lymph node biopsy specimens and diagnosis of cat-scratch disease. Emerg Infect Dis. 2006; 12:1338-1344.

12. Pennisi MG1, Marsilio F, Hartmann K. Bartonella species infection in cats: ABCD guidelines on prevention and management. J Feline Med Surg.2013;15:563-569.

13. 黄娟,李甘地. 猫抓病的临床病理学研究进展. 临床与实验病理学杂志.2011;27:293-293.

14. Alexander H, Christoph D. Molecular Pathogenesis of Bartonella spp. Clin. Microbiol. Rev. 2012;25(1):42-69.

15. McClintic J, Srivastava SK. Imaging in the diagnosis and management of ocular cat scrath disease. Int Ophthalmol Clin. 2012;53: 155-161.

16. ZHabot-Wilner, D Zur, M Goldstein, D Goldenberg, S Shulman, A Kesler, M Giladi, M Neudorfer. Macular findings on optical coherence tomography in cat-scratch disease neuroretinitis, Eye .2011; 25:1064-1068.

17. Christoph D. Molecular and cellular basis of bartonella pathogenesis. Annu. Rev. Microbiol. 2004;58:365-390。

18. 刘江,施柏年,徐炜. 猫抓病 26 例临床分析. 中国实用内科杂志.2004;24:46-47.

19. Kusaba N, Yoshida H, Shimokawa Y, et al. Two cases of suspected Bartonella henselae infection from a dog. Kansensbogaku Zasshi. 1999;73:930-934.

20. Cunningham ET, Koehler JE. Ocular bartonellosis. Am J Ophthalmol.2000;130:340-349.

21. Wade NK, Levi L, Jones MR, Bhisitkul R, Fine L, Cunningham ET. Optic disk edema associated with peripapillary serous retinal detachment: an early sign of systemic Bartonella henselae infection. Am J Ophthalmol.2000; 130:327-334.

22. Wong MT, Dolan MJ, Lattuada CP Jr, et al. Neuroretinitis, aseptic meningitis, and lymphadenitis associated with Bartonella (Rochalimaea) henselae infection in immunocompetent patients and patients infected with human immunodeficiency virus type 1. Clin Infect Dis.1995; 21:352-360.

23. Angelakis E, Raoult D. Pathogenicity and treatment of Bartonella infections. Int J Antimicrob Agents. 2014; 44:16-25.

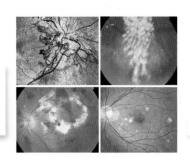

第五十二章
急性视网膜坏死综合征

急性视网膜坏死综合征(acute retinal necrosis syndrome, ARNS)是以急性玻璃体炎、视网膜血管炎、脉络膜炎、坏死性视网膜炎和晚期发生孔源性视网膜脱离为特征的一种疾病,严重影响患者视力[1]。主要由疱疹病毒家族引起,早期抗病毒治疗、视网膜光凝和及时的全玻璃体切除手术联合硅油填充可取得良好的手术效果[2-4]。

一、病因与发病机制

(一)病因

该病由疱疹病毒家族引起,以水痘-带状疱疹病毒最常见,占2/3患者[5,6];其次是单纯疱疹病毒,占20%患者[6]。根据发病年龄不同,其致病的病毒种类有所不同,年轻人发病多由单纯疱疹病毒Ⅱ型引起,而年龄较大的患者则多为带状疱疹病毒和单纯疱疹病毒Ⅰ型所致[7,8]。单纯疱疹病毒Ⅰ型显得比水痘-带状疱疹病毒有更高的危险引起脑炎或脑膜炎[8]。也有很少报道巨细胞病毒可引起ARNS[9]。

(二)病理改变

急性期眼球各层结构都可受到影响,角膜、巩膜、虹膜和睫状体均有炎症细胞浸润,这些组织的血管周围有淋巴细胞围绕。玻璃体内有大量的炎症碎屑,视网膜动脉周围炎症细胞浸润,血管内皮肿胀,红细胞、血小板和纤维蛋白血栓形成致管腔狭窄或闭塞[10]。在血管壁没有见到病毒颗粒,提示血管炎症是免疫介导的炎症。视网膜全层坏死和出血,在视网膜细胞和视网膜色素上皮细胞(RPE)内可见到细胞核内嗜酸性的病毒包涵体。脉络膜由于单核细胞、淋巴细胞和浆细胞浸润而增厚,也能见到肉芽肿样炎症。脉络膜毛细血管受影响而阻塞,对较大的脉络膜血管影响较小。在脉络膜组织内可检查到病毒DNA[11]。视神经受累及的变化很大,从沿着软脑膜慢性炎症斑块到大面积的视神经坏死、浆细胞浸润和血管阻塞改变,视神经病变常引起视功能不可逆受损[12]。

(三)致病机制

原发病毒感染后,病毒休眠在人体组织内(包括神经节组织),在某些易感因素诱发下,病毒再活化直接感染视网膜组织。易感因素包括免疫力降低[13]或基本免疫遗传易感性[14],在ARNS患者(55%)人类白细胞抗原(HLA)-DQw7显著高于对照组(19%),HLA表型-Bw62,DR4也比对照组更常见[14]。HLA表型还可以影响疾病的严重性,在急性ARNS患者表达HLA-DR9(50%)频率比轻度ARNS患者(0%)显著增加[15]。ARNS发病可能是多种因素作用的结果,包括:直接溶解视网膜的病毒感染、免疫复合物介导的一种闭塞性动脉炎、脉络膜炎症和血管阻塞、T细胞介导的炎症反应和玻璃体炎症。所有这些因素最终导致纤维增生和牵拉孔源性视网膜脱离。

双眼发病常常是一只眼先发病,另一只眼延迟大约1~6周后发病,病毒可能通过视神经和中枢系统从先发眼转移到后发眼[1,16]。

二、临床表现

本病没有明显的地理或人种差异,多发生原本身体健康个体,男性似乎多见一些。多数患者发病年龄在20~50岁之间,也有最小9岁和最年长89岁的报道[3,17,18]。大多数患者能说出最近或很久以前有过带状疱疹或水痘感染病史。急性单眼发病占多数,约1/3患者为双眼发病,但双眼先后发病可间隔数周甚至数年[19]。部分患者起病隐匿,待发现视力下降时,已经出现 ARNS 的并发症,如:瞳孔后粘连、并发性白内障、玻璃体混浊或视网膜脱离。

（一）症状

1. 视力下降　因病灶多数从周边视网膜开始,相当多患者在疾病早期视力下降不明显或有黑影,只有当视网膜病变波及黄斑或者玻璃体严重混浊时才出现明显视力下降。少数时间较长的患者甚至无光感,这是其他葡萄膜炎少见的。

2. 眼及眼眶疼痛　虹膜睫状体炎症引起眼部不适,浅层巩膜炎或巩膜炎可引起眼及眼眶疼痛。

3. 红眼　前段葡萄膜炎症可引起睫状充血或混合充血,但程度较轻(图 52-1)。

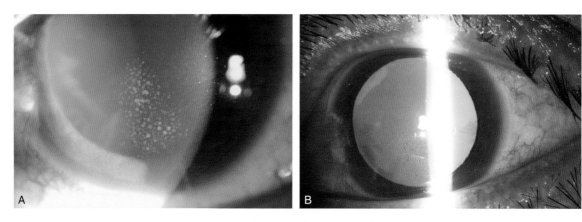

图 52-1　急性视网膜坏死眼前节表现
A. 角膜后羊脂状沉着物;B. 左图同一患者,结膜轻度混合充血,因玻璃体混浊呈黄色眼底反光(刘文提供)

（二）体征

1. 前葡萄膜炎　早期并不是每个患者都有前葡萄膜炎的表现。在部分患者出现角膜后沉着物,位于下半角膜后,呈羊脂状(图 52-1A)。多数患者前房闪辉和浮游细胞阳性。虹膜纹理清楚或轻度纹理不清楚,发病时间长的可出现瞳孔后粘连。

2. 玻璃体炎　玻璃体呈白色尘状、云雾状或团块状混浊。没及时诊治的话,常在视网膜表面形成白色增生膜,对视网膜产生牵拉。

3. 视网膜血管炎　以视网膜动脉最明显,表现为血管变细,管径粗细不一,但更明显的表现是血管白鞘,或者沿血管分布的白色点状炎性渗出,末梢血管分支增多和毛细血管闭塞(图 52-2)。视网膜血管表现的白色鞘膜不一定表示血管的闭塞,是血管炎症改变导致其通透性增加,部分纤维蛋白渗出到血管表面所致,因此明确的血管闭塞需要荧光素眼底血管造影才能肯定。这也是部分患者在广泛的视网膜血管白线样改变时仍然能恢复部分视力的原因之一。尽管 ARNS 有周边毛细血管无灌注,但很少发生视网膜和虹膜新生血管,其原因可能与同时发生视网膜和 RPE 坏死和眼内新生血管生长因子减少有关[20]。

4. 视网膜坏死　是坏死性视网膜炎引起的边界清楚的黄白色斑块状视网膜病灶(图 52-3、图 52-4)。在早期或轻症患者,这些坏死灶出现在眼底的周边部某个象限,呈多个孤立或片状分布,也可在后极部见到小圆片状病灶,一般不累及黄斑(图 52-3)。如果此时得到及时有效的抗病毒和视网膜激光治疗,这些坏死灶可以消失而治愈(图 52-3D)。不幸的是,这些早期病变常常是无症状的,直到病情发展到相当严重的程度,出现影响视力的并发症时才被发现。此时,周边病灶已经融合成大片均匀黄白色并向后蔓延,可到达赤道部和后极部。一般已是 360° 视网膜受累及,只是某个象限受累及的程度要轻些。病灶中血管呈红色线条状,血管附近可见到散在点状或大片状出血(图 52-4)。大约发病 2 周后,黄白色病灶开始褪色和恢复视网膜透明性,水肿消退后视网膜外层坏死变薄或破渔网样外观。血 - 视网膜屏障破坏和继发细胞和渗出液进入到玻璃体腔,参与晚期玻璃体的机化改变,形成含有成纤维细胞和 RPE 的玻璃体和视网膜表面的白色机化膜[21],牵拉视网膜形成皱折,色素细胞增生使部分坏死灶形成棕黑色。

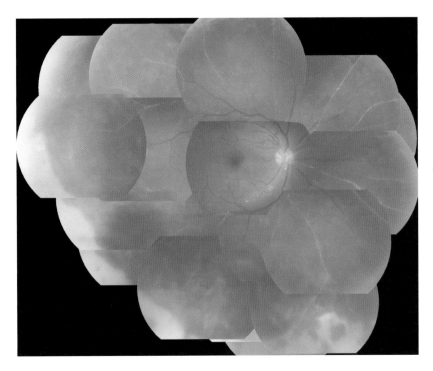

图 52-2　视网膜血管炎
视网膜动脉变细,呈白线状,部分血管可见到红白相间的白鞘,周边视网膜见黄白色坏死灶(刘文提供)

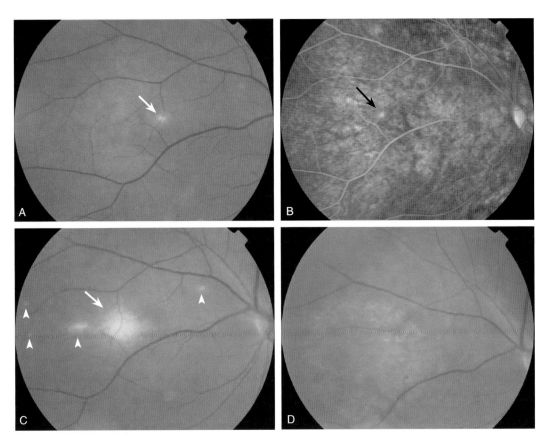

图 52-3　早期视网膜坏死
A. 初发赤道编后一孤立黄白色病灶,边界模糊(箭);B. 荧光素眼底血管造影 17 分钟,脉络膜斑片装高荧光,视网膜坏死灶渗漏荧光(箭);C. 10 天后,原发病灶扩大(箭),周围出现 4 个大小不等的新病灶(箭头);D. 激光和药物治疗后 2 个月,病灶完全消失(刘文提供)

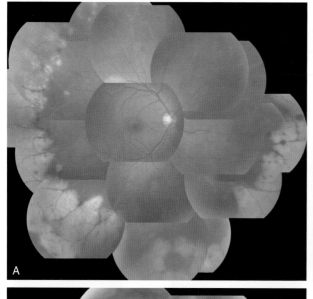
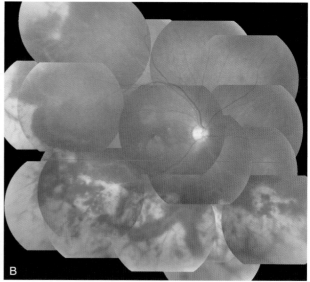
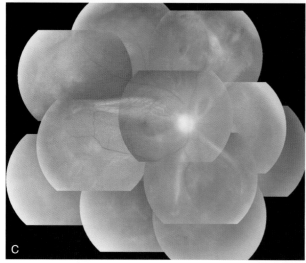

图 52-4 视网膜坏死

A. 视网膜动脉变细,中周部呈白线状,360 度周边融合的视网膜黄白色坏死灶,颞侧已经达到赤道后,鼻侧位于周边部,后界呈地图状或锯齿状,病灶中血管呈红色线状,散在少量点状出血,沿血管已有部分病灶恢复透明(刘文提供);B. 视乳头颜色淡黄,动脉血管细,下半动脉呈白线状,下方大片坏死灶已达后极部,伴有大片出血和部分混浊已吸收,黄斑已受累及,有黄白色渗出(刘文提供);C. 黄白色病灶已完全吸收,后极部视网膜成沙漠样混浊隆起,玻璃体混浊,下方和上方周边隐约可见棕色的坏死视网膜

5. **视网膜脱离** 患病的早期不会出现视网膜脱离,当坏死灶逐步溶解吸收,引起视网膜变薄或穿孔,同时伴有玻璃体增生的牵拉,就会发生孔源性视网膜脱离(图 52-4C)。视网膜裂孔常位于周边,可是很小隐藏在混浊玻璃体后,不易发现;也可是中到大裂孔、甚至巨大裂孔,玻璃体增生明显。发生视网膜脱离,提示预后不良。

6. **脉络膜改变** 在视网膜坏死灶发生融合以前,可观察到外层视网膜、RPE 和脉络膜极轻微的混浊。荧光素眼底血管造影(FFA)可显示早期脉络膜存在局灶性低荧光区,晚期染色成强荧光,提示有炎症浸润和缺血改变。由于大量的浆细胞、巨噬细胞和淋巴细胞在脉络膜基质和血管周浸润,脉络膜可增厚达正常的 3~4 倍[11]。

7. **视神经病变** 在大多数患者可见到某种程度的视乳头毛细血管充血和视乳头肿胀(图 52-5),可导致永久的视力丧失[22,23]。其发病机制可能与以下几个因素有关[12,22]:①病毒直接感染视神经;②继发血管阻塞的视神经缺血;③视神经鞘肿胀压迫。

8. **其他** 部分患者可同时发生脑炎或脑膜炎。

(三) 辅助检查

1. **FFA** 可显示脉络膜、视神经和视网膜的缺血和炎症改变。脉络膜缺血显示早期斑片状低荧光,晚期高荧光。视乳头炎症表现一开始就有荧光渗漏,随着时间而逐步增强,边界不清和周围视网膜也染色(图 52-5B)。视网膜血管炎显示血管变细、管壁渗漏和充盈缺损;早期视网膜坏死仅局限在周边视网膜,显示

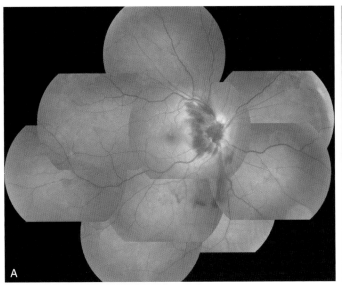
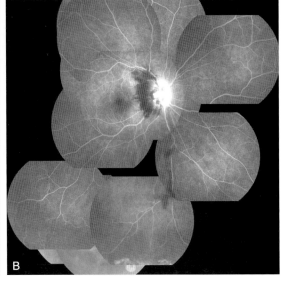

图 52-5 视乳头炎症

A. 患者右眼玻璃体轻微混浊,视乳头肿胀,出血,生理凹陷消失,在周边可见比较明确的视网膜坏死病灶;B. FFA 可见视乳头强荧光,视乳头颞侧和下方视网膜前出血为遮蔽荧光,下方周边可见视网膜坏死渗漏荧光

渗漏荧光呈边界清晰的高荧光坏死区,视网膜出血为荧光遮蔽。还可显示广泛的视网膜小血管染色和无灌注区(图 52-6B)。

2. B 型超声波检查 在屈光间质混浊患者,可用于了解玻璃体是否后脱离和牵拉条索,可发现视网膜脱离的典型回声。

3. 相干光断层成像仪 急性期视网膜各层结构不清,视网膜和脉络膜增厚,可有神经上皮脱离(图 52-7A)。陈旧性病灶视网膜各层结构消失,视网膜和脉络膜均萎缩变薄(图 52-7B)。

4. 影像学检查 电子计算机断层扫描(CT)和磁共振成像(MRI)可用于合并中枢神经系统疾病和视神经病变的诊断和鉴别诊断。

5. 实验室检查 抽取患者血清做病毒抗体定量检查阳性率太低,仅 39%,而抽房水检查的阳性率可

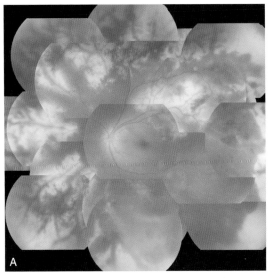
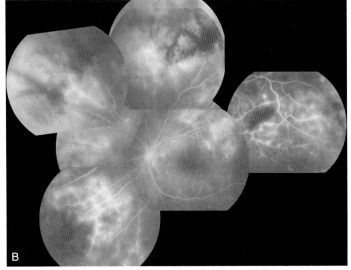

图 52-6 急性视网膜坏死综合征

A. 视乳头肿胀,边界不清,动脉血管炎症,围绕血管的黄白色混浊已部分吸收呈树枝状,颞侧见出血;B. FFA 显示视乳头渗漏荧光,视网膜血管渗漏荧光,周边有血管闭塞,部分视网膜水肿染色

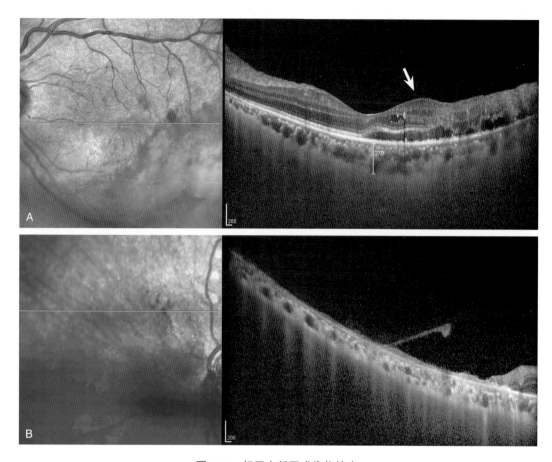

图 52-7　相干光断层成像仪检查
A.白血病患者化疗后继发视网膜坏死达黄斑旁,活动性病灶视网膜结构不清,视网膜和脉络膜均增厚
(箭);B.患者鼻侧陈旧性病灶,视网膜和脉络膜均萎缩变薄(刘文提供)

达到 89%[24,25]。抽取患者眼内液体进行聚合酶链反应(PCR)检查,可测量病毒 DNA 序列。

三、诊断和鉴别诊断

(一) 诊断

玻璃体炎、视网膜血管炎和视网膜坏死是诊断急性视网膜坏死综合征三要素[26]。抽取患者血液或眼内液做病毒种类抗体和 PCR 检查,可确立何种病毒感染的病因。

(二) 鉴别诊断

临床上很多视网膜和葡萄膜炎症性疾病与 ARNS 相似,需要鉴别诊断。

1. 梅毒性视神经视网膜炎　血清学检查梅毒抗体阳性可区别。

2. 急性多灶性出血性视网膜血管炎(acute multifocal hemorrhagic retinal vasculitis)　病因不明,最初是静脉受累及,发展成多灶性视网膜血管炎和毛细血管无灌注,有较大范围的视网膜出血,不发生视网膜脱离,可发生眼部新生血管化。常有前段葡萄膜炎、玻璃体炎和视乳头肿胀。肾上腺糖皮质激素治疗有效,对阿昔洛韦治疗无效[27]。

3. 白塞病　有广泛的视网膜血管闭塞,玻璃体混浊或者增生,但患者多有口腔及生殖器溃疡,皮肤结节性红斑等改变可作鉴别。而且白塞氏病患者多有反复发展,常双眼发病,很少视网膜脱离等改变。

4. 结节病　可有葡萄膜炎,但患者多慢性,大片的视网膜坏死少见,一般不会有视网膜出血等改变。X 胸片检查可发现肺门部淋巴结节样改变等。

5. 弓形体病　急性的弓形体病可以引起视网膜中周部局限性病灶,局部玻璃体炎,玻璃体混浊但没有典型的视网膜坏死性改变。通常是单眼发病,进展缓慢,多发生在全身抵抗力减弱的情况下。比如艾滋病患者或者器官移植患者。

6. 巨细胞病毒感染　巨细胞病毒引起的视网膜坏死的患者中的玻璃体炎一般不很重,而且基本上全是免疫抑制剂使用者,比如器官移植患者,艾滋病患者,长期卧床虚弱患者等。血液检查艾滋病毒抗体和巨细胞病毒抗体,可帮助鉴别诊断。

7. 进行性外层视网膜坏死(progressive outer retinal necrosis)　是 ARNS 的一种亚型,由带状疱疹病毒引起的一种暴发性和迅速发展的坏死性视网膜病变。病变早期以多灶性深层视网膜混浊为特征,在短时间内迅速合并进展成整个视网膜全层坏死,大多数患者早期就发生视网膜脱离。这种疾病几乎没有前节和玻璃体炎症反应,见不到阻塞性血管炎体征。视力预后很差。FFA 证实全层视网膜脉络膜炎症,脉络膜渗漏、视网膜血管中断和清楚地无灌注区[28]。

8. 内源性眼内炎　常见于白色念珠菌眼内炎。病灶多数局限和局部隆起,呈团块状或者所谓鼻涕样边界清楚和密度均匀的球样改变。视网膜血管改变多集中在病灶附近,波及面一般没有那么广泛。病灶局部的严重玻璃体混浊,可致整个玻璃体呈黄白色混浊,前房积脓也比较多见。

9. 原发性玻璃体视网膜淋巴瘤(primary vitreoretinal lymphoma,PVRL)　是眼内淋巴瘤(primary intraocular lymphoma)的一个亚型和原发性中枢神经系统淋巴瘤(PCNSL)一种变异型,是一种侵犯性的弥漫性大 B 细胞恶性肿瘤,预后很差。大约 25%PCNSL 同时发生 PVRL,而 56%~85%PVRL 最终发展成 PCNSL。临床上可出现视网膜出血、假性视网膜血管炎和淋巴细胞浸润,类似 ARNS。

四、治　疗

(一) 非手术治疗

ARNS 的非手术治疗应从五个主要方面考虑:①抗病毒治疗;②抗炎治疗;③抗血栓治疗;④预防视网膜脱离;⑤治疗可能的视神经病变。

1. 抗病毒治疗　阿昔洛韦(acyclovir)500mg 静脉滴注 3/d,或者更昔洛韦(ganciclovir)250mg 静脉滴注,每天 2~3 次,连续 10~14 天,之后改为口服抗病毒药物,阿昔洛韦 400~800mg,5 次 /d 和丽珠威 0.3g,2 次 /d,连续使用 45 天至两个月。目前抗病毒治疗维持的时间还有不同的看法,但多数人认为如果对侧健眼发病,通常是在两个月之内,之后对侧眼发生坏死的机会就很少,因此抗病毒治疗一般也只持续 2 个月就可以停药。但是也有的临床医生认为病毒的彻底消灭需要更长时间,甚至达半年。作者本人的体会是,本病很少复发,因此两个月的治疗方案应当是很安全的了。部分对上述药物不敏感的患者还可考虑使用泛昔洛韦(Famciclovir)口服 500mg,3 次 /d,或者更昔洛韦(丽可乐)0.3g,4 次 /d,连续 3 个月,或玻璃体腔注射抗病毒药物膦甲酸(foscarnet)每周一次,连续 5 次[29]。有效的抗病毒药物在激素治疗的配合下,多数患者可以在 1~2 周内见到视网膜病灶稳定,不再继续扩大,进而逐渐缩小,直至完全消退。在上述药物治疗效果不好的患者应考虑是进行性外层视网膜坏死,在治疗上应更多联合用药,如静脉滴注更昔洛韦联合口服阿昔洛韦或索立夫定(sorivudine)[30],或者长期大剂量单用膦甲酸静脉滴注[31]。

2. 抗炎治疗　肾上腺糖皮质激素类药物在 ARNS 治疗中的早期使用十分重要[32],可减缓炎症,但必须与抗病毒药物同时使用。在急性期一般口服泼尼松 1~2mg/kg,没有禁忌证应连续使用 6~8 周,然后逐渐减量。同时眼局部用非甾体类抗炎剂和肾上腺糖皮质激素滴眼剂。对抑制视网膜血管炎,减少视乳头缺血和视网膜缺血都有重要作用。

3. 抗凝治疗　可能对 ARN 引起的血管阻塞有好处,阿司匹林 500~650mg/d。肝素和华法林(warfarin)等都有人试用过,但意见并不统一,目前还没有确切的资料证明这类药物有实际意义。

4. 激光治疗　只要屈光间质清晰,应尽早进行,预防发生视网膜脱离。激光的部位应当在视网膜坏死病灶的边缘(如果可能应进入坏死灶内),打三排以上,激光斑应当相互融合,以形成严密的激光封闭。但激光不能阻断坏死病灶的发展,因此,如果坏死的视网膜范围越过其激光斑的边缘,就应当在新的病灶边缘再次激光封闭。尽管做过激光光凝,估计仍然有 50% 的 ARNS 患者发生视网膜脱离[7](图 52-8)。

5. 其他　在抗病毒抗炎症的同时,可以给予改善微循环及活血化瘀类中药,常用的药物包括:羟苯磺

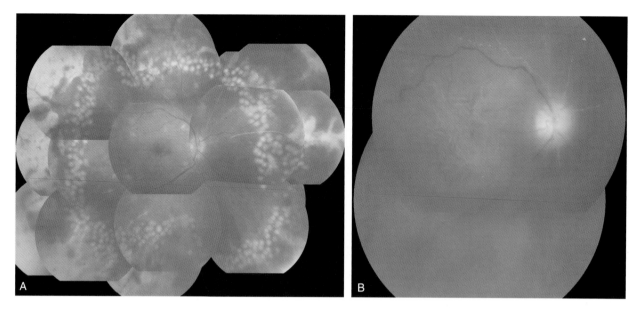

图 52-8　光凝治疗
A. 患者血管炎引起动脉变细呈白线状,360°周边视网膜坏死和少量点状出血,及时做了 360°激光治疗,但激光不充分,没有紧靠坏死边缘;B. 激光光凝 2 个月后,发生视网膜脱离,呈浅脱离状

酸钙分散片、复方血栓通胶囊、舒洛地特软胶囊、银杏叶片剂和针剂、舒血通注射液或苦碟子注射液等药物。期望使用这类药物可以改善闭塞性血管炎所造成的视网膜和视神经等组织的缺血性改变。

(二) 手术治疗

当玻璃体混浊影响光凝治疗和出现视网膜脱离时,就需要在抗病毒治疗同时,进行手术治疗,具体手术方法见外科卷第五十二章,这里仅简述手术适应证。

(1) 视网膜脱离外路手术:适应于屈光间质无明显混浊、周边孔源性视网膜脱离和玻璃体无明显增生病例。

(2) 玻璃体手术:适应于:①玻璃体混浊致眼底不清,甚至某个象限不清楚也是玻璃体手术指征;②大面积坏死引起的视网膜脱离,通过手术清除混浊玻璃体,剥离视网膜前膜;③明显的玻璃体增生,视网膜脱离风险增多。

(3) 视神经鞘开窗减压术[23]:适应于视神经鞘膨胀引起严重视力下降患者。临床上表现与传入性瞳孔反射缺损、视力和视野严重受损,但视网膜改变不明显,影像学检查证实视神经增粗。

五、治 疗 效 果

无论治疗与否,ARNS 是一种自限性疾病,在 1~3 个月内,人体内产生体液免疫和细胞免疫可抑制急性期的病毒复制,急性炎症表现逐渐吸收。在没有口服阿昔洛韦、肾上腺糖皮质激素类或其他药物治疗患者,急性期恢复过程可达 6~12 周,而口服阿昔洛韦治疗患者,时间减少到 4~6 周。在急性期疾病表现消失后,进入瘢痕期,常常发生晚期视网膜裂孔、视网膜脱离视神经萎缩和有用视力丧失。其他晚期瘢痕并发症包括虹膜萎缩、白内障、睫状体纤维化和睫状体分泌下降低眼压、显著的玻璃体混浊、黄斑皱褶和巨大 RPE 裂孔[33]。

有学者报道没手术治疗患者,即使使用了足量的抗病毒和抗炎药物治疗,也有 75%~86% 患者最终出现孔源性视网膜脱离[34]。在急性期预防性光凝可减少某些患者发生晚期视网膜脱离的危险,光凝组仅 17% 发生视网膜脱离,未做激光治疗组有 66% 患者发生[3]。作者在治疗 ARNS 时对玻璃体混浊严重影响眼内激光和视网膜脱离患者,早期及时做全玻璃体切除和硅油填充,全部 15 只眼最终取出硅油,80% 的患者最终视力在 0.2 以上[4]。

一只眼发病,在没有用阿昔洛韦治疗病例,另一只眼发病危险高达 65%[2]。有极少患者可能表现为非常慢性的葡萄膜炎症,需要长达半年以上的激素和抗病毒维持治疗。此外最近有学者报导个别病例可能在初次发病19年后由相同的病毒引起对侧眼发病[19]。

六、典 型 病 例

病例一：单纯激光光凝治疗

1. 病例　患者男，45岁，因"左眼视力下降伴红痛一月"，以"左眼急性视网膜坏死综合征"于2011年6月29日收住院。患者1个月前无明显诱因出现左眼红痛和畏光流泪，3日后出现左眼视力下降，在当地医院眼底诊断"左眼底出血"，具体治疗不详。因左眼视力继续下降到当地中心医院眼科就诊为"左眼ARNS"，给予抗病毒治疗（具体用药不详）。因用药后症状无好转，而来中山大学中山眼科中心求治，以前述诊断收入院。患者发病以来，一般情况良好，无发热和恶心呕吐，饮食和大小便正常。患者有糖尿病史，口服药物能控制正常，无风湿疾病史和家族遗传病史。入院体格检查正常。眼科检查：右眼视力1.0，结膜无充血，角膜透明，角膜后沉着物(+)，前房闪辉和浮游细胞(+)，虹膜纹理清，瞳孔圆，对光反应灵敏，晶状体透明。玻璃体轻度混浊(+)，视乳头、大视网膜血管和黄斑均无异常，从3点到8点视网膜周边见多个大小不等边界稍模糊的黄白色病灶，部分较大病灶内有羽毛状出血，病灶附近血管有白鞘和部分闭塞（图52-9A）。左眼视力0.08，矫正无提高，光定位下方和鼻侧不准，结膜轻度充血，角膜透明，Kp(+)，前房闪辉和浮游细胞(++)，虹膜纹理清，瞳孔圆，光反射存在，晶状体透明。玻璃体混浊(+++)，视乳头肿胀，边界不清，动脉血管白线状，静脉变细，黄斑水肿和反光不清；融合环状黄白色视网膜坏死达后极，坏死内见片状出血（见外科卷图52-2A）。眼压测量：右眼15mmHg，左眼11mmHg。B型超声波提示左眼玻璃体混浊和视网膜浅脱离。实验室检查：2011年6月30日血常规：白细胞总数18.6×10^9/L和中性粒细胞比例86.3%升高，淋巴细胞9.6%下降；血红蛋白175g/L升高，余正常。血生化检查：葡萄糖7.66mmol/L、胆固醇5.86mmol/L和甘油三酯1.89mmol/L，三者升高，余下正常。丙型肝炎、梅毒特异性抗体、HIV和乙肝表面抗原检查均为阴性。心电图和胸部拍片均正常。

2. 诊断　①双眼急性视网膜坏死综合征；②2型糖尿病。

3. 治疗思路　患者诊断明确，应全身使用抗病毒药物和肾上腺糖皮质激素。右眼病灶处视网膜光凝预防视网膜脱离，左眼大片视网膜坏死和视网膜脱离，应及时做玻璃体手术。

4. 治疗经过　入院后立即全身抗病毒更昔洛韦250mg静脉滴注2次/d和抗炎治疗甲泼尼龙琥珀酸钠80mg静脉滴注1次/d，同时双眼滴妥布地塞米松和普拉洛芬滴眼剂。入院第2天，在局部麻醉下行了"左

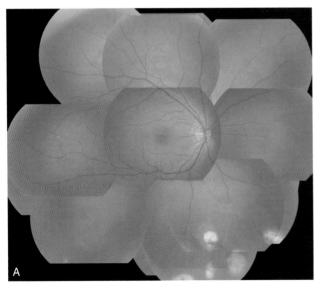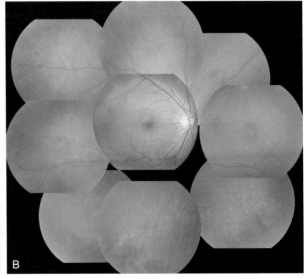

图52-9　急性视网膜坏死光凝治疗

A.下方可见几处视网膜坏死的黄白色渗出性病灶，界限清楚；B.经过抗病毒和光凝治疗后，病灶完全吸收，视力保持在1.5

（刘文提供）

眼全玻璃体切除、视网膜前膜剥离、重水、激光、气/液交换和硅油填充",术后继续抗病毒和抗炎。右眼于住院第16天在局部麻醉下行"视网膜光凝术",围住视网膜坏死灶。7月19日复查血常规,白细胞总数下降到$11.9 \times 10^9/L$,中性粒细胞比例恢复正常。住院30天,双眼视网膜平伏,带药出院。

5. 治疗效果 2012年2月29日以"左眼硅油填充眼和并发性白内障"再次入院。检查右眼视力1.2,视网膜平伏无增生,下方视网膜见激光斑(图52-9B)。左眼0.04,矫正无提高,晶状体浑浊C_1、P_1,视乳头苍白,血管细,动脉白线状,眼底平伏,广泛激光斑达后极部,原坏死区表面见灰白色机化组织。眼压测量:右眼16mmHg,左眼12mmHg。2012年3月1日在表面麻醉下行了"左眼白内障超声乳化摘除、硅油取出、人工晶状体植入和曲安奈德注入玻璃体腔4mg",术中顺利,术后继续抗炎防感染。术后左眼眼压偏低,在6mmHg左右,局部滴百力特和普拉洛芬。3月5日带药出院。2014年8月26日随访,左眼视力1.5,眼底检查同前;右眼视力光感,外观正常,结膜无充血,瞳孔区一层膜形成,眼底平伏,眼压7mmHg。

病例二:急性视网膜坏死综合征激光光凝治疗

1. 病例 患者男,25岁,因"双眼视物模糊2月,右眼视物不见2天"以"右眼玻璃体混浊"于2006年2月27日收住院。患者2月前无明显诱因感双眼视物模糊伴眼红,无眼痛、畏光及流泪等不适症状,曾在当地医院就诊,诊断不详,予以口服消炎药物治疗,具体药物及剂量不详。症状无缓解后转至广西医科大学一附院,予以大剂量肾上腺糖皮质激素和阿昔洛韦等药物治疗,2天前右眼视物不见,为求进一步治疗,来中山大学中山眼科中心,以上述诊断收住院。患者无眼外伤史。入院检查:右眼视力HM/眼前,矫正无提高,角膜透明,KP(+),尘状,前房轴深4个角膜厚度,闪辉和浮游细胞(+),瞳孔圆,直径3mm,光反射灵敏,晶状体透明;玻璃体混浊(+++),眼底欠清;视乳头周出血,动脉血管闭塞呈白线状,视网膜颞侧大片黄白色坏死区,其他象限散在不规则白色坏死灶。左眼视力0.6,针孔0.8,眼球前段检查同右眼。左眼玻璃体混浊(++~+++),视乳头颞侧可见灰白色膜样,大量血管,眼底模糊(图52-10A)。眼压测量:右眼14.0mmHg,左眼13.0mmHg。辅助检查:FFA:左眼视乳头高荧光,动脉血管细,充盈不良,中周部视网膜大片坏死区高荧光(图52-10B)。全身检查未见异常。

2. 诊断 ①双眼急性视网膜坏死综合征;②双眼玻璃体混浊。

3. 治疗 全身使用抗病毒药物,静脉滴注更昔洛韦250mg加250ml生理盐水,3次/d,连续2周,之后改口服更昔洛韦1000mg 3次/d,连续45天后停药。入院20天后右眼玻璃体重度混浊,B型超声波显示视网膜脱离,行玻璃体手术治疗。左眼激光治疗。

4. 治疗结果 右眼玻璃体切除、眼内光凝和硅油填充,55天后取出硅油,追踪6年,视力0.9,视网膜

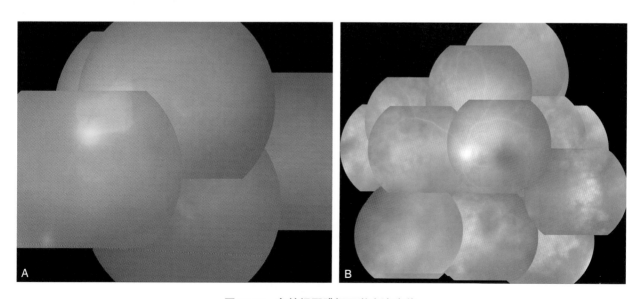

图52-10 急性视网膜坏死激光治疗前

A.玻璃体炎致眼底不清楚;B.FFA显示视乳头高荧光,动脉血管细,充盈不良,中周部视网膜大片坏死区高荧光(刘文提供)

平伏,眼压正常。左眼激光治疗后,玻璃体混浊和坏死灶逐步吸收,激光斑明显,无视网膜脱离,视力0.1,不能矫正。2011年4月19日因"左眼黄斑前膜"再次入院(图52-11A),做玻璃体手术,术后视力无明显提高(图52-11B)。

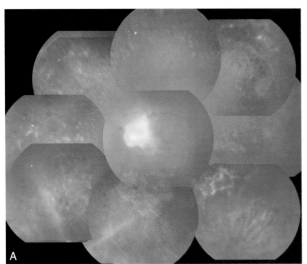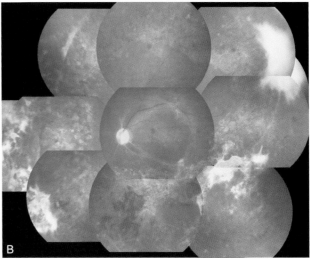

图52-11　左眼激光治疗
A.视网膜光凝术后5年,视网膜平伏,视乳头和黄斑前膜,动脉血管细,视网膜见广泛激光斑;B.黄斑前膜剥离术后一年,视网膜平伏(刘文提供)

5. 专家点评　初诊时,右眼病情明显比左眼重,但两种不同的治疗产生两种不同的结果。右眼及时做了玻璃体手术,左眼做了激光手术。治疗6年后,右眼视力从治疗前的手动和光定位不准到术后0.9,左眼视力从治疗前的0.8下降到0.1。这一升和一降,给予很多启示。右眼虽然比左眼重,但玻璃体手术清除了眼内炎症因子和病灶,终止了病变的继续破坏,使得病情得到根本的好转;而左眼虽然比右眼轻和激光后没有出现视网膜脱离,但炎症和病变并没有同时消失,继续对视网膜产生破坏,使之功能不可逆的损伤。所以,通过这个典型病例,是否放宽玻璃体手术指征,对眼内炎症较重的患者应该早期及时做玻璃体手术,清除眼内炎症因子,来有效地改善ARNS患者视力,需要进一步的研究和观察。

(易长贤　刘文)

参 考 文 献

1. Urayama A,Yamada N,Sasaki T,et al. Unilateral acute uveitis with periarteritis and detachment. Jpn J Clin Ophthalmol.1971;25:607-619.

2. Palay DA,Stemberg P,Davis J,et al. Decrease in the risk of bilateral ARN by acyclovir therapy. Am J Ophthalmol. 1991;112:250-255.

3. Sternberg P,Han DP,Yeo JH,et al. Photocoagulation to prevent retinal detachment in acute retinal necrosis. Ophthalmology.1988;95:1389-1393.

4. 刘文,易长贤,黄素英,等. 全玻璃体切除术在急性视网膜坏死手术中的应用. 中国实用眼科杂志.2009;27:87-90.

5. Muthiah MN,Michaelides M,Child CS,et al. Acute retinal necrosis:a national population-based study to assess the incidence,menthods of diagnosis,treatment strategies and outcomes in the UK. Br J Ophthlamol.2007;91:1452-1455.

6. Lau CH,Missotten T,Salzmann J,et al. Acute retinal necrosis features,management,and outcomes. Ophthalmology. 2007;114:756-762.

7. Chang S,Young LH. Acute retinal necrosis:an overview. Int Ophthalmol Clin. 2007;47:145-154.

8. Ganatra JB,Chandler D,Santos C,et al. Viral causes of the acute retinal necrodid syndrome. Am J Ophthalmol. 2000;129:166-172.

9. Silverstein BE,Conrad D,Margolis TP,et al. Cytomegalovirus-associated acute retinal necrosis syndrome. Am J Ophthalmol. 1997;123:257-258.

10. Lewis ML. Culbertson WW,Post JD,et al. Herpes simples virus type 1. A cause of the ARN syndrome. Ophthalmology.1989;96:

875-878.

11. Rummelt V, Wenkel H, Rummelt C, et al. Detection of varicella zoster virus DNA and viral antigen in the late stage of bilateral acute retinal necrosis syndrome. Arch Ophthalmol.1992; 110:1132-1136.

12. Culbertson WW, Blumenkranz MS, Haines H, et al. The acute reinal necrosis syndrome. Part 2: Histopathology and etiology. Ophthalmology. 1982; 89:1317-1325.

13. Rochat C, Herbort CP. Acute retinal necrosis syndrome. Lausanne cases, review of the literature and new physiopathogenetic hypothesis. Klin Monatsbl Augenheilkd.1994; 204:440-449.

14. Holland GN, Comell PJ, Park MS, et al. An association between retinal necrosis syndrome and HLA-DQw7 and phenotype Bw62, DR4. Am J Ophthalmol.1989;108:370-374.

15. Matsuo T, Matsuo N. HLA-DR9 associated with the severity of acute retinal necrosis. Ophthalmologica.1991; 203:133-137.

16. Ezra E, Pearson RV, Etchells DE, et al. Delayed fellow eye involvement in acute retinal necrosis syndrome. Am J Ophthalmol. 1995;120:115-117.

17. Fisher JP, Lewis ML, Blumenkranz M, et al. The acute retinal necrosis syndrome. I. Clinical manifestations. Ophthalmology.1982; 89:1309-1316.

18. Carney MD, Peyman CA, Goldberg MF, et al. Acute retinal necrosis. Retina.1986;6:85-90.

19. Okunuki Y, Usui Y, Kezuka T, et al. Four cases of bilateral acute retinal necrosis with a long interval after the initial onset. Br J Ophthalmol.2011; 95:1251-1254.

20. Han DP, Abrams GW, Williams GA. Regression of disc neovascularizaion by photocoagulation in the ARN syndrome. Retina.1988; 8:244-246.

21. Barondes MJ, Tellez F, Siegel A. Acute retinal necrosis after chickenpox in a healthy adult. Ann Ophthlamol.1992;24:335-336.

22. Sergott RC, Belmont JB, Savino PJ, et al. Optic nerve involvement in the ARN syndrome. Arch Ophthalmol. 1985; 103:1160-1162.

23. Sergott RC, Anand R, Belmont JB, et al. Acute retinal necrosis neuropathy. Clinical profile and surgical therapy. Arch Ophthalmol.1989;107:692-696.

24. Pepose J S, Flowers B, Stewart JA, et al. Herpesvirus antibody levels in the etiologic diagnosis of the acute retinal necrosis syndrome. Am J Ophthalmol.1992; 113:248-256.

25. Davis JL, Feuer W, Culbertson WW, et al. Interpretation of intraocular antibody levels in necrotizing retinitis. Retina.1995;15: 233-240.

26. Holland GN, the Executive Committee of the American Uveitis Society: Standard diagnostic criteria for the acute retinal necrosis syndrome. Am J Ophthalmol. 1994; 117:663-667.

27. Blumenkranz MS, Kaplan HJ, Clarkson JG, et al. Acute multicocal hemorrhagic retinal vasculitis. Ophthalmology.1988; 95:1663-1672.

28. Walton R, Bymes G, Chan G, et al. Fluorescein angiography in the progressive outer retinal necrosis syndrome. Retina. 1996;16: 393-398.

29. Lee MY, Kim KS, Lee WK. Intravitreal foscarnet for the treatment of acyclovir-resistant acute retinal necrosis caused by varicella zoster virus. Ocul Immunol Inflamm. 2011; 19:212-213.

30. Pinnolis MK, Foxwothy D, Kemp B. Treatment of progressive outer retinal necrosis with sorivudine. Am J Ophthalmol. 1995;119: 516-517.

31. Holland GN. The progressive outer retinal necrosis syndrome. Int Ophthalmol. 1994;18:163-165.

32. Tibbetts MD, Shah CP, Young LH, et al. Treatment of acute retinal necrosis. Ophthalmology. 2010; 117:818-824.

33. Fox GM, Blumenkrant MS. Giant retinal pigment epithelial tear in acute retinal necrosis. Am J Ophthalmol. 1993;116:302-306.

34. Fisher JR, Lewis ML, The acute retinal necrosis syndrome. Part 1. Clinical manifestation. Ophthalmology. 1982; 89:1309-1316.

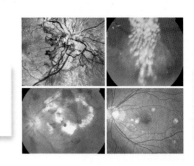

第五十三章
获得性免疫缺陷综合征

获得性免疫缺陷综合征(acquired immunodeficiency syndrom,AIDS,艾滋病)是人类免疫缺陷病毒(human immunodeficiency virus,HIV)感染人体,导致人体免疫能力严重下降,最终各种机会性感染而引起全身多器官功能障碍的严重疾病[1]。由于全身各个器官均可受到感染,而且不同的感染源其表现也不尽相同,因此本章主要讨论艾滋病患者的眼部表现。

第一节 发病机制和分期

一、发 病 机 制

HIV 是一种双链反转录 RNA 病毒,分为两种类型:HIV-1 和 HIV-2。患者主要是通过性接触、污染的针头注射、暴露被病毒感染的血液、组织和母乳传播,以及在子宫内和分娩过程中被感染。HIV 病毒进入人体后 2~4 周无任何症状,但有 50%~70% 患者发生类似感冒的症状(见下面分期)[2]。HIV 通过与 CD$_4^+$T 淋巴细胞(辅助 T 淋巴细胞)、巨噬细胞和其他树突状细胞上的 CD$_4^+$ 受体粘附,病毒外壳融合细胞膜,导致病毒核蛋白壳脱壳和进入细胞内,HIV 整合酶将 HIV 的 RNA 插入到宿主基因组,通过 HIV 反转录酶与宿主 DNA 链形成互补。CD$_4^+$T 淋巴细胞被活化,引起转录和翻译病毒蛋白并组装。通过以下几种方式破坏 CD$_4^+$ 细胞:① HIV 包膜蛋白在插入细胞或病毒出芽释放时导致细胞膜通透性增加,产生渗透性溶解;②病毒在细胞内不断的复制,引起 CD$_4^+$ 细胞溶解;③通过体内的免疫反应杀死 CD$_4^+$ 细胞。在这个过程中,CD$_4^+$ 细胞凋亡或死亡,T 淋巴细胞数量严重下降,降低了机体抵抗感染的能力。当血中辅助 T 淋巴细胞数 <200 个 /μl,就不足以支持细胞介导抗感染而发生机会感染[1]。巨噬细胞感染 HIV 后并不溶解,而是协助病毒感染易受攻击的组织,如中枢神经系统[3]。

二、分 期

感染 HIV 病毒之后,有一个临床逐步发展的过程,主要表现有以下几个阶段。

1. 急性血清转化期(acute seroconversion illness) 一般在感染 HIV 后 2~6 周,出现类似感冒症状,如:发热、咽炎、头痛、无力与不适、皮疹、关节痛、黏膜溃疡和无菌性脑膜炎等表现[4]。这个时期能检测到 HIV 抗原,但检测不出 HIV 抗体。在 2 周至 3 个月后才产生能检测出的抗 HIV 抗体。

2. 无症状感染期 自感染 HIV 到发展成艾滋病患者,这段时间称潜伏期。时间可是 1~15 年,这期间患者没有症状,只是 CD$_4^+$ 细胞和 T 淋巴细胞持续不断减少。

3. 有症状感染期 当 HIV 严重破坏体内免疫系统,不能维持最低的抗病能力时,便出现多种很难治愈的疾病,成为艾滋病患者。患者很容易患各种机会性感染,各种恶性肿瘤的发病率也极大增加,患者一般在半年至二年内死亡。

第二节　背景性艾滋病视网膜病变

　　背景性艾滋病视网膜病变(background HIV retinopathy)这一阶段尚未出现机会性感染,故又称做无感染的艾滋病毒微血管病变(noninfectious HIV microangiopathy),是最常见的 HIV/AIDS 眼部表现。眼底表现为棉绒斑、视网膜出血、白色中心出血(Roth 斑)、微动脉瘤、毛细血管扩张和无灌注[5]。在 CD_4^+ 细胞数大于 200 个 /μl 不常见,但在 CD_4^+ 细胞数小于 50 个 /μl 的大多数患者发生,因此作为免疫抑制晚期的一个标志[6]。

一、临床表现

(一)眼部表现

　　1. 症状　　患者可表现无症状的视力、色觉和对比敏感度下降[7]。当发生大血管病变,视力常显著下降。

　　2. 体征　　①棉绒斑:大约 25%~50% 的艾滋病患者发生,是视网膜神经纤维层微梗死和神经纤维层水肿,呈白色羽毛状,常位于后极部和视乳头周围(图 53-1A)。无玻璃体炎症或血管渗漏表现。经过高活性抗反转录病毒治疗(HAART),6~12 周后棉绒斑可完全吸收,视网膜外观恢复正常;②随着时间过去,神经纤维梗死增加,眼底检查可见到神经纤维层宽或裂隙状缺损,与临床检查色觉和对比敏感度异常相关[8]。电生理检查视网膜功能障碍,形态学研究显示艾滋病患者球后视神经纤维数量较正常人下降[9];③视网膜出血:可是后极部火焰状、点片状或点状的周边视网膜出血表现,偶尔可见到 Roth 斑。出血与血液凝固机制异常或出血体质无关,高丙球蛋白血症(hypergammaglobulinemia)和免疫复合物沉淀在血管壁,引起细胞毒性物质释放可能是出血的原因[10];④荧光素眼底血管造影(FFA)可显示微血管瘤、毛细血管扩张和毛细血管闭塞,这些改变与糖尿病视网膜病变相似[11];⑤大血管病变(macrovasculopathy):是 HIV/AIDS 患者并发的分支或中央静脉阻塞、视网膜分枝动脉阻塞和缺血性视网膜病变。在艾滋病患,发生大血管病变的危险明显高于同龄健康人群,微血管病变者有着更高的危险性[12]。

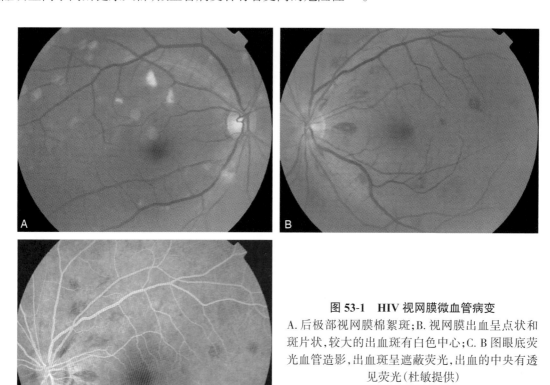

图 53-1　HIV 视网膜微血管病变
A. 后极部视网膜棉絮斑;B. 视网膜出血呈点状和斑片状,较大的出血斑有白色中心;C. B 图眼底荧光血管造影,出血斑呈遮蔽荧光,出血的中央有透见荧光(杜敏提供)

（二）全身表现

HIV 慢性感染者表现全身淋巴结无痛性肿大、发热、盗汗、体重减轻和数周至数月的腹泻,这些症状被正式命名为艾滋病相关的综合征(AIDS-related complex,ARC)。几乎所有 HIV 血清阳性患者发展成艾滋病,但少数感染了 HIV 的人在不用药物的情况下不发病,大约为 1/300,这些不发病者称为"长期无进展者"或"精英控制者"(elite controllers)。尽管 HAART 治疗后减少了血清可检出 HIV-1 病毒血症的水平,但病毒将长期潜伏在 CD_4^+ 淋巴细胞内,如果治疗一停止,病毒血症将再次出现[13]。

二、诊断和鉴别诊断

（一）诊断

根据患者的病史,尤其是吸毒、混乱的性生活史,或者性伙伴的感染病史,结合眼部和全身的表现进行排除诊断。目前血清学诊断是首要的确诊工具,血清学检测 HIV 病毒抗体阳性可以确诊。这里需要指出,医务人员应当充分了解患者的个人隐私要求,因为一个阳性结果可能给患者及其家人带来多方面的严重后果。在告知患者之前一定要十分肯定患者已经确诊。

（二）鉴别诊断

当临床上出现原因不明的感染,炎症,全身抵抗力下降,对常规治疗反应不佳的患者均应进行艾滋病排除检查。目前在国内许多医院对眼内手术已经要求常规检查 HIV 感染,并且发现了相当一部分尚无明显全身改变的早期感染者。

眼底病变的棉绒斑要和局灶性病毒感染相鉴别,前者并不引起视力模糊、黑影或闪光幻视;与前葡萄膜炎或玻璃体炎症不相关,表现为羽毛状而不是巨细胞病毒视网膜炎的颗粒状,定期观察不扩大。

三、治 疗

艾滋病目前还不能彻底治愈,但新的药物和联合用药方法已经可以极大的减缓疾病的进展,理论上治疗应当在免疫系统功能还未受到严重损害时就开始,不过这种早期治疗的机会临床上还是比较少,因为在免疫功能还没有明显下降时患者往往并没有足够认识,因此不会主动寻求医疗。目前认为治疗的主要指针包括:①出现了 HIV 疾病临床表现;②CD_4^+ 细胞计数 <200 个 /μl;③ CD_4^+T 淋巴细胞数迅速下降,CD_4^+/CD_8^+ 比小于 1;④血浆病毒载量大于 10 000 个 /ml。

（一）全身治疗

主要药物治疗方法是高活性抗反转录病毒疗法(highly active antiretroviral therapy,HAART),即鸡尾酒疗法[14]。具体的实施方案应根据不同病情阶段和全身情况,由相关专家指导治疗。治疗时同时使用 3~4 种药物,每一种药物针对艾滋病毒繁殖周期中的不同环节,从而达到抑制或杀灭艾滋病毒,治愈艾滋病的目的。根据不同病情,鸡尾酒疗法的配合可能不同,比较常用的一套是齐多夫定、拉米夫定和依非韦伦混合配方。

（二）眼科治疗

单纯棉绒斑和出血不需要特殊治疗,无灌注区和大血管病变可按一般疾病相同处理。

（三）随诊

一旦诊断确立,CD_4^+ 细胞应当每二个月检查一次,如果低于 200 个 /μl,则高度提示 HIV 相关疾病。如果条件容许,应当每个月进行一次眼科检查。尤其是注意葡萄膜炎和视网膜改变。部分病毒感染患者可能在出现明显的葡萄膜炎之前就有眼压升高的表现,应常规测量眼压。一旦发现明确的眼底改变,比如葡萄膜炎或者视网膜血管炎,玻璃体炎等,应当与内科医生协调采用更加积极的全身抗病毒治疗。

四、治 疗 效 果

目前采用抗反转录病毒的药物(antiretroviral therapy,ART)是治疗艾滋病的主要手段,多数患者同时服用多种 ART 药物,通过不同的药物可以使艾滋病毒携带者体内的复制量减少,从而保持身体较好的免疫状态。部分药物可以减少病毒再生,部分可以阻止病毒进入体内细胞。具体的治疗方案应当由专科医生制定,目标是控制住疾病同时尽可能少的副作用。现阶段的治疗方案还不能彻底治愈艾滋病,但已经可以最大限度地改善感染者的寿命和生活质量。

眼科治疗应在全身抗病毒治疗的同时,主要是针对眼部并发症的处理,包括机会性感染,如巨细胞病毒引起的急性视网膜坏死,玻璃体炎。弓形体感染也可以引起视网膜及脉络膜急性炎症改变,其治疗的效果取决于病变累及眼底的范围和部位,治疗是否及时以及全身情况是否控制良好等因素。

第三节　感染性视网膜病变

艾滋病患者免疫力低下,很容易发生机会性感染(opportunistic infections)。机会性感染是指由于免疫能力下降导致的偶然的或者随机发生的感染。主要继发病毒、细菌、真菌等其他微生物感染,引起和加重眼底病变,称为感染性视网膜病变(infectious retinopathy)。艾滋病可合并乙型肝炎和丙型肝炎病毒感染,导致肝功能不全或肝细胞癌,越来越引起人们的重视[15]。但最常见种类还是巨细胞病毒感染。

一、巨细胞病毒视网膜炎

巨细胞病毒视网膜炎(cytomegalovirus retinitis,CMVR)是一种机会性感染疾病,当人体抵抗力下降时,潜伏在人体内的巨细胞病毒(cytomegalovirus,CMV)活化,引起视网膜血管炎症和视网膜坏死性改变,严重影响患者视力。最常并发于艾滋病患者和长期全身使用免疫抑制剂患者。

(一)病因与发病机制

人类巨细胞病毒是有包膜的双链 DNA 疱疹病毒,这种病毒进入细胞后会导致细胞增大,所以叫做巨细胞病毒。流行病学调查在 40%~100% 的健康成人抗 CMV 阳性,肯定了以前有过感染 CMV。初次感染 CMV 通常无症状,但约有 5% 的新感染者可表现单核细胞增多症样综合征(发热、肌肉痛、咽喉痛、头痛和皮疹)。感染人体的巨细胞病毒常潜伏在唾液腺、乳腺、肾脏、子宫颈、睾丸、白细胞以及其它腺体中,病毒可长期或间歇地自唾液、乳汁、尿液、精子及子宫颈分泌物中排出。患者通过接触这些体液而感染,也能通过实体器官、骨髓移植或输血传播。当人体免疫力下降时,病毒活化并血行播散,可导致显著的临床病症。CMV 是一种亲神经的病毒,神经组织和视网膜是容易受到攻击的组织,大约占病毒活化患者的 75%~80%[16]。组织学检查 CMV 视网膜炎标本显示病毒在血管内皮细胞浆内形成包涵体,通过细胞到细胞的方式传播[17]。

(二)临床表现

1. 全身表现　患者可有发热、关节痛、肺炎、白细胞减少症和肝炎。血和尿培养 CMV 阳性。

2. 眼部表现　艾滋病患者 CMV 视网膜炎在许多方面类似医源性免疫抑制和婴儿巨细胞病毒包涵体疾病的临床表现[18]。

(1)症状:双眼或单眼发病,眼痛和眼部充血不明显。患眼视力下降、眼部漂浮物,闪光幻视和视野缺损,也可完全无症状[19]。当坏死累及黄斑、视网膜脱离或继发视神经病变,视力完全丧失。

(2)体征:①患者有轻度的前房炎症,虽然有大量视网膜坏死,玻璃体内炎症也很轻微。在时间较久的继发孔源性视网膜脱离,玻璃体内可有色素颗粒和少量纤维增生;②视网膜血管炎症:主要表现为动脉血管呈白线状和周围有白鞘,血管旁有浅层出血,常见于未经治疗的患者。大血管的感染可引起沿颞侧血管弓分布的典型的拱形视网膜炎,或延伸至鼻侧周边视网膜的楔形视网膜炎,即"爆发性"CMVR(图 53-2);③视网膜炎症和坏死:可是单个或多个,或多个卫星灶,发生在眼底任何部位的视网膜内黄白色颗粒样病灶,伴有出血,红色的视网膜出血和黄白色的视网膜坏死病灶交替存在,构成临床上所谓的 Pizza 眼底改变,犹如比萨饼上的西红柿与奶酪红白相间(图 53-3A);或轻度的视网膜坏死不伴有出血,或两种表现均存在。晚期病灶呈干涸颗粒样外观,向内或向外发展,后面是萎缩和无血管的全层视网膜坏死(图 53-3C、53-4)。如果不治疗,病毒将无情地以每六周 1 个视乳头直径的速度扩展,引起全部视网膜坏死,旧病灶成为胶质瘢痕组织,呈灰白色或棕黑色[20]。

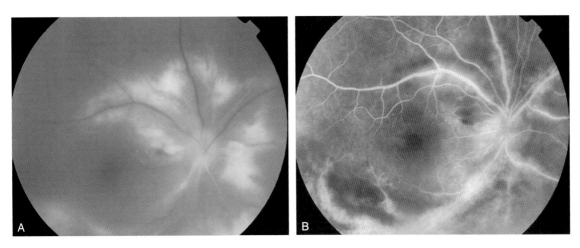

图 53-2　巨细胞病毒性视网膜血管炎

A. 乳头周围视网膜动脉白线状,病变区域沿大血管走行,可见大片黄白色渗出,伴出血;B. FFA 显示盘周大血管管壁荧光渗漏,伴出血遮蔽荧光,及视网膜颗粒状强荧光渗漏(杜敏提供)

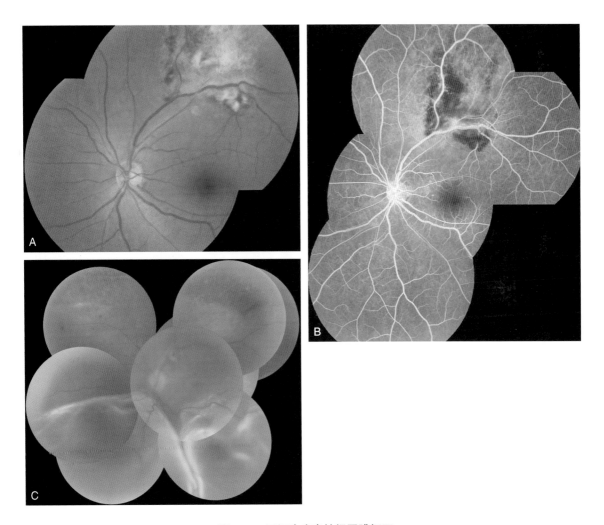

图 53-3　巨细胞病毒性视网膜坏死

A. 颞上视网膜上大片黄白色颗粒状视网膜坏死灶,边界不清,伴有视网膜出血及渗出(杜敏提供);B. FFA 见病变区动脉血管闭塞,出现毛细血管无灌注区,有出血遮挡背景荧光,伴视网膜及血管壁荧光渗漏(杜敏提供);C. 上方视网膜坏死裂孔引起的视网膜脱离,上方周边视网膜血管呈白线状和有白色鞘,坏死视网膜变薄,露出下方脉络膜大血管,鼻上坏死病灶后缘见灰白颗粒状混浊,有二处圆点状出血,下方视网膜脱离,呈二个半球状,表面光滑

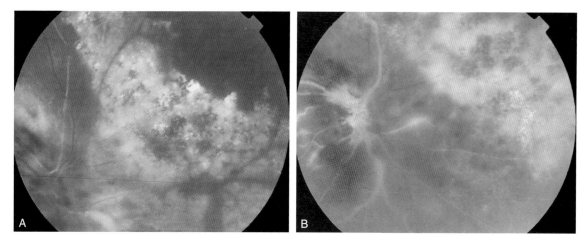

图 53-4　坏死性视网膜炎

A. 视乳头肿胀,边界不清,视乳头和周围有视网膜出血;视网膜血管有不同程度的狭窄、阻塞和血管白鞘,后极部
大片黄白色颗粒状视网膜坏死灶,边界不清;B. FFA 晚期像,视乳头及周围有出血遮挡背景荧光,大血管渗漏荧光,
毛细血管无灌注区,鼻侧大片坏死区荧光染色不均匀(杜敏提供)

3. 分区　1 区:以中心凹为中心 3mm 为半径的圆形区域或以视乳头为中心 1.5mm 为半径的圆形区域;
2 区:是 1 区以外缘到涡静脉壶腹的环形区域;3 区:是 2 区外缘到锯齿缘的环形区域。一般认为病变达到
1 区,威胁到视力,应立即处理。

4. 并发症　主要是视网膜脱离和免疫恢复期葡萄膜炎。

(1) 视网膜脱离:未治疗的 CMV 视网膜炎,在确立诊断后的 3~6 个月发生全层视网膜坏死性视网膜
脱离[20]。经抗 CMV 治疗后,发生率下降到 25%。视网膜裂孔常位于正常与坏死视网膜的交界处,呈多孔
的网状,由于周围视网膜均变薄,所以对比不明显(图 53-5A)。长期视网膜脱离,并不会像普通裂孔性视网
膜脱离那样玻璃体视网膜严重增生,仅见到玻璃体轻度混浊,少量视网膜前膜,视网膜无明显皱褶,视网膜
下多处增生膜和条索,下方视网膜会出现轻度纤维化和缩短[21](图 53-5B)。渗出性视网膜脱离常发生在

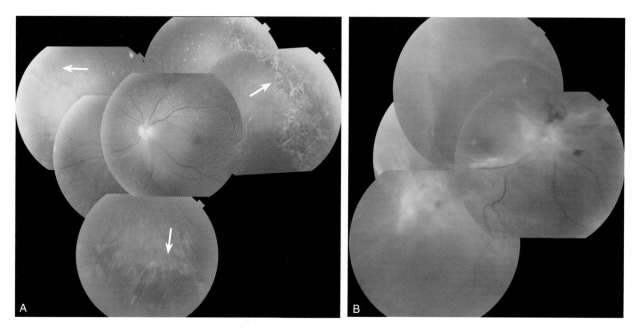

图 53-5　双眼坏死性视网膜脱离

A. 上半周边和下方局灶性视网膜颗粒状坏死(箭),网状裂孔位于 10 点(未照出),引起 9~4 点视网膜脱离,黄斑外有视网膜
皱纹,上方脱离视网膜有白色点状渗出物;B. 左图患者右眼长期视网膜脱离,视乳头前有增生膜和色素,余视网膜表面未见
明显增生,但见广泛视网膜下增生膜

后极部和视乳头周围病灶,当视网膜炎症好转时,脱离自行消失[22]。

(2) 免疫恢复期葡萄膜炎(immune recovery uveitis):是 CMVR 经过 HAART 治疗,机体免疫功能逐步恢复,攻击 CMV 抗原产生的炎症反应。一般在 HAART 治疗后 2.5~8 个月和 CD_4^+ 淋巴细胞升高 >100 个 /μl 后 2~16 周发生[23,24]。临床上表现无红痛的轻度到中度的视力下降和黑影漂浮,中度或严重玻璃体炎性混浊、视乳头炎、黄斑囊样水肿和(或)视网膜前膜形成。少见的并发症有前葡萄膜炎引起的瞳孔后粘连、房角闭塞性青光眼、前或后囊下白内障、玻璃体积血、视乳头和视网膜新生血管形成、玻璃体黄斑牵拉综合征和(或)增生性玻璃体视网膜病变[25,26]。但在玻璃体已切除和硅油填充眼可能仅表现前房渗出细胞和黄斑囊样水肿[24]。

(三) 辅助检查

1. 超声波检查　早期视乳头正常或隆起,球壁正常或增厚;慢性期,玻璃体内中等回声条状物或散在絮状物;当视网膜坏死脱离时,玻璃体内呈强回声膜状隆起。

2. FFA　继发视神经病变患者视乳头渗漏荧光逐渐增强,晚期高荧光,边界不清,周围视网膜可有水肿渗漏荧光(图 53-6)。病变区视网膜血管普遍变细,大血管壁渗漏荧光,小血管和毛细血管闭塞或消失。视网膜坏死活动期病灶在造影早期就渗漏荧光呈点片状高荧光,晚期呈边界不清的强荧光;陈旧性坏死病灶视网膜血中小血管消失,仅见变细和缺少分支的大血管,造影早期斑驳状低荧光,晚期染色不均的高荧光(图 53-7)。

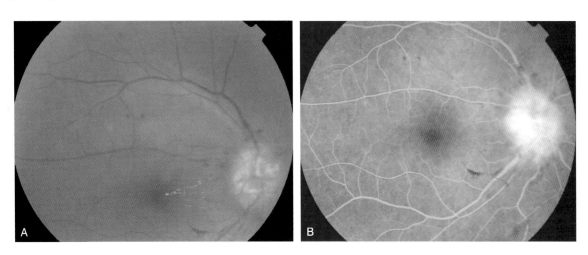

图 53-6　ADIS 引起视神经病变
A. 视乳头肿胀隆起,边界模糊,周边和视网膜有小出血点,黄斑束有黄白色点状硬性渗出;B.FFA 视乳头表面辐射状毛细血管迂曲和扩张,大量荧光素渗漏,出血点为遮蔽背景荧光(杜敏提供)

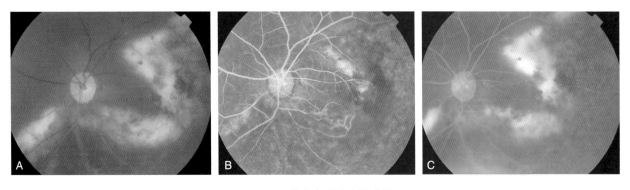

图 53-7　荧光素眼底血管造影
A. 左眼坏死灶边缘进展到黄斑和邻近颞侧和下方视乳头,呈比萨饼状,该部位动脉呈白线状,静脉变细或消失;活动病灶的外侧是陈旧性病灶,视网膜萎缩呈深棕色;B. FFA 早期像,活动期病灶斑点状高荧光,出血呈遮蔽荧光,坏死区大血管变细,大面积小血管和毛细血管闭塞,陈旧病灶呈斑驳状低荧光;C. 造影晚期像,活动区病灶强荧光,出血呈遮蔽荧光,陈旧性病灶弥漫性高荧光(杜敏提供)

　　3.相干光断层成像仪(OCT)　活动性病灶视网膜增厚,各层结构不清,相应脉络膜也增厚,可引起黄斑囊样水肿(图53-8C)。陈旧性病灶视网膜各层消失和萎缩变薄,相应脉络膜萎缩变薄(图53-8D)。

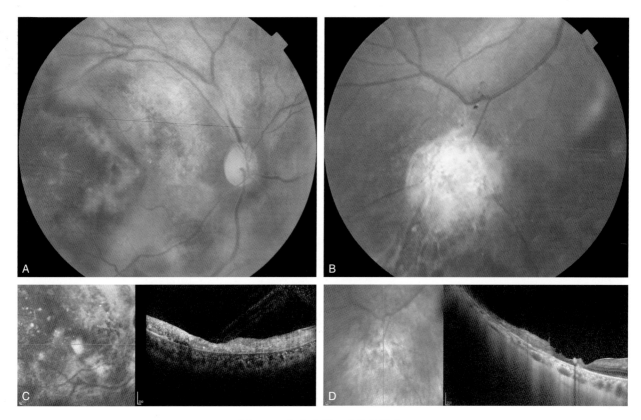

图 53-8　相干光断层成像仪检查

A.活动性病灶,11岁艾滋病患儿,视乳头淡黄,边界清;动脉血管细,静脉血管稍充盈,视乳头周围较陈旧的坏死区呈黄白色和不均匀的细颗粒状,活动性病灶边缘已从鼻侧推进到黄斑区,呈堤样比萨饼状,坏死边缘颞侧视网膜水肿;B.陈旧性坏死灶,下方大血管弓外见灰白色陈旧性视网膜瘢痕,靠瘢痕下边是颗粒状色素沉着;C.A图患者,经活动性病灶黄斑切面,OCT显示黄斑水肿和各层结构不清,可见到裂隙状视网膜下积液,脉络膜增厚;D.B图患者,经陈旧性病灶垂直切面,OCT显示该部位视网膜和脉络膜均萎缩变薄

(四)诊断和鉴别诊断

　　1.诊断　根据《艾滋病诊疗指南》(中华医学会感染病学分会,2011年)、美国《艾滋病合并机会性感染诊疗指南(2009年)》及《实用内科学》(第13版)。

　　(1)症状:视物模糊、视力下降。

　　(2)眼底表现:沿血管分布的浓厚黄白色病灶,有片状出血,边缘为不规则的黄白色颗粒,晚期视网膜萎缩,视网膜血管狭窄和白线状。除外白塞病(Behcet)、视网膜血管炎等原因。

　　(3)实验室检查:CD_4^+T淋巴细胞<200/µl;血清巨细胞病毒CMV-IgM阳性或血清CMV-IgG 4倍升高或外周血聚合酶链反应(PCR)检测CMV阳性。CMV PP65抗原、CMV DNA(体液)阳性有助于活动性感染的诊断。

　　2.鉴别诊断　需要同弓形体视网膜脉络膜病变、急性视网膜坏死综合征、进行性外层视网膜坏死、梅毒性视网膜炎、曲霉病或念珠菌视网膜炎相鉴别,这些疾病的共同特点是玻璃体炎症较重。而CMVR炎症不明显,病情缓慢进展,病灶呈颗粒状黄白色外观,晚期病灶呈棕黑色颗粒状外观,可同以上疾病相区别。

　　(1)急性视网膜坏死综合征:急性起病,严重的玻璃体混浊,视网膜血管闭塞,视网膜黄白色坏死灶,尤其是周边视网膜的斑片状甚至融合呈大片的黄白色视网膜坏死,视网膜内出血等典型表现。可以和起病较慢和炎症反应不严重的CMVR相鉴别。

　　(2)白血病:使用免疫抑制药物治疗白血病可继发巨细胞病毒视网膜炎或其他疱疹病毒感染,出现血管闭塞和视网膜坏死病变,临床表现类似获得性免疫缺陷综合征(图53-9)。但这种疾病有明显的原发病

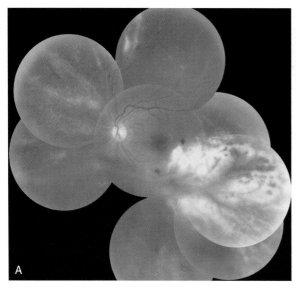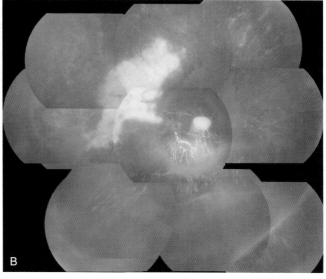

图 53-9 继发性获得性免疫缺陷综合征

A.慢性淋巴细胞白血病 7 次化疗后继发感染,双眼视网膜坏死,右眼广泛坏死和孔源性视网膜脱离;这是左眼颞下黄白色坏死灶有片状出血,鼻上视网膜血管白线状和白鞘,视网膜萎缩变薄,有与血管走行一致的黄白色簇集点状渗出,用阿昔洛韦治疗后有效;B.白血病大剂量免疫抑制剂治疗以后,出现巨细胞病毒感染性血管炎和视网膜坏死,特征性眼底炎症反应不重,视乳头苍白,所有血管闭塞呈白线状,黄斑颞上还可见到渗出灶,视网膜萎缩变薄呈豹纹状眼底,鼻下周边可见到视网膜下增生条索

史和使用免疫抑制药物病史,HIV 检查阴性可以同 HIV 感染引起的艾滋病继发 CMVR 相鉴别。

(3)结节病:可有葡萄膜炎,但患者多慢性,大片的视网膜坏死少见,一般不会有视网膜出血等改变。X 胸片检查可发现肺门部结节样改变等。

(4)弓形体病:眼底局部病灶,局部玻璃体炎,玻璃体混浊但没有典型的视网膜坏死性改变。弓形体感染是艾滋病患者中比较常见的机会性感染,应查艾滋病抗体和单纯弓形体病相区别。

(5)白塞病:眼底改变可能与急性视网膜坏死有些相似性,都有广泛的视网膜血管闭塞,玻璃体混浊或者增生,但患者多有口腔及生殖器溃疡,皮肤结节性红斑等改变可作鉴别。而且白塞氏病患者多有反复发展,常双眼发病,很少视网膜脱离等改变。

(6)内源性眼内炎:玻璃体炎症较重,甚至可引起前房积脓;黄白色隆起病灶局限在眼底某个象限,边界清楚,血管改变位于病灶附近。

(五) 治疗

CMVR 是全身 CMV 和 HIV 感染的一部分,一定要考虑到非眼科的治疗,同时进行抗 CMV 和 HAART 治疗才能获得最好的效果。

1. 药物治疗 更昔洛韦(ganciclovir)、缬更昔洛韦(valganciclovir)、膦甲酸(foscarnet)和西多福韦(cidofovir),都是以抑制 CMV DNA 聚合酶活性,从而抑制病毒复制的药物。Fomvirsen 是一种反义寡核苷酸,作用机制不同于前面药物。全身使用包括 2~3 周的诱导期,接着是在免疫力低下患者进行不定期的终身维持治疗(表 53-1)。眼内局部用药可避免全身用药的副作用,且能保证眼内有效药物浓度和治疗效果,但不能同时治疗全身 CMV 感染,还不能同时治疗和预防对侧眼发病,在局部用药时应考虑这一点。免疫恢复期患者(CD$_4^+$计数 >50 个 /μl 或到达更高水平 >100 个 /μl 至少 3~6 个月),可停止维持治疗,以减少用药的费用和治疗的毒性作用[27]。当出现严重药物副作用和(或)抗药性时,应调整用药或联合用药。

(1)全身用药:①更昔洛韦是最常使用的药物,可以口服、静脉注射、眼内注射和眼内植入缓释剂。进入体内的更昔洛韦需要 CMV *UL97* 基因编码产生的激酶初级磷酸化,然后宿主细胞酶再次磷酸化,形成活性的三磷酸更昔洛韦,才能抑制 CMV DNA 聚合酶。因口服更昔洛韦生物利用很差(<7%),有病情进一步发展的危险[28];②缬更昔洛韦是一种前体药物,口服在胃肠道黏膜水解成更昔洛韦,有着比单体更昔洛韦更好的利用率(61%),血浆含量跟静脉注射更昔洛韦相同,很适合口服诱导和维持期治疗[29];③膦甲酸是

表 53-1　巨细胞病毒视网膜炎治疗方案

药物	诱导期	维持期	实验室检查	副作用
更昔洛韦			诱导期每周血细胞计数 2 次,维持期每周 1 次	闭经、血细胞减少症和中性粒细胞减少症
静脉注射	5mg/kg iv bid×14 天	5mg/kg iv qd		
口服	无	1g Tid		
眼内注射	2mg/0.1ml 2 次 / 周	2mg/0.1ml 每周	眼内注射不用	
缬更昔洛韦			每周检查全血	骨髓抑制、恶心和腹泻
口服	900mg Bid×21 天	900mg qd		
膦甲酸			诱导期每二周测量一次电解质,维持期每周测量一次	肾中毒、低血钙、低血镁、生殖器溃疡、贫血和头痛
静脉注射	90mg/kg Bid×14 天	90~120mg/kg qd		
眼内注射	2.4mg 二周一次	2.4mg 每周一次		
西多福韦			血清肌酐酸、肾蛋白、在每次滴注前检查全血	肾中毒、蛋白尿、近肾小管功能异常、低血钙、中性粒细胞减少、葡萄膜炎和低眼压
静脉滴注	5mg/kg 每周 ×2 周	3~5mg/kg 每 2 周		
Fomvirsen			无	眼压升高、葡萄膜炎
眼内注射	330μg 每周	330μg		

焦磷酸盐类似物,疗效和更昔洛韦相同,但考虑到膦甲酸需长期静脉给药和副作用较大、尤其是对肾脏的毒性,很少作为一线治疗药物。但膦甲酸不需要磷酸化,不会因 UL97 基因突变产生耐药性,可用于对更昔洛韦耐药患者;④西多福韦是一种非环形核苷酸类似物,具有预防 CMVR 发展的作用。因其活性是目前所有抗 CMV 药物的 10~100 倍,特别适合间歇性静脉给药。西多福韦通过剂量依赖性损伤肾脏近管细胞,造成不可逆的肾毒性,还能引起前段葡萄膜炎和继发睫状体上皮改变的低眼压,限制了它在临床上的应用[30]。

(2) 玻璃体腔内注药:广泛血管闭塞和炎症达到 1 区。可单用更昔洛韦或膦甲酸,也可联合这两种药物玻璃体腔内注射,剂量不变。全身用药控制视网膜炎常需要几周或更长的时间,因此对接近黄斑或视乳头的病灶在初期治疗时应立即眼内给药,能迅速控制眼内感染。

(3) 眼内缓释剂:适应病变达到 1 区,临近视乳头或黄斑。通过巩膜板层下角膜缘后 4mm 睫状体平坦部切口,将脱出和切口内附近玻璃体部分切除,放入含有更昔洛韦 4.5mg 的缓释片进入到玻璃体腔,用10-0 尼龙线将缓释片固定在切口后唇。眼内药物浓度比静脉给药高出 4 倍,维持 7~8 个月。但应警惕眼内植入缓释剂可能的并发症,包括眼内出血、眼内炎和视网膜脱离。

2. 恢复期葡萄膜炎治疗　球周注射和全身使用肾上腺糖皮质激素,局部滴甾体和非甾体抗炎药物,能抑制葡萄膜炎症。在同时抗 CMV 治疗时使用肾上腺糖皮质激素很少引起 CMVR 复发。

3. 光凝治疗　对无脱离的视网膜坏死灶,在紧靠坏死边缘处用连续的 3 排视网膜光凝围住,预防视网膜脱离。

4. 手术治疗　当艾滋病患者出现严重眼科并发症,如视网膜脱离和玻璃体浑浊,就需要眼科手术干预。如果能够有效的抗病毒治疗,可以考虑做外路手术或玻璃体切割手术,手术方法详见眼底外科卷。

(1) 视网膜脱离外路手术:适应于裂孔引起的视网膜脱离,玻璃体无明显浑浊和无明显视网膜表面增生牵拉患者。因视网膜坏死的范围和部位变化很大,外路手术成功率低。

(2) 玻璃体手术:①单纯玻璃体明显混浊致眼底窥不清楚,药物治疗无改善患者;②牵拉性视网膜脱离,或孔源性视网膜脱离合并视网膜前或后明显增生患者;③黄斑前膜患者。常常需要硅油填充。

（六）治疗效果

在发明 HAART 疗法以前,艾滋病合并巨细胞病毒症有着较高的终末器官 CMV 发病和死亡率。CMV增加死亡率的机制是 HIV 反式激活、HIV 取向改变、产生白细胞介素和趋化因子受体,干扰自然杀伤细胞,因此抑制了宿主清除病毒的能力[31]。在 HAART 和全身抗 CMV 治疗后,死亡率下降了 30%[32]。广泛使用 HAART 治疗不仅仅改变了艾滋病病程,也减少了 CMVR 患者视力丧失的发生率。患单眼 CMVR 患者对侧眼发病的危险性较高,尽管全身抗 CMV 治疗,在几个月内几乎都可发生,而同时使用抗 CMV 和 HAART 治疗伴有免疫恢复的患者很少发展成对侧眼受累及[33]。即使用 HAART 治疗,巨细胞病毒感染的艾滋病患者预后也不好,CMV 病毒量和活动性疾病与死亡率增加密切相关[34]。

通过抗 CMV 治疗,眼底卫星灶和血管白鞘消失,在病灶的边缘形成清楚的界限,是 CMVR 好转的标志。但经过一段时间,单用全身疗法的大多数 CMVR 患者复发,而眼内植入更昔洛韦缓释剂的眼较少见。如果免疫功能不能建立,在 7~8 个月眼内植入药效消失后不可避免会复发。复发的表现是病灶边界再次混浊不清并发展,或出现新的病灶。一年内复发病例最有可能是血 - 视网膜屏障功能重建致眼内药物浓度低下,此后的复发可能是 CMV 产生了耐药性。处理复发病例除在所有 CMVR 患者要持续使用 HAART 治疗外,要增加药物剂量、更换药物种类或联合用药,重新开始诱导治疗。联合静脉注入更昔洛韦和膦甲酸,比单用一种药物疗效增加一倍,但同时也增加了第二种药物的毒性,使得联合用药很难实施,患者的生活质量也下降[35]。在耐药性是病情复发原因者,应将更昔洛韦换成膦甲酸或西多福韦。如果患者不能忍受全身用药的副作用,可选择玻璃体内注药或眼内缓释剂。眼内高浓度的更昔洛韦可克服低浓度导致的对更昔洛韦耐药(UL97 突变),但对 UL54 突变产生的耐药不起作用。

在严重的玻璃体混浊,或者视网膜脱离,应及时做玻璃体手术和硅油填充,能有效地清除屈光间质混浊和复位视网膜,恢复视力和改善患者生活质量[36]。

(七)预防

对艾滋病患者,应定期做 CD_4^+ 计数,对 CD_4^+ 细胞计数 <200 个 /μl,应该开始 HAART 治疗,重建免疫系统,减少 CMVR 的危险。对免疫力低下者(CD_4^+<75 个 /μl),应恢复二级预防(secondary prophylaxis),定期做眼部检查,早期发现眼部病变和早期治疗。因为抗 CMV 药物费用高、潜在的毒性和担忧发生耐药性疾病,一般不提倡常规使用抗 CMV 药物来一级预防(primary prophylaxis)。

(八)典型病例

1 病例　患者女,35 岁,河南新蔡县人,1998 年因输血感染 HIV,2006 年 9 月确诊艾滋病,2006 年 12 月因右眼视力下降来郑州市第二人民医院眼科就诊。眼部检查:视力 0.05,玻璃体未见明显混浊,眼底见大面积视网膜坏死、新生血管膜,及视网膜出血、渗出(图 53-10A)。FFA 示视网膜血管管壁着染,出血遮蔽背景荧光,晚期视网膜出现弥漫性荧光素渗漏(图 53-10B)。CD_4^+T 细胞计数 13 个 /μl,CMV 抗体阳性。

2. 诊断　①右眼巨细胞病毒性视网膜炎;②艾滋病。

3. 治疗经过　更昔洛韦玻璃体内注射。每次 200μg,每周 2 次,治疗 2 周。全身治疗在传染病医院进行。

4. 治疗结果　三月后复查,视力 0.3,CD_4^+T 细胞 100 个 /μl。眼底视网膜坏死及出血情况显著好转(图 53-10C、D)。随访一年,病情稳定。

二、其他病毒感染

(一)进行性外层视网膜坏死

进行性外层视网膜坏死(progressive outer retinal necrosis,PORN)是由带状疱疹病毒引起的一种爆发性和迅速发展的坏死性视网膜病变,发生率仅次于 CMVR 的感染性视网膜病变。在 HAART 出现以前,CD_4^+ 平均 21 个 /μl 的艾滋病患者中有 2% 的发病率[37]。一般与带状疱疹病毒再激活有关,也有报告单纯疱疹病毒(HSV-1)引起的 PORN。视网膜炎最早从黄斑或周边开始,以多灶性深层视网膜混浊斑为特征,在数天、甚至是数小时内迅速发展成整个视网膜全层坏死,大多数患者早期就发生视网膜脱离。见不到玻璃体炎症或血管炎体征。因弥漫性视网膜坏死、视神经萎缩和视网膜脱离,常导致患者视力严重下降[38]。FFA 证实全层视网膜脉络膜炎症,脉络膜渗漏、视网膜血管中断和无灌注区[39]。单用阿昔洛韦静脉内注射效果不好,在一个月内约 67% 的感染眼无光感[37]。联合膦甲酸和更昔洛韦静脉注射,效果较好。激光封闭坏死边缘可减少视网膜脱离的风险。在持续的免疫抑制患者,必须不定期用伐昔洛韦(valacyclovir)维持

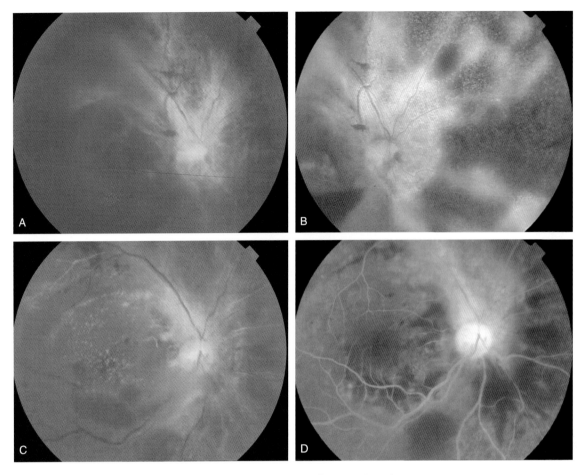

图 53-10 巨细胞病毒视网膜炎治疗前后对比

A. 右眼治疗前彩色眼底相，眼底大面积视网膜坏死、新生血管膜形成，伴视网膜出血、渗出；B. FFA 显示视网膜血管壁荧光着染，出血遮蔽背景荧光，晚期病变区域视网膜弥漫性荧光素渗漏；C. 治疗后彩色眼底相，右眼底病变好转，出血明显吸收，血管炎症反应减轻；D. FFA 显示视网膜及视网膜血管荧光渗漏情况明显减轻，出血较前吸收（杜敏提供）

治疗。饭前空腹服 20mg/kg，一日 3 次，连服 6 周[40]。和 CMVR 治疗一样，同时用 HAART 治疗恢复患者的免疫力才是长期控制疾病的最重要方法。

（二）急性视网膜坏死

急性视网膜坏死（acute retinal necrosis，ARN）是艾滋病患者抵抗力下降继发单纯疱疹或水痘带状疱疹病毒感染引起的急性全葡萄膜炎，与 PORN 不同，这种患者的 CD_4^+ 计数常高于 60 个 /μl。临床表现、诊断和治疗与非 HIV 感染的 ARN 相似（请参考第五十二章）。在艾滋病患者继发 ARN，全身使用肾上腺糖皮质激素有增加免疫抑制的担忧，但为了减轻炎症对视网膜的损伤，短时间使用对患者无严重危险。

三、寄生虫感染

（一）肺孢子菌肺炎

肺孢子菌肺炎，又称卡式肺孢子虫肺炎（pneumocystis carinii pneumonia，PCP）是 HAART 出现前最常见的艾滋病诱发的疾病，常发生在 CD_4^+ 计数 <200 个 /μl 的 HIV 感染患者。在眼部表现肺孢子菌脉络膜病变（pneumocystis carinii choroidopathy），眼底的中周部和后极部视网膜深层出现多灶的暗淡奶油色或橙色的斑块，大小在 0.3~3mm 之间。病变不累及视网膜和玻璃体，因此除了位于黄斑下的病变外，视力一般不受影响[41]。组织病理学检查显示脉络膜血管网里嗜酸性粒细胞、无细胞的泡沫状空洞浸润。在用复方新诺明治疗后，6 周到 4 个月脉络膜炎消退。眼部表现常常是肺孢子虫播散的标志，自从有了 HAART 治疗后，再也不需要复方新诺明预防性治疗，肺孢子菌脉络膜病变也消失了。

（二）弓形体视网膜脉络膜炎

在 HAART 出现以前，弓形体性视网膜脉络膜炎（toxoplasmosis retinochoroiditis）是排在艾滋病患者最常见的感染性视网膜病变的第三位，发生率是 1%[6]。临床表现玻璃体严重炎症，视网膜黄白色坏死灶，边界光滑无颗粒，最常见于后极部，无出血。免疫系统受损患者，眼部受累及远少于中枢神经系统弓形体病。但艾滋病患者眼部表现常常不典型，可表现为急性前葡萄膜炎到全眼球炎，可继发眼眶炎症[42]，而在免疫力正常者常表现多灶病变和双眼发病。感染患者抗弓形体 IgG 增加。治疗用复方新诺明，如果免疫力没有恢复，容易复发，应采用维持治疗。当 CD$_4^+$ 计数持续高于 200 个 /μl，可采用间断治疗。对磺胺过敏患者，用阿奇霉素、阿托喹酮或克林霉素同样有效[43]。一级预防弓形体病是在 CD$_4^+$ 计数 <200 个 /μl 时，口服复方新诺明。（请参考第三十六章第九节）。

四、真 菌 感 染

艾滋病患者抵抗力低下，很容易招致一些真菌感染，引起内源性眼内炎。

（一）新型隐球菌

新型隐球菌（cryptococcus neoformans）是艾滋病患者中枢神经系统脑膜炎最常见的原因，患脉络膜视网膜炎和眼内炎可是病源菌通过视神经直接侵犯的结果。眼部症状常常先于神经系统疾病出现。诱导期治疗用两性霉素 B，维持期治疗口服氟康唑（大扶康）。念珠菌感染与静脉内给药有关，但念珠菌性眼内炎在艾滋病患者不常见。在艾滋病患者中，烟曲霉菌和球孢子菌引起的感染也非常少见[44]。肺外组织胞浆菌病是通过播散引起的脉络膜视网膜炎，主要表现血管周围炎症，但程度很轻。

（二）副球孢子菌病

副球孢子菌病（paracoccidioidomycosis）是一种肉芽肿性感染，在拉丁美洲最常见。疾病从口咽部开始，播散到淋巴样组织。在免疫功能受损的患者，可来自潜伏的体内的静止病灶。可引起脉络膜肉芽肿和眼内炎，这种急性的感染能引起全部视网膜脱离，伴有显著的玻璃体炎症和虹膜睫状体炎症[45]。大多数患者同时有全身真菌感染，治疗真菌性眼内炎一般要静脉注射两性霉素 B，因二性霉素很难穿透血 - 眼屏障进入玻璃体腔，建议做玻璃体切除联合眼内注射两性霉素 B，效果较好。

五、细 菌 感 染

1. 梅毒视网膜炎（syphilitic retinitis） 是一种累及中枢神经系统的并发症，在艾滋病患者并不少见，而且成一种急性过程，常因视网膜血管炎、视网膜坏死和视神经炎导致失明。视网膜炎症表现为黄斑局部视网膜下鳞状淡黄色病灶或坏死性视网膜炎，类似于 CMVR、ARN 和弓形体视网膜炎（图 53-11）[46]。诊断

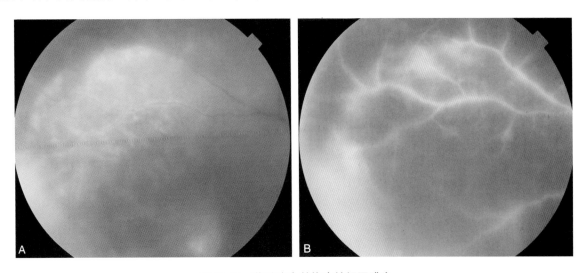

图 53-11 艾滋病合并梅毒性视网膜炎

A. 患者男，18 岁，HIV 和梅毒检查阳性，周边大片黄白色视网膜坏死，边界不清，坏死区内血管壁有白色鞘膜，有
渗出性视网膜脱离；B. FFA 显示大血管壁渗漏荧光，毛细血管闭塞，坏死区弥漫性荧光渗漏，染色不均匀

基于临床表现和阳性血清学检查,因 HIV 阳性患者常有快速血浆梅毒反应素(RPR)实验假阳性,应该做更加特异性荧光密螺旋体抗体吸附(FTA-ABS)实验[46]。治疗用青霉素静脉注射连续 4 周,治疗神经梅毒用同样剂量青霉素。

2. 脉络膜结核(choroidal tuberculosis)　是由血源播散结核杆菌引起的脉络膜炎症,呈单个或多个圆形黄白色隆起病灶,位于后极部或中周部,边界不清,直径在 0.5~3mm。如果没有身体其他部位感染,很难确定诊断。即使胸部 X 线检查为阴性,也可根据患者的临床表现和既往感染过结核病史进行推断性治疗。如果是结核性脉络膜炎,全身用利福平、乙胺丁醇、异烟肼和吡嗪酰胺治疗,效果良好。

第四节　肿　瘤

1. 卡波西肉瘤(kaposi sarcoma)　是一种具有局部侵袭性的内皮细胞肿瘤,典型病变表现为皮肤多发性紫色斑点状、斑块状或结节状病损;也可累及黏膜,为亮红色团块,淋巴结和内脏器官也可发病。在艾滋病抵抗力低下,与人类第 8 型疱疹病毒(HHV-8)感染有关。

2. 淋巴瘤　与 HIV 相关的原发性脉络膜淋巴瘤非常少见,眼底表现融合的黄白色视网膜脉络膜浸润,血管周有白色鞘膜,与 CMVR 很相似[47]。通过视网膜活检可做出诊断,但更多是基于全身病情检查,包括腰穿、神经影像学表现和脑部活检来诊断。患者幸存率很低。

第五节　活　检

在复杂疾病,临床表现不典型,有必要做玻璃体、脉络膜或视网膜活检,以确立病因。

1. 玻璃体活检　适合玻璃体炎症较重的患者。收集玻璃体切割过程中未稀释的玻璃体标本方法:按常规刺入三个巩膜穿刺孔套管,不打开灌注,用切割头干切,同时用 1ml 注射器在切割头抽吸管接口处抽玻璃体液约 0.1~0.2ml,送病理检查。

2. 脉络膜活检　适合脉络膜浸润患者。在计划活检象限做放射状结膜切开暴露巩膜,做一三角形巩膜板层瓣,在尖端预制 10-0 尼龙缝线,做巩膜瓣周围透热电凝,仅切除巩膜瓣下脉络膜组织,迅速关闭巩膜瓣并结扎预制缝线。术中应注意降低眼压,避免切穿视网膜。

3. 视网膜活检　在玻璃体切除治疗孔源性视网膜脱离手术中,从裂孔边缘或活动性视网膜炎处切取一小块视网膜组织做病理检查。

第六节　预　防

HIV 离开人体不易生存,瞬间失去传染性,但在体外自然条件下血液里的病毒可存活数小时。HIV 对热敏感,在 56℃条件下 30 分钟即失去活性,对消毒剂和去污剂亦敏感,0.2% 次氯酸钠、0.1% 漂白粉、70% 乙醇、50% 乙醚、0.3% 双氧水和 0.5% 来苏尔处理 5 分钟能灭活病毒。对紫外线、γ 射线有较强抵抗力。

握手,拥抱,接吻,游泳,蚊虫叮咬,共用餐具,咳嗽或打喷嚏,日常接触等一般不会传播。如果皮肤或黏膜有破损而接触到 HIV 感染者的血液、精液、唾液、尿液、阴道分泌液、眼泪、乳汁等可感染 HIV。

眼科医生在诊疗患者过程中应注意预防职业性传播 HIV 和其他血源性病毒。在检查 HIV 患者时,因泪液里可含有 HIV 病毒,应戴手套(尤其在检查者的皮肤有破损情况下),检查后应充分洗手。所有接触到患者眼部的仪器和设备必须做好消毒工作,用气体或高压蒸气消毒,或在下列液体内浸泡 5~10 分钟:3% 过氧化氢溶液、10% 次氯酸钠、70% 乙醇或 70% 异丙醇溶液,然后用水冲洗干净消毒液,晾干后再使用。

医务工作者直接接触艾滋病患者,是发生 HIV 感染的高危人群。据统计,经皮肤损伤暴露到 HIV 患者血液或体液的医务工作者,如果没有治疗,引起 HIV 感染发生率大约是 0.3%。通过戴双手套危险性进一步降低,而眼科的医生危险性更加低。新的预防方案是接触 HIV 后用 3 种(或更多)抗反转录病毒药物,可显著地减少感染 HIV 可能。一般口服雷特格韦(raltegravir)400mg 二次 / 日 + 替诺福韦(tenofovir)300mg/ 日 + 恩曲他滨(emtricitabine)200mg/ 日,或在相关专家指导下用药。暴露后预防用药应该立即开始,连续用 4 周。在用药期间,应检查 HIV 感染状态,用药后的副作用,要一直观察半年[48]。

(刘文　易长贤)

参 考 文 献

1. Fauci AS. Immunopathogenic s of HIVinfection. Ann Intern Med. 1996; 124:654-663.

2. Soogoor M, Daar ES. Primary human immunodeficiency virus type 1. Curr HIV/AIDA Rep. 2005; 2:55-60.

3. Pantaleo G, Grazioai C, Fauci AS. New concepts in the immnopathogenesis of human immunodeficiency virus infection. N Engl J Med.1993; 328:327-335.

4. Pedersen C, Lindhardt BO, Jensen BL, et al. Clinical course of primary HIV infection: consequences for subsequent course of infection. Br Med J.1989;299:154-157.

5. Freeman WR, Lerner CW, Mines JA, et al. A prospective study of the ophthalmologic findings in the acquired immune deficiency syndrome. Am J Ophthalmol. 1984; 97:133-142.

6. Jabs DA. Ocular manifestation of HIV infection. Trans Am Ophthalmol Soc.1995;93:623-683.

7. Ouiceno JI, Capparelli E, Sadun AA, et al. Visual sysfunction without retinitis in patients with acuired immunodeficiency syndrome. Am J Ophthalmol. 1992; 113:8-13.

8. Kalyani PS, Holland GN, Fawzi AA, et al. Association between retinal nerve fiber layer thickness and abnormalities of vision in people with human immunodeficiency virus infection. Am J Ophthalmol. 2012;153:734-742.

9. Sadun AA, Pepose JS, Madigan MC, et al. AIDS-related optic neuropathy: a histological , virological and ultrstructural study. Graefes Arch Clin Exp Ophthalmol. 1995; 233:387-398.

10. Engstrom RE Jr, Holland GN, Hardy WD, et al. Hemorheologic abnormalities in patients with human immunodeficiency virus infection and ophthalmic microvasculopathy. Am J Ophthalmol.1990;109:153-161.

11. Newsome DA, Green W, Miller ED, et al. Microvascular aspects of acquired immune deficiency syndrome retinopathy. Am J Ophthalmol.1984;98:590-601.

12. Dunn JP, Yamashita A, Kempen JH, et al. Retinal vascular occlusion in patients infected with human immunodeficiency virus. Retina. 2005; 25:759-766.

13. Chun T, Stuyver L, Mezell S, et al. Presence of an inducible HIV-1 latent reservoir during highly active antiretroviral therapy. Poc Natl Acad Sci USA. 1997;94:13193-13197.

14. Müller M, Wandel S, Colebunders R, et al. Immune reconstitution inflammatory syndrome in patients starting antiretroviral therapy for HIV infection: a systematic review and meta-analysis. Lancet Infect Dis. 2010;10:251-61.

15. Joshi D, O'Grady J, Dietrich D, et al. Increasing burden of liver disease in patients with HIV infection. Lancet. 2011;337:1198-1209.

16. Hoover DR, Peng Y Saah A, et al. Occurrence of cytomegalovirus retinitis after human immunodeficiency virus immunosuppression. Arch Ophthalmol. 1996; 114:821-827.

17. Egbert PR, Pollard RB, Gallagher JG, et al. Cytomegalovirus retinitis in immunosupressed host. Ⅱ. Ocular manifestations. Amm intern Med.1980; 93:664-670.

18. Egbert PR, Pollard RB, Gallagher JG, et al. Cytomegalovirus retinitis in immunosuppressed hosts. Ⅱ. Ocular manifestations. Ann Intern Med.1980; 93:664-670.

19. Wei LL, Park SS, Sklest DJ. Prevalence of visual symptoms among patients with newly diagnosed cytomegalovirus retinitis. Retina.2002;22:278-282.

20. Holland GN, Pepose JS, Pettit TH, et al. Acquired immune deficiency syndrome. Ocular manifestations. Ophthalmology.1983; 90:859-873.

21. Baumal CR, Reichel E. Management of cytomegalovirus related rhematogenous retinal detachments. Ophthalmic Sureg Lasers.1998;29:916-925.

22. Studies of Ocular Complications of AIDS Research Group in collaboration with the AIDS Clinical Trials Group. Foscarnet-ganciclovir cytomegalovirus Retinitis Trial 5. Clinical features of cytomegalovirus retinitis at diagnosis. Am J Ophthalmol. 1997; 124:141-157.

23. Karavellas MP, Lowder CY, MacDonald JC, et al. Immune recovery vitritis associated with inactive cytomegalovirus retinitis. A New syndrome. Arch Ophthalmol.1998; 116:169-175.

24. Zegans ME, Walton RC Holland GN, et al. Transient vitreous inflammatory reactions associated with combination antiretroviral therapy in patients with AIDS and cytomegalovirus retinitis. Am J Ophthalmol. 1998; 125:292-300.

25. Karavellas MP, Song M, MacDonald JC, et al. Long-term posterior and anterior segment complications of immune recovery uveitis associated with cytomegalovirus retinitis. Am J Ophthalmol. 2000; 130:57-64.

26. Nguyen QD, Kempen JH, Bolton SG, et al. Immune recovery uveitis in patients with AIDS and cytomegalovirus retinitis after highly active anti-retroviral therapy. Am J Ophthalmol. 2000; 129:634-639.

27. Wohl DA, Kendall MA, Owens S, et al. The safety of discontinuation of maintenance therapy for cytomegalovirus(CMV)retinitis and incidence of immune recovery uveitis following potent antiretroviral therapy. HIV Clin Trials.2006;6:136-148.

28. Drew WL, Ives D, Lalezari JP, et al. Oral ganciclovir as maintenance treatment for cytomegalovirus retinitis in patients with AIDS. Syntex Cooperative Oral Ganciclovir Study Group. New Engl J Med. 1995; 333:615-620.

29. Lalezari J, Lindley J, Walmsely S, et al. A safety study of oral valganciclovir maintenance treatment of cytomegalovirus retinitis. J Acquir immune Defic Syndr.2002; 30:392-400.

30. Davis JL, Taskintua I, Freeman WR, et al. Iritis and hypotony after treatment with intravenous cidofovir for cytomegalovirus retinitis. Arch Ophthalmol.1997; 115:733-737.

31. Griffiths PD. CMV as a cofactor enhancing progression of AIDS. J Clin Virol.2006; 35:489-492.

32. Kempen JH, Jabs DA, Wilson LA, et al. Mortality risk for patients with cytomegalovirus retinitis and acquired immune deficiency syndrome. Clin Infect Dis.2003; 37:1365-1373.

33. Kempen JH, Jabs DA, Wilson LA, et al. Incidence of cytomegalovirus(CMV)retinitis in second eyes of patients with the acquired immune deficiency syndrome and unilateral CMVretinitis. Am J Ophthalmol.2005;139:1028-1034.

34. Jabs DA, Holbrook JT, Van Natta ML, et al. Risk in the era of hughly active antiretroviral therapy. Ophthalmology.2006; 112:771-779.

35. Combination foscarnet and ganciclovir therapy vs monotherapy for the treatment of relapsed cytomegalovirus retinitis in patients with AIDS: The cytomegalovirus retreatment trial. The studies of ocular complications of AIDS clinical trials group. Arch Ophthalmol.1996; 114:23-33.

36. Dave VP, Mathai A, Pappuru RR. Results of silicone oil removal in post-cytomegalovirus retinitis-related retinal detachment. J Ophthalmic Inflamm Infect. 2012; 2:153-155.

37. Engstrom RJ, Holland GN, Margolis TP, et al. The progressive outer retinal necrosis syndrome. A variant of necrotizing herpetic retinopathy in patients with AIDS. Ophthalmology. 1994;101:1488-1502.

38. Ciulla TA, Rutledge BK, Morley MG, et al. The progressive outer retinal necrosis syndrome: successful treatment with combination antiviral therapy. Ophthalmic Surg Lasers.1998; 29:198-206.

39. Walton R, Bymes G, Chan G, et al. Fluorescein angiography in the progressive outer retinal necrosis syndrome. Retina.1996;16:393-398.

40. Tam PMK, Hooper CY, Lightman S. Antiviral selection in the management of acute retinal necrosis. Clin Ophthalmol.2010; 4:11-20.

41. Shami MJ, Freeman WR, Friedberg D, et al. A multicenter study of pneumocystis choroidopathy. Am J Ophthalmol.1991;112:15-22.

42. Fardeau G, Romand S, Rao NA, et al. Diagnosis of taxaplasmic retinochoroiditis with atypical clinical features. Am J Ophthalmol.2002; 134:196-203.

43. Bosch-Driessen LH, Verbraak FD, Suttorp-Schulten MSA, et al. A prospective randomized trial of pyrimethamine and azithromycin vs pyrimethamine and sulfadiazine for the treatment of ocular toxoplasmosis. Am J Ophthalmol.2002;134:34-40.

44. Denning DW, Follansboe SE, Scolaro M, et al. Pulmonary aspergillosis in the acquirec immunodeficiency syndrome. NEngl J Med. 1991;324:654-662.

45. Finamore LP, Muccioli C, Martins MC, et al. Ocular and central nervous system paracoccidioidomycosis in a pregnant woman with acquirec immunodeficiency syndrome. AJO. 2002; 134:456-459.

46. Mcleish WM, Pulido JS, Holland S, et al. The ocular manifestations of syphilis in the human immunodeficiency virus type 1-infected host. Ophthalmology.1990;97:196-203.

47. Matzkin DC, Samovits TL, Rosenbaum PS. Simultaneous intraocular and orbital nonhodgkin lymphoma in the acqired immune deficiency syndrome. Ophthalmology.1994;101:850-855.

48. Kuhar DT, Henderson DK, Struble KA, et al. Updated US public health service guidelines for the management of occupational exposures to human immunodeficiency virus and recommendations for postexposure prophylaxis. Infect Control Hosp Fpidemiol.2013;34:875-892.

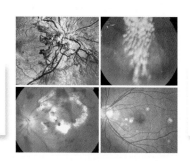

第五十四章
药物及化学制剂引起的眼底疾病

很多全身用药可引起视网膜毒性反应,幸运的是,在很多病例,视功能的损害很小,或在停止用药后病变可逆。但永久性或进行性视力损害也时有发生。在此,只列举了目前已经相对明确的部分药物损害,对尚不能明确的药物损害未予提及。

一、损害视网膜和视网膜色素上皮

(一)酚噻嗪类

1. 硫利哒嗪　是一种抗精神病药物,可导致视力下降、色觉障碍(红色视、褐色视)和夜盲症为特征的急性毒性表现[1]。早期表现为硬币形视网膜色素上皮(RPE)丢失。荧光素眼底血管造影(FFA)显示色素脱失部位脉络膜毛细血管层损伤。视网膜电图(ERG)显示振幅减小,晚期出现广泛的视网膜色素脱失、血管变细及视神经萎缩。毒性作用与应用剂量正相关,建议服用硫利哒嗪的患者都应监测视觉症状和眼底变化,如眼底照相和ERG。停药后,早期眼底改变可继续进展,一年后视力得以改善。如果为晚期眼底改变,则视力不可改善。

2. 氯丙嗪　对黑色素有很强的亲和力,会造成皮肤、结膜、角膜、晶状体和视网膜的黑色素沉着,引起视网膜病变较少见。大剂量服用时,可能出现视网膜色素改变、视网膜血管变细及视神经萎缩。

(二)氯喹类

氯喹(或羟化氯喹)为二战期间开始使用的抗疟药,目前用来治疗阿米巴病、风湿性关节炎、系统性红斑狼疮以及预防疟疾。服药剂量与毒性反应正相关,需遵循每日低剂量服药。旁中心暗点是视网膜毒性反应的最早表现[2]。而眼底最典型的表现为中心凹周围色素沉着,似牛眼(图54-1)。停用氯喹后,早期的黄斑改变可恢复,而长期服用的患者停药后病变可能继续发展,因氯喹在体内可长期存在。

(三)硫酸奎宁

目前用来治疗夜间肌肉痉挛或下肢不宁综合征。该药的推荐日剂量为2g,日剂量高于4g出现药物

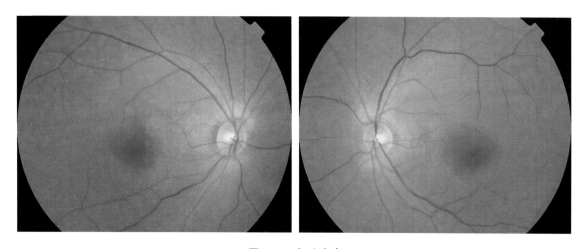

图 54-1　氯喹中毒
双眼底改变相似,黄斑区色素增多,似牛眼,视网膜深层似后黄白色颗粒样改变(易长贤提供)

全身毒性反应,8g可致死。无意摄入或自杀服用过量后,出现眼部毒性反应。由于服用过量,患者立即表现出金鸡纳反应,包括恶心呕吐、震颤、头痛甚至意识丧失。当患者醒来时,经常完全失明、瞳孔散大、对光反应迟钝。此时,眼底检查可见轻微的静脉扩张和视网膜水肿。数日后,视力恢复,但只保留很少的中心视岛。以后的数周到数月,视网膜动脉逐渐变细变弱,视乳头进行性苍白。

(四)去铁胺

静脉注射和皮下注射去铁胺可用来治疗需要反复输血者和继发性铁负荷过高引起的各种并发症。去铁胺除了螯合铁离子外,还螯合很多其他金属离子,推测其对视网膜毒性为螯合了RPE上的铜离子。大剂量注射去铁胺可引起视力丧失、夜盲症、中心及周边视野缺损、ERG的振幅降低。早期眼底可正常,数周后黄斑及周边出现色素改变,FFA可见色素上皮损害。停药后,视功能可恢复。

(五)皮质类固醇

皮质类固醇本身对视网膜的毒性作用较小,与其他类固醇药物相比,倍他米松磷酸酯钠和赋形剂苯扎氯铵,美卓乐(醋酸甲强龙制剂)和赋形剂十四烷基吡啶胺可造成广泛的视网膜损害。如果这些药物被无意中注入眼内,需立即手术取出。

(六)顺铂、卡莫司汀

顺铂和卡莫斯汀用于恶性神经胶质瘤和转移性乳腺癌的治疗。一般在治疗6个月后产生眼底改变。有三种视网膜毒性表现:①视力急剧下降的黄斑部色素病变;②视网膜棉絮样渗出、视网膜出血、黄斑渗出、视乳头水肿和视神经损害;③血管性视网膜病变和视神经病变,如动脉阻塞、血管炎和视乳头炎。可造成严重的视力丧失,而且为进行性发展。目前没有治疗办法。

二、血管损害

(一)滑石粉

主要见于静脉滥用成瘾性药物患者。此类患者将口服药物盐酸哌甲酯或盐酸美沙酮与水加热后过滤,进行静脉注射。这些口服药内含有滑石粉成分,经过静脉循环进入肺血管,大颗粒被过滤。反复注射数月至数年后,侧支循环建立,这些颗粒进入体循环而栓塞其他身体器官,包括眼内的视网膜血液循环。

眼底表现后极部视网膜小动脉末端白色小结晶聚集,形成局部缺血性病变。表现为毛细血管无灌注区、微动脉瘤、棉絮状渗出。病情较重者,可见视网膜新生血管及玻璃体积血。眼底表现与其他缺血性视网膜病变相似,如人镰刀状细胞病和高血压视网膜病变。治疗可行视网膜激光光凝治疗无灌注区,玻璃体手术治疗视网膜新生血管引起的玻璃体积血。

(二)口服避孕药

大多眼部并发症的报道来自20世纪60~70年代,当时的口服避孕药雌激素浓度较高。但最近的前瞻性研究都没有证实应用避孕药可以增加眼部并发症的发生率[3]。

(三)氨基甙类抗生素

氨基糖甙类抗生素的视网膜毒性损害大多发生在眼内误用大剂量注射剂、细菌性眼内炎的玻璃体注射、玻璃体切割术后预防性的玻璃体腔注射、常规眼部手术后的预防性结膜下注射和白内障术中灌注液中小剂量的应用。庆大霉素是氨基糖甙类家族中毒性最大的抗生素,然后是妥布霉素和阿米卡星。氨基糖甙类抗生素的视网膜毒性表现为视力明显下降、视网膜动脉狭窄和静脉串珠样改变、视网膜出血、水肿和棉绒斑。晚期虹膜红变、新生血管性青光眼、视网膜色素变性和视神经萎缩。FFA表现为急性期严重的视网膜无灌注区。庆大霉素或妥布霉素玻璃体腔注射的安全剂量为100~400μg,但该剂量仍能引起轻度的视网膜毒性改变。庆大霉素注射剂中的主要防腐剂如尼泊金甲、丙对苯等可能在眼部毒性中起辅助作用。

虽然临床上氨基糖甙类抗生素的眼部毒性表现为损害视网膜的血管系统,但病理研究表明小剂量庆大霉素可导致视网膜色素上皮层形成异常的层状溶酶体杂质,大剂量可引起与剂量正相关的视网膜坏死,先累及外层然后内层[4]。组织学研究表明,粒细胞阻塞导致了血管闭塞。

为预防氨基糖甙类的眼部毒性,在临床上可采取以下措施:避免眼内术后常规预防性应用该类药物,避免玻璃体和白内障术中灌注液中使用、在细菌性眼内炎治疗中使用替代性药物。如果眼内注射时误用大剂量氨基糖苷类抗生素,应立即行玻璃体切割及灌洗术。有证据表明,重力作用可加重庆大霉素对黄斑的毒害,因此术后应嘱患者尽可能保持坐位[5]。

(四)干扰素

α-干扰素用来治疗 Kaposi 肉瘤、婴儿期血管瘤、慢性丙型肝炎、黑色素瘤和肾细胞癌的药物,并参与白血病、淋巴瘤、血管瘤病的化学疗法。干扰素可导致视网膜棉绒斑形成和视网膜出血。接受大剂量干扰素治疗的患者眼底可见视乳头水肿、分支动静脉阻塞,严重者可发生视网膜中央静脉阻塞和黄斑囊样水肿(cystoid macular edema,CME)。在开始治疗的 1~2 月内可出现眼底的改变,在糖尿病和高血压患者更多见。推测毒性作用为免疫复合物的沉积所导致。

三、黄斑囊样水肿

(一)肾上腺素

局部使用肾上腺素类药物可以引起无晶状体眼 CME,与无晶状体眼术后的 CME 难以鉴别。大多数 CME 患眼停止使用肾上腺素后可缓解。因此,肾上腺素类药物应避免应用于无晶状体眼的青光眼和人工晶状体眼的治疗[6]。

(二)拉坦前列腺素

拉坦前列腺素是前列腺素类似物,可以用来控制青光眼(曲伏前列素滴眼剂,拉坦前列素滴眼滴眼剂)。应用后 2%~5% 患者可出现 CME 和前葡萄膜炎,当停药后症状就会停止[7],其发生机制不明。建议 CME 的高危人群,如曾有手术史或葡萄膜炎的患者更换其他抗青光眼药物。

总之,目前全身使用的药物很多,但只有一小部分可产生视网膜损害。当药物应用超出允许量时,才会发生视网膜损害。这些药物可引起很多形式的毒性反应,目前的机制尚不明确。

四、典 型 病 例

病例一:庆大霉素中毒性视网膜病变

1. 病例　男,17 岁,因"左眼球结膜下注药后视物不见 10 天",于 2004 年 6 月 3 日收入中山大学中山眼科中心。患者于 5 月 22 日在当地医院因"春季卡他性结膜炎"予庆大霉素 2 万单位加地塞米松 2mg 行右眼颞侧球结膜下注射,注射后约 5 分钟患者即感左眼视物不见,发胀,并感头昏、全身无力、口唇面色苍白等,立即予平仰卧休息,收入该院。当时左眼视力光感,视乳头色苍白,视网膜水肿,黄斑"樱桃红色"改变,拟诊为"左眼视网膜中央动脉阻塞"。给予扩血管、吸氧等治疗,无效 2 天后转入当地上级医院,行 FFA 显示后极部及颞上周边可见大片的毛细血管无灌注区,颞上周边可见动静脉闭塞。晚期视乳头周围、后极部、颞上周边视网膜血管节段性着染。图形视觉诱发电位(VEP)示:右眼振幅 8.15μV,潜时 110.5ms;左眼振幅 2.84μV,潜时 120ms。诊断为"左眼视网膜中央动脉阻塞",予扩血管、营养神经、激素、吸氧等治疗,无好转,转入我院。既往无其他眼病史。

入院体检:全身情况正常。眼科检查:右眼正常。左眼视力指数 /20cm(颞侧),结膜混合充血(+),角膜上皮大片点状浸润混浊,浅层基质有轻度水肿,房水不清,瞳孔圆,直径约为 5mm,对光迟钝,间接对光反应存,晶状体前囊及皮质不均匀混浊,玻璃体混浊,眼底视乳头边界清,C/D=0.8,视乳头周围及后极部视网膜灰白色水肿,见散在片状出血,颞侧血管节段性改变。2 点周边见白色眼球穿孔病灶,约 1/8 视乳头直径(DD)大小,相应处玻璃体内见膜状飘浮物(图 54-2A)。FFA 示:视乳头早期充盈缺损,晚期染色;视网膜动脉充盈明显迟缓,颞侧、上方及后极部视网膜血管充盈缺损,大片血管闭塞区,鼻侧视网膜血管节段性通透性增加;视乳头上方局灶性视网膜色素上皮活动性损害,早期荧光素轻度渗漏,晚期高荧光染色(图 54-2B)。吲哚青绿脉络膜血管造影(ICGA)示脉络膜血管充盈未见明显异常,颞上方周边部局灶性脉络膜萎缩。

2. 诊断　左眼药物毒性视网膜病变(庆大霉素性)。

3. 治疗经过　因玻璃体高浓度药物积存,为减少眼内药物毒性,入院第二天在局麻下行左眼玻璃体切割加晶状体切除联合硅油填充术,术中见 2 点赤道部与锯齿缘之间眼球壁穿通孔,支持诊断。术后予营养支持、抗炎、扩血管等治疗。

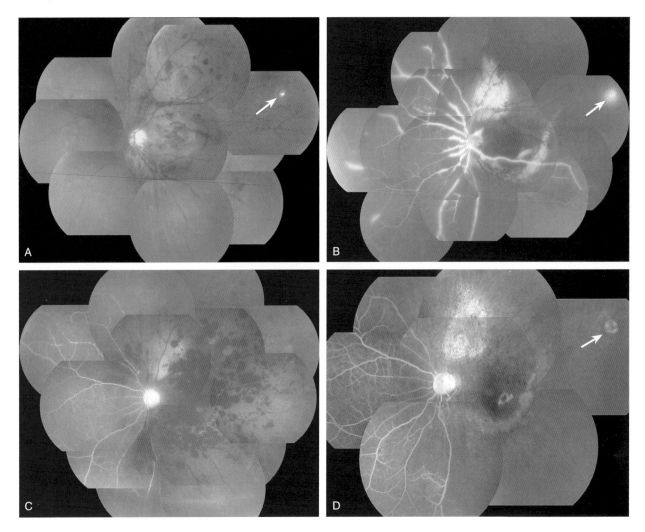

图 54-2 庆大霉素视网膜病变

A. 2004 年 6 月 3 日眼底拼图,视乳头充血水肿,视乳头周围及后极部侧网膜灰白色水肿,见散在片状出血,颞侧血管节段性改变,2 点周边见圆形白色穿孔,约 1/8DD 大小,相应处玻璃体内见膜状飘浮物(箭);B. 左眼 FFA 拼图,动脉充盈迟缓,管壁节段性扩张,染色,黄斑区、中周部及周边部广泛血管充盈缺损区域,视乳头旁上方脉络膜梗死灶高荧光染色,2 点穿孔高荧光(箭);C. 2004 年 6 月 17 日左眼 FFA 拼图显示视乳头强荧光染色,黄斑区视网膜出血增多遮蔽荧光,证明有血流灌注,血管壁扩张染色好转,部分区域毛细血管重新灌注,视网膜颞侧始终充盈缺损;D. 2004 年 10 月 19 日左眼 FFA 拼图:黄斑区出血吸收,视乳头高荧光染色,黄斑区部分重新灌注,颞侧始终为无灌注区,视乳头旁上方脉络膜梗死灶显示荧光染色,穿通伤口荧光染色(箭)

4. 治疗结果　出院时视力指数 /1m(颞侧),角膜透明,前房中深,前房闪辉(+),瞳孔圆,直径约为 4mm,对光反射存在,下方虹膜见周切口,无晶状体眼;玻璃体内约 3/4 体积充满硅油,眼底网膜颜色较入院时红,后极部及颞侧网膜上见大片出血,裂孔封闭好。复查 FFA 示鼻侧视网膜血管充盈较术前明显好转,后极部、上方及颞侧血管仍闭塞(图 54-2C)。随访期间,视力未增进,左眼眼压在 30mmHg 左右,上方角巩膜缘出现 3 处巩膜葡萄肿,视神经萎缩。随访至 2004 年 10 月 19 日,复查 FFA 显示黄斑区出血吸收,视乳头高荧光染色,黄斑区部分重新灌注,颞侧始终为无灌注区;视乳头旁上方脉络膜梗死灶显示荧光染色(图 54-2D)。

病例二:妥布霉素中毒性视网膜病变

1. 病例　患者女,22 岁,因"右眼视力下降 11 天,加重 5 天"于 2006 年 3 月 18 日以"右眼黄斑病变"收入中山大学中山眼科中心。患者于 2006 年 3 月 7 日在外院行双眼"外斜视矫正术",术毕行结膜下注射妥布霉素 2 万单位,术后第 1 天出现右眼视矇,考虑为眼内炎,于第 3 天再次行结膜下注射妥布霉素 2 万单位,视力下降明显加重,于当地行 FFA、OCT 检查,综合考虑为"右眼特发性视网膜血管炎",予大剂量肾上腺糖皮质激素冲击治疗(地塞米松 10mg 每日一次 ×3)及球旁注射地塞米松 2mg×3,辅以扩血管、营养神经治疗,治疗后视力无提高。入院眼部检查:视力右眼指数 /10cm,球结膜充血,鼻侧及颞侧可见结膜伤口,缝线在位。角膜透明,下方角膜上皮点状糜烂,前房中度深,晶状体前皮质羽毛状混浊。玻璃体轻度混浊,黄斑区不规则灰白色水肿,中央呈暗红,散在出血点(图 54-3A)。OCT 检查示后极部、黄斑区视网膜水肿,内层反射增强。左眼视力 0.3,小孔矫正至 1.0,眼球前段及眼底未见明显异常。眼压右眼 11mmHg,左眼 19mmHg。

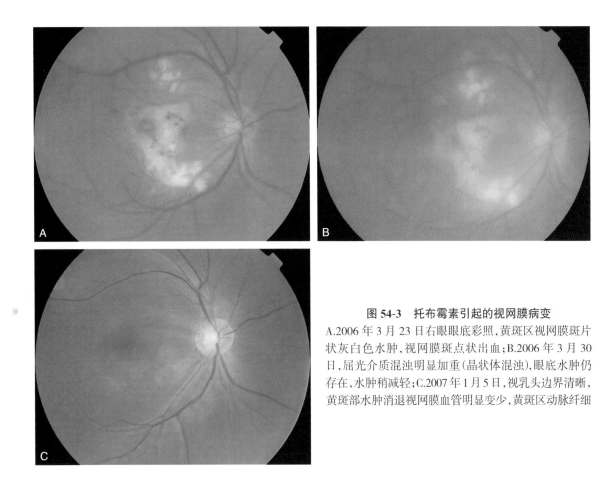

图 54-3　托布霉素引起的视网膜病变
A.2006 年 3 月 23 日右眼眼底彩照,黄斑区视网膜斑片状灰白色水肿,视网膜斑点状出血;B.2006 年 3 月 30 日,屈光介质混浊明显加重(晶状体混浊),眼底水肿仍存在,水肿稍减轻;C.2007 年 1 月 5 日,视乳头边界清晰,黄斑部水肿消退视网膜血管明显变少,黄斑区动脉纤细

2. 诊断　①右眼妥布霉素中毒性视网膜病变;②右眼并发性白内障。

3. 治疗经过　入院后静脉滴注地塞米松 10mg 每日一次,三天后地塞米松减量到 5mg,三天后换成泼尼松片 60mg 顿服 / 日,以后逐渐减量。辅以扩血管、营养神经、能量合剂等全身局部治疗,治疗后右眼晶状体前表面灰白色粘着物略减少,玻璃体混浊加重,视网膜水肿无减轻,未见新鲜出血点。查 ICGA 排除了脉络膜血管无灌注,但黄斑区视网膜血管无灌注(图 54-4A)。治疗后,2006 年 3 月 30 日复查 FFA 观察血管再通情况:黄斑区仍无血管灌注,周围大血管扩张,荧光素渗漏,管壁染色(图 54-4B),预示患者预后不佳。

4. 治疗结果　2006 年 4 月 23 日出院时右眼视力指数 /30cm,眼压 13mmHg,晶状体前囊及后囊下混浊,玻璃体混浊,眼底窥视欠清,隐见视乳头及血管走行。随后行白内障超声乳化手术,随访至 2007 年 1 月 5 日,眼底黄斑部水肿吸收,视网膜血管明显减少,黄斑区动脉纤细(图 54-3C)。复查 FFA 显示后极部部分血管闭塞,黄斑区毛细血管闭塞,较 2006 年 3 月 30 日 FFA 部分血管恢复灌注(图 54-4C)。

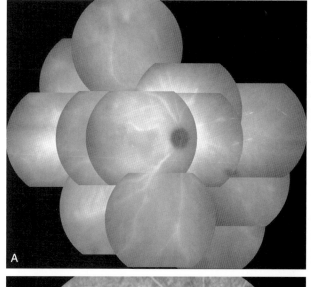

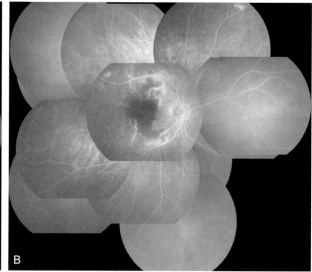

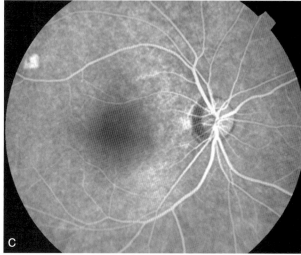

图 54-4 眼底荧光血管造影

A. 2006 年 3 月 23 日右眼 ICG 拼图,后极部及中周部视网膜静脉吲哚菁绿渗漏,黄斑区视网膜血管部分无灌注,脉络膜血管未见无灌注;B. 2006 年 3 月 30 日 FFA,后极部节段性视网膜静脉荧光素渗漏,黄斑部血管无灌注,颞上黄斑血管弓处局灶性色素上皮损害,荧光素染色,鼻上周边部局灶性色素上皮损害、色素脱失;C. 2007 年 1 月 5 日,后极部部分血管闭塞,黄斑区毛细血管闭塞,较 2006 年 3 月 30 日 FFA 部分血管恢复灌注

（李 梅）

参 考 文 献

1. Weekley RD,Potts AM,Reboton J,et al. ,Pigmentary retinopathy in patients receiving high doses of a new phenothiazine. Arch ophthalmol. 1960; 64:65-76.

2. Hart WM,Burde RM,Johnston GP,et al. Static perimetry in chloroquine retinopathy: perifoveal patterns of visual field depression. Arch Ophthalmol. 1984;102:377-380.

3. Petersson GJ,Fraunfelder FT,Meyer SM. Oral contraceptives. Ophthalmology. 1981;88:368-371.

4. Brown GC,Eagle RC,Shakin EP,et al. Retinal toxicity of intravitreal gentamicin. Arch Ophthalmol. 1990;108:1740-1744.

5. Lim JI,Anderson CT,Hutchinson A,et al. The role of gravity in gentamicin-induced toxic effects in a rabbit model. Arch Ophthalmol. 1994;112:1363-1367.

6. Thomas JV,Gragoudas ES,Blair NP et al. Correlation of epinephrine use and macular edema in aphakic glaucomatous eyes. Arch Ophthalmol. 1978;96:625-628.

7. Schumer RA,Camras CB,Mandahl AK. Latanoprost and cystoid macular edema: is there a causal relation? Curr Opin Ophthalmol. 2000;11:94-100.

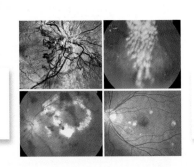

第五十五章 放射性视神经和视网膜病变

放射性视神经和视网膜病变(radiation neuropathy and radiation retinopathy)是指眼部被辐射后产生的视觉系统的损害。放射性视网膜病变的特点是迟发慢性阻塞性血管病变,可引起毛细血管无灌注、大血管阻塞、新生血管和视网膜功能损害等。

一、病因与发病机制

1. 病因　任何外来的或局部敷贴治疗的放射源都可以是放射性视神经和视网膜病变原因。一般发生于鼻咽癌部和鼻窦放射治疗后,也可见于面部或眼睑皮肤肿瘤放疗后。因甲状腺疾病行眼眶放疗、眼眶炎性假瘤以及中枢神经系统肿瘤行颅内放疗后也有放射性视网膜病变的报道[1]。放射性视网膜视神经病变的发病与放射剂量相关,但没有一个特定的阈值剂量,估计引起放射性视神经和视网膜病变的放射剂量在 15~60Gy。接受少于 25Gy 总剂量的照射,不可能发生显著的视网膜病变;照射总剂量高于 45Gy,视网膜病变的发生率显著增加[2]。

2. 发病机制　暴露辐射后引起视网膜血管内皮细胞损伤,而血管周细胞正常,这是因为内皮细胞直接接触血管内高浓度的氧和铁环境,产生自由基,导致细胞膜损伤[3,4]。内皮细胞损伤代偿性修复后血管闭锁和微血管瘤形成,侧支血管扩张。视网膜毛细血管闭塞可引起黄斑水肿、视乳头和视网膜新生血管形成、玻璃体积血和牵拉性视网膜脱离。较高的放射剂量可使脉络膜血管闭锁。放射线引起的视神经病变机制还没完全了解,照射对视神经的直接损伤和轴索脱髓鞘是一个方面,另一方面损伤视神经毛细血管引起继发性缺血,导致视神经不可逆损伤[5]。

二、临床表现

从暴露辐射线到发生视神经视网膜病变的时间是 1 个月到 15 年,但最常见是半年~3 年[6]。放射线对视网膜血管的迟发损害主要引起血管的功能不全和阻塞,从而出现临床病变。

(一)症状
早期无症状,随着眼底病变的发展和视神经萎缩,视力进行性下降。

(二)体征
放射性视网膜病变的眼底表现与糖尿病视网膜病变相似,早期可表现为后极部散在的毛细血管阻塞病灶、棉绒斑、微血管瘤、扩张的侧支循环,也可合并硬性渗出和视网膜浅层出血(图 55-1)。随着病情进展可出现黄斑水肿,严重者表现视乳头肿胀、视网膜和视乳头新生血管,玻璃体出血,牵拉性视网膜脱离,虹膜红变和新生血管青光眼,甚至眼球萎缩。有时也可见与放射野相一致的局部视网膜病变[7]。

放射性视神经病变常与放射性视网膜病变同时存在,表现为视乳头充血肿胀,视乳头周围黄白色渗出,可有出血和棉绒斑(图 55-2)。晚期萎缩苍白(图 55-1、图 55-2),视力严重下降。

(三)辅助检查
1. 荧光素眼底血管造影(FFA)　可以发现早期眼底改变,主要表现为毛细血管闭塞、微血管瘤或渗漏(图 55-3A~C)。晚期大片毛细血管无灌注区,大血管也发生渗漏和变细,新生血管形成和渗漏荧光。视神经受累及表现视乳头肿胀和渗漏荧光,最终视神经萎缩(图 55-3D~F)。

2. 吲哚青绿脉络膜血管造影　可显示脉络膜低灌注。

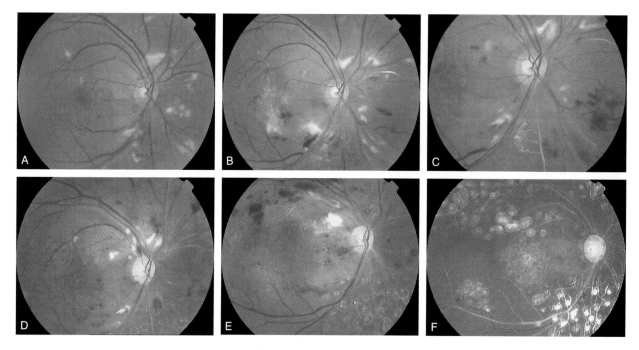

图 55-1 放射性视神经和视网膜病变演变过程

A.患者右侧鼻咽癌放射治疗后双眼视神经视网膜病变,右眼较重;早期眼底照片显示视乳头正常和血管行径正常,仅在后极部见到大小不一的棉绒斑;B.半年后发展到视乳头开始萎缩,视网膜血管粗细不一,有新生血管形成,后极部棉绒斑仍可见,出现黄斑水肿和片状出血;C.三个月复查,病变进一步加重,后极部大血管出现闭塞,鼻下新生血管明显,出血和渗出均减少;D.四个月后,视乳头苍白,下半动脉白线状,下方可见激光斑,后极部仍见出血和棉绒斑;E.半年后复诊,下半病情已经稳定,上半动脉变细,出现白线状,黄斑以上视网膜大量新生血管和出血;F.发病4年后,经过药物治疗和反复光凝治疗,其中一次玻璃体积血做了玻璃体切除,病情稳定,视神经萎缩,以动静脉血管完全闭塞而告终,下方仍残留一支新生血管(刘文提供)

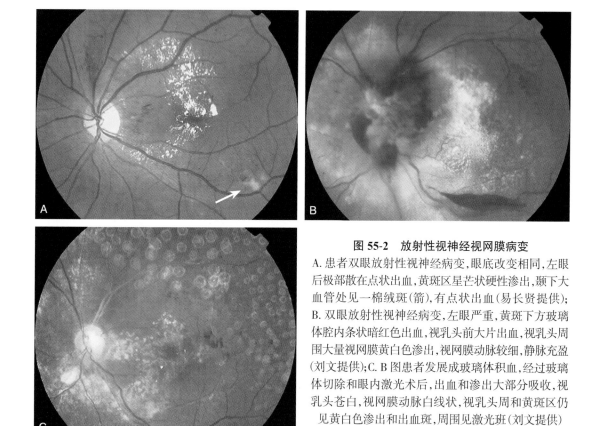

图 55-2 放射性视神经视网膜病变

A.患者双眼放射性视神经病变,眼底改变相同,左眼后极部散在点状出血,黄斑区星芒状硬性渗出,颞下大血管处见一棉绒斑(箭),有点状出血(易长贤提供);B.双眼放射性视神经病变,左眼严重,黄斑下方玻璃体腔内条状暗红色出血,视乳头前大片出血,视乳头周围大量视网膜黄白色渗出,视网膜动脉较细,静脉充盈(刘文提供);C.B图患者发展成玻璃体积血,经过玻璃体切除和眼内激光术后,出血和渗出大部分吸收,视乳头苍白,视网膜动脉白线状,视乳头周和黄斑区仍见黄白色渗出和出血斑,周围见激光斑(刘文提供)

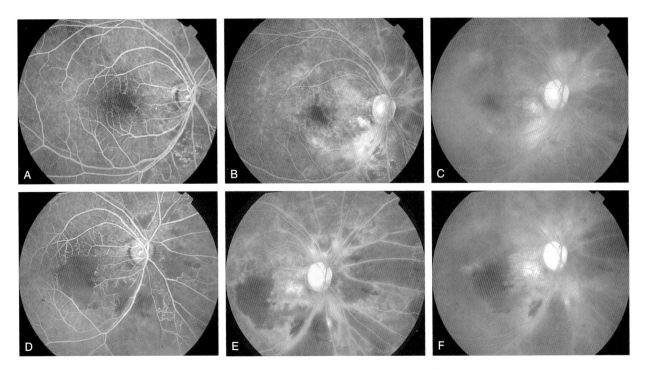

图 55-3　放射性视神经和视网膜病变眼底荧光血管造影

A. 图 55-1 患者第一次检查,FFA 早期,后极部仅见黄斑及下方微血管瘤形成,下方有局灶性视网膜缺血区;B. 随着造影时间延长,视乳头和后极部渗漏荧光,黄斑及后极部见许多微血管瘤和大小不等的无灌注区,以鼻侧明显 C. 造影晚期,视乳头和后极部视网膜强荧光渗漏;D~F. 半年后,黄斑区大片缺血,各时段的眼底改变均较半年前加重(刘文提供)

3. 视野检查　视野改变常没有规律性,也可见到不典型的与视乳头相连的弓形暗点(图 55-4),严重视神经损伤可呈管状视野或全盲。

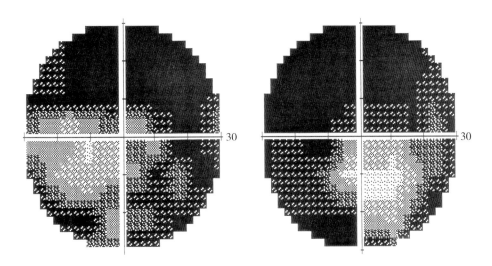

图 55-4　双眼视野缺损

患者右眼视力 0.6,左眼 0.4,双眼上方视野与视乳头相连的不规则弓形视野缺损,下方呈不规则视野缺损(刘文提供)

4. 相干光断层成像仪　能帮助评价黄斑改变及水肿。

5. B 型超声波检查　在玻璃体积血患者应常规做超声波检查,可了解玻璃体混浊和后脱离情况,还可了解是否有玻璃体增生牵拉和视网膜脱离(图 55-5)。

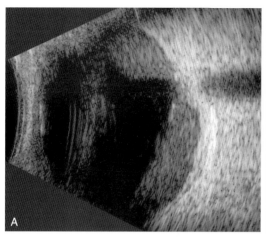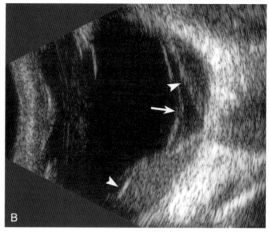

图 55-5　B 型超声波检查

A.图 55-1 患者发展成玻璃体积血,玻璃体没有完全后脱离,与视乳头相连形成一 V 字形,前面是透明的玻璃体腔,后面是混浊的玻璃体积血;B.玻璃体已完全后脱离(箭),视网膜脱离脱离呈 V 字形与视乳头相连(箭头),视网膜下致密高回声为出血进入视网膜下(刘文提供)

三、诊断和鉴别诊断

(一)诊断

根据眼部受过辐射的病史,以及视网膜阻塞性微血管病变,可提示诊断。荧光血管造影可为临床诊断提供帮助。本病通常伴有视网膜毛细血管无灌注区,视网膜的毛细血管损害先于大血管改变。

(二)鉴别诊断

1. 糖尿病性视网膜病变　眼底表现非常相似,但病史不同。可询问是否有接受放疗病史,查看治疗记录明确眼部是否在放射区。

2. 其他　还应同分支静脉阻塞、中央静脉阻塞、高血压视网膜病变、Coats 病和黄斑旁毛细血管扩张症相区别。鉴别要点是这些疾病均没有接受放射治疗病史。

四、治　　疗

(一)非手术治疗

1. 眼底激光　黄斑区格栅样光凝对于黄斑水肿治疗有效。视网膜无灌注区容易引起视网膜新生血管化、玻璃体积血或牵拉性视网膜脱离,应预防性光凝视网膜无灌注区(图 55-6)。

2. 抗血管内皮生长因子(VEGF)药物　玻璃体腔内注射抗 VEGF 药物治疗放射性视网膜病变和黄斑囊样水肿,可显著地减少视网膜出血和黄斑水肿,但要多次注射,最终视力提高不理想[8]。

3. 高压氧治疗　效果目前尚未确定,甚至可加重病情。高压氧和肾上腺糖皮质激素治疗疗效欠佳。

(二)手术治疗

对于长时间不吸收的玻璃体积血和牵拉性视网膜脱离可行玻璃体手术治疗。

五、预　　防

适当屏蔽眼部结构能减少外源性射线引起的放射性损伤,用外源性辐射的超分割治疗已减少了放射性视网膜病变的发生率。对局部敷贴治疗的各种预防措施也能减少对黄斑的损伤,如通过使用校准敷贴器和偏心定位敷贴器来减少照射剂量[9]。在局部敷贴治疗同时球旁注射曲安奈德 40mg,随即对照 18 个月后,治疗组较对照组有着更少的黄斑水肿和中度到重度的视力丧失,对黄斑有着明显的保护作用;而两组的眼压升高和白内障的发生率相似[10]。另一研究在敷贴治疗的边缘预防性打上三排不连续的激光斑,能预防视力显著地下降[11]。

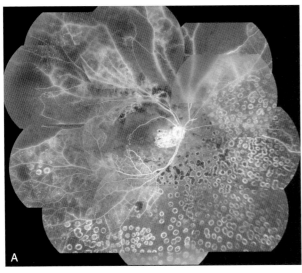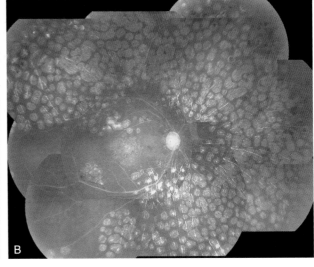

图 55-6　光凝治疗

A. 和图 55-1 为同只眼,FFA 拼图显示视乳头高荧光,边界欠清,视乳头颞侧旁残留血管扩张和渗漏荧光;大血管分支消失,鼻侧动静脉均闭塞;黄斑区和颞侧视网膜大片无灌注区和微动脉瘤,大小血管均渗漏荧光,鼻侧及下方见激光斑,无明显荧光渗漏;B. 补充光凝术后三年,视神经萎缩苍白,视网膜血管均呈白线状,黄斑区灰白色萎缩斑,视网膜广泛激光斑,仅颞下未激光,视力仅指数(刘文提供)

六、治疗效果和典型病例

(一)治疗效果

　　轻度的非增生性放射状视网膜病变,表现毛细血管无灌注和偶尔见到微血管瘤,不会明显地影响视力,可稳定数年。然而,大多数放射治疗后患者都出现显著地视力下降。放射性视网膜病变视力下降的原因通常为中心凹无灌注(造成永久视力损害)、黄斑水肿、玻璃体积血、视网膜脱离、新生血管性青光眼、白内障和放射性视神经病变。病变一般为缓慢进展,最终视力预后较差,较好的可保持阅读视力[12]。增生性视网膜病变即使做了全视网膜光凝,视力预后也较差。以下情况可加重放射性视网膜病变:①有基础微血管病的患者更容易恶化;②糖尿病患者与非糖尿病患者相比,即便接受更低的放射剂量也容易出现病变;③接受过化疗的患者病变更明显[6]。

(二)典型病例

放射性视神经视网膜病变继发孔源性视网膜脱离

　　1. 病例　患者男,39 岁,因"左眼放疗后视物不清 4 年,加重 3 月",以"左眼玻璃体积血、视网膜脱离和双眼放射性视网膜病变"于 2012 年 1 月 9 日收入中山大学中山眼科中心。患者 4 年前因鼻咽癌在广州南方医院放射治疗,之后出现左眼视力下降。半年前于我院就诊见双眼底视网膜出血(图 55-7),行双眼视网膜光凝。因左眼视力进一步下降,在我院做 B 型超声波显示:左眼玻璃体混浊,牵拉性视网膜脱离(图55-5B),以上述诊断入院。入院全身检查无特殊。眼部检查:右眼视力 0.6,针孔矫正到 1.0,眼球前段检查无异常,玻璃体透明,黄斑区见黄白色渗出及陈旧性激光斑。左眼视力光感,矫正无提高,光定位不准,晶状体皮质不均匀混浊,玻璃体混浊程度Ⅳ级,眼底窥不见。眼压测量:右眼 9.5mmHg,左眼 7.1mmHg。

　　2. 诊断　①左眼玻璃体积血;②左眼视网膜脱离;③双眼放射性视神经视网膜病变;④并发性白内障。

　　3. 手术方案　患者因放射性视网膜病变引起左眼玻璃体积血和视网膜脱离,必须行玻璃体切除手术,复位视网膜。

　　4. 手术经过　2012 年 1 月 10 日在局部麻醉下行"左眼玻璃体切除术",术中见后极部视网膜脱离,视乳头颞上 3.5 视乳头直径(DD)处见大小为 2/3DD 裂隙状孔。剥离增生膜后,气/液交换视网膜下液和出血后,行裂孔周和视网膜光凝,硅油填充。术后面向下体位,常规防感染、止血和对症治疗。

　　5. 手术结果　患者术后第 6 天,左眼视力手动 /30cm,眼压 16.4mmHg,玻璃体硅油填充,视网膜平伏,

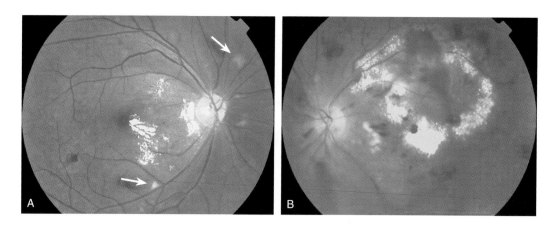

图 55-7　双眼放射性视神经视网膜病变

A. 2011 年 6 月 20 日检查,右眼视乳头颜色稍淡,边界清,视乳头周围见棉绒斑(箭)和颞侧黄斑区黄白色硬性渗出,后极部可见到几个点或片状出血;B. 左眼玻璃体轻度混浊,视乳头色稍淡,边界清,动脉血管稍细,静脉充盈,视乳头周围见放射状出血和棉绒斑,黄斑及上方见大量点片状视网膜内出血和片状玻璃体腔出血,有环形黄白色硬性渗出(刘文提供)

裂孔已封闭,带药出院。术后 6 个月,2012 年 7 月 19 日再次入院行"左眼硅油取出及气液交换"。术后视力曾经提高到 0.15,视网膜平伏,眼压 11.9mmHg,术后第三天出院。2012 年 10 月 7 日复诊,做 FFA 证实双眼视神经和视网膜病变均较第一次检查加重,右眼视神经开始萎缩,视网膜渗出增加(图 55-8A、B)。左

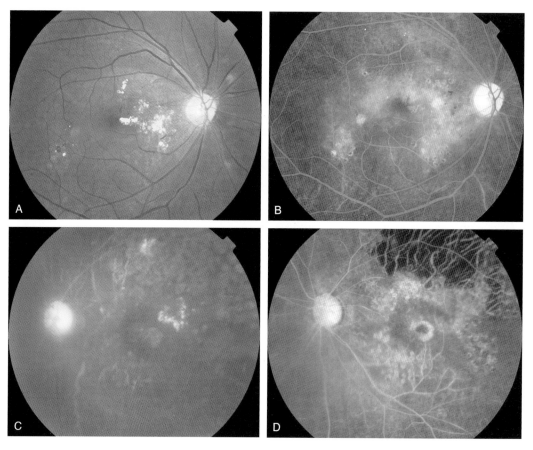

图 55-8　治疗后

A. 2012 年 10 月 17 日复诊,右眼视乳头淡黄,出现新的棉绒斑,黄斑区周围渗出增加和散在出血点;B. 右眼 FFA 显示视乳头和大血管弓范围渗漏荧光;C. 左眼视乳头苍白,边界清,大部分血管白线状,黄斑灰黄色萎缩灶,颞上方有黄白色硬性渗出,颞上方裂孔处激光斑;D. 左眼 FFA 显示视乳头高荧光,边界清,大血管能显影,动静脉均细,黄斑区环形高荧光,周有环形点状高荧光区,后极部视网膜渗漏荧光,颞上激光处视网膜脉络膜萎缩,透见脉络膜大血管(刘文提供)

眼视神经苍白,大部分血管白线状,视网膜萎缩变薄,呈豹纹状眼底(图 55-8C、D)。双眼眼压正常。2013 年 3 月,因左眼晶状体混浊加重,在我院行白内障超声乳化。2013 年 4 月 24 日随访,右眼视力 0.5,左眼手动,双眼视网膜病变进一步加重。

(李梅　刘文)

参 考 文 献

1. Kinyoun JL, Orcutt, JC. Radiation retinopathy. JAMA. 1987; 258:610-611.

2. Parsons JT, Bova FJ, Fitzgerald CR, et al. Radiation retinopathy after external-beam irradiation: analysis of time-dose factors. Int J Radiat Oncol Biol Phys. 1994; 30:765-773.

3. Archer DB, Amoaku WM, Gardiner TA. Radiation retinopathy—clinical, histopathological, ultrastructural and experimental correlations. Eye. 1991; 5:239-251.

4. Archer DB, Gardiner TA. Ionizing radiation and the retina. Curr Opin Ophthalmol. 1994; 5:59-65.

5. Danesh-Meyer HV. Radiation-induced optic neuropathy. J Clin Neurosci. . 2008; 15:95-100.

6. Durkin SR, Roos D, Higgs B, et al. Ophthalmic and adnexal complications of radiotherapy. Acta Ophthalmol Scand. 2007; 85:240-250.

7. Amoaku WMK, Archer DB. Cephalic radiation and retinal vasculopathy, Eye. 1990; 4:195-203.

8. Gupta A, Muecke JS. Treatment of radiation maculopathy with intravitreal injection of bevacizumab (Avastin). Retina. 2008; 28:964-968.

9. Puusaari I, Heikkonen J, Kivela T. Effect of radiation dose on ocular complications after iodine brachytherapy for large uveal melanoma: empirical data and simulation of collimating plaques. Invest Ophthalmol Vis Sci. 2004; 45:3425-3434.

10. Horgan N, Shields CL, Mashayekhi A, et al. Periocular triamcinolone for prevention of macular edema after plaque radiotherapy of uveal melanoma: a randomized controlled trial. Ophthalmology. 2009; 116:1383-1390.

11. Finger PT, Kurli M. Laser photocoagulation for radiation retinopathy after ophthalmic plaque radiation therapy. Br J Ophthalmol. 2005; 89:730-738.

12. Kinyoun JL, Lawrence BS, Barlow WE. Proliferative radiation retinopathy. Arch Ophthalmol. 1996; 114:1097-1100.

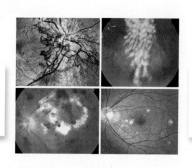

第五十六章
视网膜光损伤

过强的光或长时间直视光源对视网膜造成的损害叫视网膜光损伤(light-induced retinal damage)。很久以前，人们就注意到直视日光可产生永久性的视力损害。但直到 1912 年，Birch-Hirschfeld[1]才首次提出日蚀盲的原因是日光中的可见光谱造成视网膜失活。1916 年 Verhoeff 和 Bell[2]更正了这一概念，提出日光性视网膜病变源于日光对视网膜的热灼伤，并强调眼对光损伤具有防御机能。1966 年 Noell[3]首次建立了视网膜光损伤的大鼠试验模型，证实低照度长时间光照射可使大鼠视网膜变性。光主要是通过光机械效应、光热效应或者光化效应对眼组织结构造成损伤[4]。每一种损伤机制都有其临床应用和危害。多数学者认为，在视网膜光损伤中，光化学作用起着相当重要的作用，而光的机械损伤作用小，一般情况下光的热效应在自然光环境中不致引起不可逆的视网膜损伤[5]。但在一定的条件下它们也可能共同参与对视网膜的损伤作用。

人眼能感受的可见光波长为 400~700nm，低于可见光波长者称为紫外光(ultraviolet radiation，UVR)，虽然其能量只占日光辐射能量的 5%，但对眼的危害最大。根据对生物组织的效应不同，紫外光按其波长又分为三种成分：紫外光 A(UV-A，320~400nm)，紫外光 B(UV-B，290~320nm)，紫外光 C(UV-C，100~290nm)。UV-A 又称为近紫外光，为晒黑皮肤的主要成分，还可产生光敏反应。UV-B 可引起日光灼伤，发生皮肤红斑和水泡，并可增加皮肤癌的发病率。太阳产生的 UV-C 因无法通过臭氧层到达地面，故人们能接触到的 UV-C 多由人工光源如紫外杀菌灯等产生[6]。高于可见光波长者称为红外光(infrared light)，波长为 770~1000nm。1973 年 Ham[7]发现日光中的短波长光较长波长光更易造成视网膜损伤。而且不同波长的光所致视网膜的损伤有所不同，红外光所致视网膜损伤不仅为热损伤，还具有增强短波长光所致光化学损伤的作用。而蓝光作用于视网膜则表现为某种类型的光化学损伤[6]。

人类接触的环境光主要为太阳光和照明用光，由于太阳光的波长范围大，辐射强度高，加上户外活动容易与太阳光接触，因此环境光中日光性视网膜损伤较为常见，尤其多见于某些野外工作者。其他环境光，如摄像、摄影、舞台及生产用光等则根据不同职业有不同接触。近年来，随着眼科诊断、治疗所用光学仪器的增多及眼科显微手术的普及，由此引起的视网膜光损伤也日益增多。

第一节　病因与发病机制

视网膜较易受到光损伤，其原因有：①光感受器外段富含多价不饱和脂肪酸，易受自由基攻击；②内段有丰富的线粒体，因而具有较高的氧张力；③感光细胞层中有大量视紫红质可吸收大量的光子，易导致视网膜发生光损伤[8]。

一、光机械效应

光机械效应(mechanical effect)是组织在极短的时间内(10^{-9}~10^{-12} 秒)接受强光照射使组织在光子的冲击下发生瞬间的变化而机械性地损伤组织。光作用于靶组织后引起的电离效应，形成等离子体，借助等离子体迅速膨胀，产生震荡冲击波，使视网膜发生机械损伤。此种损伤多发生于工业用 Q 开关激光意外事故和临床使用 Nd:YAG 激光切割玻璃体内组织时，激光焦点与视网膜表面太近产生相互作用所致[9-11]。

应用在眼科手术学中的光机械相互作用包括光破裂、光碎片化及光气化作用[12]。

二、光 热 效 应

光热效应(hermal effect)是高能量被组织吸收转化为热能,使局部组织内的温度升高,当组织内的温度升高到超出体温一定的限度时,即可使组织内的各种蛋白质成分(包括酶系统)发生变性凝固而产生损伤。在光作用下,视网膜色素上皮(RPE)和脉络膜中的黑色素可吸收光子,能暂时增加暴露的色素组织的温度[13-16],通过热传导将这种高温从被加热的损伤组织传到临近的组织,损坏其表面的神经视网膜以及间接的、未暴露的视网膜和脉络膜组织[13,15]。升高的脉络膜视网膜温度使蛋白质变性、损坏细胞内部结构、中断酶联反应、并产生局部及远距的炎症反应和细胞损伤[17]。眼底病的激光治疗即是利用了光对视网膜的热凝固效应。

三、光 化 学 效 应

光化学效应(photochemical effect)是由不引起明显温度升高的、低能量的、相对较长时间的光照所引起的视网膜组织的病理变化。视网膜是体内特殊的光化学反应器官,其感光细胞中含有很多视色素,可以吸收辐射光谱中某些波段的光子而被激发。因此,无论是否伴随外源性光敏剂,它都会发生光化学性损伤。光敏化的分子可直接作用于靶组织,产生一型反应(自由基),或者伴随氧分子产生单态氧或超氧化物作用于靶组织,产生二型反应(光动力)[18]。利用维替泊芬作为光敏剂的光动力疗法治疗脉络膜新生血管就是利用了光化学效应。

第二节 眼组织对视网膜光损伤的防护作用

正常人的角膜、房水、晶状体可以吸收大部分具有可能损害眼的近紫外光,使之不能进入玻璃体和视网膜,但大量的临床、基础及流行病学研究显示,长期光照射能诱发活性氧自由基的产生,脂质过氧化物的形成,使视网膜细胞处于氧化应激状态;造成细胞损伤、凋亡、生物膜溶解和细胞坏死,引起或加重一系列眼病,如:年龄相关性黄斑变性(age-related macular degeneration,AMD)、视网膜色素变性(retinitis pigmentosa,RP)等,严重者可导致视力丧失[19]。

一、眼屈光间质对紫外辐射的吸收

眼屈光间质对大部分紫外光具有吸收作用,只有很少部分的紫外光可到达视网膜。角膜可吸收几乎全部的 UV-C(<290nm),320nm 的紫外光有 60% 可穿过角膜。人类晶状体对光的透过能力随年龄增加而下降。在新生儿,少量近紫外光及大部分蓝光可到达视网膜及 RPE 层,正常青年人的晶状体可吸收大部分 370nm 以下的紫外光,到 30 岁时晶状体透过的紫外线可忽略不计,透过的蓝光也明显减少。在晶状体老化颜色发黄后,甚至可吸收可见光中的蓝光。在正常成年人,320~340nm 的紫外光能到达视网膜者不足 1%,360nm 的紫外光仅有 2% 能到达视网膜[20]。

二、视网膜抗氧化机能

视网膜本身具有一定的抗氧化能力,在一定程度上能预防光化学损伤。超氧自由基(superoxide radical)即 O_2^-,是人体内产生的活性氧自由基,能引发体内脂质过氧化,加快肌体的衰老过程,并可诱发癌症、心血管疾病等,严重危害人体健康。视细胞外节膜盘上有超氧化物歧化酶(superoxide dismutase,SOD)[21],可将超氧自由基转化为过氧化氢和氧气除掉。谷胱甘肽过氧化物酶存在于 RPE 细胞内,可以对抗脂质过氧化物和过氧化氢的形成[22]。另外,视网膜内还有小分子抗氧化剂,包括水溶性的维生素 C 和脂溶性维生素 E 等[23]。

三、黑色素的作用

在 RPE 细胞和脉络膜黑色素细胞内有大量的黑色素,可以吸收多余的光能量,能破坏光化学反应产生的活性氧、自由基,使视网膜免受光毒性的影响。但也有人认为,在频繁受到蓝光和近紫外光照射时,对黑色素本身也有细胞毒性。

四、黄斑区叶黄素

黄斑区叶黄素位于黄斑区内丛状层和光感受器轴突内,光谱吸收峰大约为 460nm(390~480nm),其生理意义一方面通过减少光的散射改善视力,另一方面保护黄斑区的 RPE 免受光的毒害。

五、脉络膜热能消散作用

脉络膜与 RPE 内的黑色素在吸收光能量后可产生热能。热量具有增强短波长光所致光化学损伤的作用,所以视网膜热环境是影响光损伤的一个重要因素。由于 RPE 细胞紧邻脉络膜毛细血管,脉络膜有丰富的血循环(占眼血流的 85%),因此,脉络膜的功能之一即是消散 RPE 细胞吸收光能后产生的热量。Parver[24]的一项研究证实,在对视网膜增加光照度时,脉络膜的血流量也随之增加。

第三节　临　床　表　现

不同原因所致的光损伤其临床表现有所不同。

一、日　光　损　伤

一般情况下,偶尔意外的直视太阳是安全的,但在晴朗的天气长时间直视太阳可能会有潜在的危险。太阳在空中最高点时,其在视网膜像的直径为 160μm,小于中心凹的直径(350μm),即使在晴朗的中午,当瞳孔直径为 3mm 时直视太阳仅能使视网膜温度升高 4℃,远远低于视网膜激光凝固时所需的温度[25]。相反,当瞳孔直径扩大到 7mm 时直视太阳会使视网膜温度上升至 22℃,远远大于视网膜光凝超过 10℃的阈值[13,25]。因此,短时观看日光引起的视网膜温度升高不足以造成视网膜热损伤,大多数日光性视网膜病变(solar retinopathy)为光化学或经过热作用加强的光化学损伤。用望远镜辅助观察太阳时,其间瞳孔会扩大,故能引起视网膜温度更高的上升[25],观察日食特别危险。曾有报道用摄像机拍摄日食后发生黄斑出血的病例[26],也有报道在严重低血糖[27]或滥用药物时直视太阳会造成损伤[28,29]。

(一)症状

在裸眼直视日光或观察日蚀后,出现后像、红视、视物模糊以及中心暗点。

(二)体征

临床上典型的日光性视网膜病变眼底可表现为黄斑中心凹浅黄色的损伤(图 56-1B)[30],1~2 周后病变消退,有时也会发生中心凹变形或裂孔形成[29,31,32]。荧光素眼底血管造影(FFA)通常表现正常(图 56-1C、D),但严重的损伤会出现荧光渗漏(图 56-2)。损伤后视力可以恢复正常,也可降至 0.2~0.5,6 个月后一般可恢复到 0.5~1.0。

日光性视网膜病变的类型取决于暴露的情况及光线到达照射部位的强度。一般认为日光性视网膜损伤应当主要是短波光所致的化学损伤,光在视色素反应产生有毒性的自由基使脂质膜被损坏。视网膜色素上皮和光感受器是体内代谢最活跃的细胞,也最敏感,因此最易受损伤。一般在照射后 48 小时内出现眼底异常,但损伤修复是可逆的[33]。另有认为日食光聚焦是红外线所造成的视网膜的热损伤[34]。由于红外线传播到黄斑部聚成焦点,被视网膜组织吸收后,使组织中的分子运动率增加,产生热量所致,造成黄斑部视网膜灼伤、水肿、出血、视力下降[26](图 56-2)。

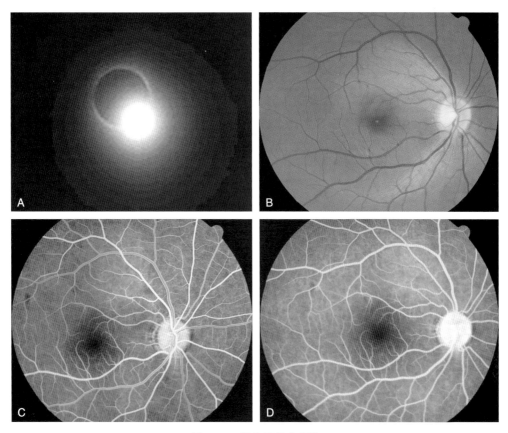

图 56-1　黄斑日偏食损伤

A. 日偏食,2009年7月22日上午9点开始到12点左右结束,中国整个长江中下游流域发生了一次月亮遮挡太阳光的天文现象,这是在浙江省台州市看见遮盖面积很大的日偏食(摘自网络);B. 患者没有防护短暂观看左边日偏食后出现视力由 1.5 下降到 1.0,黄斑中心凹黄白色点状灼伤,边界清楚;C 和 D.荧光素眼底血管造影的早、晚期均未见有荧光渗漏(台州五官科医院提供)

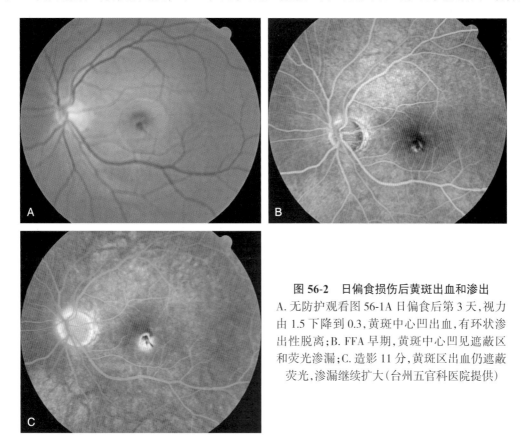

图 56-2　日偏食损伤后黄斑出血和渗出

A. 无防护观看图 56-1A 日偏食后第 3 天,视力由 1.5 下降到 0.3,黄斑中心凹出血,有环状渗出性脱离;B. FFA 早期,黄斑中心凹见遮蔽区和荧光渗漏;C.造影 11 分,黄斑区出血仍遮蔽荧光,渗漏继续扩大(台州五官科医院提供)

二、电焊光损伤

电光性角膜炎,又称电光性眼炎(electric ophthalmitis)是最常见的电焊光致眼部损伤,主要为短波长(280nm 以下)的紫外线损伤角膜上皮引起。但电焊光引起的黄斑病变却十分罕见,于 1902 年修建巴黎地铁时首次报道[35],是由光化学性视网膜损伤引起。电焊光中的可见光(特别是波长在 400~440nm 的光线)足以引起视网膜光损伤。高压电路短路后产生强烈闪烁,可能产生紫外线辐射,引起视网膜损伤[36]。多见于青年人,常为职业接触者,屈光间质清晰。

(一) 症状

电光性角膜炎患者会有灼热感、异物感、流泪、疼痛、视物模糊等。电焊弧光性黄斑病变与日光性视网膜病变有着相似的症状,可出现后像、红视、视物模糊以及中心暗点。

(二) 体征

电光性角膜炎表现为角膜上皮的点状缺损,荧光染色阳性。用低浓度的丁卡因(0.25%~0.5%)和表面润滑剂可缓解疼痛症状,一般在 24~48 小时后修复,疼痛消失。电焊弧光性黄斑病变与日光性视网膜病变有着相似的临床表现和病程[37-39]。严重者可发展为黄斑裂孔或者脉络膜新生血管[40]。

雪盲(snow blindness)是由积雪表面反射的阳光所引起的视力减弱或暂时失明现象。属于高山病的一种,也是一种电光性眼炎,是由于阳光中的紫外线经雪地表面的强烈反射对角膜和结膜上皮造成损害引起的炎症,特点是眼睑红肿、结膜充血水肿,有剧烈的异物感、疼痛、怕光、流泪和睁眼困难。人眼在较长时间受到这种散射光的刺激后,可出现眼前黑影,暂时严重影响视力,甚至失明,故被误认为"盲"。一般情况下,5~7 天可恢复正常。登山运动员和在空气稀薄的雪山高原上工作者易患此病。

三、激光引起的视网膜损伤

激光在人类生活中用途极其广泛,包括医学、工业、实验室、娱乐行业、军事及指示用途等[41]。激光的广泛应用导致了很多意外的损伤,因为可见光及近红外光在视网膜上的聚集,视网膜是最易受激光损伤的眼部组织,可以是机械损伤、热损伤或光化学损伤。因大部分是在直视光源时发生,所以病灶大部分位于黄斑中心凹附近。1mW 左右的激光产品如果直射入眼底就有可能会造成伤害,并且如果人眼长时间暴露在绿激光下,尤其当功率超过 5mW 时,只需短短几秒就可能对人眼造成永久性的功能损伤。但激光对眼睛的损害程度与激光波长、脉冲能量、脉冲宽度、光束发射角、光斑尺寸、距离、照射时间以及瞳孔的直径等密切相关。激光的功率越大,能量越强,照射时间越长,危险也就越大。

①操作激光的眼科医生和激光室工作人员容易受到激光散射引起视网膜损伤,这往往是由于光学界面反射引起,例如接触镜等。现有的红色瞄准光[42]有时也可以使操作者产生炫目感觉,但由于瞄准光远低于最大容许光照水平,因此不会对操作者造成显著的视网膜光毒性损伤。文献报道[15,43]使用染料激光和氩激光进行光凝,由于其发射波长不易引起视网膜损伤,对患者和操作者较为安全;②激光治疗视网膜疾病本身就是一种视网膜的光损伤,是利用它的损伤机制治疗视网膜疾病,但误伤到黄斑,可引起永久性视力下降;③激光笔损伤,美国产的激光笔受到美国食品与药品监督管理局(FDA)的监控,产品功率必须小于 5mW,而且必须附带标签提醒使用者不要直视激光束。蓄意直视激光笔超过 10 秒即有潜在危害[44,45];④舞台激光灯损伤,大多数的舞台激光灯损伤都是在生产或调试激光束或者某些程序的过程中直视光源时发生[46]。

(一) 症状

多数患者感到眼前突然闪光,继而出现一个不同颜色、不同大小的光斑或暗影,部分患者眼部有冲击感,同时出现不同程度的视力下降,重者短时间内不能分辨眼前物体,有的伤后出现数小时的目眩及畏光。一般在几周后视力逐渐恢复。如果中心凹处视网膜前出血、视网膜内出血或黄斑裂孔形成,视力严重下降伴中心黑影。

(二) 体征

一般是损伤黄斑,急性光化学损伤可没有明显的眼底改变,较强的损伤可出现黄斑区黄白色病灶,边界清楚或不清楚,可有出血(图 56-3A)。急性光机械损伤可表现视网膜内、视网膜前、玻璃体和(或)脉络膜出血[47-51]。出血进入玻璃体腔引起玻璃体混浊,视网膜前出血可形成液体平面(图 56-4),如果血液在玻

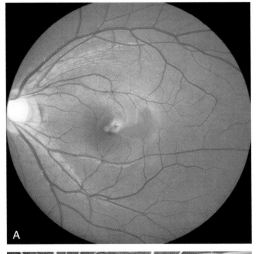

图 56-3 激光损伤黄斑

A. 患者被 808nm 激光射伤左眼,黄斑区两个黄色损伤,鼻侧较小,呈圆形,边界清;颞侧较大,边界不清,中央有出血点;B. FFA 1 分 26 秒黄斑区有三个渗漏点;C. 造影 8 分 38 秒,黄斑区渗漏点继续扩大(刘文提供)

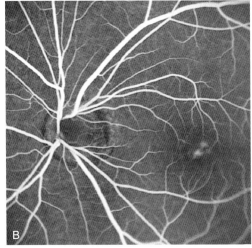

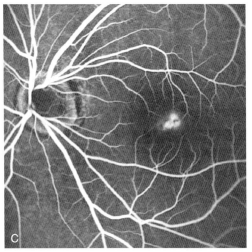

璃体下间隙、视网膜下间隙及 RPE 层下蔓延,会引起大面积的视网膜功能丧失。持续的视网膜下间隙出血能引起局部光感受器永久变性[52]。在重度损伤时能出现黄斑裂孔(图 56-5)[47-51]或脉络膜新生血管[46]以及瘢痕形成。医用激光治疗视网膜疾病时,立即出现白色边界清楚的激光斑,稍后激光斑边界变得模糊,持续约一周后逐渐表现为青灰色改变,长时间之后光凝斑内或整个色素沉着,有些呈环形或不规则脱色素呈黄白色(图 56-6)。

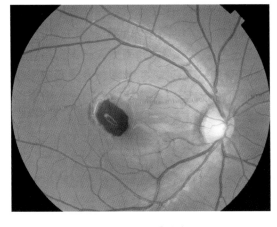

图 56-4 视网膜前出血

患者舞台白色激光射伤第 5 天,黄斑前暗红色出血隆起在视网膜表面(刘文提供)

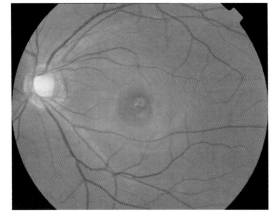

图 56-5 黄斑裂孔

图 56-3 患者激光射伤后 35 天,黄斑区瘢痕和裂孔形成(刘文提供)

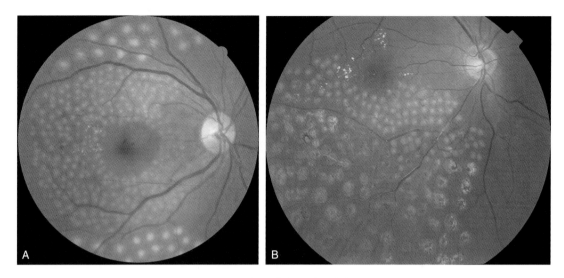

图 56-6　视网膜光凝后眼底表现

A.医用激光治疗视网膜疾病后,立即出现白色边界清楚的激光斑,稍后,激光斑边界变的模糊(上下稍大的
激光斑);B.白色激光斑持续约一周后,出现激光斑脱色素和(或)色素沉着

（三）辅助检查

1. FFA　能显示 RPE 的损害,造影早期就有荧光渗漏,以后逐渐增强和扩大,渗漏明显可形成围绕损伤强荧光环(图 56-3)。

2. 相干光断层成像仪(OCT)　激光照射程度不同,OCT 表现不同,但一般均有 RPE 和光感受器外节的改变。轻微损伤可仅仅是 RPE 和光感受器外层密度减低(图 56-7A),中度损伤 RPE 和感受器、外丛状层和外核层结构紊乱或中断(图 56-7B),严重损伤可引起中心凹各层结构消失,形成空腔(图 56-7C)。

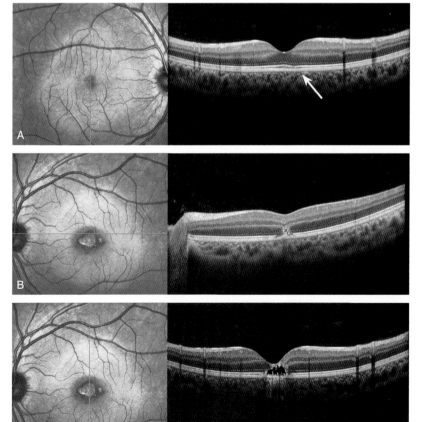

图 56-7　OCT 检查

A.轻微损伤,黄斑上方小黄色点,OCT 仅显示 RPE 和光感受器外层密度变淡(箭);B.在损伤边缘处,可见到从 RPE 到外丛状层均损伤;C.黄斑中心凹各层均损伤,形成空腔,空腔内残留丝状物(刘文提供)

目前在各种类型的激光器中按其功率输出大小及对人体伤害分为以下四级:功率小于0.4mW的低输出激光可以保证设计上的安全,不必特别管理;功率0.4~1mW的低输出功率的可视激光会导致人晕眩无法思考,不能直视光束。1~500mW的中输出功率激光光束若直接射入眼睛,会产生伤害;大于500mW的高输出功率连续激光不但会对人体产生伤害,而且还可能引发火灾危险,光束扩散反射也具有危险性。

四、手术显微镜性视网膜光损伤

手术显微镜光照与术后黄斑损伤的关系于1977年首次报道[53],以后有关报道陆续增多。有报道称大约7%的白内障手术患者发生手术显微镜性黄斑病变[54],但这一比例尚不准确,因为实验研究表明,轻度视网膜光化学损伤在检眼镜下是看不到的,所报道的病例可能只是少部分最严重的比例,如今随着白内障手术技巧的改进、速度变快,这种损伤的几率有所下降,但仍会出现于一些简单的手术操作过程中[55]。

(一)症状

较重的手术显微镜视网膜损伤可出现不同程度的视力下降或视野缺损,临床上比较容易被发现,但还可有轻微的遗留症状:手术后红视症,为锥体感受器的光化学伤所致。

(二)体征

典型的手术显微镜光损伤表现为视网膜椭圆形病灶,直径约1/2~2视乳头直径(DD)大小,其长轴与手术显微镜灯泡的灯丝方向相一致。由于显微镜的倾斜和照明位置,病损在黄斑下方最常见[56,57],也可发生于其他任何部位[58]。其损伤可能主要由紫外-蓝光型光引起,损伤的主要部位在视网膜色素上皮及光感受器[59],偶有浆液性视网膜脱离。这种情况也可见于光动力疗法治疗脉络膜新生血管(choroidal neovasculation,CNV)性疾病时,同时手术显微镜损伤也可以导致CNV的出现。初期出现典型的淡黄色病灶,很快消退,遗留下色素沉着和局部的RPE萎缩。合并软性玻璃膜疣者,在白内障手术后的前两个月,脉络膜新生血管的发生率较高,可能为RPE损伤所致。眼底血管造影相比于检眼镜检查更易发现病灶[60]。

手术显微镜光损伤既有视网膜热损伤,又有视网膜光化学损伤特点。视网膜热损伤可随脉络膜视网膜色素增加而加重,视网膜光化学损伤可随视网膜血氧浓度、体温增加而加重。光敏性的全身性药物可能会增加损伤的风险[61,62],包括羟氯喹、氢氯噻嗪、呋塞米、别嘌呤醇以及苯二氮䓬类药物(地西泮、利眠灵和三唑仑)[63]。全身性疾病(如糖尿病、高血压)也会增加损伤的风险[58]。吲哚青绿用做血管造影及在黄斑裂孔和视网膜前膜手术中内界膜染色,用在视网膜光凝术中可增加局部血管的吸收[64]及产生光动力学效应[65]。在吲哚青绿辅助的玻璃体视网膜术后,吲哚青绿荧光仍能持续数月[66-68]。在这些操作后有视网膜色素上皮损伤[69,70]及视野缺损的报道[71,72]。玻璃体视网膜手术中采用吲哚青绿染色内界膜的优势与光毒性的潜在风险应仔细权衡[69,70,73-76]。

手术显微镜很少产生紫外辐射[77,78],因此紫外线滤光器作用不大。大于700nm的红外滤光器理论上会减弱引起光视网膜病变的热增强效应,而不会影响组织的可视性[79,80]。紫外线和蓝光滤光器理论上可降低急性视网膜光损伤的风险[81,82],但有些蓝光对组织的可视性有帮助。

五、检眼镜和眼底照相致视网膜光损伤

直接、间接检眼镜和眼底照相机等眼科检查仪器的光源照明度为可调节的,既可以用于屈光间质透明者,又可以用于屈光间质模糊者,适用于屈光间质模糊的照明光用于检查屈光间质透明者,可引起被检者不适或发生光损伤的危险。但在常规临床工作中,尚无证据表明它们可引起视网膜光化学损伤或热损伤。动物实验表明延长光照时间,间接检眼镜可导致视网膜光损伤,但是眼底照相机、间接检眼镜以及激光扫描检眼镜的辐射强度,都远远低于实验性损伤的阈值[79,83,84]。

(一)症状

患者可出现炫目症状和短暂的红视症。

(二)体征

间接检眼镜和眼底照相机一般不会引起急性视网膜光损伤,常无明显临床体征。

六、视网膜光损伤与年龄相关性黄斑变性

随着年龄的增长,视网膜抵御感光性损伤的能力逐渐衰退[85,86]。周围环境的光暴露与 AMD 之间的关系至今未获得最终的证实。在 1920 年,一项研究发现白内障患者很少发生 AMD[87],之后的研究发现核性白内障患者 AMD 的患病率降低,而皮质性白内障患者不会出现此种情况[88]。然而,随后的研究揭示白内障的形成伴随 AMD 发生的危险性增加[89,90]。

Yong[91]提出假说,认为 AMD 患者 RPE 细胞降解分子的能力有缺陷。在分子更新的过程中,RPE 细胞不但要降解大量所吞噬的毗邻视杆、视锥细胞的外节膜盘,还要降解自身的分子。如果这些分子受到损伤,分子构型发生改变而不能与细胞内降解酶的作用位点相结合,可使分子降解不完全,这将导致残余物不断的堆积在细胞内。推测这些废用物质干扰细胞功能,由于视网膜光损伤的累积作用,使视网膜细胞内这一功能变得不完善,可能是最终导致细胞变性的原因。

有关 AMD 的病因学研究还在进行中,视网膜光损伤尚不能解释其全部表现,其光损伤机制还需进一步阐明,如果发现 AMD 确实与视网膜光损伤有关,则可以通过使用某些抗氧化剂如维生素 C 等和防护眼镜加以预防,这对 AMD 的防治将有重要的理论与实际意义。

第四节　诊断与鉴别诊断

一、诊　　断

根据患者明确的光源接触史及临床表现,较易诊断。

二、鉴　别　诊　断

(一)日光损伤

轻度的日光性视网膜病变应与视网膜钝挫伤相鉴别,前者有明确的直视太阳史,损伤后视力可以逐渐恢复,6 个月后一般可恢复到 0.5~1.0。后者往往有明确的眼部外伤史,视力难恢复。严重的日光性视网膜病变导致的黄斑区出血、裂孔等,应与特发性及外伤性黄斑区出血和裂孔相鉴别。

(二)电焊光损伤

电光性角膜炎应与眼表异物相鉴别。眼表异物伤一般有比较明确的异物溅入史,经详细检查一般可发现角膜表面或者结膜表面的异物存在,对视力影响较轻。电焊弧光性黄斑病变与日光性视网膜病变有着相似的临床表现,两者的区别主要在于明确光源接触史。

(三)激光引起的视网膜损伤

医源性激光引起的视网膜损伤应与疾病本身发展相鉴别,如光动力治疗中心性浆液性脉络膜视网膜病变或者 CNV 后产生的视网膜下出血,是疾病自身发展的过程还是激光所诱发。意外的激光照射所引起的视网膜损伤,应详细询问病史及既往史以资鉴别。

(四)手术显微镜性视网膜光损伤

手术显微镜性视网膜光损伤应与原发性的黄斑部疾病如 CNV 及脱色素病灶相鉴别,光损伤的病灶一般为椭圆形,直径约 1/2~2DD 大小,其长轴与手术显微镜灯泡的灯丝方向相一致,病损在黄斑下方最常见[56,57]。后者的病灶一般位于黄斑区或者周围,可以是圆形或者斑片状。

第五节　治　　疗

1. 肾上腺糖皮质激素类药物　早在 80 年代 Parver 等[92]研究发现肾上腺糖皮质激素具有减轻炎症

反应、稳定细胞膜结构、保护微循环、阻止脂质过氧化的功能,减少自由基的产生和破坏,对视网膜光损伤起到一定的防治作用。至今为止有关肾上腺糖皮质激素治疗视网膜光损伤的研究都是在动物身上的实验,给药途径包括口服、肌注以及玻璃体腔内注药等,可以有效地抑制 CNV 的形成[93-97],在人类视网膜光损伤中,肾上腺糖皮质激素的具体使用剂量还不清楚,但肾上腺糖皮质激素仍然是视网膜光损伤的首选药物[98]。

2. 抗氧化剂和自由基清除剂　维生素 C、维生素 E、二甲硫脲、N- 乙酰半胱氨酸、硫氧还蛋白以及牛磺酸等都具有一定的抗氧化及抗自由基作用。

3. 人工晶状体　随着白内障手术的广泛开展,各种类型的人工晶状体(IOL)也相继问世。目前的IOL 多为紫外线阻断型 IOL,不能像人眼晶状体一样,能滤过可见光中引起视网膜光损伤的短波光。目前的蓝光滤过型 IOL 添加了 0.4g/L 的黄色成分,研究显示可阻断紫外光并滤过 61% 的蓝光,对波长低于500nm 的光线滤过更接近生物晶状体,可能对视网膜提供了双重保护作用。

4. 中医中药　近年来的研究表明,人参、丹参、当归、五味子等都有抑制脂质过氧化和丙二醛(MDA)生成的作用。文峰等[99]首次将黄芩素及西药辅酶 Q10 联合,运用于视网膜光损伤的防护研究中,从病理形态学及分子生物学细胞凋亡的角度,初步证实黄芩素和辅酶 Q10 对视网膜光损伤和细胞凋亡具有协同和防护作用。其有效成分黄芩素可能对脂质过氧化有较强的抑制力,对自由基有较强的清除能力,具有直接清除超氧自由基、过氧化氢及羟自由基的效应。除上述中草药外,现已研究出多种传统中药对视网膜光损伤起到防治和治疗作用,其机制各不相同。如一些中药及方剂:欧洲越橘花青素、黄斑方剂、滋阴明目丸、益气明目口服液、乌茶饭树树叶及其提取物、复方樟柳碱等,在实验和临床观察中,对视网膜光损伤均有较好防治作用,在不同程度上保护及改善视功能,并具有延缓视力降低的功能[19]。

5. 手术治疗　并发的内界膜下出血,可采用 Nd:YAG 激光切开,将血液引流至玻璃体腔内慢慢吸收。对于玻璃体积血或者视网膜前的积血患者,可采用玻璃体切除手术。并发的黄斑裂孔,可采用玻璃体切割手术治疗。

6. 其他治疗　对并发的脉络膜新生血管,可采用玻璃体腔内注射抗血管内皮生长因子治疗或光动力疗法治疗。

第六节　预　　防

(一)日光损伤

儿童和青少年因其眼屈光介质透明,更容易患光损伤视网膜病变。在观察日食时,必须佩戴合适的护目镜。在晴朗的天气,也尽量避免直视太阳光。

(二)电焊光损伤

电焊工作者佩戴适当的护目镜可以避免电焊光损伤,无护目镜的情况下,应尽量避免直视电焊弧光。对于雪盲,建议在观赏雪景或在雪地里行走时,最好配备能过滤紫外线的防护眼镜,并补充维生素 A、维生素 B 族、维生素 C 和维生素 E 等药物。

(三)激光引起的视网膜损伤

采用合适的防护措施,比如佩戴适当的护目镜等,激光损伤一般可以避免。在做常规激光光凝治疗时,使用涂有保护层的接触镜,激光损伤的危险距离为 1.6m[100],室内其他人员应避免位于镜面后圆锥形的反射区或者佩戴防护眼镜。激光笔均需经过相关部门安全检验且标示明确,避免直视激光笔或者舞台激光灯等设备的光源。

(四)手术显微镜性视网膜光损伤

手术显微镜损伤可以预防。应尽可能使用低照明,滤掉 450nm 以下的短波长光和 700nm 以上的长波长光,缩短患者同轴光照明的曝光时间,尽可能术前终止全身性光敏性药物的使用,以减少产生视网膜光凝或者视网膜光化学损伤的热增强作用,降低手术显微镜源性黄斑病变的风险[62,77,79]。其他可行的方法包括吩咐患者保持向下注视[62],适当的倾斜手术显微镜[57],使用角膜遮光板[101]以及避免给氧或升高患者体温等。在玻璃体手术中,应尽量减少显微镜和眼内照明长时间照射黄斑,在裸露的角膜,应放上湿棉片避免显微镜光线聚焦到黄斑而烧伤黄斑。

（五）检眼镜和眼底照相致视网膜光损伤

间接检眼镜和眼底照相机一般不会引起急性视网膜光损伤，但其重复检查的累积作用尚不清楚[6]。患者的安全性及舒适性要求检查必须在有效照明的最低水平下进行。滤掉450nm以下的短波长光和700nm以上的近红外光，可减少视网膜光化学损伤及其热增强作用。

（六）视网膜光损伤与年龄相关性黄斑变性

光视网膜病变和长期环境光暴露对AMD的作用一直悬而未决。可以通过使用某些抗氧化剂如维生素C；适量补充水果、蔬菜；以及使用草帽或太阳镜避免阳光直接照射等方法，对AMD的防治将有重要意义[60]。

第七节　治疗效果和典型病例

一、治疗效果

轻微的视网膜光损伤一般可自行恢复，视力预后较好。损伤较重者以及脉络膜视网膜出血者，可引起不同程度RPE的色素脱失与萎缩，视力难以恢复正常。病情严重并发脉络膜新生血管时，其治疗的方法和预后同其他疾病并发的CNV。

二、典型病例

1. 病例　患者女，22岁，工程师，在工作当中未戴防护眼镜调试舞台激光灯的时候，不慎被激光灯射出的脉冲激光光束照射到右眼，此光束为波长532nm的绿色平行光束，直径约1.5mm，能量超过20mW，发散角<1.2mrad，持续时间为1秒。患者立即感觉到右眼前粉红色闪光感，约2分钟后恢复正常。但4小时后，患者明显感觉右眼视物模糊伴有眼前固定黑影，5天后，患者来就诊。患者既往体健，双眼视力均为1.2，无家族史。眼科检查：右眼最佳矫正视力0.08，左眼1.2，双眼眼前节检查均正常，右眼黄斑区中心凹下见一约1/5DD大小的灰黄色病灶伴有少量渗出（图56-8A），左眼眼底未见明显异常。FFA显示动脉期右眼

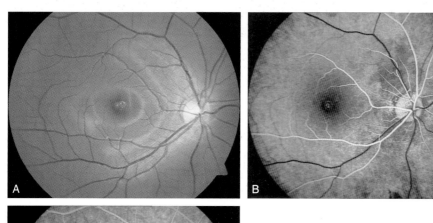

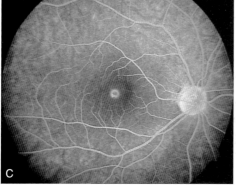

图56-8　激光损伤脉络膜
A.未戴防护镜调试舞台激光灯后5天，黄斑区中心凹下见一约1/5DD大小的黄色病灶伴有少量渗出；B.FFA动脉期黄斑区一边界清楚的花边样强荧光（CNV）；C.晚期黄斑区病灶轻微染料渗漏

黄斑区一边界清楚的花边样强荧光,晚期轻微染料渗漏(图 56-8B 和 C),左眼未见明显异常荧光。

2. 诊断　右眼黄斑激光光损伤。

3. 治疗　给予维生素 E 和维生素 B6 口服治疗 1 个月后,患者自行停药。

4. 治疗效果　8 个月后,患者感觉右眼前仍有固定黑影,视力下降到手动,但左眼视力仍保持在 1.2。眼底检查发现右眼黄斑区灰黄色病灶扩大到约 2/3DD 大小,周围绕以网膜下出血(图 56-9A)。FFA 显示右眼早期花边样强荧光范围较前扩大,渗漏也加重(图 56-9C)。OCT 显示右眼中心凹处 RPE 局灶性隆起,其下呈高反射团,提示 CNV 形成,伴有轻度的神经上皮的脱离(图 56-9D)。

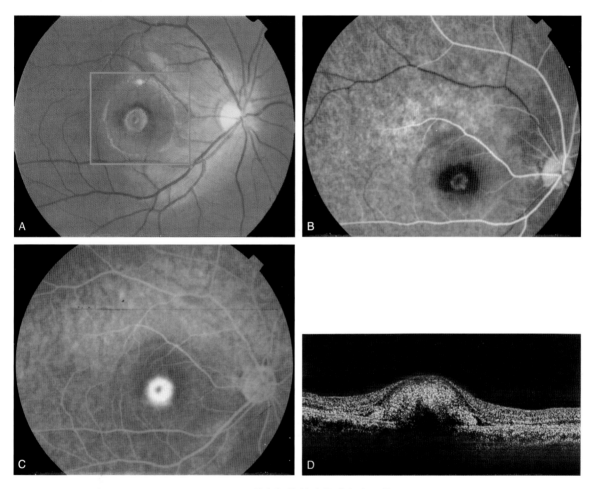

图 56-9　激光损伤性脉络膜新生血管

A. 右眼黄斑区灰黄色病灶扩大到约 2/3DD 大小,周围绕以网膜下出血;B. FFA 显示早期花边样强荧光范围较前扩大,周围绕以出血遮蔽荧光 C. 造影晚期病灶渗漏,周围可见浅的、半径约 1DD 的神经上皮脱离晕;D. OCT 显示右眼中心凹处 RPE 局灶性隆起,其下呈高反射团,伴有轻度的神经上皮脱离

病例:激光笔视网膜损伤

1. 病例　患者男,12 岁,因"激光笔照射右眼致眼前暗点、视物模糊 5 天"于 2013 年 11 月 5 日收入兴义黔西南州人民医院。5 天前,患儿玩激光笔(绿光,波长 532nm,功力 50mw)时,右眼意外被照射约 5~10 秒钟,照后觉右眼视物模糊伴眼前黑影,黑影固定无漂浮。无闪光、恶心和呕吐。因 5 天来黑影持续存在无好转,以"右眼激光损伤"收住院。患儿入院前 2 月检查双眼视力 1.5。入院后全身检查:一般情况好,心肺腹无异常,血压 100/60mmHg(1mmHg = 0.133kPa),眼科检查:右眼视力 1.0,眼球前段检查无异常,右眼底除黄斑反光弥散外(图 56-10A),其他部位检查正常。左眼视力 1.2,眼球前段及眼底检查无异常。非接触眼压测量:右眼 13mmHg,左眼 16mmHg。OCT 检查:右眼中心凹下 RPE 反射带毛糙,欠规则改变,其上光感受器外节中断,断端间见点状中高反射(图 56-10B)。

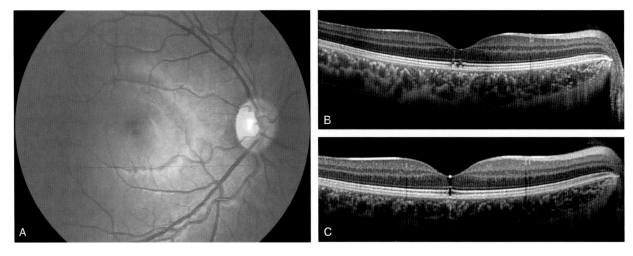

图56-10 激光黄斑中心凹损伤

A.右眼激光笔损伤后第5天眼底彩照,黄斑反光弥散;B治疗前右眼OCT检查,黄斑中心凹下RPE反射带毛糙,欠规则改变,其上光感受器外节中断,断端间见点状中高反射;C.治疗2月后,右眼视力1.0,OCT检查黄斑中心凹下视网膜色素上皮反射带边界清,光感受器外层仍然中断,较前断端间距缩小(刘雪莲提供)

2. 诊断:右眼黄斑视网膜激光损伤。

3. 治疗 地塞米松5mg,静脉滴注共5天,复方樟柳碱2ml,右颞侧皮下注射1次/日,乙酰谷酰胺0.5静脉滴注,每日一次,另外补充多种维生素。

4. 治疗结果 治疗2月,右眼眼前黑影明显缩小,视力1.0,矫正不提高,眼底检查无明显改变,眼压14mmHg。OCT检查右眼黄斑中心凹下视网膜色素上皮反射带边界清,光感受器外层反射带仍然中断,较治疗前断端间距缩小(图56-10C)。

(孙祖华 文峰)

参 考 文 献

1. Birch-Hirschfeld A. Zum kapitel der sonnenblendung des auges. Z Augen.1912;28:324.

2. Verhoeff FH, Bell L. The pathological effects of radiant energy on the eye. Proc Am Acad Artss Sci. 1916;51:630.

3. Noell WK, Walker VS, Kang BS, et al. Retinal damage by light in rats. Invest Ophthalmol.1966; 5:450-473.

4. Marshall J. Structural aspects of laser-induced damage and their functional implications. Health Phys. 1989; 56:617-624.

5. Tso MO. Experiments on visual cells by nature and man: in search of treatment for photoreceptor degeneration.Friedenwald lecture. Invest Ophthalmol Vis Sci. 1989;30:2430-2454.

6. 张承芬主编.眼底病学.第2版.视网膜光损伤.人民卫生出版社,2010;758-764.

7. Ham WTJr, Mueller HA, Ruffolo JJ Jr, et al. Action spectrum for retinal injury from near-ultraviolet radiation in the aphakic monkey. Am J Ophthalmol. 1982; 93:299-306.

8. 范俊萍,彭清.维生素C、维生素E对视网膜光损伤防护作用的研究.山西医科大学学报.2000;32:120-121.

9. Thach AB. Laser injuries of the eye. Int Ophthalmol Clin. 1999;39:13-27.

10. Barkana Y, Belkin M. Laser eye injuries. Surv Ophthalmol.2000; 44:459-478.

11. Harris MD, Lincoln AE, Amoroso PJ, et al. Laser eye injuries in military occupations. Aviat Space Environ Med. 2003; 74:947-952.

12. Mainster MA. Classification of ophthalmic photosurgery: Lasers Light Ophthalmol.1994;6:65-67.

13. Mainster MA, White TJ, Tips JH, et al. Retinal-temperature increases produced by intense light sources. J Opt Soc Am.1970;60:264-70.

14. Mainster MA. Ophthalmic laser surgery: principles, technology, and technique. Trans New Orleans Acad Ophthalmol. 1985;33:81-101.

15. Mainster MA. Wavelength selection in macular photocoagulation. Tissue optics, thermal effects, and laser systems. Ophthalmology.1986;93:952-958.

16. Mainster MA. Decreasing retinal photocoagulation damage：principles and techniques. Semin Ophthalmol；1999；14：200-209.

17. Nonaka A，Kiryu J，Tsujikawa A，et al. Inflammatory response after scatter laser photocoagulation in nonphotocoagulated retina. Invest Ophthalmol Vis Sci.2002；43：1204-1209.

18. Glickman RD. Phototoxicity to the retina：mechanisms of damage. Int J Toxicol. 2002；21：473-490.

19. 赵玉萍,孙时英,牛建军. 视网膜光损伤的防治研究进展. 国际眼科杂志.2009；9：2132-2135.

20. Javitt JC，Taylor HR. Ocular protection from solar radiation. In：Tasman W & Jaeger EA，ed. Duane's clinical Ophthalmology. Vol 5. Philadelphia：Lippincott-Raven. 1995. 4.

21. Bensinger RE，Crabb JW，Johnson CM. Purification and properties of superoxide dismutase from bovine retina. Exp Eye Res. 1982；34：623-634.

22. Usui S，Oveson BC，Iwase T，et al. Overexpression of SOD in retina：need for increase in H2O2-detoxifying enzyme in same cellular compartment. Free Radic Biol Med. 2011；51：1347-1354.

23. Tso MO，Woodford BJ，Lam KW. Distribution of ascorbate in normal primate retina and after photic injury：a biochemical, morphological correlated study. Curr Eye Res. 1984；3：181-191.

24. Parver LM，Auker CR，Carpenter DO. Choroidal blood flow：Ⅱ. Reflective control in the monkey. Arch Ophthalmol.1982；100：1327-1330..

25. White TJ，Mainster MA，Wilson PW，et al. Chorioretinal temperature increases from solar observation. Bull Math Biophys.1971；33：1-17.

26. 马明英,张淑卿. 日食所致视网膜光损伤的机制探讨(附一例报告). 眼外伤职业眼病杂志.2002；24：133.

27. Aiello LP，Arrigg PG，Shah ST，et al. Solar retinopathy associated with hypoglycemic insulin reaction. Arch Ophthalmol. 1994；112：982-983.

28. Schatz H，Mendelblatt F. Solar retinopathy from sun-gazing under the influence of LSD. Br J Ophthalmol.1973；57：270-273.

29. Steinkamp PN，Watzke RC，Solomon JD. An unusual case of solar retinopathy. Arch Ophthalmol，2003.121；1798-1799.

30. Tso MO，La Piana FG. The human fovea after sungazing. Trans Sect Ophthalmol Am Acad Ophthalmol Otolaryngol.1975；79：788-795.

31. Jacobs NA，Headon M，Rosen ES. Solar retinopathy in the Manchester area.Trans Ophthalmol Soc UK. 1985；104：625-628.

32. Yeh LK，Yang CS，Lee FL，et al. Solar retinopathy：a case report. Zhonghua Yi Xue Za Zhi（Taipei）.1999；62：886-890.

33. 金京. 视网膜光损伤的影响因素、机制及防护. 国外医学. 眼科学册.1985；9：345.

34. 首都医院眼科. 眼底病. 北京：人民卫生出版社.1978：303.

35. Sliney DH，Wolbarsht ML. Safety with lasers and other optical sources a comprehensive handbook. New York：Plenum Press. 1980：1035.

36. Gardner TW，Ai E，Chrobak M，et al. Photic maculopathy secondary to short-circuiting of a high-tension electric current. Ophthalmology.1982；89：865-868.

37. Naidoff MA，Slinkey DH. Retinal injury from a welding arc. Am J Ophthalmol.1974；77：663-668.

38. Uniat L，Olk RJ，Hanish SJ. Welding arc maculopathy. Am J Ophthalmol.1986；102：394-395.

39. Fich M，Dahl H，Fledelius H，et al. Maculopathy caused by welding arcs. A report of 3 cases. Acta Ophthalmol. 1993；71：402-404.

40. Kozielec GF，Smith CW.Welding arc-like injury with secondary subretinal neovascularization. Retina. 1997；17：558-9.

41. Barkana Y，Belkin M. Laser eye injuries. Surv Ophthalmol.2000；44：459-478.

42. Whitacre MM，Manoukian N，Mainster MA. Argon indirect ophthalmoscopic photocoagulation：reduced potential phototoxicity with a fixed safety filter. Br J Ophthalmol.1990；74：233-234.

43. Mainster MA. Light and macular degeneration：a biophysical and clinical perspective. Eye.1987，1：304-310. Review.

44. Mainster MA，Timberlake GT，Warren KA，et al. Pointers on laser pointers. Ophthalmology.1997；104：1213-1214.

45. Mainster MA. Blinded by the light-not! Arch Ophthalmol. 1999；117：1547-1548.

46. Sun Z，Wen F，Li X，et al. Early subfoveal choroidal neovascularization secondary to an accidental stage laser injury. Graefes Arch Clin Exp Ophthalmol. 2006；244：888-890.

47. Thach AB. Laser injuries of the eye. Int Ophthalmol Clin.1999；39：13-27.

48. Mainster MA. Retinal laser accidents：mechanisms，managment and rehabilitation. J Laser Appl.2000；12：3-9.

49. Boldrey EE，Little HL，Flocks M，Vassiliadis A. Retinal injury due to industrial laser burns. Ophthalmology.1981；88：101-107.

50. Gabel VP，Birngruber R，Lorenz B，Lang GK. Clinical observations of six cases of laser injury to the eye. Health Phys. 1989；56：705-710.

51. Stuck BE，Zwick H，Molchany JW，et al. Accidental human laser retinal injuries from military laser systems. In：SPIE

Proceedings. Vol 2674. Bellingham, Wash: SPIE- The International Society for Optical Engineering. 1996;7-20.

52. Hochman MA, Seery CM, Zarbin MA. Pathophysiology and management of subretinal hemorrhage. Surv Ophthalmol.1997; 42: 195-213.

53. Henry MM, Henry LM, Henry LM.A possible cause of chronic cystic maculopathy. Ann Ophthalmol. 1977; 9:455-457.

54. Khwarg SG, Linstone FA, Daniels SA, et al. Incidence, risk factors, and morphology in operating microscope light retinopathy. Am J Ophthalmol. 1987; 103:255-263.

55. Kleinmann G, Hoffman P, Schechtman E, et al. Microscope-induced retinal phototoxicity in cataract surgery of short duration. Ophthalmology. 2002; 109:334-338.

56. Brod RD, Olsen KR, Ball SF, et al. The site of operating microscope light-induced injury on the human retina.Am J Ophthalmol. 1989;107:390-397.

57. Pavilack MA, Brod RD. Site of potential operating microscope light-induced phototoxicity on the human retina during temporal approach eye surgery. Ophthalmology. 2001; 108:381-385.

58. Michels M, Lewis H, Abrams GW, et al. Macular phototoxicity caused by fiberoptic endoillumination during pars plana vitrectomy. Am J Ophthalmol. 1992; 114:287-296.

59. Green WR, Robertson DM. Pathologic findings of photic retinopathy in the human eye. Am J Ophthalmol. 1991; 112:520-527.

60. Ryan, 著. 视网膜. 黎晓新, 赵家良, 译. 天津:天津科技翻译出版公司,2001:1823-1837.

61. Mauget-Faÿsse M, Quaranta M, Francoz N, et al. Incidental retinal phototoxicity associated with ingestion of photosensitizing drugs. Graefes Arch Clin Exp Ophthalmol. 2001;239:501-508.

62. Manzouri B, Egan CA, Hykin PG. Phototoxic maculopathy following uneventful cataract surgery in a predisposed patient.Br J Ophthalmol. 2002; 86:705-706.

63. Ferguson J. Photosensitivity due to drugs. Photodermatol Photoimmunol Photomed. 2002; 18:262-269..

64. Reichel E, Puliafito CA, Duker JS, et al. Indocyanine green dye-enhanced diode laser photocoagulation of poorly defined subfoveal choroidal neovascularization. Ophthalmic Surg; 1994, 25:195-201.

65. Costa RA, Farah ME, Freymüller E, et al. Choriocapillaris photodynamic therapy using indocyanine green. Am J Ophthalmol. 2001; 132:557-565.

66. Ciardella AP, Schiff W, Barile G, et al. Persistent indocyanine green fluorescence after vitrectomy for macular hole.Am J Ophthalmol. 2003; 136:174-177.

67. Tadayoni R, Paques M, Girmens JF, et al. Persistence of fundus fluorescence after use of indocyanine green for macular surgery. Ophthalmology. 2003;110:604-608.

68. Machida S, Fujiwara T, Gotoh T, et al. Observation of the ocular fundus by an infrared-sensitive video camera after vitreoretinal surgery assisted by indocyanine green. Retina.2003; 23:183-191.

69. Gandorfer A, Haritoglou C, Gass CA, et al. Indocyanine green-assisted peeling of the internal limiting membrane may cause retinal damage. Am J Ophthalmol. 2001; 132:431-433.

70. Engelbrecht NE, Freeman J, Sternberg P Jr, et al. Retinal pigment epithelial changes after macular hole surgery with indocyanine green-assisted internal limiting membrane peeling. Am J Ophthalmol. 2002; 133:89-94.

71. Haritoglou C, Gandorfer A, Gass CA, et al. Indocyanine green-assisted peeling of the internal limiting membrane in macular hole surgery affects visual outcome: a clinicopathologic correlation. Am J Ophthalmol. 2002;134:836-841.

72. Uemura A, Kanda S, Sakamoto Y, et al.Visual field defects after uneventful vitrectomy for epiretinal membrane with indocyanine green-assisted internal limiting membrane peeling. Am J Ophthalmol. 2003; 136:252-257.

73. Sippy BD, Engelbrecht NE, Hubbard GB, et al. Indocyanine green effect on cultured human retinal pigment epithelial cells: implication for macular hole surgery. Am J Ophthalmol. 2001; 132:433-435.

74. Gandorfer A, Haritoglou C, Kampik A. Retinal damage from indocyanine green in experimental macular surgery.Invest Ophthalmol Vis Sci. 2003; 44:316-323.

75. Kampik A, Sternberg P. Indocyanine green in vitreomacular surgery-(why) is it a problem? Am J Ophthalmol. 2003; 136:527-529.

76. Gass CA, Haritoglou C, Schaumberger M, et al. Functional outcome of macular hole surgery with and without indocyanine green-assisted peeling of the internal limiting membrane. Graefes Arch Clin Exp Ophthalmol. 2003;241:716-720.

77. Sliney DH, Armstrong BC. Radiometric evaluation of surgical microscope lights for hazards analyses.Appl Opt. 1986; 25:1882.

78. Jampol LM, Kraff MC, Sanders DR, et al. Near-UV radiation from the operating microscope and pseudophakic cystoid macular edema. Arch Ophthalmol. 1985; 103:28-30.

79. Mainster MA, Ham WT Jr, Delori FC. Potential retinal hazards. Instrument and environmental light sources. Ophthalmology.

1983；90：927-932.

80. Michels M,Dawson WW,Feldman RB,et al. Infrared. An unseen and unnecessary hazard in ophthalmic devices. Ophthalmology. 1987；94：143-148.

81. Keates RH,Armstrong PF. Use of a short wavelength filter in an operating microscope. Ophthalmic Surg. 1985；16：40-41.

82. Landry RJ,Miller SA,Byrnes GA. Study of filtered light on potential retinal photic hazards with operation microscopes used for ocular surgery. Appl Opt. 2002；41：802-804.

83. Delori FC,Parker JS,Mainster MA. Light levels in fundus photography and fluorescein angiography. Vision Res. 1980；20：1099-1104.

84. Klingbeil U. Safety aspects of laser scanning ophthalmoscopes. Health Phys. 1986；51：81-93.

85. Beatty S,Koh H,Phil M,et al. The role of oxidative stress in the pathogenesis of age-related macular degeneration.Surv Ophthalmol. 2000；45：115-134.

86. Bernstein PS,Zhao DY,Wintch SW,et al.Resonance Raman measurement of macular carotenoids in normal subjects and in age-related macular degeneration patients. Ophthalmology. 2002；109：1780-1787.

87. van der Hoeve J. Eye lesions produced by light rich in ultraviolet rays：senile cataract,senile degeneration of the macula. Am J Ophthalmol. 1920；3：178-194.

88. Sperduto RD,Hiller R,Seigel D.Lens opacities and senile maculopathy. Arch Ophthalmol. 1981；99：1004-1008.

89. Klein R,Klein BE,Wong TY,et al.The association of cataract and cataract surgery with the long-term incidence of age-related maculopathy：the Beaver Dam eye study. Arch Ophthalmol. 2002；120：1551-1558.

90. Freeman EE,Munoz B,West SK,et al. Is there an association between cataract surgery and age-related macular degeneration? Data from three population-based studies.Am J Ophthalmol. 2003；135：849-856.

91. Young RW. Pathophysiology of age-related macular degeneration. Surv Ophthalmol. 1987；31：291-306. Review.

92. Parver LM,Auker CR,Fine BS,et al. Dexamethasone protection against photochemical retinal injury. Arch Ophthalmol. 1984；102：772-777.

93. Wenzel A,Grimm C,Marti A,et al. C-FOS control animals the "Private pathway" of light-induced apoptosis of retinal photoreceptors. Neurosci. 2000；20：81-88.

94. Janet R,Sparrow PD,Ashley S,et al. Blue light-a bporbing intraocular lens and retinal pigment epithelium protectionin vitro. J Cataract Refract Surg.2004；30：873-878.

95. E-kerr P,Maclusky N,Luo XP,et a1. Dexamethasone prevents apoptosis in a neonatal rat model of hypoxic—ischemic encephalopathy（HIE）by a reactive oxygen species-independent mechanism. Brain Res.1 997；47：9-17.

96. Karagianni N,Tsawdaroglou N. The c-fos serum response element （SRE）confers negative response to glucocorticoids, Oncogene.1994；9：2327-2334.

97. 张洁,唐罗生．视网膜光损伤的药物防治．国际眼科杂志．2005；5：145-149.

98. Barkana Y,Belkin M. Laser eye injuries. Surv Ophthalmol.2000；44：459-78.

99. 文峰,李海涛,陈艳丽,等．黄芩素与辅酶Q10对大鼠视网膜光损伤防护作用的研究．眼科研究．2006；24：468-471.

100. Mainster MA. Photic retinal injury. In：Ryan SJ,Ed.Retina Vol 2.New York,U.S.A：C.V.Mosby,The C.V. Mosby Company, 1989；749.

101. Kraff MC,Lieberman HL,Jampol LM,et al. Effect of a pupillary light occluder on cystoid macular edema. J Cataract Refract Surg. 1989；15：658-660.

中 文 索 引

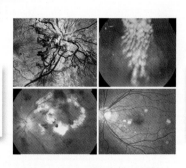

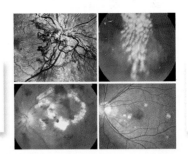

英 文 索 引

编 后 记

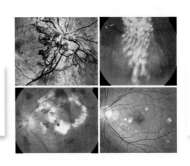

　　在编辑外科卷的最后一段时间里,我来到了郑州市第二人民医院眼科暨郑州市眼科医院工作,该医院的各种眼科设备可以和中山眼科中心相媲美,眼科病房有 9 个区,开放床位二百多张,患者来自河南省各地及周边省份。我吃惊地发现,这里有很多我从来都没遇到过的眼底病种,为了搞清楚和给患者一个满意的诊治,我不得不花大量时间查看许多资料,向外咨询专家,在医院内组织病例讨论。这样,我收集到了大量眼底内科的典型病例,并将这些我亲自治疗过的病例毫无保留地写进这本书里,极大地丰富这本内科卷的内容。我感到欣喜和自豪!

　　我在中山眼科中心已经工作 20 多年,一直从事眼底病外科专业,眼底病内科不是我的专长,审编眼底病内科感到非常吃力。在白天上班和手术,晚上要忙于各种应酬,周日要外出讲课或会诊,完全没有充足的时间来细心编书。我只好挤出每分每秒时间,在候车室和候机室、在火车上和飞机上、在宾馆里和会诊室,都留下我拿着手提电脑编书的身影。这六年,工作之余,编书就是我的首要任务,在我的生活中,根本就没有假日和娱乐安排;为了本巨著早日出版,我舍弃了太多太多……!

　　在交来的内科卷书稿里很多章节都是只有文字没有图,就连我在审阅时都感到很难理解和掌握,更何况普通读者!为了搞懂每个疾病,我只有通过查资料来学习和提高自己,这样才能编写出高质量的书籍。但国内外和网上图片因知识产权不能直接引用,所以我就尽量在自己诊治的患者中留心和注意寻找。很多次我真正确诊了一个从未认识的疾病和留下珍贵的图片,我欣喜若狂,那种兴奋和快乐的心情无发用语言来形容!

　　在内科卷交来的书稿中,尽管多次反复修改,还是有部分书稿很不符合编书要求。而且,很多交来的稿件已经长达 5 年之久,在这段时间里,眼底病的诊断和治疗有了许多新进展,造成本书还没出版内容就已经过时。为了给读者提供一本高水平和高质量的专业书籍,不得不对这部分书稿重新组织专家修改和补充最新进展内容。因此,内科卷就比外科卷延迟出版整整一年多时间,造就了今天出版界的一个先例,同一本书版次不同、出版时间不同和分开定价。

　　本书收集了 2203 幅图片,典型病例 79 例,总字数约 230 万字,凝集了所有参加编写的主编和编者大量心血! 在此我向参与编写本著的各位同仁表示万分感谢! 您们辛苦了! 为本专著作出了巨大贡献!

　　在这里,首先要感谢我的老同学和老朋友陈鹏! 我俩 1989 年 9 月同时到中山眼科中心进修相识,我那时还是宜昌市第一人民医院眼科的一名主治医生,在共同学习的一年时间里,我们建立深厚友谊。如今我又来到了陈鹏所在的医院工作,我们又重新朝夕相处,为我们共同眼科事业而打拼。我还要感谢将我引进来郑州市第二人民医院的孙世龙院长,为了能将我借用到郑州市第二人民医院工作,他是三次下广州,历尽艰辛,终成正果! 还有当时广东省卫生厅副厅长耿庆山和郑州市卫生局局长顾建钦都为我能到郑州市第二人民医院工作做出了巨大贡献,也向他俩表示真挚的感谢!

　　还要感谢参与本书编写的其他单位作者,他们是北京同仁眼科中心魏文斌教授和周金琼医生、山东省菏泽医学专科学校眼科研究所杨朝忠教授、青岛大学医学院第二附属医院眼科耿燕主任、中山大学附属第一医院影像科沈冰奇主任、深圳市眼科医院张国明博士、湖南长沙爱尔眼科医院刘瑛主任、广州市越秀区第三人民医院眼科戴玲主任和广东东莞光明眼科医院王化峰、卢彦和陈潇医生! 还要感谢一些合作单位,他们为本书提供了非常宝贵的典型病例或图片,他们是上海交通大学附属新华医院眼科赵培泉主任和许宇医师、郑州大学第一附属医院眼科金学民教授和董淑倩医生、青岛同德眼科医院江崇祥院长、山东省烟台毓皇顶医院眼科阎辉刚主任、贵州省兴义市黔西南州人民医院眼科刘雪莲主任、浙江省台州五官科医院黄耀忠院长、江苏省无锡市第二人民医院眼科张洁主任、苏州大学附属理想眼科医院查优优医生和上海普瑞眼科医院赵英杰医生！本书的两个秘书钟刘学颖和黄侠做了大量艰苦卓绝的工作，向他俩表示谢意！还有很多原来在中山眼科中心读研究生的学生也参与了本书一些章节的编写，他们之中有些已经毕业离开了中山眼科中心，就不一一提及了，在此一起向他们表示衷心的感谢！

刘 文

2014 年 10 月 20 日 于郑州